主编

César Fernández-de-las-Peñas
Joshua A. Cleland
Jan Dommerholt

序言

Ola Grimsby
Rob A. B. Oostendorp
Andry Vleeming

主译

王于领　蔡永裕

副主译

廖麟荣　林武剑　马　明　张新涛

# 肌肉骨骼疼痛综合征的手法治疗
## 循证与临床实践进展

# Manual Therapy for Musculoskeletal Pain Syndromes
## an evidence- and clinical-informed approach

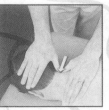 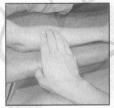 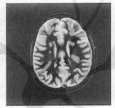 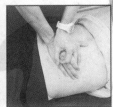 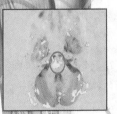 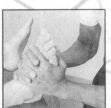

人民卫生出版社
·北京·

**图书在版编目（CIP）数据**

肌肉骨骼疼痛综合征的手法治疗：循证与临床实践
进展/（西）塞萨尔·费尔南德斯-德拉斯-佩尼亚斯，
（美）乔舒亚·A.克莱兰，（美）扬·多默霍尔特主编；
王于领，蔡永裕主译. —北京：人民卫生出版社，
2024.5

ISBN 978-7-117-35772-2

Ⅰ.①肌⋯　Ⅱ.①塞⋯②乔⋯③扬⋯④王⋯⑤蔡
⋯　Ⅲ.①筋膜疾病-诊疗　Ⅳ.①R686.3

中国国家版本馆 CIP 数据核字（2024）第 012089 号

| | | |
|---|---|---|
| 人卫智网 | www.ipmph.com | 医学教育、学术、考试、健康，<br>购书智慧智能综合服务平台 |
| 人卫官网 | www.pmph.com | 人卫官方资讯发布平台 |

图字：01-2020-0582 号

肌肉骨骼疼痛综合征的手法治疗：
循证与临床实践进展
Jirou Guge Tengtong Zonghezheng de Shoufa Zhiliao：
Xunzheng yu Linchuang Shijian Jinzhan

主　　译：王于领　蔡永裕
出版发行：人民卫生出版社（中继线 010-59780011）
地　　址：北京市朝阳区潘家园南里 19 号
邮　　编：100021
E - mail：pmph @ pmph.com
购书热线：010-59787592　010-59787584　010-65264830
印　　刷：天津市光明印务有限公司
经　　销：新华书店
开　　本：889×1194　1/16　　印张：50
字　　数：1549 千字
版　　次：2024 年 5 月第 1 版
印　　次：2024 年 5 月第 1 次印刷
标准书号：ISBN 978-7-117-35772-2
定　　价：298.00 元

# 肌肉骨骼疼痛综合征的手法治疗
## 循证与临床实践进展

# Manual Therapy for
# Musculoskeletal Pain Syndromes
## an evidence- and clinical-informed approach

**主编**

César Fernández-de-las-Peñas

Joshua A. Cleland

Jan Dommerholt

**序言**

Ola Grimsby

Rob A. B. Oostendorp

Andry Vleeming

**主　译**　王于领　蔡永裕

**副主译**　廖麟荣　林武剑　马　明　张新涛

人民卫生出版社

·北　京·

# ELSEVIER

Elsevier（Singapore）Pte Ltd.

3 Killiney Road

#08-01 Winsland House I

Singapore 239519

Tel：（65）6349-0200

Fax：（65）6733-1817

# 译者（按姓氏笔画排序）

万芮含　福建中医药大学
马　明　东南大学附属中大医院
王　欣　山东绿叶医疗集团
王于领　中山大学附属第六医院
王芗斌　福建中医药大学康复医学院
王雪宜　中山大学附属第六医院
邓万溪　广东省中医院（广州中医药大学第二附属医院）
邓家丰　北京和睦家医院
冯蓓蓓　中山大学附属第六医院
吉　昌　中山大学附属第六医院
伊文超　江苏省人民医院（南京医科大学第一附属医院）
向　珝　天津医科大学
刘　凯　康复大学青岛医院（青岛市市立医院）
刘　洋　连云港长寿医院
刘朝晖　空军军医大学唐都医院
刘锦芮　空军军医大学唐都医院
闫旺旺　南方科技大学
江　山　中日友好医院
江　雪　上海体育大学
许志生　浙江大学医学院附属第一医院
苏　彬　无锡市中心康复医院
李　艳　中南大学湘雅二医院
李　晓　中国人民解放军总医院第四医学中心

张　峰　河北医科大学第三医院
张新涛　北京大学深圳医院
陈　灿　华中科技大学同济医学院附属同济医院
陈　斌　上海市养志康复医院（上海市阳光康复中心）
陈可迪　澳大利亚昆士兰大学
陈逸生　中山大学附属第六医院
林武剑　中山大学附属第六医院
易　江　吉林大学第二医院
罗庆禄　南方医科大学第十附属医院（东莞市人民医院）
周敬杰　徐州市康复医院
周雅媛　天津健嘉康复医院
荣积峰　上海市第一康复医院
胡国炯　上海市养志康复医院（上海市阳光康复中心）
姜　影　滨州医学院
钱菁华　北京体育大学
黄俊民　上海维林诺运动康复中心
曹永武　中南大学湘雅医院
谢凌锋　华中科技大学同济医学院附属同济医院
谢燕菲　澳大利亚昆士兰大学康复损伤研究中心
鲍　捷　苏州大学
解东风　中山大学附属第三医院
蔡永裕　台湾亚洲大学
廖麟荣　广东医科大学附属东莞第一医院

5

# 中文版前言

《肌肉骨骼疼痛综合征的手法治疗：循证与临床实践进展》是由 César Fernández-de-las-Peñas 及其同事共同编写的。这是一本图文并茂、特色鲜明的手法治疗专著。原著作者的写作目的之一是要将手法治疗与疼痛神经科学和心理学等新兴概念和知识整合起来。通读全书，每一章节的作者都整合了基于最新证据的神经生理学原理、自己多年的临床经验和专业知识技能。这些内容可以说都是临床人员平时所需用到的。全书阐述了各类肌肉骨骼疼痛综合征的流行病学、主观评估的过程、客观评估的基本原则、神经科学和心理学的重点概念，既以严密的逻辑回顾不同部位和肌骨疾患有关知识和最新进展，又以大量清晰和形象的图片展示手法治疗的实践技术。难能可贵的是本书能够弥合各方意见的分歧，整合各类手法治疗。

之所以努力翻译此书，源于我们十分喜爱这本手法治疗专著，期望能够丰富目前临床手法治疗应用以及同行能够高效吸收国外优秀的手法治疗科研成果。本书的内容为手法治疗在临床应用中能够更加精准应用，提升临床疗效。在循证临床实践和临床推理的指引下，手法治疗在临床应用更加有依据。希望这本权威的专著对规范我们的临床诊疗将会起到重要的作用。

本翻译专著的出版得到了人民卫生出版社的用心指导，也得到了广东省合生珠江教育发展基金会的鼎力支持，在广东省康复医学临床医学研究中心平台支撑下，由来自全国各地、奋斗在临床一线的康复界手法治疗同行专家们花费大量心血精心编译而成，特此感谢！由于团队翻译和专业理解水平有限，错漏之处在所难免，敬请各位同行和读者批评指正。

王于领　蔡永裕
2023 年 10 月 28 日

## Ola Grimsby 的序言

手法治疗从希波克拉底的技术选择发展到不同的思想流派,已历经多代。它在极短时间内浮现就能证明有效性。新一代操作者不断提炼和改进手法治疗的技巧,已使它逐渐成为一种科学的、多学科的和循证指导的康复医学方法。

直至 20 世纪 70 年代,功能性关节活动度的评估和治疗都遵循着关节生物力学的原则。然后,在 20 世纪 80 年代,我们理解了疼痛的概念和评估疼痛的方法,也学会了手法治疗可以通过神经生理的作用抑制和促进疼痛。从组织学和细胞修复课程中,我们扩充了组织结构的康复的最佳刺激方法,因此在 20 世纪 90 年代拓宽了手法治疗干预的范畴。随着我们不断加深对生物力学和对修复细胞有重要作用的饮食营养的理解,诸如维生素、草药和矿物质等补充剂已经成为患者医疗保健的一种重要的辅助治疗。在过去的 15 年里,医学技术从影像学和神经肌电图中,以及从心理学、诊断方法和药理学的临床能力中,揭示了患者的医疗情况和结局研究。与日俱增的多学科研究不断促进现代手法治疗科学基础的变革。

如今,我们康复的思想流派"社区"有许多"家庭"。手法治疗已经成为全面康复服务的保护伞,理解本书的贡献者如何在这一个标题下展现足够的共性是非常重要的。更重要的是理解这些思想流派之间的差异,这些思想流派对理解手法治疗的完整性和复杂性具有重要意义。

《肌肉骨骼疼痛综合征的手法治疗:循证与临床实践进展》的三位主编撰写并纳入了国际手法治疗界的一些最杰出的作者、科学家和临床人员的科研和实践成果。章节具有良好的参考性,不仅与临床相关且涵盖了广泛的重要主题。每一章都带着激情和目的讲述个人经验和基础理论。

我以钦佩和尊重的心情赞赏这项艰巨任务的努力。本书是手法治疗界的宝藏,是整合肌肉骨骼评估和康复不同成分的当代成果和参考。它应是每位临床人员、教育工作者和科研工作者书架上的宝典,而且它应该如同指南针一般引导着临床、科研和未来发展。

我向作者和编辑表达最热烈的祝贺。

*Ola Grimsby, PT, DMT, FAAOMPT*
*The Ola Grimsby Institute Consortium, Inc.*

## Rob A.B. Oostendorp 的序言:以过去的经验为桥梁不断完善手法治疗的未来

《肌肉骨骼疼痛综合征的手法治疗:循证与临床实践进展》摆在我的面前,我受邀写下前言。

这本书的历史对我来说有着某些甚至非常特殊的意义。Peter Huijbregts 是我的同胞,也是我在比利时布鲁塞尔自由大学时最亲密的朋友和最好的学生之一。他为本书的创作做出了特殊的贡献。尽管 Peter 于 2010 年 11 月 6 日与世长辞,但他的精神渗透于本书之中,体现在手法治疗领域的真知灼见以及与人分享知识的热忱。本书的主编与大批杰出的作者,能把本书献给他,是他极大的荣誉!

手法治疗在最近几十年经历了快速发展,这迷人的旅程在书中缤纷呈现。然而,尽管知识不断累积,但是手法治疗在肌肉骨骼患者的评估上仍然存在明显的不确定因素。虽然本书描述了截至 2014 年手法治疗的技术现状,但是该领域现状却致力于强调有效诊断和分类标准的迫切需求,以及为了增加临床试验数据的可比性而进行国际协调的需要。深层的不确定性与治疗方案本身有关。值得注意的是,随机对照试验(RCT)报告对研究的设计和方法给予了大量关注,但是对手法诊断和治疗干预的关注相对较少。虽然研究设计和方法的描述通常构成报告的重要部分,但是手法治疗干预通常只用几句话来描述。目前许多 RCT 缺乏手法治疗干预检查的关键细节。为了解释从个体研究到临床实践的结果,重要的是要有关于"谁,什么,在什么时候和什么地方"进行干预的详细信息,特别要考虑到干预通常是为了满足每个患者的需求而量身定做的。虽然大家普遍认为复位和松动是主要的手法治疗手段,但是关于治疗方法的证据仍然很缺乏。因此,CIRCLe SMT(脊柱手法治疗干预报告标准列表的共识)研究的目标是为 RCT 报告中脊柱手法治疗的描述制定一套最低标准。

手法治疗从过去转变到未来的重要内容是:①从基于权威的实践向基于证据的实践的转变;②从国际疾病分类(ICD)向国际功能、残疾和健康分类(ICF)的转变;以及③从单一的手法治疗转变到融合了与疼痛有关的神经生理学和心理学深刻理解的手法治疗(多模式手法治疗)。

## 从权威实践到循证实践的转变

过去的手法治疗实践几乎完全基于权威,而今天的实践是基于最佳证据。在循证医学(EBM)的定义中,我们从三个维度定义临床实践的证据:外部科学证据、从业者的临床专业技术,以及患者的愿望、价值观和期望。在教育、临床实践和研究中对这三个维度的重视程度的相对分配,最终决定了手法治疗的质量。在这本综合书籍中,各章节的目的都按一定比例进行分配,大多数章节都特别关注基于临床专业知识技能的临床推理的透明度。这本书肯定会有助于提高手法治疗的透明度。

## 从国际疾病分类(ICD)转变到国际功能、残疾和健康分类(ICF)

在之前,手法治疗是围绕 ICD 进行分类的(本书的各章也遵循了这种传统的分类方法),但是现在 ICF 分类的组成部分(除了 ICD)越来越多地成为患者整体健康的基础。当健康问题出现和持续发展时,人们除了关注身体功能和结构,目前越来越关注个人的社会参与和环境因素。在过去的几十年里,临床实践和科学研究对(慢性)肌肉骨骼疼痛的理解越发深刻,现有研究表明,一个局限于身体功能和结构的模型在诊断和治疗肌肉骨骼疼痛患者方面是远远不够的。然而,大多数手法治疗师都接受过这种生物医学模型的教育,生物力学的诊断和治疗在手法治疗中有着非常悠久的历史。本书的许多作者

现在主张从肌肉骨骼疾病患者中转变到生物心理社会模型,但是这个模型并不意味着忽略身体功能和结构。相反,这些生物学问题被整合到一个更广泛和更全面的生物心理社会模型中。

## 从单一手法治疗过渡到整合疼痛神经生理学和心理学的治疗

考虑到在评估手法治疗有效性的出版专著中发现有争议的科学评价,研究人员在进行评估的时候重点关注了研究的方法学质量(包括研究设计、随机化、盲法和结局指标),但是他们几乎没有涉及关于手法治疗效果可能的理论解释。对理论背景进行更深入的研究,可以了解为什么慢性疼痛患者的手法治疗效果有限的问题。

通常,向手法治疗师寻求帮助的慢性疼痛患者会在最初的治疗期间感受到疼痛的减轻,但是往后会注意到治疗效果下降,治疗之间的间隔时间也会缩短。因此,在记录患者病史时,最好准确记录以前的治疗史,因为以前的治疗可能对结局产生积极或消极的影响。

大多数患者在疼痛(亚)急性阶段,对于新的疼痛发作或疼痛加重期间的通常反应是避免运动和活动,以期望由此可以防止或减缓疼痛加重。这些行为常常是有效的,并且疼痛通常会在几小时或几天后减轻。但是,由于归因于这种认知,即疼痛的增加是因为组织损伤和肌肉及关节损伤,因此不少患者逐渐担心某些运动和活动会造成损伤加重。这种日益增加的对运动和活动的恐惧导致越来越少的时间投入活动中,并导致恐惧、消极、废用和沮丧的恶性循环。患者的痛苦经历可能会导致孤独、害怕和对永远无法摆脱痛苦的恐惧,以及被困在痛苦之中的感觉。这些患者经常会受到严重的影响,表现为中枢神经系统敏化的现象。在中枢敏化的情况下,中枢神经系统功能不足或不再能够协调外周和中枢伤害感受性疼痛机制,包括持续抑制运动功能、体育活动和一般活动。在积极的康复过程之前和期间,基于实际的疼痛-神经生理学-心理学见解,制定、实施和评估治疗教育的临床指南成为多模式手法治疗的焦点。本书的作者已经清楚地认识到,将手法治疗转变到多模式方法是手法治疗未来的必要先决条件。

手法物理治疗师不仅应该熟悉疼痛的生物心理社会背景,而且应该熟悉从疼痛神经科学和心理学

中获得的有关疼痛重新概念化的现代知识。实际上,持续的生物医学方法甚至可以导致医源性问题,从而加剧疼痛。尽管越来越多的证据支持心理和社会因素对慢性肌肉骨骼疼痛的诱发和持续发展的作用,但是大多数临床人员却仅仅接受了以生物医学为重点的教育——这一点在手法物理治疗领域也很明显。长期以来,基于生物力学原理的肌肉骨骼疾病的治疗选择始终展示出这一特点。这种对生物医学方面的重视似乎正在塑造治疗师对(慢性)肌肉骨骼疼痛的知识、态度、信念和行为。接受新兴的生物心理社会模型的另一个障碍是,新出现的或修正的理论以及实践的相应变化通常具有明显的滞后性。这本书为将狭义的手法治疗转变成广义的手法治疗(包括现代神经生理学和心理学的真知灼见的应用)做出了重要的贡献。因此,本书是从过去到未来的桥梁,并且不仅将惠及患者,还将有益于全球范围内的手法物理治疗师。

摆在您面前的这本书还阐述了手法治疗的理论和实践如何随时代而改变。目前的知识通常只有几年的半衰期,而目前这些手法治疗的标准做法可能很快就会过时。目前尚未解答的实验和临床问题有望在不久或不太遥远的未来得到解答。这种持续的进展对这本好书的未来是个好兆头。

本书的作者都在各自的章节中积累了深厚的手法治疗知识,就像主编 César Fernández-de-las-Peñas, Joshua A. Cleland 和 Jan Dommerholt 一样,运用他们的技能和理解来保持章节之间的关联性。因此,我要祝贺作者和主编们在手法治疗领域这项规范化工作中获得成功。

*Rob A.B. Oostendorp, PhD, PT, MPT,*
*Emeritus professor of Manual Therapy,*
*Faculty of Medicine and Pharmacy,*
*Vrije Universiteit Brussel, Brussels, Belgium*
*Emeritus professor of Allied Health Sciences,*
*Faculty of Medical Sciences,*
*Radboud University Nijmegen,*
*Nijmegen, The Netherlands*

## Andry Vleeming 教授的序言

本书是由一支足智多谋的编写团队心怀抱负而构思的:创造性地撰写一本肌肉骨骼疼痛综合征的手法治疗著作。具有丰富临床和科研经验的国际多元化专家学者基于研究证据和临床知识为特定章节做出了重要贡献。

本书的目标明确,旨在构建有效的手法治疗的综合方法,并整合差异性明显的治疗理念。这本书特别强调手法技术需要与神经科学概念内在联系,还需要综合的临床治疗方法。它鼓励将手法治疗从"动手"转变为"在患者的参与下动手"。这建立了医生和患者的合作伙伴关系,使患者能够参与管理自己的疼痛和问题。患者充分领会综合治疗和依从性的意义,并参与或接受康复治疗的挑战,这是治疗成功的核心。

从事任何形式的手法治疗的临床人员都应该研究这本书,着重扩充知识并认识到在手法治疗期间涉及的神经系统。同时,手法治疗应与认知疗法(如治疗性神经科学教育)结合起来。

本书内容丰富,是一本深刻而易懂的书,由许多有丰富临床经验的临床人员编写,并建议采用综合治疗方法有效地使患者康复。同样,这是一种手法治疗技术的创新方法,并且清楚地反映了患者如何从中受益。

本书是一本使人着迷且通俗易懂的手法治疗实践书籍,将会获得许多临床人员所认可。请将此书推荐给您的同事!

*Prof. Dr Andry Vleeming, PT, PhD,*
*Department of Anatomy,*
*Medical College of the University of*
*New England, Maine, USA*
*Department of Rehabilitation Sciences and*
*Physiotherapy, Faculty of Medicine and*
*Health Sciences, Ghent University,*
*Belgium*

# 前　言

我们之所以邀请来自世界各地的作者共同编著本书，是源于认识到手法治疗不能再与疼痛神经科学的新兴概念和知识分离开来。事实上，手法治疗可能是许多临床专业人员最常用的治疗方法，包括物理治疗师、整骨师、脊椎按摩师、按摩治疗师和临床医师等。然而，传统上，一些手法物理治疗师会宣称他们不是在治疗疼痛，而是更关注功能失调的运动模式，事实上，只有当我们考虑了力学和神经生理学的潜在机制时，手法治疗才能被理解（Bialosky et al 2009）。手法干预不仅可以触发急性尤其是慢性疼痛疾病的周围和中枢神经系统反应，而且中枢神经系统本身在疼痛的个人体验和临床表现中也起到重要作用。

在讨论本书细节之前，我们想先花点时间感谢我们亲爱的朋友和同事 Peter Huijbregts 对这本书的贡献，他不仅身为作者或合著者编纂了数个章节，而且还是汇编如此宏大和聚焦著作的构思者。然而在本书出版前，Peter 却不幸去世，但是，在整个准备工作中，他的精神和灵感始终激励着我们。遗憾的是，很多人已永远没有机会感受他的个人魅力，如果您足够幸运有 Peter 出现在您的人生道路中，他会是那些你无法忘怀的人之一。他总是积极讨论手法治疗的历史起源或目前支持干预有效性的证据。我们永远不会忘记他的幽默感——Peter 多次用他的机智和幽默博得满堂彩。他对许多有幸邂逅他的专业人士产生了非凡的影响。他的去世给世界各地的手法治疗界留下了巨大的空白。我们骄傲地把此书献于 Peter Huijbregts，希望我们能成功地让他的梦想成为现实。

本书采用的是循证医学和经验医学的范式。麦克马斯特大学的临床流行病学家引入了基于循证的实践范式来取代传统医学范式已经超过 30 年（Guyatt 2008）。根据传统范式，诊断和管理主要以病理生理学原理和在本领域受尊重的权威人士提供的知识为指导。基于循证的范式的主要特征是诊断和管理应该主要以现有最佳的科学证据为指导；然

而，循证实践范式已经遭遇并继续遭受来自经验医学的强大阻力。它早期的定义，"在对个别患者的治疗做出决定时，对目前最好的证据的认真、明确和明智的使用"（Sackett et al 1996，p71）似乎反映了人们经常听到的批评：过度依赖研究证据，从而牺牲临床经验和无视社会背景。虽然基于循证的实践现在已经发展到对科学证据采取更具包容性的观点，不仅认识到不同研究设计的价值，而且认识到临床专业知识、患者价值观和偏好，甚至是临床决策过程中的语境因素（Rycroft-Malone 2008），但是证据知情范式是一种更合适的范式，临床人员在就个人患者管理做出决策时，会将当前现有证据考虑在内，但是此证据并不完全支配临床决策（Pencheon 2005）。

纵观本书，每一章节作者都整合了基于最新证据的神经生理学原理与临床经验、专业知识和推理，从而实际上结合传统和循证范式中的最佳内容形成新的范式，真正代表了临床人员在日常临床实践中所做的工作。我们相信该方法已经创建了一本这样的书：为临床人员提供了他们实际筛查、诊断和管理肌肉骨骼疼痛患者所需要掌握的方法。

本书共分为 11 个部分。在概述中，几位作者回顾了上肢和下肢疼痛综合征的流行病学和疼痛患者病史的全面采集过程。第 5 章阐述了体格检查的基本原则，而第 6 章结合当代疼痛神经科学和治疗性神经科学教育背景进一步阐述手法治疗。其余章节则分别阐述了上、下半身的有关知识。第二、三部分阐述了关于机械性颈部疼痛、颈椎挥鞭伤、脊髓病、神经根病、胸廓出口综合征、围产期盆腔疼痛、关节松动术和关节推拿术，以及治疗性运动等方面的最新进展。第四至第九部分回顾了肩部、髋部、肘部、膝部、手腕和手以及脚踝和足部等有关知识和最新进展。本书最后两个部分致力于讨论手法治疗容易忽略的两部分——肌肉牵涉痛和神经动力学。

我们期望本书成为手法治疗的规范，同时希望它弥合各方分歧。我们的目标是联合多学科使用手法治疗作为他们的治疗方法。最后，以患者福祉

作为指导原则。我们希望本书最终造福于世界各地的患者。

César Fernández-de-las-Peñas
*Madrid, Spain*

Joshua A. Cleland
*Concord, NH, USA*

Jan Dommerholt
*Bethesda, MD, USA*

## 参考文献

Bialosky JE, Bishop MD, Price DD, et al. 2009. The mechanisms of manual therapy in the treatment of musculoskeletal pain: a comprehensive model. Man Ther 14: 531–538.

Guyatt G. 2008. Preface. In: Guyatt G, Rennie D (eds) User's guide to the medical literature: a manual for evidence-based clinical practice, 2nd edn. Chicago: AMA Press, p xxi.

Pencheon D. 2005. What's next for evidence-based medicine? Evid Based Health Care Public Health 9: 319–321.

Rycroft-Malone J 2008. Evidence-informed practice: from individual to context. J Nurs Manag 16: 404–408.

Sackett D, Rosenberg WMC, Gray JAM, et al. 1996. Evidence based medicine: what it is and what it isn't. BMJ 312: 71–72.

# 献　　词

César Fernández-de-las-Peñas 愿将本书献给：

Cristina，因为她在生活上给予的爱和支持；

Marta，因为她不允许我在白天撰写；

Miguel Angel，因为他给予来自天堂的爱；

Sofia，因为她给予的爱和笑容，以及催我早醒；

Estella，我的第四个孩子，出生于我写作期间；

我的父母，因为他们奉献于家庭的爱，以及他们促进我个人和职业的成长；

来自物理治疗、作业治疗、物理医学与康复学系的同事和朋友们，因为他们在我职业生涯中给予了大力支持。

Joshua A. Cleland 愿将本书献给：

Kelley-Jaye，因为她给予的爱和支持；

我的父母，因为他们开拓我的视野；

我的同事和朋友们，因为他们与我富有智慧的交流使得我热情燃烧。

Jan Dommerholt 愿将本书献给：

Mona，Taliah 和 Aram，因为他们给予的爱，支持和理解；

我的父母，因为他们鼓励我继续提升对疼痛、疼痛机制以及治疗方法的理解。

# 致　谢

2011 年，在马德里的会议上我们品尝着啤酒，大家一致认为是时候将躯体下象限的内容写成一本书。当时，我们并不清楚最终有多少人撰写本书。事实上，我们首要目的仅仅是出版一本躯体下象限的教科书，以完善我们之前的躯体上象限的教材 *Neck and Arm Pain Syndromes: Evidence-Informed Screening, Diagnosis, and Management in Manual Therapy*。与出版社 Elsevier 沟通后，我们一致认为是时候更新第一版教材，以及加入躯体下象限疼痛综合征的新内容。经过大家的共同努力，我们最终出版了这本书。

首先，我们要感谢所有的共同作者，他们撰写了大量章节，并在递交稿件时充分考虑了主编的审稿意见。作者来自世界各地，使得本书是国际合作的成果。其次，我们要感谢我们的病人，他们向大家展示了急慢性疼痛在生活中该有的模样。再次，我们要感谢出版社 Elsevier，因为 Elsevier 从一开始就相信我们能够成功地完成这本巨著的撰写。一如往常，我们对他们的专业和热情感到印象深刻。我们非常感激他们的指导和对细节的把控。最后，我们要感谢我们的家人和朋友。我们意识到，例如写书和授课等专业活动确实让我们冷落了家人和朋友。我们感谢他们的理解和对我们工作的大力支持。

# 编者名录

## 主编

**César Fernández-de-las-Peñas**
PT MSc, PhD, DMSc
Head Division, Physical Therapy Occupational Therapy Rehabilitation and Physical Medicine, Universidad Rey Juan Carlos, Alcorcon, Madrid, Spain
Clinical Researcher Center for Sensory-Motor Interaction (SMI), Aalborg University Aalborg, Denmark

**Joshua A. Cleland**
PT PhD
Professor Physical Therapy Franklin Pierce University Manchester NH, USA

**Jan Dommerholt**
PT DPT DAAPM
Physical Therapist, Bethesda Physiocare/Myopain Seminars, Bethesda, MD, USA
Lecturer University of Maryland, Baltimore, MD, USA
Lecturer Universidad CEU Cardenal Herrera, Valencia, Spain

## 序言

**Ola Grimsby**
PT, DMT, FAAOMPT
The Ola Grimsby Institute Consortium Inc.

**Rob A.B. Oostendorp**
PhD, PT, MPT
Emeritus professor of Manual Therapy, Faculyt of Medicine and Pharmacy, Vrije Universiteit Brussel, Brussels, Belgium
Emeritus professor of Allied Health sciences, Faculty of Medical Sciences, Radboud University Nijmegen, Nijmegen, The Netherlands

**Prof. Dr. Andry Vleeming**
PT, PhD
Department of Anatomy, Medical College of the University of New England, Maine, USA
Department of Rehabilitation Sciences and Physiotherapy, Faculty of Medicine and Health Sciences, Ghent University, Belgium

## 参编者

**Stephanie Albin**
PT DPT OCS, FAAOMPT
Physical Therapist, Intermountain Healthcare, PhD Student, Rehabilitative Science, University of Utah, Salt Lake City UT USA

**Steven C. Allen**
PT MSc, OCS, FAAOMPT
Clinic Director Liberty Lake Physical Therapy Therapeutic Associates, Inc. Liberty Lake, WA, USA

**Lars Arendt-Nielsen**
Dr.Med.Sci. Ph
Director Professor
Center for Sensory-Motor Interaction (SMI), Aalborg University Aalborg, Denmark

**Gary P Austin**
PT PhD, OCS, FAFS, FAAOMPT
Associate Professor Physical Therapy Lynchburg College, Lynchburg, VA, USA

**Kristina Averell**
SPT ATC
Graduate Student, Doctor of Physical Therapy Walsh University North Canton, OH, USA

**Samuel R. Baida**
BAppSc (Human Movement), BScPT MPT (MSK & Sports)
Olympic Sports Clinic, Adelaide Sports Physiotherapy Adelaide, South Australia

**Joel E. Bialosky**
PhD, PT
Clinical Assistant Professor Department of Physical Therapy University of Florida, Gainesville, FL, USA

**Mark D. Bishop**
PT PhD
Associate Professor Department of Physical Therapy University of Florida, Gainesville, FL, USA

**Carel Bron**
PT PhD
Private Practice for Physical Therapy for Neck, Shoulder and Arm Disorders, Groningen, The Netherlands

**Scott Burns**
PT DPT OCS, FAAOMPT
Assistant Professor Physical Therapy Temple University Philadelphia, PA, USA

**Amy Cook**
PT MS
Physical Therapist HCR Manor Care Rehabilitation, Canton, OH USA

**Chad Cook**
PhD
Professor Department of Orthopedics, Duke University USA

**Daniele Coraci**
MD
Board of Physical Medicine and Rehabilitation, Department of Orthopedic Science, Sapienza University Rome, Italy
Neurorehabilitation, Don Carlo Gnocchi Onlus Foundation, Milan, Italy

**Mark W Cornwall**
PT PhD
Professor Physical Therapy and Athletic Training, Northern Arizona University Flagstaff AZ, USA

**Matthew P Cotchett**
BSc BPod (Hons)
Lecturer Allied Health, La Trobe University Bendigo, Victoria, Australia

**Carol A. Courtney**
PT PhD, ATC, FAAOMPT
Clinical Associate Professor Department of Physical Therapy University of Illinois at Chicago, Chicago, IL, USA

**Jennifer Crane**
PT DPT ATC
Research Physical Therapist, Adjunct Faculty US Army
Baylor University Doctoral Program in Physical Therapy San Antonio, TX, USA

**Douglas S. Creighton**
MS, PT DPT OCS FAAOMPT
Associate Professor Oakland University
  Rochester Michigan, USA

**Arthur de Gast**
MD, PhD
Head, Clinical Orthopedic Research Center
  Midden-Nederland
Department of Orthopedics, Diakonessenhuis,
  Utrecht/Zeist Doorn, The Netherlands

**Thomas Denninger**
DPT OCS, FAAOMPT
Clinic Director Proaxis Therapy Greenville, SC,
  USA

**Bryan S. Dennison**
PT DPT OCS, CSCS, FAAOMPT
Owner Summit Physical Therapy Mammoth
  Lakes, CA, USA

**John Dewitt**
PT DPT SCS, ATC
Assistant Clinical Professor, OSU Division of
  Physical Therapy Ohio State University
  Columbus, OH, USA
Rehab Manager OSU Sports Medicine, Ohio
  State University's Wexner Medical Center
  Columbus, OH, USA

**Andrew Dilley**
BSc, PhD
Lecturer in Anatomy Brighton and Sussex
  Medical School, University of Sussex,
  Brighton, UK

**Megan Burrowbridge Donaldson**
PT PhD, FAAOMPT
Associate Professor Assistant Program
  Director of Physical Therapy Walsh
  University North Canton, OH USA

**William Egan**
PT DPT OCS, FAAOMPT
Clinical Associate Professor Physical Therapy
  Temple University Philadelphia, PA, USA

**Timothy Flynn**
PT PhD, OCS, FAAOMPT
Distinguished Professor Physical Therapy
  Rocky Mountain University of Health
  Professions, Provo, UT USA
Owner Colorado Physical Therapy Specialists,
  Fort Collins, CO, USA
Principal, Evidence in Motion, Louisville, KY
  USA

**Edward Foresman**
PT DPT OCS
Staff Physical Therapist, Cherry Creek Wellness
  Center Denver CO, USA

**Jo L.M. Franssen**
PT
Private Practice for Physical Therapy for Neck,
  Shoulder and Arm Disorders, Groningen,
  The Netherlands

**B. Jane Freure**
BSc (PT), MManipTher (AU), FCAMT Dip.
Sport PT Physiotherapist, D3 Physiotherapy
  St. Joseph's Health Care London, London,
  Ontario, Canada

**Gary Fryer**
PhD, BSc (Osteopathy)
Associate Professor College of Health &
  Biomedicine, Victoria University Melbourne,
  Victoria, Australia
Research Associate Professor A.T Still
  Research Institute, A.T Still University
  Kirksville, MO, USA

**Charles W Gay**
DC, PhD
Postdoctoral Research Fellow Rehabilitation
  Science PhD Program, University of Florida,
  Gainesville, FL, USA

**Hong-You Ge**
MD, PhD
Center for Sensory-Motor Interaction (SMI),
  Aalborg University Aalborg, Denmark

**Paul E. Glynn**
PT DPT OCS, FAAOMPT
Director of Rehabilitation and Orthopedic
  Surgical Services, Newton-Wellesley Hospital,
  Newton, MA, USA

**Adam P Goode**
PT DPT PhD
Assistant Professor Department of Orthopedic
  Surgery Duke University School of Medicine,
  Durham, NC 27705, USA

**Jane Greening**
MCSP MSc, PhD, FMACP
Visiting Research Fellow Brighton and Sussex
  Medical School, University of Sussex,
  Brighton, UK

**Ruby Grewal**
MD, MSc, FRCSC
Assistant Professor Department of Surgery
  University of Western Ontario, London,
  Canada
Hand and Upper Limb Center St. Joseph's
  Health Care London, London, Ontario,
  Canada

**Craig P Hensley**
PT DPT OCS, FAAOMPT
Physical Therapist, Clinical Faculty Therapy
  Services, University of Chicago Medicine,
  Chicago, IL, USA

**Wayne Hing**
PhD, MSc, ADP (OMT), DipMT DipPhys,
  FNZCP
Professor Physiotherapy Bond University
  Gold Coast, Queensland, Australia

**Peter A. Huijbregts – deceased**

**Mark A. Jones**
BS (Psychology), Certificate Physical Therapy
  Graduate Diploma in Advanced Manipulative
  Therapy Master of Applied Science
  (Manipulative Therapy), Program Director
  Postgraduate Physiotherapy Senior Lecturer
  School of Health Sciences, University of
  South Australia, Adelaide, Australia

**Ruth Jones**
PhD, MCSP
External Lecturer University of Southampton;
  European University Madrid
Specialist Physiotherapist, The Place for
  Movement & Health, UK

**Freddy M. Kaltenborn**
PT OMT ATC, PhD (Hon)
Orthopaedic Manipulative Therapist,
  Chiropractor Osteopath, Scheidegg,
  Germany

**Traudi Baldauf Kaltenborn**
PT OMT
Orthopaedic Manipulative Therapist, Scheidegg,
  Germany

**Carol Kennedy**
BScPT MClSc (manipulation), FCAMPT
Clinical Specialist – Musculoskeletal
  Physiotherapy
Chief Examiner Orthopaedic Division, Canadian
  Physiotherapy Association
Clinical Physiotherapist / Partner Treloar
  Physiotherapy Clinic, Vancouver BC,
  Canada

**David Kohlrieser**
DPT OCS, SCS
Staff Physical Therapist, Ohio State University
  Columbus, OH USA

**Shane Koppenhaver**
PT PhD, OCS, FAAOMPT
Associate Professor U.S. Army/Baylor Doctoral
  Physical Therapy Program Fort Sam
  Houston, Texas

**John R. Krauss**
PhD, PT OCS, FAAOMPT
Associate Professor School of Health
  Sciences, Oakland University Rochester MI
  USA

**Stephenie J. Kraycsir**
PT DPT OCS
Director Saddle Horn Physical Therapy
  Gillette, WY USA

**Michael H. Leal**
PT DPT OCS, FAAOMPT
Assistant Professor  Department of Physical Therapy  West Coast University  Los Angeles, CA, USA
Clinical Specialist II, Department of Physical Medicine, Kaiser Permanente, Fontana, CA, USA

**Kenneth E. Learman**
PhD, PT OCS, COMT FAAOMPT
Professor  Physical Therapy  Youngstown State University  Youngstown, OH  USA

**Lenerdene Levesque**
BScPT MClSc (manipulative field), FCAMPT
Adjunct Professor  School of Physical Therapy Western University  London, ON  Canada
Chief Examiner  Orthopaedic Division, Canadian Physiotherapy Association, Ottawa, ON, Canada
Clinical Physiotherapist, Physiofirst Orthopaedic and Sports Centre, Ottawa

**Adriaan Louw**
PhD, PT
International Spine and Pain Institute, Story City IA, USA

**Joy C. MacDermid**
BSc, BScPT MSc, PhD
Associate Professor  School of Rehabilitation Science, McMaster University Hamilton, Ontario, Canada
Co-director of Clinical Research Hand and Upper Limb Centre, London, Ontario, Canada

**Caroline MacManus**
BSc (Sport), MHSc (ExSpSci), BSc (PT)
Head of Performance Science, Irish Institute of Sport, Dublin, Ireland
Chartered Physiotherapist, United Physiotherapy Clinic, Limerick, Ireland

**Mary E. Magarey**
Dip Tech Physio, Grad Dip Advanced Manip Therapy PhD, FACP FASMF
Adjunct Senior Lecturer  School of Health Sciences, University of South Australia, Adelaide, Australia
Specialist Musculoskeletal & Sports Physiotherapist, Flex Rehabilitation Clinic, Adelaide, Australia

**Robert C. Manske**
DPT MEd
Professor and Chair Wichita State University Department of Physical Therapy
Via Christi Sports and Orthopedic Physical Therapy  Wichita, KS, USA

**Stephen May**
MA, FCSP  Dip MDT MSc, PhD
Faculty of Health and Wellbeing, Sheffield Hallam University  Sheffield, UK

**Johnson McEvoy**
BSc, MSc, DPT MISCP PT
External Lecturer  Sports Science, University of Limerick, Ireland
Lead Physiotherapist, High Performance Boxing Unit, Irish Amateur Boxing, Dublin, Ireland
Chartered Physiotherapist, United Physiotherapy Clinic, Limerick, Ireland

**Thomas G. McPoil**
PT PhD
Professor  Physical Therapy  Regis University Denver  CO, USA

**Erik Meira**
PT DPT SCS, CSCS
Clinic Director  Black Diamond Physical Therapy  Portland, OR, USA

**Jack Miller**
BSc (PT), DipMT (NZ), MClSc, DPT FCAMPT
Clinical Associate Professor  Rehabilitation Science, McMaster University Hamilton, ON, Canada
Adjunct Clinical Professor  Health Science, Western University  London, ON, Canada
Lecturer  Rehabilitation Medicine, University of Toronto, Toronto, ON, Canada

**Paul E. Mintken**
PT DPT OCS, FAAOMPT
Associate Professor  School of Medicine, University of Colorado, Aurora, CO, USA
Lead Clinician, Sports Medicine, Wardenburg Health Center  Boulder CO, USA

**Kieran O'Sullivan**
BScPT (Hons), MManipTher
Lecturer in Physiotherapy  University of Limerick, Limerick, Ireland

**Luca Padua**
MD, PhD
Neurosciences, Università Cattolica del Sacro Cuore, Rome, Italy
Neurorehabilitation, Don Carlo Gnocchi Onlus Foundation, Milan, Italy

**Erland Pettman**
PT OMT FCAMT
Associate Professor  Post-professional Program, Department of Physical Therapy Andrews University  Berrien Springs, MI  USA

**Andrzej Pilat**
PT
Director  Myofascial Therapy School 'Tupimek' Madrid, Spain
Masters Degree Program, Physiotherapy School ONCE, Universiad Autónoma, Madrid, Spain

**Ellen Pong**
DPT MOT BA
Adjunct Instructor and Coursewriter  University of St. Augustine for Health Sciences, St Augustine, FL, USA
Contract Therapist for Clinical Research Group, Child Neurology Center of Northwest Florida, Gulf Breeze, FL, USA
Occupational and Physical Therapist, Private Contract, Pensacola, FL, USA

**Janette W  Powell**
PT MHSc, OCS, STC
Supervisor of Performance Medicine Cirque du Soleil 'O'  Las Vegas, NV  USA

**Emilio J. Puentedura**
PhD, DPT BAppSc (Phty), Grad Dip Manip Physio, OCS, FAAOMPT
Associate Professor  Physical Therapy University of Nevada Las Vegas, Las Vegas, NV  USA

**Richard Rosedale**
PT BSc, Dip MDT
Senior Instructor  Canadian Branch, McKenzie Institute International, Raumati Beach, New Zealand
Physiotherapist, Occupational Health and Safety Services, London Health Sciences Centre, London, Ontario, Canada

**Sean D. Rundell**
PT DPT PhD
Acting Assistant Professor  Department of Rehabilitation Medicine, University of Washington, Seattle, WA, USA

**Jaime Salom-Moreno**
PT MSc, PhD
Professor  Physical Therapy  Occupational Therapy  Rehabilitation and Physical Medicine, Universidad Rey Juan Carlos, Alcorcon, Madrid, Spain

**Edgar Savidge**
PT DPT OCS
Outpatient Rehabilitation Manager Rehabilitation Services, Newton-Wellesley Hospital, Newton, Massachusetts, USA

**Chris A. Sebelski**
PT DPT OCS
Assistant Professor  Department of Physical Therapy and Athletic Training, Saint Louis University  St Louis, MO, USA

**Ian Shrier**
MD, PhD, Dip Sport Med, FACSM
Associate Professor  Centre for Clinical Epidemiology and Community Studies, Lady Davis Institute for Medical Research Jewish General Hospital, McGill University Montreal, Canada

**Helen Slater**
BAppSc (Phty), MAppSc (Phty), PhD, FACP
Associate Professor  School of Physiotherapy
   and Exercise Science, Curtin University
   Perth, Western Australia, Australia

**Michele Sterling**
PhD, MPhty  BPhty  Grad Dip Manip Physio,
   FACP
Professor and Associate Director of the Centre
   of National Research on Disability and
   Rehabilitation Medicine (CONROD),
   Queensland, Australia
School of Allied Health, Griffith University
   Queensland, Australia

**Susan W  Stralka**
PT  DPT  MS, ACHE
CEO/Administrator  Baptist Rehabilitation
   Hospital, Germantown, Tennessee
Clinical Instructor  University of Tennessee
   Health Sciences Center College of Allied
   Health, Department of Physical Therapy
   Memphis, TN  USA

**Louise Thwaites**
BSc, MBBS, MD
Clinical Research Fellow  Oxford University
   Clinical Research Unit, Hospital For Tropical
   Diseases, Ho Chi Minh City  Vietnam

**Russell S. VanderWilde**
MD
Orthopedic Surgeon, Northwest Orthopedic
   Specialists, Spokane, WA, USA

**Bill Vicenzino**
PhD, MSc, BPhty  GradDipSportsPhty
Chair of Sports Physiotherapy  Chair of the
   Medical Research Ethics Committee, and
   Head of the Sports Injury Rehabilitation and
   Prevention for Health Research Unit in the
   School of Health and Rehabilitation Sciences,
   University of Queensland, Australia

**Karen Walker-Bone**
BM, FRCP, PhD, Hon FFOM
Reader and Honorary Consultant in
   Occupational Rheumatology, MRC
   Lifecourse Epidemiology Unit, University
   of Southampton Medical School,
   Southampton, UK

**David M. Walton**
PT, PhD
Assistant Professor, School of Physical
   Therapy, The University of Western Ontario,
   London, Ontario, Canada

**Grant Richard Burges Watson**
Dip Phys, ADP (OMT), Dip MDT
Clinical Physiotherapy Specialist, Connect
   Physical Health, Newcastle upon Tyne, Tyne
   and Wear, UK

**Cody Weisbach**
PT, DPT, OCS, FAAOMPT
Senior Physical Therapist, Physical Therapy
   Associates of Concord, Concord, MA, USA

**Erik H. Wijtmans**
PT, MTC, CGIMS, CMTPT
Physical therapist, Manual Therapist, Partner,
   The Therapy Network, Virginia Beach, VA,
   USA
Adjunct Clinical Professor, College of Health
   Sciences, School of Physical Therapy, Old
   Dominion University, Norfolk, VA, USA
Lecturer, Myopain Seminars, Bethesda, MD,
   USA

**Mark Wilhelm**
PT, DPT
PhD Student, Rehabilitation Sciences, Texas
   Tech University Health Sciences Center,
   Lubbock, TX, USA

**Alexis A. Wright**
PT, PhD, DPT, FAAOMPT
Assistant Professor, Department of Physical
   Therapy, High Point University, High Point,
   NC, USA

**C. Joseph Yelvington**
PT, BA
Physical Therapist, Sacred Heart Rehabilitation
   at Pace, Pace, FL, USA

**Jodi Young**
PT, DPT, OCS, FAAOMPT
Assistant Professor, Physical Therapy, Franklin
   Pierce University, Goodyear, AZ, USA

# 缅　怀

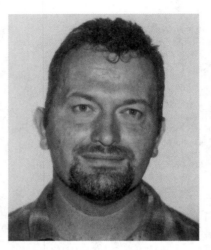

Peter Huijbregts

我们对挚友和同事 Peter Huijbregts 的突然离世深感悲痛，他在 2010 年 11 月 6 日与世长辞。这是亲友们的巨大悲剧，也是物理治疗界和社会的重大损失。我们为没有受到 Peter 影响的同行感到遗憾。若您有幸与他相遇，就难以忘怀。

在我们有机会与他相识并合作前，我们就知道 Peter 在物理治疗领域造诣颇深。在他担任《手法和复位治疗杂志》(*Journal of Manual and Manipulative Therapy*)编委期间，我们成了朋友。从那时起，他对我们的职业生涯产生了重要影响。我们非常荣幸与他一起成为本书和其他多本同行评议出版物的编委。

Peter 善于表达，且字字珠玑。我们多次在学术会议上谈天说地至深夜，他经常提到他对妻子 Rap

和两个孩子 Arun Joseph 和 Annika Dani 的爱。Peter 对生活和职业生涯充满热情。他乐于讨论手法治疗的起源或临床干预疗效的最新证据。

他的幽默感令人记忆犹新，Peter 经常用机智和滑稽带来满堂喝彩。Peter 对有缘相识的同行产生了深远影响。他的离世将给世界手法治疗界留下巨大的遗憾。

Peter 是一位真正的绅士，一位睿智和激励人心的学者。我们将永远怀念他。

César Fernández-de-las-Peñas

Joshua A. Cleland

Jan Dommerholt

# 目 录

人卫运动防护与
康复读者专享群

# 第一部分

# 总论

# 第 1 章

# 上肢疼痛综合征的流行病学

Louise Thwaites, Karen Walker-Bone

## 概述

　　进入 21 世纪以来，上肢疼痛综合征正成为常见疾病，且可导致较严重的残疾。其在工作场所的影响最为明显，因为这些状况普遍影响工作人群，他们可能因病或因为无法高效率工作而缺勤。上肢疼痛可能源于多种临床状况，不过本章主要关注非创伤性非关节软组织引起的疼痛——即排除急性创伤、恶性肿瘤和慢性炎症性风湿性疾病（类风湿性关节炎等）的疼痛（知识框 1.1）。非关节软组织疾病包括一些相对明确的"特异性"病理解剖学状况，如肱

骨外上髁炎、桡骨茎突狭窄性腱鞘炎（de Quervain）和腕管综合征（carpal tunnel syndrome, CTS）。不过，上肢疼痛从病理学上也可能由颈椎病变导致（颈臂综合征）。此外，上肢疼痛常常也可以在没有明显病理解剖学改变的情况下发生，我们通常将其称为"非特异性"局部疼痛，以避免隐含的因果关系。

| 知识框 1.1　上肢疼痛的原因 |
|---|
| **超出本书范围** |
| **风湿病** |
| 炎性关节炎，如类风湿性关节炎、强直性脊柱炎 |
| 骨性关节炎 |
| 系统性红斑狼疮 |
| 纤维肌痛综合征 |
| 风湿性多肌痛/颞动脉炎 |
| **全身性疾病** |
| 恶性肿瘤（原发性或继发性） |
| 脑卒中 |
| 心肌梗死和冠状动脉综合征 |
| 多发性硬化症 |
| 糖尿病 |
| 膈肌刺激症（肝脏疾病、脾脏疾病） |
| **急性创伤** |
| 骨折/脱位 |
| **本书涵盖范围** |
| **特异性的非关节状况** |
| 粘连性关节囊炎 |
| 肩袖肌综合征 |
| 肩峰下滑囊炎 |
| 肩锁关节功能障碍 |
| 肱外上髁炎 |
| 肱内上髁炎 |
| 腱鞘炎 |
| 桡骨茎突狭窄性腱鞘炎（De Quervain） |
| 腕管综合征 |
| **非特异性疼痛综合征** |
| 职业性颈臂综合征 |
| 累积性损伤（cumulative trauma disorder, CTD） |
| 重复性劳损（repetitive strain injury, RSI） |
| 工作相关上肢疾病（work-related upper limb disorder, WRULD） |
| 工作相关上肢肌肉骨骼疾病（work-related upper extremity musculoskeletal disorder, WRULD） |
| 非特异性前臂疼痛 |

一般人群的流行病学样本研究结果显示,在任何特定的时间点,西方国家 20%~53% 的成人会出现上肢疼痛症状。超过 70% 的人会在其一生中某阶段发生上肢疼痛(Walker-Bone et al 2003a;Huisstede et al 2006)。这些疾病通常发生在工作人群中,导致明显的病态和因病缺勤,给经济带来显著影响(Silverstein et al 1998)。在发达国家,肌肉骨骼疾病造成大多数的职业病危害,而上肢疼痛位居第二,仅次于背痛(back pain),是工作相关疾病的重要原因(Palmer 2006)。根据英国的一项最新统计,上肢疾病在 2009~2010 年度导致 364 万个工作日的缺勤(Health and Safety Executive 2012),这一数字至少在过去十年中保持相对稳定(Jones & Clegg 1998)。而腰痛(low back pain)每年大约导致 5 200 万个工作日的缺勤(Macfarlane et al 2009)。通过应用已出版的标准检查上肢疾病与工作的相关性,发现工作人群中约 70%~95% 的上肢肌肉骨骼疼痛可被视为"与工作相关的"(Roquelaure et al 2006),但这可能并不意味着因果关系。

鉴于上肢肌肉骨骼疼痛的高发病率和相关的严重影响,我们需要彻底调查和阐释这些病症的流行病学特征。不幸的是,目前情况并非如此。事实上,由于许多原因,该领域仍缺乏高质量的流行病学研究,混乱和争议仍困扰着这一领域。为了理解构成本章大部分内容的现有流行病学数据,我们将在下一节简要阐释流行病学基础概念。

## 流行病学基本概念

### 术语

与其他医学分支一样,大多数特定上肢疾病术语的起源都可以在医学史中找到,可以追溯到关于个体临床综合征的原始文献报道[如"网球肘"(Morris 1882)]。一些疾病以人名命名,比如(de Quervain 桡骨茎突狭窄性腱鞘炎),其他一些疾病的名称基于病症假定的病理解剖学基础(肌腱炎、上髁炎、腱鞘炎)。由于临床实践和研究中所采用的疾病标签和诊断标准的多样性,病例定义的覆盖范围和界限的模糊性,以及参考标准的缺乏,这些命名引发了争议(Palmer et al 2012)。最近,有研究者尝试将一些术语标准化,使其更加贴近我们现在对疾病潜在病理生理学的理解(Hutson 2006)。例如,越来越多的证据表明,非风湿性并有疼痛表现的肌腱炎实际上很少伴有真正的炎症。相反,组织病理学研究表明,反复、过重的机械负荷会使肌腱组织内产生退行性变化,最终导致胶原纤维微断裂。肌腱穿过手腕上带有滑膜衬里的纤维骨性隧道的地方,可以看到类似的病理图像。因此,严格来说"肌腱变性"将是比肌腱炎更准确的临床术语,而"肌腱炎"以及类似的"腱鞘炎"仅在伴随真实的滑膜炎症(如类风湿性关节炎)时使用。然而,需要记住的是,实践中诊断或处理这些病症时,很少有组织学结果可用,并且临床医务人员(clinician)可能会面对覆盖退化肌腱的腱周组织里确实有明显的继发炎症反应的情况。因此,那些病理学上并不准确的术语仍将在临床实践中占主导地位。

### 非特异性疼痛

临床上,上肢疼痛经常并不伴随有常规解剖病理学异常("非特异性"疼痛)。早在 1713 年,Ramazzini 便描述了这样一种上肢疾病,它与"久坐、持续反复的手部动作以及高度专注的脑力劳动"有关(Ramazzini 1940)。从那以后,研究者又描述了多种发生在不同工人群体中的上肢疼痛[如书写痉挛(British Civil Service 1830s)和报务员痉挛(UK 1908)]。在 20 世纪后半叶,各个国家使用了各自的术语来描述发生于不同工人群体中的类似症状,比如职业性颈臂综合征(日本)、累积性损伤(CTD)(美国)、重复性劳损(RSI)(澳大利亚)以及工作相关上肢疾病(WRULD)(英国)。这些术语都被用于描述颈部和上肢不同部位没有确定病理解剖异常的疼痛,但这些术语的含义存在重叠,不同使用时用法也存在差异(Robinson & WalkerBone 2009)。现在人们普遍认为,这些具有隐含因果关系的术语对该领域的研究产生了负面影响(Helliwell 1995;Palmer et al 2012)。一方面,这些同义术语意暗示了对雇主失职行为的责备,所以针对这一领域的大部分调查已经进入了法院而不是医学研究领域。另一方面,如果一种疼痛因为其名称而被归因于某种职业,就很难系统地调查任何其他可能的病因,因为研究者已经有了固定的偏见。

### 分类标准

在临床实践中,诊断标准用于区分具有不同病因、治疗方法或预后的疾病类型。流行病学研究要求,被研究的问题必须是被明确定义的。我们看到,非特异性疼痛在不同国家使用不同的系统作了宽泛分类。然而,即使是特异性上肢状况,分类标准也可能存在很大差异,很少有诊断的"金标准"。所以历史上,流行病学研究所使用的病例定义都来自教科书定义或作者的个人观点。Van Eerd 等人(2003)的综述描述了 27 个分类方案,它们是在多学科研讨会和专家咨询后提出的,但其中没任何两个是相同的。在对关于上肢疾病发病率和患病率的研究进行系统评价时,Huisstede 等人(2008)发现时点患病率在 1% ~ 53% 的范围内,而如此大的差异主要是由于病例定义的不同。如果没有一致和明确的分类,就无法获得有关疾病负担及其对健康和社会经济影响的可靠数据。这反过来又会影响疾病的治疗和预防策略以及未来的研究。

Buchbinder 等人(1996)研究了现有的颈部和上肢的软组织疾病的分类方案。他们发现这些方案存在重大缺陷,比如不够全面和分类间有重叠,因此提出了可以更好地评估未来分类系统的标准。为了提高对分类的共识,一些多学科小组汇总并制作了自己的分类系统(Harrington et al 1998;Sluiter et al 2001)。然而,这些分类系统也受到质疑,它们被认为仅反映了研讨会参与者的意见,而没有明确的症状范围或持续时间的定义,也没有任何正式的测评。一篇对 117 项研究进行系统评价的报告显示,很少有人尝试验证分类系统的有效性,只有一项研究进行了严格的有效性和可靠性测试(Walker-Bone et al 2003b)。

南安普敦检查方案(Southampton examination schedule)是根据英国多学科研讨会上肢肌肉骨骼疾病分类共识声明制定的,并在医院和一般人群中进行了测试(图 1.1)(Palmer et al 2000;Walker-Bone et al 2002)。总体研究结果显示,这是一个用于上肢疾病检查的有效、可重复的系统,适用于大规模流行病学研究,尽管它在医院患者中表现更好(Palmer et al 2000),因为与社区患者相比,医院患者具有更明确的临床表现(Walker-Bone et al 2002)。

最近,一个由 11 个医学和辅助医学学科构成的小组提出了"手臂、颈部和/或肩部病症"(complaints of the arm,neck and/or shoulder,CANS)分类,旨在达成共识,并建立一套不是由急性创伤或任何全身性疾病所导致的特异和非特异手臂、颈部和/或肩部肌肉骨骼疾病的分类系统(Huisstede et al 2007)。最终所得的分类系统定义了 23 种特异性疾病,其他所有状况都被定义为非特异性疾病。

## 研究设计

颈部和上肢疾病经常是间歇和反复的;因此,大多数研究都使用横断设计检查患病率,而不是发病率。调查人员通常选择不同期间的患病率病例定义;比如"过去 7 天内出现持续 1 天的颈部疼痛"是一种可能的病例定义,它与"过去一年出现持续 6 个月的颈部疼痛"以及"曾出现过颈部疼痛"会得出不同的患病率估计值。许多研究避免了分类的困难,而是选择自我报告评估颈部和/或上肢不同部位疼痛的患病率,并将其作为结果(Walker-Bone et al 2003b)。

## 人群

许多现有的流行病学研究都是在工作场所或职业群体中,而不是在一般的人群中进行的。这种人群选择会产生"健康工作者"效应,使结果出现偏倚,因为受影响最严重的那些人可能因病缺勤或离职(medically retired),而不会出现在工作场所。此外,许多研究通过工人赔偿要求来评估上肢综合征的流行性,这也可能低估了疾病的真实发病率,使结果趋向于导致最严重残疾的最严重类型的病症(Roquelaure et al 2006)。

## 暴露测量

职业病研究面临的最大挑战之一在于衡量不同类型职业行为者的暴露程度。很少有哪种特定的职业会仅仅暴露于单一类型的危险因素;体力职业通常同时暴露于多种危险因素(如力、振动或推拉),从而使危险因素难以定义和做客观测量。直接观察和视频监视是量化这些危险因素的优选方法,但它们耗时且昂贵,因此对于大型研究来说是不可行的。

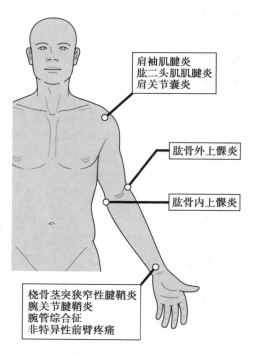

肩袖肌腱炎
肱二头肌肌腱炎
肩关节囊炎

肱骨外上髁炎

肱骨内上髁炎

桡骨茎突狭窄性腱鞘炎
腕关节腱鞘炎
腕管综合征
非特异性前臂疼痛

图 1.1　HSE Delphi 研讨会制定的上肢疾病共识标准

在研究中经常使用诸如职称或职业分类作为替代标记，但它们通常不太敏感。因此研究者也经常使用主观的回顾性暴露报告；然而，这取决于个人对时间、力量和其他身体行为者的回忆和估量，也可能受到他们对症状原因的个人理念的影响。一些研究者试图通过结合主观报告和直接观察验证来克服这些问题（Andersen et al 2007）。

总之可以确定的是，上肢疼痛很常见、反复发作，并具有致残性。我们对这些状况的发生、风险因素和影响的理解还存在一些固有的缺陷，它们都源于方法学方面的原因。这造成了这一领域的困惑和争议，这些争议甚至涉及一些基本问题。因此，读者必须在这一背景下理解以下这一章节。

## 上肢疾病的发生

### 上肢疼痛的患病率

流行病学调查的结果表明，颈部疼痛可能在任

何时间点影响 10%～17% 的成人，71% 的人在其一生中曾受其影响，并且上肢疼痛的时点患病率为 7%～26%（Walker-Bone et al 2004a）。由于病例定义和人群特征的差异很大，许多研究的可比性很差。例如，在一项研究的 53 岁人群中，13% 的男性和 15% 的女性在前一个月内发生过持续超过 1 天的肩部疼痛（Bergenudd et al 1988）。而另外一项研究的 31～74 岁人群中，26% 的男性和 19% 的女性报告了当前的肩部疼痛和运动受限（Allander 1974）。表 1.1 总结了上肢疼痛发生的时点患病率和时段患病率估计值及其定义。尽管可以得出的具体结论很少，但现有数据表明，所有上肢疼痛综合征都很常见，女性通常比男性更容易患病，而且近端（颈部/肩部）的发病率往往高于远端部位——虽然手部/腕关节疼痛比肘部疼痛更常见。从广义上讲，一般人口研究的这些人口统计学研究结果已经在工作人群中得到了重复。法国劳动力数据（French workforce data）显示，女性上肢肌肉骨骼症状的 12 个月期患病率为 35%，而男性为 27%（Roquelaure et al 2006），

**表 1.1　上肢局部疼痛的人群患病率估计**

| 疾病定义 | | 抽样人群规模 | 年龄（岁） | 患病率估计值（男性）(%) | 患病率估计值（女性）(%) | 总患病率（%） |
|---|---|---|---|---|---|---|
| **颈部疼痛** | | | | | | |
| 时段患病率 | 在过去 1 个月内疼痛持续>1 周 | 5 752 | >16 | 11 | 17 | 14 |
| | 过去 1 年中有过颈部疼痛、压痛或僵硬 | 537 | 18～65 | — | — | 12 |
| | 在过去的 1 年内有过棘手的颈部疼痛 | 7 648 | 18～67 | 29 | 40 | 34 |
| | 在过去的 1 年中疼痛持续>1 天 | 800 | >30 | 15 | 17 | — |
| | 过去 1 周疼痛持续>1 天（Walker-Bone et al 2004a） | 9 698 | 25～64 | 21 | 26 | 24 |
| 时点患病率 | 当前患有颈部疼痛 | 10 532 | 20～65 | 10 | 18 | — |
| | 疼痛持续>1 个月 | 1 806 | 25～74 | 15 | 19 | 17 |
| **肩部疼痛** | | | | | | |
| 时段患病率 | 在过去 1 个月内疼痛持续>1 周 | 5 752 | >16 | 14 | 17 | 16 |
| | 在过去 1 个月内疼痛持续>1 天 | 574 | 53 | 13 | 15 | 14 |
| | 过去 1 周疼痛持续>1 天（Walker-Bone et al 2004a） | 9 698 | 25～64 | 21 | 26 | 24 |
| 时点患病率 | 当前疼痛持续>3 个月 | 1 806 | 25～74 | — | — | 7 |
| | 当前有疼痛和运动受限 | 15 268 | 31～74 | 26 | 19 | 20 |
| | 当前患有肩痛 | 644 | >70 | — | — | 26 |

表 1.1　上肢局部疼痛的人群患病率估计(续)

| | 疾病定义 | 抽样人群规模 | 年龄(岁) | 患病率估计值(男性)(%) | 患病率估计值(女性)(%) | 总患病率(%) |
|---|---|---|---|---|---|---|
| **肘部疼痛** | | | | | | |
| 时段患病率 | 在过去 1 个月内疼痛持续>1 周 | 5 752 | >16 | 6 | 6 | 6 |
| | 过去 1 周疼痛持续>1 天(Walker-Bone et al 2004a) | 9 698 | 25~64 | 12 | 10 | 11 |
| 时点患病率 | 在肘/前臂疼痛持续>3 个月 | 1 806 | 25~74 | 8 | 12 | 11 |
| **腕手部疼痛** | | | | | | |
| 时段患病率 | 在过去 1 个月中腕手部疼痛持续>1 周 | 5 752 | >16 | 12 | 20 | — |
| | 过去 1 周疼痛持续>1 天(Walker-Bone et al 2004a) | 9 698 | 25~64 | 19 | 23 | 21 |
| 时点患病率 | 当前腕手部疼痛持续>3 个月 | 1 806 | 25~74 | 9 | 17 | 13 |

(更新自 Walker-Bone et al(2003a)。)

丹麦的数据(Danish data)得出了类似结果,慢性上肢症状的患病率在女性中为 11.3%,而在男性中为 7.7%(Huisstede et al 2008)。

　　一般而言,对不同类型工人的比较显示,在职工人群体的患病率高于非在职工人群体(荷兰为 8.1% 比 6.1%)。不同职业群体的患病率也有所不同。在美国的一项研究中,50% 的大学生患有上肢肌肉骨骼症状(Menendez et al 2008)。同样,计算机从业者(Tornqvist et al 2009)和纺织工人(Huisstede et al 2006)也呈现高患病率。在丹麦,37% 的工人患有中度颈肩痛,而厨房和清洁工人的这一比例为 49%,技术工人为 22%(Andersen et al 2007)。在接受常规体检的法国工人中,上肢疼痛症最常见于制造业和公共管理部门;发病率最高的是低技术工业和农业工人、司机、男性公务员和女性照护工人(care workers)(Roquelaure et al 2006)。法国风险最高的职业与美国索赔风险最高的职业一致(Silverstein et al 1998)。

　　虽然大多数关于上肢症状的数据来自发达国家,但有趣的是,使用 CANS 分类系统对苏丹办公室工作人员进行的一项研究表明,其患病率与西方人群相似(Eltayeb et al 2008)。

## 特异性上肢疾病的患病率

　　基于人群旨在确定上肢疼痛的解剖位置或具体原因的调查相对较少。如前所述,诊断和分类方法的差异增加了解释结果的难度。表 1.2 总结了现有的基于人群的特定疾病患病率的研究结果,以及所使用的对疾病的定义。肩部状况似乎最常见,与肩痛的相对频率一致;CTS 和上髁炎的患病率紧随其后。CTS 的发生占到多数,其可能原因是其相对频率较高,而且其诊断所依赖的神经传导测试较为标准化。据估计,CTS 在总体人群中的发病率约为 1/1 000,女性比男性更高(1.5/1 000)(Walker-Bone et al 2004a)。根据所用病例定义的不同,患病率范围为 0.9% ~ 5%。

　　有更多的文献报道研究了不同职业环境中的特定疾病——通常比较了不同类型职业暴露的工人群体发生一种或多种特异性上肢疾病的患病率,如 Vikari-Juntura(1983)其研究中比较了肉类加工厂中的包装工人、切割工人和管理人员发生上髁炎的患病率。1993 年美国 NIOSH 组织对这些研究进行了广泛和严格的审查(Bernard 1997);该报告强调了现有研究中方法学缺陷的普遍性,提示上述基于职业的研究中应注意相同的问题。

　　尽管存在这些固有缺陷,值得注意的是,法国的一项由职业病医师(occupational physicians)网络收集数据的研究显示,在 2 685 名工人中,超过 50% 的工人在过去一年中经历过非特异性上肢肌肉骨骼症状,约 30% 在过去一周内出现过症状(Roquelaure et al 2006)。总体而言,"特异性"上肢肌肉骨骼疾病(根据具体标准定义的肩袖综合征、肱骨外上髁炎、尺骨隧道综合征、CTS、桡骨茎突狭窄性腱鞘炎、屈-伸肌腱膜炎或前臂-腕腱鞘炎)的 12 个月期患病率约为 13%。

**表 1.2　特异性上肢肌肉骨骼疾病的人群患病率**

| | 疾病定义 | 抽样人群规模 | 年龄（岁） | 患病率估计男性（%） | 患病率估计女性（%） | 患病率估计全部（%） |
|---|---|---|---|---|---|---|
| **肩部疼痛** | | | | | | |
| 肩袖综合征 | 肩部疼痛且抗阻外展、外旋或内旋动作时疼痛（Chard et al 1991） | 644 | >70 | — | — | 15.0 |
| 肩袖肌腱炎 | 三角肌区疼痛伴有抗阻活动性疼痛（Walder-Bone et al 2004b） | 9 698 | 25~64 | 4.5 | 6.1 | — |
| 粘连性关节囊炎 | 三角肌区域疼痛，关节囊式主动和被动盂肱运动时受到同等限制（Walker-Bone et al 2004b） | 9 698 | 25~64 | 8.2 | 10.1 | — |
| 肩锁关节功能障碍 | 肩锁关节的疼痛，关节压痛，且肩锁压力测试为阳性（Walker-Bone et al 2004b） | 9 698 | 25~64 | 1.0 | 1.0 | — |
| **肘部疼痛** | | | | | | |
| 肱骨外上髁炎 | 肘部区域疼痛史>1 个月，肱骨外上髁压痛，手抗阻内旋或持重物时疼痛增加（Allander 1974） | 15 268 | 31~74 | — | — | 2.5 |
| 肱骨外上髁炎 | 肱骨外上髁疼痛和手腕抗阻伸展时的压痛和疼痛（Walder-Bone et al 2004b） | 9 698 | 25~64 | 1.3 | 1.1 | — |
| 肱骨外上髁炎 | 未作说明（Verhaar 1994） | 708 | 20~80 | — | — | 4.4 |
| 肱骨内上髁炎 | 上髁疼痛和压痛，手腕抗阻弯屈时疼痛（Walker-Bone 等 2004b） | 9 698 | 25~64 | 0.6 | 1.1 | — |
| **腕手部疼痛** | | | | | | |
| De Quervain 病 | 桡骨茎突疼痛，第一伸肌压痛肿胀，疼痛通过拇指抗阻伸展或 Finkelstein 测试再现（Walker-Bone et al 2004b） | 9 698 | 25~64 | 0.5 | 1.3 | — |
| 腱鞘炎 | 手腕肌腱鞘的运动时局部疼痛、抗阻主动运动时疼痛再现（Walker-Bone et al 2004b） | 9 698 | 25~64 | 1.1 | 2.2 | — |
| 腕管综合征 | 正中神经分布范围疼痛、感觉异常或感觉丧失并伴有以下情况之一：Phalen 试验阳性，Tinel 试验阳性，夜间症状恶化，运动神经元丧失伴外展肌萎缩（Walker-bone et al 2004b） | 9 698 | 25~64 | 1.2 | 0.9 | — |
| 腕管综合征 | CTS 的临床诊断（Atroshi et al 1999） | 2 466 | 25~74 | 3 | 5 | 4 |
| 腕管综合征 | CTS 的电生理诊断（Atroshi et al 1999） | 2 466 | 25~74 | 4 | 5 | 5 |
| 腕管综合征 | CTS 的临床和电生理诊断（Atroshi et al 1999） | 2 466 | 25~74 | 2 | 3 | 3 |
| 腕管综合征 | CTS 的电生理诊断（de Krom et al 1992） | 715 | 25~74 | 1 | 6 | 5 |
| 腕管综合征 | 电生理运动神经元延迟>4.5ms（Ferry et al 1998） | 820 | 18~75 | 8 | 6 | 7 |

另一个重要的新发现是上肢不同解剖位置的并发疼痛很常见(Walker-Bone et al 2004b)。荷兰最近的一项研究指出,33%的成年人报告上肢两个不同解剖部位出现疼痛,另有8.5%的人在三个不同部位出现疼痛(Huisstede et al 2008)。此外,"特异性"和"非特异性"疼痛通常同时发生;比如肱骨外上髁炎可发生超敏反应和异常性疼痛,而且其触发点广泛存在于其他手臂疼痛综合征中(Huisstede et al 2008;De-la-Llave-Rincón et al 2009)。似乎肌肉骨骼疼痛综合征趋向于集中发生于某些个体,但目前尚不清楚这是否是因为对危险因素的总体暴露增加,或心理社会因素(如躯体易感性),或者是否由于一个部位的疼痛引起了整个肌肉骨骼系统使用方式的改变。

## 医疗卫生服务的支持及其影响

综上所述,上肢疾病可导致相当严重的残疾;因此,它们经常需要医疗卫生服务,而且经常出现在基层初级医疗机构或风湿病诊所(Turk & Rudy 1990)。慢性症状(通常持续至少3个月)往往需要更多的医疗卫生服务,而且倾向于导致更高程度的残疾。荷兰人口数据显示,在符合CANS慢性症状标准(过去12个月内疼痛持续超过3个月)的个体中,58%的人报告在过去12个月内使用过医疗卫生服务——其中81%的患者到全科医生处就诊,59%咨询了医学专家,54%咨询了物理治疗师(Huisstede et al 2008)。英国的一项基于人口的研究也得到相似的数据,其中39%的疼痛患者在过去12个月内看过医生,11%的人寻求了物理治疗,10%的人接受了脊椎按摩,而24%寻求了药物治疗(Walker-Bone 2002)。荷兰的一项研究中,医保用户的病假比非医保用户更多;37.2%的医保用户报告了因上肢症状而缺勤的经历,而非医保用户的这一比例仅为9.3%,其中12.4%的医保用户因病缺席超过4周。医疗卫生服务用户还报告了更多的复发和持续疼痛,而且在日常生活中因这些症状受到更多限制(48.9% vs 8.5%)。

英国的一项对特异性和非特异性上肢疾病的比较研究中,特异性诊断也与更多的医疗卫生服务使用相关——尽管得到特异性诊断的个体自我用药的情况与得到非特异性诊断的个体相似。总共有69%的上肢疼痛患者报告在工作、爱好或家务中遇到困难(表1.3),59%的患者因疼痛而难以入睡。受影响个体报告显示,特异性上肢疼痛的致残性比非特

异性疼痛更高(Walker-Bone et al 2004a)。比如,11.5%有特异性肩部疼痛的人报告称拎包有困难,而非特异性肩部疼痛患者的这一比例只有6.1%(Walker-Bone 2002)。

| 表1.3 | 与上肢疼痛相关的功能障碍 | | |
|---|---|---|---|
| | 没有困难(%) | 有些困难(%) | 无法完成(%) |
| 不同部位的局部疼痛对日常活动(如工作、爱好、家务)能力的影响 | | | |
| 颈部疼痛 | 30 | 59 | 11 |
| 肩部疼痛 | 28 | 48 | 11 |
| 肘部疼痛 | 29 | 58 | 12 |
| 腕手部疼痛 | 28 | 58 | 13 |
| 任何部位的疼痛 | 31 | 56 | 13 |
| 任何部位的疼痛对睡眠的影响 | 41 | 55 | 4 |
| 任何部位的疼痛对穿衣的影响 | 30 | 58 | 8 |
| 任何部位的疼痛对拎包的影响 | 67 | 34 | 3 |

注意:各行数据加起来可能不足100%,因为并非所有受访者都完成了全部问题。
(更新自Walker-Bone 2002。)

## 上肢疾病的危险因素

### 性别

与其他部位的肌肉骨骼疼痛一样,女性上肢疼痛的患病率更高。然而,一系列其他疾病的女性也往往比同样疾病的男性更频繁地到基层医疗机构咨询,因此这些差异可能反映了男性与女性寻求帮助的阈值的差异。或者,因为女性的体型和力量较小,或是诸如激素因素等体质差异,她们可能更容易受到导致肌肉骨骼疼痛因素的影响(Walker-Bone et al 2003a)。比较男性和女性特定疾病患病率的数据较少,但有证据表明女性更容易受到腱鞘炎、桡骨茎突狭窄性腱鞘炎、肩关节囊炎和CTS的影响。不过,上髁炎一般在男性中更为常见。

### 年龄

随着年龄增长,男性和女性肌肉骨骼疼痛报告频率均逐渐上升,在中年(50~60岁)达到峰值,然

后在随后几十年中略有下降。关于特定疾病患病率随年龄变化的研究较少，但有证据表明，女性肱骨外上髁炎、CTS 的年龄曲线相似，另外桡骨茎突狭窄性腱鞘炎和腱鞘炎也可能有类似的年龄曲线。

## 人体测量学

肥胖与颈部和上肢疼痛的频率增加有关。此外，由疼痛状况引起的残疾也随着体重指数（body mass index，BMI）的增加而增加。通常研究表明，CTS 的风险随着 BMI 的增加而增加，比如在美国的一项调查中，BMI 每增加 1 个单位，CTS 的风险增加 8%。

## 优势手

一些对工作场所的最新研究也将优势手这一因素考虑在内，它经常被用作职业压力源的替代因素。已经有研究证明上髁炎更频发于优势手。

## 激素因素

CTS 在女性中更多地发生在怀孕和哺乳期间以及绝经后不久（Walker-Bone et al 2003a）。与子宫和卵巢联合切除相比，仅切除子宫而不切除卵巢的个体发生 CTS 的风险会增加一倍。口服避孕药和激素替代疗法（hormone replacement therapy，HRT）也与 CTS 风险增加有关。病例报告还表明桡骨茎突狭窄性腱鞘炎在怀孕期间或产后早期更常见。这些关联提示激素的作用，可能与非关节组织的水肿有关，但其潜在机制仍有待阐明。

## 职业风险因素：物理/机械因素

尽管准确评估职业和实际工作场所因素已经被证明是很困难的，但它们已被证明是上肢疼痛疾病的危险因素。许多流行病学研究已经分析了这些因素，多篇综述分析了相关文献，它们都评论了实验设计的异质性，结果和暴露评估的差异，以及分析和呈现的方式。很少有研究经得起严格的方法学检验（Buchbinder et al 1996）。

与腰痛一样，机械负荷、重复性工作和不适当的工作姿势也与上肢疾病的发生有关（Macfarlane et al 2000）。举起重负荷、长时间站立、推/拉更容易造成腰痛，而不是上肢症状（Andersen et al 2007）。然而，长时间站立已被证明与所有解剖部位的局部肌肉骨骼疼痛风险增加相关[风险比（hazard ratio，HR）1.6，95% 置信区间（confidence interval，CI）：1.2，2.3]

（Andersen et al 2007）。

几项系统评价得出的结论认为，有更多的证据表明颈部疼痛与持续的异常姿势有关，比如久坐、颈部或躯干处于屈曲或旋转状态，或两者兼而有之（Bernard 1997）。还有证据表明，当工作涉及用力和/或重复的任务时，颈/肩部症状会增加；然而，到目前为止，还没有令人信服的证据表明振动会增加颈/肩部问题的风险。肩部疼痛也与沉重的体力劳动有关——密集和重复的肩部工作，尤其是高于头部的工作，都会增加肩部疼痛风险。此外，涉及暴露组合因素的职业的风险水平似乎最高，比如使用重型工具在头顶上方工作。肘部状况也与工作场所中涉及大力量劳作有关，特别是当工人经常以异常姿势重复用力时。重复运动、用力的工作和暴露于振动都有可能增加 CTS 的风险（Bernard 1997）。而且，研究结果再次表明，同时暴露于三种因素的职业最有可能增加 CTS 的风险（Abbas et al 1998）。如果一项工作中前臂、腕部和手指处于不良的姿势，也可能会增加风险。然而，并没有令人信服的证据表明，在工作中长时间使用键盘会成为 CTS 的风险因素。

从烟草包装工人、二战期间的工厂工人、汽车装配工人、剪刀制造商到纺织工人，多种不同的职业群体中都观察到腕手部肌腱炎或腱鞘炎。似乎进行大力量、重复的任务，而且其间手指/腕部持续保持不正常的姿势是最危险的。对潜在机制的研究很少，它很可能体现了肌腱对慢性机械应激源的生理/机械反应。

## 职业风险因素：心理社会因素

心理社会因素，如感知工作量、心理压力和心理支持，一直被证明是上肢疼痛疾病的重要危险因素。然而，心理社会风险因素也难以准确测量，而且缺乏标准的测量系统，因此通常根据主观报告进行评估。欧洲风湿病联盟（European League against Rheumatism，EULAR）回顾了有关这些因素的文献，旨在确定对工作相关骨骼肌肉疾病风险因素的综述是否得出了一致的结论（Macfarlane et al 2009）。由此产生的论文研究了 4 种局部疼痛综合征，其中 2 种是上肢疼痛综合征，并报告了一致的结论：高工作量和低工作要求（单调或不充分使用技能）和低工作控制与心理社会暴露相关（Bongers et al 2006）。英国的一项关于非特异性前臂疼痛危险因素的前瞻性研究中，Macfarlane 等人（2000）发现心理社会因素是上肢症状发生的重要预测因素,包括心理困扰[优势比(odds ratio,OR)1.8,95% CI:0.8,4.0]、疾病行为方面(OR 6.6,95% CI:1.5,29)和重复性体力劳动(OR 2.9,95% CI:1.2,7.3)。另一项英国研究同样发现,极少的工作控制和很少的主管支持是重要的风险因素(前者 OR 1.6,95% CI:1.3,1.8;后者 OR 1.3,95% CI:1.1,1.5)(Sim et al 2006)。

## 小结

　　上肢疼痛综合征在一般人群和工作场所都很常见,并且具有高致病率和致残率。由于缺乏明确的疾病定义,之前的流行病学研究受到了阻碍;不过,最近标准化分类方案被越来越多地使用,使研究者能针对不同的环境条件和时间范围做更有意义的分析和比较。因为没有明确的病理解剖特征,大部分上肢疼痛都被归类为"非特异性疼痛",然而越来越多的文献开始探索非特异性疼痛的病因。很明显,许多上肢疼痛状况可被认为"与工作相关",并且工作场所确实存在许多可改善的风险因素。尽管身处工作场所的物理因素(如力、异常姿势和重复动作,特别是它们的组合)与这些病症的恶化有关甚至直接导致了这些病症,但越来越多的证据表明心理社会因素也起着重要作用。因此,仅仅针对机械暴露的工作场所干预措施(如人体工效学键盘和工作站)可能并不会100%有效,所以在临床中还要关注心理社会风险因素,比如工作场所的工作控制、工作要求和环境支持等。

(刘朝晖 译,曹永武　王雪宜 审,
廖麟荣　王于领 校)

## 参考文献

Abbas MA, Afifi AA, Zhang ZW, et al. 1998. Meta-analysis of published studies of work-related carpal tunnel syndrome. Int J Occup Environ Health 4: 160–167.

Allander E 1974. Prevalence, incidence and remission rates of some rheumatic diseases and syndromes. Scand J Rheumatol 3: 145–153.

Andersen JH, Haahr JP, Frost P. 2007. Risk factors for more severe regional musculoskeletal symptoms: a two-year prospective study of a general working population. Arthritis Rheum 56: 1355–1364.

Atroshi I, Gummesson C, Johnsson R, et al. 1999. Prevalence of carpal tunnel syndrome in the general population. JAMA 282: 153–158.

Bergenudd H, Lindgarde F, Nilsson B, et al. 1988. Shoulder pain in middle age. Clin Orthop 231: 234–238.

Bernard BP (ed). 1997. Musculoskeletal disorders (MSDs) and workplace factors. Cincinnati, OH: US Department of Health and Human Services.

Bongers PM, Ijmker S, van den Heuvel S, et al. 2006. Epidemiology of work related neck and upper limb problems: psychosocial and personal risk factors (part I) and effective interventions from a bio behavioural perspective (part II). J Occup Rehabil 16: 279–302.

Buchbinder R, Goel V, Bombardier C, et al. 1996. Classification systems of soft tissue disorders of the neck and upper limb: do they satisfy methodological guidelines? J Clin Epidemiol 49: 141–149.

Chard MD, Hazelman R, Hazelman BL, et al. 1991. Shoulder disorders in the elderly: a community survey. Arthritis Rheum 34:766–769.

De-la-Llave-Rincón AI, Fernández-de-las-Peñas C, Fernández-Carnero J, et al. 2009. Bilateral hand / wrist heat and cold hyperalgesia, but not hypoesthesia in unilateral carpal tunnel syndrome. Exp Brain Res 198: 455–463.

De Krom M, Knipschild PG, Kester ADM, et al. 1992. Carpal tunnel syndrome: prevalence in the general population. J Clin Epidemiol 45: 373–376.

Eltayeb SM, Staal JB, Hassan AA, et al. 2008. Complaints of the arm, neck and shoulder among computer office workers in Sudan: a prevalence study with validation of an Arabic risk factors questionnaire. Environ Health 7: 33

Ferry S, Silman A, Pritchard T, et al. 1998. The association between different patterns of hand symptoms and objective evidence of median nerve compression. Arthritis Rheum 41: 720–724.

Harrington JM, Carter JT, Birrell L, et al. 1998. Surveillance case definitions for work related upper limb pain syndromes. Occup Environ Med 55: 264–271.

Health and Safety Executive. 2012. Self-reported work-related illness (SWI) and workplace injuries: results from the Labour Force Survey (LFS). All illnesses – last updated 10 / 12. Online. Available: http://www.hse.gov.uk/ statistics/lfs/index.htm#neck.

Helliwell P. 1995. Diagnostic criteria for work-related upper limb disorders. Br J Rheumatol 35: 1195–1196.

Huisstede BM, Bierma-Zeinstra SM, Koes BW, et al. 2006. Incidence and prevalence of upper-extremity musculoskeletal disorders. A systematic appraisal of the literature. BMC Musculoskelet Disord 7: 7.

Huissede BM, Miedema HS, Verhagen AP, et al. 2007. Multidisciplinary consensus on the terminology and classification of complaints of the arm, neck and / or shoulder. Occup Environ Med 64: 313–319.

Huissede BM, Wijnhoven HA, Bierma-Zeinstra SM, et al. 2008. Prevalence and characteristics of complaints of the arm, neck, and / or shoulder (CANS) in the open population. Clin J Pain 24: 253–259.

Hutson M. 2006. Upper limb disorders. In: Hutson E, Ellis R (eds) Textbook of musculoskeletal medicine. New York: Oxford University Press, pp 249–268.

Jones JRHJT, Clegg TA. 1998. Self-reported work-related illness in 1995. London: HMSO.

Macfarlane GJ, Hunt IM, Silman AJ. 2000. Role of mechanical and psychosocial factors in the onset of forearm pain: prospective population based study. BMJ 321: 676–679.

Macfarlane GJ, Pallewatte N, Paudyal P, et al. 2009. Evaluation of work-related psychosocial factors and regional musculoskeletal pain: results from a EULAR Task Force. Ann Rheum Dis 68: 885–891.

Menendez CC, Amick BC 3rd, Chang CH, et al. 2008. Computer use patterns associated with upper extremity musculoskeletal symptoms. J Occup Rehabil 18: 166–174.

Morris H. 1882. Riders sprain. Lancet 2: 557.

Palmer KC. 2006. Work related disorders of the upper limb. Topical Reviews 10: 1–7.

Palmer K, Walker-Bone K, Linaker C, et al. 2000. The Southampton examination schedule for the diagnosis of musculoskeletal disorders of the upper limb. Ann Rheum Dis 59: 5–11.

Palmer KT, Harris EC, Linaker C, et al. 2012. Optimal case definitions of upper extremity disorder for use in the clinical treatment and referral of patients. Arthritis Care Res 64: 573–580.

Ramazzini B. 1940 (first published 1713). De morbis artificum. Chicago IL: University of Chicago.

Robinson H, Walker-Bone K. 2009. Occupation and disorders of the neck and upper limb. Rheumatol Practice 7: 7–10.

Roquelaure Y, Ha C, Leclerc A, et al. 2006. Epidemiologic surveillance of upper-extremity musculoskeletal disorders in the working population. Arthritis Rheum 55: 765–778.

Shiri R, Varonen H, Heliövaara M, et al. 2007. Hand dominance in upper extremity musculoskeletal disorders. J Rheumatol 34: 1076–1082.

Silverstein B, Welp E, Nelson N, et al. 1998. Claims incidence of work-related disorders of the upper extremities: Washington State, 1987 through 1995. Am J Pub Health 88: 1827–1833.

Sim J, Lacey RJ, Lewis M. 2006. The impact of workplace risk factors on the occurrence of neck and upper limb pain: a general population study. BMC Public Health 6: 234

Sluiter JK, Rest KM, Frings-Dresen MH. 2001. Criteria document for evaluating the work-relatedness of upper-extremity musculoskeletal disorders. Scand J Work Environ Health 27: 1–102.

Tornqvist EW, Hagberg M, Hagman M, et al. 2009. The influence of working conditions and individual factors on the incidence of neck and upper limb symptoms among professional computer users. Int Arch Occup Environ Health 82: 689–702.

Turk DC, Rudy TE. 1990. Neglected factors in chronic pain treatment outcome studies – referral patterns, failure to enter treatment, and attrition. Pain 1: 7–25.

Van Eerd D, Beaton D, Cole D, et al. 2003. Classification systems for upper-limb musculoskeletal disorders in workers: a review of the literature. J Clin Epidemiol 56: 925–936.

Verhaar JAN. 1994 Tennis elbow. Int Orthop 18: 263–267.

Viikari-Juntura E. 1983. Neck and upper limb disorders among slaughterhouse workers. Scand J Work Environ Health 9: 283–290.

Walker-Bone K. 2002. Prevalence of and risk factors for musculoskeletal disorders of the neck and upper limb. Southampton, UK: University of Southampton. [PhD thesis.]

Walker-Bone K, Byng P, Linaker C, et al. 2002. Reliability of the Southampton examination schedule for the diagnosis of upper limb disorders in the general population. Ann Rheum Dis 61: 1103–1106.

Walker-Bone KE, Palmer KT, Reading I, et al. 2003a. Soft-tissue rheumatic disorders of the neck and upper limb: prevalence and risk factors. Semin Arthritis Rheum 33: 185–203.

Walker-Bone KE, Palmer KT, Reading I, et al. 2003b. Criteria for assessing pain and nonarticular soft-tissue rheumatic disorders of the neck and upper limb. Semin Arthritis Rheum 33, 168–184.

Walker-Bone K, Palmer K, Reading I, et al. 2004a. Prevalence and impact of musculoskeletal disorders of the upper limb in the general population. Arthritis Rheum 51: 642–651.

Walker-Bone K, Reading I, Coggon D, et al. 2004b. The anatomical pattern and determinants of pain in the neck and upper limbs: an epidemiologic study. Pain 109: 45–51.

# 下肢疼痛障碍的流行病学

Adam P. Goode, Sean D. Rundell

## 概述

　　骨骼肌肉疾病是一个主要的公共卫生问题,并且成为导致身体残疾的原因(Weinstein 2000)。骨与关节倡议(Bone and Joint Initiative)报告显示:骨骼肌肉慢性疾病快速增加,其中许多可能伴随慢性疼痛(Jacobs 2011)。与许多慢性病一样,骨骼肌肉疼痛和疾病会对人们的生活质量产生长期影响,给医疗系统带来沉重负担,并影响整个社会。

　　骨骼肌肉疾病会影响许多人。不同骨骼肌肉疾病的患病率约在 2% ~ 65% 之间(Picavet & Hazes 2003)。男女患病率也存在差异,慢性骨骼肌肉疾病影响大约 53% 的女性和 45% 的男性(Jacobs 2011)。

　　本章将阐述一些最常见的下肢骨骼肌肉疾病(图 2.1)。这些病症中多伴有慢性症状,从而极大地影响日常功能并可导致残疾。下肢疼痛构成了大量的骨骼肌肉疾病,并且是寻求医疗治疗的最常见原因之一。2008 年,4 种最常见的医疗疾病中有 3

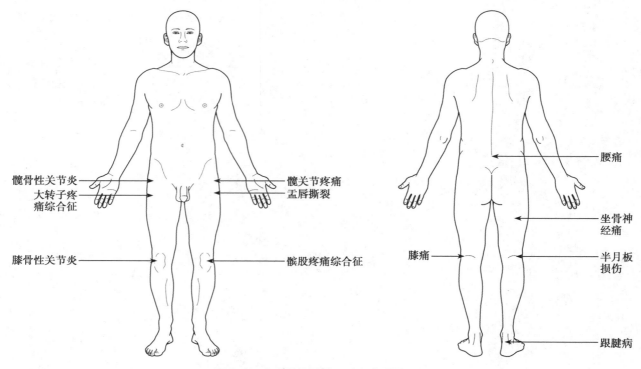

图 2.1　本章所涉及的下肢肌肉骨骼疾病

种是影响下肢的骨骼肌肉疾病[即腰痛（low back pain,LBP）、慢性关节疼痛和骨性关节炎]（Pleis et al 2009）。腰痛是影响下肢的最常见疾病，每年有超过4 500万人次就诊，而慢性关节疼痛患者最常见的情况是膝关节疼痛（Pleis et al 2009）。下肢疼痛综合征可以多种形式呈现，并存在于许多不同的关节、肌肉或肌腱。本章重点讨论通常经过手法治疗和运动等技术治疗的下肢疼痛障碍[即慢性疼痛、骨性关节炎（osteoarthritis,OA）、扭伤和拉伤]。本章内容不涉及风湿性疾病、工作相关骨骼肌肉疾病、恶性肿瘤或系统性疾病所致骨骼肌肉疼痛。

预计每年用于骨骼和关节医疗卫生的直接和间接费用达到美国国内生产总值的7.4%。尽管肌肉骨骼疾病对医疗卫生服务系统和个人都造成巨大负担，但是仅有约2%的国家卫生研究院预算被用于相关研究（Jacobs 2011）。下肢疼痛障碍领域的大多数研究都涉及相关的患病率。许多研究使用回顾性病历检查、二级数据分析和方便采集的样本；这些因素限制了这些研究评估真实疾病负担的效能。许多流行病学研究在研究设计中由于其疾病定义或方法学存在差异，造成研究结果存在差异。另一个仍存在研究不足的领域是疾病的发病率，即某一时段内的新发病例。由于这些研究的数量有限，本章我们将重点放在基于一般人群的研究所得出的患病率，或报告非人群研究中抽样的局限性；我们会在有相应数据时报告发病率的估计值。

# 特异性下肢障碍的患病率和发病率

## 腰椎病

### 患病率

表2.1总结了所纳入的研究，其测量结果为总体患病率估计，以及LBP、坐骨神经痛和腰椎管狭窄分别在男性和女性中的患病率。LBP对社会和个人都有很大的影响。2010年的全球疾病、伤害和风险因素研究（Global Burden of Diseases, Injuries, and Risk Factors Study）发现，无论是在全球范围内还是在美国，LBP仍然是造成残疾年数最长的头号健康问题（Murray et al 2013; Vos et al 2013）。患病率是确定疾病负担的重要组成部分。然而，LBP的患病率在文献中通常有不同的描述：它们使用了不同的方法、定义和患病时间段。这导致LBP患病率估计值在较大范围内变化。Hoy等人（2012）对LBP的患病率进行了系统评价，发现估计值在1.2%~85.5%之间。从这些研究中，平均患病率的总体估计值为31.0%。平均时点患病率为18.7%，平均1年期患病率为38.0%。患病率估计因研究质量、LBP的定义和时间段而异。由于这种异质性，上述作者建议，在从单一汇总结果解读患病率时应持谨慎态度（Hoy et al 2012）。

**表2.1 腰椎相关疾病的患病率**

| 作者及年份 | 定义 | 样本量 | 患病率估计值（男性）（%） | 患病率估计值（女性）（%） | 总患病率（%） |
|---|---|---|---|---|---|
| **腰痛** | | | | | |
| Hoy et al 2012 | 平均患病率 | 对165项研究的综述 | 29.4 | 35.3 | 31.0 |
| Deyo et al 2006 | 过去3个月内LBP的患病率 | 31 044 | 24.3 | 28.3 | 26.4 |
| Cassidy et al 1998 | 时点患病率<br>终身患病率 | 1 131 | N/R | N/R | 28.7<br>84.0 |
| **坐骨神经痛** | | | | | |
| Heliövaara et al 1987a | 腰椎间盘突出症的时点患病率 | 7 217 | 5.1 | 3.7 | 4.8 |
| Hillman et al 1996 | 过去一年内任何腿部疼痛或相关的感觉异常 | 3 184 | N/R | N/R | 17.8 |
| **椎管狭窄** | | | | | |
| Kalichman et al 2009 | CT扫描显示腰椎管狭窄 | 191 | N/R | N/R | 23.6 |
| N/R=未报告 | | | | | |

同样的系统评价还发现,女性的 LBP 患病率高于男性。女性 LBP 的总体患病率平均为 35.3%,而男性的总患病率平均为 29.4%。LBP 的患病率在整个生命周期中也有所不同。与 20~29 岁或 80~89 岁的患者相比,40~69 岁患者的 LBP 总体患病率最高。与 20~29 岁人群相比,青少年的 LBP 患病率更高,尽管这种差异并不显著(Hoy et al 2012)。这些发现与 Jeffries 等人(2007)有关青少年脊柱疼痛的系统评价结果一致,该研究表明,7%~51% 的青少年在过去一年内报告了 LBP,而 7%~72% 的人报告他们曾患有 LBP。

Hoy 等人(2012)最近的系统评价结果显示,老年人和年轻人 LBP 患病率的差异仍不明确。Macfarlane 等人(2012)在英国进行了一项基于一般人群的研究,发现过去 1 个月内的背部疼痛患病率在 41~50 岁成人中(29.8%)达到高峰,而在 >80 岁的老人中降低到 25.5%。这些研究结果印证了 Hoy 等人(2012)观察到的 LBP 患病率随年龄增长而变化的模式。而 Macfarlane 等人(2012)报道称,以慢性疼痛等级(Chronic Pain Grade,CPG)量表为标准,重度 LBP 的患病率随着年龄的增长而逐渐增加——重度疼痛的患病率在 >80 岁的老人中最高,达到 10.0%。

在美国,Deyo 等人(2006)估计了过去 3 个月中 LBP 的患病率,结果与上述研究非常相似。按年龄调整后的患病率为 26.4%。LBP 的患病率在 45~64 岁人群中最高(29.8%),65 岁及以上人群的患病率略有下降:65~74 岁人群的患病率为 28.8%,>74 岁人群的患病率为 28.7%。

总体而言,用于流行病学研究的 LBP 定义和研究方法的多样性使得研究之间和年龄组之间的比较较为困难。然而,证据清楚地表明,LBP 是一种常见的健康问题,在全世界范围内都造成很大的负担。

与 LBP 类似,坐骨神经痛是一种症状描述。虽然没有标准定义,但通常涉及腰背部疼痛。坐骨神经痛通常与脊神经根受累相关,但根据一些定义,这并不总是必要条件(Alexopoulos et al 2008)。因为缺乏共同的定义,对坐骨神经痛患病率的估计也有较大差异。Konstantinou 和 Dunn(2008)的综述显示,坐骨神经痛的患病率估计在 1.2%~43% 之间。芬兰一项基于一般人群的研究,以症状和体检作为诊断标准,发现腰椎间盘相关腿痛的患病率为 4.8% [95% 置信区间(CI):4.3%~5.2%](Heliövaara et al 1987a)。男性腰椎间盘突出症的患病率高于女性:

5.1% vs 3.7%。这些研究者还发现 45~64 岁年龄段人群患病率最高(Heliövaara et al 1987a)。在英国一般人群中,过去一年发生任何腿部疼痛或相关感觉异常的患病率估计值为 17.8%,其中 45.6% 的患者也报道了腿部疼痛(Hillman et al 1996)。

腰椎管狭窄是少数与 LBP 相关的放射影像学特征之一(Jarvik & Deyo 2002;Suri et al 2010)。腰椎管狭窄症尚没有得到普遍接受的定义(Mamisch et al 2012),但是北美脊柱协会(North American Spine Society,NASS)将其定义为"可能伴有或不伴有 LBP 的髋关节或下肢疼痛,与椎管中神经和腰椎血管受压迫有关"(NASS,2007)。Kalichman 等人(2009)在接受计算机体层摄影(computed tomography,CT)的弗雷明汉研究(Framingham Study)的一个子样本中研究了腰椎管狭窄症。他们发现高达 23.6% 的成人可能患有解剖性腰椎管狭窄症,60 岁以上患者的患病率增加至 38.8%(Kalichman et al 2009)。女性和男性的患病率没有差异。老年人和更高的体重指数(body mass index,BMI)是腰椎管狭窄(直径 ≤12mm)的相关因素,LBP 与腰椎管狭窄 ≤10mm 有关(Kalichman et al 2009)。日本的一项研究使用问卷/诊断支持工具测量了症状性腰椎管狭窄症的患病率(Yabuki et al 2013)。有症状腰椎管狭窄症的患病率为 5.7%,并且随年龄增长而增加:年龄在 70~79 岁之间的人群中,患病率为 10.8%。与其他研究一样,腰椎管狭窄症的定义和测量方法的差异使得患病率的估计较为困难。不过,腰椎管狭窄的患病率确实会随着年龄的增长而增加。

## 发病率

有关 LBP 发病率的研究较少。"突发性 LBP"通常指 LBP 的首次发作,或任何一次 LBP 发作(无论是新发还是复发)。首次发作 LBP 的累积发病率可能在 6.3%~15.4% 之间(Hoy et al 2010)。Croft 等人(1999)对英国 2 715 名年龄在 18~75 岁的无 LBP 成人进行了为期 1 年的队列研究,结果发现首次发生 LBP 的累积发病率为 15.4%。

任何 LBP 发作的 1 年发病率可能在 1.5%~36.5% 之间(Hoy et al 2010)。一项针对加拿大萨斯喀彻温省 20~69 岁成年人的人群调查发现,LBP 发作的累积发病率为 18.6%(95% CI:14.2%~23.0%),发病率与年龄或性别无关(Cassidy et al 2005)。上述研究表明,新 LBP 发作在一般人群水平也相当普遍。

一项对 70 岁或以上社区居民的队列研究发现，LBP 导致活动受限超过 10 年的累积发病率在男性中为 77%，而在女性中为 82%。发病率为每月 3.29%，绝大多数发作（80%）小于 1 个月（Makris et al 2011）。

关于坐骨神经痛在一般人群中的发病率的相关研究很少。Heliövaara 等人（1987b）统计了芬兰一般人群中导致住院治疗的椎间盘突出症的发病率，他们发现每年的发病率仅为 0.275%，累积发病率为 0.65%。芬兰最近对城市雇员进行的一项研究发现，在 5~7 年的时间内，女性中累及小腿和足部的 LBP 的累积发病率为 35%，而男性为 37%（Kaila-Kangas et al 2009）。该研究使用了问卷来确定坐骨神经症状，因此可能存在回忆的偏倚；此外，该研究仅纳入了 40 岁或以上的受试者。外伤性骨神经痛似乎比外伤性腰痛少得多，但因为研究数量有限，所以难以得出确切的结论。

## 髋关节疾病

### 髋关节症状和骨性关节炎

表 2.2 展示了髋关节的研究、测量、总体和性别分层的患病率估计值。髋关节疼痛和骨性关节炎（OA）很少受到基于一般人群的研究关注，尽管它们对身体功能会造成严重影响。自 20 世纪 90 年代以来，国家健康和营养调查（National Health and Nutrition Survey，NHANES）以及约翰斯顿县骨性关节炎（Johnston County Osteoarthritis，JoCo OA）项目一直在尝试确定髋部疼痛和 OA 的患病率和发病率（Tepper & Hochberg 1993；Jordan et al 2009）。在 JoCo OA 项目中（Jordan et al 2009），髋骨性关节炎的总体患病率为 28.0%，而高加索女性（29.1%）和非裔美国男性（33.2%）的患病率较高。相比之下，在 NHANES-Ⅰ研究中（Tepper & Hochberg 1993），髋骨性关节炎的患病率估计值为 3.1%，男性和女性的估计值相似。

**表 2.2　髋关节疼痛的患病率**

| 作者及年份 | 定义 | 样本量 | 患病率估计值（男性）（%） | 患病率估计值（女性）（%） | 总患病率（%） |
|---|---|---|---|---|---|
| **髋骨性关节炎** | | | | | |
| Jordan et al 2009 | K-L 得分 2~4 | 3 068 | 高加索人 23.8 非洲裔美国人 33.2 | 高加索人 29.1 | 28.0 |
| Nevitt et al 1995 | 分数为 2~4 | 4 855 | N/A | 11.9 | N/A |
| NHANES-Ⅰ（Tepper & Hochberg 1993） | K-L 得分 2~4 | 2 358 | 3.2 | 3.0 | 3.1 |
| **髋关节疼痛** | | | | | |
| Jordan et al 2009 | 你的左右臀是否在大多数日子里都有疼痛、不适或僵硬？ | 3 068 | 高加索人 31.7 非洲裔美国人 32.0 | 高加索人 39.4 非洲裔美国人 40.3 | 36.0 |
| Nevitt et al 1995 | 1 个月的大多数日子髋部疼痛 | 4 855 | N/A | 35.0 | N/A |
| NHANES-Ⅲ（Lawrence et al 2008） | 在过去 6 周内的大多数日子都会出现明显的疼痛 | 6 596 | 11.9 | 16.2 | 14.3 |
| **盂唇撕裂** | | | | | |
| Nevitt et al 2003 | MRI | 18 | N/R | N/R | 22.0 |
| McCarthy et al 2001 | 关节镜 | 436 | 54.4 | 45.6 | 55.0 |
| **大转子疼痛综合征** | | | | | |
| Segal et al 2007 | 触诊时压痛 | 3 206 | 1.9 | 6.6 | 单侧 15.0 双侧 8.5 |
| Tortolani et al 2002 | 临床检查 | 252 | N/R | N/R | 20.2 |
| K-L=Kellgren 和 Lawrence；N/A=不可用；N/R=未报告。 | | | | | |

在 JoCo OA 项目和 NHANES 研究中,髋关节症状的患病率估计值也存在很大差异。在 JoCo OA 项目(Jordan et al 2009)中,髋部疼痛的患病率估计值为 36.0%,女性患病率较高,但白种人和非裔美国人的估计值相似。相比之下,NHANES-Ⅲ 研究中髋部疼痛的患病率为 14.3%,但与 JoCo OA 项目相似,女性患病率较高(Lawrence et al 2008)。确定髋关节症状时所提问题的差异可能是结果差异的原因。JoCo OA 项目使用了更宽泛的疾病定义:病例询问中包括了不适、僵硬和疼痛。JoCo OA 项目和 NHANES 所得到的髋骨性关节炎患病率也存在很大差异。造成这些差异的可能原因包括影像科医生对放射照片解读的差异(NHANES-Ⅰ 研究中,放射照片的解读可能较为保守,因而无法反映髋骨性关节炎的真实患病率),JoCo OA 项目中农村男性患髋骨性关节炎的比例较高,以及风险因素的地域差异(Jordan et al 2009)。Nevitt 等人(1995)估计了绝经后妇女群体中髋部疼痛和骨性关节炎的患病率(此研究的结果仅适用于女性)。他们发现的髋关节疼痛患病率(35.0%)与 JoCo OA 项目的结果一致。然而,他们的髋骨性关节炎患病率估计值更接近 NHANES。该研究的重点是骨质疏松症,因此他们的研究样本与 JoCo OA 项目和 NHANES 的一般社区样本明显不同。尽管研究样本和定义髋部症状和骨性关节炎的标准方面存在差异,但这些情况在一般人群中也很常见,并且对一般身体功能具有重大影响。

### 发病率

直到最近才有研究来评估髋骨性关节炎的发病率,结果显示非洲裔美国人和高加索人之间也存在差异。年龄和性别标准化后的髋骨性关节炎发病率估计为每年 88/100 000(Oliveria et al 1995)。非洲裔美国人的校正髋骨性关节炎发病率显著低于白种人【风险比(hazard ratio,HR)0.44,95% CI:0.27,0.71)(Kopec et al 2013)】。

### 盂唇撕裂

髋臼盂唇撕裂近年来受到越来越多的关注,尤其是盂唇撕裂可能在软骨损伤和髋骨性关节炎的发生中所起的作用。在一项研究中,髋部盂唇撕裂的患病率估计为 22%~55%(McCarthy et al 2001),但由于该研究是在腹股沟或髋部疼痛的患者样本中进行的,因此尚没有基于一般人群的髋部盂唇撕裂的估计值。同样,目前也尚没有基于一般人群的髋关节盂唇撕裂发病率的研究。

## 大转子疼痛综合征

大转子疼痛综合征(greater trochanteric pain syndrome,GTPS)非常难以诊断和治疗。在疾病定义明确的人群中进行的研究很少。Tortolani 等人(2002)通过医学病历检查统计在寻求 LBP 治疗的患者中,GTPS 的患病率约为 20%。Segal 等人(2007)在多中心骨性关节炎研究(Multicenter Osteoarthritis Study)中对 2 954 名受试者进行了目前唯一的基于一般人群的 GTPS 研究。他们在检查前使用标准化的测痛计进行临床检查以校准手指压力,发现单侧 GTPS 的患病率为 11.7%,女性患病率(15.0%)高于男性(6.6%)(Segal et al 2007)。Tortolani 等人(2002)的研究中得出的患病率较高(20%),基因原因很可能是受试者选择的差异和对 GTPS 的宽泛定义,因为研究参与者是通过回顾性病历检查确定的在寻求医疗治疗的人。尚没有基于一般人群的研究评估大转子疼痛综合征的发病率。

## 膝关节疾病

### 膝关节症状和骨性关节炎

表 2.3 展示了膝关节相关疼痛的研究、测量以及总体和性别分层的患病率估计值。与髋关节的患病率估计值相似,膝关节症状存在显著差异。JoCo OA 项目中,膝关节疾病的总体患病率为 43.3%,女性患病率较高(47.6%)(Jordan et al 2009)。NHANES-Ⅲ 研究中,女性膝关节疾病的患病率也较高(23.5%)(Lawrence et al 2008);然而,两性的估计值均大大低于 JoCo OA 项目。确定膝关节症状时所提问题不同是造成这种差异的原因。

膝骨性关节炎的患病率估计值在各研究间更为一致。在 JoCo OA 项目中,膝关节 OA 的总体患病率为 27.8%,女性患病率较高(31.0%)(Jordan et al 2009)。类似地,在 NHANES-Ⅲ 研究中,总体患病率为 37.4%(Lawrence et al 2008),而 Framingham OA 研究则为 33.0%(Felson et al 1987)。NHANES-Ⅲ 和 Framingham OA 研究均报告女性患病率较高。JoCo OA 项目中发现的膝骨性关节炎患病率与 NHANES-Ⅲ 研究之间的差异被认为主要是由于在 NHANES 研究中使用了非负重射线照片。有症状的膝骨性关节炎在 JoCo OA 项目中非常普遍(男性 13.5%,女性 18.7%)(Jordan et al 2007)。同样,

**表 2.3 膝关节疼痛的患病率**

| 作者及年份 | 定义 | 样本量(*n*) | 男性患病率(95% CI)(%) | 女性患病率(95% CI)(%) | 总患病率(95% CI)(%) |
|---|---|---|---|---|---|
| **膝关节痛** | | | | | |
| Jordan et al 2007 | 你的左右膝是否在大多数日子里都有疼痛、不适或僵硬? | 3 018 | 37.4(35.4~39.4) | 47.6(45.7~49.6) | 43.3(41.7~44.9) |
| NHANES-Ⅲ(Andersen et al 1999) | 在过去 6 周内的大多数日子都会出现明显的疼痛 | 6 596 | 18.1 | 23.5 | N/A |
| Framingham 骨关节炎研究(Felson et al 1987) | 曾在 1 个月内的大多数日子里感到膝盖或其周围疼痛 | 基于症状的 1 805 例基于放射成像的 1 424 例 | 6.8(有症状 OA) | 11.4(有症状 OA) | 16.1 |
| **膝骨性关节炎** | | | | | |
| Jordan et al 2007 | K-L 得分 2~4 | 3 018 | 23.7(26.5~29.2) | 31.0(29.2~32.8) | 27.8(26.5~29.2) |
| NHANES-Ⅲ(Andersen et al 1999) | K-L 得分 2~4 | 2 415 | 31.2(26.4~35.9) | 42.1(38.2~46.0) | 37.4(35.0~39.8) |
| Framingham 骨关节炎研究(Felson et al 1987) | K-L 得分 2~4 | 1 420 | 30.9 | 34.4 | 33.0 |
| **半月板撕裂** | | | | | |
| Englund 2008 | MRI | 991 | 33(28.0~37.0) | 19(15.0~24) | 35(32.0~38.0) |
| **髌股疼痛综合征** | | | | | |
| Boling et al 2010 | 医疗记录 | 1 525 | 15.3(13.7~16.9) | 12.3(11.1~13.4) | 13.5(11.7~15.3) |

N/A=不可用;K-L=Kellgren 和 Lawrence。

Framingham OA 研究的结果表明,女性症状性 OA 的患病率较高(11.4%);但是,这些估算远远高于 JoCo OA 项目。进行这些研究期间,肥胖率的增加是造成这种差异的可能原因之一(Jordan et al 2007)。

## 膝骨性关节炎的发病率

有症状膝骨性关节炎的发病率经年龄和性别标准化后为每年 240/100 000(Oliveria et al 1995)。这一比率随着年龄的增长而增加,并在 80 岁左右达到稳定(Buckwalter et al 2004)。男性发生有症状性膝骨性关节炎的终生风险估计值约为 40%,女性约为 47%。

## 半月板损伤

半月板损伤非常普遍,但基于一般人群的研究很少。大多数半月板损伤发生在运动中,为接触性和非接触性损伤,但退行性半月板损伤也是可能的。

不同体育运动中潜在伤害的多样性导致了各项研究中半月板损伤患病率的显著变化。之前在 Framingham 人口普查区进行的一项研究评估了中年和老年人样本中右膝外侧或内侧半月板损伤的患病率(35%)(Englund et al 2009b)。该研究发现,与女性相比(19%),男性的半月板撕裂患病率(33%)要高得多。由于这些结果来自基于人群的样本,因此这些作者能够发现,23% 的受试者患有半月板撕裂,却没有报告膝关节症状。常有争议的问题是半月板损伤是否可能导致膝关节骨性关节炎。在这项研究中,大部分(63%)有症状骨性关节炎的受试者有半月板撕裂的证据。其他研究也指出,半月板损伤是发生膝骨性关节炎的一个高危因素(Englund 2008;Englund et al 2009a)。

## 髌股疼痛综合征

由髌股关节疼痛综合征(patellofemoral pain

syndrome，PFPS)引起的前膝关节疼痛是最常见的膝关节疾病之一(Davis & Powers 2010)。PFPS 是运动人群,尤其是跑步者中的常见疾病(Devereaux & Lachmann 1984)。很少有基于一般人群的研究。Boling 等人(2010)进行了一项流行病学研究,以确定美国海军学院 1 525 名学员中 PFPS 的患病率和发病率。鉴于先前的报道显示女性患病率较高,这些研究者用男女各占一半的样本检查了性别差异。参与者在基线时进行临床检查,并进行前瞻性随访。样本中 PFPS 的患病率为 13.5%(95% CI:11.7~15.3),女性患病率(15.3%,95% CI:13.7~16.9)高于男性(12.3%,95% CI:11.1~13.4)。在调整后的纵向分析中,女性 PFPS 的患病率可能性为 2.23(95% CI:1.16~4.10)(Boling et al 2010)。

## 踝足部疾病

### 踝关节扭伤

表 2.4 列出了选定的研究、诊断方法、按性别分列的踝关节和足部常见骨骼肌肉疾病的总体和分层发病率估计。韧带扭伤是踝关节的常见损伤。Doherty 等人(2014)对踝关节扭伤进行了一项大型的 meta 分析。他们发现,仅使用高质量研究的估计值时,踝关节扭伤的合并患病率为 11.88%(95% CI:10.56~13.19)。男性和女性的汇总患病率估计值相似。儿童踝关节扭伤的患病率最高(12.62%,95% CI:11.81~13.43),而青少年患病率(10.55%,95% CI:9.92~11.17)和成人(11.41%,95% CI:11.28~11.54)略低(Doherty et al 2014)。

**表 2.4  踝足部疼痛的患病率**

| 作者及年份 | 定义 | 样本量(n) | 男性患病率(95% CI)(%) | 女性患病率(95% CI)(%) | 总患病率(95% CI)(%) |
|---|---|---|---|---|---|
| **踝关节扭伤** | | | | | |
| Doherty et al 2014 | 踝关节扭伤的总患病率 | 181 项研究的 meta 分析 | 11.0(10.8~11.2) | 10.6(10.8~11.2) | 11.9(10.56~13.19) |
| **跟腱病** | | | | | |
| de Jonge et al 2011 | 跟腱止点上方疼痛 | 57 725 | N/R | N/R | 0.2 |
| McKean et al 2006 | 自报跟腱受伤 | 981 名超过 40 岁的跑步运动员 | N/R | N/R | 6.2 |
| **足底筋膜炎** | | | | | |
| McKean et al 2006 | 自报足底筋膜炎 | 2 886 名跑步运动员 | N/R | N/R | 8.4 |
| N/R=未报告。 | | | | | |

Doherty 等人(2014)的 meta 分析也对踝关节扭伤发病率做了汇总估计。在高质量研究中,总发病率为每 1 000 次暴露 11.55 次(95% CI:11.54~11.55)。女性踝关节扭伤发病率增加了一倍以上:女性每 1 000 次暴露 13.6 次(95% CI:13.25~13.94),而男性每 1 000 次暴露仅 6.94 次(95% CI:6.00~7.09)。此外,青少年和儿童踝关节扭伤的发病率高于成人:青少年和儿童分别为每 1 000 次暴露 1.94 次(95% CI:1.73~2.14)和 2.85 次(95% CI:2.51~3.19),而成人为每 1 000 次暴露 0.72 次(95% CI:0.67~0.77)(Doherty et al 2014)。

在美国,需要急诊的踝关节扭伤的发病率为每年 2.5/1 000(Waterman et al 2010)。青少年(15~19 岁)的发病率最高,为每年 7.2/1 000。总体而言,男性和女性之间的踝关节扭伤发病率没有差异(Waterman et al 2010)。然而,这可能低估了美国踝关节扭伤的真实发病率,因为许多经历踝关节扭伤的人可能不会寻求急诊治疗。

踝关节外侧扭伤是最常见的扭伤事件;每 1 000 次运动暴露发生 0.93 次。继发性扭伤是第二常见的,每 1 000 次运动暴露发生 0.38 次,踝关节内侧扭伤最少见,每 1 000 次运动暴露发生 0.06 次(Doherty et al 2014)。

### 跟腱病

基于一般人群的跟腱病的患病率研究很少。在荷兰人群中,de Jonge 等人(2011)报道,0.2% 的接受治疗的患者患有跟腱病。不过,长跑运动员的患病率可能更高。一项研究发现,年龄超过 40 岁的接力赛跑步运动员中有 6.2% 在过去的 12 个月内有自我报告的跟腱病(McKean et al 2006)。此外,年龄超过 40 岁的跑步者比年龄小于 40 岁的跑步运动员的患病率更高(McKean et al 2006)。Jacobs & Berson(1986)发现,在 2 年的时间里,跑步运动员的患病率为 2.9%。

基于一般人群的跟腱病发病率研究也很少见。de Jonge 等人(2011)的研究调查了荷兰一般人群样本中,因中段跟腱病而到全科医生就诊的情况。这些作者发现,每 1 000 名登记的全科患者的发病率为 1.85。男性和女性的发病率相似。41~65 岁的患者发病率最高,为 2.4/1 000(de Jonge et al 2011)。尽管结论可适用于整个荷兰人群,但这项研究可能低估了跟腱病的真实发病率,因为并非所有人都会寻求治疗。

事故性跟腱病在跑步运动员中的发生率估计值为 10.9%(Lysholm & Wiklander 1987)。事实上,Knobloch 等人(2008)发现事故性跟腱病变是跑步运动员群体中最常见的损伤。发病率为每 1 000 公里 0.16 次(Knobloch et al 2008)。在 2009 年世界锦标赛期间,一项关于精英田径运动员的研究发现,大赛期间,跟腱病的累积发病率为每 1 000 名运动员 6.1 次(Alonso et al 2010;Sobhani et al 2013)。

### 足底筋膜炎

足底筋膜炎是就诊的常见原因,也是足跟痛的最常见原因之一。在 1995 年至 2000 年期间,美国平均每年因足底筋膜炎就诊的人数为 1 005 000(Riddle & Schappert 2004)。尽管足底筋膜炎是寻求医疗卫生服务的一个相当常见的原因,基于一般人群的患病率研究却很少。不过,一些研究统计了运动员人群中足底筋膜炎患者的比例。铁人三项运动员的 1 年患病率估计为 3.9%(Collins et al 1989)。长跑运动员中,估计为 8.4%,40 岁或以上和以下运动员的患病率没有差异(McKean et al 2006)。在另一项研究中,跑步运动员在 2 年内的患病率为 2.4%(Jacobs & Berson 1986)。

一些研究估计了活跃或运动员人群中足底筋膜炎发病率。Kochen 等人(2009 年)的研究中,美国现役军人中足底筋膜炎发病率为每年 10.5/1 000。女性足底筋膜炎的发病率几乎是男性的 2 倍:女性

为每年 18.0/1 000,男性为每年 9.2/1 000。40 岁及以上服务人员的足底筋膜炎发病率最高,为每年 16.6/1 000,这比 20~24 岁的服务人员高出 3 倍多。在其他研究中,跑步运动员中足底筋膜炎的发病率为每 1 000 公里 0.004 次(Knobloch et al 2008)。在精英田径运动员中,足底筋膜炎的发生率比跟腱病低,每千名参赛运动员中有 0.7 名(Alonso et al 2010;Sobhani et al 2013)。

## 医疗卫生服务的支持及其影响

人口正在老龄化,因此慢性病变得越来越普遍,致病率增加。随着寿命的延长,医疗卫生服务系统承受着沉重的财务压力。用于骨骼肌肉疾病的直接和间接费用估计达到 1 550 亿美元。患有骨骼肌肉疾病的个人对医疗卫生服务系统产生巨大压力,费用从 1996~1998 年的每人 5 151 美元增加到 2004~2006 年的每人 6 429 美元,占支出增加的 25%(Jacobs 2011)。

LBP 造成的经济负担非常沉重。对整个美国人群而言,2005 年 LBP 的年度医疗费用为 860 亿美元,2010 年估计超过 1 000 亿美元(Martin et al 2008)。与 Medicare enrollment 相比,医疗保险受益人的 LBP 相关药费和医疗卫生服务利用率不成比例地增加(Weiner et al 2006)。随着人口老龄化和医疗保险覆盖率的增长,美国医疗卫生服务系统的负担将会增加。

LBP 是美国人就诊的第二大常见原因(Hart et al 1995)。Mafi 等人(2013)最近研究了美国 1999~2000 年至 2009~2010 年期间因特定类型的背部疾病使用医疗卫生服务的趋势。物理治疗的使用在 10 年期间保持相对稳定;大约 15%~20% LBP 的患者接受了物理治疗服务。接受射线成像检查的患者比例也保持相当稳定(约 13%~17%),但到 2010 年,LBP 患者使用先进成像技术的比例从 7% 增加到约 11%。用于 LBP 的非甾体抗炎药的使用事实上减少了,而阿片类药物的使用从 19.3% 增加到了 29.1%。其他研究表明,用于背部疼痛的腰骶部注射(Friedly et al 2007)和用于椎管狭窄的复杂脊柱融合手术(Deyo et al 2010)的使用也有增加的趋势。

骨性关节炎是导致功能障碍和残疾最常见的骨骼肌肉疾病之一。一般而言,骨性关节炎是导致病态、使用医疗卫生服务、增加直接和间接医疗成本的重要原因。骨性关节炎患者的医疗费用大约是非骨

性关节炎患者的 2 倍。Yelin 等人(2007)报道显示 1997~2003 年骨性关节炎患者的总医疗卫生服务费用没有变化。然而,1991~1993 年的一项研究(MacLean et al 1998)报道称,在此期间,药物费用增加了一倍以上,门诊费用大幅增加。

下肢骨性关节炎最常见的部位是膝关节和髋关节。膝关节和髋关节终末期骨性关节炎的常见治疗方法是全关节置换术。Kurtz 等人(2007)预测,这种手术在 2005~2030 年期间将迅速增加——全髋关节置换术增加 174%,膝关节置换术增加 673%。2007年,膝关节和髋关节置换术的年度成本估计为 156 亿美元(Ong et al 2006)。尽管髋关节和膝关节成形术相关的患者群体很大、成本很高,但其对疼痛和功能的改善作用却是很明显的。

踝关节扭伤是一种常见的骨骼肌肉疾病,常常是慢性或复发性的(Verhagen et al 2000),相关的医疗费用和资源占用对医疗卫生服务系统造成了很大的负担。它是导致美国急诊就诊的最常见下肢损伤,每 10 万次急诊就诊中占到 206 次(Lambers et al 2012)。尽管最近没有美国的踝关节扭伤相关医疗费用的数据,但在荷兰,研究者估计运动相关踝关节扭伤的花费可能达到 1.872 亿欧元(Hupperets et al 2010)。显然,需要做更多的工作来更好地了解踝关节扭伤的医疗卫生服务使用和相关成本。

## 小结

显然,熟悉下肢疼痛综合征的流行病学对于医疗从业者来说很重要,因为对疾病患病率的了解可以影响对疾病的准确诊断。患病率通常是各种诊断方法中先验概率的基础。不同类型、不同位置的下肢疼痛综合征的患病率差异很大。在某些情况下,不同的基于一般人群的研究所得出的患病率和发病率评估会相互矛盾,这在很大程度上是由于用于确诊疾病时所提问题的不同。尽管骨骼肌肉下肢疼痛综合征患病率和发病率不断增加,但对发病率、患病率和危险因素的人群研究尚不充分。该领域不仅需要开展更多工作以更好地了解疾病带来的负担,还需要加强问题设计和诊断的一致性。疾病发病率和患病率对医疗卫生服务的使用和成本具有重大影响,所以必须进一步了解下肢疼痛综合征的流行病学状况。

(刘朝晖 译,曹永武　王雪宜 审,
廖麟荣　王于领 校)

## 参考文献

Alexopoulos EC, Konstantinou EC, Bakoyannis G, et al. 2008. Risk factors for sickness absence due to low back pain and prognostic factors for return to work in a cohort of shipyard workers. Eur Spine J 17: 1185–1192.

Alonso JM, Tscholl PM, Engebretsen L, et al. 2010. Occurrence of injuries and illnesses during the 2009 IAAF World Athletics Championships. Br J Sports Med 44: 1100–1105.

Andersen RE, Crespo CJ, Ling SM, et al. 1999. Prevalence of significant knee pain among older Americans: results from the Third National Health and Nutrition Examination Survey. J Am Geriatrics Society 47: 1435–1438.

Boling M, Padua D, Marshall S, et al. 2010. Gender differences in the incidence and prevalence of patellofemoral pain syndrome. Scand J Med Sci Sports 20: 725–730.

Buckwalter JA, Saltzman C, Brown T. 2004. The impact of osteoarthritis: implications for research. Clin Orthop Relat Res 427 (Suppl): S6–S15.

Cassidy JD, Carroll LJ, Cote P. 1998. The Saskatchewan health and back pain survey. The prevalence of low back pain and related disability in Saskatchewan adults. Spine 23: 1860–1866.

Cassidy JD, Cote P, Carroll LJ, et al. 2005. Incidence and course of low back pain episodes in the general population. Spine 30: 2817–2823.

Collins K, Wagner M, Peterson K, et al. 1989. Overuse injuries in triathletes: a study of the 1986 Seafair Triathlon. Am J Sports Med 17: 675–680.

Croft PR, Papageorgiou AC, Thomas E, et al. 1999. Short-term physical risk factors for new episodes of low back pain: prospective evidence from the South Manchester Back Pain Study. Spine 24: 1556–1561.

Davis IS, Powers CM. 2010. Patellofemoral pain syndrome: proximal, distal, and local factors, an international retreat, April 30–May 2, 2009, Fells Point, Baltimore, MD. J Orthop Sports Phys Ther 40: A1–16.

de Jonge S, van den Berg C, de Vos RJ, et al. 2011. Incidence of midportion Achilles tendinopathy in the general population. Br J Sports Med 45: 1026–1028.

Devereaux MD, Lachmann SM. 1984. Patello-femoral arthralgia in athletes attending a Sports Injury Clinic. Br J Sports Med 18: 18–21.

Deyo RA, Mirza SK, Martin BI. 2006. Back pain prevalence and visit rates, estimates from US national surveys, 2002. Spine 31: 2724–2727.

Deyo RA, Mirza SK, Martin BI, et al. 2010. Trends, major medical complications, and charges associated with surgery for lumbar spinal stenosis in older adults. JAMA 303: 1259–1265.

Doherty C, Delahunt E, Caulfield B, et al. 2014. The incidence and prevalence of ankle sprain injury: a systematic review and meta-analysis of prospective epidemiological studies. Sports Med 44: 123–140.

Englund M. 2008. The role of the meniscus in osteoarthritis genesis. Rheumatic Dis Clinics North Am 34: 573–579.

Englund M, Guermazi A, Lohmander SL. 2009a. The role of the meniscus in knee osteoarthritis: a cause or consequence? Radiologic Clinics North Am 47: 703–712.

Englund M, Guermazi A, Roemer FW, et al. 2009b. Meniscal tear in knees without surgery and the development of radiographic osteoarthritis among middle-aged and elderly persons: the Multicenter Osteoarthritis Study. Arthritis Rheum 60: 831–839.

Felson DT, Naimark A, Anderson J, et al. 1987. The prevalence of knee osteoarthritis in the elderly: the Framingham Osteoarthritis Study. Arthritis Rheum 30: 914–918.

Friedly J, Chan L, Deyo R. 2007. Increases in lumbosacral injections in the Medicare population: 1994 to 2001. Spine 32: 1754–1760.

Hart LG, Deyo RA, Cherkin DC. 1995. Physician office visits for low back pain. Frequency, clinical evaluation, and treatment patterns from a U.S. national survey. Spine 20: 11–19.

Heliövaara M, Impivaara O, Sievers K, et al. 1987a. Lumbar disc syndrome in Finland. J Epidemiol Community Health 41: 251–258.

Heliövaara M, Knekt P, Aromaa A. 1987b. Incidence and risk factors of herniated lumbar intervertebral disc or sciatica leading to hospitalization. J Chronic Dis 40: 251–258.

Hillman M, Wright A, Rajaratnam G, et al. 1996. Prevalence of low back pain in the community: implications for service provision in Bradford, UK. J Epidemiol Community Health 50: 347–352.

Hoy D, Brooks P, Blyth F, et al. 2010. The epidemiology of low back pain. Best Pract Res Clin Rheumatol 24: 769–781.

Hoy D, Bain C, Williams G, et al. 2012. A systematic review of the global prevalence of low back pain. Arthritis Rheum 64: 2028–2037.

Hupperets MD, Verhagen EA, Heymans MW, et al. 2010. Potential savings of a program to prevent ankle sprain recurrence: economic evaluation of a randomized controlled trial. Am J Sports Med 38: 2194–2200.

Jacobs J. 2011. United States Bone and Joint Initiative. The burden of musculoskeletal diseases in the United States. Rosemont, IL: American Academy of Orthopedic Surgeons.

Jacobs SJ, Berson BL. 1986. Injuries to runners: a study of entrants to a 10,000 meter race. Am J Sports Med 14: 151–155.

Jarvik JG, Deyo RA. 2002. Diagnostic evaluation of low back pain with emphasis on imaging. Ann Intern Med 137: 586–597.

Jeffries LJ, Milanese SF, Grimmer-Somers KA. 2007. Epidemiology of adolescent spinal pain: a systematic overview of the research literature. Spine 32: 2630–2637.

Jordan JM, Helmick CG, Renner JB, et al. 2007. Prevalence of knee symptoms and radiographic and symptomatic knee osteoarthritis in African Americans and Caucasians: the Johnston County Osteoarthritis Project. J Rheumatol 34: 172–180.

Jordan JM, Helmick CG, Renner JB, et al. 2009. Prevalence of hip symptoms and radiographic and symptomatic hip osteoarthritis in African Americans and Caucasians: the Johnston County Osteoarthritis Project. J Rheumatol 36: 809–815.

Kaila-Kangas L, Leino-Arjas P, Karppinen J, et al. 2009. History of physical work exposures and clinically diagnosed sciatica among working and nonworking Finns aged 30 to 64. Spine 34: 964–969.

Kalichman L, Cole R, Kim DH, et al. 2009. Spinal stenosis prevalence and association with symptoms: the Framingham Study. Spine J 9: 545–550.

Knobloch K, Yoon U, Vogt PM. 2008. Acute and overuse injuries correlated to hours of training in master running athletes. Foot Ankle Int 29: 671–676.

Kochen MM, Blozik E, Scherer M, et al. 2009. Imaging for low-back pain. Lancet 373: 436–437.

Konstantinou K, Dunn KM. 2008. Sciatica: review of epidemiological studies and prevalence estimates. Spine 33: 2464–2472.

Kopec JA, Sayre EC, Schwartz TA, et al. 2013 Occurrence of radiographic osteoarthritis of the knee and hip among African Americans and whites: a population-based prospective cohort study. Arthritis Care Res 65: 928–935.

Kurtz S, Ong K, Lau E, et al. 2007. Projections of primary and revision hip and knee arthroplasty in the United States from 2005 to 2030. J Bone Joint Surgery Am 89: 780–785.

Lambers K, Ootes D, Ring D. 2012. Incidence of patients with lower extremity injuries presenting to US emergency departments by anatomic region, disease category, and age. Clin Orthop Relat Res 470: 284–290.

Lawrence RC, Felson DT, Helmicj CG, et al. 2008. Estimates of the prevalence of arthritis and other rheumatic conditions in the United States. Part II. Arthritis Rheum 58: 26–35.

Lysholm J, Wiklander J. 1987. Injuries in runners. Am J Sports Med 15: 168–171.

Macfarlane GJ, Beasley M, Jones EA, et al. 2012. The prevalence and management of low back pain across adulthood: results from a population-based cross-sectional study (the MUSICIAN study). Pain 153: 27–32.

MacLean CH, Knight K, Paulus H, et al. 1998. Costs attributable to osteoarthritis. J Rheumatol 25: 2213–2218.

Mafi JN, McCarthy EP, Davis RB, et al. 2013. Worsening trends in the management and treatment of back pain. JAMA Intern Med 173: 1573–1581.

Makris UE, Fraenkel L, Han L, et al. 2011. Epidemiology of restricting back pain in community-living older persons. J Am Geriatr Soc 59: 610–614.

Mamisch N, Brumann M, Hodler J, et al; Zurich LSSOSWG. 2012. Radiologic criteria for the diagnosis of spinal stenosis: results of a Delphi survey. Radiology 264: 174–179.

Martin BI, Deyo RA, Mirza SK, et al. 2008. Expenditures and health status among adults with back and neck problems.JAMA 299: 656–664.

McCarthy JC, Noble PC, Schuck MR, et al. 2001. The Otto E. Aufranc Award: The role of labral lesions to development of early degenerative hip disease. Clin Orthop Related Res 393: 25–37.

McKean KA, Manson NA, Stanish WD. 2006. Musculoskeletal injury in the masters runners. Clin J Sport Med 16: 149–154.

Murray CJ, Abraham J, Ali MK, et al. 2013. The state of US health, 1990–2010: burden of diseases, injuries, and risk factors. JAMA 310: 591–608.

Narvani AA, Tsiridis E, Tai CC, et al. 2003. Acetabular labrum and its tears. Br J Sports Med 37: 207–211.

Nevitt MC, Lane NE, Scott JC, et al. 1995. Radiographic osteoarthritis of the hip and bone mineral density. The Study of Osteoporotic Fractures Research Group. Arthritis Rheum 38: 907–916.

North American Spine Society (NASS). 2007. Evidence based clinical guidelines for multidisciplinary spine care: diagnosis and treatment of degenerative lumbar spinal stenosis. Burr Ridge, IL: North American Spine Society.

Oliveria SA, Felson DT, Reed JI, et al. 1995. Incidence of symptomatic hand, hip, and knee osteoarthritis among patients in a health maintenance organization. Arthritis Rheum 38: 1134–1141.

Ong KL, Mowat FS, Chan N, et al. 2006. Economic burden of revision hip and knee arthroplasty in Medicare enrollees. Clin Orthop Related Res 446: 22–28.

Picavet HS, Hazes JM. 2003. Prevalence of self reported musculoskeletal diseases is high. Ann Rheum Dis 62: 644–650.

Pleis JR, Lucas JW, Ward BW. 2009. Summary health statistics for U.S. adults: National Health Interview Survey, 2008. Vital Health Stat 10: 1–157.

Riddle DL, Schappert SM. 2004. Volume of ambulatory care visits and patterns of care for patients diagnosed with plantar fasciitis: a national study of medical doctors. Foot Ankle Int 25: 303–310.

Segal NA, Felson DT, Torner JC, et al. 2007. Greater trochanteric pain syndrome: epidemiology and associated factors. Arch Phys Med Rehabil 88: 988–992.

Sobhani S, Dekker R, Postema K, et al. 2013. Epidemiology of ankle and foot overuse injuries in sports: a systematic review. Scand J Med Sci Sports 23: 669–686.

Suri P, Morgenroth DC, Kwoh CK, et al. 2010. Low back pain and other musculoskeletal pain comorbidities in individuals with symptomatic osteoarthritis of the knee: data from the osteoarthritis initiative. Arthritis Care Res 62: 1715–1723.

Tepper S, Hochberg MC. 1993. Factors associated with hip osteoarthritis: data from the First National Health and Nutrition Examination Survey (NHANES-I). Am J Epidemiol 137: 1081–1088.

Tortolani PJ, Carbone JJ, Quartararo LG. 2002. Greater trochanteric pain syndrome in patients referred to orthopedic spine specialists. Spine J 2: 251–254.

Verhagen EA, van Mechelen W, de Vente W. 2000. The effect of preventive measures on the incidence of ankle sprains. Clin J Sport Med 10: 291–296.

Vos T, Flaxman AD, Naghavi M, et al. 2013. Years lived with disability (YLDs) for 1160 sequelae of 289 diseases and injuries 1990–2010: a systematic analysis for the Global Burden of Disease Study 2010. Lancet 380: 2163–2196.

Waterman BR, Owens BD, Davey S, et al. 2010. The epidemiology of ankle sprains in the United States. J Bone Joint Surg Am 92: 2279–2284.

Weiner DK, Kim YS, Bonino P, et al. 2006. Low back pain in older adults: are we utilizing healthcare resources wisely? Pain Med 7: 143–150.

Weinstein SL. 2000. 2000–2010: the bone and joint decade. J Bone Joint Surg Am 82: 1–3.

Yabuki S, Fukumori N, Takegami M, et al. 2013. Prevalence of lumbar spinal stenosis, using the diagnostic support tool, and correlated factors in Japan: a population-based study. J Orthop Sci 18: 893–900.

Yelin E, Murphy L, Cisternas MG, et al. 2007. Medical care expenditures and earnings losses among persons with arthritis and other rheumatic conditions in 2003, and comparisons with 1997. Arthritis Rheum 56: 1397–1407.

# 第 3 章

# 病史采集

Petter A. Huijbregts

## 概述

所有医疗专业人员包括物理治疗师接诊患者时应做到 5 个要素,即在检查之后,紧接着的是对检查结果进行评估、建立诊断、判断预后、治疗计划以及干预[American Physical Therapy Association(APTA)2001]。物理治疗中的检查通常包括病史采集、系统回顾以及为临床推理过程提供数据支撑的测试和测量。在这个过程中,临床医务人员(clinician)将持续地发展多种诊断性假设。检查中得到的数据用于支持或否定假设。该假设检验过程指导正在进行的检查过程的形式和内容,直到临床医务人员决定获得足够的信息以做出诊断或治疗决策(Jones 1995)。

在专业的物理治疗中,有很多疗效较好的患者诊治方法。临床医务人员寻求的具体信息、获取信息的顺序以及对收集到的数据的重视程度都将根据其信奉的治疗理念而有所不同。然而,所有的方法最终都会用来验证假设,该假设与下面的内容相关(Jones 1995):

1. 症状的来源

2. 影响因素,包括环境、行为、情绪、社会心理、系统/病理和肌肉骨骼等方面因素

3. 评估和治疗的注意事项和禁忌证

4. 治疗

5. 预后

不管治疗理念如何,验证上面提到的不同假设需要我们有相对一致的病史检查内容,其内容包括以下 6 大类(Boissonnault & Janos 1995)(知识框3.1):

1. 患者基本信息

2. 症状的部位及描述

3. 症状变化特点

4. 症状相关病史

5. 病史

6. 系统回顾

在检查时,病史采集和体格检查紧密联系。病史采集可使临床医务人员收集信息用于接下来的体格检查,以确定和患者一致或有可比性的体征。这种体征包括疼痛或者通过其他体格检查得到的症状,这既是患者的主诉,也是患者寻求治疗的原因(Laslett et al 2003)。若没有通过病史采集这方面的信息,临床医务人员将不能通过体格检查来鉴别是否为与平时一致的症状。体格检查发现不一致的症状,似乎暗示症状的来源,然而却与患者的主诉无关(Cook 2007)。

在病史采集的时候,临床医务人员也应该留意患者的交流能力、认知、言语以及学习方式(APTA 2001)。除此之外,通过了解病史,临床医务人员可深入了解患者对自身健康问题的认识、潜在的病理变化或功能障碍、受伤机制或病因及症状的诱发因素。病史采集可为患者目标的制订(可能是在物理治疗的执业范围内通过治疗并不能实现或达到的目标)、康复的动机及寻求改变的意愿提供信息(Brouwer et al 1999)。

病史数据收集可建立一个基线(baseline),以此来与治疗结果作对比。基线数据当然可以包括病史回答和体格检查的发现(Cook 2007)。然而,这种性质的二分类(甚至是最连续的)变量通常缺乏结果测量指标所需的足够响应性。因此,测量结果通常使

知识框 3.1　病史采集目录

**患者基本信息**
- 年龄
- 性别
- 民族
- 婚姻状况
- 社会状况
- 职业
- 休闲活动

**症状的部位和描述**
- 主诉
- 疼痛存在的部位、感觉异常、肌力不足、关节活动范围受限和炎症症状
- 症状特征

**症状的行为变化**
- 持续的、偶发的或间歇性的
- 加重因素
- 缓解因素
- 昼夜变化

**症状相关病史**
- 发病的性质/机制
- 自发病以来症状的变化
- 曾接受的治疗

**病史**
- 当前和既往疾病
- 住院治疗
- 家族病史
- 药物使用
- 药物滥用
- 营养状况
- 医学检查和结果（影像学、血液检查、尿液分析、电诊断、脑脊液分析和活组织检查等）

**系统回顾**
- 胃肠系统
- 泌尿生殖系统
- 心血管系统
- 肺部系统
- 肌肉骨骼系统
- 神经系统
- 皮肤系统
- 心理社会因素

用有信度和效度以及有应答的问卷形式来较好地收集数据。这种结果测量指标可以是通用型的，就是说一般身体状况的数据收集，比如 SF-36（Short Form-36）（Ware et al 1993）；也可以是对某种特定的疾病情况。例如，与患者颈部和上肢疼痛相关的结局测量指标包括颈部残疾指数（Neck Disability Index）（Vernon & Mior 1991）和 DASH（Disabilities of the Arm，Shoulder，and Hand）（Hudak et al 1996）。随后的章节中将讨论多种与针对特定疾病状况相关的结局测量指标。在某些病史采集时，可信度高的测试可用来做预后判断。TSK 评分表（Tampa Scale of Kinesiophobia，TSK）就是一个很好的例子，它可作为患者颈痛的预后判断工具（Vlaeyen et al 1995）。

除了数据采集，病史（和随后的体格检查）也有另外一个重要的目的。巧妙地应用"漏斗序列"，即开放式问题之后是特定的封闭式问题，由治疗师解释患者提供的信息，以建立有效和准确的沟通、适当的语调和细心的非语言交流，包括适当的治疗师身体姿势和面部表情，都有助于临床医务人员和患者在相互合作、尊重和信任的基础上建立医患关系（Goodman & Snyder 1995；Brouwer et al 1999）。

## 患者基本信息

在病史这部分，临床医务人员收集并记录关于患者年龄、性别、种族、婚姻状况、社交状况、职业和休闲活动的数据。多种病症基于年龄和性别更常见（表 3.1）。已经有较强级别的证据表明老年人是机械性颈部疼痛的不良预后指标（McLean et al 2007；Carroll et al 2008b）。性别也似乎影响一些颈部和上肢疼痛综合征的预后。在颈部挥鞭样损伤后，女性患上持续性问题的风险比男性高[odds ratio（OR）：1.54%，95% confidence interval（CI）：1.16，2.06]（Walton et al 2009），而男性患持续性手臂尤其是肘部疼痛的风险更高（OR：1.9%，95% CI：1.2，3.2）（Ryall et al 2007）。种族也可能使患者易患某些疾病，比如镰状细胞病（及其肌肉骨骼表现）在黑人中更为突出，而白人中皮肤癌更为突出（Boissonnault & Janos 1995）。白人、亚洲人或西班牙裔人中的女性易患骨质疏松症，而黑人女性患骨质疏松症的可能性较小（Huijbregts 2001；Siris et al 2001；South-Paul 2001）。

有关婚姻状况和社会状况的信息（包括关于社交网络、家庭和工作情况的适应、可用的医疗设备和可支配收入的问题）有助于治疗师制订切合实际的目标，也可能提示与干预相关的信息。关于休闲活动和职业的问题可以确定诱发疾病因素，也可以确定负荷要求，从而确定适当的康复目标。工业毒素（如石棉、铅、农药或砷）的职业暴露，极端温度，重复或持续的姿势和运动，或过度的情绪或精神压力可能使患者易于患病。例如，暴露于二氧化硅、煤尘、灰尘或石棉会导致肺部病变（Boissonnault & Janos

1995；Goodman & Snyder 1995）。职业的不同也可以影响预后。关于颈部疼痛的预后，白领相对蓝领工人更好，且患者在其工作环境中职权影响力越小则预后相对更差（Carroll et al 2008a）。

**表3.1　一些与年龄和性别有关的疾病**

| 诊断 | 年龄（岁） | 性别 |
|---|---|---|
| **肌肉骨骼系统** | | |
| 肩袖退变 | 30+ | |
| 脊柱狭窄 | 60+ | 男>女 |
| 肋软骨炎 | 40+ | 女>男 |
| **神经系统** | | |
| 吉兰-巴雷综合征 | 任何年龄（感染史） | |
| 多发性硬化症 | 15~50 | |
| 神经源性跛行 | 40~60+ | |
| **系统性疾病** | | |
| 艾滋病/艾滋病毒 | 20~59 | 男>女 |
| 冠状动脉疾病 | 40+ | 男>女 |
| 二尖瓣脱垂 | 年轻人 | 女>男 |
| Bürger 病 | 20~40（吸烟者） | 男>女 |
| 主动脉瘤 | 40~70 | 男>女 |
| 乳腺癌 | 45~70 | 女>男 |
| 霍奇金淋巴瘤 | 20~40；50~60 | 男>女 |
| 骨样骨瘤 | 10~20 | 男>女 |
| 胰腺癌 | 50~70 | 男>女 |
| 皮肤癌 | 很少在青春期之前 | 男=女 |
| 胆囊疾病 | 40+ | 女>男 |
| 痛风 | 40~59 | 男>女 |
| 妇科病症 | 20~45 | 女 |
| 前列腺炎 | 40+ | 男 |
| 原发性胆汁性肝硬化 | 40~60 | 女>男 |
| Reiter 综合征 | 20~40 | 男>女 |
| 风湿热 | 4~8；18~30 | 女>男 |
| 带状疱疹 | 60+ | |
| 自发性气胸 | 20~40 | 男>女 |
| 甲状腺炎 | 30~50 | 女>男 |
| 血管性跛行 | 40~60+ | |
| 骨质疏松症 | 50+ | 女>男 |

来源：Boissonnault & Bass 1990a，1990b；Goodman & Snyder 1995；Huijbregts 2001；South-Paul 2001。

## 症状的部位及描述

尽管患者的主诉通常围绕疼痛和疼痛相关的功能障碍，但除了症状的部位和描述，需要调查的还包括感觉异常、肌力不足、关节活动范围受限及炎症症状。随后的章节将更详细地讨论与不同的神经肌肉骨骼功能障碍相关的症状的部位和描述。

在验证关于症状来源的不同假设时，要排除可能导致类似表现的各种病症。这些病症不限于具有物理治疗指征的机械性神经肌肉骨骼功能障碍，还包括可能有转诊指征或至少物理治疗效果和预后较差的内脏或其他系统性疾病。请注意，物理治疗师的职责不是建立特定的疾病水平的医学诊断，而是使用系统方法筛查疾病（Boissonnault & Janos 1995）。

虽然在物理治疗临床实践中我们肯定会遇到皮肤疼痛和其他浅表结构的皮肤疼痛患者，但深部躯体、真正的内脏和神经性疼痛与物理治疗鉴别诊断更相关。神经性疼痛由外周或中枢神经系统的原发病变或功能障碍引起。痛觉神经病的特征是自发性和/或异常刺激引起的疼痛，这种疼痛与异位痛的存在有关，异位痛是由正常无害的刺激引起的，痛觉过敏则是由正常疼痛刺激引起的疼痛强度增加（Merskey & Bogduk 1994）。深部躯体疼痛可起源于骨骼、肌肉、肌腱、关节囊和韧带、骨膜、动脉和神经结缔组织结构（Boissonnault & Janos 1995）。它也可能是内脏病变引起的腹壁腹膜刺激的结果。真正的内脏疼痛是在受伤的内脏器官的伤害性刺激部位感受到的深部疼痛（McCowin et al 1991；Goodman & Snyder 1995）。深部躯体疼痛和内脏疼痛的主要临床表现是相关的牵涉疼痛模式。由于许多初级传入神经元上较少数量的二级传入神经元的汇聚以及随后皮质对痛觉传入神经输入的真实位置的误解，患者将报告与功能障碍组织或器官相关的组织中有表浅的牵涉性疼痛（Van der El 2010）。

已经形成的肌肉牵涉性疼痛模式将在第59章详细讨论，包括神经性疼痛。第9章（机械性颈部疼痛）讨论颈椎关节突关节、背侧支和椎间盘引起的牵涉性疼痛模式（Fukui et al 1996；Grubb et al 2000；Cooper et al 2007）。表现为颈部、胸部和上肢疼痛的患者最有可能的内脏病变是心血管系统、肺部系统和胃肠系统的牵涉性疼痛模式，尽管对主要表现为颈部和手臂症状的患者进行全面检查也不能排除其他系统的病变。因此,图 3.1 为所有引起颈部、手臂和躯干症状的内脏牵涉性疼痛模式(Boissonnault & Janos 1995)。

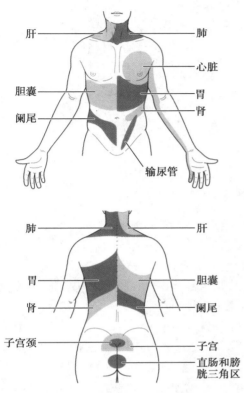

图 3.1 内脏牵涉性疼痛模式

尽管严重的胃肠疾病很少只引起疼痛而不伴随消化系统症状,但重要的是要知道消化性溃疡和食管炎都会引起上腹部和中腹部、中胸段、胸前、颈部和双侧肩部的疼痛。从胃和食管转移到颈部和肩部的机制与邻近膈肌的刺激有关,其节段性神经支配源自 $C_3 \sim C_5$ 至膈神经。肝脏和胰腺通常分别放射至右上胸椎和中胸椎或胸腰段和上腹部,但再次通过膈肌刺激也会引起颈肩疼痛,肝脏可放射至右前、侧、后颈部(Boissonnault & Bass 1990a)。胆囊通常放射至右肋缘或上腹部,但在一些患者中也可引起双侧或单侧肩胛下区域的疼痛(Vestergaard-Middelfart et al 1998)。Grieve(1994)指出,食管裂孔疝可出现广泛的胸部和双侧肩部疼痛。

心血管病变也可能是患者颈部和上肢疼痛的原因。源自心脏的疼痛可以放射至面部、下颌、颈部、心前区、上腹部和不太常见的后胸部。上肢牵涉性疼痛可以是双侧或单侧,但最常见的是左侧 $C_8$ 分布的症状(Boissonnault & Bass 1990b;Grieve 1994)。Swap 和 Nagurney(2005)提供了有关急性心肌梗死

的疼痛部位和描述的精确诊断数据(表 3.2)。中背部、腹部、胸部和左肩的弥漫性悸动或疼痛可能提示主动脉瘤症状(Boissonnault & Bass 1990b)。突然撕裂的胸部疼痛放射到颈部、背部躯干、腹部和腿部可能提示升主动脉或主动脉弓需详细查究(Grieve 1994)。来源于颈内动脉夹层的疼痛会在同侧颞下和眶周区域被感知,而来源于椎动脉夹层的疼痛则在同侧枕骨区被感知(Triano & Kawchuk 2006)。图 3.2 和图 3.3 显示了主要血管结构的牵涉性疼痛模式。

| 表 3.2 | 有关急性心肌梗死的疼痛部位和描述的精确诊断数据 |
|---|---|
| 疼痛描述 | 阳性似然比(95% CI) |
| **心肌梗死的可能性增加** | |
| 放射到右侧手臂和肩 | 4.7(1.9~12) |
| 放射到两侧手臂和肩 | 4.1(2.5~6.5) |
| 放射到左侧手臂 | 2.7(1.7~3.1) |
| 比以前的心绞痛更糟或类似 | 1.8(1.6~2.0) |
| 被描述为压迫感 | 1.3(1.2~1.5) |
| **心肌梗死的可能性降低** | |
| 描述为胸膜炎 | 0.2(0.1~0.3) |
| 描述为尖锐 | 0.3(0.2~0.5) |
| 乳房下区域 | 0.8(0.7~0.9) |
| (摘自 Swap & Nagurney 2005。) | |

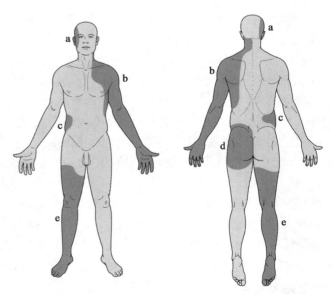

图 3.2 血管牵涉性疼痛模式:a,颈总动脉;b,锁骨下动脉;c,降主动脉;d,髂内动脉;e,髂外动脉

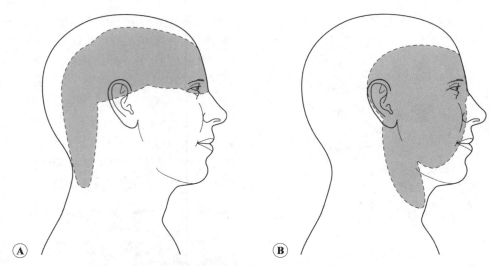

图 3.3　血管牵涉性疼痛模式：Ⓐ椎动脉，Ⓑ颈内动脉

肺部会引致局部胸痛,但也会引起颈部和肩部的疼痛。与严重的胃肠病症一样,除了疼痛外,还有其他症状,包括喘鸣、咳嗽、喘息、呼吸困难、声音嘶哑、发热或喉咙痛。起源于壁胸膜的胸膜炎可放射至肩胛骨、腋窝和乳头区域( Boissonnault & Bass 1990b;Grieve 1994 )。肺尖的 Pancoast 肿瘤可能导致颈部、肩部和上肢的 $C_8 \sim T_1$ 分布区疼痛,类似胸廓出口综合征或下位神经根型颈椎病( Boissonnault & Bass 1990b,1990c )。

由于内脏和深部的躯体结构导致同样的局部、模糊和深部的躯体疼痛,在机械性神经肌肉骨骼功能障碍和内脏病变的鉴别诊断中,疼痛的描述或特征不太相关( Boissonnault & Bass 1990a;Goodman & Snyder 1995 )。然而,一些疼痛症状已确认具有诊断价值。受压迫感表明急性心肌梗死,而描述为锐痛或胸膜炎的疼痛会降低这种情况的可能性( Swap & Nagurney 2005 )。Goodman 和 Snyder( 1995 )认为疼痛的特征是刀割样、钻孔样、绞痛、阵痛或深部疼痛,可能表明内脏病变。痉挛或绞痛可能与内脏的平滑肌壁的节律性收缩和松弛有关,每个周期可持续几分钟。悸动、痉挛或疼痛也可能提示心血管受累,疼痛被描述为压力、紧绷或沉重感( Boissonnault & Janos 1995 )。撕裂疼痛与主动脉夹层有关( Grieve 1994 )。刺痛、搏动、锐痛、霹雳状头痛可能表明颈动脉(椎动脉和颈内动脉)夹层( Triano & Kawchuk 2006 )。然而,临床医务人员应该注意,至少有一些疼痛描述与肌筋膜或其他躯体原因引起的疼痛重叠。

## 症状的行为变化

症状的行为变化可以定义为与加重和缓解因素相关的症状的部位、强度和/或性质的变化( Boissonnault & Janos 1995 )。在评估症状的行为变化时,临床医务人员找出症状是否为间歇性、偶发性或持续性,症状是否存在 24 小时或昼夜变化,并获得有关加重或缓解因素的信息。

物理治疗师应该明白与机械性神经肌肉骨骼功能障碍相关的疼痛会因姿势和活动而加重和缓解。这并不是说机械性功能障碍的疼痛和症状总是间歇性的,特别是在以炎症为主的急性期,症状可以是持续的,尽管强度仍会受到姿势或活动的影响( Boissonnault & Janos 1995 )。阵发性症状( episodic symptoms )提示全身性疾病,尤其是具有周期性时期的进行性模式,其中患者感觉更好然后再次恶化,应该提高临床医务人员关于全身性病因的怀疑指数( Goodman & Snyder 1995 )。

与持续的机械性加重无关的昼夜模式(有时可能发生在职业需求中)也提示系统性疾病。例如,十二指肠溃疡相关的疼痛会在进食后 2 小时内开始持续进展( Boissonnault & Bass 1990a )。在这方面特别不祥的是夜间疼痛。此处并不指那些使病人醒来但通过改变体位很容易减轻的疼痛。各种研究报道了这种类型的夜间疼痛与骨关节炎,尤其是腰椎、髋关节和膝关节的联系( Acheson et al 1969;Siegmeth & Noyelle 1988;Foldes et al 1992;Jonsson & Stromqvist 1993 )。如果患者报告这种疼痛是 24 小时内最严重的疼痛和/或夜间疼痛导致他们无法睡着或需要付出相当大的努力才能睡着,那么夜间疼痛就会变成禁忌证,表明需要医疗转诊( Boissonnault & Janos 1995;Goodman & Snyder 1995 )。

内脏病变的症状通常可以通过明显不是机械性

的因素来诱发和缓解。我们前面讨论了进食后约 2 小时发生的十二指肠溃疡的疼痛。十二指肠疼痛通常可以通过再次进食或服用抗酸药物来缓解。如果患者主诉摄入某些食物或一般食物会加重或缓解症状，则应怀疑胃肠病变。在进食高脂肪食物后，右肋缘或上腹部和肩胛下区域疼痛可能会使胆囊成为疼痛症状的来源（Boissonnault & Bass 1990a）。禁食、排便后或呕吐后疼痛减轻也会影响胃肠系统。摄入咖啡因，特别是与吸烟相结合，会使血压升高约 2 小时，这可能导致高血压患者产生心血管系统疾病的症状。喝酒和发热会升高收缩压，并可能引起动脉源性疼痛。与体力活动无关的代谢需求增加，如情绪改变或暴露在极端温度下，可能引发心血管症状（Goodman & Snyder 1995）。

　　然而，将姿势和活动引起的症状加重仅仅与机械性功能障碍联系起来，是对临床状况的危险因素过于简单化处理了。（Grieve 1994）。与活动相关的心血管症状，包括冠状动脉疾病患者的血管性跛行和冠状动脉缺血引起的疼痛，或胸膜和气管呼吸运动引起的肺系疼痛，无须进一步解释。也许不那么明显的是由于内脏器官的膨胀而引起的疼痛，腹内压的增加加重了这种疼痛，而减少压力或支撑缓解这种疼痛。例如，急性胆囊扩张引起的疼痛随着轻微的躯干屈曲而减轻，而躯干屈曲和同侧侧屈则可以缓解肾脏疼痛。坐位下躯干屈曲或仰卧时将膝关节置于胸部可减轻胰腺疼痛。弯腰会增加收缩压，并可能加重动脉引起的疼痛（Goodman & Snyder 1995）。咳嗽或改变位置会加重心包炎引起的疼痛，并通过身体向前倾斜缓解。

　　吞咽或呼吸引起的疼痛可能与主动脉瘤引起的食管或支气管的机械压迫有关。尽管呼吸困难会导致临床医务人员怀疑患有心血管或肺部病变，但患者"坐着"或"用多个枕头（端坐呼吸）睡眠来减轻呼吸急促"的主诉应引起更大的怀疑。Swap 和 Nagurney（2005）提供了与急性心肌梗死临床诊断中（非）机械性症状行为相关的病史项目的诊断准确性数据（表 3.3）。当使用系统方法筛查病变时经常忽略的一个系统是肌肉骨骼系统；全身性炎症、感染和骨折都可能机械性加重和缓解，从而可能被误认为是机械性功能障碍（Boissonnault & Bass 1990c）。

　　疼痛的行为变化特点还用于鉴别由功能障碍或病理改变引起的活动受限和参与受限。通过这种方式，临床医务人员对病情的严重程度有了一个印象，

**表 3.3　急性心肌梗死诊断中的症状行为变化（及相关症状）的诊断准确性数据**

| 症状行为变化 | 阳性似然比（95% CI） |
| --- | --- |
| **心肌梗死的可能性增加** | |
| 与劳累有关 | 2.4（1.5～3.8） |
| 与发汗有关 | 2.0（1.9～2.2） |
| 与恶心和呕吐有关 | 1.9（1.7～2.3） |
| **心肌梗死的可能性降低** | |
| 描述为随体位变化 | 0.3（0.2～0.5） |
| 触诊重现症状 | 0.3（0.2～0.4） |
| 与劳累无关 | 0.8（0.6～0.9） |
| （摘自：Swap & Nagurney 2005。） | |

即对病人受到当前健康问题影响程度的主观判断。此外，询问患者症状的行为变化也为临床医务人员提供了关于激惹性的信息。激惹性或反应性是一个试图量化症状情况稳定程度的概念，换句话说，在加重因素存在的情况下，症状的减轻速度有多快？激惹性包含三个维度的概念。临床医务人员不仅收集①加重因素的信息，还收集②加重时病情的持续时间和严重程度以及③患者需要做什么来再次缓解或减轻症状（Cook 2007）。

## 症状相关病史

　　在症状相关病史部分，治疗师按时间顺序描述当前的健康问题，包括发病、自发病以来症状的变化以及当前的治疗（Boissonnault & Janos 1995）。通过症状相关病史可确定病症所处的阶段，与既往症状相比反映了患者对当前的主诉和障碍的解释。在症状和对功能的影响方面，健康问题可能更糟、更好或相同，临床医务人员将症状定性为稳定、停滞或进展（无论好坏）。连同症状的行为变化可获得症状严重程度和激惹性的信息，关于病症阶段的判断决定了后续的体格检查及注意事项（Cook 2007）。如果病症所处的阶段、严重程度和激惹性与创伤病因的机械性功能障碍的预期正常过程不匹配，如急性炎症期有中度到高度严重性和激惹性，随后激惹性逐渐减小到亚急性和/或慢性稳定、停滞或改善，那么可能怀疑全身系统性病变。同样，周期性或偶发性的表现应该引起对非机械问题的怀疑。

　　尽管临床医务人员可能将隐匿、缓慢、进行性发

作更多地与系统性疾病联系,而将一个明确的急性受伤机制与机械性功能障碍联系,但是即便患者主诉好像是来自急性的外伤,仍需考虑系统性疾病。例如,因骨质疏松症、骨软化、感染和肿瘤而导致的骨骼病理性骨折也可能由导致机械神经-肌肉骨骼功能障碍的创伤机制造成(Boissonnault & Janos 1995)。急性发作的单关节炎必须被视为具有感染性,直到确认排除为止(Woolf & Åkesson 2008)。相反,与过度使用有关的机械功能障碍或与外周和中枢敏化相关的慢性疼痛综合征的特点是起病隐匿,症状表现进展缓慢。

收集既往治疗经历及治疗效果等信息为当前治疗提供了指导。毕竟,复制以前不成功的治疗毫无意义。然而,对于看似适当的既往治疗,当患者报告没有改善时,应再次提升对全身系统性疾病的怀疑(Goodman & Snyder 1995)。

## 病史

在病史部分,物理治疗师收集有关患者现病史和既往史、住院、家庭病史、药物使用、营养状况及医学检查和结果的信息。当前的疾病可能会影响物理治疗诊断、预后和治疗(Boissonnault & Janos 1995)。心血管和肺部病变经常影响运动耐量。虽然不太敏感,但胃肠病变,特别是吸收不良,也限制了患者的运动量。对既往史和现病史的了解可影响诊断。临床医务人员应对既往有癌症并且合并非机械性功能障碍的表现提高警觉。来自前列腺、肺、乳腺、肾和结肠中的原发性肿瘤的转移优先发生在脊柱中(Boissonnault & Bass 1990c)。事实上,乳腺癌的患者骨转移的终身发病率为85%,特别是在胸椎中(Greenhalgh & Selfe 2004)。例如,风湿热的病史会增加心脏瓣膜病的风险(Boissonnault & Bass 1990b)。既往的手术,即使在没有原发症状的情况下,手术后几个月也会增加医源性感染的风险。癌症,某些心血管疾病、糖尿病、骨质疏松症和肾脏疾病都有家族性倾向(Boissonnault & Bass 1990a)。对药物的全面询问通常会发现额外并发的病理改变,但相反,治疗师还需要意识到药物的不良反应可能与机械性功能障碍相似或引发患者的病理改变。例如,主诉为颈部、躯干和上肢疼痛的患者,分析其继发性骨折的原因,需要治疗师以有深度和广度的知识来解释复杂的病史(知识框3.2)。

病史也可能提供一些不良预后指标。手臂以外部位同时出现慢性疼痛会增加上肢疼痛的风险,持续时间长达12个月(根据疼痛部位 OR 1.6~2.4)(Ryall et al 2007)。伴有颈部疼痛的肩部疼痛表明颈部疼痛消退的预后较差(McLean et al 2007)。伴随颈部疼痛是肩痛6周的预测因素,而伴随腰痛是持续肩痛6个月的预测因素(Kuijpers et al 2006)。伴随腰痛也是颈部疼痛患者预后不良的指标(Hill et al 2004;Hoving et al 2004)。既往颈部疼痛表明职业性颈部疼痛预后较差(Carroll et al 2008b),挥鞭样损伤后慢性疼痛风险较高(OR 1.7%,95% CI:1.17~2.48)(Walton et al 2009)。

虽然患者不太可能自由地讨论这个问题,但治疗师也需要注意药物滥用的现象。过量饮酒不仅会增加骨质疏松症的风险,还会增加肝硬化和神经退行性疾病的风险。它还可以导致骨坏死和继发的病理性骨折。治疗师还需要了解酒精相关的疼痛和疲劳感觉以及酒精与多种药物的相互作用(Goodman & Snyder 1995;Huijbregts 2000;Huijbregts & Vidal 2004)。作为非法药物影响的一个例子,可卡因和安非他明增加肾上腺素的产生,引起全身性血管收缩,导致血压升高,并可能导致癫痫发作、心律失常和心动过速。可卡因的使用也与脑卒中、主动脉破裂、肺水肿和凝血障碍的风险增加有关(Goodman & Snyder 1995)。静脉注射毒品会增加血源性感染的机会(Boissonnault & Bass 1990c)。吸烟的心血管健康风险无须进一步讨论,但吸烟也会增加胃肠病变和骨质疏松症的风险(Boissonnault & Bass 1990a;Huijbregts 2001;South-Paul 2001)。吸烟一般也会影响肌肉骨骼愈合。例如,当前的吸烟习惯是持续12个月上肢疼痛的不良预后指标(OR 3.3,95% CI:1.6~6.6)(Ryall et al 2007)。

营养状况影响诊断和预后,治疗师至少需要在该领域拥有基础知识。膳食葡萄糖和蛋白质摄入不足——即一般意义上的营养不良——会阻碍肌肉骨骼愈合,但用于对抗营养不良的高蛋白饮食尤其是老年人会导致脱水,这也会影响愈合(Posthauer 2006)。氨基酸缺乏(如精氨酸、蛋氨酸和谷氨酰胺)对炎症的正常过程产生负面影响。微量元素锰、铜、钙、镁和铁的缺乏会减少胶原蛋白的合成。锌和维生素 A、B、C 和 E 的缺乏会损害与肌肉骨骼愈合相关的免疫反应(Arnold & Barbul 2006;Broughton et al 2006;Campos et al 2008)。如果在病史中提示营养缺乏,则由治疗师进行营养健康评估,如果有需要则应转介给营养师(Fair 2010)。

知识框 3.2　骨质疏松症的继发原因

**营养不足**
- 过量食用磷酸盐、草酸盐、碱、脂肪酸、膳食纤维、蛋白质、精制糖、咖啡因、酒精和钠
- 钙和/或维生素 D 摄入不足

**内分泌疾病**
- 肢端肥大症
- 神经性厌食症
- 运动性闭经
- 囊性纤维化
- 青春期延迟
- 糖尿病（未治疗）
- 女性性腺功能减退
- 生长激素缺乏症
- 血色素沉着病
- 皮质醇增多症（Cushing 病）
- 甲状旁腺功能亢进
- 高催乳素血症
- 甲状腺功能亢进症
- 下丘脑性闭经
- 特发性低促性腺激素性性腺功能减退症
- Klinefelter 综合征
- 男性性腺功能减退
- 卵巢切除术
- 早产和原发性卵巢功能衰竭
- 原发性性腺衰竭

**胃肠疾病**
- 乳糖酶缺乏
- 慢性阻塞性黄疸
- 吸收不良综合征
- 原发性胆汁性肝硬化和其他肝硬化

- 胃大部切除术

**骨髓疾病**
- 恶性肿瘤转移
- 溶血性贫血
- 白血病
- 淋巴瘤
- 多发性骨髓瘤
- 全身性肥大细胞增多症

**结缔组织病**
- Ehlers-Danlos 综合征
- 糖原贮积病
- 高胱氨酸尿症
- 低磷酸盐血症
- Marfan 综合征
- 成骨不全

**药物治疗**
- 抗惊厥药
- 化疗
- 环孢素
- 糖皮质激素
- 促性腺激素释放激素（GnRH）激动剂
- 肝素
- 氨甲蝶呤
- 苯巴比妥
- 吩噻嗪类
- 甲状腺素

**其他**
- 制动
- 类风湿关节炎
- 吸烟

（来源：Huijbregts 2001；South-Paul 2001。）

最后，治疗师应该询问患者可能已经完成的医学诊断检查（如影像学、血液检查、尿液分析、电诊断、脑脊液分析和活组织检查）。了解已完成的检查结果显然有助于诊断和治疗。

## 系统回顾

筛查系统疾病是病史和体格检查的一部分，也是整个治疗过程的一部分，我们持续监测患者的病情，并对看似合适的治疗作出反馈（Cook 2007）。我们已经讨论了治疗师如何在系统层面筛查疾病，不像医生那样寻求在疾病层面诊断患者（Boissonnault & Janos 1995）。尽管存在这种区别，但治疗师需要对病理学知识有相当大的敏锐度，以便即使在系统层面也能进行最佳筛查。

病史（和体格检查）的医学筛查或系统回顾部分有多种用途。首先，通过排除系统性疾病，它为患者临床表现实际上基于机械性神经肌肉骨骼功能障碍提供充分依据，因此可以成为提供物理治疗的指征。其次，系统性疾病评估可能会发现引起患者临床表现的可疑系统性病因，并明确是否需要转诊进行外科评估。开始系统回顾前，列出一般健康状况指标，无论是治疗师和患者当面问诊，还是以临床医务人员检查前的问卷形式所得结果，都可以提示需要更深入的系统回顾（知识框 3.3）。前文已经讨论了部分一般健康状况指标，有些则是更具体的基于特异性系统性疾病的问题。发热和盗汗是系统性疾病的特征性症状。与生活方式改变（饮食、运动）无关的

知识框3.3　一般健康状况的回顾清单

- 发热/发冷
- 不明原因的流汗
- 盗汗
- 近期感染
- 不明原因体重变化
- 心神不安
- 恶心/呕吐
- 肠道功能障碍
- 麻木
- 乏力
- 面色苍白
- 头晕
- 昏厥
- 夜间疼痛
- 呼吸困难
- 小便困难
- 尿频变化
- 性功能障碍

（来源：Boissonnault & Janos 1995；Goodman & Snyder 1995。）

4周内体重减轻10%提示糖尿病、甲状腺功能亢进、抑郁症、神经性厌食症或肿瘤性疾病。然而，不明原因的体重增加也可能是充血性心力衰竭和肿瘤性疾病或甲状腺功能亢进的结果（Goodman & Snyder 1995）。随着病史问诊的进展，如果上述病史的其他部分也产生系统性病变指标或对患者临床表现有影响，则需要更深入的系统回顾。虽然没有这样全面的列表，但表3.4提供了针对更具体的基于各系统问题的建议。对基于系统性问题的问诊阳性发现应再次促使进一步检查。表3.5提供了一个范例，即当患者报告头痛时，需要紧急医疗转诊（红旗征）、进行深入调查的指标（Huijbregts 2009）。

　　医学筛查的第三个和最终目的是为临床医务人员提供有关系统性疾病的信息，这些信息可以影响预后/康复潜力，或者决定物理治疗干预的选择和进展（Boissonnault & Janos 1995）。

　　惊恐障碍的诊断与许多提示内脏病变的症状的鉴别诊断有关，并与筛查颈部和上肢疼痛患者的社会心理因素有关（知识框3.4）（Huijbregts & Vidal 2004）。心理社会因素通常作为预后指标。抑郁症是腰背痛或颈部疼痛之后的独立危险因素（Carroll et al 2004），但预测颈部挥鞭样损伤后的效果较差（Carroll et al 2008c）。在挥鞭样损伤后，被动应对和对运动的恐惧也是不良的预后指标（Carroll et al 2008c），对运动的恐惧也是12周和52周亚急性颈

表3.4　系统回顾的建议问题

| 系统 | 问题 |
|---|---|
| 心血管 | 你有过胸痛（心绞痛）的经历吗？ |
| | 你是否经历很多无法解释的疲劳？ |
| | 你有呼吸急促吗？ |
| | 你有没有注意到胸口心悸？ |
| | 你有没有注意到头晕目眩？ |
| | 你有没有晕倒过？ |
| | 你是否经历过广泛的腿部疼痛？ |
| | 你有没有注意到足、踝关节或手的肿胀？ |
| 肺 | 你有过胸痛吗？ |
| | 你有呼吸急促吗？ |
| | 你最近咳嗽吗？ |
| | 你注意到你的呼吸有变化吗？ |
| | 你平躺时有呼吸困难吗；睡觉时要用多个枕头吗？ |
| 胃肠道 | 你吞咽困难吗？ |
| | 你有没有注意到对特定食物的难以忍受？ |
| | 你有腹痛吗？ |
| | 你的大便是黑色的吗？ |
| | 你有直肠出血吗？ |
| | 你的粪便稠度是否不同（腹泻、柏油样便）？ |
| | 你便秘了吗？ |
| 泌尿生殖系统 | 你小便困难吗？ |
| | 你注意到尿液中有血吗？ |
| | 你是否注意到排尿频率增加？ |
| | 你是否注意到排尿的紧迫性增加？ |
| | 你是否注意到开始排尿会增加困难？ |
| | 你是否注意到排尿时力量减少了？ |
| | 有没有阳痿的情况？ |
| | 月经方面有变化吗？ |
| | 你是否经历过性交疼痛？ |
| | 你有没有注意尿失禁和/或大便？ |
| 皮肤系统 | 你最近经历过皮疹吗？ |
| | 你有没有注意到痣的增大或出血？ |
| | 你有没有注意到皮肤瘙痒或灼热？ |
| | 你有没有注意到任何起疱的区域？ |
| 神经系统 | 你是否经历过头痛或视力改变？ |
| | 你注意到头晕或眩晕吗？ |
| | 你是否经历过癫痫发作和失去知觉？ |
| | 你有没有经历过虚弱和感觉异常？ |

（来源：Boissonnault & Bass 1990a；Goodman & Snyder 1995；Flynn et al 2008。）

表 3.5　头痛病史患者需要紧急转诊的红旗征

| 因素 | 红旗征 |
| --- | --- |
| 人口统计资料 | 50 岁以上患者头痛新发作或现有头痛模式改变 |
| 疼痛部位 | 持续单侧头痛 |
| 头痛发作和进展 | 新发头痛<br>一种新的头痛类型的发作<br>不明原因的变化导致现有头痛的情况更糟<br>逐渐恶化的头痛<br>突然、瞬间发作：爆裂样头痛 |
| 头痛的特点和强度 | 新的疼痛程度，特别是被描述为最糟糕的时候<br>簇状头痛 |
| 加重和缓解因素 | 头痛因体力消耗、咳嗽、打喷嚏、紧张或性活动而加重或加剧<br>体位变化对疼痛显著的影响<br>对看似合适的治疗没有反应 |
| 神经学症状 | 癫痫发作、混乱、警觉性变化、冷漠、笨拙、不明原因的不当行为<br>脑干症状、肠和膀胱症状、颈部出现僵硬、头痛前的预兆（特别是瞳孔快速扩散）或无力（与现有的偏头痛或其他解释这些症状的病理诊断不一致）<br>晕厥前或晕厥开始头痛 |
| 耳鼻喉科症状 | 相关的眼痛和同时视力改变 |
| 全身症状 | 发热、体重减轻、颞动脉压痛、大量呕吐（特别是与恶心无关）、畏光、声音恐惧症或进展期皮疹（与现有的偏头痛诊断不一致）<br>从夜间睡眠中唤醒患者的头痛（特别是在儿童中） |
| 病史 | 癌症和人类免疫缺陷病毒（HIV）感染的病史<br>头部或颈部受伤<br>控制不佳的高血压 |
| 药物史 | 轻微创伤使用抗凝药物 |
| 家族史 | 患有偏头痛症状的儿童缺乏偏头痛家族史 |

（摘自：Huijbregts 2009。）

知识框 3.4　诊断恐慌症

**体征和症状（诊断需要 4 个）**

- 出汗
- 心率加快、心悸、心脏跳动
- 震颤
- 呼吸急促
- 感到窒息
- 胸痛
- 恶心/腹部窘迫
- 头晕
- 头晕目眩
- 感到不真实
- 害怕失去控制
- 害怕死亡
- 感觉异常
- 热潮红

**相关的体征和症状**

- 失眠
- 焦虑
- 抑郁症
- 慢性疲劳
- 胃食管反流

（摘自：Huijbregts & Vidal 2004）

部疼痛恢复的共同障碍（Pool et al 2010）。可以使用 TSK 评分表（Vlaeyen et al 1995）量化对运动的恐惧。它也将为临床医务人员提供熟悉的抑郁症表现（知识框 3.5）。Arroll 等人（2003）报告在以下两个问题中，初次治疗中抑郁症临床诊断的敏感性为 97%，特异性为 67%：

1. 在过去的一个月中，你经常被沮丧、压抑或无望困扰吗？

2. 在过去的一个月中，你是否经常因为没有兴趣或乐趣做某事而感到烦恼？

知识框 3.5　与抑郁有关的症状

- 持久的悲伤或空虚的感觉
- 绝望感
- 频繁或无法解释的哭啼
- 睡眠问题
- 负罪感
- 正常活动中失去兴趣或愉悦
- 疲劳或能量减少
- 在集中注意力，记忆力和决策方面存在差异
- 食欲不振（或暴饮暴食）

（摘自：Goodman & Snyder 1995）

虽然作为治疗师,我们倾向于专注在肌肉骨骼系统的机械性功能障碍,但在系统回顾中,不应忽视肌肉骨骼系统病理改变的可能性,包括骨折和传染性、炎症性和肿瘤性疾病。上文已讨论了肿瘤疾病的指标。作为颈部和上肢疼痛患者的鉴别诊断,第11章将讨论颈部脊髓病变。在这个物理治疗可作为首诊(而不需要通过医师转介)的时代,治疗师应能够筛查是否存在骨折。关于颈椎损伤,需要考虑国家急诊X线应用研究(National Emergency X-radiography Utilization Study,NEXUS)和加拿大颈椎规则[Canadian cervical(C)-spine rule](Eyre 2006)。除非符合以下所有标准,NEXUS规则建议进行颈部X线摄影:

1. 无颈椎中后部的压痛
2. 没有醉酒的证据
3. 正常的警觉/意识水平
4. 没有局灶性神经功能障碍
5. 没有分散注意力的损伤

尽管NEXUS规则显示出99.6%的敏感性和12.9%的特异性,以及在合并长骨骨折、脱套伤、大面积烧伤和撕裂伤的老年人和儿童人群的单独研究中有100%的敏感性,其很明显应用在急诊室,而不是在基层物理治疗机构中(Eyre 2006)。加拿大颈椎规则虽然有相同的疾病谱偏倚,但是预期在基层物理治疗机构中应用时会高估敏感性并低估特异性(Cook et al 2007),这似乎与治疗师更相关(图3.4)。在9个加

拿大急诊科进行比较时,加拿大颈椎规则的敏感性为99.4%,特异性为45.1%,而NEXUS规则的敏感性为90.7%,特异性为36.8%(Eyre,2006)。

我们在上述病史部分讨论了骨质疏松症(见知识框3.2)。Cadarette等人(2000)开发了骨质疏松症风险评估工具(Osteoporosis Screening Risk Assessment Instrument,ORAI)(表3.6)。筛查评分≥9的女性对骨质减少的敏感性为93.3%(95% CI:86.3~97.0),特异性为46.4%(95% CI:41.0~51.8)。诊断骨质疏松症的敏感性为94.4%(95% CI:83.7~98.6)。因此,该工具的评分<9的女性患者疑似骨质疏松性骨折的可能性似乎更低。

表3.6　ORAI评分系统

| 变量 | 评分 |
| --- | --- |
| 年龄(岁) | |
| ≥75 | 15 |
| 65~74 | 9 |
| 55~64 | 5 |
| 45~54 | 0 |
| 体重(kg) | |
| <60 | 9 |
| 60~69 | 3 |
| ≥70 | 0 |
| 目前使用雌激素 | |
| 是 | 0 |
| 否 | 2 |

(摘自:Cadarette et al 2000。)

我们讨论了手术是继发性血源性感染的危险因素。最近的感染是一般健康状况检查表中包含的项目(见知识框3.3)。例如,椎间盘炎的风险因素还包括静脉内给药和免疫抑制(如在AIDS和HIV的患者中发生)。感染还可导致椎骨骨髓炎。化脓性(细菌性)骨髓炎的危险因素包括(Vincent & Benson 1991;Heggeness et al 1993):

- 静脉注射吸毒
- 糖尿病
- 尿路感染
- 刺伤
- 枪伤
- 镰状细胞病

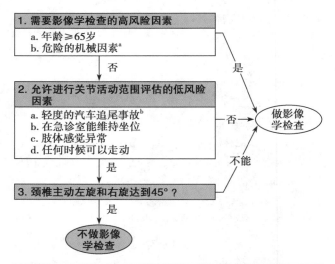

a危险的机械因素指从0.91米或5层高台阶摔下、头部受到轴向负荷(如潜水)、汽车高速碰撞(>100km/h)发生侧翻或弹射。

b轻度的汽车追尾事故不包括被推入滚滚车流中、被巴士或大型卡车撞到、翻车和被高速行驶的汽车撞到。

图3.4　加拿大颈椎规则

- 免疫功能减退
- 截瘫
- 非手术治疗的胸腰椎骨折
- 金属植入物
- 聚甲基丙烯酸甲酯
- 没有抗生素预防的金属植入物患者的泌尿科或牙科手术

　　与患者颈部和上肢疼痛相关的全身炎性疾病包括类风湿性关节炎和血清阴性脊柱关节病。脊柱关节病的病理学变化涉及关节，但也包括韧带、肌腱和关节囊。特别是这些肌腱病和最初的脊柱关节表现可能被误认为颈部和上肢疼痛患者的机械性功能障碍。表 3.7 提供了关于炎症性关节病患者的临床表现的信息（Katz & Liang 1991；McCowin et al 1991）。

**表 3.7　血清阴性脊柱关节病的临床表现**

| 疾病 | 临床表现 |
| --- | --- |
| 强直性脊柱炎 | 影响骶髂关节，关节突关节和胸肋关节<br>跟骨、坐骨结节、髂嵴、肱骨上髁和肩部疼痛<br>夜间疼痛<br>早晨疼痛和僵硬<br>不对称的外周关节炎，但两个臀部常常是对称的关节炎<br>葡萄膜炎伴有疼痛和畏光 |
| 银屑病性关节炎 | 不对称的少关节炎，对称性多关节炎<br>背部或外周关节初始症状<br>单侧骶髂关节受累<br>在银屑病皮肤受累患者中更常见 |
| 肠源性关节炎 | 克罗恩病或溃疡性结肠炎的患者<br>早晨疼痛和僵硬<br>影响骶髂关节、关节突关节和胸肋关节<br>可能包括骨膜炎、骨坏死、脓毒性髋关节炎、骨骼、滑膜和肌肉的肉芽肿<br>可能包括会阴、口咽和直肠溃疡<br>结节性红斑和坏疽性脓皮病 |
| Reiter 综合征 | 可以在身体其他部位感染之后或期间发展<br>腰盆和下肢关节炎<br>泌尿生殖系统症状：黏液脓性分泌物、排尿困难、阴道炎、宫颈炎<br>眼部疾病：结膜炎或虹膜炎<br>全身症状：发热、厌食、体重减轻、疲劳<br>足跟疼痛、跟腱炎、指趾炎<br>口咽、足底、手掌和指甲的黏膜皮肤病变 |

（来源：Katz & Liang 1991；McCowin et al 1991。）

## 小结

　　在患者治疗的检查阶段，病史记录与体格检查密不可分。尽管物理治疗师的诊疗方案因他们在患者病史采集期间得出的具体信息、获得这些信息的顺序以及他们对这些信息的重要性的判断而存在差异，但临床医务人员的病史采集中仍然遵循这六个统一且清晰的模块。在本章中，我们已经讨论了病史采集的一般内容，特别关注系统回顾部分，并在其病史中筛查颈部和上肢疼痛患者的系统性病变。随后的章节将更详细地讨论特定的功能障碍的病史提取。由于缺乏与病史项目相关的诊断准确性数据，病史采集仍然严重依赖于基础科学知识、经验和基于权威知识的推断。由于缺乏诊断准确性研究，本章不是贬低病史在循证模式中的作用，而是试图指出临床医务人员在从患者全面和有临床价值的病史中引出目标时所需的知识的深度和广度。

（曹永武　译，刘朝晖　王雪宜　审，
廖麟荣　王于领　校）

## 参考文献

Acheson RM, Chan YK, Payne M. 1969. New Haven survey of joint diseases: the interrelationships between morning stiffness, nocturnal pain and swelling of the joints. J Chronic Dis 21: 533–542.

American Physical Therapy Association (APTA). 2001. Guide to physical therapist practice, 2nd edn. Phys Ther 81: 9–746.

Arnold M, Barbul A. 2006. Nutrition and wound healing. Plast Reconstr Surg 117: 42S–58S.

Arroll B, Khin N, Kerse N. 2003. Screening for depression in primary care with two verbally asked questions: cross-sectional study. BMJ 327: 144–146.

Boissonnault WG, Bass C. 1990a. Pathological origins of trunk and neck pain: Part I. Pelvic and abdominal visceral disorders. J Orthop Sports Phys Ther 12: 192–207.

Boissonnault WG, Bass C. 1990b. Pathological origins of trunk and neck pain: Part II. Disorders of the cardiovascular and pulmonary systems. J Orthop Sports Phys Ther 12: 208–215.

Boissonnault WG, Bass C. 1990c. Pathological origins of trunk and neck pain: Part III. Diseases of the musculoskeletal system. J Orthop Sports Phys Ther 12: 216–221.

Boissonnault WG, Janos SC. 1995. Screening for medical disease: physical therapy assessment and treatment principles. In: Boissonnault WG (ed) Examination in physical therapy practice, 2nd edn. New York: Churchill Livingstone, pp 1–30.

Broughton G, Janis JE, Attinger CE. 2006. Wound healing: an overview. Plast Reconstr Surg 117: 1eS–32eS.

Brouwer T, Boiten JC, Uilenreef-Tobi FC, et al. 1999. Diagnostiek in de fysiotherapie: proces en werkwijze, 2nd edn. Maarssen: Elsevier / Bunge.

Cadarette SM, Jaglal SB, Kreiger N, et al. 2000. Development and validation of the osteoporosis risk assessment instrument to facilitate selection of women for bone densitometry. Can Med Assoc J 162: 1289–1294.

Campos ACL, Groth AK, Branco AB. 2008. Assessment and nutritional aspects of wound healing. Curr Opin Clin Nutr Metab Care 11: 281–288.

Carroll LJ, Cassidy JD, Côté P. 2004. Depression as a risk factor for the onset of an episode of troublesome neck and low back pain. Spine 107: 134–139.

Carroll LJ, Hogg-Johnson S, Côté P, et al. 2008a. Course and prognostic factors for neck pain in workers. Spine 33 (4S): S93–S100.

Carroll LJ, Hogg-Johnson S, Van der Velde G, et al. 2008b. Course and prognostic factors for neck pain in the general population. Spine 33 (4S): S75–S82.

Carroll LJ, Holm LW, Hogg-Johnson S, et al. 2008c. Course and prognostic factors for neck pain in whiplash-associated disorders (WAD). Spine 33 (4S): S83–S92.

Cook CE. 2007. Orthopaedic manual therapy: an evidence-based approach. Upper Saddle River, NJ: Pearson Prentice Hall.

Cook C, Cleland J, Huijbregts PA. 2007. Creation and critique of studies of diagnostic accuracy: use of the STARD and QUADAS methodological quality assessment tools. J Man Manip Ther 15: 93–102.

Cooper G, Bailey B, Bogduk N. 2007. Cervical zygapophysial joint pain maps. Pain Med 8: 344–353.

Eyre A. 2006. Overview and comparison of the NEXUS and Canadian C-spine rules. Am J Med 8: 12–15.

Fair SE. 2010. Wellness and physical therapy. Sudbury: Jones & Bartlett.

Flynn TW, Cleland JA, Whitman JM. 2008. User's guide to the musculoskeletal examination: fundamentals for the evidence-based clinician. Buckner: Evidence in Motion.

Foldes K, Balint P, Gaal M, et al. 1992. Nocturnal pain correlates with effusions in diseased hip. J Rheumatol 19: 1756–1758.

Fukui S, Osheto K, Shiotani M, et al. 1996. Referred pain distribution of the cervical zygapophyseal joints and cervical dorsal rami. Pain 68: 79–83.

Goodman CC, Snyder TEK. 1995. Differential diagnosis in physical therapy, 2nd edn. Philadelphia: WB Saunders.

Greenhalgh S, Selfe J. 2004. Margaret: a tragic case of spinal red flags and red herrings. Physiotherapy 90: 73–76.

Grieve GP. 1994. The masqueraders. In: Boyling JD, Palastanga N (eds) Grieve's modern manual therapy, 2nd edn. Edinburgh: Churchill Livingstone, pp 841–856.

Grubb SA, Kelly CK, Bogduk N. 2000. Cervical discography: clinical implications from 12 years of experience. Spine 25(11): 1382–1389.

Heggeness MH, Esses SI, Errico T, et al. 1993. Late infection of spinal instrumentation by hematogenous seeding. Spine 18: 492–496.

Hill J, Lewis M, Papageorgiou AC, et al. 2004. Predicting persistent neck pain: a 1-year follow-up of a population cohort. Spine 29: 1648–1654.

Hoving JL, De Vet HCW, Twisk JWR, et al. 2004. Prognostic factors for neck pain in general practice. Pain 110: 639–645.

Hudak PL, Amadio PC, Bombardier C. 1996. The Upper Extremity Collaborative Group (UECG): development of an upper extremity outcome measure: the DASH (Disabilities of the Arm, Shoulder, and Hand). Am J Ind Med 29: 602–608.

Huijbregts PA. 2000. Osteonecrosis of the humeral head: a literature review and two case studies. J Man Manip Ther 8: 175–182.

Huijbregts PA. 2001. Osteoporosis: diagnosis and conservative management. J Man Manip Ther 9: 143–153.

Huijbregts PA. 2009. Clinical reasoning in the diagnosis: history taking in patients with headache. In: Fernández-de-las-Peñas C, Arendt-Nielsen L, Gerwin R (eds) Diagnosis and management of tension-type and cervicogenic headache. Sudbury: Jones & Bartlett, pp 133–152.

Huijbregts P, Vidal P. 2004. Dizziness in orthopaedic physical therapy: classification and pathophysiology. J Man Manip Ther 12: 199–214.

Jones MA. 1995. Clinical reasoning process in manipulative therapy. In: Boyling JD, Palastanga N (eds) Grieve's modern manual therapy, 2nd edn. Edinburgh: Churchill Livingstone, pp 471–490.

Jonsson B, Stromqvist B. 1993. Symptoms and signs in degeneration of the lumbar spine: a prospective, consecutive study of 300 operated patients. J Bone Joint Surg 75B: 381–385.

Katz JN, Liang MH. 1991. Differential diagnosis and conservative treatment of rheumatic disorders. In: Frymoyer JW (ed) The adult spine: principles and practice. New York: Raven Press, pp 699–718.

Kuijpers T, Van der Windt DAWM, Boeke AJP, et al. 2006. Clinical prediction rules for the prognosis of shoulder pain in general practice. Pain 120: 276–285.

Laslett M, Young SB, Aprill CN, et al. 2003. Diagnosing painful sacroiliac joints: a validity study of a McKenzie evaluation and sacroiliac provocation tests. Aust J Physiother 49: 89–97.

McCowin PR, Borenstein D, Wiesel SW. 1991. The current approach to the medical diagnosis of low back pain. Orthop Clin North Am 22: 315–325.

McLean SW, May SW, Klaber-Moffett J, et al. 2007. Prognostic factors for progressive non-specific neck pain: a systematic review. Phys Ther Rev 12: 207–220.

Merskey H, Bogduk H. 1994. Classification of chronic pain: descriptions of chronic pain syndromes and definitions of pain terms. Seattle, WA: IASP Press, pp 209–213.

Pool JJ, Ostelo RW, Knol D, et al. 2010. Are psychological factors prognostic indicators of outcome in patients with sub-acute neck pain? Man Ther 15: 111–116.

Posthauer ME 2006. Hydration: does it play a role in wound healing? Adv Skin Wound Care 19: 74–76.

Ryall C, Coggon D, Peveler R, et al. 2007. A prospective cohort study of arm pain in primary care and physiotherapy: prognostic determinants. Rheumatology 46: 508–515.

Siegmeth B, Noyelle RM. 1988. Night pain and morning stiffness in osteoarthritis: a crossover study of flurbiprofen and diclofenac sodium. J Int Med Res 16: 182–188.

Siris ES, Miller PD, Barrett-Connor E, et al. 2001. Identification and fracture outcomes of undiagnosed low bone mineral density in postmenopausal women. JAMA 286 (22): 2815–2822.

South-Paul JE. 2001. Osteoporosis: part I. Evaluation and assessment. Am Fam Physician 63: (5), 897–904.

Swap CJ, Nagurney CJ. 2005. Value and limitations of chest pain history in the evaluation of patients with suspected acute coronary syndromes. JAMA 294: 2623–2629.

Triano JJ, Kawchuk G (eds). 2006. Current concepts: spinal manipulation and cervical arterial incidents. West Des Moines, IA: NCIMC Chiropractic Solutions.

Van der El A. 2010. Orthopaedic manual therapy diagnosis: spine and temporomandibular joints. Sudbury: Jones & Bartlett.

Vernon H, Mior S. 1991. The Neck Disability Index: a study of reliability and validity. J Manipulative Physiol Ther 14: 409–415.

Vestergaard-Middelfart H, Jensen P, Højgaard L, et al. 1998. Pain patterns after distension of the gallbladder in patients with acute cholecystitis. Scand J Gastroenterol 33: 982–987.

Vincent KA, Benson DR. 1991. Differential diagnosis and conservative management of infectious diseases. In: Frymoyer JW (ed) The adult spine: principles and practice. New York: Raven Press, pp 763–785.

Vlaeyen J, Kole-Snijders A, Boeren R, et al. 1995. Fear of movement / (re) injury in chronic low back pain and its relation to behavioral performance. Pain 62: 363–372.

Walton DM, Pretty J, MacDermid JC, et al. 2009. Risk factors for persistent problems following whiplash injury: results of a systematic review and meta-analysis. J Orthop Sports Phys Ther 39: 334–350.

Ware JE, Snow KK, Kosinki M, et al. 1993. The MOS 36-item Short-Form Health Survey (SF-36): manual and interpretation guide. Boston: The Health Institute, New England Medical Center.

Woolf AD, Åkesson K. 2008. Primer: History and examination in the assessment of musculoskeletal problems. Nat Clin Pract Rheumatol 4: 26–33.

# 第 4 章

# 下肢疼痛综合征患者的病史采集

Megan Burrowbridge Donaldson，Kristina Averell

## 本章内容

## 访谈的目的

在美国，大多数州允许物理治疗师在没有其他医疗专业人员转诊的情况下接患者。这些州中的大多数州允许物理治疗师在某些情况下无须转诊就对患者进行评估和治疗，从而进一步改善了直接接诊的可行性。下肢疼痛综合征患者可呈现多种临床表现需由物理治疗师鉴别；有些可能很好鉴别，有些则非常复杂。在许多情况下，物理治疗师在基层医疗机构中需要较强的鉴别诊断和决策能力，以合理治疗这一类人群。

检查过程有三个密切相关的组成部分，因为它们同时发生：①病史，②系统回顾和③测试和测量（Jarvik & Deyo 2002）。以良好的访谈开始有助于制订体格检查计划，全面的体格检查可为临床医务人员和患者提供诊断价值（Edwards et al 2004）。医学访谈是检查或决策，筛查和诊断的关键组成部分。结构良好的病史采集练习涉及筛查过程和/或鉴别诊断，为患者的一般健康状况、生活方式和健康状况提供了关键的信息。虽然医学访谈发生在大多数医学互动中，但对于最佳类型的方法和最准确的问题或产生诊断仍然未充分研究。

文献中描述了各种医学访谈方法。然而，以患者为中心的方法或协作访谈的方式，可以制订更好的干预方案，提升患者治疗效果与结局（Dwamena et al 2012）。

围绕患者进行治疗可以鼓励：（a）共同完成咨询过程，确认干预措施或管理患者的健康问题，和/或（b）咨询中重点关注患者位于社会背景下的个人偏好（Dwamena et al 2012）。这对每个临床医务人员来说都是一个挑战，尽管在准入教育中学到了这一点，但仅仅在没有实践的情况下学习这些技能是不够的（Beck et al 2002）。目前的文献提供的证据清楚地说明了有效沟通与工作关系的质量，患者安全程度以及医患双方的满意度之间存在的基本关系（Walter et al 2005；Asnani 2009；Dwamena et al 2012）。

## 沟通方式和方法

虽然获取有效病史的目的有很多，但基于系统评价和 meta 分析，医学访谈或病史获取的方式和方法似乎会影响患者的临床治疗效果（Henry et al 2012）。访谈是临床医务人员根据患者的临床表现/症状寻求有序、有效倾听和探索各种相关医学状况的过程（Taylor 2009）。Calgary-Cambridge 指南提供暗示模型或进行医学访谈，并在欧洲和北美地区广泛使用或教学和评估（Kurtz et al 2003；Silverman et al 2011）。这些指南已经在文献中提出并得到证实，应该考虑在临床医务人员的教育培训或在临床实践中使用。这些访谈指南同时提供结构并强调与患者建立关系（Kurtz & Silverman 1996；Kurtz et al 1998）。基本过程包括：①发起访谈，②收集信息，③查体，④解释和计划，以及⑤结束访谈。必须通过不断努力来持续关注为访谈提供结构和建立关系。

沟通指引可辨识出患者本身对其医疗状况的看法。关于患者的恐惧和积极性以及对医疗参与程度的公开对话，使临床医务人员了解治疗患者的障碍（Britt et al 2004）。这种类型的医学访谈也称为动机访谈（motivational interviewing，MI）——一种协作式会话风格，是一种以患者为中心的方法，承认患者在自身问题上的专业知识并赋予患者权利（Rollnick et al 2008）。从医学访谈和随后的互动开始，重要的是鼓励患者能够在医疗提供者的支持关系中解决问题，做出决策并克服障碍和挫折。对动机访谈进行的 meta 分析和系统评价发现，它似乎在临床环境中有用，并且在促进快速改变和行动方面可能一次就有效，以达到身体健康、行为改变的目标（VanBuskirk & Wetherell 2014）。此外，大量文献支持这样一种观念，即在访谈中涉及患者可以提高对干预处方和治疗的依从性（Street et al 2009；Street & Haidet 2011；VanBuskirk & Wetherell 2014）。

## 医学访谈内容

医学访谈的价值在基础医疗中具有重要意义，医生报告 75% 的患者可通过病史进行诊断，体格检查占 10% 左右，实验室或影像学检查占另外 10%（Hampton et al 1975；Peterson et al 1992；Goodman & Snyder 2009）。在研究设计类型或诊断准确性中，临床主观报告的诊断价值在整个文献中被广泛研究。然而，根据目前存在的最佳证据，医学访谈中包含的一些问题或内容应有助于临床医务人员将下肢疼痛综合征与其他疾病区分开来。无论针对具体内容的问题如何，都应仔细规划访谈，并采用良好的登记表/策略，其中包括许多关于患者病情的关键问题。

在许多下肢疼痛综合征中，患者有各种各样的临床表现；因此，建议对医学访谈中的项目内容采取系统筛查方法。应将系统筛查作为初始过程帮助临床医务人员进行鉴别诊断，并排除其他系统作为潜在的疼痛发生器。通常在访谈结束时有三个目标：①了解患者的问题和潜在原因，②确定问题对患者生活方式的影响，③制订客观检查计划（Wool 2003）。

使用登记表来获取患者的人口统计数据和病史信息，在完成医学访谈之外，可能会节省大量时间。结合患者登记表的结果、自我报告的结果表、初始转诊（如果存在）及在等候室中对患者的观察可以引发众多临床假设供参考（Goodman & Snyder 2009）。这些表格应有助于启动访谈，并允许治疗师产生其他问题，以协助决策过程。显然，最初的假设来自临床医务人员的知识基础和临床经验，新手和临床专家之间存在明显的差异（Higgs 1992）。

许多病症，包括主要的医疗负担，例如腰痛（low back pain，LBP）以及髋关节、膝关节和踝关节的骨性关节炎（osteoarthritis，OA），通常是反复发作的、进行性的并且导致生活质量的显著降低。临床医务人员应该考虑导致该问题可能的物理诊断，但也必须探索可能导致患者健康的所有其他因素以及该疾病对患者生活的影响。自我报告的结果测量包括疼痛、残疾、功能、生存质量、工作满意度、恐惧和/或社会心理方面的信息，这些对下肢疼痛综合征的复杂性非常重要（Harris-Hayes et al 2013）。从多个领域获取信息可能有助于理解和管理下肢疼痛综合征的患者（表 4.1）。

**表 4.1　针对下肢疼痛综合征患者的报告结局指标**

| 结局指标的名称 | 描述 |
|---|---|
| 健康状况调查问卷简表（MOS SF-36） | 一份自我报告调查问卷，包括 36 个问题，一个 8 个等级的身体、心理健康和幸福概况；在物理治疗研究中高度使用；最著名的是评估与健康相关的生存质量（Ware et al 1993） |
| 患者特定功能量表（Patient-specific Functional Scale，PSFS） | 通过要求患者根据其状况提出难以执行的活动并评估每项活动的限制水平来调查功能状态。该措施对于膝关节疼痛、腰痛、颈部疼痛和颈神经根病患者的变化是有效的并且是有反应的（Stratford et al 1995） |
| Oswestry 腰部残疾问卷（Oswestry Low Back Disability Questionnaire，OLBDQ） | 该工具通过评估 LBP 患者的疼痛相关残疾来量化患者的功能状态。该措施已经过研究，是一种可靠而有效的工具（Fairbank et al 1980） |
| 功能评分指数（The Functional Rating Index，FRI） | 该措施专门用于定量测量临床环境中脊柱相关肌肉骨骼系统的功能和疼痛的主观感受。该措施似乎具有良好的可靠性和有效性（Feise & Menke 2001） |
| 罗兰-莫里斯残疾问卷（Roland-Morris Disability Questionnaire） | 这是一项健康状况指标，旨在评估因 LBP 引起的身体残疾。与 OLBDQ 和 SF-36 很好地相关（Roland & Morris 1986；Roland & Fairbank 2000） |
| 恐惧回避信念问卷（Fear-avoidance Belief Questionnaire，FABQ） | FABQ 评估患者对身体活动和工作对其 LBP 的影响。它由 16 个项目组成，患者根据 7 级李克特量表（7-point Likert scale）对每个陈述进行评分。得分越高表明恐惧回避信念越强烈。包含两个分量表：7 项工作分量表和 4 项物理活动量表。之前的研究发现 FABQ 工作量表与慢性和急性腰痛患者当前和未来的残疾和失业有关 |
| 西安大略和麦克马斯特大学骨关节炎指数（Western Ontario and McMaster University Osteoarthritis Index，WOMAC） | 该工具测量症状和身体残疾，最初是为髋关节和膝关节骨性关节炎患者开发的。已经研究了骨性关节炎的可靠性和有效性（Bellamy et al 1988） |
| 膝关节结局调查（Knee Outcome Survey） | 有迹象表明该工具可用于非特异性膝关节损伤的患者。它具有可靠性和有效性。它对各种损伤的功能限制做出响应（Irrgang et al 1998） |
| 下肢功能量表（Lower Extremity Functional Scale，LEFS） | 适应证：所有下肢情况；可靠性和有效性：对于髋关节和膝关节全关节置换术有效；对关节成形术后的患者有用。在 1999 年的一项研究中，这种量表适合急性期与 SF-36 一起使用。研究结论中发现 LEFS 评分的重新测试可靠性非常好。分数内最小可检测的临床变化至少为 9 个刻度点，推荐这个量表超过 SF-36（Binkley et al 1999；Stratford et al 1999） |

## 系统综述和鉴别诊断探究

筛查过程的目的是认识到需要转诊医生，加快对系统性和其他病理过程的诊断（Boissonnault 2011）。筛查的主要目的是识别评估患者主要症状时可能忽略的异常症状或神经肌肉骨骼疾病。疾病和神经肌肉骨骼疾病之间存在相当多的症状重叠（Koes et al 2006）；因此，病史应该旨在区分这些潜在的原因。通常，物理治疗师初次访谈时使用有计划的一般健康状况指标列表可能有利于在随后的病史采集或体格检查期间进行更深入的系统评估（表4.2）。

有关疲劳、发热、发冷、出汗和体重减轻的一般报告是主诉的常见问题，这些通常与严重疾病、癌症、内分泌和结缔组织疾病有关。感染性脊椎炎（非机械性疾病）通常与发热有关，敏感度为 98%，特异性为 50%（Lurie 2005）。不明原因的体重变化可能与糖尿病、甲状腺功能亢进、抑郁症、神经性厌食症或肿瘤性疾病有关，应立即进一步询问。过多的体重增加通常与液体潴留（水肿、腹水）有关，这可能是充血性心力衰竭肝脏或肾脏疾病和惊厥前期等疾病的表现（Hall 2003）。

## 神经系统筛查

进行性腿部感觉异常、麻木和/或虚弱等神经症状可能由周围神经卡压或脊神经根损伤引起，需要进一步探究。任何关于感觉异常、双侧肢体畸形、排尿困难或其频率改变的异常描述也需要进一步的神

表4.2　一般系统回顾问题

| 心脏/外周血管和肺系统的问题 | 胃肠系统的问题 |
|---|---|
| 呼吸困难 | 吞咽困难 |
| 咳嗽 | 消化不良，胃灼热 |
| 心悸 | 食物不耐受 |
| 昏厥 | 肠功能障碍 |
| 盗汗 | 大便的颜色 |
| 远端肢体变冷 | 大便的形状和周径 |
| 皮肤变色 | 便秘 |
| 开放性伤口/溃疡 | 腹泻 |
| 杵状指甲 | 开始进食困难 |
| 喘息，喘鸣 | 失禁 |
| **泌尿系统的问题** | **生殖系统的问题** |
| 尿液改变 | 男性 |
| 颜色 | 尿道分泌物 |
| 流速 | 性功能障碍 |
| 口径减少或尿流量减少 | 性交时疼痛 |
| 失禁 | 女性 |
| | 阴道分泌物 |
| | 性交疼痛 |
| | 月经改变 |
| | 绝经 |

（摘自：Boissonnault 2011。）

经学检查，因为关于双侧症状和/或排尿的问题与马尾神经损伤有关。关于尿潴留症状的问题具有90%的敏感度和95%的特异性（Deyo et al 1992）。超过80%的马尾神经损伤也表现出单侧或双侧腿痛、麻木和/或无力（Deyo et al 1992）。

## 心血管系统筛查

心血管系统也能将疼痛和症状（包括水肿）放射到下肢，因此需要进行鉴别诊断。在外周水肿中，临床医务人员需要排除静脉功能不全、充血性心力衰竭和肺动脉高压的原因，深静脉血栓形成与单侧水肿更相关（Boissonnault 2011）。闭塞性动脉疾病是老年人和吸烟者的常见问题，可能表现为跛行（Siracuse et al 2012）。这类表现髋部、大腿或小腿的疼痛、水肿和/或痉挛与其他下肢疼痛综合征表现类似。然而，跛行疼痛通常与身体活动增加有关，并且休息缓解（Siracuse et al 2012）。主动脉瘤是潜在的危险情况，可能表现为深度、弥漫性、悸动或背部疼痛、胸部、左肩或腹痛（de Virgilio & Chan 2010）。如果与最近的手术事件或活动水平降低有关，临床医务人员需要考虑与深静脉血栓形成相关的问题

（Wells et al 1997）。Wells临床预测规则已被证明是一种可靠有效的工具，可临床评估或预测下肢深静脉血栓形成的风险（表4.3）。

表4.3　Wells对深静脉血栓形成的临床决策规则

| 临床表现（问诊和观察） | 评分 |
|---|---|
| 你是否处于癌症活动期（在诊断后6个月内或接受姑息治疗）？ | 1 |
| 你是否有下肢瘫痪、麻痹或近期不活动？ | 1 |
| 你是否已经卧床3天或在过去4周内接受了大手术？ | 1 |
| 你是否在小腿后部中央、腘窝区域或沿着股静脉中央大腿前部/腹股沟有局部压痛？ | 1 |
| 你是否注意到整个下肢肿胀？ | 1 |
| 观察：单侧小腿肿胀（与对侧相比>3mm） | 1 |
| 观察：浅静脉侧支循环 | 1 |
| 非深静脉血栓的其他诊断（蜂窝织炎、小腿拉伤、术后肿胀） | -2 |

（来源：Wells et al 1997。）

## 胃肠道系统筛查

胃肠系统也可将疼痛和/或症状转移至下肢，并且需要排除作为下肢疼痛综合征患者的疼痛来源。关于大便习惯变化的问题应作为初步筛选。如果报告了这些变化，那么临床医务人员应该询问有关便血或黑便的其他问题，以筛查或诊断为结肠癌（Goodman & Synder 2009）。此外，内脏器官症状根据特定器官的功能而变化。有关症状的报告可能与饮食习惯或肠道或膀胱功能有关。某些食物可能会导致症状出现或可能影响其强度。某些疾病可能与膀胱充盈或便秘、排尿或排便有关。因此，重要的是要询问患者出现疼痛和相关症状的总区域，以确定患者报告肠胃改变时的原因（Goodman & Synder 2009）。

## 非机械性病变：鉴别诊断

在下肢的鉴别诊断和筛查中还需要考虑其他非机械性病变（Koes et al 2006）。这些病症中的许多可能在夜间恶化，尽管表现为常见的下肢疼痛综合征并且类似于机械性疼痛表现。例如，当年轻患者出现进行性背部疼痛时，需要考虑血清阴性脊柱关节病，其炎症症状波动表现为晨僵或运动改善。包括强直性脊柱炎（ankylosing spondylitis，AS）、Reiter

综合征、银屑病关节炎和炎症性肠病引起的关节炎在内的所有疾病均需要进行额外的医学检查以确定诊断（Atlas & Deyo 2001）。然而，强直性脊柱炎可以从起病缓慢、年龄<40 岁、长期不适（>3 个月）和波动的炎症模式（即晨僵和运动不适的改善）的问题中得出。这些问题有助于强直性脊柱炎诊断，其有 23% 的敏感度和 82% 的特异性（Deyo 1991）。

## 心理社会因素

心理社会因素也可能表现为区域性和一般性的肌肉骨骼疼痛。一篇系统评价确定持续致残性腰痛的基线预测因素为疼痛-应对行为适应不良、非器质性体征、功能障碍、低于一般健康状况以及合并精神病的存在；相反，低水平的规避恐惧和功能障碍预示 1 年后恢复。已发现的证据支持各种心理因素在预后中的作用，但哪个因素最具预后性，文献结果不一致（Nicholas et al 2011；Grovle et al 2013）。

## 红旗征

在初步评估时应注意是否存在"危险信号"。这一步骤对于确定谁是和不是候选对象或物理治疗对象至关重要，并且需要识别和排除红旗征的存在（Koes et al 2006）。根据定义，红旗征是疾病达到严重病理改变相关的症状和体征，但也可能反映肌肉骨骼疾病（Sizer et al 2007）。通常，它们是患者临床病史和体格检查的特征，被认为与严重病理或恶性肿瘤的高风险相关（Boissonnault 2011）。有几种区域筛查工具可以帮助识别潜在的严重疾病（红旗征或黄旗征），这些工具有助于物理治疗师对常见的肌肉骨骼疾病进行鉴别诊断，此过程需要医学访谈时提出问题（Fritz & Flynn 2005）。

腰痛、髋部疼痛和/或下肢疼痛可能与脊柱恶性肿瘤有关，这些部位是骨转移的常见部位，影响多达 30%~70% 的患者（Cook et al 2011a）。然而，腰部运动受限可能会在有或没有癌症的患者中重现机械性疼痛（Cook et al 2011b）。最近，一篇高质量的系统评价表明，既往癌症病史增加了恶性肿瘤的可能性，阳性似然比高（Henschke et al 2013）。此外，同样的 Cochrane 系统评价发现，其他红旗征具有较高的假阳性率，导致不必要的和可能有害的检查，如影像学检查。目前缺乏足够可靠的统计学证据和研究，无法准确估计红旗征的敏感度和特异性（Henschke et al 2013）；尽管将其纳入指南，腰痛患者的筛查或"危险信号"或恶性肿瘤的有效性仍然存在争议，关于其诊断准确性以及如何最好地在临床实践中使用它们的信息仍然很少（Underwood 2009）。因此，建议临床医务人员使用表 4.4 中列出的一个以上的单一红旗征问题（Downie et al 2013；Henschke et al 2013）。

**表 4.4　用于筛查腰痛患者恶性肿瘤的红旗征**

| 临床病史询问 | 测试后概率 |
| --- | --- |
| 你有癌症病史吗？ | 4.6 |
| 你有没有经历过不明原因的体重减轻？ | 1.2 |
| 1 个月后症状好转（如果结果为阴性）？ | 0.9 |
| 年龄>50 岁？ | 0.8 |
| 你本次的症状>1 个月？ | 0.8 |
| 你有严重的疼痛吗？ | 0.5 |
| 你有没有尝试过卧床休息但没有改善？ | 0.6 |
| （来源：Henschke et al 2013。） | |

骨折也是一种常见的红旗征，通常是导致腰痛和相关腿部症状的原因。椎体压缩性骨折是最常见的与骨质疏松相关的脊柱骨折，表现为腰痛、姿势改变、身高降低、功能障碍、残疾和生存质量下降的临床症状。最近的系统评价（Downie et al 2013）确定了三个可能有用的阳性似然比的红旗征，这些红旗征可用于基层医疗机构；这三个红旗征是：重大创伤、高龄和使用皮质类固醇。此外，男性和女性的距骨功能不全骨折已被确定为骨质疏松症的早期征兆（Tomaczak & Van Court 2000）。然而据报道，当前指南中的许多红旗征要么对骨折预测几乎没有变化，要么存在诊断准确性未经测试（Downie et al 2013）。

## 症状探究

在登记期间和/或在医学访谈期间，必须确定改变患者症状更好和/或更差的特定运动模式。与炎症相关的病症可能在休息时或在剧烈运动期间恶化（Maitland 2001）。为了简化医疗访谈，可以在病史登记表格上完成一些初步症状探究（表 4.5）。在此，患者需要描述问题的特征并确定原因（如果存在）、主诉和其他相关问题。在一天中变化的症状与神经肌肉骨骼损伤或运动障碍有关。这种情况通常随着身体上的机械负荷在一天中的时间变化，特定活动的开始或停止以及采用或避免某些姿势而增加或减少而波动。一些脊柱和/或四肢疼痛综合征也

表4.5　下肢疼痛综合征患者的采集信息

| 获取问题关于 | 内容的目的 |
| --- | --- |
| 患者概况和人口统计资料 | 与流行病学有关，包括基于年龄、性别和种族的相关疾病的患病率和发病率 |
| 问题描述 | 描述问题并确定原因（如果存在），确定主诉和其他相关问题<br>协调/熟悉/可比较的症状——与患者寻求治疗的疼痛相关的运动 |
| 病情的性质和行为变化 | 严重程度：与功能活动或一天中的时间相关的患者症状强度<br>激惹性：稳定状态下引起疼痛时缓解的速度有多快<br>性质：代表有障碍的结构，或综合征；也可以询问加重因素或缓解因素；也可以询问表现：恒定、间歇和/或一段时间<br>病理阶段：评估病情呈现的愈合阶段<br>稳定性：症状随时间推移（更好、更差、保持不变） |
| 相关的病史 | 使用登记表格以最大限度地减少筛查问题<br>审查用于鉴别诊断为内脏源性、血管源性、脊柱源性、神经源性和/或心因性疼痛发生器的系统<br>确定潜在的相关医疗成分是否与临床表现有关<br>当前药物使用，一般健康，活动水平，当前医疗条件和/或现状的医学测试的基线 |
| 患者目标和治疗障碍 | 通常用于确定改善当前健康状况的动机<br>与遵守计划治疗和自我效能相关，这是良好效果的预后变量<br>根据以患者为中心的治疗方案 |

可以在各种姿势或位置重复运动时出现疼痛呈现（包括外周化或中心化）的改变（Maitland 2001）。

了解加重和缓解体位的病史可以帮助临床医务人员确定与肌肉骨骼疾病相关的状况。例如，在剧烈的无保护运动期间，非炎症症状可能会恶化。但是，如果在全面检查后患者未出现肌肉骨骼疾病的症状模式，则应进一步筛查特定的相关系统。与全身疾病相关的疼痛模式通常是周期性发作且呈进行性的模式（Goodman & Snyder 2009）。此外，症状的潜伏发作和/或非典型症状或症状的行为变化可能会引起对严重的潜在疾病的怀疑。

在访谈期间，帮助患者确定寻求治疗的主要原因非常重要。在体格检查中，这被称为一致体征（concordant sign），其与身体评估期间产生的其他症状不同。在访谈期间需要识别一致体征，以允许患者和临床医务人员确定关键主诉（Maitland 2001；Laslett et al 2003）。下肢疼痛综合征的患者也可能出现一个或多个不一致的体征；这可能被描述为痛苦或异常，但与一致体征无关。不一致的体征并不是患者寻求治疗的那种疼痛（Maitland 2001）。

## 症状的性质和行为特征

在病史采集期间了解症状演变史非常重要，这涉及确定病症所处的阶段。主要目的是让临床医务人员确定受伤原因并引起症状的详细解释。进一步研究了对问题的一致体征的讨论，发病的时间与疾病的阶段密切相关（Maitland 2001）。

该病症的性质和行为特点要求临床医务人员询问有关严重程度、性质、激惹性、病理阶段和症状稳定性的问题。同样，与许多其他病史采集一样，这些概念在文献中尚未得到很好的描述或研究。严重程度描述患者症状与功能活动或一天中的时间相关的强度；这通常涉及患者在评定量表（如数字疼痛评定量表）上评定疼痛严重程度，以提供基础值或与体检期间各种运动引起的基础值相比较（Farrar et al 2001）。患者症状的性质是指疼痛呈现为持续、间歇和/或偶发的行为；临床医务人员还应该询问患者加重或缓解疼痛的因素。

激惹性是另一种疼痛行为概念，它涉及在稳定状态引起疼痛的情况下疼痛缓解的速度。这个概念可以通过三个标准来定义：①患者必须做什么来引起该症状；②症状持续多长时间和症状有多严重；以及③患者做什么来缓解症状。具有高激惹性的患者可能经常对积极治疗持谨慎态度，因为它们通常会随着特定的活动而恶化（Zusman 1998；maitland 2001）。

病理改变或病症的阶段特别涉及损伤愈合阶段，而症状表现的稳定性是指随着时间的推移症状进展为改善、恶化或保持不变。

# 针对下肢疼痛综合征的病史采集

腿部疼痛通常与腰痛相伴随，但也常常在没有腰痛的情况下出现并且可能非常轻微。通常涉及腿部疼痛（有或没有腰痛）的结构将在本章中呈现并分类为①中枢敏化，②外周神经敏化（有或没有去神经支配），和③非神经结构的肌肉骨骼疼痛（Schafer et al 2009）。所涉及的各种结构中的每一种都可以呈现患者可能在访谈或登记期间描述的不同的体征和症状模式，尽管疼痛科学的进一步研究表明模式之间存在显著的交叉（Schafer et al 2009）。

以下部分涉及临床医务人员在病史采集中可能会询问的具体问题，以帮助其做出临床假设和决策。在可能的情况下，连同特征陈述，主观病史问题和/或与特定条件相关的自我报告问卷项目，诊断比值比（diagnostic odds ratios，DOR），敏感度（SN，根据参考测试，测试识别出有问题的个体的能力），包括特异性（测试积极排除根据参考测试没有问题的个体的能力）和似然比（+LR 或 -LR）（Cook et al 2007；见第 5 章）。然而，在许多情况下，这种统计信息不可用，故本文报告了与特定下肢疼痛综合征相关的病史采集的最佳可用证据。

## 中枢敏化和外周神经敏化

研究文献表明，一些病史采集问题可用于检查下肢疼痛综合征，包括与中枢敏化、外周神经敏化和肌肉骨骼疼痛相关的病症。就本章而言，中枢敏化被定义为中枢神经系统内神经信号的扩增，引起疼痛超敏反应（Wool 2011）；外周敏化被定义为反应迅速和减少伤害感受器的阈值以刺激其感受区域。这包括伤害性疼痛，其指的是假定主要由外周伤害性感觉纤维的活化驱动的疼痛状况。两项研究已经检查了腿部疼痛患者的腰背部，这种疼痛无法追溯到解剖异常，包括中枢敏化和伴随或不伴随腿部疼痛的腰痛。患有与损伤不恰当的疼痛，不恰当的加重/缓解因素和其他心理社会症状的患者很可能被诊断为中枢敏化（DOR 分别为 15.19，30.69 和 7.65）（Smart et al 2012a，2012b）。主诉局部或间歇性疼痛的个体更可能被诊断患有伤害性腰痛（DOR 分别为 69.79 和 4.25）（Smart et al 2012a，2012b）。

## 针对腰部相关的肌肉骨骼疼痛综合征

在治疗下肢疼痛综合征的患者时，应考虑腰部或脊柱疾病。关于这些综合征的许多研究中，研究人员/作者使用了各种问题来确定特定的腰部及下肢的疾病。特别是对于腰椎，一些研究调查了病史采集项目有关腰椎椎管狭窄症（lumbar spinal stenosis，LSS）、腰骶神经根受压/神经根病、腰椎间盘突出症和临床腰椎不稳定的准确诊断。

## 腰椎椎管狭窄

对各种主观病史问题/自我报告项目进行了研究，以确定它们在诊断 LSS 中的作用；下列各项均符合诊断标准，或至少略微增加了诊断 LSS 的可能性。在 Cook 等人（2011a）的研究中，自我报告项目的最强诊断组合包括：（1）双侧症状，（2）腿痛多于腰痛，（3）行走/站立时疼痛，（4）坐下时疼痛缓解，（5）年龄>48 岁。未能满足这 5 个阳性检查结果中的任何一个的条件表明高敏感度（0.96）和低似然比（0.19）；满足 5 个中的 4 个的条件产生似然比 4.6 和测试后概率 76%。其他研究已经发现，增加患者年龄（年龄超过 48 岁）会增加患有该病症的似然比（Katz et al 1995；Konno et al 2007；Sugioka et al 2008）。Katz 等人（1995）也发现以下问题有用：患者是否有以下症状：严重的腿部疼痛（似然比阳性：2.00），坐下时无疼痛（LR+：6.60），坐下时症状改善（似然比阳性：3.10）或腿部麻木（似然比阳性：2.62）。Konno 等人（2007）发现了其他问题，包括：行走时疼痛加剧但休息时疼痛减轻（DOR：70.77），站立时疼痛加重（DOR：11.38），臀部周围麻木（DOR：77.0）。另外，Sugioka 等人（2008）询问疼痛是否持续或超过 6 个月（DOR：2.17），患者走路比平时更缓慢（DOR：2.28），因下肢疼痛而坐下（DOR：2.01），或者需要在晚上醒来小便（DOR：2.34）；阳性反应与轻度至中度增加腰椎椎管狭窄的可能性有关。

## 神经根压迫/神经根病

最有意义的病史成分或神经根受压是疼痛的位置，是否存在于皮区分布中的症状，和/或症状放射是否是最重要的主诉（DOR：24.29）（Smart et al 2012a，2012b）。此外，关于患者是否经历咳嗽、打喷嚏或紧张疼痛（DOR：3.20）的问题，以及肌肉无力（DOR：2.20）、感觉丧失（DOR：2.10）或尿道不通（DOR：2.3）的自我报告的问题，已被诊断为腰骶神经根受压/神经根病（Coster et al 2010）。此外，似乎存在年龄关系，因为年龄较大的患者（51~81 岁）被诊断患有这种疾病的可能性增加(DOR:2.2)(Vroomen et al 2002)。

## 椎间盘突出症

在腰椎间盘突出症的诊断中,只有少数研究将结果与参考标准进行了比较,并且一些研究具有显著的偏倚风险。在这一点上,一些关键的病史项目在筛查腰椎间盘突出症可能性方面产生了部分益处,包括以前的非脊柱手术(DOR:3.52)、教育水平(DOR:3.22)和进行性坐骨神经疼痛(DOR:2.77)(Vucetic et al 1997)。

## 临床腰椎不稳定

尽管在文献中有一些研究测试临床试验的准确性或腰椎稳定性/不稳定性,但没有研究对病史采集进行独特分析。Alqarni 等人(2011)的系统评价认为,物理治疗师通常会使用诸如后剪切测试(the posterior shear test)、俯卧不稳定性测试(the prone instability test)、Beighton 过度活动量表、俯卧腿伸展测试(the prone leg extension test)以及不稳定捕获征(the instability catch sign)、疼痛捕获征(the painful catch sign)和恐惧症(the apprehension sign)(在本书后面介绍)。其他可能有用的问题需要研究或者它们的诊断准确性是基于 Delphi 研究(由一组临床专家组成):临床医务人员通常询问走路腿打软或腰部不稳的病史、在运动范围内疼痛、疼痛在过度活动期间在脊柱扭曲或弯曲期间锁定(locking)或捕获(catching)、在突然活动期间疼痛,以及从向前弯曲位置抬起、打喷嚏和/或返回时疼痛(Cook et al 2006)。

## 针对下肢相关的肌肉骨骼疼痛综合征

### 髋骨性关节炎

对于髋骨性关节炎(osteoarthritis,OA)的诊断,应包括的一些关键病史项目如下(Sutlive et al 2008;Morvan et al 2009)。患者是否有臀部疼痛/髋痛/腹股沟疼痛(似然比阳性:1.74 ~ 6.4,似然比阴性:0.52)?患者在爬楼梯或在斜坡上行走时是否会主诉疼痛(似然比阳性:2.10)?患者是否主诉下蹲为加重因素(似然比阳性:1.8,似然比阴性:0.42)?患者是否有髋关节后部疼痛(似然比阳性:6.1,似然比阴性:0.79)?最后,患者是否自我感觉到髋关节活

动受限(似然比阳性:2.86)?

## 其他髋关节病变

Burgess 等人(2011)的系统评价报告了患者与关节唇相关的主观陈述的诊断准确性。他们确定了两项研究,发现髋臼病变的患者出现前腹股沟疼痛(敏感度为 100%,特异性为 40%),或报告发生咔嗒声(敏感度范围为 57% ~ 100%)。Tijssen 等人(2012)进行了二次系统评价;这些作者将患有咔嗒声、锁定、砰砰声或腿打弯的机械症状的患者分组,结合三项纳入研究(Farjo et al 1999;O'Leary et al 2001;Burnett et al 2006),发现机械症状报告的敏感度范围为 53% ~ 100%。对股骨髋臼撞击综合征(femoro-acetabular impingement,FAI)的筛查不仅病史采集还包括体格检查的诊断准确性都知之甚少,虽然这种情况现在越来越多地被认为是许多关节内髋部病变和髋臼病变的致病因素。一些研究描述了临床特征和症状;然而,没有研究检查过与 FAI 相关的病史问题的诊断准确性。

## 膝骨性关节炎

膝关节是骨关节炎的重要目标。Morvan 等人(2009)在访谈中发现三个问题是有用的,因为它们与膝关节 OA 的概率略有增加有关。这些问题包括至少 4 周的疼痛(敏感度为 95%,特异性为 46%,似然比阳性为 1.77,似然比阴性为 0.10),在爬楼梯或沿着斜坡行走时疼痛(敏感度为 81%,特异性为 63%,似然比阳性为 2.19,似然比阴性为 0.30),并且一个或两个膝关节有肿胀(敏感度为 47%,特异性为 84%,似然比阳性为 3.10,似然比阴性为 0.62)(Morvan et al 2009)。

## 髌股疼痛综合征

Cook 等人(2012)进行了系统评价,确定了一些可能有助于识别髌股关节疼痛综合征(patellofemoral pain syndrome,PFPS)患者的问题。在纳入的研究中,他们发现蹲坐期间自我报告的疼痛呈现出一系列低似然比阳性(从 1.3 到 1.8)似然比阴性(在 0.9 和 0.1 之间)来自系统评价中的三篇论文。此外,跪下时疼痛的自我报告也具有低似然比阳性(1.7)和似然比阴性(0.3)。在 3 项研究中记录了长时间坐位或膝关节屈曲期间的自我报告的疼痛,范围从似然比阳性(1.7 到 7.4)似然比阴性(0.3 到 0.5)的概率从低到中等变化。在爬楼梯期间的疼痛

报告具有更广泛的似然比阳性（从 1.3 到 11.6）和似然比阴性（从 0.6 到 0.1）来自含有该项目的 3 项研究。系统评价的作者确定的广泛的鉴别诊断可能是由于诊断参考标准的高度可变性以及包括研究中 PFPS 的定义（Cook et al 2012）。

## 膝关节半月板损伤

已经确定了两种用于诊断膝关节半月板损伤的病史项目。一项研究发现，与 MRI 结果相比，病史记录中自我报告的腿打弯和锁定感觉分别具有 49.2% 和 60.9% 的诊断准确性，特异性分别为 84% 和 96%（Yan et al 2011）。Wagemakers 等人（2008 年）在另一项诊断准确性研究中发现，年龄较大（"年龄超过 40 岁"），"活动不可能继续"以及"创伤时负重"报告的问题集群与半月板损伤概率增加（似然比阳性：2.0）有关。

## 膝关节韧带损伤

相比其他类型的韧带损伤，有更多的诊断准确性研究应用于前交叉韧带（anterior cruciate ligament，ACL）损伤（Benjaminse et al 2006）。一项研究将检查中的病史与体格检查分开，以确定诊断价值（Wagemakers et al 2012）。该研究进一步检查了部分和完全 ACL 损伤的病史记录。病史项目报告的肿胀/积液产生似然比阳性为 1.6，似然比阴性为 0.8 以判断部分撕裂，似然比阳性为 2.0，似然比阴性为 0.6 以判断完全撕裂。"爆裂感觉"的报告产生似然比阳性为 2.3，似然比阴性为 0.5 判断为部分撕裂；似然比阳性为 2.1，似然比阴性为 0.5 判断为完全撕裂。自我报告的"腿打软"（giving way）的感觉产生了一个小的概率变化（似然比阳性为 1.6，似然比阴性为 0.6，判断为部分撕裂；似然比阳性为 1.7，似然比阴性为 0.6 判断为完全撕裂）。当组合在一起时，与 MRI 相比判断部分撕裂，病史发现产生 99% 的特异性和 18% 的敏感度，似然比阳性为 17.7。与 ACL 部分撕裂相比，完全撕裂产生了较大的偏移，但略小，似然比阳性为 9.8，似然比阴性为 0.8，特异性（98%）和敏感度（18%）相似。评估了许多其他项目，包括肿胀、捻发音、疼痛评分、受伤类型等；然而，这些都不包括在用于评估 ACL 损伤的最终诊断模型中（Wagemakers et al 2012）。

## 跟腱病

在文献研究和临床实践中，跟腱病变的鉴别诊断是非常具有挑战性的。该诊断的参考标准是超声检查，有一项研究提供了自我报告项目或有关该病症问题的诊断准确性数据（Hutchison et al 2013）。触诊肌腱伴随自我报告疼痛的敏感度为 84%，特异性为 73%。另外，在肌腱止点跟骨 2～6cm 以上主观报告疼痛显示敏感度为 78%，特异性为 77%。尽管在文献中没有对其进行充分研究，但这两个关键的病史项目可能被证明可用于筛查该病症。

## 跟痛症/足底筋膜炎

临床医务人员多年来一直使用常见的病史来帮助对病症进行鉴别诊断。临床上，患者经常在早晨或长时间坐起后的第一步中报告疼痛，并且当触摸/触诊内侧足底跟骨区域时也可能报告剧烈疼痛。然而，还有许多其他情况也会引起足跟疼痛，包括（但不限于）神经卡压、腰椎疾病和神经病变（Cole et al 2005）。迄今为止尚未发现用于检查足底筋膜炎患者病史的诊断准确性研究。有趣的是，在临床实践指南或物理治疗中对跟痛症/足底筋膜炎的分类和/或诊断仍然非常重视病史采集（McPoil et al 2008）。

## 小结

作为循证临床工作者，物理治疗师需要利用最佳证据来完善主观访谈。目前的物理治疗文献中病史采集方法/风格和问诊的内容正在被演练。然而，在本章中，已经提出了几个有助于决策的问题，这些问题基于通常涉及腿部疼痛（有或没有腰痛）的身体结构，包括用于区分和筛选红旗征以及将疼痛放射到其他系统的问题。不是由其他系统或由于红旗征/病理状况产生的疼痛/症状也被提出作为识别中枢敏化、外周神经敏化（有或没有去神经支配）和肌肉骨骼疼痛的问题。尽管在临床实践中，病史和临床检查并非孤立，但与体格检查的研究相比，文献中的病史问题形式及其对决策的贡献价值仍未得到充分研究。我们可能不知道病史在诊断准确性方面的真正价值。然而，文献确实支持其在订制的、以患者为中心的方法中的价值，以提高患者对许多肌肉骨骼疾病的治疗和患者结果的满意度。

（曹永武　译，刘朝晖　审，

廖麟荣　王于领　审校）

# 参考文献

Alqarni AM, Schneiders AG, Hendrick PA. 2011. Clinical tests to diagnose lumbar segmental instability: a systematic review. J Orthop Sports Phys Ther 41: 130–140.

Asnani MR. 2009. Patient–physician communication. West Indian Med J 58: 357–361.

Atlas SJ, Deyo RA. 2001. Evaluating and managing acute low back pain in the primary care setting. J Gen Int Med 16: 120–131.

Beck RS, Daughtridge R. Sloane PD. 2002 Physician–patient communication in the primary care office: a systematic review. J Am Board Fam Pract 15: 25–38.

Bellamy N, Buchanan WW, Goldsmith CH, et al. 1988. Validation study of WOMAC: a health status instrument for measuring clinically important patient-relevant outcomes following total hip or knee arthroplasty in osteoarthritis. J Orthop Rheumatol 1: 95–108.

Benjaminse A, Gokeler A, van der Schans CP. 2006. Clinical diagnosis of an anterior cruciate ligament rupture: a meta-analysis. J Orthop Sports Phys Ther 36: 267–288.

Binkley JM, Stratford PW, Lott SA, et al. 1999. The Lower Extremity Functional Scale (LEFS): scale development, measurement properties, and clinical application: North American Orthopaedic Rehabilitation Research Network. Phys Ther 79: 371–383.

Boissonnault WG. 2011. Primary care for the physical therapist: examination and triage, 2nd edn. St Louis: Elsevier Saunders.

Britt E, Hudson SM, Blampied NM. 2004. Motivational interviewing in health settings: a review. Patient Educ Couns 53: 147–155.

Burgess RM, Rushton A, Wright C, et al. 2011. The validity and accuracy of clinical diagnostic tests used to detect labral pathology of the hip: a systematic review. Man Ther 16: 318–326.

Burnett R, Della Rocca G, Prather H, et al. 2006. Clinical presentation of patients with tears of the acetabular labrum. J Bone Joint Surgery 88: 1448–1457.

Chou R, Shekelle P. 2010. Will this patient develop persistent disabling low back pain? JAMA 303: 1295–1302.

Cole C, Seto C, Gazewood J. 2005. Plantar fasciitis: evidence-based review of diagnosis and therapy. Am Fam Physician 72: 2237–2242.

Cook CE, Brismee JM, Sizer PS. 2006. Subjective and objective descriptors of clinical lumbar spine instability: a Delphi study. Man Ther 11: 11–21.

Cook C, Cleland J, Huijbregts P. 2007. Creation and critique of studies of diagnostic accuracy: use of the STARD and QUADAS methodological quality assessment tools. J Man Manip Ther 14: 93–100.

Cook C, Brown C, Michael K, et al. 2011a. The clinical value of a cluster of patient history and observational findings as a diagnostic support tool for lumbar spine stenosis. Physiother Res Int 16: 170–178.

Cook C, Ross MD, Isaacs R. et al. 2011b. Investigation of non-mechanical findings during spinal movement screening for identifying and / or ruling out metastatic cancer. Pain Pract 12: 426–433.

Cook C, Mabry L, Reiman MP, et al. 2012. Best test / clinical findings for screening and diagnosis of patellofemoral pain syndrome: a systematic review. Physiotherapy 98: 93–100.

Coster S, de Bruijn SF, Tavy DL. 2010. Diagnostic value of history, physical examination and needle electromyography in diagnosing lumbosacral radiculopathy. J Neurol 257: 332–337.

de Virgilio C, Chan T. 2010. Assessment of vascular patients and indications for therapy. In: Fogarty TJ, White RA (eds) Peripheral endovascular interventions. New York: Springer-Verlag, pp 29–44.

Deyo RA. 1991. Nonsurgical care of low back pain. Neurosurg Clinics North Am 2: 851–862.

Deyo RA, Rainville J, Kent DL. 1992. What can the history and physical examination tell us about low back pain? JAMA 268: 760–765.

Downie A, Williams CM, Henschke N, et al. 2013. Red flags to screen for malignancy and fracture in patients with low back pain: systematic review. BMJ 347: f7095.

Dwamena F, Holmes-Rovner M, Gaulden CM, et al. 2012. Interventions for providers to promote a patient-centered approach in clinical consultations. Cochrane Database Syst Rev 12: CD003267.

Edwards I, Jones M, Carr J, et al. 2004. Clinical reasoning strategies in physical therapy. Phys Ther 84: 312–330.

Fairbank J, Couper J, Davies J, et al. 1980. The Oswestry Low Back Pain Questionnaire. Physiotherapy 66: 271–273.

Farjo L, Glick J, Sampson T. 1999. Hip arthroscopy for acetabular labral tears. Arthroscopy 15:132–137.

Farrar JT, Young JP, LaMoreaux L, et al. 2001. Clinical importance of changes in chronic pain intensity measured on an 11-point numerical pain rating scale. Pain 94: 149–158.

Feise RJ, Menke J. 2001. Functional Rating Index: a new valid and reliable instrument to measure the magnitude of clinical change in spinal conditions. Spine 26: 78–86.

Fritz J, Flynn TW. 2005. Autonomy in physical therapy: less is more. J Orthop Sports Phys Ther 35: 696–968.

Goodman CC, Snyder TE. 2009. Differential diagnosis in physical therapy, 3rd edn. Philadelphia: WB Saunders.

Grovle L, Haugen AJ, Keller A, et al. 2013. Prognostic factors for return to work in patients with sciatica. Spine 13: 1849–1857.

Hall JE. 2003. The kidney, hypertension, and obesity. Hypertension 41: 625–633.

Hampton JR, Harrison MJ, Mitchell JR, et al. 1975. Relative contributions of history-taking, physical examination and laboratory investigations to diagnosis and management of medical out-patients. BMJ 2: 486–489.

Harris-Hayes M, McDonough CM, Leunig M. 2013. Clinical outcomes assessment in clinical trials to assess treatment of femoroacetabular impingement: use of patient-reported outcome measures. J Am Acad Orthop Surg 21: S39–S46.

Henry SG, Fuhrel-Forbis A, Rogers M, et al. 2012. Association between nonverbal communication during clinical interactions and outcomes: a systematic review and meta-analysis. Patient Educ Couns 86: 297–315.

Henschke N, Maher CG, Ostelo RW, et al. 2013. Red flags to screen for malignancy in patients with low-back pain. Cochrane Database Syst Rev 2: CD008686.

Higgs J. 1992. Developing knowledge: a process of construction, mapping and review. N Z J Physiother 20: 23–30.

Hutchison AM, Evans R, Bodger O, et al. 2013. What is the best clinical test for Achilles tendinopathy? Foot Ankle Surg 19: 112–117.

Irrgang JJ, Snyder-Mackler L, Wainner RS, et al. 1998. Development of a patient-reported measure of function of the knee. J Bone Joint Surg 80: 1132–1145.

Jarvik JG, Deyo RA. 2002. Diagnostic evaluation of low back pain with emphasis on imaging. Ann Intern Med 137: 586–597.

Katz JN, Dalgas M, Stucki G, et al. 1995. Degenerative lumbar spinal stenosis: diagnostic value of the history and physical examination. Arthritis Rheum 38:1236–1241.

Koes BW, van Tulder MW, Thomas S. 2006. Diagnosis and treatment of low back pain. BMJ 332: 1430–1434.

Konno SI, Kikuchi SI, Tanaka Y, et al. 2007 A diagnostic support tool for lumbar spinal stenosis: a self-administered, self-reported history questionnaire. BMC Musculoskeletal Dis 8: 102.

Kurtz SM, Silverman JD. 1996. The Calgary–Cambridge observation guides: an aid to defining the curriculum and organizing the teaching in communication training programmes. Med Educ 30: 83–89.

Kurtz SM, Silverman JD, Draper J. 1998. Teaching and learning communication skills with patients. Oxford, UK; Radcliffe Medical Press.

Kurtz SM, Silverman JD, Benson J, et al. 2003. Marrying content and process in clinical method teaching: enhancing the Calgary–Cambridge Guides. Acad Med 78: 802–809.

Laslett M, Young S, April C, et al. 2003. Diagnosing painful sacroiliac joints: a validity study of a McKenzie evaluation and sacroiliac provocation tests. Aust J Physiother 49: 89–97.

Lurie JD. 2005. What diagnostic tests are useful for low back pain? Best Pract Res Clin Rheumatol 19: 557–575.

Maitland GD. 2001. Maitland's vertebral manipulation, 6th edn. London: Butterworth-Heinemann.

McPoil TG, Martin RL, Cornwall MW, et al. 2008. Heel pain–plantar fasciitis: clinical practice guidelines linked to the international classification of function, disability, and health from the orthopaedic section of the American Physical Therapy Association. J Orthop Sports Phys Ther 38: A1–A18.

Morvan J, Roux CH, Fautrel B, et al. 2009. A case-control study to assess sensitivity and specificity of a questionnaire for the detection of hip and knee osteoarthritis. Arthritis Rheum 61:92–99.

Nicholas MK, Linton SJ, Watson PJ, et al; 'Decade of the Flags' Working Group. 2011. Early identification and management of psychological risk factors ('yellow flags') in patients with low back pain: a reappraisal. Phys Ther 91: 737–753.

O'Leary J, Berend M, Parker T. 2001. The relationship between diagnosis and outcome in arthroscopy 17(2): 181–188.

Peterson MC, Holbrook JH, Von Hales D, et al. 1992. Contributions of the history, physical examination and laboratory investigation in making medical diagnoses. West J Med 156: 163–165.

Roland M, Fairbank J. 2000. The Roland–Morris Disability Questionnaire and the Oswestry Disability Questionnaire. Spine 25: 3115–3122.

Roland M, Morris R. 1986. A study of the natural history of back pain, part I: the development of a reliable and sensitive measure of disability of low back pain. Spine 8: 141–144.

Rollnick S, Miller WR, Butler CC. 2008. Motivational interviewing in health care. New York: Guilford Press.

Schafer A, Hall T, Briffa K. 2009. Classification of low back-related leg pain: a proposed patho-mechanism-based approach. Man Ther 14: 222–230.

Silverman J, Archer J, Gillard S. 2011. Initial evaluation of epscale, a rating scale that assesses the process of explanation and planning in the medical interview. Patient Educ Couns 82: 89–93.

Siracuse JJ, Giles KA, Pomposelli FB. 2012. Results for primary bypass versus primary angioplasty / stent for intermittent claudication due to superficial femoral artery occlusive disease. J Vascular Surg 55: 1001–1007.

Sizer P, Brismee JM, Cook C. 2007. Medical screening for red flags in the diagnosis and management of musculoskeletal spine pain. Pain Pract 7: 53–71.

Smart KM, Blake C, Staines A, et al. 2012a. Mechanisms-based classifications of musculoskeletal pain: part 1 of 3: symptoms and signs of central sensitization in patients with low back (±leg) pain. Man Ther 17: 336–344.

Smart KM, Blake C, Staines A, et al. 2012b. Mechanisms-based classifications of musculoskeletal pain: part 3 of 3: symptoms and signs of nociceptive pain in patients with low back (±leg) pain. Man Ther 17: 352–357.

Stratford P, Gill C, Westway M, et al. 1995. Assessing disability and change on individual patients: A report of a patient specific measure. Physiother Can 47: 258–263.

Stratford P, Binkley J, Lott S, et al. 1999. The Lower Extremity Functional Scale (LEFS): scale development, measurement properties, and clinical application. J Am Phys Ther Assoc 79: 371–383.

Street RL, Haidet P. 2011. How well do doctors know their patients? Factors affecting physician understanding of patients' health beliefs. J Gen Intern Med 26: 21–27.

Street RL, Richardson MN, Cox V, et al. 2009. (Mis)understanding in patient-health care provider communication about total knee replacement. Arthritis Rheum 61: 100–107.

Sugioka T, Hayashino Y, Konno S, et al. 2008. Predictive value of self-reported patient information for the identification of lumbar spinal stenosis. Fam Pract 25: 237–244.

Sutlive TG, Lopez HP, Schnitker DE, et al. 2008. Development of a clinical prediction rule for diagnosing hip osteoarthritis in individuals with unilateral hip pain. J Orthop Sports Phys Ther 38: 542–550.

Taylor K. 2009. Paternalism, participation, and partnership: the evolution of patient centeredness in the consultation. Patient Educ Couns 74: 150–155.

Tijssen M, van Cingel R, Willemsen L, et al. 2012. Diagnostics of femoroacetabular impingement and labral pathology of the hip: a systematic review of the accuracy and validity of physical tests. Arthroscopy 28(6): 860–871.

Tomaczak RL, VanCourt R. 2000. Metatarsal insufficiency fractures in previously undiagnosed osteoporosis patients. J Foot Ankle Surg 39: 174–183.

Underwood M 2009. Diagnosing acute nonspecific low back pain: time to lower the red flags? Arthritis Rheum 60: 2855–2857.

VanBuskirk KA, Wetherell JL. 2014 Motivational interviewing with primary care populations: a systematic review and meta-analysis. J Behav Med 37(4):768–780. doi: 10.1007/s10865-013-9527-4.

Vroomen PC, de Krom MC, Wilmink JT, et al. 2002. Diagnostic value of history and physical examination in patients suspected of lumbosacral nerve root compression. J Neurol Neurosurg Psychiatry 72: 630–634.

Vucetic N, Bri ED, Svensson O. 1997. Clinical history in lumbar disc herniation: a prospective study in 160 patients. Acta Orthop Scand 68: 116–120.

Waddell G, Newton M, Henderson I. 1993. A Fear Avoidance Beliefs Questionnaire (FABQ) and the role of fear-avoidance beliefs in chronic low back pain and disability. Pain 52: 157–168.

Wagemakers HP, Heintjes EM, Boks SS, et al. 2008. Diagnostic value of history-taking and physical examination for assessing meniscal tears of the knee in general practice. Clin J Sport Med 18: 24–30.

Wagemakers HP, Luijsterburg PA, Boks SS, et al. 2012 Diagnostic accuracy of history taking and physical examination for assessing anterior cruciate ligament lesions of the knee in primary care. Arch Phys Med Rehabil 91: 1452–1459.

Walter A, Bundy C, Dornan T. 2005. How should trainees be taught to open a clinical interview? Med Educ 39: 492–496.

Ware JE, Snow KK, Kolinsky M, et al. 1993. SF-36 health survey: manual and interpretation guide. Boston: The Health Institute.

Wells PS, Anderson DR, Bormanis J, et al. 1997. Value of assessment of pretest probability of deep-vein thrombosis in clinical management. Lancet 350: 1795–1798.

Williamson E. 2006. Fear Avoidance Beliefs Questionnaire (FABQ). Austr J Physiother 52: 149.

Woolf AD. 2003. How to assess musculoskeletal conditions: history and physical examination. Best Pract Res Clin Rheumatol 17: 381–402.

Woolf CJ. 2011. Central sensitization: implications for the diagnosis and treatment of pain. Pain 152: S2–S15.

Yan R, Wang H, Yang Z, et al. 2011. Predicted probability of meniscus tears: comparing history and physical examination with MRI. Swiss Med Wkly 141: w13314.

Zusman M. 1998. Irritability. Man Ther 3(4): 195–202.

# 第 5 章

# 体格检查

Shane Koppenhaver, Timothy Flynn, Jennifer Grane

## 概述

体格检查是对患者全面询问病史和问诊的延续。不管体格检查如何全面,都无法代替不完整的病史。在完成病史采集和患者问诊后,检查者应该对症状严重程度、病情的潜在易激性(一旦诱发,症状多久缓解?)和病程的阶段(急性、亚急性或慢性)进行评估。临床医务人员也应该就可能的病理学分类或治疗方法以及初步的预后评估,提出一个合理的假设或几个可能性较大的假说。而且,临床医务人员应对影响患者身体状况的社会、环境、行为因素有所了解。体格检查应侧重于检验在病史采集时所做出的初步假设,以及获取其他必要的额外信息,从而制订适当的治疗计划和预后判断。它应该是系统的,但也适用于个体患者,支持或反驳检查者的主要和替代假设。最后,全面的体格检查有助痊愈的真正力量不可低估。体格检查实质上是一种治疗方法,因为如果采用体现出专业的、充满激情的方式进行检查,有助于促进医患关系。

全面的体格检查首先包括使用各种测试和方法筛查神经运动系统和血管系统,然后再关注局部特定区域。然而,在讨论临床体格检查之前,本章首先讨论了临床医务人员必须要理解的各种检查和措施

的心理测量学特性(psychometric properties),以便于选择最有用的方法,准确解释检查结果,继而选择恰当的治疗方法(参见第 4 章)。

诊断性检查的评估涉及几个不同的特性,其中包括信度(reliability)和诊断准确性。信度是指仪器或检查者测量某一特定属性的一致性程度(Portney & Watkins 2009)。检查方法的信度可以告诉临床医务人员试验结果反映真实情况的比例,以及错误反应的比例。检查者内信度(intra-rater reliability)是一个人测评不同方法之间的一致性,而检查者间信度(inter-rater reliability)是指两人或以上测量相同方法之间的一致性。信度最常用 0(完全不一致)到 1(完全一致)之间的信度系数来量化。组内相关系数(intra-class correlation coefficients,ICCs)是最常用的信度系数,用于评估在连续标度上测量的数据的信度(如关节活动范围)。Kappa(κ)系数是分类数据最常使用的信度系数(如阳性和阴性),因为其在统计上校正了变化关联。信度系数的解释各不相同,但一般如下:<0.5 表示信度较差,0.50~0.74 表示信度较好,大于 0.75 表示信度良好(Portney & Watkins 2009)。

检查的诊断准确性通常通过该检查和参考标准的一致性来衡量,参考标准被认为是最能反映疾病是否存在的标准。将参考标准的结果与正在被研究的临床试验结果进行比较,以确定在调查研究试验正确诊断的人的百分比。当解释检查中所报告的诊断效用时,临床医务人员必须记住所使用的参考标准和所研究的人群;这将有助于他们决定结果是否适用于他们自己的患者群体。诊断的准确率通常用敏感度和特异性以及正-负似然比来表示。敏感度(真阳性率)被定义为一个检查的一种能正确鉴别特定疾病的患者的能力(Portney & Watkins 2009;Straus 2011)。当一个高敏感度的检查呈阴性时最有价值,因为这有助于排除特定的诊断。然而,高敏感度的检查通常对一些没有患病的个体是阳性的。

因此,高敏感度检查的阳性结果比阴性结果的价值低。相比之下,特异性(真阴性率)是一个检查的一种能正确鉴别没有特定疾病的患者的能力。例如,高度特异性的检查善于判断一个阳性结果可能是真阳性的情况。一个理想的预测检查可被描述成100%敏感度(即预测患者群中所有人患病)和100%特异性(即不预测健康人群中任何人患病)。

似然比(likelihood ratios,LRs)在临床上往往比敏感度和特异性更有用,因为似然比决定了患者患特定疾病概率的变化(Hayden & Brown 1999)。似然比是通过结合检查的敏感度和特异性来计算的,并且可以直接用于估计疾病存在的可能性。如果在调查研究中的检查是阳性,则用阳性似然比来确定患者患有该疾病的可能性增加。如果检查是阴性的,那么阴性似然比用来确定患者患有该疾病的可能性降低。以下范围被用来确认阳性似然比的意义:10或更大的数产生大幅度且经常是决定性的变化,5~0表示概率的中等幅度变化,2~5表示小幅度但偶尔是重要的变化,小于2表示概率上极少重要的变化(Portney & Watkins 2009)。至于阴性似然比,小于0.1表示概率的大幅度变化,0.1~0.2表示概率的中等幅度变化,0.2~0.5表示小幅度变化,0.5~1则表示极少重要的变化(Portney & Watkins 2009)。

临床医务人员应该选择可靠且诊断效用高的检查和措施。例如,筛查是指一组可以用来降低某一特定条件的可能性的检查。因此,筛查应高敏感度并且阴性似然比非常小。筛查的真正价值是,当使用一个阴性似然比非常小的高敏感度检查时,阴性结果显著降低了患者患病的可能性(如临床医务人员可以完全排除这种可能性)。通常,筛查会增加假阳性的数量(因为它们高敏感度),因此,阳性筛查应提醒临床医务人员进行更彻底的检查,以确定或排除这种情况。另一方面,局部特异性检查本质上通常是推论的,并且应该是高度特异性和具有较大的阳性似然比。因此,临床医务人员必须理解他们所进行的临床检查的诊断特性。例如,临床医务人员经常使用高敏感度的检查(阴性似然比小)得到阳性的检查结果时,立即标记患者患有该疾病,而不考虑假阳性结果的可能性。这常常是低年资临床医务人员做更多检查,会产生更多假阳性结果而困惑的原因。

体格检查的筛查项是对在患者病史期间产生的系统回顾的延续。虽然某些因素应该常规地表现在所有患者身上,但是其他因素的纳入将受到来自病史和其他体格检查的结果的影响。最全面的筛查将包括:

- 观察
- 已知或未知的内科疾病或病症的筛查
- 严重脊柱损伤的筛查
- 神经系统疾病的筛查
- "排除"脊柱疾病(换而言之,排除患者主诉涉及颈椎或腰椎结构的主要病因)

在体格检查期间,局部特异性检查也应该根据病史和其他发现来进行调整。然而,一个全面的局部特异性检查总会包括:

- 主动运动
- 被动运动(采用过度和非过度)
- 触诊
- 临床特殊试验

由于体格检查的筛查基本上是相同的,不管主要症状的具体位置如何,这将是一般体格检查章节的重点。虽然任何检查的局部特异性部分都应包括相同的一般成分,但具体的评估将取决于主要症状的位置以及可能涉及的关节和软组织。然而,新的证据表明,许多脊柱和四肢疼痛综合征是针对脊柱的手法治疗技术来进行适当管理(Hurwitz et al 2002;Childs et al 2004;Cleland et al 2007;Iverson et al 2008;Boyles et al 2009),因此那些需要治疗的部位要求在进行手法干预之前进行筛查。随后的章节将会着重于有关特定疾病的病理特异性检查方法。

## 病症的观察和筛查

在体格检查过程中,肌肉骨骼疼痛从业者应首先考虑的问题是患者的症状是否与神经肌肉骨骼病理学一致,以及患者是否需要立即转介到其他专家就诊。正如第3章和第4章所讨论的,许多内脏疾病可引起与神经肌肉骨骼疾病相混淆的症状,且筛查主要通过全面详细的病史和访谈完成。然而,来自神经肌肉骨骼病理学的症状也应该能够在全面的神经肌肉骨骼体格检查中重现和/或加重。当患者诉说检查者不能在体格检查中重现和/或加重的中至重度症状时,应该高度怀疑潜在的病理性疾病。

非神经肌肉骨骼病理的体征在体格检查的最初观察部分经常被注意到。因此,任何症状部位的衣物都应脱掉,并应仔细检查该区域的异常。原发性皮肤病变(如斑疹、丘疹、斑块、水疱或囊肿)可在观察过程中立即发现。虽然大多数的原发性皮肤病并非紧急的,但是肌肉骨骼疼痛从业者可能是发现该皮肤病的第一个医疗提供者,并且至少应告知患者和他们的首次治疗者讨论病变。然而,与发热、呼吸或吞咽困难、或黏膜受累的压痛有关的可能危及生命的原发性皮肤病变,需要立即紧急转诊(Cole & Gray-Miceli 2002)。

在观察期间,医疗提供者可能还会发现发热、腹部肿块或非创伤性肿胀的体征。搏动性腹部肿块的存在可能代表腹主动脉瘤,需要立即紧急转诊。非创伤性肿胀,特别是关节积液,可能表示感染或恶性阶段,应立即实施进一步检查和/或立即转介给其他专家。

颈椎动脉系统(即椎基底动脉和颈动脉)的血管疾病可表现为头颈部疼痛。动脉闭塞可引起缺血症状,表现为眩晕、复视、构音障碍、吞咽困难、跌倒、恶心、眼球震颤、面部麻木、共济失调、呕吐、声音嘶哑、短期记忆丧失、视力模糊、肌张力减退/肢体乏力、无汗(面部无汗)、听力障碍、不适、口周疼痛、畏光、瞳孔变化、淡漠和躁动,严重者表现为永久性的神经损害和死亡(Kerry & Taylor 2009)。动脉系统,尤其是椎基底动脉系统的损害,与颈椎操作手法有关(Ernst 2007)。为了鉴别存在椎基底动脉功能不全风险的患者,已经有人提出了几种筛查。这些检查通常涉及对椎基底系统施加压力的颈椎体位,并且记录提示受损的体征和症状(如头晕、复视、构音障碍和眼球震颤等)(Childs et al 2005)。不幸的是,没有研究表明这种检查能够有效鉴别椎基底动脉供血不足或有脑血管意外的患者。表5.1总结列出了用于区分血管性头颈痛的体格检查方法。Kerry 和 Taylor(2009)对临床医务人员提供了谨慎的建议,鼓励他们对尤其是颈椎外伤的病例的颈椎血管病变产生高度怀疑。最近,一项在人为干预之前用于检查颈部区域的国际框架已经得到发展(Rushton et al 2014)。然而,临床医务人员必须平衡这种"警惕性",同时认识到慢性疼痛的心理和精神因素是患者群体的主要问题,因此,应该对加强对慢性疼痛发作的增强生物医学信念的可能影响保持敏感。

**表5.1   鉴别血管性头颈痛的重要体格检查方法**

| 检查 | 目的 | 证据情况 | 限制和优势 |
|---|---|---|---|
| 功能定位试验,颈椎旋转 | 影响对侧椎动脉的血流,对颈内动脉的影响有限 | 敏感度差,特异性差。血流研究支持椎动脉血流 | 仅评估后循环,结果应谨慎解释,由现有报告所推荐,不能预测伤害倾向 |
| 功能定位试验,颈椎伸展 | 影响颈内动脉血流,对椎动脉的影响有限 | 无明确的诊断使用依据。血流量研究对颈内动脉血流起支持作用 | 主要用于评估前循环 |
| 血压测量 | 心血管健康测量 | 与颈动脉粥样硬化病变相关 | 可靠性取决于仪器,环境和经验。连续,非绝对,估计值 |
| 脑神经检查 | 鉴别因缺血或血管压迫引起的特异性脑神经病变 | 无明确的诊断使用证据 | 信度取决于经验 |
| 眼部检查 | 协助诊断可能与颈内动脉病变有关的神经系统疾病 | 无明确的诊断效用证据 | 眼部症状可能早期提示严重的潜在疾病 |
| 手持式多普勒超声 | 直接评估血流速度 | 有限的手法治疗的具体证据。现有研究表明需进一步研究 | 信度取决于仪器,环境和经验 |

(惠允引自 Kerry R,Taylor AJ.2006.Cervical arterial dysfunction assessment and manual therapy.ManTher 11:243-253.)

至少,颈椎动脉血管病变的筛查应包括详细的病史检查(当患者有关创伤和/或体征或症状报告与血管系统损害一致时),并且筛查的体格检查部分应该包括常规的身体评估,使用逐渐增大的运动和颈椎负荷(Rushton et al 2014)。当排除颈椎病变(见后面部分)时检查者应持续观察患者在颈椎活动范围内的反应,特别是在旋转联合伸展、旋转和侧屈运动的组合时(图5.1)。除评估眼球震颤外,检查者还应注意眩晕、头重脚轻、面部感觉障碍、视力模糊或其他与椎基底动脉复合体一致的相关体征或症状。

在筛查腰椎是否有腰椎肿瘤或感染等疾病时,详尽的病史至关重要。大多数恶性肿瘤和感染的红旗征是在与患者的交谈中发现的,与单独访谈相比,与体格检查的结果结合时更具诊断价值(Henschke

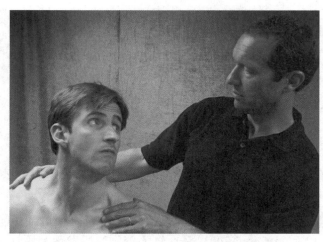

图 5.1　在联合伸展、旋转和侧屈运动时观察眼睛（惠允引自 Flynn et al 2008）

et al 2007，2009）。当患者显现出与神经肌肉骨骼病理不一致的症状或检查结果时，临床医务人员应一如既往地学会怀疑。

## 严重脊柱损伤的筛查

当鉴别脊柱的症状的来源时，尤其是各类创伤后，临床医务人员应关注未诊断的椎体骨折。加拿大颈椎规则和 NEXUS 规则低风险标准是临床决策标准，该规则提示何时安排颈椎 X 线片来排除颈椎骨折（Stiell et al 2003），这些已在第 3 章中详述。两个规则都擅长排除临床上重要的颈椎骨折（Stiell et al 2003），同时加拿大颈椎规则已被证明优于临床医务人员在安排 X 线片上的判断（Bandiera et al 2003）。

筛查腰椎骨折并记录患者病史，应发现大多数红旗征。在筛查腰椎骨折时，系统回顾讨论了 5 个对病史至关重要的红旗征：急性创伤、急性疼痛和触痛、年龄小于 50 岁、女性和分散的疼痛伤害。进一步的研究（Henschke et al 2009）得到了预测腰椎骨折特征的 4 种临床预测规则：年龄大于 70 岁、性别为女性、显著的创伤和长期使用皮质类固醇。研究人员发现，3 个或更多的这些因素存在，使得椎体骨折的验后概率从 0.5% 增加到 52%；但是，该研究发现目前还没有得到证实。该研究强调了对腰痛患者完整病史记录的重要性。

另外，存在任何诱因，尤其是上颈椎的活动、整复手法或牵引情况下，应该筛查上颈椎不稳。上颈椎的不稳与创伤和感染相关，也常常见于类风湿关节炎的患者，因为慢性炎症和继发的组织变性从而导致不稳（Sizer et al 2007）。另外，患有先天性疾病，如唐氏综合征（Salman Riaz 2007）、马方综合征（Demetracopoulos & Sponseller，2007）和其他骨骼发育不良的人患上颈椎不稳的风险会增加。

有几种临床检查据称是通过测试寰椎横韧带的松弛来筛查上颈椎的不稳定性，其中寰椎横韧带（transverse ligament of the atlas，TLA）和 Sharp-Purser 试验可能是最广为人知的。为了进行 TLA 试验，检查者用手抓住坐立位患者的头部，同时稳定 $C_2$ 对 $C_3$ 的腹-尾方向。检查者在腹侧转动头颅和 $C_1$。该检查在每个侧方重复进行，在检查中，当症状重新出现时，检查被认为是阳性（Sizer et al 2007）。Sharp-Purser 试验施加在患者身上，该患者坐立位且颈部处于半屈曲位。检查者一只手放于患者前额，另一示指置于患者枢椎棘突，通过患者的前额，向后施压（图5.2）。头部相对轴线的向后滑动表示寰枢椎不稳定试验阳性。虽然 TLA 试验的诊断价值未知，但是对 Sharp-Purse 试验的单次研究发现，它在识别由寰枢椎间距大于 3mm 的 X 线所定义的上颈椎不稳方面具有高度特异性（Uitvlugt & Indenbaum 1988）。结果为 17.3 的阳性似然比和 0.32 的阴性似然比表明，Sharp-Purser 试验对于排查上颈椎不稳有很大帮助。然而，这些研究仅出现在类风湿关节炎患者的样本中，因此尚不清楚该检查在不同人群中的反应。

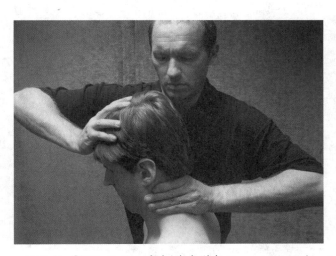

图 5.2　Sharp-purser 试验（惠允引自 Flynn et al 2008）

此外，正如大多数筛查一样，上颈椎不稳定试验的研究不足，不应该影响临床医务人员进行操作。重要的是，在筛查这些疾病时使用细致的临床推理。临床推理和上颈椎韧带的检查的重要性已经在个案研究中得到证明（Elliott & Cherry 2008；Mintken et al 2008），该研究阐明了上颈椎不稳定的潜在影响，并且当正确诊断时，便可获得积极的结局。

## 神经系统障碍的筛查

除了筛查更多的神经系统疾病，肌肉骨骼康复专业人员应该尝试筛查神经根病和脊髓病。神经根病是神经根偏离脊柱时的病症。它们通常是由椎间盘突出或其他占位性病变引起，并能导致神经根炎症和/或撞击（Wainner et al 2003）。如出现在颈部、上肢和胸部区域，颈椎神经根型颈椎病的患者可能会或不会经历疼痛（Slipman et al 1998）。与腰神经根病变相关的疼痛常常被描述为"酸痛""灼痛"或"锐痛"，通常出现在腰背部、臀部、单腿或双腿（Tomić et al 2009）。此外，颈椎和腰椎神经根病通常会导致单侧肢体肌力、感觉和反射的减弱，这与相应的神经根受影响有关（Murphy et al 2009；Tomić et al 2009）。相比颈神经根病，腰部神经根病（$S_1$ 除外）的症状不太可能遵循皮肤区域分布（Murphy et al 2009）。

与神经根病不同，脊髓型神经病属于脊髓病变，这将在第 11 章详细讨论。理论上讲，它们可发生在从 $C_1$ 到脊髓约至 $L_1$ 截止的任何椎体水平位置（Macdonald et al 1999）；然而，它们常常发生在颈椎。脊髓型颈椎病的最初症状通常描述为广泛的颈部疼痛或僵硬。中段颈椎（$C_3 \sim C_5$）的脊髓病变常常进一步导致肢体远端疼痛和麻木或迟钝手的症状。在低位颈椎（$C_6 \sim T_1$），典型症状可表现为下肢无力和本体感觉障碍，这可导致步态紊乱。

脊髓病和神经根病常常难以彼此区分。而且，它们不相互排斥，因为许多患者患有能同时影响脊髓和神经根的疾病。也就是说，在这些情况之下，具有最明确的两种鉴别，首先是存在着单侧或双侧症状，其次是上运动神经元或下运动神经元的症状。单纯（单侧水平）神经根病患者在典型时仅表现为单侧较低的运动症状，然而脊髓病的患者通常表现为包括上运动神经元征象的双侧症状。而且，单侧神经根受累的神经根病在理论上可以通过皮区和肌力的分类和定位被识别（读者可参阅第 11 章和第 17 章来对这些疾病进一步讨论）。

马尾神经综合征是相关的神经疾病，其中马尾神经的压迫导致脊髓中于 $L_1$ 以下的椎管的腰丛受到急性损伤（Macdonald et al 1999）。如同许多在患者临床干预中出现的红旗征一样，该综合征应当在详细的病史采集过程中被发现，并被认为是医疗紧急情况。包括马尾在内的下运动神经供应大多数下肢和骨盆的大多数感觉和运动，因此，症状包括多节段的运动和感觉改变。临床医务人员应当询问的最常见的症状是双下肢疼痛、鞍区麻木、肠和膀胱的控制障碍或改变，和严重腰痛（Fraser et al 2009；Shi et al 2010）。临床医务人员应该优先筛查这种情况，因为它是一种紧急医疗情况，经常需要立即手术干预。

## 神经根检查

传统的神经筛查包括感觉、肌肉牵张反射和徒手肌力检查。虽然几十年来，它被认为是所有标准的神经-肌肉骨骼检查的关键组成部分，但是关于传统神经筛查的诊断效用，很少有证据存在。这一项在脊柱上四分之一研究神经检查诊断价值的研究（Wainner et al 2003）是通过比较研究所发现和用针肌电图及神经传导研究得到的颈神经根病诊断来进行的。这项研究结果表明，神经检查在上四分之一仅有中等的价值，当结合多个阳性结果而不是单纯地得到结果，这是最稳健的。

研究脊柱下四分之一神经检查诊断价值的研究报告有类似的发现。在一项 Cochrane 综述中（van der Windt et al 2010），研究者评价了腰椎间盘突出引起神经根病的神经检查的现有证据。感觉、肌力和反射在单独使用情况下作用很小，但结合腰部神经根病的筛查后具有中等价值。但是，这些结果是在腰椎间盘突出患病率高的人群中得到的（几乎在所有研究中>75%）；因此，它们不一定被推广到具有低风险患病的人群中。

虽然这些研究结果表明，神经检查识别神经根病可能作用不大，但重要的是要重视这样进行的尝试。首先，神经根病通常没有一致的定义，有些仅通过临床检查（Magee 2008），然而其他是使用影像学或电生理检查作为准则标准（Rubinstein et al 2007；van der Windt et al 2010）。此外，在神经根支配中存在广泛的个体解剖变异，这就意味着对每一神经根所形成的阳性结果受到限制，这很大程度上会影响检查所报告的诊断实用性。最后，与神经根病相关的症状存在较高的变异性且较难预测（Slipman et al 1998；Cook 2007；Murphy et al 2009；Tomić et al 2009）；这自然会降低用来辨识潜在病理改变的可靠性。

因此，我们主张把感觉、肌肉牵张反射和徒手肌力检查筛查作为常规的肌肉骨骼检查不可缺少的部分来执行。除了从神经学角度保持谨慎，感觉、肌肉牵张反射和徒手肌力检查很大程度上被认为是医疗干预标准，因此，也应该从法律/道德伦理角度进行操作。最后，神经筛查的结果可以被用作判断一个患者对治疗反应暂时的结局测量方法。

## 感觉

　　尽管轻触和针刺是最常见的测试方法,但是感觉功能也可以通过其他各种方法来检查,包括两点辨别觉、震动觉和温度觉检查。通常认为皮肤区域感觉的改变与神经根病有关,而多层次和/或双侧皮肤区域感觉的改变则与脊髓病有关(Sizer et al 2007)。虽然在皮肤的神经根支配上存在着一些个体的解剖差异(Magee 2008),但是,图 5.3 展示了一幅典型的皮肤感觉分区图。Wainner 等人(2003)测试了针刺觉,分级为正常与不正常,并且发现在所有皮肤水平上,针刺觉识别颈椎型颈椎病的诊断效用差。除了 $C_5$ 皮区之外,感觉减退显示似然比增加估值<1 和似然比减少估值>1。然而,在所有皮肤水平上,似然比增加和似然比减少的置信区间都包括"1"提示单独感觉减退的存在并不是衡量患颈椎神经根病可能性的有力尺度。

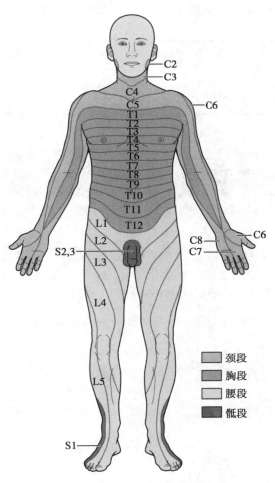

**图 5.3　典型的皮肤分区**

颈段
胸段
腰段
骶段

　　在腰椎中,感觉检查的结果是相似的。许多研究已经评估了感觉检查的诊断效用,但是结果并不显著。一项研究(Lauder et al 2000a)通过针刺和震动评估感觉功能,并且在任何一方的患侧感觉减退时提示结果异常。结果显示,敏感度为 50%,特异性为 62%,似然比增加为 1.32 和似然比减少为 0.81。狭义上地说,这使得临床医务人员在用感觉检查评估神经根受累情况时几乎毫无信心。类似地,一份 Cochrane 综述(van der Windt et al 2010)报道了感觉检查的敏感度变化区间为 39%~68%,特异性变化区间为 62%~89%。正如在本章前面所讨论的,理论上来说比起特异性,筛查应该更具有敏感度,这样临床医务人员才能够自信地排除造成阴性结果的异常。大多数研究已经发现,感觉检查比起特异性有着更高的敏感度,该事实表明,当进行腰部感觉检查时,临床医务人员应该对其阴性结果保持高度怀疑,因为事实上,它可能是假阴性。

　　尽管如此,感觉检查还提供了衡量患者反应的基准水平线,并应促使检查者进行后面的检查,尤其是在多节段或双侧感觉障碍的情况下。

## 肌力

　　和感觉一样,徒手肌力检查也被报道有各种测定方法。最常见的是,等长肌力是通过在关节活动范围中针对肌肉的人为抗阻来测量的。当患者被指示"不要让我移动你"时,检查者施加足够的力量来超过(打破)患者的最大等长阻力。患者的最大阻力通常从 0 到 5 分级,有些临床医务人员会再加上"+"或"-"以进一步描绘尺度:

- 5(正常):能够抗重力、抗充分阻力进行全范围运动
- 4(良好):能够抗重力、抗一定阻力进行全范围运动
- 3(一般):能够抗重力进行全范围运动
- 2(差):在减重状态下能做关节全范围运动
- 1(极差):轻微的肌肉收缩
- 0(零):无肌肉收缩

　　虽然所有肌肉都受多个神经根支配,但是只有那些被每层主要神经支配的肌肉被选择来进行颈部和腰部神经根的筛查,这些都已列在表 5.2 和表 5.3 中;每块肌肉的检查主要在图 5.4~图 5.18 展示。

　　Wainner 等人(2003)研究徒手肌力检查,将其结果二分化为正常或不正常,结果都发现在识别颈神经根病上诊断效用差。虽然三角肌和肱二头肌的阳性似然比估计值分别是 2.1 和 3.7,但似然比的置信区间包括 1,这提示,单侧减弱的存在,可能不改变患有颈神经根病的可能性。

**表 5.2    颈神经根徒手肌力检查**

| 神经根 | 神经支配的主要肌肉 | 测试方法 |
|---|---|---|
| $C_1$ 和 $C_2$ | 屈曲颈部的肌肉 | 检查者一手稳定躯干,通过受试者的额头施加一向后的力量以抵抗受试者屈曲颈部的阻力 |
| $C_3$ | 侧屈颈部的肌肉 | 检查者用一只手稳定肩部,向受试者施加一与检查侧相反方向的力量,同时嘱受试者施加阻力 |
| $C_4$ | 耸肩的肌肉 | 嘱受试者耸肩。检查者通过患者肩部施加一个向下的力量,同时嘱受试者匹配阻力 |
| $C_5$ | 三角肌 | 嘱受试者肩外展 90°。检查者施加一个使肩内收的力。同时嘱受试者施加阻力 |
| $C_6$ | 肱二头肌、桡侧腕短、桡侧腕长伸肌 | 受试者肘关节屈曲至 90° 并且前臂旋后。检查者施加一屈曲的力(译者注:原文为伸展),同时嘱受试者抵抗。<br>受试者肘关节屈伸至 90°,前臂旋前,腕背伸和桡偏。检查者施加一使腕屈曲和尺偏的力。同时嘱受试者施加阻力 |
| $C_7$ | 肱三头肌和桡侧腕屈肌 | 受试者肘关节屈曲至 90°,检查者在受试者肘关节伸展(译者注:原文为屈曲)时施力,同时嘱受试者抵抗<br>受试者肘关节屈曲至 90°,同时腕屈曲、桡偏,前臂旋后。检查者施加一腕背伸和尺偏的力,同时嘱受试者抵抗 |
| $C_8$ | 拇短伸肌 | 检查者将受试者拇指置于外展位并通过近节指骨外展方向施力,同时嘱受试者抵抗 |
| $T_1$ | 第一背侧骨间肌 | 检查者分离示指和中指并且对示指的近节指骨侧方向内施力 |

**表 5.3    腰神经根徒手肌力检查**

| 神经根 | 神经支配的主要肌肉 | 测试方法 |
|---|---|---|
| $L_2 \sim L_3$ | 髋屈肌 | 患者屈髋至近端范围,检查者对大腿前部往髋部的伸展方向施压,同时嘱受试者做抵抗 |
| $L_3 \sim L_4$ | 膝伸肌 | 患者将膝关节伸至接近于完全伸展的位置。检查者一手固定患者大腿,另一手对胫骨远端前部往屈曲方向施压,同时嘱受试者做抵抗<br>加强:指示受试者踏上踏凳,如受试者动作困难则提示 L3~L4 神经根受累 |
| $L_4$ | 踝背屈肌 | 患者背屈踝关节,略微翻转。检查者一手稳定胫骨远端,另一手于足背处施压,使其往跖屈方向稍外翻,同时嘱受试者做抵抗 |
| $L_5$ | 趾伸肌 | 先使大踇趾处于伸展位。检查者一手稳定受试足,另一手向大踇趾远端背侧的屈曲方向施压,同时嘱受试者做抵抗 |
| $L_5 \sim S_1$ | 踝足底屈肌 | 嘱受试者翘起所有脚趾。无法或难于将脚趾曲向对侧可能提示 $L_5 \sim S_1$ 神经根受累 |
| $S_1 \sim S_2$ | 踝外翻肌 | 踝关节处于完全外翻和跖屈状态。检查者一手稳定胫骨远端,另一手施压于足部侧方使其做足外翻和背伸,同时嘱受试者做抵抗 |

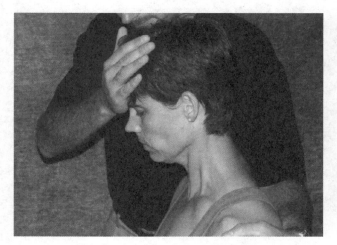

图 5.4　颈屈曲（$C_1 \sim C_2$）（惠允引自 Flynn et al 2008）

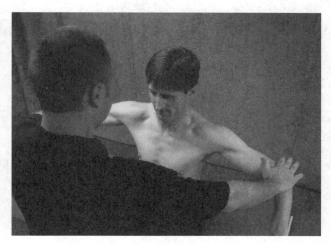

图 5.7　肩外展（$C_5$）（惠允引自 Flynn et al 2008）

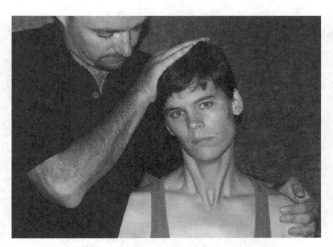

图 5.5　颈侧屈（$C_3$）（惠允引自 Flynn et al 200）

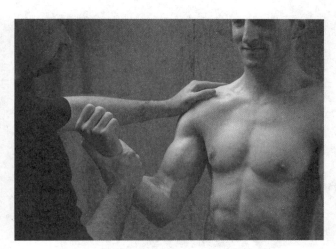

图 5.8　肘屈（$C_6$）（惠允引自 Flynn et al 2008）

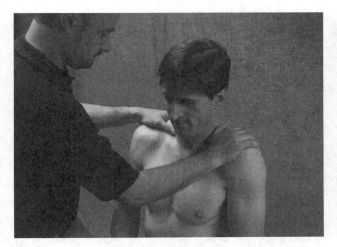

图 5.6　耸肩（$C_4$）（惠允引自 Flynn et al 200）

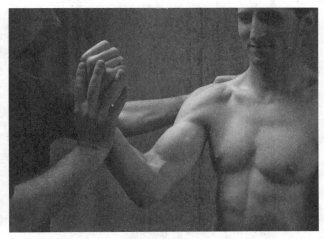

图 5.9　伸肘（$C_7$）（惠允引自 Flynn et al 2008）

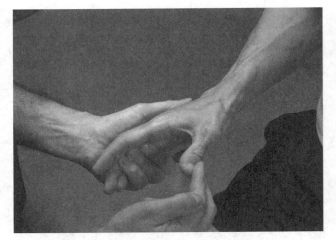

图 5.10　拇指外展（C$_8$）（惠允引自 Flynn et al 2008）

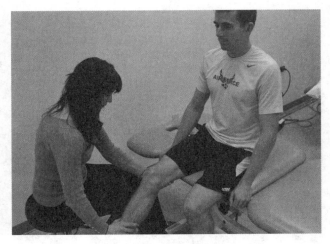

图 5.13　伸膝（L$_3$~L$_4$）

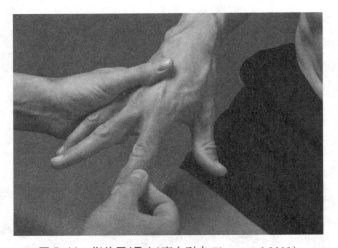

图 5.11　指外展（T$_1$）（惠允引自 Flynn et al 2008）

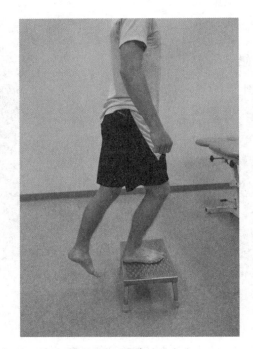

图 5.14　蹬踏（L$_3$~L$_4$）

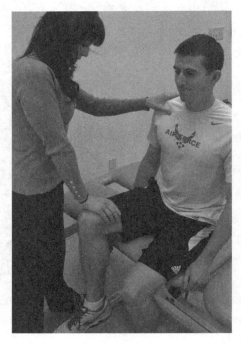

图 5.12　髋屈曲（L$_2$~L$_3$）

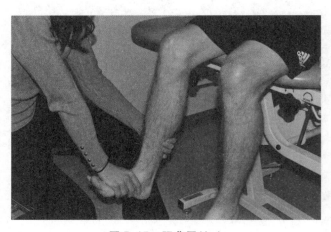

图 5.15　踝背屈（L$_4$）

一项 Cochrane 研究评价了 7 项关于腰神经根支配肌力的研究。他们发现了这 7 项研究的结果相似,即敏感度范围都为 29%～62%,特异性范围都为 50%～89%(van der Windt et al 2010)。而在颈腰椎疾病中,单纯肌力的减退不能够提供足够的信息。不过,关于整体或多节段力弱的情况尚未有研究,而且这部分结果更有可能提示脊髓病-周围神经受损或神经肌肉障碍。

## 反射

肌肉牵张反射(muscle stretch reflexes,MSRs)的减弱提示下运动神经元病变,其最常见于脊神经根(即神经根病)。肌肉牵张反射的过度活跃则可表现为单次收缩和/或多次收缩的增多(阵挛)。一般来说,对颈神经根功能的评估是通过测试肱二头肌、肱桡肌和肱三头肌的肌肉牵张反射,而腰神经根功能的评估则是测试髌骨和足跟的肌肉牵张反射。这些都展示在图 5.19～图 5.23 中。与肌力检查和感觉检查一样,在识别(即排除)颈椎和腰神经根病方面,肌肉牵张反射检查也被报道是低敏感度(Lauder et al 2000b;Wainner et al 2003;van der Windt et al 2010),这可能是因为在肌肉牵张反射检查中,已发现传入和传出通路的许多异常低于可以在肌电图中显现的最低阈值(Miller et al 1999)。然而,有两项研究(Lauder et al 2000b;Wainner et al 2003)发现,肱二头肌牵张反射降低显著增加了患者患颈椎神经根病(即似然比增加 4.9～10)的可能性,但是这两项研究的结果与肱桡肌及肱三头肌反射减退的效用相矛盾。Lauder 等人(2000b)发现肱三头肌反射减少时似然比增加 2.0,以及肱桡肌反射减弱时似然比增

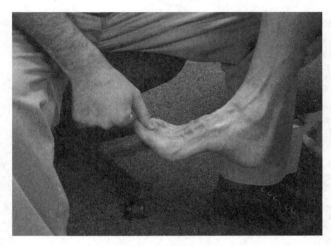

图 5.16　踇趾背伸(L$_5$)(惠允引自 Flynn et al 2008)

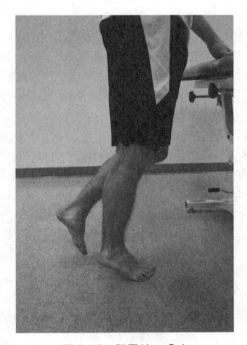

图 5.17　跖屈(L$_5$～S$_1$)

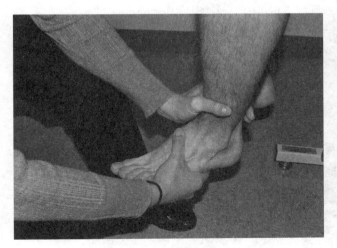

图 5.18　踝外翻(S$_1$～S$_2$)

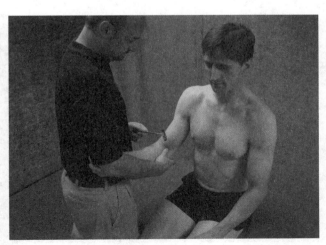

图 5.19　测试肱二头肌牵张反射(惠允引自 Flynn et al 2008)

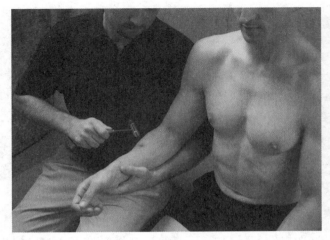

图 5.20    测试肱桡肌牵张反射（惠允引自 Flynn et al 2008）

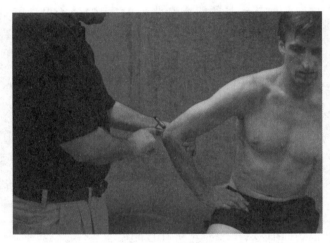

图 5.21    测试肱三头肌牵张反射（惠允引自 Flynn et al 2008）

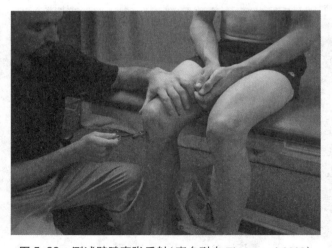

图 5.22    测试髌腱牵张反射（惠允引自 Flynn et al 2008）

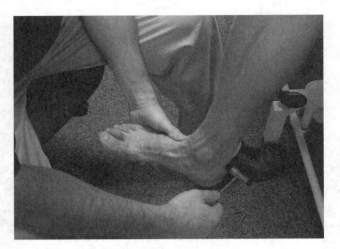

图 5.23    测试跟腱牵张反射（惠允引自 Flynn et al 2008）

加 8.0,而 Wainner 等人(2003)发现似然比的增加并没有改变患颈神经根病的可能性。

在评估腰神经根时,Lauder 等人(2000a)发现了膝反射的特异性高达 93%,同时一个似然比为7.14。但是,一个 Cochrane 综述(van der Windt et al 2010)发现了跟腱反射和膝反射的范围都很广。在七项不同的研究中所评估的跟腱反射,显示敏感度范围为 31%~62% 和特异性范围为 60%~89%。膝反射价值在评估研究中差异很大,很难得出结论。考虑到进行这类研究的挑战和优越的循证替代方案缺乏,所以建议对所有脊柱或四肢疾病的患者都进行感觉检查、徒手肌力检查和反射检查。

## 神经动力学评估

除了评估感觉、徒手肌力检查和肌肉牵张反射外,有几种测试已经在文献中报道,来帮助排除颈腰神经根病。在颈神经检查中,两种额外的测试已经被证明,当在颈椎运动范围内伴随施加压力时,很大程度上改变了患者源于颈椎的症状的可能性,或更特异性地改变了颈神经根病的存在。Wainner 等人(2003)报道过,当患者被发现有上肢张力试验 A、牵拉试验、Spurling 试验(压颈试验)和同侧颈椎小于60°阳性时,他们患颈神经根病的概率从 23% 上升到90%(似然比增加 30.3)。如果这 4 个试验中有 3个是阳性,患颈神经根病的概率从 23% 到 65% 发生改变(似然比增加 6.1)。椎间孔挤压试验是颈椎侧屈,用一朝向中下方向的过度压力,并且因此被包括在一般颈椎筛查试验中(见第 11 章)。为了进行颈椎牵引,检查者在下颌和枕骨下握住仰卧的患者,同时稍微屈曲患者颈部,并施加一大约 14 磅(6Kg)的牵引力(图 5.24)。

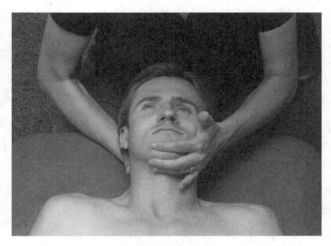

**图 5.24　颈椎牵引**（惠允引自 Flynn et al 2008）

如果在操作期间患者的症状缓解,该试验被认为是阳性。上肢拉伸试验 A 也是在患者仰卧位进行。然后检查者按顺序进行如下动作(图 5.25):

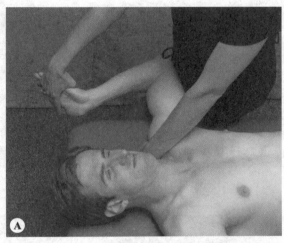

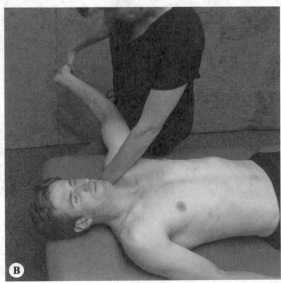

**图 5.25　上肢拉伸试验:**Ⓐ起始位置,Ⓑ结束位置
(惠允引自 Flynn et al 2008)

1. 肩胛骨下沉
2. 肩外展
3. 前臂旋后
4. 腕关节和手指伸展
5. 外旋肩关节
6. 伸肘
7. 对侧/同侧颈椎侧屈

阳性结果定义为以下任何一项:

1. 患者症状再发
2. 双侧伸肘角度差>10°
3. 对侧颈椎侧屈症状加重或同侧颈椎侧屈症状缓解

单独使用上肢拉伸试验 A(正中神经偏压)有助于排除颈椎神经根病变。该诊断的准确性已被证实(敏感度 0.97,似然比减少 0.12),因此,阴性试验显著降低了存在颈椎神经根病变的可能性。(读者详见第 65 章神经动力学试验的进一步讨论。)

对于腰椎,直腿抬高试验(straight leg raise,SLR)已被证明是一种排除腰椎神经根病的良好筛查工具(Devillé et al 2000)。来自 11 名患者的 meta分析(Devillé et al 2000)的合并估计得到敏感度为91%,特异性为 26%,似然比增加 1.23 和似然比减少 0.35 的数值,这提示,阴性结果可能是真阴性。SLR 通常是在患者仰卧和膝部充分伸展的情况下进行,患者的脚踝处于中立位背屈状态。在保持膝关节伸直的状态下,检查者被动地缓慢屈髋。检查者记录下患者出现后背或大腿疼痛及感觉异常时的屈髋角度(图 5.26)。阳性结果被描述为 40°及以下,症状再发。Slump 试验是另外一种有用的筛查方法,帮助临床医务人员排除腰神经根病,其敏感度估值为 84%,似然比增加为 4.49(Majlesi et al 2008)。

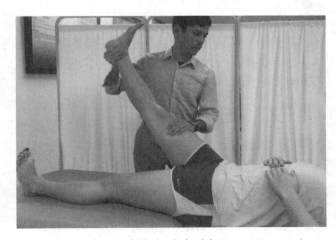

**图 5.26　直腿抬高试验**(惠允引自 Flynn et al 2008)

该试验以患者坐位并且挺直背部开始。从这开始，患者被指示塌陷胸椎和腰椎屈曲，同时直视前方，然后屈颈和伸直膝关节，最后屈曲同侧足部（图5.27）。如产生相似的症状，该试验被认为阳性（本书第65章详细描述了Slump试验）。

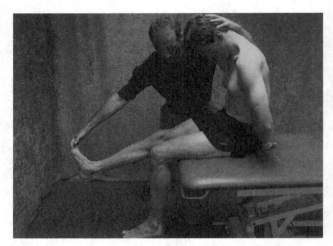

图5.27　Slump试验（惠允引自 Flynn et al 2008）

## 上运动神经元检查

尽管并非所有患者均被强行要求，但是，当病史、观察和常规神经筛查有所提示时，应当进行进一步的神经学检查。比如，当一个患者主诉双侧神经受累，颈部创伤病史和/或平衡或走路问题时，检查者应该将包括上运动神经元的检查作为神经筛查的一部分。此外，如果检查者在观察期间见到了协调障碍或步态障碍，或者在肌肉牵张反射检查中出现了阵挛，他/她可能会怀疑脊髓中皮质脊髓束和脊髓小脑束的病变，并且进一步的检查也会提示。然而，脊髓神经根的破坏会导致运动反射减弱，中枢神经系统病变通常导致上运动神经元对运动反射的调控障碍，并且它们变成反射亢进。虽然据我们所知，没有研究调查上运动神经元系统测试的诊断效用，但以下是一套被认为是识别上运动神经元问题的审慎的方法。

霍夫曼反射（图5.28）在患者坐姿和头部处于中立位置的情况下进行测试。检查者轻弹中指远端指骨，如果拇指指间关节屈曲，伴或不伴食指近端或远端指间关节屈曲，则认为检查呈阳性。

Babinski征（图5.29）在患者仰卧位时进行，检查者用指甲或器具从足跟后外侧划到脚掌球部，如足趾伸展，其余四趾扇形展开，被认为该试验阳性。

阵挛（图5.30）通常通过测试腓肠肌和比目鱼

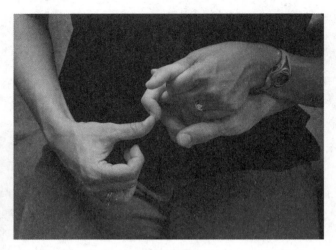

图5.28　Hoffman反射（惠允引自 Flynn et al 2008）

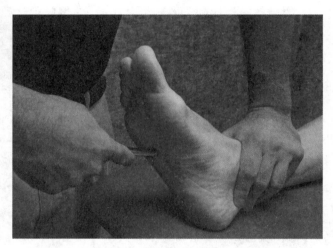

图5.29　Babinski征（惠允引自 Flynn et al 2008）

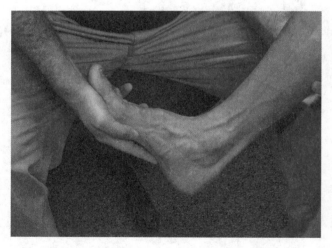

图5.30　阵挛测试（惠允引自 Flynn et al 2008）

肌进行评估，患者坐立位或仰卧位，若检查者快速背伸踝关节，致足底屈肌反射性抽搐，则认为该试验阳性。

Romberg试验（图5.31）是在患者双脚合并站

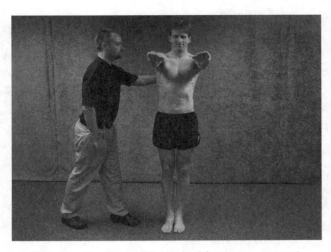

**图 5.31　Romberg 试验**（惠允引自 Flynn et al 2008）

立进行,按指示闭眼,当闭眼时患者摆动的频率增加,或患者失去平衡,该试验被认为阳性。

肱骨肩胛反射是用来评估上颈椎（$C_1 \sim C_4$）的上运动神经元的征象。若检查者用反射锤敲击患者肩峰外侧顶上尖和/或肩胛骨上中点时,患者出现不由自主耸肩或肩外展,被认为该试验阳性（Shimizu et al 1993；Sizer et al 2007）。

Lhermitte 征是患者颈屈时,产生刺痛/或被引出在胸椎中线产生"电击痛";意味着脊髓病变存在可能,包括多发性硬化、肿瘤或其他占位性损害（Sizer et al 2007；Gemici 2010）。

## 脑神经检查

12 对脑神经是承载了头部、面部、颈部运动和感觉信息的周围神经。与上运动神经元筛查相同,若病史、观察或传统神经筛查中有所提示时,则应该进行脑神经检查,比如患者报告头颈重大创伤,症状如头部、颈部、面部无力或麻木,视觉或其他感觉障碍,或进食、喝水、吞咽困难。表 5.4 列出了 12 对脑神经和每一对的经典检查。

### 表 5.4　脑神经和脑神经检查

| 脑神经 | 功能 | 测试 |
|---|---|---|
| Ⅰ:嗅神经 | 源自嗅上皮的嗅觉 | 评估闻常见气味的能力 |
| Ⅱ:视神经 | 源自眼视网膜的视觉 | 通过让人阅读眼图来评估视力 |
| Ⅲ:动眼神经 | 控制眼球向上、下、内运动,及瞳孔收缩 | 评估瞳孔对光反应收缩 |
| Ⅳ:滑车神经 | 控制眼球向下、内运动 | 评估患者眼睛跟随检查者的手指向下、向内运动的能力 |
| Ⅴ:三叉神经 | 控制面部感觉和咀嚼肌运动 | 评估患者面颊部感觉和角膜反射及咬合力 |
| Ⅵ:展神经 | 控制眼球向外运动 | 评估患者眼睛跟随检查者手指外展移动,评估患者移动眼球偏离中线的能力 |
| Ⅶ:面神经 | 控制面部表情肌运动和前舌感觉 | 评估面部表情的对称性和流畅性。测试前舌三分之二的味觉 |
| Ⅷ:听神经 | 控制听觉和平衡感 | 通过在患者两侧耳朵旁搓指来评估。患者应该两侧都听。其次通过平衡试验评估 |
| Ⅸ:舌咽神经 | 控制呕吐反射和舌后感觉 | 通过呕吐反射和舌后味觉评估 |
| Ⅹ:迷走神经 | 控制进行吞咽的咽肌。为胸腹部内脏区提供感觉 | 评估时嘱患者说"啊",注意软腭的抬高 |
| Ⅺ:副神经 | 控制斜方肌和胸锁乳突肌的运动 | 通过斜方肌肌肉测试评估 |
| Ⅻ:舌下神经 | 控制舌肌运动 | 评估时嘱患者将舌头伸直出来,舌头将会往受伤侧偏移 |

## 排除脊柱疾病

即使在没有神经功能障碍的情况下,起源于更近端,尤其是因脊柱而引发上、下肢部位症状的情况并不少见。因此,建议检查者对症状主要区域的近端部位进行筛查,至少需确定远端症状不会随着脊柱运动发生明显改变。颈腰椎检查应当包括主动屈曲、伸展、双向旋转和联合伸展、侧屈和旋转（扇形）。如果患者进行全范围活动没有症状产生,检查者应当随后对每个动作慢慢给予加压进行检查（图5.32~图 5.39）。

排除导致患者症状的颈椎或腰椎因素,第二步

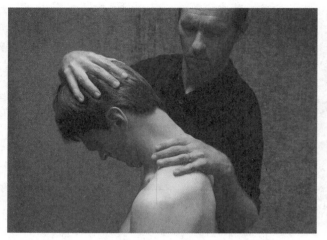

图 5.32　颈椎屈曲并加压检查（惠允引自 Flynn et al 2008）

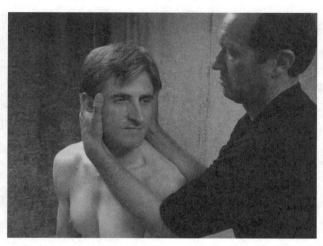

图 5.35　颈椎旋转并加压检查（惠允引自 Flynn et al 2008）

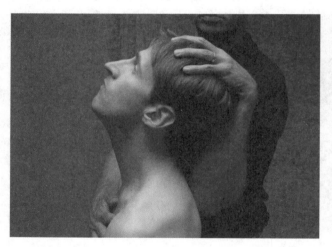

图 5.33　颈椎伸展并加压检查（惠允引自 Flynn et al 2008）

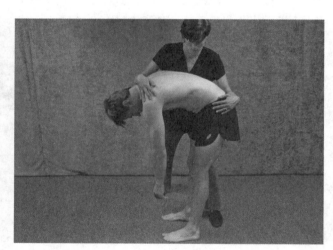

图 5.36　腰椎屈曲并加压检查（惠允引自 Flynn et al 2008）

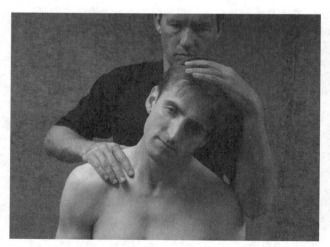

图 5.34　颈椎侧屈并加压检查（惠允引自 Flynn et al 2008）

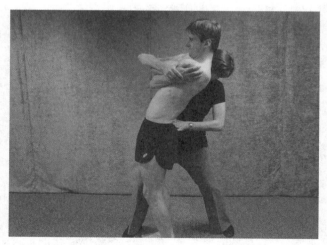

图 5.37　腰椎伸展并加压检查（惠允引自 Flynn et al 2008）

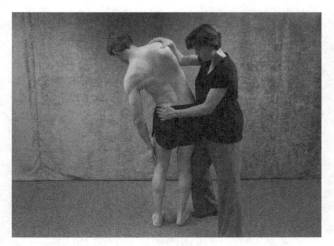

图 5.38　腰椎侧屈并加压检查（惠允引自 Flynn et al 2008）

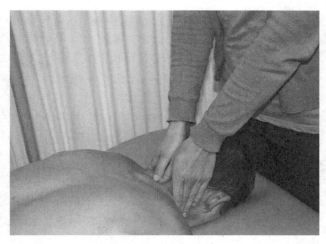

图 5.40　颈椎后前的活动检查（惠允引自 Flynn et al 2008）

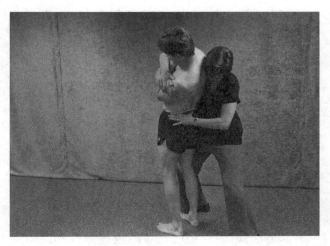

图 5.39　腰椎伸展、旋转、侧屈并加压检查（惠允引自 Flynn et al 2008）

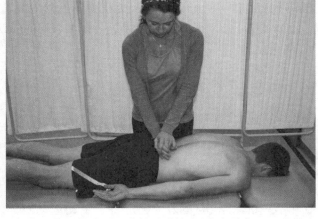

图 5.41　腰椎由后向前的活动检查（惠允引自 Flynn et al 2008）

就是需要排除矢状面上由后向前的椎体滑脱，这通常被称为"SP 试验"，用来测试脊柱节段的移动和疼痛反应。颈椎和腰椎测试通常采取俯卧位。检查颈椎时，检查者用拇指接触棘突，用手指将侧方的肌肉组织轻轻往后拉。此时，用渐进和震动的方式给予后前的力（图 5.40）。如果患者产生疼痛或症状重现，该试验视为阳性。临床医务人员追加判断该部分结果为可动性减少、正常或增加。该试验已被证明是颈痛患者的良好筛查方法，敏感度为 82%，似然比为 0.23（Sandmark & Nisell 1995）。

　　评估腰椎后前向的活动，患者俯卧位。检查者用豌豆骨远端的小鱼际隆起接触棘突。检查者应当直接跨过接触区域，保持肘部伸直，双上肢以渐进和震动的方式施加一个由后向前的力（图 5.41）。所有腰椎节段如此重复。临床医务人员判断的结果为移动度减少、正常或增加，并且记录是否再次产生相

似的疼痛。一项研究（Fritz et al 2005）表明，该测试在腰椎不稳的影像学证据中具有特异性（特异性为95%，似然比增加为 8.86）。然而，临床医务人员应谨记，某些情况下的阴性结果可能是一个假阴性。值得注意的是，这项研究没有考虑需要药物或外科手术治疗创伤性不稳患者；相反，在一个完整的区域检查中，它被用于指导预后。

　　"排除"患者颈椎或腰椎因素导致的症状后，还包括关节和肌肉的触诊检查。包含了可能源于远侧疼痛的脊柱和躯干肌肉在内，触发点触诊是合适的（本书 59 章包含了触发点疼痛的进一步内容）。

## 局部特异性检查

　　与筛查部分类似，在病史采集中，临床医务人员应将体格检查的局部特异性部分集中形成检验假

设。然而,与筛查部分不同的是,局部特异性检查通常包含推论,其目的在于①缩小患者一致性标志和②收集影响患者症状的特定运动机制。如第 3 章和第 4 章所述,患者的一致性标志包括促使他们寻求医疗的熟悉症状(Laslett et al 2003)。在局部特异性检查中,一致性标志与不一致标志不同,该症状不同于导致患者寻求治疗的疼痛或其他症状(Laslett et al 2003)。确定患者的一致性标志及何种主要动作或方法重现这些症状,是建立一个病理解剖学诊断的实用方法。即使无法建立一个特定的病理解剖学诊断,了解患者的一致性标志和特异性重现该标志的动作或方法,可以用来指导患者管理和评估疗效。如后几章所描述的,在每一次治疗后,立即重新评估患者的一致性标志是一种客观方法,该方法评估治疗效果和指导接下来进行哪一种治疗方法的选择。在一个疗程期间使用这种方法所获得的治疗效果,已经被证明可以对长期治疗效果进行预测(Hahne et al 2004)。

体格检查的特定区域部分通常大多包括:

- 主动运动
- 被动运动
- 触诊
- 临床特殊试验

主动运动是在所选定关节的各个运动平面,由患者进行的生理运动。主动运动的目的既是识别一致和不一致标志,也是为了确定特定主动运动对该标志的影响。因为所有的主动运动完全由患者控制,所以采取主动运动进行一项检查,需要以一种安全和更积极的方式进行。与递增负荷概念一样,检查者将会加强不会产生症状的主动运动,即在每个运动结束时的方向进行手法压迫。在认真监测患者反应的同时,施压应该慢慢开始并且逐渐增加。

被动运动包括被动生理运动和被动附属运动,主要由检查者进行。生理运动是可以由患者主动完成的关节活动,比如屈曲、伸展、侧屈和旋转。附属运动是不能由患者进行的关节运动,通常发生在关节面,比如向前或向后滑动。被动生理运动和主动生理运动症状相比较,会给予检查者关于受影响组织类型和是否有可能收缩(如肌肉,肌腱)或不收缩(如韧带、骨、软骨、神经)的信息。此外,评估被动运动允许检查者评估真实的全范围运动,没有肌肉作用和患者动机的限制,而且也允许检查者在关节运动结束时评估遇到的阻力类型("终末端感觉")。被动运动评估有助于更准确地定位负责一致性标志的组织和区域。在脊柱中,比如被动的附属椎间运动有助于检查者区分主要症状的一侧和特定脊柱水平。此外,许多手法从业者使用附属运动的数量和质量评估来做治疗决定,该决定是关于怎样和在哪里传输关节动员和/或操纵。虽然关节活动性的评估已经一直被证明不可靠(Mootz et al 1989;Binkley et al 1995;Maher et al 1998;Smedmark et al 2000;Hicks et al 2003;Fritz et al 2005;Arab et al 2009),但是也存在一些证据,这种评估有助于治疗选择和患者管理。

对于几乎所有的体格检查,触诊作为标准流程来完成。和被动附属运动测试一样,它可以进一步对组织和有责任的区域进行定位。而且,和被动附属运动测试一样,触诊可以帮助区分具有症状的部位是否是产生症状的主要病因或是否由另一部位所引起。例如,前臂近侧的疼痛可能是由所在区域的潜在组织(肌腱病变或髁上痛)导致或者可能是与颈椎或肩部有关。

临床特殊检查通常是用来进一步鉴别特殊诊断的方法,包括主动和被动运动的结合、阻力测试和功能测试的结合,并且通常都具有局部诊断特性。数以百计(或数千)的特殊检查已经被宣称基于临床经验和生物学合理性。通过参照标准特殊检查结果,越来越多的特殊检查在诊断试验中得到审核。尽可能推荐临床医务人员选择具有已知诊断效用的特殊检查和方法,因为它们已具备高度特异性和大幅度的似然比增加的特点。

（张新涛 译,冯蓓蓓 审,
廖麟荣　王于领 审校）

# 参考文献

Arab AM, Abdollahi I, Joghataei MT, et al. 2009. Inter- and intra-examiner reliability of single and composites of selected motion palpation and pain provocation tests for sacroiliac joint. Man Ther 14: 213–221.

Bandiera G, Stiell IG, Wells GA, et al. 2003. The Canadian C-spine rule performs better than unstructured physician judgment. Ann Emerg Med 42: 395–402.

Binkley J, Stratford PW, Gill C. 1995. Interrater reliability of lumbar accessory motion mobility testing. Phys Ther 75: 786–792.

Boyles RE, Ritland BM, Miracle BM, et al. 2009. The short-term effects of thoracic spine thrust manipulation on patients with shoulder impingement syndrome. Man Ther 14: 375–380.

Brennan GP, Fritz JM, Hunter SJ, et al. 2006. Identifying subgroups of patients with acute / subacute 'nonspecific' low back pain: results of a randomized clinical trial. Spine 31: 623–631.

Childs JD, Fritz JM, Flynn TW, et al. 2004. A clinical prediction rule to identify patients with low back pain most likely to benefit from spinal manipulation: a validation study. Ann Intern Med 141: 920–928.

Childs JD, Flynn TW, Fritz JM, et al 2005. Screening for vertebrobasilar insufficiency in patients with neck pain: manual therapy decision-making in the presence of uncertainty. J Orthop Sports Phys Ther 35: 300–306.

Cleland JA, Childs JD, Fritz JM, et al. 2007. Development of a clinical prediction rule for guiding treatment of a subgroup of patients with neck pain: use of thoracic spine manipulation, exercise, and patient education. Phys

Ther 87: 9–23.

Cole JM, Gray-Miceli D. 2002. The necessary elements of a dermatologic history and physical evaluation. Dermatol Nurs 14: 377–383.

Cook C. 2007. Orthopedic manual therapy: an evidence based approach. Upper Saddle River, NJ: Pearson / Prentice Hall.

Demetracopoulos CA, Sponseller PD. 2007. Spinal deformities in Marfan syndrome. Orthop Clin North Am 38: 563–572.

Devillé WL, van der Windt DA, Dzaferagić A, et al. 2000. The test of Lasègue: systematic review of the accuracy in diagnosing herniated discs. Spine 25: 1140–1147.

Elliott JM, Cherry J. 2008. Upper cervical ligamentous disruption in a patient with persistent whiplash associated disorders. J Orthop Sports Phys Ther 38: 377.

Ernst E. 2007. Adverse effects of spinal manipulation: a systematic review. J R Soc Med 100: 330–338.

Flynn T, Fritz J, Whitman J, et al. 2002. A clinical prediction rule for classifying patients with low back pain who demonstrate short-term improvement with spinal manipulation. Spine 27: 2835–2843.

Flynn T, Cleland JA, Whitman J. 2008 Users' guide to the musculoskeletal examination: fundamentals for the evidence-based clinician. Louisville: Evidence in Motion.

Fraser S, Roberts L, Murphy E, 2009. Cauda equina syndrome: a literature review of its definition and clinical presentation. Arch Phys Med Rehabil 90: 1964–1968.

Fritz JM, Piva SR, Childs JD. 2005. Accuracy of the clinical examination to predict radiographic instability of the lumbar spine. Eur Spine J 14: 743–750.

Gemici C. 2010. Lhermitte's sign: review with special emphasis in oncology practice. Crit Rev Oncol Hematol 74: 79–86.

Hahne AJ, Keating JL, Wilson SC. 2004. Do within-session changes in pain intensity and range of motion predict between-session changes in patients with low back pain? Aust J Physiother 50: 17–23.

Hayden SR, Brown MD. 1999. Likelihood ratio: a powerful tool for incorporating the results of a diagnostic test into clinical decision making. Ann Emerg Med 33: 575–580.

Henschke N, Maher CG, Refshauge KM. 2007. Screening for malignancy in low back pain patients: a systematic review. Eur Spine J 16: 1673–1679.

Henschke N, Maher CG, Refshauge KM. 2008. A systematic review identifies five 'red flags' to screen for vertebral fracture in patients with low back pain. J Clin Epidemiol 61: 110–118.

Henschke N, Maher CG, Refshauge KM, et al. 2009. Prevalence of and screening for serious spinal pathology in patients presenting to primary care settings with acute low back pain. Arthritis Rheum 60: 3072–3080.

Hicks GE, Fritz JM, Delitto A, et al. 2003. Interrater reliability of clinical examination measures for identification of lumbar segmental instability. Arch Phys Med Rehabil 84: 1858–1864.

Hicks GE, Fritz JM, Delitto A, et al. 2005. Preliminary development of a clinical prediction rule for determining which patients with low back pain will respond to a stabilization exercise program. Arch Phys Med Rehabil 86: 1753–1762.

Hurwitz EL, Morgenstern H, Harber P, et al. 2002. A randomized trial of chiropractic manipulation and mobilization for patients with neck pain: clinical outcomes from the UCLA neck-pain study. Am J Public Health 92: 1634–1641.

Iverson CA, Sutlive TG, Crowell MS, et al. 2008. Lumbopelvic manipulation for the treatment of patients with patellofemoral pain syndrome: development of a clinical prediction rule. J Orthop Sports Phys Ther 38: 297–309.

Kerry R, Taylor AJ. 2006. Cervical arterial dysfunction assessment and manual therapy. Man Ther 11: 243–253.

Kerry R, Taylor AJ. 2009. Cervical arterial dysfunction: knowledge and reasoning for manual physical therapists. J Orthop Sports Phys Ther 39: 378–387.

Laslett M, Young SB, Aprill CN, et al. 2003. Diagnosing painful sacroiliac joints: a validity study of a McKenzie evaluation and sacroiliac provocation tests. Aust J Physiother 49: 89–97.

Lauder TD, Dillingham TR, Andary M, et al. 2000a. Effect of history and exam in predicting electrodiagnostic outcome among patients with suspected lumbosacral radiculopathy. Am J Phys Med Rehabil 79: 60–68.

Lauder TD, Dillingham TR, Andary M, et al. 2000b. Predicting electrodiagnostic outcome in patients with upper limb symptoms: are the history and physical examination helpful? Arch Phys Med Rehabil 81: 436–441.

Macdonald A, Chatrath P, Spector T, et al. 1999. Level of termination of the spinal cord and the dural sac: a magnetic resonance study. Clin Anat 12: 149–152.

Magee DJ. 2008. Orthopedic physical assessment. St Louis, MO: Saunders Elsevier.

Maher CG, Latimer J, Adams R. 1998. An investigation of the reliability and validity of posteroanterior spinal stiffness judgments made using a reference-based protocol. Phys Ther 78: 829–837.

Majlesi J, Togay H, Unalan HT et al. 2008. The sensitivity and specificity of the Slump and the Straight Leg Raising tests in patients with lumbar disc herniation. J Clin Rheumatol 14: 87–91.

Miller TA, Pardo R, Yaworski R. 1999. Clinical utility of reflex studies in assessing cervical radiculopathy. Muscle Nerve 22: 1075–1079.

Mintken PE, Metrick L, Flynn TW. 2008. Upper cervical ligament testing in a patient with os odontoideum presenting with headaches. J Orthop Sports Phys Ther 38: 465–475.

Mootz RD, Keating JC, Kontz HP, et al. 1989. Intra- and interobserver reliability of passive motion palpation of the lumbar spine. J Manipulative Physiol Ther 12: 440–445.

Murphy DR, Hurwitz EL, Gerrard JK, et al. 2009. Pain patterns and descriptions in patients with radicular pain: does the pain necessarily follow a specific dermatome? Chiropr Osteopat 17: 9.

Portney LG, Watkins MP. 2009. Foundations of clinical research: applications to practice. Upper Saddle River, NJ: Pearson / Prentice Hall.

Rubinstein SM, Pool JJM, van Tulder MW, et al. 2007. A systematic review of the diagnostic accuracy of provocative tests of the neck for diagnosing cervical radiculopathy. Eur Spine J 16: 307–319.

Rushton A, Rivett D, Carlesso L, et al. 2014. International framework for examination of the cervical region for potential of cervical arterial dysfunction prior to Orthopaedic Manual Therapy intervention. Man Ther 19(3): 222–228. doi: 10.1016/j.math.2013.11.005.

Salman Riaz JMD. 2007. Images in spine surgery: atlantoaxial instability in Down syndrome. J Pak Med Assoc 57: 213–215.

Sandmark H, Nisell R. 1995. Validity of five common manual neck pain provoking tests. Scand J Rehabil Med 27: 131–136.

Shi J, Jia L, Yuan W, et al. 2010. Clinical classification of cauda equina syndrome for proper treatment. Acta Orthop 81: 391–395.

Shimizu T, Shimada H, Shirakura K. 1993. Scapulohumeral reflex (Shimizu): its clinical significance and testing maneuver. Spine 18: 2182–2190.

Sizer PS, Brismée JM, Cook C. 2007. Medical screening for red flags in the diagnosis and management of musculoskeletal spine pain. Pain Pract 7: 53–71.

Slipman CW, Plastaras CT, Palmitier RA, et al. 1998. Symptom provocation of fluoroscopically guided cervical nerve root stimulation. Are dynatomal maps identical to dermatomal maps? Spine 23: 2235–2242.

Smedmark V, Wallin M, Arvidsson I. 2000. Inter-examiner reliability in assessing passive intervertebral motion of the cervical spine. Man Ther 5: 97–101.

Song D, Maher CO. 2007. Spinal disorders associated with skeletal dysplasias and syndromes. Neurosurg Clin North Am 18: 499–514.

Stiell IG, Clement CM, McKnight RD, et al. 2003. The Canadian C-spine rule versus the NEXUS low-risk criteria in patients with trauma. N Engl J Med 349: 2510–2518.

Straus SE. 2011. Evidence-based medicine: how to practice and teach it. Edinburgh: Elsevier Churchill Livingstone.

Tomić S, Soldo-Butković S, Kovac B, et al. 2009. Lumbosacral radiculopathy: factors effects on it's severity. Coll Antropol 33: 175–178.

Uitvlugt G, Indenbaum S. 1988. Clinical assessment of atlantoaxial instability using the Sharp–Purser test. Arthritis Rheum 31: 918–922.

van der Windt DA, Simons E, Riphagen II, et al 2010. Physical examination for lumbar radiculopathy due to disc herniation in patients with low-back pain. Cochrane Database Syst Rev 2: CD007431.

Wainner RS, Fritz JM, Irrgang JJ, et al. 2003. Reliability and diagnostic accuracy of the clinical examination and patient self-report measures for cervical radiculopathy. Spine 28: 52–62.

# 第 6 章

# 治疗慢性疼痛的大脑

Adriaan Louw

## 慢性疼痛患者的神经系统和大脑的改变

人们的疼痛经历是复杂的和个体化的,且100%由其大脑产生(Moseley 2003a,2007)。疼痛是大脑基于对威胁的感知所做出的决定(Moseley 2007；Louw & Puentedura 2013)。与疼痛相反(疼痛总能被个体所意识到),伤害性感受(痛觉)可在无意识下出现。这种二分法是Cartesian疼痛模型(1654)的基础,假设组织损伤或疾病状态是疼痛的同义词(Haldeman 1990；Goldberg 2008；Louw & Puentedura 2013)。这不仅是错误的,而且似乎仍然是盛行的治疗疼痛的模型(Goldberg 2008)。此外,这个寻求"什么是问题组织"的模式实际上可能是一个世界范围慢性疼痛流行加剧的重要来源(Haldeman 1990；Goldberg 2008；Louw & Puentedura 2013)。对任何有兴趣治疗疼痛特别是慢性疼痛患者的临床医务人员而言,应该把大脑作为主要的指导治疗的目标(Melzack 2001)。目前研究已经很好地证实了个体在经历慢性疼痛时中枢神经系统(central nervous system,CNS)和大脑发生了显著性变化,而且这些变化可能引致慢性疼痛状态发展和维持(Flor et al 1997；Flor 2000；Schmidt-Wilckeet al 2006；Apkarian

et al 2009；Tracey & Bushnell 2009)。因此建议治疗应该瞄准恢复大脑和中枢神经系统的这些变化,作为一种缓解慢性疼痛患者的疼痛和痛苦体验的手段。本章讨论了4个关键变化:疼痛神经矩阵、大脑的结构变化、大脑的功能变化,以及下行性痛觉抵抗通路的改变。

### 神经矩阵

目前研究已经很好地证实了,疼痛期间大脑的多个区域都被激活(图6.1)(Flor 2000,2003；Melzack 2001；Moseley 2003a)。这个发现和既往有缺陷的历史观点提到的大脑中存在单一疼痛区域的理论恰恰相反(Melzack 2001)。这种在疼痛过程中出现广泛的大脑激活的现象被称为"疼痛神经矩阵",这个术语由Ron Melzack于1996年提出。疼痛神经矩阵被定义为由大脑中分布式神经网络所产生的神经冲动模式(Melzack 2001)。疼痛则是由大脑中这种广泛分布的神经网络输出的产物,而不是直接由受伤、发作或其他病理引起的感觉输入所致(Melzack 2001；Moseley 2003b)。虽然理论的总结概括应该谨慎,但是现在研究已经确立了在各种疼痛体验时所激活的共同脑区和这些激活的区域已成为疼痛神经矩阵的同义词(Melzack 2001；Flor 2003；Moseley 2003b；Puentedura & Louw 2012)。与疼痛神经矩阵相关的最常见区域包括前扣带回、主要感觉皮层、丘脑、前岛叶以及前额叶和后顶叶皮层(Flor 2000,2003；Moseley 2003b)。在疼痛任务处理过程中,这些越发活跃的大脑区域相互沟通,逐步演变出疼痛图(图6.2)(Louw & Puentedura 2013)。

疼痛神经矩阵提供了两个即时的临床重要特征。首先,大脑没有特定的疼痛区域;其次在疼痛体验期间,疼痛激活了大脑的数个区域。在慢性疼痛中,这些脑区则很可能被疼痛所"奴役"(Puentedura & Louw 2012；Louw & Puentedura 2013)。例如,患者

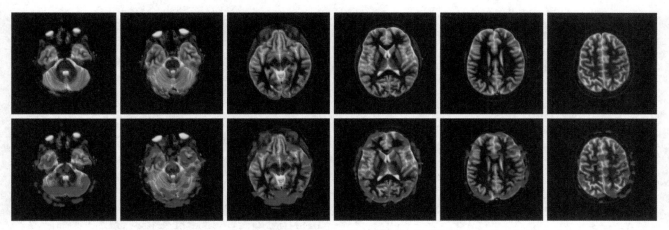

**图 6.1　单一腰痛案例的 fMRI 研究。**第一行表示受试者在静息状态下的大脑活动,第二行表示同样的受试者在执行诱发疼痛任务(骨盆前倾)时 MRI 扫描情况。注意到受试者在进行诱发疼痛任务时的广泛性脑区激活情况。

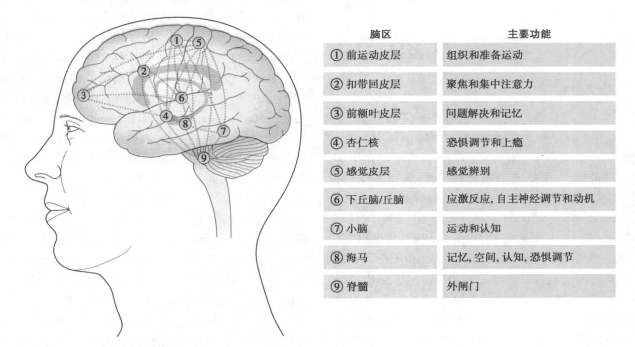

| 脑区 | 主要功能 |
|---|---|
| ① 前运动皮层 | 组织和准备运动 |
| ② 扣带回皮层 | 聚焦和集中注意力 |
| ③ 前额叶皮层 | 问题解决和记忆 |
| ④ 杏仁核 | 恐惧调节和上瘾 |
| ⑤ 感觉皮层 | 感觉辨别 |
| ⑥ 下丘脑/丘脑 | 应激反应,自主神经调节和动机 |
| ⑦ 小脑 | 运动和认知 |
| ⑧ 海马 | 记忆,空间,认知,恐惧调节 |
| ⑨ 脊髓 | 外闸门 |

**图 6.2　疼痛神经矩阵理论的阐述**(惠允引自 Louw A,Puentedura EJ. 2013. Therapeutic neuroscience education,Vol 1. Minneapolis,MN:OPTP. p76.Copyright Adrian Louw.)

进行运动控制训练时如腹横肌和多裂肌肉的协同收缩(特定脊柱稳定性训练)(Richardson et al 2004)可能会遇到困难,无法执行这种方式下的精确的运动控制活动,因为运动皮层此时被用作疼痛神经矩阵的一部分(Moseley & Hodges 2002)。从临床角度来看,这个理论影响深远。很长一段时间里,患者无法完成这些精确和复杂运动训练时被指责为装病,或懒惰或动机不足。但从神经科学的角度来看,患者执行这些运动训练有困难是有因可循的。类似地,疼痛神经矩阵理论中的疼痛使用其他区域解释了很多慢性疼痛患者常见的问题——例如聚焦、注意力问题和体温调节,睡眠障碍或短期记忆问题

(Sapolsky 1994;Luerding et al 2008)。更重要的是,理解这些问题并能够向慢性疼痛患者进行解释是治疗性神经科学教育(therapeutic neuroscience education,TNE)的基石(Louw et al 2011a)。

疼痛神经矩阵的第二个关键问题是个体化的疼痛体验(Moseley 2003a)。鉴于神经元激活、突触活动、神经递质和调节剂的复杂性,主要疼痛图也会受到邻近神经回路的影响,从而可能影响个体的疼痛经历(图 6.3)(Puentedura & Louw 2012)。

事实上,个体的疼痛图可被邻近"脑区图"向上或向下调整,其个体的知识、经历、信仰等可使每个人的疼痛经历更加个性化和复杂化。经验丰富的临

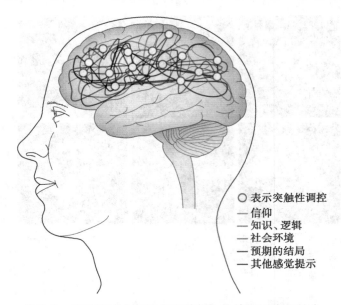

○ 表示突触性调控
— 信仰
— 知识、逻辑
— 社会环境
— 预期的结局
— 其他感觉提示

图6.3　主要疼痛大脑图也可被邻近的神经回路所影响
（惠允引自 Louw A，Puentedura EJ.2013.Therapeutic neuro-
science education，Vol 1.Minneapolis，MN：OPTP.p 77.Copy-
right Adrian Louw.）

床医务人员应该能意识到疼痛经历与不同的因素相关，这些问题可能同样也需要在治疗中加以解决。疼痛神经矩阵实质上允许神经科学的疼痛回路中各种不同的生物-社会-心理因素相互作用（黄旗征）的观点，被发现与不良结局相关联（Kendallet al 1997；Kendall & Watson 2000）。进一步增加神经矩阵和邻近"脑区图"的复杂性的是 Hebbian 理论，其提出"在一起的神经元（neurons that fire together wire togeth-er）"有共同的连接（Amit et al 1994）。这是神经科学的一个科学理论，解释了大脑中神经元在学习过程中的适应性。它描述了突触可塑性的基本机制，其中突触效应的增加来自突触前细胞反复和持续刺激突触后细胞。该理论进一步表明何时细胞 A 的轴突足够接近以兴奋细胞 B 并重复或持续地参与环绕 B 细胞。一部分的生长过程或代谢变化可发生在一个或两个细胞中，比如 A 细胞作为环绕 B 的细胞之一，其生长或代谢效率增加了（Doidge 2007）。研究认为，神经递质多巴胺，在奖赏驱动的学习中发挥重要作用，也可能同时在连接通路中扮演重要角色。所研究的每种奖赏类型都会增加多巴胺在大脑中的传递水平，以及许多高度成瘾的药物，包括兴奋剂，如可卡因和甲基苯丙胺都直接作用于多巴胺系统。因此，慢性疼痛患者的大脑可能实际上在运行其疼痛脑区图时变得更高效。用临床术语来说，即可能需要较少的刺激来激活疼痛脑区图，这是中枢敏化的标志（Woolf 2007；Nijs et al 2010）。

## 大脑的结构性改变

多项研究比较了健康个体与患有慢性疼痛个体的大脑结构（灰质和白质的体积）（Apkarian et al 2004；Schmidt-Wilcke 2008；Schmidt-Wilcke et al 2008）。目前已被证实，慢性疼痛患者的大脑不同区域发生了体积的变化，包括背外侧前额叶皮层、右前丘脑、脑干、躯体感觉皮层和后顶叶皮层（Apkarian et al 2004；Schmidt-Wilcke et al 2008）。提出了几个对慢性疼痛患者的治疗有影响的关键问题。第一，值得注意的是，大脑密度变化的程度和疼痛强度相关联（Schmidt-Wilcke et al 2006）。这个发现与不断增加的有关研究相对应，表明急性疼痛，特别是疼痛强度，可能确实是慢性疼痛发展中的一个重要预测因素（Woolf & Salter 2005；Jullet al 2007；Woolf 2007）。现在已经明确了，持久性和高强度的对中枢神经系统的痛觉冲击导致了显著持续的神经可塑性的不可逆变化（Woolf & Mannion 1999；Woolf & Salter 2005；Woolf 2007；Latremoliere & Woolf 2009）。更有趣的现象是，大脑结构性变化是恢复灰质的能力；因此在慢性疼痛患者中发现了灰质的变化，可能无法反映真正的脑损害，而只不过是疼痛经历的可逆性结果（Rodríguez-Raeckeet al 2009）。那些旨在改变对大脑的信息（影响痛觉、教育等）的治疗方法表现出其恢复慢性疼痛状态下的大脑灰质的能力（de Lange et al 2008；Rodríguez-Raecke et al 2009；Gwilym et al 2010；Seminowicz et al 2011，2013）。值得注意的是，除了大脑灰质增加以外，这些治疗也对疼痛、疼痛灾难性和功能障碍有积极的影响。虽然在解释这些结果中发现的相关性时应该谨慎，但以上研究及伴随着的越来越多的证据表明这种旨在进行大脑结构重组的策略可能可作为治疗慢性疼痛的一种手段（Apkarian et al 2004；de Lange et al 2008；Schmidt-Wilcke 2008；Schmidt-Wilcke et al 2008；RodríguezR aecke et al 2009；Gwilym et al 2010；Seminowicz et al 2011；Wand et al 2011；Seminowicz et al 2013）。

## 大脑的功能性改变

众所周知，人类的躯体通过神经元网络在大脑中表现出来，通常被称为该特定身体部位的大脑代表区（Pen eld & Boldrey 1937；Flor 2000；Wand et al 2011）。这种大脑代表区指的是当特定身体部位受到刺激时引发的活动模式。与其相关的最有名的大脑区域是初级躯体感觉皮层（S1）（图6.4）

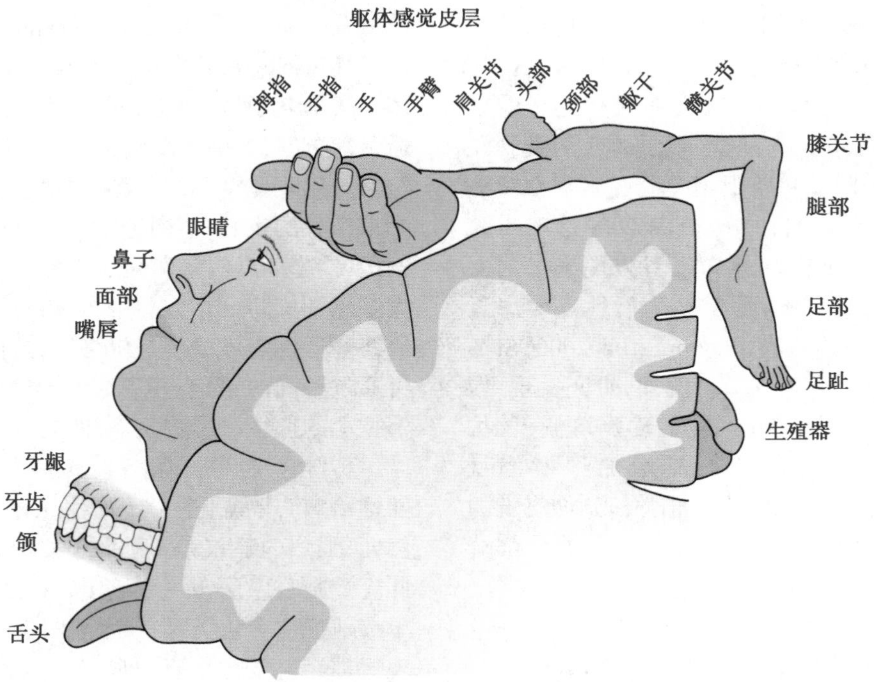

躯体感觉皮层

图 6.4 躯体感觉拓扑图（惠允引自 Louw A, Puentedura EJ.2013.Therapeutic neuro-science education, Vol 1.Minneapolis, MN：OPTP.p 70.Copyright Adrian Louw.）

（Pen eld & Boldrey 1937；Flor 2000；Stavrinou et al 2007；Wand et al 2011）。

这些身体部位的神经元表征是动态性维持的（Flor et al 1997, 1998；Maihofner et al 2003；Moseley 2005a, 2008a；Lotze & Moseley 2007）。研究表明慢性疼痛患者较无疼痛的个体表现出不同的 S1 代表模式（Flor et al 1997, 1998；Maihofner et al 2003；Moseley 2005b, 2008a；Lotze & Moseley 2007）。和皮层重构相关的有趣现象是,身体图扩张或收缩,本质上增加或减少了身体在大脑的代表区域。此外,身体图的形状和尺寸的变化似乎与疼痛和功能障碍的增加有关（Flor et al 1997；Lloyd et al 2008）。尽管不同的因素都被认为和体表图在 S1 区的皮层代表模式改变的发生相关,比如忽略和减少疼痛身体部位的使用（Marinus et al 2011）,研究认为改变的免疫活动可能是"弄脏"身体地图的重要来源（Flor et al 1997；Beggs et al 2010）。一个令人震惊的身体图重构的事实就是事实上它会快速发生。研究表明,当 4 个手指蹼在一起时,仅仅 30 分钟,皮层图就会发生和手指相关的变化（Stavrinou et al 2007）。这个发现有重要的临床意义,因为它强调了训练策略比如运动、触觉和视觉刺激中枢神经系统和大脑在疼痛的早期进行的重要性,从而帮助维持 S1 区的中枢代表性。另外,研究还发现慢性疼痛患者在分辨左侧和右侧身体部位时出现困难（左右区分）（Moseley 2004a；Moseley et al 2005）。尽管大多近期的疼痛研究侧重于 S1 的重塑,从康复的角度认识到主要运动皮层 M1 区也发生了相应的变化也非常重要（Tsao & Hodges 2007；Tsao et al 2008）,该区根据运动来识别,而非肌肉本身（Wolpert et al 2001）。举个例子,在脊柱稳定性训练中,研究发现复发性腰痛患者腹横肌收缩的 M1 代表区发生偏移和增大,代表脑区的位置和大小都和腹横肌的启动减慢相关,作为伴随快速手臂运动的姿势调整的一部分（Tsao et al 2008）。腰痛患者同样也呈现了在预备手臂运动时皮层活动区域的扩大以及和观察的深层腹部肌肉活动延迟启动相关的特定皮层反应活动的降低（Jacobs et al 2010）。

## 下行通路

个体的疼痛经历是复杂和多因素的,其中一个因素就是中枢神经系统和大脑的下行抗伤害感受系统（Fields et al 2005；Giesecke et al 2006）。我们已经知道,在中枢神经系统和大脑特别是中脑,不同的神经生理学机制调控了大脑从（外周）组织接收的信息量。这个双向的系统可允许信息被上调（易化）或下调（抑制）。例如,在运动比赛或战场上,严重的损伤经常被报告为几乎无痛（Melzack et al 1982）。其中一个研究的热点区域是中脑的导水管周围灰质（periaque ductal grey，PAG）。PAG 集成了边缘性前脑和间脑的由脊髓后角接收的痛觉输入的传入信号（Bandler & Keay 1996）。此外，功能性神经影像学在人体的研究表明，PAG 被伤害刺激的激活受到注意力、情绪、疼痛的期望和期望相关的安慰剂性镇痛的调控（Tracey et al 2002；Parry et al 2008；Wiech & Tracey 2009）。考虑到慢性疼痛患者表现出参与大脑内源性基质能力的下降，通常认为慢性疼痛患者的 PAG 是受到负性影响的（Peyron et al 2000；Sterling et al 2001；Nijs et al 2012）。例如，研究发现，慢性腰痛患者和对照组暴露在同样的疼痛刺激下时，慢痛组呈现出 PAG 脑区的血流增加程度偏低（Giesecke et al 2006）。PAG 改变感觉信息如触觉的能力的降低，这可能是中枢敏化临床表现的一部分（Woolf 2007；Nijs et al 2011）。

## 治疗

慢性疼痛患者中有很多发生在中枢神经系统和大脑的改变，本章节侧重于 4 个关键变化。处理和纠正这些变化可能是帮助慢性疼痛患者解决问题的关键——这个结论被新兴和不断增加的证据所证实，使用旨在恢复中枢神经系统和大脑的这些变化的治疗方法，比如分级运动想象（graded motor imagery，GMI）（Moseley 2004b，2006；Daly & Bialocerkowski 2009；Bowering et al 2013）、感觉辨识（Moseley & Wiech 2009）和治疗性神经科学教育（therapeutic neuroscience education，TNE）（Moseley 2002；Moseley et al 2004；Louw et al 2011b）。理解疼痛是大脑基于威胁感知的一个输出产物，是选择合适治疗方案的关键。大脑、中枢神经系统和周围神经系统以及免疫和内分泌系统应该被看作一个一直寻求信息的生物体，并在需要时进行调整。为大脑输送（"喂养"）信息（感觉、视觉、听觉、触觉等）对于大脑感知威胁的信息非常重要：它能为减少威胁及最终降低疼痛体验创造机会。这种大脑"喂养"过程可通过不同的渠道进行，可以分为自上而下以及从下往上的途径来影响疼痛的体验（图 6.5）。

传统来说，临床医务人员选择遵循自上而下（认知性治疗）或从下往上（如手法治疗）来治疗疼痛。然而，强烈的建议是，两种方式并非相互排斥的，因此应鼓励临床医务人员考虑两种治疗方式的整合。单纯地把这个认为是一个组织问题或认知问题是和现代神经科学对疼痛的观点及传播 Cartesian 疼痛模型相悖的，该理论旨在确定疼痛本质上是躯体性的或心理上的。疼痛涉及以上两种过程，因此要求治疗必须处理身体和心理的因素。例如，关于 TNE 的研究发现有显著证据证明 TNE 治疗慢性疼痛的有效性（Louw et al 2011a），同时表明 TNE 如果结合基于运动的治疗比如手法治疗和运动疗效最好，因此建议用来自两端的信息"喂养"大脑（Ryan et al 2010；Louw et al 2011b）。同样地，颈椎的手法显示对治疗急性颈痛有效，但治疗成功最重要的预测因

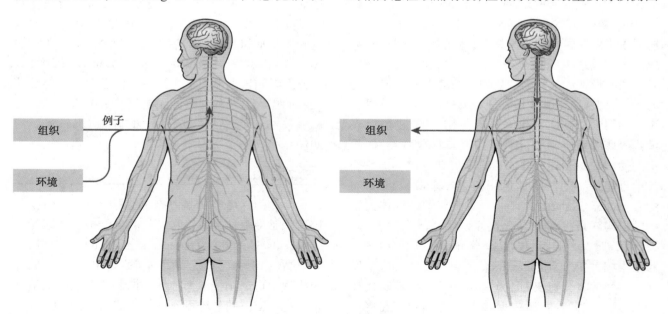

图 6.5　双向的自上而下和从下往上的路径来治疗疼痛（惠允引自 Gifford LS.1998.Pain，the tissues and the nervous system. Physiotherapy 84：27-33.）

素是患者相信脊椎手法有助于他们的疼痛症状（Puentedura et al 2012）。因此，经验丰富的临床医务人员会采用上述两种方法来解决患者的慢性疼痛问题。

这种改变中枢神经系统和大脑接收信息的神经科学观点开启了许多疗法的大门，并且进一步提出任何旨在改变大脑获得的信息的治疗可能确实具有治疗作用价值。例如，很久以前就确信治疗方法包括经皮电神经肌肉刺激（transcutaneous electrical neuromuscular stimulation，TENS）和电刺激，通过疼痛阀门，可对脊髓后角接收的信息起作用，最终作用于大脑，疼痛神经矩阵，而影响个体的疼痛体验（Wall 1996；Melzack 1999）。类似地，很多研究发现不同的手法治疗包括脊柱松动、复位手法、运动、干针技术等可引发内源性的过程，从而正向地影响个体的疼痛状态（Vicenzino et al 1996；Sterling et al 2001；George et al 2006；Fernández Carnero et al 2008）。对于急性、亚急性和外周诱发的疼痛状态尤其如此。然而，一位优秀的临床医务人员通常会基于缜密的临床推理和疼痛科学及疼痛机制的最新知识，从改变与中枢神经系统和大脑相关的危险信息的角度去审视任何和所有治疗方法，以减少感知到的威胁，从而最终减轻患者的疼痛感受。以下描述的治疗方法将着重在两种新兴的关于重塑慢性疼痛患者的中枢神经系统和大脑的疗法。

## 治疗性神经科学教育——限制意念

最近针对慢性疼痛患者的教育性策略的研究表明 TNE 的使用显著增加（Moseley 2003a，2004c，2005a；Moseley et al 2004）。TNE 旨在通过帮助患者获得更好的疼痛体验所包括的生物和生理过程的理解，而减轻疼痛和功能障碍（Ryan et al 2010；Louw et al 2011b）。TNE 和传统的教育策略不同的地方是不关注疼痛在解剖学或生物力学层面的解释，而是着重神经生理和神经生物学的过程和表现以及疼痛的意义（Moseley 2005a；Meeus et al 2010；Ryan et al 2010）。更进一步研究证明患者可以理解他们疼痛的神经生理，然而专业临床医务人员倾向于低估患者理解相关复杂问题的能力（Moseley 2003c）。一个系统评价提供了强烈的证据支持 TNE 在治疗肌骨疼痛尤其是脊柱问题中的疼痛、功能障碍和运动表现中的有效性（Louw et al 2011a）。使用 TNE 治疗的研究进一步表明，它可降低恐惧以及改变患者对疼痛症状的感知（Moseley 2003c），对改善患者

对疼痛的态度方面有即时的作用（Moseley 2003b），也显示在疼痛、认知和身体表现的改善作用（Moseley 2004c），提高体力活动任务时的疼痛阈值（Moseley et al 2004），改善治疗性运动的结局（Moseley 2002），显著减少疼痛中的广泛性大脑活动特征（Moseley 2005a）。

然而，关于 TNE 的重要临床问题还需要讨论。正如前面所提到的，符合 Cartesian 疼痛模型（1654），许多临床医务人员似乎仍然试图判断患者的疼痛是躯体性还是心理性的，如果更多是心理性的，则 TNE 的方式更加适合。TNE 因此成了患者和治疗者在桌子旁的冗长的一对一心理教育会议环节的代名词，后者试图使患者"相信"。TNE 其实应该用在联合基于运动的治疗，被视作一个双重过程以持续地用信息"喂养"大脑和中枢神经系统。此外，运动治疗当应用和使用在 TNE 的模型中时，可更好地被理解，减少恐惧以及赋予不同的意义，因为在运动过程中体验的疼痛是可理解为更多地不是来自损伤本身而是来自过度敏化的神经系统（Louw et al 2013）。

那么最初的问题出现了：如果慢性疼痛患者存在中枢神经系统和大脑的改变，包括增加的大脑活动（疼痛神经矩阵），大脑内部结构性和功能性改变以及异常的抗痛觉活动功能的 PAG，那么 TNE 是否能够正面地影响这些变化呢？迄今为止，两个单一案例的 fMRI（功能性磁共振影像）研究对 TNE 对大脑活动的特定作用进行了探讨（Moseley 2005a；Louw et al submitted for publication）。尽管单凭这两个案例报道，实验结果推导是要谨慎，但是两个实验都发现了受试者在 TNE 环节后进行诱发疼痛的任务时所伴随的广泛性大脑活动对比 TNE 治疗前进行相同任务时的大脑活动降低（图 6.6）。这些初步的结果可能确实提示 TNE 可减少威胁，从而带来疼痛神经矩阵的活动性降低（Moseley 2005b）。以上fMRI 的研究以及作者对 TNE 在疼痛神经基质的作用解释，强调了 TNE 对疼痛、疼痛灾难性和功能障碍的积极作用（Moseley 2002，2003a；Moseley et al 2004；Louw et al 2011b）。

暂无研究针对特定的 TNE 对大脑结构性变化进行探讨。但是，近期的认知行为疗法（cognitive behavioral therapy，CBT）研究发现，CBT 治疗后大脑的灰质增加了（de Lange et al 2008；Seminowicz et al 2013）。而 TNE 疗法又会怎样呢？TNE 是认知疗法，能够重组疼痛的意义，可能可代表 CBT 里面的

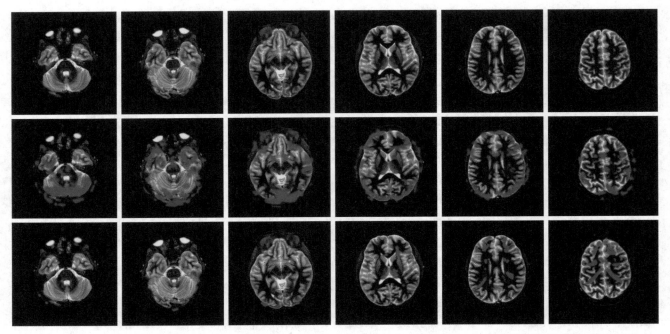

图6.6　腰痛患者单一案例的fMRI。第一行表示受试者在静息状态下的大脑活动,第二行表示同样的受试者在执行诱发疼痛任务(骨盆前倾)时的扫描像。第三行表示同样的受试者在进行30min的TNE治疗后执行相同的疼痛任务时的影像

C成分。TNE旨在重组威胁和疼痛的意义,这也是CBT疗法的基石(Bennett & Nelson 2006;Ang et al 2010)。未来的研究应该探讨灰质的增加是否和认知性重组相关联,进而与TNE更加直接相关。至今,尚无研究明确TNE是否和大脑的身体图功能性变化有关。它可能对PAG和抗痛觉系统起作用。TNE和疼痛体验的水平减低、压力疼痛阈值增加以及运动能力和疼痛下活动更多有间接的关系(Louw et al 2011b)。这些结果可给TNE对PAG的抗痛觉系统作用有更深入的了解。最近的fMRI案例报告中,将TNE用在腰椎神经根病变手术前,观察到TNE治疗前后的PAG的变化(Louw et al 投稿拟发表)。腰痛患者在进行诱发疼痛的任务时,表现出广泛的大脑活动(图6.6)。更进一步分析发现PAG的显著激活(图6.7A)。尽管在这个案例报道的发现以及涉及fMRI的存在很多未知的情况下(Moseley 2008a),结论的推断是受限的,但可能的推断是PAG在应对患者进行疼痛任务的"威胁"动作时被激活。TNE治疗后,同样的诱发疼痛的任务并没有引起相同的PAG的激活(图6.7B)。与目前的观点一致,认为TNE重新定义了疼痛和减少了运动相关的恐惧,我们可以解读这个案例报道的结果,PAG不再需要激活,因为外来的痛觉在TNE治疗后被理解了。然而,需要未来大样本的研究对TNE对抗痛觉系统比如PAG的特定效应进行深入探讨。

## 分级运动想象——重塑大脑/身体图

直接作用于纠正大脑功能变化的治疗方法越来越受到关注,尤其是严重的疼痛状态比如复杂性区域疼痛综合征(complex regional pain syndrome,CRPS)(Daly & Bialocerkowski 2009;Wand et al 2011)。分级运动想象(graded motor imagery,GMI),是一种结构式的有序的皮层运动系列,旨在重获之前所描述的皮层功能障碍(Moseley 2004b,2006;Daly & Bialocerkowski 2009;Bowering et al 2013)。GMI包含了一些策略,比如使个体识别身体的左右部分和运动的能力恢复正常(侧向);运动想象或视觉化静态和动态地应用在身体部分和镜像疗法。除了研究兴趣和关注的增加外,不断增加的研究证据表明GMI作为正向影响疼痛状态如CRPS治疗手段的有效性(McCabe et al 2003;Moseley 2004b,2006;Daly & Bialocerkowski 2009;Bowering et al 2013)。额外的旨在重组皮层图的治疗策略,比如感觉辨认、图片辨认、两点辨别觉等也被提出和配合GMI使用以促进这些皮层的改变(Moseley 2008b;Moseley et al 2008;Moseley & Wiech 2009;Luomajoki & Moseley 2011)。尽管早期的结果和后面更多的证据支持,但是读者对其效用仍持谨慎态度,因为关于早期的皮层重组的学说仍存在很多未知情况,虽然早期的研究结果是积极的。传统的治疗方法包括手法治疗,应该精准、特异性,甚至强调

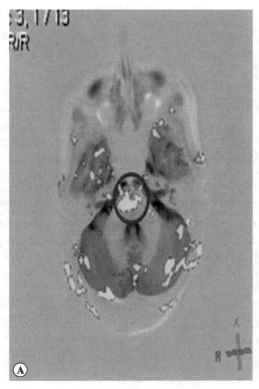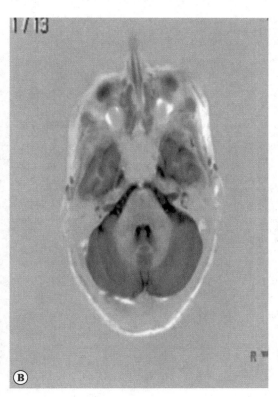

**图 6.7**　Ⓐ在疼痛任务时的大脑活动。扫描显示 PAG 的激活（绿色圆圈）。Ⓑ同一受试者的大脑扫描，在 TNE 治疗后执行同样的疼痛任务，显示失活的 PAG

其意图和发现，比如 $C_4$ 颈椎水平正中的后前向的关节松动术，也可被视作皮层重塑的一种形式。当我们越来越了解确切的皮层改变的产生（如两点辨别觉），治疗方法将变得更具特异性和靶向作用于产生大脑由下往上的反馈，包括大脑——感觉（触觉、视觉、声音等）可被用于帮助大脑理解更多，减少感知到的威胁，重建身体功能。

## 小结

"大脑的十年"来去匆匆，但我们只是触及皮毛。关于疼痛新的神经科学观点，尤其是肌肉骨骼疼痛，已经为患者和临床医务人员都提出了重要的挑战与进展。对患者而言，神经可塑性给予他们希望，那些处理严重疼痛状态比如 CRPS 的患者可以接受更多所需的手术和药物以外的帮助，同时又给了临床医务人员希望。长期以来，慢性疼痛一直被视为黑洞，进行了临床干预但没有疗效。本章中描述的研究进展使得临床医务人员不再害怕慢性疼痛患者，而是创造出新的治疗规范和治疗方法。关于对疼痛的作用和影响，其他任何人体结构都无法和大脑相比："没有大脑，就没有痛苦"（"no brain, no pain"）。

（冯蓓蓓　译，张新涛　审，廖麟荣　王于领　校）

## 参考文献

Amit DJ, Brunel N, Tsodyks MV. 1994. Correlations of cortical Hebbian reverberations: theory versus experiment. J Neurosci 14: 6435–6445.

Ang DC, Chakr R, Mazzuca S, et al. 2010. Cognitive–behavioral therapy attenuates nociceptive responding in patients with fibromyalgia: a pilot study. Arthritis Care Res 62: 618–623.

Apkarian AV, Sosa Y, Sonty S, et al. 2004. Chronic back pain is associated with decreased prefrontal and thalamic gray matter density. J Neurosc 24: 10410–10415.

Apkarian AV, Baliki MN, Geha PY. 2009. Towards a theory of chronic pain. Progress Neurobiol 87: 81–97.

Bandler R, Keay KA. 1996. Columnar organization in the midbrain periaqueductal gray and the integration of emotional expression. Progress Brain Res 107: 285–300.

Beggs S, Liu XJ, Kwan C, et al. 2010. Peripheral nerve injury and TRPV1-expressing primary afferent C-fibers cause opening of the blood–brain barrier. Mol Pain 6: 74.

Bennett R, Nelson D. 2006. Cognitive behavioral therapy for fibromyalgia. Nat Clin Pract Rheumatol 2: 416–424.

Bowering KJ, O'Connell NE, Tabor A, et al. 2013. The effects of graded motor imagery and its components on chronic pain: a systematic review and meta-analysis. J Pain 14: 3–13.

Daly AE, Bialocerkowski AE. 2009. Does evidence support physiotherapy management of adult complex regional pain syndrome type one? A systematic review. Eur J Pain 13: 339–353.

de Lange FP, Koers A, Kalkman JS, et al. 2008. Increase in prefrontal cortical volume following cognitive behavioural therapy in patients with chronic fatigue syndrome. Brain 131: 2172–2180.

Doidge N. 2007. The brain that changes itself. New York: Penguin Books.

Fernández-Carnero J, Fernandez-de-las-Peñas C, Cleland JA. 2008. Immediate hypoalgesic and motor effects after a single cervical spine manipulation in subjects with lateral epicondylalgia. J Manipulative Physiol Ther 31: 675–681.

Fields HL, Basbaum AI, Heinricher MR. 2005. Central nervous system mechanisms of pain modulation. In: McMahon S, Koltzenburg M (eds) Wall and Melzack's textbook of pain. Edinburgh: Elsevier, pp 125–142.

Flor H. 2000. The functional organization of the brain in chronic pain. Prog Brain Res 129: 313–322.

Flor H. 2003. The image of pain. Annual scientific meeting of The Pain Society (Britain). Glasgow, Scotland. [Verbal presentation.]

Flor H, Braun C, Elbert T, et al. 1997. Extensive reorganization of primary somatosensory cortex in chronic back pain patients. Neurosci Lett 224: 5–8.

Flor H, Elbert T, Muhnickel W, et al. 1998. Cortical reorganisation and phantom phenomena in congenital and traumatic upper-extremity amputees. Exp Brain Res 119: 205–212.

George SZ, Bishop MD, Bialosky JE, et al. 2006. Immediate effects of spinal manipulation on thermal pain sensitivity: an experimental study. BMC Musculoskelet Disord 7: 68.

Giesecke T, Gracely RH, Clauw DJ, et al. 2006. Central pain processing in chronic low back pain. Evidence for reduced pain inhibition. Schmerz 20: 411–414.

Gifford LS. 1998. Pain, the tissues and the nervous system. Physiotherapy 84: 27–33.

Goldberg JS. 2008. Revisiting the cartesian model of pain. Med Hypotheses 70: 1029–1033.

Gwilym SE, Filippini N, Douaud G, et al. 2010. Thalamic atrophy associated with painful osteoarthritis of the hip is reversible after arthroplasty: a longitudinal voxel-based morphometric study. Arthr Rheum 62: 2930–2940.

Haldeman S. 1990. Presidential address, North American Spine Society: failure of the pathology model to predict back pain. Spine 15: 718–724.

Jacobs JV, Henry SM, Nagle KJ. 2010. Low back pain associates with altered activity of the cerebral cortex prior to arm movements that require postural adjustment. Clin Neurophysiol 121: 431–440.

Jull G, Sterling M, Kenardy J, et al. 2007. Does the presence of sensory hypersensitivity influence outcomes of physical rehabilitation for chronic whiplash? A preliminary RCT. Pain 129: 28–34.

Kendall N, Watson P. 2000. Identifying psychosocial yellow flags and modifying management. In: Gifford LS (ed) Topical issues in pain 2. Falmouth: CNS Press, pp 131–139.

Kendall NAS, Linton SJ, Main CJ. 1997. Guide to assessing psychosocial yellow flags in acute low back pain: risk factors for long term disability and work loss. Wellington: Accident Rehabilitation and Compensation Insurance Corporation of New Zealand and the National Health Committee.

Latremoliere A, Woolf CJ. 2009. Central sensitization: a generator of pain hypersensitivity by central neural plasticity. J Pain 10: 895–926.

Lloyd D, Findlay G, Roberts N, et al. 2008. Differences in low back pain behavior are reflected in the cerebral response to tactile stimulation of the lower back. Spine 33: 1372–1377.

Lotze M, Moseley GL. 2007. Role of distorted body image in pain. Curr Rheumatol Rep 9: 488–496.

Louw A, Puentedura EJ. 2013. Therapeutic neuroscience education. Minneapolis, MN: OPTP.

Louw A, Diener I, Butler DS, et al. 2011a. The effect of neuroscience education on pain, disability, anxiety, and stress in chronic musculoskeletal pain. Arch Phys Med Rehabil 92: 2041–2056.

Louw A, Puentedura EL, Mintken P. 2011b. Use of an abbreviated neuroscience education approach in the treatment of chronic low back pain: a case report. Physiother Theory Pract 28: 50–62

Louw A, Butler DS, Diener I, et al. 2013. Development of a preoperative neuroscience educational program for patients with lumbar radiculopathy. Am J Phys Med Rehabil 92: 446–452.

Luerding R, Weigand T, Bogdahn U, et al. 2008. Working memory performance is correlated with local brain morphology in the medial frontal and anterior cingulate cortex in fibromyalgia patients: structural correlates of pain-cognition interaction. Brain 131: 3222–3231.

Luomajoki H, Moseley GL. 2011. Tactile acuity and lumbopelvic motor control in patients with back pain and healthy controls. Br J Sports Med 45: 437–440.

Maihofner C, Handwerker HO, Neundorfer B, et al. 2003. Patterns of cortical reorganization in complex regional pain syndrome. Neurology 61: 1707–1715.

Marinus J, Moseley GL, Birklein F, et al. 2011. Clinical features and pathophysiology of complex regional pain syndrome. Lancet Neurol 10: 637–648.

McCabe CS, Haigh RC, Ring EFR, et al. 2003. A controlled pilot study of the utility of mirror visual feedback in the treatment of complex regional pain syndrome (type 1). Rheumatology 42: 97–101.

Meeus M, Nijs J, Van Oosterwijck J, et al. 2010. Pain physiology education improves pain beliefs in patients with chronic fatigue syndrome compared with pacing and self-management education: a double-blind randomized controlled trial. Arch Phys Med Rehabil 91: 1153–1159.

Melzack R. 1999. From the gate to the neuromatrix. Pain Suppl 6: S121–S126.

Melzack R. 2001. Pain and the neuromatrix in the brain. J Dent Educ 65: 1378–1382.

Melzack R, Wall PD, Ty TC. 1982. Acute pain in an emergency clinic: latency of onset and descriptor patterns related to different injuries. Pain 14: 33–43.

Moseley L. 2002. Combined physiotherapy and education is efficacious for chronic low back pain. Aust J Physiother 48: 297–302.

Moseley GL. 2003a. A pain neuromatrix approach to patients with chronic pain. Man Ther 8: 130–140.

Moseley GL. 2003b. Unraveling the barriers to reconceptualization of the problem in chronic pain: the actual and perceived ability of patients and health professionals to understand the neurophysiology. J Pain 4: 184–189.

Moseley GL. 2003c. Joining forces – combining cognition-targeted motor control training with group or individual pain physiology education: a

successful treatment for chronic low back pain. J Manual Manipulative Ther 11: 88–94.

Moseley GL. 2004a. Why do people with complex regional pain syndrome take longer to recognize their affected hand? Neurology 62: 2182–2186.

Moseley GL. 2004b. Graded motor imagery is effective for long standing complex regional pain syndrome. Pain 108: 192–198.

Moseley GL. 2004c. Evidence for a direct relationship between cognitive and physical change during an education intervention in people with chronic low back pain. Eur J Pain 8: 39–45.

Moseley GL. 2005a. Widespread brain activity during an abdominal task markedly reduced after pain physiology education: fMRI evaluation of a single patient with chronic low back pain. Aust J Physiother 51: 49–52.

Moseley GL. 2005b. Distorted body image in complex regional pain syndrome. Neurology 65: 773.

Moseley GL. 2006. Graded motor imagery for pathologic pain: a randomized controlled trial. Neurology 67: 2129–2134.

Moseley GL. 2007. Reconceptualising pain acording to modern pain sciences. Phys Ther Rev 12: 169–178.

Moseley GL. 2008a. I can't find it! Distorted body image and tactile dysfunction in patients with chronic back pain. Pain 140: 239–243.

Moseley GL. 2008b. Pain, brain imaging and physiotherapy: opportunity is knocking. Man Ther 13: 475–477.

Moseley GL, Hodges PW. 2002. Chronic pain and motor control. In: Jull G, Boyling J (eds) Grieve's modern manual therapy of the vertebral column. Edinburgh: Churchill-Livingstone, pp 215–231.

Moseley GL, Wiech K. 2009. The effect of tactile discrimination training is enhanced when patients watch the reflected image of their unaffected limb during training. Pain 144: 314–319.

Moseley GL, Nicholas MK, Hodges PW. 2004. A randomized controlled trial of intensive neurophysiology education in chronic low back pain. Clin J Pain 20: 324–330.

Moseley GL, Sim DF, Henry ML, et al. 2005. Experimental hand pain delays recognition of the contralateral hand – evidence that acute and chronic pain have opposite effects on information processing? Brain Res Cogn Brain Res 25: 188–194.

Moseley GL, Zalucki NM, Wiech K. 2008. Tactile discrimination, but not tactile stimulation alone, reduces chronic limb pain. Pain 137: 600–608.

Nijs J, Van Houdenhove B, Oostendorp RA. 2010. Recognition of central sensitization in patients with musculoskeletal pain: application of pain neurophysiology in manual therapy practice. Man Ther 15: 135–141.

Nijs J, Meeus M, Van Oosterwijck J, et al. 2011. Treatment of central sensitization in patients with 'unexplained' chronic pain: what options do we have? Expert Opin Pharmacother 12: 1087–1098.

Nijs J, Kosek E, Van Oosterwijck J, et al. 2012. Dysfunctional endogenous analgesia during exercise in patients with chronic pain: to exercise or not to exercise? Pain Phys 15: ES205–ES213.

Parry DM, Macmillan FM, Koutsikou S, et al. 2008. Separation of A- versus C-nociceptive inputs into spinal–brainstem circuits. Neuroscience 152: 1076–1085.

Penfield W, Boldrey E. 1937. Somatic, motor and sensory representation in the cerebral cortex of man as studied by electrical stimulation. Brain 60: 389–448.

Peyron R, Laurent B, Garcia-Larrea L. 2000. Functional imaging of brain responses to pain. A review and meta-analysis (2000). Neurophysiol Clin 30: 263–288.

Puentedura EJ, Louw A. 2012. A neuroscience approach to managing athletes with low back pain. Phys Ther Sport 13: 123–133.

Puentedura EJ, Cleland JA, Landers MR, et al. 2012. Development of a clinical prediction rule to identify patients with neck pain likely to benefit from thrust joint manipulation to the cervical spine. J Orthop Sports Phys Ther 42: 577–592.

Richardson C, Hodges P, Hides J. 2004. Therapeutic exercise for lumbopelvic stabilization. London: Churchill Livingstone.

Rodríguez-Raecke R, Niemeier A, Ihle K, et al. 2009. Brain gray matter decrease in chronic pain is the consequence and not the cause of pain. J Neurosci 29: 13746–13750.

Ryan CG, Gray HG, Newton M, et al. 2010. Pain biology education and exercise classes compared to pain biology education alone for individuals with chronic low back pain: a pilot randomised controlled trial. Man Ther 15: 382–387.

Sapolsky RM. 1994. Why zebras don't get ulcers. New York: Freeman.

Schmidt-Wilcke T. 2008. Variations in brain volume and regional morphology associated with chronic pain. Curr Rheumatol Rep 10: 467–474.

Schmidt-Wilcke T, Leinisch E, Ganssbauer S, et al. 2006. Affective components and intensity of pain correlate with structural differences in gray matter in chronic back pain patients. Pain 125: 89–97.

Schmidt-Wilcke T, Ganssbauer S, Neuner T, et al. 2008. Subtle grey matter changes between migraine patients and healthy controls. Cephalalgia 28: 1–4.

Seminowicz DA, Wideman TH, Naso L, et al. 2011. Effective treatment of chronic low back pain in humans reverses abnormal brain anatomy and function. J Neurosci 31: 7540–7550.

Seminowicz DA, Shpaner M, Keaser ML, et al. 2013. Cognitive–behavioral therapy increases prefrontal cortex gray matter in patients with chronic pain. J Pain 14: 1573–1584.

Stavrinou ML, Della Penna S, Pizzella V, et al. 2007. Temporal dynamics of plastic changes in human primary somatosensory cortex after finger webbing. Cereb Cortex 17: 2134–2142.

Sterling M, Jull G, Wright A. 2001. Cervical mobilisation: concurrent effects on pain, sympathetic nervous system activity and motor activity. Man Ther 6: 72–81.

Tracey I, Bushnell MC. 2009. How neuroimaging studies have challenged us to rethink: is chronic pain a disease? J Pain 10: 1113–1120.

Tracey I, Ploghaus A, Gati JS, et al. 2002. Imaging attentional modulation of pain in the periaqueductal gray in humans. J Neurosci 22: 2748–2752.

Tsao H, Hodges PW. 2007. Immediate changes in feedforward postural adjustments following voluntary motor training. Exp Brain Res 181: 537–546.

Tsao H, Galea MP, Hodges PW. 2008. Reorganization of the motor cortex is associated with postural control deficits in recurrent low back pain. Brain 131: 2161–2171.

Vicenzino B, Collins D, Wright A. 1996. The initial effects of a cervical spine manipulative physiotherapy treatment on the pain and dysfunction of lateral epicondylalgia. Pain 68: 69–74.

Wall PD. 1996. Comments after 30 years of the gate control theory. Pain Forum 5: 12–22.

Wand BM, Parkitny L, O'Connell NE, et al. 2011. Cortical changes in chronic low back pain: current state of the art and implications for clinical practice. Man Ther 16: 15–20.

Wiech K, Tracey I. 2009. The influence of negative emotions on pain: behavioral effects and neural mechanisms. Neuroimage 47: 987–994.

Wolpert DM, Ghahramani Z, Flanagan JR. 2001. Perspectives and problems in motor learning. Trends Cognitive Sci 5: 487–494.

Woolf CJ. 2007. Central sensitization: uncovering the relation between pain and plasticity. Anesthesiology 106: 864–867.

Woolf CJ, Mannion RJ. 1999. Neuropathic pain: aetiology, symptoms, mechanisms, and management. Lancet 353: 1959–1964.

Woolf CJ, Salter MW. 2005. Plasticity and pain: the role of the dorsal horn. In: McMahon S, Koltzenburg M (eds) Wall and Melzack's textbook of pain. Edinburgh: Elsevier, pp 91–105.

## 第 7 章

# 脊柱的力学诊断和治疗:麦肯基疗法

Stephen May, Richard Rosedale

## 概述

力学诊断和治疗方法(Mechanical Diagnosis and Therapy, MDT)是由新西兰物理治疗师罗宾·麦肯基(Robin McKenzie)在 20 世纪 50 年代至 60 年代从一次偶然的临床经历发明的。一位经过几次治疗后病情仍未得到改善的腰部及腿部疼痛的患者,俯卧在治疗床上,头部抬起。几分钟后,当 Robin McKenzie 走进房间看到患者以这样的姿势躺着的时候,他非常震惊。因为在那个时候,伸展位被认为是一个非常不适合于腿部疼痛患者的体位。但是,患者告诉 McKenzie 这是他在近几周以来感觉最好的时候,而且腿部症状基本已经消失了,但是腰部仍有轻微不适。这就是 McKenzie 第一次的经历并在之后被命名为"向心化"的现象。

在随后的几年,McKenzie 继续尝试让患者维持(腰部伸展)姿势,以及通常让患者做重复性运动。他通过指导患者做重复性运动,使患者能够独立地在家中继续进行锻炼,每隔几小时重复一次。自我管理是这个治疗方法的中心原则。但是,McKenzie 发现伸展运动并不能帮助所有患者减轻症状。事实上,有些患者的症状还加重了,因此,他尝试应用了屈曲和冠状面的运动。他发现,一些患者能够通过

其他方向的运动来获得有效的治疗。因此,他开始研究该治疗的评估方法,探索不同方向的运动对患者症状的改善情况。

当 McKenzie 尝试将腰椎的治疗方法应用在颈椎时,发现治疗并不能成功起效。但是,他从一位来自阿姆斯特丹的神经影像学专家 Laurens Penning 医生的工作中得到了启发。Robin McKenzie 开始研究回缩和前突以及屈伸运动的效果,最后,他发现通过应用回缩运动,能够比前突运动取得更大的疗效(Ordway et al 1999)。

重复性运动或维持特定姿势对腰椎和颈椎的积极效果包括症状向心化或症状持续减轻,以及关节活动范围增加。这些能够产生积极效果的动作或姿势被称为方向性偏好(directional preference)。方向性偏好的关键在于这些积极的治疗效果必须是治疗干预的明显结果,而不能只是人体自然恢复的过程。重复性运动是该方法的核心原则,能引起向心化现象和方向性偏好,这是 Robin McKenzie 提出的移位综合征的特征。这些现象在之后的多年里成为一些研究的重点,这种对单纯的末端运动和负荷策略的反应的含义是广泛的,在临床上也很有意义。

因此,发展出了一种以患者为中心的基于运动训练治疗的评估和管理程序,而不是强调以治疗师为中心的触诊和关节松动治疗程序。然而,如果患者没有表现出积极的方向性偏好,或者在最初得到改善后就到达了一个平台期,那么治疗师可以在患者身上施加力量。这个方法原理被称为力量进展(force progression)。使用不同的起始体位或不同方向的运动,如站立或仰卧,或冠状面运动,而不是矢状面运动,称为力学替换(force alternatives)。

McKenzie 也意识到并不是所有的患者都能够立刻表现出疼痛变化反应。一些患者对重复性疼痛的终末端运动有很好的反应,但是随着时间的推移,只是逐渐改善和恢复了受限的活动范围。根据机械性相关疼痛的分类,这类患者属于功能不良综合征。

还有一部分患者，通常是姿势不良的年轻患者，他们在进行体格检查时表现正常，只有在持续维持某个姿势时才会诱发症状。这些患者对姿势的纠正有积极的反应，因此这类患者的问题被称为姿势综合征。McKenzie 推测这类患者在进展为更重的功能障碍的疾病（如移位综合征）之前，可能会表现出轻微的腰部和颈部活动末端的疼痛。关键是 McKenzie 意识到脊柱疼痛表现为不同且独特的方式。该疗法的另一个关键已经建立——即子分类。Robin McKenzie 意识到并不是每个患者都能被归类到上述的三种综合征中；这些在该分类之外的患者的疾病被称为非机械性疼痛综合征，现在被归类为 MDT 的其他分类。但是，需要重点注意的是，并非所有存在脊柱疼痛问题的患者都能被适当地囊括到这些分类中。

## MDT 的文献基础

经过多年的发展和教学，McKenzie 开始叙述这种方法；首先是一系列针对患者的《腰部/颈部自我治疗小册子》（McKenzie 1980，1983），然后在两本为临床医务人员编写的教科书中描述腰椎、颈椎和胸椎的管理策略（McKenzie 1981，1990）。在那个时候，仍缺乏足够的科学证据支持上述概念及其与临床实践的相关性。但是，自 1990 年以来，支持该方法某些方面的证据越来越多，特别是对腰椎的治疗。有关颈椎和四肢的证据仍然有限，但也逐渐增多。在 21 世纪 00 年代初期至中期，原先的教科书被进行了仔细的修订，包括腰痛和颈痛的背景、使用该方法的技术要点以及提供与该方法相关的证据（McKenzie & May 2003，2006）。

McKenzie 一直强调他所描述的概念同样适用于四肢的问题，之前出版丛书中的第一本就是关于这种方法在上肢和下肢肌肉骨骼问题中的应用（McKenzie & May 2000）。这一进展还包括关节功能障碍和收缩功能障碍的区分；关节功能障碍表现为关节活动末端的疼痛受限，而收缩功能障碍则表现为收缩性组织（尤其是肌腱）在负荷情况下，进行抗阻或者主动活动时，出现疼痛。目前的教学课程中包括了关于如何使用这些方法来解决四肢的问题（MDT 在四肢问题中的应用在第 8 章中有更详细的描述）。

McKenzie 最初开始描述 MDT 的方法时，遭受了相当大的质疑，尤其是医学界同行。为了应对或挑战这些质疑，McKenzie 建立了描述综合征分类的一系列模型。然而，这些都是非常理论性的，并非明

确的病理学情况。必须清楚的是，所有机械性综合征和其他综合征的操作定义是完全基于患者的临床表现和反应（表 7.1）。该方法不依赖于（疾病）诊断

表 7.1 机械性综合征和"其他"的操作性定义

| 机械性综合征 | |
| --- | --- |
| 移位综合征 | 在治疗性负荷下，出现向心化现象或肢体远端疼痛逐渐消失<br>疼痛逐渐消失的情况会持续存在，直到所有症状都消失<br>腰部疼痛也会消失<br>疼痛得到改善，保持更好的状态<br>随着机械性症状的改变，关节活动范围也增加 |
| 关节功能障碍 | 只存在局部疼痛<br>只存在间歇性疼痛<br>至少有一个运动受限，受限的运动在关节活动范围末端总会产生疼痛<br>症状没有迅速减轻或消失<br>症状没有持续存在或向心化 |
| 收缩性功能障碍 | 只存在间歇性疼痛<br>做抗阻运动时产生疼痛<br>主动运动也可能存在疼痛 |
| 姿势综合征 | 只存在局部疼痛<br>只存在间歇性疼痛<br>静力负荷时存在疼痛<br>矫正姿势后疼痛消失<br>做重复性运动时无痛<br>关节活动范围无受限<br>运动时无疼痛 |
| "其他" | |
| 椎管狭窄 | 步行时腿部症状缓解<br>伸展受限<br>持续伸展会诱发腿部症状 |
| 峡部滑脱 | 青少年运动相关损伤<br>静力负荷时症状加重 |
| 髋 | 步行时疼痛，坐下时缓解<br>特异性疼痛<br>髋关节特殊检查阳性 |
| 骶髂关节（sacroiliac joint，SIJ） | 三个或三个以上的髋关节疼痛激发试验阳性 |
| 机械性不一致性（mechanically inconclusive） | 对治疗性负荷策略的反应不一致<br>无活动受限 |
| 慢性疼痛 | 广泛的持续性疼痛<br>所有活动都使症状加重<br>夸张的疼痛行为<br>对疼痛的信念和态度不良 |

模型,尽管在某些情况下,特别是在其他类别中,病理标准能够提供建议。以下部分将重点介绍 McKenzie 疗法在腰椎和颈椎中的应用。

## 流行病学视角

关于腰痛和其他肌肉骨骼问题的流行病学是众所周知的。尽管在最初,大部分声称认为大多数腰痛是急性的,只有一小部分是慢性的,但最近的证据与这一观点相矛盾。腰痛通常是长期的和慢性的,并且在 3 个月到 1 年之间表现出有限的改善(Abbott & Mercer 2002;Pengel et al 2003;Hayden et al 2010)。这种持续性在 50% 以上的急性腰痛患者中可以见到(Pengel et al 2003;Hayden et al 2010)。此外,即使在那些快速恢复健康的患者中,在随后的一年中复发也是极其常见的——大约 70% 的患者会出现原来的症状(Abbott & Mercer 2002;Pengel et al 2003)。一项对近 600 名腰痛患者的调查发现,73% 的患者诉存在先前的症状,超过 60% 的患者诉随后的症状随着时间逐渐恶化(Donelson et al 2012)。

虽然有关颈椎的研究很少,但这种模式似乎在颈椎方面也得到了反映。一篇关于急性颈痛预后的综述称,颈部的疼痛和功能障碍的预后相对较差,以及其解决方案通常不完整(Hush et al 2011)。事实上,疼痛和功能障碍的改善似乎在 6.5 周后就停止了,并没有持续改善至 1 年。遗留的症状严重到足以干扰日常生活活动,并对生活质量造成不利的影响(Hush et al 2011),甚至比相关报告所显示的腰痛的预后更加严重(Pengel et al 2003)。

因此,尽管脊柱疼痛通常都是保守治疗,但由于患病的人数过多,对医疗领域的影响是极大的。而且,很难估计这样一种常见疾病的治疗成本,因为患者可能会为此寻找无数的医疗服务。但是,一项研究(Dagenais et al 2008)发现,物理治疗在直接医疗费用中占比例最大(17%),但间接而言,社会成本在与腰痛相关的总成本中占比例最大。据估计,在 2005 年,美国存在脊柱问题的患者的平均医疗支出超过 6 000 美元,几乎是无脊柱问题患者的 2 倍(Martin et al 2008);这比 1997 年增加了 65%,尽管患者身体功能方面的受限有所改善。

医生/治疗师应探索所有可能的方法,使脊柱疼痛的患者能够有效地改善他们的症状,并让他们参与自己的治疗。物理治疗师的首要任务就是在治疗过程中评估、诊断以及指导患者。让患者尽可能地真正参与到治疗过程中。这样他们才能够自我管理当前和未来的相关疾病问题。例如,如果主要的疾病问题符合典型的病史,那么在复发期间,患者应该能够运用他们先前成功改善症状的相同治疗原则和运动方案,以治疗和管理当前的问题。其他的鼓励(患者)治疗师依赖性,即把患者只作为被动接受治疗者的治疗方式应该补充提供患者积极参与治疗的方法,包括 McKenzie 疗法和运动方案。治疗师需要考虑现有管理策略的更广泛应用,并探讨他们是否充分探索了潜在的治疗方案——教导患者参与自己的疾病管理。

## MDT 的解剖学和生物力学综述

机械性疼痛的诊断和治疗是通过关节层面的生理运动来进行的。例如,在检查脊柱问题时,总是先检查矢状面的运动,屈曲和伸展运动,因为大多数脊柱问题都会在这个运动平面上表现出反应。脊柱伸展是最常见的方向性偏好运动。在一项由 34 名物理治疗师对新西兰患者的研究证实了这一点(Hefford 2008);这项研究对 340 例患者综合征的特征和方向偏好特点进行了研究。在 187 例腰椎移位综合征患者中,70%、6% 和 24% 的患者分别进行伸展、屈曲和侧屈运动,使疼痛向心化或得到一个持续的积极效果。111 名颈椎移位综合征患者的治疗方法也是相似的:伸展、屈曲和侧屈运动分别占 72%、9% 和 19%(Hefford 2008)。例外的是,少数患者出现横向移位或急性斜颈,在这种情况下,治疗管理是在冠状面开始。

McKenzie 疗法在对腰椎的评估中会使用冠状面的运动,即在站立位下进行腰椎的侧向滑动。这种运动倾向于将运动集中在大多数问题发生的腰椎下段,而在侧屈时腰椎上段则更为活跃(Mulvein & Jull 1995)。当患者出现侧向移位时,站立位下运动时侧向滑动是最受阻碍的,因此在评估这种运动时,治疗师能够揭示是否有任何丧失和倾向于这种特定的腰椎变形。

颈椎的前突和回缩是矢状面运动的一部分。回缩是上颈椎完全屈曲和下颈椎伸直;相反的,前突是上颈椎完全伸直和下颈椎屈曲(Penning 1998)。其中的一个临床意义就是,完全恢复回缩是恢复完全伸展的先决条件。如果颈椎的回缩没有恢复,那么伸展可能就不能达到理想的效果。只有当矢状面的运动已经详尽检查过了,才会测试冠状面的运动,并且一般只有少数患者需要检查到。在这种情况下，会在评估过程中进行旋转或侧屈的检查，对少数患者而言，旋转或侧屈可能提供外侧性原则的方向性偏好。

## MDT 相关的病理学与解剖学综述

MDT 系统在本质上是基于非病理性特异性的机械性疼痛综合征，其操作的定义是来自症状性和机械性的反应（见表 7.1）。然而，有研究提出了一些可能解释这些症状性反应的概念性模型（McKenzie & May 2000，2003，2006；May 2006）。

解释脊柱移位综合征的概念模型与动态椎间盘模型有关（Wetzel & Donelson 2003；Kolber & Hanney 2009）。在该模型中，椎间盘内破裂和椎间盘内容物移位可导致疼痛和运动功能障碍。这种病理状态发展到最后即是椎间盘内容物通过外在的限制性纤维环突出或被隔离。这种明显的突出物会引起坐骨神经痛或神经根型颈椎病。但是，轻度的该病理状态早期，椎间盘容易出现可逆性的移位，引起腰痛或颈痛，可伴或不伴随放射性症状。随着椎间盘移位的增加，患者会出现更多的体征和症状。移位的方向会提示治疗性负荷（力）的必要性；最常见的是向后和后外侧的移位，治疗需要伸展方向的力；向前的移位则需要屈曲方向的力，侧向移位则需要冠状面的治疗。

概念性模型并不意味着 McKenzie 疗法只能用于治疗椎间盘源性的疼痛，尽管已经有一些临床医务人员和研究者对此产生了误解。虽然它只是一个概念模型，但已经有大量的研究证实了它。椎间盘是腰腿痛的常见根源（Ohnmeiss et al 1997；Milette et al 1999），向心化现象与椎间盘源性疼痛有关（Donelson et al 1997；Werneke et al 1999），一些体内研究表明在负荷（力）的治疗策略下，椎间盘是具有活动性的（Brault et al 1997；Edmondston et al 2000）。许多其他研究也认为动态椎间盘模型是患者症状的来源（Wetzel & Donelson 2003）。一项综述支持了腰椎的动态椎间盘模型，尽管它在椎间盘退变上的应用存在一些矛盾点（Kolber & Hanney 2009）。

对于这种概念性的椎间盘模型，在颈椎中的应用一直存在着一些争议（Mercer & Jull 1996）。这是因为人们认识到，颈椎间盘在形态学和生化学上有别于腰椎间盘（Mercer & Bogduk 1999）。尽管存在着这些不同，最近的一项压力轮廓测试研究表明，颈椎间盘通常有一个流水静力平衡中心。在屈曲位时，有较高的压力集中于椎间盘前部，在后伸位时，则有较高的压力集中于椎间盘后部（Skrzpiec et al 2007）。颈椎间盘和腰椎间盘在本质上存在相似之处，在某种程度上可以解释这两个区域表现出来的相似的临床反应。尽管存在其他文献表明不同的观点，但是我们还是不能轻易地否定椎间盘模型。撇开相似性和差异性不说，颈椎的治疗正如腰椎一样，其分型和适当治疗方法的选择是通过患者的症状和机械性疼痛反应来决定的。移位综合征的诊断仍然是非病理解剖性的。

功能不良综合征背后的概念性模型是结构性软组织受损的机械性变形。这是由于创伤、原先的移位综合征或退行性病变引起的，并且损伤后不能充分或适当地完全修复或重塑（Hunter 1994）；在接下来漫长的几个月里，患者可能会存在疼痛和某个方向的活动受限，或者多个方向的活动受限。功能不良综合征可能会影响关节或关节周围的结构，比如发生在骨关节炎的早期（McCarthy et al 1994）。它还可能影响收缩性组织——最常见的是肌腱，比如伸肘肌的起点、肩部的肌腱或跟腱，从而导致相关肌腱疾病（Littlewood 2012）。功能不良综合征很少但也可能会影响神经结构；这将被归类为神经根粘连，并可能发生在解决一部分坐骨神经痛问题之后（Melbye 2010）。神经根粘连的患者在站立位时的屈曲角度严重受限，同时会在活动末端出现下肢症状。存在功能不良综合征的患者，每次出现的疼痛都是持续的，无论做了多少次重复性运动，当运动停止时，疼痛消失（请读者参阅第 65 章，进一步探讨神经动力学）。关节功能障碍通常表现为在某些模式下活动末端的受限和疼痛，如膝关节屈曲和/或伸展障碍，或髋部内旋和屈曲障碍。收缩性功能障碍通常表现在全关节活动范围的主动运动，但可能存在疼痛；常见的疼痛通常出现患者在做抗阻的运动时，比如做腕关节抗阻伸直时或肩关节抗阻外展运动时。

姿势综合征的概念性模型与因为软组织过度牵伸、血液循环受限和组织缺氧有关引起的疼痛相关。这种情况发生在组织持续负荷一段时间后。这在临床上并不常见，因为其症状相对较轻，但是在学生年龄人群中很常见（Womesley & May 2006；May et al 2011）。它与不良的姿势有关，并被认为会导致更多影响日后生活的功能障碍（读者可在第十部分的内容阅读更多有关软组织疾病的信息）。

需要注意的是这些机械性疼痛综合征是根据患者的症状和机械性反应来分类的(见表 7.1);因此,这些机械性疼痛综合征是根据它们对重复性运动的反应来定义的。以上所建议的概念性模型仅仅是概念性模型。

## MDT 诊断的证据

诊断的准确性取决于两种心理测量学特性:效度和信度。为了确定其有效性,评估了敏感度和特异性(见第 5 章),以衡量用于病理特异性的骨科诊断的具体标准或临床试验的准确性。在 McKenzie 系统中,不寻求具体的病理诊断。因此,主要的要求是了解临床医务人员间的评估过程是否可信。在一项分析了 48 篇关于非特异性腰痛患者体格检查程序的信度的系统评价中(May et al 2006),大多数体格检查程序显示出有限的信度。大部分的检查中统计 kappa 系数的上限或 ICC 相关系数为 0.85,有争议性证据或中度到强证据表明其测试信度。而疼痛对一些重复性运动的反应试验统计分析中较低的阈值-Kappa(κ)系数或 ICC 为 0.70,显示了中等证据支持的测试信度。

事实上,几个探索性的评估程序,包括徒手触诊、视诊和运动功能评估,同时表现出较低的信度。不准确的诊断可能源自不准确的评估,患者的管理策略需要建立在可靠的评估结果的基础上。在疼痛对重复性运动做出反应的情况下,方向性偏好和向心化现象的检查显示出高水平的信度,因此,这可以构成一种建立分类和确定管理策略的适当方法。5 项研究检验了 McKenzie 分类系统的信度;其中,3 项研究报道了 0.7 或更高的 Kappa 系数,1 项研究报道了在颈椎分类的中等程度的一致性(Dionne et al 2006),1 项研究报道了较差的 Kappa 系数,但是其中涉及的治疗师对 McKenzie 分类系统认识有限(May et al 2006)。

## MDT 预后的证据

在物理治疗评估程序中,向心化现象已经被证明是一个很好的预后因素。向心化现象被定义为在进行治疗性负荷力疗法后肢体远端的疼痛消失。远端或腿部的疼痛是能够在腰痛的病史过程中出现或消失的;这与向心化现象或运动试验不同,根据定义,必须在重复性运动或其他治疗干预中表现出来。

这种区别是非常重要的,因为大多数关于这种临床现象的证据源于它们的临床特性。

一篇总结了 22 项研究其预后价值的系统评价(Chorti et al 2009)表明,方向性偏好测试(即重复脊柱运动引起的疼痛位置和/或强度的变化)表明有证据支持利用这些反应来指导治疗。最近的一篇系统评价归纳了 54 项关于向心化现象的研究和 8 项关于方向性偏好的研究(May & Aina 2012)。在 4 745 例患者中,向心化现象占 44%,其中急性的患者(74%)占比高于亚急性或慢性(42%)。在 2 368 例患者中,出现方向性偏好的患者为 70%,这些临床现象在脊柱患者中是常见的。在 23 项调查向心化现象预后有效性的研究中,其中 21 项研究显示,相比未出现向心化现象的患者,出现向心化现象的患者表现出积极的治疗效果。对于同时存在向心化现象和方向性偏好者,在 8 项研究中有 7 项研究证明了其治疗的有效性。以上研究的意义在于,基于机械性评估的临床反应,是基于循证医学的方式来建立对脊柱疾病亚组患者的适当治疗策略。

## MDT 保守治疗的证据

在评价治疗效果时,理想的研究设计是随机对照试验(randomized controlled trial, RCT)。系统评价被用来总结这些分析性证据和指导方针,然后通过系统评价来提出规范性的管理建议。许多与 McKenzie 疗法有关的系统评价已经发表(表 7.2),所有这些都为 MDT 或基于分类的腰椎问题管理的有效性提供了一些支持。

一些关于在腰椎使用 McKenzie 系统的随机对照试验值得重点关注。一项针对急性和慢性腰痛患者的多中心试验对指导意见提出了质疑,即没有一种特定的运动或重复运动会比另一种更好(Long et al 2004)。这是在使用移位综合征分类随机化之前对亚组患者进行的第一个临床试验。230 位移位综合征患者被随机分为 3 组:一组是与他们的方向性偏好方向相一致的运动训练,一组是与他们的方向性偏好方向相反的运动训练,另一组是给予他们"基于证据的"常规运动训练。方向性偏好相一致组在所有结果上都有很大程度的改善,包括腿部疼痛、腰痛、功能障碍、药物的使用、抑郁和参与活动受限。超过 90% 的运动方向相一致组患者在 2 周时自我评价为非常好或已恢复健康,而运动方向相反组略高于 20%,而基于证据的常规运动组略高于 40%。两

**表7.2 关于McKenzie疗法和分类体系证据的系统评价结论**

| 参考文献 | 随机对照试验 RCT 的数量 | 主题内容（Remit） | 结论 |
|---|---|---|---|
| Clare et al 2004 | 6 | McKenzie 使用原则 meta 分析数据 | 短期内，与对照组相比，8.6%的患者疼痛明显减轻，5.4%的患者功能障碍明显改善 |
| Cook et al 2005 | 5-高质量（PEDro） | 患者的运动治疗 根据症状反应分类 | 与对照组相比，4/5 的患者得到明显改善 |
| Machado et al 2006 | 11-大部分高质量 | McKenzie 疗法 meta 分析数据 | 短期内，与对照组相比，4.2%的患者疼痛明显减轻，5.2%的患者功能障碍明显改善 |
| Slade & Keating 2007 | 6-高质量 | 非负荷性运动；4/6 进行 McKenzie 运动 | 短期内，疼痛平均差异偏向 McKenzie 组为 0.36~0.63；功能偏向 McKenzie 组为 0.45~0.47 |
| Fersum et al 2009 | 5 | 亚组分类体系及相应匹配的手法治疗和运动治疗干预 | 分类治疗体系在短期内能明显改善疼痛和功能障碍，并能长期改善疼痛 |
| Kent et al 2010 | 4-高质量 | 针对性的手法治疗和运动疗法 | 研究显示 McKenzie 疗法在短期内有显著的治疗效果 |
| Slater et al 2012 | 7-证据质量低 | 亚组分类体系及匹配相应的手法治疗 | 与对照组相比，在基于分类体系的治疗下，疼痛和功能障碍在治疗短期和中期内有显著的治疗效果 |
| Surkitt et al 2012 | 6-5篇高质量 | 根据方向性偏好（directional preference）治疗 | 中等证据显示，与对照组相比，方向性偏好运动训练组有显著的短期和长期疗效 |

**表7.3 McKenzie 体系的指南性推荐**

| 指南 | McKenzie 体系推荐的方面 | 推荐等级 |
|---|---|---|
| 丹麦健康技术评估学院（1999） | 评估、治疗和预后 | 作为急性和慢性腰痛的诊断性和预后方法 作为一些情况下的治疗方案 |
| 美国职业和环境医学学院（2005） | McKenzie 方式 | 支持作为急性和亚急性 LBP 腰痛的分类体系 |
| 魁北克 CLIP 指南（Rossignol et al 2007） | McKenzie 方式 | 急性 LBP 低推荐 亚急性 LBP 中度推荐 慢性 LBP 低推荐 |
| 工作缺失数据研究所（2008） | 评估、使用向心化分亚组，治疗效用 | 认可其评估信度，应用向心化来分组的价值 治疗方法推荐于急性和慢性疼痛和功能障碍的短期作用 |
| 密歇根质量促进学会指南（Goertz et al 2012） | McKenzie 运动 | A 级证据支持放射至膝部以下的疼痛 |
| 家庭医学实践杂志指南（Bach & Holten 2009） | McKenzie 运动 | A 级证据支持放射至膝部以下的疼痛 |
| 美国物理治疗学会指南（Delitto et al 2012） | 向心化和方向偏好性运动 | 强烈支持，A 级证据 |

组间差异的大小清楚地表明,在这个样本下的腰痛患者,他们的运动方向是非常重要的。研究中的所有患者都有良好的预后,因此其结果的差异在很大程度上取决于运动是否与患者的特异性运动方向相一致。一项后续随访研究结果显示(Long et al 2008),在试验最初的 2 周,病情恶化或无明显变化的患者进行方向性偏好运动训练,其疼痛和功能情况均有显著改善,跟原试验中与方向性偏好一致组的效果相似。

另一项高质量的随机对照临床试验,通过 350 名有向心化现象或外周化现象的患者,对比 McKenzie 疗法与整脊手法(chiropractic manipulation)(Petersen et al 2011)。两组患者均有改善,但 McKenzie 疗法组内报告成功的患者人数更多。在第 2 个月和第 12 个月时,McKenzie 疗法组在功能和整体感觉效果方面明显优于整脊手法组。手法组中有非常多人退出,这进一步证实了 McKenzie 疗法是一种更适合于存在向心化现象或外周化现象的患者的方法。这项研究的一个可能的含义在于,在表现出向心化现象或外周化现象的患者中,进行积极的干预如 McKenzie 疗法(患者自己施加的力量),比被动干预(如脊柱手法治疗)更有效(在这种情况下,施加力量的是临床医务人员)。

最近的一个高质量研究是针对存在严重坐骨神经痛的患者进行的(Albert & Manniche 2012),其中 181 名患者被随机分为两组:"症状导向"运动组接受 McKenzie 系统训练并进行稳定性运动训练,而在对照假运动组(sham exercise)中,患者接受低剂量的运动训练。尽管接受低剂量运动训练的患者期望有更大的改善,但显然接受 McKenzie 稳定性运动训练的患者有更大的改善,腿部疼痛的症状也有明显减轻。可能最显著的差异表现在治疗结束时和 1 年时的神经系统体征上。McKenzie 治疗结束时,运动功能障碍和感觉功能障碍的患者分别减少了 40% 和 43%,而假运动组中分别减少 13% 和 30%。在 1 年后仍存在显著差异。然而,有必要在腰椎方面进行更高质量的试验,但从上面的例子和系统评价可以看出(见表 7.2),在这方面已经取得重大进展。事实上,这一进展已经在各个机构发表的腰痛指南中提出的一些建议得到了反映(表 7.3)。

目前,McKenzie 系统在颈椎中的疗效的证据基础比较有限,但有 3 项试验值得提及。一项是瑞典的随机对照试验,对比颈痛患者的常规运动训练、McKenzie 疗法以及对照组(Kjellman & Oberg 2002)。在这 3 组的比较中,唯一显著的差异是整体健康、身心健康和抑郁量表,其中只有 McKenzie 疗法组表现出明显的改善。在进一步的两组间的分析中,McKenzie 疗法组在 3 个月和 6 个月时的疼痛强度和治疗后的功能障碍方面明显优于对照组。在 McKenzie 疗法组中,额外的医疗花费要少得多。在一项包括 61 名慢性颈椎间盘移位综合征患者的波兰临床试验中,通过将 McKenzie 疗法与"传统疗法"作比较,发现在减少头部、上肢和全身的疼痛以及减少疼痛天数方面,McKenzie 疗法更为有效(Guzy et al 2011)。另一项关于颈椎的试验是针对 97 名挥鞭样损伤功能障碍的患者进行的(Rosenfeld et al 2000)。在这一高质量的试验中,患者被随机分为基于 McKenzie 原则的主动干预组和另一"标准"干预组。在 6 个月的随访中,McKenzie 主动干预组的疼痛明显减轻。随后对患者进行了 3 年的随访,McKenzie 主动干预组的疼痛明显减轻,病假的需求减少,并有更大的概率恢复原先的颈椎活动范围(Rosenfeld et al 2003)。这项研究的经济学分析显示,McKenzie 主动干预组在医疗花费和生产力损失方面的成本更低。

研究显示,颈椎和胸椎移位综合征具有较高的患病率(Hefford 2008),并提示可能存在大量对简单终末端运动有快速反应的潜在人群,因此,开展 McKenzie 系统在颈椎上的应用的临床试验非常有必要。

## 小结

MDT 系统的应用是有科学证据支持的,尤其是它的信度、预后效度和治疗疼痛患者的有效性。这是一个良好的评估和管理体系,可以用作肌肉骨骼问题患者的筛选工具,能广泛区分反应者、慢反应者和不反应者。这 3 种机械性疼痛综合征的反应方式是可预测的,其中最常见的是移位综合征,它会对向心化的重复性运动或症状的持续减少迅速做出反应。这些向心化现象和方向性偏好的反应在一些研究其预后价值的文献中得到了支持。少数患者会出现功能不良综合征,对重复性运动存在较慢的反应,以及极少数患者会出现姿势综合征。不属于其中一种机械性疼痛综合征的患者可能会被归到其他的分类。其他分类中的患者对治疗干预的反应是不可预测的:有些患者可能反应良好,部分患者可能需要其他治疗干预。分类是基于患者表现出来的操作性定义。相关的 MDT 证据大量是有关腰椎的,在颈椎和四肢中应用 MDT 的相关证据虽然也在逐渐增加,但是总体还比较少。

　　基于章节的局限性,仅引用和基于部分的参考文献。(有关详尽版参考文献的完整访问权,请登录参阅 www.mckenziemdt.org 上的核心参考文献列表)。

## 致敬

纪念罗宾·麦肯基(Robin McKenzie)1931—2013。

**(冯蓓蓓　陈逸生 译,张新涛 审,**
**廖麟荣　王于领 校)**

## 参考文献

Abbott JH, Mercer SR. 2002. The natural history of acute low back pain. N Z J Physiother 30: 8–16.

Albert HB, Manniche C. 2012. The efficacy of systematic active conservative treatment for patients with severe sciatica: a single-blind, randomized, clinical, controlled trial. Spine 37: 531–542.

American College of Occupational and Environmental Medicine. 2005. Exercise and manipulative therapies for treatment of acute and sub-acute low back pain. Elk Grove Village, IL: ACOEM.

Bach SM, Holten KB. 2009. Guideline update: what's the best approach to acute low back pain? J Fam Pract 58: 12.

Brault JS, Driscoll DM, Laakso LL. 1997. Quantification of lumbar intradiscal deformation during flexion and extension, by mathematical analysis of MRI pixel intensity profiles. Spine 22: 2066–2072.

Chorti AG, Chortis AG, Strimpakos N, et al. 2009. The prognostic value of symptom responses in the conservative management of spinal pain: a systematic review. Spine 34: 2686–2699.

Clare HA, Adams R, Maher CG. 2004. A systematic review of efficacy of McKenzie therapy for spinal pain. Aust J Physiother 50: 209–216.

Cook C, Hegedus EJ, Ramey K. 2005. Physical therapy exercise intervention based on classification using the patient response method: a systematic review of the literature. J Manual Manip Ther 13: 152–162.

Dagenais S, Caro J, Haldeman S. 2008. A systematic review of low back pain cost of illness studies in the United States and internationally. Spine J 8:8–20.

Danish Institute for Health Technology Assessment. 1999. Low back pain. Frequency, management and prevention from an HTA perspective. [In Danish.] Copenhagen: National Board of Health.

Delitto A, George SZ, Van Dillen L, et al. 2012. Low back pain: clinical practice guidelines linked to the international classification of functioning, disability, and health from the orthopaedic section of the American Physical Therapy Association. J Orthop Sports Phys Ther 42: A1–A57.

Dionne C, Bybee R, Tomaka J. 2006. Inter-rater reliability of McKenzie assessment in patients with neck pain. Physiotherapy 92: 75–82.

Donelson R, Aprill C, Medcalf R, et al. 1997. A prospective study of centralization of lumbar and referred pain: a predictor of symptomatic discs and annular competence. Spine 22: 1115–1122.

Donelson R, McIntosh G, Hall H. 2012. Is it time to rethink the typical course of low back pain? Phys Med Rehab 4: 394–401.

Edmondston SJ, Song S, Bricknell RV. 2000. MRI evaluation of lumbar spine flexion and extension in asymptomatic individuals. Man Ther 5: 158–164.

Fersum KV, Dankaets W, O'Sullivan PB, et al. 2009. Integration of sub-classification strategies in randomised controlled clinical trials evaluating manual therapy treatment and exercise therapy for non-specific chronic low back pain: a systematic review. Br J Sports Med 44: 1054–1062.

Goertz M, Thorson D, Bonsell J, et al. 2012. Adult acute and sub-acute low back pain. Bloomington, MN: Institute for Clinical Systems Improvement (ICSI).

Guzy G, Franczuk B, Krakowska A. 2011. A clinical trial comparing the McKenzie method and a complex rehabilitation program in patients with cervical derangement syndrome. J Orthop Trauma Surg Rel Res 2: 32–38.

Hayden JA, Dunn KM, van der Windt DA, et al. 2010. What is the prognosis of back pain? Best Pract Res Clin Rheum 24: 167–169.

Hefford C. 2008. McKenzie classification of mechanical spinal pain: profile of syndromes and directions of preference. Man Ther 13: 75–81.

Hunter G 1994. Specific soft tissue mobilisation in the treatment of soft tissue lesions. Physiotherapy 80: 15–21.

Hush J, Lin C, Michaleff Z, et al. 2011. Prognosis of acute idiopathic neck pain is poor: a systematic review and meta-analysis. Arch Phys Med Rehabil 92: 824–829.

Kent P, Mjosund HL, Petersen DHD. 2010. Does targeting manual therapy and / or exercise improve patient outcomes in nonspecific low back pain? A systematic review. BMC Med 8: 22.

Kjellman G, Oberg B. 2002. A randomized clinical trial comparing general exercise, McKenzie treatment and a control group in patients with neck pain. J Rehabil Med 34:183–190.

Kolber MJ, Hanney WJ. 2009. The dynamic disc model: a systematic review of the literature. Phys Ther Rev 14: 181–295.

Littlewood C. 2012. Contractile dysfunction of the shoulder (rotator cuff tendinopathy): an overview. J Man Manip Ther 20: 209–213.

Long A, Donelson R, Fung T. 2004. Does it matter which exercise? A randomized control trial of exercises for low back pain. Spine 29: 2593–2602.

Long A, May S, Fung T. 2008. Specific directional exercises for patients with low back pain: a case series. Physiother Can 60: 307–317.

Machado LAC, de Souza MvS, Ferreira PH, et al. 2006. The McKenzie method for low back pain: a systematic review of the literature with a meta-analysis approach. Spine 31: E254–E262.

Martin BI, Deyo RA, Mirza SK, et al. 2008. Expenditure and health status among adults with back and neck problems. JAMA 299: 656–664.

May S. 2006. Classification by McKenzie mechanical syndromes: a survey of McKenzie-trained faculty. J Manip Physiol Ther 29: 637–642.

May S, Aina A. 2012. Centralization and directional preference: a systematic review. Man Ther 17: 497–506.

May S, Littlewood C, Bishop A. 2006. Reliability of procedures used in the physical examination of non-specific low back pain: a systematic review. Aust J Physiother 52: 91–102.

May S, Nanche G, Pingle S. 2011. High frequency of McKenzie's postural syndrome in young population of non-care seeking individuals. J Man Manip Ther 19: 48–54.

McCarthy C, Cushnaghan J, Dieppe P. 1994. Osteoarthritis. In: Wall PD, Melzack R (eds) Textbook of pain, 3rd edn. Edinburgh: Churchill Livingstone, Edinburgh, pp 387–396.

McKenzie RA. 1980. Treat your own back pain. Waikanae, New Zealand: Spinal Publications.

McKenzie RA. 1981. The lumbar spine Mechanical Diagnosis and Therapy. Waikanae, New Zealand: Spinal Publications.

McKenzie RA. 1983. Treat your own neck pain. Waikanae, New Zealand: Spinal Publications.

McKenzie RA. 1990. The cervical and thoracic spine Mechanical Diagnosis and Therapy. Waikanae, New Zealand: Spinal Publications.

McKenzie RA, May S. 2000. The human extremities Mechanical Diagnosis and Therapy. Waikanae, New Zealand: Spinal Publications.

McKenzie RA, May S. 2003. The lumbar spine Mechanical Diagnosis and Therapy. Waikanae, New Zealand: Spinal Publications.

McKenzie RA, May S. 2006. The cervical and thoracic spine Mechanical Diagnosis and Therapy. Waikanae, New Zealand: Spinal Publications.

Melbye M. 2010. An adherent nerve root: classification and exercise therapy in a patient diagnosed with lumbar disc prolapse. Man Ther 15: 126–129.

Mercer S, Bogduk N. 1999. The ligaments and annulus fibrosus of human adult cervical intervertebral discs. Spine 24: 619–628.

Mercer S, Jull G. 1996. Morphology of the cervical inter-vertebral disc: implications for McKenzie's model of the disc derangement syndrome. Man Ther 2: 76–81.

Milette PC, Fontaine S, Lepanto L, et al. 1999. Differentiating lumbar disc protrusions, disc bulges, and discs with normal contour but abnormal signal intensity: MRI with discographic correlations. Spine 24: 44–53.

Mulvein K , Jull G. 1995. Kinematic analysis of the lumbar lateral flexion and lumbar lateral shift movement techniques. J Manual Manip Ther 3: 104–109.

Ohnmeiss DD, Vanharanta H, Ekholm J. 1997. Degree of disc disruption and lower extremity pain. Spine 22: 1600–1605.

Ordway NR, Seymour RJ, Donelson RG, et al. 1999. Cervical flexion, extension, protrusion, and retraction: a radiographic segmental analysis. Spine 24: 240–247.

Pengel LHM, Herbert RD, Maher CG, et al. 2003. Acute low back pain: systematic review of its prognosis. BMJ 327: 323–325.

Penning L 1998. Normal kinematics of the cervical spine. In: Giles LGF, Singer KP (eds) Clinical anatomy and management of cervical spine pain. Oxford: Butterworth Heinemann, pp 53–70.

Petersen T, Larsen K, Nordsteen J, et al. 2011. The McKenzie method compared with manipulation when used adjunctive to information and advice in low back pain patients presenting with centralisation or peripheralization: a randomised controlled trial. Spine 36: 1999–2010.

Rosenfeld M, Gunnarsson R, Borenstein P. 2000. Early intervention in whiplash-associated disorders. A comparison of two treatment protocols. Spine 25: 1782–1787.

Rosenfeld M, Seferiadis A, Carlsson J, et al. 2003. Active intervention in patients with whiplash-associated disorders improves long-term prognosis. Spine 28: 2491–2498.

Rosenfeld M, Seferiadis A, Gunnarsson R. 2006. Active involvement and intervention in patients exposed to whiplash trauma in automobile crashes reduces costs: a randomized, controlled clinical trial and health economic evaluation. Spine 31: 1799–1804.

Rossignol M, Arsenault B, Dionne C, et al. 2007. Clinic on low back pain in interdisciplinary practice (CLIP) guidelines. Montréal, Canada: Agence de la Santé et des Services Sociaux.

Skrzpiec D, Pollintine P, Przybla A, et al. 2007. The internal mechanical properties of cervical intervertebral discs as revealed by stress profilometry. Eur Spine J 16: 1701–1709.

Slade SC, Keating J. 2007. Unloaded movement facilitation exercise compared to no exercise or alternative therapy on outcomes for people with non-specific chronic low back pain: a systematic review. J Manip Physiol Ther 30: 301–311.

Slater SL, Ford JJ, Richards MC, et al. 2012. The effectiveness of sub-group specific manual therapy for low back pain: a systematic review. Man Ther 17: 201–212.

Surkitt LD, Ford JJ, Hahne AJ, et al. 2012. Efficacy of directional preference management for low back pain: a systematic review. Phys Ther 92: 652–665.

Werneke M, Hart DL, Cook D. 1999. A descriptive study of the centralisation phenomenon: a prospective analysis. Spine 24: 676–683.

Wetzel FT, Donelson R. 2003. The role of repeated end-range / pain response assessment in the management of symptomatic lumbar discs. Spine J 3: 146–154.

Womersley L, May S. 2006. Sitting posture of subjects with postural backache. J Manip Physiol Ther 29: 213–218.

Work Loss Data Institute. 2008. Low back – lumbar and thoracic (acute and chronic). Corpus Christi, TX: Work Loss Data Institute, p 481.

# 第 8 章

# 肢体疾患的力学诊断和治疗：麦肯基疗法

Stephen May , Grant Richard Burges Watson

## 概述

麦肯基（1981,p xix）在他的第一本教科书的介绍中写道："对腰椎正确的诊断和治疗这一过程也可能适用于胸椎、颈椎，以及所有的四肢关节和它们周围的软组织。不管呈现的病理是什么，诊断和治疗的原则仍然是相同的"。但是，在这本书出版后的早些年，力学诊断和治疗（mechanical diagnosis therapy，MDT）并没有被广泛用于四肢或肢体的肌肉骨骼问题。直到 2000 年，当时有一本书（McKenzie & May 2000）出版了，描述并说明 MDT 原理在肢体问题中的应用。在接下来的 10 年里，支持麦肯基疗法在肢体问题应用的文献陆续发表（McKenzie et al 2009, 2012）。本章将介绍 MDT 在肢体的应用及其现有的文献支持。

本章所讨论的问题一般是指所有的肢体问题，但是肩和膝问题经常被认为是临床中最常见的肢体问题。例如，在一项对 1 713 名英国基层医疗机构门诊患者的统计中，大约一半的患者有脊柱疼痛，大约一半的患者有肢体疼痛。肩关节和膝关节疾病患者分别占总数的 11% 和 13%，其他肢体关节各占约 4%（2003 年 5 月）。肢体肌肉骨骼问题的流行病学方面的问题需要重新审视，因为一些关于肢体问题的传统看法实际上并没有证据支持。例如，过去人们认为，大多数肢体问题都是短期的、容易治愈的，并且很容易通过有效可靠的体格检查诊断出来，但越来越多的证据表明情况并非如此（关于上肢和下肢的流行病学问题可参见第 1 章和第 2 章）。

## 肢体肌肉骨骼疼痛问题的流行病学

总的来说，肌肉骨骼问题是一个巨大的负担。在对 8 个欧洲国家近 6 000 名参与者的调查中，超过 60% 的女性参与者和超过 40% 的 60 岁以上的参与者报告了存在一些肌肉骨骼症状（Woolf et al 2004）。尽管在一个纳入 13 项研究的系统评价中，上肢障碍的患病率不尽相同，但有一项研究报告了 29% 的终生患病率（Huisstede et al 2006）。2005 年，在日本 30 岁以上的人群中，背部、髋关节和膝关节疼痛的患病率分别为 24%、4% 和 10%（Suka & Yoshida 2009）。在苏格兰一项针对 800 多名年龄在 58 岁以上的人的调查中，31% 的人报告了膝关节疼痛、21% 的肩关节疼痛、16% 的髋关节疼痛、13% 的腕手部疼痛、23% 的踝足部疼痛、不到 10% 的肘关节或腕关节疼痛（Adamson et al 2006）。

尽管并非所有患有肌肉骨骼问题的人都寻求治疗，但这种问题占据了医疗支出的大部分。在英国，这类问题占普通全科问诊的 15%（McCormick et al 1996）。同样地，对 181 例肘关节疼痛的患者进行随访，发现 13% 的患者在 3 个月后恢复，在 12 个月恢复的仅有 34%（Bot et al 2005）。此外，Vincenzino 和 Wright（1996）发现肘关节疼痛的复发率为 25%～50%。

## 肢体疾患的医学诊断

另一个一直存在于肢体问题中的误区是：使用标准的骨科试验很容易进行结构诊断。不幸的是，这并不像人们想象的那么简单。肩关节病理方面，与医学诊断相关的文献比较广泛,包括多篇系统评价,因此这里只引用了少数。在一项纳入 45 项研究的系统评价(Hegedus et al 2008)中,只有一半的研究是高质量,只有 2 项研究有足够的样本量;此外,所有试验要么敏感度合适但是特异性较差,要么相反。该系统评价的作者总结说,目前临床检查中常规使用的骨科特殊检查在肩关节疾病的鉴别诊断中是否有用,还缺乏清晰的论证。对特定的病理试验也同样存在这个疑问。例如,关节盂的前后撕裂,至今没有一个试验可以有效地诊断出来(Dessaur & Margarey 2008;Walton & Sadi 2008;Munro & Healy 2009)。类似地,大多数鉴别肩袖损伤的试验都是无效的,不能推荐用于临床实践(Hughes et al 2008)(读者可参阅本书的其他章节,以进一步了解上肢情况的临床诊断)。

膝关节的问题也是如此。系统评价总结出没有一项检测能准确诊断出撕裂半月板。因为半月板回旋挤压试验(McMurray test)、Apley 试验和关节对线触感压痛(joint line tenderness)的总敏感度和总特异性分别为 70% 和 71%、60% 和 70%、63% 和 77%(Hegedus et al 2007)。Hing 等人(2009)的系统评价认为半月板回旋挤压试验由于敏感度低,临床价值有限。另一篇系统评价总结了诊断优势比(odds ratios,OR),发现关节对线压痛是最准确的(OR=10.98),但是半月板回旋挤压试验(OR=3.99)和 Apley 的试验(OR=2.2)比较弱(Meserve et al 2008)。

一项探讨肩关节诊断试验信度的系统评价发现,大多数高质量的研究报告了诊断过程的低信度(May et al 2010)。例如,Hawkins-Kennedy 试验的 Kappa(κ)系数在 0.18~0.91 之间,而 Neer 征的 Kappa 系数在 0.10~1.00 之间,空罐试验的 Kappa 系数在 0.44~0.49 之间 Gerber 抬离试验的 Kappa 系数在 0.18~0.45 之间。在评估膝关节时,二分和顺序检查项目的检查者内信度普遍比较低,从-0.08 至 0.43(Wood et al 2006)。在 4 个髌骨股骨对线的试验中,Kappa 系数为 0.10~0.36(Fitzgerald & McClure 1995)。

显然,任何为得出诊断结果而进行的问诊和体格检查,都将涉及评估过程的各个方面的多个项目,但证据表明,标准的骨科试验在效度和信度方面都存在缺陷。一篇回顾了肩关节诊断结果的一致性以及其治疗效果的系统评价(Schellingerhout et al 2008)总结道,分组分类应该基于预后和可靠治疗指标。在这种情况下,MDT 或许可以有所帮助。

## MDT 中的解剖学和生物力学

如前所述,MDT 方法使用的是由临床操作定义的非特异性分类(表 8.1),而不是结构上的特殊解剖诊断。一项针对有经验的治疗师对 388 名患者进行分类的调查发现,虽然紊乱的分类是最常见的(37%),就像脊柱一样,功能障碍也很常见(May & Rosedale 2012)(图 8.1)。在脊柱中,紊乱综合征倾向于集中在矢状面(第 7 章)。在四肢中,虽然伸展和屈曲仍然具有明显的负荷特征,但是紊乱和功能障碍的策略,都更加多样(May & Rosedale 2012)。在分类"其他"(36%)中,有 20% 的患者在手术或外伤后出现。图 8.2 给出了肩关节和膝关节问题的例

**表 8.1    MDT 与其他分类的操作定义**

| | |
|---|---|
| 紊乱(derangement) | 重复活动后出现症状缓解甚至消失,或者受限活动度的增加 |
| 关节功能障碍(articular dysfunction,AD) | 在受限的关节活动末端持续产生间断性疼痛,没有快速的症状或活动度的改变 |
| 收缩功能障碍(contractile dysfunction,CD) | 在肌肉单元负荷时持续产生间断性疼痛,比如抗阻的等长收缩 |
| 姿势综合征(postural syndrome) | 仅在长时间负荷时出现症状,并且去除这个因素时剩下的检查都是正常的 |
| 其他 | 很难去分类为上述的任何一个力学综合征,考虑为非力学(如下),例如近期的外伤、术后或者慢性疼痛期 |

在分类前,必须进行一个全面的力学检查。这些力学综合征(紊乱、关节功能障碍、收缩功能障碍、姿势综合征)在考虑上述任何一种症状之前,都必须完全排除。"其他"这个分类必须在患者不能用力学综合征分类的情况下考虑。

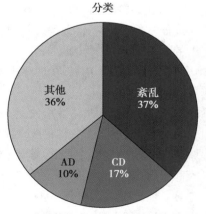

分类

CD: 收缩功能障碍;AD: 关节功能障碍

**图 8.1    30 位治疗师对 388 位肢体问题患者的最终分类结果**(惠允引自 May & Rosedale 2012)

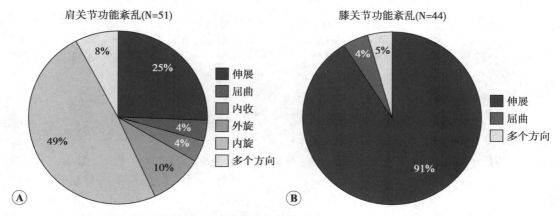

图 8.2　紊乱中负荷策略的方向：Ⓐ肩关节和Ⓑ肩关节（惠允引自 May & Rosedale 2012）

子，这是两个最常见的肢体问题。根据假设，在四肢使用的大部分的负重策略，是基于关节的有效自由度，特别是在肩关节和髋关节。图 8.2 显示了与膝关节只有屈伸相比，肩关节的负重策略要多样得多。其他常见的模式出现在收缩功能障碍中，如肩关节外展（9/14）、肘关节、腕关节伸展（9/14）和膝关节伸展（7/9）。

## MDT 中的病理模型

MDT 系统主要基于非特异性的力学综合征，其操作定义是基于症状和力学反应（见表 8.1）。然而，解释这些症状反应的概念模型也已经建立（McKenzie & May 2000,2003,2006）。

关节内结构是典型的复杂滑膜关节，如在大体标本肘关节中发现的脂肪垫和肉脂半月板关节内结构是典型的复杂滑膜关节，如在大体标本肘关节中发现的脂肪垫和肉脂半月板（Mercer & Bogduk 2007）"任何原因引起的关节内结构是典型的复杂滑膜关节，如在大体标本肘关节中发现的脂肪垫和肉脂半月板（Mercer & Bogduk 2007）Bogduk 2007）"任何原因引起"任何原因引起的关节内组织的移位都会引起疼痛……和阻碍运动"（McKenzie & may 2000,p84）。

需要强调的是，这是一个理论上的和概念性的模型，可以给出生物学的合理解释，而操作上的解释完全不是依赖于这个，而是依赖于症状和力学反应。

功能障碍综合征的概念模型是：在相关组织存在创伤、紊乱或退化性改变。这常常持续数月不等的很长时间，但最初发生损伤后并没有发生有效的重构（Hunter 1994；Scott et al 2004）。因此，患者遗留了疼痛性的损伤，且可能导致运动受限，引起功能

障碍。功能障碍可能影响关节或关节周围结构，如早期骨关节炎（McCarthy et al 1994）。关节功能障碍通常表现在特定模式下的活动受限和终末端疼痛。例如，膝关节屈曲和/或伸展不能，或髋关节内旋和屈曲不能。这与 Cyriax（1982）提出的关节囊模式的概念相似，在这个概念中，激惹的关节会导致疼痛和关节活动范围受限，通常但并不总是在不同关节的某些模式中。在单个或多个有限关节活动范围内的主动运动和被动运动都会产生疼痛，并且在每一次关节活动时都会出现。

活动范围内的主动运动和被动运动都会产生疼痛，并肱骨外上髁痛、肩腱病或跟腱病（Littlewood 2012）。肌肉也可能受到影响（见第 10 章）。收缩功能障碍通常具有完全的主动运动，但可能疼痛，并且当抗阻运动时患者的疼痛会被再现（如抵抗腕伸展引的肱骨外上髁痛，或抵抗肩外展检查的肩部肌腱病变）。

在所有功能障碍中，疼痛是由主动、被动或抗阻运动引起的；每次都会出现疼痛，疼痛多是相似的，并且疼痛会导致动作停止。应该再次强调的是，操作定义是基于上述症状和力学反应，但临床定义不依赖于上面提出的概念模型。姿势综合征（第 7 章中描述的）很少用于肢体问题患者的分类。然而，上面的概念模型确实只不过是概念模型，它们可能会也可能不会完全准确，但最终与方法的有效性无关。

## MDT 诊断的相关证据

MDT 系统不打算针对 MDT 非特异性力学性综合征进行特定的病理解剖诊断，这些是使用表 8.1 中列出的操作定义建立的。一些信度研究探索了临

床医务人员就 MDT 分类的一致性。Kelly 等人（2008）在一项试点研究中探索了麦肯基肢体评估，并找到合理的一致性（一致性为 82%，Kappa 系数是 0.70）。在一项对 97 名经验丰富的麦肯基临床医务人员进行的一项随访研究中，评估了 25 位患者，整体一致性为 92%，Kappa 系数为 0.83（May & Ross 2009）。这些研究表明，对 MDT 分类有经验的临床医务人员使用 MDT 分类时，具有较好的一致性。

有两项研究表明，在 1 000 名有肢体问题的患者中，64% 和 72% 的患者被分类为力学综合征，证明了该系统的临床实用性（2006 年 5 月；May & Rosedale 2012）。如果患者在几次评估中都无法满足其中一种力学综合征的操作定义，则可考虑其中一种"其他"分类（见表 8.1）。

## MDT 预后的相关证据

由于 MDT 系统在四肢的使用相对较新，因此临床医务人员最初不熟悉这些适用于四肢的分类。根据多名临床医务人员在四肢采用 MDT 方法进行的调查，包括 753 名患者的数据（2006 年 5 月），四肢 MDT 分类的患病率如下：紊乱 19%、关节功能障碍 26%、收缩功能障碍 27% 和其他 28%。在这项研究中，72% 被列为力学综合征（2006 年 5 月）。在最近一项涉及全球 30 位治疗师的调查和 388 位连续患者的数据（May & Rosedale 2012）中，相似比例（64%）被分类为 MDT 综合征，但此类别中的比例有显著差异：紊乱 37%、关节功能障碍 10%、收缩功能障碍 17% 和其他 36%。紊乱分类的上升可能表明了对这种 MDT 方法进行辨认的学习过程，以及系统经验和持续应用对最大化该方法潜力的重要性。

之所以发现紊乱的分类加倍以及随后的"其他"分类减少，可能与这样一个事实有关：通过定义，紊乱在重复运动后具有快速的好转变化，在脊柱，这种分类与良好预后相关（第 7 章）。下一节提供的数据显示早期证据表明四肢紊乱的分类也与症状的快速好转变化有关，例如肩关节（Aina & May 2005）或颞下颌关节（Krog & May 2012）病例研究，以及膝骨性关节炎患者的随机对照试验（Rosedale et al 2014）。

关节和收缩功能障碍患者的预后由于其本质不同而变化较慢，但通常同样好。这些组织预计不会发生快速变化，但通常会在更长的时间内（可能是几

个月）出现变化，因为组织在适当的负荷策略进行了重构。因此，在这些情况下，治疗必须强调维持一个长期的适当的康复程序的重要性，以确保恢复到全范围以及无痛功能。

## MDT 肢体疾患治疗的相关证据

按照表 8.1 的操作规定，根据麦肯基疗法进行保守治疗。紊乱的患者执行重复的活动，这些活动可以减少和消除症状并且恢复整个运动范围。这些活动具有方向性偏好，有时相反的活动会加重症状，因此也可能需要暂时避免某些活动。关节功能障碍的患者重复活动会出现关节受限和疼痛，而且在一位收缩功能障碍的患者中，重复抗阻训练会再现症状。这些动作可以是等长训练、主动训练或离心训练，负荷程度由疼痛反应水平决定。可能会产生一些疼痛或不适，但任何症状的加重都会在负荷移除后迅速消失。

所有综合征的重点应包括自我管理，采取以患者为中心的管理方法，并重视患者教育以确保患者知道他们需要进行哪些训练，重复的次数和理由。通常会给予少数训练，且让患者在离开前演示以确保他们知道正在做什么，这往往也会增加依从性。实际的负荷方向将取决于治疗师的临床推理过程。事实上，也有一些常见的通用模式，但是 MDT 系统允许特定运动处方的变化。

正如概述中所讨论的，关于四肢使用 MDT 的证据相对较新。在 McKenzie 和 May（2000）的教科书之后，文献中开始出现了许多个案研究。这些个案研究了在肩关节（Aina & May 2005）、腕关节（Kaneko et al 2009）、颞下颌关节（Krog & May 2012）和膝关节（Lynch & May 2013）中紊乱这一分类的人群。这些研究中有许多突出的特征，如较长的病史和过去不成功的治疗，但对 MDT 都具有快速和持久的反应。多年颞下颌关节紊乱的患者，MDT 治疗效果在 1 年的长期随访中得以维持（Krog & May 2012）。其他一些案例研究也进行了 1 年的随访，患者完全无症状（Kaneko et al，2009；Lynch & May 2013），或者轻微症状但通过使用 MDT 重复自我管理可以迅速解决（Kaneko et al 2009）。然而，这些报告无法推断因果关系。在所有这些案例研究中，解决紊乱意味着减少并有时消除疼痛并恢复功能，其中有 1 位患者甚至回归到强度较高的游泳训练计划（Lynch & May 2013）。通过治疗师的临床推理来确定合适的

可以减少或消除疼痛的方向偏好，从而实现治疗。在这些研究涉及：在肩关节超负荷时将手置于背部（Aina & May 2005）、腕关节的牵伸和侧向活动（Kaneko et al, 2009）、下颌骨超负荷侧移（Krog & May 2012）和膝关节的超负荷伸直（Lynch & May 2013）。同时也发现，与方向性偏好相反的重复运动可能导致症状的暂时复发（Aina & May 2005）。

一项病例研究还描述了一个在工作期间需要抬起沉重负荷的肩关节上部疼痛患者，核磁共振检查显示肩胛下肌完全撕裂和 2 型 SLAP 改变，在重复的颈部的回缩和后伸动作后症状得到改善（Menon & May 2013），并且在 1 年的电话随访中，患者报告说他基本没有再出现症状。

另一项个案研究描述了一名有 1 年症状病史的 57 岁男性肩部收缩功能障碍（Littlewood & May 2007）。休息时没有疼痛，有完全的主动和被动运动范围，但外展时会出现疼痛弧，抗阻外展和外旋时会出现疼痛。指导患者做肩关节的主动外展训练，1 个月后，患者报告症状有所减轻，在首次就诊 10 周后，他报告没有疼痛或功能障碍（这个缓解的长周期正如这种分类预期的那样）。

一项试验涉及肩部收缩功能障碍的患者，但目前该试验正在进行中，唯一公布的材料涉及试验方案（Littlewood et al 2012）、目的设计（Littlewood et al 2013a）和试点研究（Littlewood et al 2013b）。该试验的自我管理部分包括初步评估以考虑基线功能问题、运动负荷、实施的阻力和可能的解决方案，以及必要时可能的随访预约或电话随访。标准的物理治疗包括多种干预和多个疗程。自我管理组平均接受 3.9 个疗程，而标准物理治疗组平均接受 7.6 个疗程。试点研究发现，在肩关节问题和整体健康方面，两组之间没有显著差异。具体的收缩功能障碍综合征也可以称为肩袖肌腱病（Littlewood 2012）。这篇文章探讨了目前对与收缩功能障碍和肩袖肌腱病有关的病理、诊断、治疗和预后的认识。它还探讨了这一分类的优势以及进一步进展需要解决的问题，同时强调了在这种情况下负荷训练的重要性。

在该组中已经很好地建立了针对收缩功能障碍使用负荷训练，特别是但不仅仅是离心运动。其他关于肢体功能障碍的研究涉及肩关节（Holmgren et al 2012）、腹股沟（Holmich et al 2011）、肘关节（Raman et al 2012）、髋韧带（Bolgla & Boling 2011）和跟腱（Scott et al 2011）等肌腱问题的所有常见部位（读者可参阅第 4 章至第 9 章，了解针对这些不同部位和疾病的适当训练计划）。

在四肢紊乱分类中使用 MDT 的最有力证据来自一项随机对照试验（Rosedale et al 2014）。从三级医疗中心招募膝骨关节炎，且被认为可能进行膝关节置换的患者（$n = 180$），随机分配到干预组或对照组。干预组接受 MDT 评估，将那些分类为紊乱的患者进行方向性偏好训练，而将那些被归类为 MDT 无应答者的患者进行基于证据的训练。对照组在等待膝关节置换的名单上。在 2 周和 3 个月评估疼痛和功能。在 2 周和 3 个月时，MDT 组的疼痛和功能明显低于对照组和 MDT 无应答者。对一组 60 岁以上的骨性关节炎，考虑进行膝关节置换的患者，接受 MDT 评估后 40% 被列为紊乱。这与之前引用的调查（May & Rosedale 2012）中 43% 的膝关节问题患者的比例非常相似，该调查主要是私人诊所。值得注意的是，尽管人口群体差异很大，但紊乱的患病率非常相似，这表明这一人群在肌肉骨骼问题上的重要性。

## 小结

力学诊断和治疗对肢体疼痛问题的非特异性分类，包括紊乱、关节和收缩功能障碍、姿势综合征和其他。不同分类有不同的处理，对于紊乱，确定方向偏好；对于关节功能障碍，进行抗阻和主动的负荷。紊乱通常会在自我锻炼计划迅速出现好转变化。这些综合征的操作定义都是基于临床症状和力学表现。

几十年来，麦肯基疗法已经很好地解决了脊柱问题，而其在肢体问题中的应用则比较新。这两者存在不同，最明显的是不同综合征的患病率，紊乱是脊柱问题中最突出的亚类，而功能障碍似乎在肢体问题中更常见。尽管存在这些差异，肢体和脊柱问题具有相同的管理策略。目前，在肢体疾患中使用 MDT 的证据基础显然是有限的。大量个案研究，信度研究和调查研究，以及其效度的试验也有陆续发表。

## 致敬

纪念罗宾·麦肯基（Robin McKenzie）1931—2013。

（谢凌锋　译，罗庆禄　审，廖麟荣　王于领　校）

# 参考文献

Adamson J, Ebrahim S, Dieppe P, et al. 2006. Prevalence and risk factors for joint pain among men and women in the West of Scotland Twenty-07 study. Ann Rheum Dis 65: 520–524.

Aina A, May S. 2005. Case report: a shoulder derangement. Man Ther 10: 159–163.

Bolgla LA, Boling MC. 2011. An update for the conservative management of patellofemoral pain syndrome: a systematic review of the literature from 2000 to 2010. Int J Sports Phys Ther 6: 112–125.

Bot SDM, van der Waal JM, Terwee CB, et al. 2005. Course and prognosis of elbow complaints: a cohort study in general practice. Ann Rheum Dis 64: 1331–1336.

Croft P, Pope D, Silman A. 1996. The clinical course of shoulder pain: prospective cohort study in primary care. BMJ 313: 601–602.

Cyriax J. 1982. Textbook of orthopaedic medicine. Vol 1: Diagnosis of soft tissue lesions, 8th edn. London: Baillière Tindall.

Dessaur WA, Margarey ME. 2008. Diagnostic accuracy of clinical tests for superior labral anterior posterior lesions: a systematic review. J Orthop Sports Phys Ther 38: 341–352.

Fitzgerald GK, McClure PW. 1995. Reliability of measurements obtained with four tests for patellofemoral alignment. Phys Ther 75: 84–92.

Hegedus EJ, Cook C, Hasselblad V, et al. 2007. Physical examination tests for assessing a torn meniscus in the knee: a systematic review with meta-analysis. J Orthop Sports Phys Ther 39: 541–550.

Hegedus EJ, Goode A, Campbell S, et al. 2008. Physical examination tests of the shoulder: a systematic review with meta-analysis of individual tests. Br J Sports Med 42: 80–92.

Hing W, White S, Reid D, et al. 2009. Validity of the McMurray's test and modified versions of the test: a systematic literature review. J Man Manip Ther 17: 22–35.

Holmgren T, Hallgren HB, Oberg B, et al. 2012. Effect of specific exercise strategy on need for surgery in patients with subacromial impingement syndrome: randomised controlled study. BMJ 344: e787.

Holmich P, Nyvold P, Larsen K. 2011. Continued significant effect of physical training as treatment for overuse injury. 8-to-12-year outcome of a randomized clinical trial. Am J Sports Med 39: 2447–2451.

Hughes PC, Taylor NF, Green RA. 2008. Most clinical tests cannot accurately diagnose rotator cuff pathology: a systematic review. Aust J Physiother 54: 159–170.

Huisstede BMA, Bierma-Zeinstra SMA, Koes BW, et al. 2006. Incidence and prevalence of upper-extremity musculoskeletal disorders: a systematic appraisal of the literature. BMC Musculoskel Dis 7: 7.

Hunter G. 1994. Specific soft tissue mobilisations in the treatment of soft tissue lesions. Physiotherapy 80: 15–21.

Kaneko S, Takasaki H, May S. 2009. Application of mechanical diagnosis and therapy to a patient diagnosed with de Quervain's disease: a case study. J Hand Ther 22: 278–284.

Kelly E, May S, Ross J. 2008. The reliability of the McKenzie classification system using extremity McKenzie assessment forms. Int J Mech Diagnosis Ther 3: 3–6.

Krog C, May S. 2012. Derangement of the temporomandibular joint: a case study using mechanical diagnosis and therapy. Man Ther 17: 1–4.

Littlewood C. 2012. Contractile dysfunction of the shoulder (rotator cuff tendinopathy): an overview. J Man Manipul Ther 20: 209–213.

Littlewood C, May S. 2007. A contractile dysfunction of the shoulder. Man Ther 12: 80–83.

Littlewood C, Ashton J, Mawson S, et al. 2012. A mixed methods study to evaluate the clinical and cost-effectiveness of a self-managed exercise programme versus usual physiotherapy for chronic rotator cuff disorders: protocol for SELF study. BMC Musculoskel Dis 13: 62.

Littlewood C, Malliaris P, Mawson S, et al. 2013a. Development of a self-managed loaded exercise programme for rotator cuff tendinopathy. Physiotherapy 99: 358–362.

Littlewood C, Malliaras P, Mawson S, et al. 2013b. Self-managed loaded exercise versus usual physiotherapy treatment for rotator cuff tendinopathy: a pilot randomised controlled trial. Physiotherapy 100(1): 54–60. doi:10.1016/j.physio.2013.06.001.

Lynch G, May S. 2013. Directional preference at the knee: a case report using mechanical diagnosis and therapy. J Man Manip Ther 60–66.

May S. 2003. An outcome audit for musculoskeletal patients in primary care. Physiother Theory Pract 19: 189–198.

May S. 2006. Classification by McKenzie's mechanical syndromes: report on directional preference and extremity patients. Int J Mech Diagnosis Ther 3: 7–11.

May SJ, Rosedale R. 2012. A survey of the McKenzie classification system in the extremities: prevalence of the mechanical syndromes and preferred loading strategy. Phys Ther 92: 1175–1186.

May S, Ross J. 2009. The McKenzie classification system in the extremities: a reliability study using McKenzie assessment forms and experienced clinicians. J Manip Physiol Ther 32: 556–563.

May S, Chance-Larsen K, Littlewood C, et al. 2010. Reliability of physical examination tests used in the assessment of patients with shoulder problems: a systematic review. Physiotherapy 96: 179–190.

McCarthy C, Cushnaghan J, Dieppe P. 1994. Osteoarthritis. In: Wall PD, Melzack R (eds) Textbook of pain, 3rd edn. Edinburgh: Churchill Livingstone, pp 387–396.

McCormick A, Charlton J, Fleming D. 1995. Assessing health needs in primary care. Morbidity study from general practice provides another source of information. BMJ 310: 1534.

McKenzie RA. 1981. The lumbar spine Mechanical Diagnosis and Therapy. Waikanae, New Zealand: Spinal Publications.

McKenzie RA, May S. 2000. The human extremities Mechanical Diagnosis and Therapy. Waikanae, New Zealand: Spinal Publications.

McKenzie RA, May S. 2003. The lumbar spine Mechanical Diagnosis and Therapy. Waikanae, New Zealand: Spinal Publications.

McKenzie RA, May S. 2006. The cervical and thoracic spines Mechanical Diagnosis and Therapy. Waikanae, New Zealand: Spinal Publications.

McKenzie R, Watson G, Lindsay R. 2009. Treat your own shoulder. Waikanae, New Zealand: Spinal Publications.

McKenzie R, Watson G, Lindsay R. 2012. Treat your own knee. Waikanae, New Zealand: Spinal Publications.

Menon A, May S. 2013. Shoulder pain: differential diagnosis with mechanical diagnosis and therapy extremity assessment: a case report. Man Ther 18: 354–357.

Mercer SR, Bogduk N. 2007. Intra-articular inclusions of the elbow joint complex. Clin Anat 20: 668–676.

Meserve BB, Cleland JA, Boucher TR. 2008. A meta-analysis examining clinical test utilities for assessing meniscal injury. Clin Rehab 22: 143–161.

Munro W, Healy R. 2009. The validity and accuracy of clinical tests used to detect lateral pathology of the shoulder. Man Ther 14: 119–130.

Raman J, MacDermid JC, Grewal R. 2012. Effectiveness of different methods of resistance exercises in lateral epicondylosis: a systematic review. J Hand Ther 25: 5–26.

Rosedale R, Rastogi R, May S, et al. 2014. Efficacy of exercise interventions as determined by the McKenzie system of Mechanical Diagnosis and Therapy for knee osteoarthritis: a randomized controlled trial. J Orthop Sports Phys Ther 44(3): 173–181, A1–A6. doi:10.2519/jospt.2014.4791.

Schellingerhout JM, Verhagen AP, Thomas S, et al. 2008. Lack of uniformity in diagnostic labeling of shoulder pain: time for a different approach. Man Ther 13: 478–483.

Scott A, Khan KM, Roberts CR, et al. 2004. What do we mean by the term 'inflammation'? A contemporary basic science update for sports medicine. Br J Sports Med 38: 372–380.

Scott A, Huisman E, Khan K. 2011. Conservative treatment of chronic Achilles tendinopathy. Can Med Assoc J 183: 1159–1165.

Suka M, Yoshida K. 2009. The national burden of musculoskeletal pain in Japan. Clin J Pain 25: 313–319.

Van der Waal JM, Bot SDM, Terwee CB, et al. 2005. Course and prognosis of knee complaints in general practice. Arthritis Rheum 53: 920–930.

Vincenzino B, Wright A. 1996. Lateral epicondylalgia: epidemiology, pathophysiology, aetiology and natural history. Phys Ther Rev 1: 23–34.

Walton DM, Sadi J. 2008. Identifying SLAP lesions: a meta-analysis of clinical tests and exercise in clinical reasoning. Phys Ther Sport 9: 167–176.

Wood L, Peat G, Wilkie R, et al. 2006. A study of the noninstrumented physical examination of the knee found high observer variability. J Clin Epidemiol 59: 512–552.

Woolf AD, Zeidler H, Haglund U, et al. 2004. Musculoskeletal pain in Europe: its impact and a comparison of population and medical perceptions of treatment in eight European countries. Ann Rheum Dis 63: 342–347.

# 第二部分

# 颈胸椎相关的上肢疼痛综合征

# 第 9 章

# 颈痛

Bryan S. Dennison，Michael H. Leal

## 颈痛的定义

颈痛是一种常见的疾病,越来越多地影响世界各地的人们(Hogg-Johnson et al 2009)。患病率数据表明颈痛的发生可以横跨不同年龄,从小孩到老年人,没有性别差异。与腰痛类似,颈痛发作也是间歇性的(Hogg-Johnson et al 2009)。最近的研究表明,颈痛遵照一个"慢性-间歇性进程"(Hoy et al 2010)。对大多数颈痛患者症状的彻底解决,避免了颈痛对其生活质量和经济所造成的影响(Borghouts et al 1999;Wright et al 1999)。

尽管颈痛普遍存在,但是对其定义仍有很大差异(Fejer et al 2006)。这是因为,在某种程度上,身体和社会心理因素的存在都会造成颈痛。由于颈痛的多

因素表现和颈椎症状的确切来源无法确定(Borghouts et al 1998),"非特异性颈痛"的标签已被用于所有无法诊断但出现了症状的颈椎疾病。这个含糊的描述性术语导致对非特异性颈痛定义的差异进一步增大。正因如此,描述性术语,比如职业相关性颈臂障碍、颈部紧张综合征、颈椎关节强直、胸廓出口综合征、颈椎骨关节炎和颈痛等都是非特异性颈痛的同义词(Koes & Hoving 2002)。其实,导致这个术语定义不清的真实原因是缺乏特异性、有效性和可重复性的诊断标准(Buchbinder et al 1996a,1996b)。

为了使颈痛的工作定义标准化,已经采取措施来确定颈痛症状的界限。提出了以下的颈痛或者颈椎疼痛的定义(图 9.1):

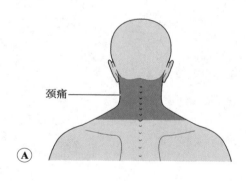

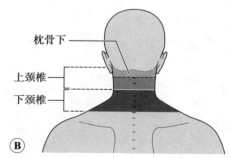

图 9.1　颈痛定义的体表图

上界为上项线,下界为第一胸椎棘突上方的横向延长线,两侧界为颈部侧缘切线沿矢状面上的延伸,所有位于此区域内的疼痛都是颈痛。

(Merskey & Bogduk 1994,p 11)

2009 年，颈痛工作组（The Neck Pain Task Force）为颈部症状提出了一个工作定义，包括非描述性的术语，比如非特异性、软组织性和机械性颈痛。工作组排除与系统性或病理性疾病相关的颈痛及皮肤损伤、胸椎疾病、肿瘤、感染、骨折和脱位引起的颈痛（Guzman et al 2009）。他们将颈痛定义为"位于下图（图 9.2）颈部的解剖区域内，伴或不伴有向头部、躯干和上肢放射"的综合征（Guzman et al 2009）。

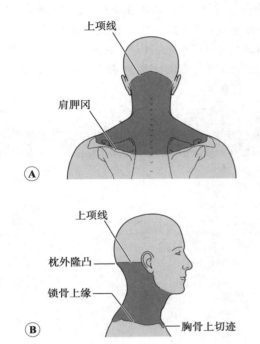

图 9.2　颈痛的新概念性模型（惠允引自 Guzman et al 2009）

上文是为了给颈痛提供统一的定义。然而，下面的操作性颈痛定义已在研究中广泛应用。Cleland 等人（2005）将颈痛定义为"位于颈胸连接区域，因颈部活动而加重的非特异性疼痛"。其他学者（Martínez-Segura et al 2006；Fernández-de-las-Peñas et al 2007b；González-Iglesias et al 2009a，2009b；Mansilla-Ferragut et al 2009）采用了与 Fernández-de-las-Peñas 等人（2007a）所提出的颈痛定义稍有区别的定义："广义的颈部和/或肩部疼痛带有机械性特点，包括：症状由维持颈部姿势或运动诱发，还可由颈部肌肉触诊诱发"。还有一些学者将以下的症状归为机械性颈部疾病的亚型，如颈源性头痛、伴有放射性症状和体征的机械性颈部障碍、挥鞭伤和退行性改变相关的颈部障碍（Gross et al 2002）。Kanlayanaphotporn 等人（2009）将颈痛定义为："疼痛主要局限在颈后区域，可因颈部活动或者维持不变的姿

势而加重"。2010 年，全球疾病负担（Global Burden of Disease，GBD）研究使用了颈痛工作组（Guzman et al 2009 描述的）关于颈痛的解剖定义，并采纳此诊断定义："颈痛持续一天以上，伴或不伴有上肢放射痛"（Hoy et al 2014）。

这些操作性的颈痛定义明确了患者症状的位置和可能的诱发因素，但是不能推断导致主观症状的病因。基于这一原因，目前的研究工作主要致力于解释颈痛感受的原因和指导有效的干预措施。

## 颈痛的患病率

颈痛不论是从个体或经济角度，都为医疗行业带来了全球性的挑战。为了评估颈痛对人群的影响和将来直接研究这一现象的病因和管理，研究人员对估计颈痛患病率很感兴趣。由于目前研究结果和质量差异巨大，使精确分析颈痛对全球的影响变得富有挑战。

为了解决先前患病率研究中提到的方法学问题，Hoy 等人（2014）承担了一项为期 6 年的估计颈痛全球疾病负担的项目，该研究首次揭示了颈痛的全球数据。2010 年全球疾病负担研究的目的是报告全球颈痛负担，同时考虑了用于确定负担估计的研究中存在的偏倚风险（Hoy et al 2014）。研究结果显示，颈痛在全球都呈现高患病率和高负担的特点。该研究评估了 291 种全球性疾病和损伤。颈痛被评为"全球致残的第 4 位和整体负担的第 21 位"的疾病（Hoy et al 2014）。在 0 岁至 100 岁的人群中，颈痛的全球预测时点患病率为 4.9%。女性患病率高于男性，45 岁左右到达患病率高峰（Hoy et al 2014）。

也有其他研究关注颈痛的患病率，但并未像全球疾病负担研究一样控制偏倚风险。方法学问题值得重视，因为不当的选择可能会导致分析过度（即平均患病率）（Hoy et al 2012）。因此，在以下研究中，由于可能存在方法学的偏差，其估计患病率值需要谨慎解读。

Fejer 等人（2006）在一篇系统评价回顾了 1980 年至 2002 年全球颈痛的患病率的文献，搜索结果显示共有 56 项研究符合入选标准，来自斯堪的纳维亚（46%）、欧洲其他地区（23%）、亚洲（16%）和北美（11%）。澳大利亚（2 项）和以色列（1 项）也对其国内的颈痛患病率做了调查。不同研究间有很大差异：受试者的样本量大小不同，从 300 名到 51 050 名

不等;造成颈痛的原因也不尽相同;在解剖定义和操作性定义方面也存在差异。然而,在 79% 的调查研究中使用了无偏倚和随机化的人口样本。超过一半的研究样本量都超过了 1 000 名受试者。我们将在下文中分享所观察到患病率期限的常用分类和文献收集到的共同结果。

8 项研究(13%)观察了颈痛的时点患病率,范围为 5.9% ~ 38.7%。这些数据按年龄进一步细分,结果在 15 ~ 74 岁人群中的患病率为 5.9% ~ 22.2%,65 岁以上人群的患病率为 38.7%。

6 项研究(10%)观察了一周患病率数据,范围为 1.4% ~ 36%。然而,一项研究使用了其他研究未使用过的特殊颈痛定义。除此项研究外,剩余 5 项研究报告了 15 ~ 90 岁的人群的一周颈痛患病率,范围为 1.4% ~ 19.5%。

6 项研究(10%)观察了 1 个月患病率数据,结果在 16 ~ 79 岁人群中患病率为 15.4% ~ 41.1%。Wedderkopp 等人(2001)的研究观察了颈痛在儿童(8 ~ 10 岁)和青少年(14 ~ 16 岁)的情况,其 1 个月颈痛患病率为 6.9%。

7 项研究(11%)报告了在 18 ~ 80 岁成年人中的 6 个月患病率数据,范围为 6.9% ~ 54.2%。其中 3 项研究报告中的 12 岁男孩和 18 岁女孩的患病率范围为 6% ~ 45%。

所有研究中,1 年范围的颈痛患病率数据值最大。22 项研究(39%)报告了 17 ~ 70 岁人群的患病率,范围为 16.7% ~ 75.1%。2 项研究报告了青少年的患病率范围。Niemi 等人(1997)报告了 714 名高中生(408 名女孩,306 名男孩-未指定年龄范围)的 1 年患病率为 15.8%。Holmen 等人(2000)的研究报告了 4 279 名 13 ~ 18 岁初中和高中学生的 1 年患病率数据。在这一人群中,青少年颈肩部疼痛的 1 年患病率为 22.1%。此外,Fejer 等人(2006)的系统评价进一步描述了 3 项研究(Woo et al 1994;Isacsson et al 1995;Brochet et al 1998),报道了在老年人群中(年龄>65 岁,68 岁,年龄>70 岁)的 1 年患病率为 8.8% ~ 11.6%。

8 项研究(13%)报告了终身患病率。其中 2 项来自南太平洋的托克劳群岛,终身患病率为 0.2% ~ 2.1% 不等。其余 6 项研究报告在 18 ~ 84 岁人群中的患病率 14.2% ~ 71%。一项研究(Aoyagi et al 1999)着重研究了 860 名居住在日本或夏威夷的 60 ~ 79 岁女性,结果表明合并人群颈部关节疼痛(即询问"你的哪些关节曾经疼痛过?")的终身患病率

为 14.8%。然而,Fejer 等人(2006)的系统评价的纳入标准之一是代表普通人群的人群。但并不能认为夏威夷-日本队列可以代表夏威夷人群。因此,仅纳入日本的数据,而该组(n = 222)终身患病率为 17.1%。

综上所述,不同文献使用了不同的颈痛描述,这可能影响研究质量。有趣的是,Fejer 等人(2006)并没有发现他们所回顾研究的差异与估计患病率间存在相关性。这表明,研究质量(存在异质性)可能不是影响颈痛估计患病率的因素。此外,统计患病率的持续时间区间越长,估计患病率越高(即 1 年估计患病率高于 1 个月估计患病率)。还观察到性别差异:女性的颈痛通常比男性多 83%(30 项研究中的 25 项;表 9.1)。

| 颈痛 | 年龄(岁) | 世界人口(%) |
| --- | --- | --- |
| 时点患病率 | 15 ~ 74 | 5.9 ~ 22.2 |
| | 65+ | 38.7 |
| 1 周患病率 | 15 ~ 19 | 1.4 ~ 19.5 |
| 1 个月患病率 | 16 ~ 79 | 15.4 ~ 41.1 |
| | 8 ~ 10 和 14 ~ 16 | 6.9 |
| 6 个月患病率 | 18 ~ 80 | 6.9 ~ 54.2 |
| | 18(女性) | 45 |
| | 12(男性) | 6 |
| 1 年患病率 | 17 ~ 70 | 16.7 ~ 75.1 |
| | 中学和 13 ~ 18 | 15.8 ~ 22.1 |
| | 65+ | 8.8 ~ 11.6 |
| 终身患病率 | 18 ~ 84 | 14.2 ~ 71 |
| | 60 ~ 79 | 17.1 |
| 全球时点患病率 | 0 ~ 100 | 4.9 |

表 9.1　颈痛的患病率

## 颈痛的经济影响

除了功能障碍,颈痛还会带来重大的经济影响。在荷兰,1996 年颈痛治疗的总费用估计为 6.862 亿美元,占荷兰约 1% 的年医疗总支出。在 6.862 亿美元的总支出中,颈痛带来的"直接(医疗)费用"占了 1.596 亿美元,剩余的 5.265 美元是因颈痛(Borghouts et al 1999)产生的"社会经济损失"或"间接(非医疗)费用"(Koopmanschap & Rutten 1996)。

在美国,颈椎疾病对医疗保健系统提出了挑战,在工伤赔偿制度中花费了数十亿美元用于赔偿和医疗费用,仅次于与腰椎疾病相关的工伤赔偿费用(Wright et al 1999)。

## 颈痛的危险因素和预后

鉴于目前的证据,颈痛不是由单一因素造成的。相反,这种现象通常是非创伤性的和多因素的,有证据支持生理和社会心理领域的双重相互作用会加重颈痛感受(Ariens et al 2001;Croft et al 2001;Côté et al 2009;Guzman et al 2009;Jull & Sterling 2009;Sterling 2009)。虽然心理因素在颈痛中似乎更为重要,但临床上倾向于继续关注可能引起颈痛的生理因素。最近一项国际性多学科研究(Walton et al 2013a)的结果表明,临床医务人员认同心理/行为因素对患者预后有重大影响。尽管如此,研究指出对于颈痛患者,阳性体征是最常用的分析因素。这些发现进一步突显了当前最佳证据和临床实践之间的差异(Walton et al 2013a)。

识别颈痛的危险因素或预测因素有助于指导预防初始颈部损伤的措施(一级预防)和解决导致持续症状和/或复发性颈痛因素的干预措施(二级预防)(Hill et al 2004)。从历史上看,颈痛的危险因素被分为两大类:工作相关或非工作相关的危险因素。这些类别可以进一步分解为 3 个基本亚组:①躯体危险因素,②心理社会危险因素和③个人危险因素(即应对行为)(Ariens et al 2000,2001)。

早期研究(1966—1997)中纳入的危险因素(Ariens et al 2000,2001),包括生理和心理两个方面,主要由横断面试验设计的方法学产生。但这种研究方法限制了建立因果关系的能力(Croft et al 2001;Carroll et al 2009)。在过去 10 年间的研究有所发展,通过纳入更多的前瞻性研究来改善横断面研究造成的局限(Côté et al 2009)。前瞻性研究设计可以建立更可信的关系,从而为系统评价进展做出更大贡献。

### 不同职业人群的颈痛患病率

最近一项系统评价(Côté et al 2009)尝试观察不同职业人群中颈痛危险因素的患病情况。研究人员发现,至少有 5% 的职员会出现频繁或持续的颈部疾病,其中 10% 的人至少出现过一次由于颈痛导致的活动受限。出现颈痛的职员中,一半以上(50%)将在 1 年后持续存在颈痛的情况(Carroll et al 2009)。为确定颈痛的危险因素,研究人员已从单一危险因素转向涉及个人、文化和工作相关变量之间相互作用的复杂关系。例如,年龄、既往的肌肉骨骼疼痛、定量的工作要求、工作中的社会支持、工作中的不安全感、身体能力低、电脑工作台设计和工作姿势不良、久坐不动的工作姿势、重复性工作和精确性工作都是导致颈痛发作的因素。其他促成颈痛发展的因素还包括性别、头痛史、情绪问题、吸烟、工作姿势不良、物理工作环境和种族(知识框 9.1)。

> **知识框 9.1 不同职业人群的颈痛危险因素**
>
> **危险因素:一次颈痛发作**
> - 年龄
> - 既往肌肉骨骼疼痛
> - 定量的工作要求
> - 工作中的社会支持
> - 工作中不安全感
> - 身体能力低
> - 电脑工作台设计和工作姿势不良
> - 久坐不动的工作姿势
> - 重复性工作
> - 精确性工作导致颈痛发作
>
> **危险因素:促使颈痛进展**
> - 性别
> - 头痛史
> - 情绪问题
> - 吸烟
> - 工作姿势不良
> - 物理工作环境和种族

### 不同职业人群的颈痛预后因素

有研究报告了不同职业人群颈痛的预后因素(Carroll et al,2009),结果表明 60% 的职员在症状出现 1 年后仍然有持续或复发性颈痛。性别也在颈痛中起作用,女性比男性更容易出现持续性或反复发作的疼痛。诸如既往的肌肉骨骼疼痛、先前的病假和职业类型(蓝领与白领工作)等结果都与较差的颈痛预后相关。唯一与预后相关的社会心理变量是对自己的工作情况几乎没有自我感知力,这与 4 年后的仍然存续的颈痛相关。在鉴别出这些不良预后指标后,认识到人们纠正这些影响因素的能力有限,这是最大挑战。然而,在更换工作(对于缝纫机操作员)和开始运动后,结果有所改善(知识框 9.2)。

**不良预后变量**

- 颈痛病史
- 肌肉骨骼疼痛
- 因病请假和职业类型(蓝领与白领等)
- 对工作状况几乎没有自我感知力

**有利预后变量**

- 更换工作(如缝纫机操作员)
- 运动

## 一般人群的颈痛患病率

Hogg-Johnson 等人(2009)回顾了一般人群颈痛危险因素的文献,结果发现年龄作为危险因素的界定是不清晰的。颈痛在所有年龄段都会发生,患病率随年龄增加逐渐上升。然而,颈痛在中年人群中的患病率似乎出现一个高峰,而老年人群的患病率较低。

有证据表明,颈痛是由多因素造成的,包括伴随颈痛主诉出现的其他健康问题(如头痛、腰痛、自评健康较差)。与医学中流行的假说相反,颈椎间盘退行性变并不是颈痛的危险因素。除生理危险因素外,可预测心理因素会和颈痛同时出现(知识框9.3)。

**不利危险因素**

- 中年
- 其他健康主诉
- 心理因素

**有利危险因素**

- 年龄较小

## 一般人群的颈痛预后因素

Carroll 等人(2008)研究了一般人群的预后因素。颈痛在男性和女性中都会发生,但女性患病率高于男性。但性别对颈痛恢复的预测影响较小。年龄越小预后越好。相反,年龄大是不利预后因素,但年龄对颈痛恢复的预测影响较小。然而,中年人群(45~59岁)风险最高,颈痛预后最差。现在认为恢复是多因素作用的结果——这与当前对颈痛机制思考类似(即他们在本质上是多因素的)。恢复取决于症状的严重程度和性质、损伤、对活动性和参与水平的干扰、自主性、自发性以及对自我感知的满意度(Walton et al 2013b)。

颈痛的研究使用自我报告问卷来评估身体活动和运动,这对从数据中得出的结论提出了挑战。从预防的角度来看,规律的身体活动有利于多种肌肉骨骼问题,也会包括在颈痛管理中。在对评估运动效果的预后研究中,比较了在开始时和结束时颈痛的持续性或复发率,结果发现两者间没有关系。

心理社会健康是影响颈痛的预后因素之一。与有更多社会支持和更好心理健康的人群相比,使用被动应对机制的人群结果较差。相反,颈痛与心理健康较差相关,这也是新发颈痛的危险因素(知识框9.4)。

**不良预后变量**

- 中年
- 被动应对机制

**有利的预后变量**

- 年龄较小
- 更多的社会支持
- 更好的心理健康

## 颈痛的解剖综述

颈椎中所有受神经支配的结构均可能引起疼痛——比如后部肌肉组织、颈椎关节突关节、横向寰枕关节、寰枕关节、寰枢关节中部、脊髓硬脊膜、椎前和外侧颈部肌肉、椎间盘、椎动脉、滑膜关节、前纵韧带和后纵韧带、寰枢椎韧带和颈内动脉(Bogduk 2003)。读者可从其他资料中获得有关颈椎解剖及其相关神经支配的详细信息(Bogduk 2002,2003;Bogduk & McGuirk 2006)。值得注意的是,虽然可以肯定这些受神经支配的结构与疼痛体验有关,但仅通过神经支配并不能证实此结构就是疼痛症状的来源(Bogduk 2003)。

## 颈痛的病因

与腰痛类似,要确定颈痛的确切来源(如果可能的话)非常具有挑战。颈椎中任何神经支配的结构都可能引起疼痛感受,这使得鉴别颈痛的来源非常困难(Bogduk 2002)。此外,病理状态(如恶性肿瘤、颈段脊髓病、骨折、全身性疾病和动脉功能障碍)也会导致颈痛。

目前针对腰部和颈部的脊柱研究,正在促进临床决策从之前强调基于组织的疼痛模型转向多因素疼痛模型(Ariens et al 2000;Guzman et al 2009)。反复发现生物医学模型只能解释某些脊柱疾病的部分疼痛经历。因此，国际疼痛研究协会（International Association for the Study of Pain，IASP）鼓励在处理疼痛患者时，使用更广泛的临床推理框架，即鼓励临床医务人员考虑除了组织源性模型外，还有其他假说的可能性。为协助临床医务人员超越简单的组织源性模型，IASP 提出了疼痛定义："指实际或潜在的组织损伤相关且令人不愉快的感觉和情绪体验，或用来描述此类损害的术语"（Merskey & Bogduk 1994，p210）。现有的证据表明，组织源性模型无法准确解释所有类型的颈痛，因此临床医务人员必须意识到颈痛的"实际"和"潜在"来源。因此，生物心理社会模型当前被认为是更全面的脊柱疼痛模型，它将颈痛与生物医学、心理学和社会学相结合。为了更准确地说明颈痛的多维性，引入了这个模型（Jull & Sterling 2009；Sterling 2009）。

颈部脊柱相关疼痛中，已确定颈痛和颈部神经根性疼痛两大类。发生颈椎神经根性疼痛时，在上肢能感觉到从颈椎放射出的疼痛（Slipman et al 1998；Bogduk 2003）。由于颈椎既可以在局部产生疼痛，也可以产生上肢远端疼痛，因此术语"颈部神经根性疼痛"和"颈痛"可以互换使用。但是，这种关联是不正确的。尽管产生症状的颈椎解剖学区域相同，但颈痛和颈椎神经根性疼痛不能互换。此外，使用"颈神经根病"这一术语作为颈部神经根性疼痛的同义词增加了这种混淆。简而言之，颈神经根病是一种"神经系统疾病，其特征是存在神经功能障碍的客观体征，即感觉障碍、运动功能障碍或在节段分布中反射障碍的某种组合"（Bogduk 2003，p 456）。这是脊髓神经根或脊神经受压或损害的病理结果。客观评估为功能障碍而非疼痛。若颈椎压迫情况会产生疼痛，则是由于背根神经节受压（见第 10 章）。神经根压迫会引起伤害性感受活动（Howe et al 1977）。背根神经节受压引起 A$\beta$ 和 C 类纤维的活动（Howe et al 1977）。这种神经活动不仅仅是疼痛性活动（主要是 A$\delta$-和 C 类纤维传导）。由于 A$\beta$ 纤维与背根神经节受压有关，建立了神经根病（神经功能障碍的反应，而不一定是疼痛）和根性疼痛（反映背根神经节的参与，不仅仅是简单的疼痛功能）之间的区别。感觉异常与神经根痛相关，反映了 A$\beta$ 纤维的参与（Bogduk 2003）。从这个角度来说，除非背根神经节受压，否则看似来自挤压或压迫性疼痛的想法不成立。

## 颈痛的临床表现

在合理的临床推理过程中，物理治疗师对潜在

的组织源性颈痛病因的鉴别非常重要。流行病学研究为来自世界各地的颈痛患病率提供支持证据，有助于临床医务人员指导研究并对该亚组患者进行预测。虽然这些研究不能帮助我们深入了解颈痛的来源，但可协助鉴别可能造成颈痛的因素，帮助临床医务人员在检查前对可能原因进行预判，考虑评估的优先级并为患者匹配更高成功率的干预措施（intervention）。

由于造成患者主诉的原因多种多样，会对颈痛的临床推理造成挑战。临床医务人员通常通过寻找熟悉的症状模式来评估，然后将导致主诉的原因归于某种特定的组织。在这方面，比较正常和有症状人群的研究为颈椎关节突关节和椎间盘（图 9.3、图 9.4）、脊髓神经（图 9.5）和软组织（图 9.6）提供了可识别的牵涉痛模式。当不涉及颈神经或神经根时，颈椎疼痛刺激可在上肢、前胸壁、肩胛间区域和头部产生症状（Grubb & Kelly 2000；Bogduk 2002，2003；Bogduk & McGuick 2006）（图 9.7）。

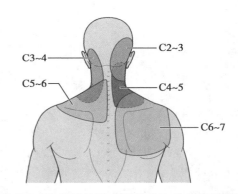

图 9.3　来自脊柱关节突关节和椎间盘的牵涉痛模式（惠允引自 Bogduk 2002）

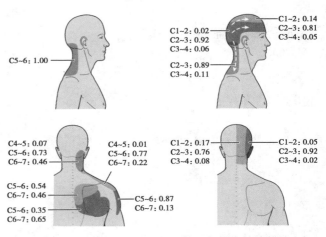

图 9.4　来自脊柱关节突关节和椎间盘的牵涉痛模式（惠允引自 Cooper & Bogduk 2005）

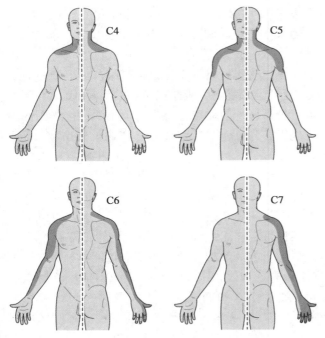

**图 9.5　来自 C₄、C₅、C₆ 和 C₇ 神经根的牵涉痛模式**（惠允引自 Bogduk 2002）

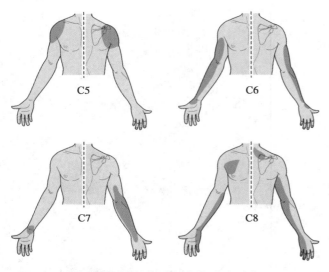

**图 9.6　来自棘间肌肉的牵涉痛模式**（惠允引自 Bogduk & McGuirk 2006）

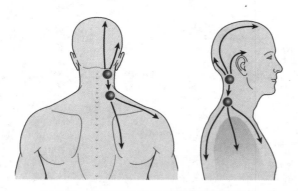

**图 9.7　来自颈椎疼痛刺激的牵涉痛模式**

## 颈痛的管理

目前管理颈痛患者的最佳证据提倡使用基于治疗的分类方法。重点在于通过对患者在问诊和体格检查期间收集的体征和症状进行识别，将患者与最佳干预措施相匹配（Childs et al 2004，2008；Cleland et al 2006；Fritz & Brennan 2007）。使用基于治疗的分类策略时，临床决策过程包括两个级别（Cleland et al 2006）。一级分类要求治疗师通过使用包括红旗征和黄旗征在内的评估和综合筛查来确定患者是否将从物理治疗服务中受益。二级分类通过所发现的体征和症状以及相应的体格检查结果，将患者分配至相匹配的干预方案或亚组中（Cleland et al 2006；Fritz & Brennan 2007）。

## 一级分类

这种分类方法的第一步是全面回顾患者的病史和筛查，包括一般健康状况和特定系统（Boissonnault 2005）。所有患者的一般健康状况都应通过以下问题进行：①疲劳；②不适；③无力；④不明原因的体重减轻/增加；⑤恶心；⑥感觉异常或麻木感；⑦头昏或头晕；⑧心理或认知改变；⑨发冷、出汗或发热。

可用患者自填式问卷来协助收集数据。已证明这些收集到的信息能准确报告重要的既往健康信息，并协助临床医务人员决定是否进一步进入第二级分类（Pecoraro et al 1979；Boissonnault 2005）。

根据从包括身体图和自填式问卷中所收集到的一般健康问题，确定特定系统的筛查（心血管、肺部、胃肠道、泌尿生殖器、内分泌、神经系统和皮肤）。患者问诊，包括全科医生的适当医疗随访，都是帮助识别可能存在严重脊柱病变的关键部分（Greene 2001；Greenhalgh & Selfe 2009）。

## 红旗征筛查

红旗征（可能暗示更严重的基础病理的体征或症状）筛查是确定患者是否适合物理治疗服务分类过程的第一步（Nordin et al 2009）。建议物理治疗师在初次体格检查后，需要确定选择以下 3 种可能治疗方案中的一种：治疗患者并进入第 2 级分类；治疗患者并进入第 2 级分类同时通知其医生可能需要关注的体征或症状；或在初次就诊期间将患者转诊给内科医生，不提供治疗，以便根据患者问诊/检查结果，进行进一步诊断检查（Boissonnault 2005）。虽然一些较严重病因，如脊柱骨折、脊髓或中心索受压、肿瘤性病变、血管损伤、系统或炎症性疾病以及上颈椎韧带不稳定性等的发病率较低，但也应引起临床医务人员的注意。筛查过程与彻底的红旗征筛查相结合，可提醒临床医务人员注意存在严重潜在疾病的可能性（Cleland et al 2006）。

## 脊柱骨折

脊柱骨折通常伴有某种类型的机械性创伤或损伤。通常骨折发生于坠落、钝器创伤、施加压缩或轴向负荷力，或者由机动车辆撞击产生。研究表明，如患者年龄及坠落高度（>3m）等因素是增加颈椎骨折风险的危险因素，若意外中存在轴向载荷、潜水事故和撞击都会增加颈椎骨折的潜在风险。骨折发生率最高的是在机动车速度超过 100km/h 时发生撞击（Thompson et al 2009）。加拿大颈椎规则（见第 3 章）是用来确定颈椎损伤后的个体是否需要进行颈椎影像学检查，以判断颈椎风险及稳定性状况的临床预测规则（Stiell et al 2001，2003）。该规则基于各种高风险和低风险标准以及患者旋转颈部的能力。如果此预测规则结果阳性，且患者未进行过任何影像学检查，那么物理治疗师应确保在恰当的影像学检查评估后才提供正式物理治疗服务。

## 脊髓型颈椎病

脊髓型颈椎病是由于脊髓椎管受压而引起神经损伤的疾病。引起椎管受压的原因很多，包括椎间盘退行性改变、黄韧带肥大或由于椎间盘退行性变而引起的骨赘形成。据报道，脊髓型颈椎病是 55 岁以上人群中最常见的脊髓功能障碍，影响了 90% 的 70 岁左右人群（Cook et al 2009）。常见症状包括手部感觉障碍、步态障碍或平衡不稳定、运动强度下降伴随上肢肌肉萎缩及肠和膀胱紊乱。在目前研究中，脊髓型颈椎病的临床测试仅具有中等至大的信度。此外，对这种疾病进行一系列常用检测与单独使用 Babinski 征检查相比，前者并不能提高诊断准确度（Cook et al 2009）（脊髓型颈椎病的更多信息可参阅第 11 章）。

## 原发性肿瘤

颈椎原发性肿瘤罕见，仅占所有肿瘤的 0.4%，占骶骨上方肿瘤的 5% 以下（Abdu & Provencher 1998）。临床更常见的表现来自 Pancoast 肿瘤，是肺尖或肺上沟内的恶性肿瘤。据估计，Pancoast 肿瘤占所有肺癌的 2% ~ 5%（Kovach & Huslig 1984）。

常见的临床表现包括从肩部放射至手臂和/或手部的疼痛，可伴或不伴有颈痛，可能有或没有肺部体征或症状。由于肿瘤与臂丛神经下干（$C_8 \sim T_1$）非常接近，患者的临床表现可能表现为类似 Horner 综合征或尺神经皮节模式。Pancoast 肿瘤在男性中患病率高于女性，在 50 岁以上人群中患病率增加，特别是有吸烟史的人。在腰痛的文献中，一篇恶性肿瘤筛查的系统评价发现，若在患者评估过程中同时发现存在以下 4 个变量，则诊断敏感度为 100%。4 个变量分别是：年龄>50 岁、既往有癌症病史、不明原因的体重减轻（体重在 1 个月内减轻超过 5% ~ 10%）和 1 个月后疼痛无缓解（Henschke et al 2007）。考虑到肺癌是活动性癌症中导致死亡的主要原因，也是美国男性和女性中第二大常见癌症（美国疾病控制中心，2014），临床医务人员应重视此疾病的适当筛查。

## 颈动脉功能障碍

近年来，出现了颈动脉功能障碍（cervical arterial dysfunction，CAD）这个术语，它包括可能发生在颈椎前部和后部动脉系统中的动脉病变。前部系统由颈内动脉组成，向眼部及大脑半球供应血流。后部系统由椎基底动脉组成，向后脑供应血流（Kerry & Taylor 2009）。这些病理状况与颈源性颅骨疼痛相似。根据综合筛查和随后的体格检查的结果，临床医务人员必须能够区分动脉源性表现和肌肉骨骼源性症状。自发性椎动脉剥离和椎基底动脉供血不足的确切患病率尚不清楚。因此，特别是在涉及颈椎脊柱创伤病的情况下，临床医务人员应警惕 CAD 出现的可能性。虽然这些疾病的患病率很低，但临床医务人员应意识到目前对 CAD 客观检查的局限性。这种意识可减少临床推理错误，此类错误常由于在鉴别诊断过程中单独使用这些检查而发生。

这种模式的转变提醒我们对患者问诊内容应包括对血管危险因素的全面回顾，如高血压、高胆固醇血症、糖尿病、吸烟史、感染、凝血异常和直接血管创伤等。客观评估时，可以使用进一步的检查（如脑神经和眼科检查）来辅助临床医务人员全面了解患者当前的血流动力学状态（Kerry & Taylor 2009）。由于当前研究表明，颈部活动并未用以确定存在椎体基底动脉剥离危险个体的有效筛查工具，因此这项综合评估非常重要（Haldeman et al 1999）。当高度疑似可能有椎基底动脉夹层时，不鼓励使用预手法检查。还有人认为预手法检查对决策所需的临床信息几乎没有什么作用。鉴于此，临床医务人员应质疑激惹试验是否能为患者的筛查带来任何益处，并认识到对颈动脉功能障碍采用综合筛查是早期识别的关键（Thiel & Rix 2005）。2012 年，国际骨科手法治疗联盟（International Federation of Orthopaedic Manipulative，IFOMPT）对 CAD 临床方法框架达成了共识。该国际组织为临床医务人员制定了指南，在对疑似 CAD 患者进行手法治疗和运动前可遵循此指南。来源于 22 个国家的团队就以下方面达成一致：①尽管 CAD 及其副作用很少，但临床医务人员应该了解其肌肉骨骼评估；②CAD 的存在或风险不能从一次临床测试的结果中推断出来；③必须有一个强有力的临床推理框架，以便了解患者表现的所有组成部分，从风险效益评估到知情同意和司法上特殊需求的含义，并确保在颈椎区域安全地进行手法治疗（Rushton et al 2014）。

## 临床颈椎失稳

临床颈椎失稳（clinical cervical spine instability，CCSI）可能发生在各种创伤和非创伤情况中。由于与这种疾病相关的临床特征不明显（Cook et al 2005），患病率相对较低并缺乏可靠性和有效性的临床测试协助临床医务人员进行临床决策，诊断困难（Mintken et al 2008）。特别是在坠落、钝器创伤或交通事故后，临床医务人员应进行筛查，重点是排除损伤后颈椎韧带不稳定性的情况。临床医务人员应该知道在某些非创伤情况下，存在韧带不稳定的可能性，比如类风湿性关节炎、唐氏综合征、强直性脊柱炎以及长期口服避孕药或皮质类固醇的使用（Boissonnault 2005）。加拿大颈椎规则的应用和旨在识别韧带结构病史和体格检查的组合，是临床医务人员尝试通过检查来排除韧带失稳的关键组成部分。尽管缺乏测试翼状韧带和横韧带完整性强有力的经验数据支持，但这些测试被认为是评估过程的重要组成部分，常受法医学影响而进行（Cleland et al，2006）。但从临床推理的角度来看，我们需要知道，由于这些测试背后的经验证据不足，在排除诊断时，必须谨慎对待这些测试中所得出的阴性结果。

除了体格检查的结果外，在患者问诊过程中可能会有一些提示性描述，增加发现 CCSI 的可能性。一项大型的 Delphi 研究（Cook et al 2005）报告了物理治疗师专家[经认证的骨科临床专家（Orthopaedic Clinical Specialists，OCS）和美国整脊手法物理治疗师学院（Fellows of the American Academy of Ortho-paedic Manual Physical Therapists，FAAOMPT）]所述的常见主观识别标志；患者常见的主诉共识如下："不能忍受长时间的静态姿势""疲劳和无法抬头""更好的外部支持，包括手或颈圈""经常需要自我推拿""感觉失稳、颤抖或缺乏控制""急性发作频繁出现""锐痛，可能伴有突然运动"。这些主诉可以帮助临床医务人员识别存在 CCSI 的患者。

## 黄旗征筛查

在临床医务人员完成一级分类并得出没有出现红旗征或系统性问题的结论后，下一步是进行黄旗征评估。黄旗征被定义为需要临床医务人员进一步调查患者认知和行为方面表现的指征（Pincus et al 2002）。据报道，这些心理社会变量与急性和亚急性组织愈合阶段的颈痛有关（Linton 2000；Bot et al 2005；Carroll et al 2008）。流行病学研究表明，在每年的随访中，47% 的颈痛患者存在持续疼痛或症状加重（Côté et al 2004）。

研究发现，恐惧运动是一个心理社会指标，可以帮助预测颈痛人群的功能障碍。这可能是解释为什么患者在首次发病后 1 年仍有疼痛的关键。恐惧-逃避信念问卷（Fear-avoidance Beliefs Questionnaire，FABQ）是临床医务人员可以用来评估患者对运动恐惧的客观化工具。虽然这份问卷主要用在腰痛人群的研究中，尽管在颈椎患者群中使用该工具的功能结果具有较弱的统计学相关性，但有证据表明，对颈痛也有类似的预测预后能力（George et al 2001）。一旦临床医务人员确定有任何黄旗征的存在，可相应调整治疗计划（基于恐惧逃避的模型），其中可能包括通知该患者的全科医生或向患者说明可能影响其未来预后的临床发现。

## 二级分类

当物理治疗师对患者进行了所有潜在的红旗征和黄旗征的评估，并确定该个体适合物理治疗后，可以进入二级分类（图 9.8）。这时物理治疗师可以开始根据患者的关键损伤进行分类，将患者与所选定的干预措施进行匹配。目前所采用的是基于病史和体格检查所呈现的体征和症状的治疗分类系统，随后使用临床推理进行决策（Fritz & Brennan 2007）。随后为个体选择与临床表现最匹配的干预措施（Childs et al 2004；Fritz & Brennan 2007）。对这种基于治疗分类的初步研究表明，接受匹配干预的个体与接受非匹配干预的个体相比，前者颈部功能障碍

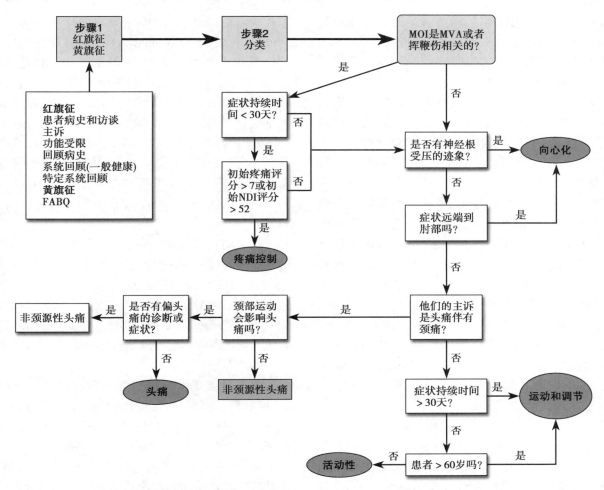

图 9.8　基于治疗的分类推理。FABQ＝恐惧-逃避信念问卷；MOI＝损伤机制；MVA＝机动车事故；NDI＝颈椎功能障碍指数（惠允引自 Fritz & Brennan 2007）

指数（Neck Disability Index，NDI）评分以及疼痛评分获得更大改善（Fritz & Brennan 2007）。

## 颈痛的分类

颈痛通常采用非手术方法的保守治疗进行管理，此类方法是该人群的主要治疗干预措施。物理治疗师会使用各种不同的干预措施，包括物理因子、关节松动术和/或整复、运动治疗和颈椎力学牵引（Cleland et al 2007）。尽管可能没有高质量证据来支持这些干预措施使用，但这些措施在很大程度上被认为是标准的治疗方式（Childs et al 2004；Fritz & Brennan 2007）。这种个性化临床决策方法被称为专业不确定性或 Wennberg 假说。Wennberg 假说指出，当临床医务人员面对不确定的诊断时，治疗方案基于特殊因素制订。这可能导致临床医务人员在患者的评估方法及随后的治疗方案方面存在差异（Wennberg et al 1982；Jette & Jette 1997）。一份文献评读表明，对颈痛患者的治疗缺乏证据。研究者认

为，需要更具决定性的研究来帮助支持物理治疗干预对颈痛的有效性（Hoving et al 2001）。

来自 Cochrane 数"据……显示"句式杂糅，建议"据""显示"二者删其一，关于运动、松动、整复和电疗法有效性的证据有限，尚不清楚是否有任何潜在的益处。建议在将来的试验中提升有效性和统计学强度，包括更大的患者样本量及建立该群体中标准化的治疗模型（Gross et al 2004；Kroeling et al 2005）。据报道，实践的可变性和缺乏统一的专业决策是颈痛人群中缺乏高质量研究的关键潜在原因。样本量小导致证据评级仅为较低至中等质量，再结合研究数据提示治疗结局仅取得中等成功，这些可能都是缺乏标准化治疗的结果（Fritz & Brennan 2007）。

## 按治疗分类

由于这类人群的管理缺乏高质量的证据，提出了一种基于治疗的分类（treatment-based classification,TBC)系统来帮助临床医务人员进行临床决策(Wang et al 2003;Childs et al 2004;Fritz & Brennan 2007)。这与治疗患者的病理解剖方法不同,后者受到寻找正确"诊断"或组织来源的影响。基于腰背痛医学模型的不足,已经证明病理解剖学方法很大程度上是失败的(Fritz & Brennan 2007)。之前的研究表明,在基层医疗机构中,腰痛人群诊断的不确定性高达85%。因此可以推断颈椎患者人群的统计数据可能与之类似(Jarvik 2003)。当物理治疗师不使用TBC系统时,认为使用物理治疗干预措施获得成功或失败的机会相等,这个结论主要基于病理解剖模型。临床推理是使用分类方法的过程,该过程侧重于将临床数据分为某些类别,以便做出治疗管理的临床决策。因此,当前的TBC模型有助于临床医务人员将较大的患者群体分为相似的同质性小组。重点不在于识别病理解剖学来源,更多的是从病史、自我报告测量和体检结果中识别出关键障碍,从而指导治疗方法(Childs et al 2004;Fritz & Brennan 2007)。

### 按亚型分类

当患者被分入某亚组,虽然没有高质量证据,但也就会有一系列研究帮助指导干预策略。这些干预措施是当前所能获得的最佳证据的结果。必要时,会有专家意见和常规实践作为补充。目前以治疗为基础的分类系统将颈痛分为5个亚型(Fritz & Brennan 2007):活动性、向心化、运动和体能、疼痛控制和头痛。使用推理路径可以帮助临床医务人员确定患者的亚型分类(见图9.1)。根据最新的证据和标准的治疗实践进行干预。

活动性亚型的患者通常表现为近期出现症状,很少有上半身的症状(主动关节活动范围不会使症状外周化,且没有神经根压迫的迹象),通常表现出主动关节活动范围差异。在活动性分类中,匹配的干预措施包括针对颈椎或胸椎的松动/整复。神经肌肉再教育和加强颈深屈肌也作为该亚组的干预措施(Cleland et al 2005,2007,2010;Masaracchio et al 2013)。

向心化亚型通常包括患者上肢和/或手部出现放射痛,伴或不伴有颈痛。疼痛可能放射至一侧或两侧上肢,在主动活动时症状可能呈现外周化。目前已经有一组测试项目可以帮助临床医务人员确定患者的表现是否提示颈椎神经根病变。结果包含四个征象:同侧颈椎旋转<60°,上肢神经动力学测试正

中神经阳性,徒手分离椎体后当前症状缓解,以及Spurling试验阳性(Wainner et al 2003)。典型的干预措施可能包括手法力学颈椎牵引(Raney et al 2009)和基于向心化现象的颈椎回缩训练。目前的研究还提出了一种手法治疗方法,包括针对颈椎和胸椎的松动和整复(Cleland et al 2007;Young et al 2009)。由于治疗后可能出现症状的向心化或外周化,需记录治疗后症状的反应。已证明这些都有助于临床医务人员对预后的推理(Werneke & Hart 2003;Werneke et al 2008)(详见第7章向心化现象)。

在运动和体能亚型中,患者疼痛和功能障碍评分较低,症状持续时间较长(>30天),无神经根压迫迹象,并且没有外周化或向心化。常见的干预措施包括上身肌力的全面强化以及侧重于颈屈肌的运动控制训练(Bronfort et al 2001)。通常在开始时,先将患者归入某个特定的亚型,当有所改进后再将他们归入此亚型。

疼痛控制亚型的初始疼痛和功能障碍评分较高,症状最近出现,常由创伤引起,伴随颈源性头痛及上肢放射痛,参与体格检查的耐受性较差。干预措施包括缓解疼痛和颈椎活动范围训练。

最后,头痛亚型患者出现一侧或单侧头痛模式,且某些颈部运动加剧此症状。对这一人群推荐以下干预措施:颈椎整复或松动、颈深屈肌运动控制训练及上象限肌群强化(Jull et al 2002)。

## 颈椎的自我疼痛和功能评估

在物理治疗临床实践和发表的研究中,对自我报告测量措施的管理和收集的意识越来越强。这些健康状况问卷关注各种变量,比如一般健康状况、功能障碍和目前自我感知功能障碍的水平。有学者认为,这些方法可以促进临床医务人员尽可能提供最佳照护,来提升临床表现及对患者整体专业责任感(Delitto 2006)。虽然将结果工具整合纳入临床实践至关重要,但最近的一项国际多学科调查显示,在临床实践中需要使用一致性更高的结局测量的需求(MacDermid et al 2013)。

针对颈椎人群常用的测量措施包括数字疼痛评分法(Numeric Pain Rating Scale,NPRS)、颈椎功能障碍指数、患者自评功能量表(Patient Specific Functional Scale,PSFS)、恐惧-回避信念问卷(Fear-avoidance Belief Questionnaire,FABQ)和总体症状改变等

级评分（Global Rating of Change scale，GRC）。当将这些测量措施应用于特定患者人群时，有助于了解该工具的心理测量特性，特别是最小可测变化值（minimum detectable change，MDC）和最小临床有意义变化值（minimum clinically important difference，MCID）。定义 MDC 和 MCID 很有帮助，因为它们的值与所使用测量方法的临床相关性有关，并决定了在某种治疗方法下是否发生了有临床意义的改变。MDC 的定义是在正常测量误差之外的最小变化量（Kovacs et al 2008）。MCID 是使患者察觉到有

益的最小的变化量或差异量（Jaeschke et al 1989）。

目前在使用自我报告测量措施时，缺乏已发表的证据表明最恰当的随访时间范围。因此，作者建议在每次看诊间期都测量数字疼痛评分法（NPRS）和总体症状改变等级评分（GRC）。患者自评功能量表（PSFS）应每周测量。应在初次和出院时评估恐惧-回避信念问卷量表（FABQ）和颈部功能障碍指数（NDI）（表 9.2）。根据具体患者的表现，可增加使用这些测量方法的频率。以下是帮助临床医务人员在临床环境中开始使用这些工具的一般指南。

**表 9.2　颈椎病患者的自我报告测量措施**

| 测量 | 评分 | MDIC/MDC | 频率 |
|---|---|---|---|
| 数字疼痛评分法（NPRS） | 0~10 | 1.3 | 每次 |
| 患者自评功能量表（PSFS） | 0~10 | 2 | 每周 |
| 颈椎功能障碍指数（NDI） | 0~50 | 7.5/10.2 | 初次和出院时 |
| 总体症状改变等级评分（GRC） | （-5）~（+5） | +2 | 每次 |
| 恐惧-回避信念问卷量表（FABQ） | 0~24（PA）[*] | >19（PA）[*] | 初次和出院时 |

PA[*]=身体活动量表

## 数字疼痛评分法

数字疼痛评分法（NPRS）是一种主观测量，被测者在从 0（完全没有疼痛）到 10（无法忍受的疼痛）分的 11 等级数字量表中自我报告疼痛程度。有证据表明，包括最佳、更差和在过去 24 小时内的当前疼痛水平的复合评分系统，足以获得可靠的疼痛强度变化（Jensen et al 1999）。在颈痛人群中 MCID 得分为 1.3 分或更高（Cleland et al 2008）。Mac Dermid 等人（2013）报道了一项国际调查，该调查在 24 个国家的近 75% 疼痛患者中进行了单项疼痛评估（数字或视觉模拟评分）。这是迄今为止每个患者记录中最常使用的结果测量形式。

## 颈椎功能障碍指数

颈部功能障碍指数（NDI）是测量颈部相关功能障碍时最常见的区域特定测量工具。已证实其信度和效度。在一项研究中，伴或不伴单侧手臂疼痛患者的 NDI 评分没有差异，这表明 NDI 充分考虑了颈痛伴上肢症状的情况（Young et al 2009）。问卷共 10 个问题，每个问题的评分可能为 0~5，数值越大表示自我报告的功能障碍状况越高。问卷总分在

0~50 之间。为了计算百分比，只需将最终值乘以 2 即可。在此研究中，MCID 为 7.5 分，MDC 为 10 分。由于如果接受当前 MCID 值（7.5 分），超出了使用该工具标准测量误差（Young et al 2009），因此我们建议使用 MDC。据报道，颈痛的自然过程在物理治疗管理中，其疼痛和功能障碍呈现出线性进展。Walton 等人（2014）发现在前 4 周的治疗中，颈痛的数字评定量表（NRS）和 NDI 每周分别提高 0.5 分和 1.5 分。他们还在 NRS 中发现了两种不同的平均轨迹（稳定和改善疼痛），在 NDI 中有三种不同的平均轨迹（恶化、功能障碍快速改善和缓慢改善），再次提示颈痛异质性的事实。

## 患者自评功能量表

患者自评功能量表（The Patient Specific Functional Scale，PSFS）是一种结局测量措施，要求患者识别和评估其受限的功能活动。分为 0~10 等级，10 分定义为患者在受伤前执行活动的能力，0 表示当前完全无法执行活动。已证明 PSFS 在颈痛人群中有很高的信度（Westaway et al 1998）。目前在颈痛人群中缺乏支持该工具的实际 MCID 证据，但在一项针对疑似神经根型颈椎病患者的研究中，确定

MCID 为 2 分（Cleland et al 2006）。

## 恐惧-回避信念问卷

恐惧-回避信念问卷（Fear-avoidance Beliefs Questionnaire，FABQ）于 1993 年研发，用于测量受试者对于其身体活动或工作活动如何导致当前疼痛状态的信念和恐惧（Waddell et al 1993）。FABQ 总共包括 16 个问题，得分为 0~6 分。由于包括异常值问题，使工作分量表（FABQW）总分为 42 分（问题 6、7、9、10、11、12、15），而身体活动量表（FABQPA）总分为 24 分（问题 2、3、4、5）。2007 年的一项研究将该工具用于患者临床预测规则的制定中，区分哪些颈痛患者可能从胸椎整复、运动和患者教育中获益。结果表明，FABQPA 评分 <12，是成功结果的预测因素之一（Cleland et al，2007）。2007 年的另一项研究显示，慢性颈痛子样本 FABQ（T）总分为 41/66、FABQPA 为 19/24 和 FABQW 为 19/42 时，可确定在 6 个月后仍存在功能障碍（Landers et al 2008）。Cleland 等人（2008）研究了颈痛患者 FABQ 中的心理测量特性，发现了当前疼痛和功能障碍间的显著相关性存在统计学意义。总体而言，与腰痛人群相比，颈痛人群的恐惧-回避测量与疼痛及功能障碍间的关系较弱。但 FABQW 也似乎对颈痛患者的评估起重要作用。这对于查找研究可能有助于恢复工作能力以及增加持续慢性化风险的预后因素尤为重要。

## 总体症状改变等级评分

总体症状改变等级（Global Rating of Change，GRC）评分用于观察患者在治疗过程中自我感知的进步。该工具增加了临床常见问题的客观性，"你今天感觉怎么样，与首次物理治疗前相比，是更好、更差还是没有变化"？GRC 要求患者在进展评估时，从治疗前的时间点（通常是初评）一直到当前状态的评估。在物理治疗文献中，15 分量表最常用，其得分范围为 −7（非常差）至 +7（非常好）。描述该工具的原始文献是基于被诊断为慢性肺病或心脏病的患者群体（Jaeschke et al 1989）。作者使用 15 分量表在任意分界点定义治疗成功。最近一项 GRC 综述发现，使用等级范围为 −5（非常差）到 +5（完全恢复）的量表，与前面提到的 15 分制相反，在反应性方面产生了相同的结果。鉴于 15 分量表中使用任意分界点尚缺乏经验证据，作者认为 11 分量表应与相应的 MCID 的 2 分一起使用（Kamper et al 2009）。

## 小结

颈痛是影响全球人群的常见疾病。与腰痛类似，导致颈痛的确切因素很难确定，强调了多因素引起疼痛状态的可能性。流行病学研究为今后的研究提供了指导，目的是优化管理策略。物理治疗师必须了解当前颈痛的最佳实践标准，包括在开始治疗之前，对患者是否适合物理治疗服务的筛查。一旦决定进行物理治疗，建议采用基于治疗的分类系统作为理想的患者管理起点。结局测量措施为颈痛的个体在临床决策过程提供客观数据支持。尚需进一步研究深入了解颈痛患者的管理。

（谢凌锋 译，罗庆禄 审，王欣　王于领 校）

## 参考文献

Abdu WA, Provencher M. 1998. Primary bone and metastatic tumors of the cervical spine. Spine 23: 2767–2777.

Aoyagi K, Ross PD, Huang C, et al. 1999. Prevalence of joint pain is higher among women in rural Japan than urban Japanese–American women in Hawaii. Ann Rheum Dis 58: 315–319.

Ariens GA, van Mechelen W, Bongers PM, et al. 2000. Physical risk factors for neck pain. Scand J Work Environ Health 26: 7–19.

Ariens GA, van Mechelen W, Bongers PM, et al. 2001. Psychosocial risk factors for neck pain: a systematic review. Am J Ind Med 39: 180–193.

Bogduk N. 2002. Innervation and pain patterns of the cervical spine. In: Grant R (ed) Physical therapy of the cervical and thoracic spine, 3rd edn. Edinburgh: Churchill Livingstone, pp 399–412.

Bogduk N. 2003. The anatomy and pathophysiology of neck pain. Phys Med Rehabil Clin N Am 14: 455–472.

Bogduk N, McGuirk B. 2006. Management of acute and chronic neck pain: an evidence-based approach. Edinburgh: Elsevier.

Boissonnault WG. 2005. Primary care for the physical therapist examination and triage. St Louis: Elsevier Saunders, pp 53–104.

Borghouts JA, Koes BW, Bouter LM. 1998. The clinical course and prognostic factors of non-specific neck pain: a systematic review. Pain 77: 1–13.

Borghouts JA, Koes BW, Vondeling H, et al. 1999. Cost-of-illness of neck pain in The Netherlands in 1996. Pain 80: 629–636.

Bot SDM, van der Waal JM, Terwee CB, et al. 2005. Predictors of outcome in neck and shoulder symptoms: a cohort study in general practice. Spine 30: E459–E470.

Brochet B, Michel P, Barberger-Gateau P, et al. 1998. Population-based study of pain in elderly people: a descriptive survey. Age Ageing 27: 279–284.

Bronfort G, Evans R, Nelson B. 2001. A randomized clinical trial of exercise and spinal manipulation for patients with chronic neck pain. Spine 26: 788–797.

Buchbinder R, Goel V, Bombardier C. 1996a. Lack of concordance between the ICD-9 classification of soft tissue disorders of the neck and upper limb and chart review diagnosis: one steel mill's experience. Am J Ind Med 29: 171–182.

Buchbinder R, Goel V, Bombardier C, et al. 1996b. Classification systems of soft tissue disorders of the neck and upper limb: do they satisfy methodological guidelines? J Clin Epidemiol 49: 141–149.

Carroll LJ, Hogg-Johnson S, van der Velde G, et al. 2008. Course and prognostic factors for neck pain in the general population: results of the Bone and Joint Decade 2000–2010 Task Force on Neck Pain and Its Associated Disorders. Spine 33 (Suppl 4): S75–S82.

Carroll LJ, Hogg-Johnson S, Côté P, et al. 2009. Course and prognostic factors for neck pain in workers: results of the Bone and Joint Decade 2000–2010 Task Force on Neck Pain and Its Associated Disorders. J Manipulative Physiol Ther 32 (Suppl 2): S108–S116.

Centers for Disease Control. Lung cancer statistics. Online. Available: http://www.cdc.gov/cancer/lung/statistics/index.htm; accessed 2014.

Childs JD, Fritz JM, Piva SR, et al. 2004. Proposal of a classification system for patients with neck pain. J Orthop Sports Phys Ther 34: 686–700.

Childs JD, Cleland JA, Elliott JM, et al. 2008. Neck pain: clinical practice guidelines linked to the international classification of functioning, disability, and health from the orthopedic section of the American Physical Therapy Association. J Orthop Sports Phys Ther 38: A1–A34.

Cleland JA, Childs JD, McRae M, et al. 2005. Immediate effects of thoracic manipulation in patients with neck pain: a randomized clinical trial. Man Ther 10: 127–135.

Cleland JA, Fritz JM, Whitman JM, et al. 2006. The reliability and construct validity of the Neck Disability Index and patient specific functional scale in patients with cervical radiculopathy. Spine 31: 598–602.

Cleland JA, Childs JD, Fritz JM, et al. 2007. Development of a clinical prediction rule for guiding treatment of a subgroup of patients with neck pain: use of thoracic spine manipulation, exercise, and patient education. Phys Ther 87: 9–23.

Cleland JA, Childs JD, Whitman JM. 2008. Psychometric properties of the Neck Disability Index and Numeric Pain Rating Scale in patients with mechanical neck pain. Arch Phys Med Rehabil 89: 69–74.

Cleland JA, Mintken PE, Carpenter K, et al. 2010. Examination of a clinical prediction rule to identify patients with neck pain likely to benefit from thoracic spine thrust manipulation and a general cervical range of motion exercise: multi-center randomized clinical trial. Phys Ther 90: 1239–1250.

Cook C, Brismée J, Fleming R, et al. 2005. Identifiers suggestive of clinical cervical spine instability: a Delphi study of physical therapists. Phys Ther 85: 895–906.

Cook C, Roman M, Stewart KM, et al. 2009. Reliability and diagnostic accuracy of clinical special tests for myelopathy in patients seen for cervical dysfunction. J Orthop Sports Phys Ther 39: 172–178.

Cooper G, Bogduk N. 2005. Cervical zygapophyseal joint pain maps (Poster 97). Arch Phys Med Rehabil 86(9): e22–e23.

Côté P, Cassidy JD, Carroll LJ, et al. 2004. The annual incidence and course of neck pain in the general population: a population-based cohort study. Pain 112: 267–273.

Côté P, van der Velde G, Cassidy JD, et al. 2009. The burden and determinants of neck pain in workers: results of the Bone and Joint Decade 2000–2010 Task Force on Neck Pain and Its Associated Disorders. J Manipulative Physiol Ther 32 (Suppl 2): S70–S86.

Croft PR, Lewis M, Papageorgiou AC, et al. 2001. Risk factors for neck pain: a longitudinal study in the general population. Pain 93: 317–325.

Delitto A. 2006. Patient outcomes and clinical performance: parallel paths or inextricable links? J Orthop Sports Phys Ther 36: 548–549.

Fejer R, Kyvik KO, Hartvigsen J. 2006. The prevalence of neck pain in the world population: a systematic critical review of the literature. Eur Spine J 15: 834–848.

Fernández-de-Las-Peñas C, Alonso-Blanco C, Miangolarra JC. 2007a. Myofascial trigger points in subjects presenting with mechanical neck pain: a blinded, controlled study. Man Ther 12: 29–33.

Fernández-de-las-Peñas C, Palomeque-del-Cerro L, Rodríguez-Blanco C. 2007b. Changes in neck pain and active range of motion after a single thoracic spine manipulation in subjects presenting with mechanical neck pain: a case series. J Manipulative Physiol Ther 30: 312–320.

Fritz JM, Brennan GP. 2007. Preliminary examination of a proposed treatment-based classification system for patients receiving physical therapy interventions for neck pain. Phys Ther 87: 513–524.

George SZ, Fritz JM, Erhard RE. 2001. A comparison of fear-avoidance beliefs in patients with lumbar spine pain and cervical spine pain. Spine 26: 2139–2145.

González-Iglesias J, Fernández-de-las-Peñas C, Cleland JA, et al. 2009a. Inclusion of thoracic spine thrust manipulation into an electro-therapy / thermal program for the management of patients with acute mechanical neck pain: a randomized clinical trial. Man Ther 14: 306–313.

González-Iglesias J, Fernández-de-las-Peñas C, Cleland JA, et al. 2009b. Thoracic spine manipulation for the management of patients with neck pain: a randomized clinical trial. J Orthop Sports Phys Ther 39: 20–27.

Greene G. 2001.'Red Flags': essential factors in recognizing serious spinal pathology. Man Ther 6: 253–255.

Greenhalgh S, Selfe J. 2009. A qualitative investigation of red flags for serious spinal pathology. Physiotherapy 95: 224–227.

Gross AR, Kay T, Hondras M, et al. 2002. Manual therapy for mechanical neck disorders: a systematic review. Man Ther 7: 131–149.

Gross AR, Hoving JL, Haines TA, et al. 2004. A Cochrane review of manipulation and mobilization for mechanical neck disorders. Spine 29: 1541–1548.

Grubb SA, Kelly CK. 2000. Cervical discography: clinical implications from 12 years of experience. Spine 25: 1382–1389.

Guzman J, Hurwitz EL, Carroll LJ, et al. 2009. A new conceptual model of neck pain: linking onset, course, and care: the Bone and Joint Decade 2000–2010 Task Force on Neck Pain and Its Associated Disorders. J Manipulative Physiol Ther 32 (Suppl 2): S17–S28.

Haldeman S, Kohlbeck FJ, McGregor M. 1999. Risk factors and precipitating neck movements causing vertebrobasilar artery dissection after cervical trauma and spinal manipulation. Spine 24: 785–794.

Henschke N, Maher CG, Refshauge KM. 2007. Screening for malignancy in low back pain patients: a systematic review. Eur Spine J 16: 1673–1679.

Hill J, Lewis M, Papageorgiou AC, et al. 2004. Predicting persistent neck pain: a 1-year follow-up of a population cohort. Spine 29: 1648–1654.

Hogg-Johnson S, van der Velde G, Carroll LJ, et al. 2009. The burden and determinants of neck pain in the general population: results of the Bone and Joint Decade 2000–2010 Task Force on Neck Pain and Its Associated Disorders. J Manipulative Physiol Ther 32 (Suppl 2): S46–S60.

Holmen TL, Barrett-Connor E, Holmen J, et al. 2000. Health problems in teenage daily smokers versus nonsmokers, Norway, 1995–1997: the Nord-Trøndelag Health Study. Am J Epidemiol 151: 148–155.

Hoving JL, Gross AR, Gasner AR, et al. 2001. A critical appraisal of review articles on the effectiveness of conservative treatment for neck pain. Spine 26: 196–205.

Howe JF, Loeser JD, Calvin WH. 1977. Mechanosensitivity of dorsal root ganglia and chronically injured axons: a physiological basis for the radicular pain of nerve root compression. Pain 3: 25–41.

Hoy DG, Protani M, De R, et al. 2010. The epidemiology of neck pain. Best Pract Res Clin Rheumatol 24: 783–792.

Hoy DG, Bain C, Williams G, et al. 2012. A systematic review of the global prevalence of low back pain. Arthritis Rheum 64: 2028–2037.

Hoy DG, March L, Woolf A, et al. 2014. The global burden of neck pain: estimates from the Global Burden of Disease 2010 study. Ann Rheum Dis 73(7): 1309–1315. doi: 10.1136/annrheumdis-2013-204431.

Isacsson A, Hanson BS, Ranstam J. 1995. Social network, social support and the prevalence of neck and low back pain after retirement. A population study of men born in 1914 in Malmö, Sweden. Scand J Soc Med 23: 17–22.

Jaeschke R, Singer J, Guyatt GH. 1989. Measurement of health status. Ascertaining the minimal clinically important difference. Control Clin Trials 10: 407–415.

Jarvik JG. 2003. Imaging of adults with low back pain in the primary care setting. Neuroimaging Clin North Am 13: 293–305.

Jensen MP, Turner JA, Romano JM, et al. 1999. Comparative reliability and validity of chronic pain intensity measures. Pain 83: 157–162.

Jette DU, Jette AM. 1997. Professional uncertainty and treatment choices by physical therapists. Arch Phys Med Rehabil 78: 1346–1351.

Jull G, Sterling M. 2009. Bring back the biopsychosocial model for neck pain disorders. Man Ther 14: 117–118.

Jull G, Trott P, Potter H, et al. 2002. A randomized controlled trial of exercise and manipulative therapy for cervicogenic headache. Spine 27: 1835–1843, discussion 1843.

Kamper SJ, Maher CG, Mackay C. 2009. Global Rating of Change scales: a review of strengths and weaknesses and considerations for design. J Man Manip Ther 17: 163–170.

Kanlayanaphotporn R, Chiradejnant A, Vachalathiti R. 2009. The immediate effects of mobilization technique on pain and range of motion in patients presenting with unilateral neck pain: a randomized controlled trial. Arch Phys Med Rehabil 90: 187–192.

Kerry R, Taylor AJ. 2009. Cervical arterial dysfunction: knowledge and reasoning for manual physical therapists. J Orthop Sports Phys Ther 39: 378–387.

Koes BW, Hoving JL. 2002. Efficacy of manual therapy in the treatment of neck pain. In: Grant R (ed) Physical therapy of the cervical and thoracic spine, 3rd edn. Edinburgh: Churchill Livingstone, pp 399–412.

Koopmanschap MA, Rutten FF. 1996. A practical guide for calculating indirect costs of disease. Pharmacoeconomics 10: 460–466.

Kovach SG, Huslig EL. 1984. Shoulder pain and Pancoast tumor: a diagnostic dilemma. J Manipulative Physiol Ther 7: 25–31.

Kovacs FM, Abraira V, Royuela A, et al. 2008. Minimum detectable and minimal clinically important changes for pain in patients with nonspecific neck pain. BMC Musculoskelet Disord 9 43.

Kroeling P, Gross AR, Goldsmith CH. 2005. A Cochrane review of electrotherapy for mechanical neck disorders. Spine 30: E641–E648.

Landers MR, Creger RV, Baker CV, et al. 2008. The use of fear-avoidance beliefs and nonorganic signs in predicting prolonged disability in patients with neck pain. Man Ther 13: 239–248.

Linton SJ. 2000. A review of psychological risk factors in back and neck pain. Spine 25: 1148–1156.

MacDermid JC, Walton DM, Côté P, et al. 2013. Use of outcome measures in measuring neck pain: an international multidisciplinary study. Open Orthop J 7: 506–520.

Mansilla-Ferragut P, Fernández-de-Las Peñas C, Alburquerque-Sendín F, et al. 2009. Immediate effects of atlanto-occipital joint manipulation on active mouth opening and pressure pain sensitivity in women with mechanical neck pain. J Manipulative Physiol Ther 32: 101–106.

Martínez-Segura R, Fernández-de-las-Peñas C, Ruiz-Sáez M, et al. 2006. Immediate effects on neck pain and active range of motion after a single cervical high-velocity low-amplitude manipulation in subjects presenting with mechanical neck pain: a randomized controlled trial. J Manipulative Physiol Ther 29: 511–517.

Masaracchio M, Cleland JA, Hellman M, et al. 2013. Short-term combined effects of thoracic spine thrust manipulation and cervical spine nonthrust manipulation in individuals with mechanical neck pain: a randomized clinical trial. J Orthop Sports Phys Ther 43: 118–127.

Merskey H, Bogduk N. 1994. Classification of chronic pain. Description of chronic pain syndromes and definitions of pain terms, 2nd edn. Seattle: IASP Press, pp 11, 210.

Mintken PE, Metrick L, Flynn TW. 2008. Upper cervical ligament testing in a patient with os odontoideum presenting with headaches. J Orthop Sports Phys Ther 38: 465–475.

Niemi SM, Levoska S, Rekola KE, et al. 1997. Neck and shoulder symptoms of high school students and associated psychosocial factors. J Adolesc

Health 20: 238–242.

Nordin M, Carragee EJ, Hogg-Johnson S, et al. 2009. Assessment of neck pain and its associated disorders: results of the Bone and Joint Decade 2000–2010 Task Force on Neck Pain and Its Associated Disorders. J Manipulative Physiol Ther 32 (Suppl 2): S117–S140.

Pecoraro RE, Inui TS, Chen MS, et al. 1979. Validity and reliability of a self-administered health history questionnaire. Public Health Rep 94: 231–238.

Pincus T, Vlaeyen JWS, Kendall NAS, et al. 2002. Cognitive–behavioral therapy and psychosocial factors in low back pain: directions for the future. Spine 27 E133–E138.

Raney NH, Petersen EJ, Smith TA, et al. 2009. Development of a clinical prediction rule to identify patients with neck pain likely to benefit from cervical traction and exercise. Eur Spine J 18: 382–391.

Rushton A, Rivett D, Carlesso L, et al. 2014. International framework for examination of the cervical region for potential of cervical arterial dysfunction prior to orthopaedic manual therapy intervention. Man Ther 19(3): 222–228. doi: 10.1016/j.math.2013.11.005.

Slipman CW, Plastaras CT, Palmitier RA, et al. 1998. Symptom provocation of fluoroscopically guided cervical nerve root stimulation. Are dynatomal maps identical to dermatomal maps? Spine 23 2235–2242.

Sterling M. 2009. Neck pain: much more than a psychosocial condition. J Orthop Sports Phys Ther 39: 309–311.

Stiell IG, Wells GA, Vandemheen KL, et al. 2001. The Canadian C-spine rule for radiography in alert and stable trauma patients. JAMA 286: 1841–1848.

Stiell IG, Clement CM, McKnight RD, et al. 2003. The Canadian C-spine rule versus the NEXUS low-risk criteria in patients with trauma. N Engl J Med 349: 2510–2518.

Thiel H, Rix C. 2005. Is it time to stop functional pre-manipulation testing of the cervical spine? Man Ther 10: 154–158.

Thompson WL, Stiell IG, Clement CM, et al. 2009. Association of injury mechanism with the risk of cervical spine fractures. CJEM 11: 14–22.

Waddell G, Newton M, Henderson I, et al. 1993. A Fear-Avoidance Beliefs Questionnaire (FABQ) and the role of fear-avoidance beliefs in chronic low back pain and disability. Pain 52: 157–168.

Wainner RS, Fritz JM, Irrgang JJ, et al. 2003. Reliability and diagnostic accuracy of the clinical examination and patient self-report measures for cervical radiculopathy. Spine 28: 52–62.

Walton DM, Macdermid JC, Santaguida PL, et al. 2013a. Results of an international survey of practice patterns for establishing prognosis in neck pain: the ICON Project. Open Orthop J 7: 387–395.

Walton DM, Macdermid JC, Taylor T, 2013b. What does 'recovery' mean to people with neck pain? Results of a descriptive thematic analysis. Open Orthop J 7: 420–427.

Walton DM, Eilon-Avigdor Y, Wonderham M. 2014. Exploring the clinical course of neck pain in physical therapy: a longitudinal study. Arch Phys Med Rehabil 95: 305–308.

Wang WTJ, Olson SL, Campbell AH, et al. 2003. Effectiveness of physical therapy for patients with neck pain: an individualized approach using a clinical decision-making algorithm. Am J Phys Med Rehabil 82: 203–218.

Wedderkopp N, Leboeuf-Yde C, Andersen LB, et al. 2001. Back pain reporting pattern in a Danish population-based sample of children and adolescents. Spine 26: 1879–1883.

Wennberg JE, Barnes BA, Zubkoff M. 1982. Professional uncertainty and the problem of supplier-induced demand. Soc Sci Med 16: 811–824.

Werneke M, Hart DL. 2003. Discriminant validity and relative precision for classifying patients with nonspecific neck and back pain by anatomic pain patterns. Spine 28: 161–166.

Werneke MW, Hart DL, Resnik L, et al. 2008. Centralization: prevalence and effect on treatment outcomes using a standardized operational definition and measurement method. J Orthop Sports Phys Ther 38: 116–125.

Westaway MD, Stratford PW, Binkley JM. 1998. The patient-specific functional scale: validation of its use in persons with neck dysfunction. J Orthop Sports Phys Ther 27: 331–338.

Woo J, Ho SC, Lau J, et al. 1994. Musculoskeletal complaints and associated consequences in elderly Chinese aged 70 years and over. J Rheumatol 21: 1927–1931.

Wright A, Mayer TG, Gatchel RJ. 1999. Outcomes of disabling cervical spine disorders in compensation injuries. A prospective comparison to tertiary rehabilitation response for chronic lumbar spinal disorders. Spine 24: 178–183.

Yin W, Bogduk N. 2008. The nature of neck pain in a private pain clinic in the United States. Pain Med 9: 196–203.

Young IA, Michener LA, Cleland JA, et al. 2009. Manual therapy, exercise, and traction for patients with cervical radiculopathy: a randomized clinical trial. Phys Ther 89: 632–642.

# 挥鞭样损伤

Michele Sterling

## 概述

因交通事故碰撞（motor vehicle crash，MVC）引起的挥鞭样损伤相关疾病（whiplash-associated disorders，WAD）非常常见，它可导致功能障碍和高昂的医疗费用。最近的数据表明在损伤后的前 3 个月内，疼痛和功能障碍水平迅速进展，过了该时间段后如果症状几乎没有任何变化，那么高达 50% 的受伤人员无法完全恢复（Carroll et al. 2008；Kamper et al，2008；Sterling et al，2010）。挥鞭样损伤所致后续相关费用也是相当大的，包括医疗保险、功能障碍、工作效率损失以及个人花费（Crouch et al，2006；MAIC，2012）。

根据目前数据，急性和慢性阶段的挥鞭样损伤患者对治疗均有一定的抵触情绪。Teasell 等人（2010 年）系统回顾了过去 30 年英文文献中急性挥鞭样损伤治疗的干预措施，将 16 个不同质量方法学的随机对照试验和 5 项非随机试验纳入分析。纳入的研究涉及各种装置的电刺激方法，包括的设计有保持主动运动或不同形式的运动处方（伴或不伴手法治疗）、颈托固定、健康宣教干预、针刺和脉冲电疗

法。研究者从有效证据中得出的结论是，基于主动运动的治疗似乎更有效。然而，这些研究结果显示，挥鞭样损伤试验者其恢复和非恢复率有关的结果仍然相对一致，符合挥鞭样损伤的自然恢复过程（Carroll et al，2008；Sterling et al，2010）。

之后又有 2 项针对急性挥鞭样损伤相关疾病进一步研究的随机对照试验的系统评价文献报道。其中一项澳大利亚的试验研究了多学科包括物理治疗、药物治疗和心理干预的治疗，与常规治疗相比较，其结果同样模棱两可，研究者认为早期的多学科干预同样没有额外的益处，其转变为慢性疾病的发生率仍为 50%，与常规的临床治疗方法没有差别（Jull et al 2013）。另一项研究是在英国的急性事件和急诊科门诊进行的，该研究结果显示，与单一时间节段的物理治疗（主要包括活动和运动建议）相比，6 个阶段的主动运动和手法治疗的计划只获得短期的中等程度的益处，并且其成本效益率很低（Lamb et al，2013）。此外，只有 45% ~ 50% 的参与者说他们的情况"好得多"或"更好"，恢复率较低，与受伤后常见的自然恢复方式差别不大。

此外，在慢性期的治疗研究表明，应用包括各种形式运动在内的治疗仅获得中度效果，只有 10% ~ 20% 的患者具有完全治愈的结果。也就是说，在 12 个月的随访中极少或没有功能障碍（Jull et al 2007，Stewart et al 2007）。最近一项大型研究发现，应用综合训练方法（特别是颈部、肩胛带和感觉运动控制训练以及功能性和一般性训练）与附有远程会诊支持的单一的物理治疗相比较，前者并没有获得额外的益处（Michaleff et al 2014）。

最近针对急性和慢性 WAD 的随机对照试验结果令人失望，需要重新考虑本病及其治疗方案。有大量证据表明 WAD 患者存在复杂的生理和心理因素。在 WAD 新的干预措施中，是否需要比现行方案更多地考虑这些因素？到目前为止，答案还不清楚。

本章在概括当前挥鞭样损伤病症的生理和心理特征之前，将回顾 WAD 的临床表现、分类以及损伤后的预后，最后将讨论对挥鞭伤相关功能障碍的评估和干预研究的意义。

## 挥鞭样损伤状态

交通事故碰撞可导致骨或软组织损伤，进而可能导致被称为挥鞭样损伤相关障碍的多种临床表现。患者的主要症状是颈痛，除了伴有头痛之外，有些患者经常还伴有手臂疼痛、感觉异常、头晕和认知困难等问题（Spitzer et al 1995）。

可以想象，挥鞭样损伤后几乎任何颈椎结构都可能遭受损伤。在用尸体模拟追尾碰撞的生物工程研究中表现出节段性运动的紊乱，包括节段性过度伸展、S 形曲线形成和上颈椎的异常加速。尸体解剖和动物研究证据（Winkelstein et al 2000）均表明，WAD 可能导致颈椎所有结构的病变，包括骨质、椎间盘和关节突关节、韧带、肌肉和神经组织。不幸的是，难以识别 WAD 患者活体颈椎组织结构的病理改变。这可能是由于目前影像学诊断成像不敏感（Curatolo et al 2011）。现在能获得的最佳证据与关节突关节有关，来自拥有安慰剂对照的神经阻滞术（Lord et al 1996，Curatolo et al 2011）。

虽然有学者认为挥鞭样损伤患者的特殊结构退变可能有益，但目前的证据表明这种可能性很小。因此，重要的是考虑引起挥鞭样损伤疼痛基础的过程和那些没有恢复的患者的持续症状（Sterling et al 2011C）。这可能有助于开发和试验针对这些过程的干预措施，并改善治疗效果。这些过程的研究也需要依据不同的损伤阶段而有所调整。

## 挥鞭样损伤分类

为了帮助对挥鞭样损伤患者的早期评估、预后和管理，目前已有相应的分类体系。最常用的分类体系是 Quebec Task Force（QTF）系统（Spitzer et al 1995），他们将 WAD 大体上分成 4 组：WAD Ⅰ（无诉颈部肌肉骨骼症状）、WAD Ⅱ（伴肌肉骨骼异常体征）、WAD Ⅲ（伴神经功能障碍）、WAD Ⅳ（骨折或脱位）。尽管该体系提供了与病情分类相关的一些必要信息，但该分类存在一个主要缺陷，即由于大多数挥鞭样损伤的患者都被归入一个分类（WAD Ⅱ），该体系错误地假设了该患者群体中最常见的主

诉是同性质的（Sterling 2004）。尽管如此，该系统至少为参与 WAD 人员管理的医疗专业人员和非医疗专业人员之间提供了一种能有效沟通的通用语言。

到目前为止，无论是 WAD 的 QTF 分类系统，还是对其各种治疗方案的试验研究，都没有充分考虑到生理和心理因素这两者在挥鞭样损伤带来的疼痛和功能障碍中所起的作用。很明显，挥鞭样损伤比以前所认识的更复杂。此外，挥鞭样损伤在某些方面也表现出与非创伤性颈部疼痛（机械性特发性颈部疼痛）的不同。特别是，现有证据已证明慢性挥鞭样损伤显示出明显的感觉（异常），表明中枢神经系统过度兴奋，但它不是慢性非创伤性颈部疼痛的特征（Scott et al 2005，Elliott et al 2009a，Chien et al 2010）。

## 挥鞭样损伤状态的生理和心理特征

历史上过去的很多研究以及脊柱疼痛状况的临床评估，包括挥鞭样损伤，评估目的是确定患者主诉的解剖学病因。但该方法有局限性，因为绝大多数肌肉骨骼疼痛患者的病理解剖学诊断是不能完全明确的，这种诊断也不一定能指示特定情况或患者的最佳干预方法。因此，近年来研究热点已经更多地转移到试图鉴别潜在机制或患者疼痛综合征的进程。这种对肌肉骨骼疼痛综合征更具体的诊断和分类是为了帮助制订对潜在过程的干预计划，以提高疗效，特别是对于一些更顽固的病症。所有颈部及上半身疾病中，挥鞭样损伤的运动、感觉和心理的特征拥有最多的已被论证且可利用的数据。这可能是因为 MVC 损伤更容易被定义。

### 运动和感觉运动控制功能障碍

WAD 患者最常见的临床特征之一是运动功能障碍或颈椎活动范围减小（Dall'Alba et al 2001）。大多数前瞻性研究表明，所有挥鞭样损伤的受试者在受伤后很快就会丧失颈椎活动范围（Kasch et al 2001，Sterling et al，2003b），并在恢复过程中持续存在（Sterling et al 2003b）。有研究明确说明颈椎和肩带区域肌肉募集的改变是慢性 WAD 的特征（Nederhand et al. 2002；Jull et al 2004）。纵向研究表明受伤后很快即可出现这些变化。Sterling 等人（2003，2006）观察到，紊乱的运动模式不仅在慢性症状的患者中持续存在，而且在疼痛和功能障碍较轻的患者以及报告完全康复的患者中也是存在的，这些现象

发生在受伤后 2 年内的重要时间段。这些持续的肌肉控制障碍,可能会使恢复的患者在未来更容易受到颈痛的影响,但此观点需要进一步调查证实。肌肉募集模式的改变并不是挥鞭样损伤特有的,在颈部隐匿性发作的疼痛(特发性颈部疼痛)患者中也观察到同样的变化(Nederhand et al 2002,Jurl et al 2004,Woodhouse & Vasseljen 2008)。这些结果表明,这种运动模式改变的驱动因素可能比损伤机制本身伤害性更强。

慢性挥鞭样损伤患者的颈椎肌肉也被证实发生形态学改变。Elliott 等人(2006,2009 9b,2010)使用磁共振成像(MRI)证明了与无症状对照组相比,WAD 患者的颈部深层和浅层的伸肌和屈肌存在脂肪浸润。虽然在所有研究的患者组中,肌肉中脂肪浸润量普遍较高,但最高的是深部肌肉,尤其是头后小直肌、头后大直肌和多裂肌(Elliott et al 2006)。与肌肉募集模式异常相比,现有数据表明,在慢性特发性颈部疼痛患者中,类似的形态学变化并不明显(Elliot et al 2014)。但是,疼痛、功能障碍、功能恢复和导致肌肉变化的原因之间的相关性尚不清楚。

感觉运动控制功能障碍也是急性和慢性 WAD 的一个特征。在慢性 WAD 患者和受伤几周内的患者中都发现了较大的关节错位(Sterling et al 2003B,Treleaven et al 2003)。在慢性 WAD 的患者中表现出平衡障碍和颈源性眼球运动控制混乱(Treleaven et al 2005a 2005b)。值得注意的是那些描述头晕症状与颈部疼痛有关的患者,他们的感觉运动障碍问题似乎更明显(Treleaven et al 2003)。

大多数文献报道,无论挥鞭样损伤患者的疼痛和功能障碍水平以及恢复速度或水平如何(Sterling et al 2003b),都似乎存在运动功能障碍(如运动受限、异常肌肉募集模式)。此外,运动功能障碍除了能预测颈部活动功能障碍外,并不能预测颈椎活动能力(质量)(Daenen et al 2013)。此外,针对恢复运动功能障碍和改善——整体性运动的康复治疗,仅对报告中有疼痛和表现有功能障碍水平的患者有中度影响(Jull et al 2007,Stewart et al 2007,Michaleff et al 2014)。这些研究结果共同表明,运动功能障碍虽然存在,但它在挥鞭样损伤后慢性或持续性症状的发展和维持中可能不是主要作用。这并不是说不应该向有挥鞭样损伤的患者提供旨在改善运动功能障碍的管理方法,因为这些对于整体健康是重要的。相反,单独识别运动功能障碍可能无法为临床医务

人员提供有用的信息来衡量预后或对物理干预的潜在反应。

## 挥鞭样损伤疼痛的强化处理机制

已有大量且一致的证据表明存在感觉障碍的 WAD 患者具有增强的中枢伤害性疼痛处理机制。急性或慢性 WAD 患者的改变包括许多方面,比如对压力、热或电刺激和轻触觉等感觉刺激的过敏反应(或疼痛阈值降低)(Sterling et al 2003a,Stone et al 2012,Van Oosterwijck et al 2013)。感觉过敏不仅发生在颈椎(损伤区域),而且发生在如上肢和下肢的远端未受伤区域(Koelbaek-Johansen et al 1999,Sterling et al 2003a)。在测试部位没有组织损伤表明疼痛敏感的原因是伤害感受通路的中枢敏化。在 WAD 的患者中也发现在(疼痛)过敏反应的同时,发生广泛的感觉减退(检测阈值升高)以及低效的条件性疼痛调节,这些都表明 WAD 患者的中枢抑制过程紊乱(Chien et al 2009,Ng et al 2014)。

过敏反应不仅已经证明在测试参与者认知反应中存在;此外,慢性 WAD 患者的腓肠神经接受电刺激后,其下肢可出现屈肌退缩反射(Lim et al,2011)。在之后的测试中,测量了肱二头肌的反射活动,并提供了脊髓过度兴奋(中枢敏化)的证据,正如疼痛阈值测试所要求的,其不依赖于受试者自我报告的对刺激的反应。研究还表明,增强的反射反应与心理因素(如疼痛灾难化和困扰)无关(Sterling et al 2008)。

与典型的运动功能障碍的一致性不同,不同的感觉障碍可用于区分脊髓损伤与轻中度的颈部疼痛,以及区分不同自我感觉疼痛和功能障碍的程度的脊髓损伤种类。慢性 WAD 的患者呈现出更复杂的临床表现,包括在颈椎远端区域对压力、热和冷等疼痛刺激的阈值降低,而在特发性(非创伤性)颈部疼痛的患者中不存在这种现象(Scott et al 2005,Elliott et al 2009b,Chien et al 2010);同样,WAD 患者存在对振动、热和电刺激的广泛性感觉减退,但并不是特发性颈部疼痛的特征(Chien et al 2010)。然而,中枢过度兴奋的存在并不是挥鞭样损伤所特有的;其他疼痛性肌肉骨骼疾病如肌痛综合征、紧张性头痛和偏头痛也可表现出这样的症状(Yunus 2007)。关于颈椎和上象限,广泛的感觉过敏反应是神经根型颈椎病的一个特征,因为患有这种疾病的患者和挥鞭样损伤的患者报告了相似的疼痛和功能障碍水平(Chien et al 2008)。这一研究结果表明,

慢性挥鞭样损伤和慢性神经根型颈椎病具有相似的基本机制,但不同于特发性颈部疼痛;这说明了各种颈部疼痛状况所涉及过程的多样性。

为何一些挥鞭样损伤的患者会发展为超敏状态,其原因尚不清楚。很多颈椎结构被认为是挥鞭样损伤后伤害感受的潜在来源(Curatolo et al 2011)。颈椎深部结构的损伤可能不会迅速愈合,从而成为中枢神经系统过度兴奋的伤害性"驱动力"。最近的证据支持这一假设(Smith et al 2014)。此外,挥鞭样损伤患者的感觉过敏反应也与其他因素干扰有关,比如如交感神经血管收缩障碍(Sterling 2006)、压力相关因素(Sterling et al 2011b)和疼痛灾难化(Rivest et al 2010)。也有些证据表明,某些特定的患者可能具有更高水平的疼痛遗传倾向及发展为增强的中枢伤害性处理。这些因素的共同出现表明,各种机制之间相互作用的复杂性可能导致挥鞭样损伤后某些患者几乎出现全身性反应。现在专注于研究这些有助于在未来阐明这个有趣问题的复杂模型(McLean et al 2005,Passatore & Roatta 2006,Sterling & Kenardy 2006)。

## 挥鞭样损伤的心理因素

毫无疑问,慢性挥鞭样损伤与心理困扰有关,包括情感障碍、焦虑、抑郁和行为异常(如对运动的恐惧)(Williamson et al 2008)。心理创伤也存在于急性创伤后阶段,对大多数人而言,无论疼痛和功能障碍水平如何都表现出一些痛苦(Sterling et al 2003c)。一些研究数据表明,持续的心理困扰与未解决的疼痛和功能障碍有关。一项大型横向研究显示,在发生事故2年后的人群中,焦虑、抑郁与疼痛和功能障碍之间存在关联;而急性损伤则没有这种现象,这表明症状的持续存在是心理困扰的诱因(Wenzel et al 2002)。纵向数据表明,在起初心理压力升高的WAD恢复者,其心理压力也呈现出与疼痛和功能障碍水平下降相平行的降低(Sterling et al 2003c)。

与其他疼痛的肌肉骨骼疾病相比,慢性挥鞭样损伤的病因和发展可能涉及独特的心理因素(Sterling et al 2003c)。例如,相对于腰痛而言(Vlaeyen et al 1995),运动恐惧思想的作用似乎在挥鞭样损伤中是一个不太重要的因素(Sterling et al 2005)。然而,对该问题——心理问题的处理方式或策略在挥鞭样损伤中的作用尚不清楚。一些数据表明姑息性反应方式(如寻求缓解症状的方法,如分散注意力、吸烟

或饮酒)与较长的症状持续时间相关(Buitenhuis et al 2003,Carroll et al 2006);相反地,Kivioja 等人(2005)发现没有证据表明损伤早期不同的应对方式可以影响事故发生1年后的结局。这些不同群组的队列研究开始时间不同可以解释结果的差异性,表明处理策略可能根据病症的不同阶段而变化。

由于WAD的发病机制是创伤性事件,与其他常见的肌肉骨骼疾病相比,有一个因素可能是WAD特有的,那就是创伤后应激。已有研究显示(Kongsted et al 2008,Sterling et al 2010),一部分MVC导致的挥鞭样损伤患者出现创伤后应激的症状,并且出现这些症状的患者MVC后12个月和2年的功能恢复预后不良(Buitenhuis et al 2006,Sterling et al 2011b 和 2012)。这些研究主要利用事件影响量表(IES)(Horowitz et al 1979),这是一种(在挥鞭样MVC 的情况下)测量痛苦与特定事件相关的工具,尽管应该注意到创伤后应激障碍的诊断不应该由IES 评分得出。然而,最近使用更强大的工具(创伤后诊断量表,PDS)研究的数据表明,在155名遭受挥鞭样损伤的患者中,22%的前瞻性样本在MVC后3个月内可能诊断为创伤后应激障碍,该损伤在受伤后12个月略下降至17%(Sterling et al 2010)。这些研究表明需要对这些患者进行进一步的心理评估,临床医务人员应该在评估挥鞭样损伤患者时考虑该因素。

## 挥鞭样损伤的预后

预测挥鞭样损伤后恢复能力不良的危险因素是很重要的,因为它有助于调节危险因素,在早期制订适当的干预目标。这可能会减少那些被认为处于危险因素中向慢性病转变的潜在患者。目前研究发现,许多因素可影响其预后能力,包括社会人口学状况、碰撞有关的意外、赔偿和/或诉讼,以及社会心理和身体因素。然而,关于挥鞭样损伤的前瞻性队列研究的系统评价发现,更大的初始疼痛强度和更高的初始功能障碍程度是最一致的功能延迟恢复的预测因子(Carroll et al 2008,Kamper et al 2008,Walton et al 2009 和 2005b)。一项 meta 分析研究表明,在0~10 的视觉模拟评分(VAS)中,初始疼痛评分大于5.5,颈部功能障碍指数评分大于29%是临床使用的有效截止分数(Walton et al 2009)。

个别系统评价报告的其他因素包括伤后心理因素,如应对策略(Carroll et al 2008)、受教育水平在中

学以下、女性、既往颈痛史（Walton et al 2009）以及创伤后应激症状和不良的自我效能感（Williamson et al 2008）。而其中一些因素如疼痛强度和心理困扰是可变的，许多其他因素（如年龄、受教育程度）则不会改变。此外，当单独考虑初始疼痛和功能障碍程度的潜在可变因素时，尽管对预测事故后 6 个月中度至重度症状的患者具有较高的特异性，但其敏感度相对较低。

冷痛觉过敏已被证实可预测损伤后 12 个月的功能障碍和心理健康结局（Sterling et al 2006，2011b），并且用冷加压试验测得的冷痛耐受性降低可预测持续的功能障碍（Kasch et al 2005）。最近的一项系统评价得出结论，有中等证据支持冷痛觉过敏作为不良预后指标（Goldsmith et al 2012）。然而，其他感觉测量如降低压力痛阈（机械痛觉过敏）显示出不一致的预后能力。Walton 等人（2011）报道，小腿远端的压力痛阈降低预示了损伤后 3 个月颈部疼痛相关的功能障碍，但其他人已经证明该因素不是后期功能障碍的独立预测因子（Sterling et al 2006）。痛觉过敏反应的确切机制尚不清楚，但通常被认为反映了中枢神经系统增强了伤害感受加工或中枢过度兴奋的过程（Curatolo et al 2004，Stone et al 2012）。

创伤后应激症状的心理因素正在成为挥鞭样损伤后不良预后的主导因素（Buitenhuis et al 2006，Sterling et al 2012）。在一些研究中，还发现其他心理因素，如高程度的灾难性疼痛、情绪低落和恢复期望低，可预测功能恢复不良（Sterling et al 2011a）。

有争议的代偿相关因素的作用问题尚无定论，一些研究发现这些因素具有预测能力（Carroll et al 2008），而另一些研究报告称这些因素没有预测能力（Sterling et al 2005）。最近的 meta 分析概述了研究损伤后代偿对健康结局影响的研究有如下局限性：包括该领域的初级研究论文质量低；研究的代偿方案的异质性以及缺乏有效的健康结局评估方法（Spearing et al 2012）。这些研究者只能找到一个可以被内部和外部认为是有效的系统评价方案，并且基于此，他们的结论是有证据表明"挥鞭样损伤患者的诉讼与健康状况不佳之间没有关联"（Spearing & Connelly 2011，p 23）。

## 挥鞭样损伤检查的指引

从现有资料可以清楚地看出，挥鞭样损伤后的状态临床表现包括生理和心理因素之间复杂的相互

作用。虽然一致认为损伤后出现较高程度的初始疼痛和/或功能障碍水平是预后不良的预测因素（Walton et al 2009，2013b），但已经显示出额外的感觉过敏（特别是冷痛觉过敏）以及创伤后应激症状确实能够提高预测能力（Sterling et al 2005）。挥鞭样损伤后的长期功能状态可能在受伤后的几个月内明确，在此之后几乎不会再进展（Kamper et al 2008，Sterling et al 2010）。这再次强调了临床医务人员在损伤后早期阶段甚至是慢性防治阶段起到的重要作用。

患者评估需要包括详细的病史，如颈部疼痛和头痛的既往病史，以及可能的损伤机制。应筛查患者是否存在任何"红旗征"状况（WAD Ⅳ——骨折或脱位）。虽然尚未发现事故相关特征与结果的预后指标一致（Walton et al 2009），但在某些研究中显示出它们对预后具有一定的预测能力（Sturzenegger et al 1995）。由于疼痛和功能障碍水平被反复证明是长期康复预后的一致指标（Walton et al 2013a，2013b），因此在初评中采用有效的评估方法如颈部功能障碍指数（NDI）或数字疼痛评定量表（NPRS）是必要的。某些物理因素，如冷痛觉过敏和颈部运动功能障碍，可预测恢复不良；因此，也必须仔细评估是否存在这些问题。似乎挥鞭样损伤从病情的急性期到慢性期的转变（的过程）中，都涉及创伤后应激的心理因素；因此，临床医务人员在评估挥鞭样损伤后的患者时应该包括（考虑）一种评估创伤后应激症状的方法（如使用 IES）。

目前，很少实施诸如检测上述各种感觉障碍所需的感觉检查，而且即使执行了评估，通常也只局限于对肌肉力量、腱反射和轻触觉的初步评估。对 WAD 患者进行更详细的感觉变化评估可能会有所帮助。评估的第一阶段是全面记录患者的症状，包括疼痛的性质。尽管症状分类作为阐明疼痛机制的方法的有效性是有争议的，但它是评估患者的必要部分（Jensen & Baron 2003）。最近，已经开发了旨在鉴别神经病理性疼痛的问卷。Bennett 等人（2005）使用 S-LANSS 问卷调查队列研究发现，20% 的急性挥鞭样损伤患者可能是以神经性疼痛为主要症状；（而且）某些问卷项目与更高水平的疼痛和功能障碍有特定的相关性（Sterling & Pedler 2009）。

定量感觉检查也可以作为评估方法。包括用压力痛觉测量仪评估机械疼痛阈值和用轻触觉刺激确定异常性疼痛的存在。虽然有中等强度证据表明冷痛觉过敏可以作为恢复不良的预测因素（Goldsmith et al 2012）；并且它可能与缺乏治疗性反应有关（Jull et al 2007），但之后有更强有力的随机对照试验不支持上述结果（Michaleff et al 2014）。虽然临床评估更难以实施，但是最近的一项研究比较了使用冰敷颈部和通过 Somedic Therotest® 系统获得的冷痛觉阈值，表明冰敷疼痛>5/10 是冷痛觉过敏的良好指征（Maxwell & Sterling 2012），但该方法的有效性仍需要进一步研究。

然而，应该注意的是，虽然这种感觉评估方法可以提供有用的信息，但目前使用哪种最合适的方法和参考标准进行研究结果比较并没有达成共识。对挥鞭样损伤患者进行最合适的感觉检查的发展仍在早期阶段，重要的是，我们应该朝着进一步发展临床有效和有用的评估方法努力。

物理治疗师会定期评估颈椎活动范围，这仍然是挥鞭样损伤的常规评估的主要内容，因为这一指标能够评估 WAD 患者的预后。然而，评估内容还需要包括颈部和肩带区域的肌肉募集模式。此外，在临床上，感觉运动控制的评估相对简单，并且在报告头晕与颈部疼痛相关的挥鞭样损伤患者中尤其重要。读者可以参考 Jull 等人（2008）的文章，详细了解如何进行这些评估。

## 挥鞭样损伤疾病管理的指引

急性 WAD 治疗的一个重要目标是确定有恢复不良预后风险的人，然后预防慢性疼痛和功能障碍的发展。然而，使临床医务人员和研究者沮丧的是，目前还没有足够证据可以指导临床医务人员如何最好地实现这一目标。虽然现在对预后不良的状况和因素有了更好的理解，但在制订改进和有效的干预措施方面取得的进展仍然很少。研究过程中下一个合乎逻辑的步骤是确定针对这些因素的有效性，其中许多因素是可以通过更具体的干预措施改变的。

WAD 早期基本的治疗是对恢复活动、锻炼的宣教，但需要进一步研究以确定最有效的锻炼方式，以及频次和提供方法的途径。对于发生慢性疼痛的低风险患者，活动和锻炼可能是足够的（Ritchie et al 2013），虽然这一建议尚未被正式试验。那些预后不良风险较高的患者可能需要除了基本宣教/活动/锻炼方法之外的治疗。这可能包括针对疼痛和伤害性过程的药物以及解决早期创伤后心理反应的治疗。然而，最近一项针对急性 WAD 的多学科干预研究表明这可能不易实现（Jull et al 2013）。该试验发现

不仅患者难以接受药物的副作用，而且与参与该研究的物理治疗师相比（12% 的参与者参加会议在 10 周内少于 4 次），参与研究的临床心理医生人数也比较少（46% 的参与者参加会议少于 10 次）。急性挥鞭样损伤患者可能会认为自己有"身体"伤害，因此更容易接受物理治疗。要求多个学科参与（介入）导致的负担增加，也可能导致患者依从性差。因此，物理治疗师被认为可能是最适合为急性 WAD 患者传达心理干预的医疗专业人员。这种方法在慢性疾病如关节炎（Hunt et al 2013）和急性腰痛的治疗（Hill et al 2011）已被很多研究证实了一些初步疗效。但是，这并不是说诊断为精神病（如抑郁症或创伤后应激障碍）的患者应由物理治疗师管理。当然，此类患者需要转介给经过相应培训的医疗专业人员。

物理治疗师可能还需要在急性 WAD 患者的整体治疗计划中扮演更重要的角色。这意味着拥有评估危险因素，并了解何时可能需要如药物治疗和心理干预等额外的治疗的专业知识。虽然在多数的管理范围来说，这仍然是整体临床医务人员的作用，但物理治疗师可以在时间上更好地分配有效的评估、治疗计划和监测（患者的）恢复和进展（情况）。

在慢性 WAD 的情况下，还需进一步探索和验证更有效的干预措施。越来越明显的是，以躯体康复为主的管理方法只能达到小范围的效果。然而，进行规律的活动和运动锻炼对患者的长期整体健康是很重要的，我们必须考虑到慢性疼痛是否限制了患者执行这些活动。在将来的随机对照试验中，需要将活动/运动锻炼方法与其他干预方法（如心理学方法、教育方法和药物治疗）相结合，并且需要确定这些方法的最佳组合和剂量。

无论是急性还是慢性 WAD，都是具有挑战性和复杂性的疾病。有明确的证据表明，个别患者出现不同程度的各种身体和心理因素，（所以）很清楚的是参与 WAD 管理的实践者需要具备这方面的专业技能。物理治疗师可能是最容易接触到 WAD 患者的医疗专业人员，并且由于医疗系统的设置，他们花费最多的时间与这些患者在一起。因此，物理治疗师有能力在 WAD 的管理中承担协调或"守门人"的角色。而且，在研究医疗卫生服务模式时，也需要将物理治疗师这样的角色考虑在内。

## 小结

挥鞭样损伤是一种包括身体（运动和感觉）紊乱

和心理问题的复杂、多样、令人好奇的疾病。对临床医务人员来说,该疾病的管理也是最令人棘手的问题之一。为了更好地理解 WAD 而进行的探索似乎才刚刚开始,最近的研究成果也为进一步的研究方向铺平了道路。随着新知识的涌现,对病情的临床评估将变得更加清晰,这将为受伤患者的结局改善做出贡献。

（罗庆禄 译,谢凌峰 王雪宜 审,

廖麟荣 王于领 校）

## 参考文献

Bennett M, Smith BH, Torrance N, et al. 2005. The S-LANSS score for identifying pain of predominantly neuropathic origin: validation for use in clinical and postal research. J Pain 6: 149–158.

Bennett M, Attal N, Backonja MM, et al. 2007. Using screening tools to identify neuropathic pain. Pain 127: 199–203.

Buitenhuis J, Spanje J, Fidler V. 2003. Recovery from acute whiplash: the role of coping styles. Spine 28: 896–901.

Buitenhuis J, de Jong PJ, Jaspers JP, et al. 2006. Relationship between posttraumatic stress disorder symptoms and the course of whiplash complaints. J Psychosom Res 61: 681–689.

Carroll L, Cassidy D, Cote P. 2006. The role of pain coping strategies in prognosis after whiplash injury: passive coping predicts slowed recovery. Pain 124: 18–26.

Carroll L, Holm LW, Hogg-Johnson S, et al. 2008. Course and prognostic factors for neck pain in whiplash-associated disorders (WAD): results of the Bone and Joint Decade 2000–2010 Task Force on Neck Pain and Its Associated Disorders. Spine 33: 583–592.

Chien A, Eliav E, Sterling M. 2008. Whiplash (Grade II) and cervical radiculopathy share a similar sensory presentation: an investigation using quantitative sensory testing. Clin J Pain 24: 595–603.

Chien A, Eliav E, Sterling M. 2009. Hypoaesthesia occurs with sensory hypersensitivity in chronic whiplash – further evidence of a neuropathic condition. Man Ther 14: 138–146.

Chien A, Eliav E, Sterling M. 2010. Sensory hypoaesthesia is a feature of chronic whiplash but not chronic idiopathic neck pain. Man Ther 15: 48–53.

Crouch R, Whitewick R, Clancy M, et al. 2006. Whiplash associated disorder: incidence and natural history over the first. Emerg Med J 23: 114–118.

Curatolo M, Arendt-Nielsen L, Petersen-Felix S. 2004. Evidence, mechanisms and clinical implications of central hypersensitivity in chronic pain after whiplash injury. Clin J Pain 20: 469–476.

Curatolo M, Bogduk N, Ivancic PC, et al. 2011. The role of tissue damage in whiplash associated disorders. Spine 36: S309–S315.

Cusick J, Pintar F, Yoganandan N. 2001. Whiplash syndrome: kinematic factors influencing pain patterns. Spine 26: 1252–1258.

Daenen L, Nijs J, Raadsen B, et al. 2013. Cervical motor dysfunction and its predictive value for long-term recovery in patients with acute whiplash-associated disorders: a systematic review. Man Ther 45: 113–122.

Dall'Alba P, Sterling M, Treleaven JM, et al. 2001. Cervical range of motion discriminates between asymptomatic and whiplash subjects. Spine 26: 2090–2094.

Elliott J, Jull G, Noteboom JT, et al. 2006. Fatty infiltration in the cervical extensor muscles in persistent whiplash associated disorders: an MRI analysis. Spine 31: E847–E851.

Elliott JM, Noteboom JT, Flynn TW, et al. 2009a. Characterization of acute and chronic whiplash-associated disorders. J Orthop Sports Phys Ther 39: 312–323.

Elliott J, Terling M, Noteboom JT, et al. 2009b. The clinical presentation of chronic whiplash and the relationship to findings of MRI fatty infiltrates in the cervical extensor musculature: a preliminary investigation. Eur Spine J 18: 1371–1378.

Elliott J, O'Leary S, Sterling M, et al. 2010. MRI findings of fatty infiltrate in the cervical flexors in chronic whiplash. Spine 35: 948–954.

Elliott J, Pedler A, Jull G, et al. 2014. Differential changes in muscle composition exist in traumatic and non-traumatic neck pain. Spine 39: 39–47.

Foa E, Cashman L, Jaycox L, et al. 1997. The validation of a self-report measure of posttraumatic stress disorder: the posttraumatic diagnostic scale. Psychol Assessment 9: 445–451.

Goldsmith R, Wright C, Bell SF, et al. 2012. Cold hyperalgesia as a prognostic factor in whiplash associated disorders: a systematic review. Man Ther 17: 402–410.

Hill J, Whitehurst DH, Lewis M, et al. 2011. Comparison of stratified primary care management for low back pain with current best practice (STarT Back): a randomised controlled trial. Lancet 378: 1560–1571.

Horowitz M, Wilner N, Alvarez W. 1979. Impact of Events Scale: a measure of subjective stress. Psychosom Med 41: 209–218.

Hunt M, Keefe FJ, Bryant C, et al. 2013. A physiotherapist-delivered, combined exercise and pain coping skills training intervention for individuals with knee osteoarthritis: a pilot study. Knee 20: 106–112.

Jensen T, Baron R. 2003. Translation of symptoms and signs into mechanisms in neuropathic pain. Pain 102: 1–8.

Jull G, Kristjansson E, Dall'Alba P. 2004. Impairment in the cervical flexors: a comparison of whiplash and insidious onset neck pain patients. Man Ther 9: 89–94.

Jull G, Sterling M, Kenardy J, et al. 2007. Does the presence of sensory hypersensitivity influence outcomes of physical rehabilitation for chronic whiplash? A preliminary RCT. Pain 129: 28–34.

Jull G, Sterling M, Falla D, et al. 2008. Whiplash, headache and neck pain: research based directions for physical therapies. Edinburgh: Elsevier.

Jull G, Kenardy J, Hendrikz J, et al. 2013. Management of acute whiplash: a randomized controlled trial of multidisciplinary stratified treatments. Pain 154: 1798–1806.

Kamper S, Rebbeck TJ, Maher CG, et al. 2008. Course and prognostic factors of whiplash: a systematic review and meta-analysis. Pain 138: 617–629.

Kasch H, Stengaard-Pedersen K, Arendt-Nielsen L, et al. 2001. Headache, neck pain and neck mobility after acute whiplash injury. Spine 26: 1246–1251.

Kasch H, Qerama E, Bach FW, et al. 2005. Reduced cold pressor pain tolerance in non-recovered whiplash patients: a 1 year prospective study. Eur J Pain 9: 561–569.

Kivioja J, Jensen I, Lindgren U. 2005. Early coping strategies do not influence the prognosis after whiplash injuries. Injury 36: 935–940.

Koelbaek-Johanesen M, Graven-Nielsen T, Schou Olesen A, et al. 1999. Muscular hyperalgesia and referred pain in chronic whiplash syndrome. Pain 83: 229–234.

Kongsted A, Bendix T, Qerama E, et al. 2008. Acute stress response and recovery after whiplash injuries. A one year prospective study. Eur J Pain 12: 455–463.

Lamb S, Gates S, Williams MA, et al. 2013. Emergency department treatments and physiotherapy for acute whiplash: a pragmatic, two-step, randomised controlled trial. Lancet 381: 546–556.

Lim E, Sterling M, Stone A, et al. 2011. Central hyperexcitability as measured with nociceptive flexor reflex threshold in chronic musculoskeletal pain: a systematic review. Pain 152: 1811–1820.

Lord S, Barnsley L, Wallis BJ, et al. 1996. Chronic cervical zygapophyseal joint pain after whiplash: a placebo-controlled prevalence study. Spine 21: 1737–1743.

MAIC. 2012. Annual report 2011–2012. Brisbane: MAIC. Online. Available: http://www.maic.qld.gov.au/forms-publications-stats/pdfs/2012-13_MAIC_Annual_Report.pdf.

Maxwell S, Sterling M. 2012. An investigation of the use of a numeric pain rating scale with ice application to the neck to determine cold hyperalgesia. Man Ther 18: 172–174.

McLean S, Clauw DJ, Abelson JL, et al. 2005. The development of persistent pain and psychological morbidity after motor vehicle collision: integrating the potential role of stress response systems into a biopsychosocial model. Psychosom Med 67: 783–790.

McLean S, Diatchenko L, Lee YM, et al. 2011. Catechol O-methyltransferase haplotype predicts immediate musculoskeletal neck pain and psychological symptoms after motor vehicle collision. J Pain 12: 101–107.

Michaleff Z, Maher C, Sterling M, et al. 2014. Comprehensive physiotherapy exercise program or advice alone for chronic whiplash (PROMISE): a pragmatic randomised controlled trial (ACTRN12609000825257). Lancet 384(9938): 133–141. doi: 10.1016/S0140-6736(14)60457-8.

Nederhand M, Hermens HJ, Ijzerman MJ, et al. 2002. Cervical muscle dysfunction in chronic whiplash associated disorder grade 2: the relevance of trauma. Spine 27: 1056–1061.

Ng TS, Pedler A, Vicenzino B, et al. 2014. Less efficacious conditioned pain modulation and sensory hypersensitivity in chronic whiplash-associated disorders in Singapore. Clin J Pain 30(5): 436–442. doi: 10.1097/AJP.0b013e3182a03940.

Passatore M, Roatta S. 2006. Influence of sympathetic nervous system on sensorimotor function: whiplash associated disorders (WAD) as a model. Eur J Appl Physiol 98: 423–449.

Ritchie C, Hendrizk J, Kenardy J, et al. 2013. Derivation of a clinical prediction rule to identify both chronic moderate / severe disability and full recovery following whiplash injury. Pain 154: 2198–2206.

Rivest K, Coté JN, Dumas JP, et al. 2010. Relationships between pain thresholds, catastrophizing and gender in acute whiplash injury. Man Ther 15: 154–159.

Scott D, Jull G, Sterling M. 2005. Widespread sensory hypersensitivity is a feature of chronic whiplash-associated disorder but not chronic idiopathic neck pain. Clin J Pain 21: 175–181.

Smith A, Jull G, Schneider G, et al. 2014. Cervical radiofrequency neurotomy reduces central hyper-excitability and improves neck movement in individuals with chronic whiplash. Pain Med 15: 128–141.

Spearing N, Connelly L. 2011. Is compensation 'bad for health'? A systematic meta-review. Injury 42: 15–24.

Spearing N, Connelly LB, Gargett S, et al. 2012. Does compensation have a negative effect on health after whiplash? Pain 153: 1274–1282.

Spitzer W, Skovron ML, Salmi LR, et al. 1995. Scientific monograph of Quebec Task Force on whiplash associated disorders: redefining 'whiplash' and its management. Spine 20: 1–73.

Sterling M. 2004. A proposed new classification system for whiplash associate disorders – implications for assessment and management. Man Ther 9: 60–70.

Sterling M. 2006. Sensory hypersensitivity and psychological distress following whiplash injury: Is there a relationship? In: Australian Pain Society Annual Scientific Meeting. Melbourne. [Verbal presentation.]

Sterling M, Kenardy J. 2006. The relationship between sensory and sympathetic nervous system changes and acute posttraumatic stress following whiplash injury: a prospective study. J Psychosom Res 60: 387–393.

Sterling M, Pedler A. 2009. A neuropathic pain component is common in acute whiplash and associated with a more complex clinical presentation. Man Ther 14: 173–179.

Sterling M, Jull G, Vicenzino B, et al. 2003a. Sensory hypersensitivity occurs soon after whiplash injury and is associated with poor recovery. Pain 104: 509–517.

Sterling M, Jull G, Vicenzino B, et al. 2003b. Development of motor system dysfunction following whiplash injury. Pain 103: 65–73.

Sterling M, Kenardy J, Jull G, et al. 2003c. The development of psychological changes following whiplash injury. Pain 106: 481–489.

Sterling M, Jull G, Vicenzino B, et al. 2005. Physical and psychological factors predict outcome following whiplash injury. Pain 114: 141–148.

Sterling M, Jull G, Kenardy J. 2006. Physical and psychological predictors of outcome following whiplash injury maintain predictive capacity at long term follow-up. Pain 122: 102–108.

Sterling M, Hodkinson E, Pettiford C, et al. 2008. Psychologic factors are related to some sensory pain thresholds but not nociceptive flexion reflex threshold in chronic whiplash. Clin J Pain. 24: 124–130.

Sterling M, Hendrikz J, Kenardy J. 2010. Developmental trajectories of pain / disability and PTSD symptoms following whiplash injury. Pain 150: 22–28.

Sterling M, Carroll LJ, Kasch H, et al. 2011a. Prognosis after whiplash injury: where to from here? Discussion paper 4. Spine 36: S330–S334.

Sterling M, Hendrikz J, Kenardy J, 2011b. Similar factors predict disability and PTSD trajectories following whiplash injury. Pain 152: 1272–1278.

Sterling M, McLean SA, Sullivan MJ, et al. 2011c. Potential processes involved in the initiation and maintenance of whiplash associated disorders (WAD). Spine 36: S322–S329.

Sterling M, Hendrikz J, Kenardy J, et al. 2012. Assessment and validation of prognostic models for poor functional recovery 12 months after whiplash injury: a multicentre inception cohort study. Pain 153: 1727–1734.

Stewart M, Maher CG, Refshauge KM, et al. 2007. Randomised controlled trial of exercise for chronic whiplash associated disorders. Pain 128: 59–68.

Stone A, Vicenzino B, Lim EC, et al. 2012. Measures of central hyperexcitability in chronic whiplash associated disorder – a systematic review and meta-analysis. Man Ther 18: 111-117.

Sturzenegger M, Radanov B, Stefano GD. 1995. The effect of accident mechanisms and initial findings on the long-term course of whiplash injury. J Neurol 242: 443–449.

Teasell R, McClure JA, Walton D, et al. 2010. A research synthesis of therapeutic interventions for whiplash-associated disorder (WAD): part 2 – interventions for acute WAD. Pain Res Manage 15: 295–304.

Treleaven J, Jull G, Sterling M. 2003. Dizziness and unsteadiness following whiplash injury – characteristic features and relationship with cervical joint position error. J Rehabil 34: 1–8.

Treleaven J, Jull G, Low Choy N. 2005a. Standing balance in persistent whiplash: a comparison between subjects with and without dizziness. J Rehabil Med 37: 224–229.

Treleaven J, Jull G, Low Choy N. 2005b. Smooth pursuit neck torsion test in whiplash associated disorders: relationship to self-reports of neck pain and disability, dizziness and anxiety. J Rehabil Med 37: 219–223.

Van Oosterwijck J, Nijs J, Meeus M, et al. 2013. Evidence for central sensitization in chronic whiplash: a systematic literature review. Eur J Pain 17: 299–312.

Vlaeyen J, Kole-Snijders A, Boeren R, 1995. Fear of movement / reinjury in chronic low back pain patients and its relation to behavioural performance. Pain 62: 363–372.

Walton D, Pretty J, MacDermid JC, et al. 2009. Risk factors for persistent problems following whiplash injury: results of a systematic review and meta-analysis. J Orthop Sports Phys Ther 39: 334–350

Walton D, MacDermid JC, Nielson W, et al. 2011. Pressure pain threshold testing demonstrates predictive ability in people with acute whiplash. J Orthop Sports Phys Ther 41: 658–665.

Walton D, Carroll LJ, Kasch H, et al. 2013a. An overview of systematic reviews on prognostic factors in neck pain: results from the International Collaboration on Neck Pain (ICON) project. Open Orthop J 7: 494–505.

Walton D, MacDermid JC, Giorgianni AA, et al. 2013b. Risk factors for persistent problems following acute whiplash injury: update of a systematic review and meta-analysis. J Orthop Sports Phys Ther 43: 31–43.

Wenzel H, Haug TT, Mykletun A, et al. 2002. A population study of anxiety and depression among persons who report whiplash traumas. J Psychosom Res 53: 831.

Williamson E, Williams M, Gates S, et al. 2008. A systematic review of psychological factors and the development of late whiplash syndrome. Pain 135: 20–30.

Winkelstein BA, Nightingale RW, Richardson WJ, et al. 2000. The cervical facet capsule and its role in whiplash injury. Spine 25: 1238–1246.

Woodhouse A, Vasseljen O. 2008. Altered motor control patterns in whiplash and chronic neck pain. BMC Musculoskelet Dis 9: 90.

Yunus M. 2007. Fibromyalgia and overlapping disorders: the unifying concept of central sensitivity syndromes. Semin Arthritis Rheum 36: 339–356.

# 第 11 章

# 脊髓型、神经根型和脊髓神经根型颈椎病的鉴别诊断和治疗

Chad Cook, Amy Cook

## 本章内容

## 概述

颈痛是常见的一种肌肉骨骼疾病,大约有66%~70%的人在一生中会受到颈痛的影响(Anderson et al 1993),其中54%的患者在诊断前有多达6个月疼痛经历(Côté et al 1998)。颈痛可明显地影响患者的身体和社会功能(Brown et al 2009),相应地用于医疗卫生的花费较高(Brattberg et al 1989),有5%的颈椎病患者有严重的功能障碍。在学生、有外伤或创伤史、有持续性头痛的人群中颈痛的患病率较高(Brown et al 2009)。

肿瘤、外伤事件、感染、炎症性疾病、代谢和/或退行性变均可导致颈痛(Ahn et al 2007;Bindeer

2007)。颈痛最常见的原因是颈椎退行性变,通常称为颈椎病。这是由于组织的退化,如椎间盘和软骨终板、椎体周围骨赘形成(骨质增生),关节突关节面、钩椎关节、黄韧带和后纵韧带的骨化或增厚引起的(Rao & Fehlings 1999;McCormick et al 2003)。

与颈椎退行性改变相关的两个特异性诊断是:①脊髓型颈椎病;②神经根型颈椎病。这两种情况都包含神经衰弱的症状,如果治疗不当可能会导致功能障碍(McCormick et al 2003)。在严重的情况下,神经和脊髓病可同时发生,导致脊髓神经根病变。脊髓神经根型颈椎病的治疗是目前颈椎病中的一个主要难题,它常常导致严重的运动功能障碍(Wong et al 2004)。

据报道,在70岁左右(Dvorak 1998),90%的人存在脊髓型颈椎病;且55岁以上人群中最常出现脊髓功能障碍(Brown et al 2009)。脊髓型颈椎病好发于男性(Montgomery & Brower 1992)和亚洲血统人群(Jayakumar et al 1996)。很多患有轻度脊髓型颈椎病的老年人,症状和体征会被误认为是因为年龄增加引起的正常退化而常常未引起足够的重视(Brown et al 1991,2009)。在基层医疗机构的医生(Behrbalk et al 2013)和其他一线临床医务人员中经常出现对脊髓型颈椎病的误诊。

神经根型颈椎病被认为是起源于颈髓神经根的异常所致(Polston 2007)。据悉其患病率为0.082%~0.33%(Wainner et al 2003;Polston 2007),男性的比例高于女性(Radhakrishnan et al 1994)。该病的年发病率高峰时每千人有2.1人发病,最常见于四五十岁人群(Wainner & Gill 2000)。$C_7$ 和 $C_6$ 神经根是神经根型颈椎病最常见的受累区域,分别占神经根型颈椎病的60%、25%(Malanga 1997)。

脊髓神经根型颈椎病的原发病史尚不清楚,症状和体征不一致,在自然发病过程中其病理生理机

制也是多方面的。虽然脑性瘫痪、斜颈、Tourette 综合征导致的运动障碍易发展为颈椎关节僵硬和脊髓神经根病变,但脊髓神经根型颈椎病的流行病学仍不清楚(Wong et al 2004)。在该文献中,感染性疾病(如血吸虫病等)常作为与脊髓神经病变过程有关的问题进行研究。

本章重点关注脊髓型、神经根型和脊髓神经根型颈椎病可能引起的明显疼痛和神经衰弱。尤其是我们计划将重点放在对每种类型的颈椎病进行正确的诊断、预后判断和目前推荐的治疗方法。

## 病理学和病理生物力学

脊髓型、神经根型和脊髓神经根型病变包含结构和运动相关的异常。进行性退变可导致椎间盘高度的结构性下降,引起椎管和椎间孔狭窄。由于椎间盘、韧带和关节囊的结构改变导致黏弹性下降和运动异常(Pope 2001)。尤其是在严重的退行性改变下屈伸活动可导致一系列神经症状(Wilson et al 1993)。在伸展运动中,由于韧带弯曲折叠导致椎管相对狭窄。韧带弯曲折叠导致背外侧的椎管受压;另外,在特定位置下椎间盘受压向后膨出,导致背外侧空间进一步减少。这些结构变化可导致动力学的改变,比如关节活动范围减少,背外侧神经根、神经节和脊髓受压并且产生疼痛(Pope 2001)。

脊髓型脊椎病以颈部脊髓狭窄受压和相应的神经变化为特征(Brown et al 2009)。由于椎管矢状面发生狭窄可导致结构和血管的改变(Broen et al 2009)。狭窄通常可导致脊髓受压且常起源于以下几个方面:①继发于椎间关节退变形成的骨赘;②结缔组织如椎管背侧的黄韧带的僵硬,脊柱进行伸展运动时挤压到椎管内脊髓;③椎间盘退变与伴随的骨性结构改变;④其他退行性结缔组织改变(Wong et al 2004)。非退行性、结构性为基础的病症可能与脊髓空洞症、蛛网膜囊肿、腹部或硬膜外脂肪瘤病有关(Durrant & True 2002)。

脊髓的动态运动受脊柱和锚定脊髓的各种组织调节。主要的固定组织是齿状韧带和终丝(Durrant & True 2002)。正常人群脊髓长度的变化范围为4.4~7.5cm,脊柱屈曲时脊髓张力增加,伸展时张力减小(Breig 1978)。脊髓的压迫是由多种机制引起的,最主要的原因是退行性组织在伸展运动和屈曲运动时发生摩擦。前侧骨赘可以防止脊髓在生理运动过程中向上和向下运动(Bartels et al 2007)。此外,组织的增厚和骨的变化导致脊椎骨折,增加了运动时施加在脊髓上的摩擦力并造成永久性损害(Bartels et al 2007)。

神经根型颈椎病会引起神经根变形、神经水肿、循环障碍和局部神经缺血,局部炎症反应和神经传导变化等一连串问题(Truumees & Herkowitz 2000)。椎间盘内的化学性疼痛介质比如炎症细胞因子、P 物质、缓激肽、肿瘤坏死因子-A 和前列腺素等刺激,引起局部炎症反应(Albert & Murrell 1999,Rhee et al 2007)。对于慢性病变的椎间盘中通常不存在这些化学性疼痛介质(Durrent & True 2002)。随着化学物质的产生,包裹脊髓背根神经根节节膜的渗透性增加,造成局部炎症反应导致神经根型颈椎病(Rao & Fejlings 1999)。

导致神经根型颈椎病受压最常见的原因是椎间盘突出和脊柱退行性病变,比如骨质增生、关节突关节面增生和韧带增厚(Truumess & Herkowitz 2000)。急性椎间盘髓核软组织在后外侧或内层挤压神经根造成椎间盘突出(Rhee et al 2007)。退变的发生与椎间盘高度减少和韧带(Albert & Murrell 1999)与骨赘(Rhee et al 2007)导致的膨出性的"硬核"压迫有关。位置方面如前面(钩状骨赘压迫髓核和纤维环)是最容易产生神经根症的位置(Rhtee et al 2007)。其他原因包括缺血、创伤、肿瘤浸润、脊柱感染、放疗后、免疫介导的疾病、脂肪瘤和先天性疾病(Truumees & Herkowitz 2000)。

脊髓神经根型颈椎病常见于慢性脊椎病和颈部脊髓和神经根反复受压,但也可能在屈曲、伸展中发生急性的损伤(Lewis et al 2008)。(神经)压迫可能来自脊椎前部产生的骨赘、韧带后部折叠或两者兼有(Frank 1993)。神经根的病变可能包含脱髓鞘、血管损伤和炎症。

## 临床症状和体征

### 脊髓型颈椎病

脊髓型颈椎病的特点是症状分布范围可变化(Brown et al 2009),首先可能下肢出现症状,随后步态发生相应的变化,下肢无力和痉挛(Bartels et al 2007,Harrop et al 2007)。步态异常与上运动神经元的改变有关,包括皮质脊髓束和脊髓小脑束的功能障碍。而下运动神经元改变可能导致上肢出现相应症状,如无力、萎缩和手指的精细运动困难(Cook et al 2007,2009,Harrop et al 2007)。

脊髓型颈椎病的其他症状和体征有颈部、上躯干或肩部的疼痛、大范围麻木、感觉异常以及下肢感觉和共济失调(Polston 2007)。主要的表现可包括短暂性痉挛(Dvorak 1998)、步态异常(Dvorak 1998)、僵硬、反射亢进(Crandall & Batzdorf 1966)或存在原始反射(Hawkes 2002)。其他的临床表现,比如获得性痉挛性下肢瘫(Hawkes 2002)、四肢瘫和弛缓性瘫痪(Montgomery & Brower 1992)也意味着进行性功能下降。因为这些症状和体征往往是连续性的,所以通常在疼痛和偶发的肠道、膀胱症状出现之前发生下肢无力和僵硬(Adams & Victor 1999,Thongtrangan et al 2004)。

脊髓型颈椎病很可能出现混合症状和体征。反射和感觉的改变表现为在受压平面实际上是减弱的,而压迫平面以下则是反射亢进(Brown et al 2009)。此外,脊髓型颈椎病可能还伴有特殊的症状,包括继发于皮质脊髓束下行抑制的不宁腿、椎动脉受压引起的恶心、头晕和吞咽困难(Brown et al 2009)。

## 神经根型颈椎病

对于神经根型颈椎病,其神经根症状可导致疼痛、运动无力或感觉障碍(Rao & Fehlings 1999,Polston 2007,Rhee et al 2007)。由于神经根受压,还可能同时伴有颈、肩、上肢和前臂症状(Polston 2007)。通常,疼痛和感觉变化并不一致,而且可导致颈部和手臂的隐痛,甚至严重的烧灼样疼痛。肩胛骨内侧缘和肩部疼痛明显,并向下沿神经根感觉分布放射到同侧上肢和手(Wolff & Levine 2002)。然而,神经根疼痛并不是局部的,因为多个神经根可以引起类似的分布模式(Ellenberg et al 1994)。

与神经根型颈椎病相关的运动无力可能提供多种临床表现,并与特定的神经根水平相关(Polstonn 2007)。特定节段的神经根受损运动无力的几种典型表现如下：$C_4$ 表现为肩胛骨运动无力;$C_5$ 表现为肩部外展或前臂屈曲无力;$C_6$ 表现为腕伸展/旋后受限;$C_7$ 表现为肱三头肌或腕关节屈曲/旋前受限;$C_8$ 手指屈曲与骨间肌活动受限(Tsao et al 2003)。另一项研究指出(Tsao et al 2003),存在肌肉无力的患者,其中 61%~68% 患者通常伴有肌束震颤。晚期(进展性)神经根型颈椎病患者可能会出现肌肉萎缩和肌束震颤(Poltson 2007)。Henderson 等人(1983)发现 846 名神经根型颈椎病患者中,$C_7$ 神经根型出现三头肌无力的患者占 37%,然而肱二头肌

无力的患者占 28%。

神经根受累出现的感觉变化有助于定位病变的神经平面。$C_4$ 神经根分布区为肩部和上臂,$C_5$ 神经根分布于上臂外侧,$C_6$ 神经根分布于前臂外侧、手和拇指,$C_7$ 神经根分布于前臂背外侧和中指,$C_8$ 神经根分布于前臂内侧、手和无名指、小指(Chien et al 2008)。

神经根型颈椎病通常表现为腱反射减弱(牵张反射)。这些反射是一种非自主的反应,可以客观地评估神经损伤(Durrant & True 2002)。通常认为,临床中最有可信度的表现是腱反射的缺失(Marshall & Little 2002),在 70% 的病例中被发现(Tsao et al 2003)。一般来说,反射的减弱可预测神经根受损的分布。

## 脊髓神经根型颈椎病

脊髓神经根型颈椎病的症状和体征在临床上的表现十分复杂(Baba et al 1998)。在大多数情况下,脊髓神经根型颈椎病主要表现为两种不同疾病的症状和体征。例如,常见的表现有手臂的神经根症状(疼痛和无力)和腿部的脊髓型症状(步态异常、位置觉和振动觉障碍以及痉挛)(Frank 1993)。

临床上的挑战是临床症状和体征的叠加出现。在这些病例中,通常涉及严重受累的慢性脊柱炎改变,鉴别出这种情况的可能性较小。

# 当前诊断的最佳证据

## 脊髓型颈椎病

### 病史

大多数情况下,脊髓型的病变过程是缓慢和渐进式的(Masdeu et al 1997)。一开始出现的症状通常是模糊的,并且会错误地认为这些变化与"老年退化"相关。通常情况下,患者在休息或不活动之后出现问题(Bednarik et al 2004)。脊髓型颈椎病最开始出现的症状是步态的问题,运动功能的异常使人丧失先前的运动能力(如上肢和手部的痉挛、无力和笨拙)(Masdeu et al 1997,Bedarik et al 2004)。3~6 年内脊髓型颈椎病患者中有 20%~62% 会出现恶化,平均 1 年功能下降 8%,4 年下降 23%(Fehlings et al 2013)。

脊髓型病变可能是由于长期的脊椎炎造成的改

变或在近期内受到创伤之后发生的退行性改变。大多数患者年龄较大，在特定姿势下如旋转和伸展运动终末端关节活动范围（ROM）受限或产生疼痛，且之前往往有神经根症状的表现（Bednarik et al 2004）。客观认为，神经根的病史可提示脊髓型颈椎病发生的可能性（Bednarik et al 2004）。

感觉改变是不规律的，但通常比早期发生得更频繁，并且上肢多于下肢（Masdeu et al 1997）。较轻病例的初始症状可能始于手部笨拙或麻木，起初可能是单侧的，然后才会进一步表现为步态异常（Polston 2007）。手笨拙和麻木涉及较多的是感觉异常而不是运动功能障碍，本质上是远端上肢和手的失用症（Good et al 1984）。下肢常表现为振动觉的障碍（Masdeu et al 1997）。

其他症状可包括对疼痛、热或冷的感觉减退，对锐痛或钝痛的反应减弱，以及不宁腿（Brown et al 2009）。病程较长可导致肱二头肌萎缩（Harrop et al 2007）。在极少数情况下，可能会出现肠道和膀胱紊乱、尿潴留、尿失禁和大便失禁，这些情况需考虑除脊髓病以外的疾病，比如马尾综合征（Masdeu et al 1997）。

## 结局指标

文献中有许多关于脊髓病的临床评分的测量方法。Nurik 评分包括 5 种情况，评分从 0 分到 5 分（0分表示根部受累但没有脊髓病，5 分表示坐位或卧位的状态）。然而，由于每个评分级别的判定在临床上缺乏文献支持，所以它缺乏代表性（Nurick 1972）。

最常用的评分量表是日本骨科协会（Japanese Orthopaedic Association，JOA）评分量表，它可以有效地评价患者的病情变化（Vitzhum & Dalitz 2007）。JOA 是一种针对特定疾病、以医生为导向的量表，可评估患者的神经功能状态，也是外科医生用于观察手术治疗前后的变化的量表。该量表包括对进食、上肢的肩部和肘部功能、下肢步态功能、感觉、肠道和膀胱控制功能几方面的评分（Dalitz & Vitzhum 2008）。

欧洲脊髓病评分（European Myelopathy Score，EMS）是一种针对特定疾病以医生为导向的量表，内容包括对步态功能、步行能力、爬楼梯、膀胱和大便控制功能、书写、进食、穿衣以及与感觉障碍和本体感觉相关的活动功能评定（Vitzhum & Dalitz 2007）。与 JOA 和 Nurick 评分相比，该量表对功能的变化更为敏感，但在临床实践中并不常用。

## 体格检查

### 观察

在疾病初期阶段要诊断出脊髓病变是困难的，它的表现是多样化的，如反射亢进（MacFadyen 1984，Polston 2007）、步态异常（Mastuda et al 1991，Bednarik et al 2004）、颈部僵硬（Montgomery & Brower 1992，Chiles et al 1999）、肩部疼痛（Lev et al 2001）、单侧或双侧上肢与手部感觉异常（Good et al 1984）或出现神经根症状（Nurick 1972，Montgomery & Brower 1992）。

### 主动运动和被动运动

颈部的主动和被动运动常会受限，特别是旋转、侧屈和后伸运动。但上肢减少的关节活动范围不尽相同。在运动过程中，症状可能会重复出现，也可能不会。在某些情况下，如胸椎向后伸展时易触发神经根的症状，但只好发于慢性脊椎退行性病变的患者。

脊髓型病变引起相关步态的改变是缓慢和渐进的。这些异常包括启动困难，走路轻快容易绊倒（Masdeu et al 1997）。其他的步态异常还包括下肢部分瘫痪，常有腿部沉重，大腿和小腿肌肉颤抖和抽筋，以及跨越步态和上下车的困难（Masdeu et al 1997）。

在某些情况下可能会出现反射亢进的症状，如情况严重可引起双侧阵挛和伸肌腱反射亢进。病理反射通常仅存在于长期、慢性退行性病变的患者中（Brown et al 2009）。上肢反射的改变不尽相同，往往取决于损伤结构的部位（Masdeu et al 1997）。上段颈椎受累可导致上肢和下肢的反射亢进。中下段颈椎受累可能会导致损伤部位以上的反射减退（神经根症状），损伤平面以下反射亢进。

临床检查如单腿站立，足尖足跟衔接行走和基本的协调运动等对脊髓型患者来说难度很大。晚期的脊髓型患者进行一些协调测试，比如指鼻试验、编织试验、Frenkel 试验和手臂旋转试验通常表现不佳。患者往往达不到目标，活动中灵活性较差并且难以完成精细运动。

### 特殊检查

脊髓型颈椎病的临床检查包括霍夫曼征（Emery et al 1998，Cook et al 2007 2009）、腱反射（Denno & Meadows 1991，Cook et al 2007，2009）、旋后肌反向试验（Estanol & Marin 1976）、髌上股四头

肌反射试验（de Freitas & Andre 2005）、手逃避反射试验（Denno & Meadows 1991）、巴宾斯基征（Ghosh & Pradhan1998）和阵挛征（Young 2000）。几乎所有这些检查都具有特异性（相对敏感），用于疑似脊髓型症状的辅助检查，但是不能用于排除相关疾病。尽管这些检查大多作为脊髓型病症的常规筛查方法，但每种检查对诊断的准确度不一致限制了其筛查的有效性。

霍夫曼征是观察在非自主屈曲运动下相邻手指和拇指产生的活动，通常用于检测上运动神经元功能障碍（Emery et al 1998）。该检查是检查者以右手的示指和中指两指夹持患者的中指中节，拇指迅速弹刮患者中指指甲。许多研究对该检查的敏感度和特异性进行了分析，证明它是一种敏感度值在25%~68%之间的特异性的检查（Glaser et al 2001，Houten & Noce 2008，Cook et al 2009）（图 11.1）。

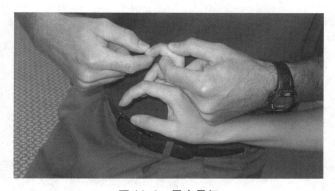

**图 11.1　霍夫曼征**

翻转旋后征是指评估 $C_6$（肱桡肌）深肌腱反射时出现 $C_7$ 反应。该测试同肱桡肌深肌腱反射试验方法，病理反射包括手指屈曲/肘背伸，正常表现为手腕旋前/肘屈曲。据悉，只有一个针对该试验的研究，其敏感度为 61%，特异性为 78%（Cook et al 2009）（图 11.2）。

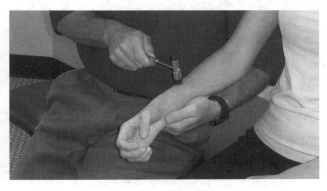

**图 11.2　翻转旋后征**

巴宾斯基征是指在划触足跟部时诱发出跗趾伸肌活动的现象。该测试的特异性高于敏感性，近期的两项研究显示敏感度分别为 33%（Houten & Noce 2008）和 24%（Cook et al 2009）。Cook 等人（2009）发现巴宾斯基试验是所有确诊测试中最具诊断价值的，其阳性相似比为（+LR）4. 0（1. 1~16. 6）。

坐位状态下在患者脚的前侧叩击三次或三次以上，出现肌束跳动即阵挛阳性。然而，有两个对阵挛的研究都显示该方法的灵敏度较低，分别为 10%（Houten & Noce 2008）和 14%（Cook et al 2009）。

霍夫曼征、巴宾斯基征、翻转旋后征、年龄>45 岁和明显的步态异常这些临床检查有助于诊断相关的颈椎病变（Cook et al 2010）。检查后如果没有症状出现，则发生的可能性小于 9%。如果 5 个中有 3 项检查呈阳性，则患病的可能性增加到 94%。然而，目前这些临床检查尚未被验证。

## 神经根型颈椎病

### 病史

疾病的诊断中患者的主诉十分重要，如麻木、无力或症状位置（Wolff & Levine 2002）。如果疼痛能用疼痛图谱描述出来，则有利于确定其分类和定位。疼痛图谱可帮助临床医务人员确定疼痛是否有放射痛，如果存在放射痛便可确定其分布范围（Honet & Puri 1976）。除了要正确鉴别主要症状外，也要将任何可引发相同症状的活动或头部运动区分开来。还必须检查是否存在伴随症状，如步态异常、肠道和膀胱或下肢功能等能提示脊髓的病变，并询问过去是否有类似的症状出现，以及现在或过去有无接受任何治疗。对年龄、性别、压力、职业、娱乐活动和有无吸烟史等进行记录（Honet & Puri 1976）。

### 结局指标

对于神经根型颈椎病尚无明确的结局指标。颈椎功能障碍指数（Neck Disability Index，NDI）是评估颈椎相关的功能障碍最常用的量表。该评估量表是借鉴 Oswestry 功能障碍指数改良而来的，信度较高。NDI 通过测量由颈部疼痛和功能障碍影响下的活动范围来确定功能障碍的程度（Pietrobon et al 2002）。在早期的研究中它常被用于功能状态的评估（Smith 1979）。

视觉模拟评分法（VAS）或数值模拟评分法历来

被作为量化疼痛的一种评估手段（Downie et al 1978，Langley & Sheppeard 1985）。颈椎疼痛的 VAS 评分重测信度为 0.95 ~ 0.97（McCormick et al 2003），最小临床重要差异值为（12± 3）mm（Kelly et al 2005）。VAS 评分是在一条有编号的线上对疼痛进行量化（即对患者目前的疼痛程度进行打分，分值为 0 表示没有疼痛，100 表示可以想到的最严重的疼痛）。该量表虽易于统计但是缺乏除强度以外的其他方面的评估（Szpalski & Gunzburg 2001）。

## 体格检查

### 观察

神经根型颈椎病的患者通常会将头远离受累的一侧，并避免向那侧旋转（Wolff & Levine 2002）。在某些情况下，患者会将手臂放在后面或头顶上以减轻神经根的张力（Davidson et al 1981）。

### 主动运动和被动运动

在颈椎所有的运动平面上进行主动和被动活动的评估。通常旋转或后伸到受累侧时主动活动度会减少（Wainner et al 2003）。关节活动范围检查被认为是一种有用且可靠的临床检查方法（Fletcher & Bandy 2008）。寻找在以往的测试中与疼痛/症状相关的任何活动。

## 特殊检查

### 神经检查

皮节测试的内容包括运动功能、感觉变化和沿着神经根分布的腱反射的改变。颈神经根出口位于相应节段的椎弓根上（如 $C_6$ 位于 $C_5$ 和 $C_6$ 椎体之间，但 $C_8$ 神经根除外，它在 $T_1$ 上）。除了个别例外，椎间盘突出或结构侵犯到特定的位置（如 $C_4 \sim C_5$）会从那个部位影响到神经根（Rhee et al 2007）。

需要注意的是，有两种情况即使在皮节分布区中没有放射症状也不能排除神经根压迫的存在（Rhee et al 2007）。首先，该患者可能存在上斜方肌或肩胛上的疼痛症状（Rhee et al 2007），随着病情的发展症状可有或无受累到上臂。其次，与运动测试、敏感性测试和腱反射检查相关的临床检查通常显示出非常低的敏感度，这表明临床结果可能低于这些特殊检查的阈值（Cook & Hegedus 2008）。最常见受累的神经根是 $C_5$、$C_6$、$C_7$、$C_8$ 和 $T_1$。

通过徒手肌力检查找到在肌节分布区中力量最弱的地方从而确定神经根受累位置。Yoss 等（1958）的研究显示，徒手肌力检查比反射或感觉检查具有更大的特异性，在临床中有 75% ~ 80% 的单神经受累水平能诊断出。徒手肌力检查最好取抗重力为起始位置，首先检查未受累侧的肢体，以便将两边进行对比。临床医务人员应从近端到远端关节施加压力并仔细观察其变化（Ellenberg et al 1994，Malanga 1997）。评定从 0 ~ 5 分为 5 个等级：0/5 无运动；3/5 抗重力运动；5/5 正常（Honet & Puri 1976）。

腱反射的分级范围从 0（无）到 4（阵挛，非常活跃）。$C_5$ 到 $C_8$ 神经根受累的主要表现为反射异常（Polston 2007，Chien et al 2008）。进行腱反射检查时要放松肌腱，检查者将肌腱进行轻微拉伸后再用反射锤叩击肌腱。三角肌、肱二头肌和肱桡肌反射异常提示 $C_5$ 和 $C_6$ 神经根受累，肱三头肌则提示 $C_7$ 和指屈肌异常提示 $C_8$ 神经根（Honet & Puri 1976）。

### 激发试验

在评估神经根型颈椎病时通常会用到几个激发试验。椎间孔挤压试验是使颈椎侧向弯曲并加压，从而减少椎间孔的空间（Tsao et al 2003）。如果神经根疼痛的症状复发或加重，则该检查为阳性。Honet 等人（1976）证实椎间孔挤压试验对颈椎的神经根病变具有高度特异性和低敏感度（Cook & Hegedus 2008）（图 11.3）。

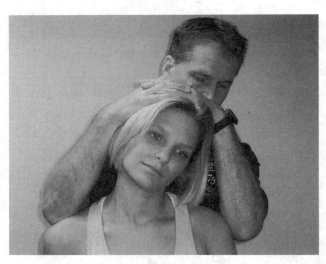

**图 11.3　椎间孔挤压试验**

椎间孔分离试验是另一种颈椎神经根病变的测试方法。患者取仰卧位，测试者呈托持手势支撑头部，然后对颈部施加牵引力。如果症状减轻则提示是阳性。Viikari Junatural 等人（2000）指出，特异性为 100%，用于诊治神经根型颈椎病的 QUADAS 评分为 11（图 11.4）。

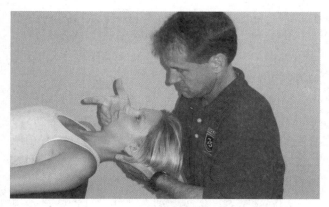

图 11.4 椎间孔分离试验

还有一种是上肢神经张力（upper limb tension sign，ULTT）测试。Cook 和 Hegedus（2008）认为该试验作为排除神经根颈椎病的筛查试验是非常合适的。该测试中患者取仰卧位、前臂旋后、腕背伸和手指伸展，再向尺侧屈曲。如果没有出现症状，则检查者再伸展肘关节。如果仍然没有出现症状，则将颈椎向侧方屈曲。重复测试后远端区域出现一致的不对称症状表示试验为阳性（图 11.5）。

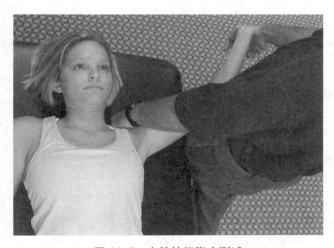

图 11.5 上肢神经张力测试

Waner 等人（2003）发明了神经根型颈椎病的临床预测规则。联合检查包括椎间孔挤压试验、关节活动范围 <60°、椎间孔分离试验和 ULTT。当我们所有的检查都呈阳性时，特异性为 99%，似然比为 30.0（QUADAS=10）。

## 脊髓神经根型颈椎病

### 病史

最常见的症状包括轻微颈痛、手臂神经根炎或神经根痛，以及步态异常或下肢协调障碍。神经根

型颈椎病的电生理证据和脊髓型颈椎病的影像学证据已证实可预测未来疾病的发展，并可作为手术干预的依据（Fehlings et al 2013）。在慢性疾病中，患者可能表现出上肢的协调活动障碍。许多研究表明神经根型与脊髓型颈椎病可伴随相似的症状和体征。除了感染情况外，大多数的脊髓神经根型症状都是隐匿的、渐进的，并有慢性疾病史。

### 体格检查

在进行旋转、侧屈和伸展这些使椎管狭窄的运动试验中可表现为阳性。大多数患者在步态检查中出现问题，但通常只有在步态发生明显变化时更为典型，比如单腿站立、足尖足跟衔接行走和 Romberg 检查体位。协调能力的障碍在下肢和上肢中普遍存在，上肢以感觉的改变最为常见。

### 结局指标

脊髓神经根型颈椎病目前没有单独的疗效判断指标，采用与脊髓型颈椎病（如 Nurik 量表、JOA 评分、EMS）和神经根型颈椎病（NDI 和 VAS）相同的评估方法来观察患者病情的变化。

### 特殊检查

同样，没有专门的临床检查用来诊断脊髓神经根型颈椎病。通常，采用与脊髓型（如霍夫曼征、旋后肌反向试验）和神经根型（椎间孔挤压试验、椎间孔分离试验）相同的判断方法来进行临床的诊断。

## 影像学

### X 线片

X 线片检查有助于鉴别狭窄型和广泛退行性关节病变（Brown et al 2009）。此外，X 线片可用于确定椎管狭窄的程度，目前，前-后径（矢状径）的宽度小于等于 13mm 则被认为是导致脊髓病变的一个危险因素（Brown et al 2009）。尽管如此，少数患者可能存在直径偏小的情况，因此该值不如比率测量值有价值（Brown et al 2009）。在临床工作中，通常使用影像学检查来确定退化变性的程度。

### 磁共振成像和计算机体层摄影

目前认为，MRI 是诊断脊髓型颈椎病的最佳影像检查方式，因为它能显示脊髓受压的程度（Fukushima et al 1991），可鉴别某些异常现象如占位性肿

瘤（Fujiwara et al 1989）、椎间盘突出（Yousem et al 1992）和韧带骨化（Mizuno et al 2001），并且表现出较高的敏感度（79%～95%）和特异性（82%～88%）（阳性似然比4.39～7.92；阴性似然比0.06～0.27）。MRI可以排除肿瘤或瘘（在脊髓中形成的脑脊液填充腔），并清晰地把有可能造成脊髓压迫的结构如脊髓、椎间盘、椎骨骨赘和韧带成像（Gross & Benzel 1999）。此外，MRI结果可作为术前颈椎脊髓受压程度和术后预后判断的参考依据（Ono 1977，Yousem et al 1992）。晚期的脊髓病变患者术后的预后往往较差，而轻微受压的患者恢复较好或可延缓症状的进展（Yoshimatsu et al 2001）。

脊髓相关的病变可能导致脊髓前后径宽度减小、脊髓受压明显或蛛网膜下腔闭塞（Fukushima et al 1991）。目前，影像学医生认为脊髓型颈椎病尚没有明确的MRI客观表现，除了脊髓软化症可以通过信号强度的变化来识别。这种变化作为判断压迫型脊髓病的"金标准"（Fukushima et al 1991），但也仅仅是指晚期慢性病（图11.6）。

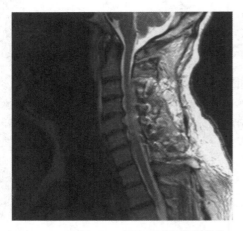

**图11.6   MRI显示脊髓受压和脊髓软化**

MRI检查结果不能完全证明脊髓型颈椎病（Bednarik et al 2004）。脊髓型颈椎病相关的变化以及伴随的症状与其他内源性脊髓病变有相似之处，比如多发性硬化、脊髓空洞症和肌萎缩侧索硬化症。仔细筛查MRI成像（包括T2加权成像改变的表现），对于清晰地显示相关的脊髓压迫是非常重要的（Jeffreys 2007）。由于单一的脊髓压迫并不直接等同于临床体征和症状，所以出现假阳性是很常见的（Estanol & Marin 1976）。诊断通常需要详细地询问患者病史和症状，检查肌肉无力或反射亢进，并在与症状相对应的脊髓受压水平上进行MRI扫描，观察是否有T2变化。由于MRI中T2变化

通常不会随着手术而减轻（Wada et al 1999），这些变化更多提示损伤而非可逆性缺血。不存在单独使用MRI作为诊断脊柱疾病的专用标准（Sung & Wang 2001）。

MRI在诊断髓核突出（Wilmink 2001）和颈椎病导致结构的改变上更具优势（Wilmink 2001）。它与脊髓造影和颈椎神经根脊髓造影的结果上都有相似的发现（Larsson et al 1989），但在确定根受压程度方面可能存在局限性（Barlett et al 1996）。

用影像学方法很难鉴别软性和硬性椎间盘突出（Rhee et al 2007）。MRI对于明确神经根受压的特异性仍然存在质疑；但在检查中发现，有10%没有症状的受试者中存在异常（Boden et al 1990），可见MRI的敏感度很高（Birchall et al 2003）。在临床上未发生改变前可先观察到明显的受压（Birchall et al 2003）。

总的来说，MRI可明确发现外侧入口处有横向的肿块造成椎间孔完全闭塞，进而形成骨赘导致椎间孔狭窄（可能引起神经根肿胀）。最不明显的相关症状包括椎间盘突出，因为神经根通常可以避开压迫结构（Birchall et al 2003）。

计算机体层摄影（CT）较少用于评估颈椎退行性病变的程度。虽然它成本更低、速度更快、更可靠，但在诊断神经根型和脊髓型颈椎病方面有明显的局限性。当有轻微的椎间盘突出或椎间孔受压症状时CT不作为诊断依据的原因是其在软组织成像上的对比度较低（Maigne & Deligne 1994）。

## 神经反应状态

除了MRI，神经肌肉测试如肌电图/神经电图（electromyogram/electro-neurogram，EMG/ENG）常用来鉴别脊髓型颈椎病、腕管综合征或其他周围神经问题。由于脊髓型颈椎病是一种上运动神经元综合征，除非存在根性或周围神经问题，否则肌电图将显示正常的表现。Kang和Fan（1995）的研究指出诊断为脊髓型颈椎病的患者中100%的肌电图结果正常。诱发电位有助于脊髓型颈椎病的诊断。脊髓型颈椎病诊断中运动诱发电位在上肢肌肉中的敏感度为70%，下肢肌肉的敏感度为95%（De Mattei et al 1993）。从电诊断的角度来看，感觉诱发电位（sensory evoked potentials，SEP）在诊断能力上具有优势，如Kang & Fan（1995）的调查中确诊为颈椎病的20个患者中有19个SEP报告显示异常。

神经反应状态测试，如肌电图（electromyogram，

EMG）和神经传导速度检查（nerve conduction velocity，NCV）用于鉴别神经根型和周围神经卡压（Rhee et al 2007）。由于神经反应状态测试的局限性，MRI 取代了该测试方法（Polston 2007）。例如，在颈部脊神经中，只有 $C_4 \sim C_8$ 具有分化的肢体表现（Truumess & Herkowitz 2000）。此外，根据病灶的时间、受累节段和诊断应用情况的不同，检测结果可能会有很大差异（Polston 2007）。

肌电图是肌肉活动的电记录，需要将细针插入被测肌肉。在 EMG 诊断中，对于同一神经根上的两个或两个以上不同的肌肉和周围神经的读数必须是异常的（Durrant & True 2002）。肌电图是神经根型颈椎病的一种有效的诊断工具（Durrant & True 2002）。记录两方面的内容，一个休息状态，一个收缩状态。正常的表现是当肌肉处于静止状态时不产生活动，只在插入过程中出现短暂的肌电活动。当肌肉处于收缩状态，随着肌肉不断的募集相应的记录屏幕上出现肌电信号和肌电活动增多。

静止时出现电活动是异常的表现，其放电模式改变以及记录屏幕上尖峰的幅度和持续时间减少。这些表现提示其他神经肌肉（代偿性）的收缩和神经相关的疾病如神经根型病变中的募集不良。同心针肌电图测试的敏感度为 50% ~ 93%，是目前最好、接受度最广的电诊断测试方法（Prahlow & Buschbacher 2003）。

NCV 测试神经和肌肉方面（研究感觉反应）的神经刺激和记录诱发电位。NCV 评估髓鞘化神经纤维的轴突缺损程度（Cook et al 2009）。测试方法是测量两个刺激点之间的刺激反应的延迟时间，并计算两个刺激点之间的距离（Smith 1979）。

最常见的两种迟发性反应是 H 反射和 F 波。H 反射（霍夫曼反射）是评估传入的 1a 感觉神经和传出的 α 运动神经。F 波仅分析运动神经，疑似神经根型颈椎病的患者通常表现是正常的。由于敏感度较差，NCV 测试不宜单独使用（Rhee et al 2007）。

选择性神经根阻滞诊断（Selective diagnostic nerve root block，SNRB）是一种检测特定神经根是否引起患者疼痛的测试。该测试对于检查神经根型病变具有敏感性和特异性（Malanga 1997）。

## 鉴别诊断主要特点

鉴别诊断中有两点十分重要。首先，必须排除红旗征的存在，如发热、寒战、癌症史、药物使用和其他紧急情况。其次，像血吸虫病这样的感染症状通常发病迅速（这不是脊椎病发病的特征），并会很快地向衰竭发展。脊髓型颈椎病需要与肌萎缩侧索硬化、多发性硬化、脊髓肿瘤和脑血管疾病等其他疾病进行鉴别诊断（Brown et al 2009）。在某些情况下，病毒性疾病会导致脊髓退化。同时存在神经根和脊髓的病变时进行鉴别诊断最为困难，表 11.1 为区分不同牵涉痛的特点。

表 11.1　不同牵涉痛的特点

| 特点 | 神经根型 | 脊髓型 | 躯体牵涉痛 | 内脏痛 |
|---|---|---|---|---|
| 轴性分布 | + | + | + | + |
| 上肢无力 | + | + | − | − |
| 下肢无力 | + | + | − | − |
| 上肢感觉异常 | + | + | − | − |
| 下肢感觉异常 | + | + | − | − |
| 行动异常 | − | + | − | − |
| 步态异常 | +/− | + | − | − |
| 椎间孔挤压试验 | + | − | +/− | − |
| 感觉障碍 | +/− | +/− | − | − |
| 振动觉障碍 | − | 是（LE） | − | − |
| 腱反射变化 | 轻度+/− | 亢进 | − | − |
| 失用性肌萎缩 | 单侧+/− | 双侧+ | − | − |
| 巴宾斯基征 | − | + | − | − |
| 霍夫曼征 | − | + | − | − |
| 肌肉紧张度 | 正常 | 增加 | 正常 | 正常 |
| 肢体（神经）张力测试 | + | +/− | − | − |

LE＝肱骨外上髁炎。

## 预后的最佳证据

未进行手术干预的脊髓型和脊髓神经根型颈椎病的预后判断是复杂的。一般认为，进行性退行性病变会随着时间的推移持续恶化；然而，一些轻度脊髓受压的患者在没有接受预防性手术治疗的情况下，其病情不会加重并且维持在现有的功能水平（Matsumoto et al 2000）。最近的两个临床预测表明，一年当中症状持续时间较短，不吸烟，没有心理障碍，年龄较小，Nurick 分级为 2 级或更低，以及步态异常都可能表现为阳性的结果（Pumberger et al

2013，Tetreault et al 2013)。

目前关于神经根型颈椎病预后的相关研究有限。多数作者指出，约有三分之二的神经根颈椎病的症状可通过保守治疗缓解(Lees & Turner 1963)。还一些作者认为，由于神经根型颈椎病初始阶段是良性病变，自然恢复率高达75%，而保守治疗则作为初始阶段进行治疗所提倡的治疗方式(Polston 2007)。一项对51名接受保守治疗的神经根型颈椎病患者的长期随访研究表明，45%的患者有过一次疼痛发作，30%的患者有轻微症状(Lees & Turner 1963)。

## 治疗的最佳证据

### 保守治疗

#### 脊髓型颈椎病

保守治疗包括对疼痛、步态异常、肢体活动障碍和降低跌倒风险的治疗，对只表现出轻微的损伤而没有进行性加重的脊髓型颈椎病患者来说是很好的治疗方式(Matsumoto et al 2000)。最初，采用颈围固定使颈椎处于轻微屈曲的中立位。虽然一些证据表明物理治疗干预的有效性(如牵伸和胸椎手法)(Browder et al 2004；Murphy et al 2006)，但是在论证脊髓型颈椎病手术干预的有效性中提到，当疾病处于进展阶段的和具有破坏性的时候应该进行手术治疗(Fujiwara et al 1989)。经证实，30%~50%的患者进行保守治疗是有效的(McCormick et al 2003)；然而，缺乏足够的证据来支持脊髓型颈椎病的保守治疗方法，所以未来在这方面进行研究是必要的(Rhee et al 2013)。

术后的治疗包括弱链区的力量训练、步态训练和本体感觉训练。目前，尚无相关研究支持或反对在脊髓型颈椎病手术治疗后采取保守的康复治疗。

#### 神经根型颈椎病

针对神经根型颈椎病的主要体征和症状的循序渐进方法经常被使用。典型地，在颈椎病的急性期，治疗的目标应该是减轻炎症和疼痛、教育患者、避免增加任何神经功能障碍。治疗炎症和疼痛可能包括冰敷、热敷、非甾体抗炎药(NSAID)、镇痛药、休息、可能需要制动和牵引。

一个衍生的临床预测准则已经被制定，该准则概述了最有可能从颈椎牵引和运动中获益的颈部疼痛患者(Raney et al 2009)。该研究确定了：(1)外展试验阳性；(2)症状外周化；(3)上肢张力试验阳性；(4)颈部牵引试验阳性；(5)年龄>55岁。虽然作者报告说，当这5个试验中有4个阳性存在时，测试后改善的概率增加到94.8%，但研究结果应被谨慎解释，因为它们显示了非常宽的置信区间(2.5-227.9)。

没有证据表明通过颈托/支具固定，会减少神经根型颈椎病的持续时间或严重程度(Naylor 1979)。如果采用制动，由于长期制动的负面影响，时间应限制在1~2周。支持牵引作为早期干预手段的证据是有限。最近Young等人(2009)的一项随机对照试验报告，在评估颈椎机械牵引是否有效时应将神经根型颈椎病进行分类，两组患者之间没有显著差异。Jensen和Harms-Ringdahl(2007)发现在比较急性和慢性颈部疼痛的干预治疗中，关节活动范围是最有力说明急性期疼痛缓解程度的依据，且综合的物理因子治疗可以缓解急性和慢性的疼痛。

患者的教育内容应包括产生疼痛的原因，并通过活动调整来改善或减少症状以防止进一步加重。与书面信息相比，患者在接受针对性居家康复锻炼计划指导时疼痛减轻，满意度提高(Jensen & Harms-Ringdahl 2007)。一旦神经根症状消失，应该为患者制订居家牵伸和肌力训练计划。

在亚急性治疗期间，通常需要进行物理治疗。迄今为止，文献中还没有证实比如热疗、冰敷、按摩、超声和电刺激治疗的长期疗效，尽管这些疗法已被证实有一定的疗效(Rhee et al 2007)。一旦患者的疼痛和炎症减轻，应开始采取物理治疗来改善关节活动范围、柔韧性和肌力的问题。肌力训练包括颈部肌肉的等长收缩和稳定肩胛骨的等张收缩，包括斜方肌、菱形肌、前锯肌和背阔肌(Malanga 1997)。只要患者的症状没有加重便可以进行进阶的阻力训练。研究结果也鼓励在康复过程中进行持续的有氧运动，以改善整体的健康问题(Malanga 1997，Tsao et al 2003)。神经动力学治疗短期内改善效果比对照组更明显，所以它被认为是保守治疗的理想选择(Nee et al 2012)。此外，无神经病理性疼痛、年龄偏大和正中神经的神经动力学测试也预示着治疗成功(Nee et al 2013)。

类固醇注射是减少神经根型颈椎病患者的炎症最常见的干预措施，尽管只有少数随机对照试验支持这种方法的有效性(Polston 2007)。当患者对药物治疗、休息和物理治疗在内的保守治疗都没有反应时,通常就会采取这种注射方式。已有的研究表明,类固醇注射对于长期的缓解炎症有高达 60% 的积极效果(Malanga 1997)。

总体而言,低质量的证据表明与保守的方法相比,手术后能更快地恢复。但值得注意的是,这些研究也提到这种有效性具有较高的偏倚风险(van Middelkoop et al 2013)。

## 脊髓神经根型颈椎病

目前,脊髓神经根型颈椎病的保守治疗包括姑息治疗、物理治疗师指导下进行步态训练、关节活动范围和肌力训练。然而,由于还缺乏足够的证据支持保守治疗所以大多数患者接受手术治疗。

# 外科手术治疗

外科手术治疗的目的是消除神经压迫障碍和减轻脊髓压力使脊髓在运动过程中摩擦减少以防止进一步的损伤(Frank 1993)。为了确定采用何种手术方法,外科医生必须考虑病灶的位置(Wirwer & Trost 2007)、病变程度和级别(Wirwer & Trost 2007)、病理(Wirwer & Trost 2007)、年龄、神经功能、颈椎力线(Heller et al 2001)、影像学成像(Wirwer & Trost 2007)以及外科医生对该技术的熟悉程度(Heller et al 2001)。

经证实手术治疗可延缓脊髓型颈椎病急性发作造成的影响(Fujiwara et al 1989)。许多因素都会影响手术的效果,最主要的因素包括:症状是否为慢性(Matsumoto et al 2000)、神经根和脊髓症状是否同时存在(Shamji et al 2009),患者的年龄和脊柱的完整性(Fujiwara et al 1989)。此外,根据患者的症状选择手术方式。所有的手术都涉及椎管减压,有前路或后路入径(McCormick et al 2003)。尽管接受后路手术的患者短期并发症发生率较高,但目前一系列的试验都未能比较出两者间的优越性差异(Cybulski & D'Angelo 1988)。

值得注意的是,在某些情况下,外科手术后出现的继发性缺血可能导致持续的神经衰弱现象(Smith-Hammond et al 2004)。这种情况可作为排除诊断(血肿和脱位排除),并提示进行性损伤。

## 前入路手术治疗

当存在单显性水平下单侧或双侧神经根型或脊髓型病症或脊柱后凸时选择前路手术。前路融合术

非常常见,它与手术时间的延长和器械使用有关(Iwasaki et al 2007)。

一般来说,当脊髓型病变达到一或两个节段时,就会进行前路减压和融合术。该方法包括前路椎体切除术和椎体移除(Cybulski & D'Angelo 1988)。这种方法有一个明显的优点,在于可以防止前、后骨赘进一步形成,存在的骨赘实际上可能会消退,而且由于在手术中该部分被分离,韧带的屈曲得到改善(Masaki et al 2007)。

该手术包括沿胸锁乳突肌前缘的横向(一个或两个节段)或垂直(多个节段)路径。典型的椎间盘的摘除或置换术常采用椎间盘内移植。大多数情况下,前方置换椎间盘是为了减少不愈合的风险。这种方法可有效解决与脊髓型颈椎病导致的相关血管问题,它比后路手术所形成的瘢痕更少(Masaki et al 2007)。

前路减压融合术的成功率可高达 90%(Masaki et al 2007),且并发症发生率较低(Cybulski & D'Angelo 1988)。许多人提倡使用前路融合术,因为与椎板切除术或椎板成形术相比,前路融合能减少并发症、血管损伤和骨赘生长(Masaki et al 2007)。此外,当后纵韧带骨化时前路手术比后路手术更可取,如椎板成形术(Glaser et al 2001)。然而,很大程度上多是由于医生的习惯和技术而不是患者的主诉要求来决定手术方法的选择。

## 后入路手术治疗

在畸形、多节段、脊髓背侧病变(Witwer & Trost 2007)和严重脊髓病中首选后路手术。因为它能更彻底地使相关的颈椎减压,但在单一水平或脊柱后凸(Iwasaki et al 2007)时不作为首选。当涉及多个平面时,可能需要部分切除两个或两个以上的椎体,并切除后纵韧带和残留的骨赘。当神经根症状占主导时没有必要进行前路手术。

脊髓型颈椎病的后路治疗主要有椎板切除术合并融合术和椎板成形术两种方法。当颈椎椎管狭窄导致下肢或者上肢功能障碍时,则需要进行椎板后路切除术和椎板融合术。并发症有神经损伤、缺乏融合、手术过程中大量失血、无症状减压和感染(Epstein 2003)。如果颈椎椎管狭窄没有骨化,可能是由于后纵韧带的骨化、韧带的屈曲或椎管内结构的改变引起的,则需要进行椎板成形术。最常见的并发症包括关节活动范围受限、减压不足和矢状面力线的改变(Epstein 2002)。手术方法是通过扩大椎管

但保留椎板在脊髓后方减压。椎板成形术并不比前路或后路好，因为它可减压的空间更小。

椎板成形术有两种方式，其中最常见的是颈椎后路"单开门"椎管成形术。颈椎单开门椎管成形术通过扩大椎管的直径使神经和脊髓压力减小。这种手术通常需要 2 小时。颈椎椎板成形术在颈部后方进行切口，抬高椎管后段或椎板，切除部分增厚的韧带。椎管内径扩大，脊髓和神经相应减压。然后在开放的位置下用钛迷你板将薄片做固定。

椎板切除术和融合术包括单侧或双侧椎板后路切除术和部分椎板切除术。应选择有足够的颈椎前凸角度（最少 10°）的患者（Epstein 2002）。通常，减压分为上下两段且比前路减压范围要广。该手术通常从 C₂ 到 T₁ 取后中线切口并从脊突处剥离颈旁肌（Heller et al 2001）。椎板切除术需要切除中等或大量的椎板切面，除非同时进行融术否则会增加手术后不稳定的可能性。

据我们所知，只有一项研究（Kaminsky et al 2004）回顾性分析了脊髓型颈椎病和神经根型颈椎病患者的预后，还有一项研究（Herkowitz 1988）回顾性比较了颈椎前路融合、后路融合、椎板切除术和椎板成形术。第三项研究（Nakano et al 1988）分析了脊髓神经根型颈椎病患者的治疗效果。然而，目前为止还没有前瞻性研究进行脊髓型颈椎病患者对照试验，以比较椎板切除术和椎板切除术合并融合的术后的效果。

（罗庆禄 译，谢凌峰 审，廖麟荣　王于领 校）

# 参考文献

Adams R, Victor M. 1999. Diseases of the spinal cord, peripheral nerve and muscle. In: Adam RD, Victor M (eds) Principles of neurology, 5th edn. New York: McGraw-Hill, pp 1100–1101.

Ahn NU, Ahn UM, Ipsen B, et al. 2007. Mechanical neck pain and cervicogenic headache. Neurosurgery 60 (Suppl 1): S21–S27.

Albert TJ, Murrell SE. 1999. Surgical management of cervical radiculopathy. J Am Acad Orthop Surgeons 7: 368–376.

Anderson HI, Ejlertsson G, Leden I, et al. 1993. Chronic pain in a geographically defined population: studies of differences in age, gender, social class and pain localisation. Clin J Pain 9: 174–182.

Baba H, Maezawa Y, Uchida K, et al. 1998. Cervical myeloradiculopathy with entrapment neuropathy: a study based on the double crush. Spinal Cord 36: 399–404.

Barlett RJ, Hill CA, Devlin R, et al. 1996. Two-dimensional MRI at 1.5 and 0.5 T versus CT myelography in the diagnosis of cervical radiculopathy. Neuroradiology 38: 142–147.

Bartels RH, Verbeek ALM, Grotenhuis JA. 2007. Design of Lamifuse: a randomized, multi-centre controlled trial comparing laminectomy without or with dorsal fusion for cervical myeloradiculopathy. BMC Musculoskel Dis 8: 111.

Bednarik J, Kadanak Z, Dusek L, et al. 2004. Presymptomatic spondylotic cervical cord compression. Spine 29: 2260–2269.

Behrbalk E, Salame K, Regev G, et al. 2013. Delayed diagnosis of cervical spondylotic myelopathy by primary care physicians. Neurosurg Focus 35: E1.

Binder AI. 2007. Cervical spondylosis and neck pain. BMJ 334: 527–531.

Birchall D, Connelly D, Walker L, et al. 2003. Evaluation of magnetic resonance myelography in the investigation of cervical spondylotic radiculopathy.

Br J Radiol 76: 525–531.

Boden SD, McCowin PR, Davis DO, et al. 1990. Abnormal magnetic-resonance scans of the cervical spine in asymptomatic subjects: a prospective investigation. J Bone Joint Surg 72: 1178–1184.

Brattberg G, Thorslund M, Wikman A. 1989. The prevalence of pain in a general population: the results of a postal survey in a county of Sweden. Pain 37: 215–222.

Breig A. 1978. Adverse mechanical tension in the central nervous system: an analysis of cause and effect, relief by functional neurosurgery. Stockholm: John Wiley.

Browder DA, Erhard RE, Piva SR. 2004. Intermittent cervical traction and thoracic manipulation for management of mild cervical compressive myelopathy attributed to cervical herniated disc: a case series. J Orthop Sports Phys Ther 34: 701–712.

Brown PJ, Marino RJ, Herbison GJ, et al. 1991. The 72-hour examination as a predictor of recovery in motor complete quadriplegia. Arch Phys Med Rehabil 72: 546–548.

Brown S, Guthmann R, Hitchcock K, et al. 2009. Clinical inquiries: which treatments are effective for cervical radiculopathy? J Fam Pract 58: 97–99.

Chien A, Eliav E, Sterling M. 2008. Whiplash (grade II) and cervical radiculopathy share a similar sensory presentation: an investigation using quantitative sensory testing. Clin J Pain 24: 595–603.

Chiles BW 3rd, Leonard MA Choudhri HF, et al. 1999. Cervical spondylotic myelopathy: patterns of neurological deficit and recovery after anterior cervical decompression. Neurosurgery 44:762–769.

Cook C, Hegedus E. 2008. Orthopedic physical examination tests: an evidence based approach. Upper Saddle River, NJ: Prentice Hall.

Cook CE, Hegedus E, Pietrobon R, et al. 2007. A pragmatic neurological screen for patients with suspected cord compressive myelopathy. Phys Ther 87: 1233–1242.

Cook C, Roman M, Stewart K, et al. 2009. Reliability and diagnostic accuracy of clinical special tests for myelopathy in patients seen for cervical dysfunction. J Orthop Sports Phys Ther 39: 172–178.

Cook C, Brown C, Isaacs R, et al. 2010. Clustered clinical findings for diagnosis of cervical spine myelopathy. J Man Manip Ther 18:175–180.

Côté P, Cassidy L, Carroll L. 1998. The Saskatchewan Health and Back Pain Survey: the prevalence of neck pain and related disability in Saskatchewan adults. Spine 23: 1689–1698.

Crandall PH, Batzdorf U. 1966. Cervical spondylotic myelopathy. J Neurosurg 25: 57–66.

Cybulski GR, D'Angelo CM. 1988. Neurological deterioration after laminectomy for spondylotic cervical myeloradiculopathy: the putative role of spinal cord ischaemia. J Neurol Neurosurg Psychiatry 51: 717–718.

Dalitz K, Vitzthum HE. 2008. Evaluation of five scoring systems for cervical spondylogenic myelopathy. Spine J. [Epub ahead of print.]

Davidson R, Dunn E, Metzmaker J 1981. The shoulder abduction test in the diagnosis of radicular pain in cervical extradural compression monoradiculopathies. Spine 6: 441–445.

De Freitas GR, Andre C. 2005. Absence of the Babinski sign in brain death: a prospective study of 144 cases. J Neurol 252: 106–107.

De Mattei M, Paschero B, Sciarretta A, et al. 1993. Usefulness of motor evoked potentials in compressive myelopathy. Electromyogr Clin Neurophysiol 33: 205–216.

Denno JJ, Meadows GR. 1991. Early diagnosis of cervical spondylotic myelopathy: a useful clinical sign. Spine 16: 1353–1355.

Downie WW, Leatham PA, Rhind VM, et al. 1978. Studies with pain rating scales. Ann Rheum Dis 37: 378–381.

Durrant DH, True JM. 2002. Myleopathy, radiculopathy, and peripheral entrapment syndromes. London: CRC.

Dvorak J. 1998. Epidemiology, physical examination, and neurodiagnostics. Spine 23: 2663–2673.

Ellenberg MR, Honet JC, Treanor WJ. 1994. Cervical radiculopathy. Arch Phys Med Rehabil 75: 342–352.

Emery SE, Bohlman HH, Bolesta MJ. 1998. Anterior cervical decompression and arthrodesis for the treatment of cervical spondylotic myelopathy: two to seventeen-year follow-up. J Bone Joint Surg 80A: 941–951.

Epstein N. 2002. Posterior approaches in the management of cervical spondylosis and ossification of the posterior longitudinal ligament. Surg Neurol 58: 194–208.

Epstein N. 2003. Laminectomy for cervical myelopathy. Spinal Cord 41: 317–327.

Estanol BV, Marin OS. 1976. Mechanism of the inverted supinator reflex: a clinical and neurophysiological study. J Neurol Neurosurg Psychiatry 39: 905–908.

Fehlings MG, Wilson JR, Yoon SR, et al. 2013. Symptomatic progression of cervical myelopathy and the role of nonsurgical management: a consensus statement. Spine 38: S19–S20.

Fletcher JP, Bandy WD. 2008. Intrarater reliability of CROM measurement of cervical spine active range of motion in persons with and without neck pain. J Orthop Sports Phys Ther 38: 640–645.

Frank E. 1993. Approaches to myeloradiculopathy. Western J Med 158: 71–72.

Fujiwara K, Yonenobu K, Ebara S, et al. 1989. The prognosis of surgery for cervical compression myelopathy – an analysis of the factors involved. J Bone Joint Surg (Br) 71: 393–398.

Fukushima T, Ikata T, Taoka Y, et al. 1991. Magnetic resonance imaging study on spinal cord plasticity in patients with cervical compression myelopathy. Spine 16: S534–S538.

Ghosh D, Pradhan S. 1998. 'Extensor toe sign' by various methods in spastic children with cerebral palsy. J Child Neurol 13: 216–220.

Glaser JA, Cure JK, Bailey KL, et al. 2001. Cervical spinal cord compression and the Hoffmann sign. Iowa Orthop J 21:49–52.

Good DC, Couch JR, Wacaser L. 1984. 'Numb, clumsy hands' and high cervical spondylosis. Surg Neurol 22: 285–291.

Gross J, Benzel E. 1999. In: Camins MD (ed) Techniques in neurosurgery. Philadelphia: Lippincott Williams & Wilkins, pp 162–176.

Harrop JS, Hanna A, Silva MT, et al. 2007. Neurological manifestations of cervical spondylosis: an overview of signs, symptoms, and pathophysiology. Neurosurgery 60: S14–S20.

Hawkes C. 2002. Smart handles and red flags in neurological diagnosis. Hosp Med 63: 732–742.

Heller JG, Edwards C, Murakami H, et al. 2001. Laminoplasty versus laminectomy and fusion for multilevel cervical myelopathy. Spine 26: 1330–1336.

Henderson CM, Hennessy RG, Shuey HM Jr, et al. 1983. Posterior–lateral foraminotomy as an exclusive operative technique for cervical radiculopathy: a review of 846 consecutively operated cases. Neurosurgery 13: 504–512.

Herkowitz HN. 1988. A comparison of anterior cervical fusion, cervical laminectomy, and cervical laminoplasty for the surgical management of multiple level spondylotic radiculopathy. Spine 13: 774–780.

Honet JC, Puri K. 1976. Cervical radiculitis: treatment and results in 82 patients. Arch Phys Med Rehabil 57: 12–16.

Houten JK, Noce LA. 2008. Clinical signs of cervical myelopathy and the Hoffmann sign. J Neurosurg Spine 9: 237–242.

Iwasaki M, Okuda S, Miyauchi A, et al. 2007. Surgical strategy for cervical myelopathy due to ossification of the posterior longitudinal ligament. Part 2: advantages of anterior decompression and fusion over laminoplasty. Spine 32: 654–660.

Jayakumar PN, Kolluri VR, Vasudev MK, et al. 1996. Ossification of the posterior longitudinal ligament of the cervical spine in Asian Indians: a multiracial comparison. Clin Neurol Neurosurg 98: 142–148.

Jeffreys E. 2007. Disorders of the cervical spine. London: Butterworth.

Jensen I, Harms-Ringdahl K. 2007. Strategies for prevention and management of musculoskeletal conditions: neck pain. Best Pract Res Clin Rheumatol 21: 93–108.

Kaminsky SB, Clark CR, Traynelis VC. 2004. Operative treatment of cervical spondylotic myelopathy and radiculopathy: a comparison of laminectomy and laminoplasty at five year average follow up. Iowa Orthop J 24: 95–105.

Kang DX, Fan DS. 1995. The electrophysiological study of differential diagnosis between amyotrophic lateral sclerosis and cervical spondylotic myelopathy. Electromyogr Clin Neurophysiol 35: 231–238.

Kelly KG, Cook T, Backonja MM. 2005. Pain ratings at the thresholds are necessary for interpretation of quantitative sensory testing. Muscle Nerve 32: 179–184.

Langley GB, Sheppeard H. 1985. The visual analogue scale: its use in pain measurement. Rheumatol Int 5: 145–148.

Larsson EM, Holtås S, Cronqvist S, et al. 1989. Comparison of myelography, CT myelography and magnetic resonance imaging in cervical spondylosis and disk herniation: pre- and postoperative findings. Acta Radiol 30: 233–239.

Lees F, Turner JW. 1963. Natural history and prognosis of cervical spondylosis. BMJ 2: 1607–1610.

Lev N, Maimon S, Rappaport ZH, et al. 2001 Spinal dural arteriovenous fistulae: a diagnostic challenge. Israel Med Assoc J 3: 492–496.

Lewis PB, Rue JP, Byrne R, et al. 2008. Cervical syrinx as a cause of shoulder pain in 2 athletes. Am J Sports Med 36: 169–172.

MacFadyen DJ. 1984. Posterior column dysfunction in cervical spondylotic myelopathy. Can J Neurol Sci 11: 365–370.

Maigne JY, Deligne L. 1994. Computed tomographic follow-up study of 21 cases of nonoperatively treated cervical intervertebral soft disc herniation. Spine 19: 189–191.

Malanga GA. 1997. The diagnosis and treatment of cervical radiculopathy. Med Sci Sports Exerc 29: S236–S245.

Marshall GL, Little JW. 2002. Deep tendon reflexes: a study of quantitative methods. J Spinal Cord Med 25: 94–99.

Masaki T, Yamazaki M, Okawa A, et al. 2007. An analysis of factors causing poor surgical outcome in patients with cervical myelopathy due to ossification of the posterior longitudinal ligament: anterior decompression with spinal fusion versus laminoplasty. J Spinal Dis Tech 20: 7–13.

Masdeu JC, Sudarsky L, Wolfson L. 1997. Gait disorders of aging: falls and therapeutic strategies. Philadelphia: Lippincott-Raven.

Matsuda Y, Miyazaki K, Tada K, et al. 1991. Increased MR signal intensity due to cervical myelopathy: analysis of 29 surgical cases. J Neurosurg 74: 887–892.

Matsumoto M, Toyama Y, Ishikawa M, et al. 2000. Increased signal intensity of the spinal cord on magnetic resonance images in cervical compressive myelopathy: does it predict the outcome of conservative treatment? Spine 25: 677–682.

McCormick WE, Steinmetz MP, Benzel EC. 2003. Cervical spondylotic myelopathy: make the difficult diagnosis, then refer for surgery. Cleve Clin J Med 70: 899–904.

Mizuno J, Nakagawa H, Hashizume Y. 2001. Analysis of hypertrophy of the posterior longitudinal ligament of the cervical spine, on the basis of clinical and experimental studies. Neurosurgery 49: 1091–1098.

Montgomery DM, Brower RS. 1992. Cervical spondylotic myelopathy: clinical syndrome and natural history. Orthop Clin North Am 23: 487–493.

Murphy DR, Hurwitz EL, Gregory AA. 2006. Manipulation in the presence of cervical spinal cord compression: a case series. J Manipul Physiol Ther 29: 236–244.

Nakano N, Nakano T, Nakano K. 1988. Comparison of the results of laminectomy and open-door laminoplasty for cervical spondylotic myeloradiculopathy and ossification of the posterior longitudinal ligament. Spine 13: 792–794.

Naylor A. 1979. Factors in the development of the spinal stenosis syndrome. J Bone Joint Surg (Br) 61B: 306–309.

Nee RJ, Vicenzino B, Jull GA, et al. 2012. Neural tissue management provides immediate clinically relevant benefits without harmful effects for patients with nerve-related neck and arm pain: a randomized trial. J Physiother 58: 23–31.

Nee RJ, Vicenzino B, Jull GA, et al. 2013. Baseline characteristics of patients with nerve-related neck and arm pain predict the likely response to neural tissue management. J Orthop Sports Phys Ther 43: 379–391.

Nurick S. 1972. The natural history and the results of surgical treatment of the spinal cord disorder associated with cervical spondylosis. Brain 95(1):101–108.

Ono K. 1977. Cervical myelopathy secondary to multiple spondylotic protrusions: a clinicopathologic study. Spine 2: 125.

Pietrobon R, Coeytaux RR, Carey TS, et al. 2002. Standard scales for measurement of functional outcome for cervical pain or dysfunction: a systematic review. Spine 7: 515–522.

Polston DW. 2007. Cervical radiculopathy. Neurol Clin 25: 373–385.

Pope MH. 2001. Cervical spine biomechanics. In: Szpalski M, Gunzburg R (eds) The degenerative cervical spine. Philadelphia: Lippincott Williams & Wilkins, pp 143–149.

Prahlow ND, Buschbacher RM. 2003. An introduction to electromyography: an invited review. J Long Term Eff Med Implants 13: 289–307.

Pumberger M, Froemel D, Aichmair A, et al. 2013. Clinical predictors of surgical outcome in cervical spondylotic myelopathy: an analysis of 248 patients. Bone Joint J 95B: 966–971.

Radhakrishnan K, Litchy WJ, O'Fallon WM, et al. 1994. Epidemiology of cervical radiculopathy: a population-based study from Rochester, Minnesota, 1976 through 1990. Brain 117: 325–335.

Raney NH, Petersen EJ, Smith T, et al. 2009. Development of a clinical prediction rule to identify patients with neck pain likely to benefit from cervical traction and exercise. Eur J Spine 18: 382–391.

Rao S, Fehlings MG. 1999. The optimal radiologic method of assessing spinal cord compromise and cord compression in patients with cervical spinal cord injury: Part 1: an evidence based analysis of the published literature. Spine 24: 598–604.

Rhee JM, Yoon T, Riew KD. 2007. Cervical radiculopathy. J Am Acad Orthop Surg 15: 486–494.

Rhee JM, Shamji M, Erwin W, et al. 2013. Nonoperative management of cervical myelopathy: a systematic review. Spine 38: S55–S67.

Shamji MF, Cook C, Pietrobon R, et al. 2009. Impact of surgical approach on complication and resource utilization of cervical spine fusion: a nationwide perspective to the surgical treatment of diffuse cervical spondylosis. Spine J 9: 31–38.

Smith MS. 1979. Babinski sign – abduction also counts. JAMA 242: 1849–1850.

Smith-Hammond CA, New KC, Pietrobon R, et al. 2004. Prospective analysis of incidence and risk factors of dysphagia in spine surgery patients: comparison of anterior cervical, posterior cervical, and lumbar procedures. Spine 29: 1441–1446.

Sung RD, Wang JC. 2001. Correlation between a positive Hoffmann's reflex and cervical pathology in asymptomatic individuals. Spine 26: 67–70.

Szpalski M, Gunzburg R. 2001. The degenerative cervical spine. Philadelphia: Lippincott Williams & Wilkins.

Tetreault LA, Kopjar B, Vaccaro A, et al. 2013. A clinical prediction model to determine outcomes in patients with cervical spondylotic myelopathy undergoing surgical treatment: data from the prospective, multi-center AOSpine North America Study. J Bone Joint Surg (Am) 95: 1659–1666.

Thongtrangan I, Le H, Park J, et al. 2004. Cauda equina syndrome in patients with low lumbar fractures. Neurosurg Focus 16: E6.

Truumees E, Herkowitz HN. 2000. Cervical spondylotic myelopathy and radiculopathy. Instr Course Lect 49: 339–360.

Tsao BE, Levin KH, Bodner RA. 2003. Comparison of surgical and electrodiagnostic findings in single root lumbosacral radiculopathies. Muscle Nerve 27: 60–64.

van Middelkoop M, Rubinstein SM, Ostelo R, et al. 2013. Surgery versus conservative care for neck pain: a systematic review. Eur Spine J 22: 87–95.

Viikari Junatura E, Takala E, Riihimaki H, et al. 2000. Predictive validity of signs and symptoms in the neck and shoulders. J Clin Epidemiol 53: 800–808.

Vitzhum HE, Dalitz K. 2007. Analysis of five specific scores for cervical spondylogenic myelopathy. Eur Spine J 16: 2096–2103.

Wada E, Yonenobu K, Suzuki S, et al. 1999. Can intramedullary signal change on magnetic resonance imaging predict surgical outcome in cervical spondylotic myelopathy? Spine 24: 455–461.

Wainner RS, Fritz JM, Irrgang J, et al. 2003. Reliability and diagnostic accuracy of the clinical examination and patient self-report measures for cervical radiculopathy. Spine 28: 52–62.

Wainner RS, Gill H. 2000. Diagnosis and nonoperative management of cervical radiculopathy. J Orthop Sports Phys Ther 30: 728–744.

Wilmink JT. 2001. Cervical imaging: dynamic aspects and clinical significance. In: Szpalski M, Gunzburg R (eds) The degenerative cervical spine. Philadelphia: Lippincott Williams & Wilkins.

Wilson DW, Pezzuti RT, Place JN. 1991. Magnetic resonance imaging in the preoperative evaluation of cervical radiculopathy. Neurosurgery 28: 175–179.

Witwer BP, Trost GR. 2007. Cervical spondylosis: ventral or dorsal surgery. Neurosurgery 60: S130–S136.

Wolff MW, Levine LA. 2002. Cervical radiculopathies: conservative approaches to management. Phys Med Rehabil Clin North Am 13: 589–608.

Wong TM, Leung HB, Wong WC. 2004. Correlation between magnetic resonance imaging and radiographic measurement of cervical spine in cervical myelopathic patients. J Orthop Surg 12: 239–242.

Yoshimatsu H, Nagata K, Goto H, et al. 2001. Conservative treatment for cervical spondylotic myelopathy: prediction of treatment effects by multivariate analysis. Spine J 1: 269–273.

Yoss RE, Corbin KB, MacCarty CS, et al. 1958. Significance of symptoms and signs in localization of involved root in cervical disk protrusion. Neurology 7: 673–685.

Young IA, Michener LA, Cleland JA, et al. 2009. Manual therapy, exercise, and traction for patients with cervical radiculopathy: a randomized clinical trial. Phys Ther 89: 632–642.

Young WF. 2000. Cervical spondylotic myelopathy: a common cause of spinal cord dysfunction in older persons. Am Family Phys 62: 1064–1070.

Yousem DM, Atlas SW, Hackney DB, et al. 1992. Cervical spine disc herniation: comparison of CT and 3DFT gradient echo MR scans. J Comp Assist Tomogr 16: 345–351.

# 胸廓出口综合征

Susan W. Stralka

## 胸廓出口综合征的概述和历史

胸廓出口综合征（thoracic outlet syndrome, TOS）是一个用来描述广义上肢症状的术语，这些症状都与上肢臂丛神经、锁骨下动脉和锁骨下静脉在第 1 肋和锁骨下方受到压迫有关。通常，在确诊该综合征之前，需要经过数名临床专家检查确认。前斜角肌、中斜角肌和第 1 肋在胸廓出口处相连。TOS 与这些结构及锁骨、胸小肌、肩胛舌骨肌、锁骨下肌、小斜角肌、第 7 颈椎横突及颈肋的病理和功能

障碍相关（Mackinnon et al 1996）。这些神经血管结构从斜角肌间隙到腋窝的路径中被颈深筋膜的部分筋膜鞘包裹，也可能造成临床问题（Atasoy 2004）。无论先天还是后天形成的纤维束，都会限制第 1 肋及锁骨的活动。术语"TOS"没有明确指定受压的原因及受压的结构。因此，胸廓出口综合征必须以术语"动脉型 TOS（ATOS）""静脉型 TOS（VTOS）"或"神经型 TOS（NTOS）"来分类。

Peet 于 1956 年首先使用了"胸廓出口综合征"这个术语并指出发生在斜角肌间隙的神经血管结构压迫导致了颈肩部的疼痛、僵硬以及其他上肢问题。他使用这一术语将它们归类在同一名称下，代表了神经血管结构的共同症状（Samarasam et al 2004）。直到 1958 年，Robb 提出"胸廓出口压迫综合征"这一术语。由于涉及的组织不同、压迫的区域不同，导致临床表现不同（图 12.1）。如今 TOS 分类：臂丛神经（NTOS），约占 90% 以上；锁骨下静脉（VTOS），6% ~ 7%；锁骨下动脉（ATOS），3% ~ 4%（Sanders et al 2008）。

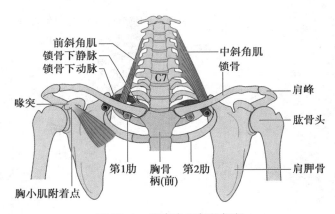

**图 12.1　胸廓出口部位解剖**

血管系统的压迫比 NTOS 的症状更容易分辨，也更容易产生静脉或动脉血栓（Fugate et al 2009）。主要争议集中在对 NTOS 的诊断上。神经系统疾病，比如感觉异常、麻木和疼痛必须建立在病史、症

状或临床检查的基础上。这些症状多少使 NTOS 成了一团迷雾，因为许多医学专业人士会过度诊断或不能诊断，无论有没有相关临床指征或症状。

## 胸廓出口综合征的病理解剖

压迫主要发生在胸廓出口区域中的 3 个部位：斜角肌间隙、肋锁间隙以及胸小肌下间隙。

导致压迫的原因包括先天性骨结构、肌纤维、姿势异常及肌肉失衡。据报道，在胸廓出口部位有先天性骨性或肌纤维异常并有过创伤的患者有发展成 TOS 的风险。创伤可导致肌肉痉挛、炎症和纤维化，进一步使间隙缩小，压迫神经血管结构（Atasoy 2004）。

颈肋的发生率低于 1%，可双侧出现。颈肋可小到仅为外生骨疣，大到成为生长完整的肋骨，借韧带或肋软骨连接第 1 肋。发生率男：女 = 1：2（Atasoy 2004）。颈肋或其他肋骨的异常会导致臂丛神经被牵拉向筋膜带，并出现 $C_8 \sim T_1$ 的症状。颈肋伴圆肩及不良姿势会导致神经和血管受压。若第 1 肋骨折后，会生成过多的结节，导致间隙狭窄，压迫臂丛神经和锁骨下血管。

### 胸廓出口综合征的功能性成因

TOS 患者常有不良姿势、异常呼吸模式、颈椎或胸廓功能障碍、肌肉失衡及肩部疾病（medifocus. com 2009）。异常姿势如头肩部保持前屈同时上肢抬高超过 90°时，会引起神经血管压迫。随着时间的推移，各种颈部肌肉可能发生缩短，从而导致肩胛带后部无力。颈长肌、颈最长肌、菱形肌和下斜方肌逐渐无力。为了代偿肱骨头相对于关节盂的前移，前锯肌缩短肩胛骨外展。这种情况导致支撑肩胛骨的中、下斜方肌被拉长，造成不合理的力学姿势和过早疲劳。这些改变导致了上斜方肌、大小菱形肌以及肩胛提肌不得不作为辅助肌参与来抬高肩部和上肢。

整个循环持续下去会导致一些肌肉的无力及其他肌肉的短缩。其他功能性的因素，比如肩外展超过 110°会压迫正中神经，且导致副动脉在结节间沟处受压。在腋窝处的压迫可能是由于背阔肌和胸大肌嵌入结节间沟引起的。当肩外展或外旋时，神经血管束在腋窝下受压，产生症状。TOS 中遭受长期压迫的神经会发生组织病理学改变。详尽的病史、全面的体格检查和特定的激惹试验可以确定导致压迫的结构，并有助于确定肌肉的无力和紧张。

## 卡压部位

### 斜角肌间隙

神经血管束包含了臂丛神经干和锁骨下血管，从颈基底部一直延伸到腋窝和手臂。近端的第 1 个狭窄的区域被称为斜角肌间隙。该间隙是由前斜角肌、中斜角肌和下方的第 1 肋骨内侧面相连构成的三角形空间（Atasoy 2004）（图 12.2）。

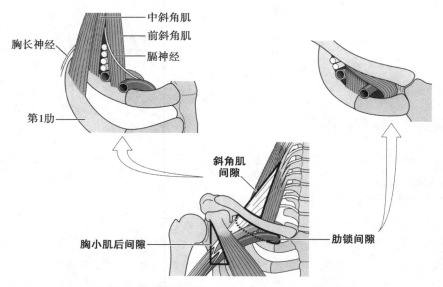

图 12.2　胸廓出口部位可能导致 TOS 的 3 个间隙

有 30% ~ 50% 的 TOS 患者的小斜角肌位于锁骨下动脉和臂丛神经的 $T_1$ 神经根之间，成为产生压迫的原因。前斜角肌和中斜角肌是呼吸肌，可抬高第 1 肋，使颈部轻微屈曲和旋转。这些肌肉重叠附着于第 1 肋上，构成了一个 V 形。这种重叠抬高了锁骨下动脉和臂丛神经的位置，产生了一个狭窄的空间。在有些病例中，观察到中斜角肌附着于整个第 1 肋上缘，产生了一个有神经血管通过的狭窄间隙。当有斜角肌重叠时，同样会发现 $C_7$ 横突和颈肋的明显突出。这些被描述为 U 形或吊索样的肌肉，可能引起下方结构的升高和压力。在三角空隙的近端部分，斜角肌可能产生重叠，这会再次导致出口缩窄、臂丛神经压力增加。目前已观察到，被粗纤维包裹的神经丛，可能在斜角肌鞘伸出的地方产生粘连和压迫。因创伤和反复活动导致的斜角肌瘢痕或肥大会进一步造成压迫。一些研究者发现，损伤后的斜角肌 II 型肌纤维萎缩，I 型肌纤维占主导同时结缔组织增加了 25%（Sanders 1990）。

## 肋锁间隙

肋锁间隙是一个三角区域，前侧由锁骨中间三分之一、后内侧为第 1 肋、后外侧由肩胛骨上缘共同构成（Talu 2005）。锁骨下动脉、静脉和臂丛神经都穿过肋锁间隙（见图 12.2）。臂丛神经和锁骨下动、静脉的压迫可能是由于先天畸形、第 1 肋骨或锁骨创伤以及锁骨下肌肉或肋锁韧带结构改变。

锁骨或第 1 肋骨折后，骨折部位随之产生血肿，导致出现过多的愈伤组织和瘢痕组织，产生压迫。如前面提到的，已有证明，因姿势不良或致疾病导致圆肩的人，可能会使肋锁间隙狭窄，最终导致 TOS。随着肩外展，肩胛骨和喙突向下移动，导致锁骨下肌和肋喙韧带受到牵拉，使神经血管结构承受额外的压力。肩外展时，锁骨在胸锁关节上，向后上方移动 30°~35°，可能会使肋锁间隙更加狭窄。

## 胸小肌后间隙

胸小肌后间隙位于喙突下方、胸小肌附着点后方（见图 12.2）。胸小肌起于第 3~5 肋，穿过胸腔止于喙突。这整块肌肉都被胸大肌所覆盖，一旦发生短缩，将会导致胸小肌后间隙狭窄，增加臂丛神经和血管的压力。胸小肌紧张可能导致肩外展时压迫神经血管结构。Wright 将这种症状命名为"过度外展综合征"，由于锁骨上下移动导致肋锁间隙关闭（Beyer & Wright 1951）。

## 胸廓出口综合征的病因学

在 25~50 岁之间，女性患 TOS 的人数为男性的 3~4 倍（Brismée et al 2004）。推断这可能是由于女性的肌肉并不发达，过多的乳腺组织导致肩下垂、胸廓出口狭窄及胸骨解剖位置低——这些都改变了前、中斜角肌之间的角度。这可能是女性更容易出现 TOS 的一个原因（Hursh & Thanki 1985）。另一个原因可能是由于激素使肌肉松弛，导致第 1 肋半脱位（Brismee et al 2004）（表 12.1）。表 12.2 列出了从 17 例报告中收集到的常见症状（Sanders & Haug 1991）。

### 表 12.1　引起神经损伤的原因

| 病因 | % |
| --- | --- |
| 颈部创伤 | 86 |
| 后方交通事故 | 32 |
| 前方或侧方交通事故 | 24 |
| 包括劳损在内的工伤 | 22 |
| 其他颈部创伤 | 8 |
| 颈椎或第 1 肋异常 | 2 |
| 不明或自发的 | 12 |

### 表 12.2　神经刺激症状

| 症状 | % |
| --- | --- |
| 颈部疼痛 | 92 |
| 肩部疼痛 | 70 |
| 前臂疼痛 | 80 |
| 感觉异常 | 95 |
| 全部手指 | 46 |
| 1~3 指 | 30 |
| 4~5 指 | 14 |
| 无感觉异常 | 10 |

（惠允引自 Sanders & Haug 1991）

## 胸廓出口综合征的临床症状

"血管型 TOS"是一个非特指性术语，既不意味着神经型、动脉型或静脉型压迫，也没有明确包含哪种结构。病史、体征和体格检查会更具体（Sanders et al 2008）。患者普遍抱怨，疼痛出现在肩胛下、肩胛、颈椎、颈胸段和枕骨部位痛。整个或部分手部区域有感觉异常和麻木。通常在患者抬高上肢时症状会加重,感觉异常和麻木且伴有沉重、疲劳和酸痛感。

TOS 临床表现包括:

- 麻痹/刺痛主要发生在环指和小指,但有时可发生在整个手部。
- 感觉异常,发生在夜晚和/或整个日常活动过程中。
- 未受累肢体模糊的疼痛,可以发生在手、肘、肩和/或颈椎。
- 主诉手/上肢无力,尤其当前臂举过头顶时。
- 表 12.2 所列的常见症状收集于 17 例报告。

## 神经型症状

TOS 症状可能是自发发展形成的,也可能是颈部和/或肩部创伤后发展而来。表 12.1 列出了引起神经损伤的原因。TOS 的本质是身体力学的障碍(Brantigan & Roos 2004);症状主要由神经结构异常引起。在某些易感个体中,创伤可能会导致神经型的 TOS。上臂丛受累表现为 $C_5$、$C_6$ 和 $C_7$ 水平的症状,而下臂丛主要为 $C_8 \sim T_1$ 水平。

当上臂丛受累时,颈部的一侧会出现疼痛,这种疼痛可能会放射到耳部和面部。一些患者主诉在患侧有"耳闷"感。通常疼痛会从耳部向后放射到菱形肌、向前放射到锁骨和胸肌区域。疼痛也可能会横向转移到斜方肌和三角肌,或下移到 $C_5 \sim C_6$ 桡神经支配区域。下臂丛受累患者的症状存在于肩前或肩后部位,并沿前臂尺侧向下放射至手部、环指和小指,同时有肌肉压痛,Brant 触发点位于锁骨上、下区域。头痛随着上肢活动的增多而加强,并可能会使人丧失运动能力。有时,下臂丛受累产生的疼痛与心绞痛症状相似。

损伤或反复应力造成的肌肉长期紧张状态也会导致这种综合征。常见为颈椎的挥鞭样损伤(whiplash injury)。TOS 症状可能即刻出现,也可能延迟数周至数月。当做挥鞭样动作(whiplash)会立刻出现颈椎和肩部的症状,且在确诊 TOS 之前就有肩部疼痛和僵硬的症状(Brantigan & Roos 2004)。随着时间推移,挥鞭样症状会逐渐改善,但臂丛神经损伤后的 TOS 会恶化。

## 动脉型症状

ATOS 症状通常是自发性的,与工作或创伤无关。这些患者经常会上肢疼痛无力,尤其是在抬高上肢时。这些症状通常发生于锁骨下动脉在第 1 肋处受压时。动脉型症状与神经型 TOD 患者整个上肢在抬高时持续的麻木和沉重感不同,只有很轻的肩部和颈部症状。动脉型 TOS 患者的病因可能为颈肋或 $C_7$ 横突过长。

动脉闭塞的体征:静息时动脉搏动消失,可能出现皮肤颜色改变、指尖缺血以及发冷、感觉异常和疲劳。动脉型 TOS 症状包括手指和手部缺血症状(发冷、皮肤苍白、感觉异常和前臂疲劳感)。在锁骨上区域,有时可触及柔软的肿块、骨性突出甚至锁骨下动脉的搏动。TOS 中动脉型仅占 5%,通常是由长时间对血管间歇压迫引起的。颈椎 X 线可筛查排除 ATOS(Brantigan & Roos 2004)。

## 静脉型症状

VTOS 仅占 TOS 患者的 2% ~ 3%,静脉型症状可能由过多的上肢活动引起。通常血栓形成的诱发因素为过多的上肢和颈,如打棒球、游泳、举重或需要举起上肢的工作。血肿、水肿、发绀和上肢不适会随着运动而加重,肩和胸壁浅静脉扩张,都是常见的静脉型 TOS 症状。

在第 1 肋水平的锁骨下静脉血栓并非少见。当血栓发生时,患者会突然出现发绀,水肿和肢体极度不适。必须立即诊断和手术减压以防止疾病发展成慢性。仅诊断血管型 TOS 的医生误诊了绝大多数非血管型 TOS 的患者(Brantigan & Roos 2004)。

# 胸廓出口综合征的交感神经介导性疼痛

NTOS 患者的一些疼痛症状可能是由于复杂性区域疼痛综合征(CRPS)导致的(Kaymak & Ozcakar 2004)。在 NTOS 中,皮肤颜色改变和发冷可能并非由于锁骨下动脉堵塞导致的局部缺血造成的,而是由于过度活跃的交感神经系统(SNS)导致的。通常出现触摸痛、痛觉过敏、手部长时间发紫或发青、持续性水肿、体温过高和出汗等改变。

交感神经性疼痛可能与在臂丛神经干上的交感神经轴突的直接损伤有关,也可能与神经根损伤导致的躯体交感神经激活有关,这种神经根的损伤通常会激活交感神经系统(Schwartzman 1987;Casey et al 2003)。在解剖上,SNS 纤维位于臂丛神经下干和 $C_8$、$T_1$ 神经根周围。当神经受到挤压时,交感神经纤维被激活,产生雷诺现象。这或许可以解释为什么在 NTOS 和 ATOS 中,皮肤发冷和颜色变化都很常见。

通常,临床医务人员使用术语"压迫(compressor)"或"释压(releaser)"来对症状分类,术语"压迫"通常被用于评估上肢做过顶运动有症状的患者。这类患者在夜间不会出现感觉过敏,除非将上肢举过头顶或者他们的职业需要长时间将上肢举过头顶。压迫发生于上肢抬高超过头部的时候,这时臂丛神经在肋锁间隙受压。当患者放下上肢,对神经的血液供给的压迫解除,症状减轻。当患者有压迫性 TOS 时,Roos 试验通常是阳性。

术语"释压"过去常常用于定义主要在夜间发生症状的患者。这些患者往往是久坐人群,或者姿势不良伴肥胖。术语"释压现象"表示臂丛神经丛张力增加,在神经周围形成静脉池,从而抑制血液流向周围神经。坐着和站着时,重力会产生影响,使神经紧张。当患者躺下时,神经的紧张会逐渐释放,血液会回流到神经。根据 Liu 的报道,除去压力后,血液回流到神经需要 4~6 小时。这或许解释了为什么患者在每晚同一时间感到疼痛或感觉异常。Lundborg(1970)认为症状出现在夜晚是由于轴突放电,所以患者出现感觉异常。

据报道,女性比男性更容易出现释压现象,因为胸部的重量会拉紧她们的胸罩带子并/或产生驼背姿势。胸罩带子会压迫臂丛神经,而驼背会增加对臂丛神经的压力并关闭胸廓出口。Brismee 等人(2004)发现女性报道与释压现象相关症状的频率是男性的两倍。

## 胸廓出口综合征的诊断

对 TOS 的诊断主要基于病史和临床检查。为了精确地诊断,必须评估临床表现是神经型的还是血管型的。神经型症状表现与臂丛神经压迫有关,血管型与锁骨下血管受压相关。TOS 的症状表现多变且没有独立的诊断测试。TOS 共同的症状包括感觉过敏、麻木、疼痛和烧灼感。晚期症状包括肌肉无力,尤其是尺神经分布的区域。

诊断要基于所有的临床表现,包括细致的病史、既往治疗史和临床检查。对于 NTOS,检查还包括斜角肌、斜方肌和前胸壁的压痛触诊、Tinel 征检查、对手指的轻触觉检查和各种对臂丛神经施加压力以产生症状的激惹试验。这些试验和阳性反应的发生率见表 12.2。

## 鉴别诊断

为了精确地诊断,必须进行病史、体格检查、激惹试验以及必要时进行超声、影像学检查和/或电反应诊断检查(Brantigan & Roos 2004)。在 TOS 的鉴别诊断中,有多种诊断需要考虑。必须考虑类似 TOS 症状的肌肉骨骼疾病,神经根型颈椎病及尺神经病变的表现都与 TOS 相似,包括小鱼际萎缩(知识框 12.1)。

---

**知识框 12.1　胸廓出口综合征鉴别诊断**

- 颈椎间盘疾病
- 颈椎关节僵硬
- 恶性肿瘤(肺上沟瘤、局部肿瘤如神经鞘瘤、脊髓瘤)
- 周围神经卡压(尺神经、正中神经卡压)
- 臂丛神经炎
- 肩部疾病
- 肌痉挛、肌纤维痛综合征
- 神经紊乱(多发性硬化)
- 胸痛,心绞痛
- 血管炎
- 血管痉挛症(雷诺病)
- 上肢神经疾病综合征(CRPS Ⅰ、Ⅱ)
- 第四胸椎($T_4$)综合征
- 交感神经性疼痛
- 胸正中部位的钝痛、不适、疼痛伴紧束感

---

## 胸廓出口综合征的诊断——激惹试验

为避免症状加重,体格检查和其他检查都必须进行。临床医务人员依靠临床经验来改变桡动脉的搏动。下面列举了其中一些测试(对于所有的测试,患者都处于坐位,检查者会触诊其桡动脉):

- Adson 试验:患者头转向患侧且抬起下颌,若患侧桡动脉消失或搏动减弱则为阳性,表示血管束中血管被斜角肌或颈肋压迫。该试验的敏感度为 79%,特异性为 76%(Gillard et al 2001)。
- Wright 试验:患者上肢大幅外展,如果一侧脉搏减弱或消失为阳性,表明由于神经血管束被牵拉造成腋动脉受到胸小肌或喙突的压迫。Gillard 等人(2001)发现该试验的敏感度为 70%,特异性为 53%。

间歇性症状与上肢特定的动作和姿势有关,不同姿势可增加或减少神经结构的压迫和紧张,需要使用以下试验:

- Roos 试验:患者肩外展 90°,治疗师向下按压肩胛骨,嘱患者交替握拳和张开手指。若在 90s 内引起 TOS 症状,则为阳性。
- Cyriax 释放试验:由于感觉异常和麻木等症状可能不会立即出现,患者可以取坐位或站位,上臂被支撑或置于枕头上休息同时前臂保持中立位至少 3min。然后在这个位置被动抬高双侧肩胛带,同时患者的躯干后屈,以确保达到肩胛骨活动范围的末端。阳性表现是发生释压现象,症状重新出现。有一种理论认为,对于那些有释压现象的人来说,感觉异常是最常见的症状,其次是麻木和偶尔的疼痛。根据 Cyriax 的研究(1978),当神经干或脊髓受到压迫时,感觉异常和麻木首先出现,随后又恢复正常。当神经丛的压力释放后,这些潜伏的症状再次出现。这一结果与神经根受压有关的现象不同,后者会产生持续的症状,直到神经根受压解除。Brismee 等人(2004)的研究表明,改良 Cyriax 释放试验特异性最大化(97% 的特异性)的最佳持续时间为 1min。
- 肋锁试验:该试验可用于神经和血管的损伤。患者将双肩向后,并过度屈曲下颌。症状减轻意味着试验呈阳性,神经血管束的神经源性成分受压。根据对血管变化或疼痛的评估,该试验显示出的特异性范围从 53% 到 100%(Ryan & Jensen 1995;Nord et al 2008)。
- 第 1 肋抬高试验:对于右侧第 1 肋骨抬高,患者将表现出明显的右侧屈曲减少,左旋难以达到终末端,表明在受累侧肋骨上提的可动性减少。第 2 阶段的测试包括被动旋转颈部到症状侧的末端范围,然后相反方向侧屈颈部。与对侧相比,当受影响侧的侧屈减少,难以到达终末端时,此试验为阳性。
- 上肢神经动力学测试:该测试被用来排除神经源性疼痛及其激惹症状。神经组织可通过主、被动运动功能障碍、对神经组织激惹试验的不良反应、触诊神经干的痛觉过敏表现、触诊相关皮肤组织的痛觉过敏表现和相关病理证据来进行评估(Hall & Elvey 1999)(关于该话题见第 64 章)。

Sanders 等人(2008)研究报道 50 名患者的激惹试验阳性情况(表 12.3)。Gillard 等人(2001)表明,包含两个激惹试验的组群显示出最高的敏感度(90%),包含 5 个激惹试验的组群特异性增加到 84%。

| 表 12.3 阳性体征 | |
| --- | --- |
| 阳性体征——50 名患者 | % |
| 上肢神经动力学测试(ULTT) | 98 |
| 肩外旋外展 90° | 100 |
| 斜角肌张力 | 94 |
| 斜角肌加压放射症状 | 92 |
| 颈部向对侧旋转 | 90 |
| 头向对侧侧倾 | 90 |
| 轻触觉 | 68 |
| (惠允引自 Sanders et al 2008) | |

## 胸廓出口综合征的影像学检查

对于临床医务人员来说,TOS 的诊断是一项挑战,关于应采用哪种影像学和试验来评估一直存在争议。不幸的是,许多临床医务人员怀疑病理学的诊断,因为 TOS 不能通过影像学或电生理来确定。一种观点认为,患者必须有真实的神经体征,并通过肌电图或臂丛神经的神经传导速度和/或对血管损害的多普勒超声检查以及影像学对颈肋的检查,才能诊断为 TOS。

其他观点认为可以通过病史、体征和临床检查来确诊 TOS。学术上对 TOS 的临床检查一直有争论,还没有单一的测试或问卷调查被普遍接受用于诊断(Mackinnon & Novak 2002)。

临床诊断可以通过影像学辅助检查受压结构的性质和部位以及产生压力的结构,但影像学辅助并不总是必要的。首次影像学检查应该是颈椎 X 线片,评估骨骼异常情况以鉴别诊断。计算机体层摄影(CT)和血管造影或磁共振成像(MRI)应该进行体位操纵,以便显示动态压迫情况(Demondion et al 2006)。

## 胸廓出口综合征的临床治疗和管理

除非有明显的神经及血管的损伤,否则还是对患者保守治疗(Leffert 1991)。保守治疗的重点是减少外来压力及内在刺激。目标是减轻对神经血管束的压力,并为患者提供 TOS 自我管理的方法。TOS 保守治疗管理包括:恢复正常呼吸模式、减少炎症、降低肌肉张力、牵伸紧张的肌群、增强肌肉力量、保持神经滑动和关节活动,改善姿势及身体力学、恢复肌肉平衡(无特定顺序)(Watson et al 2009)。

## 胸廓出口综合征的治疗评价

主观病史检查对了解患者对症状的感受、症状持续时间及性质最有帮助。因为 TOS 是一种涉及多种疼痛源的综合征，所以对患者的诊断及治疗效果具有挑战性。激惹试验和特定功能检查为设计骨科手法治疗管理流程以及解决其他功能障碍提供了信息。TOS 可导致颈椎及胸廓区域特定肌群的疼痛以及上肢感觉异常和麻木。明确引起症状的结构并确定其活动性好及差的部位是非常重要的。激惹试验对于辅助诊断疼痛产生的部位非常重要，关节活动范围检查可以确定功能障碍的节段区域。根据作者的经验，明确功能障碍并依据这些障碍设计出的治疗方案将有助于取得良好的治疗结局。

## 呼吸模式

不可轻视对患者呼吸模式的评估。TOS 患者倾向于使用上胸廓呼吸，没有膈肌的参与。当呼吸发生在辅助呼吸肌上，尤其是斜角肌时，第 1 肋会被抬高，导致胸廓出口间隙变狭窄。当患者使用辅助呼吸肌而不是腹式呼吸时，通常会发现由于异常的交感神经张力或血管损伤，其手部温度降低，血流变慢。这种血流改变是交感神经系统对血管受限的保护反应。改变呼吸模式非常重要，使用更放松的腹式呼吸会使胸廓出口开放并减少肌肉紧张。不使用膈肌的异常呼吸模式会造成疼痛、痉挛和充血的恶性循环。教学的关键是让患者仰卧，双手放置于下胸腔和上腹部，腹部随着吸气升高，呼气降低。观察手的运动来判断呼吸是否正确，异常呼吸时，斜角肌会在整个吸气过程中收缩，使第 1 肋抬高，缩小了锁骨下方血管的间隙，造成压迫。

通过反复的放松呼吸模式，会降低肌肉紧张。TOS 伴张力失衡会使血管压力增加，导致静脉淤血和缺氧。如果出现缺氧，神经周围持续血肿，成纤维细胞改变会导致瘢痕出现。Edgelow（2004）使用类比来描述这种情况，如同小溪流入湖中，又从湖中流出，流入与流出是等量的。湖的容量是恒定的，氧含量高污染就低。一旦流出出现阻碍，氧含量会降低，污染增加。

## 肌肉失衡

肌肉失衡是 TOS 患者主要的病因。不良姿势如头部持续前倾、圆肩等会对肩胛及颈部肌肉造成损害，应立即纠正。确保在第 1 肋抬高时斜角肌不过度紧张非常重要，如果肩胛肌薄弱，异常的肩胛运动模式会导致中、下斜方肌和前锯肌无力。斜角肌过度代偿会产生更多的问题。姿势评估应该包括多关节评估和肩胛骨的运动。最重要的是在静止时辅助保持肩胛骨的位置，观察肩胛骨是否塌陷及下旋，这可能是导致 TOS 的因素。在上面的例子中，肩胛骨可能低于 $T_2 \sim T_7$ 的位置，垂肩程度加大，会让颈部显得更长。随着上肢过顶运动，肩胛骨的压力增加，肩锁关节（AC）也在发生着变化，尤其是在上肢较肥大的情况下。AC 关节属于微动关节，通常作用于在上肢上举的末端，协助增加活动范围。识别肩胛骨是否下旋就看肩胛下角是否比上角更接近脊柱。另一种方法是评估在肩胛骨下旋状态下肩部屈曲和外展运动，这些运动通常会引起大圆肌和背阔肌部位的拉伤或疼痛（Sahrmann 2002）。

## 关节僵硬

关节僵硬或关节囊过紧都会压迫臂丛神经。一些治疗师提出活动颈椎、胸廓、胸锁、AC 关节和肋横突关节来改善上肢的关节活动范围、僵硬及关节囊紧张状态（Brismée et al 2005；Vanti et al 2007）。针对上肢（包含颈椎和胸椎）关节、软组织和神经组织的手法治疗技术已经在治疗上取得成功。研究表明，胸椎的关节活动，尤其是 $T_4$ 部位，有助于抑制 SNS 并能立即缓解治疗后的疼痛（Yip-Menck et al. 2000）。胸椎的关节活动已被证明能有效改善姿势、手部皮温和 TOS 引起的疼痛（见第 13 章）。Stralka（2000）对 $T_4$ 使用Ⅲ级后-前向关节松动术，发现对手部皮温的改善有相似作用。Taskaynatan et al（2007）研究发现，对颈椎进行机械牵引可以减少 TOS 患者的麻木症状。

现有证据表明，胸椎关节松动术可减轻疼痛（Colachis et al 1966；Saal et al 1966；Browder et al 2004）；并且相关理论认为，胸椎的生物力学异常可导致颈椎病（Greenman 1996；Norlander et al 1997；Browder et al 2004；Gross et al 2004）。当 SNS 兴奋时，血管收缩的正常保护性反应会改变血流。不正确的呼吸模式、疼痛、压力和焦虑会导致 SNS 的兴奋，从而导致疼痛、肌张力增高和功能障碍的恶性循环。研究人员对 SNS 的参与存在争议，但根据我的经验表明，通过改变交感神经的活动，可以对患者的症状产生积极影响。

## 神经源性疼痛

根据作者的经验，上肢神经动力学测试与临床检查结合可以很好地帮助鉴别 NTOS。神经的活动性是成功鉴别的关键。激惹试验可以测试出患者的类型是"压迫"还是"释压",这对教育患者哪些是可减轻症状的姿势非常重要。上肢神经动力学测试对于鉴别臂丛神经损伤的节段很有帮助。在 TOS 中,最常见受累节段是 $C_7 \sim T_1$。上肢神经动力学测试和 Tinel 征经常用于定位近端和远端神经源性激惹症状,这种症状被称为"双重挤压综合征"(Plewa & Delinger 1998)。需要注意的是,这些检查不应加重症状(见第 65 章)。

神经源性上肢放射痛伴感觉异常重现时提示为阳性反应。当这个测试呈阳性时,它是神经根或臂丛受压的一个指标。

## 胸廓出口综合征的干预

有一些学派的观点对 TOS 的治疗和管理做出了贡献。物理治疗师 Peter Edgelow 用 3 个观点作为治疗神经血管压迫的指导原则,这 3 个观点建立在一个基本情况上,即压迫是由于神经或血管系统受到损伤导致的(Edgelow 2004)。他的第 1 个观点是授权患者,这意味着患者必须对自己的照护负责并控制,使治疗效果更持久。不可低估对于患者整体治疗的重要性,作者也认同这一观点。成功的治疗包含了多种方法,从授权患者通过了解 TOS 的发展进程和治疗方法来照护自己开始。治疗中,最重要的是获得患者信任,与他们保持联系并确保他们了解自己的病情。如果没有被正确诊断为 TOS,这种长期持续性的疼痛会让患者感觉自己对生活失去了控制。对患者而言,恢复对疾病和生活的把控的感觉会产生积极影响。然而,根据我的经验,对 TOS 的治疗没有快速解决的方法。这就是为什么患者必须了解治疗疗程,并积极地参与锻炼。对于患者,清楚治疗的风险和回报并对症状密切关注同样也非常重要。了解问题及其解决方式可以恢复患者对生活的掌控感。Edgelow(2004)同样认为个体风险因素、健康习惯、日常生活需求和信念是治疗 TOS 重要的可控因素。

第 2 个观点是神经血管卡压是狭窄导致的。狭窄不应该仅仅被认为是解剖上的狭窄处,而是一系列的事件。这些事件可能导致不可逆的狭窄。由颈肋或斜角肌功能障碍导致的狭窄可能难以逆转,但由于异常呼吸模式和异常姿势导致的狭窄是可以逆转的(Edgelow 2004)。

Edgelow 强调的第 3 个观点是流体动力学问题。当结构和血流改变导致胸廓出口变窄,也会引起压力梯度的变化,同样影响局部神经循环、静脉及淋巴回流到上肢。

## 小结

转介医生和物理治疗师之间的沟通对于保障治疗效果是非常重要的。许多研究人员将软组织和关节的治疗与神经组织的治疗相结合(Edgelow 2004)。这些管理包括错误姿势改善、受累组织的治疗——包括神经、肌肉和关节结构——和情绪成分的管理,对于好的疗效非常重要。

治疗的目的是教会患者通过牵伸紧张的肌肉、增强薄弱肌肉的力量、降低上肢神经张力、改善手部皮温差、学习腹式呼吸以及增加颈胸段脊柱可动性来打开锁骨与第 1 肋之间的间隙。对于激惹试验的准确理解和正确解释对于成功的治疗非常重要。患者必须意识到为获得良好的治疗效果,疗程可能为 6个月甚至更长。

在管理患者的过程中,作者发现患者常常不能科学进行牵伸运动。大多数患者并不明白,在没有稳定第 1 肋的情况下侧屈牵伸,会增加斜角肌的额外压力。必须指导他们在侧屈时伴轻微旋转,同时用毛巾或带子将肋骨固定。

必须遵循整体健康理念——良好饮食和有氧运动。许多 TOS 患者的有氧运动能力很差,导致呼吸功能下降,斜角肌、斜方肌和胸锁乳突肌过度使用。体态矫正如脊柱伸展等,使胸腔更好地扩张和吸气,激活膈肌并减少辅助呼吸肌的使用(Mackinnon & Novak 2002)。

临床经验表明,通过识别导致症状的力学因素,包含减轻症状的治疗方案是最有帮助的,同时使患者能够控制自己的症状。教育患者在工作和休闲时使用正确的姿势和呼吸方式是设计治疗方案的基础。改善异常姿势、神经活动性、关节活动和肌肉失衡的物理治疗对缓解 TOS 症状有效。

(刘洋 译,周敬杰　王雪宜 审,

廖麟荣　王于领 校)

## 参考文献

Atasoy E. 2004. Thoracic outlet syndrome: anatomy. Hand Clin 20: 7–14.

Beyer JA, Wright IS. 1951. The hyperabduction syndrome: with special reference to its relationship to Raynaud's syndrome. Circulation 4: 161–172.

Brantigan CO, Roos DB. 2004. Diagnosing thoracic outlet syndrome. Hand Clin 20: 17–36.

Brismée JM, Gilbert K, Isom K, et al. 2004. Rate of false positive using the Cyriax release test for thoracic outlet syndrome in an asymptomatic population. J Man Manip Ther 12: 73–81.

Brismée JM, Phelps V, Sizer PS. 2005. Differential diagnosis and treatment of chronic neck and upper trapezius pain and upper extremity paresthesia: a case study involving the management of an elevated first rib and uncovertebral joint dysfunction. J Man Manip Ther 13: 79–90.

Browder DA, Erhard RE, Piva SR. 2004. Intermittent cervical traction and thoracic manipulation for management of mild cervical compressive myelopathy attributed to cervical herniated disc: a case series. J Orthop Sports Phys Ther 34: 701–712.

Casey RG, Richards S, O'Donahoe M. 2003. Exercise induced clinical ischaemia of the upper limb secondary to a cervical rib. Br J Sports Med 37: 455–456.

Colachis SC, Strohm BR. 1966. Effect of duration of intermittent cervical traction on vertebral separation. Arch Phys Med Rehabil 47: 353–359.

Cyriax J. 1978. Textbook of orthopedic medicine: diagnosis of soft tissue lesions, 7th edn. Vol 1. London: Baillière Tindall.

Demondion X, Herbinet P, Van Sint Jan S. 2006. Imaging assessment of thoracic outlet syndrome. Radiographics 26: 1735–1750.

Edgelow PL. 2004. Neurovascular consequences of cumulative trauma disorders affecting the thoracic outlet: a patient-centered treatment approach. Neurological considerations. In: Donatelli RA (ed) Physical therapy of the shoulder, 4th edn. Edinburgh: Churchill Livingstone, pp 205–238.

Fugate MW, Rotellini-Coltvet L, Freischlag JA. 2009. Current management of thoracic outlet syndrome. Curr Treat Options Cardiovasc Med 11: 176–183.

Gillard J, Perez-Cousin M, Hachulla E, et al. 2001. Diagnosing thoracic outlet syndrome: contribution of provocative tests, ultrasonography, electrophysiology, and helical computed tomography in 48 patients. Joint Bone Spine 68: 416–424.

Greenman PE. 1996. Principles of manual medicine. Philadelphia: Lippincott Williams & Wilkins.

Gross AR, Hoving JL, Haines TA, et al. 2004. Manipulation and mobilization for mechanical neck disorders. Cochrane Database Syst Rev 1: CD004249. (Update in Cochrane Database Syst Rev. 2010. (1): CD004249.)

Hall TM, Elvey RL. 1999. Nerve trunk pain: physical diagnosis and treatment. Man Ther 4: 63–73.

Hursh LF, Thanki A. 1985. The TOS. Postgrad Med 77: 197–199.

Kaymak B, Ozcakar L. 2004. Complex regional pain syndrome in thoracic outlet syndrome. Br J Sports Med 38: 364–368.

Leffert RD. 1991. Thoracic outlet syndrome. In: R Tubiana R (ed) The hand, 4th edn. Philadelphia: WB Saunders, pp 343–351.

Lundborg G. 1970. Iscli nerve injury. Scand J Plast Reconstr Surg Hand Surg 65: 1–113.

Mackinnon SE, Novak CB. 2002. Thoracic outlet syndrome. Curr Probl Surg 39: 1070–1145.

Mackinnon SE, Patterson GA, Novak CB. 1996. Thoracic outlet syndrome: a current overview. Semin Thoracic Cardiovasc Surg 8(2): 176–182.

medifocus.com. 2009 (updated 7 Aug 2014). Thoracic outlet syndrome: a comprehensive guide to symptoms, treatment, research, and support. MediFocus Guide RT017. Online. Available: http://www.medifocus.com/2009/landingp2.php?gid=RT017&?a=a (accessed 24 Nov 2014).

Nord KM, Kappor P, Fisher J, et al. 2008. False positive rate of thoracic outlet syndrome diagnostic maneuvers. Electromyogr Clin Neurophysiol 48: 67–74.

Norlander S, Gustavsson BA, Lindell J, et al. 1997. Reduced mobility in the cervico-thoracic motion segment – a risk factor for musculoskeletal neck–shoulder pain: a two-year prospective follow-up study. Scand J Rehabil Med 29: 167–174.

Plewa M, Delinger M. 1998. The false-positive rate of thoracic outlet syndrome shoulder maneuvers in healthy subjects. Acad Emerg Med 5: 337–342.

Ryan GM, Jensen C. 1995. Thoracic outlet syndrome: provocative examination maneuvers in a typical population. J Shoulder Elbow Surg 4: 113–117.

Saal JS, Saal JA, Yurth EF. 1996. Nonoperative management of herniated cervical intervertebral disc with radiculopathy. Spine 21: 1877–1883.

Sahrmann SA. 2002. Diagnosis and treatment of movement impairment syndromes. St Louis: CV Mosby, pp 193–261.

Samarasam I, Sadhu D, Agarwal S, et al. 2004. Surgical management of thoracic outlet syndrome: a 10-year experience. J Surg 74: 450–454.

Sanders RJ. 1990. Scalene muscle abnormalities in traumatic thoracic outlet syndrome. Am J Surg 159: 231–236.

Sanders RJ. 1991. Thoracic outlet syndrome: a common sequela of neck injuries. Philadelphia: Lippincott Williams & Wilkins, pp 26–73.

Sanders RJ, Hammond SL, Rao NM. 2008. Thoracic outlet syndrome: a review. Neurologist 14: 365–373.

Schwartzman RJ. 1987. Clinical syndromes of RSD and TOS. Philadelphia: Greater Philadelphia Pain Society.

Stralka SW. 2000. Effects of mobilization of fourth thoracic vertebra on pain and hand skin temperature in adult women with complex regional pain syndrome. Memphis: University of Tennessee. [Thesis.]

Talu GK. 2005. Thoracic outlet syndrome: a review. Agri 17: 5–9.

Taskaynatan MA, Balaban B, Yasar E, et al. 2007. Cervical traction in conservative management of thoracic outlet syndrome. J Musculoskeket Pain 15: 89–94.

Vanti C, Natalini L, Romeo A, et al. 2007. Conservative treatment of thoracic outlet syndrome. A review of the literature. Eura Medicophys 43: 55–70.

Watson LA, Pizzari T, Balster S. 2009. Thoracic outlet syndrome part 1: clinical manifestations, differentiation and treatment pathways. Man Ther 14: 586–595.

Yip-Menck J, Mais S, Kulig K. 2000. Consideration of thoracic spine dysfunction in upper extremity complex regional pain syndrome type I: a case report. J Orthop Sports Phys Ther 30: 401–409.

# 胸椎手法

William Egan，Paul E. Glynn，Joshua A. Cleland

## 概述

对于有上肢肌肉骨骼系统疾病的人来说，胸椎很少是症状的主要来源。然而，考虑到区域依赖的概念，胸椎和胸廓在上肢疼痛的持续和管理中扮演重要角色（Wainner et al 2007；Sueki et al 2013）。

例如，45 岁女性，颈痛的患者来到你的诊所。她的疼痛是最近发作的，在过去的两周内隐匿发生的，并否认有任何放射到肩部以下的症状。在临床检查确定没有任何严重疾病或禁忌证后，你选择针对她的上、中段胸椎进行了快速整复技术，也指导她进行颈椎的关节活动范围训练以及颈深屈肌的再训练。患者 3 天后评估报告，数字疼痛量表（numerical rating of pain scale，NRPS）的评分降低 3 分，颈部功能障碍指数（neck disability index，NDI）减少 25%。

你也检查了一位患右肩疼痛的 37 岁男性，症状和体征与肩峰撞击综合征及胸椎、胸廓的活动障碍一致。你对患者的上中段胸椎实施快速整复技术，另外对胸廓进行非快速整复技术的关节松动术。在手法治疗后，患者的静息疼痛减少了 50%，同时他肩部的无疼主动活动增加了 10°。你指导患者进行胸廓伸展运动以及下斜方肌和前锯肌肌力训练。5 天后回到诊所，患者的肩痛和功能障碍指数（shoulder pain and disability index，SPADI）下降了 25%。这两种假设的临床情景是基于最近临床试验的发现（Bergman et al 2004；González-Iglesias et al 2009b）。因此，对胸廓区域障碍的处理，可使各种上肢肌肉骨骼疾病患者的疼痛和功能障碍得到改善，包括颈、肩和肘部区域。

在对上肢功能障碍患者的管理中，胸椎经常被习惯性忽视。然而，有证据表明，胸椎、胸廓和上肢之间存在很密切的生物力学关系（Sobel et al 1996；Kebaetse et al 1999；Theodoridis & Ruston 2002；Crosbie et al 2008）。此外，研究表明，针对胸椎的手法治疗可对上肢和颈椎功能障碍患者的预后产生积极影响（Winters et al 1997；Bergman et al 2004；Young et al 2009；Huisman et al 2013）。本章的主要内容包括与胸椎相关的解剖学和生物力学，关于胸椎与上肢疼痛综合征、胸椎和胸廓探查及手法干预的相关性科学、临床证据。

## 胸椎、胸廓和上肢的区域间相互关联

### 胸椎和上肢之间的生物力学关系

胸椎和胸廓的结构和功能与颈椎、上肢形成了一种共生共存关系。胸椎作为颈椎支撑的基础，并与颈部在颈胸交界处紧密相连。颈胸交界处的僵硬和活动障碍在颈痛、头痛或上肢疼痛综合征患者中常见（Sobel et al 1997；Piva et al 2006；Cleland et al 2007a；Berglund et al 2008）。胸椎的位置已经被证明会影响颈椎和上肢的姿势（Kebaetse et al 1999）。例如，胸椎后凸增加，在典型的办公室工作人员中很常见，它与头部前伸以及肩胛骨外展上回旋联系在一起。为了实现颈椎和上肢的全部功能活动 2007a；Berglund et al 2008）。胸椎的位置已经被证明会影响颈椎和上肢的姿势（Kebaetse et al 1999）。例如，胸椎后凸增加，在典型的办公室工作人员中很常见，它与头部前伸以及肩胛骨外展上回旋联系在一起。为了实现颈椎和上肢的全部功能活动，需要保持胸廓的中立位以及胸椎和胸廓的协同运动。例如，上肢全范围上举必然伴随着胸椎伸展和同侧侧弯（Theodoridis & Ruston 2002）。从理论上讲，这与胸椎伸展有关，也需要同侧肋骨的外旋（Cropper 1996）。研究表明，与保持胸椎直立的姿势相比，屈曲的胸椎姿势会导致盂肱关节在进行最大限度的外展运动时，肩胛后倾减少，并在外展 90° 时力量减少（Kebaetse et al 1999）。关键姿势肌从胸椎跨越到肩胛区域，这些肌肉包括斜方肌的中下部和前锯肌。胸椎的位置或活动障碍可能导致这些肌肉的功能障碍，因此对颈部及上肢区域的疼痛和活动障碍有直接的影响。两项研究发现，针对中、下段胸椎进行快速整复或非快速整复调整技术后，斜方肌肌力增强（Liebler et al 2001；Cleland et al 2004a）。尽管这两项研究都涉及无症状的研究对象，并仅测量了肌力的即刻变化，但他们提出了一个临床信号，即胸椎和下斜方肌之间是关联的。

### 胸椎牵涉痛模式

胸椎很少引起颈部或上肢的牵涉痛。颈椎和上肢不接受胸椎神经根的直接神经支配，除了第 1 胸椎神经根外。然而交感神经系统通过交感神经链在肋椎关节前运行，会产生系统性的影响，并导致颈部和上肢的症状。一种被称为"$T_4$ 综合征"的临床症状被用来描述与上、中胸段的僵硬相关的一系列症状和体征（Conroy & Schneiders 2005）。典型的症状和体征包括头痛、颈部和手臂疼痛，以及双侧的"皮手套"状感觉异常。人们认为这些症状和体征可能部分来自胸椎功能紊乱以及交感神经系统功能障碍。

此外，一份已发表的病例报告描述了一名上肢复杂区域疼痛综合征患者，在针对上胸椎进行快速整复技术过后症状减轻（Menck et al 2000）。在关于胸椎关节突关节和肋横关节的疼痛图研究中，最常报道的是注射部位相邻的局部疼痛（Dreyfuss et al 1994；Fukui et al 1997；Young et al 2008）。在这些研究中，受试者没有报告颈部或上肢区域的牵涉痛。这不奇怪，因为胸椎缺乏与颈椎或上肢的神经解剖关系。有症状的胸椎间盘突出的患者通常会报告胸椎和胸壁疼痛而没有颈部或手臂疼痛（Wood et al 1999）。除了来自上两个胸段和胸交感神经链的症状外，不可能将胸椎作为颈椎或上肢区域牵涉痛或症状的直接来源。

### 胸椎障碍与上肢疼痛综合征之间的关系

在上肢肌肉骨骼疾病的患者中，发现了胸椎的位置异常和运动功能障碍。Norlander 等人（1996，1997）发现，在一群洗衣工人中，上肢疼痛综合征与上胸椎的运动功能障碍有关。在最初的研究及 2 年的随访中，发现与 $T_1 \sim T_2$ 相比，$C_7 \sim T_1$ 的前屈活动下降，预示着颈部和肩部疼痛。他们称此发现为"反向 $C_7 \sim T_1$ 关系"，因为发现在健康受试者中 $C_7 \sim T_1$ 的屈曲活动性大于 $T_1 \sim T_2$。在第 3 项研究中，Norlander 和 Nordgren（1998）发现，在一组电气和洗衣工人中，$C_7 \sim T_1$ 和 $T_1 \sim T_2$ 的前屈关节活动范围减少后，颈痛、头痛、肩痛和双侧手部无力增加了三倍。这些研究者推论，功能障碍胸椎节段的本体感觉输入可能会导致颈部和肩部的症状，还需要进一步的研究来得出明确的结论。

胸椎、胸廓和肩胛带的运动功能障碍与患者首次诊疗时主诉肩痛相关。Winters 等人（1999）在对肩部损伤患者 12 ~ 18 个月的随访中发现，那些报告显示肩部疼痛没有"治愈"的患者更有可能出现肩胛带的疼痛或活动受限。作者将肩胛带定义为颈椎和上位胸椎或上位肋骨。这是与由盂肱关节、肩锁关节、肩峰下关节，而非肩胛带的功能障碍而被诊断为滑膜疾病的患者相区别。另一项研究表明，肩胛带功能障碍患者对该区域的手法治疗有良好的反应，而滑膜疾病的患者对类固醇注射的反应最好（Winters et al 1997）。

肘部侧方疼痛是一种常见的上肢肌肉骨骼疾病，它与多种障碍有关。其中包括颈椎和胸椎的疼痛和活动受限。一项研究发现，与没有肘部疼痛的受试者相比，在 $T_1 \sim T_7$ 区域进行回弹测试的患者，阳性反应率更高（Berglund et al 2008）。然而，在这项研究中，不能得出关于疼痛与胸椎回弹测试和肘部疼痛之间相联系的确切结论，这可能是由于疼痛的中枢敏化现象所致。然而，对肘部疼痛患者的胸椎损伤的评估和管理是临床需要考虑的问题。在一个小型试点研究和一个更大的回顾性研究中，Cleland 等人（2004b，2005a）发现患者接受肘部治疗的同时增加针对颈椎和胸椎区域的手法治疗，比只接受肘部治疗的患者能取得更好的疗效。

## 胸椎和胸廓的手法治疗在上肢疼痛综合征中的循证依据

由于主诉胸椎和胸壁疼痛的患者相对较少，目前仅有低质量的证据支持在胸椎和胸壁疼痛的管理中使用手法治疗。在一项初步研究中，Schiller（2001）发现，与安慰剂治疗相比，对胸椎机械性疼痛的患者进行 6 次胸椎快速整复治疗，疼痛显著减轻。研究中使用的技术是在横向直接接触的短杠杆快速整复技术。在一个案例报告中，Kelley 和 Whitney（2006）描述了在对一个青少年运动员的中段胸椎进行非快速整复手法治疗后，右下胸壁疼痛立即缓解。Fruth（2006）报告了一例右上胸部疼痛的患者，在 7 次手法治疗后疼痛得到缓解，包括肋骨的非快速整复手法，触发点缺血性压迫和运动治疗。Bruckner 等人（1987）对 73 名主诉胸椎疼痛的风湿病门诊患者的回顾性研究中报告，大多数患者经过胸椎手法治疗及姿势指导后疼痛消失（77%）或稍改善（15%）。在这回顾性研究中的大部分患者（75%）报告胸椎中段疼痛，以及约半数的患者主诉前胸壁

疼痛。胸壁疼痛患者应接受鉴别诊断以排除心脏和内脏疾病。与胸椎有关的肌肉骨骼疼痛可能会引起假性心绞痛或假性内脏疼痛。

文献中有两篇关于前胸或腹部疼痛患者的报告，这些受试者经检查无心脏和内脏疾病（Hamberg & Lindahl 1981；Benhamou et al 1993）。发现这些患者有机械性胸痛，患者均对胸椎的手法或对肋椎关节的注射治疗有反应。另一项研究确定了一些历史问题，帮助临床医务人员确定患者腹部疼痛是否由肌肉骨骼系统疾病导致的（Sparkes et al 2003）。患者应对两个问题回答"是"，对另一个问题回答"不是"。这样回答的患者，其疼痛来源于肌肉骨骼系统的阳性似然比为 4.2。

"是"的问题为：

- 咳嗽，打喷嚏或深呼吸会让你的疼痛加重？
- 做一些如弯腰、坐、举、扭转或床上翻身之类的活动会让你的疼痛加重？

"不是"的问题为：

- 自从你的症状出现以来，你的排便习惯有任何变化吗？

在近年的文献中出现了对颈部疾病患者实施胸椎手法治疗后的效果的研究。考虑到颈部快速整复手法技术有小概率会产生严重不良后果，一些作者建议将胸椎快速整复手法技术作为一种安全手法来替代，特别是在出现严重症状或神经根病或挥鞭伤情况下（Piva et al 2000；Pho & Godges 2004；Childs et al 2005）。一些研究表明，颈部疼痛的患者可受益于胸椎快速整复手法技术。这些研究包括 2 项病例、9 项随机对照试验、1 项初步的临床预测模型研究和 2 项系统评价（Savolainen et al 2004；Cleland et al 2005b，2007a，2007c，2010；Fernández-de-las-Peñas et al 2007；Krauss et al 2008；González-Iglesias et al 2009a，2009b；Cross et al 2011；Lau et al 2011；Puente-dura & Landers 2011；Huisman et al 2013；Masaracchio et al 2013）。这些研究的质量各不相同，有些证据相互矛盾，但总的来说，提供了大量的证据表明颈痛患者在胸椎的手法治疗后，疼痛和功能障碍方面有显著改善。然而，值得注意的是，在一些研究中，通过运动治疗来增强胸椎手法治疗的疗效。在这些研究中使用了各种技术包括坐位、俯卧和仰卧下针对中段、上段胸椎的快速整复技术。表 13.1 提供了关于颈痛患者研究的总体情况。

**表 13.1　颈痛患者实施胸椎手法治疗研究的总体情况**

| 出版年限 | 试验设计 | 受试对象 | 干预方法 | 结局 |
|---|---|---|---|---|
| Cleland et al 2005b | RCT | 36 名颈痛的患者 | 仰卧胸椎徒手快速整复技术与对照组进行比较 | 与对照组相比,快速整复技术对即刻降低颈部疼痛有临床上的显著差异 |
| Cleland et al 2007c | RCT | 60 名颈痛的患者 | 6 个疗程的胸椎徒手快速整复技术和运动 VS 非快速整复技术和运动 | 通过 NDI 测量,在完成 6 个疗程时,与非快速整复组相比,快速整复技术组的疼痛和功能障碍的改善具有临床上的显著差异 |
| Cleland et al 2007a | 前瞻性队列研究 | 78 名颈痛患者 | 所有的受试者都接受针对中、上胸椎和颈椎的徒手快速整复技术和关节活动范围训练,共计 2 个疗程。6 个指标中满足 3 个的患者,通过干预得到成功结果的阳性似然比为 5.5 | 下面的变量构成了在"整体变化评估量表"评分上达到有临床价值的改善的患者的临床预测模型:<br>1. 症状<30 天<br>2. 肩关节以下无症状<br>3. 仰头不会加重症状<br>4. FABQPA 得分<12<br>5. 上胸椎后凸减少<br>6. 颈椎伸展关节活动范围<30° |
| Cleland et al 2010 | RCT | 140 名颈痛的患者。每组患者均满足上述 CPR 的 3 个变量 | 2 个疗程的胸椎手法治疗和颈椎关节活动范围训练后加 3 个疗程的颈椎肌力训练和牵伸 VS 5 个疗程的颈椎肌力训练和牵伸 | 与单纯运动相比,运动结合胸椎手法治疗的受试者在短期和长期随访中功能障碍及短期随访的疼痛具有临床上的显著差异。上述 CPR 情况对两组受试者预后均无影响 |
| Cross et al 2011 Systematic | 系统评价 | 6 项颈痛患者的 RCT | 在这 6 项研究中,实验组都采用了胸椎的手法治疗。注意:这 6 个研究都包含在此表中 | 在各项研究中,胸椎手法治疗对疼痛有改善的效应量由小到大<br>胸椎手法治疗对患者自我报告颈部功能障碍指数结果的改善的效应量由中到大 |
| Fernández-de-las-Peñas et al 2007 | 系列病例 | 7 位颈痛的患者 | 所有的患者都在坐位下接受了针对上胸椎的快速整复手法技术 | 所有的患者在治疗后,均即刻减轻静息痛,并改善了颈部关节活动范围 |
| Flynn et al 2001 | 系列病例 | 26 例颈痛患者 | 所有患者都接受了包括上、中胸椎及胸廓的低关节活动范围节段的快速整复手法技术 | 干预后,患者的颈椎关节活动范围即刻改善具有临床上的显著差异,静息痛也有所减轻 |
| González-Iglesias et al 2009a | RCT | 45 名颈痛患者 | 6 个疗程的 TENS、运动和按摩,VS 相同的项目同时加上坐位下、每周 1 次连续 3 周的胸椎快速整复技术 | 与非手法治疗组相比,干预后手法治疗组的患者在疼痛和功能障碍评分明显下降,颈椎关节活动范围增加,具有临床上的显著差异 |

**表 13.1　颈痛患者实施胸椎手法治疗研究的总体情况（续）**

| 出版年限 | 试验设计 | 受试对象 | 干预方法 | 结局 |
|---|---|---|---|---|
| González-Iglesias et al 2009b | RCT | 45 名颈痛患者 | 5 个疗程的电热治疗 VS 相同的治疗外加坐位下、每周 1 次连续 3 周的胸椎快速整复手法 | 在干预结束时和 2 周后随访时，与非手法治疗组相比，手法治疗组患者的疼痛和功能障碍评分明显下降，具有临床上的显著差异。4 周后的随访，手法治疗组在疼痛的改善上依然具有临床意义 |
| Huisman et al 2013 | 系统评价 | 10 项 RCT 包括 677 名颈痛的患者 | 在所有 10 项研究中实验组都接受了胸椎的手法治疗。注：所有 10 项研究均包含在此表中 | 10 项研究中的 8 项报告称，胸椎手法治疗对减轻疼痛和功能障碍的改善具有临床上的显著差异。目前无足够的证据表明胸椎的整复优于控制干预措施 |
| Krauss et al 2008 | RCT | 22 例颈痛患者 | 仰卧位下 $T_1 \sim T_4$ 快速整复手法 VS 对照组 | 与对照组相比，胸椎手法治疗组颈椎左右旋转的关节活动范围改善具有临床意义，颈椎右旋的疼痛减少 |
| Lau et al 2011 | RCT | 120 例慢性颈痛的患者 | 8 个疗程的胸椎手法治疗、红外线治疗、运动训练、宣教 VS 8 个疗程的红外线治疗和宣教 | 6 个月的随访发现，与对照组相比，训练结合胸椎手法治疗组对颈部疼痛和功能障碍改善方面具有临床显著差异 |
| Masaracchio et al 2013 | RCT | 64 例颈痛的患者 | 2 个疗程的胸椎快速整复技术、颈椎非快速整复手法治疗加颈椎关节活动范围的训练 VS 2 个疗程的颈椎非徒手快速整复手法和训练对比 | 在一周随访时，胸椎快速整复技术、颈椎非快速整复手法治疗和颈椎关节活动范围训练组与颈椎非快速整复手法治疗组相比，在颈部疼痛和功能障碍改善上具有临床上的显著差异 |
| Puentedura et al 2011 | RCT | 24 例颈部疼痛患者，在胸椎手法治疗 CPR 的 6 个变量中至少满足 4 个 | 2 个疗程的胸椎手法治疗和关节活动范围训练后加 3 个疗程的颈椎肌力和牵伸训练 VS 2 个疗程的颈椎徒手治疗和关节活动范围训练后加 3 个疗程的颈椎肌力和牵伸训练 | 在短期和长期随访中，颈椎手法治疗和训练组与胸椎手法治疗组相比，颈椎疼痛和功能障碍的改善上具有临床上的显著差异 |
| Savolainen et al 2004 | RCT | 75 例颈痛的受试者 | 4 个疗程的胸椎徒手治疗与指导性训练相比较 | 在 12 个月的随访中，手法治疗组的受试者报告可感知疼痛明显降低 |
| Sillevas et al 2010 | RCT | 100 例慢性颈痛患者 | 1 个疗程的胸椎手法治疗与对照组比较 | 在即刻随访时，组内或组间的疼痛或交感神经系统活动无差异 |

RCT＝随机对照试验；CPR＝临床预测模型；NDI＝颈部功能障碍指数；TENS＝经皮神经电刺激。

挥鞭伤后颈部疼痛是很常见的。有一项随机对照试验和一份关于对挥鞭伤后颈部疼痛的患者进行胸椎快速整复的病例报告。在一项分两部分的研究中，Fernández-de-las-Peñas 等人（2004）首次比较了颈痛患者和挥鞭伤颈痛患者胸椎功能障碍的发生率。胸椎功能障碍通过触诊胸椎屈曲不对称和疼痛，或者胸椎回弹试验活动性降低来确诊；基于这些标准，69% 的挥鞭伤患者和 13% 的颈痛患者存在胸椎功能障碍。研究的第二部分，将 88 例挥鞭伤患者随机接受 15 个疗程的物理治疗，包括电热治疗、红外线、按摩、运动训练，或者相同的物理治疗同时附加两个疗程的胸椎手法治疗。使用的胸椎手法治疗是针对 $T_4 \sim T_5$ 实施仰卧位快速整复技术。研究结束时，进行视觉模拟评分（VAS），发现与物理治疗组相比，接受胸椎手法治疗组的颈痛显著减轻。

Pho 和 Godges（2004）提供了一例挥鞭伤后颈痛的病例报告。由于在评估和治疗的初试阶段，颈椎不稳定，所以患者的早期治疗使用了两个疗程的胸椎快速整复技术和非快速整复技术。经过 4 次物理治疗后，患者的症状、功能障碍和关节活动范围得到了完全改善。有越来越多的证据表明胸椎的快速整复和非快速整复手法，成为神经根型颈椎病患者多模式方法管理不可缺少的部分。Cleland 等人（2005c）和 Waldrop（2006）发表了一系列病例，对诊断为神经根型颈椎病患者使用类似的多模式介入方法。干预措施包括对胸椎的快速整复治疗、颈椎的非快速整复手法技术、间歇性牵引和运动治疗。在这两个系列病例里，大多数患者在干预结束及中期随访中表现出具有临床意义的疼痛减轻和功能障碍改善。在一项对神经根型颈椎病患者的前瞻性队列研究中，Cleland 等人（2007b）确定了预测物理治疗管理短期成功的指标，"成功"被定义为超过颈痛功能障碍指数、患者特异性功能量表、NRPS、整体变化评估量表的最小临床重要差异。预测指标包括：年龄小于 54 岁，低头症状不会加重，优势侧手臂不受影响，患者在至少 50% 的就诊时间内接受包括颈椎牵引、手法治疗尤其是胸椎手法治疗、颈深屈肌肌力训练至在内的多重治疗。符合这 4 个指标中 3 个的患者，成功的阳性似然比为 5.2。一项高质量的随机对照试验中，Young 等人（2009）对神经根型颈椎病患者实施多重治疗方法比较，包括胸椎徒手快速整复技术、颈椎非快速整复手法治疗以及加或不加入机械性颈椎牵引的运动治疗。患者平均每周接受 2 次治疗，持续 4 周。在每次就诊时，临床医务人员都必须使用针对中、上段胸椎的至少一种手法治疗。快速整复技术在坐位、仰卧和俯卧位下均可使用。在第 2 周和第 4 周，两组患者的疼痛和功能障碍减轻都具有临床显著差异，两组之间没有差异。

除了神经根型颈椎病外，还有一些证据表明对胸椎进行快速整复手法可以帮助治疗轻度 I 级颈椎压迫性脊髓损伤患者。Browder 等人（2004）在一个包含 7 位病例的系列报告中，对所有患者平均治疗 9 个疗程，实施胸椎快速整复手法和颈椎间歇性机械牵引的多重管理，发现患者疼痛和功能障碍的减轻均具有临床意义。尽管从这些研究中很难区分出胸椎手法治疗的个体效果，但是它包含在所有研究中，并可能在神经根型颈椎病患者多模式管理中起着不可或缺的作用。根据作者的经验，在进行胸椎快速整复手法后，大部分神经根型颈椎病患者症状即刻明显缓解，尤其是肩胛区域，颈椎关节活动范围也得到改善。颈源性头痛患者是肌骨疾病重要的一个临床专科组成部分。颈源性头痛管理包括手法治疗、运动训练，已显示对这一部分患者产生有益的临床价值（Jull et al 2002）。胸椎的位置异常和运动障碍是导致持续性头痛的因素之一。此外，胸椎的快速整复手法和非快速整复手法可以通过改变来自从胸椎到上颈椎区域的多阶段肌束的张力来减少头痛。在 Jull 等人（2002）的随机对照试验中，接受手法治疗、运动训练或者两者结合的患者，头痛发生的频率和强度降低，具有临床意义。试验中选择的手法治疗项目，包括基于患者的损伤、体征和症状，进行颈椎和上胸椎的快速整复和非快速整复手法治疗。运动训练项目包括针对颈部深层屈肌和肩胛稳定肌姿势、运动控制和耐力训练。Viti 和 Paris（2000）在一例头痛患者的病例报告中，发现对上胸椎的快速整复技术治疗的随后 4 天，患者的头痛得到减轻。而先前对患者上颈部区域损伤的处理未能改变症状。初步证据表明，胸椎的快速整复和非快速整复手法可在颈源性头痛患者的多模式管理中发挥作用。然而，需要更多的高质量的研究来进一步验证这一假设。

如上所述，肩关节的运动中伴随着胸椎的运动，因此胸椎与肩关节区域密切相关。所以肩部达到全范围运动需要依赖胸椎保持直立、中立位。3 项高质量的研究调查了在肩关节疾病患者中使用胸椎区域的快速整复和非快速整复手法的情况（Winters et al 1997；Bang & Deyle 2000；Bergman et al 2004）。在两个单独的随机对照试验中，Winters 等人（1997）

和 Bergman 等人（2004）均报告称，通过短期、中期随访，发现对肩部疼痛、肩胛带功能障碍的症状和体征的患者使用针对性的颈椎、上胸椎和上胸廓的治疗，使疼痛减轻、功能障碍得到了改善，具有临床意义。对照组包括非快速整复手法物理治疗，常规医疗服务或类固醇注射。两项研究中的患者都接受了由经验丰富的临床医务人员提供的 6 个疗程的手法治疗。Bang 和 Deyle（2000）对肩峰下撞击综合征患者进行单纯运动训练和运动训练结合手法治疗进行比较。两组患者均接受了 6 次治疗。在疗程结束时，与单纯运动训练组相比，手法治疗组中患者在疼痛、功能障碍及肌力改善上具有临床意义。手法治疗包括盂肱关节、锁骨、颈椎、胸椎和肋骨的快速整复和非快速整复手法。

　　这 3 项研究提供的证据表明，作为联合治疗方案的一部分，胸椎的手法治疗可以为肩痛患者带来积极结果。然而，目前还不清楚，单独使用胸椎手法治疗对结果的贡献有多大。Boyles 等人（2009）研究了 54 名肩峰撞击综合征患者前瞻性系列病例，解决了这个问题。他们报告称，在对上、中胸椎和胸廓进行快速整复手法后 48 小时内，疼痛、功能障碍和整体变化评估得到了改善。研究中使用坐位下的快速整复技术来操作胸椎，仰卧位的技术来整复肋骨。尽管胸椎和肋骨关节不太可能直接引起肩部区域疼痛。Boyle（1999）报告，在对同侧第 2 肋骨进行非快速整复手法后，两名患者的肩关节症状完全缓解。

　　Mintken 等人（2010）报告了一项临床预测规则构建研究的结果，研究对肩痛患者的胸椎手法治疗。在这个研究中，共有 80 例不同肩关节疾病的患者（不包括对胸椎快速整复手法禁忌证的患者），他们接受了 2 个疗程的胸椎快速整复手法、颈椎非快速整复手法和脊柱运动训练。在 15 分级的 GRC 量表中，至少是 +4 的评分才被当作成功的标志。基于此标准，61% 的患者在上述干预计划的 2 个疗程中获得了成功的结果。使用逐步逻辑回归分析，作者得出了预测干预成功的 5 个指标：无痛下肩关节屈曲关节活动范围小于 127°，肩关节外展 90° 下内旋小于 53°，Neer 测试阴性，不服用止痛药，症状的持续时间小于 90 天。符合这 5 个指标中的 3 个的患者，其成功好转的阳性似然比为 5.4，即治疗后 89% 的成功率。该单组试验有局限性，且临床预测规则有待随机对照试验的构建。然而，这项研究进一步证明了胸椎手法治疗作为联合干预措施的一部分，可以改善肩痛患者的疼痛和功能障碍。

　　为了进一步研究胸椎手法治疗对肩痛患者疼痛减轻、关节活动范围改善的潜在机制，Muth 等人（2012）完成了一项实验室研究。研究人员使用表面肌电和电磁传感装置测量了 30 例年龄在 18~45 岁有肩袖损伤迹象的受试者胸椎手法治疗前后的肩胛肌肉活动及运动学改变。手法治疗后，除了中斜方肌活动的略有增加和肩胛上回旋略有下降外，肩胛骨肌肉活动或运动学方面无显著差异。然而，在手法治疗后，受试者报告肩关节测试和肩部主动上举时疼痛明显减轻。研究对象还报告说，在 7~10 天的手法治疗后，通过标准化自我评估问卷，受试者报告肩关节功能得到了临床上显著改善。作者的结论是，胸椎的手法治疗可以立即改善肩部的疼痛和功能，但是这些结果并不能通过肩胛骨肌肉活动或运动学的变化来解释。

　　如上所述，在报告肘部外侧疼痛的患者中，胸椎的运动障碍和压痛是很常见的（Berglund et al 2008）。与单纯对肘关节进行局部治疗相比，研究结果证明肘关节局部治疗加上颈胸段的手法治疗，可在更少的治疗次数中改善症状（Cleland et al 2004b, 2005a）。

## 上肢肌肉骨骼疼痛患者胸椎和胸廓的评估和筛查

　　所有上肢疼痛的患者都需要进行一个全面整体的肌肉骨骼检查，包括筛查、患者病史和体格检查。以下是所需的检查程序，以帮助识别需要胸椎、胸廓手法治疗的损伤。读者可以参考本书的其他章节的检查程序。以检查时患者的不同体位为分类来描述这些检查。

### 胸椎和胸廓的姿势筛查

　　胸椎的检查从姿势筛查开始，目的是确定与正常、平滑的胸曲相偏离的胸椎节段。将上、中、下段胸椎曲度减少或增加的节段记录下来。这种方式观察胸椎位置偏移具有中等信度（Cleland et al 2006）。对于由 Cleland 等人（2007a）所开发的临床预测规则，上胸椎出现后凸减少，已经成为颈痛患者胸椎手法治疗成功的预测变量。检查者可以通过手指沿着胸椎区域两侧的椎旁肌，触诊正常胸椎曲度的变化。软组织张力改变和压痛的区域，提示探测到潜在的节段性功能障碍。另外，检查者可以触诊肋角，使患者将同侧的手放到对侧肩部,外展肩胛骨,来触诊肋角是否存在压痛。肋骨角压痛提示肋骨潜在的功能障碍(Flynn et al 2001)。

## 胸椎主动关节活动范围

胸椎的主动活动范围检查在坐位下进行,最先检查患者在主平面上的活动范围,如果活动没有引起患者疼痛,可以加压。可以通过在选定胸椎平面上的气囊式倾斜仪来确定胸椎活动范围。倾斜仪放置在矢状面上,用于测量屈伸的关节活动范围,在冠状面上测量侧屈(Molina et al 2000)。坐位下胸椎主动旋转的同时加压,对胸椎筛查具有临床价值。通过这个检查,可以快速记录疼痛和用视觉粗略判断出的关节活动范围。

## 第 1 肋骨的活动测试

在坐位下筛查第 1 肋是否上抬,由检查者触诊第 1 肋的相对高度。检查者站在患者后方,将上斜方肌向后方推开后可以触诊到第 1 肋。临床医务人员可以将手指放在第 1 肋的后上方,用视觉判断第 1 肋骨的相对高度。Lindgren 等人(1989)提倡用颈椎的旋转侧屈测试(cervical rotation lateral flexion test,CRLF)来筛查第 1 肋的高度。在这个测试中,颈椎被动地旋转到对侧,然后在矢状面上最大侧屈。侧屈活动减少提示与颈椎旋转方向相反一侧的第 1 肋上抬。

在仰卧位下进行第 1 肋骨的活动性测试,由临床医务人员用第 2 掌指关节的掌侧面对第 1 肋骨的后上方施加向尾端的滑动。若发现有活动或疼痛,提示第 1 肋骨功能障碍。临床医务人员也可通过吸气、呼气过程中在锁骨内侧前下方触诊第 1 肋的方式评估。在吸气和呼气的过程中相对活动减少提示第 1 肋活动受限。

## 胸椎和胸廓的节段性活动测试

剩下的肋骨也可以以类似的方式进行评估,通常会将胸廓分成上、中、下区域,以 3 到 4 组的方式进行检查。临床医务人员也可以在肋骨前方使用拇指实施被动的附属运动,在胸肋关节的前、后向(临床医务人员也可以通过用拇指在胸肋关节实施前后向的回弹来对前侧肋骨进行被动的辅助活动)(Maitland et al 2001)。临床医务人员须记录每根肋骨是否疼痛,关节活动范围是否正常,受限还是增加(Heiderscheit & Boissonnault 2008)。

胸椎的节段性运动测试,使用前后回弹测试,要求患者俯卧。临床医务人员用自己的小鱼际在胸椎棘突处给予一级后向前的力量,检查胸椎的活动和疼痛。检查者记录是否有疼痛,每个胸椎节段关节活动范围是否正常、活动受限还是增加(Cleland et al 2006;Heiderscheit & Boissonnault 2008)。临床医务人员可以以类似的方式在胸椎横突进行单侧回弹。肋骨也需检查关节活动范围和疼痛。使用交叉手技术,临床医务人员用小鱼际在棘突旁边隆起处稳定胸椎对侧,用对侧手的小鱼际在每个肋角进行回弹测试。胸椎的节段性运动测试对颈痛患者的疼痛和灵活性评估的信度较差(Cleland et al 2006)。在两项涉及无症状受试者的研究中,当扩大了一致性的范围时,胸椎和肋骨的节段性移动测试的可靠性得到了改善(Christensen et al 2002;Heiderscheit & Boissonnault 2008);由于无法确定特定的胸椎水平,这些作者允许评估者出现 1 个胸椎节段的误差。

## 对检查和重新评估的解释

通过对上述检查程序的汇总,临床医务人员可以对胸椎是否存在活动障碍做出合理的临床判断。在临床上,上肢肌肉骨骼疼痛的患者和没有症状的患者中,胸椎和肋骨的运动障碍很常见(Heiderscheit & Boissonnault 2008)。与其他脊柱区域相似,胸椎关节活动范围随着年龄的增长而减少(Edmondston & Singer 1997)。以前的手法治疗专家已经描述了详细的评估方案,以试图确定胸椎和胸廓特定运动障碍节段部位和方向。根据这些生物力学诊断,选择一个与相应运动功能障碍匹配的治疗程序。如上所述,胸椎和胸廓的节段性活动测试的信度是公认的。此外,研究表明,检查和手法治疗干预会影响脊柱的一个区域而不是一个特定部分(Powers et al 2003;Ross et al 2004)。因此,我们提出基于最新证据的务实评估流程。例如,要识别胸椎某一区域活动障碍节段,(检查者应在)这一区域(发现)胸椎后凸的增加或者减少,主动关节活动范围受限,软组织高张力或压痛,回弹测试关节活动范围减少。这些检查方法也用于胸廓。肋骨角压痛,在呼吸过程中移动减少,回弹测试肋骨的前后向可动性减少,都提示肋骨活动障碍。检查者可以联合回弹测试活动度减小、呼吸过程中第 1 肋移动减少,肋角的压痛,明显的肋骨上提和 CRLF 试验阳性,明确第 1 肋的活动受限。要辨别胸椎是否是患者疼痛产生的原因或症状的来源,应把患者的相似症状通过检查激发出来。例如,在 Boyle(1999)报道的案例中通过后向前地推动同侧第 2 肋激发出患者相似的肩痛。

对有颈部或上肢问题的患者,临床医务人员通常在其无症状胸椎区域施加手法治疗。因此,我们推荐临床医务人员通过对症状局部功能动作改善的效果来评价某一技术的有效性和价值。例如,对胸椎的手法治疗后,临床医务人员可以对肩峰撞击综合征患者的疼痛和肩上举的关节活动范围进行再评估。同样的,对于肘外侧疼痛患者,在施予胸椎或肋骨的手法后可以再测试无痛的手部抓握力。对于主诉胸椎疼痛的患者,会再次评估如坐位躯干旋转这样的胸椎功能。

## 胸椎和胸廓的手法治疗

胸椎区域快速整复和非快速整复手法治疗引起的并发症很少见。但作为综合检查的一部分,需对患者是否有需要医疗转诊和手法禁忌证进行筛查。对胸椎区域进行手法治疗的典型禁忌证包括因肿瘤、创伤、感染或新陈代谢状况(如骨质疏松症)导致的矿物质流失或骨质疏松。脊髓压迫的症状提示有大块胸椎间盘突出的可能性,在得到诊断影像之前也禁止操作。在判断患者的症状是否可以通过胸椎手法治疗得到改善时,考虑研究胸椎手法治疗的临床试验的纳入标准和排除标准很有用。例如,一些试验有 18~60 岁的年龄限制(Cleland et al 2005b,2007a,2007c,2010;Masaracchio et al 2013),而在其他一些研究中是 18~45 岁(González-Iglesias et al 2009a,2009b)。在适当地对患者进行筛查后,训练有素的临床医务人员在避免用力过大或幅度过大的情况下,胸椎的手法治疗在本质上是安全的。治疗后暂时性的轻度酸痛反应是正常的,所以有必要提前告知,以免患者误解(Cleland et al 2007c)。

大量的生物力学理论解释了脊柱手法治疗对于改善疼痛和功能障碍的机制。尤其是胸椎,我们认为对胸椎加以手法治疗改善胸部活动性可增加颈椎或上肢的无痛活动范围。还有人提出,改善胸椎关节活动范围将减轻邻近的、高活动性关节的压力,如颈椎或肩关节。然而,越来越多的证据表明,手法治疗主要是神经生理学作用机制(Bialosky et al. 2009)。目前认为手法治疗后的镇痛作用发生于外周、脊髓和中枢神经系统水平。其作用包括减少脊髓周围的肌肉反射活动,通过神经调节机制和激活内源性阿片类物质,改变大脑对疼痛的处理,抑制

疼痛产生。安慰剂作用和患者对治疗的期望的可能在手法治疗的效果中起作用(Bialosky et al 2008)。考虑到这一点,临床医务人员可以根据患者的接受程度、临床医务人员的经验和技能,以及高质量的研究证据来选择特定的手法治疗技术,而不是与特定生物力学病变相匹配的治疗步骤。下面是对胸椎和肋骨的手法治疗技术描述;本章所选的手法治疗技术都基于已发表的临床试验和作者的临床经验。其他胸椎操作技术的综合描述,可参考其他资料(Flynn et al 2001;Maitland et al 2001;Gibbons & Tehan 2006)。为保持与最新手法治疗术语一致,所有的"步骤"将被称为"手法"(Mintken et al 2008)。"快速整复手法"指涉及快速整复技术,"非快速整复手法"是指低速,分级方式的技术。

### 坐位上胸段快速整复手法

患者坐于治疗床上,双手环抱于颈后,尽量放置于颈椎上(图 13.1)。临床医务人员站于患者身后,上肢穿过患者上臂环抱患者,双手交叉覆盖患者手部。然后临床医务人员带动患者向后倾斜,更好地放松肌肉,临床医务人员利用双腿发力产生一个向天花板方向的力,在患者上胸段施加一个牵引力。在这个过程中注意不要拉伤患者的肩胛带。如果患者出现肩部不适或手臂无法达到该位置,则放弃使用该技术。

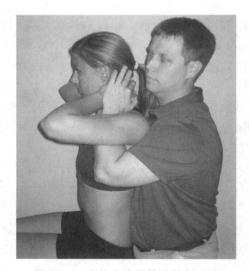

图 13.1    坐位上胸段快速整复手法

### 坐位中胸段快速整复手法

患者坐于治疗床上,手臂环抱身体,手抓对侧肩部(图 13.2)。临床经验表明,双肘平行是最佳姿

势,这可以使临床医务人员在体积较大患者身上使用这项手法。临床医务人员将胸骨抵于患者的中段胸椎。或者在临床医务人员与患者需治疗的椎骨之间夹一个毛巾卷,以定位治疗节段。临床医务人员环绕患者,手抓住患者的肘部。可能的话,临床医务人员双手交叉。临床医务人员通过内收双臂,收紧肩胛带将胸部推向患者的胸椎来收紧患者背部的肌肉。快速整复手法是临床医务人员胸部保持抵住椎骨向前,通过前后推动患者的手臂对中胸段产生作用。一些临床医务人员尝试在这过程中将患者提起来产生一个作用于胸部的分力,但这可能会对体积较大的患者和临床医务人员造成损伤。如果临床医务人员不能科学地接触他/她的手臂来环抱患者,就应选择其他治疗手法。

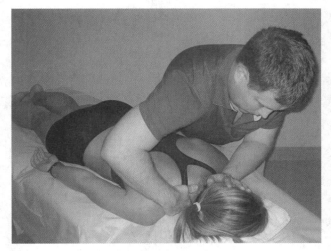

图 13.3　俯卧位上胸段快速整复手法

## 俯卧位中胸段快速整复和非快速整复手法

患者俯卧位,临床医务人员用小鱼际作用于中胸段棘突外侧(图 13.4)。临床医务人员可以轻微外旋患者手臂,使皮肤和软组织处于放松状态。在这个位置,可以实施后前向的非快速整复分级手法和快速整复手法。在患者呼气时下推,注意在操作过程中避免产生过大的力或振幅。临床医务人员应确保接触点刚好在棘突外侧,以免损伤患者的肋骨。临床医务人员应根据患者脊柱后凸的轮廓调整手摆放位置的角度,以保持与脊柱垂直。

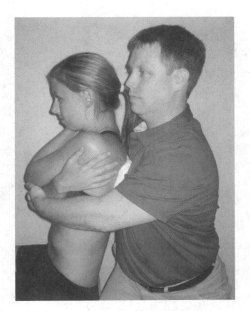

图 13.2　坐位中段胸椎快速整复手法

## 俯卧位上胸段快速整复手法

患者俯卧位,临床医务人员站在患者一侧,使患者头颈部转向另一侧(图 13.3)。然后,临床医务人员用大拇指或豌豆骨作用于治疗节段的棘突外侧,将另一只手放于患者头部,轻柔地使其做进一步的旋转、向对侧侧屈和伸展,直到该节段的棘突开始移动。临床医务人员向棘突传导快速整复以达到"打开"关节的作用。在推动期间,临床医务人员用对侧手保持患者头颈部的姿势。要小心避免冲击到患者的头颈部。如果患者在治疗期间感受到颈部疼痛,可以从另一侧尝试使颈椎反方向旋转,或者选择其他治疗技术。

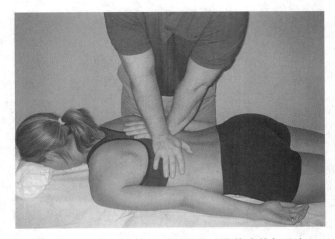

图 13.4　俯卧位上胸段快速整复及非快速整复手法

## 仰卧位上、中胸段快速整复手法

患者仰卧位,临床医务人员指导患者转向自己所在侧,一只手放置于患者需要治疗的上/中段胸椎上,然后以临床医务人员的手作为支点进行操作。

可以有多种握法,包括枪式握法或全手握法。枪式握法是用小鱼际和第 2 掌指关节稳定胸椎横突,将棘突包裹在中间(图 13.5)。全手握法是用大鱼际抵住胸椎棘突外侧(图 13.6)。随后,临床医务人员将患者完全转回仰卧位,同时保持手部姿势。指导患者将双手于颈后交握(图 13.7),或者手臂环抱于胸前,肘关节重叠(图 13.8)。患者手臂如何摆放取决于临床医务人员和患者的偏好,一些患者倾向于双手交叉放置于颈后以避免对胸部和乳房造成压力。另一些患者可能颈椎不适或由于上肢活动障碍只能选择另一种姿势。在目前的姿势下,临床医务人员用另一只手屈曲或伸展患者头部到产生症状的位置,这时临床医务人员作为支点的下方手部会感受到压力。通过临床医务人员被动屈伸患者的头颈部(图 13.9)或者他们的手(图 13.10)来完成。

临床经验表明,伸展手法常用于上胸段 $T_1 \sim T_3$,而屈曲手法主要用于中胸段 $T_4 \sim T_9$。随后,临床医务人员对患者手臂朝支点施加前后向的快速整复。随后,临床医务人员通过从患者的手臂向支点施加前后,略向尾部的力来松动胸椎。患者呼气末,临床医务人员向下推手臂。注意避免产生过大的力或振

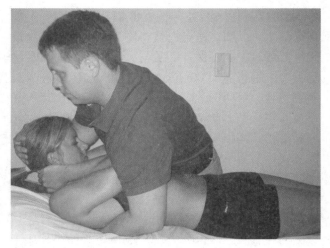

图 13.7　仰卧位上、中胸段快速整复手法,患者双手交叉放于颈后

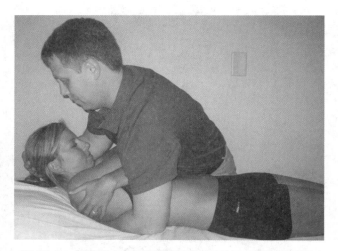

图 13.8　仰卧位上、中胸段快速整复手法,患者手臂环抱胸部

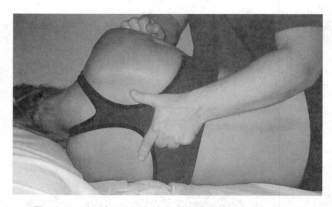

图 13.5　仰卧位上、中胸段快速整复手法,枪式握法

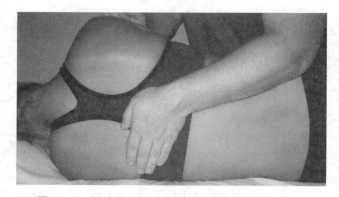

图 13.6　仰卧位上、中胸段快速整复手法,全手握法

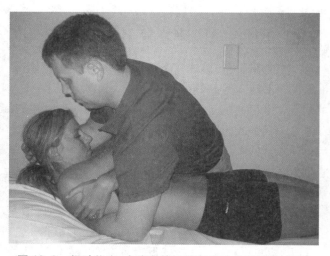

图 13.9　仰卧位上、中胸段快速整复手法全手握法,颈屈

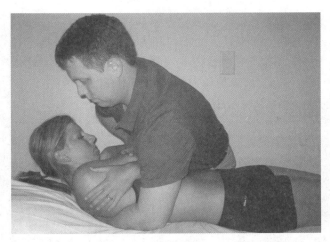

图 13.10　俯卧位上、中胸段快速整复手法全手握法，下压手臂

幅。如果患者肩部出现疼痛，可以改变该技术，使患者的一只手臂放于对侧肩部，而疼痛的上肢则舒适地留在治疗床上（图 13.11）。

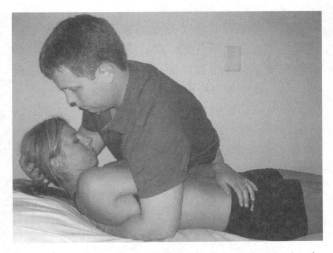

图 13.11　俯卧位上、中胸段快速整复手法全手握法，对患者肩部疼痛的改善

## 坐位第 1 肋快速整复和非快速整复手法

患者坐于治疗床上，临床医务人员站于患者背后，一只脚放在治疗床上，膝关节顶着患者的非治疗侧腋窝（图 13.12）。临床医务人员的胸部抵住患者的胸椎，前臂放置于患者的非治疗侧头颈部。临床医务人员用第 2 指掌关节或小鱼际接触患者的第 1 肋上后部。临床医务人员用整个身体带动患者移向临床医务人员的膝部，以产生颈椎和胸椎的侧屈来进一步操作。这时患者的斜角肌放松下来，使临床医务人员更好地作用于第 1 肋。临床医务人员使颈椎稍微回位，并转向对侧，以进一步定位。然后临床

医务人员可以进行分级的非快速整复手法，或向下向内使用快速整复手法。注意不要用手压迫患者颈椎。

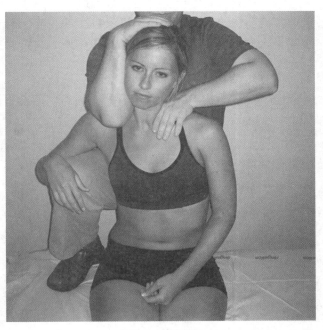

图 13.12　坐位下第 1 肋快速整复和非快速整复手法

## 仰卧位第 1 肋快速整复和非快速整复手法

患者仰卧时，临床医务人员用第 2 掌指关节的掌面接触患者第 1 肋的后、上侧（图 13.13）。临床医务人员用另一侧手将患者颈部侧屈向操作侧，使斜角肌松弛。然后临床医务人员朝尾侧和内侧方向进行分级的快速整复或非快速整复操作；快速整复操作应在患者呼气后进行。

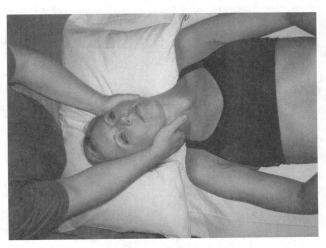

图 13.13　侧卧位肋骨非快速整复手法

### 仰卧或侧卧位下肋骨非快速整复手法

为了在肋骨上操作非快速整复手法,临床医务人员可以在患者俯卧位时对肋角或仰卧位时对胸肋关节实施非快速整复手法(图 13.14)。这些非快速整复手法也可以在侧卧位进行,将患者躯干旋转到任意一侧配合改善胸椎的旋转功能。

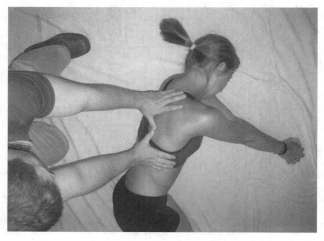

图 13.14　侧卧位肋骨非快速整复手法

### 仰卧位肋骨快速整复手法

该手法与仰卧位胸椎快速整复手法几乎一致。临床医务人员站在非治疗侧对肋骨操作,临床医务人员指导患者转向一侧,用大鱼际抵住横突外侧的肋骨(图 13.15)。患者再转回仰卧位,然后在指导下患者双手交叉放于颈后或双臂于胸前抱肩。临床医务人员屈伸患者的躯干来使力集中于肋骨上。临床医务人员通过患者的手臂向治疗床方向对肋骨施

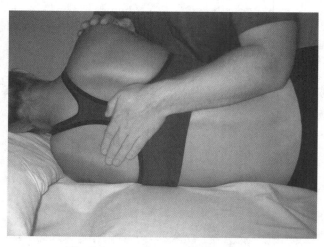

图 13.15　仰卧位肋骨快速整复手法

加快速整复。快速整复技术应在患者呼气后进行。注意避免产生过大的幅度和力量。使用这种技术往往不如俯卧位下的胸椎快速整复手法舒适,因此最好尽快进行,以免压力长时间作用在肋骨上。

### 增强手法治疗效果的运动干预

通常情况下,患者的自我锻炼会加强胸椎快速整复和非快速整复手法治疗效果。依据作者的临床经验,手法治疗后立刻进行运动训练是有益的。已有研究表明,手法治疗提供了促进治疗后运动训练的机会(Raney et al 2007)。读者在这本书的其他章节可以看到关于上肢肌力肌力、牵伸和灵活性训练。本章接下来描述提高胸椎和胸廓活动度的训练。

对于胸椎伸展活动受限的患者,可以使用伸展运动训练,患者被指导将双手交叉放于颈后部以保持颈椎的稳定性。在要治疗的部位放置一个支点,患者在支点上做胸椎伸展运动。沙发扶手、椅背、泡沫轴或毛巾卷都可作为支点。

对于胸椎屈曲活动受限的患者,可以使用屈曲运动训练。患者四点支撑或者双手撑在墙上类似俯卧撑姿势。指导患者屈曲颈椎和胸椎,将肩胛骨向外打开。该运动可以附带激活前锯肌。

肋骨活动受限的患者可以进行"桶抱"训练,患者坐位,临床医务人员指导患者假装自己抱着一个桶,使胸椎屈曲、肩胛外展,指导患者屈曲并旋转躯干向活动受限侧肋骨相反的反向。临床医务人员指导患者在整个呼气过程中完成此动作。

侧卧位"摆臂"动作可以用于脊柱和胸廓的关节活动训练,患者侧躺,手臂从头顶向下扫过腿部和背部,再向上回到起始位置。在感到僵硬和被拉伸的地方暂停,前后摆动肩胛带动躯干旋转。

第 1 肋活动受限可通过患者用毛巾卷或床单下压肋骨来改善。用毛巾或床单套在患者的肩部上,压住第 1 肋。指导患者将同侧肩部放松下垂,颈椎向患侧侧屈使斜角肌放松,患者可以使用毛巾朝尾端移动肋骨。

### 小结

在上肢肌肉骨骼疾病的患者中,胸椎和胸廓可能起着很重要的作用。胸椎与胸廓在生物力学上与颈椎和上肢相连,胸椎和胸廓活动障碍是上肢肌肉骨骼疾病患者的常见问题。有证据表明,作用于胸椎和胸廓的手法治疗干预可以对各种上肢肌肉骨骼

疾病患者产生积极的结果。由于区域依赖的概念，临床临床医务人员应筛查胸椎和胸廓，并处理颈部、肩部和肘部的问题。单独的胸椎手法治疗很少见，多是包含了综合的、联合治疗方案作用于躯体上部，包括手法治疗、运动训练和患者教育。未来的研究将帮助临床医务人员确定哪些患者将受益于胸廓手法治疗，以及确定最佳的整复治疗剂量。

（刘洋　译，周敬杰　王雪宜　审，
廖麟荣　王于领　校）

## 参考文献

Bang MD, Deyle GD. 2000. Comparison of supervised exercise with and without manual physical therapy for patients with shoulder impingement syndrome. J Orthop Sports Phys Ther 30: 126–137.

Benhamou CL, Roux C, Tourliere D, et al. 1993. Pseudovisceral pain referred from costovertebral arthropathies: twenty-eight cases. Spine 18: 790–795.

Berglund KM, Persson BH, Denison E. 2008. Prevalence of pain and dysfunction in the cervical and thoracic spine in persons with and without lateral elbow pain. Man Ther 13: 295–299.

Bergman GJ, Winters JC, Groenier KH, et al. 2004. Manipulative therapy in addition to usual medical care for patients with shoulder dysfunction and pain: a randomized, controlled trial. Ann Intern Med 141: 432–439.

Bialosky JE, Bishop MD, Robinson ME, et al. 2008. The influence of expectation on spinal manipulation induced hypoalgesia: an experimental study in normal subjects. BMC Musculoskelet Disord 9: 19.

Bialosky JE, Bishop MD, Price DD, et al. 2009. The mechanisms of manual therapy in the treatment of musculoskeletal pain: a comprehensive model. Man Ther 14: 531–538.

Boyle JJ. 1999. Is the pain and dysfunction of shoulder impingement lesion really second rib syndrome in disguise? Two case reports. Man Ther 4: 44–48.

Boyles RE, Ritland BM, Miracle BM, et al. 2009. The short-term effects of thoracic spine thrust manipulation on patients with shoulder impingement syndrome. Man Ther 14: 375–380.

Browder DA, Erhard RE, Piva SR. 2004. Intermittent cervical traction and thoracic manipulation for management of mild cervical compressive myelopathy attributed to cervical herniated disc: a case series. J Orthop Sports Phys Ther 34: 701–712.

Bruckner FE, Allard SA, Moussa NA. 1987. Benign thoracic pain. J R Soc Med 80: 286–289.

Childs JD, Flynn T, Fritz J, et al. 2005. Screening for vertebrobasilar insufficiency in patients with neck pain: manual therapy decision-making in the presence of uncertainty. J Orthop Sports Phys Ther 35: 300–306.

Christensen HW, Vach W, Vach K, et al. 2002. Palpation of the upper thoracic spine: an observer reliability study. J Manipulative Physiol Ther 25: 285–292.

Cleland JA, Selleck BS, Stowel TEA. 2004a. Short-term effects of thoracic manipulation on lower trapezius muscle strength. J Man Manip Ther 12: 82–90.

Cleland JA, Whitman JM, Fritz JM. 2004b. Effectiveness of manual physical therapy to the cervical spine in the management of lateral epicondylalgia: a retrospective analysis. J Orthop Sports Phys Ther 34: 713–722.

Cleland JA, Flynn TW, Palmer J. 2005a. Incorporation of manual therapy directed at the cervico-thoracic spine in patients with lateral epicondylalgia: a pilot clinical trial. J Man Manip Ther 13: 143–151.

Cleland JA, Childs JD, McRae M, et al. 2005b. Immediate effects of thoracic manipulation in patients with neck pain: a randomized clinical trial. Man Ther 10: 127–135.

Cleland JA, Whitman JM, Fritz JM, et al. 2005c. Manual physical therapy, cervical traction, and strengthening exercises in patients with cervical radiculopathy: a case series. J Orthop Sports Phys Ther 35: 802–811.

Cleland JA, Childs JD, Fritz JM, et al. 2006. Inter-rater reliability of the history and physical examination in patients with mechanical neck pain. Arch Phys Med Rehabil 87: 1388–1395.

Cleland JA, Childs JD, Fritz JM, et al. 2007a. Development of a clinical prediction rule for guiding treatment of a subgroup of patients with neck pain: use of thoracic spine manipulation, exercise, and patient education. Phys Ther 87: 9–23.

Cleland JA, Fritz JM, Whitman JM, et al. 2007b. Predictors of short-term outcome in people with a clinical diagnosis of cervical radiculopathy. Phys Ther 87: 1619–1632.

Cleland JA, Glynn P, Whitman JM, et al. 2007c. Short-term effects of thrust versus non-thrust mobilization / manipulation directed at the thoracic spine in patients with neck pain: a randomized clinical trial. Phys Ther 87: 431–440.

Cleland JA, Mintken PE, Carpenter K, et al. 2010. Examination of a clinical prediction rule to identify patients with neck pain likely to benefit from thoracic spine thrust manipulation and a general cervical range of motion exercise: multi-center randomized clinical trial. Phys Ther 90: 1239–1250.

Conroy JL, Schneiders AG. 2005. The T4 syndrome. Man Ther 10: 292–296.

Cropper JR. 1996. Regional anatomy and biomechanics. In: Flynn TW (ed) The thoracic spine and ribcage. Boston: Butterworth-Heinemann, pp 3–30.

Crosbie J, Kilbreath SL, Hollmann L, et al. 2008. Scapulo-humeral rhythm and associated spinal motion. Clin Biomech 23: 184–192.

Cross KM, Keunze C, Grindstaff T, et al. 2011. Thoracic spine thrust manipulation improves pain, range of motion, self-reported function in patients with mechanical neck pain: a systematic review. J Orthop Sports Phys Ther 41: 633–642.

Dreyfuss P, Tibiletti C, Dreyer SJ. 1994. Thoracic zygapophyseal joint pain patterns. A study in normal volunteers. Spine 19: 807–811.

Edmondston SJ, Singer KP. 1997. Thoracic spine: anatomical and biomechanical considerations for manual therapy. Man Ther 2: 132–143.

Fernández-de-las-Peñas C, Fernández-Carnero J, Fernández AP, et al. 2004. Dorsal manipulation in whiplash injury treatment: a randomized controlled trial. J Whiplash Relat Disord 3: 55–72.

Fernández-de-las-Peñas C, Palomeque-del-Cerro L, Rodriguez-Blanco C, et al. 2007. Changes in neck pain and active range of motion after a single thoracic spine manipulation in subjects presenting with mechanical neck pain: a case series. J Manipulative Physiol Ther 30: 312–320.

Flynn T, Whitman J, Magel J. 2001. Orthopaedic manual physical therapy management of the cervical-thoracic spine and ribcage. Louisville, KY: Evidence in Motion.

Fruth SJ. 2006. Differential diagnosis and treatment in a patient with posterior upper thoracic pain. Phys Ther 86: 254–268.

Fukui S, Ohseto K, Shiotani M. 1997. Patterns of pain induced by distending the thoracic zygapophyseal joints. Reg Anesth 22: 332–336.

Gibbons P, Tehan P, 2006. Manipulation of the spine thorax and pelvis, 2nd edn. Edinburgh: Churchill Livingstone.

González-Iglesias J, Fernández-de-las-Peñas C , Cleland JA, et al. 2009a. Inclusion of thoracic spine thrust manipulation into an electro-therapy / thermal program for the management of patients with acute mechanical neck pain: a randomized clinical trial. Man Ther 14: 306–313.

González-Iglesias J, Fernández-de-las-Peñas C, Cleland JA, et al. 2009b. Thoracic spine manipulation for the management of patients with neck pain: a randomized clinical trial. J Orthop Sports Phys Ther 39: 20–27.

Hamberg J, Lindahl O. 1981. Angina pectoris symptoms caused by thoracic spine disorders: clinical examination and treatment. Acta Med Scand 644: S84–86.

Heiderscheit B, Boissonnault W. 2008. Reliability of joint mobility and pain assessment of the thoracic spine and rib cage in asymptomatic individuals. J Man Manip Ther 16: 210–216.

Huisman PA, Speksnijder CM, de Wijer A. 2013. The effects of thoracic spine manipulation in individuals with non-specific neck pain: a systematic review. Disabil Rehabil 35: 1677–1685.

Jull G, Trott P, Potter H, et al. 2002. A randomized controlled trial of exercise and manipulative therapy for cervicogenic headache. Spine 27:1835–1843.

Kebaetse M, McClure P, Pratt NA. 1999. Thoracic position effect on shoulder range of motion, strength, and three-dimensional scapular kinematics. Arch Phys Med Rehabil 80: 945–950.

Kelley JL, Whitney SL. 2006. The use of non-thrust manipulation in an adolescent for the treatment of thoracic pain and rib dysfunction: a case report. J Orthop Sports Phys Ther 36: 887–892.

Krauss J, Creighton D, Ely JD, et al. 2008. The immediate effects of upper thoracic translatoric spinal manipulation on cervical pain and range of motion: a randomized clinical trial. J Man Manip Ther 16: 93–99.

Lau HM, Wing Chiu TT, Lam TH. 2011. The effectiveness of thoracic manipulation on patients with chronic mechanical neck pain – a randomized controlled trial. Man Ther 16: 141–147. doi: 10.1016/j.math.2010.08.003.

Liebler EJ, Tufano-Coors L, Douris P, et al. 2001. The effect of thoracic spine mobilization on lower trapezius strength testing. J Man Manip Ther 9: 207–212.

Lindgren KA, Leino E, Manninen H. 1989. Cineradiography of the hypomobile first rib. Arch Phys Med Rehabil 70: 408–409.

Maitland GD, Banks K, English K, et al. 2001. Maitland's vertebral manipulation, 6th edn. London: Butterworth.

Masaracchio M, Cleland J, Hellman M, et al. 2013. Short-term combined effects of thoracic thrust manipulation and cervical non-thrust manipulation in individuals with mechanical neck pain: a randomized clinical trial. J Orthop Sports Phys Ther 43: 118–127.

Menck JY, Requejo SM, Kulig K. 2000. Thoracic spine dysfunction in upper extremity complex regional pain syndrome type I. J Orthop Sports Phys Ther 30: 401–409.

Mintken PE, Cleland JA, Carpenter KJ, et al. 2010. Some factors predict successful short-term outcomes in individuals with shoulder pain receiving cervicothoracic manipulation: a single-arm trial. Phys Ther 90: 26–42.

Mintken PE, DeRosa C, Littl T, et al; American Academy of Orthopaedic Manual Physical Therapists. 2008. AAOMPT clinical guidelines: a model for standardizing manipulation terminology in physical therapy practice. J Orthop Sports Phys Ther 38: A1–A6.

Molina C, Robbins D, Roberts H, et al. 2000. Reliability and validity of single inclinometer measurements for thoracic spine range of motion (abstract). J Man Manip Ther 8: 143.

Muth S, Barbe MR, Lauer R, et al. 2012. The effects of thoracic spine manipulation in subjects with rotator cuff tendinopathy. J Orthop Sports Phys Ther 42: 1005–1016.

Norlander S, Nordgren B. 1998. Clinical symptoms related to musculoskeletal neck–shoulder pain and mobility in the cervico-thoracic spine. Scand J Rehabil Med 30: 243–251.

Norlander S, Aste-Norlander U, Nordgren B, et al. 1996. Mobility in the cervico-thoracic motion segment: an indicative factor of musculo-skeletal neck-shoulder pain. Scand J Rehabil Med 28: 183–192.

Norlander S, Gustavsson BA, Lindell J, et al. 1997. Reduced mobility in the cervico-thoracic motion segment – a risk factor for musculoskeletal neck–shoulder pain: a two-year prospective follow-up study. Scand J Rehabil Med 29: 167–174.

Pho C, Godges J. 2004. Management of whiplash-associated disorder addressing thoracic and cervical spine impairments: a case report. J Orthop Sports Phys Ther 34: 511–519.

Piva SR, Erhard RE, Al-Hugail M. 2000. Cervical radiculopathy: a case problem using a decision-making algorithm. J Orthop Sports Phys Ther 30: 745–754.

Piva SR, Erhard RE, Childs JD, et al. 2006. Inter-tester reliability of passive inter-vertebral and active movements of the cervical spine. Man Ther 11: 321–330.

Powers CM, Kulig K, Harrison J, et al. 2003. Segmental mobility of the lumbar spine during a posterior to anterior mobilization: assessment using dynamic MRI. Clin Biomech 1: 80–83.

Puentedura EJ, Landers EJ, Cleland JA, et al. 2011. Thoracic spine thrust manipulation versus cervical spine thrust manipulation in patients with acute neck pain: a randomized clinical trial. J Orthop Sports Phys Ther 41: 208–220.

Raney NH, Teyhen NH, Childs JD. 2007. Observed changes in lateral abdominal muscle thickness after spinal manipulation: a case series using rehabilitative ultrasound imaging. J Orthop Sports Phys Ther 37: 472–479.

Ross JK, Bereznick DE, McGill SM. 2004. Determining cavitation location during lumbar and thoracic spinal manipulation: is spinal manipulation accurate and specific? Spine 29: 1452–1457.

Savolainen A, Ahlberg J, Nummila H, et al. 2004. Active or passive treatment for neck–shoulder pain in occupational health care? A randomized controlled trial. Occup Med 54: 422–424.

Schiller L. 2001. Effectiveness of spinal manipulative therapy in the treatment of mechanical thoracic spine pain: a pilot randomized clinical trial. J Manipulative Physiol Ther 24: 394–401.

Sillevas R, Cleland J, Hellman M, et al. 2010. Immediate effects of a thoracic spine thrust manipulation on the autonomic nervous system: a randomized clinical trial. J Man Manip Ther 18: 181–190.

Sobel JS, Kremer I, Winters JC, et al. 1996. The influence of the mobility in the cervicothoracic spine and the upper ribs (shoulder girdle) on the mobility of the scapulohumeral joint. J Manipulative Physiol Ther 19: 469–474.

Sobel JS, Winters JC, Groenier K, et al. 1997. Physical examination of the cervical spine and shoulder girdle in patients with shoulder complaints. J Manipulative Physiol Ther 20: 257–262.

Sparkes V, Prevost AT, Hunter JO. 2003. Derivation and identification of questions that act as predictors of abdominal pain of musculoskeletal origin. Eur J Gastroenterol Hepatol 15: 1021–1027.

Sueki DG, Cleland JA, Wainner RW. 2013. A regional interdependence model of musculoskeletal dysfunction: research, mechanisms, and clinical implications. J Man Manip Ther 21: 90–102.

Theodoridis D, Ruston S. 2002. The effect of shoulder movements on thoracic spine 3D motion. Clin. Biomech 17: 418–421.

Viti JA, Paris SV. 2000. The use of upper thoracic manipulation in a patient with headache. J Man Manip Ther 8: 25–28.

Wainner RS, Whitman J, Cleland JA, et al. 2007. Regional interdependence: a musculoskeletal examination model whose time has come. J Orthop Sports Phys Ther 37: 658–660.

Waldrop MA. 2006. Diagnosis and treatment of cervical radiculopathy using a clinical prediction rule and a multimodal intervention approach: a case series. J Orthop Sports Phys Ther 36: 152–159.

Winters JC, Sobel JS, Groenier KH, et al. 1999. Treatment of shoulder complaints in general practice: long term results of a randomised, single blind study comparing physiotherapy, manipulation, and corticosteroid injection. BMJ 318: 1395–1396.

Winters JC, Sobel JS, Groenier KH, et al. 1997. Comparison of physiotherapy, manipulation, and corticosteroid injection for treating shoulder complaints in general practice: randomised, single blind study. BMJ 314: 1320–1325.

Wood KB, Schellhas KP, Garvey TA, et al. 1999. Thoracic discography in healthy individuals. A controlled prospective study of magnetic resonance imaging and discography in asymptomatic and symptomatic individuals. Spine 24: 1548–1555.

Young BA, Gill HE, Wainner RS, et al. 2008. Thoracic costotransverse joint pain patterns: a study in normal volunteers. BMC Musculoskelet Disord 9: 140.

Young IA, Michener LA, Cleland JA, et al. 2009. Manual therapy, exercise, and traction for patients with cervical radiculopathy: a randomized clinical trial. Phys Ther 89: 632–642.

# 第 14 章

# 颈椎复位手法和关节松动术

John R. Krauss，Douglas S. Creighton，Joshua A. Cleland，
César Fernández-de-las-Peñas

## 概述

据估算，美国每年有 1 800 万到 2.5 亿人次接受复位手法治疗（Shekelle & Coulter 1997；Licht et al 2003），而在英国和苏格兰仅接受颈椎复位手法的人次就达到了 200 万（Thiel & Bolton 2004）。手法整复技术和脊椎关节松动术最早记载于公元前 400 年（Sigerist 1951），而今仍然被现代医学专业所使用，包括物理治疗师、整脊医生和整骨医生，用于治疗颈部和头部疼痛。然而，尽管手法治疗的干预措施具有悠长的历史并且延续至今，但对颈椎复位手法治疗的安全性和有效性仍然存在各种争议。

## 颈椎复位手法和关节松动术的证据

有许多研究证据表明，颈椎（Pikula 1999；Martinez-Segura et al 2006；Puentedura et al 2012b；Saavedra Hernández et al 2013）和胸椎（Cleland et al 2005，2007a，2010；Krauss et al 2008；González-Iglesias et al 2009；Saavedra-Hernández et al 2013）接受整复和关节松动术治疗时，在改善脊柱关节活动范围、减轻脊椎疼痛和改善脊柱功能方面有立竿见影的效果。此外，有其他研究也证明了颈椎复位手法和关节松动术治疗对减轻肩部（McClatchie et al 2009）和肘部症状（Cleland et al 2004）的疗效。Cleland 等人（2004）一份 112 例患者的研究报告，结果发现肱骨外上髁疼痛的患者中，接受颈椎复位手法的患者对于肱骨外上髁疼痛的治疗效果更好。

需要指出的是，虽然有相当多的证据表明胸椎整复对颈部疼痛的有效性（Cleland et al 2005，2007a，2010；Krau ss et al 2008；González-Iglesias et al 2009；Saavedra-Hernández et al 2013），但是临床医务人员仍需要考虑颈椎复位手法的优势，并将其归入综合的治疗方案中。Puentedura 等人（2011）在 Cleland 等人（2007a）的基础上选取颈部机械性颈痛患者，均满足胸椎整复预测 6 个指标中的 4 个指标，对比颈椎复位手法和胸椎整复的疗效，结果发现接受颈椎复位手法的患者无论短期和长期随访在疼痛和功能方面都有更多的改善。Saavedra-Hernández 等人（2013）报道，对于慢性颈部疼痛的患者，包含颈椎复位手法在内的综合治疗方案相比单独应用颈椎复位手法能够减少更多的功能障碍。另外，一系列的研究表明，单独应用颈椎或胸椎整复比单独应用关节松动术在减轻颈部疼痛和改善关节活动范围方面更有效（Martinez-Segura et al 2006；Cleland et al 2007b；Dunning et al 2012）。相反地，一些研究则发现不同的治疗也会有相似的疗效（Cassidy et al

1992；Hurwitz et al 2002；Leaver et al 2010）。

对于慢性颈部疼痛（持续疼痛超过 6 个月）的治疗，结合运动训练的整复或关节松动术、或颈椎联合胸椎的整复，综合应用治疗手段比单独应用任何一项治疗手段有更好的治疗效果（Gross et al 2002a，2002b，2004；Dunning et al 2012；Saavedra-Hernández et al 2013；Vincent et al 2013）。最后，对于急性颈部功能障碍，早期使用关节松动术和整复治疗会得到更佳的疗效（Boissonnault & Badke 2008）。

## 作用机制假说

从历史来看，已经发现数种可以证明复位手法和关节松动术的疗效的假说。生物力学效应可能从以下几方面推测其作用：①松解卡压的滑膜皱襞；②通过牵伸放松紧张的肌肉；③松解关节或周围的组织粘连；④恢复合理的休息中间位；⑤恢复末端受限卡住的关节活动，达到正常生理活动范围（Shekelle 1994；Evans 2002）。解剖结构（Bogduk & Jull 1985；Giles & Taylor 1987；Mercer & Bogduk 1993）和生物力学机制（Palfrey & Newton 1970；Semlak & Ferguson 1970）已经确定支持第 1～3 点机制，但是第 4 和第 5 点机制还是缺乏支持性证据（Gal et al 1995，1997；Evans 2002）。

一个可以通过生物力学机制解释的假说是脊柱整复和关节松动术的疗效来源于整复时关节滑液里的小气泡的形成和释放，它会产生一种类似轻微的"噼啪声（cracking）、砰砰声（popping）或咔嚓声（clicking）"的声音，被称为"空化效应"，是整复正确操作的一个标志（Evans & Breen 2006）。然而，一些研究表明整复后疼痛的减轻和关节活动范围的改善可能不依靠关节空化效应的产生（Herzog et al 1995；Flynn et al 2003，2006；Ross et al 2004）。

也有研究者认为，直接在患者颈部进行整复手法治疗时，整复在生物力学上的效应仅能改善部分功能（Bialosky et al 2009b）。神经生理学效应可能对整复有整体效果的改善，也可以进一步细分为外周、脊髓和脑部机制（Sterling et al 2001；Bialosky et al 2009b）。外周机制可能与血液和血清细胞因子水平、β-内啡肽水平、N-羟乙基棕榈胺、花生四烯酸乙醇胺、5-羟色胺、内源性大麻素和 P 物质改变有关（McPartland et al 2005；Teodorzyk-Injeyan et al 2006；Degenhardt et al 2007）。

除了外周神经系统机制以外，整复和关节松动术也会对中枢神经系统机制产生影响（Pickar & Wheeler 2001；Malisza et al 2003a，2003b；Boal & Gillette 2004）。例如，有研究表明健康的受试者（Fernández-de-las-Peñas et al 2007，2008）和肘部疼痛的患者（Bialosky et al 2009a）同时进行颈椎复位手法，都能达到颈部和肘部的痛觉降低和痛阈提高。

整复和关节松动术也可以导致脊髓后角激活（Malisza et al 2003a），某种阿片类药物反应（Vernon et al 1986）和心理状态的改变（Williams et al 2007）。最后，整复和关节松动术还可以通过激活前扣带皮质、杏仁核、中脑导管周围灰质和延髓腹内侧髓质沿皮质脊髓束下行减轻脊髓反应，从而达到抑制疼痛（Hsieh et al 1995；Vogt et al 1996；Derbyshire et al 1997；Iadarola et al 1998；Peyron et al 2000；Pickar 2002；Moulton et al 2005；Guo et al 2006；Bee & Dickenson 2007；Oshiro et al 2007；Staud et al 2007）。

## 颈椎复位手法和关节松动术的特异性

基于某些可获得的资料，整复和关节松动术的疗效（疼痛减轻和活动改善）更可能是生物力学和神经生理学两方面机制共同作用（Bialosky et al 2009b）。接受这样的理念，问题就升级成为在什么情况下需要复位手法，做什么整复，具体到操作来说就是脊柱在治疗过程的运动和最终结局（Cleland & Childs 2005；Flynn 2006；Aquino et al 2009；Schomacher 2009）。有研究在腰椎和颈椎棘突正中施加从后前向的压力（中央后前向），并检查这样的整复技术的疗效（Powers et al 2003；Kulig et al 2004；Lee et al 2005）。研究者们总结出最大幅度的运动是在连接点产生的。他们还得出结论，运动在连接点的顶端和底端之间产生。关于疗效分析也表明了在采用同样的关节松动术情况下，无论选择治疗最痛的部分或是随机选择的部位，在疼痛治疗的水平上没有差异（Beneck et al 2005；Landel et al 2008；Aquino et al 2009）。对应用中央后前向技术的疗效分析评估时，只有部分研究表明关节松动术的力度（Maitland 4 级手法）和疗效有关（Beneck et al 2005；Hengeveld et al 2005；Landel et al 2008）；其余的研究认为在没有特殊情况下应由物理治疗师自主决定力的使用（Aquino et al 2009）。最后，已经报道的疗效都是直接发生的，但缺少对于技术正面疗效和不良反应的反复应用的研究启示。

因此，在推广和使用整复和关节松动术的时候应谨慎。虽然这些研究表明了力作用于脊柱中央是椎体之间的相互运动，并为此提供了宝贵见解，但是这只是一种技术。此外，该技术不会稳定相邻脊柱，并有一定的争议性。据推测，在退行性病变的脊柱节段局部不合适或过度的整复可能会引起不良反应（Assendelft et al 1996；Murphy 2006；Murphy et al 2006）。例如，颈椎旋转的整复与颈动脉和椎动脉夹层的风险有关（Assendelft et al 1996；Smith et al 2003）。然而，最新的研究对此诊断提出了争议（Herzog et al 2012；Thomas et al 2013；Quesnele et al 2014），Thomas 等人（2013）认为终末端的旋转技术并不比其他的技术更多地减少大脑的供血。迄今为止，关于整复过程稳定相邻节段的意义的研究，没有关于疗效和不良反应的直接比较。

为了最小化脊柱整复不良反应的风险，进行整复有必要仔细筛选患者，这是非常有道理的。此外，国际骨科手法物理治疗师联合会（International Federation of Orthopaedic Manipulative Physical Therapists，IFOMPT）的绝大部分成员的普遍共识是颈椎复位手法应减少旋转力的使用（Carlesso & Rivett 2011）。

## 颈椎复位手法和关节松动术的患者筛选

临床上通常采用详细的病史、体格检查以及使用椎动脉试验等整复前检查来筛选出对整复反应积极且不会出现不良反应的患者（Carlesso & Rivett 2011）。研究表明通过充分筛选绝对禁忌证和整复"红旗征"可能减少部分严重的不良反应（Childs et al 2005；Puentedura et al 2012a）。颈椎复位手法的绝对禁忌证包括急性骨折、脱位、韧带断裂、关节不稳、感染、肿瘤、急性脊髓病变、急性软组织损伤、骨质疏松症、强直性脊柱炎、类风湿性关节炎、血管疾病、椎动脉异常、结缔组织病和接受抗凝治疗的患者（Puentedura et al 2012a）。颈椎复位手法的相对禁忌证包括既往诊断椎基底动脉供血不足、口面部感觉异常、头晕眩晕、视力障碍、模糊、复视、恶心、耳鸣、突发性无力、构音障碍、吞咽困难以及多次治疗后症状无改变或恶化的患者（Puentedura et al 2012a）。不幸的是，虽然足够的治疗前筛选能减少严重不良事件的风险，但不能彻底消除（Puentedura

et al 2012a），也没有类似椎动脉检查的测试和措施来准确推测旋转整复对血管结构的反应（Arnold et al 2004；Thiel & Rix 2005）。

其余帮助筛选患者的方法包括临床预测法（Clinical Predication Rules，CPRs），一般而言是将患者的特征和患者的治疗相关联（Childs & Cleland 2006）。就整复而言，CPRs 的研究表明个体特征的识别（如发病后天数和关节活动范围减少）和症状（急性颈痛、颈源性头痛和神经根病）对腰椎、胸椎、颈椎复位手法有良好的反应（Flynn et al 2002；Childs et al 2004；Cleland et al 2006，2007a，2007c；Fleming et al 2007；Puentedura et al 2012b）。尽管 CPRs 可以对检查结果和治疗反应之间的联系提出有价值的建议，但针对颈部相关疾病的研究尚未得到验证。实际上，Cleland 等人（2010）试图用 CPR 验证机械性颈部疼痛的患者应用胸椎整复；然而，在新入组的患者未发现 CPRs 是有效的（Cleland et al 2007a）。因此，建议 CPRs 应用前有必要进一步研究（Hancock et al 2007；May & Resendale 2009）。

与仅靠禁忌证、红旗征或预选择适合整复的患者相反，研究者提出一种临床上更加实用的方法，针对每个患者特殊的运动障碍设计/调整整复方案。这种方法的主要原则是整复的关节松动术操作中的手动稳定，节段预先体位摆放和力的方向，从而在治疗部分和周围脊柱水平内产生力的大小和运动方向的概念（Krauss et al 2006）。治疗中的特殊力指的是牵引、关节突关节分离或滑动，如关节松动术的持续牵伸和整复的冲击。颈椎复位手法特殊技术（牵引、分离、滑动）的选择和手动稳定、预先体位摆放和非治疗节段的确定取决于：①运动限制的大小和类型（组织阻力）；②脊柱受限的数量；③症状持续时间和强度；④治疗节段和相邻脊柱节段的解剖和病理变化程度；⑤患者症状出现或再现的程度（Maitland et al 2005）。有证据显示，在上颈椎使用手动稳定和预先体位摆放可以减少相邻脊柱节段的运动（Cattrysse et al 2007a，2007b）。此外，这些技术使用原则也是受限的，不能应用于存在不良反应的脊柱退行性疾病的患者（Creighton et al 2005；Kondratek et al 2006）。

## 颈椎复位手法和关节松动术的不良反应

考虑到安全问题，整复和关节松动术的不良反应包括轻微和自限性损伤,如头痛、僵硬和运动受限(Senstad et al 1996;Lebouef-Yde et al 1997;Cagnie et al 2004;Hurwitz et al 2005);严重损伤包括永久性神经损伤、颈动脉或椎动脉受损,以及死亡(Di Fabio 1999;Ernst 2002;Haldeman et al 2002;Licht et al 2003;Oppenheim et al 2005)。和颈椎复位手法相关的其他不良反应还包括已有的椎间盘突出恶化、急性椎间盘突出导致的神经根和脊髓病变、颈椎病变以及神经根和脊髓疾病的恶化(Lee et al 1995;Padua et al 1996;Malone et al 2002;Tseng et al 2002)。有科学研究证据表明,颈椎复位手法比关节松动术更容易导致不良反应,而颈椎的不良反应也高于其他脊柱区域(Senstad et al 1996;Lebouef-Yde et al 1997;Hurwitz et al 2005)。预估报道有35%～65%的患者在第一次整复后有轻微的副作用(Senstad et al 1996;Lebouef-Yde et al 1997;Cagnie et al 2004;Hurwitz et al 2005)。一般来说,似乎轻微的不良反应发生率很高(每476～1 573次整复发生1次)(Di Fabio 1999),与之相比,严重的不良反应发生率则可能每2万～300万次整复发生1次(Hurwitz et al 1996;Lebouef-Yde et al 1997;Shekelle & Coulter 1997;Di Fabio 1999;Gross et al 2002a;Haldeman et al 2002;Licht et al 2003;Oppenheim et al 2005)。

颈椎复位手法的不良反应的实际数量是难以估计的,存在各种因素,包括临床医务人员漏报、接受脊柱整复后未能正常复诊和随诊的患者以及治疗后的迟发症状(Assendelft et al 1996;Di Fabio 1999;Norris et al 2000;Ernst 2002;Opp enheim et al 2005;Carlesso et al 2010a)。除最严重的病例外,相关研究报道的不良反应分类缺乏明确一致的命名,特别是在功能障碍和后续治疗方面(Carlesso et al 2010b)。为了解决这个问题,Carnes等人(2010)提出了一个3层面实用的方法记录不良反应,包括整复不良反应的持续时间、严重程度、疾病描述、治疗和功能情况。使用这些限定因素,重度、中度和轻度不良事件将描述如下:①严重不良事件持续时间为中长期,严重程度为中到重度,患者描述不能接受,未解决问题需要进一步治疗;②中度不良事件除了严重程度为中度,其他因素和严重不良事件一样;③轻度不良事件持续时间短,程度轻,病情自限性,无须进一步治疗(Carnes et al 2010)。

虽然严重不良事件和颈椎复位手法有关系,但并不能直接推断两者之间的因果关系。Cassidy等人(2008)年发表了一项研究,从1993年到2002

年在加拿大安大略省818名因椎动脉功能障碍的患者,作者发现基底动脉障碍的患者做脊柱整脊治疗的风险和患者向首诊临床医务人员报告头颈部的疼痛一样。实际上据报道,椎动脉破裂的患者通常会出现和机械性颈部疼痛相似的头颈部疼痛症状(Kerry & Taylor 2006)。因此,为了确定患者的症状是血管性疼痛还是机械性疼痛,对于头颈部疼痛的仔细检查是必不可少的。Kerry和Taylor(2006)发现基底动脉供血不足的患者通常有以下症状,比如头晕、突发性无力、复视、构音障碍、吞咽困难、共济失调、恶心、麻木和眼球震颤。Puentedura等人(2012)回顾性研究报告了134例颈椎复位手法不良反应。研究结果表明,如果对红旗征和禁忌证严格筛查,可以减少44.8%的不良事件的发生。

## 平移的脊柱整复和关节松动术

本节介绍的技术由挪威的Freddy Kaltenborn(PT,OMT)和Olaf Evjenth(PT,OMT)共同研发。这些技术的重点就在于尽量避免中度至严重的不良反应(Carnes et al 2010),同时在疼痛、活动和功能障碍方面取得最大的改善。有趣的是,Kaltenborn和Evjenth在1970年开始研发这些技术时所面临的挑战,至今仍关注在不良反应、作用机制、特异性和结局方面(Krauss et al 2006;Kaltenborn 2008)。为使本章内容更易理解,编者采用国际通用的术语:①整复被定义为一种高速低幅度运动,可在限制性关节运动终末端和关节运动的正常解剖范围内使用;②关节松动术则是低速并带有一定变化幅度(静态保持、低到中幅度)的运动,适用范围包括关节受限范围的各个点,限制性关节运动终末端和关节运动的正常解剖范围。更具体地说,关节松动术的力施加在关节活动允许范围内,采用静止或是振动的方式,用于治疗疼痛和/或存在局部组织挛缩和结构稳定性丧失的肌肉骨骼疾病(Miyazaki et al 2008)。同样的,在关节活动的终末端存在疼痛和/组织挛缩的时候,可以应用整复和关节松动术。

本章节介绍的技术按类型分组,并使用美国骨科手法物理治疗学会(American Academy of Orthopedic Manual Physical Therapy,AAOMPT)推荐的标准化术语进行描述,其中包括:①应用比率;②有效活动报告范围的定位;③力的方向;④力的目标;⑤结构相对运动;⑥患者体位(Mintken et al 2008)。

此外,还提出了关于这些技术的其他理解和需要避免的错误。

## 平移牵引技术

平移牵引技术用于卸除/减轻椎间盘关节和椎间孔内容物压力(神经、动脉、静脉和淋巴管)。椎间盘牵引手法和椎间盘呈直角,实际上是朝向颅骨的力。在牵引过程中,手法操作力的双向性使得所有的椎间关节都产生同样的运动和牵引力。

## C₂~C₇ 仰卧位椎间盘牵引(图 14.1)

患者仰卧在最舒适的位置,此时体征和症状最轻。物理治疗师站在患者头顶的方向,在治疗过程中,物理治疗师的双手放置于患者颈部横突的后方、椎板、上下关节突和棘突上。可以环绕物理治疗师的腰部使用牵引带穿过物理治疗师的双手以便于产生牵引力。双手朝向颅骨方向的力放松治疗节段,同时在相同的方向应用整复和关节松动术。

**特异性:** 一般较低。每个脊柱节段从最下端到最上端牵引的程度取决于每个脊柱节段受到的力的大小和有效的活动范围。

**注意:** 颈椎间盘退变继发神经根受到刺激时,研究者建议采用椎间盘牵引整复和关节松动术。如果根性刺激症状不稳定,换句话说根性症状严重而多变,研究者建议采用椎间盘牵引振动的关节松动术。综上而述,研究者认为手法牵引可以即刻减轻根性神经症状,更重要的是定位而不是手法的速度或力量。研究者尝试使用屈曲、侧屈和旋转的动作组合来定位患者受影响的节段,可以使得患者的症状在牵引松动之前就已经减轻。最后,为了减轻神经根刺激症状,相关节段的椎体必须被治疗。

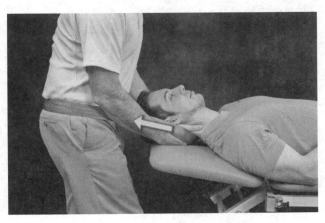

图 14.1　C₂~C₇ 仰卧位椎间盘牵引

## C₂~C₇ 坐位椎间盘牵引(图 14.2)

患者坐在最舒适的位置,同时体征和症状最轻,物理治疗师站在患者前右方。物理治疗师的右手放在治疗节段的下关节突和椎骨骨板的左侧。物理治疗师的右侧胸廓抵住患者头部的右侧。物理治疗师的左手抵住治疗节段最下端椎体的两侧椎板。右侧手和胸廓固定治疗节段并使之稳定,左侧手固定治疗节段最下端椎体并使之稳定。整复或关节松动术的治疗方向是朝向颅骨的。

**特异性:** 该技术因手法对最下端椎体的固定而比仰卧位更加具体化,然而,该技术仍然被认为是一项低特异性的技术。

**注意:** 作者通常对存在单节段或多节段可动性下降的患者使用坐位牵引关节松动术和整复,通常多见于慢性椎间盘退变的老年患者(Miyazaki et al 2008)。症状较轻的患者,换句话说,更多是"僵硬(抵抗)占主导",存在更多的特异性,治疗的力会增加从而获得改善。注意图 14.2 非治疗手在进行牵引关节松动术或整复前,如何在前方和下方稳定最下端椎体。

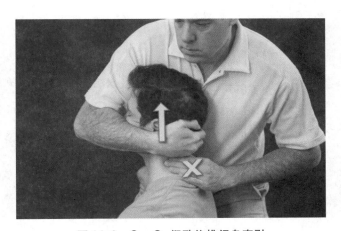

图 14.2　C₂~C₇ 仰卧位椎间盘牵引

## 平移关节/关节突关节分离技术

平移关节/关节突关节分离技术的生物力学目标是卸除/减轻寰枕关节面、寰枢关节面和下颈椎关节突关节的压力。显然,任何关节/关节突关节的分离技术都会诱发一些潜在的神经生理学的机制,本章之前的内容有所讨论。

该类别的技术会产生所有关节突关节(寰枕关节、寰枢关节和 C₂~C₇ 关节)的分离,这和椎间盘牵引在所有关节突关节分离不相等。部分由于单侧产生的振动的应用,除了关节突关节的方面。在上颈椎中,由于关节突关节位于横向平面,所以整复是需要在头部和略内侧保持骨性接触。在下颈椎中,关节突关节和横向平面约成45°。为了使下颈椎的关节突关节产生最大的分离,治疗节段定位于相反的侧屈和旋转,并且整复的方向是指向腹侧、内侧和尾侧方向。如果应用该技术的整复手法,颈椎关节和节段的定位应使关节突关节处在最松弛的平面。

## 卧位寰枕关节分离(图14.3)

患者仰卧位,寰椎平面呈轻微左侧屈、右侧旋转和伸展。物理治疗师位于患者头颈部和肩关节的左侧。物理治疗师右侧手和前臂位于患者头部的后方,同时抵住患者右侧脸。物理治疗师的左手位于患者乳突的下方。物理治疗师的右侧手和胸部沿颅骨方向的力使得寰枕关节稳定。关节松动术和整复沿颅骨方向由左手用力操作。

特异性:当该技术操作在正确的速度和预先体位摆放的情况下,会产生典型的关节的空化效应。没有最下端椎体的固定,运动就会产生在下方的关节受限点。

注意:作者认为在上颈椎有损伤的情况下,通常需要稳定寰枕椎关节。$C_0 \sim C_1$ 可以提供少许度数的侧屈和旋转的耦联运动,但由于颅骨和 $C_2$ 椎体突起之间的横向韧带性连接(翼状韧带),$C_0 \sim C_1$ 运动的改善也可以改善 $C_2$ 节段的耦联旋转。无论 $C_0 \sim C_1$ 或是 $C_2 \sim C_3$ 耦联旋转的改善都可以改善上颈椎的耦联旋转。有意思的是,寰枕关节退变导致关节囊挛缩的患者和报告存在上颈椎主被动运动时枕骨疼痛的患者,作者发现寰枕关节牵引后,枕骨疼痛会有明显的减轻。

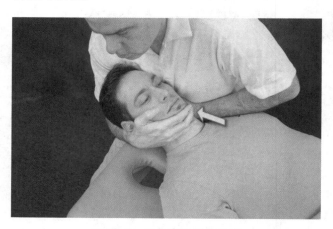

图14.3    卧位寰枕关节分离

## 侧卧位寰枕关节分离(图14.4)

患者侧卧位,寰椎与躯干长轴呈轻微右侧屈、左侧旋转和伸展。物理治疗师位于患者的头、颈和躯干上部后方。物理治疗师的右手和前臂位于患者头部的右下方,示指和中指环绕在患者的下巴处。物理治疗师的左手放在患者寰椎的横突和后弓上。物理治疗师的右侧手和胸部沿颅骨方向的力使得寰枢关节松弛。关节松动术和整复沿颅骨方向由左手用力操作。

特异性:一般较低;每个脊柱节段从最下端到最上端牵引的程度取决于每个脊柱节段受到的力的大小和有效的活动范围。

注意:研究者认为上颈段旋转预先体位摆放时使用患者可以停止的缓慢运动,是一种可以使关节囊-韧带松弛的安全且可接受的方式。与 IFOMPT 的大多数成员组织的理念一致,本章部分研究者不鼓励沿脊柱长轴使用高速旋转整复技术(Carlesso & Rivett 2011)。相反,如图14.4所示,在上颈椎缓慢旋转与定位后,作者更推荐使用沿脊柱长轴向颅骨方向的小幅度关节平移技术。此外,作者发现寰枢关节的外侧极少出现关节囊受限的情况(Lakshmanan et al 2005)。

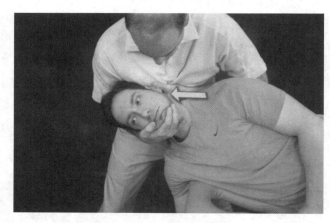

图14.4    侧卧位寰枢关节分离

## $C_2 \sim C_7$ 坐位关节突关节分离,手法1(图14.5)

患者坐位,患者颈椎治疗节段的下缘处于右侧屈和左侧旋转的体位。物理治疗师站于患者的左侧。物理治疗师用左手固定治疗节段的右侧横突、关节突和椎板。通过右侧屈和左侧旋转的预先体位摆放以及左手和肩对颈椎施加朝向颅骨方向的使得来治疗节段稳定。物理治疗师用右手拇指向腹侧，中间和下方进行整复操作。

特异性：就治疗节段产生运动和手动固定关节突关节下缘而言，本技术更有效。此外，上段椎体的预先体位摆放和支撑可以减少上位椎体和治疗节段之间的运动，下端椎体会朝向中立位运动。

注意：某些复杂颈椎疾病（如伴有症状性过度活动的中度椎间盘退变或神经刺激症状）（Dai 1998），这种类型的关节突关节牵引可以允许同时施加手法牵引。这需要物理治疗师的拇指给予关节突关节牵引至不再运动的平面，同时应用物理治疗师的非操作手和胸部。颈椎节段退化后的异常运动和椎间盘或脊椎刺激的节段，持续的手法牵引可以松弛韧带、防止过大的角运动和平移运动。

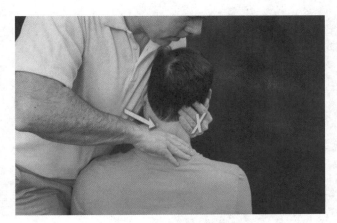

图 14.5 C₂~C₇ 坐位关节突关节分离，手法 1

## C₂~C₇ 坐位关节突关节分离，手法 2（图 14.6）

患者坐位，患者颈椎治疗节段的下缘处于左侧屈和右侧旋转的体位。物理治疗师站于患者的左侧。物理治疗师的左前臂放在患者面部和颈部的左侧，支撑头部位置。物理治疗师的右侧第 2 掌指关节（MCP）的外侧边界固定治疗节段的椎板和上关节突。通过左侧屈和右侧旋转的预先体位摆放使得治疗节段松弛。物理治疗师右手外侧边界在腹侧，中间和下方进行整复或关节松动。

特异性：本技术似乎也在治疗节段产生运动和手动固定关节突关节下缘有明显效果。此外，上段椎体的预先体位摆放和支撑可以减少上位椎体和治疗节段之间的运动，下端椎体会朝向中立位运动。

注意：研究者通常认为坐位关节突关节分离手法 2 更多地应用于"明显僵硬"的患者。案例报告发现，关节突关节分离手法 2 对于中下颈椎（C₄~C₆）的退化导致异常运动是有效的（Kondratek et al 2006）。但是，考虑到本技术在最下端椎体会产生压缩负载，在症状明显退化导致异常运动的节段应用本技术需要小心。研究者还发现，这种整复并没有显著改变椎动脉血流速度或管腔直径（Creighton et al 2011）。

## C₂~C₇ 卧位关节突关节侧方间隙分离（图 14.7）

患者仰卧位，颈椎治疗节段的下缘处于左侧屈和右侧旋转的体位。物理治疗师站在患者头、颈、肩部的左侧。物理治疗师的右前臂放置在患者右侧脸部并支撑头的位置。物理治疗师的左手示指掌指关节的外侧边界位于治疗节段的上下关节突。通过左侧屈和右侧旋转的预先体位摆放使得治疗节段稳定。物理治疗师左手外侧边界在中间、稍向上和稍伸展进行整复或关节松动。

特异性：就治疗节段产生的运动而言，该技术被认为具有中等特异性。通过侧屈和旋转预先体位摆

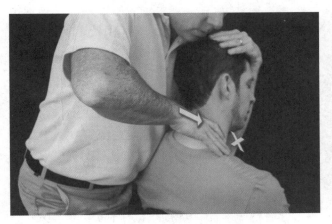

图 14.6 C₂~C₇ 坐位关节突关节分离，手法 2

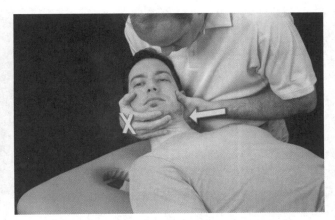

图 14.7 C₂~C₇ 卧位关节突关节侧方间隙分离

放使得治疗节段的软组织松弛,从而增强特异性。物理治疗师身体或支撑手太长时间的振动或运动可能导致治疗节段从最上端到最下端椎体产生不必要的运动。

注意:作者通常本类的整复或关节松动术应用于已诊断为关节突关节不稳或者软组织广泛压痛的患者。图14.7演示了如何在左侧颈部使用手动定位和施加整复来分离右侧关节突关节。

### C₇关节突关节分离仰卧位(图14.8)

患者仰卧位,$C_7$位于轻微的左侧屈和右侧旋转。在上胸椎的下方放置一个关节松动楔形垫,底面朝向头顶,位于$T_1$下方。物理治疗师站在患者肩部的左侧。物理治疗师左手尺骨边缘按压在患者右侧$C_7$横突的前表面。物理治疗师的右手放在左手上用来稳定已定位的腕和手的位置。通过预先体位摆放使得治疗节段稳定。物理治疗师左手尺骨边缘在朝向背侧、侧面和颅骨方向进行整复或关节松动。

特异性:由于$C_7$的定位和楔形垫提供的稳定性,该技术被认为具有中等特异性。

注意:在患有$C_7/T_1$活动受限患者中,本章的作者发现这种整复/关节松动术为$C_7/T_1$关节周围的结构提供了良好的伸展。

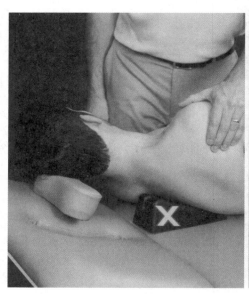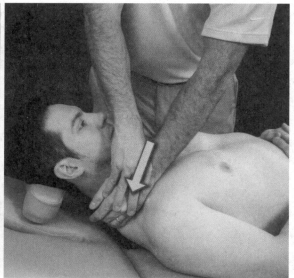

图14.8    C₇关节突关节仰卧位分离

### 关节突关节平移滑动技术

关节突关节平移滑动技术是针对上下椎体之间平行关节突关节的。在上颈椎中,整复的力主要指向腹侧和背侧方向。在下颈椎($C_2 \sim C_7$)中,力是指向腹侧、内侧、颅骨和背侧的。应用滑行技术方向取决于运动受限的方向。具体来说,当寰枕关节腹侧前屈受限时应采用背侧滑动,而当寰枕关节背侧后伸受限时应采用腹侧滑动。在下颈椎,当腹侧前屈受限时,或者是右侧单侧活动受限的伴有腹侧前屈、左侧屈和左侧旋转同时受限,应采用前上方向滑动;当背侧后伸受限时,或者是右侧单侧活动受限伴有背侧后伸、右侧屈和右侧旋转同时受限,应采用后下方向滑动。在这些技术中,在滑动期间避免挤压压力是很重要的。这是通过在滑动之前向关节施加少量(Kaltenborn等级1)牵引力来实现的。

### 寰枕关节仰卧位单侧背向滑动(图14.9)

患者仰卧位,寰枕关节轻微腹侧前屈。物理治疗师站在患者的头部上方。物理治疗师的左手放置在患者枕骨的下方。物理治疗师的左肩向前顶住患者前额上方,位于患者左眼上方。物理治疗师的右手示指掌指关节及外侧边缘接触并稳定寰椎的右侧横突和后弓。物理治疗师的左侧肩部朝向稳定手的方向施加背侧和内侧压力,稳定右侧寰枕关节。关节松动术的力由物理治疗师的左侧肩部提供并朝向背侧和内侧。

特异性:该技术在治疗节段的摆位和轴向稳定性方面有特异性,因为物理治疗师的手位于寰椎后弓和治疗台之间。

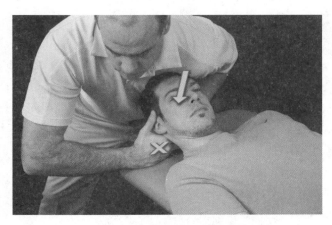

图 14.9　寰枕关节仰卧位单侧背向滑动

注意:研究者发现枕骨背向的关节松动术通常可减少上颈椎疼痛,改善上颈椎屈曲。这种改善的运动使姿势障碍的患者在眼睛处于更加水平的位置方面取得改善。

## C₂~C₆ 关节突关节仰卧位前上向滑动(图 14.10)

患者仰卧位,下颈椎向左侧屈曲,右侧旋转和轻微腹侧前屈。治疗节段定位于右侧屈曲、右侧旋转和轻微腹侧前屈。物理治疗师位于患者头部、颈部和左肩的左侧。物理治疗师的右手和前臂位于患者头部的右侧下方,右手尺侧接触治疗节段椎体的右下关节突关节、椎板和棘突,通过摆位稳定治疗节段。物理治疗师的左手在腹侧、内侧和头顶方向进行整复。

特异性:该技术在脊柱固定和手工加固方面具有特异性。该技术使用正确时会产生空化作用。

注意:C₂ 节段旋转、侧屈耦合松弛可以改善骨关节环内突起的旋转。这改善了翼状韧带和枕骨之间的韧带张紧机制。结果,C₂ 节段耦合旋转的改善可以改善寰枕关节的耦合运动。

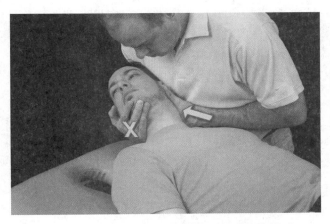

图 14.10　C₂~C₆ 关节突关节仰卧位前上向滑动

## C₂~C₆ 关节突关节坐位前上向滑动(图 14.11)

患者坐位,下颈椎向右侧屈曲,左侧旋转和轻微腹侧前屈。治疗节段定位于左侧屈曲、左侧旋转和轻微腹侧前屈。物理治疗师位于患者头部、颈部和左肩的左侧。左手的外侧边缘位于治疗节段椎体的右侧下关节突关节。物理治疗师的右手拇指按压在最下端椎体左侧并朝向腹侧和内侧,通过摆位稳定治疗节段。物理治疗师的左手在腹侧、内侧和头顶方向进行整复。

特异性:该技术在脊柱固定和手工加固方面具有特异性。

注意:在 C₂ 节段整复时,必须注意治疗手不能放置在轴向端。

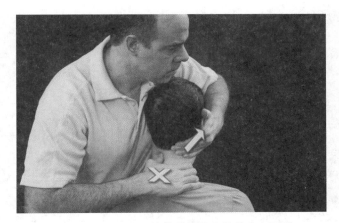

图 14.11　C₂~C₆ 关节突关节坐位前上向滑动

## C₂~C₆ 关节突关节坐位后下向滑动(图 14.12)

患者坐位,下颈椎左侧屈曲,右侧旋转和轻微后伸,治疗节段位于右侧屈曲、右侧旋转和背侧后伸。物理治疗师位于患者头部、颈部和左肩的左侧。物理治疗师左手的外侧边缘位于治疗节段椎体的右下关节突关节。物理治疗师的右侧大拇指位于最下端椎体的左边并向腹侧和内侧按压,通过摆位稳定治疗节段。物理治疗师的左手向背侧、内侧和下端方向施加整复。

特异性:该技术在脊柱固定和手工加固方面具有特异性。然而,治疗节段上方或下方有可能会出现少许运动。

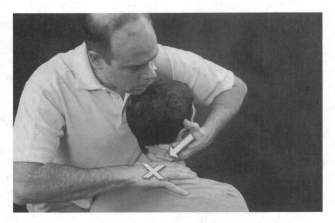

图 14.12　$C_2 \sim C_6$ 关节突关节坐位后下向滑动

注意:该技术对改善颈椎旋转受限有效,但有可能会增加下方椎体的压迫症状(如神经根受刺激)。如果遇到这种情况,作者建议在治疗过程中利用物理治疗师的胸部增加患者头部向上牵引力。

## $C_7$ 关节突关节卧位前上向滑动(图 14.13)

患者仰卧位,$C_7$ 左侧屈曲,左侧旋转和轻微腹侧前屈,物理治疗师位于患者头部、颈部和左肩的左侧。物理治疗师右手的外侧边缘位于 $C_7$ 的右下关节突关节。物理治疗师的左手向下按压患者的右肩以稳定 $T_1$,通过摆位稳定治疗节段。物理治疗师的右手在腹侧、内侧和头顶方向进行整复。

特异性:颅骨至 $C_7$ 的颈椎节段可能会产生少许运动;然而,下方的脊柱节段应该只会发生很少运动。

注意:对于 $C_7/T_1$ 活动受限的患者,本章作者发现该关节松动术或整复对于 $C_7/T_1$ 关节周围组织提

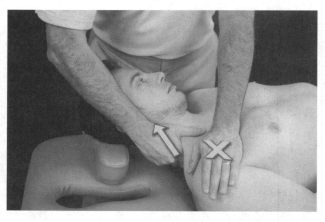

图 14.13　$C_7$ 关节突关节卧位前上向滑动

供了良好的牵伸。

## $C_7$ 关节突关节坐位前上向滑动(图 14.14)

患者坐位,$C_7$ 左侧屈曲、左侧旋转和轻微腹侧前屈,物理治疗师位于患者正前方,左膝屈曲置于患者的右肩和胸部前方。物理治疗师左手尺侧边缘置于 $C_7$ 右侧横突的后方,物理治疗师右手尺侧边缘置于 $C_7/T_1$ 椎板和关节突关节的左后方,通过摆位稳定治疗节段。物理治疗师的左手在腹侧、内侧和头顶方向进行整复。

特异性:治疗节段上方或下方基本不会出现运动。

注意:颈椎疼痛较少而僵硬占主导的症状,或是在颈椎主动运动范围末端出现颈椎不适症状的患者,通常对本技术反应较好。

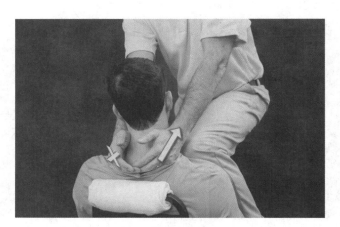

图 14.14　$C_7$ 关节突关节坐位前上向滑动

## $C_7$ 关节突关节坐位后下向滑动(图 14.15)

患者坐位,$C_7$ 左侧屈曲、左侧旋转和轻微背侧后伸,物理治疗师位于患者正前方,左膝屈曲置于患者的右肩和胸部前方。物理治疗师右手尺侧边缘置于 $C_7$ 左侧横突的后方,物理治疗师左手尺侧边缘置于 $C_7/T_1$ 椎板和关节突关节的右后方,通过摆位稳定治疗节段。物理治疗师的右手在背侧、内侧和下端方向进行整复。

特异性:治疗节段上方或下方基本不会出现运动。

注意:颈椎疼痛较少而僵硬占主导的症状,或是在颈椎主动运动范围末端出现颈椎不适症状的患者,通常对本技术反应较好。

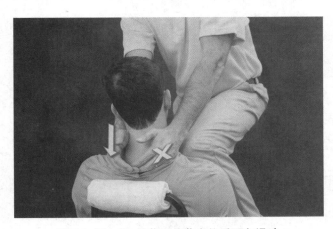

图 14.15　C₇ 关节突关节坐位后下向滑动

## 颈椎后前向的关节松动术

颈椎后前向的关节松动术可以用作评估方法或是治疗技术（Maitland et al 2005）。在选择技术时，物理治疗师必须做出以下重要判断：①允许出现或重复出现何种程度的患者的症状；②松动时组织抵抗力的程度。Maitland 等人（2005）以振动的方式进行该技术。振动在关节活动范围允许内不同的范围采用不同的幅度[读者可以参考教科书 Maitland 的脊柱整复（Maitland et al 2005），了解 Maitland 方法的更多知识]。在本节中，作者将描述针对颈椎的最常见的后前向关节松动术。

### 单侧上颈椎后前向的关节松动术（图 14.16）

患者俯卧，尽可能使颈椎处于中立位。物理治疗师的左右拇指指腹沿寰枕关节（C₀～C₁）的方向置于寰椎（C₁）的后外侧接触。物理治疗师的手臂和拇指略微指向内侧和上端椎体。物理治疗师双手其

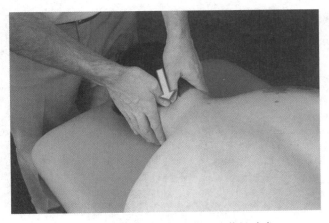

图 14.16　单侧上颈椎后前向关节松动术

余部分保持放松并置于上颈部的左右侧。振动压力通过拇指沿 C₁ 的后前向方向传递。手法操作正确时，将发生头部的微小伸展运动同时没有任何旋转或侧屈。

注意：该技术可用于治疗颈源性头痛。如果在 C₁ 处按压时出现头痛，则振荡幅度和起始深度可能在操作期间引起轻微不适。然而，随着治疗的进展，头痛症状应该逐渐缓解或不会恶化。

### 单侧中颈椎后前向的关节松动术（图 14.17）

患者俯卧，尽可能使颈椎处于中立位。物理治疗师的左右拇指指腹置于关节突上（图中所示的中颈椎）。物理治疗师的手臂和拇指略微指向内侧（约成 30°角）。物理治疗师双手其余部分保持放松并置于上颈部的左右侧。振动压力通过拇指沿治疗关节的后前向方向传递。手法操作正确时，将发生头部的微小伸展运动同时没有任何旋转或侧屈。

注意：当该技术应用于具有反应性过度活动或具有神经根病的脊柱节段时，应该小心。如果存在这些问题，则应调节振动幅度或起始运动深度以避免激发神经源性症状。

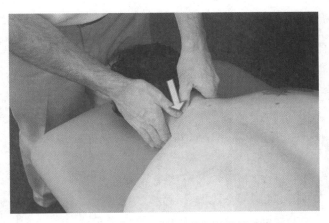

图 14.17　单侧中颈椎后前向关节松动术

### 单侧中颈椎横向的关节松动术（图 14.18）

患者俯卧，尽可能使颈椎处于轻微后伸、侧屈和旋转中立位。物理治疗师站在患者右侧。物理治疗师的左右拇指指腹置于棘突和椎板的右边（图中所示的中颈椎）。物理治疗师的手臂和拇指略微指向内侧。物理治疗师双手其余部分保持放松并置于背

侧颅骨和上胸椎上方。振动压力通过拇指沿棘突向内侧传递。手法操作正确时,将发生头部的微小旋转或侧屈运动同时没有任何伸展或屈曲运动。

注意:因为该技术中,手法接触的棘突可以容易地产生运动,所以应该仅使用非常平缓和小幅度的振动。此外,应注意避免因拇指指尖压力引起的不适。该技术最适用于单侧颈椎不适症状的患者。

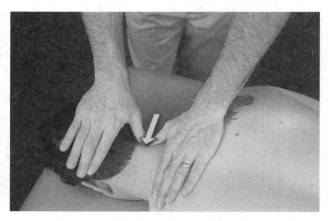

图 14.18　单侧中颈椎横向关节松动术

## 颈椎复位手法操作流程

有许多因素可能会有助于确定患者是否适合接受颈椎关节整复,这些因素取决于患者和临床医务人员双方。确定患者是否适合接受脊柱整复的干预措施,通常建议临床医务人员在被认为功能障碍的节段评估关节滑动和关节被动活动范围的末端感觉,用以检查在被动关节活动范围稍早达到的一种坚硬的末端感觉(Krauss et al 2006;Pettman 2006)。然而,几乎没有循证依据可以指导临床医务人员评估末端感觉作为关节操纵指标的有效性。因此,适当的临床推断可以确定这些干预是否在治疗过程中的任何时刻都是最适合特定患者的。

脊柱整复需要考虑的 3 个重要组成部分是:速度、幅度和力。有研究者认为术语"高速"可能是用词不当,因为该技术从零速度开始,所以一些研究者称之为"高加速度"而不是"高速"技术(Pettman 2006)。其次,保持低幅度可以最大限度地降低对关节复合体及其周围组织造成损害的潜在风险,特别是针对上颈椎的整复。再次,力量的大小也很重要。通过充分的定位和张力的累积找到了变化的障碍点,则本技术仅需要很小的力就可以完成。知识框 14.1 列出了可能与颈椎关节整复疗效较差相关的一些因素(Krauss et al 2006)。

## $C_2 \sim C_6$ 关节突关节分离:手法旋转治疗(图 14.19)

患者仰卧,颈椎处于中立位。物理治疗师右手示指掌指关节置于治疗节段椎体的关节突关节的后外侧,物理治疗师用另一只手托住患者的头部。颈椎略微向下屈曲到治疗节段。采用针对目标侧轻微的同侧侧屈和对侧旋转,直至接触点的周围组织感觉到轻微张力。采用高速低幅的颈椎复位手法,朝患者对侧眼睛实施向上向内施力。

注意:整复时不要采用旋转和侧屈组合,因为这样可能会增加关节表面摩擦力和关节周围结构张力,这可能导致操作者增加推力以克服这种阻力。

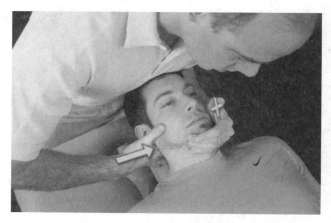

图 14.19　$C_2 \sim C_6$ 关节突关节分离:手法旋转治疗

## 寰枢关节突关节分离：上颈椎复位手法（图 14.20）

患者仰卧，颈椎处于中立位。物理治疗师右手示指掌指关节置于目标侧的寰枢关节突关节的后外侧。物理治疗师用另一只手握住患者的下颌并用前臂支撑患者的头部。颈椎向下屈曲到治疗节段上方。采用针对目标侧轻微的对侧旋转，直至接触点的周围组织感觉到轻微张力（寰枢关节）。稍微采用寰枢关节的侧向滑动以增加张力。采用高速低幅的上颈椎复位手法，水平指向患者对侧眼睛上方的方向。

注意：重要的是要注意，上颈椎复位手法不是通过增加颈椎的旋转来完成的，这对于椎动脉来说是危险的动作。

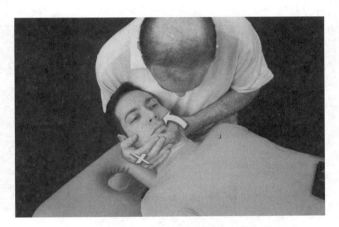

图 14.20　寰枢关节突关节分离：上颈椎复位手法

## 小结

总之，近年来通过颈椎复位手法和关节松动术的应用，在颈部和上肢疼痛的成功治疗经验和相关因素的认知方面，已经取得很大的进步。但是，问题和挑战仍未得到解决，所有这些干预措施的临床医务人员仍然需要继续公开讨论。对颈椎复位手法和关节松动术的临床实践的可能性和误诊的理解的进步，需要对临床医务人员持续仔细的意见的判断，无论是基于最新文献还是专家意见。

（周敬杰　译，刘洋　万芮含　审，廖麟荣　王于领　校）

## 参考文献

Aquino RL, Caires PM, Furtado FC, et al. 2009. Applying joint mobilization at different cervical vertebral levels does not influence immediate pain reduction in patients with chronic neck pain: a randomized clinical trial. J Man Manip Ther 17: 95–100.

Arnold C, Bourassa R, Langer T, et al. 2004. Doppler studies evaluating the effect of a physical therapy screening protocol on vertebral artery blood flow. Man Ther 9: 13–21.

Assendelft WJ, Bouter LM, Knipschild PG. 1996. Complications of spinal manipulation: a comprehensive review of the literature. J Fam Pract 42: 475–480.

Bee LA, Dickenson AH. 2007. Rostral ventromedial medulla control of spinal sensory processing in normal and pathophysiological states. Neuroscience 147: 786–793.

Beneck G, Kulig K, Landel R, et al. 2005. The relationship between lumbar segmental motion and pain response produced by a posterior-to-anterior force in persons with nonspecific low back pain. J Orthop Sports Phys Ther 35: 203–209.

Bialosky JE, Bishop MD, Robinson ME, et al. 2009a. Spinal manipulative therapy has an immediate effect on thermal pain sensitivity in people with low back pain: a randomized controlled trial. Phys Ther 89: 1292–303.

Bialosky JE, Bishop MD, Price DD, et al. 2009b. The mechanisms of manual therapy in the treatment of musculoskeletal pain: a comprehensive model. Man Ther 14: 531–538.

Boal RW, Gillette RG. 2004. Central neuronal plasticity, low back pain and spinal manipulative therapy. J Manipulative Physiol Ther 27: 314–326.

Bogduk N, Jull G. 1985. The theoretical pathology of acute locked back: a basis for manipulative therapy. Man Med 1: 78–82.

Boissonnault WG, Badke MB. 2008. Influence of acuity on physical therapy outcomes for patients with cervical disorders. Arch Phys Med Rehabil 89: 81–86.

Cagnie B, Vinck E, Beernaert A, et al. 2004. How common are side effects of spinal manipulation and can these side effects be predicted? Man Ther 9: 151–156.

Carlesso L, Rivett D. 2011. Manipulative practice in the cervical spine: a survey of IFOMPT member countries. J Man Manip Ther 19: 66–70.

Carlesso LC, Gross AR, Santaguida PL, et al. 2010a. Adverse events associated with the use of cervical manipulation and mobilization for the treatment of neck pain in adults: a systematic review. Man Ther 15: 434–444.

Carlesso LC, Macdermid JC, Santaguida LP. 2010b. Standardization of adverse event terminology and reporting in orthopaedic physical therapy: application to the cervical spine. J Orthop Sports Phys Ther 40: 455–463.

Carnes D, Mullinger B, Underwood M. 2010. Defining adverse events in manual therapies: a modified Delphi consensus study. Man Ther 15: 2–6.

Cassidy JD, Boyle E, Côté P, et al. 2008. Risk of vertebrobasilar stroke and chiropractic care: results of a population-based case-control and case-crossover study. Spine 33: S176–S183.

Cassidy JD, Lopes AA, Yong-Hing K. 1992. The immediate effect of manipulation versus mobilization on pain and range of motion in the cervical spine: a randomized controlled trial. J Manipulative Physiol Ther 15: 570–575.

Cattrysse E, Baeyens JP, Clarys JP, et al. 2007a. Manual fixation versus locking during upper cervical segmental mobilization. Part 1: an in vitro three-dimensional arthrokinematic analysis of manual flexion-extension mobilization of the atlanto-occipital joint. Man Ther 12: 342–352.

Cattrysse E, Baeyens JP, Clarys JP, et al. 2007b. Manual fixation versus locking during upper cervical segmental mobilization. Part 2: an in vitro three-dimensional arthrokinematic analysis of manual axial rotation and lateral bending mobilization of the atlanto-axial joint. Man Ther 12: 353–362.

Childs JD, Cleland JA. 2006. Development and application of clinical prediction rules to improve decision making in physical therapist practice. Phys Ther 86: 122–131.

Childs JD, Fritz JM, Flynn TW, et al. 2004. A clinical prediction rule to identify patients with low back pain most likely to benefit from spinal manipulation: a validation study. Ann Intern Med 141: 920–928.

Childs JD, Flynn TW, Fritz JM, et al. 2005. Screening for vertebrobasilar insufficiency in patients with neck pain: manual therapy decision-making in the presence of uncertainty. J Orthop Sports Phys Ther 35: 300–306.

Cleland JA, Childs JD. 2005. Does manual therapy technique matter? Orthop Division Rev Sept / Oct: 27–28.

Cleland JA, Whitman JM, Fritz JM. 2004. Effectiveness of manual physical therapy to the cervical spine in the management of lateral epicondylalgia: a retrospective analysis. J Orthop Sports Phys Ther 34: 713–722.

Cleland JA, Childs JD, McRae M, et al. 2005. Immediate effects of thoracic manipulation in patients with neck pain: a randomized clinical trial. Man Ther 10: 127–135.

Cleland JA, Fritz JM, Whitman JM, et al. 2006. The use of a lumbar spine manipulation technique by physical therapists in patients who satisfy a clinical prediction rule: a case series. J Orthop Sports Phys Ther 36: 209–214.

Cleland JA, Childs JD, Fritz JM, et al. 2007a. Development of a clinical prediction rule for guiding treatment of a subgroup of patients with neck pain: use of thoracic spine manipulation, exercise, and patient education. Phys Ther 87: 9–23.

Cleland JA, Glynn P, Whitman JM, et al. 2007b. Short-term effects of thrust versus nonthrust mobilization / manipulation directed at the thoracic spine in patients with neck pain: a randomized clinical trial. Phys Ther 87: 431–440.

Cleland JA, Fritz JM, Whitman J, et al. 2007c. Predictors of short-term outcome in people with a clinical diagnosis of cervical radiculopathy. Phys Ther 87: 1619–1632.

Cleland JA, Mintken PE, Carpenter K, et al. 2010. Examination of a clinical prediction rule to identify patients with neck pain likely to benefit from thoracic spine thrust manipulation and a general cervical range of motion exercise: multi-center randomized clinical trial. Phys Ther 90: 1239–50.

Creighton D, Viti J, Krauss J. 2005. Use of translatoric mobilization in a patient with cervical spondylotic degeneration: a case report. J Man Manip Ther 13: 12–26.

Creighton D, Kondratek M, Krauss J, et al. 2011. Ultrasound analysis of the vertebral artery during non-thrust cervical translatoric spinal manipulation. J Man Manip Ther 19: 84–90.

Dai L. 1998. Disc degeneration and cervical instability. Correlation of magnetic resonance imaging with radiography. Spine 23: 1734–1738.

Degenhardt BF, Darmani NA, Johnson JC, et al. 2007. Role of osteopathic manipulative treatment in altering pain biomarkers: a pilot study. J Am Osteopath Assoc 107: 387–400.

Derbyshire SW, Jones AK, Gyulai F, et al. 1997. Pain processing during three levels of noxious stimulation produces differential patterns of central activity. Pain 73: 431–445.

Di Fabio RP. 1999. Manipulation of the cervical spine: risks and benefits. Phys Ther 79: 50–65.

Dunning JR, Cleland JA, Waldrop MA, et al. 2012. Upper cervical and upper thoracic thrust manipulation versus nonthrust mobilization in patients with mechanical neck pain: a multicenter randomized clinical trial. J Orthop Sports Phys Ther 42: 5–18.

Ernst E. 2002. Manipulation of the cervical spine: a systematic review of case reports of serious adverse events. Med J Aust 176(8): 376–380.

Evans DW. 2002. Mechanisms and effects of spinal high-velocity, low-amplitude thrust manipulation: previous theories. J Manipulative Physiol Ther 25: 251–262.

Evans DW, Breen AC. 2006. A biomechanical model for mechanically efficient cavitation production during spinal manipulation: prethrust position and the neutral zone. J Manipulative Physiol Ther 29: 72–82.

Fernández-Carnero J, Fernández-de-las-Peñas C, Cleland JA. 2008. Immediate hypoalgesic and motor effects after a single cervical spine manipulation in subjects with lateral epicondylalgia. J Manipulative Physiol Ther 31: 675–681.

Fernández-de-las-Peñas C, Alonso-Blanco C, Cleland JA, et al. 2008. Changes in pressure pain thresholds over $C_5$–$C_6$ zygapophyseal joint after a cervicothoracic junction manipulation in healthy subjects. J Manipulative Physiol Ther 31: 332–337.

Fernández-de-las-Peñas C, Pérez-de-Heredia M, Brea-Rivero M, et al. 2007. Immediate effects on pressure pain threshold following a single cervical spine manipulation in healthy subjects. J Orthop Sports Phys Ther 37: 325–329.

Fleming R, Forsythe S, Cook C. 2007. Influential variables associated with outcomes in patients with cervicogenic headache. J Man Manip Ther 15: 155–164.

Flynn T, Fritz J, Whitman J, et al. 2002. A clinical prediction rule for classifying patients with low back pain who demonstrate short-term improvement with spinal manipulation. Spine 27: 2835–2843.

Flynn TW. 2006. There's more than one way to manipulate a spine. J Orthop Sports Phys Ther 36: 198–199.

Flynn TW, Fritz JM, Wainner R, et al. 2003. The audible pop is not necessary for successful spinal high-velocity thrust manipulation in individuals with low back pain. Arch Phys Med Rehabil 84: 1057–1060.

Flynn TW, Childs JD, Fritz JM. 2006. The audible pop from high-velocity thrust manipulation and outcome in individuals with low back pain. J Manipulative Physiol Ther 29: 40–45.

Gal JM, Herzog W, Kawchuk GN, et al. 1995. Forces and relative vertebral movements during SMT to unembalmed post-rigor human cadavers: peculiarities associated with joint cavitation. J Manipulative Physiol Ther 18: 4–9.

Gal JM, Herzog W, Kawchuk GN, et al. 1997. Movements of vertebrae during manipulative thrusts to unembalmed human cadavers. J Manipulative Physiol Ther 20: 30–40.

Giles LG, Taylor JR. 1987. Human zygapophyseal joint capsule and synovial fold innervation. Br J Rheumatol 26: 93–98.

González-Iglesias J, Fernández-de-las-Peñas C, Cleland JA, et al. 2009. Thoracic spine manipulation for the management of patients with neck pain: a randomized clinical trial. J Orthop Sports Phys Ther 39: 20–27.

Gross AR, Hoving JL, Haines TA, et al. 2004. A Cochrane review of manipulation and mobilization for mechanical neck disorders. Spine 29: 1541–1548.

Gross AR, Kay TM, Kennedy C, et al. 2002a. Clinical practice guideline on the use of manipulation or mobilization in the treatment of adults with mechanical neck disorders. Man Ther 7: 193–205.

Gross AR, Kay TM, Hondras M, et al. 2002b. Manual therapy for mechanical neck disorders: a systematic review. Man Ther 7: 131–149.

Guo W, Robbins MT, Wei F, et al. 2006. Supraspinal brain-derived neurotrophic factor signaling: a novel mechanism for descending pain facilitation. J Neurosci 26: 126–137.

Haldeman S, Kohlbeck FJ, McGregor M. 2002. Unpredictability of cerebrovascular ischemia associated with cervical spine manipulation. Spine 27: 49–55.

Hancock MJ, Maher CG, Latimer J, et al. 2007. Assessment of diclofenac or spinal manipulative therapy, or both, in addition to recommended first-line treatment for acute low back pain: a randomised controlled trial. Lancet 370: 1638–1643.

Hengeveld E, Banks K, Maitland GD. 2005. Maitland's vertebral manipulation. Oxford: Elsevier Butterworth-Heinemann.

Herzog W, Conway PJ, Zhang YT, et al. 1995. Reflex responses associated with manipulative treatments on the thoracic spine: a pilot study. J Manipulative Physiol Ther 18: 233–236.

Herzog W, Leonard TR, Symons B, et al. 2012. Vertebral artery strains during high-speed, low amplitude cervical spinal manipulation. J Electromyogr Kinesiol 22: 740–746.

Hsieh JC, Belfrage M, Stone-Elander S, et al. 1995. Central representation of chronic ongoing neuropathic pain studied by positron emission tomography. Pain 63: 225–236.

Hurwitz EL, Aker PD, Adams AH, et al. 1996. Manipulation and mobilization of the cervical spine. Spine 21: 1746–1759.

Hurwitz EL, Morgenstern H, Harber P, et al. 2002. A randomized trial of chiropractic manipulation and mobilization for patients with neck pain: clinical outcomes from the UCLA neck-pain study. Am J Public Health 92: 1634–1641.

Hurwitz EL, Morgenstern H, Vassilaki M, et al. 2005. Frequency and clinical predictors of adverse reactions to chiropractic care in the UCLA neck pain study. Spine 30: 1477–1484.

Iadarola M, Berman K, Zeffiro T, et al. 1998. Neural activation during acute capsaicin-evoked pain and allodynia assessed with PET. Brain 121: 931–947.

Kaltenborn F. 2008. Traction-manipulation of the extremities and spine. Oslo: Norli.

Kerry R, Taylor AJ. 2006. Cervical arterial dysfunction assessment and manual therapy. Man Ther 11: 243–53.

Kondratek M, Creighton D, Krauss J. 2006. Use of translatoric mobilization in a patient with cervicogenic dizziness and motion restriction: a case report. J Man Manip Ther 14: 140–151.

Krauss J, Evjenth O, Creighton DS. 2006. Translatoric spinal manipulation for physical therapists. Lakeview: Media LLC Publications.

Krauss J, Creighton D, Ely JD, et al. 2008. The immediate effects of upper thoracic translatoric spinal manipulation on cervical pain and range of motion: a randomized clinical trial. J Man Manip Ther 16: 93–99.

Kulig K, Landel R, Powers CM. 2004. Assessment of lumbar spine kinematics using dynamic MRI: a proposed mechanism of sagittal plane motion induced by manual posterior-to-anterior mobilization. J Orthop Sports Phys Ther 34: 57–64.

Lakshmanan P, Jones A, Howes J, et al. 2005. CT evaluation of the pattern of odontoid fractures in the elderly – relationship to upper cervical spine osteoarthritis. Eur Spine J 14: 78–83.

Landel R, Kulig K, Fredericson M, et al. 2008. Intertester reliability and validity of motion assessments during lumbar spine accessory motion testing. Phys Ther 88: 43–49.

Leaver AM, Maher CG, Herbert RD, et al. 2010. A randomized controlled trial comparing manipulation with mobilization for recent onset neck pain. Arch Phys Med Rehabil 91: 1313–1318.

Lebouef-Yde C, Hennius B, Rudberg E, et al. 1997. Side effects of chiropractic treatment: a prospective study. J Manipulative Physiol Ther 20: 223–228.

Lee KP, Carlini WG, McCormick G, et al. 1995. Neurologic complications following chiropractic manipulation: a survey of California neurologists. Neurology 45: 1213–1215.

Lee RY, McGregor AH, Bull AM, et al. 2005. Dynamic response of the cervical spine to posteroanterior mobilisation. Clin Biomech 20: 228–231.

Licht PB, Christensen HW, Hoilund-Carlsen PF. 2003. Is cervical spinal manipulation dangerous? J Manipulative Physiol Ther 26: 48–52.

Maitland GD, Hengeveld E, Banks K, et al. 2005. Maitland's vertebral manipulation, 7th edn. New York: Elsevier Butterworth-Heinemann.

Malisza KL, Stroman PW, Turner A, et al. 2003a. Functional MRI of the rat lumbar spinal cord involving painful stimulation and the effect of peripheral joint mobilization. J Magn Reson Imaging 18: 152–159.

Malisza KL, Gregorash L, Turner A, et al. 2003b. Functional MRI involving painful stimulation of the ankle and the effect of physiotherapy joint mobilization. Magn Reson Imaging 21: 489–496.

Malone DG, Baldwin NG, Tomecek FJ, et al. 2002. Complications of cervical spine manipulation therapy: 5-year retrospective study in a single-group practice. Neurosurg Focus 13: ecp1.

Martinez-Segura R, Fernández-de-las-Peñas C, Ruiz-Saez M, et al. 2006. Immediate effects on neck pain and active range of motion after a single cervical high-velocity low-amplitude manipulation in subjects presenting with mechanical neck pain: a randomized controlled trial. J Manipulative Physiol Ther 29: 511–517.

May S, Resendale R. 2009. Prescriptive clinical predication rules in back pain research: a systematic review. J Man Manip Ther 17: 36–45.

McClatchie L, Laprade J, Martin S, et al. 2009. Mobilizations of the asymptomatic cervical spine can reduce signs of shoulder dysfunction in adults. Man Ther 14: 369–374.

McPartland JM, Giuffrida A, King J, et al. 2005. Cannabimimetic effects of osteopathic manipulative treatment. J Am Osteopathic Assoc 105: 283–291.

Mercer S, Bogduk N. 1993. Intra-articular inclusions of the cervical synovial joints. Br J Rheumatol 32: 705–710.

Mintken PE, DeRosa C, Little T, et al. 2008. AAOMPT clinical guidelines: a model for standardizing manipulation terminology in physical therapy practice. J Orthop Sports Phys Ther 38: A1–A6.

Miyazaki M, Hong SW, Yoon SH, et al. 2008. Kinematic analysis of the relationship between the grade of disc degeneration and motion unit of the cervical spine. Spine 33: 187–193.

Moulton EA, Keaser ML, Gullapalli RP, et al. 2005. Regional intensive and temporal patterns of functional MRI activation distinguishing noxious and innocuous contact heat. J Neurophysiol 93: 2183–2193.

Murphy DR. 2006. Herniated disc with radiculopathy following cervical manipulation: nonsurgical management. Spine J 6: 459–463.

Murphy DR, Hurwitz EL, Gregory AA. 2006. Manipulation in the presence of cervical spinal cord compression: a case series. J Manipulative Physiol Ther 29: 236–244.

Norris JW, Beletsky V, Nadareishvili ZG. 2000. Sudden neck movement and cervical artery dissection. The Canadian Stroke Consortium. CMAJ 163: 38–40.

Oppenheim JS, Spitzer DE, Segal D. 2005. Nonvascular complications following spinal manipulation. Spine J 5: 660–667.

Oshiro Y, Quevedo AS, McHaffie JG, et al. 2007. Brain mechanisms supporting spatial discrimination of pain. J Neurosci 27: 3388–3394.

Padua L, Padua R, LoMonaco M, et al. 1996. Radiculomedullary complications of cervical spinal manipulation. Spinal Cord 34: 488–492.

Palfrey AJ, Newton M. 1970. The viscosity of synovial fluid at high shear rates. J Anat 106: 404.

Pettman E. 2006. Manipulative thrust techniques: an evidence-based approach. Abbotsford, Canada: Aphema Publishing.

Peyron R, Laurent B, García-Larrea L. 2000. Functional imaging of brain responses to pain: a review and meta-analysis. Clin Neurophysiol 30: 263–288.

Pickar JG. 2002. Neurophysiological effects of spinal manipulation. Spine J 2: 357–371.

Pickar JG, Wheeler JD. 2001. Response of muscle proprioceptors to spinal manipulative-like loads in the anesthetized cat. J Manipulative Physiol Ther 24: 2–11.

Pikula JR. 1999. The effect of spinal manipulative therapy (SMT) on pain reduction and range of motion in patients with acute unilateral neck pain: a pilot study. J Can Chiropr Assoc 43: 111–119.

Powers CM, Kulig K, Harrison J, et al. 2003. Segmental mobility of the lumbar spine during a posterior to anterior mobilization: assessment using dynamic MRI. Clin Biomech 18: 80–83.

Puentedura EJ, Landers MR, Cleland JA, et al. 2011. Thoracic spine thrust manipulation versus cervical spine thrust manipulation in patients with acute neck pain: a randomized clinical trial. J Orthop Sports Phys Ther 41: 208–220.

Puentedura EJ, March J, Anders J, et al. 2012a. Safety of cervical spine manipulation: are adverse events preventable and are manipulations being performed appropriately? A review of 134 case reports. J Man Manip Ther 20: 66–74.

Puentedura EJ, Cleland JA, Landers MR, et al. 2012b Development of a clinical prediction rule to identify patients with neck pain likely to benefit from thrust joint manipulation to the cervical spine. J Orthop Sports Phys Ther 42: 577–592.

Quesnele JJ, Triano JJ, Noseworthy MD, et al. 2014. Changes in vertebral artery blood flow following various head positions and cervical spine manipulation. J Manipulative Physiol Ther 37: 22–31.

Ross JK, Bereznick DE, McGill SM. 2004. Determining cavitation location during lumbar and thoracic spinal manipulation: is spinal manipulation accurate and specific? Spine 29: 1452–1457.

Saavedra-Hernández M, Arroyo-Morales M, Cantarero-Villanueva I, et al. 2013. Short-term effects of spinal thrust joint manipulation in patients with chronic neck pain: a randomized clinical trial. Clin Rehabil 27: 504–512.

Schomacher J. 2009. The effect of analgesic mobilization technique when applied at symptomatic or asymptomatic levels of the cervical spine in subjects with neck pain: a randomized controlled trial. J Man Manip Ther 17: 101–108.

Semlak K, Ferguson AB. 1970. Joint stability maintained by atmospheric pressure: an experimental study. Clin Orthop Relat Res 68: 294–300.

Senstad O, Lebouef-Yde C, Borchgrevink C. 1996. Predictors of side effects to spinal manipulative therapy. J Manipulative Physiol Ther 19: 441–445.

Shekelle PG. 1994. Spinal manipulation. Spine 19: 858–861.

Shekelle PG, Coulter I. 1997. Cervical spine manipulation: summary report of a systematic review of the literature and a multidisciplinary expert panel. J Spinal Disord 10: 223–228.

Sigerist HE. 1951. A history of medicine, Vol. I: Primitive and archaic medicine. New York: Oxford University Press.

Smith WS, Johnston SC, Skalabrin EJ, et al. 2003. Spinal manipulative therapy is an independent risk factor for vertebral artery dissection. Neurology 60: 1424–1428.

Staud R, Craggs JG, Robinson EM, et al. 2007. Brain activity related to temporal summation of C-fiber evoked pain. Pain 129: 130–142.

Sterling M, Jull G, Wright A. 2001. Cervical mobilisation: concurrent effects on pain, sympathetic nervous system activity and motor activity. Man Ther 6: 72–81.

Teodorczyk-Injeyan JA, Injeyan H, Ruegg R. 2006. Spinal manipulative therapy reduces inflammatory cytokines but not substance P production in normal subjects. J Manipulative Physiol Ther 29: 14–21.

Thiel H, Bolton J. 2004. Estimate of the number of treatment visits involving cervical spine manipulation carried out by members of the British and Scottish Chiropractor Associations over a one-year period. Clin Chiropr 7: 163–167.

Thiel H, Rix G. 2005. Is it time to stop functional pre-manipulation testing of the cervical spine? Man Ther 10: 154–158.

Thomas LC, Rivett DA, Bateman G, et al. 2013. Effect of selected manual therapy interventions for mechanical neck pain on vertebral and internal carotid arterial blood flow and cerebral inflow. Phys Ther 93: 1563–1574.

Tseng SH, Lin SM, Chen Y, et al. 2002. Ruptured cervical disc after spinal manipulation therapy: report of two cases. Spine 27: E80–E82.

Vernon H, Dhami M, Howley T, et al. 1986. Spinal manipulation and beta-endorphin: a controlled study of the effect of a spinal manipulation on plasma beta-endorphin levels in normal males. J Manipulative Physiol Ther 9: 115–123.

Vincent K, Maigne JY, Fischhoff C, et al. 2013. Systematic review of manual therapies for nonspecific neck pain. Joint Bone Spine 80: 508–515.

Vogt BA, Derbyshire S, Jones AK. 1996. Pain processing in four regions of human cingulate cortex localized with co-registered PET and MR imaging. Eur J Neurosci 8: 1461–1473.

Williams NH, Hendry M, Lewis R, et al. 2007. Psychological response in spinal manipulation (PRISM): a systematic review of psychological outcomes in randomised controlled trials. Complement Ther Med 15: 271–283.

# 第 15 章

# 颈痛的治疗性运动

Carol Kennedy

## 概述

近年来,作为治疗机械性颈部疼痛(mechanical neck pain,MNP)物理治疗多模式和方法的一部分,使用特定的运动治疗作为手法治疗的紧密结合手段已成为物理治疗的重点。制订一个全面的计划,来试图解决许多相关因素而又不让颈部负担过重或不适,是很具挑战的。

在对 MNP 保守治疗的系统评价中,Grossetal 等人(2007)发现了强有力的证据,研究表明手法治疗联合运动治疗干预亚急性和慢性机械性颈部疾病有利于长期减轻疼痛,改善功能和拥有更积极的总体疗效。对于慢性颈部肌力训练和牵伸的长期的功能改善也有中等程度证据。对于眩晕的运动治疗,由于整体状态的改善,也有中等程度的证据。Saring-

Bahat(2003)对于单独使用运动治疗的回顾性研究表明,动态抗阻肌力训练和本体感觉功能训练的有效性也有强有力的证据。对急性挥鞭相关性疾病(whiplash-associated disorder,WAD)有中等强度的证据支持采用早期运动训练。尽管居家康复训练对比最开始时候的持续性不够(Ylinen et al 2007a),多项研究(Jull et al 2002;Ylinen et al 2006;Walker et al 2008)表明运动效应可维持长达 1~3 年。

最新的 Cochrane 评价有中等程度证据表明合并特异性颈椎和肩胛胸壁的牵伸训练和肌力训练能够缓解治疗后疼痛,并对于慢性颈部疼痛的短期和中期有功能性改善(Kay et al 2012)。低等到中等程度的证据表明单纯的上肢运动或一般性运动并没有益处。低到中等程度的证据表明自我关节松动术和低负荷颈部及肩胛骨耐力运动治疗对于长期颈源性头痛能够减少疼痛,改善功能和整体状态。低等到中等程度的证据表明颈部肌力训练能够在短期内缓解急性神经根型颈椎病疼痛。中等程度的证据表明患者接受运动治疗时是非常满意的(Kay et al 2012)。

研究发现有监督的运动治疗比居家康复训练或单纯运动指导更能有效地提高治疗效率,防止出现因为害怕再次受伤或疼痛而导致运动效率下降(Taimela et al 2000;Bunketorp et al 2006)。Escolar-Reina 等人(2010)的定性研究发现患者在以下情况更有可能坚持自己的居家康复训练:如训练并不费时、不打扰日常生活、不过于复杂、在训练时有适当的反馈和监督、积极的锻炼方法和经验。

Conley 等人(1997)表明,单纯上肢的运动不会导致颈部肌肉组织的肥大,需要专门加强颈部肌力训练。

尽管能够明确的是,颈部运动治疗能够有效治疗颈部疼痛,但是最有效运动方案的类型并没有确定。包含低负荷的颈部屈曲(craniocervical flexion,CCF)训练、高负荷的抬头训练和动静态抗阻训练在内的多种治疗方案都已经发现能够有效地减轻疼痛和改善功能,但不一定优于其他训练(Jordan et al 1998;Randlov et al 1998;Bronfort et al 2001;Jull 2000;Falla et al 2006;Vassiliou et al 2006)。高负荷运动在改善整体肌力和降低疲劳方面更有效(Falla et al 2006;Ylinen et al 2006)。较低负荷运动已被证明在头颈部屈曲运动优于姿势控制(Falla et al 2007a)和颈部运动的正常化。较高运动负荷尚未在疼痛水平较高的患者中进行测试,可能不适合该类患者。通过运动治疗得到的效果似乎与训练模式相关。O'Leary 等人(2012)通过超过 10 周的运动控制组比较了协调(CCF 运动的生物反馈测试)和耐力(等速耐力训练)。三组患者都在疼痛和功能方面取得了进步,但每组患者对于指定的运动模式的改善较大,而其他运动模式的变化很小。设计全面的颈椎康复运动训练方案考虑到这一点是非常重要的。

本章介绍的是针对患者常见的障碍导致的机械性颈部疼痛的各种治疗性运动干预措施。

## 运动功能训练

颈部疼痛的患者常伴随发生颈椎前方肌群异常募集模式,浅层肌群存在明显张力增高,同时脊柱深层稳定性被抑制(Jull 2000;Sterling et al 2003,2004;Falla et al 2004a;Jull et al 2004,2007a)。这种异常募集模式似乎与颈部疼痛及肌力有关,而非慢性或功能障碍程度(Cagnie et al 2011a;O'Leary et al 2011)。颈部疼痛患者在伸肌肌群募集模式也表现出异常,浅层肌群过度兴奋、深层肌群抑制和延迟的放松时间(Cagnie et al 2011b;Elliott et al 2010a;Schomaker & Falla 2013)。在低负荷情况下,不平衡状态更加明显,尽管深层和浅层肌群都存在肌力和肌耐力的下降(Falla et al 2003;O'Leary et al 2007)。上肢运动期间发生了颈部稳定肌群的延迟募集,尤其是颈部屈肌群(deep neck flexors,DNF),上肢运动功能会受到脊柱控制的影响(Falla et al 2004b)。研究表明,重复上肢活动和头部抬起,上斜方肌(upper trapezius muscle,UFT)和颈前部浅层肌群明显兴奋,同时延迟放松时间(Nederhand et al 2000,2002;Falla et al 2004c;Szeto et al 2005)。影像学检查表明,颈部疼痛或头痛的患者在其受影响的节段表现出了颈部深层屈肌和伸肌的萎缩及组织学变化(Hallgren et al 1994;Uhlig et al 1995;Kristjansson 2004;Elliott et al 2006,2008a,2008b,2009,2010b,2011;Fernández-

de-lhand et al 2000,2002;Falla et al 2004c;Szeto et al 2005)。影像学检查表明,颈部疼痛或头痛的患者在其受影响的节段表现出了颈部深层屈肌和伸肌的萎缩及组织学变化(Hallgren et al 1994;Uhlig et al 1995;Kristjansson 2004;Elliott et al 2006,2008a,2008b,2009,2010b,2011;Fernández-de-las-Peñas et al 2007,2008)。相对于隐匿起病的颈部疼痛患者,创伤患者变化更为明显。

临床上,对于机械性颈部疼痛的患者,低负荷的运动募集和单独颈部深层肌肉的伸展和屈曲,对于患者刚开始的运动训练非常重要,而长时间运动更强调肌耐力。DNF 的提前募集对于任何上肢运动都有避免训练时再次损伤的可能。运动训练后进行所有肌群的完全放松是非常重要的,特别是浅层肌群。高负荷运动将恢复肌群之间的协调,但是要确保深层肌肉群的参与。考虑到患者的职业和活动,这可能需要超出头部重量的额外负荷。

## 募集

### 深层颈部屈肌

重新训练颈部屈肌群(DNF)的基本训练是颈部屈曲(CCF)的主旨。虽然头长肌和颈长肌往往都被认为是颈部屈肌群(DNF),但是 Cagne 等人(2008)认为颈长肌是运动的主要肌肉,指导患者采用适当的颈部屈曲(CCF)技术。在没有激活颈前部肌群的情况下尽可能被动收下巴,然后通过触诊胸锁乳突肌(sternocleidomastoid,SCM)和前/中斜角肌来检测这些肌群。如果颈部伸肌特别紧张,浅层屈肌会更早收缩以克服阻力,使其更有效地延长,允许更多的颈部屈曲动作。舌头顶住口腔顶部以放松下颌,使得舌骨肌活动最小化。头部保持接触表面,但避免收缩。例如"将你的头部向后滑动"或"眼睛向下俯视",当你开始颈部屈曲时,眼睛俯视可以帮助患者募集隔离的深层肌群,颈部屈曲应该每组 10 次,每天重复 10 组(Jull et al 2002)。可以提出这样的论点:为了真正学会和巩固一种新的运动模式,我们应该每天重复多次这类形式的运动或任何其他模式的再训练,即使只重复几次也好。

颈部屈肌群(DNF)募集和分离可以通过仰卧或靠墙来执行。从理论上讲,由于重力辅助靠墙会更容易,但有些患者会在躺卧中更有效地放松浅层肌肉,并在这个位置上,对姿势不良的患者会更好地支持。站立时,头部必须保持与墙壁接触,以在整个训练过程中确保使用屈肌,防止伸肌代偿(图 15.1)。在仰卧位,毛巾卷的使用有助于支持正常的颈椎前凸。然而,部分患者会因为不舒服地滚动而倾向缩回头部,而不是使用正确的颈部屈曲(CCF)动作。使用枕头支持往往比较容易些。临床推理应该是用于确定哪个方式对于患者为最佳选项。

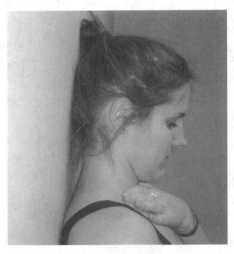

图 15.1　靠墙深层颈部屈肌募集训练。保持头部在与墙壁接触时,尽可能点头,触及前颈部,而浅层肌肉没有任何活动

长期被支撑的颈部,胸锁乳突肌(SCM)和斜角肌通常变得非常敏感,以至于它们被作为呼吸的主要肌肉。低强度训练可以从膈肌呼吸训练开始,鼓励横向肋骨运动,同时监测胸锁乳突肌(SCM)和斜角肌以防止过度活动。

### 深层颈部伸肌

分离的节段性肌群募集很困难,但肌肉能量技术或肌肉电刺激可以帮助教导患者感觉到多裂肌或后枕下肌的收缩(图 15.2)。患者可在受影响的节段自主训练等长或向心性抗阻收缩(图 15.3)。阻力必须轻刺激以深层而不是浅层肌群收缩。在仰卧时,毛巾卷枕在下颈部可以帮助患者进行单侧侧屈运动,以促进多裂肌收缩。Schomaker 等人(2012)发现了阻力应用于 $C_2$ 的椎弓相比于作用于枕骨或 $C_5$ 更加有效,能够募集更深层而不是浅层伸肌群。

DNF 募集的另一种方法是使用节段性伸展运动,从胸部开始并逐渐向头部伸展(图 15.4A～C)。如果下颌最初保持屈曲,浅层肌群的活动就会减少(Mayoux-Benhamou et al 1997)。动作是分段进行的,因此重点是更深层的肌肉层。运动也必须保持

和放松,因为肌群的支撑会导致慢性颈部疼痛的僵硬。

## 肌力与肌耐力

如前所述,虽然低负荷颈部屈曲(CCF)和高负荷抬头训练似乎对于减轻疼痛和功能障碍同样有效,但是高负荷的抗阻运动可能更有效地恢复全部的肌力与肌耐力。因此,要使颈部恢复到正常的肌肉功能,康复方案在某种程度上应该包含高负荷的运动。然而,在颈部剧烈疼痛的情况下,如果过早进行高负荷运动,往往会加剧疼痛,进一步抑制正常的肌肉功能。长期保护性支撑和僵硬的患者,增加过高的负载似乎有悖常理,但会激活更多浅层肌群。另一方面,低强度颈部疼痛和肌肉无力的患者,在保持肌群平衡的情况下,只要可以忍受高负荷运动,就会从中受益。作为深层肌肉系统,应该在任何收缩之前稳定脊柱,最佳模式是在整个过程中贯穿高负荷的运动启动和维持 DNF 屈曲模式。

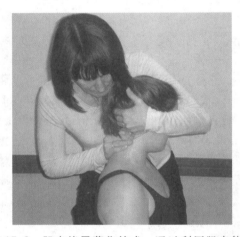

图 15.2　肌肉能量募集技术。通过利用肌肉能量技术实现 $C_{2/3}$ 多裂肌的激活

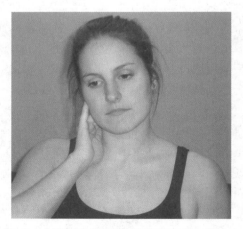

图 15.3　自我抵抗深层颈部伸肌运动。教导患者在受影响水平上抵抗伸展/侧屈以募集多裂肌

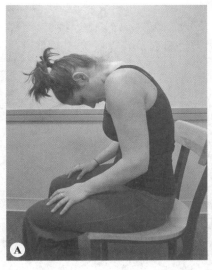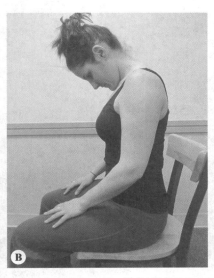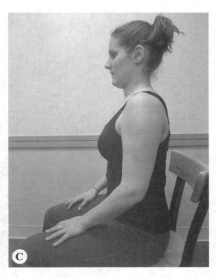

图 15.4　从最低处开始的节段伸展：Ⓐ从最大的屈曲位置开始,节段性伸展从头部向中段胸椎进行;Ⓑ一旦胸椎处于中立状态,节段性伸展继续下颈椎到颅椎区域;Ⓒ在直立位置,点头和颈部直立位置相关

## 渐进性高负荷屈肌力训练

自主抗阻肌力训练可以进行分级,并比抬头训练负荷更低。使用手或球放在下颌抗阻,进行等长或向心性收缩,可以促进颈部屈曲(CCF)模式。通过让患者在坐位保持颈部的中立进行等长收缩,也可以让患者向后倾斜保持中立,这样能够增加阻力。通过进一步发展,让患者坐在健身球上,向后移动到更远的范围内并保持,并逐渐延长时间(图 15.5)。

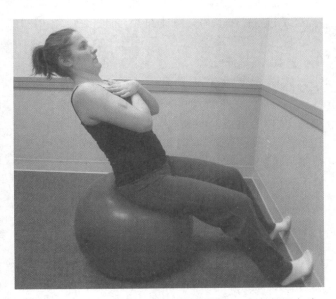

图 15.5　后倾坐位伸肌渐进性肌力训练。患者可以在球上做仰卧起坐训练来给颈部屈肌增加负荷,保持一个中立深层屈肌点头动作

斜面上进行颈部屈曲联合抬起训练(图 15.6)。患者使用点头动作将头抬起到中立位置。可以通过

逐步增加保持时间和训练增强耐力,通过逐渐减小角度增加倾斜使训练变得困难。

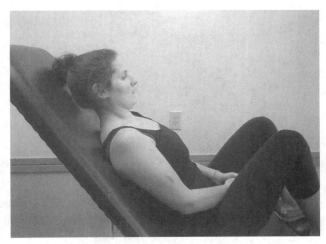

图 15.6　在斜板上颈部屈曲联合抬起训练。患者倾斜部,使用颈部深层屈肌做点头动作,保持颈椎中立的姿势

Theraband®弹力带可用于增加抵抗力。患者在坐位进行等长收缩运动,采用颈椎中立位点头,在前额缠绕弹力带,保持中立并向前倾斜增加阻力(图 15.7)。或者,弹力带可用于抵抗全范围的等张运动,确保向前平移是受控的。在站立时,可以使用弓步来增加弹力带的伸展,患者保持中立的点头位置,向前跨步然后回到起始位置。面对更高的平衡挑战,在一定程度上对头部和颈部施加的干扰,需要更高程度的动态稳定性(图 15.8)。

仰卧时,可以通过两种不同的方式进行抬头训练。一种是等长收缩,患者保持颈部中立位,将头抬

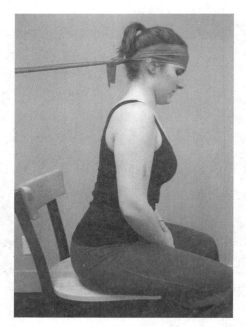

图 15.7　弹力带抵抗屈肌训练。保持颈椎点头,身体在髋部前倾以增加弹力带的张力,以加强颈屈肌协同作用

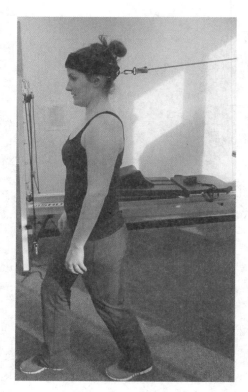

图 15.8　弹力带向前跨步抗阴训练。保持颈椎中立,向前应用具有扰动的外力强度载荷来执行跨步运动

离床面并持续一段时间。另一种方法是节段性的屈曲等张收缩训练,在活动范围内持续进行(图 15.9)。Cagnie 等人(2008)在一项磁共振成像的研

究中表明在第 2 种训练方法中,头长肌和颈长肌以及胸锁乳突肌(SCM)更加敏感,DNF 的贡献相对较大。使用毛巾卷作为颈部下方的支点促进屈曲运动可能是有益的。

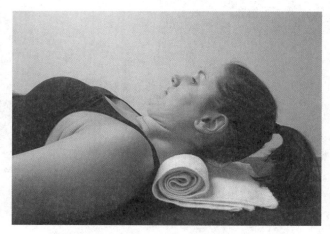

图 15.9　卷起抬头训练。患者以颈部屈曲动作开始训练并持续到内部范围。毛巾的滚动可以促进节段性运动

## 渐进性高负荷伸肌训练

四点跪位(four-point kneeling,4PK)的姿势可以通过重力增加负荷,进行颈部屈肌群(DNF)肌力训练。起始位置是背部下垂,头部完全屈曲(图 15.10A)。首先指导患者找到腰骶中立姿势,然后指导患者通过肩关节向上挤压,来获得胸腔的中立位,即轻微的后凸状态下,而非过度屈曲(图 15.10B)。刚开始下颌回缩并保持,从下颈椎开始,通过节段性的伸展保持头部与躯干对齐。下颌结束回缩动作并略微放松,以确保获得正常的颈椎前凸而非过度伸展,同时面部与地面平行(图 15.10C)。此姿势需要维持 10 秒。通过反转运动,从上颈椎的节段性屈曲开始,直到头部充分屈曲,发生颈椎伸肌负荷的变化。为减少负载,可将体位改为向前靠在墙上或桌面上。若患者无法忍受腕关节负重,在俯卧位可以使用肘部支撑,或者躺在床的边缘,只进行颈部运动。一旦患者能够完成这个动作,训练就可以进展为过伸训练,控制颈椎任一节段向前过度运动。在四点跪的中立位进行颈椎旋转运动,将着重训练上颈椎的枕后肌,因为上颈椎完成大部分的旋转(图 15.11)。

在训练中可以使用瑞士球进行替代性训练(图 15.12)。头部伸展保持颈椎中立位,肩胛骨收缩并抬起手臂,躯干抬离球同时胸廓和胸椎伸展。这包括头部、颈部以及肩胛带和胸椎之间的重要相互作用。

弹力带阻力可用于逐级增加四点跪位时的颈部负荷。或者可以在患者坐位时头后部缠绕弹力带，使颈椎在中立位完成点头动作，在保持中立的同时，向后倾斜臀部以增加阻力。在站立位向后弓步，再次保持颈椎中立位完成点头动作是另一种选择，它

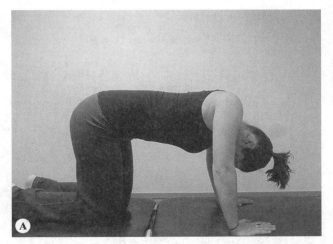

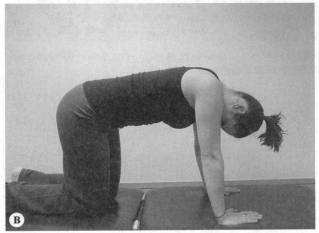

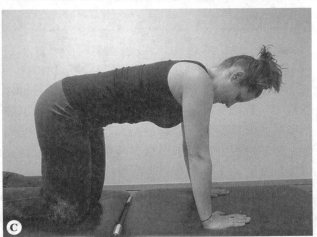

图 15.10　四点跪的分段扩展：Ⓐ训练开始头部屈曲在屈曲位置，胸椎在肩胛骨之间下垂；Ⓑ腰骶中立，然后通过上臂的下压维持胸椎中立；Ⓒ随后颈椎分段伸展从颈胸交界处开始，直到头颈部达到中立位

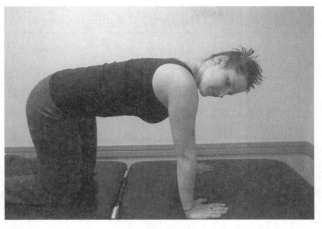

图 15.11　在中立位四点跪中进行颈椎旋转，确保没有代偿性支持/延伸，以刺激枕后下肌群，训练运动控制和解决肌力不对称的弱点

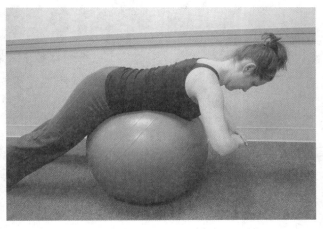

图 15.12　整合伸展训练。俯卧位趴在球上，头部和颈部都抬起，颈椎中立位，双臂交叉于球前侧，以激活肩胛骨本体感受器，然后胸椎抬离球面，以募集胸部伸肌

进一步增加了干扰。患者也可以握住弹力带在颈前并抵抗运动回到中立位（图 15.13）。应该使用临床推理来确定哪些训练方式最适合患者具体的功能障碍。

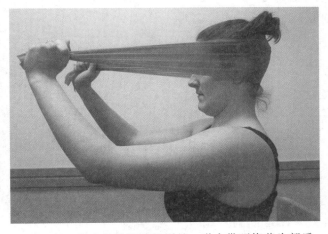

图 15.13　弹力带抗阴回缩训练。弹力带环绕着头部后侧施加阻力，点头/回缩动作以加强颈椎伸肌

## 非对称性弱侧的侧屈/旋转训练

许多单侧不适症状的患者,同一侧肌肉萎缩和不适会更加明显。虽然通常所说的训练需要双侧一起恢复肌力,可能存在某些情况通过旋转和单侧非对称性训练可能更合适。这些训练也将被视为运动控制训练。

使用泡沫楔形枕头,当头部偏向一侧斜坡可以起到阻力作用。指导患者在整个训练中维持预设的颈部屈肌群(DNF)点头动作(图 15.14A)。头部向右侧偏移,缓慢下降到斜坡并右旋颈部,是利用颈部左侧肌肉的离心控制(图 15.14B)。然后使用左侧反转运动,把头部带回到起始位置并继续向上斜面进入完全左侧旋转。最后头部恢复到中立位,重复运动后采用点头动作放松。

四点跪位时颈椎单独旋转或在斜面抬头屈曲会

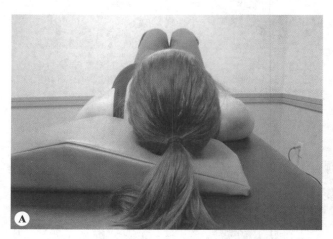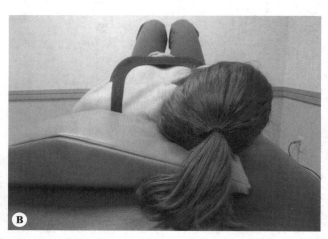

图 15.14 楔形枕头偏侧放置:Ⓐ将头部放置在楔形枕头上的右侧部分;Ⓑ整个头部保持颈部屈曲,头部慢慢地沿着斜坡向右侧旋转,使得左侧肌群离心收缩。通过将头部返回到斜坡继续旋转来完成训练后回到中立位

分别增加屈曲和伸展的不对称负荷(图 15.15,另见图 15.11)。指导患者避免常见的代偿,如侧屈或颅颈部牵伸,特别是在活动的末端。颈部仰卧回缩至屈曲的对角运动或四点跪位伸展也会导致侧方负荷加大。

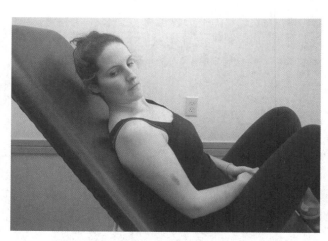

图 15.15 点头动作时的单纯旋转训练。斜板上点头运动同时增加轻微的旋转,以增加负荷,针对非对称不适的缺陷和训练更高负荷的脊柱运动控制

可以再用等长收缩运动执行轻微旋转或侧屈。墙壁支撑和预设颈部屈曲动作将有助于防止不需要

的代偿。弹力带可用作等长或等张运动阻力,用于侧屈或旋转,侧向和对角向前或向后的前跨步也可以提供不对称负载。

头部的重量可以用作侧卧位的负荷,可用枕头或毛巾卷在颈部下面充当支点。再一次强调,预设颈部屈曲动作在将头部倾斜到侧面之前,是角度运动而不是平移运动。

## 运动控制

对于上躯干的运动,上肢运动期间必须具备保持颈椎中立承重的能力。需要深层和浅层肌肉的平衡、响应时间,以及运动后放松。Falla 等人(2008)发现无论低负荷或高负荷运动方案都不能改善上肢抬举时肌肉募集能力,所以也许需要特定的功能训练。运动过程中头颈部节段性控制也很重要,因为许多日常活动需要颈部的运动参与。

### 颈椎中立位的肢体负荷

通过对每位患者的临床表现进行临床诊断,确定上肢做什么样的动作,摆什么样的体位,承担什么样的负荷量最适合该阶段的康复。指导患者如何达到最合适的姿势,并在肢体承担负荷之前使用预设的 DNF 点头动作激活稳定。在限时训练方案中,患者在每次重复运动之前放松并完成点头动作,或者以耐力为目标的训练方案中,则应该维持点头动作,在重复每组训练过程中维持颈椎中立位置。

- **位置**:颈部不适或运动控制不良的患者,可以让患者仰卧在垫子上或半泡沫轴上进行上肢运动。在仰卧位,自身重力和头部与地面的接触有助于防止上肢过头运动期间出现头部的运动。进行到坐位或站立位时,可以采用头部靠墙支持体位。坐位可以推进到坐无支撑的瑞士球,站立位发展到平衡板站立。四点跪位对头前伸姿势(forward head posture,FHP)的控制能力是具有挑战性的体位,负荷通常和保持头前伸姿势的工作和活动有关。

- **上肢动作**:选择最少刺激性的动作开始,并逐渐增加脊柱控制力。双侧屈曲着重于颈部的前向移动,而单侧屈曲或侧翻则着重于侧向移动,非过肩动作并不是一个挑战。上肢反复运动会对颈部造成干扰,并随着速度的增加而增加。通常与肩胛带有关的不平衡肌群需要标记,利用上肢运动改善肩胛骨的静息位置,肌肉平衡和控制,同时维持颈椎中立位。在每次上肢运动之前指导患者完成预设的颈部屈肌群(DNF)点头动作,强调时间控制和运动控制。需要小心的是患者为了保持颈椎中立位,肩胛带运动无须过度运动。通常重点是抑制过度兴奋的肌肉,加强无力肌群。

- **阻力**:可以通过重物、弹力带和滑轮增加肢体运动的负重。保持低负荷并强调适当的运动模式,对于运动控制比高负荷强化的效果更佳。阻力训练对于加强肩胛骨稳定并改善肩胛带功能是非常有效的(图 15.16)。

## 颈部运动的节段性控制

中立位区域是运动范围的一部分,脊柱静态稳定结构对运动的抵抗力最小(Panjabi 1992)。颈椎关节,特别是寰枕关节,与脊柱的其他区域相比,有较大的中立位区域,此范围内的运动很大程度上依赖于肌肉组织的动态稳定。

某些节段性运动控制训练是低负荷,并且可以在早期康复阶段纳入训练方案。使用泡沫楔形枕,头部枕在最高处并开始受控的非承重运动。患者摆至预设的颈部屈曲肌群(DNF)点头动作,控制颈部使头向下移动,回到最高处,然后进行另一侧训练。

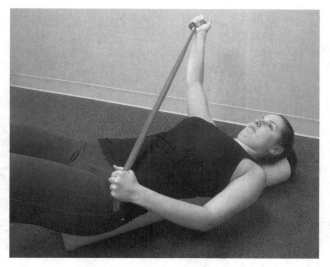

**图 15.16　肢体负荷的运动控制训练。**仰卧位在泡沫轴上,保持颈部屈曲并做点头动作,加强下斜方肌同时改善脊柱和肩胛骨控制

如前所述,头部体位的偏移加强了负重,对于运动控制是个挑战(见图 15.14)。

单纯眼轴水平的旋转和单纯的侧屈可以最大范围内完成,而不用担心单侧运动会不受控,此动作可以让患者头部向后抵住墙面保持头颈部中立位。对于侧屈动作,可以加入镜像反馈。对于旋转,可以佩戴激光指示器头带,射出的激光横线将确保眼轴水平的单纯旋转。上提点头动作和四点跪位(见图 15.11、图 15.15)。这些体位确保没有被硬物固定,颈部可以自由移动。

受控的屈曲/伸展先前被描述为从屈曲位置到中立并返回屈曲的节段性运动,最初可以在坐下完成然后进展到四点跪位(见图 15.4、图 15.10)。受控的过度伸展可以在坐位或四点跪位完成,确保在运动期间颈部没有向前突出(图 15.17)。坐在有靠

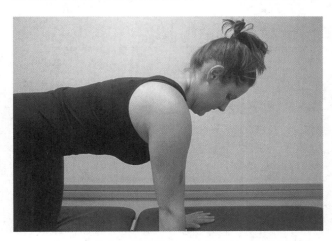

**图 15.17　四点跪位的脊柱运动控制训练。**四点跪位状态下过度伸展训练或脊柱向下塌陷

背的椅子上完成受控的过度伸展动作对于颈椎屈曲是进一步的挑战,对于需要仰望的患者是有用的训练。控制颈椎中段防止不稳很重要,过程中维持点头动作的模式(图 15.18A~C)。

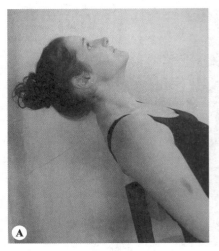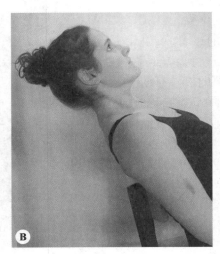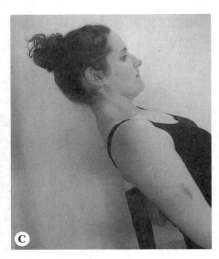

图 15.18　受控下的后倾伸展模式:Ⓐ头部在受控状态下尽可能伸展,并且无痛;Ⓑ在活动范围的末端完成颈部屈曲点头动作;Ⓒ头部回到颈部最大点头动作的体位

## 活动性训练

颈椎活动性的减少是颈部疼痛患者的特征(Dall'Alba et al 2001;Dumas et al 2001;Kasch et al 2001 年;Ogince et al 2007)。这种运动功能障碍的潜在来源包括关节结构、肌筋膜延展性或神经系统内的异常张力。逃避疼痛和恐惧可能在限制患者自主运动方面发挥作用。颈椎活动也可能受到肩胛带起始位置的影响。如果调整肩胛骨位置后重新立即测试颈部活动范围发生活动范围增加,则需要解决肩部周围的运动控制问题。包括手法治疗和运动训练的多模式方案是治疗颈部疼痛最有效的方法(Gross et al 2007),通过手法治疗恢复的运动应该通过特定的运动训练保持。

### 主动关节活动范围训练

即使在急性挥鞭样相关疾病(WAD)的早期,也可以指导患者进行积极的无痛运动训练。刚开始可以在仰卧位枕头支撑下进行非负重运动,可以使用泡沫楔形枕头协助,完成沿着楔形斜面的运动。此运动倾向于将同侧侧屈、旋转和轻微伸展结合起来。如果存在椎间孔压迫问题,应该修改运动方法,将运动限制在出现症状相反的一侧以鼓励"打开"椎间孔。

在一系列研究中,Rosenfeld 等人(2000,2003,2006)发现 WAD 患者每小时进行重复 10 次颈椎旋转训练,与对照组 3 年后对比,具有较少疼痛、较短恢复时间和更好的关节活动范围,如果这些动作是在患病早期就开始(96 小时内)而不是 2 周后再治疗则效果更加明显。

运动可从单侧开始,但组合屈曲的椭圆形运动,将延长单侧的组织结构。为了恢复缺失的伸展运动,必须考虑对血管和神经组织的影响,特别是在组织延展方向。伸展运动的问题通常是压迫性疼痛而不是组织长度的减少,也许对此运动控制方法更合适。伸展运动节段性关节受限可以通过如下所述的自我关节松动术训练来解决。

虽然本节的重点是活动性,但是从一开始就应强调训练正确的运动模式。将运动训练与运动控制相结合对于无痛运动有明显的作用。

### 关节松动术/自我关节松动术

节段性运动受限最适用手法治疗中的自我关节松动术,来维持已获得的运动范围。指导患者用他(她)的手指或毛巾卷定位到相应的节段。利用毛巾进行寰枢轴(atlanto-axial,AA)旋转运动已经发现对治疗颈源性头痛是有效的(Hall et al 2007)。下列是节段性自我关节松动术训练的图示(图 15.19):

### 颅底区

枕骨-寰椎(occipito-atlanto,OA)屈曲(双侧/单侧):

● 坐在椅上,背挺直。
● 双手紧握放在颅骨下方,稳定颈部,防止颈部

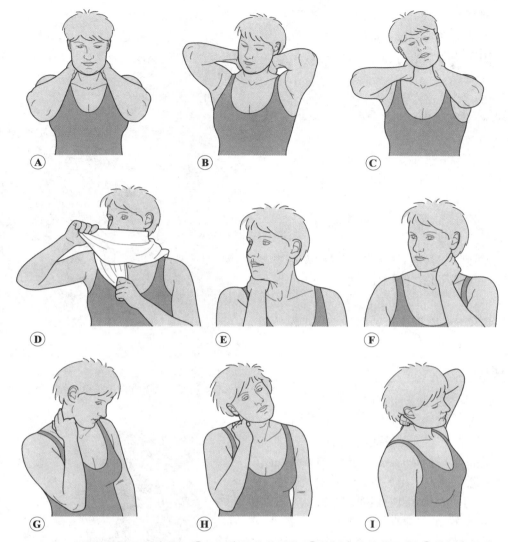

图 15.19　自我关节松动术训练：Ⓐ双侧寰枕关节屈曲；Ⓑ单侧寰枕关节屈曲；Ⓒ单侧寰枕关节伸展；Ⓓ寰枢关节右侧旋转；Ⓔ寰枢关节右侧偏；Ⓕ寰枢关节左侧偏；Ⓖ中颈椎单侧屈曲；Ⓗ单侧伸展；Ⓘ左侧滑行

前伸。

- 颈椎中立位点头动作，下颌缩向后，提升头骨后面(图 15.19A)。
- 偏向单侧，头部偏离僵硬侧并将下颌朝向僵硬侧的腋窝旋转(图 15.19B)。
  寰枕关节伸展(单侧)：
- 坐在椅上，背挺直。
- 将双手交叉置于颈后，以稳定颈部，同时下颌朝向僵硬侧。
- 将头部朝向僵硬侧旋转并将下颌向前推向对侧肘部(图 15.19C)。
  寰枢关节旋转(右侧旋转限制)：
- 坐在椅上，背挺直。
- 将双手放在后面，以稳定颈部，将小手指放于后脑颈部凸起的上方，防止颈椎前伸。

- 将头部向右单纯旋转，保持眼轴水平，防止出现任何倾斜或下颌活动。
- 偏向右侧关节：
  - 在旋转前将下颌稍回缩。
  - 保持颈部向右侧屈曲同时右手置于右侧颈部后方(图 15.19E)。
- 偏向左侧关节：
  - 旋转前下颌稍向上伸展。
  - 保持颈部左侧回缩同时左手置于左侧颈部后方(图 15.19F)。
- 毛巾也可用于稳定和旋转运动加压(图 15.19D)。

## 中部颈椎

- 用手找到僵硬的关节(颈部后方或侧面厚而柔软

的点)。
- 用手指推该关节底部骨骼以保证稳定。
- 毛巾可用于固定关节和给予加压。
- 对于屈曲：
  - 将头部屈曲,侧屈并旋转离开僵硬的关节。
  - 关节僵硬处有拖拽感(图 15.19G)。
- 对于伸展：
  - 将头部伸展,侧屈并旋转离开僵硬的关节。
  - 使用手指进行向上和向里来完成僵硬关节的运动。
  - 整个头颈部不应伸展(图 15.19H)。
- 对于左侧滑行右侧侧屈：
  - 左手从后面到达对侧将顶部椎体拉向左侧滑行,头部朝向僵硬的右侧侧屈(图 15.19I)或
  - 当头部向右侧屈时,向左侧横向推动顶部椎体以促进侧屈所需滑行。

## 肌筋膜的延展性

有颈部疼痛,特别是颈源性头痛的患者,肌肉紧张的发生率明显高于对照组患者(Zito et al 2006；Jull et al 2007a)。牵伸运动已经证实对于某些人群能够有效减少颈部疼痛(Gross et al 2007；Ylinen et al 2007b)。对于急性挥鞭样相关疾病(WAD)患者,发现多个肌群存在过度活动和松弛时间过长。对于这些案例,关注运动模式和放松后松弛可能比牵伸更有价值。肩胛骨的静止位置可以使肌群处于牵伸状态,使患者有紧绷的感觉,即使肌群并没有短缩。可能作为一种保护机制,神经系统张力较高的患者中,上斜方肌会更加紧张(Edgar et al 1994),所以应该在牵伸训练前缓解上斜方肌的紧张。

存在紧缩倾向的肌群在枕骨下肌群、颈部长伸肌群、前/中斜角肌、胸锁乳突肌、肩胛提肌和上斜方肌(Janda 1994)。长度测试已经在其他研究中有详细的描述(Kendall & McCreary 1983),在制订牵伸方案之前应该用于确定真正短缩的肌群。特定肌群牵伸运动对僵硬或关节过度运动都有影响,需要按照提示修改训练方案。为了达到组织延伸的效果,应该进行长时间训练,每次保持 20~30 秒,并重复3~5 次。

对于颈部伸肌紧张的患者,通常存在上胸椎或中胸椎相对灵活的区域。胸椎靠紧墙面固定或被毛巾固定进行的牵伸训练,牵伸运动集中在上/中颈部区域。对于枕骨下肌群,点头动作是着重点,将拳头

放在下颌下方可以改善定位增加被动牵伸效果(图15.20)。由于颈部长伸肌群附着在颅底位置,维持点头动作同时下颌进一步向前伸,以延伸其余颈部长伸肌群(图 15.21)。头向右侧或左侧倾斜表示不对称的紧张度。

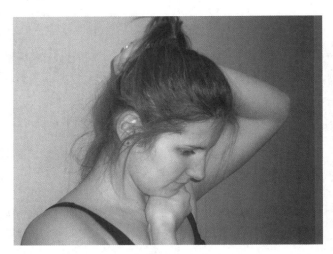

**图 15.20　枕骨下肌群牵伸运动。**靠墙站立,点头运动和把拳头放在下颌下方有助于牵伸枕骨下肌群

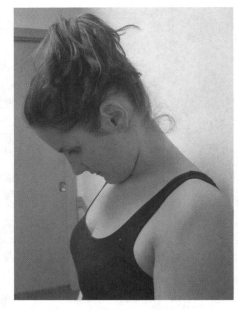

**图 15.21　颈部伸肌群牵伸训练。**胸椎靠墙站立,保持下颌向前下伸展体位有助于牵伸颈部长伸肌群

由于斜角肌在颈部疼痛患者中往往过于紧张,因此强调"交互抑制"的主动牵伸可能是最合适的方法。靠墙站立做颈部屈曲点头动作,在牵伸过程中颈部伸肌群过度伸展的倾向被最小化(图 15.22)。对于中斜角肌,可以进行单纯的侧屈。对于前斜角肌,向僵硬侧增加旋转可以牵伸到此肌肉。手法固

定第 1 肋或呼气运动都会阻止肋骨随着肌群的牵伸而升高。如果肌群存在真正的短缩，患者可以用相反的手来增加被动伸展。

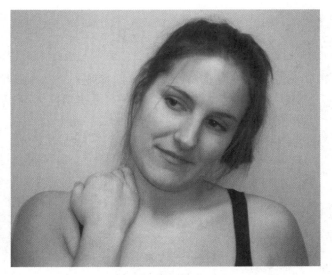

**图 15.22　中斜角肌牵伸训练。** 靠墙站立，保持下颌点头动作防止过度伸展，斜角肌牵伸训练可以用单纯侧屈实现。固定僵硬侧的第 1 肋骨，为了更好地牵伸前斜角肌，可以将头部轻微旋转至僵硬侧

胸锁乳突肌也存在过度紧张的状态，但通常可以通过完成颈部屈曲动作重新获得正常的长度。肌肉可以通过头部的侧屈、旋转和伸展牵伸，同时保持下颌回缩。

为了牵伸肩胛提肌，颈部必须采用屈曲、侧屈和旋转体位。相关研究中描述了两条纤维带（Behrsin & Maguire 1986；Diener 1998）。过头运动可以增加肩胛骨的上回旋和上提从而牵伸垂直纤维带；手背身后可以增加肩胛骨的下回旋和下压从而牵伸水平纤维带。

上斜方肌可以通过头部屈曲、侧屈和朝向僵硬侧的旋转动作来牵伸，同时手背身后将肩胛骨下回旋和下压。

## 神经动力学

神经系统的不良张力会影响颈椎的活动性。关于这一部分的评估和干预方法将在本书第 65 章中阐述。

## 姿势矫正训练

最好的姿势是颈椎中立位，即头部位于肩部和躯干的正上方。头部处于相对屈曲的状态，颈椎中

段保持轻微前凸的体位，面部垂直于地面。颈椎最常见的姿势损伤是头部前伸（FHP）。

尽管研究结果并不一致，但历史上研究者一直认为头部前伸（FHP）与颈部疼痛的可能性增加有关（Watson & Trott 1993；Treleaven et al 1994；Michaelson et al 2003；Yip et al 2008）。Harman 等人（2005）发现，姿势矫正训练可以明显改善静态的头部前伸（FHP）。Falla 等人（2007a）研究在完成计算机类型任务同时保持直立姿势的能力。与对照组相比，颈部疼痛的患者的胸部屈曲和头部前伸随着时间推移而增加，显示出相似但较小的倾向性。低负荷的颈部屈曲（CCF）训练或高负荷的肌力训练都可以改善胸廓的姿势控制，但只有颈部屈曲（CCF）训练对颈椎姿势有所改善，两组患者都呈现疼痛和功能障碍的减轻。对于腰椎疾病的姿势矫正训练，采用言语和提示指导比仅告知"坐直"的患者的颈部深屈肌的激活更明显，这表明特定的姿势指导很重要（Falla et al，2007b）。

必须对患者进行个体化评估以确定患者头部前伸（FHP）的原因，从而确定其特定姿势矫正的重点。需要通过运动干预解决以下方面的问题，其中大部分已经在本章的前几节中介绍过。

## 肌肉失衡

以下肌群通常存在肌力下降且需要训练，以加强肌力或肌耐力：颈部深屈肌和伸肌，肩胛稳定肌群和上胸椎的伸肌。对于头部前伸（FHP），以下肌群往往会紧张并需要牵伸训练：颈伸肌（枕骨下肌和颈椎浅层长伸肌）、斜角肌、上斜方肌、肩胛提肌、胸大/小肌。

## 关节系统

以下区域的活动通常会减少，需要活动性训练来恢复活动范围：上颈部屈曲，颈胸段伸展，上/中胸椎伸展；胸椎前凸的患者必须恢复正常的屈曲到中立位（驼背姿势）。

## 神经系统

神经系统的不良张力也可能导致颈胸部的姿势异常，必须根据具体功能障碍的情况进行评估和治疗（见第 65 章）。

## 姿势矫正

取决于究竟是哪种机制造成的姿势的障碍，可

以指导患者采用特定的治疗获得更佳的静息位置，并在整个训练方案中加强。通常在腰椎前凸和胸骨上抬被治疗后，头部会自动回到与躯干对齐的位置。根据头部前伸的方式和不同程度的收缩，可以增加颈部上提或点头动作。Pearson 和 Walmsley（1995）发现在无症状的患者反复牵伸和回缩运动可以改善颈椎休息位。但是，必须注意避免过度回缩，指导患者保持肩胛骨中立位也很重要，患者可以每天多次在多个位置进行矫正训练（图 15.23）。

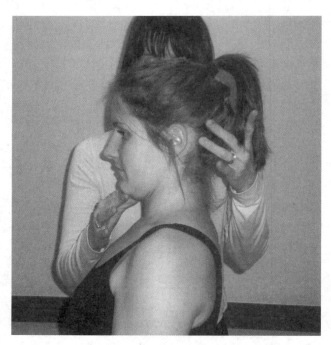

图 15.23　姿势矫正。身体动作和语言提示可用于帮助患者找到腰骶部和胸椎的中立位。头部和颈部所需的进一步矫正都是根据需要通过点头动作、寰枕部上提和回缩来实现的

颈部屈曲肌群（DNF）点头运动可用于治疗姿势障碍导致的许多功能障碍，同时靠墙训练可以提高本体感觉功能。激活寰枕关节屈曲，牵伸短缩的颈后部结构并激活颈部屈曲肌群（DNF），以提高防止头部前伸的能力。坐位和四点跪位下从颈部屈曲开始的节段性伸展训练也是控制头部前伸（FHP）的有效训练。如果想要重新获得胸椎伸展的活动性，需要重新激活和增强有助于保持胸廓和肩带最佳姿势的肌肉。或者，存在上胸椎脊柱前凸及浅层胸廓长伸肌过度拉长的患者必须通过略微胸骨下降以恢复脊柱中立后凸位来学会松弛。

然后，患者在手臂运动的同时维持最佳姿势，刚开始无负重，但随后逐渐增加重量，也可以利用管道或滑轮。利用不稳定平面可以增加难度并有助于平衡控制。采用工作或运动所需的动作和姿势将有助于将姿势控制转移到功能活动。这一类训练及其进展已在本章的运动控制部分进行了描述（见图15.16）。

## 躯体感觉功能障碍

颈部疼痛的患者，特别是急性挥鞭样相关疾病（WAD）和头晕症状的患者，表现在平衡功能方面、运动感知方面、眼球运动控制和头眼协调方面存在功能障碍（Revel et al 1991；Heikkila & Astrom 1996；Loudon et al 1997；Treleaven et al 2003，2005a，2005b，2006，2011；Kristjansson & Falla 2009）。这已经在本章前面详细描述，读者可以参考第 10 章以获得进一步的信息。

着重于感觉运动控制的特殊训练可以用于改善这些障碍，并且发现还可以改善疼痛、活动性和获得性功能障碍（Revel et al 1994；Hansson et al 2006；Jull et al 2007b）。手法治疗也可以改善感觉运动功能，因此应该包括在运动方案中，以便制订该亚组患者最有效的治疗方案（Karlberg et al 1996；Palmgren et al 2006；Reid et al 2008）。

平衡再训练有各种级别的难度，从睁眼在稳定平面上双足合并或分开支撑，进展到训练的最终阶段可以闭眼在不稳定平面上单腿支撑。物理治疗师熟知平衡再训练的多种选择，应该利用临床思维和诊断来制订适合特定患者需求的渐进式训练方案。

运动感知能力可以通过多种方式训练。枕骨后肌群的激活训练，比如在四点跪位时单纯旋转可能是有用的，因为这些肌群具有实质性的本体感受输入。使用压力生物反馈袖带，患者可以闭着眼睛训练点头动作到范围内的特定点，然后睁开眼睛检查并校正测量仪上的位置。可以使用激光笔和目标指向性训练头部再定位回到中立位或范围内的特定点。然而，最近的一项研究表明，头部静止状态下躯干的再定位是一个更敏感的测试，这可能对运动感知功能测试和再训练的未来有影响（Chen & Treleaven，2013）。跟随激光笔所指示的图形的训练可以将眼球/头部控制与位置觉训练相结合（图15.24）。

眼球运动控制训练包括跟随移动目标、头部移动时的视觉固定，以及眼球/头部协调运动。

感觉运动功能的组成部分可以组合在一起，以增加难度并帮助过渡到更多功能活动训练。例如，

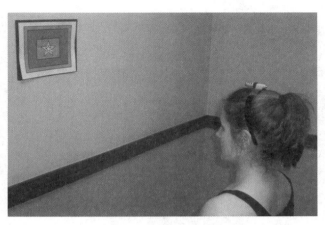

**图 15.24　运动感知能力和眼球运动控制训练。**使用连接到头部的激光笔追踪图形有利于位置觉训练和眼球/头部控制

患者可以在随意行走和改变方向的同时训练视觉固定训练或眼球运动控制训练。

（周敬杰　译，刘洋　万芮含　审，

廖麟荣　王于领　校）

# 参考文献

Behrsin J, Maguire K. 1986. Levator scapula action during shoulder movement: a possible mechanism for shoulder pain of cervical origin. Aust J Physiother 32: 101–106.

Bronfort G, Evans R, Nelson B, et al. 2001. A randomized clinical trial of exercise and spinal manipulation for patients with chronic neck pain. Spine 26: 788–797.

Bunketorp L, Carlsson L, Stener-Victorin E. 2006. The effectiveness of a supervised physical training model tailored to the individual needs of patients with whiplash-associated disorder: a randomized controlled trial. Clin Rehabil 20: 201–217.

Cagnie B, Dickx N, Peeters I, et al. 2008. The use of functional MRI to evaluate cervical flexor activity during different cervical flexion exercises. J Appl Physiol 104: 230–235.

Cagnie B, Dirks R, Schouten R, et al. 2011a. Functional reorganization of cervical flexor activity because of induced muscle pain evaluated by muscle functional magnetic resonance imaging. Man Ther 16: 470–475.

Cagnie B, O'Leary S, Elliott J, et al. 2011b. Pain-induced changes in the activity of the cervical extensor muscles evaluated by functional magnetic resonance imaging. Clin J Pain 27: 392–397.

Chen X, Treleaven J. 2013. The effect of neck torsion on joint position error in subjects with chronic neck pain. Man Ther 18:562–567.

Conley MS, Stone MH, Nimmons M, et al. 1997. Specificity of resistance training responses in neck muscle size and strength. Eur J Appl Physiol Occup Physiol 75: 443–448.

Dall'Alba PT, Sterling M, Treleaven J, et al. 2001. Cervical range of motion discriminates between asymptomatic persons and those with whiplash. Spine 26: 2090–2094.

Diener I. 1998. The effect of levator scapula tightness on the cervical spine: proposal of another length test. J Man Manip Ther 6: 78–86.

Dumas JP, Arsenault AB, Boudreau G, et al. 2001. Physical impairments in cervicogenic headache: traumatic vs nontraumatic onset. Cephalalgia 21: 884–893.

Edgar D, Jull G, Sutton S. 1994. The relationship between upper trapezius muscle length and upper quadrant neural tissue extensibility. Aust J Physiother 40: 99–103.

Elliott J, Jull G, Noteboom J, et al. 2006. Fatty infiltration in the cervical extensor muscles in persistent whiplash-associated disorders: a magnetic resonance imaging analysis. Spine 31: 847–855.

Elliott J, Jull G, Noteboom J, et al. 2008a. MRI study of the cross sectional area for the cervical extensor musculature in patients with persistent whiplash associated disorders (WAD). Man Ther 13: 258–265.

Elliott J, Sterling M, Noteboom J, et al. 2008b. Fatty infiltrate in the cervical extensor muscles is not a feature of chronic, insidious-onset neck pain. Clin Radiol 63: 681–687.

Elliott J, Sterling M, Noteboom J, et al. 2009. The clinical presentation of chronic whiplash and the relationship to findings of MRI fatty infiltrates in the cervical extensor musculature: a preliminary investigation. Eur Spine J 18: 1371–1378.

Elliott JM, O'Leary S, Sterling M, et al. 2010a. Magnetic resonance imaging findings of fatty infiltrate in the cervical flexors in chronic whiplash. Spine 35: 948–954.

Elliott JM, O'Leary S, Cagnie B, et al. 2010b. Craniocervical orientation affects muscle activation when exercising the cervical extensors in healthy subjects. Arch Phys Med Rehabil 91: 1418–1422.

Elliott J, Pedler JA, Kenardy J, et al. 2011. The temporal development of fatty infiltrates in the neck muscles following whiplash injury: an association with pain and posttraumatic stress. PLoS ONE 6: e21194.

Escolar-Reina P, Medina-Mirapeix F, Gascón-Cánovas J, et al. 2010. How do care-provider and home exercise program characteristics affect patient adherence in chronic neck and back pain: a qualitative study. BMC Health Services Res 10: 60.

Falla D, Rainoldi A, Merletti R, et al. 2003. Myoelectric manifestations of sternocleidomastoid and anterior scalene muscle fatigue in chronic neck pain patients. Clin Neurophysiol 114: 488–495.

Falla D, Jull G, Hodges P, et al. 2004a. Patients with neck pain demonstrate reduced electromyographic activity of the deep cervical flexor muscles during performance of the craniocervical flexion test. Spine 29: 2108–2114.

Falla D, Jull G, Hodges P. 2004b. Feedforward activity of the cervical flexor muscles during voluntary arm movements is delayed in chronic neck pain. Exp Brain Res 157: 43–48.

Falla D, Bilenkij G, Jull G, 2004c. Patients with chronic neck pain demonstrate altered patterns of muscle activity during performance of an upper limb task. Spine 29: 1436–1440.

Falla D, Jull G, Hodges P, et al. 2006. An endurance-strength training regime is effective in reducing myoelectric manifestations of cervical flexor muscle fatigue in females with chronic neck pain. Clin Neurophysiol 117: 828–837.

Falla D, Jull G, Russell T, et al. 2007a. Effect of neck exercise on sitting posture in patients with chronic neck pain. Phys Ther 87: 408–417.

Falla D, O'Leary S, Fagan A, et al. 2007b. Recruitment of the deep cervical flexors during a postural-correction exercise performed in sitting. Man Ther 12: 139–143.

Falla D, Jull G, Hodges P, et al. 2008. Training the cervical muscles with prescribed motor tasks does not change muscle activation during a functional activity. Man Ther 13: 507–512.

Fernández-de-las-Peñas C, Bueno A, Ferrando J, et al. 2007. Magnetic resonance imaging study of the morphology of the cervical extensor muscles in chronic tension-type headache. Cephalalgia 27: 355–362.

Fernández-de-las-Peñas C, Alber-Sanchis C, Buil M, et al. 2008. Cross-sectional area of the cervical multifidus muscle in females with chronic bilateral neck pain compared to controls. J Orthop Sports Phys Ther 38: 175–180.

Gross AR, Goldsmith C, Hoving J, et al. 2007. Conservative management of mechanical neck disorders: a systematic review. J Rheumatol 34: 1083–1102.

Hall T, Chan H, Christensen L, et al. 2007. Efficacy of a C1-2 self sustained natural apophyseal glide (Snag) in the management of cervicogenic headache. J Orthop Sports Phys Ther 37: 100–107.

Hallgren RC, Greenman PE, Rechtien JJ. 1994. Atrophy of suboccipital muscles in patients with chronic pain: a pilot study. J Am Osteopath Assoc 94: 1032–1038.

Hansson EE, Nils-Ove Månsson A, Karin AM, et al. 2006. Dizziness among patients with whiplash-associated disorder: a randomized controlled trial. J Rehabil Med 38: 387–390.

Harman K, Hubley-Kozey CL, Butler H. 2005. Effectiveness of an exercise program to improve head forward posture in normal adults: a randomized controlled 10 week trial. J Man Manip Ther 13: 163–176.

Heikkila H, Astrom PG. 1996. Cervicocephalic kinesthetic sensibility in patients with whiplash injury. Scand J Rehabil Med 28: 133–138.

Janda V. 1994. Muscles and motor control in cervicogenic disorders: assessment and management. In: Grant R (ed) Physical therapy for the cervical and thoracic spine. Melbourne: Churchill Livingstone, p 195.

Jordan A, Bendix T, Nielsen H, et al. 1998. Intensive training, physiotherapy, or manipulation for patients with chronic neck pain. A prospective, single-blinded, randomized clinical trial. Spine 23: 311–318.

Jull G. 2000. Deep neck flexor dysfunction in whiplash. J Musculoskelet Pain 8: 143–154.

Jull G, Trott P, Potter H, et al. 2002. A randomized controlled trial of exercise and manipulative therapy for cervicogenic headache. Spine 27: 1835–1843.

Jull G, Kristjansson E, Dall'Alba P. 2004. Impairment in the cervical flexors: a comparison of whiplash and insidious onset neck pain patients. Man Ther 9: 89–94.

Jull G, Amiri M, Bullock-Saxton J, et al. 2007a. Cervical musculoskeletal impairment in frequent intermittent headache. Part 1: subjects with single headaches. Cephalalgia 27: 793–802.

Jull G, Falla D, Treleaven J, et al. 2007b. Retraining cervical joint position sense: the effect of two exercise regimes. J Orthop Res 25: 404–412.

Karlberg M, Magnusson M, Malmstrom E, et al. 1996. Postural and symptomatic improvement after physiotherapy in patients with dizziness of suspected cervical origin. Arch Phys Med Rehabil 77: 874–882.

Kasch H, Stengaard-Pedersen K, Arendt-Nielsen L, et al. 2001. Headache, neck pain and neck mobility after acute whiplash injury. Spine 26: 1246–1251.

Kay T, Gross A, Goldsmith C, et al. 2012. Exercises for mechanical neck disorders. Cochrane Database Syst Rev 8: CD004250.

Kendall FP, McCreary EK. 1983. Muscles, testing and function, 3rd edn. Baltimore: Williams & Wilkins.

Kristjansson E. 2004. Reliability of ultrasonography for the cervical multifidus muscle in asymptomatic and symptomatic subjects. Man Ther 9: 83–88.

Kristjansson E, Falla D. 2009. Sensorimotor function and dizziness in neck pain: implications for assessment and management. J Orthop Sports Phys Ther 39: 364–377.

Loudon JK, Ruhl M, Field E. 1997. Ability to reproduce head position after whiplash injury. Spine 22: 865–868.

Mayoux-Benhamou MA, Revel M, Vallee C. 1997. Selective electromyography of dorsal neck muscles in humans. Exp Brain Res 113: 353–360.

Michaelson P, Michaelson M, Jaric S, et al. 2003. Vertical posture and head stability in patients with chronic neck. J Rehabil Med 35: 229–235.

Nederhand MJ, Ijerman MJ, Hermens HJ, et al. 2000. Cervical muscle dysfunction in the chronic whiplash associated disorder grade II (WAD-II). Spine 25: 1938–1943.

Nederhand MJ, Hermens HJ, IJerman MJ, et al. 2002. Cervical muscle dysfunction in chronic whiplash-associated disorder grade 2. Spine 27: 1056–1061.

Ogince M, Hall T, Robinson K, et al. 2007. The diagnostic validity of the cervical flexion-rotation test in C1/2-related cervicogenic headache. Man Ther 12: 256–262.

O'Leary S, Jull G, Kim M, et al. 2007. Cranio-cervical flexor muscle impairment at maximal, moderate and low loads is a feature of neck pain. Man Ther 12: 34–39.

O'Leary S, Falla D, Jull G. 2011. The relationship between superficial muscle activity during the cranio-cervical flexion test and clinical features in patients with chronic neck pain. Man Ther 16: 452–455.

O'Leary S, Jull G, Kim M, et al. 2012. Training mode-dependent changes in motor performance in neck pain. Arch Phys Med Rehabil 93: 1225–1233.

Palmgren PJ, Sandstrom PJ, Lundqvist FJ, et al. 2006. Improvement after chiropractic care in cervicogenic kinesthetic sensibility and subjective pain intensity in patients with nontraumatic neck pain. J Manipulative Physiol Ther 29: 100–106.

Panjabi M. 1992. The stabilizing system of the spine. Part 1: Function, adaptation, and enhancement. Part 2: Neutral zone and instability hypothesis. J Spinal Disord 5: 383–397.

Pearson N, Walmsley R. 1995. Trial into the effects of repeated neck retractions in normal subjects. Spine 20: 1245–1250.

Randlov A, Ostergaaed M, Manniche C, et al. 1998. Intensive dynamic training for females with chronic neck/shoulder pain. A randomized controlled trial. Clin Rehabil 12: 200–210.

Reid S, Rivett D, Katekar M, et al. 2008. Sustained natural apophyseal glides (SNAGs) are an effective treatment for cervicogenic dizziness. Man Ther 13: 357–366.

Revel M, Andre-Deshays C, Minguet M. 1991. Cervicocephalic kinesthetic sensibility in patients with cervical pain. Arch Phys Med 72: 288–291.

Revel M, Minguet M, Gergoy P, et al. 1994. Changes in cervicocephalic kinesthesia after a proprioceptive rehabilitation program in patients with neck pain. Arch Phys Med Rehabil 75: 895–899.

Rosenfeld M, Gunnarsson R, Borenstein P. 2000. Early intervention in whiplash-associated disorders. Spine 25: 1782–1787.

Rosenfeld M, Seferiadis A, Carlsson J, et al. 2003. Active intervention in patients with whiplash-associated disorders improves long term prognosis. Spine 28: 2491–2498.

Rosenfeld M, Seferiadis A, Gunnarsson R. 2006. Active involvement and intervention in patients exposed to whiplash trauma in automobile crashes

reduces costs. Spine 31: 1799–1804.

Sarig-Bahat H. 2003. Evidence for exercise therapy in mechanical neck disorders. Man Ther 8: 10–20.

Schomaker J, Falla D. 2013. Function and structure of the deep cervical extensor muscles in patients with neck pain. Man Ther 18: 360–366.

Schomaker J, Petzke F, Falla D. 2012. Localised resistance selectively activates the semispinalis cervicis muscle in patients with neck pain. Man Ther 17: 544–548.

Sterling M, Jull G, Vicenzino B, et al. 2003. Development of motor dysfunction following whiplash injury. Pain 103: 65–73.

Sterling M, Jull G, Vicenzino B, et al. 2004. Characterization of acute whiplash associated disorders. Spine 29: 182–188.

Szeto G, Straker L, O'Sullivan P. 2005. A comparison of symptomatic and asymptomatic office workers performing monotonous keyboard work. Man Ther 10: 270–291.

Taimela S, Takala EP, Asklof T, et al. 2000. Active treatment of chronic neck pain: a prospective randomized intervention. Spine 25: 1021–1027.

Treleaven J, Jull G, Atkinson L. 1994. Cervical musculoskeletal dysfunction in post-concussional headache. Cephalalgia 14: 273–279.

Treleaven J, Jull G, Grip H. 2011. Head eye co-ordination and gaze stability in subjects with persistent whiplash associated disorders. Man Ther 16: 252–257.

Treleaven J, Jull G, LowChoy N. 2003. Dizziness and unsteadiness following whiplash injury: characteristic features and relationship with cervical joint position error. J Rehabil Med 35: 36–43.

Treleaven J, Jull G, LowChoy N. 2005a. Standing balance in persistent whiplash: a comparison between subjects with dizziness and without dizziness. J Rehabil Med 37: 224–229.

Treleaven J, Jull G, LowChoy N. 2005b. Smooth pursuit neck torsion test in whiplash associated disorders: relationship to self-reports of neck pain and disability, dizziness and anxiety. J Rehabil Med 37: 219–223.

Treleaven J, Jull G, LowChoy N. 2006. The relationship of cervical joint position error to balance and eye movement disorders in persistent whiplash. Man Ther 11: 99–106.

Uhlig Y, Weber B, Grob D, et al. 1995. Fibre composition and fibre transformation in neck muscles of patients with dysfunction of the cervical spine. J Orthop Res 13: 240–249.

Vassiliou T, Kaluza G, Putzke C, et al. 2006. Physical therapy and active exercises – an adequate treatment for prevention of late whiplash syndrome? Pain 124: 69–76.

Walker M, Boyles R, Young B, et al. 2008. The effectiveness of manual physical therapy and exercise for mechanical neck pain. Spine 33: 2371–2378.

Watson D, Trott P. 1993. Cervical headache: an investigation of natural head posture and upper cervical flexor muscle performance. Cephalalgia 13: 272–282.

Yip C, Chiu T, Poon A. 2008. The relationship between head posture and severity and disability of patients with neck pain. Man Ther 13: 148–154.

Ylinen J, Häkkinen A, Takala E, et al. 2006. Effects of neck muscle strengthening in women with chronic neck pain: one year follow-up study. J Strength Cond Res 20: 6–13.

Ylinen J, Häkkinen A, Takala E, et al. 2007a. Neck muscle training in the treatment of chronic neck pain: a three-year follow-up. Eura Medicophys 43: 161–169.

Ylinen J, Häkkinen A, Takala E, et al. 2007b. Stretching exercises vs manual therapy in treatment of chronic neck pain: a randomized controlled crossover trial. J Rehabil Med 39: 126–132.

Zito G, Jull G, Story I. 2006. Clinical tests of musculoskeletal dysfunction in the diagnosis of cervicogenic headache. Man Ther 11: 118–129.

# 第三部分

# 腰部疼痛综合征

# 第 16 章

# 腰痛

Scott Burns，Edward Foresman，Stephenie Kraycsir，Joshua A. Cleland

## 概述

腰痛(low back pain,LBP)是世界范围内一种非常常见且诊疗花费较高的疾病(Dagenais et al 2008；Itoh et al 2013)。据报道,在美国过去的 3 个月内有 26%~31% 的成年人经历了至少持续 1 天的 LBP 发作(Deyo et al 2006；Strine & Hootman 2007)。在西班牙的一项流行病学横断面研究中,大约 20% 的人都经历过明显的 LBP 发作(Fernández-de-las-Peñas et al 2011)。在日本,从 2002 年至 2011 年间,与工作相关的下背部损伤的医疗费用稳步上升(Itoh et al 2013)。

腰痛是患者向医生寻求治疗的最常见原因(Hart et al 1995)。在美国,从 1995 年至 2007 年,与腰痛相关的医生就诊人数从大约 1 500 万到 3 400 万(Hart et al 1995；Deyo et al 2006)。Itoh 等人(2013)的研究也显示了在日本,与工作相关的下背部损伤患病率也有类似的上升。

康复专业人员,包括整脊师、手法治疗师、按摩师是常见的腰痛治疗人员。然而,与这些疗法相关的成本很高且效果参差不齐。Dagenais 等人(2008)报告说,包括整脊师和物理治疗师在内的康复专业人员,大约有 3%~61% 的直接医疗费用与腰痛的管理有关。总的来说,寻求治疗腰痛的患者以及与治疗相关的费用都有所增加;然而对这些人的最佳管理仍然难以捉摸。

一些临床实践指南概述了治疗腰痛患者的各种治疗方法(Koes et al 2001；Staal et al 2003；Airaksinen et al 2006；Delitto et al 2012)。虽然对 LBP 患者的治疗没有统一的方法,但是基于治疗的分类系统,为这些患者的管理提供了一种简单的方法。为了优化临床疗效,以治疗为基础的分类方法的目的是识别在医疗过程的早期可能对特定干预产生反应的患者。基于治疗的分类方法可适用于不同的 LBP 情况,但是急性、机械性 LBP 可能是最合适的。基于治疗的分类方法在临床使用中显示出充分的可靠性,但是它也有一些局限性(Stanton et al 2011)。

基于治疗的分类系统首次试图根据 LBP 患者的残疾程度和症状持续时间将患者分为不同阶段(见表 16.2)。第一阶段通常包括急性腰痛患者,他们的疼痛和残疾评分较高。在第一阶段,临床特点是协助患者分配到一个单独的治疗亚组作为改善患者预后的策略(Delitto et al 1995；Brennan et al 2006)。这些单独的治疗亚组包括:手法、特定运动训练、稳定性训练和牵引。

在这一章,我们将专注于第一阶段的评估和干预或个体化的机械性 LBP 治疗的应用。我们将概述基于治疗的分类系统的阶段化过程,回顾具体的检查和干预技术。具体的情况如腰椎神经根病或椎管狭窄将在本书的其他章节中讨论。

## 筛查

对 LBP 患者使用基于治疗的分类系统的第一步是确定患者是否适合保守治疗。临床医生必须进行详细的病史收集和体格检查来确定患者是否存在红旗征或转诊指标。红旗征是可能存在严重病变的临床表现(Delitto et al 2012)。临床医生在评估 LBP 的时候可能会遇到严重的病理性疾病,包括:肿瘤、脊柱骨折、感染、马尾综合征和强直性脊柱炎(表 16.1)。

**表 16.1　个体表现出腰椎问题的常见红旗征**

| 肿瘤 | 脊柱骨折 | 脊柱感染 | 马尾综合征 | 强直性脊柱炎 |
|---|---|---|---|---|
| 既往有癌症病史<br>超过 50 岁<br>原因不明的体重下降<br>卧床休息症状无缓解 | 严重创伤,脊柱二次击打,运动损伤,机动车交通事故,或高空坠落<br>压缩性骨折(尤其是老年人)<br>轻微外伤或老年人大力提起重物或潜在的骨质疏松<br>长期使用糖皮质激素 | 近期发热和寒战<br>近期有细菌感染或既往静脉药物滥用<br>既往有使用免疫抑制剂(使用类固醇、移植手术或疾病进程) | 严重和/或进行性双下肢神经损伤<br>近期出现膀胱功能障碍,如尿潴留、尿频或充溢性尿失禁<br>腹股沟区域麻醉 | 男性>女性<br>晚上因继发的疼痛起床<br>晨僵<br>发病年龄<35 岁<br>平卧无减轻<br>运动和活动后减轻 |

Henschke 等人(2009)证实,在 1 172 名接受基础医疗的急性 LBP 患者的队列中,有 11 例(0.9%)患有严重病症。最常见的严重病症为脊柱骨折,占 11 例中的 8 例。文章指出,年龄>70 岁,长期使用糖皮质激素和/或伴有重大创伤的患者可能有更大的脊柱骨折风险。在筛查腰痛患者时,恶性肿瘤也可能是一个重要的红旗征,约占 0.7% 的发生率(Deyo & Diehl 1988)。病史回顾可能有助于确定恶性肿瘤的风险,包括年龄>50 岁、既往癌症史、不明原因的体重减轻、经保守治疗 1 个月无效以及卧床休息无缓解。既往癌症史是预测恶性肿瘤最有力的依据(Deyo et al 1992)。

医疗问卷经常被用来筛查机械性 LBP 治疗中的红旗征,以识别症状表现,如症状的出现、进展、性质、24 小时内的行为模式以及影响症状的特定动作或体位(Delitto et al 2012)。此外,临床医生也应该关注患者表现出的社会心理因素,因为它们可能导致患者的持续疼痛和残疾。社会心理因素可以使用特定的评估方法来鉴别,例如:恐惧回避信念问卷(Fear-avoidance Beliefs Questionnaire),目标治疗(STarT)背部筛查工具的子项(Subgroups for Targeted Treatment(STarT) Back Screening Tool),疼痛灾难化量表(Pain Catastrophizing Scale)等。

其他用于衡量 LBP 重要结果的评估方法包括:Oswestry 残疾指数(Oswestry Disability Index)和 Roland Morris 残疾调查问卷(Roland Morris Disability Questionnaire)。这些结果可以帮助医生确定患者关于疼痛、功能和残疾的基础状态。(有关体格检查的更多信息,请参见第 5 章。)

## 分期过程

使用基于治疗的分类系统或治疗机械性 LBP

的下一个步骤,是根据患者活动水平和 Oswestry 残疾指数(Oswestry Disability Index)评定的症状严重程度,将患者分为三个阶段(Delitto et al 1995)。第一阶段包括急性发作,疼痛和残疾评分最高状态。第二阶段包括亚急性疼痛,疼痛及残疾评分开始下降,患者开始恢复日常生活。Ⅲ期患者的疼痛或残疾相对较轻,但需要进行体能训练以恢复体力需求(Delitto et al 1995;Fritz et al 2007)(表 16.2)。

**表 16.2　分期过程或基于治疗的分类系统**

| | 第一阶段 | 第二阶段 | 第三阶段 |
|---|---|---|---|
| 功能情况 | 不能:<br>• 站立≥15 分钟<br>• 坐立≥30 分钟<br>• 行走≥1/4 英里(400 米) | 超过第一阶段的所有标准<br>具有基本的日常生活能力(例如:吸尘,拎物品) | 具备基本的日常生活能力<br>不能充分参与体育运动 |
| 改良 Oswestry 残疾指数(Oswestry Disability)评分 | ≥20% | ≤20% | ≤20% |

## 第一阶段

第一阶段是针对急性 LBP 患者的常见康复策略,包括手法、特定运动训练、稳定性练习和牵引。每个子组都有特定的测试和措施,这些测试和措施帮助临床医生确定合适的亚组(表 16.3)。

在急性 LBP 患者的治疗中,特定运动训练和手法可能是最常用的方法。George 和 Delitto(2005)发现,在 131 名急性 LBP 患者中,38.9% 为特定运动训练,32.1% 为手法,21.4% 为稳定性练习,7.6% 为牵引。

**表 16.3　第一阶段的亚组及其标准**

| 手法组 | 特定运动训练组 | 牵引组 | 稳定性练习组 |
|---|---|---|---|
| 膝关节远端无症状；<br>急性发作≤16 天；<br>恐惧-回避信念问卷(Fear-avoidance Beliefs Questionnaire)得分≤19；<br>至少一个节段腰椎活动减少；<br>髋关节被动内旋≥35°(俯卧位测量) | **伸展**<br>症状延伸至臀部<br>伸展倾向性训练<br>屈曲症状周围化<br>伸展症状集中化<br>**屈曲**<br>年龄≥50 岁<br>屈曲倾向性训练<br>影像学有椎管狭窄的证据<br>**侧向移位**<br>可见的额状面偏位<br>侧向平移倾向性的训练 | 出现腿部的症状<br>神经根压迫症状(肌肉、皮肤或反射异常)<br>后伸症状外周化<br>交叉直腿抬高试验阳性 | 年龄≤40 岁<br>直腿抬高≥91°<br>异常活动<br>俯卧不稳定测试阳性 |

这种分组策略是一种简单的方法,用于指导临床医生为急性 LBP 患者提供合适的干预。然而,这个系统并不完全适用。通常情况下,患者可能被分为多个亚组,这将使临床医生的决策复杂化。另一方面,有些患者可能不能在这个范围内进行分类。Stanton 等人(2011)报告说,大约 50% 的 LBP 患者被分为一个亚组,25% 的患者被划分为多个亚组,25% 的患者没有划分为任何亚组。必须认识到基于治疗的分类方法的局限性,并且这是一个动态的、流动的分类过程,需要对提供者进行持续的评估。

## 脊柱手法复位组

手法是指对患者的腰椎进行高速度、低振幅的冲击性复位手法。需要重视的是本章节脊柱手法并不包括在康复治疗中常见的非冲击性的脊柱松动手法。

Flynn 等人(2002)完成了一项衍生研究以识别患者的特征,这些特征可能会获得脊柱手法的巨大成功。5 个预测变量被确定:症状持续时间短(<16 天),无膝关节远端症状,恐惧-回避信念问卷(Fear-avoidance Beliefs Questionnaire)得分<19,至少有一个髋关节内旋活动>35°和至少一个节段腰椎活动减少。在该试验中,进行了仰卧位脊柱骨盆手法(见图16.1),并规定了一项基本的家庭锻炼。患者在 48小时后复查,以确定是否取得了突破性的改善。在本研究中,Oswestry 残疾指数(Oswestry Disability Index)降低 50% 是衡量成功的指标。如果患者在48 小时的随访中没有达到这个标准,则应用同样的手法,2 天后复查。Flynn 等人(2002)认为,在 5 个预测变量中,有 95% 的概率能快速改善伤残等级。

通过对这 5 个预测变量进行验证研究,确定了一组更有可能对手法做出反应的患者。在后续的研究中,作者确定了"两因素"原则:患者没有膝盖以下症状以及发病≤16 天的,有 91% 的机会在腰椎手法后48 小时内显著地降低伤残和疼痛(Childs et al 2004)。

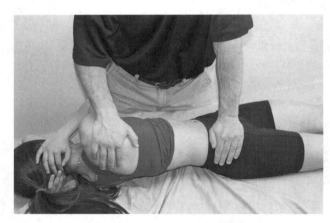

**图 16.1　仰卧位腰椎骨盆手法**

如果无法对继发性不适的特定患者进行冲击性手法的集中控制,那么另一种替代技术已被证明同样有效。这是一种中立的侧卧位腰椎技术(见图16.2)。也可采用非冲击性手法进行;然而,如果一组患者接受了高速度、低振幅的冲击性手法,似乎有显著的差异(Cleland et al 2006)。

为了将这种手法应用于临床的患者,临床医生需要确保对测试和用于识别潜在反应的措施有充分的理解。此外,在这些研究中,受试者年龄在 18 岁到 60 岁之间,主诉为 LBP 伴或不伴有腿部症状。如果受试者有神经根压迫的迹象、曾做过腰椎手术、目

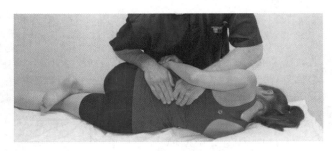

图 16.2　侧卧位腰椎手法

前怀孕或有骨质疏松病史,则被排除在外。

为了准确地确定可能适合这个亚组的患者,在研究中用类似的方法来执行预测变量是非常重要的。在腓骨侧面使用气泡量角器,对患者髋关节内旋活动范围进行测量,患者要取俯卧位,膝关节被动屈曲至90°,医生被动内旋患者下肢,直到观察到出现骨盆运动或达到髋关节的被动终末感。腰椎的活动性是通过在每个腰椎水平上进行后-前弹振测试来评估的。临床医生将确定存在/没有疼痛以及在每个节段水平的活动性(Flynn et al 2002)。

许多不同的手法和松动技术已经被推出,但是目前没有证据表明哪一种方法优于另一种方法。实际上,新出现的证据表明,技术的选择可能不像以前认为的那么重要(Chiradejnant et al 2003;Cleland et al 2009)。正确识别出那些真正需要手法的患者可能比治疗师选择的特定技术更重要。对这种特定技术重要性认识不足的部分解释可能是,手法流程没有以前认为的那么具体。Beffa 和 Mathews(2004)研究了针对特定脊柱平面的手法与在此过程中实际产生空泡的脊柱平面之间的关系,作者报告说,产生空泡声音的脊柱平面与该技术所针对的脊柱平面之间没有显著的相关性。

需要注意的是,手法或任何徒手治疗通常不会单独使用。一般来说,物理治疗师可以指导患者进行其他的治疗活动,包括灵活性、柔韧性和力量锻炼。这里我们描述了两种脊柱手法,通常用于腰痛,但是读者可以参考第 22 章或更多关于腰椎手法的信息。

### 仰卧位腰椎骨盆手法(图 16.1)

仰卧位腰椎手法用于衍生研究(Flynn et al 2002)和效度研究(Childs et al 2004)。具体技术操作:患者仰卧位,医生在患者症状相反的一侧。嘱患者将双手手指交叉放在脑后。医师将患者下肢向症状一侧移动,使腰椎侧弯。将患者的上半身侧弯向症状一侧,向对侧旋转。临床医师通过骨盆提供一

个前向后的力。如果患者在施术过程中感到不舒服或无法放松,建议选择另一种方法。

### 侧卧位腰椎手法(图 16.2)

侧卧位腰椎手法在康复治疗中经常运用,在这个过程中,临床医生将尝试针对在体格检查中被确认为低活动性和/或疼痛的特定腰椎节段为目标。如上所述,操作术直接作用在一个特定的节段可能是比较困难的,但实际操作上,可能会移动至整个腰椎区域。

临床医生将患者置于侧躺的位置,疼痛的一侧朝上。首先弯曲上方腿,直到在目标腰椎平面触及运动为止。下一步将患者的躯干旋转到目标平面,一旦达到这个位置,医生应该确定患者的舒适程度,只有当患者能够耐受这个体位时才继续进行。医生用一侧前臂稳定患者躯干,而另一侧前臂远端将骨盆旋转向自己。在此期间,临床医生尝试作用到活动性下降的节段。一旦确定,临床医生可以通过骨盆选择进行一个高速度低振幅的冲击性手法。

## 特定运动训练组

适用于基于治疗分类的特定运动亚组的患者,在检查过程中表现出定向的偏好或活动,这是一个针对特定的单次或重复躯干运动和定位技术的反应症状或活动范围的改善(Werneke et al 2011)。在这个亚组中有三种常见的定向参考,包括伸展、屈曲和侧向移位。定向参考可能仅仅表明体位或运动改善症状;然而,在检查中也可以观察到症状的集中化。集中化是指由于有意识地运用活动或体位,使脊柱的牵涉症状从远端至近端逐渐消除,这对于确定个体是否从特定的运动项目中获益至关重要(Werneke & Hart 2001;Aina et al 2004;Werneke et al 2008)。

利用基于治疗的分类方法,临床医师对腰椎的特定方向的负重或非负重体位的特定方向进行评估,主要目标是使症状集中化(Browder et al 2007)。将个人与适当的特定方向类别相匹配是特别重要的,因为据报道,在治疗的前 2 周内,84% 的人与适当的运动方向相匹配,在疼痛和残疾方面有显著的减少(Long et al 2008)。

特定选择训练的剂量是可变的;然而,Browder 等人(2007)要求受试者在一天中进行一组 10 次的重复训练。指导患者进行可能改变他们症状的活动或姿势教育也很重要。在这里,我们简要总结了针对特定导向性运动训练分类的治疗注意事项。

## 屈曲导向性练习

屈曲的方向特异性在中老年人群(>50 岁)中最常见(译者注:这篇文献显示研究对象的平均年龄是41 岁),通常有影像学证据或腰椎管狭窄的医学诊断(Fritz et al 2007)。腰椎管狭窄的患者很有可能主诉行走或腰椎伸展疼痛,或双侧下肢症状,他们的症状随坐下而减轻。

在以屈曲为导向的特定运动分类中,患者可以从重复的末端屈曲练习中获益。患者通常在仰卧位和四点位更容易练习屈曲动作。骨盆后倾或单/双膝到胸运动是促进腰椎屈曲的良好运动方式。练习应该根据患者的反应进行,并作为家庭训练计划的一部分贯穿始终。

在以屈曲为导向的特定运动分类中,患者往往年龄更大,伴有关节退行性改变、腰椎和髋关节僵硬。如果在腰椎附属运动检查时发现有关节僵硬,那么可以采用关节松动术。俯卧位后-前向松动对许多患者都很有用,在腹部下垫枕头帮助腰椎产生部分屈曲,以避免因过度伸展而引起的症状外周化。医生通过手掌小鱼际肌部位接触腰椎棘突并进行节律性按压来完成松动术,应注意避免患者症状加重。

此外,针对腰椎管狭窄患者的案例研究,提倡干预策略包括腰椎和/或髋关节进行松动术或手法、常规的下肢力量训练、神经松动术和具有减重跑步机支持的步行训练计划(Murphy et al 2006;Whitman et al 2006)。

## 伸展导向性练习

伸展导向性运动或麦肯基运动已被推荐作为一种潜在的干预手段,用于治疗疼痛症状放射到膝盖以下的患者(Bach & Holten 2009)。大约有 40% ~ 56%的急性 LBP 患者具有神经根症状,他们将通过伸展运动实现症状集中化(Aina et al 2004)。当进行伸展导向性练习时,临床医生试图确定是否存在症状的方向特异性和/或集中化。

以伸展为导向的练习方案可以有多种方式指导。在开始时,伸展导向性练习应该只使用患者自身一般的力量来完成。这可能包括诸如俯卧、肘部支撑俯卧和俯卧撑起等运动。这些训练的短期效果要优于非甾体抗炎药(NSAIDs)或教育小册子(Busanich & Verscheure 2006)。还应向患者提供教育,使患者避免症状加重或外周化的体位。(读者可参阅第 7 章,了解有关脊柱的麦肯基疗法的更多信息。)

## 促进伸展的关节松动术

根据患者的症状反应,临床医生可以选择徒手施加力量来促进症状的进一步缓解或集中。常见的徒手力量是在俯卧位或伸展位施加腰椎后前向松动。患者可以通过肘部支撑的俯卧位或者俯卧位的撑起动作同时进行关节松动术,使患者逐步适应到更大幅度的后伸体位。研究表明,对于缓解疼痛来说,具体的松动技术选择并不重要,仅仅区别在这种松动术是作用在下腰椎而不是上腰椎(Chiradejnant et al 2003)。

## 侧向移位的训练

腰椎侧位偏移或移位的患者预后较差(Porter & Miller 1986),特别是合并有直腿抬高阳性(Khuffash & Porter 1989)。侧偏或腰椎侧向移位是 LBP 治疗中的常见表现,被认为与椎间盘病理有关,但确切的机制尚不清楚(Laslett 2009)。McKenzie(1981)定义了一种横向腰椎移位,即患者躯干与骨盆的横向位移,如果侧滑试验改变患者对疼痛强度或位置的报告,则具有临床相关性。

侧移畸形患者如果可以通过站立位骨盆移位运动使症状集中化,则可以进行负重移位矫正训练治疗。应教患者在检查时按照产生症状集中化的方向进行骨盆移位训练。当可见的移位被减少后,针对伸展特定的运动分类所描述的伸展导向性练习也可能是有帮助的。

如果患者的症状外周化与骨盆负重下移位运动有关,临床医生可能会选择尝试不负重运动。这些练习从俯卧位开始,临床医生通过尝试移动骨盆来矫正移位。如果患者在俯卧时感到不舒服,为了减少疼痛和避免症状的外周化,可能需要将手法床调整至屈曲的位置或在腹部下方使用枕头。一旦侧向移位出现减少了,临床医生可能会选择进行伴或不伴有手法治疗干预的伸展运动。

# 稳定性训练组

腰椎节段不稳定的患者被认为是腰痛患者的一个独特的亚群;然而,关于定义这种情况的标准存在着研究上的矛盾(O'Sullivan 2000;Hicks et al 2003)。Hicks 等人(2005)为将要接受稳定辅助治疗的患者定义了一个临床预测准则,包括:年龄<40 岁;俯卧不稳定性试验阳性;存在异常运动;被动直腿抬高>91°。如果 4 个变量中有 3 个是达标的,使用这一特别的稳定性方案成功的可能性就会得到提高。

## 检查项目

俯卧不稳定试验是让患者将身体趴在桌子的一

端,双脚放在地板上。检查者在每个腰椎上施加后前向压力,以评估疼痛的再现。如果疼痛再现,嘱患者将脚从地上抬起,然后再施加后前向压力。如果引发疼痛,这将表明检测为阳性(Schneider et al 2008)。

在仰卧被动直腿抬高试验中,检查者被动地屈曲患者髋关节,膝盖伸直,直到检查者感觉到阻力,从而记录运动范围(Hicks et al 2005)。异常运动是腰椎节段不稳定的临床征象,包括:屈曲时的疼痛弧或伸展回位时的疼痛弧;不稳定的反应(译者注:躯干运动的突然加速或减速,或发生在主要运动平面之外的运动,如躯干弯曲时的横向弯曲或旋转);Gower 征或"推大腿"(译者注:从弯曲的姿势回到直立的姿势时,用手推大腿或其他地方以寻求辅助);以及逆转的腰盆节律(译者注:当患者试图从弯曲的位置返回时,在返回到直立位置之前,先弯曲膝盖并向前移动骨盆)(Hicks et al 2003)。对于这些条件的操作定义标准,请参阅 Hicks 等人(2003)的研究。

**干预**

Hicks 等人(2005)设计了一套全面的脊柱稳定方案,以强化腹横肌、竖脊肌、多裂肌和腰方肌。在他们的方案中,鼓励重复多次亚极量训练,是为了模仿这些肌群在脊柱稳定中的典型功能。此外,运动选择应基于患者的功能需求,运动的进展应取决于患者的反应和耐受性。在这项研究中,54 名受试者在监督下完成了 16 个疗程的锻炼计划。大约 33%的受试者降低了 50% 或更多的功能残疾。相反,28% 的受试者症状没有改变或恶化。

稳定性分类组的患者应注意避免腰椎的末端活动,避免出现可能使脊柱被动稳定结构超负荷的体位。应该避免从接近末端的腰椎屈曲位置提起重物,就算是较小的负荷也会对韧带和椎间盘产生潜在的损伤力(McGill 1988)。

尽管文献支持使用主动、强化的锻炼计划,但是比较不同的稳定性力量训练方案的研究在不同的患者群体中普遍没有发现差异(Danneels et al 2001;Koumantakis et al 2005)。

确定合适的锻炼计划的一个潜在的方法,是识别那些训练中重要的稳定肌肉的运动方式,同时不给脊柱施加任何潜在的危险负荷。腹横肌通常是 LBP 患者康复过程中一个重要的训练目标。腹横肌的训练经常通过让患者进行腹部支持训练开始(Richardson & Jull 1995),嘱患者将肚脐拉向头部方向和脊柱方向,将胃部压平的同时,保持脊柱的自然位置。研究表明,与传统的骨盆倾斜练习相比,腹部支持训练将在更大程度上激活腹横肌,在这种练习中,要求患者保持脊柱稳定(Urquhart et al 2005)。临床医生需要指导患者避免使用表浅的肌肉组织,如腹直肌。一旦患者能够正确地进行腹部支持训练,就可以增加更有挑战性的活动,比如桥式运动或仰卧位行军踏步训练。建议将腹部支持训练与稳定性方案的其他方面结合起来,最终将其纳入更强功能性的体位和姿势,以促进每个患者的日常活动。

可通过水平侧支撑或侧平板有效地锻炼腹斜肌。这项运动能在腹斜肌产生高水平的肌电(EMG)活动,且只产生低强度压力(Kavcic et al 2004)。进行水平侧支撑练习时,患者侧躺,膝盖弯曲或伸直,前臂支撑躯干。然后患者将骨盆从桌子上抬起来,把脊柱放在一个中立的位置。患者在进行侧支持运动时,应逐渐延长持续时间和增加重复次数。如果双侧存在不对称,那么训练目标应使两侧的力量和耐力均衡。

强化竖脊肌力量是非常重要的,因为它是提重物时提供伸展扭矩力的基本来源。竖脊肌提供提重物时的整体后伸力量,而节段性后伸力量主要由多裂肌来完成,提供了单个椎体节段的运动稳定性。目前的证据表明,慢性 LBP 患者的多裂肌倾向于萎缩,而不能恢复正常的多裂肌和竖脊肌的形态和耐力可能是 LBP 复发的危险因素(Danneels et al 2001;Koumantakis et al 2005);研究进一步表明,除非进行特定的锻炼(hide et al 1996),多裂肌在 LBP 首次发生之后不会自动完全恢复力量和耐力。这些发现强调了临床医生需要将注意力集中在后伸肌肉组织的康复上,特别关注于恢复多裂肌的耐力和力量。

竖脊肌和多裂肌可以通过伸展运动进行训练。然而,必须谨慎使用,因为伸展运动也会对腰椎产生高水平的压迫,这可能不是所有患者都能忍受的。对于开始伸展运动的训练计划,四点位是一个相对安全的体位。在四点体位下,嘱患者将一条腿或一条手臂伸展到水平位置,同时保持腹部收紧。同时抬起对侧的手臂和腿,可以更有效地训练多裂肌和竖脊肌,同时有足够的肌电活动水平,且保持安全的腰椎压力水平(Kavcic et al 2004)。在保持腹部收紧的同时,以仰卧位或屈髋屈膝仰卧位进行的桥式练习也提供了一种相对安全且有效的方法来激活多裂肌和竖脊肌。让患者在桥式训练的同时伸展一条腿则需要更大的腰伸肌活动(Kavcic et al 2004)。

## 牵引组

关于间歇性腰椎机械牵引治疗 LBP 患者的疗效存在矛盾的证据（Delitto et al 2012）。有人提出坐骨神经痛是牵引对 LBP 患者有益的主要因素。Fritz 等人（2007）在一项针对 64 名受试者的随机临床试验中报道了受益于机械牵引治疗的患者亚组，其中包括：存在坐骨神经痛症状、神经根受压体征、后伸活动出现症状外周化以及交叉直腿抬高试验阳性。

符合这个亚组的机械性 LBP 个体通常表现出神经根压迫的迹象，包括肌萎缩、皮区感觉和/或深层肌腱反射异常。交叉直腿抬高试验与直腿抬高试验操作一样，只是需要做对侧肢体的抬高。当疼痛在测试的肢体中再现，则为阳性结果。

机械牵引常见于患者俯卧位，但也可以在仰卧位进行。如果患者仰卧，屈曲髋关节和膝关节将会使腰椎有更多的屈曲角度，这对老年腰椎管狭窄患者来说可能更合适，也更舒适。机械牵引治疗的目标是使患者症状集中化，并促进患者进入另一种类别，通常是进入特定运动组中。牵引分类组的患者应该密切监测。如果再评估显示患者能够通过主动活动使症状集中化，需提出进展到特定运动分类组。如果患者的神经根压迫症状和体征继续恶化，可能需要再次注射、药物或其他治疗选择，如手术。

Fritz 等人（2007）进行的随机临床试验中，在 91% 后伸运动表现出外周化的个体中加入机械牵引后，其改良的 Oswestry 残疾指数（Oswestry Disability Index）得分降低了 50%。此外，他们的平均得分是 29 分，相比之下，只做伸展导向性运动的小组只有 13 分（Fritz et al 2007）。静态牵引 12 分钟，根据耐受性和症状反应，强度为患者体重的 40%～60%。完成牵引治疗后，患者应继续保持俯卧位至少 2 分钟，然后做一组俯卧撑，再恢复正常负重。在 6 周的时间范围内，此方案最多应用 12 次（前 2 周每周 4 次，3～6 周每周 1 次）。

## 第二和第三阶段个体化方案

基于治疗分类，对于第二和第三阶段的患者，其合适的管理方案目前尚不明确。对于这些阶段的患者使用基于损伤的方法进行管理是最常见的。临床医生将对柔韧性、力量、耐力和关节活动的损伤进行目标干预。Evans 等人（2010）观察到，患者在髋关节和骨盆周围的肌肉力量、灵活性和神经肌肉控制方面存在损伤。这些发现提示了目标干预方案的领域范围。

损伤在局部区域可能会很明显，但在邻近区域也可能存在。邻近区域的损伤也可能是导致 LBP 的主要原因，应由临床医生进行检查（Whitman et al 2006；Wainner et al 2007；Burns et al 2010）。

第二或第三阶段个体化管理的另一个重要组成部分包括制订一套旨在减少 LBP 复发的家庭锻炼方案。以识别肌肉骨骼损伤和结合特定任务训练为目标的综合家庭锻炼方案是首选（Delitto et al 1995；George & Delitto 2002）。临床医生可能会选择将训练集中在神经肌肉控制、力量、耐力和灵活性上。在所有的运动项目中，关于依从性、循序渐进和避免过度训练的教育是必不可少的。在急性 LBP 的人群中，建议和教育呈现出有益的影响，但是关于教育对 LBP 复发的影响的证据是存在争议的（Liddle et al 2007）。

## 小结

基于治疗的分类方法具有足够的可靠性，可在临床实践环境中使用，并可帮助治疗人员适当地将 LBP 的患者匹配到特定的干预措施中，以最大限度地提高患者的预后。这是一种新出现的管理机械性 LBP 的方法；但是，存在过多的管理模型和使用方法，这将由治疗人员来选择决定。

（李艳 译，荣积峰 万芮含 审，
林武剑 王于领 校）

## 参考文献

Aina A, May S, Clare H. 2004. The centralization phenomenon of spinal symptoms – a systematic review. Man Ther 9: 134–143.

Airaksinen O, Brox J, Cedraschi C. 2006. European guidelines for the management of chronic non-specific low back pain. Eur Spine J 15: S192–300.

Bach S, Holten K. 2009. Guideline update: what's the best approach to acute low back pain? J Fam Pract 58: E1.

Beffa R, Mathews R. 2004. Does the adjustment cavitate the targeted joint? An investigation into the location of cavitation sounds. J Manipul Physiol Ther 27: e2.

Brennan G, Fritz J, Hunter S, et al. 2006. Identifying subgroups of patients with acute / sub-acute non-specific low back pain. Spine 31: 623–631.

Browder D, Childs J, Cleland J, et al. 2007. Effectiveness of an extension-oriented treatment approach in a subgroup of subjects with low back pain: a randomized clinical trial. Phys Ther 87: 1608–1618.

Burns S, Mintken P, Austin G. 2010. Clinical decision making in a patient with secondary hip–spine syndrome. Physiother Theory Prac 25: 384–397.

Busanich B, Verscheure S. 2006. Does McKenzie therapy improve outcomes for back pain? J Athl Train 41: 117–119.

Childs J, Fritz J, Flynn T, et al. 2004. A clinical prediction rule to identify patients likely to benefit from spinal manipulation: a validation study. Ann Int Med 141: 920–928.

Chiradejnant A, Maher C, Latimer J, et al. 2003. Efficacy of 'therapist-selected' versus 'randomly selected' mobilisation techniques for the treatment of low back pain. Aust J Physiother 49: 233–241.

Cleland J, Fritz J, Childs J, et al. 2006. Comparison of the effectiveness of three manual physical therapy techniques in a subgroup of patients with low back pain who satisfy a clinical prediction rule: study protocol of a randomized clinical trial. BMC Musculoskel Dis 7: 1–9.

Cleland JA, Fritz JM, Kulig K, et al. 2009. Comparison of the effectiveness of three manual physical therapy techniques in a subgroup of patients with low back pain who satisfy a clinical prediction rule: a randomized clinical trial. Spine 34: 2720–2729.

Dagenais S, Caro J, Haldeman S. 2008. A systematic review of low back pain cost of illness students in the United States and internationally. Spine 8: 8–20.

Danneels L, Vanderstraeten G, Cambier D. 2001. Effects of three different training modalities on the cross sectional area of the lumbar multifidus muscle in patients with chronic low back pain. Br J Sports Med 35: 186–191.

Delitto A, Erhard R, Bowling R. 1995. A treatment-based classification approach to low back syndrome: identifying and staging patients for conservative treatment. Phys Ther 75: 470–485.

Delitto A, George S, Van Dillen L, et al.; Orthopaedic Section of the American Physical Therapy Association. 2012. Low back pain. J Orthop Sports Phys Ther 42(4): A1–57. doi: 10.2519/jospt.2012.0301.

Deyo R, Diehl A. 1988. Cancer as a cause of back pain: frequency, clinical presentation, and diagnostic strategies. J General Int Med 3:230–238.

Deyo R, Rainville J, Kent D. 1992. What can the history and physical examination tell us about low back pain? JAMA 268: 760–765.

Deyo R, Mirza S, Martin B. 2006. Back pain prevalence and visit rates: estimates from U.S. national surveys, 2002. Spine 31: 2724–2727.

Evans K, Cady K, Dobson A, et al. 2010. Results of a musculoskeletal preparticipation screening programme in BUCS Super 8 Rugby League players. Br J Sports Med 44: i5.

Fernández-de-las-Peñas C, Hernandez-Barrera V, Alonso-Blacno C, et al. 2011. Prevalence of neck and low back pain in community-dwelling adults in Spain: a population based national study. Spine 36: E213–E219.

Flynn T, Fritz J, Whitman J, et al. 2002. A clinical prediction rule for classifying patients with low back pain who demonstrate short-term improvement with spinal manipulation. Spine 27: 2835–2843.

Fritz J, Lindsay W, Matheson J. 2007. Is there a subgroup of patients with low back pain likely to benefit from mechanical traction? Results of a randomized clinical trial and subgrouping analysis. Spine 32: E793–E800.

George S, Delitto A. 2002. Management of the athlete with low back pain. Clin J Sports Med 21: 105–120.

George S, Delitto A. 2005. Clinical examination variables discriminate among treatment-based classification groups: a study of construct validity in patients with acute low back pain. Phys Ther 85: 306–314.

Hart L, Deyo R, Cherkin D. 1995. Physician office visits for low back pain: frequency, clinical evaluation, and treatment patterns from a U.S. national survey. Spine 20: 11–19.

Henschke N, Maher C, Refshauge K. 2009. Prevalence of and screening for serious pathology in patients presenting to primary care settings with acute low back pain. Arthritis Rheum 60: 3072–3080.

Hicks G, Fritz J, Delitto A, et al. 2003. Inter-rater reliability of clinical examination measures for identification of lumbar segmental instability. Arch Phys Med Rehabil 84: 1858–1864.

Hicks G, Fritz J, Delitto A, et al. 2005. Preliminary development of a clinical prediction rule for determining which patients with low back pain will respond to a stabilization exercise program. Arch Phys Med Rehabil 86: 1753–1762.

Hides J, Richardson C, Jull G. 1996. Multifidus muscle recovery is not automatic after resolution of acute, first episode low back pain. Spine 21: 2763–2769.

Itoh H, Kitamura F, Yokoyama K. 2013. Estimates of annual medical costs of work-related low back pain in Japan. Ind Health 51: 524–529.

Kavcic N, Grenier S, McGill S. 2004. Quantifying tissue loads and spine stability while performing commonly prescribed low back stabilization exercises. Spine 29: 2319–2329.

Khuffash B, Porter R. 1989. Cross leg pain and trunk list. Spine 14: 602–603.

Koes B, van Tulder M, Ostelo R, et al. 2001. Clinical guidelines for the management of low back pain in primary care: an international comparison. Spine 26: 2504–2513.

Koumantakis G, Watson P, Oldham J. 2005. Trunk muscle stabilization training plus general exercise versus general exercise only: randomized controlled trial of patients with recurrent low back pain. Phys Ther 85: 209–225.

Laslett M. 2009. Manual correction of an acute lumbar lateral shift: maintenance of correction and rehabilitation: a case report with video. J Manual Manipul Ther 17: 78–85.

Liddle S, Gracey J, Baxter G. 2007. Advice for the management of low back pain: a systematic review of randomised controlled trials. Man Ther 12: 310–327.

Long A, May S, Fung T. 2008. Specific directional exercises for patients with low back pain: a case series. Physiother Can 60: 307–317.

McGill S. 1988. Estimation of force and extensor movement contributions of the disc and ligaments. Spine 13: 1395–1402.

McKenzie R. 1981. The lumbar spine: Mechanical Diagnosis and Therapy. Waikanae, NZ: Spinal Publications.

Murphy D, Hurwitz E, Gregory A, et al. 2006. A non-surgical approach to the management of lumbar spinal stenosis: a prospective observational cohort study. BMC Musculoskel Dis 7: 1–8.

O'Sullivan P. 2000. Lumbar segmental instability: clinical presentation and specific stabilizing exercise management. Man Ther 5: 2–12.

Porter R, Miller C. 1986. Back pain and trunk list. Spine 11: 596–600.

Richardson C, Jull G. 1995. Muscle control–pain control: what exercises would you prescribe? Man Ther 1:2–10.

Schneider M, Erhard R, Brach J, et al. 2008. Spinal palpation for lumbar segmental mobility and pain provocation: an interexaminer reliability study. J Manipul Physiol Ther 31: 465–473.

Staal J, Hlobil H, van Tulder M. 2003. Occupational health guidelines for the management of low back pain: an international comparison. Occup Environ Med 60: 618–626.

Stanton T, Fritz J, Hancock M, et al. 2011. Evaluation of treatment-based classification algorithm for low back pain: a cross sectional study. Phys Ther 91: 496–509.

Strine T, Hootman J. 2007. US national prevalence and correlates of low back and neck pain among adults. Arthritis Rheum 57: 656–665.

Urquhart D, Hodges P, Allen T, et al. 2005. Abdominal muscle recruitment during a range of voluntary exercises. Man Ther 10: 144–153.

Wainner R, Whitman J, Cleland J, et al. 2007. Regional interdependence: a musculoskeletal examination model whose time has come. J Orthop Sports Phys Ther 37: 658–660.

Werneke M, Hart D. 2001. Centralization phenomenon as a prognostic factor for chronic low back pain and disability. Spine 26: 758–764.

Werneke M, Hart D, Resnik L, et al. 2008. Centralization: prevalence and effect on treatment outcomes using a standardized operational definition and measurement method. J Orthop Sports Phys Ther 38: 116–125.

Werneke M, Hart D, Cutrone G, et al. 2011. Association between directional preference and centralization in patients with low back pain. J Orthop Sports Phys Ther 41: 22–31.

Whitman J, Flynn T, Childs J, et al. 2006. A comparison between two physical therapy treatment programs for patients with lumbar spinal stenosis: a randomized clinical trial. Spine 31: 2541–2549.

# 第 17 章

# 腰椎神经根病

Chad Cook, Mark Wilhelm

## 病因学和背景

### 流行病学

　　腰痛（low back pain, LBP）是一种常见的致残性疾病，给个人和社会都带来了严重的负担，并带来失去工作和增加医疗花费（van Tulder et al 1995；Assendelft et al 2004）。对 LBP 的研究表明时点患病率为 6%～33%，一年患病率为 22%～65%（Loney & Stratford 1999；Walker 2000；Dagenais et al 2010）。据估计，LBP 的终生患病率约为 84%（Airaksinen et al 2006）。仅在美国，每年治疗 LBP 的费用就超过 500 亿美元，而治疗 LBP 的间接费用估计为 74 亿～198 亿美元；LBP 的费用成本每年增幅超过 260 亿美元（Liledahl et al 2010）。在美国，每年的总花费估计超过 900 亿美元（Foster 2011）。

### 定义

　　腰部疾病最好按机械性和非机械性起因进行划分，相对少见的非机械起源包括：①肿瘤，如多发性骨髓瘤、淋巴瘤/白血病，以及乳腺、肺、前列腺、肾脏、脊髓、椎体和腹膜后肿瘤；②感染性疾病，如骨髓炎、感染性椎间盘炎、椎旁脓肿、硬膜外脓肿、带状疱疹等；③炎性关节炎，包括强直性脊柱炎、银屑病脊柱炎、Reiter 综合征、青年性驼背和畸形性骨炎；④内脏疾病，包括由主动脉瘤、前列腺炎、子宫内膜异位症、肾结石、肾盂肾炎、肾周围脓肿、胰腺炎、胆囊炎或穿透性溃疡引起的症状（Jarvik & Deyo 2002）。LBP 的力学起源进一步分为解剖定位 LBP 和下腰部关联的腿痛。腰神经根病被认为是最常见的神经性疼痛形式（Dworkin et al 2007）。

　　腰椎神经根性病是 LBP 的一种亚型，其特点是在一个或多个腰椎神经皮节中出现放射性疼痛，可能伴有或不伴有其他神经根性刺激症状（Van Boxem et al 2010）。在文献中，神经根疼痛、坐骨神经痛和神经根病变这几个术语也经常可以互换使用（Van Boxem et al 2010），尽管这些术语不一定描述相同的情况。根据定义，**神经根疼痛**是一种涉及脊柱以外区域的症状，而且极有可能神经根疼痛并不起源于下背部。**坐骨神经痛**也被认为是一种症状而不是诊断（Konstantinou & Dunn 2008），典型症状为伴随坐骨神经皮节分布区域的放射性腿痛（Koes et al 2007）（Stafford et al 2007）。虽然坐骨神经痛也可能不是起源于腰背，但据认为 90% 的坐骨神经痛是由腰椎间盘突出引起的（Koes et al 2007）。**腰椎神经根病**是由于一个或多个腰神经传导阻滞导致的感觉和/或运动功能的客观表失。

症状包括麻木、运动丧失、肌肉萎缩、虚弱和反射丧失（Govind 2004），而腰椎神经根病可以通过这些症状中的一种或多种来诊断。因此，在这本书中，腰神经根病将被认为是由神经根刺激/炎症和/或压迫引起的辐射到一个或多个皮节的疼痛。腰神经根病可能有神经根性疼痛，也可能被描述为坐骨神经痛；然而，并非所有的神经根疼痛或坐骨神经痛都是神经根病。

## 发生发展史

在一般人群中，腰椎神经根病的年患病率报告为 9.9%～25%，而时点患病率报告为 4.6%～13.4%，终生患病率估计为 1.2%～43%（Konstantinou & Dunn 2008）。腰椎神经根病最常见的区域是 $L_5$（Hsu et al 2011）。Cook 等人（2013）首次发现了发生腰椎神经根痛的危险因素。可预防和调整的危险因素包括吸烟、肥胖和一些职业因素。然而，必须谨慎行事，因为这些因素也与许多其他潜在因素有关，如不健康的生活方式的选择或较低的社会经济地位。此外，在不同的研究中，神经根症状的操作性均不明确。

大多数神经根病病例是自限性的，症状会在几周到几个月的时间内得到缓解（Casey 2011）。一旦患病，与腰椎神经根病相关的症状通常在 2～4 周内缓解，不管接受或不接受治疗（van Tulder et al 2010）。那些少数症状得不到缓解的患者相比只有 LBP 症状的患者（Goode et al 2011）更容易出现残疾、功能丧失和疼痛。Weber（1993）报道，60% 的患者在发病后 12 周内疼痛完全或部分消失，但也有 30% 的患者在 3 个月至 1 年后仍有症状。年龄较大且伴有腰椎管狭窄患者的总体预后较差（Van Boxem et al 2010）。

## 临床症状与体征

有许多症状和体征与腰椎神经病变有关。症状包括沿着皮节区域的疼痛。皮节被定义为由单一后根提供传入神经纤维的皮肤区域，症状包括疼痛、麻木和腿部刺痛，以及相应的 LBP。对疼痛最常见的描述包括周期性发作，以及出现的灼烧感和刺痛感（Mahn et al 2011）。症状也可以按位置和严重程度分类。Hsu 等人（2011）描述了从最轻到最严重的腰椎神经病变（表 17.1）。

表 17.1　腰椎神经根病的严重程度的描述

| 程度级别 | 描述 | 是否有感觉和运动障碍 |
|---|---|---|
| 轻度 | 单纯感觉/疼痛神经根症状型，特征是神经根性疼痛和单一节段的感觉功能障碍，但无其他神经功能障碍 | 否 |
| 中度 | 轻度运动缺陷型，表现为神经根痛、感觉功能障碍和轻度的非进行性单一节段运动无力和/或反射改变 | 是 |
| 重度 | 明显的运动缺陷，以神经根疼痛和感觉功能障碍为特征，严重或进行性加重的运动缺陷 | 是 |

体征包括与肌节相关的可识别的客观发现。肌节被定义为一组由单一脊髓神经支配的肌肉。体征可能包括肌力下降和潜在的肌肉萎缩，以及反射减弱，通常沿着 $L_4$、$L_5$ 或肌节区域（Lee Robinson & Lee 2010）。深部腱反射是一种非自主的反应，它为神经损伤提供了客观的评估依据（Durrant & True 2002）。深部肌腱反射的丧失通常被认为是与腰椎神经病变相关的最有力的临床发现。（Marshall & Little 2002）。反射性丧失可能发生在跟腱（$S_1$ 问题）、伸膝肌群（主要是 $L_4$，也有 $L_2$ 和 $L_3$），少部分发生在腘绳肌（$L_4$～$S_2$）。

# 腰椎神经根病的解剖和发病机制

## 解剖

对腰椎解剖结构的快速回顾可以提高对腰椎神经根病发病机制的认识。腰椎由 5 个椎体、5 个相应的椎间盘、12 个小关节（$T_{12}$～$L_1$ 到 $L_5$～$S_1$）和多个韧带以及肌肉系统和神经系统组成。腰椎有 6 个自由度，以完成黏弹性运动、能量吸收和活动功能。这些功能依赖于肌肉、骨骼和韧带来共同完成机械性任务（Bogduk 1997）。

腰椎从前往后可分为三部分。前部分是椎体，它本质上位于上、下表面，为椎间盘提供接触点（Bogduk 1997）。腰椎的中间部分为椎弓根，这是一个强有力的后凸结构。椎骨的后部包括下关节突、上关节突、棘突和横突。

椎管和椎间孔周围有许多解剖结构。椎管的前壁是由腰椎的后表面构成的，后壁是由同一椎体的椎板和黄韧带构成的（Bogduk 1997）。从侧面看，关节突关节提供了部分屏障。椎间孔被前面的椎间盘、下面和上面的椎弓根和后面的关节突关节所包围（Bogduk 1997）。任何一个区域的结构损伤或占位性病变都可能增加发生腰椎神经根病变的风险。

腰椎神经根病变的临床表现因所涉及的单个神经根平面或神经根数量而异。所有腰骶神经根起源于 $T_{10}$ 至 $L_1$ 椎体水平，位于脊髓末端的脊髓圆锥水平。神经根向下穿过椎管，形成马尾，直到每个神经根在其各自的椎间孔处出现。所有的腰神经根都在各自的椎骨下的神经孔处离开椎管。例如，$L_5$ 神经根在 $L_5/S_1$ 椎间盘空间水平通过神经孔发出。因此，$L_3/L_4$ 椎间盘后外侧椎间盘突出通常压迫 $L_4$ 神经根，而 $L_4/L_5$ 椎间盘后外侧椎间盘突出通常压迫 $L_5$ 神经根。

每个脊神经都起源于腹神经根和背神经根两支，它们在椎间孔中汇合形成脊神经（Bogduk 1997）。背根神经节往往位于神经孔，而不是椎管。然而，在低腰椎水平上，背根神经节倾向位于椎管内的神经孔的近端（Hsu et al 2011）。每个背根与背根神经节相连，背根神经节包含背根感觉纤维的细胞体。背根传输感觉纤维，而腹根主要传输运动纤维（Bogduk 1983）。每条从椎间孔出来的脊神经都有硬脑膜结构，包括硬脑膜和蛛网膜的延伸，通常被称为硬脑膜套管（Bogduk 1983）。在椎间孔中，空间非常有限，因此这个区域的结构容易出现与占位性病变相关的问题。

## 发病机制

腰椎神经根病可能具有机械性和非机械性两种原因。从机械性上讲，腰椎神经根病通常与腰椎间盘突出症有关，但也可能与腰椎滑脱、峡部裂或椎管狭窄有关。非机械性因素可能是滑膜囊肿、感染、肿瘤和/或血管畸形（Govind 2004）。空间占位性病变是腰椎神经根病发展的基础。

1934 年，Mixter 和 Barr（1934）首次提出腰椎间盘突出是导致几种腰椎神经根疼痛综合征的原因。他们暗含的原理是一种占优势的假设，即神经元的压力是导致症状表现的唯一病因（DePalma et al 2005）。然而，后来的研究表明，机械性影响不是唯一的病因。

腰椎间盘突出引起神经根的机械性和化学性刺激，导致神经根病（Bruggeman & Decker 2011）。对于出现的腰椎神经根病，必须有：①机械刺激，通常通过压迫或张力，②化学介导的非细胞炎症反应，可能通过椎间盘破裂发生。神经根长时间受压迫或牵拉则可能对机械刺激变得敏感。机械性/化学性刺激的长期作用可能导致神经的血管改变，包括脱髓鞘病变、神经内水肿、微循环受损、沃勒变性，以及可能的轴突部分损伤（Govind 2004）。

有证据表明，机械刺激不是造成腰椎神经根病的唯一因素。神经根病的严重程度与占位性病变的占位大小没有多大关系（DePalma et al 2005），尤其是腰椎间盘突出，用磁共振成像（MRI）可以测量出来。大的椎间盘突出可能无症状（Halperin et al 1982；Wiesel et al 1984）。在一些案例中，尽管仍然有显著的凸出存在，但个体的症状已经得到了解决（Govind 2004）。此外，还有一些研究报道了氢化可的松注射治疗椎间盘相关性神经根病的益处（Rydevik et al 1984；Ozaktay et al 1995；Nygaard et al 1997）。保守治疗通常是有效的，尽管椎间盘突出没有解决（Mulleman et al 2006）。的确，自 20 世纪 50 年代初以来，越来越多的证据支持了经椎间或选择性经神经根注射麻醉药或皮质类固醇的临床效果。

## 鉴别诊断的重要性

腰椎神经根病是一种用影像学来确诊的临床诊断。在大多数情况下，椎间盘突出是对抗机械性压迫如脊椎滑脱、峡部裂或腰椎管狭窄等而导致的障碍性疾病。相鉴别的诊断可能包括马尾综合征（cauda equina syndrome，CES）、感染、滑膜囊肿、肿瘤和/或血管畸形（Govind 2004）。作为临床诊断，如果能及早诊断明确，不建议立即进行影像学检查。Hsu 等人（2011）建议对伴有尿潴留、鞍区麻木、双侧神经症状或体征、疑似肿瘤和疑似硬膜外脓肿的神经根病立即进行影像学检查。如果怀疑感染，应进行腰椎穿刺和脑脊液分析。与所有起源于下背部的疾病一样，想要做出正确的治疗决策，必须进行严格细致的临床检查。

## 循证的临床检查

### 患者病史

确定受试者的主要问题（如麻木、肌力下降、症状位置）是很重要的（Wolff & Levine 2002）。疼痛和感觉症状，如感觉异常、感觉减退、感觉过敏或涉及特定腰椎皮节区域的麻木感，提示诊断为腰椎神经根病（Hsu et al 2011）。躯干前屈或直腿抬高时疼痛加剧，可能与腰椎神经根病有关。在排便过程中疼痛加剧（Valsalva 试验）可能与腰椎间盘突出和接下来的神经根病变有关。LBP 的膀胱/直肠症状（新发的尿潴留或尿失禁），双边坐骨神经痛，鞍区感觉减退或麻木，下肢力量减弱，肛门损伤，球海绵体、足底以及跟腱反射，直肠和膀胱括约肌功能障碍以及性功能障碍都提示马尾综合征，所以要求立即检查（Orendácová et al 2001）。

肌力下降很少是腰椎神经根病患者的主诉。当然，腰部神经肌节的特定肌肉的无力应引起对腰椎神经根病诊断的怀疑。对肌力下降的主诉可能是针对功能性的问题，如不能协调顺畅地行走，从椅子上站起来困难，或者在步态的摆动期脚部拖地。

如果主诉是疼痛，那么绘制疼痛的体表图就有利于建立疼痛的模式和位置。疼痛体表图可以让人判断疼痛是否具有放射特征，如果有，就可以确定具有症状的分布情况（Honet & Puri 1976）。限制能重新诱发症状的日常活动或特定的腰椎运动也很重要。这些发现可能有助于制订一项缓解疼痛的教育计划，同时也可能提供重要的信息用来指导治疗。

一般情况如症状持续时间、腰痛的既往史，吸烟和肥胖的历史，和一些职业因素（如繁重的工作负荷，阻碍了效率和工作，等等）是腰椎神经根病发展的危险因素，同时也被证明是效果延迟转归的预后因素（Cook 2012a，Cook et al 2013）。

### 体格检查

#### 视诊

虽然"平直"的腰部姿势在临床上被认为与腰神经根病有关，但在文献中没有证据支持这一点。沿肌节区域出现的肌肉萎缩与长期严重的神经根病相关。那些患有严重腰椎神经根病的人患侧下肢负重时可能会将膝盖弯曲，以减少膝盖伸展时可能产生的紧张感。有时当腰椎间盘突出成为神经根病变的原因时，应检查患者侧面的姿势和步态（Humphreys & Eck 1999）。为了代偿性减少神经张力或椎间孔的压迫，可能会发生获得性脊柱侧凸。

### 主动及被动活动

腰椎的所有运动方向都应该用主动和被动动作进行评估。我们要找的结果是所有与病史部分的疼痛/症状具有相关性的动作。通常，躯干前屈伴随着腿部或臀部的外周化症状。反复的屈曲运动往往会使症状恶化。后伸动作可能最初会引起急剧的腰痛，但也可能通过反复运动减少神经根放射症状。

### 神经系统测试

神经学检查包括运动功能检查，沿着神经根分布的敏感性改变和深肌腱反射改变。值得注意的是，皮节区域中没有放射症状并不能排除神经根受压的存在，因为这一发现的敏感性较低（Rhee et al 2007）。

采用徒手肌力测定来确定最小肌力点，根据肌节区域分布来确定局部神经根受累。0~5 级肌力判定：0/5 无任何运动，3/5 抗重力，5/5 正常（Honet & Puri 1976）。Cook 和 Hegedus（2012）报告了一些涉及徒手肌力测试价值的研究，所有研究都提示了特异性比灵敏性的值更高。感觉测试包括患者沿皮节区域的感觉评估。通常情况下，测试措施仅限于对轻触觉、针刺觉、温度觉的评估。深肌腱反射的分级从 0（无）到 4（阵挛，非常快）。在股四头肌（$L_2/L_3/L_4$）和跟腱（$S_1$）部位都应评估深部腱反射。不幸的是，没有可靠的反射来评估 $L_5$，这个在机械性腰椎神经根病中最常见的被压迫的节段。与徒手肌力测定和感觉测试一样，深肌腱反射的测试灵敏度很低，可靠性取决于进行测试临床医生的技能水平。

所有的神经学测试都是基于对皮节和肌节的规律性的假设。尽管神经根型病变需要临床确认沿皮节的疼痛，沿肌节的无力或两者结合，但是肌节和皮节模式在受试者中存在差异（Lee et al 2008）。感觉重叠的区域被称为非自主区域：多根神经支配感觉的区域。自主区域是个别或专用神经根支配感觉的区域。Foerster（1933）确定了其中最独特的部分：脚底（$S_1$）、足背（$L_5$）、小腿内侧（$L_4$）和大腿前侧（$L_2$ 和 $L_3$）。表 17.2 通过感觉测试定义了疼痛区域，表 17.3 描述了通过肌力测试捕获的预期的肌肉无力。

**表 17.2　腰神经根病的皮肤疼痛区**

| 部位 | 解剖定位 | 测试 | 频率 |
|---|---|---|---|
| $L_1$ | 通常在腹股沟区域呈现疼痛、感觉异常或感觉丧失的症状 | 腹股沟区域附近的感觉测试 | 罕见 |
| $L_3 \sim L_4$ | 大腿前侧的感觉可能出现减弱 | 膝盖以上大腿前侧的感觉测试 | 少见 |
| $L_3 \sim L_4$ | 膝盖以下的小腿内侧出现感觉减退 | 膝盖和小腿内侧的感觉测试 | 一般 |
| $L_5$ | 背部疼痛向下放射至外侧腿部直到脚底部,随后发展为感觉异常 | 小腿外侧部的感觉测试 | 常见 |

**表 17.3　腰神经根病的肌节区和发现**

| 部位 | 解剖定位 | 测试 | 频率 |
|---|---|---|---|
| $L_1$ | 有轻微的罕见的屈髋无力出现 | 屈髋肌徒手肌力测试 | 罕见 |
| $L_2 \sim L_3$ | 少见的屈髋和伸膝无力 | 仰卧位直腿抬高力量测试 | 少见 |
| $L_3 \sim L_4$ | 伸膝无力 | 坐立位伸膝力量测试 | 一般 |
| $L_5$ | 可出现踝背屈、趾伸、足内外翻的力量下降,在少部分案例中也可出现髋外展无力的证据 | 踝背屈和髋外展力量测试 | 常见 |

## 激发试验

### 直腿抬高试验

直腿抬高试验(straight leg rising test,SLR)是一种常见的试验,用于不同诊断的腰椎神经根病的应用。1864 年,Charles Lasegue 博士首次对 SLR 进行了操作描述,但是是他的学生 Forst 用这个测试来描述当今的神经根病(Scaia et al 2012)。虽然测试有时呈现出一些变异度,但经典的操作是患者水平地躺在检查者的桌子上,膝盖保持完全伸直,检查人员将病人的腿慢慢抬离桌子(同时用一只手支撑膝盖以保持充分伸展)。检查者继续抬高腿,直到髋关节的最大屈曲,或者直到患者反馈开始出现受累腿部痛感(或诱发的症状)(Scaia et al 2012)。其他的表

现方法包括测量 SLR 髋关节达到的屈曲角度的差异(与另一条腿相比)。

在外科人群中,SLR 在大多数研究中与椎间盘突出有关,它表现出高敏感性(合并估计值 0.92,95% CI 0.87 ~ 0.95),具有广泛差异的特异性(0.10 ~ 1.00,合并估计值 0.28,95% CI 0.18 ~ 0.40)(van der Windt et al 2010)。因为在文献中,测试构成的阳性结果有很大的差异,Scaia 等人(2012)评估了仅基于疼痛诱发的 SLR 的诊断准确性,发现了敏感性和特异性的变化。如果这个测试的敏感性大于特异性,它应该被用来排除腰神经根病。

### 弓弦征

弓弦征是 SLR 的一种变化,末端活动用来区分神经张力是不是症状的原因。检查者将患者的患侧腿伸直(在膝盖处)抬高,并保持踝背屈。腿继续抬起直到病人反馈疼痛为止。弓弦征指的是当直腿抬高试验阳性时弯曲膝关节,神经根疼痛缓解(Hsu et al 2011)。

### 交叉直腿抬高试验

交叉直腿抬高试验(也称为健肢抬高试验)与 SLR 试验的方式类似,但相反健侧腿是被抬高的那一侧。膝盖保持完全伸展,检查人员将患者的腿慢慢地抬离桌子(同时用一只手支撑膝盖以保持充分伸展)。检查者继续抬高腿,直到髋关节的最大屈曲,或者直到患者反馈开始出现受累腿部的痛感(或诱发的症状)(Cook & Hegedus 2012)。Cochrane 综述(van der Windt et al 2010)报道高特异性(合并估计值 0.90,95% CI 0.85~0.94)和持续低灵敏度(合并估计值 0.28,95% CI 0.22~0.35),这表明阳性的结果应该在腰椎神经根病的诊断规则内,尽管阴性结果不太可能排除这一可能性。

### Slump 试验

Cook 和 Hegedus(2012)描述了下面的 Slump 试验。患者端坐位,双臂放在背后,两腿并拢,膝盖后部靠在治疗台上的边缘。然后患者尽可能地前屈,产生全躯干屈曲动作;检查者对患者的背部施加一定的压力,注意保持骶骨直立;在加压状态下保持充分的脊柱屈曲时,检查人员要求患者伸膝,或者被动地帮助患者伸膝;检查者继续将患者踝关节背屈,同时保持膝关节伸直;然后为了评估症状继续将患者颈部屈曲,接着取消颈部屈曲,同时观察症状是否

减轻。

## 股神经张力测试

股神经张力试验是嘱患者俯卧在桌子上,被动地将髋关节后伸,使腿部伸直抬离桌面水平(Hsu et al 2011)。理论上,这一过程会使上腰部神经根(L$_2$、L$_3$ 和 L$_4$)产生张力,尽管这个测试可能主要对极端侧方的椎间盘突出很有用。它的诊断准确性只被研究过一次,并且被发现对极端侧方的椎间盘突出表现出很高的灵敏性(Cook & Hegedus 2012)。

## 结局评价

功能结局量表具有信度、效度和对临床变化的反应性等特点。这些属性确保数据被系统地、可重复地收集和解释,进行不同患者群体之间的比较(Pietrobon et al 2002)。功能结局量表允许临床医生为患者制订一个残疾的基线水平,并帮助量化患者的状况,以便更好地全面了解。

目前尚无特别针对腰椎神经根病的结局量表。然而,适用于腰痛的两种常用结局量表是罗兰·莫里斯残疾问卷(RMQ)和 Oswestry 残疾指数(ODI)。两者都被认为是具有特定区域的调查表(每个都关注身体的一个区域),并且在文献中有很好的记载。

ODI 是一个多维量表,用于记录肌肉活动、疼痛、心理因素和工作状态的变化(Taylor et al 1999)。ODI 已经被用于评估手术前和术后的结局,以及评估治疗效果的基准。ODI 的 4 个版本有英文译本,还有 9 种其他语言译本。ODI 的数据为其他用户提供了验证和标准,并指出了检测样本人群变化的工具的能力(White & Velozo 2002)。

RMQ 是一个一维的量表,是一个有用的短期功能障碍问卷,关注与 LBP 损伤相关的活动不耐受性。尽管 RMQ 更简单、更快、更容易使用,但 RMQ 最初是由疾病影响问卷 Sickness Impact Profile(SIP)开发的(Taylor et al 1999)。与 ODI 一样,RMQ 已经被用于各种形式的结局调查,包括研究。与大多数有价值的结局工具一样,它对急性 LBP 人群的变化反应特别敏感(Bombardier 2000)。

虽然没有考虑功能结局的评价,但疼痛报告经常被用来评估干预后的变化。疼痛严重程度概括了"有多少疼痛"的自我报告对于疼痛影响的价值。这反映了与持续疼痛相关的精神状态影响(Bombardier 2000)。与疼痛严重程度相关的两个测量方法包括视觉模拟量表(VAS)和数值疼痛等级量表(NPRS)。

## 影像学

有许多影像学方法用来证实存在腰椎神经根病变。由于腰椎神经根病是一种临床诊断,在使用影像学之前应进行详细的临床检查。对于 LBP 患者,影像学检查是过度使用的,只有在 30 天保守治疗无效后才能考虑(van Tulder et al 2006;Chou et al 2009)。

### X 线片

X 线片摄影在鉴别狭窄和退行性关节疾病的广泛性方面很有用(Brown et al 2009)。影像结果可以显示出手术中的狭窄程度,在极少数的情况下,可以显示感染的迹象,但不能准确地看到软组织。此外,电离辐射会损害身体,并可能导致癌症。因此,除非需要对感染、骨折、恶性肿瘤、进行性退行性改变、椎间盘狭窄或术前的手术类型进行评估,否则不推荐腰神经根病的治疗中使用 X 线片检查(Hsu et al 2011)

### 磁共振成像

磁共振图像没有电离辐射,具有良好的可视化能力,特别是对软组织,被认为是检测凶险疾病如脊柱感染和脊柱转移的最有效的方法(Wassenaar et al 2012)。磁共振成像显示出在确认椎间盘髓核突出脱出(Wilmink 2001;Wassenaar et al 2012)和相关结构的改变与退变如狭窄(Wilmink 2001)等方面的优越性。它也被认为对评估神经根压迫有用(Wassenaar et al 2012)。

Wassenaar 等(2012)最近评估了 MRI 对椎间盘突出、神经根压迫和狭窄的诊断准确性。对于椎间盘突出的鉴别,MRI 对敏感性和特异性的综合估计分别为 75%(95% CI 65%~83%)和 77%(95% CI 61%~88%)。这提供了 3.30 的阳性似然比(95% CI 1.76~6.21)和 0.33 的阴性似然比(95% CI 0.21~0.50)。对于两项评估神经根压迫的研究,结果显示了 81%~92% 的灵敏性和 52%~100% 的特异性。对于腰椎管狭窄,MRI 表现出 87% 和 96% 的高灵敏性,以及 68% 和 75% 的低特异性。这些结果表明,使用 MRI 诊断错误是可能的,特别是当特异性值不是很强时。

## CT 扫描

计算机断层扫描（CT）很少用于评估腰椎退行性病变的程度。CT 扫描可以比单纯的影像学或磁共振成像更好地评估骨结构；然而，CT 扫描不能显示神经根，因此它对神经根的直接成像没有帮助（Hsu et al 2011）。对于鉴别腰椎间盘突出症，与手术结果的参考标准比较，CT 对诊断准确性有类似的综合总结评估，灵敏度为 77.4%，特异性为 73.7%（van Rijn et al 2012）。这些值与 MRI 明显相似。

## 神经条件反应（Nerve condition responses）

最常用的腰椎神经根型病变的神经条件反应检测是肌电图（electromyography，EMG）和神经传导功能检查（never condition studies，NCS）。这两个检测通常结合使用。神经性无力出现至少 3 周时，NCS 和 EMG 对腰神经根型病变有更高的诊断价值，这也是为什么这些检测是针对那些有持续的诊断不清的症状的人进行的（Hsu et al 2011）。此外，如果严重程度或神经根病变仅局限于疼痛或感觉丧失（Hsu et al 2011），这些检测也没有那么有用。

EMG 和 NCS 等检测有时被用于区分神经根病变和周围神经病变（Rhee et al 2007）。然而，使用 EMG 和常规 NCS 鉴别腰椎管狭窄患者的周围神经病变和腰神经根病变在临床上是具有挑战性的，因为在老年患者中可能同时存在周围神经病变和下腰部疾病（Plastaras 2003）。肌电图是一种肌肉活动的电记录，包括将针电极插入被测肌肉。为了进行肌电图诊断，同一神经根必须有两个或多个不同的肌肉和周围神经的读数是异常的（Durrant & True 2002）。记录分为两部分，一部分为静息状态下的读数，一部分为肌肉收缩状态下的读数。正常的反应是在插入针电极时只进行短暂的肌电活动，当肌肉处于静止状态时则不进行活动。在收缩过程中，反映肌肉内部电活动的运动动作电位出现在记录屏幕上，并随着更多的肌肉纤维募集而相应增加。

神经传导速度（NCV）检测是对神经进行刺激，记录从肌肉或从神经（研究感觉反应）发出的诱发电位。NCV 可评估有髓神经纤维轴突大范围损失的程度（Cook et al 2009）。测试包括测量两个刺激点的刺激和反应之间的时间差，并计算两点的距离（Smith 1979）。

最常用的两种反应是 H 反射和 F 波。H 反射（霍夫曼反射）评估传入的 1a 感觉神经和传出的 α 运动神经。H 条件反射测试往往比感觉测试更具体（Cho et al 2010）。美国神经肌肉和电诊断医学协会的结论是，建议外周肢体使用肌电图 H 反射测试来诊断腰椎神经根病（Hsu et al 2011）。F 波只分析运动神经，而且在疑似神经根病变的患者中通常是正常的。F 波的研究显示了较差的灵敏性（Cho et al 2010），因此不应该单独使用（Rhee et al 2007）。

## 当前治疗的最佳证据

## 保守治疗

在进行手术或注射治疗之前，建议进行一次保守治疗。通常，在腰椎神经根病的急性期，治疗应以患者教育、减少疼痛和避免增加任何神经功能障碍为目标。治疗炎症和疼痛可能包括冰敷、热疗、非甾体抗炎药（NSAIDs）、镇痛药、休息和牵引，在临床实践中通常综合多种治疗方法。

Hahne 等人（2010）评估了多种治疗方案对腰椎神经根病的疗效。在他们的审查中，他们发现有中等强度的证据表明，在短期随访中，稳定训练比没有治疗要好。Kennedy 和 Noh（2011）也建议进行核心稳定训练，以纠正由于腰骶神经病变可能导致的脊柱生物力学改变。在这两项研究之前，Murphy 等人（2009）通过 MRI 发现，对椎间盘突出继发的腰椎神经根病变患者，作为多模式治疗方法的一部分，进行腰椎稳定化训练是有益的。在这项研究中，需要进行腰椎稳定化训练的标准是基于三个测试的结果：①髋关节伸展测试；②节段性不稳定测试；③主动直腿抬高试验。

Hahne 等人（2010）也报道，对于急性腰椎间盘突出和神经根病变且纤维环完整的患者，在短期和中期随访中，试验组优于对照组。三次试验中使用的手法不同，但包括高速旋转推力的软组织手法或按摩的不同版本（图 17.1）。从理论上讲，高速旋转的腰椎推力可以分离相应的节段以改善运动和减轻疼痛。除了所报道的临床疗效之外，这项技术对神经根病患者的实际益处还只是推测。

作者还报告了牵引、激光和超声波治疗在短期和中期随访中没有区别（Hahne et al 2010）。一项研究包括系统回顾分析提出了适度的证据表明，在电疗法（热敷、超声波和间动电流）和药物（布洛芬、美

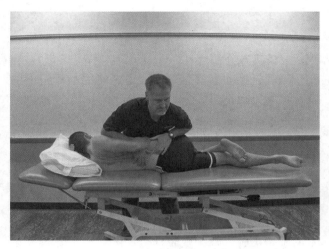

图 17.1　高速旋转腰椎推力手法

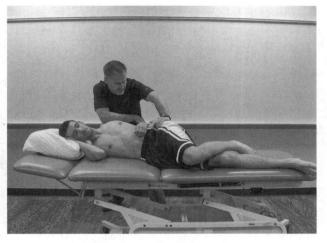

图 17.2　侧卧手动牵引技术

芬诺酮、对乙酰氨基酚）基础上增加力学牵引疗法，在短期回访中可以减少神经根病的风险，但是没有提供更多其他的短期好处或者疼痛程度以及获得LBP 的风险方面的益处（Ozturk et al 2006）。Cochrane 系统回顾评估对于伴有或不伴有坐骨神经痛的 LBP 使用牵引治疗得出以下结论，虽然有一些低质量的论文报告了积极的结果，但是目前的大多数文献表明牵引可能不是有效的，并且单独使用牵引作为一治疗方法并没有得到当前证据的支持（Clarke et al 2007）。

　　牵引可以使用不同的方法进行，包括机械牵引、物理治疗师的徒手牵引以及患者的自我牵引（Clarke et al 2007；Hahne et al 2010）。虽然在 Clarke 等人（2007）系统综述中包含的大多数研究都是评估的机械牵引的效果，但是有很多研究描述了各种各样的自动牵引技术，还有两个研究由临床医生使用徒手牵引。最后两项研究的徒手牵引法是患者仰卧法，通过临床医生的身体产生一种手动牵引力，并通过固定在病人身上的套索传递给病人，从而提供了关节分离的牵引力量（Clarke et al 2007）。这两项研究都不能证明这项技术和其他牵引技术之间的显著差异，也不能证明等长收缩训练的对比干预效果（Clarke et al 2007）。Cook（2012b）提倡使用徒手牵引技术，以便更容易地将牵引力引导到适当的部位。这些徒手牵引的方法包括侧卧位分离术，用于目标节段减压（图 17.2）和仰卧位策略，提供更温和的减压术（Cook 2012b）。

　　Fritz 等人（2007）提出了一组更可能从机械牵引中获益的患者。通过机械牵引能够获得更大改善相关的基线特征是：出现腿部症状，神经根受压的迹象，或伴有伸展运动的外周化或阳性的交叉直腿抬高试验（Fritz et al 2007）。将机械牵引与后伸运动导向训练相结合，与单纯后伸运动导向训练相比较。机械牵引治疗持续 2 周，而伸展导向治疗持续 4 周。在 2 周的评估中，机械牵引组的患者比单纯接受伸展导向训练的患者表现出明显的改善。然而，在 6 周的随访中，两组之间并没有明显的差异，都显示出比基线测量有显著的改善（Fritz et al 2007）。

　　现有的许多评估牵引效果的研究似乎都受到了一般研究设计的干扰，这可能会导致对该技术有效性的困惑（Krause 等 2000）。Clarke 等人（2007）的系统回顾中包含的许多研究都使用了低剂量的牵引作为对照的干预措施，然而有证据表明类似的低剂量的牵引力在非特异性 LBP（Beurskens et al 1997）的人群中有 50% 的改善。比较对照干预所显示的这种规模的影响，可能会最小化原始干预所描述的效果（Krause et al 2000）。

　　机械性的腰椎神经根型病变可以从各种腰椎相关运动中获益。在机械评估的部分，腰椎运动的特定方向可以确定为：①改善症状（集中）；②使症状恶化（外周）或③症状没有改变。向心化的特征是在腰椎活动末端幅度中逐渐消失的从远端到近端的症状（McKenzie & May 2003）。如果在检查中发现患者的症状在某个方向末段运动出现向心化，那么这些末段负荷运动，通常被称为方向性偏好，可以作为治疗的选择（McKenzie & May 2003，见第 7 章）。有几项研究报告显示，一些受试者在出现局部 LBP 加重的同时出现症状的向心化。这种情况并不能排除继续方向性偏好训练使症状进一步向心化的可能性，也不应该排除将重复末端运动作为治疗方案的选择（Kopp et al 1986；Murphy et al 2009）。

向心化最常见的运动方向是末端后伸、左右侧滑和屈曲（Murphy et al 2009）。2%~61%的椎间盘突出继发的腰椎神经病变患者的症状向心化于末端运动（Kopp et al 1986；Alexander et al 1992；Murphy et al 2009）。其中只有一项研究（Murphy et al 2009）评估了后伸以外的方向，而其他的研究（Kopp et al 1986；Alexander et al 1992）只评估了由于后伸而引起的向心化现象。如果所有的运动方向都被评估为潜在的向心化运动，那么被动末端运动向心化的患者的百分比可能更接近先前报道的上限幅度（Wetzel & Donelson 2003；Murphy et al 2009）。在椎间盘突出继发的急性神经根病且纤维环完整的患者中，重复的末端运动在患者的卧位或站立时表现出更大的益处（Kopp et al 1986）。Werneke 等人（2008）最近在放射性 LBP 患者中的研究表明，症状向心化更可能出现在急性症状（持续时间小于 21 天）和 18~44 岁的患者身上。此外，在远端放射症状较少的患者中更容易出现集中，但症状完全集中的时间与症状放射的距离无关（Sufka et al 1998）。与不产生向心化的患者相比，那些因最终运动范围而导致疼痛集中的患者被证明有更有利的短期和长期结局（Sufka et al 1998；Werneke et al 2008；Murphy et al 2009）。相比之下，症状外周化只出现在一小部分人群中，似乎与更坏的结局有关（Murphy et al 2009）。

## 注射疗法

硬膜外类固醇注射在治疗腰椎神经根病变中经常使用。尽管表明它们的益处的证据仍存在争议，但在过去的几年里，对美国老年人的硬膜外类固醇注射已经显著增加（Argoff & Sims-O'Neill 2009）。1999 年，近 5 000 万美元用于腰椎硬膜外类固醇注射。

硬膜外类固醇注射的前提是认识到炎症介质会影响到腰椎神经根病变期间的神经根，而类固醇可以减少局部、靶向区域的肿胀。第一个治疗的报告是在 1952 年（DePalma et al 2005）。一年后，Lievre 等人发表了一系列经外周类固醇注射治疗的患者的研究成果（DePalma et al 2005）。

硬膜外类固醇注射的主要形式有两种，遗憾的是通常被认为是通用的。层间（或跨层）硬膜外注射涉及对侵入靶向部位层间注入注射剂。向靶向区域输送类固醇需要相对大量的注射剂；这有超出硬膜外和血管内进针的危险。经孔壁硬膜外注射是针对椎间孔神经根的。经椎间孔神经硬膜外类固醇注

射液使用少量局部麻醉剂麻醉脊神经，但也会部分麻醉硬膜、后纵韧带、椎间盘和小关节。通常使用透视引导的方法来提高治疗的定位。

国际脊椎注射协会（ISIS）建议使用基于精确的解剖描述来命名，即跨椎间孔和层间注射，以描述硬膜外注射（Sung 2006）。与所有非保守治疗一样，也存在风险。这些风险包括轻微的感染风险、硬脑膜穿孔（可能导致头痛）、出血和神经损伤（虽然罕见）。

有一些证据表明，经孔注射优于安慰剂注射，甚至有更有力的证据表明，这些注射应被用作无须手术的干预措施。椎间硬膜外类固醇注射液对神经根病的症状短期缓解存在有力证据，而长期效果缺乏证据（Boswell et al 2007）。也有很好的证据表明经孔注射比层间注射更有效（Roberts et al 2009）。尽管有这些积极的发现，但是大多数治疗 LBP 的指导方针并不推荐注射治疗（Koes et al 2010）。

## 手术进展

外科手术的目的是从神经旁移除侵入性的压迫结构（Frank 1993）。在美国，脊柱手术作为腰椎神经根型疾病的一种治疗的选择在过去几年中显著增加。最常用的手术方法包括减压手术或融合减压。

后路腰椎间盘切除术、偏侧椎板切除术和椎间孔切开术是 21 世纪初最常见的腰椎减压手术（Storm et al 2002），但近年来，脊柱融合联合减压，特别是复杂的脊柱融合的应用显著增加。在 1998 年至 2008 年期间，每年治疗腰椎神经根病或其他相关疾病的脊柱融合术的量增加了 2.4 倍，或约为 137%（Rajaee et al 2012）。脊柱融合术报告的出院人数相应地从 1998 年的 174 223 人增加到 2008 年的 413 171 人（Rajaee et al 2012）。对于患有狭窄症的老年人来说，2002 年至 2007 年间的整体手术率略有下降，但复杂的融合手术率增加了 15 倍，从 1.3 倍增加到 19.9 倍。复杂的融合手术有更大的风险，5.6% 的手术并发症威胁生命，而单纯的减压手术只有 2.3% 的风险（Deyo et al 2010）。当然，对于这些风险，仔细选择病人是外科干预成功的关键。

确定适合腰椎神经根型病变的手术患者并非易事。一般而言，腰椎神经根型病变患者也会出现多种并发症，同时对手术的益处和风险也存在误解。此外，由于腰椎神经根型病变通常预后良好，因此有必要对那些真正的神经问题患者进行鉴别，以确定他们是否对保守治疗没有反应。确定残疾的程度是至关

重要的,最好通过患者报告的评估或详细的病史来确定。影像学检查可能有助于证实病理状态的存在与否以及占位性病变的解剖位置(Storm et al 2002)。

$L_4 \sim L_5$ 和 $L_5 \sim S_1$ 导致的腰椎间盘突出超过95%,$L_5 \sim S_1$ 发生的频率略高。$L_1 \sim L_2$、$L_2 \sim L_3$ 和 $L_3 \sim L_4$ 水平的椎间盘突出不常见,占比不到5%(Patten 1995)。如果怀疑有马尾综合征(CES),必须立即考虑手术,因为这种情况是脊柱紧急情况;在腰椎间盘突出病例中发生 CES 的比例大概有 2%(Gitelman et al 2008)。在此综合征中,患者经历了鞍区麻木、下肢反射异常、神经源性肠道或膀胱症状(Bruggeman & Decker 2011)。

达到手术指征的患者也需要知道手术的风险,危及生命的风险在复杂的脊柱融合术中尤其普遍;然而,其他风险比如软组织感染(0.4%~2%)、脑膜炎、椎间盘炎、骨髓炎、出血、蛛网膜炎、神经根损伤(<1%),永久性的麻木、无力或瘫痪,膀胱或肠道功能障碍,性功能障碍,硬脑膜撕裂导致脑脊液漏出和形成假性脑脊髓膜突出、深静脉血栓形成、脊柱延迟愈合不稳和融合失败、假关节形成和麻醉风险(包括死亡)都是有可能的(Abramovitz 1993)。没有所谓的小的腰椎手术,因此风险必须与潜在的回报相权衡。

到目前为止,手术相关的效果(在没有 CES 的情况下)似乎只是短期的。对于腰椎间盘突出的神经根型病变,有充分的证据表明,开放的椎间盘切除术和微创椎间盘切除术相对于非手术治疗(一种非标准的保守治疗方法)在疼痛和功能改善上要有 2~3 个月的优势。对于伴或不伴有退行性脊椎滑脱的症状性椎管狭窄,有充分的证据表明,从 1~2 年的时间来看,手术治疗相对于非手术治疗(一种非标准化的保守方法)有一定的优势。平均而言,两组患者(保守组和手术组)无论是否接受手术都有改善,而手术带来的好处随着长期随访而减少(Chou et al 2009)。

(李艳 译,荣积峰　万芮含 审,
林武剑　王于领 校)

# 参考文献

Abramovitz JN. 1993. Complications of surgery for discogenic disease of the spine. Neurosurg Clin North Am 4: 167–176.

Airaksinen O, Brox JI, Cedraschi C, et al. 2006. European guidelines for the management of chronic nonspecific low back pain. Eur Spine J 15: S192–300.

Alexander AH, Jones AM, Resenbaum DH Jr. 1992. Nonoperative management of herniated nucleus pulposus: patient selection by the extension sign. Long-term follow-up. Orthop Rev 21: 181–188.

Argoff CE, Sims-O'Neill C. 2009. Epidural steroid injections are useful for the treatment of low back pain and radicular symptoms: con. Curr Pain Headache Rep 13: 35–38.

Assendelft WJJ, Morton SC, Yu EI, et al. 2004. Spinal manipulative therapy for low back pain: a meta-analysis of effectiveness relative to other therapies. Ann Int Med 138: 871–881.

Beurskens AJ, de Vet HC, Koke AJ, et al. 1997. Efficacy of traction for nonspecific low back pain. 12-week and 60 month results of a randomized clinical trial. Spine 22: 2756–2762.

Bogduk N. 1983. The innervation of the lumbar spine. Spine 8: 286–293.

Bogduk N 1997. Clinical anatomy of the lumbar spine and sacrum, 3rd edn. New York: Churchill Livingstone.

Bombardier C. 2000. Outcome assessments in the evaluation of treatment of spinal disorders. Spine 25: 3100–3103.

Boswell MV, Trescot AM, Datta S, et al. 2007. Interventional techniques: evidence-based practice guidelines in the management of chronic spinal pain. Pain Phys 10: 107–111.

Brown S, Guthmann R, Hitchcock K, et al. 2009. Clinical inquiries: which treatments are effective for cervical radiculopathy? J Fam Pract 58: 97–99.

Bruggeman AJ, Decker RC. 2011. Surgical treatment and outcomes of lumbar radiculopathy. Phys Med Rehabil Clin North Am 22: 161–177.

Casey E 2011 Natural history of radiculopathy. Phys Med Rehabil Clin North Am 22: 1–5.

Cho SC, Ferrante MA, Levin KH, et al. 2010. Utility of electrodiagnostic testing in evaluating patients with lumbosacral radiculopathy: an evidence-based review. Muscle Nerve 42: 276–282.

Chou R, Fu R, Carrino JA, et al. 2009 Imaging strategies for low-back pain: systematic review and meta-analysis. Lancet 373: 463–472.

Clarke JA, van Tulder MW, Blomberg SEI, et al. 2007. Traction for low-back pain with or without sciatica. Cochrane Database System Rev 2: CD003010.

Cook CE. 2012a. Risk factor associated with first time incidence sciatica. Ohio Physical Therapy Conference, Columbus, OH. [Poster presentation.]

Cook CE. 2012b. Manual therapy of the lumbar spine. In: Cook CE. Orthopedic manual therapy: an evidence based approach, 2nd edn. Upper Saddle River: NJ Prentice Hall, pp 290–291.

Cook C, Hegedus E. 2012. Orthopedic physical examination tests: an evidence based approach, 2nd edn. Upper Saddle River: NJ Prentice Hall.

Cook C, Roman M, Stewart K, et al. 2009. Reliability and diagnostic accuracy of clinical special tests for myelopathy in patients seen for cervical dysfunction. J Orthop Sports Phys Ther 39: 172–178.

Cook CE, Learman KE, O'Halloran BJ, et al. 2013. Which prognostic factors for low back pain are generic predictors of outcome across a range of recovery domains? Phys Ther 93: 32–40.

Dagenais S, Gay RE, Tricco AC, et al. 2010. NASS contemporary concepts in spine care: spinal manipulation therapy for acute low back pain. Spine J 10: 918–940.

DePalma MJ, Bhargava A, Slipman CW. 2005. A critical appraisal of the evidence for selective nerve root injection in the treatment of lumbosacral radiculopathy. Arch Phys Med Rehabil 86: 1477–1483.

Deyo RA, Mirza SK, Martin BI, et al. 2010. Trends, major medical complications, and charges associated with surgery for lumbar spinal stenosis in older adults. JAMA 303: 1259–1265.

Durrant DH, True JM. 2002. Myelopathy, radiculopathy, and peripheral entrapment syndromes. London: CRC.

Dworkin RH, O'Connor AB, Backonja M, et al. 2007. Pharmacologic management of neuropathic pain: evidence based recommendations. Pain 132: 237–251.

Foerster O. 1933. The dermatomes in man. Brain 56: 1.

Foster N. 2011. Barriers and progress in the treatment of low back pain. BMC Med 9: 108.

Frank E. 1993. Approaches to myeloradiculopathy. Western J Med 158: 71–72.

Fritz JM, Lindsay W, Matheson JW, et al. 2007. Is there a subgroup of patients with low back pain likely to benefit from mechanical traction? Results of a randomized clinical trial and subgrouping analysis. Spine 32: E793–E800.

Gitelman A, Hishmeh S, Morelli BN, et al. 2008. Cauda equina syndrome: a comprehensive review. Am J Orthop 37: 556–562.

Goode A, Cook C, Brown C, et al. 2011. Differences in comorbidities on low back pain and low back related leg pain. Pain Pract 11: 42–47.

Govind J. 2004. Lumbar radicular pain. Aust Family Phys 33: 409–412.

Hahne AJ, Ford JJ, McMeeken JM. 2010. Conservative management of lumbar disc herniation with associated radiculopathy: a systematic review. Spine 35: E488–E504.

Halperin N, Agasi M, Hendel D. 1982. Painless root compression following disc extrusion. Arch Orthop Trauma Surg 101: 63–66.

Honet JC, Puri K. 1976. Cervical radiculitis: treatment and results in 82 patients. Arch Phys Med Rehabil 57: 12–16.

Hsu PS, Shefner JM, Dashe JF, et al. 2011. Lumbosacral radiculopathy: pathophysiology, clinical features, and diagnosis. UptoDate 19: 1.

Humphreys SC, Eck JC. 1999. Clinical evaluation and treatment options for herniated lumbar disc. Am Family Phys 59: 575–88.

Jarvik J, Deyo R. 2002. Diagnostic evaluation of low back pain with emphasis on imaging. Ann Int Med 137: 586–597.

Kennedy DJ, Noh MY. 2011. The role of core stabilization in lumbosacral radiculopathy. Phys Med Rehabil Clin North Am 22: 91–103.

Koes BW, van Tulder MW, Peul WC. 2007. Diagnosis and treatment of sciatica. BMJ 334: 1313–1317.

Koes BW, van Tulder M, Lin CW, et al. 2010. An updated overview of clinical guidelines for the management of non-specific low back pain in primary care. Eur Spine J 19: 2075–2094.

Konstantinou K, Dunn KM. 2008. Sciatica: review of epidemiological studies and prevalence estimates. Spine 33: 2464–2472.

Kopp JR, Alexander AH, Turocy RH, et al. 1986. The use of lumbar extension in the evaluation and treatment of patients with acute herniated nucleus pulposus. A preliminary report. Clin Orthop Relat Res 202: 211–218.

Krause M, Refshauge M, Dessen M, et al. 2000. Lumbar spine traction: evaluation of effects and recommended application for treatment. Man Ther 5: 72–81.

Lee MW, McPhee RW, Stringer MD. 2008. An evidence-based approach to human dermatomes. Clin Anat 21: 363–373.

Lee-Robinson A, Lee AT. 2010. Stepping up toe extension and flexion strength testing: a new method to record additional weakness. Am J Phy Med Rehabil 89: 598–600.

Liledahl R, Finch M, Axene D, et al. 2010. Cost of care for common back pain conditions initiated with chiropractic doctor vs. medical doctor / doctor of osteopathy as first physical: experience of one Tennessee-based general health insurer. J Manipul Physiol Ther 33: 640–643.

Loney PL, Stratford PW. 1999. The prevalence of low back pain in adults: a methodological review of the literature. Phys Ther 79: 384–396.

Mahn F, Hüllemann P, Gockel U, et al. 2011. Sensory symptom profiles and co-morbidities in painful radiculopathy. PLoS ONE 6: e18018.

Marshall GL, Little JW. 2002. Deep tendon reflexes: a study of quantitative methods. J Spinal Cord Med 25: 94–99.

McKenzie RA, May S. 2003. The lumbar spine: mechanical diagnosis and therapy, 2nd edn. Waikenae, NZ: Spinal Publications.

Mixter WJ, Barr JS. 1934. Rupture of the intervertebral disc with involvement of the spinal cord. N Engl J Med 211: 210.

Mulleman D, Mammou S, Griffoul I, et al. 2006. Pathophysiology of disk-related sciatica. I. Evidence supporting a chemical component. Joint Bone Spine 73: 151–158.

Murphy DR, Hurwitz EL, McGovern EE. 2009. A nonsurgical approach to the management of patients with lumbar radiculopathy secondary to herniated disk: a prospective observational cohort study with follow-up. J Manipul Physiol Ther 32: 723–733.

Nygaard OP, Mellgren SI, Osterud B. 1997. The inflammatory properties of contained and noncontained lumbar disc herniation. Spine 22: 2484–2488.

Orendácová J, Cízková D, Kafka J, et al. 2001. Cauda equina syndrome. Progr Neurobiol 64: 613–637.

Ozaktay AC, Cavanaugh J, Blagoev D, et al. 1995. Phospholipase A2-induced electrophysiologic and histologic changes in rabbit dorsal lumbar spine tissues. Spine 20: 2659–2668.

Ozturk B, Gunduz OH, Ozoran K, et al. 2006. Effect of continuous lumbar traction on the size of herniated disc material in lumbar disc herniation. Rheumatol Int 26: 622–626.

Patten J. 1995. Spinal cord in relation to the vertebral column. In: Patten J. Neurological differential diagnosis, 2nd edn. Berlin: Springer-Verlag, Ch 15, pp 247–281.

Pietrobon R, Coeytaux R, Carey T, et al. 2002. Standard scales for measurement of functional outcome for cervical pain or dysfunction. Spine 27: 515–522.

Plastaras CT. 2003. Electrodiagnostic challenges in the evaluation of lumbar spinal stenosis. Phys Med Rehabil Clin North Am 14: 57–69.

Rajaee SS, Bae HW, Kanim LE, et al. 2012. Spinal fusion in the United States: analysis of trends from 1998 to 2008. Spine 37: 67–76.

Rhee JM, Yoon T, Riew KD. 2007. Cervical radiculopathy. J Am Acad Orthop Surg 15: 486–494.

Roberts ST, Willick SE, Rho ME, et al. 2009. Efficacy of lumbosacral transfo-raminal epidural steroid injections: a systematic review. PM R 1: 657–668.

Rydevik B, Brown MD, Lundborg G. 1984. Pathoanatomy and pathophysiology of nerve root compression. Spine 9: 7–15.

Scaia V, Baxter D, Cook C. 2012. The pain provocation-based straight leg raise test for diagnosis of lumbar disc herniation, lumbar radiculopathy, and / or sciatica: a systematic review of clinical utility. J Back Musculoskelet Rehabil 25(4):215–223.

Smith MS. 1979. Babinski sign – abduction also counts. JAMA 242: 1849–1850.

Stafford MA, Peng P, Hill DA. 2007. Sciatica: a review of history, epidemiology, pathogenesis, and the role of epidural steroid injection in management. Br J Anaesthes 99: 461–473.

Storm PB, Chou D, Tamargo RJ. 2002. Surgical management of cervical and lumbosacral radiculopathies: indications and outcomes. Phys Med Rehabil Clin N Am 13: 735–759.

Sufka A, Hauger B, Trenary M, et al. 1998. Centralization of low back pain and perceived functional outcome. J Orthop Sports Phys Ther 27: 205–212.

Sung MS. 2006. Epidural steroid injection for lumbosacral radiculopathy. Kor J Radiol 7: 77–79.

Taylor S, Taylor AE, Foy MA. 1999. Responsiveness of common outcome measures of patients with low back pain. Spine 24: 1805–1812.

Van Boxem, K, Cheng J, Patijn J, et al. 2010. Lumbosacral radicular pain. Pain Pract 10: 339–358.

van der Windt DA, Simons E, Riphagen II, et al. 2010. Physical examination for lumbar radiculopathy due to disc herniation in patients with low-back pain. Cochrane Database Syst Rev 2: CD007431.

van Rijn RM, Wassenaar M, Verhagen AP, et al. 2012. Computed tomography for the diagnosis of lumbar spinal pathology in adult patients with low back pain or sciatica: a diagnostic systematic review. Eur Spine J 21: 228–239.

van Tulder MW, Koes BW, Bouter LM. 1995. A cost-of-illness study of back pain in the Netherlands. Pain 62: 233–240.

van Tulder M, Becker A, Bekkering T, et al. 2006. European guidelines for the management of acute nonspecific low back pain in primary care. Eur Spine J 15: S169–S191.

van Tulder M, Peul W, Koes B. 2010. Sciatica: what the rheumatologist needs to know. Nat Rev Rheumatol 6: 139–145.

Walker BF. 2000. The prevalence of low back pain: a systematic review of the literature from 1966 to 1998. J Spinal Dis 13: 205–217.

Wassenaar M, van Rijn RM, van Tulder MW, et al. 2012. Magnetic resonance imaging for diagnosing lumbar spinal pathology in adult patients with low back pain or sciatica: a diagnostic systematic review. Eur Spine J 21: 220–227.

Weber H. 1993. The natural course of disc herniation. Acta Orthop Scand Suppl 251: 19–20.

Werneke MW, Hart DL, Resnik L, et al. 2008. Centralization: prevalence and effect on treatment outcomes using a standardized operational definition and measurement method. J Orthop Sports Phys Ther 38: 116–125.

Wetzel FT, Donelson R. 2003. The role of repeated end-range / pain response assessment in the management of symptomatic lumbar discs. Spine J 3: 146–154.

White LJ, Velozo CA. 2002. The use of Rasch measurement to improve the Oswestry classification scheme. Arch Phys Med Rehabil 83: 822–831.

Wiesel SW, Tsourmas N, Feffer HL, et al. 1984. A study of computer-assisted tomography: I. The incidence of positive CAT scans in asymptomatic group of patients. Spine 9: 549–551.

Wilmink JT. 2001. Cervical imaging: dynamic aspects and clinical significance. In: Szpalski M, Gunzburg R (eds) The degenerative cervical spine. Philadelphia: Lippincott Williams & Wilkins.

Wolff MW, Levine LA. 2002. Cervical radiculopathies: conservative approaches to management. Phys Med Rehabil Clin North Am 13: 589–608.

# 腰椎不稳

Bryan S. Dennison, Michael H. Leal

## 腰痛病史的鉴别

腰痛的诊断和治疗已经影响了世界几个世纪——似乎可以追溯到时代之始。Edwin Smith 的莎草纸是现存历史最悠久的手稿,至少可以追溯到公元前 17 世纪,它描述了脊柱损伤的症状和体征,脊柱损伤的分类,脊柱损伤机制的假设以及这些损伤的建议治疗方法(van Middendorp et al 2010)。有趣的是,当观察 Edwin Smith 莎草纸中关于脊柱损伤的描述时,古代脊柱损伤与今天初级或急救医疗中遇到的现代脊柱损伤是多么相似。在这一点上,伟大的研究人员及医生戈登·瓦德尔(Gordon Waddell)质疑,在腰痛方面是否真的有什么变化(Waddell 1995)。他承认,近年来在腰痛的理解和治疗方面确实有了进展性的改变。但是,这一进展对于我

们目前的理解和管理对改善腰痛的患病率或消除痉挛性腰痛的影响仍是存疑的(Martin et al 2008)。1995 年,Waddell 就指出"腰痛将会是 20 世纪的健康医学灾难"。他继续鼓励整个医疗界改变其治疗这种疾病的方法(Waddell 1995)。9 年后,在 2004年,对腰痛的最终治疗仍然没有得到改善。Waddell 再次意识到了持续的腰痛困境以及控制目前腰痛的情况缺乏进展。他指出,"腰痛是 20 世纪的医学灾难,而这一情况也将波及下个世纪"(Waddell 2004)。正如 Waddell 所说,在进入"新世纪"之前,腰痛仍困扰着当今世界。2010 年全球疾病负担(GBD)的研究试图调查腰痛的全球影响。在这项研究中,腰痛在实操中被定义为:"活动-受限的腰痛(+/-疼痛牵涉到一侧或双侧下肢)持续至少 1 天。""下腰"被定义为"自第十二根肋骨下缘到臀下肌的身体后部区域"(Hoy et al 2010)。GBD 研究使用上述的操作定义,得出结论,腰痛现在被认为是全球范围内发达国家和发展中国家"致残的主要原因",超过了 GBD 研究中评估的 290 个其他疾病和损伤(Buchbinder et al 2013)。

除了在 2010 年成为"致残的主要原因"之外,腰痛也从 1990 年的伤残影响寿命(DALYs)第 12 位全球贡献者上升到 2010 年伤残影响寿命(DALYs)第7 位( http://www.healthmetricsandevaluation.org/gbd/visualizations/gbd-arrow-diagram)(表 18.1)。随着残疾的持续、不断增加和越来越高的流行率所造成的社会影响,使得治理腰痛相关的成本上升,腰痛的经济负担也在增加。仅在美国,从 1997 年到 2005 年,在治理脊柱疼痛(颈部和腰)方面的费用就增加了65%。仅在 2005 年,颈部和腰痛的费用估计就增加了 859 亿美元。这是 1984 至 1994 年成本的一次大幅增加(Martin et al 2008,图 18.1)。令人失望的是,随着时间的推移,成本的增加、治疗腰痛相关的理解和技术的进步,并没有导致与腰痛相关的残疾同等下降(Martin et al 2008;Deyo 2011)。

表 18.1　疾病和伤害影响寿命的全球靠前的排名

| 1990 | 2010 |
|---|---|
| 1. 下呼吸道感染 | 1. 缺血性心脏病 |
| 2. 腹泻病 | 2. 下呼吸道感染 |
| 3. 早产的并发症 | 3. 脑卒中 |
| 4. 缺血性心脏病 | 4. 腹泻病 |
| 5. 脑卒中 | 5. HIV/AIDS |
| 6. COPD | 6. 疟疾 |
| 7. 疟疾 | 7. 腰痛 |
| 8. 肺结核 | 8. 早产的并发症 |
| 9. 蛋白质能量营养不良 | 9. COPD |
| 10. 新生儿脑病 | 10. 道路伤害 |
| 11. 道路伤害 | 11. 新生儿脑病 |
| 12. 腰痛 | 12. 蛋白质-能量营养不良 |

表格改编自 IHMW 网站 http://www.healthmetricsandvalue.org/。注意,2010 年中,排名只显示了 1990 年提及的相应疾病/损伤。COPD=慢性阻塞性肺疾病。

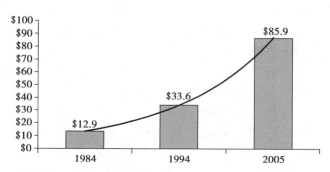

图 18.1　脊柱相关的医疗支出。(改编自 Martin et al 2008。)注意,这些数据的单位表示是用数十亿美元

## 遵循指南和临床应用时的调整

认识到在全球范围内腰痛面临的持续挑战,物理治疗师已经在做临床研究工作,以更有效、更准确地指导关怀腰痛患者。有效治疗腰痛的可能挑战之一是在临床工作者中,存在着临床应用时的调整和可变性及对遵守临床实践指南的缺乏。传统上,如果患者未达到最佳治疗效果与患者不遵守提供者建议的治疗有关,核心问题就是患者依从性(Osterberg & Blaschke 2005)。由于在 20 世纪 90 年代,越来越多地使用医疗临床实践指南,这种只关注病人角色,对于依从性目光短浅的观点已经发生了变化。越来越多的人在医学杂志上发表这些文章,拓宽了对依从性的讨论,不再局限于对病人行为的狭隘分析,还

包括临床医务人员的行为(Cabana & Kiyoshi-Teo 2010)。关于依从性的讨论,现在重视病人和临床医务人员之间的协作互动。对临床医务人员在临床中遵守实践指南的分析显示,临床医务人员在遵守实践指南方面并不比患者好多少(Cabana 2010)。特别是对于腰痛,医生(Bishop & Wing 2006;Feuerstein et al 2006;Williams et al 2010;Ivanova et al 2011)和物理治疗师(Bekkering et al 2005;Delitto 2005;Strand et al 2005;Swinkels et al 2005;Feuerstein et al 2006;Fritz et al 2007b)在遵守下腰临床实践指南方面也有类似的缺陷。不符合临床实践指南为临床实践(Deyo 1986)中可能出现的变化和由此产生的相对风险结果提供了充足的机会(Williams et al 2010)。人们认识到,实践结果的改变与次优结果有关(Feuerstein et al 2006)。相反,临床实践指南的使用与卓越的结果和成本治理的改善有关(McGuirk et al 2001;Brennan et al 2006;Fritz et al 2007b,2008;Cabana 2010)。实践指南的发布并不足以确保临床整合(Gross et al 2001)。在将临床实践指南应用到当前实践中仍存在多因素的挑战(表 18.2)。

表 18.2　遵循指南的障碍

| Cabana 等人(1999) | 相互矛盾的实践需要 |
|---|---|
| | 有限的时间却要应用越来越多的指南建议 |
| Deyo(2011) | 临床医务人员对新的指南和证据缺乏认识 |
| | 缺乏支持或反对某些实操的决定性证据 |
| | 各地不同实操风格的出现 |
| | 医学法律方面的考虑 |
| | 不同甚至相悖的专家建议 |

## 腰痛诊断的挑战性

为了最大限度地提高治疗效果和减少全球面临的腰痛挑战相关的费用,物理治疗师通过建立评价和治疗体系指南来努力减少实操的可变性,这些指南可以更好地告知和指导针对腰痛的物理治疗管理策略。其中一项工作就是开发一种基于治疗的腰痛分类系统(Delitto et al 1995)。以治疗为基础的分类系统的发展基础是以未能建立一个诊断性的病理解剖学模型来准确解释并成功治疗腰痛患者的案例。

腰痛诊断的困惑性也推动了基于治疗的分类系统的发展。由于腰背部症状的复杂性,基于病理解剖的临床检查和诊断测试还没有被证明是可以用于确定腰背部相关症状的确切原因的有效手段(White & Gordon 1982;Cook & Hegedus 2011)。有研究表明,85%~95%的腰痛患者不能得到准确的诊断。为了进一步简化下背痛的诊断过程,人们认识到下背部疼痛很少单独发生(Hagen et al 2006;Hartvigsen et al 2013)。事实上,在某一特定区域出现原发性肌肉骨骼疼痛的病人也会报告他们身体其他部位的共病和其他肌骨的疼痛。对于腰痛患者来说尤其如此(Natvig et al 2001;Hagen et al 2006)。广泛出现的疼痛现象增加了临床上确定腰痛患者确切诊断的挑战,并对患者的预后提出了质疑(Croft 2009)。迄今为止,对腰痛的研究主要集中在狭义定义的纳入标准上,最多集中腰痛症状是区域的还是单一疼痛部位的(例如,下腰区域有或没有一或两侧肢体有牵涉症状)。除了预后影响之外,很少有人关注考虑到多部位肌骨疼痛的存在以及可容忍并发症的存在的潜在因素。这些问题混淆了主诉腰痛病人的诊断过程。在寻求治疗时,腰痛患者会出现在临床医务人员那里,症状会根据预先确定的诊断过程进行评估(Tschudi-Madsen et al 2011)。当没有预先确定的诊断符合症状表现时,这些患者就会被贴上机械性(White & Gordon 1982;Deyo 1986)或非特异性腰痛的标签(Coste et al 1991)。非特异性的腰痛被定义为"出现的背部疼痛主诉且未识别出可识别特定解剖或神经生理学病因",由国际疼痛研究工作组于1995年对工作场所疼痛进行研究(Zusman 1997)。这个定义描述了腰痛的症状,或就症状而言描述了腰痛,但是它本身并不是诊断(Cedraschi et al 1999)。通常,诊断标签上的"非特异性腰痛"只不过是没有其他诊断可以被考虑后的决定(Frank 1993)。但这种诊断标签并没有帮助临床医务人员有效和高效地控制腰痛。特别是在物理治疗实践中,当无法确定具体诊断时,准确的诊断有时被用来帮助做出干预决定,并且指导具体诊断的能力是物理治疗师的挑战。因此,这些临床医务人员只能依赖于体征、症状和模式识别的存在,从而开始产生关于如何最好地指导治疗的假设(Delitto et al 1995)。基于治疗的分类系统的发展是为了改善对腰痛患者的评估和治疗。为了达到这个目的,基于治疗的分类系统试图识别出对靶向干预产生反应,且又不需要依赖于病理解剖诊断的临床表现的病人。

并不是所有的腰痛患者都会对相同类型的干预做出反应;因此,对腰痛的患者进行分组,可能会导致更有效和更优的治疗计划(Kent & Keating 2004)。对于执业的临床医务人员来说,这种方法似乎是毫无疑问的。但是,在研究腰痛的治疗计划时,腰痛研究并没有采用这种方法。相反,它将腰痛视为一个同类型的整体,并将治疗作为另一个整体(Malmivaara et al 1995)。该研究结果是一项长期的研究,没有进一步的进展如何推进对腰痛患者的治疗(Riddle 1998)。相比之下,由 Delitto 等人提出的基于治疗的分类系统(1995年)认为,腰痛是一种不同类型的整体,并试图在腰痛人群中识别出独特的同类型亚群。然后,这些同类型的亚组将接受有针对性的干预。

## 基于治疗的分类系统

最初的 Delitto 分类是针对急性腰痛或急性腰痛发作的患者(Fritz et al 2007a)。Delitto 等人(1995)根据症状的严重程度进行了定义,而不是自出现下腰背部症状以来任意选择的天数(Delitto et al 1995;Fritz & George 2000)。最初的基于治疗的分类系统对于那些表现出腰痛的病人描述了 7 种不同的分类。在 2000 年,这 7 种分类基于治疗的相似性被简化为我们如今的分类(Fritz & George 2000)。分类算法直到 2006 年才被更新和修订(Brennan et al 2006)。该修订为算法添加了额外的成分,以帮助临床医务人员确定具有明确分类的亚组。此外,当患者出现不清楚的分类时,该更新还增加了进一步的计划辅助功能,以帮助临床医务人员。修改后的算法将指导临床医务人员确定亚组"最适合"的病人。随着当前知识的增加,2006 年的更新还增加了算法的层次结构(Brennan et al 2006)。然而,这种改变并不包括牵引亚组(不像 2000 年的版本),因为研究排除了有神经根压迫症状的患者。此外,当时的证据并不能给临床医务人员提供准确地识别出一组可能对腰椎机械牵引有反馈的腰痛患者(Fritz et al 2007a)。Stanton 等人(2011)提出了一种方法,该方法再一次包含了牵引亚组;他们将这种方法称为"综合法则",因为该方法具有完整性,包括了所有分类亚组,并为已确定和未确定亚组的患者提供额外的计划辅助工具。表 18.3 显示了随时间演变的基于治疗的分类方法。

表 18.3　随时间演变的基于治疗的分类方法

| Delitto et al(1995) | Fritz & George(2000) | Brennan et al(2006) | Stanton et al(2011) |
|---|---|---|---|
| 制动 | 制动 | 稳定训练 | 稳定训练 |
| 腰椎松动术 | 松动术 | 手法 | 手法 |
| 骶椎松动术 | | | |
| 伸展征 | 特定训练 | 特定训练 | 特定训练 |
| 屈曲征 | | | |
| 侧移 | | | |
| 牵引 | 牵引 | 牵引* | 牵引 |
| | | 尚不明确的分类标准-不包括牵引** | 不确定的分类标准-不包括牵引 |

\* 牵引不包括在这个方法中,因为排除了有神经根压迫症状的患者。
\*\* 当病人不属于某一特定亚组时,辅助决策的首要分类方法。该方法帮助临床医师识别患者最适合哪个亚组。

## 对基于治疗的分类系统的研究进展

已经有大量的研究评估了基于治疗的分类模型。随着新证据的出现,实践模型应该随着新证据的出现而重新评估(Fritz et al 2006;Apeldoorn et al 2010)。Riddle(1998)通过 Delitto 等人(1995)对原始模型进行了评估,发现许多系统标准缺乏可靠性和有效性。Brennan 等人(2006)修改的算法进一步评估了基于治疗的分类检查项目的可靠性,以及经验对使用者的影响(Fritz et al 2006)。从该算法中获得的大部分检查项都具有良好的可靠性。当分析对使用重复或持续伸展运动的集中判断时,评价的信度是一致的。对异常动作的判断也是如此。Fritz 等人(2006)在检验临床医务人员经验和分类系统的影响时发现,无论有多少年的临床实践经验或使用分类系统的经验,修改后的算法都可以被物理治疗师放心地使用。与临床医务人员经验相关的结果与 Henry 等人(2012)的发现相似,Henry 等人在 2006 年应用 Fritz 等人所描述的算法时,显示出了良好的内部评价可靠性。该分类系统已被证明可以改善使用该方法治疗的患者的预后(Brennan et al 2006)。该算法在 2011 年被进一步命名为"综合算法";它被评估时,这个进一步改进的算法证明有适度的可靠性——这种可靠性水平可以为临床医务人员将综合算法纳入临床实践提供合理的可信度(Stanton et al 2011)。正如 Delitto 等人(1995)最初提出的,该分类系统似乎更适合急性症状患者。Apeldoorn 等人(2012)对 2006 年 Brennan 等人提出的算法进行了评估,该算法针对的是一群阿姆斯特丹人,他们目前的主诉是腰痛超过 6 周。他们的目的是评估改良的 Delitto 分类在有长期疼痛状态(亚急性和慢性)的患者中的效用。他们的研究结果表明,这种分类系统并没有提高亚急性(6~12 周)和慢性(>12 周)腰痛患者的治疗效果(Apeldoorn et al 2012a)。此外,一项成本分析显示,与通常采用物理治疗的同等数量患者人群相比,亚急性和慢性腰痛的分类方法成本效益并不高(Apeldoorn et al 2012b)。

## 基于治疗的分类系统:侧重于稳定性亚组

本章的作者意识到,基于治疗的分类系统的效用一直存在争议。这个争议超出了本章的范围。临床医务人员尽他们所能来评估患者并确定治疗方向,我们希望我们可以使用基于治疗的分类方法,提供一个证据形式的框架,这将允许临床医务人员在患者临床表现匹配时继续有信心采取稳定的干预措施治疗患者。我们知道还有其他的分类系统,然而,迄今为止的研究表明,基于治疗的分类系统是评估和治理急性腰痛患者的理想方法。我们意识到了治疗分类系统的局限性,特别是对腰痛区域定义的偏见,除了多部位疼痛和其他并发症的预后鉴别外,没有其他。但是,尽管有这种局限性,腰痛患者的主诉通常主要表现为"局限性腰痛"症状(Natvig et al 2001),尽管这不是常态(Kamaleri et al 2008)。新出现的证据表明,基于治疗的分类系统是这一特定亚组(即出现局限性腰痛的患者)的一个有用的管理工具,而且当该模型在临床实践中使用时,与基于治疗的分类系统相关的患者相关结果和成本也得到了改善。最初的目标人群不变，最近的证据表明，急性腰痛患者的分类系统是可靠的（Henry et al 2012；Stanton et al 2011），在这一章中，我们将重点关注那些表现为急性下背症状的患者，他们将被归类为具有怀疑腰椎不稳定性的稳定类型。

## 腰椎的临床管理

目前的最明确证据支持一种基于治疗的分类方法，用于对腰痛患者整体治疗。重点是根据在观察病人和体格检查期间收集的体征和症状来进行识别，将病人与最佳干预措施相匹配（Delitto et al 1995；Fritz & George 2000；Fritz et al 2003；Brennan et al 2006；Werneke et al 2009）。应用这种基于治疗的分类策略所涉及的临床决策过程包括两个不同的级别。第一级要求治疗师通过包括禁忌证评估在内的综合医疗筛查来确定患者是否适合接受物理治疗，这是通过一个综合的患者访谈来完成的。分类模式的第二级涉及将患者引导到他们匹配的干预或亚组，基于表现出的症状和体征以及他们各自的体格检查结果（Fritz & George 2000；Fritz et al 2003）。

### 一级分类和患者访谈

这种分类方法的第一级是对患者的病史和影像报告进行全面的回顾，包括对健康情况和具体机制的回顾（Boissonnau 2005）。所有患者都应询问以下的健康问题：①疲劳，②不适，③无力，④不明原因的体重减轻/增加，⑤恶心，⑥感觉异常或麻木，⑦眩晕或头晕，⑧心理状态或认知改变，⑨发冷，出汗或发热。对损伤机制或创伤事件史的具体估计可能是脊柱骨折的潜在指标。脊柱胸腰椎区域是骨折最常见的部位。通常是机动车辆碰撞、钝力创伤、事故和坠落摔倒的结果。其中大部分的骨折（40%～80%）被认为是生物力学上不稳定（Wood et al 2014）。作为禁忌证评估的一部分，临床医务人员必须注意记录任何有关无力、感觉改变或运动丧失的主诉，因为这些症状将指引他们进行全面的运动和感觉检查，并可能需要进行额外的影像检查或紧急处理。重要的是要了解腰椎不稳定可能是由创伤引起的，也可能是疾病的继发效应。如果怀疑这一点，在开始物理治疗之前，就需要进行适当的转诊，以便排除仅需要药物治疗的情况。（参见第 4 章或病史中的进一步信息。）

患者自评问卷也可以帮助收集数据。这些工具已被证明可准确收集重要健康病史信息，并协助临床医务人员决定是否继续进行接下来的第二级分类（Pecoraro et al 1979；Boissonnault 2005）。一个具体的系统筛选（心血管、肺、胃肠、泌尿生殖系统、内分泌系统、神经系统、皮肤系统）是基于健康问题回顾中收集的初始信息，包括体格检查表和自评问卷。我们需要更多关注到患者访谈是尝试确认严重的脊椎病变的一个关键因素，包括与全科医生进行适当的医疗随访（Greene 2001；Greenhalgh & Selfe 2009）。患者访谈还推动了客观检查的总体规划过程，以推进到检查和干预应用的第二阶段。对于怀疑腰椎不稳的患者，任何近期可能会进行的手术和所采纳的具体观点可能对医生来说都是很重要的。虽然影像学检查被认为是鉴别腰椎不稳的最具量化性的评估方法，但是最近的文献研究了可能用到的体格检查测试，以帮助临床医务人员在没有影像学检查的情况下进行鉴别诊断（Alqarni et al 2011）。这是以患者为中心的护理模式的一个重要组成部分，在这个模式中，使用临床测试来识别可能的腰椎不稳定，这将避免暴露在辐射下，提高获得医疗的机会，并降低与影像诊断相关的成本。

### 自述症状和临床医务人员辨证模式

具体的自述症状以及检查结果已被证明有助于医生的临床决策过程，及提高对腰椎不稳定的鉴别诊断的概率。患者关于在主动活动中，下腰部出现的反复卡压、拉扯或失去控制的自述一直是临床医务人员用来推测患者腰椎不稳定的症状之一（Fritz et al 1998）。此外，研究还调查了症状的持续时间、患者的年龄、恐惧逃避行为和主动性下降等潜在的变量，以表明哪些人将从稳定程序中受益（Hicks et al 2005）。Cook 等人（2006 年）进行了一项德尔菲研究，调查了 168 名经验丰富的物理治疗师对特定的主观和客观检查数据或对正确识别腰椎不稳定性的共识。在这项研究中的物理治疗师，要么是获得美国物理治疗学会（APTA）的骨科认证，要么是美国骨科物理治疗师学会（AAOMPT）的成员。常见的主诉包括：无支撑坐位时引起的疼痛，持续保持一个姿势使疼痛增加，脊柱活动时曾有牵拉或卡压疼痛，脊柱屈曲后疼痛，突然或小幅活动时疼痛，过度活动疼痛。专家指出的与腰椎临床不稳定最相关及最不相关的三种常见患者的访谈结果，在知识框 18.1 中列出。专家们也被问及关于客观检查同样的问题以及哪些因素与腰椎临床不稳定最相关及最不相关。专家指出的与腰椎不稳最相关及最不相关的三个最常见客观因素,列在知识框 18.2 中。

---

**知识框 18.1    专家\* 指出的最可能和最不可能与腰椎临床不稳相关的三种最常见患者的访谈结果**

**最可能与腰椎临床不稳有关的结果**
- 有"失去控制"或再现的"筋疲力尽"的感觉
- 患者感到自己需要频繁地拍打或敲击背部
- 频繁发作的症状

**最不可能与腰椎临床不稳有关的结果**
- 通过活动范围的疼痛(即活动区域疼痛)
- 不可俯卧
- 未出现脊椎不稳

(改编自 Cook et al 2006. )

\* 168 名被认证为骨科临床专家(Orthopaedic Clinical Specialists,OCS)或美国骨科手法物理治疗师学会的物理治疗师成员。

---

**知识框 18.2    专家\* 指出的最可能和最不可能与腰椎临床不稳相关的三种最常见的客观因素**

**最可能与腰椎临床不稳有关的客观因素**
- 腰骨盆控制差,包括节段性的活动或旋转,及本体感觉功能差
- 协调能力差/神经肌肉控制能力差,包括抖动或颤抖
- 在不稳定节段,该区域肌肉的力量和耐力降低

**最不可能与腰椎临床不稳有关的客观因素**
- 不可客观化:节段不稳性不可在临床中客观化
- 治疗无效,包括手法技术和训练
- 无节段不稳

(改编自 Cook et al 2006. )

\* 168 名被认证为骨科临床专家(OCS)或美国骨科手法物理治疗师学会的物理治疗师成员。

---

## 二级分类:体格检查

经过彻底、全面的患者访谈后,再重新列出潜在的诊断清单。分类过程继续进行体格检查,以进一步探究患者可能的诊断。体格检查包括观察患者、主动脊柱活动测试、触诊、肌肉长度、肌力、被动和附属运动测试,以及特殊测试等内容。特殊测试和体格检查作为确认或者筛选测试,它们的结果有助于临床医务人员在更广泛背景下进行临床决策。然后,体格检查的结果被用来保留、修改、规定或排除先前假设的情况。值得注意的是,大多数临床医务人员不会基于单一的检测结果做出决定,他们将在一个患者群中使用检测来提高患者出现特定肌骨疾病的可能性(Cook & Hegedus 2011)。

诊断和筛选试验需要一个参考标准来明确它们的准确性。临床特殊试验的准确性被定义为参考标准与临床试验之间的一致性(Fritz & Wainner 2001)。参考标准被认为是对目前实际存在的失调的最接近的描述。在诊断研究中,将参考标准的结果与相关的临床试验进行比较,以确定被正确识别或诊断出患有这种疾病的个体的百分比。体格检查测试不能绝对地规定或排除可疑疾病或病理的存在。然而,临床和特殊测试可以帮助检测者衡量患者患特定肌骨疾病的可能性。诊断的准确性统计,如灵敏度、特异性和概率比(LRs)可以帮助临床医务人员选择最合适的测试来完善他们的临床决策过程(Jaeschke et al 1994)。(有关体格检查过程的心理测量数据的更多详情,请参阅第 5 章。)

要达到腰椎不稳的临床诊断标准是困难的,主要有三个原因:①几乎没有证据表明脊柱不稳的病理生理学与患者自我报告的疼痛和/或残疾症状相关;②运动期间,影像学检查可能包含小于 5mm 的误差,这在腰椎不稳定的情况下经常出现;③"标准"的脊柱运动尚未定义(Cook et al 2006)。这一点对于那些脊柱节段活动不稳定但无症状且功能正常的人来说尤为重要。尽管存在这些问题,但正如本章前面所述,医生们已经就类似患者访谈的回答以及腰椎不稳患者的体格检查结果达成了共识。

## 体格检查结果的证据

关于体格检查和支持其各部分的证据,Hicks 等人(2003)研究了大量的临床检查措施,这些措施被建议用来确定腰椎不稳特殊检查的信度。本研究结果与先前的研究结果一致,认为节段活动评估的困难在于缺乏信度。其他被研究的测试包括俯卧不稳定测试和运动范围内的异常活动测试,这些测试可以表明更高等级的评测信度(评测者间达成额外的一致)。传统的检查措施,如 Beighton 韧带松弛量表对一般性韧带的松弛显示出高信度。由于这些临床测试和措施具有很高的信度,临床医务人员在临床中进行这些测试和措施时可以期望获得类似的结果。Fritz 等人(2005)也研究了影像学不稳定性临床测试的诊断效用。49 例腰痛患者的屈伸影像学结果被作为参考标准。如果影像学结果明确显示有两个节段旋转/平移不稳定或一个节段同时有旋转和平移不稳定,这被作为测试阳性的标准或表示不稳定。作者们发现两个临床预测变量——通过被动附属运动测试的腰椎不稳定和腰椎屈曲超过 53°——这给腰椎不稳测试后的可能性或诊断准确性提供了实质性的证据。

## 体格检查的顺序

鉴于难以找到一种能够令人满意的验证或筛选的测试来确定统计数据的准确性,因此有必要在体格检查过程中遵循一种有组织的、可重复的方法。典型的模式可能侧重于站在患者的立场作为决定因素、进行哪些测试,以及在检查过程中何时进行这些测试。举个例子即以站立、坐、仰卧和俯卧的顺序。其他检查测试可以是主动活动,然后被动活动,触诊,其他检查测试(即神经测试、运动强度、运动控制、触诊和特殊测试)。在腰椎不稳定鉴别诊断过程中,建议使用的许多特殊测试可以分为两大类:被动测试和主动测试。被动测试包括:被动椎间附属运动(passive accessory intervertebral motion, PAIVM)、被动椎间生理运动(passive physiological intervertebral motion, PPIVM)、俯卧不稳性测试(prone instability test, PIT)和俯卧腰椎伸展测试(prone lumbar extension test, PLE)。主动测试可能包括:对脊柱屈曲后再返回的不稳定位置的观察,测试能使患者再现症状的功能体征,如从坐到站或任何其他体位转换。

为了使检查过程更客观,在体格检查过程中,应该进行专门针对筛查和诊断说明的体能测试和措施。关于检查的顺序,建议在开始时进行筛选测试,并在检查结束时进行验证测试。筛选测试的目的是帮助检查者排除不确定的诊断,而验证测试的目的是验证或区别相互矛盾的诊断。这种排序的另一个好处是,它不仅有助于减少误差(例如,使用低-LR测试或高灵敏度测试),而且还有助于减少近因效应(recency effect),即发生于当检测者认为当前比之前测试更重要之时(Cook 2010)。这通常发生在检查的尾声,大多数特殊测试已经完成之时,因此测试

者会认为这些测试比之前的测试更"可信"。首先进行高灵敏度测试并帮助排除情节严重的不确定诊断,能减少测试者出现这些类型的偏见。为了与推荐的顺序保持一致,体格检查已按先进行筛查测试,然后进行验证测试的顺序。作者提出了以下腰椎不稳检查的临床检查模型,以及图18.2中详细描述的完整检查流程。每个临床测试的流程都是描述、准确诊断和临床总结。

## 腰椎不稳的推荐临床检查方案

### 筛查测试

最初的三种检测潜在的腰椎骨折和腰椎不稳的筛查测试可以是站立位(叩击试验和抓握不稳征)或仰卧位(仰卧征)。大多数患者的体格检查根据患者的表现和组织激惹性包括一个站立位和/或仰卧位的测试。因此,这两种体位对于患者的首日评估是合适和现实的。

### 叩击试验

Langdon 等人(2010)描述的叩击试验是在患者站立时进行的。测试者站在患者一边的身后。然后用握紧的拳头在脊柱每一节段施加力。施加的力可在脊柱上下移动,以评估多个节段。当患者报告急剧或突然的疼痛时,测试是阳性的。这个测试被证明是高度敏感的(88%),并且有强大的似然比(阳性似然比为8.8,阴性似然比为0.14)。

临床总结:叩击试验可作为潜在压迫性骨折的初始筛检,特别是对于不能采用仰卧位的患者。

### 仰卧征

Langdon 等人(2010)也描述过仰卧征,即患者仰卧位。患者被要求仰卧,只用一个枕头,且双腿伸直。当患者因脊椎剧痛而不能仰卧时,症状为阳性。从统计上看,这个测试是敏感的(81%)和特定的(93%),阳性似然比为11.6,阴性似然比为0.20。

临床总结:尽管有一个强+LR,但这个测试很容易进行,可以在检查早期完成。鉴于其敏感度(81%),该测试应与抓握不稳征结合使用。

### 抓握不稳征

Kasai 等人(2006)报道的这种抓握不稳征,患者起始位是站立位。然后患者要前屈到要碰到脚趾,

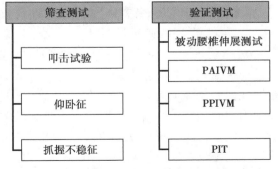

Abbreviations: PAIVM, 被动附属椎间运动;PPIVM, 被动生理椎间运动;PIT,俯卧不稳定测试

图 18.2　推荐的腰椎不稳体格检查项目

再恢复到直立位。如果患者不能回到直立的站立位,该测试为阳性。这个测试实际上是高敏感度的(85.7%),它的阴性似然比为0.31。

临床总结:作为检查的一部分,这是一个理想的筛查测试。体格检查应包括对脊柱主动运动的评估,且在评估期间,测试者很容易记录这一结果。

## 验证测试

本节所列的验证或诊断测试已查阅了大量关于腰椎不稳的文献,并报告了这些特殊测试的诊断能力评估。已经提供了正似然比来证明一个人可能具有正测试结果的概率评估。阳性似然比(positive likelihood ratios)被用来解释患者评估中具有阳性测试结果的概率。

### 被动腰椎伸展测试

Kasai等人(2006)描述了被动腰椎伸展测试,旨在观察假设的脊柱结构不稳定性。患者俯卧位,测试者在保持患者膝盖伸直的同时,将患者双腿伸展至约30cm的高度。当腿被抬高时,在腿上继续施加一个小拉力。如果患者报告有强烈的疼痛感、沉重感,或下腰部出现的一种感觉,且感觉在回到起始位置时就会消失,那么这个测试就是阳性。这项测试被发现是高度敏感和特异性的,阳性似然比为8.8和阴性似然比为0.2。

临床总结:该试验是一种有效的验证试验,或是一种可提高假设脊柱结构不稳定可能性的腰椎不稳定筛查试验(84.2%敏感)。这可能包括潜在的生物医学问题,如椎管狭窄、脊椎滑脱和退行性脊柱侧凸。

### 被动椎间附属运动

PAIVM最初被作为一种潜在的诊断工具或放射不稳定性验证测试进行研究(Fritz et al 2005)。患者俯卧,测试者以拇指相叠或小鱼际的隆起,对棘突施加一个后前向的力。力应垂直施加于腰椎节段的棘突。测试者以此判断,该脊椎节段的活动度为正常、过度活动度或过低活动度。并记录疼痛为存在或不存在。非过低活动度的椎间测试,被发现是最好的单项测试或不稳定阳性似然比为9.0。当这一结果和腰椎屈曲>53°同时出现,即可达到阳性似然比为12.8。

临床总结:如果现在没有过低活动度和腰椎屈曲>53°,那么PAIVMs是有用的验证测试或放射不稳定的。

### 被动椎间生理运动之伸展和屈曲

Abbott等人(2005)提出的PPIVM着眼于选择徒手测试来检测屈曲伸展X线片中的异常矢状面运动的能力。对于伸展PPIVM,患者首先是侧卧位。测试者触诊两个相邻棘突间的棘间隙。一根手指按在那里,另一手控制患者上侧下肢,通过下肢的移动将腰椎从中立位移动到伸展位。检测过程中发现过度运动,则可以判断测试结果阳性。对于屈曲PPVIM,患者手的位置与伸展PPVIM中相同,除了测试者将上侧下肢从中立位移动到屈曲位。检测过程中发现过度运动,则可以判断测试结果阳性。在PPIVM测试中,作者使用了5级顺序量表(five-point ordinal scale),0级和1级表示过少活动,正常为2级,3级和4级被认为是过度活动。在屈伸和伸展PPIVM中,第4级被认为是测试阳性或腰椎不稳定。两个PPIVM都是专门用于诊断腰椎不稳的旋转和平移度的,但敏感性较差。4级伸展PPIVM的阳性似然比为8.4,似然比为7.1或有转动和平移不稳定性,而4级屈曲PPIVM的阳性似然比为4.1和8.7。

临床总结:在这种情况下,PPIVM是有用的验证测试,适用伸展的PPIVM比屈曲PPIVM具有更好的诊断能力。

### 俯卧不稳测试

Hicks等人(2003)描述的PIT是一种疼痛刺激测试。患者俯卧在桌子上,躯干和双腿从桌子边缘垂下,双脚放于地面。然后,测试者对椎间位置进行后前向的推动。患者有任何疼痛刺激应说出。然后告知患者将脚跟抬离地面,测试者再次进行椎间后前向推动。在测试过程中,患者可能会握着桌子来帮助保持姿势。在测试的第一部分中,当引起疼痛时,则测试阳性,但是当患者腿离开地面进行测试时,如果症状消失,则测试阴性。Alqarni等人(2011)对一系列关于腰椎不稳的诊断准确性的临床测试进行了查阅。他们的数据显示,这个测试的结果是阳性似然比为1.4,阴性似然比为0.7。这些值只显示出很小、极微小,有时几乎没有重要概率变化。从广泛性(isolation)角度来看,这种测试在诊断准确性上几乎没有价值。然而,从干预的角度来看,它对于那些受益于腰椎稳定计划或腰痛的患者来说是临床预测准则的一个关键变量(Hicks等,2005)。有趣的是,这个测试的单项可能性值是+LR为1.7,

但是,作为一个预测指标,如果这个测试为阴性,那些对腰椎稳定计划反应较差的患者,+LR 就是 5.0。另一项被发现更具有预测性或对腰椎稳定计划反应较差的患者是非过度活动的弹簧测试(spring testing)(+LR 9.2)。

临床总结:虽然作为一个为了提高腰椎不稳定诊断概率的独立测试项目,诊断准确率较差,但这是我们的测试的一部分,若三个或更多测试阳性的患者的表现+LR 4.0,他们将获益于腰椎稳定训练方法。如果检测结果为阴性(即,当脚悬在空中,后前向推动时,疼痛不会消失),那么这个测试的+LR 为5.0,这表明患者对腰椎稳定训练方法没有很好的反应。

## 基于治疗分类系统中的临床预测准则

临床预测准则(clinical prediction rules,CPRs)已被用于为物理治疗师提供一种以证据为基础的工具,以帮助管理患者和改善临床决策。它们被用来帮助临床医务人员确定诊断或预后,并确定哪些患者可能受益于特定的干预措施。尽管当前已经实施并广泛普及,但在临床中应用 CPRs 也并非没有限制。在临床实施之前,CPRs 需要基于证据查阅文献并深入分析。它们遵循典型的开发模式,从衍生组件开始,进入验证阶段,最后进行影响分析(Glynn & Weisbach 2011)。每一个阶段都建立在前一个阶段的基础上,因此质量和有效性在临床使用中不断被证明。

关于腰椎不稳定性,目前已经为患者的干预方面建立了一项 CPR。Hicks 等人(2005)完成了 CPR 的初步发展,用于确定腰椎稳定方案会对哪些腰痛患者有效。这些结果将作为稳定类的标准,纳入不断发展的分类系统。预测准则能够判断变量,且能预测在稳定训练方案中被指导个人的成功与否。在理疗师的指导下,稳定训练计划每周 2 次,为期 8 周。这些患者还要每天进行家庭锻炼,并被要求完成一份承诺书或家庭作业,以验证他们是否完成了这些任务。这项运动方案以目前的最佳临床证据为基础,专注于稳定整体和局部肌肉组织的运动模式。由治疗师根据他们的标准制订训练,使患者无须最大努力,重复进行训练。表 18.4 列出了该练习方案的进展标准。结果表明,我们的预测变量是成功的或腰椎稳定训练计划对患者有效:PIT 阳性,出现异常运动(aberrant movements),平均直腿抬高角度>91°,年龄>40 岁。异常运动,有以下描述:不稳定的抓握,运动疼痛,和患者用手辅助他们的腿,以帮助大腿抬起【这也被描述为 Gowers 征(Gowers' sign)或腰骨盆节律逆转】。在 8 周的腰椎稳定后,如果四分之三的预测成功变量发生(+LR 4.0),患者的功能至少改善 50% 的可能性将会小幅地增加,这种增加有时是有用的。第 23 章介绍了腰椎不稳定的不同训练方法。

4 个表明稳定性治疗对患者可能会失败的变量是:PIT 阴性,无异常运动,恐惧规避状态,体能运动问卷评分>9 和腰椎弹簧测试无过度活动。如果 4 个预测失败变量中至少有 2 个存在(+LR 6.3),患者的腰椎稳定状况不改善的概率就会有一定变化。在这两种情况下,结果都是基于疼痛和自述问卷并考虑残疾等级(Oswestry 残疾指数)和恐惧回避(恐惧-回避信念问卷)(Fear-avoidance Beliefs Questionnaire)。最近,Rabin 等人(2014)对初步的 CPR 进行了随机对照验证研究。他们发现,尽管由于样本量小且相对功率低,他们无法验证 CPR 的有效性,但有异常运动和 PIT 阳性的改进的 CPR 对那些腰椎稳定计划是否对患者有效具有很强的预测能力。作者指出,由于这些结果是在事后分析下得出的,所以下一步是将这种改进的 CPR 纳入正式的研究设计模型。

**表 18.4　稳定性训练的标准或每个训练的进展**

| 主要肌群 | 训练 | 进展标准 |
| --- | --- | --- |
| 腹横肌 | 腹部支撑 | 30 次,保持 8 秒/次 |
| | 支撑伴脚跟滑动 | 20 次/每条腿,保持 4 秒/次 |
| | 支撑伴抬腿 | 20 次/每条腿,保持 4 秒/次 |
| | 臀桥 | 30 次,保持 8 秒/次,然后单腿臀桥 |
| | 支撑站立 | 30 次,保持 8 秒/次 |
| | 支撑伴背肌训练 | 20 次/侧,保持 6 秒/次 |
| | 支撑行走 | 20 次/侧,保持 6 秒/次 |
| 竖脊肌/多裂肌 | 四点支撑伴单手抬起 | 30 次/侧,保持 8 秒/次 |
| | 四点支撑伴单腿抬起 | 30 次/侧,保持 8 秒/次 |
| | 四点支撑伴对侧手腿抬起 | 30 次/侧,保持 8 秒/次 |
| 腰方肌 | 膝屈单侧支撑 | 30 次/侧,保持 8 秒/次 |
| | 膝伸单侧支撑 | 30 次/侧,保持 8 秒/次 |
| 腹斜肌 | 膝屈单侧支撑 | 30 次/侧,保持 8 秒/次 |
| | 膝伸单侧支撑 | 30 次/侧,保持 8 秒/次 |

(表格基于 Hicks et al 2005。)

# 小结

基于目前的最佳证据,我们鼓励临床医务人员在他们的临床决策中考虑上述测试的临床效用。使用具有诊断价值的特殊测试,来帮助临床医务人员将腰椎不稳的患者区分出与稳定亚组相匹配的患者。此外,具有充分诊断效用的测试可以帮助排除更严重和更危险的情况,如排列不稳定或可能的脊椎骨折。需要指出的是,这些单项测试或一组测试可能比仅使用诊断工具更具有广泛性。它们可以帮助推动治疗决策,并关注到在门诊期间和门诊诊疗之间时间的变化。

分类系统的发展是动态的:不断发展的临床证据将进一步推动分类系统的发展和使用,这有助于临床医务人员为急性腰痛患者提供更好的治疗质量。我们展望未来的发展。

（荣积峰 译,李艳　万芮含 审,

林武剑　王于领 校）

# 参考文献

Abbott JH, Fritz JM, McCane B, et al. 2005. Lumbar segmental instability: a criterion-related validity study of manual therapy assessment. BMC Musculoskel Dis 6: 56.

Alqarni A, Schneiders AG, Hendrick PA. 2011. Clinical tests to diagnose lumbar segmental instability: a systematic review. J Orthop Sports Phys Ther 41: 130–140.

Apeldoorn AT, Ostelo RW, van Helvoirt H, et al. 2010. The cost-effectiveness of a treatment-based classification system for low back pain: design of a randomized controlled trial and economic evaluation. BMC Musculoskel Dis 11: 58–70.

Apeldoorn AT, Ostelo R, van Helvoirt H, et al. 2012a. A randomized controlled trial on the effectiveness of a classification-based system for sub-acute and chronic low back pain. Spine 37:1347–1356.

Apeldoorn AT, Bosmans JE, Ostelo RW, et al. 2012b. Cost-effectiveness of a classification-based system for sub-acute and chronic low back pain. Eur Spine J 21: 1290–1300.

Bekkering GE, van Tulder M, Hendriks E, et al. 2005. Implementation of clinical guidelines on physical therapy for patients with low back pain: randomized trial comparing patient outcomes after a standard and active implementation strategy. Phys Ther 85: 544–555.

Bishop PB, Wing PC. 2006. Knowledge transfer in family physicians managing patients with acute low back pain: a prospective randomized control trial. Spine J 6: 282–288.

Boissonnault WG. 2005. Primary care for the physical therapist examination and triage. St Louis: Elsevier Saunders, pp 53–104.

Brennan GP, Fritz JM, Hunter SJ, et al. 2006. Identifying subgroups of patients with acute / subacute 'nonspecific' low back pain: results of a randomized clinical trial. Spine 31: 623–631.

Buchbinder R, Fiona MB, Lyn MM, et al. 2013. Placing the global burden of low back pain in context. Best Pract Res Clin Rhematol 27: 575–589.

Cabana MD. 2010. Adherence, not just for patients: comment on 'low back pain and best practice care'. Arch Int Med 170: 277–278.

Cabana MD, Kiyoshi-Teo H. 2010. The broader picture on guideline adherence. J Parenteral Enteral Nutr 34: 593–594.

Cabana MD, Rand CS, Powe NR, et al. 1999. Why don't physicians follow clinical practice guidelines? A framework for improvement. JAMA 282: 1458–1465.

Cedraschi C, Robert J, Goerg D, et al. 1999. Is chronic non-specific low back pain chronic? Definitions of a problem and problems of a definition. Br J Gen Pract 49: 358–362.

Cook C. 2010. The lost art of the clinical examination: an overemphasis on clinical special tests. J Man Manipul Ther 18: 3–4.

Cook C, Hegedus E. 2011. Diagnostic utility of clinical tests for spinal dysfunction. Man Ther 16:21–25.

Cook C, Brismee JM, Sizer P. 2006. Subjective and objective descriptors of clinical lumbar spine instability. Man Ther 11: 11–21.

Coste J, Spira A, Ducimetiere P, et al. 1991. Clinical and psychological diversity of non-specific low-back pain: a new approach towards the classification of clinical subgroups. J Clin Epidemiol 44:1233–1245.

Croft P. 2009. The question is not 'have you got it'? but 'how much of it have you got'? Pain 141: 6–7.

Delitto A. 2005. Research in low back pain: time to stop seeking the elusive 'magic bullet'. Phys Ther 85: 206–208.

Delitto A, Erhard RE, Bowling RW. 1995. A treatment-based classification approach to low back syndrome: identifying and staging patients for conservative treatment. Phys Ther 75: 470–485.

Deyo RA. 1986. Early diagnostic evaluation of low back pain. J Gen Int Med 1: 328–338.

Deyo RA. 2011. Managing patients with back pain: putting money where our mouths are not. Spine J 11: 633–635.

Feuerstein M, Hartzell M, Rogers HL, et al. 2006. Evidence-based practice for acute low back pain in primary care: patient outcomes and cost of care. Pain 124: 140–149.

Frank A. 1993. Low back pain. BMJ 306: 901–909.

Fritz JM, George S. 2000. The use of a classification approach to identify subgroups of patients with acute low back pain. Interrater reliability and short-term treatment outcomes. Spine 25:106–114.

Fritz JM, Wainner RS. 2001. Examining diagnostic tests: an evidence-based perspective. Phys Ther 9: 1546–1564.

Fritz J, Erhard RE, Hagen BF. 1998. Segmental instability of the lumbar spine. Phys Ther 78: 889–896.

Fritz JM, Delitto A, Erhard RE. 2003. Comparison of classification-based physical therapy based on clinical practice guidelines for patients with acute low back pain: a randomized clinical trial. Spine 28: 1363–1371.

Fritz JM, Piva SR, Childs JD. 2005. Accuracy of the clinical examination to predict radiographic instability of the lumbar spine. Eur Spine J 14: 743–750.

Fritz JM, Brennan GP, Clifford SN, et al. 2006. An examination of the reliability of a classification algorithm for subgrouping patients with low back pain. Spine 31: 77–82.

Fritz JM, Cleland JA, Childs JD. 2007a. Sub-grouping patients with low back pain: evolution of a classification approach to physical therapy. J Orthop Sports Phys Ther 37: 290–302.

Fritz JM, Cleland JA, Brennan GP. 2007b. Does adherence to the guideline recommendation for active treatments improve the quality of care for patients with acute low back pain delivered by physical therapists? Medical Care 45: 973–980.

Fritz JM, Cleland JA, Speckman M, et al. 2008. Physical therapy for acute low back pain: associations with subsequent healthcare costs. Spine 33: 1800–1805.

Glynn P, Weisbach C. 2011. Clinical prediction rules: a physical therapy reference manual. Sudbury MA: Jones and Bartlett.

Greene G. 2001. 'Red flags': essential factors in recognizing serious spinal pathology. Man Ther 6: 253–255.

Greenhalgh S, Selfe J. 2009. A qualitative investigation of red flags for serious spinal pathology. Physiotherapy 95: 224–227.

Gross PA, Greenfield S, Cretin S, et al. 2001. Optimal methods for guideline implementation: conclusions from Leeds Castle meeting. Med Care 39: II85–II92.

Hagen EM, Svensen E, Eriksen HR, et al. 2006. Comorbid subjective health complaints in low back pain. Spine 31: 1491–1495

Hartvigsen J, Natvig B, Ferreira M. 2013. Is it all about a pain in the back? Best Pract Res Clin Rheumatol 27: 613–623.

Henry SM, Fritz JM, Trombley AR, et al. 2012. Reliability of a treatment-based classification system for subgrouping people with low back pain. J Orthop Sports Phys Ther 42: 797–805.

Hicks GE, Fritz JM, Delitto AD, et al. 2003. Inter-rater reliability of clinical examination measures for identification of lumbar segmental instability. Arch Phys Med Rehabil 84: 1858–1864.

Hicks GE, Fritz JM, Delitto A, et al. 2005. Preliminary development of a clinical prediction rule for determining which patients with low back pain will respond to a stabilization exercise program. Arch Phys Med Rehabil 86: 1753–1762.

Hoy D, March L, Brooks P, et al. 2010. Measuring the global burden of low back pain. Best Pract Res Clin Rheumatol 24: 155–165.

Ivanova JI, Birnbaum HG, Schiller M, et al. 2011. Real-world practice patterns, health-care utilization, and costs in patients with low back pain: the long road to guideline-concordant care. Spine J 11: 622–632.

Jaeschke R, Guyatt GH, Sackett DL. 1994. Users' guides to the medical literature. III. How to use an article about a diagnostic test. B. What are the results and will they help me in caring for my patients? JAMA 271: 703–707.

Kamaleri Y, Natvig B, Ihlebaek CM, et al. 2008. Localized or widespread musculoskeletal pain: does it matter? Pain 138: 41–46.

Kasai Y, Morishita K, Kawakita E, et al. 2006. A new evaluation for lumbar spine instability: passive lumbar extension test. Phys Ther 86: 1661–1667.

Kent P, Keating J. 2004. Do primary-care clinicians think that nonspecific low back pain is one condition? Spine 29: 1022–1031.

Langdon J, Way A, Heaton S, et al. 2010. Vertebral compression fractures – new clinical signs to aid diagnosis. Ann R Coll Surg Engl 92: 163–166.

Malmivaara A, Häkkinen U, Aro T, et al. 1995. The treatment of acute low back pain – bed rest, exercises, or ordinary activity? N Engl J Med 332: 351–355.

Martin BI, Deyo RA, Mirza SK, et al. 2008. Expenditures and health status among adults with back and neck problems. JAMA 299: 656–664.

McGuirk B, King W, Govind J, et al. 2001. Safety, efficacy, and cost effectiveness of evidence-based guidelines for the management of acute low back pain in primary care. Spine 26: 2615–2622.

Natvig B, Bruusgaard D, Eriksen W. 2001. Localized low back pain and low back pain as part of widespread musculoskeletal pain: two different disorders? A cross-sectional population study. J Rehabil Med 33: 21–25.

Osterberg L, Blaschke T. 2005. Adherence to medication. N Engl J Med 353: 487–497.

Pecoraro RE, Inui TS, Chen MS, et al. 1979. Validity and reliability of a self-administered health history questionnaire. Public Health Rep 94: 231–238.

Rabin A, Shashua A, Pizem K, et al. 2014. A clinical prediction rule to identify patients with low back pain who are likely to experience short-term success following lumbar stabilization exercises: a randomized controlled validity study. J Orthop Sports Phys Ther 44: 6–B13.

Riddle DL. 1998. Classification and low back pain: a review of the literature and critical analysis of selected systems. Phys Ther 78:708–737.

Stanton TR, Fritz JM, Hancock MJ, et al. 2011. Evaluation of a treatment-based classification algorithm for low back pain: a cross-sectional study. Phys Ther 91: 496–509.

Strand LI, Kvale A, Råheim M, et al. 2005. Do Norwegian manual therapists provide management for patients with acute low back pain in accordance with clinical guidelines? Man Ther 10: 38–43.

Swinkels IC, van den Ende CH, van den Bosch W, et al. 2005. Physiotherapy management of low back pain: does practice match the Dutch guidelines? Aust J Physiother 51: 35–41.

Tschudi-Madsen H, Kjeldsberg M, Natvig B, et al. 2011. A strong association between non-musculoskeletal symptoms and musculoskeletal pain symptoms: results from a population study. BMC Musculoskel Dis 12: 285–293.

van Middendorp JJ, Sanchez GM, Burridge AL. 2010. The Edwin Smith papyrus: a clinical reappraisal of the oldest known document on spinal injuries. Eur Spine J 19: 1815–1823.

Waddell G. 1995. Modern management of spinal disorders. J Manipul Physiol Ther 18: 590–596.

Waddell G. 2004. The back pain revolution. London: Churchill Livingstone.

Waddell G. 2005. Subgroups within 'nonspecific' low back pain. J Rheumatol 32: 395–396.

Werneke MW, Hart DL, George SZ, et al. 2009. Clinical outcomes for patients classified by fear-avoidance beliefs and centralization phenomenon. Arch Phys Med Rehabil 90: 768–777.

White AA, Gordon SL. 1982. Synopsis: workshop on idiopathic low-back pain. Spine 7: 141–149.

Williams CM, Maher CG, Hancock MJ, et al. 2010. Low back pain and best practice care: a survey of general practice physicians. Arch Int Med 170: 271–277.

Wood KB, Li W, Lebi DS, et al. 2014. Management of thoracolumbar spine fractures. Spine J 14: 145–164.

Zusman M. 1997. Instigators of activity intolerance. Man Ther 2:75–86.

# 第 19 章

# 腰椎相关的下肢疼痛综合征

Scott Burns,Paul E. Glynn,Edgar Savidge,Joshua A. Cleland

## 概述

"区域性关联"一词被用来描述身体相邻区域的损伤与患者主要症状部位之间的关系(Wainner et al. 2007)。大多数临床医生检查邻近的解剖区域以寻找相关的损伤。然而,更多的近期研究提示可能还需要考虑更远的区域(Suter et al 1999;Bang & Deyle 2000;Lowry et al 2008)。在全身范围内,已研究了在局部和远端肌肉组织,集中治疗脊柱的徒手治疗的情况。在一项前瞻性队列研究中,Suter 和 McMorland(2002)证明了在推动中段颈椎复位手法后,双侧肱二头肌抑制立即显著减少,二头肌扭矩显著增加,肱二头肌扭转增加。Dunning 和 Rushton(2009)对 54 名无症状个体进行了队列研究。受试者被分成假颈椎复位手法组、颈椎复位手法组和对照组。接受颈椎复位手法的患者与另外两组患者相比,双侧二头肌肌电图(肌电图)活动明显增加(Dunning & Rushton 2009)。接受中段颈椎复位手法的患者与另外两组患者相比,双侧二头肌 EMG(肌电图)活动明显增加(Dunning & Rushton 2009)。针对胸椎的徒手治疗也显示出影响邻近区域的能力,如颈椎(Cleland et al 2007,2010;Gonzalez-Iglesias et al 2009a,2009b;Lau et al 2011)和肩部(Bang & Deyle 2000;Bergm an et al 2004;Boyles et al 2009;Mintken et al 2010),以及局部肌肉组织,包括下斜方肌(Liebler et al 2001;Cleland et al 2004)。

如上所述,已在全身范围内进行了表明区域相互依赖关系对治疗影响的研究。然而,本章将重点研究腰椎及其对下肢的影响。探讨髋部、膝盖、足部/脚踝区域相互依赖的概念和腰椎在神经动力学方面的作用。

## 髋关节障碍的腰椎治疗

由于腰椎和髋关节在解剖学上的邻近和共有的肌肉组织,在确定这两个区域之间的治疗关系上付出了很多努力。"髋-脊柱综合征"这个术语最初是由 Offierski 和 McNab(1983)提出的,用来描述髋关节障碍对腰椎的影响。研究表明,髋关节活动度的减小和/或髋关节肌肉耐力的降低可能导致腰痛,因此检查时治疗师应引起注意(Reiman et al 2009)。在 Burns 等人(2010)的一项案例研究中,一种基于损伤的治疗方法,包括针对髋部区域的徒手治疗和训练,在 4 次治疗后成功地解决了患者髋部和腰部症状。且在 3 个月和 6 个月的长期随访中,症状持续缓解。在后续的病例分析中,Burns 等人(2011)选取了 8 名患有慢性腰痛的受试者,并对髋部区域进行了徒手治疗和训练,1 周 3 次。大约 62% 的人报告说,他们感觉到至少"较好"的改善程度,而修改后的 Oswestry 残疾指数得分下降了 25%。虽然有大量文献表明,髋关节治疗对腰椎的影响仍在持续增加,但目前还没有单独研究腰椎治疗对髋关节疾病的影响。

Herzog 等人(1999)研究了 10 位无症状患者臀肌对腰椎和骶髂复位手法的即时 EMG 反应。他们发现,80% 的受试者在进行复位手法后,其 EMG 基线值增加了 3 倍。Chilibek 等(2011)评价了腰椎复位手法对健康受试者相关下肢力量差异的影响。50 名至少有 15% 双侧下肢力量差异的受试者被随机分配,接受侧卧位腰骨盆复位手法或仅使用设置的安慰剂治疗。结果显示治疗组与对照组髋关节屈曲相关肌力差异有显著改变。此外,在较无力的一侧下肢手法后,髋关节外展肌力增加,表明抑制作用减弱。

## 膝关节障碍的腰椎治疗

　　虽然腰椎对膝关节的病理解剖影响可能是通过骨盆的骨连接来实现的,但这些区域的连接更可能是由于腰椎直接影响神经系统的能力。膝关节周围的组织由股神经和坐骨神经支配,这两个神经都从腰椎穿过。通过腰椎徒手治疗,神经生理效应是通过上述神经产生神经生理反应,随后影响膝关节的组织、运动和疼痛模式。围绕这一理论的研究在过去十年中不断扩大。Suter 等人(1999)对 18 名膝前部疼痛患者进行了一项小型前瞻性队列研究。测量侧卧位腰骨盆复位手法前后,复位手法对膝关节伸肌肌力和伸肌抑制的影响。结果表明,在复位手法后,肌肉抑制明显减少,肌肉扭转显著增加。Suter 等人(2000)对这项研究进行了跟踪研究,他们进行了一项随机试验,其中 28 个人被随机分为两组,一组仅接受评估,另一组在腰椎复位手法后接受评估。两组在检查前以及检查后立即测量股四头肌的肌肉抑制情况和肌力。结果再次显示肌肉抑制明显减少,股四头肌肌力增加。然而,这并没有达到有统计学意义的水平。为了进一步评价腰椎手法与膝关节运动学抑制的神经生理效应,Hillerman 等(2006)比较了侧卧式腰椎手法与胫骨股四头肌牵拉手法对肌力的影响。为了进一步评价腰椎手法与膝关节关节抑制的神经生理效应,Hillerman 等(2006)比较了侧卧位腰骨盆手法与胫股骨分离股四头肌肌力的影响。对 20 名患有髌股疼痛综合征(patellofemoral pain syndrome,PFPS)的受试者进行了简单的取样,分别进行了腰骨盆或胫股骨部推拿。最大股四头肌自主收缩是在手法操作前后测量的。结果表明,只有接受腰椎手法的那组股四头肌的力量才有统计学意义的显著增强。

　　虽然先前的研究显示,在膝关节髌股关节疼痛的患者中,腰椎推拿后四头肌功能增加(Suter et al 1999,2000;Hillerman et al 2006),但尚不清楚这些治疗最有可能对哪些患者见效。Iverson 等人(2008)

设计了一项前瞻性队列研究/预测研究,研究脊柱手法对 PFPS 患者疼痛和整体功能变化的影响。49 名受试者接受仰卧位推拿治疗。治疗后,立即用数字疼痛评分量表(NRPS)对受试者三次功能性下肢测试中的疼痛进行评分。测试者还使用"全球变化评级"(GRC/GROC)量表对受试者的整体功能变化进行评级。在完成这项研究的 49 名受试者中,45% 的人因疼痛程度改善 50% 或更多或 GRC 的极阳性变化被归类为"治疗成功"。逻辑回归分析预测变量确定了一个由 5 个变量组成的群体测试项目,这些变量也预示了推拿的成功结果。这些变量包括:髋关节内旋角度 >14° 的两侧差异,膝关节屈曲时的踝背屈角度 >16°,舟骨下垂距离 >3mm,主观描述下蹲是最痛苦的活动。这五个变量中,双侧俯卧髋关节内旋角度差异 >14° 最能预测治疗成功率,可增加测试后的治疗成功率至 80%(+LR 4.9)。如果 5 个变量中有 3 个存在,那么测试后成功的概率就会增加到 94%。

　　虽然脊椎复位操作手法已被证明对股四头肌功能有直接影响(Suter et al 1999,2000;Hillerman et al 2006),但在最近研究的一些症状和功能改善的案例中(Iverson et al 2008),这种影响可能持续时间较短。Grindstaff 等人(2009)比较了腰椎复位手法、腰椎被动活动度和俯卧伸展对股四头肌功能的影响。42 名健康受试者随机接受 3 种干预措施中的一种。所有受试者在干预前和干预后测量股四头肌的肌力输出和激活百分比。虽然二次分析支持了先前的研究,股四头肌的力量和激活百分比立即增加,但在 20 分钟后,股四头肌功能就没有明显变化了。Grindstaff 等人(2012)使用 PFPS 进行了类似的研究。与之前的研究相比,并没有显示干预后股四头肌功能有任何显著变化。鉴于大量研究证明了腰部徒手疗法对股四头肌功能和症状的直接影响,临床医生应考虑将手法操作后阶段作为一个机会,通过治疗性训练的联合作用来增强肌肉功能和患者舒适度。

　　事实上,腰部徒手疗法和运动治疗的结合已经被证明是一种有效的治疗方法,而不仅仅是用于诊断膝关节骨性关节炎(Deyle et al 2000,2005)。Deyle 等人(2005)比较了膝关节骨性关节炎患者的徒手治疗和运动与假超声波的效果。治疗组的受试者,进行治疗性训练和徒手治疗,其中进行的徒手治疗基于检查结果集中在腰椎、髋部、膝盖和脚踝,以提高膝盖的活动度和肌力,每周 2~3 次,持续 4 周。而对照组受试者于膝关节接受假超声波。结果表明,治疗组在第 8 周时,患者的疼痛、僵硬度和功能及 6 分钟步行时间一样明显改善,效果持续了 1 年。此外,1 年内治疗组需要注射或手术治疗的患者比例低于对照组。在一项随访研究中,Deyle 等人(2005)将骨性关节炎患者分为徒手治疗、门诊训练和家庭训练组,以及仅有家庭训练组,并进行比较。他们发现,在 4 周和 8 周内,接受了基于损伤的下肢和腰椎徒手治疗结合门诊训练的患者,在疼痛、僵硬和自我报告的功能方面明显比仅有家庭训练的患者有更大的改善。虽然这些差异在 1 年后的随访时没有保持住,但是使用徒手治疗和监督下运动训练产生了更大的短期(<8 周)效果。

Lowry 等人(2008)在一系列病例中进一步提出了一种整合了膝关节疾病患者整个运动链的多模式治疗方法。5 名 PFPS 患者接受了针对腰骨盆区域和整个下半身的徒手治疗,包括运动训练、贴扎和矫形术。治疗是在基于损伤的模型下进行的,五分之四的患者在疼痛和功能上都有明显的改善。本病例分析支持先前的研究,即应在腰椎和下腹进行徒手疗法及运动训练,并强调在膝关节疾病的治疗中需要考虑整个运动链的重要性。

## 踝足关节障碍的腰椎治疗

与膝关节不同的是,目前还没有关于腰椎徒手治疗对足部和踝关节的主观、客观或功能改变的研究。然而,有证据证明了徒手疗法应用于腰椎对足和踝关节神经生理的影响,这是通过测量皮肤导电性和 H 反射的变化或 α 运动神经元兴奋性来实现

的(Dishman & Bulbulia 2000;Dishman et al 2002;Perry & Green 2008;Perry et al 2011)。Dishman 等人(2002)对比了进行复位和非复位的腰椎松动术后对腓肠肌 α 运动神经元兴奋性的影响。17 名受试者随机接受复位和非复位的腰椎松动术,记录腓肠肌 Hoffman 反射(H 反射)振幅的变化。结果表明,这两种干预都导致振幅明显降低,运动神经元兴奋性降低。在一项随访研究中,Dishman 等人(2002)在比较针对腓肠肌运动神经元兴奋性的颈椎腰椎手法治疗的研究中发现了类似的结果。在 36 名健康的成年人身上,他们证明了腰椎复位手法会导致小腿运动神经元兴奋性的短暂下降,持续时间不到 60秒。Perry 和 Green(2008)通过测量足背皮肤导电性,研究了腰椎松动术对下肢交感神经系统的影响。45 名健康成年人被随机分配,一组进行麦氏手法Ⅲ级,在腰椎单侧的后前向(PA)按压,一组安慰剂式的 PA 滑动,另一组仅摆出体位作为对照组。结果证明治疗组的皮肤导电性有显著变化,而安慰剂组和对照组的皮肤导电性没有变化。在后续研究中,Perry 等人(2011)对比了腰部复位手法和腰椎伸展训练对皮肤导电性的影响,以测量交感神经系统的活动。在一组 50 名随机接受腰椎徒手治疗或伸展训练的健康受试者的干预前后,记录了足部皮肤导电性。两组皮肤导电性均有显著变化,干预组(76%)的变化明显大于伸展训练组(36%)。考虑到腰部推拿对下肢的神经生理和对髋膝关节的疼痛、力量、肌肉长度和功能的影响,那么在足部和踝关节应该也能看到类似的影响。需要进行临床研究,以探讨徒手治疗腰椎对足部和踝关节疾病患者疼痛、力量和功能的影响。表 19.1 总结了与下肢区域相互依赖有关的关键文章摘要。

**表 19.1　下肢区域相关性的关键文章**

| 作者(年份) | 研究设计 | 样本容量 | 患者人群 | 治疗措施 | 关键结果 |
| --- | --- | --- | --- | --- | --- |
| 髋关节 | | | | | |
| Herzog et al (1999) | 病例系列 | $n=10$ (无症状男性) | 无症状 | 全脊柱的脊椎徒手治疗 | 80% 的受试者臀肌 EMG 增长了 3 倍 |
| Chilibek et al (2011) | RCT | $n=50$ | >15% 腿部力量不足 | 腰椎徒手治疗 | 髋屈肌肌力增长 髋外展肌肌力增长 |
| Cibulka et al (1986) | RCT | $n=20$ | 腘绳肌拉伤 | 骶髂关节按压徒手治疗 | 腘绳肌的峰力矩增加 |

**表 19.1　下肢区域相关性的关键文章(续)**

| 作者(年份) | 研究设计 | 样本容量 | 患者人群 | 治疗措施 | 关键结果 |
| --- | --- | --- | --- | --- | --- |
| **膝关节** | | | | | |
| Suter et al (1999) | | $n=18$(14 个单侧;4 个双侧) | 膝前痛 | 侧卧位骶髂关节徒手治疗 | 膝关节伸肌力矩立即增加伴膝关节伸肌抑制减少 |
| Suter et al (2000) | RCT | $n=28$(23 个有症状;5 个无症状) | 膝前痛 | 侧卧位骶髂关节徒手治疗 | 膝关节伸肌抑制立刻减少 |
| Hillerman et al (2006) | RCT | $n=20$ | 无症状 | 骶髂关节徒手治疗 VS 胫股骨松动术 | 骶髂关节徒手治疗组股四头肌肌力增加 |
| Iverson et al (2008) | 预见组 | $n=49$ | 髌股疼痛综合征 | 仰卧位腰骨盆徒手治疗 | 45% 的患者 GROC 的评分为+4 或更高测试项目群认证 |
| Grindstaff et al (2009) | RCT | $n=42$ | 个体无症状 | 腰椎被动关节活动度或伸展训练 | 治疗持续 20 分钟时间内,股四头肌力量输出立即增加 |
| Grindstaff et al (2012) | RCT | $n=48$ | 髌股疼痛综合征 | 腰椎被动关节活动度或伸展训练 | 股四头肌的活性和力量输出没有变化 |
| Lowry et al (2008) | | $n=5$ | 髌股疼痛综合征 | 对下四分之一的基于障碍的徒手治疗,训练,贴扎和矫正 | 80% 的受试者疼痛和功能改善 |
| Deyle et al (2000) | RCT | $n=83$ | 膝关节骨性关节炎 | 基于障碍的下肢徒手治疗 VS 假超声 | 徒手治疗组有利于改善疼痛,僵硬,功能和 6 分钟的步行测试的分数 |
| Deyle et al (2005) | RCT | $n=134$ | 膝关节骨性关节炎 | 基于障碍的下肢徒手治疗 VS 家庭训练 | 徒手治疗组有利于改善疼痛,僵硬,功能和 6 分钟的步行测试的分数(在 4~8 周时)在一年时,每组相同 |
| **踝足关节** | | | | | |
| Dishman et al (2000) | RCT | $n=17$ | 无症状 | 复位 VS 非复位的腰椎徒手治疗 | 腓肠肌运动神经元兴奋性降低 |
| Perry et al (2011) | RCT | $n=50$ | 无症状 | 腰椎徒手治疗 VS 伸展训练 | 皮肤电导性在徒手治疗组的增加>训练组 |

RCT=随机对照试验。

## 下肢神经动力学的腰椎治疗

Butler(2000)将形态学、生物力学和生理功能整合描述为神经动力学,该系统的损伤会影响静息时肌肉的长度、力量和疼痛。徒手处理下腰部可能影响传入和传出通路,以改变下肢神经动力,在恢复运动和功能方面可发挥作用。Cibulka 等人(1986)研究了骶髂关节徒手治疗对腘绳肌拉伤患者(20 例)静息时腘绳肌长度的影响。与对照组相比,治疗组仰卧位推拿治疗的患者腘绳肌长度明显增加。Szlezak 等人(2011)在腘绳肌长度测量中也发现了类似的结果。36 名健康受试者被随机分为关节松动组、牵伸组和对照组。研究人员发现，与对照组或牵伸组相比，接受单侧 PA 的关节松动组的受试者在放松时，直腿抬高幅度增加。髋关节和膝关节功能障碍可能是由于腘绳肌的过度紧张作为一种保护机制的结果，也可能有助于腘绳肌张力过强，可以考虑对这些疾病进行腰椎治疗。（有关神经动力学的更多信息可在第 64 和 65 章中找到。）

## 小结

很显然，腰椎在下肢的许多区域都有显著作用。然而，关于相邻区域干预治疗的特殊作用仍有许多未知。目前，大多数的区域相互依赖研究都探究了基于即时损伤的结果（Cibulka et al 1986；Herzog et al 1999；Suter et al 2000；Hillerman et al 2006；Chilibek et al 2011；Perry et al 2011）。然而，最近的研究已经开始调查在区域相互依赖结构下治疗患者的功能性结果（Deyle et al 2000，2005；Lowry et al 2008；Burns et al 2010，2011）。

目前的大部分研究主要集中在臀部、髋关节、大腿和膝关节，而关于腰椎与踝关节/足部疾病关系的文章相对较少。在上肢，已经进行了一些研究，以探究颈胸椎治疗在上肢远端疾病（如腕管综合征）中的效果，因此也可以预见腰椎和远端下肢疾病之间的潜在联系（Davis et al，1998 年）。

虽然可能缺乏直接支持因果关系的证据，但目前的证据可以指引临床医生检查和治疗相邻和/或远离患者主要症状部位的区域。进行基于损伤的治疗，并不断重新评估患者对治疗的反应，可能会导致更好的结果。此外，这种方法可以帮助临床医生制订和实施针对患者的个性化治疗计划，并增加成功治疗的可能性。

（荣积峰 译，李艳　万芮含 审，

林武剑　王于领 校）

## 参考文献

Bang M, Deyle G. 2000. Comparison of supervised exercise with and without manual physical therapy for patients with shoulder impingement syndrome. J Orthop Sport Phys Ther 30: 126–137.

Bergman G, Winters J, Groenier K, et al. 2004. Manipulative therapy in addition to usual medical care for patients with shoulder dysfunction and pain. Ann Intern Med 141: 432–439.

Boyles R, Ritland B, Miracle B, et al. 2009. The short-term effects of thoracic spine thrust manipulation on patients with shoulder impingement syndrome. Man Ther 14: 375–380.

Burns S, Mintken P, Austin G. 2010. Clinical decision making in a patient with secondary in a patient with secondary hip–spine syndrome. Physiother Theory Pract 27: 384–397.

Burns S, Mintken P, Austin G, et al. 2011. Short-term response of hip mobilizations and exercise in individuals with chronic low back pain: a case series. J Man Manip Ther 19: 100–107.

Butler D. 2000. The sensitive nervous system. Adelaide, Australia: Noigroup Publications.

Chilibek P, Cornish S, Schulte A, et al. 2011. The effect of spinal manipulation on imbalances in leg strength. J Can Chiropract Assoc 55: 183–192.

Cibulka MT, Rose SJ, Delitto A, et al. 1986. Hamstring muscle strain treated by mobilizing the sacroiliac joint. Phys Ther 66: 1220–1223.

Cleland J, Selleck B, Stowell T, et al. 2004. Short-term effects of thoracic manipulation on lower trapezius muscle strength. J Manual Manipul Ther 12: 82–90.

Cleland J, Glynn P, Whitman J, et al. 2007. Short-term effects of thrust vs. non-thrust mobilization / manipulation directed at the thoracic spine in patients with neck pain: a randomized clinical trial. Phys Ther 87: 431–440.

Cleland J, Mintken P, Carpenter K, et al. 2010. Examination of a clinical prediction rule to identify patients with neck pain likely to benefit from thoracic spine thrust manipulation and a general cervical range of motion exercise: multi-center randomized clinical trial. J Orthop Sport Phys Ther 90: 1239–1250.

Davis P, Hulbert J, Kassak K, et al. 1998. Comparative efficacy of conservative medical and chiropractic treatments for carpal tunnel syndrome: a randomized clinical trial. J Manip Physiol Ther 21: 317–326.

Deyle G, Henderson N, Matekel R, et al. 2000. Effectiveness of manual physical therapy and exercise in osteoarthritis of the knee. Ann Int Med 132: 173–181.

Deyle G, Allison S, Matkel R, et al. 2005. Physical therapy treatment effectiveness for osteoarthritis of the knee: a randomized comparison of supervised clinical exercise and manual therapy procedures versus a home exercise program. Phys Ther 85: 1301–1317.

Dishman D, Bulbulia R. 2000. Spinal reflex attenuation associated with spinal manipulation. Spine 25: 2519–2525.

Dishman D, Cunningham B, Burke J. 2002. Comparison of tibial nerve H-reflex excitability after cervical and lumbar spine manipulation. J Manipul Physiol Ther 25: 318–325.

Dunning J, Rushton A. 2009. The effects of cervical high-velocity low-amplitude thrust manipulation on resting electromyographic activity of the biceps brachii muscle. Man Ther 14:508–513.

González-Iglesias J, Fernández-de-las-Peñas C, Cleland J, et al. 2009a. Thoracic spine manipulation for patients with neck pain: a randomized clinical trial. J Orthop Sport Phys Ther 39: 20–27.

González-Iglesias J, Fernández-de-las-Peñas C, Cleland J, et al. 2009b. Inclusion of thoracic spine thrust manipulation into an electro-therapy / thermal program for the management of patients with acute mechanical neck pain: a randomized clinical trial. Man Ther 14: 306–313.

Grindstaff T, Hertel J, Beazell J, et al. 2009. Effects of a lumbopelvic joint manipulation on quadriceps activation and strength in healthy individuals. Man Ther 14: 415–420.

Grindstaff T, Hertel J, Beazell J, et al. 2012. Lumbo-pelvic joint manipulation and quadriceps activation of people with patellofemoral pain syndrome. J Athletic Train 47: 24–31.

Herzog W, Scheele D, Conway PJ. 1999. Electromyography responses of back and limb muscles associated with spinal manipulative therapy. Spine 24: 146–152.

Hillerman B, Gomes A, Korporaal C, et al. 2006. A pilot study comparing the effects of spinal manipulative therapy with those of extra-spinal manipulative therapy on quadriceps muscle strength. J Manipul Physiol Ther 29: 145–149.

Iverson C, Sutlive T, Crowell M, et al. 2008. Lumbopelvic manipulation for the treatment of patients with patellofemoral pain syndrome: development of a clinical prediction rule. J Orthop Sports Phys Ther 38: 297–312.

Lau H, Chiu T, Lam T. 2011. The effectiveness of thoracic manipulation on patients with chronic mechanical neck pain: a randomized controlled trial. Man Ther 16: 141–147.

Liebler EJ, Tfano-Coors L, Douris P, et al. 2001. The effect of thoracic spine mobilization on lower trapezius strength testing. J Manual Manipul Ther 9: 207–212.

Lowry C, Cleland J, Dyke K. 2008. Management of patients with patellofemoral pain syndrome using a multimodal approach: a case series. J Orthop Sports Phys Ther 38: 691–702.

Mintken P, Cleland J, Carpenter K, et al. 2010. Some factors predict successful short-term outcomes in individuals with shoulder pain receiving cervico-thoracic manipulation: a single-arm trial. Phys Ther 90: 26–42.

Offierski C, McNab I. 1983. Hip–spine syndrome. Spine 8: 316–321.

Perry J, Green A. 2008. An investigation into the effects of a unilaterally applied lumbar mobilization technique on peripheral sympathetic nervous system activity in the lower limbs. Man Ther 13: 492–499.

Perry J, Green A, Singh S, et al. 2011. A preliminary investigation into the magnitude of effect of lumbar extension exercises and a segmental rotatory manipulation on sympathetic nervous system activity. Man Ther 16: 190–195.

Reiman M, Weisbach PC, Glynn P. 2009. The hips influence on low back pain: a distal link to a proximal problem. J Sports Rehabil 18: 24–32.

Suter E, McMorland G. 2002. Decrease in elbow flexor inhibition after cervical spine manipulation in patients with chronic neck pain. Clin Biomech 17: 541–544.

Suter E, McMorland G, Herzog W, et al. 1999. Decrease in quadriceps inhibition after sacroiliac joint manipulation in patients with anterior knee pain. J Manipul Physiol Ther 22:149–153.

Suter E, McMorland G, Herzog W, et al. 2000. Conservative lower back treatment reduces inhibition in knee-extensor muscles: a randomized controlled trial. J Manipulative Physiol Ther 23: 76–80.

Szlezak A, Georgilopoulos P, Bullock-Saxton J, et al. 2011. The immediate effect of unilateral Z-joint mobilization on neurodynamics: a randomized controlled study. Man Ther 16: 609–613.

Wainner R, Whitman J, Cleland J, et al. 2007. Regional interdependence: a musculoskeletal examination model whose time has come. J Orthop Sports Phys Ther 37: 658–660.

# 第 20 章

# 盆底肌对骨盆疼痛的影响

Ruth Jones

## 概述

　　盆底是一个临床关注度高且相对复杂的结构，主要因为它的解剖位置是一个具有挑战性的、研究尚不够充分的身体部位（Ashton-Miller & DeLancey 2007）。盆底是排便、支持盆腔器官、性生活、受孕、生育和分娩的重要结构（DeLancey 1990，2005；Howard et al 2000；Herschorn 2004；Baytur et al 2005）。也有越来越多的证据表明盆底肌有助于呼吸（Hodges et al 2007）、脊柱稳定性以及抑制腹内压（intra-abdominal pressure，IAP）（Hemborg et al 1985；Pool-Goudzwaard et al 2004；Smith et al 2008）。这些肌肉发挥这些作用的生理机制尚不清楚，这主要是由于缺乏合适的仪器评测。

　　盆底功能障碍是女性和男性均存在的重要问题，包括尿和大便失禁、盆腔器官脱垂（pelvic organ prolapse，POP）和骨盆疼痛（Martins et al 2007），在美国，估计21%～26%的女性至少患有一种盆底疾病，患病率最高的是尿失禁（Nygaard et al 2008）。盆底功能障碍严重影响了40万美国妇女，她们通常都需要手术，而其中30%的人还需要进一步手术（Olsen et al 1997；Boyles et al 2003）。盆底障碍发病的确切机制仍存在争议；然而，神经病变合并有肌肉、筋膜或结缔组织损伤是其最可能的原因（Shafik et al 2005；Ashton-Miller & DeLancey 2007；Petros 2007；Smith et al 2007）。

## 解剖学和神经控制

　　由于盆底肌形成腰骨盆（lumbopelvic cylinder，LPC）的下侧，腹内压（IAP）是由盆底肌、膈肌和腹肌协同激活产生的（Hemborg et al 1985；Hodges & Gandevia 2000），这意味着为了平衡排尿排便、呼吸和腰骨盆稳定性的功能需求，LPC的肌肉协同激活是必要的（Hemborg et al 1985；Hodges & Gandevia 2000；Pool-Goudzwaard et al 2004；Hodges et al 2007）。在腹内压（IAP）增加的过程中，盆底的支持机制主要体现在对排尿排便的维持和POP的预防方面（Ashton-Miller & DeLancey 2007），盆底在其功能上有双重作用，允许尿液和粪便在适当的时间通过，同时也能防止尿失禁/大便失禁。此外，考虑到盆底肌的多功能角色，其运动控制受到挑战是显而易见的，包括其运动控制效率在内，不仅依赖于解剖学意义上的盆底完整性，还取决于为了满足不同层次功能需求而做出反应的中枢神经系统（central nervous system，CNS）。

　　当中枢神经系统能够预测需求/负荷增加的时点的时候，例如咳嗽、搬物或肢体运动时，LPC肌肉会在维持一个低水平的肌肉活动基础上增加活动量（Constantinou & Govan 1982；Moseley et al 2002；Barbic et al 2003）。因此，CNS必须接受多重传入信号，并形成一个合适的传出信号，使肌肉在适当的时间，以适当的程度收缩。

　　盆底肌由平滑肌和横纹肌的肌纤维组成（Shafik et al 2002），其中大约三分之二是I型肌纤维（Gosling et al 1981），这反映了其持续支持功能中对耐力的需要（Shafik et al 2003）。人们认为盆底肌主要是收缩或放松肌肉（Shafik 1998），然而，由于每个肌肉是分开的，虽然由相同神经支配，也可能存在表现不同于其他肌肉的自主收缩与活动（Shafik 1998；Kenton & Brubaker 2002）。虽然关于盆底肌的神经支配有许多不同的观点，但人们一致认为神经供应来自骶神经 $S_3 \sim S_4$ 的直接分支到阴部神经（Shafik 2000；Guaderrama et al 2005；Grigorescu et al 2008）。阴部神经含有运动、感觉和自主神经纤维。因此，传入和传出通路都可能受到其损伤的影响（Gray et al 1995）。股后皮神经（$S_1 \sim S_{3/4}$）分支为臀下皮神经和会阴支，也与慢性盆腔疼痛（chronic pelvic pain，CPP）有关（Darnis et al 2008；Tubbs et al 2009）。

　　盆腔器官的神经控制受到躯体和自主运动神经系统协调的影响，感觉信息和反馈由内脏和躯体感觉纤维系统提供（Enck & Vodusek 2006）。躯体神经支配主要来自腰、骶、尾神经丛。盆腔交感神经支配血管产生舒缩作用，抑制直肠的蠕动收缩，高潮时刺激内生殖器收缩，产生男性射精（Pattern & Hughes 2008）。副交感神经支配膀胱和直肠的收缩以排尿和排便，以及阴蒂或阴茎的勃起（Pattern & Hughes 2008）。盆腔器官与副交感神经纤维一起进入脊神经节（$S_2 \sim S_4$）。从前列腺、精囊、阴道、子宫颈、乙状结肠远端和直肠传递疼痛的内脏传入神经随着副交感神经纤维进入脊神经节。来自膀胱、卵巢和子宫传递疼痛的内脏传入神经通过交感神经纤维传递到下胸椎和上腰椎神经节（Pattern & Hughes 2008）。自主神经有助于控制排尿、排便和性交。交感神经来自腰内脏神经，副交感神经来自盆腔内脏神经。因此，由于盆底与盆腔器官（一种脏器-躯体关系）之间密切又相似的解剖神经支配，在评估盆底疼痛的患者时，重要的是考虑腰骶神经丛、个别周围神经和交感神经链。

## 盆底肌和腰骨盆疼痛

　　有尿失禁、呼吸障碍和胃肠道症状的妇女患腰骨盆疼痛的风险增加（Smith et al 2009）。更多的证据表明膈肌和呼吸模式的紊乱，与各种形式的骨盆带功能障碍有关（O'Sullivan et al 2002；O'Sullivan & Beales 2007），以及 CPP 和相关症状也是一样，如压力性尿失禁（Smith et al 2006，2007；Hodges et al 2007；O'Sullivan & Beales 2007）。这也表明骶髂关节（SIJ）的稳定性与呼吸和盆底功能有联系，尤其是在女性中（Hodges et al 2007）。怀孕期间腰痛（PLBP）的发展增加了盆底疾病的发病率，特别是主动直腿抬高试验为阴性时（Pool-Goudzwaard et al 2004）。在一项对 PLBP 患者的研究中，盆底活动静息时张力更高，耐受时间更短（Pool-Goudzwaard et al 2004）。52% 的患者同时伴有腰痛和盆底功能障碍，其中 82% 的患者表示他们的腰痛先于盆底功能障碍。最近，超声检查发现盆底肌功能障碍也存在于患有 CPP 的男性中。静息时泌尿系统慢性盆腔疼痛综合征（UCPPS）的肛门直肠角比对照组更为严重，这个角度与疼痛、性功能障碍和焦虑相关（Davis et al 2011）。此外，与正常人相比 CPP 男性的收缩耐力低于正常人，在控制期间骨盆肌肉的向上运动较少。

　　如前所述，有证据表明盆底肌对腰骨盆疼痛的反应是不同的——要么活动增加，要么活动减少（O'Sullivan et al 2002；Pool-Goudzwaard et al 2004；Davis et al 2011）。O'Sullivan 和 Beales（2007）认为，这种变化可能是对疼痛感觉障碍的一种反馈（也就是说，它可能是可适应的），或被认为是"适应不良"，因为可能会促进异常的组织应变，或引发后续的疼痛障碍。适应不良的改变可能由于持续的外周疼痛致敏作用，反过来导致运动控制障碍或增加运动活化，以致产生持续的外周疼痛致敏作用，导致骨盆和盆底结构的慢性疼痛（O'Sullivan 2005；Smith et al 2009）。

　　综上所述，在存在体位变化、呼吸需求、腰骨盆疼痛和压力性尿失禁的情况下，LPC 肌肉的功能可以被改变（Hemborg et al 1985；Hides et al 1996；Hodges & Rich-ardson 1996，1998；Hodges & Gandevia 2000；Moseley et al 2002；O'Sullivan et al 2002；Jones et al 2006；Hodges et al 2007；Dickx et al 2008）。有证据表明，通过改变运动单位募集和相关肌肉随意运动，可以减少肌骨疾病的疼痛、残疾和复发率（Hides et al 2001；Cowan et al 2003；Ferreira et al 2006），恢复包括自动姿势调整的运动协调性（Cowan et al 2003；Tsao & Hodges 2007，2008）和复发性疼痛患者大脑皮质的逆向重组（Tsao et al 2010）。这些发现提示，在 CPP 患者中，LPC 的肌肉应该被评估和康复。然而，到目前为止，还没有任何科学试验对这一疼痛患者亚组盆底肌的临床方法进行探讨评估。

## 慢性盆腔疼痛

慢性盆腔疼痛（CPP）是一种与男性或女性骨盆结构相关的良性疼痛。在文献记载的慢性伤害性疼痛中，疼痛必须持续或复发至少6个月。如果非急性和中枢敏化疼痛机制得到了很好的记录，那么无论时间长短，疼痛都可以被认为是慢性的（Fall et al 2010）。然后将CPP再细分为那些具有典型病理学特征的疾病，如肿瘤和癌症，以及那些没有明显的病理学特征的疾病。慢性盆腔疼痛综合征（CPPS）是发生在CPP无感染或其他明显局部病理可能导致疼痛的情况下的。它通常与提示下尿道、性、肠道或妇科功能障碍的症状有关，并对认知、行为、性和情感有消极影响（Fall et al 2010）。

Howard（2003）指出，18～50岁的女性中大约有15%～20%的人经历过持续1年以上的CPP，而在美国男性中，CPPS的患病率为8%（Anderson 2008）。然而，CPP的总患病率很可能被低估，部分原因是缺乏公认的定义，以及随后在对CPP分型时存在困难（Fall et al 2010）。

由于CPP涉及致敏作用的过程（Fall et al 2010），所以持续性疼痛与中枢神经系统的变化有关，这使得在没有急性损伤的情况下，中枢神经系统可能保持疼痛感，因此盆底肌可能会出现痛觉致敏，并包含多个主动触发点。这一过程可能导致器官变

得敏感，例如，子宫性交困难和痛经，或肠易激综合征（IBS）。慢性前列腺炎患者具有更普遍的疼痛敏感性（Berger et al 2007），目前的观点认为，如果有感染或创伤，这将导致周围组织和中枢神经系统的神经源性炎症（Pontari & Ruggieri 2008）。

CPP/CPPS的症状似乎源于心理因素和免疫系统、神经系统和内分泌系统功能紊乱的相互作用（Pontari & Ruggieri 2008）。因此，治疗方法似乎应该采用考虑到这些多重交互因素的治疗策略。

## 慢性盆腔疼痛的保守治疗

许多研究者认为CPP患者疼痛和功能障碍的来源，包括慢性睾丸疼痛，与骨盆底和周围筋膜组织的慢性紧张有关（Anderson et al 2005, 2009；Curtis Nickel et al 2007；Planken et al 2010）。致病机制与盆腔生殖泌尿系症状发展的联系是未知的，因为疼痛盆底组织的作用仍难以解释。特别是，直到最近，盆底肌功能的研究仍主要集中在评估主动运动的力量和耐力（Laycock et al 2001；Bø & Finckenhagen 2003；Dumoulin et al 2003），而不是运动控制的问题。通常来说，盆底肌的触发点为腰椎、大腿后部、尾骨、腹部、会阴、腹股沟、睾丸、阴茎和外阴的牵涉症状（Anderson et al 2009）（图20.1）。具体地说，闭孔内肌（图20.2）被指出最常牵涉腹部和腹股沟，并

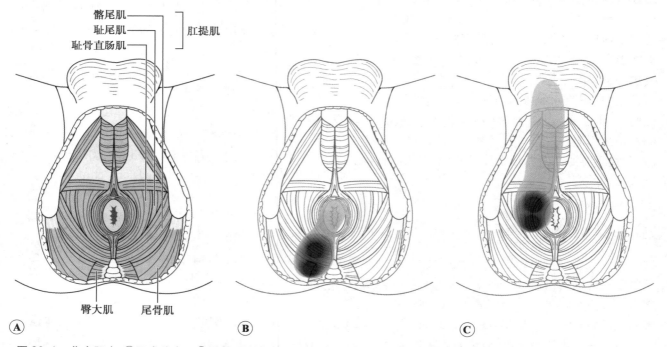

图20.1　盆底肌肉：Ⓐ肌肉分布。Ⓑ尾骨肌或髂尾肌触发点的牵涉痛。Ⓒ耻尾肌或肛提肌触发点的牵涉痛。转载自：Chaitow L, Lovegrove Jones R（eds）. 2012. Chronic pelvic pain and dysfunction: practical physical medicine. London: Elsevier Churchill Livingstone, with permission. Picture from the same author.

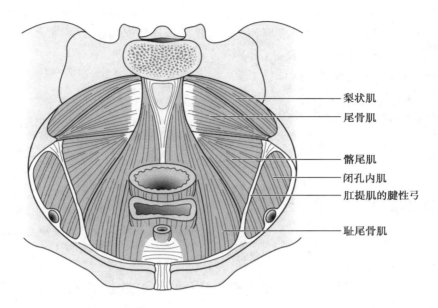

图 20.2　盆底肌分布示意图。转载自：Chaitow L，Lovegrove Jones R（eds）.2012. Chronic pelvic pain and dysfunction：practical physical medicine. London：Elsevier Churchill Livingstone，with permission.Picture from the same author。

梨状肌

尾骨肌

髂尾肌

闭孔内肌

肛提肌的腱性弓

耻尾骨肌

负责感觉直肠或阴道内可能有的物体（比如高尔夫球）。也有报道称，尾骨肌/坐骨尾骨肌会牵涉到尾骨和臀肌区域，它负责感觉排便前后的运动疼痛和/或肠道的感觉及不适。据报道，耻尾骨肌是对于男性盆腔疼痛是最重要的。它可以牵涉到阴茎顶端、膀胱和尿道，并可以模拟前列腺的受压或充盈感。而髂尾肌也可以牵涉到腹外侧壁、会阴和肛门括约肌，并负责感觉前列腺的充盈和疼痛（Anderson et al 2009）。

由于盆底肌筋膜组织的紧张、习惯性收紧、创伤和炎症，因此很可能产生活跃的触发点。其他原因包括分娩创伤，复发性尿路感染，消化道疾病，IBS，脱肛，盆腔手术，便秘，排便功能障碍，痔疮/瘘/裂，性虐待，炎症性疾病/子宫内膜异位症，瘢痕组织/粘连，以及尾骨或其他盆腔创伤（Carter 2000；Tu et al 2006；Fitzgerald et al 2009）。使用骨盆底的触发点释放的研究显示了在 CPP 男性患者中，间质性膀胱炎症状有所改善（Weiss 2001；Doggweiler-Wiygul & Wiygul 2002），性欲、射精、阴茎和勃起疼痛、泌尿系统症状和射精功能障碍也发生了改变（Anderson et al 2006，2009，2011）。通过注射，肛提肌的触发点失活在 CPP 患者的治疗中也有重要价值（Langford et al 2007）。

一项多中心的研究证实了利用肌肉和结缔组织的物理治疗来治疗泌尿道 CPPS 的临床治疗试验的可行性（Fitzgerald et al 2009）。对照组患者随机接受全身传统西方按摩，没有肌筋膜松解或盆腔内治疗。那些被随机分配到肌筋膜治疗组的受试者接受腹壁，背部、臀部和大腿的全身体表组织（见图20.2）以及内盆底肌异常组织和/或按压痛的肌筋膜触发点（图 20.3）处的推拿。这一过程一直持续到

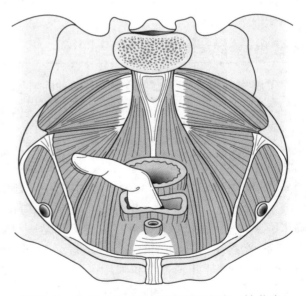

图20.3　触发点治疗的内部技巧方案。转载自：Chaitow L，Lovegrove Jones R（eds）.2012.Chronic pelvic pain and dysfunction：practical physical medicine. London：Elsevier Churchill Livingstone，with permission.Picture from the same author。

治疗部位症状改善。在触发点上使用主动收缩或交互抑制放松触发点，徒手拉伸触发点区域等徒手疗法。研究的一个次要结果显示，与普遍的表层西方按摩相比，患者对内、外部物理治疗反馈良好（分别为57%和28%）。这种治疗方法在患有间质性膀胱炎或膀胱疼痛综合征的女性中得到了更广泛的应用。全球按摩治疗组和肌筋膜物理治疗组全球评估的有效率分别为26%和59%（Fitzgerald et al 2012）。

## 保守治疗慢性盆腔疼痛的合理临床推理进展

在盆腔痛患者的治疗中，关注"有问题"的终末器官（end organ）是很方便的。然而，人体作为一个系统运行，受到躯体、生理、认知、情感、心理和社会等多方面因素的支配，这些因素都有可能影响伤害感受（Moseley 2008；Fall et al 2010）。运动系统的每个组成部分都有可能影响远端和近端区域。因此，在评估和治疗患者盆腔痛时，作为临床医生，需要采取一种全面的合理临床推断方法，以识别引起、维持和/或加重患者的病情的特定影响，同时提醒自己，任何观察到的可能甚至与当前情况无关的功能障碍也会被治疗师的观点和不同的信仰体系影响。下一节将介绍本章作者使用的系统化方法，该方法考虑了这些因素。

### 理解当前的疼痛科学

了解患者对疼痛感知和个人信念，并将其与当前的疼痛科学地联系起来。这对于那些主诉慢性疼痛的患者尤其重要，因为许多患者仍把疼痛等同于伤害，并避免有"伤害"的活动，如坐着。例如，许多CPP患者认为他们有阴部神经卡压（PNE），并且认为坐着会压迫阴部神经，表现为疼痛加剧，因此通常只会坐在"有孔"的坐垫上并避免坐"硬"的椅子。临床医生对于多因素如何引起疼痛的解释是一种减少与盆骨疼相关威胁的重要方法。10分的"painTM"模型是许多患者和临床医生发现有用的一个概念（Jones 2003, unpublished）（图20.4）。这是一个简单的方法来证明疼痛是可发展的，且在有许多不同原因和工作的前提下，疼痛很少是单一事件导致的，通常源于不同的问题或整个生活方式，才导致了10分痛苦的状态。通过这种方式，患者和治

疗师可以从单一的结构病理模型转而考虑如大脑疼痛，患者对疼痛和营养问题的看法，以及任何异常状态或运动控制问题。

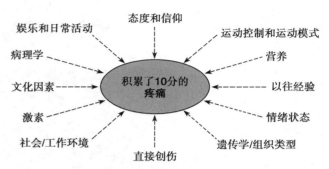

图20.4　积累了10分的疼痛：一些似乎影响了疼痛积累的因素。转载自：Jones 2003。

### 运动系统功能障碍

各种对运动分析的和运动功能障碍的子分类被提出（McGill 2002；Sahrmann 2002；McKenzie & May 2003；O'Sullivan 2005），并在某些情况下获得了有效而可靠的良好证据（Van Dillen et al 1998，2003；Dankaerts et al 2006；Harris-Hayes & Van Dillen，2009）。需要考虑的肌骨因素包括腰盆椎体和髋部的主被动僵硬度，而僵硬度是在神经元控制下，受到肌肉和筋膜系统影响的。因此，神经系统的评估至关重要，尤其是神经活动度（Hall et al 1998；Walsh et al 2009）。结构上的差异，如骨盆和股骨的骨性变化，躯干髋部肌肉的力量、长度、时间和募集大小的不平衡，也需要在测试动作期间评估，且如果可能，评估特殊功能活动。

### 盆底肌功能

通过使用已证实的问卷，如NIH-慢性前列腺炎症状指数（NIH-CPSI）或男性（图20.5）和适合女性的版本（图20.6）（Litwin 2002），临床显示盆腔痛患者可能有盆底部分的问题。强有力的证据表明，这些问卷是验证UCPPS（Anderson 2011）的有力工具。在调查盆底肌肉功能时，治疗师有必要评估：

1. 盆底肌静息时，是否有过度/缺乏活动。
2. 盆底肌的自主运动，包括力量、耐力和收缩方向。
3. 盆底肌放松到休息位的能力。
4. 结构功能障碍，如脱肛。
5. 神经完整性，例如阴部神经表现出易激惹（Tinel征阳性）。
6. 盆底肌内任何活跃的触发点。

### NIH-慢性前列腺炎症状指数(NIH-CPSI)(男性)

### 泌尿和盆腔疼痛中心

姓名:＿＿＿＿＿＿＿＿＿＿＿＿＿＿＿＿＿＿＿

日期:＿＿＿＿＿＿＿＿＿＿＿＿＿＿＿＿＿＿＿

**疼痛或不适**

1. 在过去一周内，你在以下区域出现过疼痛或不适吗?

| | 是 | 否 |
|---|---|---|
| a. 在直肠和睾丸之间(会阴) | 1 | 0 |
| b. 睾丸 | 1 | 0 |
| c. 阴茎头部(与排尿无关) | 1 | 0 |
| d. 腰部以下，膀胱或耻骨区 | 1 | 0 |

2. 在过去一周内，你是否出现过:

| | 是 | 否 |
|---|---|---|
| a. 排尿时疼痛或有灼烧感? | 1 | 0 |
| b. 性高潮时或后(射精)出现疼痛或不适? | 1 | 0 |

3. 在过去的一周中，你有多少时间在以上述方面感到疼痛或不适?
  - 0 从未
  - 1 很少
  - 2 有时
  - 3 经常
  - 4 通常
  - 5 总是

4. 在过去的一周中，下列哪个数字最好描述了你这些日子平均疼痛或不适?

  0　1　2　3　4　5　6　7　8　9　10
  无痛　　　　　　　　你能想象到
  　　　　　　　　　　最痛的情况

**排尿**

5. 在过去的一周中，在完成排尿后有多少次尿不尽感?
  - 0 没有
  - 1 少于1/5
  - 2 少于1/2
  - 3 大约1/2
  - 4 多于1/2
  - 5 几乎总是

6. 在过去的一周中，在完成排尿后有多少次在2小时内又排尿?
  - 0 没有
  - 1 少于1/5
  - 2 少于1/2
  - 3 大约1/2
  - 4 多于1/2
  - 5 几乎总是

**症状的影响**

7. 在过去一周内，有多少次你的症状阻碍了日常活动?
  - 0 没有
  - 1 仅一点
  - 2 一些
  - 3 很多

8. 在过去一周内，有多少次你想到了你的症状?
  - 0 没有
  - 1 仅一点
  - 2 一些
  - 3 很多

**生活质量**

9. 如果在你以后的生活中，过去一周内出现过的症状总是伴随你，你感觉如何?
  - 0 高兴
  - 1 满意
  - 2 比较满意
  - 3 一般(满意与不满意情况基本平等)
  - 4 比较不满意
  - 5 不满意
  - 6 糟糕

NIH-慢性前列腺炎症状指数评分阈值
疼痛: 项目总和 1a,1b,1c,1d,2a,2b,3和4=＿＿＿
排尿症状: 项目总和 5和6=＿＿＿
生活质量 & 影响:项目总和7, 8和9=＿＿＿

图 20.5　NIH-慢性前列腺炎症状指数(NIH-CPSI)(仅男性)。转载自 Litwin et al. 1999. J Urol 162:369-375。

**女性慢性前列腺炎症状指数**

**泌尿和盆腔疼痛中心**

年龄：_____

姓名：_____

疼痛或者不舒服

1. 在上周,你有体验过以下几个区域的任何疼痛或不舒服吗?

| | 是 | 否 |
|---|---|---|
| a. 直肠和阴道(会阴)中间的区域 | 1 | 0 |
| b. 阴唇 | 1 | 0 |
| c. 阴蒂(和排尿无关) | 1 | 0 |
| d. 腰下方的耻骨区域 | 1 | 0 |
| e. 腰下方的直肠区域 | 1 | 0 |

2. 在上周,你有体验过

| | 是 | 否 |
|---|---|---|
| a. 排尿过程中有痛或者燃烧感 | 1 | 0 |
| b. 在性高潮期间或过后有疼痛或者不舒服 | 1 | 0 |

3. 在过去一星期内,你有下列任何区域疼痛或不舒服的频率是多少

　　0 从来没有
　　1 很少
　　2 有时
　　3 经常
　　4 通常
　　5 大多数时候

4. 在过去一星期内,当你出现疼痛的时候,下列哪个数字能够最好地描述你的平均疼痛或者不舒服?

0  1  2  3  4  5  6  7  8  9  10
无痛　　　　　　　　你能想象的
　　　　　　　　　　　最痛的痛

排尿

5. 在上周,你出现排尿后没有完全排空膀胱的感觉的频率是多少?

　　0 从来没有
　　1 5次中少于1次
　　2 少于一半
　　3 一半
　　4 超过半数
　　5 几乎总是

6. 在上周,你出现排尿后不到2小时再次排尿的频率是多少?

　　0 从来没有
　　1 5次中少于1次
　　2 少于一半
　　3 一半
　　4 超过半数
　　5 几乎总是

症状的影响

7. 在上周,有多少症状让你停止做一些你平时会做的事?

　　0 没有
　　1 一点
　　2 有一些
　　3 很多

8. 在上周,你想过多少关于你的症状

　　0 没有
　　1 一点
　　2 有一些
　　3 很多

生活质量

9. 如果你的余生都会伴随着上周出现过的这些症状,你觉得会怎么样?

　　0 开心
　　1 喜悦
　　2 很满意
　　3 混合(一半满意一半不满意)
　　4 不满意
　　5 不开心
　　6 糟透了

NIH-慢性前列腺炎症状指数的得分领域
疼痛: 所有题总分1a,1b,1c,1d,1e,2a,2b,3,和4 = ＿＿＿
泌尿系统: 所有题总分,5和6 = ＿＿＿
生活质量: 所有题总分,7,8和9 = ＿＿＿

图 20.6　女性 NIH-慢性前列腺炎症状指数（NIH-CPSI）。转载自 Litwin et al. 1999. J Urol 162:369-375。

　　如果发现活跃的触发点会重现患者的症状,那么它们是特别有用的。然而,这些并不一定仅限于那些只牵涉到这些特定区域的触发点。重要的是,临床医生应向 CPP 患者解释许多区域可能只是疼痛过敏而与目前症状无关,以此减少与疼痛相关的威胁。临床经验是,没有盆腔痛的男性患者触诊点接近前列腺,靠近耻骨联合,不会牵涉到阴茎,而有 CPP 的男性患者症状会牵涉到阴茎体或其尖端。这是一种被称为"阴茎征"（SOP）的阳性诊断测试（Jones 2014,unpublished）,且随着症状的缓解,SOP 会变为阴性。

　　如果发现活跃的触发点,患者（或他们的伴侣）可以使用多种方法进行自我治疗,例如盆腔内触发棒（图 20.7）（Anderson et al 2011）,经临床医生证实这有助于加速恢复。除了自我放松,许多患者需要经常被提示去注意他们是否直接无意识地或通过腹

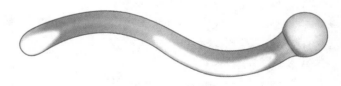

图 20.7　盆腔内触发棒

肌联合收缩盆底。一项临床上有用的技术是，教患者在放松腹部和盆底的同时吸气到腹部（Whelan 2012）。

## 病例报告

最后，为了说明临床医生评估 CPP 患者的复杂性，需考虑以下简短的病例并进行讨论。

### 病例报告 1

一名 50 岁的妇女主诉有 5 年盆腔痛、大腿后部痛和阴道内的"块状"疼痛和性交困难，因此避免与丈夫发生性行为。从技术上讲，主动直腿抬高试验是阴性的，但她在测试期间屏住了呼吸。触诊 $L_5/S_1$ 出现熟悉的阴道内的块状疼痛。slump test 阳性，出现熟悉的大腿后部痛，腰椎运动系统功能紊乱，过伸和过度旋转。当时，临床医生未曾评估盆底肌便得出结论，她有 $L_5/S_1$ 节段功能障碍，有神经症状但无不稳定。治疗包括进行 5 组对胸、腰椎和 SIJ 神经组织松动术的徒手治疗，外加一个特定的家庭锻炼计划来优化她的运动平衡系统。她在出院时没有疼痛，但她说她没兴趣，没有继续性交。

两年后，患者因阴道疼痛复发而回到诊所。虽然没有发生具体的身体事件；然而，她的丈夫已经死了，而她却极度痛苦，认为她不是一个"好"妻子，因为他们没有进行过性交。经身体检查，通过触摸 $L_5/S_1$ 和触摸骨盆底肌肉，有可能重现她的阴道内疼痛。

### 病例报告 2

一名 30 岁的足球运动员主诉长时间的双侧腹股沟疼痛，并在耻骨联合处，有"松"的感觉。他说，随着跑步，前腹痛逐渐出现，近几周疼痛加剧。他被诊断为慢性左侧耻骨骨炎，磁共振成像扫描显示一些边缘耻骨联合出现骨髓水肿。他在受伤后 8 个月接受了手术治疗，但没有取得任何进展，随后被诊断为腹股沟疝，然后是上髋部撕裂，并再次接受手术治疗，但没有任何效果。跑步、髋外展、臀大肌紧绷等症状加重，经进一步询问后，他透露自己还伴有会阴疼痛。NIH-CPSI 显示了泌尿功能障碍（和尿频）的迹象，他认为这是正常的。在耻尾肌附近的活跃的盆底肌触发点触诊按压会出现熟悉的直肠/闭孔痛和耻骨联合"松"的感觉。阴部神经有阴性 Tinel 征，肌力三级（modified Oxford scale）和耐力减少症状。在 5 组放松盆底肌触发点治疗后，该球员恢复了全职足球工作，症状未复发。

### 病例报告 3

一名 24 岁女性，主诉外阴疼痛，诊断为阴部神经卡压，阳性 EMG 结果。她的困扰是走路，尤其是爬山，还有弯腰，冰敷和侧躺可以减轻症状。触诊她的耻骨联合出现熟悉的外阴疼痛，主动直腿抬高测试是阳性的。治疗包括运动系统平衡矫正练习和骶骨带的应用。3 个月后，她成功地无痛登上了乞力马扎罗山。

## 小结

综上所述，治疗师是识别和纠正与症状相关的运动系统功能障碍的角色。然而，由于目前大多数盆腔痛的治疗方法都是经验性的，所以在对盆腔痛患者进行治疗时，需要严格且详细的临床推理。本章提供证据可以考虑盆底肌运动系统功能障碍为盆腔痛和其他相关障碍表现的潜在因素，并讨论了相关可能的评估和治疗的辅助方法。

（荣积峰 译，李艳 审，王于领 校）

## 参考文献

Anderson RU. 2008. Commentary on the mechanisms in prostatitis / chronic pelvic pain syndrome. J Urol 179: S68.

Anderson RU. 2011. Chronic prostatitis / chronic pelvic pain: is there a psychosocial component? Can Urol Assoc J 5: 333–334.

Anderson RU, Wise D, Sawyer T, et al. 2005. Integration of myofascial trigger point release and paradoxical relaxation training treatment of chronic pelvic pain in men. J Urol 174: 155–160.

Anderson RU, Wise D, Sawyer T, et al. 2006. Sexual dysfunction in men with chronic prostatitis / chronic pelvic pain syndrome: improvement after trigger point release and paradoxical relaxation training. J Urol 176: 1534–1539.

Anderson RU, Sawyer T, Wise D, et al. 2009. Painful myofascial trigger points and pain sites in men with chronic prostatitis / chronic pelvic pain syndrome. J Urol 182: 2753–2758.

Anderson RU, Wise D, Sawyer T, et al. 2011. 6-day intensive treatment protocol for refractory chronic prostatitis / chronic pelvic pain syndrome using myofascial release and paradoxical relaxation training. J Urol 185: 1294–1299.

Ashton-Miller JA, DeLancey JO. 2007. Functional anatomy of the female pelvic floor. Ann N Y Acad Sci 1101: 266–296.

Barbic M, Kralj B, Cor A. 2003. Compliance of the bladder neck supporting structures: importance of activity pattern of levator ani muscle and content of elastic fibers of endopelvic fascia. Neurouro. Urodyn 22: 269–276.

Baytur YB, Deveci A, Uyar Y, et al. 2005. Mode of delivery and pelvic floor muscle strength and sexual function after childbirth. Int J Gynaecol Obstet 88: 276–280.

Berger RE, Ciol MA, Rothman I, et al. 2007. Pelvic tenderness is not limited to the prostate in chronic prostatitis / chronic pelvic pain syndrome (CPPS) type IIIA and IIIB: comparison of men with and without CP / CPPS. BMC Urol 7: 17.

Bø K, Finckenhagen HB. 2003. Is there any difference in measurement of pelvic floor muscle strength in supine and standing position? Acta Obstet Gynecol Scand 82: 1120–1124.

Boyles SH, Weber AM, Meyn L. 2003. Procedures for urinary incontinence in the United States, 1979–1997. Am J Obstet Gynecol 189: 70–75.

Carter JE 2000 Abdominal wall and pelvic myofascial trigger points. In: Howard FM (ed) Pelvic pain. Philadelphia: Lippincott Williams & Wilkins, pp 314–358.

Chaitow L, Lovegrove Jones R (eds). 2012. Chronic pelvic pain and dysfunction: practical physical medicine. London: Elsevier Churchill Livingstone.

Constantinou CE, Govan DE. 1982. Spatial distribution and timing of transmitted and reflexly generated urethral pressures in healthy women. J Urol 127: 964–969.

Cowan SM, Bennell KL, Hodges PW, et al. 2003. Simultaneous feedforward recruitment of the vasti in untrained postural tasks can be restored by physical therapy. J Orthop Res 21: 553–558.

Curtis Nickel J, Baranowski AP, Pontari M, et al. 2007. Management of men diagnosed with chronic prostatitis / chronic pelvic pain syndrome who have failed traditional management. Rev Urol 9: 63–72.

Dankaerts W, O'Sullivan PB, Straker LM, et al. 2006. The inter-examiner reliability of a classification method for non-specific chronic low back pain patients with motor control impairment. Man Ther 11: 28–39.

Darnis B, Robert R, Labat JJ, et al. 2008. Perineal pain and inferior cluneal nerves: anatomy and surgery. Surg Radiol Anat 30: 177–183.

Davis SN, Morin M, Binik YM, et al. 2011. Use of pelvic floor ultrasound to assess pelvic floor muscle function in Urological Chronic Pelvic Pain Syndrome in men. J Sex Med 11: 3173–3180. doi:10.1111/j.1743-6109.2011.02452.x.

DeLancey JO 1990. Anatomy and physiology of urinary continence. Clin Obstet Gynecol 33: 298–307.

DeLancey JO 2005. The hidden epidemic of pelvic floor dysfunction: achievable goals for improved prevention and treatment. Am J Obstet Gynecol 192: 1488–1495.

Dickx N, Cagnie B, Achten E, et al. 2008. Changes in lumbar muscle activity because of induced muscle pain evaluated by muscle functional magnetic resonance imaging. Spine 33: E983–E989.

Doggweiler-Wiygul R, Wiygul JP. 2002. Interstitial cystitis, pelvic pain, and the relationship to myofascial pain and dysfunction: a report on four patients. World J Urol 20: 310–314.

Dumoulin C, Bourbonnais D, Lemieux MC. 2003. Development of a dynamometer for measuring the isometric force of the pelvic floor musculature. Neurourol Urodyn 22: 648–653.

Enck P, Vodusek DB. 2006. Electromyography of pelvic floor muscles. J Electromyogr Kines 16: 568–577.

Fall M, Baranowski AP, Elneil S, et al. 2010. EAU guidelines on chronic pelvic pain. Eur Urol 57: 35–48.

Ferreira PH, Ferreira ML, Maher CG, et al. 2006. Specific stabilisation exercise for spinal and pelvic pain: a systematic review. Aust J Physiother 52: 79–88.

FitzGerald MP, Anderson RU, Potts J, et al. 2009. Randomized multicenter feasibility trial of myofascial physical therapy for the treatment of urological chronic pelvic pain syndromes. J Urol 82: 570–580.

FitzGerald MP, Payne CK, Lukacz ES, et al. 2012. Randomized multicenter clinical trial of myofascial physical therapy in women with interstitial cystitis / painful bladder syndrome and pelvic floor tenderness. Urol 187: 2113–2118.

Gosling JA, Dixon JS, Critchley HO, et al. 1981. A comparative study of the human external sphincter and periurethral levator ani muscles. Br J Urol 53: 35–41.

Gray H, Williams PL, Bannister LH. 1995. Gray's anatomy: the anatomical basis of medicine and surgery, 38th edn. New York: Churchill Livingstone.

Grigorescu BA, Lazarou G, Olson TR, et al. 2008. Innervation of the levator ani muscles: description of the nerve branches to the pubococcygeus, iliococcygeus, and puborectalis muscles. Int Urogynecol J 19: 107–116.

Guaderrama NM, Liu J, Nager CW, et al. 2005. Evidence for the innervation of pelvic floor muscles by the pudendal nerve. Obstet Gynecol 106: 774–781.

Hall T, Zusman M, Elvey R. 1998. Adverse mechanical tension in the nervous system? Analysis of straight leg raise. Man Ther 3: 140–146.

Harris-Hayes M, Van Dillen LR. 2009. The inter-tester reliability of physical therapists classifying low back pain problems based on the movement system impairment classification system. PM R 1:117–126. doi:10.1016/j.pmrj.2008.08.001.

Hemborg B, Moritz U, Lowing H. 1985. Intra-abdominal pressure and trunk muscle activity during lifting. IV. The causal factors of the intra-abdominal pressure rise. Scand J Rehabil Med 17: 25–38.

Herschorn S. 2004. Female pelvic floor anatomy: the pelvic floor, supporting structures, and pelvic organs. Rev Urol 6: S2–S10.

Hides JA, Jull GA, Richardson CA. 2001. Long-term effects of specific stabilizing exercises for first episode low back pain. Spine 26: E243–E248.

Hides JA, Richardson CA, Jull GA. 1996. Multifidus muscle recovery is not automatic after resolution of acute, first-episode low back pain. Spine 21: 2763–2769.

Hodges PW, Gandevia S. 2000. Changes in intra-abdominal pressure during postural and respiratory activation of the human diaphragm. J Appl Physiol 89: 967–976.

Hodges PW, Richardson CA. 1996. Inefficient muscular stabilization of the lumbar spine associated with low back pain: a motor control evaluation of transversus abdominis. Spine 21: 2640–2650.

Hodges PW, Richardson CA. 1998. Delayed postural contraction of transversus abdominis in low back pain associated with movement of the lower limb. J Spinal Disord 11: 46–56.

Hodges PW, Sapsford R, Pengel LH. 2007. Postural and respiratory functions of the pelvic floor muscles. Neurourol Urodyn 26: 362–371.

Howard D, Miller JM, DeLancey JO, et al. 2000. Differential effects of cough, valsalva, and continence status on vesical neck movement. Obstet Gynecol 95: 535–540.

Howard FM. 2003. Chronic pelvic pain. Obstet Gynecol 101: 594–611.

Jones RC, 2003. The back detective. [Course notes and book in preparation.]

Jones RC, 2014. The back detective. [Course notes and book in preparation.]

Jones RC, Peng Q, Shishido K, et al. 2006. 2D ultrasound imaging and motion tracking of pelvic floor muscle activity during abdominal manoeuvres in stress urinary incontinent women [abstract]. Neurourol Urodyn 25: S72.

Kenton K, Brubaker L. 2002. Relationship between levator ani contraction and motor unit activation in the urethral sphincter. Am J Obstet Gynecol 187: 403–406.

Langford CF, Udvari Nagy S, Ghoniem GM. 2007. Levator ani trigger point injections: an underutilized treatment for chronic pelvic pain. Neurourol Urodyn 26: 59–62.

Laycock J, Brown J, Cusack C, et al. 2001. Pelvic floor reeducation for stress incontinence: comparing three methods. Br J Community Nurs 6: 230–237.

Litwin MS. 2002. A review of the development and validation of the National Institutes of Health Chronic Prostatitis Symptom Index. Urology 60: S14–S18.

Litwin MS, McNaughton-Collins M, Fowler FJ Jr, et al. 1999. The National Institutes of Health Chronic Prostatitis Symptom Index: development and validation of a new outcome measure. Chronic Prostatitis Collaborative Research Network. J Urol 162(2): 369–375.

Martins JAC, Pato MPM, Pires EB, et al. 2007. Finite element studies of the deformation of the pelvic floor. Ann N Y Acad Sci 1101: 316–334.

McGill S. 2002. Low back disorders: evidence-based prevention and rehabilitation. Champaign, IL: Human Kinetics.

McKenzie R, May S. 2003. The lumbar spine: mechanical diagnosis and therapy, 2nd edn. Waikanae: Spinal Publications.

Moseley GL. 2008. Pain, brain imaging and physiotherapy: opportunity is knocking. Man Ther 13: 475–477.

Moseley GL, Hodges PW, Gandevia SC. 2002. Deep and superficial fibers of the lumbar multifidus muscle are differentially active during voluntary arm movements. Spine 27: E29–E36.

Nygaard I, Barber MD, Burgio KL, et al. 2008. Prevalence of symptomatic pelvic floor disorders in US women. JAMA 300: 1311–1316.

Olsen AL, Smith VJ, Bergstrom JO, et al. 1997. Epidemiology of surgically managed pelvic organ prolapse and urinary incontinence. Obstet Gynecol 89: 501–506.

O'Sullivan P. 2005. Diagnosis and classification of chronic low back pain disorders: maladaptive movement and motor control impairments as underlying mechanism. Man Ther 10: 242–255.

O'Sullivan PB, Beales DJ. 2007. Changes in pelvic floor and diaphragm kinematics and respiratory patterns in subjects with sacroiliac joint pain following a motor learning intervention: a case series. Man Ther 12: 209–218.

O'Sullivan PB, Beales DJ, Beetham JA, et al. 2002. Altered motor control strategies in subjects with sacroiliac joint pain during the active straight-leg-raise test. Spine 27: E1–E8.

Pattern D, Hughes J. 2008. Anatomy of the urogenital pain systems. In: Baranowski AP, Abrams P, Magnus F (eds) Urogenital pain in clinical practice. Boca Raton, FL: CRC / Informa Healthcare, pp 23–43.

Petros PE. 2007. The anatomy and dynamics of pelvic floor function and dysfunction. In: Petros PE (ed) The female pelvic floor: function, dysfunction and management according to the integral theory, 2nd edn. Würzburg: Springer Medizin Verlag, Ch 2, pp 17–76.

Planken E, Voorham-van der Zalm PJ, Lycklama A, et al. 2010. Chronic testicular pain as a symptom of pelvic floor dysfunction. J Urol 183: 177–181.

Pontari MA, Ruggieri MR. 2008. Mechanisms in prostatitis / chronic pelvic pain syndrome. J Urol 179: S61–S67.

Pool-Goudzwaard A, van Dijke GH, van GM, et al. 2004. Contribution of pelvic floor muscles to stiffness of the pelvic ring. Clin Biomech 19: 564–571.

Sahrmann SA. 2002. Diagnosis and treatment of movement impairment syndromes. Maryland Heights, MO: CV Mosby Elsevier.

Shafik A. 1998. A new concept of the anatomy of the anal sphincter mechanism and the physiology of defecation: mass contraction of the pelvic floor muscles. Int Urogynecol J Pelvic Floor Dysfunct 9: 28–32.

Shafik A. 2000. Neuronal innervation of urethral and anal sphincters: surgical anatomy and clinical implications. Curr Opin Obstet Gynecol 12: 387–398.

Shafik A, Asaad S, Doss S. 2002. The histomorphologic structure of the levator ani muscle and its functional significance. Int Urogynecol J 13: 116–124.

Shafik A, Doss S, Asaad S. 2003. Etiology of the resting myoelectric activity of the levator ani muscle: physioanatomic study with a new theory. World J Surg 27: 309–314.

Shafik A, Ahmed I, Shafik AA, et al. 2005. Surgical anatomy of the perineal muscles and their role in perineal disorders. Anat Sci Int 80: 167–171.

Smith MD, Russell A, Hodges PW. 2006. Disorders of breathing and continence have a stronger association with back pain than obesity and physical activity. Aust J Physiother 52: 11–16.

Smith MD, Coppieters MW, Hodges PW. 2007. Postural response of the pelvic floor and abdominal muscles in women with and without incontinence. Neurourol Urodyn 26: 377–385.

Smith MD, Russell A, Hodges PW. 2008. Is there a relationship between parity, pregnancy, back pain and incontinence? Int Urogynecol J 19: 205–211.

Smith MD, Russell A, Hodges P. 2009. Do incontinence, breathing difficulties and gastrointestinal symptoms increase the risk of future back pain? J Pain 10: 876–886.

Tsao H, Hodges PW. 2007. Immediate changes in feedforward postural adjustments following voluntary motor training. Exp Brain Res 181: 537–546.

Tsao H, Hodges PW. 2008. Persistence of improvements in postural strategies following motor control training in people with recurrent low back pain. J Electromyogr Kinesiol 18: 559–567.

Tsao H, Druitt TR, Schollum TM, et al. 2010. Motor training of the lumbar paraspinal muscles induces immediate changes in motor coordination in patients with recurrent low back pain. J Pain 11: 1120–1128.

Tu FF, As-Sanie S, Steege JF. 2006. Prevalence of pelvic musculoskeletal disorders in a female chronic pelvic pain clinic. J Reprod Med 51: 185–189.

Tubbs R, Miller J, Loukas M, et al. 2009. Surgical and anatomical landmarks for the perineal branch of the posterior femoral cutaneous nerve: implications in perineal pain syndromes. J Neurosurg 111: 332–335.

Van Dillen LR, Sahrmann SA, Norton BJ, et al. 1998. Reliability of physical examination items used for classification of patients with low back pain. Phys Ther 78: 979–988.

Van Dillen LR, Sahrmann SA, Norton BJ, et al. 2003. Movement system impairment-based categories for low back pain: stage 1 validation. J Orthop Sports Phys Ther 33: 126–142.

Walsh J, Ther M, Hall T. 2009. Agreement and correlation between the straight leg raise and slump tests in subjects with leg pain. J Manipulative Physiol Ther 32: 184–192.

Weiss JM. 2001. Pelvic floor myofascial trigger points: manual therapy for interstitial cystitis and the urgency-frequency syndrome. J Urol 166: 2226–2231.

Whelan M 2012. Practical anatomy, examination, palpation and manual therapy release techniques for the pelvic floor. In: Chaitow L, Lovegrove Jones R (eds) Chronic pelvic pain and dysfunction: practical physical medicine. London: Elsevier Churchill Livingstone, pp 311–338.

# 第 21 章

# 慢性腰痛

Mark D. Bishop, Joel E. Bialosky, Charles W. Gay

## 概述

腰痛为部位主要集中在第 12 肋骨以下和臀肌下缘以上的疼痛，僵硬或者不适感。腰痛可能伴随或不伴随腿部疼痛，或坐骨神经痛。疼痛的分类，从时间上可分为急性、亚急性和慢性疼痛，也可以从疼痛程度变化情况分为周期性和短暂性（Von Korff & Saunders 1996）。

本章的关注点为慢性持续性腰痛，以下称作慢性腰痛（chronic lower back pain, CLBP）。对于 CLBP 的主要描述是基于疼痛的发作时长。比如，国际健康组织如国际疼痛研究学会（IASP 1986）和世界卫生组织（WHO）对慢性疼痛的定义为，超过正常组织愈合时间的疼痛（National Research Council of the National Academies 2008）。这个定义的前提是，引起任何外周组织损伤的源头已经被解决。国际疼痛研究协会认为这种情况至少持续 3 个月才能被定义，同时 3 个月的时长也被例如美国家庭从业者协会和质量医疗机构等组织共同运

用。但也有不同机构认为短到 7 周或长达 6 个月的疼痛被认为是 CLBP 表现（Van den Hoogen et al 1998；Anderson 1999；Walker 2000）。另外的定义也有将疼痛的天数作为判断标准；Von Korff and Saunders（1996）认为 12 个月中单次或者多次疼痛天数超过一半的时间。

这种对于慢性腰痛的不同定义方式，使得对有关 CLBP 的诸多发病率研究很难进行对比。以疼痛持续时间为 6 个月或更长为标准的流行病学研究，其发病率为 15%。更短的时间定义方式，其评估出的发病率变化较大，为 4%~24% 不等（Juniper et al 2009）。尽管发病率存在差异，但 CLBP 仍旧是全球卫生保健系统中明显的社会经济压力，同时研究证据表明其发病率还在不断增加。如，美国国内从 1992 到 2006 年其腰痛发病率增加了 162%。这个增加主要为 45~54 岁年龄段的人群增加了 219% 所推高的（Freburger et al 2009）。

## 急性与慢性腰痛

急性和慢性腰痛中，主要关注点为判断其是症状还是疾病。这样说更为合适：通常急性腰痛被认为是症状，并不建议使用诊断学去鉴别出脊柱病理学机制。有两个主要原因：①大多数急性发作的腰痛会随时间消失；②横断面研究和纵向研究也表明临床恢复结果和脊柱病理情况相关性不大（Deyo 2002）。主流的腰痛临床实践指南路径中，也指出大多数患者（约 90%）没有得到明确的解剖结构的病理学诊断，而以"非特异性腰痛"为诊断。

相反，慢性疼痛被认为是一种大脑疾病（Sullivan et al 2013）；如，美国国家科学院研究委员会（2008）表明，不论早期损伤发生于哪里，包括脊柱，与慢性疼痛相关的大脑都会呈现出功能性、结构性和化学性疾病状态变化。此外，医学研究所报告（2011，39 页）中总结显示"慢性疼痛本身就是一种

疾病"。最后一个来源于欧盟国际疼痛研究学会（IASP）的陈述也进一步表明了这个观点。其中提到：尽管急性疼痛可合理性地被认为是疾病或者损伤的症状，但慢性和复发性疼痛是一个特殊的健康卫生问题——一种独特的疾病（http://www.efic.org/index.asp? sub=724B97A2EjBu1C）。

目前对于慢性腰痛的病理学认识仍然不足。如前所述，用时间长短来区分急性和慢性阶段；然而，腰痛从急性（症状）发展到慢性（疾病）阶段的确切时间点，不太可能仅是一个简单的时间问题。由于缺乏对 CLBP 的发展认知，所以在理解急性和慢性疼痛阶段之间发生的生物学变化方面产生了鸿沟。因此，针对生物学变化以防止急性腰痛的"慢性化"仍然是一个无法实现的目标。在下面的章节中，我们将讨论的见解和发现，都来源于两个应用于 CLBP 的研究领域：定量感官测试（quantitative sensory testing, QST）和神经影像学。这些领域揭示了与没有经历疼痛的个体相比，持续疼痛的个体中存在的神经生物学差异。需要进一步的研究来确定这些差异是否真的会演变和促成疼痛的持续状态。

## 慢性腰痛中伤害性感受信号传输的改变

定量感官测试（QST）是将可量化的感觉形式应用于身体的不同组织，例如皮肤、肌肉和内脏（Arendt-Nielsen & Yarnitsky 2009；Arendt-Nielsen & Graven-Nielsen 2011）。存在多种不同的感觉形式，例如热、机械性、化学性、触电性和局部缺血性。疼痛敏感性测试是 QST 的一个子类别，是对不同刺激量时心理-生理反应的记录。心理-生理反应包括产生疼痛的最小刺激量（阈值），可容忍的最大刺激量（容忍度）和/或对重复刺激（时间总和）或多个位置刺激（空间总和）的疼痛强度变化的感知。

疼痛敏感性测试可以区分腰痛患者群组和无痛人员群组。慢性腰痛的患者对于腰部组织（Clauw et al 1999；Kobayashi et al 2009；Blumenstiel et al 2011）和远离疼痛部位的组织，如小腿和拇指（Giesecke et al 2004；O'Neill et al 2007）等部位的刺激敏感度增高。在偏远区域（即主要疼痛区域外）进行疼痛敏感性测试，背后的原因是在健康组织受刺激后，检测到的疼痛超敏反应被认为是发生中枢神经处理改变的结果（Curatolo 2011）。腰椎部位和远端位置的敏

感性增加表明慢性腰痛与广泛的中枢性超敏反应有关，即中枢神经系统（central nervous system, CNS）对疼痛的异常处理（Latremoliere & Woolf 2009）。作为歧性分析的衡量标准，一些疼痛敏感性测试具有较好的接受者操作特征曲线（receiver-operating characteristics, ROC）和似然比。可能有用的测试包括：最严重疼痛部位的压力疼痛阈值（ROC 下区域：0.87），电刺激疼痛阈值（ROC：0.87），最严重疼痛部位的压力疼痛耐受性（ROC：0.81），远端（肩胛上）区域的压力痛阈值（ROC：0.80）和疼痛的时间总和（ROC：0.80）（Neziri et al 2012）。

QST 还可以评估运动觉（例如身体意识）。对于运动觉，可测量到引起心理-生理反应的刺激强度，但这些反应与疼痛的感知无关。具体例子包括最先被感知的振动或压力的量（阈值检测），可识别两个单独刺激的最小距离（两点辨别觉）以及刺激位置与体态图位置匹配一致性的百分比（体表位置觉）。

同无痛人群相比，CLBP 患者在下腰背部表现出更高的检测阈值（Blumenstiel et al 2011；Puta et al 2013）。在远离腰部的位置，一些人发现了更高的检测阈值（Puta et al 2013），而其他人没有发现健康组和 CLBP 组之间存在差异（Blumenstiel et al 2011）。对于腰部的两点辨别觉测试，与健康对照组相比，CLBP 患者需要更远距离才能被感知（Wand et al 2010）。此外，CLBP 患者比无痛人员更易发生背部刺激的位置觉错觉（Wand et al 2013）。虽然这些感觉测试已经能够被用来区分腰痛患者和正常人，但还没有调查研究发现这些感觉测试同临床特征的相关性（Wand et al 2010, 2013；Blumenstiel et al 2011；Puta et al 2013）。

QST 的另一个子类别包括电生理学反射测试，例如伤害性回避反射（nociceptive withdrawal reflex, NWR）和反射感受域（reflex receptive fields, RRF）。这些测试用于评估伤害性感受过度兴奋情况。诱发伤害性回避反射和 RRF 增强的刺激量的减少表明脊髓过度兴奋。脊柱过度兴奋可能是由于突触敏感性增加导致脊髓神经元响应增加或脊髓神经元接受区扩大的结果。

CLBP 患者表现出对于单次和重复性电刺激具有较低的伤害回避反射阈值（Biurrun Manresa et al 2013）。单次电刺激反射阈值的辨别能力较精确，ROC 为 0.83（Neziri et al 2012）。与无痛志愿者相比，CLBP 患者在远离损伤部位的区域中表现出更大

的 RRF，这表明脊柱过度兴奋存在泛化（Biurrun Manresa et al 2013）。意外的结果是急性腰痛患者与无痛志愿者相比表现出相似的 NWR 和 RFR 差异，而与 CLBP 患者相比无差异（Biurrun Manresa et al 2013）。

## 慢性腰痛的神经影像学

来自神经科学领域的研究证明，CLBP 患者和无痛志愿者之间存在微妙的神经生物学差异。神经生物学包括神经系统的研究以及它如何组织成处理信息和调解行为的功能环路。CLBP 人群和无痛志愿者之间神经生物学差异已经通过先进的神经成像技术【如磁共振成像（magnetic resonance imaging，MRI）】（Grachev et al 2000，2002；Apkarian et al 2004；Giesecke et al 2004；Kobayashi et al 2009；Baliki et al 2011）、正电子发射断层扫描（positron emission tomography，PET）（Derbyshire et al 2002）、脑磁图（magnetoencephalography，MEG）（Flor et al 1997）和经颅磁刺激（transcranial magnetic stimulation，TMS）与针极肌电图（electromyography，EMG）组合方式（Tsao et al 2008）等得到了证实。这些技术证明了 CLBP 群体和无痛对照组之间存在皮质结构和功能的差异。

皮质结构的差异已经被两种 MRI 测试方式测试过：基于体素的形态测量法（voxel-based morphometry，VBM）和弥散张量成像（diffusion tensor imaging，DTI）。形态测量法通过 MRI 图像结构包络法测试了皮质和皮质下灰质的厚度和体积。而弥散张量成像评估了分数各向异性（fractional anisotropy，FA），其衍生自体内各向同性和体素间结构相似性的组合。通过 FA，可评估推断出移动概率和关于白质（while matter，WM）束及结构连通性的信息（Basser & Pierpaoli 2011）。

当对比患有 CLBP 的人群与无痛志愿者时，发现了结构性差异。通过 VBM 研究发现了大脑的全范围（Apkarian et al 2004）和局部（Apkarian et al 2004；Seminowicz et al 2011）的灰质结构差异。常见为 CLBP 患者大脑灰质体积广泛性减小（Apkarian et al 2004）。CLBP 患者同年龄匹配的对照组相比，左侧背侧外侧前额叶皮质、双侧前岛叶、左额叶岛盖、左后岛叶、左侧初级躯体感觉皮质、左侧内侧颞叶、双侧丘脑和右前扣带皮质的灰质减少（Apkarian et al 2004；Seminowicz et al 2011）。弥散张量成像研究

还表明，在上下纵韧带和前扣带及后扣带皮质区域内，白质的结构完整性存在差异（Mansour et al 2013）。比较一组 46 名亚急性腰痛患者时发现了这些差异；在 1 年后继续出现腰痛的队列中，先前确定的白质区域的 FA 值较低。然而，健康对照中 FA 值的范围包括了亚急性群体中的 FA 值。这些白质区域的结构完整性在多大程度上使个体面临更大的慢性风险需要进一步研究。

已经使用脑磁图（MEG）评估了皮质功能的差异，脑磁图（MEG）是经颅磁刺激和针极肌电图和功能性磁共振（fMRI）的组合。脑磁图已被用于评估感觉皮质中所代表的身体区域。Flor 等人（Flor et al，1997）利用脑磁图在 CLBP 患者中分研究表明，同正常人相比，他们腰椎区域向内侧有所偏移。Tsao 等人（Tsao et al，2008）联合使用经颅磁刺激和肌电图评估 CLBP 患者腹横肌在大脑运动皮质区的投射区域（提及和重心）。他们发现同正常人相比，CLBP 患者的其皮质区投射体积更大，同时重心偏向后外侧。研究人员推测，感觉和运动投射区域的这些变化是皮质重组的代表——即为神经的可塑性（Flor et al 1997；Tsao et al 2008）。

功能磁共振成像也被用于研究皮质功能的差异。fMRI 测量血氧水平依赖性（Blood-oxygenation-level-dependent，BOLD）信号。该信号可用于估计皮质功能，因为神经元活动与脑血流，脑容量和血氧的局部变化相关，被称为动态反应（Kwong et al 1992）。血流动力学反应产生 BOLD 信号的典型变化，关键环节是富氧和缺氧血液之间磁性的差异（Kwong et al 1992；Miezin et al 2000；Logothetis 2002）。

为了研究皮质功能，有两种分析方法通常与功能性磁共振的 BOLD 信号一起使用。第一种方法是使用事件发生时间来估计大脑中出现血流动力学反应的位置。为了评估参与疼痛经历的处理和调节的皮质区域，该事件通常是施加有害刺激。另一种方法是从皮质区域获取 BOLD 信号的时间序列，并估计与其他皮质区域的相关性（功能连接性）。该方法估计在静止时或在任务期间空间上不同的脑区域之间的 BOLD 信号波动的关系。这两种方法都已用于 CLBP 群体研究。

使用上述第一种方法，研究人员以两种不同的方式定制了有害刺激。第一种方法定制刺激的强度以在受试者之间产生相同的感觉。第二种方法使用跨受试者的标准量的刺激，这不可避免地产生感知

强度和不愉快的差异。调整刺激的强度以产生相同的感觉，在 CLBP 受试者和无痛受试者之间的活化脑区域中产生类似的血流动力学反应；然而，对于 CLBP 受试者，平均刺激强度明显较低。当标准刺激应用于所有受试者时，与无痛对照相比，在 CLBP 受试者的脑区域中观察到更大的血流动力学反应。在 CLBP 受试者中，在对侧第一躯体感觉皮质、次级躯体感觉皮质、岛叶下部、扣带回前部和同侧第二躯体感觉皮质和小脑中被报告增加了 BOLD 信号（Giesecke et al 2004；Gracely et al 2004；Kobayashi et al 2009）。研究人员总结认为，增强的皮质活动代表了对伤害感受加工和调节所涉及的大脑区域敏感性增加。

使用第二种方法，研究人员发现在认知任务和休息期间 CLBP 受试者和对照组之间的功能性连接差异（Baliki et al 2008；Tagliazucchi et al 2010）。在认知任务期间，CLBP 患者对默认模式网络（DMN）的失活较少；在这些个体中，与对照组相比，DMN 区域（内侧前额叶皮质）与认知任务期间活动的大脑区域的连通性增加（Baliki et al 2008）。在另一项研究中，静息时 CLBP 患者在相同的 DMN 和双侧皮质之间显示出更大的连接性（Tagliazucchi et al 2010）。研究人员表明，这些发现也预示着 CLBP 皮质功能的改变。

尽管有明确证据表明 CLBP 患者的脑功能、结构和化学成分不明确，但它们可以在多大程度上被治疗方式改变，这与临床医生-科学家直接相关。在 CLBP 患者中，药物、注射和外科手术成功治疗后，其大脑结构也显示出了变化并且与无痛人员相似（Seminowicz et al 2011；Younger et al 2011）；而症状没有改变的患者，其结构也没有发生改变。在治疗干预后，大脑的功能也在受试者中恢复。在专门的感觉辨别和运动训练过程后，大脑皮质中的感觉和运动区域也出现了变化；这些干预措施引起变化，使得皮质区域变得更像无痛人员（Flor & Diers 2009；Tsao et al 2010；Moseley & Flor 2012）。最后，在行为干预后，随着时间的推移，对有害刺激的血流动力学反应也在皮质区域发生变化（Jensen et al 2012）。因此，可以说 CLBP 患者的大脑结构和功能的变化是可逆的（即不会出现不可逆的脑损伤），并且当个体的疼痛得到正确治疗后，结构和功能也就似乎趋于正常。

腰痛疼痛从急性（症状）到慢性（疾病）的转变仍然知之甚少，并且是一个有意义的研究领域，同时

也有望取得丰硕成果。然而，综合起来看，QST 和神经影像学领域的结果提供了越来越多的证据表明，神经系统的异常是 CLBP 患者的一个显著特征。因此，单独按时间对腰痛的分类似乎过于简单化，并且依赖于这种方法似乎也就是病理生理缺乏正确认识的结果。有理由认为自我认知的改变是一种适应不良，并且会导致持续性的 CLBP，因此这也可能是治疗的一个目标。

## 慢性腰痛的手法治疗

在美国，国家补充和替代医学中心（National Center for Complementary and Alternative Medicine，NCCAM）已经为 CLBP 患者的非药物和非手术干预建立了类别，包括心身医疗和身体结构干预。在第 6 章中详细地讨论了与手法治疗相关的心身干预，而第 22 章描述了不同的脊柱复位和松动干预措施。因此，本章的重点是手法治疗从业者对手法和身体结构干预的应用。手法治疗所包含的技术主要关注身体的结构和系统，包括骨骼和关节、软组织和神经血管系统。

### 与关节相关的手法治疗

关节问题的干预治疗包括由治疗师的手法治疗或辅助设备的脊柱复位关节松动。脊柱的关节复位即为超过正常生理活动范围的被动松动，而脊柱的关节松动则为正常活动范围内的被动松动。在美国，估计有大约 8.6% 的人寻求过这种手法治疗，每年总花销将近 39 亿（Nahin et al 2009）。事实上，他们中大多数都是因为腰痛而就诊（17.8%）。Lin 等人（Lin et al，2011）为 CLBP 者的脊柱关节松动成本效益提供了支持。

针对 CLBP 患者的手法治疗效果，已有多份大型的系统综述和荟萃分析（Chou et al 2007；Rubinstein et al 2010；van Middelkoop et al 2011）。比如就有一份着重于关节相关性治疗的 Cochrane 综述（Rubinstein et al 2011）。这份综述纳入了 26 份足够质量的临床研究用于荟萃分析（荟萃分析是一种将多个研究结果结合起来，以增加统计学效力和实际效果的统计分析方法）。在这篇综述中，包含了高速低振幅松动技术和低振幅低速松动技术来治疗 CLBP 患者（Rubinstein et al 2011）。这项荟萃分析结果表明，与假干预和其他理疗治疗相比，高质量证据支持单独使用关节相关性治疗对缓解疼痛和功能

状态都有短期效应（1个月随访）。关节相关性治疗和其他治疗相比，关于疼痛改善平均差异为−4.16（95% CI：−6.97~−1.36）。也就是说关节相关性治疗比其他治疗对疼痛的改善多 4.16 分（Rubinstein et al 2011）。在疼痛强度评估方面，荟萃分析中所有研究都用统一评估方式，这样才能使用平均差异值。当使用了不同的评估量表时，如对于失能评估使用了欧氏失能指数（Oswestry disability index，ODI）或者罗兰莫里斯失能量表（Roland Morris disability scale for disability），在荟萃分析时都要将其进行均值标准化处理。对于功能状态评估，与其他干预相比，关节相关性治疗在上述综述中的标准化处理结果为−0.22（95% CI：−0.36~−0.07），即表明关节相关性治疗与其他干预相比具有高出 0.22 标准值改善（Rubinstein et al 2011）。

对于疼痛而言，单独使用关节相关性治疗，与其他干预相比，在随后的 1 个月和 6 个月时间，具有统计学意义的疼痛改善优势（分别为，差异值−2.76，95% CI：−5.19~−0.32 和差异值−3.07，95% CI：−5.42~−0.71）。对于功能状态而言，具有高质量的证据支持单独使用关节相关性治疗比其他治疗方式在 1 个月时间内改善具有统计学意义的优势（标准值−0.17，95% CI：−0.29~−0.06）；然而这个优势在随后 3 个月和 6 个月并不存在。有不同质量的证据表明，关节相关性治疗在加入另一种干预措施时对疼痛缓解和功能状态具有显著的短期效果。然而，对于 CLBP 患者长期效果来看，几乎没有证据表明，关节相关性治疗优于假的手法治疗。

许多读者可能会想到底应该使用哪种手法治疗，毕竟快速冲击松动和震颤松动其改善疼痛的理论机制都是不一样的（Pickar 2002；Triano 2001）。然而，单独的力学治疗并不能解释慢性腰痛患者的临床改善情况，并且最新的文献研究已经关注在了神经系统领域（George et al 2006；Bialosky et al 2009）。在综述中也对关节松动技术类型（快速小幅度松动或震颤松动）或治疗操作者可能会干预治疗效果因素进行了特定的分析。然而，分析结果显示治疗技术或治疗人员对效果分析无影响，也就是说不同的治疗技术或不同的治疗人员其治疗效果相似（Rubinstein et al 2011）。

Williams 等人（2007）完成了另外一份关于关节相关性治疗对心理因素影响的研究荟萃分析，如抑郁、焦虑、自我效能和恐惧-回避信念作为治疗结果评价。这些作者的研究报告指出，与短期内的"言语

干预"（主要是教育干预）相比，采用关节相关性治疗在短期（standardized mean differences，SMD：−0.33，95% CI：−0.47~−0.19）和长期随访段内（SMD −0.27，95% CI：−0.40~−0.14）都可获得更好的结果。关节相关性治疗也优于简单的运动和针灸疗效（SMD：−0.13，95% CI：−0.24~−0.01，1~5个月，SMD：−0.11，95% CI：−0.25~−0.02，6~12 个月）（Williams et al 2007）。同疼痛和功能状态结果相似，直接比较时，关节相关性治疗和假干预的效果没有差异（Williams et al 2007）。

应该注意的是，所有报道的有效性都是在异质的参与者群体中发现的。患者的分组类型（即治疗与患者体征和症状相匹配模式），被认为是急性腰痛发作中需要考虑的重要因素（Childs et al 2004）。是否这也是 CLBP 的情况，尚未确定；然而，Cook 等人（2013）最近的研究表明事实并非如此。总之，关节松动技术在短期内提供了比其他治疗方式和其他干预措施更多的疼痛缓解和更好的功能改善，使得 CLBP 患者的康复速度也更快。

## 与软组织相关的手法治疗

软组织松解技术包括瑞典式按摩、深层组织按摩、扳机点疗法、指压按摩和各种形式的肌筋膜治疗等技术。这些疗法通常是手法应用，但也可以用仪器进行。在美国，每年大约 8.3% 的人口会需要给予软组织松解的治疗，每年花费近 42 亿美元（Nahin et al 2009）。最为常见的就诊原因就是腰痛（17.3%）。

一篇系统综述呈现了渥太华专家组关于针对腰痛的治疗性按摩的临床循证实践指南（Brosseau et al 2012）。推荐的治疗方式包括针对肌肉问题的手法治疗（瑞典式按摩，筋膜或结缔组织释放技术，交叉纤维弹拨和肌筋膜扳机点技术）。纳入的研究将肌肉相关问题的手法治疗与未接受干预的对照组，安慰剂（假激光治疗），常规治疗，自我治疗教育，放松治疗，假手动治疗或运动进行比较。在这篇综述中，没有直接比较肌肉松解的手法治疗与关节松动的技术（Brosseau et al 2012）。渥太华专家组认为，肌肉松解技术手法治疗可以在治疗后存在即刻效应，即能改善 CLBP 疼痛症状和失能状态，此外，当肌肉松解手法治疗配合治疗性运动和教育时可以得到短期的缓解。事实上，这一结论之前已经被 Cochrane 系统综述提出，软组织按摩治疗能够帮助管理非特异性腰痛（Furlan et al 2008）。

Cherkin 等（2011）研究了结构按摩（肌筋膜，神经肌肉和其他软组织技术）与常规治疗（无按摩干预）的对比，并证明了结构按摩能改善临床上残疾和症状。10 周的治疗优势具有最强的证据支持（MD -2.5，95% CI:-3.56~-1.44），而 16 或 42 周的治疗优势几乎没有证据支持。当软组织放松按摩（揉磨，揉捏，循环摩擦，振动，摇摆和推挤，抓捏）与对照（常规治疗）相比时，证实了在 10 周时存在临床上意义上的优势，能够改善症状（症状影响评分），同时在治疗后 10、16 和 42 周后存在残疾状态相对较轻。

Little 等（2008）对比研究了治疗性按摩技术（从业者可以选择揉磨，揉捏，拍叩和肌肉神经扳机点释放）和常规治疗（无按摩）。这项研究表明在第 12 周治疗性按摩在残疾功能缓解上具有临床意义，而第 40 周时无差异。Preyde（2000）对比研究了软组织松解技术与假激光治疗对亚急性腰痛患者的治疗效果。该作者表明，软组织治疗松解能够更好地缓解疼痛，改善生活质量以及减轻残疾状态。本研究还将综合按摩疗法（按摩、纠正运动和姿势教育）与运动和姿势教育进行了比较。结合按摩的治疗能够更好地改善疼痛和质量以及减少残疾状态。读者可以在第 60 章中找到针对肌筋膜扳机点的几种软组织治疗方法。总之，与常规治疗和姿势锻炼相比，软组织松解手法治疗能为 CLBP 患者提供更大的益处。

## 与神经相关的手法治疗

与神经相关的治疗技术在躯体和四肢正常运动范围内，使用被动、主动或组合方式来延伸、滑动、滚动、拉伸或牵张神经结构。这些技术通常被称为神经松动术。与偏爱肌肉和关节不同，因为两者都是相关行业领域的治疗（按摩治疗师偏爱软组织松解，整脊治疗师偏爱关节治疗），神经相关治疗法通常与其他手法治疗一起使用。因此，缺乏关于神经相关疗法的运动或疗效数据。（关于临床神经动力学应用的更多细节，读者可参考第 64 和 65 章。）

目前还没有关于 CLBP 的神经治疗方法的有关系统评价或荟萃分析。Cleland 等（2006）发现，对于轻度至中度疼痛的非放射性腰痛患者，进行每周 2 次，持续 3 周的治疗，在脊柱关节松动和运动治疗方案中增加 slump 拉伸的患者（一种神经松动术）（n =16）与没有接受神经松动的患者（n =14）相比，在残疾状态和疼痛减轻，以及症状集中化趋势方面产生了更大的改善。Schäfer 等人（2011）最近的一项研究表明，与其他腰痛和腿部疼痛的患者相比，在周围神经敏感化的患者中，神经松动（滑动技术）可以减轻疼痛和残疾。Nagrale 等人（2012）使用与 Cleland 等人（2006）类似的研究设计，但具有更大的样本（n =60）。在疼痛超过 3 个月的非放射性腰痛患者中，增加了 slump 牵伸的脊柱松动和运动治疗的患者，比仅接受脊柱松动和运动治疗的患者，在治疗后 3 周和 6 周时残疾状态和疼痛缓解，以及恐惧回避方面都有更大的改善。

## 与慢性腰痛干预效果相关的因素

关于对 CLBP 患者干预治疗效果的研究表明，干预治疗比不治疗好；但是没有对具体的治疗方法效果进行区分（Chou et al 2007），同时它们也仅具有弱至中等的效应（Keller et al 2007；Machado et al 2009）。这与上述研究一样。特别是在手法治疗研究中，不同技术治疗（Kent et al 2005）和相同技术的不同参数治疗（Hessell et al 1990；Ngan et al 2005），其反应效果相类似。总的来说，这些结果表明，对于 CLBP 患者而言，治疗过程比特定的治疗方法更为重要。

与治疗过程相关的因素包括个体偏好、治疗效果的期望以及患者和治疗人员之间的关系（Preference Collaborative Review Group 2008）。这些因素对所有疼痛干预措施的有效性都有影响。例如，患者看到医务人员提供药物治疗，其疼痛治疗效果比没有看到但也提供了药物治疗的效果更好（Colloca et al 2004）。可以调整治疗背景因素以影响临床结果；具体而言，当引导患者形成疼痛缓解的预期（Vase et al 2009，Kaptchuk et al 2008a）或伴随治疗人员提供过多的交流时，安慰剂效应会显著增强（Kaptchuk et al 2008b）。此外，当患者期望更多疼痛时，也可以抵消药物的镇痛作用（Bingel et al 2011）。以下部分将回顾与特定情境因素相关的文献，这些因素可能会影响对 CLBP 患者的干预措施的治疗反应。

### 预期

预期是患者认为会发生的并且是腰痛相关结果的预后情况。例如，系统评价已经得出结论，非 CLBP 患者的预期可以预测工作相关结果（Iles et al 2008）和功能结果（Iles et al 2009）。特别是对于

CLBP 患者而言,患者预期可预测误工时间(Kuijer et al 2006)和对保守治疗的反应(Goossens et al 2005；Linde et al 2007；Smeets et al 2008)。预期也可能调节一些特殊干预的结果。Kalauokalani 等(2001)随机分配 135 名 CLBP 患者接受针灸或按摩治疗。与功能相关的主要评估结果未发现群体相关性差异；然而,对期望接受针灸治疗的针灸组患者比期望接受按摩的针灸组患者具有更好的治疗结果,反之亦然。安慰剂研究表明,可以调节几种期望来影响疼痛。在安慰剂对照研究中,如果参与者被告知接受安慰剂的可能性为 50%——即"您即将接受积极治疗或安慰剂治疗",其安慰剂镇痛效果较小(Vase et al 2009)。相比之下,在安慰剂研究中,如果提供正向期望引导,其安慰剂镇痛效果要大得多(Vase et al 2009)；例如,在提供生理盐水的同时给予引导指示——"刚刚给予的药剂已被证实能显著减轻某些患者的疼痛",与接受利多卡因治疗一样,能有效降低肠易激综合征患者的疼痛敏感性(Vase et al 2003)。总的来说,这一系列文献表明,预期是 CLBP 患者的预后因素,可能调整 CLBP 患者的治疗结果,也可能就是一种治疗方法,用于提高康复干预的有效性。

## 患者偏好

患者偏好与预期密切相关(Lurie et al 2008；Sherman et al 2010),并且对给予的治疗方式有偏爱会增加该治疗方法的成功性概率。系统评价和荟萃分析结果表明,接受偏好治疗的个体比没有偏好的个体和未接受偏好治疗的个体具有更好的治疗效果(Preference Collaborative Review Group 2008)。然而,有个别研究并未一致赞同患者偏好对于腰痛的临床结果有影响。Donaldson 等(2013)随机分配了 149 名腰痛患者接受快速小幅度冲击手法和运动治疗或非快速冲击手法和运动治疗。参与者对快速小幅度冲击手法或非快速小幅度冲击手法的偏好与任何研究结果不相关。通常,文献表明患者偏好是与期望相似的结构。虽然没有广泛调查,但患者偏好与肌肉骨骼疼痛相关的结果有关联；然而,它并不与腰痛相关的结果相关联。

## 医患关系

患者和医务人员之间的关系也可能影响临床结果(Di Blasi et al 2001；Hall et al 2010)。例如,在一项研究中,200 名仅有症状而无体征的首诊患者被随机分配接受积极咨询组(医生给予快速改善的诊断和承诺)或消极咨询组(医生表示对诊断和治疗效果不确定)。接受积极咨询的组中有 64% 的人员在 2 周内情况好转,而接受消极咨询组的参与者中只有 39% 在同一时间内情况好转(Thomas 1987)。同样,一项系统评价得出结论："采用热心、友好和承诺性交流方式的医生比那些保持正式咨询方式并且不提供承诺的医生更有效"(Di Blasi et al 2001)。安慰剂研究表明可以通过调整医患关系以增强临床结果。一项针对 262 名患有肠易激综合征个体的研究,将参与者随机分配到等待组、医患关系相对有限的安慰针灸组、医患互动增强的等待组(Kaptchuk et al 2008a)。互动增强组包含与症状相关的,对日常活动和关系有干扰的,以及患者对病情理解情况等方面的几个问题。在互动增强组,医务人员通过积极聆听和表达同情心,同时传达对患者从干预中获益的可能性等方式进行交流。接受医患增强互动的待等组在 3 周的干预后,其临床结果显著优于待等组和接受安慰剂治疗但医患交流有限的患者组(Kaptchuk et al 2008b)。在一项关于腰痛的研究中,在第二次治疗期间评估的物理治疗师和患者之间的关系是 8 周时临床结果的预测(Ferreira et al 2013)。此外,当提供增强的医患关系时,干扰电刺激的临床效果明显大于提供有限的治疗师-患者关系时的临床效果。总体而言,这一系列科学文献表明,患者-治疗师的关系会影响临床结果,并可能被操纵以提高疼痛干预的有效性。

## 小结

如前所述,腰痛是一种异质性疾病,通常缺乏可识别的解剖学基础(Deyo 2002)。随后,病理解剖诊断通常对指导治疗没有帮助,需要专注于识别那些可能对特定干预产生积极反应的个体的治疗方法(Deyo et al 2009)。同样相对较小的效应大小与 CLBP 的治疗相关(Keller et al 2007；Machado et al 2009),因此不确定哪种干预对于 CLBP 患者最好。如上所述,与惰性干预相比,针对不同组织的手法治疗可能具有相似的总体效果,但没有一个优于其他的。换句话说,选择对 CLBP 的患者进行徒手治疗比不进行任何徒手治疗提供更好的结果；然而,选择的特定疗法可能不那么重要。此外,有必要考虑和管理治疗背景因素,例如患者对所提供干预的偏好和期望,以及患者和治疗师之间的治疗关系。对这些因素进行综合考虑可以促进特定干预措施,并有助于确定给予患者的最佳干预措施。

（胡国炯 译，李晓 校，林武剑 王于领 审）

## 参考文献

Andersson GB. 1999. Epidemiological features of chronic low-back pain. Lancet 354: 581–585.

Apkarian AV, Sosa Y, Sonty S, et al. 2004. Chronic back pain is associated with decreased prefrontal and thalamic gray matter density. J Neurosci 24: 10410–10415.

Arendt-Nielsen L, Graven-Nielsen T. 2011. Translational musculoskeletal pain research. Best Pract Res Clin Rheumatol 25: 209–226.

Arendt-Nielsen L, Yarnitsky D. 2009. Experimental and clinical applications of quantitative sensory testing applied to skin, muscles and viscera. J Pain 10: 556–572.

Baliki MN, Geha PY, Apkarian AV, et al. 2008. Beyond feeling: chronic pain hurts the brain, disrupting the default-mode network dynamics. J Neurosci 28: 1398–1403.

Baliki MN, Baria AT, Apkarian AV. 2011. The cortical rhythms of chronic back pain. J Neurosci 31: 13981–13990.

Basser PJ, Pierpaoli C. 2011. Microstructural and physiological features of tissues elucidated by quantitative-diffusion-tensor MRI. J Magn Reson 213: 560–570.

Bialosky JE, Bishop MD, Robinson ME, et al. 2009. Spinal manipulative therapy has an immediate effect on thermal pain sensitivity in people with low back pain: a randomized controlled trial. Phys Ther 89: 1292–1303.

Bingel U, Wanigasekera V, Wiech K, et al. 2011. The effect of treatment expectation on drug efficacy: imaging the analgesic benefit of the opioid remifentanil. Sci Transl Med 3: 70ra14. doi:10.1126/scitranslmed.3001244.

Biurrun Manresa JA, Neziri AY, Curatolo M, et al. 2013. Reflex receptive fields are enlarged in patients with musculoskeletal low back and neck pain. Pain 154: 1318–1324.

Blumenstiel K, Gerhardt A, Rolke R, et al. 2011. Quantitative sensory testing profiles in chronic back pain are distinct from those in fibromyalgia. Clin J Pain 27: 682–690.

Brosseau L, Wells GA, Poitras S, et al. 2012. Ottawa Panel evidence-based clinical practice guidelines on therapeutic massage for low back pain. J Bodyw Mov Ther 16: 424–455.

Cherkin DC, Sherman KJ, Kahn J, et al. 2011. A comparison of the effects of 2 types of massage and usual care on chronic low back pain: a randomized, controlled trial. Ann Intern Med 155: 1–9.

Childs JD, Fritz JM, Flynn TW, et al. 2004. A clinical prediction rule to identify patients with low back pain most likely to benefit from spinal manipulation: a validation study. Ann Intern Med 141: 920–928.

Chou R, Huffman LH; American Pain Society; American College of Physicians. 2007. Non-pharmacologic therapies for acute and chronic low back pain: a review of the evidence for an American Pain Society / American College of Physicians clinical practice guideline. Ann Intern Med 147: 492–504.

Clauw DJ, Williams D, Lauerman W, et al. 1999. Pain sensitivity as a correlate of clinical status in individuals with chronic low back pain. Spine 24: 2035–2041.

Cleland JA, Childs JD, Palmer JA, et al. 2006. Slump stretching in the management of non-radicular low back pain: a pilot clinical trial. Man Ther 11: 2792–2796.

Colloca L, Lopiano L, Lanotte M, et al. 2004. Overt versus covert treatment for pain, anxiety, and Parkinson's disease. Lancet Neurol 3: 679–684.

Cook CE, Learman KE, O'Halloran BJ, et al. 2013. Which prognostic factors for low back pain are generic predictors of outcome across a range of recovery domains? Phys Ther 93: 32–40.

Curatolo M. 2011. Diagnosis of altered central pain processing. Spine 36: S200–S204.

Derbyshire SWG, Jones AKP, Creed F, et al. 2002. Cerebral responses to noxious thermal stimulation in chronic low back pain patients and normal controls. Neuroimage 16: 158–168.

Deyo RA. 2002. Diagnostic evaluation of LBP: reaching a specific diagnosis is often impossible: Arch Intern Med 162: 1444–1447.

Deyo RA, Mirza SK, Turner JA, et al. 2009. Overtreating chronic back pain: time to back off? J Am Board Fam Med 22: 62–68.

Di Blasi Z, Harkness E, Ernst E, et al. 2001. Influence of context effects on health outcomes: a systematic review. Lancet 357: 757–762.

Donaldson M, Learman K, O'Halloran B, et al. 2013. The role of patients' expectation of appropriate initial manual therapy treatment in outcomes for patients with low back pain. J Manipulative Physiol Ther 36: 276–283.

Ferreira PH, Ferreira ML, Maher CG, et al. 2013. The therapeutic alliance between clinicians and patients predicts outcome in chronic low back pain. Phys Ther 93: 470–478.

Flor H, Diers M. 2009. Sensorimotor training and cortical reorganization. Neurorehabilitation 25: 19–27.

Flor H, Braun C, Elbert T, et al. 1997. Extensive reorganization of primary somatosensory cortex in chronic back pain patients. Neurosci Lett 224: 5–8.

Freburger JK, Holmes GM, Agans RP, et al. 2009. The rising prevalence of chronic low back pain. Arch Intern Med 169: 251–258.

Furlan AD, Imamura M, Dryden T, et al. 2008. Massage for low-back pain. Cochrane Database Syst Rev 4: CD001929.

George SZ, Bishop MD, Bialosky JE, et al. 2006. Immediate effects of spinal manipulation on thermal pain sensitivity: an experimental study. BMC Musculoskelet Disord 7: 68.

Giesecke T, Gracely RH, Grant MA, et al. 2004. Evidence of augmented central pain processing in idiopathic chronic low back pain. Arthritis Rheum 50: 613–623.

Goossens ME, Vlaeyen JW, Hidding A, et al. 2005. Treatment expectancy affects the outcome of cognitive-behavioral interventions in chronic pain. Clin J Pain 21: 18–26.

Gracely RH, Geisser ME, Giesecke T, et al. 2004. Pain catastrophizing and neural responses to pain among persons with fibromyalgia. Brain 127: 835–843.

Grachev ID, Fredrickson BE, Apkarian AV. 2000. Abnormal brain chemistry in chronic back pain: an in vivo proton magnetic resonance spectroscopy study. Pain 89: 7–18.

Grachev ID, Fredrickson BE, Apkarian AV. 2002. Brain chemistry reflects dual states of pain and anxiety in chronic low back pain. J Neural Trans 109: 1309–1334.

Hall AM, Ferreira PH, Maher CG, et al. 2010. The influence of the therapist–patient relationship on treatment outcome in physical rehabilitation: a systematic review. Phys Ther 90: 1099–1110.

Hessell BW, Herzog W, Conway PJ, et al. 1990. Experimental measurement of the force exerted during spinal manipulation using the Thompson technique. J Manipulative Physiol Ther 13: 448–453.

Institute of Medicine of the National Academies. 2011. Relieving pain in America: a blueprint for transforming prevention, care, education, and research. Washington, DC: IOM, p 39.

IASP: International Association for the Study of Pain. 1986. Classification of chronic pain. Descriptions of chronic pain syndromes and definitions of pain terms. Prepared by the International Association for the Study of Pain, Subcommittee on Taxonomy. Pain 3: S1–S226.

Iles RA, Davidson M, Taylor NF. 2008. Psychosocial predictors of failure to return to work in non–chronic non-specific low back pain: a systematic review. Occup Environ Med 65: 507–517.

Iles RA, Davidson M, Taylor NF. 2009. Systematic review of the ability of recovery expectations to predict outcomes in non-chronic non-specific low back pain. J Occup Rehabil 19: 25–40.

Jensen KB, Kosek E, Wicksell R, et al. 2012. Cognitive behavioral therapy increases pain-evoked activation of the prefrontal cortex in patients with fibromyalgia. Pain 153: 1495–1503.

Juniper M, Le TK, Mladsi D. 2009. The epidemiology, economic burden, and pharmacological treatment of chronic low back pain in France, Germany, Italy, Spain and the UK: a literature-based review. Expert Opin Pharmacother 10: 2581–2592.

Kalauokalani D, Cherkin DC, Sherman KJ, et al. 2001. Lessons from a trial of acupuncture and massage for low back pain: patient expectations and treatment effects. Spine 26: 1418–1424.

Kaptchuk TJ, Kelley JM, Deykin A, et al. 2008a. Do 'placebo responders' exist? Contemp Clin Trials 29: 587–595.

Kaptchuk TJ, Kelley JM, Conboy LA, et al. 2008b. Components of placebo effect: randomised controlled trial in patients with irritable bowel syndrome. BMJ 336: 999–1003.

Keller A, Hayden J, Bombardier C, et al. 2007. Effect sizes of non-surgical treatments of non-specific low-back pain. Eur Spine J 16: 1776–1788.

Kent P, Marks D, Pearson W, et al. 2005. Does clinician treatment choice improve the outcomes of manual therapy for nonspecific low back pain? A meta-analysis. J Manipulative Physiol Ther 28: 312–322.

Kobayashi Y, Kurata J, Sekiguchi M, et al. 2009. Augmented cerebral activation by lumbar mechanical stimulus in chronic low back pain patients: an fMRI study. Spine 34: 2431–2436.

Kuijer W, Brouwer S, Preuper HR, et al. 2006. Work status and chronic low back pain: exploring the International Classification of Functioning, Disability and Health. Disabil Rehabil 28: 379–388.

Kwong KK, Belliveau JW, Chesler DA, et al. 1992. Dynamic magnetic resonance imaging of human brain activity during primary sensory stimulation. Proc Natl Acad Sci USA 89: 5675–5679.

Latremoliere A, Woolf CJ. 2009. Central sensitization: a generator of pain hypersensitivity by central neural plasticity. J Pain 10: 895–926.

Lin CW, Haas M, Maher CG, et al. 2011. Cost-effectiveness of guideline-endorsed treatments for low back pain: a systematic review. Eur Spine J 20: 1024–1038.

Linde K, Witt CM, Streng A, et al. 2007. The impact of patient expectations on outcomes in four randomized controlled trials of acupuncture in patients with chronic pain. Pain 128: 264–271.

Little P, Lewith G, Webley F, et al. 2008. Randomised controlled trial of Alexander technique lessons, exercise, and massage (ATEAM) for chronic and recurrent back pain. BMJ 337: A884.

Logothetis NK. 2002. The neural basis of the blood-oxygen-level-dependent functional magnetic resonance imaging signal. Philos Trans R Soc Lond B Biol Sci 357: 1003–1037.

Lurie JD, Berven SH, Gibson-Chambers J, et al. 2008. Patient preferences and expectations for care: determinants in patients with lumbar intervertebral disc herniation. Spine 33: 2663–2668.

Machado LA, Kamper SJ, Herbert RD, et al. 2009. Analgesic effects of treatments for non-specific low back pain: a meta-analysis of placebo-controlled randomized trials. Rheumatology 48: 520–527.

Mansour AR, Baliki MN, Huang L, et al. 2013. Brain white matter structural properties predict transition to chronic pain. Pain 154: 2160–2168.

Miezin FM, Maccotta L, Ollinger JM, et al. 2000. Characterizing the hemodynamic response: effects of presentation rate, sampling procedure, and the possibility of ordering brain activity based on relative timing. Neuroimage 11: 735–759.

Moseley GL, Flor H. 2012. Targeting cortical representations in the treatment of chronic pain: a review. Neurorehabil Neural Repair 26: 646–652.

Nagrale AV, Patil SP, Gandhi RA, et al. 2012. Effect of slump stretching versus lumbar mobilization with exercise in subjects with non-radicular low back pain: a randomized clinical trial. J Man Manip Ther 20: 35–42.

Nahin RL, Barnes PM, Stussman BJ, et al. 2009. Costs of complementary and alternative medicine (CAM) and frequency of visits to CAM practitioners: United States, 2007. Natl Health Stat Report 18: 1–14.

National Research Council of the National Academies. 2008. Emerging cognitive neuroscience and related technologies. Washington, DC: National Academies Press.

Neziri AY, Curatolo M, Limacher A, et al. 2012. Ranking of parameters of pain hypersensitivity according to their discriminative ability in chronic low back pain. Pain 153: 2083–2091.

Ngan JM, Chow DH, Holmes AD. 2005. The kinematics and intra- and inter-therapist consistencies of lower cervical rotational manipulation. Med Eng Phys 27: 395–401.

O'Neill S, Manniche C, Graven-Nielsen T, et al. 2007. Generalized deep-tissue hyperalgesia in patients with chronic low-back pain. Eur J Pain 11: 415–420.

Pickar JG. 2002. Neurophysiological effects of spinal manipulation. Spine J 2: 357–371.

Preference Collaborative Review Group. 2008. Patients' preferences within randomised trials: systematic review and patient level meta-analysis. BMJ 337: A1864.

Preyde M. 2000. Effectiveness of massage therapy for sub-acute low-back pain: a randomized controlled trial. CMAJ 162: 1815–1820.

Puta C, Schulz B, Schoeler S, et al. 2013. Somatosensory abnormalities for painful and innocuous stimuli at the back and at a site distinct from the region of pain in chronic back pain patients. PLoS One 8: e58885.

Rubinstein SM, van Middelkoop M, Assendelft WJ, et al. 2011. Spinal manipulative therapy for chronic low-back pain: an update of a Cochrane review. Spine 36: E825–E846.

Rubinstein SM, van Middelkoop M, Kuijpers T, et al. 2010. A systematic review on the effectiveness of complementary and alternative medicine for chronic non-specific low back pain. Eur J Spine 19: 1213–1228.

Schäfer A, Hall T, Müller G, et al. 2011. Outcomes differ between subgroups of patients with low back and leg pain following neural manual therapy: a prospective cohort study. Eur Spine J 20: 482–490.

Seminowicz DA, Wideman TH, Naso L, et al. 2011. Effective treatment of chronic low back pain in humans reverses abnormal brain anatomy and function. J Neurosci 31: 7540–7550.

Sherman KJ, Cherkin DC, Ichikawa L, et al. 2010. Treatment expectations and preferences as predictors of outcome of acupuncture for chronic back pain. Spine 35: 1471–1477.

Smeets RJ, Beelen S, Goossens ME, et al. 2008. Treatment expectancy and credibility are associated with the outcome of both physical and cognitive-behavioral treatment in chronic low back pain. Clin J Pain 24: 305–315.

Sullivan MD, Cahana A, Derbyshire S, et al. 2013. What does it mean to call chronic pain a brain disease? J Pain 14: 317–322.

Tagliazucchi E, Balenzuela P, Fraiman D, et al. 2010. Brain resting state is disrupted in chronic back pain patients. Neurosci Lett 485: 26–31.

Thomas KB. 1987. General practice consultations: is there any point in being positive? BMJ 294: 1200–1202.

Triano JJ. 2001. Biomechanics of spinal manipulative therapy. Spine J 1: 121–130.

Tsao H, Galea MP, Hodges PW. 2008. Reorganization of the motor cortex is associated with postural control deficits in recurrent low back pain. Brain 131: 2161–2171.

Tsao H, Galea MP, Hodges PW. 2010. Driving plasticity in the motor cortex in recurrent low back pain. Eur J Pain 14(8): 832–839.

Van den Hoogen HJ, Koes BW, van Eijk JT, et al. 1998. On the course of low back pain in general practice: a one year follow up study. Ann Rheum Dis 57: 13–19.

van Middelkoop M, Rubinstein SM, Kuijpers T, et al. 2011. A systematic review on the effectiveness of physical and rehabilitation interventions for chronic non-specific low back pain. Eur Spine J 20: 19–39.

Vase L, Robinson ME, Verne G, et al. 2003. The contributions of suggestion, desire, and expectation to placebo effects in irritable bowel syndrome patients: an empirical investigation. Pain 105: 17–25.

Vase L, Petersen GL, Riley JL 3rd, et al. 2009. Factors contributing to large analgesic effects in placebo mechanism studies conducted between 2002 and 2007. Pain 145: 36–44.

Von Korff M, Saunders K. 1996. The course of back pain in primary care. Spine 21: 2833–2837.

Walker BF. 2000. The prevalence of low back pain: a systematic review of the literature from 1966 to 1998. J Spinal Disord 13: 205–217.

Wand BM, Di Pietro F, George P, et al. 2010. Tactile thresholds are preserved yet complex sensory function is impaired over the lumbar spine of chronic non-specific low back pain patients: a preliminary investigation. Physiotherapy 96: 317–323.

Wand BM, Keeves J, Bourgoin C, et al. 2013. Mislocalization of sensory information in people with chronic low back pain: a preliminary investigation. Clin J Pain 29: 737–743.

Williams NH, Hendry M, Lewis R, et al. 2007. Psychological response in spinal manipulation (PRISM): a systematic review of psychological outcomes in randomised controlled trials. Complement Ther Med 15: 271–283.

Younger JW, Chu LF, D'Arcy NT, et al. 2011. Prescription opioid analgesics rapidly change the human brain. Pain 152: 1803–1810.

# 腰椎关节松动术和复位手法

Emilio J. Puentedura

## 标准术语

脊柱复位治疗（spinal manipulative therapy，SMT）有着深厚历史。长期以来，包括物理治疗师、医生、正骨医生、整脊师，甚至按摩治疗师和外行人在内都在实践这种疗法。然而存在着这样一个问题，对于"脊柱复位治疗"一词，有许多不同的定义。在某种程度上，所使用的治疗方法依赖于应用该技术的医生：脊椎治疗专业传统上称其为"整脊"，骨科专业使用"高速低振幅（high-velocity low-amplitude，HVLA）冲击手法"一词，物理治疗师称其为"脊柱复位"或"Ⅴ级脊柱松动"。对由不同职业执行的 SMT 技术的描述也是极其不同的，这往往基于每个行业的理论结构和方案。

关于操作技术术语的这种混乱导致在物理治疗行业需要一个更加标准化的术语，2008 年，美国物理治疗师骨科手法学会（American Academy of Or-

thopedic Manual Physical Therapists，AAOMPT）成立了一个特别小组，为物理治疗实践中的复位术语开发了一个标准化模型（Mintken et al 2008）。该小组建议，骨科手法物理治疗师在描述复位技术时使用 6 种特征。包括：

1. 施力的速率——关于应该施力的速率的描述。

2. 在运动范围内的位置——对希望产生的运动范围的描述，例如在运动的开始、中间或运动范围的终点。

3. 力的方向——对于治疗师向哪个方向施力的描述。

4. 力的靶点——对治疗师希望施加力的作用点描述，可能是具体的某一个脊椎，也可能是一个更大的区域，如下腰段。

5. 结构间的相对运动——描述哪些结构（或区域）打算保持稳定，哪些结构（或区域）打算移动；首先描述运动结构（或区域），之后是稳定段，用"……在……上"来表示，例如上胸段在下颈段的运动。

6. 患者体位——对患者体位摆放的描述，如仰卧位、左侧卧位或俯卧位。

虽然 AAOMPT 特别小组提出的模型，促进物理治疗领域在描述这些干预手段的准确性和一致性上迈出了正确的一步，但是它是否可以成为各个学科之间提升干预手段描述的桥梁，还有待观察。

大多数临床医生都认为脊柱复位手法（spinal manipulation）和脊柱关节松动术（spinal mobilization）是有区别的。它们的不同在于，理论上，在脊柱复位手法操作过程中，脊椎关节移位的速度使病人无法阻止关节移动（Maitland，1986）。而脊柱关节松动术包括周期性的、有节奏的、低速的（非冲击的）被动运动，病人可以阻止这种运动（Maitland 1986）。因此，脊柱复位手法和脊柱松动术的区别在于技术的速度（不一定是力的大小）。

## 脊柱复位治疗的循证

尽管最近对 SMT 治疗机械性腰痛(LBP)的临床研究激增,但结果仍模棱两可。遗憾的是,医学界仍有一个持续存在的谜题,即"大多数患有腰痛的人无论做什么都会变得更好"。这是建立在临床经验的基础上的,家庭医生注意到,10 个急性非特异性腰痛患者中有 9 个会在一两个月内恢复(不管是什么治疗)。然而,一项涉及 490 名全科医生(家庭医生)的英国研究发现,虽然 92% 的人在 3 个月内停止咨询,但只有 20% 的人在 12 个月内完全康复(Croft et al 1998 年)。另一项类似的研究对 323 例进行了物理治疗或按摩治疗的腰痛患者进行了调查。这项研究发现,只有 18% 的患者在 1 年内没有症状复发,58% 的患者寻求了其他的医疗保健(Skargren et al 1998)。这些,以及类似的研究,应该有效地消除了关于腰痛是一种自限性疾病的误解,并表明它应该得到早期的关注,以避免产生长期的功能残疾。目前,医疗服务提供者的共识是:①只有约 15% 的腰痛患者能诊断出明确的病理;②生理病理学与相关疼痛和残疾之间的关系很小;③我们继续将腰痛视为一种损伤,虽然大多数情况都是在正常日常活动中间或发作;④高技术成像,如磁共振成像(MRI),对于单纯的腰痛价值很小,并且它似乎导致了一些不必要的外科手术,而且⑤在大多数腰痛患者中,损伤的确切病理解剖仍然不符合传统的临床分类。(请参阅第 16 章和第 21 章,以进一步了解机械性 LBP 和慢性 LBP 的进展情况。)

在 21 世纪初,有越来越多 SMT 的循证依据,但结论往往是不一致的。支持的随机对照试验和反对的一样多,系统回顾在证据上也是平均的。更令人困惑的是,在腰痛管理实践指南中也囊括了各种不同结论(Koes et al 2001)。一篇关于 SMT 在 LBP 中的作用的综述发现,大多数研究在研究方法学上都存在明显的问题,认为 LBP 的受试者是一个同质样本组,这是一个错误的假设。这类研究的一个例子是,英国的一个关于腰痛、锻炼和复位(UK BEAM)在初级保健中对 LBP 的物理治疗效果的随机试验(UK BEAM 试验小组,2004)。在这项研究中,1 334 名 LBP 患者被随机分为 4 组,分别接受"最佳治疗"、参加运动课程的"最佳治疗","最佳治疗"和脊柱复位,或加运动课程和脊柱复位的"最佳治疗"。对于结果的测量方法是 Roland Morris 残障问卷,分别在 3 个月和 12 个月时进行,并和基线进行比较。

结果显示每个组随着时间都有好转,并且运动课程和复位治疗的加入,只对于 3 个月的结果有很小到中度的影响,在 12 个月的结果中只有很轻微的影响。这项研究(以及当时的许多其他研究)的明显瑕疵在于,它使用了广泛的纳入标准(即 LBP),从而产生了一个异构的样本,其中可能包括了许多患者,这些患者不能进行手法复位,从而掩盖了干预的真正价值(Childs & Flynn 2004)。关键在于不是所有腰痛患者都是一样的状况,这一点也是临床医生的共鸣之处,他们在工作中明确地发现了有些患者受益于脊柱手法而有些患者并不会。

因此,提出了一种分类的方法,以便 LBP 患者可以被分类为更同质的亚组。自 20 世纪 80 年代中期以来,文献报道了 LBP 患者的分类系统,其中一些系统旨在帮助改善预后,一些系统旨在确定病理,另一些系统旨在确定最合适的治疗方法(Riddle 1998)。物理治疗研究人员在 1995 年提出了一种基于治疗的分类方法,其中一个亚组表明 LBP 很有可能对脊柱手法做出反应(Delitto et al 1995);然而,该 LBP 分组的成员标准未通过研究确定。这成为 1997 年 LBP 初级保健研究的议程:在基于治疗的分类系统中确定 LBP 的不同类型和亚组,并确定成员资格标准。换句话说,基于治疗的分类方法将是一种提前了解哪些患者将通过何种治疗干预措施得到帮助的方法。类似于 LBP 患者的分类系统,对于颈痛患者也在开发类似的分类标准,并取得了进展(Child et al 2004a)。(第 16 章详细介绍了机械 LBP 的基于治疗分类的处理方法。)

## 临床预测准则

多年来,临床预测准则(clinical prediction rules, CPR)在医疗机构中得到了广泛的应用。它们只是辅助临床决策过程的工具,可以用来提高诊断的准确性或预测特定的结果,医学文献中的 CPR 实例包括:诊断踝关节骨折的准确性(渥太华踝关节规则)(Stiell et al 1992)、何时对颈椎 X 线片进行排序(加拿大 C-spine 准则)(Stiell et al 2001)和如何诊断颈神经根病(Wainner et al 2003)。2002 年开发了一种临床预测准则,用于鉴别 SMT 对其有短期治疗效果的 LBP 患者(Flynn et al 2002)。这是一项对进行了物理治疗的非神经根性 LBP 患者的前瞻性队列研究。简单地说,研究人员连续接纳了 71 名 LBP 患者,他们没有任何排除标准(会导致相对或绝对禁忌的因素），并进行了一组标准化的主观和客观（体格检查）测试。在测试完成后，不管检查结果如何，所有患者都接受了标准的 SMT 治疗。使用本章前面讨论的标准化操作术语的模型，临床医生给所有参与者一个"在患者仰卧、向对侧屈曲的体位下进行，固定下胸段情况下对上腰段进行旋转末端高速旋转手法"。

然后要求受试者在 48 小时后返回并完成治疗后 Oswestry 功能障碍指数（Oswestry disability index，ODI）评分；如果与治疗前 ODI 评分相比至少有 50% 的改善，患者被归类为复位成功。如果受试者的 ODI 没有至少 50% 的改善，他们将被给予第二次复位治疗，并在又一个 48 小时后返回，然后完成第三次 ODI 评分，并被最终分类为有效与否。研究人员发现，32 名受试者（45%）在复位干预方面取得了成功（Flynn et al 2002）。他们的下一项任务是确定各组之间存在的不同特征（检查变量）。对收集到的每一个检查变量都进行了分析，以获得预测结果的独立准确性，然后将这些变量合并成多变量临床预测准则。临床预测准则具有 5 个变量（症状持续时间、恐惧信念评分、腰椎活动度下降、髋关节内旋活动度、膝关节远端无症状）。当 LBP 患者存在这些变量中的 4 个或更多时，正似然比为 24.38，这将成功的概率从 45% 提高到 95%（Flynn et al 2002）。这对 LBP 的 SMT 研究有很大的影响。下一步需要进行一项随机对照临床试验，以验证该规则。

这项验证研究于 2004 年发表（Childs et al 2004b）。在这项研究中，131 名年龄在 18~60 岁的 LBP 患者被随机分配，接受物理治疗师的复位加运动训练或单独运动训练，治疗为期 4 周。所有受试者均按 CPR 准则（症状持续时间、症状位置、恐惧-回避信念、腰椎活动度和髋关节旋转活动度）进行检查，按规则分为阳性（至少 4/5）或阴性（小于 4/5）。结果考量是在 1 周、4 周和 6 个月时与基线比较残疾（ODI）和疼痛水平。阳性且接受手法治疗的患者与接受手法治疗的阴性患者、阳性而不接受手法的患者、阳性仅接受运动的患者或阴性仅接受锻炼的患者相比，在疗效上有显著性差异。任意一名阳性接受手法治疗的患者被发现有 92% 的成功机会，为了得到 4 周治疗有效性，需治疗人数（number needed to treat，NNT）为 1.9（95% CI 1.4~3.5）（Childs et al 2004b）。这意味着，在符合阳性标准的 LBP 患者中，仅需对两名患者进行复位治疗，即可以防止一名病人治疗结果不成功。人们普遍认为，长期残障的

患者患慢性、致残性 LBP 的风险增加，这项研究表明，基于 CPR 准则有助于预防向慢性残疾的进展。在对这项研究的后续分析中，发现对标准呈阳性并完成运动干预的 LBP 患者在 1 周内发生残疾恶化的可能性是实际接受手法治疗的患者的 8 倍（95% CI：1.1~63.5）（Childs et al 2006）。作者指出，对腰椎-骨盆的复位造成的伤害相关的风险几乎可以忽略不计，并得出不提供复位治疗带来的风险是真实的，同时或许还需要更多的前瞻研究来验证（Childs et al 2006）。

一些研究人员立即质疑新验证的 CPR 对 LBP 的有效性。Hancock 等人（2008）用一项随机对照试验进行了二次分析，该试验调查了 239 例非特异性 LBP 患者 SMT 的有效性。患者每周用 SMT 或安慰剂 2~3 次，每周最多 4 次，1、2、4 和 12 周对疼痛和残疾进行结果比较。研究人员报告提到，CPR 在鉴别最可能从 SMT 中获益的 LBP 患者方面没有任何优势，他们得出结论（不正确，我们将会看到），Childs 等人（2004b）提出的 CPR 建议不普遍适用于接受了 SMT 疗程的急性 LBP 患者。然而，重要的是要认识到，这些作者将 SMT 视为冲击性复位或非冲击性松动。此外，他们报告说，研究中的大多数病人（97%）接受了各种非冲击性松动，只有一小部分（3%）实际接受了冲击性复位治疗技术。在给编辑的后续信函中，Hebert 和 Perle（2008）指出了作者对 SMT 的理解存在的问题，并提出了上述研究中的数字并不能测试 CPR 的有效性的论点；相反，他们提出了实施该规则的理由，那就是 CPR 需要经过其他临床环境中制定、验证和检查。

最近的一项研究进一步揭示了冲击手法和非冲击手法的差异问题。Cook 等人（2013）发现，在 149 例 LBP 患者中，早期使用复位（冲击性）与松动（非冲击性）在结果（即疼痛、残疾、报告的康复率、总访视率或治疗天数）方面没有明显差异。然而，为了符合这项研究的要求，LBP 的患者必须在临床检查的评估阶段——尤其在被动附属运动检查期间——表现出有改变（疼痛和/或运动范围的改善）。检查要求治疗师在腰椎具体节段被动附属运动松动（单侧或中央）时，定位最具可比性的反应（再现病人对症状的主诉）。只有具有相似水平本次检查期内变化的患者才能继续进行这项研究。这很可能使这项研究的结果偏向于非冲击性松动，因为只有那些表现出与松动（非冲击）有关的改善（尽管在评估过程内）的患者才能再继续参与研究。作者们承认，"这

一过程可能有自我选择的非冲击松动的对象,因为用于判断一次治疗内疗效改变的操作步骤也类似于治疗期间使用的非冲击松动"(Cook et al 2013 第197页)。

因此,目前看来,对于脊柱复位手法或非冲击松动技术的选择留给治疗师(他们选择更熟练或感觉更舒适的一种)和 LBP 患者(他们可能偏爱或相信其中一种会更有效)决定。

## 可听到的复位声

对于大多数的 SMT 操作者而言,使用该技术的目的是达到关节空化,即伴随有"啪嗒"或"喀啦"的声响(Gibbons & Tehan 2004)。除许多理论之外,现阶段也没有证据表明是什么引起这种独特的"喀啦"声或可闻及的释放。Brodeur(1995)完成了关于复位相关的可闻及释放的综述文章,并且报道了据推测可闻及释放是由突然降低的关节囊内压力引起的空气泡爆裂,和滑膜液流入关节腔隙带来的空化过程。然而,一项临床试验调查了复位对于 22 例无症状受试者的颈椎关节突关节间隙的尺寸及密度的效果,通过 CT 和 X 线片发现没有证据证实关节间隙内的空气,或是证实关节突关节间隙宽度在复位后立刻显著增加(Cascioli et al 2003)。相似的研究也未能证实关节内空气的理论(Cramer et al 2011)。

另一篇文章(Evans 2002)综述了"批判性地讨论此前关于脊柱 HVLA 冲击复位的理论及研究,和强调的与滑膜液空化有特殊联系的神经生理学效果报道",发现对于关节突关节 HVLA 冲击复位有两种不同的模式:"机械性"效果和"神经生理性"效果。Evans(2002)同样报道了关节突关节 HVLA 冲击复位其产生的关节内"机械性"效果,与所报道的"神经生理性"效果的发生是完全不同且无关的(Evans 2002)。保守来说,现如今,我们并不知道复位是如何对腰痛的患者产生的效果。然而我们所知道的是,有一些腰痛的患者确实得益于复位,并且临床预测准则的发展和确立,可帮助我们事先确定哪些患者适合该技术。

多数使用 SMT 的临床工作者认为在目标关节有可闻及释放或复位声出现时,他们的复位是得到了正确的使用。然而科学研究建议这种可闻及的释放可能并不重要。Flynn 等人(2006)对他们的 CPR 研究进行了二次分析来确定脊柱复位所产生的可听

到的复位声与改善腰痛患者所提及的疼痛与功能之间的关系。治疗师记录了在治疗时由患者或治疗师听到的复位声,59 名(84%)患者感觉到了可听到的复位声。然而无论复位声是否出现,在基线或在任何随访期间,在疼痛级别方面、在 Oswestry 功能障碍指数或腰椎骨盆活动范围方面都没有发现差异。其结果显示,无论是即刻还是长期随访,听到复位声与否可能与通过快速冲击复位对无放射性症状的腰痛患者的改善结果无关。

临床工作者也想要将复位定位于特定需要的关节并且避免对邻近关节产生不想要的压力。脊椎复位技术被教授并且使用于特定(有时是生物力学)意图。然而,一项评估性研究(Ross et al 2004)使用了加速度传感器来定位在脊椎操作技术过程中,复位与之产生可闻及声响(空化)关节的关系,发现复位技术的精准性和针对性都很低。在这项独特的研究中,64 名无症状受试者接受来自 28 名临床工作者(均是来自加拿大拥有 1~43 年临床经验的整脊师)胸椎和腰椎的脊椎复位治疗,发现对于腰椎来说,SMT 有"大约一半"(57/124)是精准的,对于胸椎精准性更高一些(29/54)(Ross et al 2004)。然而,多数复位产生了多次空化,并且在多数个案中,至少有一次空化是发生在目标关节的。这或许会使结果偏向更高的精准性。

一些作者试问 SMT 是否需要在动作的定位上有更高的针对性(Cleland & Childs 2005;Flynn 2006)。一些使用后前向非冲击性松动技术的研究,报道了无论得到治疗的是最痛的节段还是随机选择的节段,对于疼痛的治疗结果是没有差异的(Beneck et al 2005;Landel et al 2008;Aquino et al 2009)。然而,从这些研究的结论推导至 SMT 技术时仍然应当保持谨慎。如果临床工作者接受了 SMT 技术的针对性是不必要的或不可能的,所产生的后果可能是预料外的不良反应。如先前所提及,定位不够精准且极具冲击力的复位技术可能会产生不良反应。因此,为了尽可能降低 SMT 带来的风险,临床工作者应当在决定使用针对性较差的复位技术时仔细筛选患者,或是使用那些针对性更强、定位更精准的技术。

## 脊柱的摆位和锁定

在物理治疗和整骨复位技术中,锁定脊柱可以被用来定位作用力以及完成在特定椎体节段的复位

（Stoddard 1972；Downing 1985；Beal 1989；Kappler 1989；Nyberg 1993；Greenman 1996；Hartman 1997a）。这种锁定可以由小关节对合锁定，韧带筋膜张力，或是两者综合使用完成（Stoddard 1972；Downing 1985；Beal 1989；Nyberg 1993；Greenman 1996；Hartman 1997a）。在进行脊柱定位时，原则是在某一关节定位力量或力矩，而不是在邻近关节施加过度的张力。骨科专业人员使用以下的命名法来定义基于侧弯与旋转的复合运动的脊柱活动（Gibbons & Tehan 2004）：在 Ⅰ 型活动中，侧弯与旋转出现在相反的方向；在 Ⅱ 型活动中，侧弯与旋转出现在相同的方向。建议小关节对合锁定可以通过把脊柱摆放至与正常耦合情况相反的位置来实现。

一项关于颈椎耦合现象的系统综述发现，在下颈段（$C_2 \sim C_3$ 及以下）（Cook et al 2006）耦合与运动方向是 100% 一致的。常见的耦合表现是 Ⅱ 型（如向左侧弯与向左旋转相耦合，反之亦然），因此小关节可以通过 Ⅰ 型耦合运动来完成锁定（如向左侧弯与向右旋转相复合，反之亦然）（Cook et al 2006）。

在胸、腰椎区域，侧弯和旋转的耦合运动在现有的研究中的报道是不一致的（Panjabi et al 1989；Oxland et al 1992；Steffen et al 1997；Harrison et al 1999；Plaugher & Burrow 1999；Feipel et al 2001；Keller et al 2003；Legaspi & Edmond 2007）。有一些证据表明脊柱姿势和摆位会改变胸、腰椎的耦合情况（Panjabi et al 1989；Steffen et al 1997；Harrison et al 1999）。尤其是在屈曲位，侧弯与旋转的耦合运动是趋向同侧，在中立/后伸位下，侧弯与旋转的耦合运动是趋向对侧。尽管没有研究证实存在单一模式可以对胸、腰椎摆位与锁定，但是许多教育者始终认为这种模式有助于理论学习和实际操作复位治疗技术。

在中立/后伸位下，正常侧弯和旋转的耦合运动是相对的（Ⅰ 型）。因此，小关节对合锁定可以通过向同侧的侧弯和旋转实现。在屈曲位下，通常的侧弯和旋转的耦合运动是趋于同侧（Ⅱ 型），因此，小关节对合锁定可以通过侧弯和向对侧的旋转来实现。

## 安全性与复位技术

研究表明，腰椎复位的风险很小。Haldeman 和 Rubinstein（1992）完成了一篇综述文章，在 77 年期间，仅仅发现 10 起腰椎复位引起的马尾综合征。这意味着复位术的风险发生率仅仅是一千万分之一。Shekelle 等人（1992）报道了马尾综合征作为腰椎复位术的并发症的发生率，是少于一亿分之一的。此外，Bronfort（1999）也报道了腰椎复位术的总体的严重并发症是罕见的。

发生腰椎复位术的并发症的可能原因基本包括两个因素之一：①患者筛选不正确，以及②复位技术较差。临床工作者提供给腰痛患者的脊柱复位应当具有：

- 关于使用复位的机械性或临床推理性诊断。
- 意识到是否有并发症风险。
- 具有正确触诊评估。
- 在进行复位之前有适当及正确的松动等级递进。
- 征得患者同意。

为避免因不良的复位技术而发生的并发症，临床工作者应当：

- 避免用力过度。
- 避免活动幅度过大。
- 避免过度杠杆作用。
- 避免使用不恰当的结合杠杆。
- 冲击复位平面正确。
- 患者姿势摆放正确。
- 治疗师姿势正确。
- 在复位前姿势时获得患者的反馈。

只有恰当、充分的临床实践，才能获得脊柱复位技术所需的技能水平和警惕。

## 禁忌证及注意事项

在任何治疗性干预时，都需要考量风险-收益比。这意味着，治疗性干预对患者的益处必须超出任何与介入有关的潜在风险。临床工作者应当始终对任何 SMT 的禁忌证和注意事项保持警惕。禁忌证和注意事项有什么区别？禁忌证是在任何情况下不要使用复位技术，而注意事项是指鉴于操作者的技能、经验和训练、选择的技术类型、所使用的力量级别以及患者的年龄、健康和身体状况，使用复位技术并非最明智的决定。知识框 22.1 和知识框 22.2 提供了一些被广泛熟知和接受的复位技术的禁忌证和注意事项，并提供了一些确保复位技术安全的建议。

## 脊柱关节松动术和复位技术

　　本章节所展示的技术是从 Geoff Maitland, PT（Maitland 1986）发展而来，以及 Laurie Hartman, DO, PhD 所教授的技术（Hartman 1997b）。任何手法治疗技术的重点应在于最小化发生中等及严重的不良事件（Carnes et al 2010），以及最大化达到缓解疼痛、改善功能的疗效。这些介入可以进一步分为椎间被动附属运动和椎间被动生理运动。

## 中央后前向松动

　　患者以最舒适的姿势俯卧，此时体征和症状最轻。治疗师调整治疗床至最适高度，采取最适站姿，随后用豌豆骨接触棘突（图 22.1）。依照 Maitland 所描述的，松动技术以力量不同进行分级（1986）。力量是治疗师体重通过手臂和手直接向治疗床方向施加，并且确保动作缓慢、有节律、在相对较小的范围内松动的姿势。多数临床工作者会使用大振幅的Ⅲ级振动，或小振幅的Ⅳ级振动，并且重复 45～60 秒，随后再评估患者的症状和活动范围的变化。

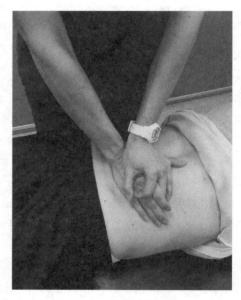

图 22.1　中央后前向松动

## 单侧后前向松动

　　患者以尽可能减小体征和症状的最舒适姿势俯卧。治疗师调整治疗床至最适高度，采取最适站姿，并且用两个拇指指腹直接接触在多裂肌及其下方的关节突关节上（图 22.2）。松动技术同样是依照 Maitland 所描述的，通过力量进行分级（1986）。力量通常是直接垂直于治疗床，但也可以基于患者的反馈和反应施加向内/外或头/尾方。和中央后前向松动一样的是，通常会使用大幅度的Ⅲ级振动，或小幅度的Ⅳ级振动，重复 45～60 秒，随后应当对患者的症状和活动范围进行再评估。

## Ⅰ～Ⅳ级腰椎旋转松动

　　患者侧躺，屈髋屈膝至最大舒适角度。这项技

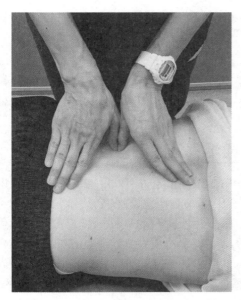

图 22.2　单侧后前向松动

术也是 Maitland（1986）通过治疗师用力的大小进行分级的，所以Ⅰ级松动是在患者腰椎中立旋转位下进行的（图 22.3）。治疗师以舒适的跨步姿势站立，双手置于患者大转子（即髂前上棘后方）。很少有临床工作者会使用Ⅰ级松动术，然而对于严重不适的患者来说，它作为一种轻微、无痛的方法是非常合适的，并且能改善其关节活动度。

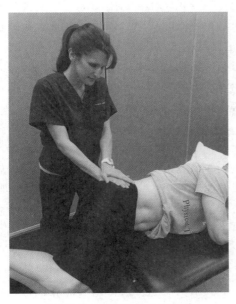

图 22.3　腰椎旋转Ⅰ级松动

　　Ⅱ级松动需要有大的振幅，可以让患者将肘放在身体后方作为辅助（图 22.4）。在松动时，患者的骨盆肩胛带可以在舒适、无痛的范围内有规律地来回移动。进阶到Ⅲ级的旋转松动，治疗师需要在髋

与同侧肩关节处施力（图 22.5）。Ⅲ级松动需要大幅度，保持腰椎（躯干）旋转到末端。

　　Ⅳ级的松动最好面朝患者进行。患者侧卧，腰椎旋转（图 22.6）。治疗师用左前臂固定腋部，左手触诊并固定于想要松动的关节节段。右手提供一个朝向松动节段的旋转力。旋转的振动是治疗师在一个舒适站姿下由躯干的旋转产生的，而非是用手臂带动。

　　与其他的非冲击性松动相同，可以做 2~3 次45~60 秒的振动，然后再次评估患者的症状和活动范围。

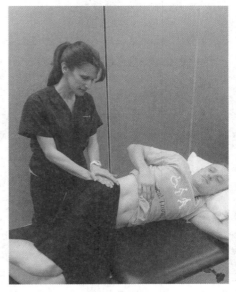

图 22.4　腰椎旋转Ⅱ级松动

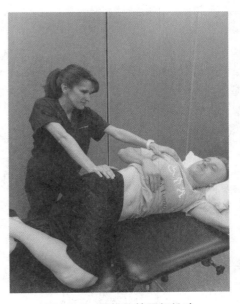

图 22.5　腰椎旋转Ⅲ级松动

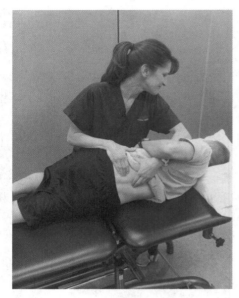

图 22.6　腰椎旋转Ⅳ级松动

## 腰椎骨盆区域复位

运用 Mintken 等人（2008）的术语建议，患者仰卧位下，对骨盆在腰椎旋转终末位时，做快速冲击松动。它从前被认为是针对髋骨前部的治疗技术（图22.7）。患者仰卧位，治疗师将患者骨盆调整至朝向自己，然后将患者脚跟肩向对侧移动引起患者身体向左侧倾屈。要求患者将左脚跟放在右脚上，双手交叉放置颈后或胸前（取决于患者是否舒适）。接下来，治疗师在保持患者躯干向左侧屈的同时将患者身体向右侧旋转（患者保持向左侧屈很重要）。然后，治疗师左手扶住患者的肩胛骨跟胸椎的同时

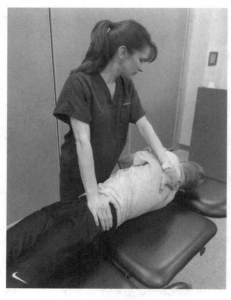

图 22.7　腰椎骨盆区域复位

右手放在髂前上棘处。这时可以做一些必要的调整以获得冲击松动前的张力。

快速一个朝向床面曲线方向的冲击力作用于患者髂前上棘上。治疗师放置于患者肩胛骨和胸椎的左前臂，手腕只提供一个稳定力而不做冲击力。

## 伸展或中立位的腰椎旋转复位

运用 Mintken 等人（2008）的术语建议，患者侧卧，腰椎中立或略伸位，在旋转终末位下快速冲击推动固定于下腰椎阶段的上腰椎。它被认为是侧卧位下的腰椎旋转手法或中立位下的腰椎的旋转滑动冲击（图 22.8A）。患者右侧卧位，治疗师将患者的腿跟躯干摆在一条直线上以达到中立或伸直的体位。患者左髋屈曲约 90°，使左侧屈膝，左踝背屈置于右侧小腿或膝后侧。治疗师在不诱发任何脊椎伸直的情况下，慢慢将患者上半身向左旋转直到目标节段即将转动的角度，接下来，左前臂跟手固定腋部（图22.8B），治疗师紧挨治疗床双脚一前一后分开站立，以直立姿势面对患者上身，然后将右前臂放在患者臀大肌与臀中肌之间朝治疗师方向转动患者的骨盆与腰椎，直到想要松动的节段即将产生动作。然后治疗师再将患者上半身进一步向对侧旋转，直到感觉到有想要松动的阶段出现张力，以及将患者骨盆转向治疗者 10°~15°，如果必要，还可做轻微调整，以达到冲击松动前所需的张力。

用右前臂向前面床面冲击松动骨盆，使骨盆产生一个向治疗师方向的过度旋转。放置于腋部的左手只起稳定作用，而不做冲击松动。

## 屈曲位的腰椎旋转复位

运用 Mintken 等人（2008）的术语建议，患者侧卧和腰椎屈曲位下，对固定于下腰椎上的上腰椎做旋转终末位的快速冲击松动（图 22.9）。结合骨科中的原则，腰椎在屈曲时存在同侧侧弯的耦合运动。因此，小关节对位锁定可通过结合侧屈伴对侧旋转来实现。患者右侧卧位，并且将一个卷起的毛巾置于腰椎下方来诱发患者腰椎向右侧屈曲。将腰椎旋向左侧，这样将产生对抗对侧耦合运动情况。治疗师让患者的右小腿和髋微屈来达到腰椎屈曲的位。左髋固定于屈曲约 90°，使得左膝屈曲，左踝背屈置于右膝或小腿后方。治疗师要在不引起脊柱任何屈曲的情况下，开始将患者上半身向左转直到想要松动的节段即将转动为止，然后将左前臂和手固定于

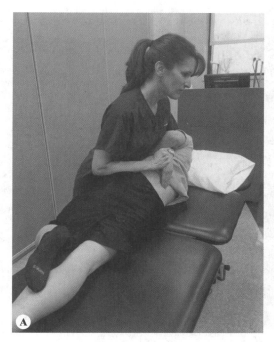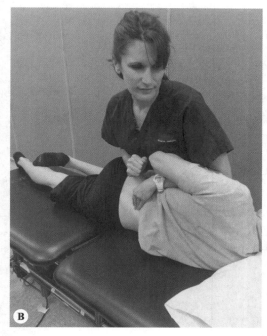

图 22.8　中立或伸直位腰椎旋转复位：Ⓐ尾向观，Ⓑ头向观

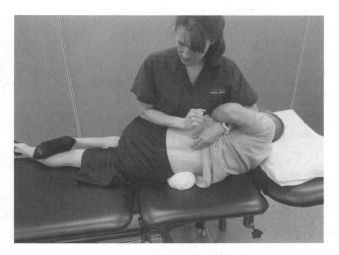

图 22.9　屈曲位腰椎旋转复位

腋部。治疗师紧挨治疗床双脚一前一后分开站立，以直立姿势面对患者上身，然后将右前臂放在患者臀大肌与臀中肌之间朝治疗师方向转动患者的骨盆与腰椎，直到想要松动的节段即将产生动作时。然后治疗师再将患者上半身进一步向对侧旋转，直到感觉到有想要松动的阶段出现张力，以及将患者骨盆转向治疗者 10°～15°，如果必要，还可做轻微调整，以达到冲击松动前所需的张力。

用右前臂向前面床面冲击松动骨盆，使骨盆产生一个向治疗师方向的过度旋转。放置于腋部的左手只起稳定作用，而不做冲击松动。

## 小结

近年来，我们通过复位和非冲击性松动的运用，在对腰痛有效处理的多因素认识方面取得了很大的进步。最大的进步是，并非所有腰痛都一样，同样并非任意一个治疗的效果都很好。在评估腰痛患者时，使用基于分类的评估方法，可以帮助临床医生确定最有效的治疗方案，临床预测准则也可能有用。最后，在临床中，为腰痛患者提供最合理的治疗方案，优秀的临床推理是必要的。

（胡国炯 译，李晓 校，林武剑　王于领 审）

## 参考文献

Aquino RL, Caires PM, Furtado FC, et al. 2009. Applying joint mobilization at different cervical vertebral levels does not influence immediate pain reduction in patients with chronic neck pain: a randomized clinical trial. J Man Manip Ther 17: 95–100.

Beal M. 1989. Teaching the basic principles of osteopathic manipulative techniques. In: Beal M (ed) The principles of palpatory diagnosis and manipulative technique. Newark: American Academy of Osteopathy, pp 162–164.

Beneck GJ, Kulig K, Landel RF, et al. 2005. The relationship between lumbar segmental motion and pain response produced by a posterior-to-anterior force in persons with nonspecific low back pain. J Orthop Sports Phys Ther 35: 203–209.

Brodeur R. 1995. The audible release associated with joint manipulation. J Manipulative Physiol Ther 18: 155–164.

Bronfort G. 1999. Spinal manipulation: current state of research and its indications. Neurol Clin 17: 91–111.

Carnes D, Mullinger B, Underwood M. 2010. Defining adverse events in manual therapies: a modified Delphi consensus study. Man Ther 15: 2–6.

Cascioli V, Corr P, Till Ag AG. 2003. An investigation into the production of intra-articular gas bubbles and increase in joint space in the zygapophyseal joints of the cervical spine in asymptomatic subjects after spinal manipulation. J Manipulative Physiol Ther 26: 356–364.

Childs JD, Flynn TW. 2004. Spinal manipulation for low back pain. Ann Intern

Med 140: 665; author reply 665–666.

Childs JD, Flynn TW, Fritz JM. 2006. A perspective for considering the risks and benefits of spinal manipulation in patients with low back pain. Man Ther 11: 316–320.

Childs JD, Fritz JM, Piva SR, et al. 2004a. Proposal of a classification system for patients with neck pain. J Orthop Sports Phys Ther 34: 686–696.

Childs JD, Fritz JM, Flynn TW, et al. 2004b. A clinical prediction rule to identify patients with low back pain most likely to benefit from spinal manipulation: a validation study. Ann Intern Med 141: 920–928.

Cleland JA, Childs JD. 2005. Does manual therapy technique matter? Orthop Division Rev 27–28.

Cook C, Hegedus E, Showalter C, et al. 2006. Coupling behavior of the cervical spine: a systematic review of the literature. J Manipulative Physiol Ther 29: 570–575.

Cook C, Learman K, Showalter C, et al. 2013. Early use of thrust manipulation versus non-thrust manipulation: a randomized clinical trial. Man Ther 18: 191–198.

Cramer GD, Ross K, Pocius J, et al. 2011. Evaluating the relationship among cavitation, zygapophyseal joint gapping, and spinal manipulation: an exploratory case series. J Manipulative Physiol Ther 34: 2–14.

Croft PR, Macfarlane GJ, Papageorgiou AC, et al. 1998. Outcome of low back pain in general practice: a prospective study. BMJ 316: 1356–1359.

Delitto A, Erhard RE, Bowling RW. 1995. A treatment-based classification approach to low back syndrome: identifying and staging patients for conservative treatment. Phys Ther 75: 470–485

Downing C. 1985. Principles and practice of osteopathy. London: Tamor Pierston.

Evans DW. 2002. Mechanisms and effects of spinal high-velocity, low-amplitude thrust manipulation: previous theories. J Manipulative Physiol Ther 25: 251–262.

Feipel V, De Mesmaeker T, Klein P, et al. 2001. Three-dimensional kinematics of the lumbar spine during treadmill walking at different speeds. Eur Spine J 10: 16–22.

Flynn TW. 2006. There's more than one way to manipulate a spine. J Orthop Sports Phys Ther 36: 198–199.

Flynn T, Fritz J, Whitman J, et al. 2002. A clinical prediction rule for classifying patients with low back pain who demonstrate short-term improvement with spinal manipulation. Spine 27: 2835–2843.

Flynn TW, Childs JD, Fritz JM. 2006. The audible pop from high-velocity thrust manipulation and outcome in individuals with low back pain. J Manipulative Physiol Ther 29: 40–45.

Gibbons PF, Tehan P. 2004. Manipulation of the spine, thorax and pelvis. An osteopathic perspective. London: Churchill Livingstone.

Greenman PE. 1996. Principles of manual medicine, 2nd edn. Baltimore: Lippincott Williams & Wilkins.

Haldeman S, Rubinstein SM. 1992. Cauda equina syndrome in patients undergoing manipulation of the lumbar spine. Spine 17: 1469–1473.

Hancock MJ, Maher CG, Latimer J, et al. 2008. Independent evaluation of a clinical prediction rule for spinal manipulative therapy: a randomised controlled trial. Eur Spine J 17: 936–943.

Harrison DE, Cailliet R, Harrison DD, et al. 1999. Lumbar coupling during lateral translations of the thoracic cage relative to a fixed pelvis. Clin Biomech 14: 704–709.

Hartman L. 1997a. Handbook of osteopathic technique, 3rd edn. London: Chapman & Hall.

Hartman L. 1997b. Handbook of osteopathic technique. Cheltenham, UK: Nelson Thornes.

Hebert JJ, Perle SM. 2008. Letter to the editor concerning 'Independent evaluation of a clinical prediction rule for spinal manipulative therapy: a randomised controlled trial' (M. Hancock et al.). Eur Spine J 17: 1401–1402; author reply 1403–1404.

Kappler RE. 1989. Direct application techniques. In: Beal M (ed) The principles of palpatory diagnosis and manipulative technique. Newark: American Academy of Osteopathy, pp 165–168.

Keller TS, Colloca CJ, Gunzburg R. 2003. Neuromechanical characterization of in vivo lumbar spinal manipulation. Part I. Vertebral motion. J Manipulative Physiol Ther 26: 567–578.

Koes BW, van Tulder MW, Ostelo R, et al. 2001. Clinical guidelines for the management of low back pain in primary care: an international comparison. Spine 26: 2504–2513.

Landel R, Kulig K, Fredericson M, et al. 2008. Intertester reliability and validity of motion assessments during lumbar spine accessory motion testing. Phys Ther 88: 43–49.

Legaspi O, Edmond SL. 2007. Does the evidence support the existence of lumbar spine coupled motion? A critical review of the literature. J Orthop Sports Phys Ther 37: 169–178.

Maitland GD. 1986. Vertebral manipulation, 5th edn. Ontario: Butterworths.

Mintken PE, DeRosa C, Little T, et al. 2008. AAOMPT clinical guidelines: a model for standardizing manipulation terminology in physical therapy practice. J Orthop Sports Phys Ther 38: A1–A6.

Nyberg R. 1993. Manipulation: definition, types, application. In: Basmajian J, Nyberg R, eds. Rational manual therapies. Baltimore: Lippincott Williams & Wilkins, pp 21–47.

Oxland TR, Crisco JJ 3rd, Panjabi MM, et al. 1992. The effect of injury on rotational coupling at the lumbosacral joint. A biomechanical investigation. Spine 17: 74–80.

Panjabi M, Yamamoto I, Oxland T, et al. 1989. How does posture affect coupling in the lumbar spine? Spine 14: 1002–1011.

Plaugher G, Burrow MN. 1999. Three-dimensional spinal coupling mechanics: Part I. A review of the literature. J Manipulative Physiol Ther 22: 350–352.

Riddle DL. 1998. Classification and low back pain: a review of the literature and critical analysis of selected systems. Phys Ther 78: 708–737.

Ross JK, Bereznick DE, McGill SM. 2004. Determining cavitation location during lumbar and thoracic spinal manipulation: is spinal manipulation accurate and specific? Spine 29: 1452–1457.

Shekelle PG, Adams AH, Chassin MR, et al. 1992. Spinal manipulation for low-back pain. Ann Intern Med 117: 590–598.

Skargren EI, Carlsson PG, Oberg BE. 1998. One-year follow-up comparison of the cost and effectiveness of chiropractic and physiotherapy as primary management for back pain. Subgroup analysis, recurrence, and additional health care utilization. Spine 23: 1875–1883.

Steffen T, Rubin RK, Baramki HG, et al. 1997. A new technique for measuring lumbar segmental motion in vivo. Method, accuracy, and preliminary results. Spine 22: 156–166.

Stiell IG, Greenberg GH, McKnight RD, et al. 1992. A study to develop clinical decision rules for the use of radiography in acute ankle injuries. Ann Emerg Med 21: 384–390.

Stiell IG, Wells GA, Vandemheen KL, et al. 2001. The Canadian C-spine rule for radiography in alert and stable trauma patients. JAMA 286: 1841–1848.

Stoddard A. 1972. Manual of osteopathic technique, 2nd edn. London: Hutchinson.

UK BEAM Trial Team. 2004. United Kingdom back pain exercise and manipulation (UK BEAM) randomised trial: effectiveness of physical treatments for back pain in primary care. BMJ 329: 1377.

Wainner RS, Fritz JM, Irrgang JJ, et al. 2003. Reliability and diagnostic accuracy of the clinical examination and patient self-report measures for cervical radiculopathy. Spine 28: 52–62.

# 腰痛的治疗性运动

Carol Kennedy, Lenerdene Levesque

## 腰痛运动的证据

运动疗法是力学性腰痛（LBP）保守治疗中常用的干预手段。Hayden 等人（2005）在一项 Cochrane 研究中发现对于成人慢性腰痛，运动疗法可以极大地缓解疼痛并改善功能。最近一项系统性评价也在短期随访中发现，运动疗法与常规护理相比，极大地降低了慢性疼痛的强度和残疾的发生（Middelkoop et al 2010）。系统性评价和临床指南对于急性腰痛却并非如此，对于急性腰痛，他们已找到有力证据证实运动疗法并不比不治疗或其他保守治疗更有效（Middelkoop et al 2010；Delitto et al 2012）。

目前文献报道的腰部运动包括活动度训练，拉伸训练，稳定性训练，从低负荷到高负荷的肌肉力量训练，运动控制训练，平衡/协调训练，进阶式活动和有氧运动。Middelkoop 等人（2010）发现并无证据支持哪一项特定训练比其他类型的训练更有效。在早期一例囊括了 14 项随机对照试验的系统性评价中，Macedo 等人（2009）发现对于持续性腰痛患者，运动控制训练比最少介入治疗或其他训练更有助于减少疼痛和残疾。最近一项 meta 分析发现对于慢性或复发性腰痛患者，运动控制对于减少患者疼痛和残疾的效果优于一般训练，手法治疗和最少介入治疗（Bystrom et al 2013）。Haladay 等人（2013）评估了一系列针对慢性腰痛患者进行稳定性训练系统性评价的质量，发现许多高质量的系统评价均显示稳定性训练是非常有效的，应作为慢性腰痛患者治疗方案的一部分。

有的研究中提到分类系统评价，这提示可能不同亚组类型的患者对不同训练方法的疗效反应不同，但目前仍不清楚哪种类型的患者适合哪种特定的训练方法（Middelkoop et al 2010）。Hick 等人（2005）推导出一项临床预测规则（CPR）以利于标识哪些患者应用稳定性训练受益更多。四项临床变量包括：①年龄<40 岁；②卧位失稳试验阳性；③直腿抬高>91°；④存在异常的躯干运动。Rabin 等人（2014）在一项随机对照试验中并未成功验证该规则，但却发现 CPR 的修改版即仅包括原版本四项之中的两项内容（存在异常运动和卧位失稳试验阳性），对于选择更适合进行稳定性训练的患者具有更好的预测效度。

Choi 等人（2010）进行了一项 Cochrane 综述用于评估训练对于复发性 LBP 的预防效果，并报告称出院后的训练计划有助于预防复发性 LBP，B 级推荐。美国物理治疗协会（APTA）腰痛临床实践指南推荐对于存在运动障碍的亚急性或慢性腰痛患者，临床医生应当考虑使用躯干协调性和强化耐力训练以利于减少腰痛患者的疼痛和残疾（Delitto et al 2012，p A2）。

在 LBP 治疗中，拉伸训练的效果并未受到广泛重视。许多关于拉伸训练的研究其实也包含了其他训练方式,比如大部分是稳定性训练。虽然这与现行治疗方法一致,但的确让我们很难了解拉伸训练作为独立因素所发挥的作用。Purepong 等人(2012)发现患者经过 2 周的活动度训练,包括弯曲、伸展、旋转等动作后,患者腰椎活动度增加,从而减轻了腰痛并减少了残疾。Franca 等人(2012)对 LBP 患者比较了两组训练方法——拉伸训练和节段稳定性训练,发现尽管两组训练都减轻了患者的疼痛并减少了残疾发生,但节段稳定性训练组的患者受益更大(Chen et al 2012)。在一项针对 LBP 患者进行拉伸训练的研究中发现,81% 的患者获得了中度至高水平的疼痛缓解。Hayden 等人(2005)在一项系统性评价中发现与其他训练相比,拉伸训练和力量训练均可使患者较大受益。

临床实践指南推荐在选择训练种类时应考虑患者的爱好,且训练方案应个体化制订并在指导之下进行。在最近一项囊括了 15 例定性研究的系统评价中,Slade 等人(2014)发现受试者认为在指导监督之下训练非常重要,治疗师应该说明并示范训练,观察患者实践并提供反馈和纠正,而不是仅仅简单地打印一张训练表给患者。训练能给患者带来自我效能感,同时恐惧回避信念与决定有关,无论训练与否,患者会觉得医疗保健专业人员持续的支持鼓励可以使得他们坚持锻炼。在最近的一项前瞻性研究中,Cecchi 等人(2014)试图确定慢性 LBP 运动训练反应的预测因子,他们发现个性化的运动训练无论是在患者出院时还是 1 年后都可以在临床上显著改善患者功能。基线时严重疼痛可能无法获得良好的治疗效果,并被认为是一个预后不佳的指标。患者出院 1 年后,低龄和健康心理状态预示良好的预后,然而之前使用过药物或接受过 LBP 治疗者则可能与反应不佳有关。最重要的是,Cecchi 等人(2014)发现这些研究者注意到,坚持个性化运动训练可以给患者带来长期功能改善。

然而,运动训练处方里的很多参数如运动强度、持续时间、频率等,在文献中并没有很好的定论,但在这章的接下来部分我们会讨论相关的一些指南。

## 活动度训练

LBP 患者都存在脊柱活动度下降的共性问题,针对脊柱活动度下降有很多运动处方。活动度训练包括重复的特定方向运动、特殊的关节活动度训练或肌肉拉伸。神经脑膜系统张力不当时同样可能降低脊柱的活动度,这部分内容在第 65 章中进行了讨

论,读者可参考该章节以获取更多信息。骶髂关节、髋关节和胸廓的完全性活动度对于最佳功能也是必不可少的,但这些部位的活动训练暂不在本章赘述(可参考第 24 章和第 38 章)。

麦肯基(McKenzie & May 2003)推广使用重复运动来评估症状对机械负荷的反应。当重复运动使疼痛向脊柱中线移动靠近而周边部减少时即为向心化现象。重复运动的方向偏好主要选择可出现向心化现象或减轻症状的运动方向。Long 等人(2004)发现最常选择的方向偏好是伸展,80% 的受试者可以归入这一类。Surkitt 等人(2012)在最近的一项系统性回顾中报告了麦肯基法治疗 LBP 的疗效有不一致性,但仍得出结论,方向偏好在短期和中远期来看有一定的疗效证据。Aina、Clare 及 Long 等人(2004)发现对于急性或亚急性 LBP 患者,如果有明确的方向偏好,尤其是同时出现向心化现象时,在特定方向使用特殊的活动度训练似乎更有效,至少在短期内更有效。Delitto 等人(2012)在他们的 LBP 临床实践指南中得出强有力的证据,即临床医生应考虑给予患者在特定方向的重复性训练,通过治疗反应改善急性、亚急性或慢性 LBP 患者的脊柱活动度并减少疼痛症状。(读者可以参考第 7 章进一步了解麦肯基法。)

伸展运动一般推荐腰背痛伴有或不伴有腿痛,且做伸展运动疼痛减轻而做屈曲运动疼痛加重的患者,或是伸展运动受限的患者(图 23.1)。一般而言

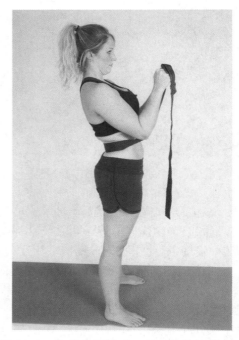

**图 23.1　自我伸展活动**。利用皮带抬高直至减少受影响的水平,患者利用这个支撑向后伸展,该动作应在无痛状态下进行

这类患者更喜欢站着或步行而并非坐着。屈曲运动是指屈曲活动受限，特别是屈曲状态或重复运动时会加重疼痛（图 23.2）。腰椎管狭窄症或腰椎滑脱症患者通常属于此类。Whitman 等人（2006）认为他们一般倾向于坐着或倾斜位，一般对手法治疗有较好的反应。当有明显的侧向移位时，一般使用侧移或旋转动作训练，还可用于恢复这些特定动作的不足（图 23.3、图 23.4）。知识框 23.1 展示了恢复腰椎活动度的不同选择。

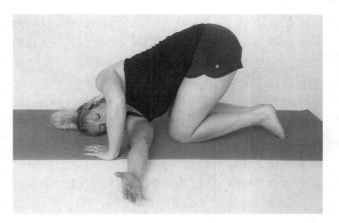

图 23.4　穿针式伸展。患者四足体位，手臂在身体下方穿行到达对面。这个动作可以产生脊柱的旋转伸展，也可用来伸展背阔肌

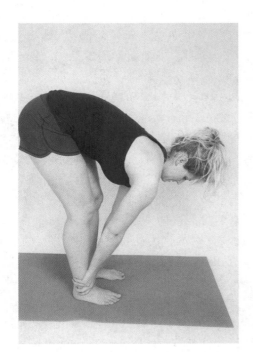

图 23.2　折刀式屈曲。患者弯腰，臀部和膝关节弯曲，双手抓住脚踝，然后伸展膝盖，直到感觉到腰椎或后腿的拉伸感。这个动作可以作为腰部放松锻炼，或是拉伸竖脊肌和腘绳肌

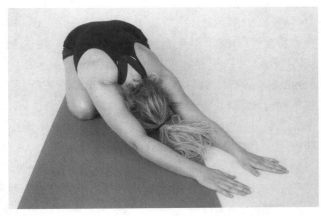

图 23.3　婴儿式侧弯。患者四足体位，臀部向后坐在双足后跟上，手臂向前，然后将手臂移动到一侧以增加侧屈度。这项运动可用于恢复腰椎屈侧运动，并拉伸竖脊肌和腰方肌，优先于凸侧

### 知识框 23.1　活动度训练选择

**A. 伸展**
- 俯卧撑
  - 肘部—完整的俯卧撑（简化俯卧撑）
  - 对称→不对称（单边/对角线）
- 侧边抬腿
- 仰卧位骨盆前倾
- 手膝位伸展
- 站立位背后拱
  - 从上面/从下面
- 贴墙壁前倾-从下面延伸
  - 单向侧屈
- 自发性参与
  - 使用手/系带定位

**B. 屈曲**
- 仰卧时膝盖贴近胸部
  - 双/单
- 骨盆倾斜
  - 仰卧位→完全卷桥式
  - 站立
- 向前弯曲
  - 坐着（使用治疗球作为伸展动作）
  - 站立（单腿站立）
- 折刀式训练
- 手膝位-猫式卷曲
- 手膝位仰卧起坐（祈祷伸展/儿童式）
  - 使用球辅助滚动
  - 增加侧屈

- 床尾处弯曲
  - 利用收缩放松
- 自发性参与
  - 使用手/系带定位

**C. 侧弯/横向滑移**
- 自动侧向横移/伸展
- 侧向倚墙
- 背向墙壁侧屈（更多延伸）
  - 达到而不是失败
- 儿童式侧屈（更弯曲）
- 极侧屈
- 骨盆侧倾/髋关节活动
  - 仰卧位/站
- 侧卧
  - 腿放在床沿下
  - 翻倒/支撑
  - 双臂举过头顶
- 瑜伽三角式

**D. 旋转**
- 手膝位—针式训练（更弯曲）
- 极旋转
- 脊椎扭曲
  - 仰卧
  - 侧卧
  - 椅子/墙壁协助旋转
  - 站立位对角线旋转
  - 弯曲（向地板）
  - 伸展（超过头顶）
- 瑜伽式—勇士 2

治疗 LBP 的多模式方法包括使用不同的活动技巧及锻炼计划。活动度训练可以是全身的或是局部的,采用手法治疗量身定制可用以维持或进一步增加脊柱活动度。Mulligan 推广的自身活动技术有助于在治疗时加固节段性脊柱活动度(Mulligan 2004;Vicenzino et al 2011)。自身活动训练需要使用腰带、带子或手;其目的是通过患者沿关节面的垂直方向拉起带子来定位所涉及的脊柱节段。自身活动可以在不同的方向和位置上进行(见图 23.1)。一旦确定训练有益,训练通常每天重复 10 遍,每遍 10 次。

Janda 等人(1987)认为在 LBP 患者中,以下肌肉趋于收紧:腰伸肌、腰方肌(QL)、髋外展肌、髋内收肌、腘绳肌、深髋部外转子以及阔筋膜张肌(TFL)/髂胫束(ITB)。在目前的文献中,缺乏对肌肉紧张度的研究,特别是 LBP 的受试者。Kujala 等人(1992)研究了脊柱活动度、全身活动度、肌肉长度及力量和 LBP 各种特征之间的联系,仅发现 LBP 与髋屈肌紧张度之间的关系。Bach 等人(1985)发现,尽管跑步者股后肌较非跑步者更紧张,但跑步者髋关节肌肉紧张度与 LBP 并无相关性。

在任何伸展运动中,监测其他相邻区域的姿势控制是很重要的。常见的是,如果一个区域紧张,相邻区域可能活动度增加,以弥补运动不足;Sahrmann(2002)使用短语"相对活动度"来描述这种现象。如果在肌肉伸展时,相对活动的部分既可以通过活动肌肉力量又可以通过特定位置来控制,那么就更需要注意肌肉的伸长长度。患者必须学会如何识别和控制任何不必要的运动,以确保最佳拉伸效果。

用于竖脊肌(ES)的特定肌筋膜延展性训练可在知识框 23.1B 中列出的任何屈曲练习中寻找。根据临床推理,最佳运动的选择将取决于 LBP 患者的特征。比如折刀式弯曲(见图 23.2),可以改变 ES 和腘绳肌长度,但在一个位置上进行,将产生大量的腰椎负荷,并增加神经脑膜张力。如果脊柱压迫不耐受是一个问题,仰卧膝关节贴近胸部使得竖脊肌和腘绳肌伸展有助于减少负荷因此更合适。婴儿式(见图 23.3)是拉伸竖脊肌的另一种选择,并且在非对称紧密性的情况下增加侧屈提供单侧聚焦,并且还将拉伸紧张的腰方肌。在拉伸腰椎和骨盆肌肉的过程中,必须监测并保持腰和骨盆的稳定性。背阔肌缩短可能使得脊柱呈前凸姿势,且这一姿势在拉伸背阔肌的任何训练中都将得以控制。婴儿式侧屈姿势可以防止脊柱前凸这种倾向。

当双臂向前伸举过头并做外旋动作时,背阔肌可得到进一步的拉伸。

虽然有许多研究比较了不同类型腘绳肌伸展运动的效果(即被动、主动、静态、动态、本体感觉神经肌肉促进术(proprioceptive neuromuscular facilitation,PNF),但没有明确地指出哪种类型的运动效果更佳(Fasen et al 2009;Puentedura et al 2011;Ayala et al 2013)。PNF 术拉伸可使得肌肉长度在早期增加,但随着时间推移被动拉伸可能更有效。Borman 等人(2011)认为拉伸疗法后尽管腘绳肌长度明显增加,但脊柱活动度并无改善。Kang 等人(2013)观察到在治疗者辅助的腘绳肌伸展术后,在俯卧抬起准备阶段,髋关节和腰椎的屈曲度立即增加。Sairyo 等人(2013)在一项初步研究中发现,折刀式屈曲运动(见图 23.2)可有效增加健康成年人和 LBP 年轻运动员的腘绳肌长度。

Winters 等人(2004)报道被动伸展运动(弓步俯卧髋关节伸展)等同于主动活动锻炼(俯卧髋关节伸展时伴有膝关节弯曲或伸展),可延长 LBP 或下肢损伤患者臀部屈肌的长度。

可以通过 Ober 姿势屈膝来实现 TFL 的拉伸,并结合关于哪个位置更有效的报告(Gjdosik et al 2003;Wang et al 2006)。当使用传统的站立交叉腿伸展时,增加一个顶臂伸展到对侧可能增强进一步的拉伸(Fredericson et al 2002)。参见第 38 章关于臀部肌肉拉伸的细节。

## 运动控制:稳定性,运动模式再训练,力量训练

特殊的稳定性练习是基于 Panjabi 的理论模型,脊柱稳定性取决于三个系统:被动骨及韧带结构系统、主动肌肉系统和神经控制系统(Panjabi 1992)。Bergmark(1989)将肌肉系统分为局部(深)系统,控制椎间运动,以及全身(浅)系统,负责脊柱运动。对于腰骶脊柱,已确定在脊柱稳定性中起主要作用的局部肌肉包括腹横肌(transversus abdominis,TrA)、多裂肌、盆底肌和膈肌。有证据表明,这些肌肉的功能和结构在 LBP 患者中会有所改变。在 LBP 患者体内发现,TrA 和脊柱多裂肌的预期收缩被延迟,且多裂肌内存在脂肪形态学改变和 I 型及 II 型肌肉萎缩等表现(Hides et al 1994;Hodges 2001;MacDonald et al 2009)。

运动控制训练被开发用以重新训练最佳运动模式和控制脊柱运动。然而，还没有确定哪一亚组的患者最有可能从这种类型的运动中获益。关于运动控制练习是否应着重于局部肌肉的单独收缩，还是应瞄准所有腹部和背部伸肌以确保脊柱稳定性，目前仍存在争议（Bystrom et al 2013）。Hodges 等人（2011）发现局部肌肉组织的单独激活似乎是恢复运动和姿势的最佳控制所必需的。Tsao 等人（2010）的工作也证实了技巧性的运动控制训练后，激活多裂肌可减少表层躯干肌的共活化作用。干预措施包括认识注意到多裂肌的激活，还包括一些技术，如运动想象、解剖描述、触诊和盆底肌共激活。这些作者的一个重要观察就是运动控制训练很可能依赖于有意识且精确校正的运动动作（Tsao et al 2010）。

运动控制训练项目通常分为两个阶段（Costa et al 2009；Macedo et al 2012）。第一阶段涉及训练躯干肌肉的协调活动，包括单独激活更深的肌肉（TrA 和多裂肌），同时减少浅表肌肉的过度活动。第二阶段主要通过使用静态和动态任务来完成一系列功能活化：躯干和肢体的协调或分离运动，维持躯干最佳稳定性，姿势矫正和改进运动模式。Hides 等人（1996）发现局部激活疗法可以逆转急性 LBP 患者多裂肌萎缩。Danneels 等人（2011）认为，在慢性 LBP，渐进性强化包括高负荷练习促使多裂肌肥大从而减轻疼痛。

## 运动

以下章节是对力学性腰痛常用的稳定和运动控制训练的循证描述。本文报道的许多肌电图（EMG）和实时超声研究都是对正常受试者进行的，在将这些观察结果推广到临床实践时，应该考虑到这一点。进一步研究 LBP 患者在这些不同运动过程中的肌肉活动，将对这一人群的运动选择提供更多指导。

## 收腹运动

腹部牵引动作是分离/激活腹横肌的必要练习之一（图 23.5）。Teyhen 等人（2008）在一组健康受试者中使用超声成像，发现腹部牵引动作优先激活 TrA，而腹内斜肌（internal oblique，IO）变化最小。与对照组相比，单侧腰痛患者在腹部牵引动作中，腹横肌厚度的增加要小 20.9%（Teyhen et al 2009）。其他研究人员发现，那些符合 LBP 稳定分类标准的人（Fritz et al 2007）在收缩过程中腹横肌肌肉厚度增加了 50%（Kiesel et al 2007）。在此过程中，为了促进腹横肌的激活，已经提出了各种策略，包括触诊、呼气收缩以及"空心"指令，以及识别和纠正替代策略，如夸大后骨盆倾斜。盆底肌共同收缩是深层稳定肌肉系统的一个组成部分，也可以用来促进腹横肌的收缩（Sapsford et al 2001）。在短暂的"空心"指令后，Bjerkefors 等人（2010）使用 EMG 记录发现，一组健康受试者能够独立于腹直肌（rectus abdominis，RO）激活腹横肌。他们还能够将腹横肌激活整合到仰卧位、桥式和手膝位等基本训练中。这个训练可以在不同体位下进行，Mew（2009）发现，站立时进行腹部拉深动作时，腹横肌厚度明显增大，与腹内斜肌和腹外斜肌（external oblique，EO）相比具有更大的特异性。

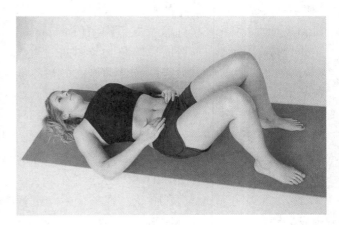

**图 23.5　腹部牵引动作。**仰卧位时，患者可触摸腹部肌肉活动，并监督错误动作；呼气时，病人被告知要"掏空"腹部，盆底肌激活也可用来促进深层稳定肌肉的单独激活

Chon 等人（2010）研究了一种辐照技术的效果，这是一种本体感觉神经肌肉促进技术，用于选择性地增加主动运动单元的数量。他们对踝背伸和腹部牵引动作进行了抵抗，认为放射技术可以刺激深层目标肌肉如多裂肌的运动。通过肌电图和超声成像，他们发现拮抗踝后伸肌时可增强多裂肌的活化，同时增加了多裂肌的肌肉厚度。这项研究提供了经验证据，在那些难以活化多裂肌的个体这可能具有重要临床意义。

压力生物反馈装置（pressure biofeedback unit，PBU）是一种新型的临床工具，为在俯卧或仰卧位的腹部牵引动作提供反馈。俯卧位压力传感器置于下腹部，下缘与髂前上棘成一条直线，充气至70mmHg，指示患者轻轻取下 PBU 并保持该姿势。当进行正确的独立收缩时，保持姿势时的压力应减少大约 6~8mmHg，最多可减少 10mmHg（Richardson et al 1999）。在仰卧位，压力生物反馈装置被放置在腰椎前凸，并充气至 40mmHg 的基础压力下，可以进行独立收缩并完成压力监测。进一步加强效果时，病人可以被要求进行下肢挑战，弯曲膝关节同时保持压力，当压力增加超过 10mmHg 表明后倾和不受控制的屈曲。

## 增加下肢挑战

Sahrmann（2002）提出腹部肌肉性能最重要的是实现必要的控制：①适当稳定脊柱；②保持最佳校准以及骨盆和脊椎之间的运动关系；③防止过度压力和四肢运动时骨盆代偿性运动。

Sahrmann（2002）根据下肢负重的概念描述了各种训练，以挑战腰和骨盆的控制。这些训练要求深肌和浅肌协同工作，起到静态支撑作用（Richardson et al 1999）。患者在仰卧时以髋膝关节屈曲的姿势开始，在每次运动前进行腹部拉伸动作。最初的低负荷挑战，如弯曲膝盖，抬起一只脚，另一只脚放在地面上（图 23.6A），或将一只膝盖放在胸前，另一只脚抬起。在更高的负荷下，训练变得越来越困难，例如单腿无支撑伸展（图 23.6B）。或在不稳定支撑面增加手臂和腿部的运动（图 23.6C）。患者在进入下一阶段之前应正确地重复 10 次。在整个运动过程中应保持脊柱中立姿势，患者正常呼吸。如前所述，可以在临床实践时使用 PBU 帮助患者监测。如果患者对这种方式有困难，可以指示他们将手放在髂前上棘上，手指放在下腹壁上。这使患者能够监测腹部肌肉的收缩和骨盆的任何运动，避免影响脊柱中立位。

## 卷腹

卷腹被发现具有最高的腹部肌肉挑战与最少的脊髓压迫（Axler & McGill 1997）。仰卧位，双手置于腰椎下保持中立位，单膝弯曲，指示患者绕胸骨旋转，将肩胛骨从垫子上抬起，同时保持中立的颈部姿势 5 秒（图 23.7A）（McGill & Karpowicz 2009）。此训练是通过将肘部从桌子上抬高，将双手放在前额（图

23.7B）或向前伸置于腹壁，在训练中深呼吸（McGill & Karpowicz，2009）。Teyhen 等人（2008）通过超声成像研究了 6 种常见的腹部强化练习，发现在侧桥和卷腹过程中多裂肌的肌肉厚度变化最大。

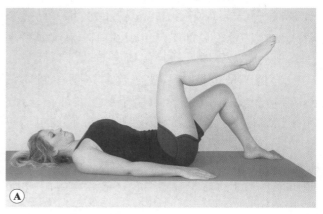

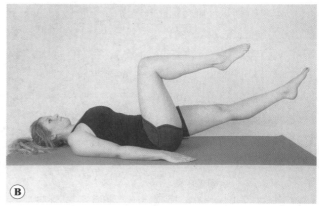

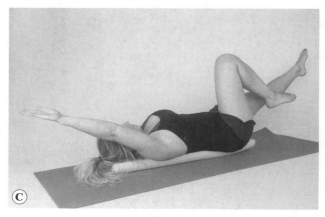

图 23.6　肢体负荷进阶。可以增加下肢和上肢运动来挑战深肌保持腰椎中立位的能力。所有肢体动作都是在腹部牵引动作之前进行，在整个练习过程中皆如此。Ⓐ平躺，屈髋屈膝位，下肢并拢，脚面贴于地面，然后一条腿抬到 90°髋关节屈曲，然后返回到初始位置，两腿之间交替。Ⓑ平躺，屈髋屈膝位，下肢并拢，脚面贴于地面，一条腿抬到 90°髋关节屈曲，第二条腿也提高到 90°然后伸直并返回不接触地面。双腿交替进行，在不失去对脊柱中立控制下重复进行该动作。Ⓒ一种改良的"死虫"运动可以在泡沫滚轮上进行，以增加腹肌的激活和稳定性挑战

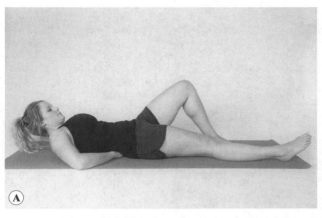
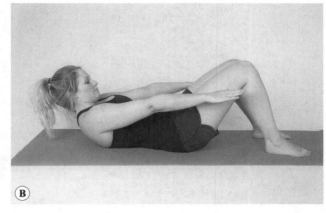

图 23.7　进阶卷腹。Ⓐ初始卷腹姿势确保当患者肩胛骨从垫子上抬起时，围绕胸骨旋转。Ⓑ这项运动可以通过伸直手臂或手放在前额来进行

传统弯曲膝盖仰卧起坐（图 23.8）要求腰椎弯曲超过 30° 已被证明增加腰椎压缩负荷，提高潜在受伤的风险，不适合人体需要最小化的腰椎弯曲或压缩力。多项研究表明，屈膝仰卧起坐时的腹外侧斜肌激活比卷腹时肌肉激活水平要高，这可能意味着更高强度的力量训练，但股直肌的活动也更大（Escamilla et al 2006a, 2006b, 2010）。Escamilla 等人（2010）报道，卷腹产生相对较低的股直肌和腰椎椎旁活动，相对较高的 RA、EO 和 IO 激活水平，可能使它成为一些个体更好的选择。

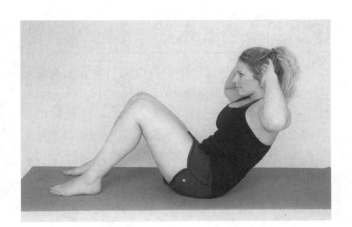

图 23.8　屈膝仰卧起坐。传统的腹部强化练习可以用手扶住头部，或交叉于胸前来调整难度

## 多裂肌激活训练

研究人员使用实时超声和磁共振成像（MRI）证实了慢性 LBP 患者多裂肌横断面积减小（Danneels et al 2000；Barker et al 2004；Hides et al 2008b）。在单侧慢性 LBP 患者中，Hides 等人（2008a）发现在症状同侧存在多裂肌变小的不对称性。这种萎缩似乎是局部的，提示运动应该可以解决这种局部肌肉损伤。对于临床医生和患者来说，有选择地激活多裂肌锻炼仍然是一项具有挑战性的任务。通过对慢性 LBP 患者的超声成像，Hides 等人（2011）证明了多裂肌的收缩能力与腹横机的收缩能力有关，对于有腹横机良好收缩的患者来说，良好多裂肌收缩的概率提高 4.5 倍。触诊可作为一种促进技术，在多裂肌收缩时应在靠近腹中线的地方对称触诊深部张力（Richardson et al 2004）。如图 23.9A～C 所示，可以利用不同的位置来尝试激活多裂肌。多裂肌也被证明有助于本体感觉和重新定位的准确性（Brumagne et al 2000）。视觉/运动想象，一个人在没有任何明显身体运动的情况下想象执行运动任务的过程，可能是重新训练激活多裂肌的一个有用工具（Hodges et al 2013）。Diane Lee（Lee & Lee 2011）建议使用以下线索：想象一条线连接你的腹股沟（或耻骨后部）和你想要训练的多裂肌部分（清醒时），沿着这条线连接，然后想象轻轻地悬吊（提升）腰椎在 1mm 以上。

根据 Lee 的研究，治疗师应该观察和纠正代偿动作，如骨盆的旋转、前倾、臀部抬高或臀部肌肉的夹持。知识框 23.2 列出了各种促进和纠正技术，可应用于所有练习。

| 知识框 23.2　运动控制易化技术 |
| --- |
| ● 触诊/观察/鉴定补偿策略 |
| ● 保持脊柱中立位——控制腰背部-躯干旋转 |
| ● 与其他肌肉联合收缩——TrA 与骨盆底肌以及多裂肌和 TrA 联合收缩 |
| ● 合并放松呼吸 |
| ● 减少那些过度活跃或主导肌的活化 |
| ● 人工促进/贴扎 |
| ● 反馈——超声波，压力生物反馈装置 |
| ● 视觉/运动想象 |
| ● 纠正错误运动模式 |
| ● 将肌肉活动融入功能动作和姿势 |

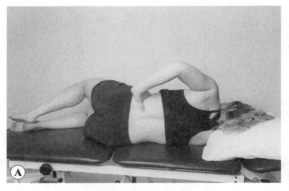
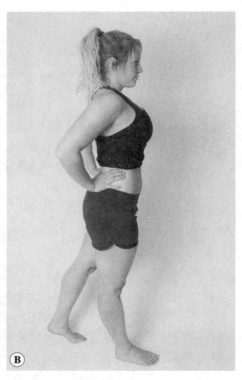
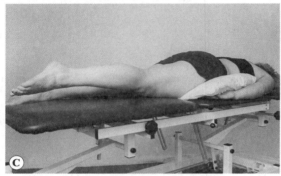

图 23.9　多裂肌激活练习。独立的多裂肌激活可以在不同的位置进行，并通过触诊在预期的脊髓节段感知到肌肉紧张。Ⓐ侧卧：患者在做蚌式运动（抬上膝关节）时，触摸肌肉张力。Ⓑ站立：患者通过在步姿中向前推腿，在传递负载时强调肌肉的张力。Ⓒ俯卧：单腿抬起以激活多裂肌收缩

## 仰卧位桥式训练

桥式训练通常用于稳定性训练计划，以改善运动控制和提高躯干稳定性并激活臀肌。患者先进行腹部牵引动作，然后再抬起骨盆前挤压臀肌。消除腘绳肌优势很重要，McGill（2010）建议触诊腘绳肌，如果腘绳肌激活，可以伸展膝关节，脚踩地，以减少腘绳肌的活动，并通过轻微的髋关节外旋来确保臀肌的活动。有文献证明，在一个背式桥式运动中，表面肌电图测量到多裂肌的活动增强（Ekstrom et al 2007；Okubo et al 2010）。Okubo 等人（2010）在基础桥式运动和单腿伸展桥式中，报告了相对较高的双侧 ES 激活（图 23.10）。这些作者提出，在桥式练习中需要伸展脊柱以对抗重力，这可能是双侧 ES 激活的原因。在最近的肌电图研究中，Kim 等人（2013）研究了患者在地板上或治疗球上，同时将手臂运动纳入桥式运动是否会改变选定躯干肌肉的肌电图活动（图 23.11）。他们发现患者在治疗球上或融入了手臂运动后 IO 明显活化增加。在传统的背式桥式运动中，一条腿的抬高导致抬起腿一侧的 IO 活动增加，以控制骨盆向下旋转的趋势（Garcia-Vaquero et al 2012）。进阶桥式运动可以包括增加不稳定支撑

面，如躺在泡沫辊上，增加肢体挑战如有或没有阻力，如弹力带围绕膝盖（图 23.12）（Jeon et al 2013）。

## 手膝位训练

教导患者要激活稳定肌肉以保持中立的脊柱姿势，同时在手膝位运动进行各种肢体负荷挑战。Teyhen 等人（2009）发现手膝位运动对臂和腿的提举运动在 IO 厚度变化最小的情况下产生了 TrA 的优先变化。Stevens 等人（2007）在单腿伸展和对臂时使用 EMG 测量手膝位运动的腿部伸展发现同侧多裂肌和臀大肌的肌肉活动最活跃（>20% 最大自主收缩 MVC）。Garcia-Vaquero 等人（2012）发现，在这种姿势下，抬高手臂一侧的 IO 与对侧的 EO 趋于稳定，而相对于抬高腿一侧的 ES 活性更高，他们得出的结论是，这可能是由于腿部抬高所产生的扭矩增加所致。在这个练习的过程中，重要的是病人保持中立的脊柱位置，仅有肩膀和臀部在运动，避免躯干旋转。进阶桥式运动可能包括相反侧的手臂和腿抬高，肢体的快速短弧运动，用手或脚绘制想象的图案（McGill & Karpowicz 2009），增加阻力（自重/弹力带）（图 23.13），使用一个不稳定的表面（如泡沫轴，BOSU®，瑞士球。图 23.13 B）。

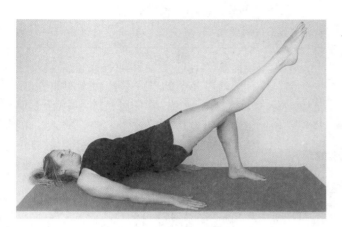

**图 23.10　抬腿仰卧桥式运动。**保持腰椎中立位，一条腿在桥式位置上离开支撑表面。将手臂从地板上移开会使训练变得更加困难，手可以放在骨盆上以控制这个位置

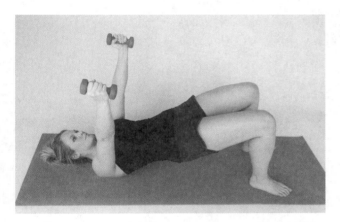

**图 23.11　带有手臂负荷的仰卧桥式运动。**在仰卧桥式运动中加入有阻力或无阻力的手臂运动可以增加腹部肌肉的活动

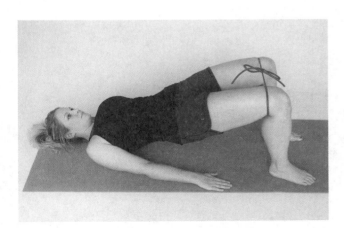

**图 23.12　具有腿部负荷的仰卧桥式运动。**髋关节外旋转时腿部周围的弹性阻力会促进臀肌的活动

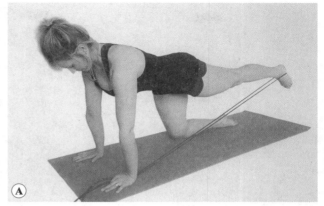

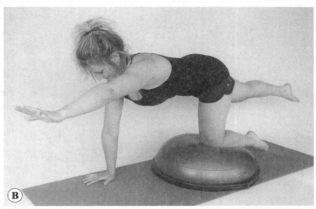

**图 23.13　四点位运动。**Ⓐ抗抬腿：在手膝位的抬腿中，可以增加弹力带的阻力。ⒷBOSU®提供了一个不稳定的支撑面基础，进一步增加相对侧手臂和腿部运动

## 侧平板/水平侧支撑

侧平板练习已被发现可以激活 IO、EO 和 QL，且并不增加腰部负荷（McGill et al 1996；McGill 1997）。如图 23.14 所示，这个练习有各种各样的进阶：①侧桥，膝盖着地，手放在三角肌上以稳定肩部（图 23.14A）；②膝盖着地，手放在腰部/骨盆；③全侧平板，膝部伸直（图 23.14B）；④单腿支撑，增加髋关节的存在、上肢的延伸或外展（图 23.14C）；⑤从侧桥移动至平板，再移动至对面的侧桥，确保骨盆和胸腔之间的最小旋转（McGill & Karpowicz 2009）。McGill 强调，该训练应从髋关节铰链运动开始，臀部以类似蹲坐的方式伸展，躯干应该保持中立。

一些研究人员已经证明斜腹肌（42% ~ 57% 的 MVC）在这个练习中得到了极大的激活（Kavcic et al 2004；Lehman et al 2005）。Garcia-Vaquero 等人（2012）也证明了类似的结果，但发现较低一侧的激活水平更高（14% ~ 30% MVC），高于另一侧（3% ~ 10% MVC）。这些作者假设斜肌的侧向方

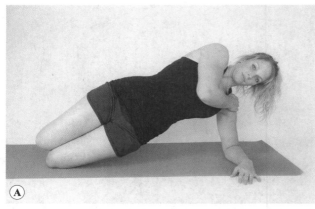

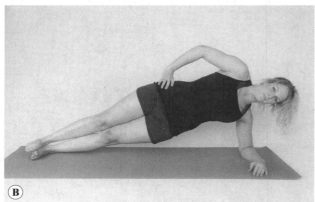

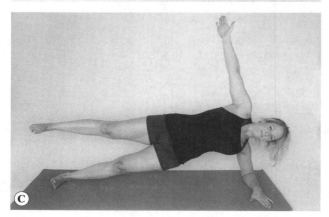

图 23.14　侧平板。Ⓐ最简单的侧平板形式是弯曲的膝盖和手臂支撑对面的肩膀。Ⓑ侧平板向前延伸至伸直的腿。Ⓒ在全侧平板增加腿部和手臂抬高,进一步挑战稳定性,增加腹部肌肉的活动。

向在侧桥运动中为躯干提供了最大的支撑。然而,他们确实发现,较低一侧的 RA 和 ES 也处于活动状态(16% MVC),这表明较低一侧的肌肉也处于协同激活状态稳定。与传统的侧桥相比,侧桥时腿部抬高同时伴有臀部弯曲/伸展动作,在支撑侧的 IO 增加了 20% 的 MVC。Himes 等人(2012)比较了健康对照组和复发性 LBP 在侧桥锻炼过程中 TrA 的激活情况,发现两组在锻炼过程中 TrA 的收缩情况相似。这些作者建议这个练习可以应用于 LBP 患者,只要在训练过程中没有疼痛,并且有足够的时间用

于指导患者和提示正确的姿势技巧。

## 平板/俯卧桥式

　　平板或俯卧桥可用于激活和加强腹壁深层及浅层肌肉。这种练习最简单的形式是让病人弯曲膝盖,支撑肩膀,如图 23.15 所示。在俯卧桥练习中,主要保持姿势和稳定性的肌肉是 RA(25% ~47% MVC),同时激活 EO,EO 的 MVC 在 16% ~50% 之间变化(Lehman et al 2005;Ekstrom et al 2007;Imai et al 2010;Garcia-Vaquero et al 2012)。Garcia-Vaquero 等人(2012)描述了在传统桥式运动中添加单腿支撑时肌肉活化模式的变化。平板时腿部抬高(图 23.16)会导致 RA 激活轻微降低,而抬高腿另一侧的 IO 和抬高腿一侧的 EO 则略微增加(3% ~4% MVC)以控制旋转扭矩(Garcia-Vaquero et al 2012)。虽然创造了更高的挑战,但增加转动力矩的组合和高水平的躯干肌肉活动可能会增加脊柱压力负荷,所以在给 LBP 患者开这种运动处方时应该考虑到这一点。

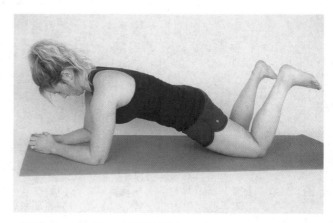

图 23.15　平板。平板最简单的形式是膝盖着地,抬起臀部离开支撑面

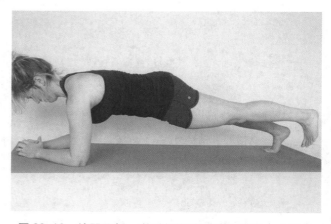

图 23.16　抬腿平板。在平板训练基础上增加一个髋关节伸展腿抬起,这一动作可以挑战稳定性控制,并增加腹部斜肌的活动

## 不稳定支撑面训练

增加不稳定的表面,如瑞士球或 BOSU®,通常用来增加肌肉激活程度从而保持躯干稳定(Imai et al 2010)。瑞士球应该选择适合患者的大小,并根据患者体重来决定膨胀程度,这样当他/她坐在球上时,球和双脚一起平行放置在地板上,臀部和膝盖应该大约 90° 弯曲,大腿与地面平行。一些作者表明,与局部肌肉稳定性相比,全部躯干肌肉组织如 EO 和 RA 的活性增强(Imai et al 2010)。俯卧撑在瑞士球上做平板练习(图 23.17A)可以使 RA 和 EO 最高限度被激活(Lehman et al 2005;Imai et al 2010;Czaprowski et al 2014)。BOSU®(图 23.17B)或瑞士球侧桥运动被发现导致 TrA 和 EO 肌肉活性显著增加。Imai 等人(2010)提出了不稳定支撑面需要更大的肌肉活动来控制通过躯干产生的旋转和侧向屈曲力矩。与之相反,对于背式桥式锻炼,一些研究者发现躯干肌活动不受表面稳定性的影响(Stevens et al 2006;Ekstrom et al 2008;Imai et al 2010)。Czaprowski 等人(2014)分析了分别在稳定表面、BOSU® 或瑞士球上进行平板、桥式运动或侧桥运动时,EMG 活动水平及从深到浅腹部肌肉相对激活状态。其中他们的一些研究成果具有临床意义。如果目标是使用低负荷运动产生低肌肉活动,在一个稳定或不稳定的表面进行仰卧桥式运动是合适的,而如果目标是加强整个腹壁,那么在瑞士球上俯卧桥式运动是一个很好的选择。侧桥运动时腹部肌肉活动明显高于仰卧桥式运动。另外,如果我们的目标是最大化深腹部肌肉的活动而非 RA,那么在 BOSU® 或稳定支撑面上做侧桥运动将是最好的选择。

有几个更高水平的瑞士球练习,可提供运动员或在运动控制训练的后期阶段使用(图 23.18A、B)。Escamilla 等人(2010)研究了 8 个高级瑞士球练习姿势(滚转、矛式、滑雪者、髋关节伸展、俯卧撑

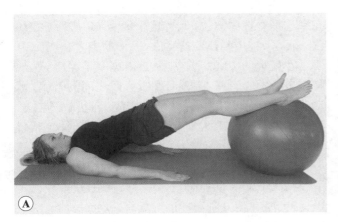
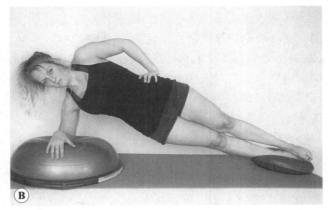

图 23.17　添加不稳定表面。不稳定表面可以增加躯干肌肉稳定性。Ⓐ双腿放在瑞士球上的仰卧桥式运动。Ⓑ在 BOSU® 上行侧桥运动

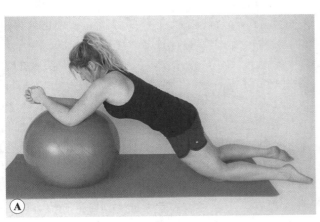
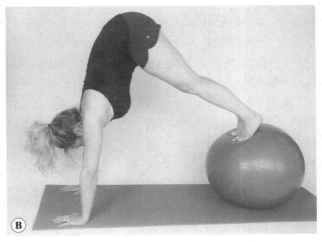

图 23.18　高难度瑞士球类运动。Ⓐ滚转:在平板的基础上,患者滚动球向前和向后,同时保持躯干控制。Ⓑ矛式:用脚在球上进行矛式运动是对肌肉稳定性、运动模式控制和平衡的高端挑战

和坐行军)和 2 个传统腹部练习(收腹和屈膝仰卧起坐)对腰臀肌肉组织激活的影响。这些作者发现,滚转和屈腿动作可以最有效地激活核心肌群,但这些动作也需要受训者做出最大的努力,也是最困难的(Escamilla et al 2010)。生成超过 60% MVC(滚转和矛式)的锻炼建议更有利于锻炼肌肉力量,而生成不到 20% MVC(行军坐和收腹)的锻炼建议更适合耐力训练。

## 运动模式再训练/功能整合

运动模式再训练包括识别错误运动模式,分离运动,练习正确运动模式。然后将针对患者个人需求的功能性任务再培训纳入其中(O'Sullivan 2000)。运动学习策略已被应用于慢性 LBP 的管理,通过 Fitts 和 Posner(1967)提出的三个阶段进行过渡:①认知;②联想;③自主(O'Sullivan 2000;Hodges et al 2013)。

认知阶段需要高水平的意识,分离深层局部肌肉的共同收缩,而不进行表浅全层肌肉的激活(O'Sullivan 2000)。在此期间,患者通过有意识地注意细节和纠正错误来提高对技能的感知(Hodges et al 2013)。可以使用各种促进技术,如指令、反馈、视觉线索、心理意象和最佳姿势(Hodges et al 2013)。

在联想阶段,重点是细化特定的运动模式(O'Sullivan 2000)。有两到三种错误和疼痛刺激的动作模式被识别出来,并被分解成不同的动作(O'Sullivan 2000)。在这个阶段,需要反复练习数千次,才能发展和巩固一个运动模式。最初,简单的任务是在不负重的姿势下完成的,然后逐渐发展为更复杂的功能任务,增加负重和速度。应鼓励患者注重任务完成的一致性(Hodges et al 2013)。

最后一个阶段是自主阶段,在这个阶段中,训练的目标是在最少的有意识的努力下促进运动/姿势错误的自动纠正。这将在功能活动期间自动促进脊柱的动态稳定性(O'Sullivan 2000;Hodges et al 2013)。姿势的评估和矫正/训练是力学性腰痛康复的一个组成部分,可以被认为是发展运动模式训练的第一步。久坐可能会增加机械应力,有报道称这是与 LBP 发展有关的潜在因素。Dankaerts 等人(2006)对无症状个体和慢性腰痛患者的坐姿进行了调查,发现 LBP 患者多有在脊柱末端位置远离中立位的姿势,且改变姿势的能力较弱。O'Sullivan(2000)将人群分为两类:腰椎后凸增强的人群,采用

的是末端屈曲的姿势,还有坐位过度前凸的人群。他还报道说,LBP 患者表现出定位和维持中立位能力的下降。与健康受试者相比,LBP 患者表现出更大的脊柱中立姿势重新定位缺陷和更强的腹部活动(O'Sullivan et al 2006;Sheeran et al 2012)。

关于最佳坐姿,文献中几乎没有共识。LBP 患者的最佳坐姿是中立的脊柱位置,包括轻微的腰椎前凸和松弛的胸腔(O'Sullivan et al 2006)。这种"理想姿势"与浅表肌肉的过度激活相关不大,鼓励较深的躯干肌肉更活跃,同时呼吸模式更放松(Claus et al 2009;Lee et al 2010;O'Sullivan et al 2012,Hodges et al 2013)。这显然因人而异,因此,在决定一个人的最佳坐姿时,临床医生需要考虑一些因素,如潜在的病理情况、脊柱活动、疼痛和刺激的姿势。口头指示,如"长高"或"沿着坐骨向前",以增加腰椎前凸,或"想象拉长脊柱",以减少胸后凸,可以用来促进体位矫正(Lee & Lee 2011)。作为一种练习,患者可能会被要求使用他们的最佳状态来达到脊柱中立位,保持这个姿势 10 次,重复 10 次,每天每时每刻都要这样做,以帮助患者适应。

在最近的 EMG 研究中,Park 等人(2013)发现腰痛患者的竖脊肌、腰方肌和腰大肌之间的 EMG 活动分布发生了变化。轻度前凸坐姿竖脊肌 EMG 活性较高的受试者腰大肌和腰方肌活性较低,而竖脊肌活性较低的受试者腰大肌和腰方肌活性较高。这一初步信息表明,在一些腰痛患者中,腰大肌和腰方肌肌肉可能需要低速训练或拉伸,而在另一些患者中,腰大肌和腰方肌激活训练更合适。

LBP 患者经常将整个脊柱作为一个整体移动,无法在不同区域间分离和独立运动。一旦脊柱姿势达到中立位,就可以增加分离任务。坐位前倾可用于训练脊柱和髋关节屈曲的分离。在找到中立的脊柱位置后,病人被指示在臀部合拢,使躯干向前移动,同时保持中立的脊柱姿势(Lee & Lee 2011)。"侍者鞠躬"练习(图 23.19),在站立时以类似的方式进行,可以作为一种进阶训练方式(Sahrmann 2002)。

在手膝位姿势中,可以教导患者在缓慢可控地弯曲和伸展胸椎的同时保持腰椎中立位。另一种相反的分离模式也可以使用:保持胸腔中立状态,同时伸展腰椎区域,通过骨盆前后旋转开始。这种腰椎/胸椎分离模式也可以在坐姿时练习,最初是在稳定的支撑面上如椅子,然后逐渐变成不稳定支撑面如瑞士球。进一步可能包括难度更大的位置或增加负

荷时的姿势控制,以及将姿势控制集成到更复杂的运动模式中,其中一些已经讨论过了(手膝位对臂和腿,平板,各种桥式练习等)。在此基础上,进一步的功能整合训练应直接与患者的职业、爱好和体育活动需求相关。

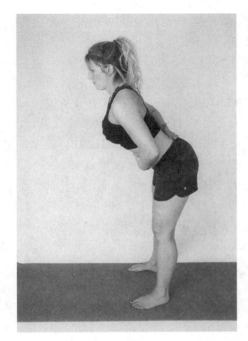

图 23.19　侍者鞠躬。为了练习髋部躯干分离模式,患者需要保持脊柱中立位,然后在髋部进行铰链活动,使躯干向前移动,同时保持脊柱中立位

## 普拉提/瑜伽

普拉提和瑜伽都可以用来整合全身活动,将运动模式整合到功能性运动中。以普拉提为基础的治疗运动,通常被称为临床普拉提,已成为一种越来越普遍的 LBP 患者干预手段。Wells 等人(2012)通过对文献的系统回顾,将普拉提运动定义为"注重力量、核心稳定性、柔韧性、肌肉控制、姿势和呼吸的身心锻炼"。迄今为止,临床普拉提治疗 LBP 益处的研究结果与结论并不一致(Lim et al 2011;Pereira et al 2011;Posadzki et al 2011;Wajswelner et al 2012;Aladro-Gonzalvo et al 2013;Wells et al 2013)。最近一项 meta 分析得出结论,在患有慢性 LBP 的受试者中,普拉提在减少残疾而非疼痛方面略优于其他物理治疗干预,并且与最小干预相比,也提供了中度至高级的疼痛缓解(Aladro-Gonzalvo et al 2013)。然而,在许多研究中,由于纳入病例数量小、研究质量差和联合干预的存在,支持使用普拉提减少慢性

LBP 疼痛和残疾的证据是不确定的,因此作者提醒大家任何结论都应谨慎对待(Aladro-Gonzalvo et al 2013,Wells et al 2013)。

一项随机临床试验发现,与对照组相比,在非结构性脊柱侧凸患者中使用以普拉提为基础的锻炼计划可减少弯曲程度、增加灵活性和减轻疼痛(Alves de Araujo et al 2012)。Stolze 等人(2012)开发了一种初步的心肺复苏(CPR),以确定那些最有可能从基于普拉提的 LBP 运动计划中获益的患者。5 个变量被确定:躯干弯曲 70° 或更低,目前症状持续时间为 6 个月或以下,上周没有出现腿部症状,体重指数 25kg/m$^2$ 以上,向左或向右的平均髋关节旋转 25° 或更高。如果 5 个变量中有 3 个或 3 个以上存在,则成功结果的概率从 54% 上升到 93%。这条规则还有待验证。

瑜伽包含了一些从理论上讲对 LBP 患者有益的成分。加强、伸展、平衡、呼吸和放松,以及对姿势控制的注意,都有助于一些患者从参与这种锻炼方法中积极受益。Sherman 等人(2013)探讨了影响 LBP 患者瑜伽或强化伸展运动的因素。参与锻炼和自我效能感是这两种运动的最强调节器。放松、意识和呼吸的好处也是瑜伽运动的最重要部分。Tekur 等人(2012)发现,与物理疗法练习相比,在进行为期 7 天的密集瑜伽练习后,疼痛、焦虑和抑郁症状得到了更大的缓解,脊柱活动能力得到了更大的改善。Posadzki 和 Ernst(2011)在他们的系统回顾中发现大多数研究都是积极使用瑜伽治疗腰痛,但明确声称需要谨慎对待,因为少量的研究和结果不一致,且有许多不同类型的瑜伽。

## 平衡/本体感觉

据报道,慢性 LBP 患者存在平衡缺陷和较差的位置感(Brumagne et al 2000;Newcomer et al 2000;Hodges et al 2013)。由于感觉或运动障碍,如视觉、前庭或躯体感觉障碍,协调性差,不能移动或不能使躯干进行姿势调整,平衡可能会受到影响(Hodges 等人 2013)。Mazaheri 等人(2013)最近对 LBP 和姿势摇摆进行了系统研究,得出结论认为,姿势摇摆会出现在 LBP 患者身上,但不是所有的 LBP 患者都有。为了恢复慢性腰痛患者的最佳功能,可能需要合并躯干平衡和本体感觉再训练。Gatti 等人(2011)在一项随机对照试验中调查了慢性 LBP 患者躯干平衡训练的效果。平衡练习在坐、跪、手膝位

和仰卧位进行。参与者被要求保持这个姿势30秒到2分钟。一旦完成，通过改变支撑的基础，闭上眼睛或增加头部或上肢运动，增加难度训练（图23.20A）。作者得出结论，躯干平衡训练结合柔韧性训练，比力量结合柔韧性训练，在慢性LBP患者减轻疼痛和改善生活质量方面更有效（Gatti et al 2011）。平衡训练的其他选择应考虑到特定病人的具体需求，并可包括功能模式（图23.20B）。

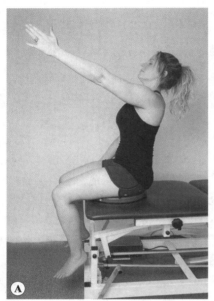

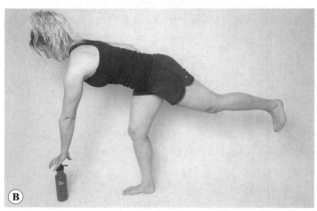

**图23.20　平衡训练。** Ⓐ软垫坐姿平衡：软垫可以提供不稳定的坐姿底座，病人可以通过闭上眼睛、抬起手臂和向后伸展头部来增加进一步的挑战。Ⓑ单腿平衡：单腿站立时，患者保持腰椎中立位和下肢良好对齐，臀部前屈以够到和捡起物体，挑战平衡和运动控制

## 高水平力量训练

对于那些需要恢复高水平运动或高体力工作的LBP患者，在建立一个全面的康复训练计划时，应该包括前、后肌群的高负荷强化运动训练。虽然在

LBP患者体内发现其深层肌肉系统受到抑制以及肌肉活化改变的损伤，但表浅肌肉系统也可能变得虚弱，因此可能需要进行有针对性的力量训练以恢复最佳功能。力量训练需要肌肉过负荷和抵抗，除了对抗身体的重量，这可以通过使用自身重量或弹力带来实现。也可以使用诸如等速器和罗马椅子等专门设备，尽管缺乏优势的证据使得一些设备的成本难以证明（Mayer et al 2008）。这一阶段的康复计划应保留在疼痛消失和错误模式纠正后。通过使用诸如推、拉、举、抬、扭等功能活动来进行力量训练。

McGill（2010）认为不对称的壶铃或搬动行李箱动作挑战了外侧肌肉组织（QL和斜肌）以及对侧的臀肌。尽管McGill和Marshall（2012）在壶铃摆动练习中发现了独特的肌肉活化模式，但他还是建议在患者身上使用这些训练时要谨慎，因为会产生巨大的剪切力。

劈举练习（图23.21）采用功能性PNF模式，可适用于半跪、高跪和站立，阻力逐渐增加，还可根据特定运动或职业的要求进行调整。运动模式，无论是向上或向下延伸到躯干弯曲，鼓励核心和躯干稳定形成三面旋转控制和强化进行稳定。

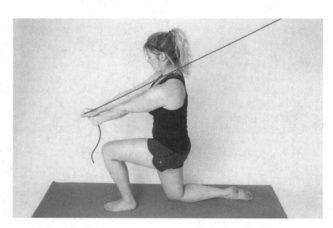

**图23.21　劈举训练。** 一种对抗弹性阻力的劈削训练可以在弓步姿势下进行，以进一步挑战稳定性和平衡性

下蹲和弓步可以用杠铃来提供对称的负重，或者用单侧壶铃（图23.22）来增加侧屈和旋转控制的难度。做倒行或俯卧撑时使用背带也会在强化训练中带来更高水平的稳定性挑战。在瑞士球上桥式仰卧进行躯干旋转时保持重量（图23.23）增加了力量负荷和稳定性挑战。引体向上和硬拉是加强力量的选择，但重要的是要使用临床推理来确定哪些运动是适合某些患者的选择，考虑到病理、愈合阶段、兴奋性及运动模式控制的不同水平。

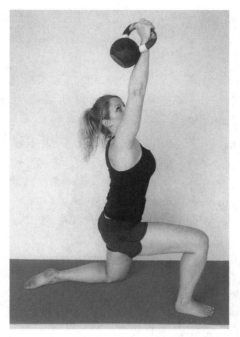

图 23.22　壶铃提举训练。弓步姿势进行壶铃提举训练，超过头部，利用壶铃提供阻力。注意在整个运动模式中适当的训练姿势

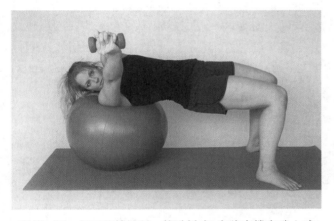

图 23.23　躯干旋转控制。仰卧桥式，肩膀支撑在瑞士球上，伸展的手臂支撑着重物负荷，患者控制运动模式转动躯干，保持最佳的脊柱位置。

许多练习可能看起来很费力，但只产生中等强度的肌肉收缩——比如在地板步行、侧面步行和投球手的蹲下练习（McGill et al 2009）。主要困难在于协调和控制，虽然这可能仍然是相当有用的 LBP 管理，但它不一定提供肌肉超负荷刺激所需的强度。

虽然 Mayer 等人（2008）在他们的系统综述中发现，在短期内，腰伸肌强化练习在改善疼痛和残疾方面比不治疗更有效，但与其他运动项目相比，腰伸肌强化练习没有明显的优势。在增强肌肉力量和耐力

方面，高强度腰椎强化似乎优于低强度腰部强化。Slade 和 Keating（2006）在他们的系统综述中报告了类似的结果，但也指出，高强度方案和包括动机策略的方案似乎比低强度方案更适合。De Ridder 等人（2013）发现在躯干伸展运动中腰伸肌肌电活动水平高于腿部伸展运动。深部和浅部肌肉的活化水平没有差异，不同收缩类型（即等距、同心、偏心）的活化模式也没有差异。通过从中立位到超伸整个范围的加强并不会给肌肉力量或疼痛、残疾带来任何更多的改善，因此在进行这些训练时限制腰椎伸展范围可能更安全（Mayer et al 2008；Steele et al 2013）。Danneels 等人（2001）发现，在腰部强化组（俯卧后伸练习）中，伸肌横截面积显著增加，而在稳定组中则没有。在进行高强度的力量训练时，脊柱负重的大小也必须考虑到患者目前的状况。在手膝位训练中，单腿抬起大约产生 2 000 牛顿（N）的压力，对侧手臂和腿抬起大约产生 3 000N，而俯卧的双侧手臂和腿同时抬起对脊柱施加 4 000N 以上的压缩力（Callagan et al 1998）。

## 运动参数

运动处方的参数如：强度、持续时间、频率等在既往文献中还没有得到很好的确定。具体运动程度取决于几个因素，包括运动的目的（活化/模式，力量，耐力，移动，伸展），正确执行运动的能力，患者的耐受性（年龄），以及疼痛和兴奋敏感性的情况。

2011 年，美国运动医学学院（ACSM）更新了运动处方指南（Garbe et al 2011）。根据现有的研究，他们对指导不同类型运动剂量选择的证据强度进行分级。他们建议，在 1 次重复最大次数（RM）负重的 60%～70% 的情况下，进行 2～4 组 8～12 次重复训练（reps），每周进行 2～3 次，两组之间休息 2～3 分钟，是锻炼肌肉力量的最佳方式。对于更有经验的力量训练者，强度应该增加，而对于久坐的人或老年人，强度应该减小。在 50% RM 负重下进行 15～20 次/组，两组/天，2～3 天/周被认为更适合提高耐力。McGill（2007）建议建立一个 10 秒的保持，然后增加重复次数而不是保持的时间来提高耐力。McGill 还提倡使用"俄罗斯下行金字塔"来设计集合和重复，他提出金字塔为患者提供了一种方式来建立耐力且

不会疲劳,但这可能会导致不好的运动模式。体位姿势保持 8~10 秒。如果在集合 1 中重复 X 次,X-1 代表在组 2 中执行,X-2 代表在组 3 中执行,等等。

为了锻炼柔韧性,日常拉伸(至少 3~4 天/周),直到轻微不适,建议做 2~4 次,每次 10~30 秒(老年人 30~60 秒),拉伸总时间为 60 秒,尽管就像力量训练一样,目前暂时没有足够的证据来指导这些训练(Garber et al 2011)。如果在轻到中等强度的热身运动后做伸展运动,效果会更好。包括静态(主动或被动)、动态、弹道或 PNF 拉伸(收缩-放松、保持-放松、相互抑制)在内的柔韧性练习都被证明是有效的。对于 PNF 拉伸,ACSM 建议最大 20%~75% 的主动收缩保持 3~6 秒,然后是 10~30 秒的被动拉伸。Sharman 等人(2006)的一篇综述文章得出结论,PNF 优于其他拉伸方法。他们认为证据支持了一个 3~15 秒的低强度序列(<20% MVC)目标肌肉的静态收缩,然后由拮抗剂产生的主动伸展,直到伸展感觉减弱。他们指出,要获得最小重复次数至少需要一周重复两次。无论使用哪种伸展方式,当伸展停止时,任何范围的增益都会很快消失。尽管在科学文献中已经有证据表明,在运动之前进行伸展运动会导致运动能力下降,Kay 和 Blazevich(2011)在对 106 项研究的系统回顾中发现,伸展运动的不利影响主要指超过 60 秒或更长持续时间。

没有专门的研究来指导关节活动度训练的剂量。临床上,10~15 次重复,每次 2~10 秒。如果目标是关节囊伸展,保持时间可以增加到 30 秒。如果能发现一种更有效的关节松动技术,那么在距离末端可以使用一种摇摆运动来模拟关节移动。对于自我训练,Mulligan 方法建议每天重复 3 组 10 次,以获得特定脊髓节段的活动能力(Hing et al 2008)。McKenzie 的项目建议进行 1~2 组 8~15 次的重复练习,无须持续保持,可以有节奏地进行,直到发生疼痛,并尝试每次重复都增加重复的幅度,每 1~2 小时做一次,每天至少 6 次(Ford et al 2011)。ACSM 并未发现足够证据来指导神经运动训练处方。这些训练的质量和精确度被认为比单个训练的数量更重要。最初病人被要求只做他们能正确完成训练的数量,可能只是 3~5 次重复。因此,应该提供方案以确保他们准确地监测自己的运动模式。运动学习原理表明需要多次重复才能重新训练和巩固新的运动模式。确定一天中反复进行的训练,以提示患者至少做几次重复的运动,可能有助于实现这一点。该领域的专家建议逐步建立 1~3 组 10 次的重复练习,每次维持 10 秒钟,次间休息 2 分钟,每天进行多组练习(Tsao & Hodges 2007;Lee & Lee 2011)。表 23.1 对现有运动处方建议参数进行了总结。

表 23.1  运动参数

| 运动方式 | 强度 | 组数 | 重复训练次数 | 持续时间 | 休息 | 频次 |
| --- | --- | --- | --- | --- | --- | --- |
| 活化/独立运动模式 | 低负荷 | 1~3 | 10 | 坚持 10 秒 | 2 分钟 | 每天多次 |
| 力量 | 60%~70% MVC | 2~4 | 8~12 | | 2~3 分钟 | 1 周 2~3 次 |
| 耐力 | 50% MVC | 2 | 15~20 | 坚持 10 秒 | 2~3 分钟 | 1 周 2~3 次 |
| 拉伸 | 轻微不适 | 1 | 2~4 | 坚持 10~30 秒或总拉伸时间 60 秒,老年人可坚持 30~60 秒 | | 1 周至少 3~4 次 |
| PNF 拉伸 | 20%~75% MVC 阻力 | | 1 | 3~15 秒收缩,10~30 秒被动拉伸 | | 1 周 2 次 |
| 活动度练习:关节 | 伸展感觉 | 1 | 10~15 | 坚持 2~10(最多 30)秒 | | 1 天大于 1 次 |
| Mulligan | 无痛 | 3 | 10 | 超压 | | 每天 |
| McKenzie | 出现疼痛 | 1~2 | 8~15 | 有节奏地 | | 1 天中每 2 小时至少 6 次 |

## 小结

运动疗法对慢性腰痛患者是有益的。然而，还需要进一步的研究来确定哪种类型的锻炼有利于哪些亚组患者。运动剂量、强度和频率在文献中尚未完全确定。故应在生物心理社会模型中应用健全的临床推理框架，运动处方应考虑 LBP 患者的个体需求和临床特征。在这一章中，我们提供了当前基于循证的运动疗法概况，供临床人士参考。

（李晓 译，胡国炯 校，林武剑　王于领 审）

## 参考文献

Aina A, May S, Clare H. 2004. The centralization phenomenon of spinal symptoms: a systematic review. Man Ther 9: 134–143.

Aladro-Gonzalvo A, Araya-Vargas G, Machado-Díaz M, et al. 2013. Pilates-based exercise for persistent, non-specific low back pain and associated functional disability: a meta-analysis with meta-regression. J Bodyw Mov Ther 17: 125–136.

Alves de Araujo M, Bezerra da Silva E, Mello D, et al. 2012. The effectiveness of the Pilates method: reducing the degree of non-structural scoliosis, and improving flexibility and pain in female college students. J Bodyw Mov Ther 16: 191–198.

Axler CT, McGill SM. 1997. Low back loads over a variety of abdominal exercises: searching for the safest abdominal challenge. Med Sci Sports Exer 29: 804–811.

Ayala F, Sainz de Baranda P, De Ste Croix M. 2013. Comparison of active stretching technique in males with normal and limited hamstring flexibility. Phys Ther Sport 14: 98–104.

Bach K, Green D, Jensen G, et al. 1985. A comparison of muscular tightness in runners and non-runners and the relation of muscular tightness to low back pain in runners. J Orthop Sports Phys Ther 6: 315–323.

Barker K, Shamley D, Jackson D. 2004. Changes in the cross-sectional area of multifidus and psoas in patients with unilateral back pain. Spine 29: E515–E519.

Bergmark A. 1989. Stability of the lumbar spine: a study in mechanical engineering. Acta Orthop Scand Suppl 230: 1–54.

Bjerkefors A, Ekblom MM, Josefsson K, et al. 2010. Deep and superficial abdominal muscle activation during trunk stabilization exercises with and without instruction to hollow. Man Ther 15: 502–507.

Borman N, Trudelle-Jackson E, Smith S. 2011. Effect of stretch positions on hamstring muscle length, lumbar flexion range of motion, and lumbar curvature in healthy adults. Physiother Theor Pract 27: 146–154.

Brumagne S, Cordo P, Lysens R, et al. 2000. The role of paraspinal muscle spindles in lumbosacral position sense in individuals with and without low back pain. Spine 25: 989–994.

Bystrom MG, Rasmussen E, Grooten WJA. 2013. Motor control exercises reduces pain and disability in chronic and recurrent low back pain. Spine 38: E350–E358.

Callaghan J, Gunning J, McGill S. 1998. The relationship between lumbar spine load and muscle activity during extensor exercises. Phys Ther 78: 8–18.

Cecchi F, Pasquini G, Paperini A, et al. 2014. Predictors of response to exercise therapy for chronic low back pain: result of a perspective study with one year follow-up. Eur J Phys Rehabil Med 50(2): 143–151.

Chen HM, Wang HH, Chen CH, et al. 2012. Effectiveness of a stretching exercise program on low back pain and exercise self-efficacy among nurses in Taiwan: a randomized clinical trial. Pain Manag Nurs 15(1): 283–291. doi: 10.1016/j.pmn.2012.10.003.

Choi BK, Verbeek JH, Tam WW, et al. 2010. Exercises for prevention of recurrences of low-back pain. Cochrane Database Syst Rev 1: CD006555.

Chon SC, Chang KY, You JH. 2010. Effect of the abdominal draw-in maneuver in combination with ankle dorsiflexion in strengthening the transverse abdominal muscle in healthy young adults: A preliminary, randomized, controlled study. Physiotherapy 96: 130–136.

Clare H, Adams R, Maher C. 2004. A systematic review of efficacy of McKenzie therapy for spinal pain. Austr J Physiother 50: 209–216.

Claus A, Hides J, Moseley GL, et al. 2009. Is 'ideal' sitting real? Measurement of spinal curves in four sitting postures. Man Ther 14: 404–408.

Costa LO, Maher CG, Latimer J, et al. 2009. Motor control exercise for chronic low back pain: a randomized placebo-controlled trial. Phys Ther 89: 1275–1286.

Czaprowski D, Afeltowicz A, Gebicka A, et al. 2014. Abdominal muscle EMG-activity during bridge exercises on stable and unstable surfaces. Phys Ther

Sport 15(3): 162–168. doi: 10.1016/j.ptsp.2013.09.003.

Dankaerts W, O'Sullivan P, Burnett A, et al. 2006. Altered patterns of superficial trunk muscle activation during sitting in nonspecific chronic low back patients: importance of sub-classification. Spine 31: 2017–2023.

Danneels L, Vanderstraeten G, Cambier D, et al. 2000. CT imaging of trunk muscles in chronic low back pain patients and healthy control subjects. Eur Spine J 9: 266–272.

Danneels L, Vanderstraeten G, Cambier D, et al. 2001. Effects of three different training modalities on the cross sectional area of the lumbar multifidus muscle in patients with chronic low back pain Br J Sports Med 35: 186–191.

De Ridder E, Van Oosterwijck J, Vleeming A, et al. 2013. Posterior muscle chain activity during various extension exercises: an observational study. BMC Musculoskel Dis 14: 204.

Delitto A, George SZ, van Dillen L, et al. 2012. Low back pain Clinical Practice Guidelines linked to the International Classification of Functioning, Disability, and Health from the Orthopaedic Section of the American Physical Therapy Association. J Orthop Sports Phys Ther 42: A1–A57.

Ekstrom RA, Donatelli RA, Carp KC. 2007. Electromyographic analysis of core trunk, hip, and thigh muscles during 9 rehabilitation exercises. J Orthop Sports Phys Ther 37: 754–762

Ekstrom RA, Osborn RW, Hauer PL. 2008. Surface electromyographic analysis of the low back muscles during rehabilitation exercises. J Orthop Sports Phys Ther 38: 736–745.

Escamilla RF, Babb E, DeWitt R, et al. 2006a. Electromyographic analysis of traditional and nontraditional abdominal exercises: implications for rehabilitation and training. Phys Ther 86: 656–671.

Escamilla RF, McTaggart MS, Fricklas EJ, et al. 2006b. An electromyographic analysis of commercial and common abdominal exercises: implications for rehabilitation and training. J Orthop Sports Phys Ther 36: 45–57.

Escamilla RF, Lewis C, Bell D, et al. 2010. Core muscle activation during Swiss ball and traditional abdominal exercises. J Orthop Sports Phys Ther 40: 265–276.

Fasen J, O'Connor A, Schwartz S, et al. 2009. A randomized controlled trial of hamstring stretching: comparison of four techniques. J Strength Conditioning Res 23: 660–667.

Fitts PM, Posner MI. 1967. Human performance. Belmomt CA: Brooks / Cole Garber.

Ford J, Surkitt L, Hahne A. 2011. A classification and treatment protocol for low back disorders Part 2 – Directional preference management for reducible discogenic pain. Phys Ther Rev 16: 423–437.

Franca F, Burke T, Caffaro R, et al. 2012. Effects of muscular stretching and segmental stabilization on functional disability and pain in patients with chronic low back pain: a randomized control trial. J Manipulative Physiol Ther 36: 279–285.

Fredericson M, White J, MacMahon J, et al. 2002. Quantitative analysis of the relative effectiveness of 3 iliotibial band stretches. Arch Phys Med Rehabil 83: 589–592.

Fritz J, Cleland JA, Childs JD. 2007. Subgrouping patients with low back pain: evolution of a classification approach to physical therapy. J Orthop Sports Phys Ther 37(6): 290–302.

Gajdosik R, Sandler M, Marr H. 2003. Influence of knee positions and gender on the Ober test for length of the iliotibial band. Clin Biomech 18: 77–79.

Garber C, Blissmer B, Deschenes M, et al. 2011. Quantity and quality of exercise for developing and maintaining cardiorespiratory, musculoskeletal, and neuromotor fitness in apparently healthy adults: guidance for prescribing exercise. Med Sci Sports Exerc 43: 1334–1359.

García-Vaquero MP, Moreside JM, Brontons-Gil E, et al. 2012. Trunk muscle activation during stabilization exercises with single and double leg support. J Electromyogr Kinesiol 22: 398–406.

Gatti R, Faccendini S, Tettamanti A, et al. 2011. Efficacy of trunk balance exercises for individuals with chronic low back pain: a randomized clinical trial. J Orthop Sports Phys Ther 41: 542–552.

Haladay DE, Miller SJ, Challis J, et al. 2013. Quality of systematic reviews on specific spinal stabilization exercise for chronic low back pain. J Orthop Sports Phys Ther 43: 242–250.

Hayden JA, van Tulder MW, Malmivaara A, et al. 2005. Exercise therapy for treatment of non-specific low back pain. Cochrane Database Syst Rev 3: CD000335.

Hicks GE, Fritz JM, Delitto A, et al. 2005. Preliminary development of a clinical prediction rule for determining which patients with low back pain will respond to a stabilization exercise program. Arch Phys Med Rehabil 86: 1753–1762.

Hides JA, Stokes MJ, Saide M, et al. 1994. Evidence of lumbar multifidus muscle wasting ipsilateral to symptoms in patients with acute / sub-acute low back pain. Spine 19: 165–172.

Hides JA, Richardson CA, Jull GA. 1996. Multifidus muscle recovery is not automatic after resolution of acute, first-episode low back pain. Spine 21: 2763–2769.

Hides J, Gilmore C, Stanton W, et al. 2008a. Multifidus size and symmetry among chronic LBP and asymptomatic subjects. Man Ther 13: 43–49.

Hides J, Stanton W, McMahon S, et al. 2008b. Effect of stabilization training on multifidus muscle cross-sectional area among young elite-cricketers with low back pain. J Orthop Sports Phys Ther 38: 101–108.

Hides J, Stanton W, Mendis MD, et al. 2011. The relationship of transversus abdominis and lumbar multifidus clinical muscle tests in patients with chronic low back pain. Man Ther 16: 573–577.

Himes ME, Selkow NM, Gore MA, et al. 2012. Transversus abdominis activation during a side-bridge exercise progression is similar in people with recurrent low back pain and healthy controls. J Strength Condit Res 26: 3106–3112.

Hing W, Bigelow R, Bremner T. 2008. Mulligan's mobilisation with movement: a review of the tenets and prescription of MWMs. N Z J Physiother 36: 144–164.

Hodges PW. 2001. Changes in motor planning of feedforward postural responses of trunk muscles in low back pain. Exp Brain Res 141: 261–266.

Hodges PW 2011. Pain and motor control: from the laboratory to rehabilitation. J Electromyogr Kinesiol 21: 220–228.

Hodges PW, Van Dillen LR, McGill S, et al. 2013. Integrated clinical approach to motor control interventions in low back and pelvic pain. In: Hodges P (ed) Spinal control: the rehabilitation of back pain. Edinburgh: Churchill Livingstone, Ch 21.

Imai A, Kaneoka K, Okubo Y, et al. 2010. Trunk muscle activity during lumbar stabilization exercises on both a stable and unstable surface J Orthop Sports Phys Ther 40: 369–375.

Janda V 1987. Muscles and motor control in low back pain: assessment and management. In: Twomey LT (ed) Physical therapy of the low back. New York: Churchill Livingstone, pp 238–278.

Jeon JK, Lim HS, Shin SR, et al. 2013. Effects of three bridging exercises on local and global muscles of middle aged women. J Phys Ther Sci 25: 853–856.

Kang MH, Jung DH, An DH, et al. 2013. Acute effects of hamstring-stretching exercises on the kinematics of the lumbar spine and hip during stoop lifting. J Back Musculoskelet Rehabil 26: 329–336.

Kavcic N, Grenier S, McGill SM. 2004. Quantifying tissue loads and spine stability while performing commonly prescribed low back stabilization exercises. Spine 29: 2319–2329.

Kay A, Blazevich A. 2011. Effect of acute static stretch on maximal muscle performance: a systematic review. Med Sci Sports Exerc 44: 154–164.

Kiesel KB, Underwood FB, Mattacola CG, et al. 2007. A comparison of select trunk muscle thickness change between subjects with low back pain classified in the treatment-based classification system and asymptomatic controls J Orthop Sports Phys Ther 37: 596–607.

Kim MJ, OH DW, Park HJ. 2013. Integrating arm movement into bridge exercise: effect on EMG activity of selected trunk muscles. J Electromyogr Kinesiol 23: 1119–1123.

Kujala U, Salmenin J, Taimela S, et al. 1992. Subject characteristics and low back pain in young athletes and non-athletes. Med Sci Sports Exerc 24: 627–632.

Lee D, Lee LJ. 2011. The pelvic girdle: an integration of clinical expertise and research. Edinburgh: Churchill Livingstone.

Lee LJ, Chang AT, Coppieters MW, et al. 2010. Changes in sitting posture induce multiplanar changes in chest wall shape and motion with breathing. Resp Physiol Neurobiol 170: 236–245.

Lehman GJ, Hoda W, Oliver S. 2005. Trunk muscle activity during bridging exercises on and off a Swiss ball. Chir Osteopathy 13: 14.

Lim E, Poh R, Low A, et al. 2011. Effects of Pilates-based exercises on pain and disability in individuals with persistent nonspecific low back pain: a systematic review with meta-analysis J Orthop Sports Phys Ther 41: 70–80.

Long A, Donelson R, Fung F. 2004. Does it matter which exercise? A randomized control trial of exercise for low back pain. Spine 29: 2593–2602.

MacDonald D, Moseley L, Hodges PW. 2009. Why do some patients keep hurting their back? Evidence of ongoing back muscle dysfunction during remission from recurrent back pain. Pain 142: 183–188.

Macedo LG, Maher CG, Latimer J, et al. 2009. Motor control exercise for persistent, nonspecific low back pain: a systematic review. Phys Ther 89: 9–25.

Macedo LG, Latimer J, Maher CG, et al. 2012. Back pain: a randomized controlled trial activity in patients with chronic nonspecific low back pain. Phys Ther 92: 363–377.

Mayer J, Mooney V, Dagenais S. 2008. Evidence-informed management of chronic low back pain with lumbar extensor strengthening exercises. Spine J 8: 96–113.

Mazaheri M, Coenen P, Parnianpour M, et al. 2013. Low back pain and postural sway during quiet standing with and without sensory manipulation: a systematic review. Gait Posture 37: 12–22.

McGill SM. 1997. Distribution of tissue loads in the low back during a variety of daily and rehabilitation tasks. J Rehabil Res Develop 34: 448–458.

McGill SM. 2007. Low back disorders: evidence-based prevention and rehabilitation, 2nd edn. Windsor, ON: Human Kinetics.

McGill SM. 2010. Core training: evidence translating to better performance and injury prevention. J Strength Condit 32: 33–45.

McGill SM, Karpowicz A. 2009. Exercises for spine stabilization: motion / motor patterns, stability progressions and clinical technique Arch Phys Med Rehabil 90: 118–126.

McGill SM, Marshall L. 2012. Kettlebell swing, snatch and bottoms-up carry: back and hip muscle activation, motion, and low back loads. J Strength Condition Res 26: 16–27.

McGill SM, Juker D, Kropf P. 1996. Quantitative intramuscular myoelectric activity of quadratus lumborum during a wide variety of tasks. Clin Biomech 11: 170–172.

McGill SM, Karpowicz A, Fenwick C, et al. 2009. Exercises for the torso performed in a standing posture: spine and hip motion patterns and spine load. J Strength Condition Res 23: 455–464.

McKenzie R, May S. 2003. The lumbar spine mechanical diagnosis and therapy. Waikanae, NZ: Spinal Publications.

Mew R. 2009. Comparison of changes in abdominal muscle thickness between standing and crook lying during active abdominal hollowing using ultrasound imaging. Man Ther 14: 690–695.

Mulligan B. 2004. Manual therapy nags, snags, MWMs etc., 5th edn. Wellington, NZ: Plane View Services.

Newcomer KL, Laskowski ER, Yu B, et al. 2000. Differences in repositioning error among patients with low back pain compared with control subject. Spine 25: 2488–2493.

Okubo Y, Kaneoka K, Imai A, et al. 2010. Electromyographic analysis of transversus abdominis and lumbar multifidus using wire electrodes during lumbar stabilization exercises. J Orthop Sports Phys Ther 40: 743–750.

O'Sullivan PB. 2000. Lumbar segmental 'instability': clinical presentation and specific stabilizing exercise management Man Ther 5: 2–12.

O'Sullivan P, Dankaerts W, Burnett A, et al. 2006. Effect of different upright sitting postures on spinal–pelvic curvature and trunk muscle activation in a pain-free population. Spine 31: E707–E712.

O'Sullivan K, O-Sullivan P, O-Sullivan L, et al. 2012. What do physiotherapists consider to be the best sitting spinal posture? Man Ther 17: 432–437.

Panjabi MM. 1992. The stabilizing system of the spine: Part 2. Neutral zone and instability hypothesis. J Spinal Dis 5: 390–396.

Park R, Tsao H, Claus A, et al. 2013. Recruitment of discrete regions of the psoas major and quadratus lumborum muscles is changed in specific sitting postures in individuals with recurrent low back pain. J Orthop Sports Phys Ther 43: 833–840.

Pereira L, Obara K, Dias J, et al. 2011. Comparing the Pilates method with no exercise or lumbar stabilization for pain and functionality in patients with chronic low back pain: systematic review and meta-analysis. Clin Rehabil 26: 10–20.

Posadzki P, Ernst E. 2011. Yoga for low back pain: a systematic review of randomized clinical trials. Clin Rheumatol 30: 1257–1262.

Posadzki P, Lizis P, Hagner-Derengowska M. 2011. Pilates for low back pain: a systematic review. Compl Ther Clinical Pract 17: 85–89.

Puentedura E, Huijbregts P, Celeste S, et al. 2011. Immediate effects of quantified hamstring stretching: hold–relax proprioceptive neuromuscular facilitation versus static stretching. Phys Ther Sport 12: 122–126.

Purepong N, Jitvimonrat A, Boonyong S, et al. 2012. Effect of flexibility exercise on lumbar angle: A study among non-specific low back pain patients. J Bodywork Mov Ther 16: 236–243.

Rabin A, Shashua A, Pizem K, et al. 2014. A clinical prediction rule to identify patients with low back pain who are likely to experience short-term success following lumbar stabilization exercises: a randomized controlled validation study. J Orthop Sports Phys Ther 44(1): 6–18.

Richardson CA, Hodges PW, Hides J. 1999. Therapeutic exercise for spinal segmental stabilization in low back pain. Edinburgh: Churchill Livingstone.

Richardson CA, Hodges PW, Hides JA. 2004. Therapeutic exercise for lumbopelvic stabilisation: a motor control approach for the treatment and prevention of low back pain. Edinburgh: Churchill Livingstone.

Sahrmann S. 2002. Diagnosis and treatment of movement impairment syndromes. St Louis, MO: CV Mosby.

Sairyo K, Kawamura T, Mase Y, et al. 2013. Jack-knife stretching promotes flexibility of tight hamstrings after 4 weeks: a pilot study. Eur J Orthop Surg Traumatol 23: 657–663.

Sapsford RR, Hodges PW, Richardson CA, et al. 2001. Co-activation of the abdominal and pelvic floor muscles during voluntary exercises. Neurourol Urodyn 20: 31–42.

Sharman M, Cresswell A, Riek S. 2006. Proprioceptive neuromuscular facilitation stretching: Mechanisms and clinical implications. Sports Med 36: 929–939.

Sheeran L, Sparkes V, Caterson B, et al. 2012. Spinal position sense and trunk muscle activity during sitting and standing in non specific chronic low back pain. Spine 37: E486–E495.

Sherman K, Wellman R, Cook A, et al. 2013. Mediators of yoga and stretching for chronic low back pain. Evid Based Complement Alternat Med 2013: 130818.

Slade S, Keating J. 2006. Trunk-strengthening exercises for chronic low back pain: a systematic review. J Manipulative Physiol Ther 29: 163–173.

Slade SC, Patel S, Underwood M, et al. 2014. What are patient beliefs and perceptions about exercise fro non-specific chronic low back pain? A systematic review of qualitative studies. Clin J Pain 30(11):995–1005. doi: 10.1097/AJP.0000000000000044.

Steele J, Bruce-Low S, Smith D, et al. 2013. A randomized controlled trial of limited range of motion lumbar extension exercise in chronic low back pain. Spine 38: 1245–1252.

Stevens VK, Bouche KG, Mahieu NN, et al. 2006. Trunk muscle activity in healthy subjects during bridging stabilization exercises. BMC Musculoskel Dis 7: 75.

Stevens VK, Vleeming A, Bouche KG, et al. 2007. Electromyographic activity of trunk and hip muscles during stabilization exercises in four-point kneeling in healthy volunteers. Eur Spine J 16: 711–718.

Stolze L, Allison S, Childs J. 2012. Derivation of a preliminary clinical prediction rule for identifying a subgroup of patients with low back pain likely to benefit from Pilates-based exercise. J Orthop Sports Phys Ther 42: 425–436.

Surkitt L, Ford J, Hahne A, et al. 2012. Efficacy of directional preference management for low back pain: a systematic review. Phys Ther 92: 652–665.

Tekur P, Nagarathna R, Chametcha S, et al. 2012. A comprehensive yoga program improves pain, anxiety and depression in chronic low back pain patients more than exercise: an RCT. Complementary Ther Med 20: 107–118.

Teyhen DS, Rieger JL, Westrick RB, et al. 2008. Changes in deep abdominal muscle thickness during common trunk-strengthening exercises using ultrasound imaging. J Orthop Sports Phys Ther 38: 596–605.

Teyhen DS, Bluemle LN, Dolbeer JA, et al. 2009. Changes in lateral abdominal wall thickness during the abdominal drawing-in maneuver in patients with lumbopelvic pain J Orthop Sports Phys Ther 39: 791–798.

Tsao H, Hodges PW. 2007. Immediate changes in feed-forward postural adjustments following voluntary motor training. Exp Brain Res 181: 537–546.

Tsao H, Druiee TR, Schollum TM, et al. 2010. Motor training of the lumbar paraspinal muscles induces immediate changes in motor coordination in patients with recurrent low back pain. J Pain 11: 1120–1128.

van Middelkoop M, Rubinstein SM, Verhagen AP, et al. 2010. Exercise therapy for chronic nonspecific low-back pain. Best Practice Res Clin Rheumatol 24: 193–204. doi: 10.1016/j.berh.2010.01.002.

Vicenzino B, Hing W, Rivett D, et al. 2011. Mobilization with movement: the art and science. Edinburgh: Churchill Livingstone.

Wajswelner H, Metcalf B, Bennell K. 2012. Clinical Pilates versus general exercise for chronic low back pain: randomized trial. Med Sci Sports Exer 44: 1197–1205.

Wang T, Jan M, Lin K, et al. 2006. Assessment of stretching of the iliotibial tract with Ober and modified Ober tests: an ultrasonographic study. Arch Phys Med Rehabil 87: 1407–1411.

Wells C, Kolt G, Bialocerkowski A. 2012. Defining Pilates exercise: a systematic review. Complem Ther Med 20: 253–262.

Wells C, Kolt G, Marshall P, et al. 2013. Effectiveness of Pilates exercise in treating people with chronic low back pain: a systematic review of systematic reviews. BMC Med Res Methodol 13: 1–12.

Whitman J, Flynn T, Childs J, et al. 2006. A comparison between two physical therapy treatment programs for patients with lumbar spinal stenosis: a randomized clinical trial. Spine 31: 2541–2549.

Winters M, Blake C, Trost J, et al. 2004. Passive versus active stretching of hip flexor muscles in subjects with limited hip extension: A randomized clinical trial. Phys Ther 84: 800–807.

# 第 24 章

# 骶髂关节源性疼痛：诊断与治疗

Kenneth E. Learman

## 概述

　　骶髂关节（sacroiliac joint，SIJ）引致疼痛的认知已经上百年，但是骶髂关节引起腰痛的机制目前尚不清楚。围绕着骶髂关节源性病症的病理机制分型、治疗方法及其发病率等问题一直存在着争议。因为骶髂关节是受神经支配的，所以完全可以将其作为一个疼痛源。然而到目前为止骶髂关节神经支配的性质和分布尚不明确（Bogduk 2005），缺乏广泛研究的部分原因是潜在的变异性和其受到多节段支配。有人认为有包裹和无包裹神经纤维以多节段方式支配关节及其周围结构，并提出这些神经纤维起源于下腰段（Ikeda 1991）和骶神经根（Grob et al 1995），也有可能源自更多近端神经根水平（Zelle et al 2005）。此外，由于神经支配的复杂性，使得神经阻滞的应用及进一步探索骶髂关节的病理十分困难。然而，可以肯定的是，给骶髂关节注射造影剂时会产生疼痛，并且使用利多卡因（赛罗卡因）可止痛（Fortin et al 1994a）。Goldtwait 和 Osgood（1905）早期的工作表明骶髂关节病变可引起下背部和腿部疼痛。另外，早在 1920 年，一项公开发表的影像学研究证实怀孕期间可因骨盆带病变而导致疼痛并影响运动（Lynch 1920）。

　　与腰部和下肢的疼痛相关的骶髂关节病变可以分为两类：非机械性和机械性（Cook 2012）。前者又可根据病理进一步细分为很多亚型，如感染性（细菌或真菌）、多种炎症疾病亚型、肿瘤、代谢紊乱与骨折等（Huijbregts 2004）。与医学诊断相关的炎症和感染性疾病的检查和治疗不在本书范围内。骨科手法治疗师的主要目标是能识别非机械性病理的患者，以作为临床诊断试验的参考。如果进行深入讨论，这将是一个艰巨的任务。

　　骶髂关节的机械性病变可进一步分为骶髂关节疼痛（sacroiliac joint pain，SIJP）综合征和骶髂关节紊乱（sacroiliac joint dysfunctions，SIJD）。一些学者对 SIJD 提出了实际定义，即 SIJD 是一种状态，是由于关节活动范围内的异常动作而导致骶骨和髂骨之间的错位（Dreyfuss et al 1994；vander Wurff et al 2000a；Laslett 2008）。SIJD 可以定义为由于 SIJ 自身或者周围结构病变而引起疼痛的状态。此外，骨盆带疼痛（pelvic girdle pain，PGP）扩展了 SIJD 的实际定义，包括与耻骨联合前部或者骶髂关节复合体合并耻骨联合等相关的病变。

## 患病率

　　骶髂关节病变的发病率统计已被证实是一个流行病学的难题。SIJ 病变的流行病学研究存在两个主要的方法论问题：缺乏公认的诊断标准和客观的抽样策略。目前的诊断标准包括透视引导下关节内注射（fluoroscopic-guided intra-articular injection，IAI）的前期反应。应用这个诊断标准，有研究表明慢性腰痛中有 13%~30% 存在 SIJ 病变。有一项研究纳入了 54 例临床报告为 SIJ 病变的患者,发现 18.5%(95% CI 9%~26%)诊断为 SIJ 病变,是 IAI 的两倍(Maigne et al 1996)。Schwarzer 等人(1995)认为腰痛中高达 30% 是由于 SIJ 病变导致的,如保守估计至少有 13%。Young 等人(2003)研究发现 81 例慢性腰痛患者中有 22 例接受 SIJ IAI,患病率为 27%。Irwin 等人(2007)对 158 例慢性腰痛患者进行了检查,发现 26.6% 双侧 IAI 均有阳性表现。最近一项研究发现所有腰痛和腿疼患者中有 41% 存在 SIJ 机械性病变(Visser et al 2013)。Dreyfuss 等人(1996)应用单侧 IAI 技术对 85 名可能患有 SIJP 的研究对象进行检查,结果显示患病率达 53%。与此相反,一项更广泛应用 IAIs 诊断标准的研究显示,SIJ 患病率低至 2%(Manchikanti et al 2001)。

一些研究使用了源自临床的诊断标准来确定 SIJ 病变。Schmid(1985)发现 1 344 例临床诊断指标阳性的患者中有 467 例 SIJ 病变,患病率达 35%。该研究以 14 个临床预测指标中的 7 个来确定 SIJ 病变。Cibulka 和 Koldehoff(1999)对一组 SIJD 诊断试验的准确性进行了研究,结果表明 105 例急性至亚急性腰痛患者中有 86 例(81.9%)试验阳性。最近一项横断面研究显示,72.3% 的影像学显示椎间盘病变的受试者也具有 SIJ 病变的临床症状和体征(Madani et al 2013)。这项研究应用至少 4 个解剖学和 2 个疼痛激发试验作为最低限诊断标准(Madani et al 2013)。

临床上患病率可能取决于我们检查的患者类型。一项对丹麦 1 460 例妊娠女性的研究发现,20.1% 患有与妊娠相关骨盆带疼痛。患有骨盆带疼痛的 293 例女性可进一步细分为不同的类型:单侧 SIJP(5.5%),双侧 SIJP(6.3%),耻骨联合分离(2.3%)和骨盆疼痛综合征(三个骨盆关节均疼痛,6.0%),以及表现复杂的混合型(Albert et al 2002)。这项研究试图将骨盆带疼痛从异质群体分类为同质群体。此外,最近一项横断面研究表明与妊娠相关骨盆带疼痛的患病率可能更高,达到了 60.4%,使用疼痛数字评分量表,20% 的受试者剧烈疼痛高于 5 分(Mens et al 2012)。

如前所述,流行病学研究存在显著的方法学差异,包括使用的诊断学基准。即使诊断模块的应用也存在方法学的差异,包括确定疼痛是否缓解的阈值差异;这些差异将在本章后面诊断部分进一步明确。在关于诊断的研究中还存在受试者纳入标准的

差异。一个普遍存在的选择性偏倚是纳入和研究那些已经存在疑似 SIJ 病变的患者,这可能会人为地增加患病率。Manchikanti 等人(2001)报告选择临床表现典型的 SIJ 病变个体作为合适的研究对象或 SIJ 诊断模块,并对不符合标准的个体避开临床试验。许多研究采用了一种策略,即假设腰痛可能仅由单一病理引起,从而应用诊断模块来确定腰痛原因((Manchikanti et al 2001)。然而,当缺乏明确的体征时,理论上多发性疼痛可能成为一个诊断标准,即使有研究表明这可能是罕见的(Schwarzer et al 1994;Laslett et al 2005b)。最后,大多数试图明确腰痛病因的研究都会关注于慢性持续性疼痛病例,因为研究者们不希望将急性或潜在良性疼痛纳入侵入性放射介入程序。因此,对于急性腰痛患者中 SIJ 的患病率知之甚少,与对慢性腰痛的认识尚存在一定的差距。

## 经济效应

SIJP 导致的经济和社会成本也难以估计。即使腰痛的经济负担是众所周知的,由于评估 SIJP 对整体腰痛的贡献方面存在较大的差异,因此其本质上对社会造成的经济负担也是未知的。然而我们可以保守估计,基于近期关于腰痛医疗费用文献的系统回顾研究,按照 SIJP 源性腰痛占 5%~10% 计算,西方国家因 SIJP 每年可能要花费 100 亿美元。

## 解剖与生物力学

骨盆带由两块髋骨和骶骨构成,每块髋骨又由髂骨、坐骨和耻骨组成,个体的髋骨从青春期开始融合,到二十几岁完全融合成为一个整体。骶骨包括 5 块椎骨,也是从青春期开始融合,但是要到个体生命的第四个十年才能完全融合。髋骨前部通过一个稳定的关节相连,即耻骨联合——为软骨连接,关节表面覆盖有纤维软骨盘。在耻骨上、下和后侧有韧带通过关节线连接以稳定关节。在前面,耻骨联合通过腹直肌、腹内斜肌、腹横肌和下面长收肌的延展来支撑。

骨盆带的后面由楔形的骶骨构成,骶骨像楔石一样在两块髋骨之间,并通过骶髂关节相连。骶髂关节是由滑膜和韧带构成的混合关节。在前部,骶髂关节的滑膜部分呈不规则 L 形关节,关节面上有沟和嵴,以进一步增加稳定性(Snijders et al 1993a,1993b)。关节嵴的类型和关节自身的一般形状在不

同个体之间呈高度变异性，但是一定是不规则的，以限制这些滑膜关节的活动性。在青少年时期时，关节表面一般是光滑的，但是在个体第二到第三个十年里，沟和嵴的形态开始变得不规则，并在整个生命周期中继续发展。此外，已经证实前骨桥可能随着年龄的增长而发展，自然融合并降低骶髂关节的活动性（Dar et al 2008）。其次，骶髂关节也是韧带结合的关节，强韧的韧带从骶骨延伸到髂骨结节。

有很多韧带为骶髂关节提供稳定性。在前面，较宽的骶髂前韧带有助于防止骶髂关节表面的分离。在后面，骶髂骨间韧带（interosseous sacroiliac ligament，ISL）在髂后上棘（posterior superior iliac spine，PSIS）腹内侧面和骶骨背外侧面之间，形成韧带结合。这条韧带本身非常致密且厚实，位于骶髂关节的背侧。韧带的大小和位置与其所支撑的关节表面相适应，从而限制骶髂关节所在运动平面内的运动。

骶髂后韧带（posterior sacroiliac ligament，PSL）位于骨间韧带浅层，明显分为三条长度不同的韧带。较长的韧带也被称为背侧长韧带，从髂后上棘（PSIS）下末端延伸到第三和第四骶骨（Vleeming et al 1996）。当髋骨旋后（骶骨前屈）时其处于紧张状态。骶髂后韧带的短韧带主要是维持骶髂关节骨骼的一致性。

骶髂韧带位于骶骨外侧缘到髂嵴。骶结节韧带从骶骨下结节、髂后上棘和骶骨外侧缘至坐骨结节内侧。当髋骨旋后（骶骨章动）时骶棘韧带和骶结节韧带均处于紧张状态。骶结节韧带的上附着点与背侧长韧带一致，其深部附着点与骶棘韧带一致。韧带之间这种彼此连系产生了一种相互依赖的功能：当其中一条韧带紧张时，会同时增加另一条韧带的张力（Vleeming et al 1996）。这种张力调节系统可以防止骶髂关节承重时因某一条韧带变得松弛，影响其稳定性（Pool-Goudzwaard et al 1998）。

骶结节韧带的浅表纤维附着在坐骨结节上，与股二头肌长头一致。除了股二头肌之外，臀肌、背阔肌和多裂肌通过胸腰筋膜与骶髂关节和腰骶关节周围的韧带复合体连接，这在功能性运动中提供了动态稳定性（Mens et al 2000）。在前面，腹横肌和腹内斜肌附着于髂前上棘（ASIS）并向内侧牵拉，并通过胸腰筋膜增加张力，以增加整个骨盆系统的张力（Vleeming et al 1995）。

CT 扫描证实骶髂关节解剖存在变异性（Prassopoulos et al 1999）。骨盆本身的形态具有变异性已

得到反复验证：CT 扫描（Badii et al 2003）、骨性标志角度的尸体评估（Preece et al 2008）和利用仪器触诊等研究均报道了骨盆的不对称性。有研究显示，从髂前上棘通过髂后上棘作一直线，与从耻骨前方通过髂前上棘作一直线，两条直线相交所成的角存在变异，不同个体骨盆之间的差异达到 23°（Preece et al 2008）。当比较同一骨盆两侧的这个角度时，其差异可高达 23°，并且髋骨高度的差异也可达 16mm。

在生物力学方面，骶髂关节可在三个平面内旋转和平移，都是围绕着位于髂后上棘之间的瞬时轴旋转（Smidt et al 1995）。因为骶髂关节可以在三个平面中任何一个平面内旋转和平移，因此认为其具有六个自由度的运动。$x$ 轴为冠状轴从中间穿过双侧髂后上棘，也是骶骨旋前和旋后的轴。$y$ 轴为垂直轴，是骶骨在水平面上旋转的轴，这是当一侧骶髂关节向前平移同时伴随另一侧骶髂关节向后平移的原因。$z$ 轴呈前后方向并通过骶骨中部，是骶骨额平面做旋转运动时的轴。也有学者提出了复合轴，如左斜轴和右斜轴（Mitchell 1958），并作为骶髂关节紊乱（SIJD）所建议分类的理论基础，例如骶骨扭转。然而，迄今为止作者仍然没有能够验证这些理论的影像资料，并且 DeStefano（2011）承认仍然不清楚其生物力学，理论的提出很大程度上是基于假设。运动轴是复杂的，被教授的知识又是简化了的，这使得很难将所提出的力学机制应用于骶髂关节病变的临床评估和治疗（Harrison et al 1997）。

一篇纳入了 7 篇原著论文的系统性综述研究表明，骶髂关节是可微动的关节，其可沿着 $x$ 轴旋转 $-1.1°/2.2°$，沿 $y$ 轴旋转 $-0.8°/4.0°$，沿 $z$ 轴旋转 $-0.5°/8.0°$（Goode et al 2008）。在平移方面，其平均位移在 $x$ 轴为 $-0.3/8.0$mm，在 $y$ 轴为 $-0.2/7.0$mm，在 $z$ 轴为 $-0.3/6.0$mm（Goode et al 2008）。伦琴射线立体摄影测量分析（roentgen sterophotogrammetric analysis，RSA）是非常有效和可靠的测量分析技术，由其得到的数据显示，倾向于目前所报道的范围的低限值。与非承重位相比，承重位下的运动受到更多的限制（Sturesson et al 2000），这可能是因躯干承重和闭链模式额外增加了对骶髂关节的压力（Pool-Goudzwaard et al 1998）。在功能性运动中，耻骨联合的运动伴随着髋骨的变形（Pool-Goudzwaard et al 2012）。事实上，如果上述这些确实存在的话，这可能使得所有试图对腰痛人群进行的力学和异常姿势分析复杂化。

在功能上，骶髂关节上没有可以引起关节主动

运动的肌肉附着。尽管如此，骶髂关节仍然可以被动运动。骶髂关节和耻骨联合可以提供下肢和躯干之间力的转移和缓冲的途径（Snijders et al 1993a）。上述关节小幅度的运动表明，这些关节对于维持身体姿势并不重要，主要是起到力的缓冲作用。因此，可推测骶髂关节对于缓冲从骨盆带转移来的力十分必要，它的存在有助于防止骨折。在因为年龄和/或骶骨骨结构退变影响正常活动的人群中，已经观察到骶骨不完全性骨折（Grasland et al 1996），老年妇女和骶骨弱化而骨盆带又反复承受高强度负荷的人群（Myburgh et al 1990），例如参与长跑的女性（Wentz et al 2011）就是例子。

骨盆带可能存在两种类型的稳定：形态闭合和机械性闭合（Vleeming et al 1990a，1990b；Snijders et al 1993a，1993b）。形态闭合作为稳定系统的被动结构提供了部分稳定性。楔形的骶骨在结构上像一块楔石一样向下压入髂骨之间，在承重时骶髂关节活动性的降低已经证实了这一点（Sturesson et al 2000）。后面正对第五腰椎的关节面，这有助于防止骶骨旋转运动时与腰椎之间的剪切力。当骶骨楔入髂骨之间时，坚韧的韧带系统可以抵抗髂骨的分离。地面的反作用力通过股骨近端转移，可施加压力使髂骨结合在一起，并稳定耻骨联合。这样看来，当均衡承重时将获得最大的稳定性。换言之，当单侧跳跃或着地时，骶髂关节的负荷最大，附加稳定系统是十分必要的。

力学闭合是指稳定系统中通过肌肉增加的张力来对骶髂关节产生外部稳定。任何能通过胸腰筋膜或者骶髂关节或耻骨的稳定性韧带产生直接影响的肌肉，均可以增加骶髂关节的稳定性。据报道，存在两条辅助机械性闭合的悬带：前悬带和后悬带（Vleeming et al 1995）。后悬带由腘绳肌、同侧臀大肌和对侧多裂肌与背阔肌组成。前悬带包括腹内斜肌、腹横肌和对侧内收肌群。这两条悬带协同作用必要时可为骶髂关节提供额外的张力。最近的证据表明，多裂肌和腹横肌的简单共同收缩可使骶髂关节变得更加僵硬，而不是针对骨盆悬带的肌肉对角线模式（Richardson et al 2002）。然而，已经证实由前悬带（Richardson et al 2002）和后悬带（Wingerden et al 2004）提供的外力确实可增加稳定性。由于前述附属部分的解剖结构相互依赖，显然形态闭合与力学闭合并不是相互排斥的系统。当骶骨旋前张力增加时，骶髂关节周围大部分的韧带和腰椎骨盆系统的肌肉等结构被拉紧以提供更稳定的机械性闭合，并通过增加韧带的张力来加强形态闭合。

## 病理和病理机制

长期以来一直认为给骶髂关节施加较大的外力会导致关节内的移动，并可能使其在错误的位置被卡住。医生/治疗师应仔细检查患者骶髂关节的位置，并感受异常的位置或移动——通常位置可能改变施加在骶髂关节上压力，并由压力的变化引起肢体体位的改变。普遍认为关节内的沟和嵴可能是关节在改变的位置上被"卡"住的一种机制，从而产生疼痛。这一理念被众多的手法治疗师教授和应用于实践。尽管这个假说似乎是合理的，并且在理论上是可能的，然而并没有一篇公开发表的针对作者该观点的生物力学研究证实骶髂关节位置错误，也没一篇公开发表的论文表明骶髂关节整复可以改变关节表面的位置。相反，已经有更多的证据表明这是极不可能的（Laslett 2008），并且有一项研究提供了驳斥这个理论的证据，认为骶髂关节整复不能改变关节的位置（Tullberg et al 1998）。

最近，人们推测大部分的机械性疼痛与骶髂关节和/或耻骨联合的某些不对称相关。这个理论表明可能随着稳定性的改变，骶髂关节会出现病理性的运动。然而，这并没有被证实。Sturesson（1999）证实有症状与无症状侧之间的运动并没有可测量到的差异。骨盆带疼痛（PGP）更可能与骨盆的非对称性松弛有关，而不是由双侧骶髂关节的广泛性松弛所致（Vleeming et al 1996，2008；Pool-Goudzwaard et al 1998；Damen et al 2001，2002；Richardson et al 2002）。当通过主动直腿抬高试验（ASLR）或多普勒超声（Damen et al 2001）在单侧骶髂关节发现过多的非对称性松弛，以及在耻骨联合前部，而不是同侧骶髂关节的后部的过度运动（Mens et al 1999）。肌电图研究的证据显示，不对称的稳定性可能是病变侧稳定肌群肌肉募集变化的结果（Hungerford et al 2003）。

## 诊断

### 医学诊断

如同任何神经骨骼肌肉病理学推理一样，第一个需要回答的诊断问题就是是否存在严重或者恶性的临床病变，这可能是患者疼痛的根源（Murphy &

Hurwitz 2007）。必须进行适当的医学和非机械性病理的筛查（Hungerford et al 2003）。

　　如前所述，诊断 SIJP 的最佳外部证据是透视引导下的 IAI，其作为金标准可使疼痛至少减轻 80%（Chou 等人，2004）。该检查在临床实践中并不是常规的检查项目，而是预留给顽固性背痛患者进行放射性治疗；因此，只有部分精选的患者才能在这些测试结果中获得益处。但是，此过程并非没有局限性。关节内注射应仅诊断关节内的问题，而不能诊断来源于关节周围结构（如长背韧带）的疼痛（Murakami et al 2007）。还有证据表明，关节麻醉剂的可靠性可能有限，有些可能会泄漏到周围组织中，从而影响特定结构的诊断（Berthelot et al 2006）。相反，关节周围结构可能不会受到注射的影响，因为麻醉剂不会泄漏。考虑到这些限制，很明显，IAI 存在假阳性和假阴性。此外，基于二分法测试的结果，不同的疼痛缓解阈值范围从 50%（van der Wur et al 2006）到 ≥ 90%（Drey uss et al 1996；Broadhurst & Bond 1998）。其他经常使用的阈值范围包括 70%（Broadhurst & Bond，1998），75%（Schwarzer et al 1995；Maigne et al 1996）和 80%（Slipman et al 2000；Fukui & Nosaka 2002；Laslett et al 2003，2005a）。然而，考虑到成像和其他类型的诊断测试的限制，尽管注射可能并不理想，但它比任何其他可用的选择或诊断 SIJ 区域产生的疼痛都要好。

　　影像学可用于骶髂关节炎的诊断；然而，该技术仍然存在很多局限性。最近的一项 MRI 研究，对 691 名疑似骶髂关节炎的患者进行了检查，结果显示 41% 未发现异常，36% 为骶髂关节炎，但是也发现了腰椎和髋关节的病变，骶髂关节退行性变，以及更多疑似诊断，如肿瘤（1.6%）、骨折（1.2%）和感染（0.6%）（Jans et al 2013）。值得注意的是，临床上骶髂关节炎的诊断并不是特别的明确，这可能被认为与其他试图区别骶髂关节病变的病史和临床特征的研究是一致的。

## 临床诊断：主观检查

　　详细的病史有助于医生识别骶髂关节存在的非机械性病变的潜在征兆。不幸的是，很多与炎症和感染性疾病相关的症状与机械性病变相类似（Peloso & Braun 2004）。在骶髂关节没有与机械性疼痛模式相关的特殊症状，这可能是因为鉴别骶髂关节疼痛（SIJP）或骶髂关节紊乱（SIJD）是一个根本难题（Laslett 2008）。在关于腰痛的文献中经常交替使用骶髂关节疼痛（SIJP）和骶髂关节紊乱（SIJD）这两个术语，尽管我们没有证据表明哪一个在概念上是有根据的（Laslett 2008）。不能准确地区别骶髂关节疼痛（SIJP）是机械源性还是炎症反应过程，这使得临床检查具有挑战性。机械源性的骶髂关节疼痛（SIJP）保守治疗有一定效果。如果治疗无效，则可能是向内科医生转诊的指征（Cook 2012）。

　　研究人员已经探索使用疼痛映射图来识别与骶髂关节（SIJ）病变相关的特定模式。在髂后上棘（PSIS）远端有一 3cm 宽、10cm 长的矩形区域被认为是骶髂关节的主要疼痛区域（Fortin et al 1994a，1994b）。通过给健康受试者关节内注射造影剂刺激而引起不适，随后使用利多卡因，从而识别其疼痛映射图，并识别出局部感觉过敏区域。其他的研究者也识别了同样的区域（Broadhurst et al 2004）。然而也有相矛盾的发现被报道。Slipman 等人（2000）发现骶髂关节并没有特定的疼痛模式。此外，van der Wurff 等人（2006）发现骶髂关节（SIJ）病变的疼痛区域没有选择性，但是疼痛的强度可能更具选择性；那些对局部麻醉阻滞有反应的受试者，在髂后上棘（PSIS）下方 Fortin 区域的疼痛强度最大，反之，那些没有反应的受试者在坐骨结节区域疼痛更明显。另外，那些麻醉注射后疼痛减轻的受试者，虽然通常疼痛局限在 Fortin 区域（94%），但是也显示其可牵涉到下部其他区域，从上腰椎区域（6%）和腹部（2%）到足部（12%）（Slipman et al 2000）。这种变异的躯体牵涉痛在腰椎病变中普遍存在，很可能是由于前述提及的神经分布的复杂性和变异性，主要来自腰、骶神经的作用（Vleeming et al 2012）。Vleeming 等人（1996）发现非特异性腰痛患者中 44% 的女性和 47% 的男性报告这一区域对触诊非常敏感；然而这并不是骶髂关节疼痛（SIJP）的特异性诊断。

　　Young 等人（2003）发现从坐位站起时感觉到的疼痛与骶髂关节疼痛（SIJP）显著相关，同时在 $L_5$ 棘突以下没有出现中线位疼痛和单侧疼痛。当患者站起诱发疼痛且 5 个疼痛激发试验中有 3 个为阳性时，其患骶髂关节疼痛（SIJP）的概率会增加 28 倍。当评价特异性诊断的准确性时，发现从坐位站起诱发疼痛并不可靠（Cook et al 2007）。因此，目前与骶髂关节（SIJ）病变相关的病史资料在诊断上缺乏准确性。病史特征作为综合检查的一部分，对骶髂关节（SIJ）的诊断可能是有帮助的，但是其本身并不是决定性的（Huijbregts 2004）。

## 临床诊断：体格检查

有很多类型的试验可用于鉴别不同的肌肉骨骼病变。经常使用的是主动和被动的关节活动度，以及一些特殊试验。后者可进一步细分为三种：位置触摸试验、对称性或可预见性运动试验和症状激发试验（Huijbregts 2004）。下面将探讨上述的每一类试验。

主动生理运动可用于中轴骨骼病变的检查。据报道主动运动，例如步行，与妊娠骨盆带疼痛相关（Rost et al 2004）。然而，也有其他学者提出主动运动与骶髂关节（SIJ）病变无关（Schwarzer et al 1995；Maigne et al 1996）。努力进行重复性主动运动以确定向心化现象的存在。当向心化时，显示存在椎间盘源性问题，即使骶髂关节疼痛（SIJP）症状激发试验阳性，也降低了存在骶髂关节疼痛（SIJP）问题的可能性（Laslett et al 2005c）。

被动生理试验也可用于骶髂关节病变的检查。当髋骨被动旋转到终末端时，关节内和关节周围组织也处于终末端。这些试验激发疼痛提示骶髂关节（SIJ）病变。我们很难精确识别病变的组织，但单次和重复的被动旋转中的症状表现可能提示一种治疗方法。

一项研究表明，髋关节旋转的不对称性与骶髂关节紊乱（SIJD）有关（Cibulka et al 1998）。另一项研究表明，骶髂关节（SIJ）整复可以增加髋关节的活动度（Pollard & Ward 1998）。有趣的是，患者至少一侧髋关节内旋角度不小于35°是其能在骶髂关节松动治疗中收效良好的预测变量之一。然而，在这项研究中没有特异性骶髂关节（SIJ）试验成功达到预期，降低骶髂关节疼痛（SIJP）的可能性仍是一个问题。

被动辅助技术也被用于腰痛和骶髂关节疼痛（SIJP）的诊断。目前，还没有被动辅助技术对骶髂关节病变益处的研究（Cook 2012）。被动辅助技术中一项被建议的特征诊断可能有助于纳入/排除腰椎病变。如果患者疼痛主要在 L$_5$ 棘突周围或更高的位置，并且其主要的疼痛可能是由中央或单侧后前向（PA）滑动导致的，那么疼痛不大可能源于骶髂关节（SIJ）。当在腰椎部位反复施加后前向（PA）压力时，如果患者的症状呈现向心化，那么有可能是腰椎的病变。如果在骶骨上施加后前向（PA）滑动而引起症状改善，那么可能确定存在骶髂关节（SIJ）病变，并证实其可能是一种潜在的治疗手段（Cook 2012）。

位置触诊试验常用作骶髂关节紊乱（SIJD）诊断的临床试验，极其依靠不对称骨序列的感觉。然而，对称性或可预测运动试验是试图定性评估骶髂关节（SIJ）运动的特殊试验。骨盆的触诊检查是整骨疗法治疗骨盆带疼痛的基础（DeStefano 2011）。此外，许多来自不同医学专业的医生采用这种方法来评估和治疗骨盆和骶髂关节（SIJ）紊乱。然而，这种方法的主要局限性是其可靠性和诊断的准确性都很低。基于触诊和运动试验及其基本对称性的骶髂关节（SIJ）病变的诊断，其理论基础是骶髂关节（SIJ）的运动很容易被感知或测量，并且骨盆环内的骨性标志是可直接触摸和对称的。但是，如前所述这个临床前提是不准确的；因为骶髂关节（SIJ）运动，其旋转不过几度或平移也不过几毫米，所以骶髂关节（SIJ）并不是一个典型的关节。认识到这种理论的局限性，就很容易明白为什么运动临床诊断试验的准确性和对称性很差。很多研究检测了那些确定骨性标志和骶髂关节（SIJ）运动对称性的评分者及其之间的信度，结果发现其范围从"仅仅稍微优于偶然"到"公平"之间（van der Wurff et al 2000b；Huijbregts 2004）。此外，有学者认为好的培训可能会提高其可信度，虽然这似乎更合理，但是有两个研究驳斥了这一假说，他们发现反而是新晋医生的可信度更高（Herzog et al 1989；Mior et al 1990）。还有其他更全面的文献综述，提供了与这些事实和读物相关的更详尽数据，也提到了这些观点（Huijbregts 2004；Stovall & Kumar 2010；Cook 2013）。最近的一项研究报告表明，应用电磁追踪装置可以提高骨盆运动评估的可信度，其信度 ≥0.97，但是这种类型的仪器对医生而言并不容易应用（Adhia et al 2012）。

临床试验的有效性可以被定义为该试验检验预期假设的准确程度。骶髂关节的活动对称性和触诊试验没有达到有意义的信度——有效性的基本原则；因此不能认为它们在临床上是有效的（Huijbregts 2004；Laslett 2008）。此外，很多研究已经检验了触诊和运动对称性试验的效度，发现其一直存在局限性（Huijbregts 2004）。Tullberg 等人（1998）让 3 名调查者对 10 个受试者应用骶髂关节（SIJ）手法检查髂嵴，以及髂前上棘和髂后上棘在站立位、仰卧位和俯卧位时的对称性，以检验其同时效度。发现大多数受试者在接受骶髂关节（SIJ）手法纠正其对称性后存在很大的一致性，然而伦琴射线立体摄影测量分析（RAS）显示骶髂关节（SIJ）的位置并没有发生明显的改变。另一项研究对 22 例单侧骶髂关节紊乱（SIJD）患者，应用伦琴射线立体摄影测量分析（RAS）骶髂关节（SIJ）在站立位屈曲试验中的活动，发现骶髂关节活动度很小，以至于通过手法很难发现——作者因此得出结论这项试验没有临床实用性（Sturesson et al 2000）。这表明常与骶髂关节紊乱（SIJD）相联系的位置不对称性很可能其实是由于局部肌肉力量在骨盆上产生应变导致的，这造成了骶髂关节（SIJ）错位的错觉（Tullberg et al 1998）。

解剖形态不对称性（Preece et al 2008）和融合（Dar et al 2008）对基于试验的位置和运动的有效性提出了进一步的挑战。骨的不对称会产生假阳性，临床上无症状的个体临床试验可能显示阳性（Dreyfuss et al 1994）。此外，在这些试验中确立诊断的准确性是一个挑战。目前尚未建立骶髂关节紊乱（SIJD）诊断的基准标准。虽然诊断模块能确诊骶髂关节疼痛（SIJP），但疼痛可能是由于功能障碍以外的因素，从而导致其诊断的准确性降低（Laslett 2008）。由于这些诊断的局限性，McGrath（2006）质疑其临床的应用，并建议有必要在骨科教育体系中教授位置和运动对称性的试验。

医生经常进行聚类分析以提高结论的临床意义。当单独考虑某一试验时，大多数试验对临床行为决策的指导，缺乏足够的诊断准确性。临床推理表明以相互依赖的方式解释所有可用临床数据的意义，可提高结论的临床意义。包括站立屈曲试验、坐位髂后上棘对称性试验、仰卧起坐内侧髁对称性试验和俯卧膝屈曲试验在内的一系列对称性试验集合具有中等的诊断效力（LR+ 6.83），但是研究未能使用基准标准来证实骶髂关节的诊断（Cibulka & Koldeho 1999）。在这项研究中诊断的准确性是基于仅考虑腰痛存在或不存在，而没有将腰痛与骶髂关节紊乱（SIJD）进行区别。

症状激发试验需要患者疼痛感觉的变化。激发试验也显示其评估者间和评估者内信度存在差异，其范围从很差到可信之间（Huijbregts 2004）；但其信度仍然高于对称性试验，为诊断的准确性提供了更坚实的基础（Laslett & Williams 1994）。最近一项系统性回顾研究表明，激发试验对骶髂关节（SIJ）紊乱的诊断的准确性是没有偏倚的（Simopoulos et al 2012）。然而没有单一的激发试验具备诊断性，因此提出了聚类试验，以提高得到可信结论的可能性。此外，对国际疼痛研究协会（International Association Society for the Study of Pain，IASP）制定的骶髂关节

疼痛（SIJP）诊断标准的早期系统性评价研究表明，聚类激发试验能获得令人满意的诊断准确度（Szadek et al 2009）。

Laslett 等人（2003）首次提出了一个包含 5 项试验的诊断组群，当 5 项试验中有 3 项呈阳性时，则其阳性似然比达到 4.16；这 5 项试验包括：大腿挤压试验、加压试验、分离试验、扭力试验（Gaenslen 试验）和骶骨加压试验。研究发现这个 5 项试验组群的信度是令人满意的，kappa = 0.70（Laslett & Williams 1994；Kokmeyer et al 2002）。随后的研究证实，即使仅仅 4 个试验（例如从初始的诊断组群中移除 Gaenslen 试验），只要其中至少有 2 项呈阳性，那么也能获得相似的诊断准确度（Laslett et al 2005a）。下面将详细讲述这些试验：

- **大腿冲击试验**：患者仰卧位，髋关节屈曲 90° 并充分内收以控制髋关节旋转。检查者将一只手放在骶骨下方并避开试验侧的髂后上棘（PSIS），然后沿大腿向下用力以加压骶髂关节（图 24.1）。

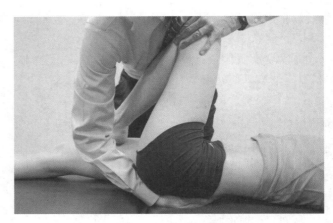

图 24.1　大腿冲击试验

- **分离试验**：患者仰卧位，检查者通过两侧髂前上棘均衡向后施力（图 24.2）。

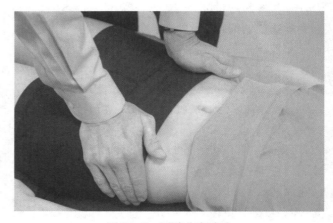

图 24.2　骶髂分离试验

- **加压试验**:患者侧卧位,双侧髋和膝自然伸展,检查者在髂嵴最上方向治疗床方向施加压力(图24.3)。

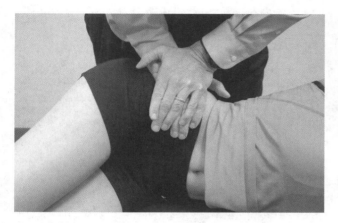

图 24.3　加压试验

- **骶骨冲击试验**:患者俯卧位,检查者在骶骨中间位置向治疗床方向施加一个后前向冲击的力(图24.4)。

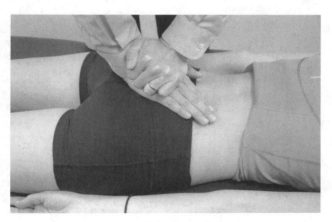

图 24.4　骶骨冲击试验

- **Gaenslen 试验**:患者仰卧位,一侧髋和膝最大限度屈曲,另一侧髋伸展。通过双腿交叉施压产生骨盆扭应力。要在对侧重复这项试验(图24.5)。

如果某一试验重现了与患者主诉相似或熟悉的症状,则为阳性。在检查过程中要求患者忽略与检查者手的放置相关的不适。据报道施加的力不对称,可能是潜在的变异性来源,因此应注意那些要求双侧接触的试验,从一边到另一边施力时要保持平稳均衡(Levin et al 2001)。如果施加的力不能保持足够的时间以对骶髂关节(SIJ)产生刺激,那么可能产生第二个潜在的误差来源。Levin 和 Stenstrom

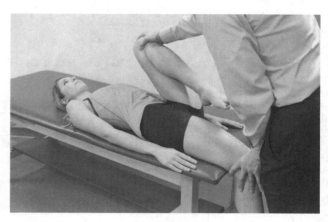

图 24.5　Gaenslen 试验

(2003)发现对骶髂关节疼痛(SIJP)个体至少需要20 秒的时间才能激发疼痛,因为骶髂关节(SIJ)在负重活动中转移大负荷时要求骶髂关节具备较大的尺寸、相对的稳定性以及一般功能性需求,这可以用作其解释。

如前所述,骨盆带疼痛(PGP)可以分为四个不同的类别,以及作为混合型的第五类(Albert et al 2002)。研究发现这个分类是可信的,kappa 系数为0.78(Cook et al 2007)。也可以应用激发试验组群对骨盆带疼痛(PGP)进行分类。Albert 等人(2000)发现骶髂关节疼痛(SIJP)的最佳分类是应用大腿挤压试验、Patrick 试验和 Menell 试验,而研究证实耻骨联合的最佳分类是应用耻骨联合触诊和 Trendelenburg 试验。一项检验特殊检查方法诊断的准确性的研究发现,单项试验最佳的是主动直腿抬高试验(active straight leg raise, ASLR),其阳性似然比为3.2(+LR=3.2)(Cook et al 2007);然而,当研究人员将主动直腿抬高试验(ASLR)、Gaenslen 试验和大腿挤压试验作为一个诊断组群,当满足其中至少 2项呈阳性时,他们发现阳性似然比为 3.5(+LR=3.5),仅仅轻微增加。这项研究中还发现检查结果最佳的诊断组群是弓步蹲,髋部徒手肌力评定,或髋关节活动度等单阳性激发试验,其阳性似然比达到4.2(+LR=4.2)(Cook et al 2007)。然而,该研究的样本量过小,不能使基于骨盆带疼痛(PGP)分类诊断的准确性更加细化,这样做也不能提高检查结果的诊断准确性。

Kristiansson 等人(1996)对一个纳入了 200 名女性的样本研究发现骨盆带激发试验对与妊娠相关的骨盆带疼痛(PGP)诊断达到了足够的准确性。该研究包括 Patrick 试验和背侧长韧带触诊。此外,髋关节外展抗阻的症状激发试验与骶髂关节(SIJ)和耻骨联合的异常运动相关（Rost et al 2004）。下面将介绍骨盆带疼痛（PGP）其他激发试验：

- **主动直腿抬高**：患者仰卧位并尝试将足跟抬离垫子约 15cm（图 24.6A）。然后检查者下压骨盆并嘱患者重复该动作（图 24.6B）。如果患者在首次尝试抬高足跟时就报告疼痛，在第二次尝试时疼痛减轻，那么该试验为阳性。

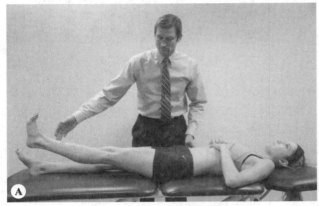

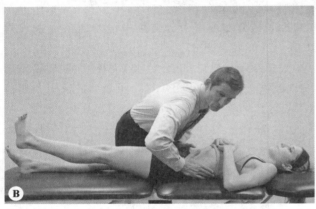

图 24.6　主动直腿抬高试验：Ⓐ治疗师不加压和Ⓑ加压

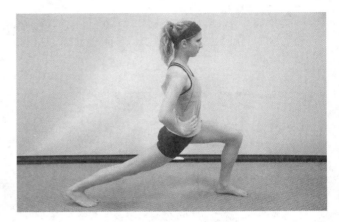

图 24.7　弓步蹲试验

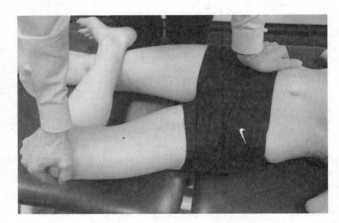

图 24.8　Patrick 试验

- **弓步蹲试验**：患者站立位，患侧腿向前迈步，然后弓步并下蹲，直至后膝接触地面。对侧重复这项试验。当患者主诉再次产生疼痛表示该试验阳性（图 24.7）。
- **Patrick 试验**：患者仰卧位，患侧腿屈曲并外旋。检查者固定对侧髂前上棘（ASIS），并在屈曲的膝关节处施加向下的力（图 24.8）。
- **Trendelenburg 试验**：患者用患侧腿单腿站立，检查者观察非承重侧髋部的下降。如果疼痛也被激发则为阳性（图 24.9）。
- **髋关节外展抗阻激发试验**：该试验与髋关节外展徒手肌力评定操作相同。如果激发患者主诉的疼痛则该试验为阳性（图 24.10）。

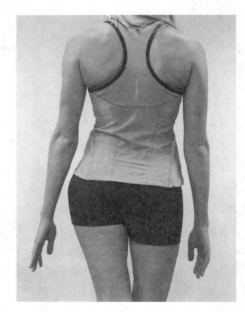

图 24.9　改良的 Trendelenburg 试验

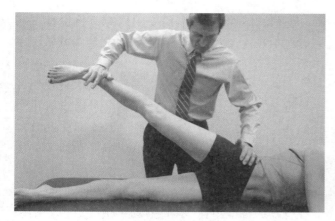

图 24.10 髋关节外展抗阻激发试验

- **耻骨联合压迫试验**:患者仰卧位,并在耻骨联合上施加前后向(AP)压力。当所激发的症状与患者主诉相似时则试验阳性(图 24.11)。

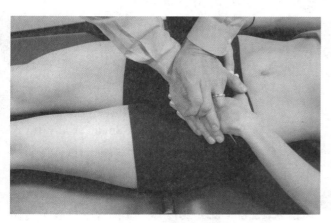

图 24.11 耻骨联合压迫试验

- **背侧长韧带触诊**:患者仰卧位,检查者触诊检查髂后上棘(PSIS)远侧和稍内侧,并由内向外横向弹拨韧带,以探寻压痛点和激发与患者主诉相同的疼痛(图 24.12)。

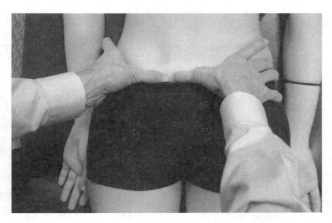

图 24.12 背侧长韧带触诊

- **骶结节韧带触诊**:患者俯卧位,触诊检查骶骨下外侧角(ILAs)。检查者沿着下外侧轻微移动至骶骨下外侧角,并触诊深部软组织,以确定是否激发类似的疼痛(图 24.13)。

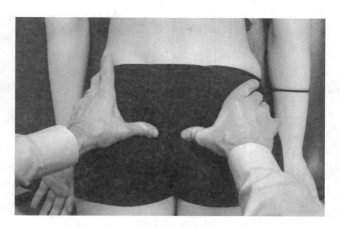

图 24.13 骶结节韧带触诊

考虑到这些问题,医生试图去确诊那些正经历骶髂关节疼痛(SIJP)的个体,而不是那些疑似骶髂关节紊乱(SIJD)的个体,这似乎是合理的(van der Wurff et al 2000b;Laslett 2006)。现在建议采用疼痛激发试验的策略以识别骶髂关节疼痛(SIJP)的患者。一旦确定腰痛是由骶髂关节(SIJ)引起的,那么治疗师应采取恰当的策略以识别哪一个定向运动可能是刺激的来源,从而阐明该状况下可能的干预方法(Laslett 2006)。此外,骶髂关节(SIJ)病变引起的早期征兆可以排除腰椎病变,因为腰痛更可能是腰椎而不是骶髂关节(SIJ)病变引起的,并且有些出现症状向心化现象的腰痛患者骶髂关节激发试验可能呈阳性。一些研究表明向心化现象是椎间盘病变特有的,具有高度特异性(Young et al 2003;Laslett et al 2005c;Laslett 2006),因此可以假定当出现向心化表现时如果骶髂关节激发试验呈阳性,那么可以被归类为假阳性。如果腰椎机械性刺激激发了患者疼痛,那么腰椎可能是指导干预的首选部位。只有在排除腰椎,特别是向心化现象之后,才能试图将其纳入骶髂关节病变(Laslett et al 2005c;Cook 2012)。Hancock 等人(2007)在对脊柱特殊检查的临床应用进行系统性评价时发现,唯一诊断鉴别椎间盘源性病变的是向心化。此外,激发试验诊断组群是鉴别诊断骶髂关节(SIJ)病变的唯一方法。因此,这里提出的决策过程与这些研究是一致的。

## 临床检查概要

在采集病史时,有 10 例与骶髂关节相关疼痛的患者报告了 L$_5$ 棘突远端的主要症状,这些症状都是单侧的,并且通常集中在髂后上棘的远侧区域。这些症状一般在腿部,并可以一直到足部,或者有时甚至会到腹股沟、腰椎或腹部(Slipman et al 2000)。有膝关节以下部位病史的老年患者患骶髂关节疼痛(SIJP)的可能性要小得多。病史可能包括单侧创伤,包括臀部跌倒伤或者疼痛侧的失足。此外,患者可能报告当他们从坐位站起时,症状会加重。这些病史特征增加了骶髂关节病变的可能性,但肯定距离诊断还很远。

客观检查应彻底排除可能存在的腰椎病变,特别是要注意向心化症状,因为如前所述,表明已知椎间盘源性疼痛的患者对所建议的骶髂关节病变诊断的疼痛激发试验会出现阳性反应。除了对症状向心化进行评估外,主动关节活动度评定对客观检查几乎没有诊断价值(Huijbregts 2004)。腰椎的被动生理性活动和被动辅助活动可以用作确定和排除是否累及腰椎。目前不推荐应用位置触诊试验和运动对称性试验作为骶髂关节紊乱(SIJD)的诊断,因为它们对于诊断准确性的信度和效度都是有限的。然而,一旦排除了腰椎病变,就建议使用症状激发试验诊断组群来帮助医生尽可能地确诊骶髂关节紊乱(SIJD)。

一旦发现疑似骶髂关节疼痛,髋骨的被动生理性运动和骶骨周围的被动辅助运动可以作为手法治疗,并成为可能的治疗选择。如果这些试验是模棱两可的,那么稳定性不对称可能是一个需要考虑的问题。那么可以使用骨盆带疼痛(PGP)激发试验,以确定是否存在骨盆不稳。

以上建议与国际疼痛研究协会(IASP)制定的骶髂关节(SIJ)病变诊断的三个标准是一致的——即骶髂关节周围疼痛,骶髂关节疼痛激发试验阳性和使用关节内注射可以缓解疼痛(Merskey & Bogduk 1994)。

## 预后

很少有研究关注骶髂关节疼痛(SIJP)的预后,那些针对腰痛预后的研究一般认为大多数腰痛可以在较短的时间内得到令人满意的解决。考虑到这一点,如果急性骶髂关节疼痛并没有在诊断中被区分出来,那么似乎也应该包括在这些统计数据中。然

而,大多数针对骶髂关节病变的研究都将慢性腰痛患者包括在内,结果表明其预后较差,因为其状况在本质上已经变得持续。

在一项关于妊娠相关骨盆带疼痛的大规模研究中发现,62.5% 的女性在分娩后 1 个月内没有出现疼痛,91.4% 的在 2 年内无疼痛(Albert et al 2001)。然而,在一项纳入 341 例患者的纵向随访研究中发现,在按类分组上存在差异,在分娩 6 个月后,耻骨联合疼痛组中没有受试者仍然感觉疼痛,但是 2 年后在骨盆综合征组(所有骨盆的三个关节每天出现疼痛)中有 21% 的受试者仍有症状。这项研究得出结论,产后骨盆带疼痛(PGP)除了骨盆综合征组外,每组的恢复预后都很好,因为骨盆综合征组中有疼痛的患者比其他四组加起来总数的三倍还要多,其预后是最差的(Albert et al 2001)。

如果所有的保守治疗均不能有效地缓解疼痛,骶髂关节的手术融合是一种可行的选择。很多研究已经证明,外科手术治疗能有效缓解顽固性骶髂关节疼痛(SIJP),并恢复患者正常功能(Belanger & Dall 2001;Rudolf 2012;Cummings & Capobianco 2013;Sachs & Capobianco 2013;Smith et al 2013)。然而,这个方法也不是没有批评者,他们认为接受骶髂关节融合术后的患者存在较高的并发症发生率和残余疼痛率(Shaffrey & Smith 2013)。相比之下,Sachs 和 Capobianco(2013)对 40 例接受骶髂关节微创融合术后的患者进行研究,结果表明其术后并发症少,1 年后随访腰痛评分从术前的 8.7 分降至 0.9 分,平均降低了 7.8 分。微创手术入路比开放手术入路需要的恢复时间更短,并且其术后的疼痛和失能缓解更好——这一点已经通过对 7 个外科医生治疗的 263 例患者的回顾性检查所证实(Smith et al 2013)。最近的一项研究报告,骶髂关节微创融合术的成本与非手术保守治疗的终生成本相比更小(Ackerman et al 2013)。

## 治疗

关节内注射是骶髂关节(SIJ)病变诊断的参考标准,但其也是一种治疗技术。应用关节内注射(IAI)治疗骶髂关节(SIJ)病变在技术上要求很高,因此要在影像技术的引导下进行,以确保将药物正确注射到骶髂关节中。一项研究发现,尽管骶髂关

节实际浸润率很低,但是注射剂渗透关节的患者与注射剂未渗透关节的患者之间,其疼痛缓解效果相似(Hartung et al 2010)。

## 运动疗法

对于骶髂关节(SIJ)病变而言,有两种主要的主动运动疗法:稳定性运动和增强活动性运动。稳定性运动用于增加胸腰筋膜和其他稳定骶髂关节(SIJ)的韧带的张力。这可以增强骶骨后侧区域的张力带,同时增加骨盆环的张力。基于运动的活动用于在一个方向或者另一个方向上牵伸髋骨,以增加其活动性和能量负荷的转移。

多项研究质疑稳定性运动方案治疗骶髂关节疼痛(SIJP)或骨盆环不稳的效果(Mens et al 2000; Nilsson-Wikmar et al 2005)。一项研究发现,前悬带肌肉对角线模式强化运动方案在各组之间没有差异(Mens et al 2000)。相反,有证据表明稳定性运动治疗骨盆带疼痛是有效的。Elden 等人(2005)发现在临床上改良的多裂肌和腹横肌相结合的稳定性运动疗法比标准的单一非运动保守疗法更有效——尽管这项研究也发现针刺在临床上也比单一的标准疗法更有效,也比稳定性运动疗法略有效。Stuge 等人(2004a)对一个纳入 81 例骨盆带疼痛(PGP)患者的样本,应用稳定性运动疗法方案干预,并检验其有效性,该方案主要是综合应用局部稳定肌群,多裂肌(图24.14)和腹横肌(图24.15)的稳定性运动疗法,并进展到全部原动肌群。如图 24.16~图 24.22 提供了一些全身稳定性运动的示例。该研究比较了稳定性运动疗法组和对照组 20 周方案干预的效果,发现稳定性运动疗法组疼痛和功能得到改善,并且在1 年(Stuge et al 2004a)和 2 年后(Stuge et al 2004b)的随访中其效果都得到了维持。与之前报道其无效,得出矛盾结果的随机对照试验(Mens et al 2000)进行比较,证实其在使用的方法上存在关键的差异,包括其提供的运动疗法训练和监督等方面(Stuge et al 2006a)。另一项潜在的关键差异是其所选择运动疗法的理论基础差异。如前所述,Richardson 等人(2002)的一项研究发现,腹横肌和多裂肌的单独收缩,与其他骨盆悬带前部和后部的稳定肌群相比,可以使骶髂关节变得更加僵硬。Elden 等人(2005)和 Stuge 等人(2004a)的研究强调了独立的肌群,而 Mens 等人(2000)则仅仅关注于前悬带肌群。Stuge

等人(2006b)的观察研究证实了深部稳定肌群的重要性。这项研究证实了那些骨盆带疼痛已经康复的女性与正经历骨盆带疼痛的女性之间,其深部稳定肌群存在主要差异,包括盆底肌群的收缩能力以及收缩时腹横肌和内斜肌的厚度。

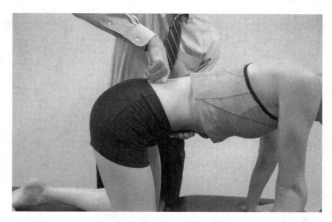

图 24.14　多裂肌独立收缩运动

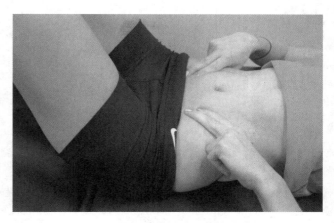

图 24.15　腹横肌独立收缩运动

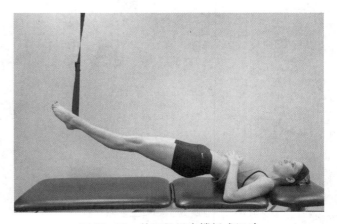

图 24.16　单腿悬吊支撑桥式运动

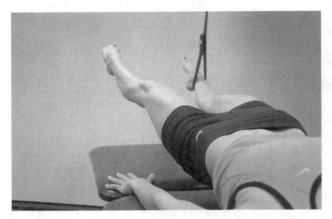

图 24.17　单腿悬吊支撑桥式运动伴髋关节外展

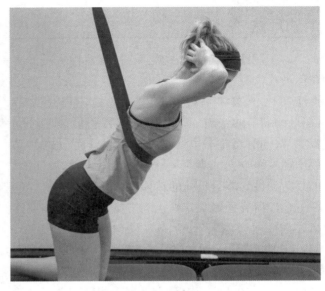

图 24.20　悬吊支撑躯干伸展运动

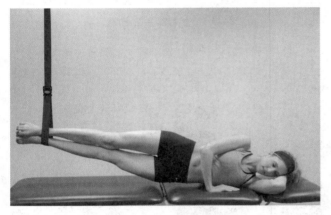

图 24.18　悬吊支撑侧平板运动

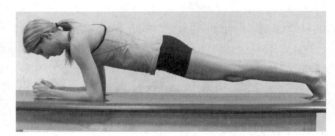

图 24.21　标准平板运动

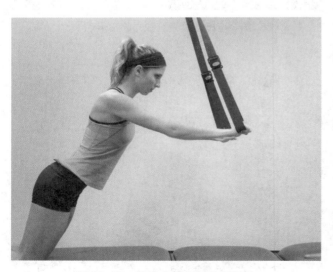

图 24.19　悬吊支撑躯干前倾运动

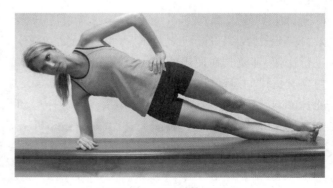

图 24.22　标准侧平板运动

## 手法治疗

　　手法治疗大致可以分为两类：冲击复位手法和非冲击复位手法。冲击复位手法是将关节置于活动范围终末端，并在预定方向上施加高速度小幅的推力，以增加可用的关节活动。非冲击复位手法是将肢体置于预定位置，并在预定方向上施加一个振动或持续的力，并持续一定的时间。Marshall 和 Murphy（2006）发现当躯干深部稳定感受器前反馈反应时间受损时，骶髂关节（SIJ）手法可以即时显著增加躯干深部稳定感受器的前反馈。然而，这种前反馈机制的改变对疼痛和障碍改善的确切影响是未知的。

　　Bashir（2011）发现一个 38 岁疑似骶髂关节疼痛（SIJP）的患者，应用骶髂关节多级旋转手法可减轻患者的疼痛和障碍。在这项特别的研究中，研究者恰当地应用了临床激发试验，并在进行 SIJP 测试之前，进行了多项运动测试以排除腰椎病变。类似地，Horton 和 Franz（2007）发现在一例应用机械性诊断性治疗检查排除了向心化，并应用一个试验诊断群组首次确诊为骶髂关节疼痛（SIJP）的患者，进行预定方向（在此例中为前方）上的髋骨旋转松动运动疗法，可以减轻疼痛和障碍。图 24.23、图 24.24 简要展示了临床应用的可能的非冲击/冲击复位手法技术，图 24.25 显示了通常与骶髂关节（SIJ）手法治疗结合应用的家庭运动方案。虽然上述病例报告均未使用关节内注射（IAI）确诊为骶髂关节疼痛（SIJP），但是其临床检查确实符合许多研究者制定的标准。

　　一项小型随机临床试验对一个诊断为骶髂关节（SIJ）病变的受试者样本进行了研究，应用了疼痛激发试验诊断组群进行筛选，并对两种冲击复位手法

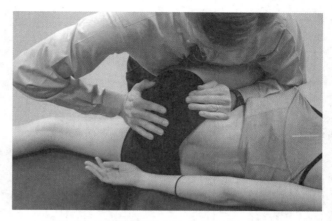

图 24.24　髋骨旋后的非冲击或者冲击复位手法

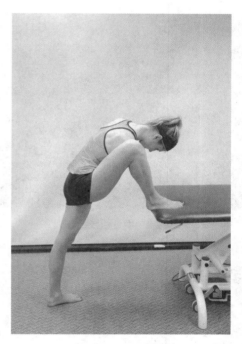

图 24.25　自我矫正运动以使髋骨旋后

技术的效果进行了检验（Kamali & Shokri 2012）。其手法技术包括骶髂冲击复位手法（图 24.26）（Flynn et al 2002）和中立位旋转扳法（图 24.27）（Cook et al 2013）。结果显示，与单一应用骶髂关节手法干预相比，两种技术相结合的手法效果更好。结果也表明对于临床诊断为骶髂关节疼痛（SIJP）的受试者，在单次手法治疗后，这两种技术均能显著改善其疼痛和障碍，并具有临床意义（Kamali & Shokri 2012）。另一种认为可影响骶髂关节的冲击复位手法技术是直腿牵伸复位手法，此时髋关节处于内旋终末端，以减少髋关节被动活动（图 24.28）。

　　一项小型随机临床试验对骨科手法治疗进行了对比研究，应用运动疗法和神经情感训练治疗妊娠

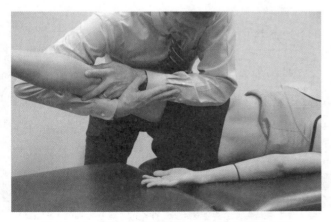

图 24.23　髋骨旋前的非冲击或者冲击复位手法

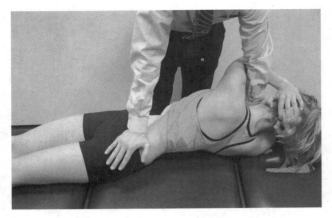

图 24.26 骶髂冲击复位手法

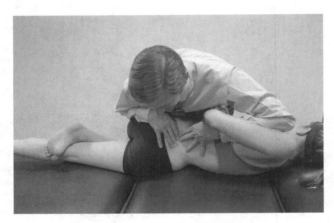

图 24.27 中立位旋转扳法

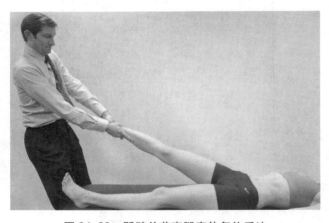

图 24.28 骶髂关节直腿牵伸复位手法

相关骨盆带疼痛,结果显示与神经情感训练相比,手法治疗和运动疗法均倾向于更好地改善,但是组间并没有显著性差异(Peterson et al 2012)。作者得出结论,有50%的患者报告了疼痛和障碍获得了具有临床意义的改变,基于本研究的令人鼓舞的结果,需要进行更大规模的试验。

很多专业采用了骨科的骶髂关节(SIJ)管理方

法。骨科治疗包括预设体位的肢体摆放,以强调骶髂关节的独立,从而获得特定平面内的单一运动。然后应用肌肉能量技术或者直接刺激技术,以在活动受限方向上松动肢体。这种治疗方式由触诊检查来指导,触诊检查可以确定腰骶部的不对称性,这种技术主要是矫正这种不对称性。有很多以之命名的功能障碍诊断类别,并因此应用该体系来确定治疗位置(详见第62章肌肉能量技术)。由于髋骨的旋转运动经常被激发,因此强调旋转的技术可能会减轻疼痛;所以将患者置于Gaenslen试验的体位(见图24.5)并让患者对抗施压可能是一种有效的治疗。这个骶髂关节病变治疗体系有个潜在的问题是缺乏特异性目的治疗,因为仅仅单独治疗骶髂关节可能就是个错误的假设(Laslett 2008)。一项大型的已经完成的衍生研究,对判断骶髂关节(SIJ)手法治疗的有效标准及其临床预后原则进行了研究,发现没有一项骶髂关节(SIJ)试验能预测临床成效(Flynn et al 2002)。这些结果可能表明,这些试验并不能鉴别骶髂关节病变或者骶髂关节手法治疗并不仅仅影响到骶髂关节(SIJ)(Laslett 2008);鉴于腰椎的低活动度确实预测了治疗的成效(Flynn et al 2002),后者似乎更可信。到目前为止,作者还没有发现一项研究强烈支持使用检查和治疗技术以纠正骶髂关节紊乱(SIJD),并被关节内注射所证实。

尽管如此,这种检查和治疗方法被一些治疗后疼痛减轻的主观报告传言所支持,医生会把这个当作这个诊断体系正确的证据,然而这种治疗从来没有被证实能够影响骶髂关节病变状况,和仅仅有可能对腰椎有影响。在实施骶髂关节手法、松动术和肌肉能量技术治疗后,观察到疼痛的缓解很可能是显而易见的神经生理学和反射源性变化的结果,这会产生短期的疼痛缓解(Bialosky et al 2009;Coronado et al 2010)。

## 骶髂关节固定带

研究发现当只是在髂前上棘(ASIS)下方而不要超过耻骨联合水平位置,应用骶髂关节带可显著减轻妊娠相关骨盆带疼痛(Mens et al 2006)。一篇综述纳入了18篇文献,其应用骨盆带外部支撑以减轻疼痛、改变稳定肌群的募集和改变腰骨盆区域的运动学,研究表明其为中等级别证据(Arumugam et al 2012)。一项针对17名受试者的肌电图研究发现,在主动直腿抬高和跑台步行测试时,骶髂关节带的应用可减少腹横肌和腹斜肌的肌肉募集(Hu et al

2010）。另一项针对 17 名受试者的肌电图研究发现，在一个不稳定表面进行腹部运动时，应用骶髂关节固定带后腹直肌以及腹内斜肌和腹外斜肌的活动降低（Kim et al 2013）。这些研究表明骶髂关节固定带为系统提供了机械性闭合，从而允许一般稳定肌群在试图进行功能性活动时保持放松。

## 小结

骶髂关节病变包括骨盆带的疼痛、不稳定性或非对称性稳定，或者变化的/不对称的运动。疼痛和/或稳定性问题是最有可能和容易鉴别的病变。不推荐基于触诊和视诊来发现明显骨盆不对称性的传统检查和治疗，原因如下：首先病变没有被任何检验金标准（如放射学证据）所证实；其次，临床上用于鉴别病变的检查通常是不可靠的，一些检查的信度并不比偶然一致性好。然而，我们不能断定旨在纠正这些问题的治疗是无效的，因为这完全有可能显示出一般的神经生理学效应，以减少不适。同样，患者疼痛主诉的改善也不能用于判断检查原则是否有效。

临床诊断骶髂关节（SIJ）病变的最佳证据实际上来自那些定性为激发试验的检查。这些检查的大部分如果作为独立测试，则缺乏足够的诊断准确性，但是在通过临床筛选排除腰椎病变的可能性后，当其作为一个诊断组群实施时，它们的临床实用性大大提高。Cook（2012）基于大量的研究提出的诊断和治疗原则被作为目前的指南。

（向珩 译，解东风 校，林武剑　王于领 审）

## 参考文献

Ackerman SJ, Polly DW Jr, Knight T, et al. 2013. Comparison of the costs of nonoperative care to minimally invasive surgery for sacroiliac joint disruption and degenerative sacroiliitis in a United States Medicare population: potential economic implications of a new minimally-invasive technology. Clinicoecon Outcomes Res 5: 575–587.

Adhia DB, Bussey MD, Mani R, et al. 2012. Inter-tester reliability of non-invasive technique for measurement of innominate motion. Man Ther 17: 71–76.

Albert H, Godskesen M, Westergaard J. 2000. Evaluation of clinical tests used in classification procedures in pregnancy-related pelvic joint pain. Eur Spine J 9: 161–166.

Albert H, Godskesen M, Westergaard J. 2001. Prognosis in four syndromes of pregnancy-related pelvic pain. Acta Obstet Gynecol Scand 80: 505–510.

Albert HB, Godskesen M, Westergaard JG. 2002. Incidence of four syndromes of pregnancy-related pelvic joint pain. Spine 27: 2831–2834.

Arumugam A, Milosavljevic S, Woodley S, et al. 2012. Effects of external pelvic compression on form closure, force closure, and neuromotor control of the lumbopelvic spine: a systematic review. Man Ther 17: 275–284.

Badii M, Shin S, Torreggiani WC, et al. 2003. Pelvic bone asymmetry in 323 study participants receiving abdominal CT scans. Spine 28: 1335–1339.

Bashir F. 2011. Diagnosis and manipulative therapy of sacroiliac disorder. Int Musculoskeletal Med 33: 115–119.

Belanger TA, Dall BE. 2001. Sacroiliac arthrodesis using a posterior midline fascial splitting approach and pedicle screw instrumentation: a new technique. J Spinal Disord 14: 118–124.

Berthelot JM, Labat JJ, Le Goff B, et al. 2006. Provocative sacroiliac joint maneuvers and sacroiliac joint block are unreliable for diagnosing sacroiliac joint pain. Joint Bone Spine 73: 17–23.

Bialosky JE, Bishop MD, Price DD, et al. 2009. The mechanisms of manual therapy in the treatment of musculoskeletal pain: a comprehensive model. Man Ther 14: 531–538.

Bogduk N. 2005. Clinical anatomy of the lumbar spine and sacrum, 4th edn. Edinburgh, UK: Elsevier.

Broadhurst NA, Bond MJ. 1998. Pain provocation tests for the assessment of sacroiliac joint dysfunction. J Spinal Disord 11: 341–345.

Broadhurst NA, Simmons DN, Bond MJ. 2004. Piriformis syndrome: correlation of muscle morphology with symptoms and signs. Arch Phys Med Rehabil 85: 2036–2039.

Chou LH, Slipman CW, Bhagia SM, et al. 2004. Inciting events initiating injection-proven sacroiliac joint syndrome. Pain Med 5: 26–32.

Cibulka MT, Sinacore DR, Cromer GS, et al. 1998. Unilateral hip rotation range of motion asymmetry in patients with sacroiliac joint regional pain. Spine 23: 1009–1015.

Cibulka MT, Koldehoff R. 1999. Clinical usefulness of a cluster of sacroiliac joint tests in patients with and without low back pain. J Orthop Sports Phys Ther 29: 83–89.

Cook CE. 2012. Manual therapy of sacroiliac joint and pelvis. In: Cook CE (ed) Orthopedic manual therapy: an evidence-based approach, 2nd edn. Upper Saddle River, NJ: Pearson Prentice Hall, pp 301–336.

Cook CE. 2013. Physical examination tests for the sacroiliac joint and pelvis. In: Cook CE, Hegedus EJ (eds) Orthopedic physical examination tests: an evidence-based approach. Upper Saddle River, NJ: Pearson Prentice Hall, pp 325–372.

Cook C, Massa L, Harm-Ernandes I, et al. 2007. Interrater reliability and diagnostic accuracy of pelvic girdle pain classification. J Manipulative Physiol Ther 30: 252–258.

Cook C, Learman K, Showalter C, et al. 2013. Early use of thrust manipulation versus non-thrust manipulation: a randomized clinical trial. Man Ther 18: 191–198.

Coronado RA, Bialosky JE, Cook CE. 2010. The temporal effects of a single session of high-velocity, low-amplitude thrust manipulation on subjects with spinal pain. Phys Ther Rev 15: 29–35.

Cummings J Jr, Capobianco RA. 2013. Minimally invasive sacroiliac joint fusion: one-year outcomes in 18 patients. Ann Surg Innov Res 7: 12.

Dagenais S, Caro J, Haldeman S. 2008. A systematic review of low back pain cost of illness studies in the United States and internationally. Spine J 8: 8–20.

Damen L, Buyruk HM, Guler-Uysal F, et al. 2001. Pelvic pain during pregnancy is associated with asymmetric laxity of the sacroiliac joints. Acta Obstet Gynecol Scand 80: 1019–1024.

Damen L, Buyruk HM, Guler-Uysal F, et al. 2002. The prognostic value of asymmetric laxity of the sacroiliac joints in pregnancy-related pelvic pain. Spine 27: 2820–2824.

Dar G, Khamis S, Peleg S, et al. 2008. Sacroiliac joint fusion and the implications for manual therapy diagnosis and treatment. Man Ther 13: 155–158.

DeStefano LA. 2011. Pelvic girdle dysfunction. In: DeStefano LA (ed) Greenman's principles of manual medicine, 4th edn. Philadelphia, PA: Lippincott Williams & Wilkins, pp 327–389.

Dreyfuss P, Dryer S, Griffin J, et al. 1994. Positive sacroiliac screening tests in asymptomatic adults. Spine 19: 1138–1143.

Dreyfuss P, Michaelsen M, Pauza K, et al. 1996. The value of medical history and physical examination in diagnosing sacroiliac joint pain. Spine 21: 2594–2602.

Elden H, Ladfors L, Olsen MF, et al. 2005. Effects of acupuncture and stabilising exercises as adjunct to standard treatment in pregnant women with pelvic girdle pain: randomised single blind controlled trial. BMJ 330: 761.

Flynn T, Fritz J, Whitman J, et al. 2002. A clinical prediction rule for classifying patients with low back pain who demonstrate short-term improvement with spinal manipulation. Spine 27: 2835–2843.

Fortin JD, April CN, Ponthieux B, Pier J. 1994a. Sacroiliac joint: pain referral maps upon applying a new injection / arthrography technique. Part II: Clinical evaluation. Spine 19: 1483–1489.

Fortin JD, Dwyer AP, West S, et al. 1994b. Sacroiliac joint: pain referral maps upon applying a new injection / arthrography technique. Part I: Asymptomatic volunteers. Spine 19: 1475–1482.

Fukui S, Nosaka S. 2002. Pain patterns originating from the sacroiliac joints. J Anesth 16: 245–247.

Goldthwait JE, Osgood RB. 1905. A consideration of the pelvic articulations from an anatomical, pathological and clinical standpoint. Boston Med Surg J 152: 593–601.

Goode A, Hegedus EJ, Sizer P, et al. 2008. Three-dimensional movements of the sacroiliac joint: a systematic review of the literature and assessment of clinical utility. J Man Manip Ther 16: 25–38.

Grasland A, Pouchot J, Mathieu A, et al. 1996. Sacral insufficiency fractures: an easily overlooked cause of back pain in elderly women. Arch Intern Med 156: 668–674.

Grob KR, Neuhuber WL, Kissling RO. 1995. [Innervation of the sacroiliac joint of the human]. Z Rheumatol 54: 117–122.

Hancock MJ, Maher CG, Latimer J, et al. 2007. Systematic review of tests to identify the disc, SIJ or facet joint as the source of low back pain. Eur Spine J 16: 1539–1550.

Harrison DE, Harrison DD, Troyanovich SJ. 1997. The sacroiliac joint: a review of anatomy and biomechanics with clinical implications. J Manipulative Physiol Ther 20: 607–617.

Hartung W, Ross CJ, Straub R, et al. 2010. Ultrasound-guided sacroiliac joint injection in patients with established sacroiliitis: precise IA injection verified by MRI scanning does not predict clinical outcome. Rheumatology 49: 1479–1482.

Herzog W, Read LJ, Conway PJ, et al. 1989. Reliability of motion palpation procedures to detect sacroiliac joint fixations. J Manipulative Physiol Ther 12: 86–92.

Horton SJ, Franz A. 2007. Mechanical diagnosis and therapy approach to assessment and treatment of derangement of the sacro-iliac joint. Man Ther 12: 126–132.

Hu H, Meijer OG, van Dieen JH, et al. 2010. Muscle activity during the active straight leg raise (ASLR), and the effects of a pelvic belt on the ASLR and on treadmill walking. J Biomech 43: 532–539.

Huijbregts P. 2004. Sacroiliac joint dysfunction: evidence-based diagnosis. Orthop Division Rev 8: 18–44.

Hungerford B, Gilleard W, Hodges P. 2003. Evidence of altered lumbopelvic muscle recruitment in the presence of sacroiliac joint pain. Spine 28: 1593–1600.

Ikeda R. 1991. [Innervation of the sacroiliac joint. Macroscopical and histological studies]. Nihon Ika Daigaku Zasshi 58(5): 587–596. [Article in Japanese].

Irwin RW, Watson T, Minick RP, et al. 2007. Age, body mass index, and gender differences in sacroiliac joint pathology. Am J Phys Med Rehabil 86: 37–44.

Jans L, Van Praet L, Elewaut D, et al. 2013. MRI of the SI joints commonly shows non-inflammatory disease in patients clinically suspected of sacroiliitis. Eur J Radiol 3(1): 179–184. doi: 10.1016/j.ejrad.2013.10.001.

Kamali F, Shokri E. 2012. The effect of two manipulative therapy techniques and their outcome in patients with sacroiliac joint syndrome. J Bodyw Mov Ther 16: 29–35.

Kim YR, Kim JW, An DH, et al. 2013. Effects of a pelvic belt on the EMG activity of the abdominal muscles during a single-leg hold in the hook–lying position on a round foam roll. J Phys Ther Sci 25: 793–795.

Kokmeyer DJ, Van der Wurff P, Aufdemkampe G, et al. 2002. The reliability of multitest regimens with sacroiliac pain provocation tests. J Manipulative Physiol Ther 25: 42–48.

Kristiansson P, Svardsudd K, von Schoultz B. 1996. Back pain during pregnancy: a prospective study. Spine 21: 702–709.

Laslett M. 2006. Pain provocation tests for diagnosis of sacroiliac joint pain. Aust J Physiother 52: 229.

Laslett M. 2008. Evidence-based diagnosis and treatment of the painful sacroiliac joint. J Man Manip Ther 16: 142–152.

Laslett M, Williams M. 1994. The reliability of selected pain provocation tests for sacroiliac joint pathology. Spine 19: 1243–1249.

Laslett M, Young SB, April CN, et al. 2003. Diagnosing painful sacroiliac joints: a validity study of a McKenzie evaluation and sacroiliac provocation tests. Aust J Physiother 49: 89–97.

Laslett M, Aprill CN, McDonald B, et al. 2005a. Diagnosis of sacroiliac joint pain: validity of individual provocation tests and composites of tests. Man Ther 10: 207–218.

Laslett M, McDonald B, Tropp H, et al. 2005b. Agreement between diagnoses reached by clinical examination and available reference standards: a prospective study of 216 patients with lumbopelvic pain. BMC Musculoskelet Disord 6: 28.

Laslett M, Oberg B, Aprill CN, et al. 2005c. Centralization as a predictor of provocation discography results in chronic low back pain, and the influence of disability and distress on diagnostic power. Spine J 5: 370–380.

Levin U, Nilsson-Wikmar L, Harms-Ringdahl K, et al. 2001. Variability of forces applied by experienced physiotherapists during provocation of the sacroiliac joint. Clin Biomech 16: 300–306.

Levin U, Stenstrom CH. 2003. Force and time recording for validating the sacroiliac distraction test. Clin Biomech 18: 821–826.

Lynch FW. 1920. The pelvic articulations during pregnancy, labor, and the puerperium: an x-ray study. Surg Gynecol Obstet 30: 575–580.

Madani SP, Dadian M, Firouznia K, et al. 2013. Sacroiliac joint dysfunction in patients with herniated lumbar disc: a cross-sectional study. J Back Musculoskelet Rehabil 26: 273–278.

Maigne JY, Aivaliklis A, Pfefer F. 1996. Results of sacroiliac joint double block and value of sacroiliac pain provocation tests in 54 patients with low back pain. Spine 21: 1889–1892.

Manchikanti L, Singh V, Pampati V, et al. 2001. Evaluation of the relative contributions of various structures in chronic low back pain. Pain Physician 4: 308–316.

Marshall P, Murphy B. 2006. The effect of sacroiliac joint manipulation on feed-forward activation times of the deep abdominal musculature. J Manipulative Physiol Ther 29: 196–202.

McGrath MC. 2006. Palpation of the sacroiliac joint: an anatomical and sensory challenge. Int J Osteopathic Med 9: 103–107.

Mens JM, Vleeming A, Snijders CJ, et al. 1999. The active straight leg raising test and mobility of the pelvic joints. Eur Spine J 8: 468–473.

Mens JM, Snijders CJ, Stam HJ. 2000. Diagonal trunk muscle exercises in peripartum pelvic pain: a randomized clinical trial. Phys Ther 80: 1164–1173.

Mens JM, Damen L, Snijders CJ, et al. 2006. The mechanical effect of a pelvic belt in patients with pregnancy-related pelvic pain. Clin Biomech 21: 122–127.

Mens JM, Huis in 't Veld YH, Pool-Goudzwaard A. 2012. Severity of signs and symptoms in lumbopelvic pain during pregnancy. Man Ther 17: 175–179.

Merskey H, Bogduk N. 1994. Classification of chronic pain: descriptions of chronic pain syndromes and definitions of pain terms, 2nd edn. Seattle, WA: IASP Press.

Mior SA, McGregor M, Schut B. 1990. The role of experience in clinical accuracy. J Manipulative Physiol Ther 13: 68–71.

Mitchell FL. 1958. Structural pelvic function. Carmel, CA: Yearbook of The American Academy of Osteopathy.

Murakami E, Tanaka Y, Aizawa T, et al. 2007. Effect of periarticular and intraarticular lidocaine injections for sacroiliac joint pain: prospective comparative study. J Orthop Sci 12: 274–280.

Murphy DR, Hurwitz EL. 2007. A theoretical model for the development of a diagnosis-based clinical decision rule for the management of patients with spinal pain. BMC Musculoskelet Disord 8: 75.

Myburgh KH, Hutchins J, Fataar AB, et al. 1990. Low bone density is an etiologic factor for stress fractures in athletes. Ann Intern Med 113: 754–759.

Nilsson-Wikmar L, Holm K, Oijerstedt R, et al. 2005. Effect of three different physical therapy treatments on pain and activity in pregnant women with pelvic girdle pain: a randomized clinical trial with 3, 6, and 12 months follow-up postpartum. Spine 30: 850–856.

Peloso PM, Braun J. 2004. Expanding the armamentarium for the spondyloarthropathies. Arthritis Res Ther 6: S36–S43.

Peterson CD, Haas M, Gregory WT. 2012. A pilot randomized controlled trial comparing the efficacy of exercise, spinal manipulation, and neuro emotional technique for the treatment of pregnancy-related low back pain. Chiropr Man Therap 20: 18.

Petrone MR, Guinn J, Reddin A, et al. 2003. The accuracy of the Palpation Meter (PALM) for measuring pelvic crest height difference and leg length discrepancy. J Orthop Sports Phys Ther 33: 319–325.

Pollard H, Ward G. 1998. The effect of upper cervical or sacroiliac manipulation on hip flexion range of motion. J Manipulative Physiol Ther 21: 611–616.

Pool-Goudzwaard AL, Vleeming A, Stoeckart R, et al. 1998. Insufficient lumbopelvic stability: a clinical, anatomical and biomechanical approach to 'a-specific' low back pain. Man Ther 3: 12–20.

Pool-Goudzwaard A, Gnat R, Spoor K. 2012. Deformation of the innominate bone and mobility of the pubic symphysis during asymmetric moment application to the pelvis. Man Ther 17: 66–70.

Prassopoulos PK, Faflia CP, Voloudaki AE, et al. 1999. Sacroiliac joints: anatomical variants on CT. J Comput Assist Tomogr 23: 323–327.

Preece SJ, Willan P, Nester CJ, et al. 2008. Variation in pelvic morphology may prevent the identification of anterior pelvic tilt. J Man Manip Ther 16: 113–117.

Richardson CA, Snijders CJ, Hides JA, et al. 2002. The relation between the transversus abdominis muscles, sacroiliac joint mechanics, and low back pain. Spine 27: 399–405.

Rost CC, Jacqueline J, Kaiser A, et al. 2004. Pelvic pain during pregnancy: a descriptive study of signs and symptoms of 870 patients in primary care. Spine 29: 2567–2572.

Rudolf L. 2012. Sacroiliac joint arthrodesis-MIS technique with titanium implants: report of the first 50 patients and outcomes. Open Orthop J 6: 495–502.

Sachs D, Capobianco R. 2013. Minimally invasive sacroiliac joint fusion: one-year outcomes in 40 patients. Adv Orthop 2013: 536128.

Schmid HJA. 1985. Iliosacrale diagnose und behandlung 1978–1982. Manuelle Medizin 23: 101–108. [Article in German.]

Schwarzer AC, Aprill CN, Derby R, et al. 1994. The relative contributions of the disc and zygapophyseal joint in chronic low back pain. Spine 19: 801–806.

Schwarzer AC, Aprill CN, Bogduk N. 1995. The sacroiliac joint in chronic low back pain. Spine 20: 31–37.

Shaffrey CI, Smith JS. 2013. Editorial: stabilization of the sacroiliac joint. Neurosurg Focus 35(2 Suppl): Editorial. doi: 10.3171/2013.V2.FOCUS13273.

Simopoulos TT, Manchikanti L, Singh V, et al. 2012. A systematic evaluation of prevalence and diagnostic accuracy of sacroiliac joint interventions. Pain Physician 15: E305–344.

Sizer PS Jr, Brismee JM, Cook C. 2007. Medical screening for red flags in the diagnosis and management of musculoskeletal spine pain. Pain Pract 7: 53–71

Slipman CW, Jackson HB, Lipetz JS, et al. 2000. Sacroiliac joint pain referral zones. Arch Phys Med Rehabil 81: 334–338.

Smidt GL, McQuade K, Wei SH, et al. 1995. Sacroiliac kinematics for reciprocal straddle positions. Spine 20: 1047–1054.

Smith AG, Capobianco R, Cher D, et al. 2013. Open versus minimally invasive sacroiliac joint fusion: a multi-center comparison of perioperative measures and clinical outcomes. Ann Surg Innov Res 7: 14.

Snijders CJ, Vleeming A, Stoeckart R. 1993a. Transfer of lumbosacral load to iliac bones and legs. Part 1: Biomechanics of self-bracing of the sacroiliac joints and its significance for treatment and exercise. Clin Biomech 8: 285–294.

Snijders CJ, Vleeming A, Stoeckart R. 1993b. Transfer of lumbosacral load to iliac bones and legs Part 2: Loading of the sacroiliac joints when lifting in a stooped posture. Clin Biomech 8: 295–301.

Stovall BA, Kumar S. 2010. Reliability of bony anatomic landmark asymmetry assessment in the lumbopelvic region: application to osteopathic medical education. J Am Osteopath Assoc 110: 667–674.

Stuge B, Laerum E, Kirkesola G, et al. 2004a. The efficacy of a treatment program focusing on specific stabilizing exercises for pelvic girdle pain after pregnancy: a randomized controlled trial. Spine 29: 351–359.

Stuge B, Veierod MB, Laerum E, et al. 2004b. The efficacy of a treatment program focusing on specific stabilizing exercises for pelvic girdle pain after pregnancy: a two-year follow-up of a randomized clinical trial. Spine 29: E197–E203.

Stuge B, Holm I, Vollestad N. 2006a. To treat or not to treat postpartum pelvic girdle pain with stabilizing exercises? Man Ther 11: 337–343.

Stuge B, Morkved S, Dahl HH, et al. 2006b. Abdominal and pelvic floor muscle function in women with and without long lasting pelvic girdle pain. Man Ther 11: 287–296.

Sturesson B. 1999. Load and movement of the sacroiliac joint. Malmo, Sweden: Lund University. [PhD thesis.]

Sturesson B, Uden A, Vleeming A. 2000. A radiostereometric analysis of movements of the sacroiliac joints during the standing hip flexion test. Spine 25: 364–368.

Szadek KM, van der Wurff P, van Tulder MW, et al. 2009. Diagnostic validity of criteria for sacroiliac joint pain: a systematic review. J Pain 10: 354–368.

Tullberg T, Blomberg S, Branth B, et al. 1998. Manipulation does not alter the position of the sacroiliac joint. A roentgen stereophotogrammetric analysis. Spine 23: 1124–1128.

van der Wurff P, Hagmeijer RH, Meyne W. 2000a. Clinical tests of the sacroiliac joint. A systematic methodological review. Part 1: Reliability. Man Ther 5: 30–36.

van der Wurff P, Meyne W, Hagmeijer RH. 2000b. Clinical tests of the sacro-iliac joint. A systematic methodological review. Part 2: validity. Man Ther 5: 89–96.

van der Wurff P, Buijs EJ, Groen GJ. 2006. Intensity mapping of pain referral areas in sacroiliac joint pain patients. J Manipulative Physiol Ther 29: 190–195.

van Wingerden JP, Vleeming A, Buyruk HM, et al. 2004. Stabilization of the sacroiliac joint in vivo: verification of muscular contribution to force closure of the pelvis. Eur Spine J 13: 199–205.

Visser LH, Nijssen PG, Tijssen CC, et al. 2013. Sciatica-like symptoms and the sacroiliac joint: clinical features and differential diagnosis. Eur Spine J 22: 1657–1664.

Vleeming A, Stoeckart R, Volkers AC, et al. 1990a. Relation between form and function in the sacroiliac joint. Part I: Clinical anatomical aspects. Spine 15: 130–132.

Vleeming A, Volkers AC, Snijders CJ, et al. 1990b. Relation between form and function in the sacroiliac joint. Part II: Biomechanical aspects. Spine 15: 133–136.

Vleeming A, Pool-Goudzwaard AL, Stoeckart R, et al. 1995. The posterior layer of the thoracolumbar fascia. Its function in load transfer from spine to legs. Spine 20: 753–758.

Vleeming A, Pool-Goudzwaard AL, Hammudoghlu D, et al. 1996. The function of the long dorsal sacroiliac ligament: its implication for understanding low back pain. Spine 21: 556–562.

Vleeming A, Albert HB, Ostgaard HC, et al. 2008. European guidelines for the diagnosis and treatment of pelvic girdle pain. Eur Spine J 17: 794–819.

Vleeming A, Schuenke MD, Masi AT, et al. 2012. The sacroiliac joint: an overview of its anatomy, function and potential clinical implications. J Anat 221: 537–567.

Wentz L, Liu PY, Haymes E, et al. 2011. Females have a greater incidence of stress fractures than males in both military and athletic populations: a systemic review. Mil Med 176: 420–430.

Young S, Aprill C, Laslett M. 2003. Correlation of clinical examination characteristics with three sources of chronic low back pain. Spine J 3: 460–465.

Zelle BA, Gruen GS, Brown S, et al. 2005. Sacroiliac joint dysfunction: evaluation and management. Clin J Pain 21: 446–455.

# 第四部分

# 肩部和上肢疼痛综合征

# 第 25 章

# 肩锁关节

Janette W. Powell, Ian Shrier, Peter A. Huijbregts

## 概述

初级卫生保健当中,肩痛是第三常见的肌肉骨骼系统疾病(Docimo et al 2008)。肩锁关节病理改变及功能障碍是肩痛常见的情况(Hutchinson & Ahuja 1996;Magee & Reid 1996;Auge & Fischer 1998;Shaffer 1999;Debski et al 2001;Garretson & Williams 2003;Renfree & Wright 2003;Kiner 2004;Walton et al 2004;Powell & Huijbregts 2006;Codsi 2007;Docimo et al 2008;Simovitch et al 2009)。在全科医疗工作中,肩锁关节问题大约占了肩痛的9%～12%(Rudzki et al 2003;Docimo et al 2008;Fraser-Moodie et al 2008;Mac-donald & Lapointe 2008;White et al 2008)。在一些特定运动项目中,比如足球、冰球、滑雪、单板滑雪、滑冰和橄榄球,肩锁关节是最常损伤的关节之一(Magee & Reid 1996;Renfree & Wright 2003;Powell & Huijbregts 2006;Petron & Hanson 2007;Fraser-Moodie et al 2008;White et al 2008)。总的来说,肩锁关节扭伤/分离占了全部运动性肩部损伤的40%～50%(Debski et al 2001;Petron & Hanson 2007;Simovitch et al 2009),是完全性断裂的两倍(Petron & Hanson 2007;Fraser-Moodie et al 2008),而后者占肩带所有关节脱位的12%(Magee & Reid 1996)。除了肩锁关节外,锁骨也是经常损伤的部位,冰球运动员的患病率为23/1 000

人,长曲棍球运动员的患病率为 17/1 000 人(Hutchinson & Ahuja 1996)。据报道,远端锁骨非创伤性骨质溶解在举重运动员中的患病率高达27%(Auge & Fischer 1998)。这些数据很可能低估了真实的患病率,因为轻微损伤或功能障碍者可能不会寻求医疗支持(Mehrberg et al 2004;Fraser-Moodie et al 2008)。肩锁关节损伤多见于男性(Beim 2000;Mehrberg et al 2004;Petron & Hanson 2007;White et al 2008;Fraser-Moodie et al 2008),且超过一半发生于 30 岁以下年龄组(Kiner 2004;Mehrberg et al 2004)。

## 肩锁关节的解剖

Fraser-Moodie 等人(2008)将肩锁关节描述为连接肩胛骨和锁骨的"基石"。它将上肢悬挂在中轴骨上(Shaffer 1999;Buss & Watts 2003;Nuber & Bowen 2003;Renfree & Wright 2003)。肩锁关节被一层薄关节囊包绕,并包含一个纤维软骨盘(Lemos 1998;Shaffer 1999;Beim 2000;Buss & Watts 2003;Garretson & Williams 2003;Renfree & Wright 2003;Docimo et al 2008;Fraser-Moodie et al 2008;Macdonald & Lapointe 2008;Rios & Mazzocca 2008;White et al 2008;Simovitch et al 2009)。这个关节盘在大小和形状上是多样的,有时会发生快速的退变,最早可开始于十几岁(Beim 2000;Renfree & Wright 2003;Mehrberg et al 2004;Docimo et al 2008;White et al 2008;Simovitch et al 2009)。肩锁关节通过肩锁韧带(上、下、前和后),强韧的喙锁韧带(圆锥韧带和梯形韧带),喙肩韧带和三角肌斜方肌腱膜加强其稳定性(图 25.1)(Lemos 1998;Shaffer 1999;Beim 2000;Buss & Watts 2003;Garretson & Williams 2003;Renfree & Wright 2003;Petron & Hanson 2007;Docimo et al 2008;Fraser-Moodie et al 2008;Macdonald & Lapointe 2008;Rios & Mazzocca 2008;White et al

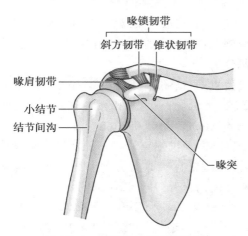

喙锁韧带

斜方韧带　锥状韧带

喙肩韧带

小结节

结节间沟

喙突

图 25.1　肩锁关节的正常解剖

2008；Simovitch et al 2009）。动态稳定性由三角肌和斜方肌提供（Lizaur et al 1994；Beim 2000；Buss & Watts 2003；Renfree & Wright 2003；Garretson & Williams 2003；Petron & Hanson 2007；Docimo et al 2008；Macdonald & Lapointe 2008；Rios & Mazzocca 2008；White et al 2008；Simovitch et al 2009）。

## 肩锁关节的生物力学

有关肩锁关节运动学的研究很少（Teece et al 2008）。但是，近来一些三维图像的运动量化研究表明肩锁关节的运动幅度在过去被低估了（Sahara et al 2006，2007；Fraser-Moodie et al 2008；Teece et al 2008）。Sahara 等人（2007）认为在肩关节外展过程中，锁骨和肩锁关节内发生了明显的旋转，锁骨起到了螺旋轴的作用（Sahara 2006）。比如，在前后方向上，锁骨在肩外展 90° 时向后大约移动（1.9±1.3）mm，肩最大外展位向前大约移动（1.6±2.7）mm。在阐述肩胛骨运动与锁骨的关系时，该研究认为肩胛骨通常以喙肩韧带和喙锁韧带的喙突附着处为旋转轴进行旋转运动（Sahara et al 2006）。Teece 等人（2008）发现在肱骨主动上抬时，肩锁关节发生了明显的运动（内旋、上旋和后倾），并讨论了肩锁关节的异常运动是如何影响肩胛骨相对于胸椎的位置及对于肩关节病理学和功能障碍的影响。同一群研究者观察到，在肩胛平面从休息位外展至 90°，肩锁关节内旋增加了约 4.3°，上旋增加了约 14.6°，后倾增加了 6.7°。由于追踪锁骨运动的技术所限，这项研究没有做肩外展超过 90° 的运动分析。当肩锁关节的运动发生异常或功能障碍时，以上信息可以为临床上使用手法松动治疗提供强有力的证据支持。

## 肩锁关节的病理学

知识框 25.1 总结了可能影响肩锁关节的各种病理情况（Hutchinson & Ahuja 1996；Magee & Reid 1996；Auge & Fischer 1998；Lemos 1998；Lehtinen et al 1999；Shaffer 1999；Debski et al 2001；Santis et al 2001；Garretson & Williams 2003；Renfree & Wright 2003；Kiner 2004；Walton et al 2004；Simovitch et al 2009）。肩锁关节受到直接的撞击或摔向一侧上肢时会出现急性损伤（韧带扭伤/分离/脱位）。肩锁关节也会因重复性过度使用而受伤（骨质溶解和退行性关节疾病）（Lemos 1998；Debski et al 2001；Nuber & Bowen 2003；Kiner 2004；Petron & Hanson 2007；Macdonald & Lapointe 2008；Rios & Mazzocca 2008；Simovitch et al 2009）。

| 知识框 25.1　影响肩锁关节的病理学/功能障碍 |
| --- |
| **创伤** |
| • 分离/脱位（类型Ⅰ~Ⅵ） |
| • 骨折 |
| • 肩峰下滑囊炎 |
| • 肩袖病理学 |
| **感染** |
| • 化脓性关节炎 |
| **炎症** |
| • 风湿性关节炎 |
| • 系统性红斑狼疮 |
| • 强直性脊柱炎 |
| • 痛风 |
| **退行性关节疾病** |
| • 骨关节炎 |
| • 骨质溶解 |

典型的肩锁关节急性损伤常见于摔倒时直接撞击到肩关节的外部，且通常伴随手臂内收（Beim 2000；Buss & Watts 2003；Garretson & Williams 2003；Rudzki et al 2003；Petron & Hanson 2007；Fraser-Moodie et al 2008；Simovitch 2009）。这个力量经由肩峰下方传递到锁骨。更加稳定的胸锁关节（将在第 26 章讨论）导致大部分的冲击力扩散到肩锁关节的各个结构，引起肩锁关节稳定结构的系统崩溃（Beim 2000；Bradley & Elkousy 2003；Rudzki et al 2003；Petron & Hanson 2007；Fraser-Moodie et al 2008；Macdonald & Lapointe 2008；Rios & Mazzocca 2008；Simovitch et al 2009）。起初，这种损伤向下的力牵伸到肩锁韧带；然后，随着力量的持续，肩锁韧

带发生撕裂且喙锁韧带受到牵伸（Tom et al 2009）；随后，喙锁韧带撕裂，三角肌和斜方肌附件发生撕裂，最终导致肩锁关节的完全破坏（Tom et al 2009）。

这些顺序性的急性损伤已经被 Tossy 等（1963）定义和描述。Rockwood 等（1996）改良并拓展了这些损伤类型并形成了一个系统，且这个系统沿用至今（图 25.2）。

**类型Ⅰ**：肩锁韧带扭伤，喙锁韧带完整，三角肌和斜方肌完整。

**类型Ⅱ**：肩锁韧带和肩锁关节断裂，喙锁韧带扭伤，三角肌和斜方肌完整。

**类型Ⅲ**：肩锁韧带和肩锁关节断裂、脱位，喙锁韧带断裂且空隙超过正常肩关节的 25%～100%，三角肌和斜方肌通常是分离的。

**类型Ⅳ**：肩锁韧带断裂，肩锁关节脱位，锁骨向后脱位，喙锁韧带断裂且空隙变大，三角肌和斜方肌分离。

**类型Ⅴ**：肩锁韧带和喙锁韧带断裂，肩锁关节严重脱位（超过正常肩关节 100%～300%），三角肌和斜方肌分离。

**类型Ⅵ**：肩锁韧带和喙锁韧带断裂，肩锁关节脱位，锁骨向下脱位，三角肌和斜方肌分离（Tossy et al 1963；Simovitch et al 2009；Tom et al 2009）。

肩锁关节急性损伤的另一种常见机制是摔倒时手向外伸展，或直接撞向肘关节。这些机制导致肱骨头向上撞击肩峰（Beim 2000；Garretson & Williams 2003；Petron & Hanson 2007；White et al 2008）。这些间接的力可能造成上述相同的损伤模式（Simovitch et al 2009），或者由于肩胛骨向内上方移动，导致肩锁韧带分离（Mehrberg et al 2004；White et al 2008）而喙锁韧带得以幸免。此外，肩锁关节可能因作用于上肢的牵引力而受伤（Beim 2000；Garretson & Williams 2003）。

Rios 和 Mazzocca（2008）描述了一种急性的"内部紊乱"，因关节盘撕裂而起。Mageeh 和 Reid（1996）认为关节盘损伤与有时听到的"咔嚓"声有关，且发生于肩锁关节损伤后的一些创伤后疼痛综合征患者中。

尽管很多肩锁关节损伤源于一个突然的外力，但是重复性负荷也可能引起该区域的损伤。非接触性运动，如自行车运动、棒球运动和举重运动，与退行性肩锁关节损伤有关（Bowen & Nuber 2003）。例如，在三角肌、斜方肌和胸大肌重复性强力收缩中，压缩力通过肩锁关节，久而久之可能导致锁骨发生骨质溶解（Nuber & Bowen 2003；Renfree & Wright 2003）。这种重复性压力会导致锁骨下骨发生疲劳性骨折和多血管反应，引起骨质吸收并最终发生临床相关的骨质溶解（Nuber & Bowen 2003）。值得注意的是，肩锁关节需要通过非常小的关节面传递巨大的负荷，因此重复运动和过度使用会导致其出现问题（Shaffer 1999；Beim 2000；Nuber & Bowen 2003；Renfree & Wright 2003；Docimo et al 2008）。

另外，肩锁关节关节盘的退变开始于人生的第二个十年，并于第四个十年变得非常明显（Garretson & Williams 2003）。不完整的纤维软骨盘在关节病的发展当中扮演了非常重要的角色（Beim 2000；Powell & Huijbregts 2006；Docimo et al 2008）。初级骨关节炎和创伤后关节炎普遍存在于 50%～60% 的无症状老年人群中（Shaffer 1999；Docimo et al 2008；Rios & Mazzocca 2008）。肩锁关节病、关节退化可能是先天的，也可能源于损伤和/或关节不稳（Rios

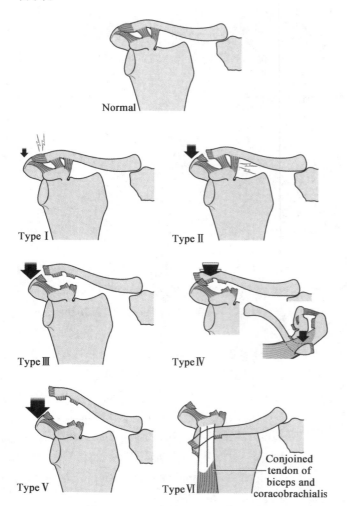

图 25.2　Ⅰ～Ⅵ型肩锁关节扭伤

& Mazzocca 2008）。同时，肩锁关节也倾向于发生炎症性、化脓性和结晶性关节病（Garretson & Williams 2003；Renfree & Wright 2003）。

## 肩锁关节的诊断

急性肩锁关节损伤的典型临床表现包括创伤史（前文提到的几种机制之一）：手臂内收位的肩关节直接创伤，摔到向外伸展的手臂或肘部，或上肢的牵引力损伤（Hutchinson & Ahuja 1996；Lemos 1998；Beim 2000；Buss & Watts 2003；Garretson & Williams 2003；Petron & Hanson 2007；Macdonald & Lapointe 2008；Rios & Mazzocca 2008；White et al 2008；Simovitch et al 2009）。肩锁关节分离患者典型的疼痛区域位于肩关节的前部和/或上部。尽管疼痛常常局限于肩锁关节附近，但也可能放射至颈部的前外侧，斜方肌-冈上肌区域和三角肌的前外侧。（Gerber et al 1998；Shaffer 1999；Petron & Hanson 2007；Fraser-Moodie et al 2008；Macdonald & Lapointe 2008；Rios & Mazzocca 2008）。

如果存在肿胀、湿疹/红斑和畸形，很容易被观察到，因为肩锁关节就在皮肤下面（Hutchinson & Ahuja 1996；Shaffer 1999；Beim 2000；Mehrberg et al 2004；Petron & Hanson 2007；Fraser-Moodie et al 2008；Macdonald & Lapointe 2008；White et al 2008；Simovitch et al 2009；Tom et al 2009）。触诊时的压

痛是肩锁关节功能障碍的常见临床表现（Hutchinson & Ahuja 1996；Magee & Reid 1996；Shaffer 1999；Beim 2000；Tallia & Cardone 2003；Buss & Watts 2003；Nuber & Bowen 2003；Mehrberg et al 2004；Walton et al 2004；Brukner & Khan 2006；Petron & Hanson 2007；White et al 2008；Docimo et al 2008；Fraser-Moodie et al 2008；Macdonald & Lapointe 2008；Rios & Maz-zocca 2008；Park et al 2009；Simovitch et al 2009；Tom et al 2009）。大量的体格检查试验通过施压于肩锁关节的结构从而辅助肩锁关节病理学的临床诊断，其中包括主动挤压试验（也称为O'Brien 征）（图 25.3）（O'Brien et al 1998；Maritz & Oosthuizen 2002；Chronopoulos et al 2004；Walton et al 2004），交叉内收试验（也称为围巾征）（图 25.4）（Maritz & Oosthuizen 2002；Chronopoulos et al 2004），肩锁抗阻伸展试验（图 25.5）（Chronopoulos et al 2004），肩锁关节压痛试验（Maritz & Oosthuizen 2002；Walton et al 2004）和 Paxinos 征（图 25.6）（Walton et al 2004；Brukner & Khan 2006）。表 25.1 提供了这些临床试验的心理测量数据。

Powell 和 Huijbregts（2006）认为研究证据支持将下列试验纳入肩锁关节疼痛及功能障碍的诊断当中，其解释如下：

- 以下任何一项试验呈阴性，将排除肩锁关节功能障碍：交叉内收试验，肩锁关节压痛试验，或 Paxinos 征。

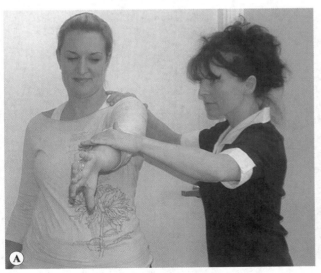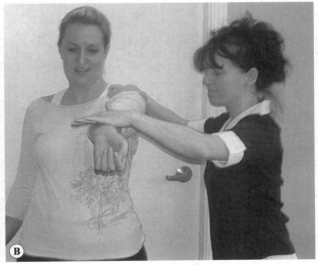

图 25.3　主动挤压试验：Ⓐ最大内旋位：患者站立位，患侧上肢伸直并前屈至 90°。然后，上肢水平内收 10°～15°且内旋至最大程度。然后患者抵抗检查者对手臂远端施加的向下压力。Ⓑ最大外旋位：在上肢最大外旋位，重复上述试验；O'Brien 等（1998）并没有测量阻力的大小。如果疼痛在第一个位置定位于肩锁关节，在第二个位置缓解或消除，则该试验被认为是阳性，提示肩锁关节功能障碍。在第一个位置时，疼痛出现"在肩膀深处"，伴或不伴"咔嚓"声，在第二个位置消除或减少，被认为是指肩胛盂唇撕裂（经许可，由 Powell & Huijbregts 2006 提供）

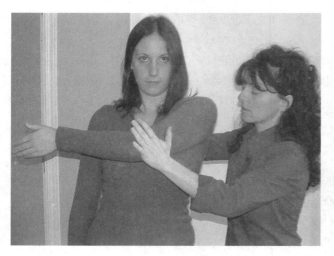

**图 25.4 交叉内收试验。**患者上肢向前屈曲 90°并水平内收越过身体中线。文献并未明确说明该试验是主动还是被动。如果肩锁关节处出现疼痛，则该试验被认为是阳性（经许可，由 Powell & Huijbregts 2006 提供）

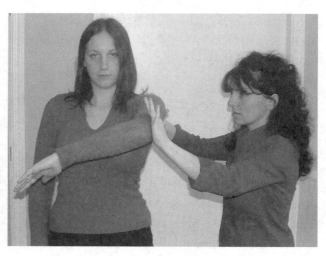

**图 25.5 肩锁抗阻伸展试验。**患者肩关节屈曲 90°，内旋至最大位并屈肘 90°。然后，嘱患者做上肢水平外展抗阻运动。如果肩锁关节处出现疼痛，则该试验被认为是阳性（经许可，由 Powell & Huijbregts 2006 提供）

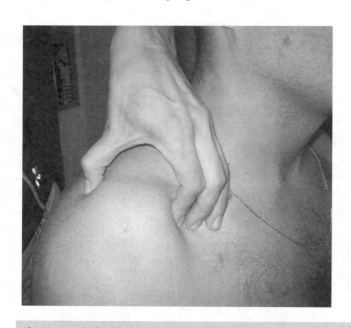

**图 25.6 Paxinos 征。**患者取坐位，上肢放松置于体侧。检查者的拇指置于肩峰的后外侧，示指和中指（同侧或对侧手）置于同侧锁骨中段之上。拇指施加一个向前上方的力，同时示指和中指施加向下的力。如果肩锁关节处出现疼痛或疼痛加剧，则该试验被认为是阳性（经许可，由 Powell & Huijbregts 2006 提供）

**表 25.1 肩锁关节试验的心理测量数据**

| | 主动压缩试验 | 交叉内收试验 | 肩锁抗阻伸展试验 | 肩锁关节压痛试验 | Paxinos 征 |
|---|---|---|---|---|---|
| 准确性 | $0.53^1$;$0.92^2$;$0.97^3$ | $0.79^2$ | $0.84^2$ | $0.53^1$ | $0.65^1$ |
| 敏感性 | $0.16^1$;$0.41^2$;$0.68^4$;$1.0^3$ | $0.77^2$;$1.0^4$ | $0.72^2$ | $0.95^4$;$0.96^1$ | $0.7^1$ |
| 特异性 | $0.90^1$;$0.93^3$;$0.95^2$ | $0.79^2$ | $0.85^2$ | $0.1^1$ | $0.5^1$ |
| 阳性预测值 | $0.29^2$;$0.62^1$;$0.92^3$ | $0.2^2$ | $0.2^2$ | $0.52^1$ | $0.61^1$ |
| 阴性预测值 | $0.52^1$;$0.97^2$;$1.0^3$ | $0.98^2$ | $0.98^2$ | $0.71^1$ | $0.7^1$ |
| 阳性似然比 | $1.6^1$;$8.2^2$;$13.3^3$ | $3.7^2$ | $4.8^2$ | $1.1^1$ | $1.6^1$ |
| 阴性似然比 | $0.0^3$;$0.6^2$;$0.9^1$ | $0.3^2$ | $0.3^2$ | $0.4^1$ | $0.4^1$ |

（Powell & Huijbregts 2006.）
1 Walton & Sadi（2008）.
2 Chronopoulos et al（2004）.
3 O'Brien et al（1998）.
4 Maritz & Oosthuizen（2002）.

- 以下任何一项试验呈阳性，将判断为肩锁关节功能障碍：主动压缩试验、交叉内收试验或肩锁抗阻伸展试验。
- 在考虑医疗外科转诊和相关的高风险干预措施时，对所有用于判断肩锁关节功能障碍的三项测试（即交叉内收试验、主动压缩试验和肩锁抗阻伸展试验）的阳性结果可能是相关的。

很多作者认为，当其他相关的肩部损伤可能存在时，肩锁关节局部麻醉注射有利于辅助和/或确认肩锁关节功能障碍（Parlington & Broome 1998；Shaffer 1999；Maritz & Oosthuizen 2002；Nuber & Bowen 2003；Tallia & Cardone 2003；Walton et al 2004；Chronopoulos et al 2004；Codsi 2007；Docimo et al 2008；Rios & Mazzocca 2008；Park et al 2009），并有一些人将它看作肩锁关节损伤/病理诊断的参考标准（金标准）（Parlington & Broome 1998；Maritz & Oosthuizen 2002；Chronopoulos et al 2004；Walton et al 2004）。如果疼痛随注射而消失，那么只有肩锁关节受累；如果疼痛随注射而减轻，那么其他病理情况可能并存；如果疼痛不受影响，那么肩锁关节很可能未受累（Parlington & Broome 1998；Shaffer 1999；Maritz & Oosthuizen 2002；Tallia & Cardone 2003；Chronopoulos et al 2004；Walton et al 2004；Codsi 2007；Docimo et al 2008；Rios & Mazzocca 2008；Park et al 2009）。然而，注射进肩锁关节内是有其挑战性的。由于肩锁关节解剖的多样性、关节的倾斜度、狭小的关节面以及因骨赘形成而缩小的关节间隙，这个方法可能因注射靶向性的问题而不会成功（Parlington & Broome 1998；Shaffer 1999；Bisbinas et al 2006；Codsi 2007；Rios & Mazzocca 2008）。Parlington 和 Broome（1998）注意到：对尸体肩关节进行无影像学引导下注射，肩锁关节内浸润的成功率仅为 16/24（67%）。Bisbinas 等（2006）发现在没有影像学引导的情况下，只有 40% 的肩锁关节注射液被植入关节内。

一般来说，影像学检查只有在改变处理方案时才有必要。对于急性损伤，病史和临床检查通常会排除骨折或严重到需要手术干预的肩锁关节损伤，因此通常不建议进行影像学检查。如果不能排除骨折，或者损伤可能受益于手术，标准的放射影像对诊断和分类都是必不可少的（Shaffer 1999；Fraser-Moodie et al 2008；Nuber & Bowen 2003；Docimo et al 2008；White et al 2008；Simovitch et al 2009）。这些常规的影像学检查包括：前后正位视图，腋窝视图和 Zanca 视图（倾斜 10°～15°）（Shaffer 1999；Beim 2000；Garretson & Williams 2003；Nuber & Bowen 2003；Mehrberg et al 2004；Docimo et al 2008；Fraser-Moodie et al 2008；Macdonald & Lapointe 2008；Rios & Mazzocca 2008；White et al 2008；Simovitch et al 2009）。理想的情况下，我们会对未损伤的肩部进行拍摄，以提供标准的对比图像（Shaffer 1999；Beim 2000；Garretson & Williams 2003；Simovitch et al 2009）。虽然肩锁关节的 X 线的负荷摄影图像（X-ray stress views）已经被描述为能够区分 II 型和 III 型损伤，但是它们昂贵、不舒服，很少添加诊断信息，不影响治疗，因此不再建议常规使用（Shaffer 1999；Beim 2000；Buss & Watts 2003；Garretson & Williams 2003；Petron & Hanson 2007；Rios & Mazzocca 2008；White et al 2008；Simovitch et al 2009）。Rios 和 Mazzocca（2008）建议使用患侧肩部的前后位 X 线作为预后工具，拍摄时将同侧上肢内收越过胸廓。正常的位置，即肩峰不重叠锁骨，表明关节稳定，并指导临床医师进行非手术治疗。肩峰和锁骨远端重叠提示锁骨不稳，可能提示需要手术干预（Rios & Mazzocca 2008）。

与急性损伤不同的是，标准化的射线照片对于非急性损伤的诊断和分类常常是必不可少的（Shaffer 1999；Nuber & Bowen 2003；Docimo et al 2008；Fraser-Moodie et al 2008；White et al 2008；Simovitch et al 2009）。计算机断层扫描（CT）可用于研究关节炎骨性病变（如关节狭窄、糜烂、软骨下囊肿）（Docimo et al 2008；Macdonald & Lapointe 2008）。一些作者建议使用磁共振成像（MRI）和超声研究包膜肥大、积液、软骨下水肿、软骨下骨折和韧带/腱膜损伤（Shaffer 1999；Nuber & Bowen 2003；Petron & Hanson 2007；Docimo et al 2008；Fraser-Moodie et al 2008；Macdonald & Lapointe 2008）。同位素骨扫描可能有助于鉴别症状的来源（Shaffer 1999；Nuber & Bowen 2003；Fraser-Moodie et al 2008）。Walton et al（2004）发现骨扫描在肩锁关节相关疼痛的诊断中具有较高的敏感性（82%）和特异性（70%）。

## 肩锁关节的治疗

肩锁关节损伤的治疗目标是达到无痛的肩关节活动范围，获得充分的力量，以及在活动中没有任何限制（Fraser-Moodie et al 2008；Macdonald & Lapointe 2008；White et al 2008）。保守治疗被认为是治疗非急性肩锁关节功能障碍和 I 型及 II 型肩锁关节损伤的医疗标准（Magee & Reid 1996；Bradley & Elkousy 2003；Buss & Watts 2003；Hootman 2004；Mehrberg et al 2004；Petron & Hanson 2007；Spencer 2007；Ceccarelli et al 2008；Docimo et al 2008；Fraser-Moodie et al 2008；Macdonald & Lapointe 2008；Rios & Mazzocca 2008；White et al 2008；Tom et al 2009）。尽管对于Ⅲ型损伤的治疗方法存在一些争议，但大多数作者目前更倾向于非手术干预（Magee & Reid 1996；Bradley & Elkousy 2003；Buss & Watts 2003；Rudzki et al 2003；Hootman 2004；Mehrberg et al 2004；Brukner & Khan 2006；Petron & Hanson 2007；Spencer 2007；Ceccarelli et al 2008；Fraser-Moodie et al 2008；Macdonald & Lapointe 2008；Rios & Mazzocca 2008；White et al 2008；Murena et al 2009；Simovitch et al 2009；Tom et al 2009）。Ⅲ型肩锁关节损伤的治疗取决于损伤的严重程度和患者的活动水平。建议对Ⅳ型、Ⅴ型和Ⅵ型以及伴有长期疼痛/残疾的肩锁关节功能障碍进行手术干预（Urist 1963；Bradley & Elkousy 2003；Hootman 2004；Mehrberg et al 2004；Petron & Hanson 2007；Rabalais & McCarty 2007；Macdonald & Lapointe 2008；Rios & Mazzocca 2008；White et al 2008；Simovitch et al 2009）。

保守治疗包括休息、夹板/支具、物理治疗（包括但不限于手法治疗，主动康复，贴扎，冷、热、超声、激光、电刺激和离子导入等物理因子）、皮质类固醇注射和抗炎和/或镇痛药物（Magee & Reid 1996；Shaffer 1999；Bradley & Elkousy 2003；Buss & Watts 2003；Lemos & Tolo 2003；Rudzki et al 2003；Buttaci et al 2004；Mehrberg et al 2004；Brukner & Khan 2006；Codsi 2007；Petron & Hanson 2007；Spencer 2007；Docimo et al 2008；Fraser-Moodie et al 2008；Macdonald & Lapointe 2008；Rios & Mazzocca 2008；White et al 2008；Simovitch et al 2009；Tom et al 2009）。建议开展有组织的主动康复计划，涉及肩带肌群的强化训练，包括三角肌、斜方肌、胸锁乳突肌和锁骨下肌，以及肩袖和肩胛骨周围的稳定肌，从而预防肩锁关节功能障碍/损伤患者的持续残疾（Shaffer 1999；Bradley & Elkousy 2003；Buss & Watts 2003；Fraser-Moodie et al 2008；Simovitch et al 2009）。

文献表明，经保守治疗后，80%～90%的患者在力量、运动和恢复到受伤前功能水平方面具有良好/令人满意的结果（Rudzki et al 2003；Hootman 2004；Macdonald & Lapointe 2008；Rios & Mazzocca 2008；

White et al 2008；Simovitch et al 2009）。这些研究使用了各种"保守疗法"。Simovitch等（2009）认为非手术治疗往往会变成善意的忽视，并建议不充分的康复可以解释非手术治疗的一些失败。首先，在80%～90%的个体中，一个良好/令人满意的结果并不一定意味着这些患者没有疼痛或功能障碍（Bjerneld et al 1983；Rawes & Dias 1996；Schlegel et al 2001）；长期随访中，多达1/3的Ⅰ型和Ⅱ型肩锁关节损伤患者活动时伴有疼痛（Galpiri et al 1985；Rawes & Dias 1996）。Bergfeld等（1978）发现30%的Ⅰ型和42%的Ⅱ型损伤患者报告了做俯卧撑和背后屈伸时出现咔嚓声和疼痛。另外，各有9%和23%的Ⅰ型和Ⅱ型损伤患者报告了严重疼痛和活动受限。Mouhsine等（2003）报告了类似的结果，指出27%的Ⅰ型和Ⅱ型肩锁关节损伤患者经过非手术治疗后，在损伤后平均26个月内发展为慢性症状，并且需要随后的手术治疗。在接受保守治疗的患者中，有10%～50%报告了不满意的结果，有时导致工作和/或娱乐活动的改变，甚至可能需要随后的手术治疗（Fraser-Moodie et al 2008）。这些结果强调了调查人员和临床医生在报告结果时需要提供有关"保守治疗"的详细信息，就像对药物研究进行适当评估时需要详细了解药物类型、剂量和频率一样。

一项关于Ⅲ型肩锁关节损伤非手术治疗的研究表明了充分康复的重要性（Simovitch et al 2009）。Glick等（1977）调查了35例经过保守治疗的未复位的肩锁关节脱位患者，他们全部来自一个专业的、有竞争力的休闲体育人群，并指出所有接受监督式康复计划的患者都没有疼痛。他们得出结论，Ⅲ型肩锁关节损伤保守治疗后出现持续疼痛和残疾的主要原因是康复不足。这一观点得到了Gurd（1941）的支持，他指出，只要肩带肌群得到强化和维持，肩关节可以在没有锁骨的情况下正常工作。

尽管保守治疗对绝大多数损伤取得了成功，但仍有手术指征。它们包括：肩锁关节压痛伴①影像学结果明显的异常表现，如Ⅳ、Ⅴ和Ⅵ型肩锁关节损伤所见，②对保守治疗缺乏反应且③不愿或无法改进，或避免费力的体育活动（如过顶运动、重量训练、体力劳动）（Shaffer 1999；Schwarzkopf et al 2008；White et al 2008）。当符合指征时，手术结果也很成功，但并发症的发生率更高，恢复期更长，远离工作和运动的时间更长（Petron & Hanson 2007；Spencer 2007）。有很多手术选择来治疗肩锁关节功能障碍及损伤,包括但不限于,开放式或关节镜手术,锁骨远端切除术,肩锁关节固定术,通过锁骨和喙突之间的连接来加强肩锁关节的二级稳定性,通过肌腱(向下的力)从锁骨远端转移到喙突以加强肩锁关节的动态稳定性,韧带转位和软组织重建,以及解剖重建(Magee & Reid 1996;Shaffer 1999;Bradley & Elkousy 2003;Buss & Watts 2003;Kwon & Iannotti 2003;Nuber & Bowen 2003;Buttaci et al 2004;Mehrberg et al 2004;Petron & Hanson 2007;Rabalais & McCarty 2007;Docimo et al 2008;Macdonald & Lapointe 2008;White et al 2008;Simovitch et al 2009;Murena et al 2009;Tom et al 2009)。

人们已经描述了各种各样的手术技术,但没有一种被证明是具有明显优势的(Fraser-Moodie et al 2008)。后来的微创技术被寄予厚望,但需要去完成设计良好的前瞻性研究(Fraser-Moodie et al 2008;White et al 2008)。手术的时机是有争议的,一些作者主张早期重建,而另一些则主张手术只针对有慢性症状的患者(Weinstein et al 1995;Bradley & Elkousy 2003;Buss & Watts 2003)。Weinstein 等(1995)指出在损伤后的前 3 周内进行韧带重建有更好的结果。Dumontier 等(1995)发现早期(<3 周)与晚期韧带重建无明显差异。

手术成败的评价必须包括并发症。手术并发症包括但不限于内固定失败和移位,神经血管损伤,感染,骨折和骨质溶解(Shaffer 1999;Bradley & Elkousy 2003;Kwon & Iannotti 2003;Lemos & Tolo 2003;Nuber & Bowen 2003;Rudzki 2003;Petron & Hanson 2007;Fraser-Moodie et al 2008;Rios & Mazzocca 2008;White et al 2008;Simovitch et al 2009)。肩锁关节区域有许多手术选择,它们的目标是使症状最小化并使长期功能最大化(Bradley & Elkousy 2003;Kwon & Iannotti 2003)。Bradley 和 Elkousy(2003)报道解剖复位与疼痛、力量或运动的改善之间没有相关性。Fraser-Moodie 等(2008)指出,尽管许多不同的手术技术具有低失败率的记录,但是依据手术程序的多样性、缺乏公认的手术方法和所报道的具体手术并发症的数量,推断肩锁关节所有手术技术具有很大植入失败的风险,导致关节再次半脱位。部分的再次半脱位不一定与不良结果相关,而且通常会接受保守治疗(Fraser-Moodie et al 2008)。完全的再次半脱位与残留症状有关,并且有成功的翻修手术报告(Fraser-Moodie et al 2008)。

## 小结

绝大多数肩锁关节损伤是轻微的(Ⅰ~Ⅱ级,喙锁韧带完整),在充分保守治疗下完全恢复。针对Ⅲ级损伤(喙锁韧带断裂)进行充分康复和外科手术的对比研究也支持充分康复作为主要治疗方法的作用。更严重的损伤(如锁骨后脱位或下脱位)更罕见,有研究表明这些损伤应该通过手术治疗。最有可能从更多研究中获益的领域包括:

**长期预后**:通过有效的相关结果评价研究肩锁关节损伤的后遗症(Hootman 2004)。

**诊断性试验**:新诊断策略的效度研究,如 Paxinos 征和上肢交叉内收前后位 X 线(Rios & Mazzocca 2008),并获悉如何最好地结合不同的试验结果,以做出治疗决策。

**保守治疗**:不同类型的监督式康复在Ⅰ型、Ⅱ型和Ⅲ型肩锁关节损伤和慢性肩锁关节功能障碍治疗中的对比(Hootman 2004;Spencer 2007;Ceccarelli et al 2008;Macdonald & Lapointe 2008;Simovitch et al 2009)。

**手术治疗**:手术干预的时机,包括是否有Ⅲ型肩锁关节损伤早期手术干预的适应证(Rios & Mazzocca 2008)。

(解东风 译,向珩 校,林武剑　王于领 审)

## 参考文献

Auge WK, Fischer RA. 1998. Arthroscopic distal clavicle resection for isolated atraumatic osteolysis in weight lifters. Am J Sports Med 26: 189–192.

Beim GM. 2000. Joint injuries. J Athl Train 35: 261–267.

Bergfeld JA, Andrish JT, Clancy WG. 1978. Evaluation of the acromio-clavicular joint following first- and second-degree sprains. Am J Sports Med 6: 153–159.

Bisbinas I, Belthur M, Said HG, et al. 2006. Accuracy of needle placement in ACJ injections. Knee Surg Sports Traumatol Arthrosc 14: 762–765.

Bjerneld H, Hovelius L, ThoHing J. 1983. Acromioclavicular separations treated conservatively: a 5-year follow-up study. Acta Orthop Scand 54: 743–745.

Bowen MK, Nuber GW. 2003. Acromioclavicular and sternoclavicular injuries. Clin Sports Med 22: xiii.

Bradley JP, Elkousy H. 2003. Decision making: operative versus nonoperative treatment of acromio-clavicular joint injuries. Clin Sports Med 22: 277–290.

Brukner P, Khan K. 2006. Clinical sports medicine. Sydney: McGraw-Hill Australia.

Buss DD, Watts JD. 2003. Acromioclavicular injuries in the throwing athlete. Clin Sports Med 22: 327–341.

Buttaci CJ, Stitik TP, Yonclas PP, et al. 2004. Osteoarthritis of the acromio-clavicular joint: a review of anatomy, biomechanics, diagnosis, and treatment. Am J Phys Med Rehabil 83: 791–797.

Ceccarelli E, Bondi R, Alviti F, et al. 2008. Treatment of acute grade III acromio-clavicular dislocation: a lack of evidence. J Orthoped Traumatol 9: 105–108.

Chronopoulos E, Kim TK, Park HB, et al. 2004. Diagnostic value of physical tests for isolated chronic acromioclavicular lesions. Am J Sports Med 32: 655–661.

Codsi MJ. 2007. The painful shoulder: when to inject and when to refer. Cleve Clin J Med 74: 473–488.

Debski RE, Parsons IM, Woo SLY, et al. 2001. Effect of capsular injury on acromio-clavicular joint mechanics. J Bone Joint Surg 83B: 1344–1351.

Docimo S, Kornitsky D, Futterman B, et al. 2008. Surgical treatment for acromio-clavicular joint osteoarthritis: patient selection, surgical options, complications, and outcome. Curr Rev Musculoskelet Med 1: 154–160.

Dumontier C, Sautet A, Man M, et al. 1995. Acromioclavicular dislocations: treatment by coracoacromial ligamentoplasty. J Shoulder Elbow Surg 4: 130–134.

Fraser-Moodie J, Shortt NL, Robinson CM. 2008. Injuries to the acromio-clavicular joint. J Bone Joint Surg 90B: 697–707.

Galpiri RD, Hawkins RJ, Grainger RW. 1985. A comparative analysis of operative versus nonoperative treatment of grade III acromioclavicular separations. Clin Orthop Relat Res 193: 150–155.

Garretson RB 3rd, Williams GR Jr. 2003. Clinical evaluation of injuries to the acromioclavicular and sternoclavicular joints. Clin Sports Med 22: 239–254.

Gerber C, Galantay RV, Hersche O. 1998. The pattern of pain produced by irritation of the acromio-clavicular joint and the subacromial space. J Shoulder Elbow Surg 7: 352–355.

Glick JM, Milburn LJ, Haggerty JF, et al. 1977. Dislocated acromio-clavicular joint: follow-up study of 35 unreduced acromioclavicular dislocations. Am J Sports Med 5: 264–270.

Gurd FB. 1941. The treatment of complete dislocation of the outer end of the clavicle: an hitherto undescribed operation. Ann Surg 113: 1094–1098.

Hootman JM. 2004. Acromioclavicular dislocation: conservative or surgical therapy. J Athl Train 39: 10–11.

Hutchinson MR, Ahuja GS. 1996. Diagnosing and treating clavicle injuries. Phys Sportsmed 24: 26–36.

Kiner A. 2004. Diagnosis and management of grade II acromio-clavicular joint separation. Clin Chiropract 7: 24–30.

Kwon YW, Iannotti JP. 2003. Operative treatment of acromio-clavicular joint injuries and results. Clin Sports Med 22: 291–300.

Lehtinen JT, Lehto MUK, Kaarela K, et al. 1999. Radiographic joint space in rheumatoid acromio-clavicular joints: a 15 year prospective follow-up study in 74 patients. Rheumatology 38: 1104–1107.

Lemos MJ. 1998. The evaluation and treatment of the injured acromio-clavicular joint in athletes. Am J Sports Med 26: 137–144.

Lemos MJ, Tolo ET. 2003. Complications of the treatment of the acromio-clavicular and sternoclavicular joint injuries, including instability. Clin Sports Med 22: 371–385.

Lizaur A, Marco L, Cebrian R. 1994. Acute dislocation of the acromio-clavicular joint. Traumatic anatomy and the importance of deltoid and trapezius. J Bone Joint Surg 76B: 602–606.

Macdonald PB, Lapointe P. 2008. Acromioclavicular and sternoclavicular joint injuries. Orthop Clin North Am 39: 535–545.

Magee DJ, Reid DC. 1996. Shoulder injuries. In: Zachazewski JE, Quillen WS (eds) Athletic injuries and rehabilitation. Philadelphia: WB Saunders, pp 509–542.

Maritz NGJ, Oosthuizen PJ. 2002. Diagnostic criteria for acromio-clavicular joint pathology. J Bone Joint Surg. 84A: 78.

Mehrberg RD, Lobel SM, Gibson WK. 2004. Disorders of the acromio-clavicular joint. Phys Med Rehabil Clin North Am 15: 537–555.

Mouhsine E, Garofalo R, Crevoisier X, et al. 2003. Grade I and II acromio-clavicular dislocations: results of conservative treatment. J Shoulder Elbow Surg 12: 599–602.

Murena L, Vulcano E, Ratti C, et al. 2009. Arthroscopic treatment of acute acromio-clavicular joint dislocation with double flip button. Knee Surg Sports Traumatol Arthrosc 17(12): 1511–1515.

Nuber GW, Bowen MK. 2003. Arthroscopic treatment of acromio-clavicular joint injuries and results. Clin Sports Med 22: 301–317.

O'Brien SJ, Pagnani MJ, Fealy S, et al. 1998. The active compression test: a new and effective test for diagnosing labral tears and acromio-clavicular joint abnormality. Am J Sports Med 26: 610–613.

Park GY, Park JH, Bae JH. 2009. Structural changes in the acromio-clavicular joint measured by ultrasonography during provocative tests. Clin Anat 22: 580–585.

Parlington PF, Broome GH. 1998. Diagnostic injection around the shoulder: hit and miss. A cadaveric study of injection accuracy. J Shoulder Elbow Surg 7: 147–150.

Peetrons P, Bédard JP. 2007. Acromio-clavicular joint injury: enhanced technique of examination with dynamic maneuver. J Clin Ultrasound 35: 262–267.

Petron DJ, Hanson RW Jr. 2007. Acromio-clavicular joint disorders. Curr Sports Med Rep 6: 300–306.

Powell JW, Huijbregts PA. 2006. Concurrent criterion-related validity of acromio-clavicular joint physical examination tests: a systematic review. J Man Manip Ther 14: E19–E29.

Rabalais RD, McCarty E. 2007. Surgical treatment of symptomatic acromio-clavicular joint problems: a systematic review. Clin Orthop Relat Res 455: 30–37.

Rawes ML, Dias J. 1996. Long-term results of conservative treatment for acromio-clavicular dislocation. J Bone Joint Surg 78B: 410–412.

Renfree KJ, Wright TW. 2003. Anatomy and biomechanics of the acromio-clavicular and sternoclavicular joints. Clin Sports Med 22: 219–237.

Rios CG, Mazzocca AD. 2008. Acromio-clavicular joint problems in athletes and new methods of management. Clin Sports Med 27: 763–788.

Rockwood CA Jr, Williams GR, Young DC. 1996. Injuries to the acromio-clavicular joint. In: Rockwood CA Jr, Bucholz RW, Green DP (eds) Fractures in adults. Philadelphia: Lippincott-Raven, pp 1341–1413.

Rudzki JR, Matava MJ, Paletta GA Jr. 2003. Complications of treatment of acromio-clavicular and sternoclavicular joint injuries. Clin Sports Med 22: 387–405.

Sahara W, Sugamoto K, Murai M, et al. 2006. 3D kinematic analysis of the acromio-clavicular joint during arm abduction using vertically open MRI. J Orthop Res 24: 1823–1831.

Sahara W, Sugamoto K, Murai M, et al. 2007. Three-dimensional clavicular and acromioclavicular rotations during arm abduction using vertically open MRI. J Orthop Res 25: 1243–1249.

Santis DD, Palazzi C, D'Amico E, et al. 2001. Acromioclavicular cyst and 'porcupine shoulder' in gout. Rheumatology 40: 1320–1321.

Schlegel TF, Burks RT, Marcus RI, et al. 2001. A prospective evaluation of untreated acute grade iii acromioclavicular separations. Am J Sports Med 29: 699–703.

Schwarzkopf R, Ishak C, Elman M, et al. 2008. Distal clavicular osteolysis: a review of the literature. Bull NYU Hosp Jt Dis 66: 94–101.

Shaffer BS. 1999. Painful conditions of the acromio-clavicular joint. J Am Acad Orthop Surg 7: 176–188.

Simovitch R, Sanders B, Ozbaydar M, et al. 2009. Acromio-clavicular joint injuries: diagnosis and management. J Am Acad Orthop Surg 17: 207–219.

Spencer EE Jr. 2007. Treatment of grade III acromio-clavicular joint injuries: a systematic review. Clin Orthop Relat Res 455: 38–44.

Tallia AF, Cardone DA. 2003. Diagnostic and therapeutic injection of the shoulder region. Am Fam Physician 67: 1271–1278.

Teece RM, Lunden JB, Lloyd AS, et al. 2008. Three-dimensional acromio-clavicular joint motions during elevation of the arm. J Orthop Sports Phys Ther 38: 181–190.

Tom A, Mazzocca AD, Pavlatos CJ. 2009. Acromio-clavicular joint injuries. In: Wilk KE, Reinold MM, Andrews J (eds) The athlete's shoulder. Philadelphia: Churchill Livingstone Elsevier, pp 303–313.

Tossy JD, Mead NC, Sigmond HM. 1963. Acromioclavicular separations: Useful and practical classification for treatment. Clin Orthop Relat Res 28: 111–119.

Urist MR. 1963. Complete dislocation of the acromio-clavicular joint. J Bone Joint Surg 45A: 1750–1753.

Walton DM, Sadi J. 2008. Identifying SLAP lesions: a meta-analysis of clinical tests and exercise in clinical reasoning. Phys Ther Sport 9: 167–176.

Walton J, Mahajan S, Paxinos A, et al. 2004. Diagnostic values of tests for acromio-clavicular joint pain. J Bone Joint Surg 86A: 807–812.

Weinstein DM, McCann PD, McIlveen SJ, et al. 1995. Surgical treatment of complete acromioclavicular dislocations. Am J Sports Med 23: 324–331.

White B, Epstein D, Sanders S, et al. 2008. Acute acromioclavicular injuries in adults. Orthopedics 31: 1219–1226.

# 胸锁关节

Erland Pettman

## 概述

通过对胸锁关节的文献检索，读者很快就会意识到，关于此关节发表的刊物数量非常有限，且文章主要涉及医疗和手术问题。相关的解剖和生物力学的参考文献也通常被用于支持医疗或外科干预。因此，从物理治疗的角度来看，这个关节在吸引力和研究上都是肩胛带的"穷表亲"。然而，在感叹这一事实的同时，几乎可以肯定的是，原因在该关节的固有强度和稳定性。这些因素将在解剖学和生物力学章节中讨论。

而作者最感兴趣的是，这个关节被提议说是有能力与胸椎协调工作，通过前屈/外展来促进上抬的功能，而不让步于支配上肢的神经血管结构。就我们的上肢而言，我们必须接受这样的事实：它们使我们可以做灵长类动物的"臂力摆荡"（即我们能够用上肢行走）。虽然随着年龄和体重的增长，这似乎是一个不太可能的说法，但我们只要观察操场上的孩

子，或者研究体操运动员，就会发现这至少是人类上肢的功能之一，也是我们与其他灵长类动物的共同之处。

在作者阅读过的解剖书中，都将胸骨柄描述为肩胛带的"终点"。因此，需要强调锁骨在胸锁关节的运动。作者一篇名为《功能性肩胛带》（Pettman 1984）的文章提到，在肩胛带进行功能性活动时，该关节还有另外的生物力学成分需要被考虑——柄胸运动（即受到胸椎的影响）。鉴于此关节的生物力学的相关文献有限，本章节首先介绍的是一种基于观察及触诊的生物力学模式，这个模式也许能引出更深的研究。在此提议中，能清楚地解释胸廓及胸锁关节的失能将如何直接影响盂肱关节的功能。

## 胸锁关节的解剖

关于胸锁关节的系统解剖学各种书籍已经叙述得很好，如《格雷解剖学》（Standring 2008）。因此，本文的重点将是功能解剖学及比较解剖学。在胚胎的发展中，锁骨在哺乳类动物中都是一直存在的。但是在四足动物中，锁骨则变成了一个帮助支持肌肉的退化性附属结构，即产生肌肉"吊索"以支撑胸部、颈部和头部的重量。随着逐渐进化，连接肩胛骨及胸骨柄的骨性锁骨最后只存在于灵长类动物中。这个骨性结构能使灵长类动物能自如地做上肢大范围的活动，尤其是那些远离身体中线的动作。这些运动能使灵长类动物在抓握、推力（投掷或拳击）和臂力摆荡（摆动）中更具功能性优势。

不同灵长类群体的特殊功能似乎取决于肩胛骨的位置（在胸骨柄的外侧或后方）（Chan 2007）和锁骨的曲度（Voisin 2006）。人类独特的"S"形锁骨被比作"曲柄"。这使我们的肌肉在臂力摆荡时能承受相对较重的体重，同时也能增加上肢运动的力量和速度，如投掷。然而，这一 S 形锁骨对于压缩负荷则承受能力变差——它的弱点是内侧凸和外侧凹的连

接处。这一事实表明，在压缩负荷作用下，锁骨中轴部是锁骨骨折最常发生的部位，例如在跌倒时直接肩部着地或伸手支撑（Denard et al 2005）。这一区域的大多数骨折虽然并不复杂，但在少数的情况下，可能会导致臂丛神经损伤、肺功能障碍甚至死亡（Kendall et al 2000）。

锁骨的内侧末端有一个很大的球状头。它的水平面下凹，垂直面凸起，很像鞍状。仅从发育的角度，锁骨头的组织学分析（Ellis & Carlson 1986）显示骨内软骨板；这可以与下颌骨头部作直接的比较（Wolford et al 1994）——因为这两部分都是被设计用来吸收极端的压力和拉力。而胸骨柄在互相对应的垂直方向表面有明显的凹面，水平方向上有轻微的凸面。由于锁骨头的关节面是胸骨柄关节面的两倍多，但这明显是不协调的，虽然它们能产生较大的运动幅度，同时也使关节非常不稳定。而关节韧带扮演的角色正是维持稳定作用的结构（Iannotti & Williams 1999）。胸锁关节的韧带包括关节内韧带或关节盘、锁骨间韧带、关节囊（上）韧带和肋锁韧带。

对于关节内韧带主要是作为韧带还是关节盘起作用存在一些分歧，这将在后面讨论。致密的纤维结构具有强健的周围关节囊附着点，它将关节完全分成单独的空腔（DePalma 1959），其本身暗示着每个关节腔分立的功能。有时这两个关节腔之间可能有一些中央连接，但这被认为是继发的磨损和撕裂。向下，关节盘起源于第一肋软骨的软骨和胸骨柄。向上，它附着在关节外缘处内侧锁骨的内上方，但与关节囊（上）韧带的纤维交织在一起。

锁骨间韧带，顾名思义，与对侧的韧带相互交织。同时它还附着在胸骨柄的上部，与同侧关节囊（上）韧带混合。

关节囊（上）韧带，可能是胸锁关节韧带中最强的韧带。它在关节囊的上方、后方加固（或增厚），使前关节囊上方成为最厚的一带。

协同工作时，这三种韧带均影响着胸锁关节与肩胛带在休息及承重体位下的力量和静态稳定性。这被称为"肩部平衡姿势"，即锁骨远端被动支持在略高于内侧端的位置。作为一种被动的支持机制，它可以显著节省肌肉能量消耗来帮助把物体放在肩胛带（如支架、背包甚至是一个孩子）或手提（如狩猎游戏、水容器和手提箱）。此外，在需要最少肩胛带偏移的手工活动中，这种被动的肩部平衡必不可少（例如塑造黏土、烹饪和使用鼠标）。

关于稳定性，三条韧带中最重要的大概就是关节囊（上）韧带。尸体实验（Bearn 1967）清晰地证明了"锁骨平衡姿势"不依赖于肌筋膜的支持，或者仅受锁骨间韧带或者关节间盘支持。一旦关节囊韧带撕裂，关节内韧带则会受到微弱的拉扯力，导致胸锁关节的上侧脱位和破坏。若是后侧的关节囊韧带也被涉及，可能会发生后侧脱位，而由于纵隔的挤压，可能会导致更严重的健康问题，甚至危及生命。

肋锁韧带因纤维走向，同时也叫菱形韧带。对于这条韧带，仍存在一些关于其真实形态学的争议（Tubbs et al 2009）。在传统观点中，这条韧带被描述为"扁平"的圆锥体。最好的方法是去想象它，就是拿一个塑料杯，沿着它的周长画斜向的平行线。当它被压平时，所画的线由前后向观察时，就会像菱形一样。但是，杯子的外侧及内侧边缘似乎会延续最初绘制的螺旋线条。同样地，这条韧带的纤维确实能在各个方向和平面稳定锁骨的运动，除了一个：锁骨在中轴的下压。关于它的形态学，文献中的争议点是，在纤维的附着点是否存在插入的滑囊（或空间），或者它是否构成一个实体肿块。无论走向如何，这条韧带的纤维明显是为了抵抗锁骨远离其中立"平衡姿势"的任何运动而设计的。前侧纤维在肩胛带过度上抬和前倾时很容易受到破坏，因此从尸体解剖观察得出，作者相信这个位置是胸锁关节最紧的地方。

在肱骨上抬时（通过前屈/外展）肩胛带（肩胛骨和锁骨）会有下压和后缩的动作。而这里的争议则是锁骨到底是上抬还是下压（Ludewing et al 2004），因为通过不同模特的观察结果不一致。如果模特被要求将手臂上抬到他/她能上抬的最大限度，锁骨则会上抬。但是这位作者认为功能性的上抬是需要稳定的和下压的锁骨。

在完全上抬时，随着锁骨下肌的激活，下斜方肌同样会被募集（Konstant et al 1982）。有意义的是，这个动作很可能与投掷和臂力摆荡一致，都在胸锁关节上施加了最大应力。就胸锁关节的稳定性而言，锁骨下肌的这种"分流"作用现在被认为是最恰当的。根据作者的经验，大多数肋锁韧带受伤（物理治疗可以处理）发生在上肢强有力的上抬连同相应的肩胛带上抬和前伸时。在这种情况下，锁骨下肌恰当的反射分流作用不会抑制锁骨侧向的强迫移位，而使前部纤维容易受到损害。这种分流作用不仅体现在某些运动员当中（如铅球运动员、标枪运动员、球类运动员），也在一些家务劳动中（如打扫浴缸、油漆工）。

## 胸锁关节的生物力学

在胸锁关节,锁骨至少可以在两个主要平面移动——水平面(35°前伸联合后缩)及垂直面(30°~50°上抬)(Iannotti & Williams 1999)。因此,该关节被认为拥有两个纯粹的摆动自由度。但是,最大的位移是沿着锁骨长轴的 45°~50°旋转(Iannotti & Williams 1999;Ludewig et al 2004)(即通过矢状面的运动),可是该作者对它是不是一个真正的自由度仍抱有疑虑。

如前所述,胸锁关节清楚地被分为了两个独立的解剖腔,提示有两个独立的功能(与颞下颌关节相似)。如果锁骨外侧端的后缘在吸气及呼气时被触诊到,就能清晰地感受到骨头的旋转。这是因为锁骨是曲柄状的,当胸骨柄随着吸气而上升时,上抬的锁骨内侧端也会产生一个沿着长轴后旋的动作。由于锁骨(肩胛带)没有其他明显的移位,所以假定胸锁关节的旋转动作发生在关节的内部(关节盘/胸骨柄)。所以,我们可以说胸锁关节复合体确实有三个运动自由度。

当肩胛带在相对固定的胸骨柄上运动时,大而浅的锁骨头很容易被触诊到。从完全后缩到前伸,最明显的运动起初表现为后向的阳面滑动(凸面对凹面),但这种滑动只发生在前 2/3 范围内(从完全后缩到中立平衡姿势)。在那之后,随着继续前伸,伴随着明显的向前旋转,称为阴面滑动(凹面对凸面)。

当肩胛带从完全下压到完全上抬时触诊胸锁关节,滑动的相似变化是显而易见的——开始是向下的阳面滑动,紧接着向前上方的阴面滑动。理解阳面滑动发生在关节盘/锁骨部分,阴面滑动发生在关节盘/胸骨柄部分,让临床医师能运用非常简单的触诊评估技术即可清楚地辨别出功能障碍的部分,或者整个复合体是否失调。

考虑到与物理治疗相关的生物力学研究的匮乏,作者基于临床经验和解剖知识的推断,认为在上肢屈曲及外展上抬时,锁骨与胸骨柄运动之间存在下述的相互作用。当上肢屈曲/外展上抬时,最初的动作似乎发生在盂肱关节和锁骨被相对固定的肩锁关节。肩胛下角向外侧和前侧移位以产生肩胛骨和关节盂表面向上的旋转动作,该动作发生在肩锁关节。在上抬约 150°时,肩胛下角停止移动。大概是由于下前锯肌的等长收缩,肩胛带的运动轴心从肩锁关节转移到胸锁关节,且在上肢最后 30°~50°上抬中肩胛带发生下压和后缩。我们可以合理地假设锁骨应该明显地向后旋转。然而,如果锁骨在这个末端范围内被触诊到,那么即使最小的旋转也会被感觉到。为了解决这个明显的难题,我们现在必须研究在胸骨柄上发生了什么。

当上肢抬高超过 150°时,我们可以看到且触摸到上胸椎的运动。上胸椎伸展,同侧旋转及侧弯到移动侧上肢。第一胸椎、第一肋和胸骨柄全部协调运动,由胸椎运动控制。很容易通过触诊双侧第一肋软骨稍下方来感觉胸骨柄运动。胸骨柄也会朝上抬侧上肢侧弯和旋转。所以,胸骨柄在锁骨下运动,在胸锁关节产生相对的向前旋转。锁骨和胸骨柄的同时运动确保了锁骨向后旋转不会发生。现在的主要问题是:为什么这是必要的?

颈深筋膜与锁骨后上方骨膜相融合。如果锁骨向后旋转 45°,颈深筋膜将经历一个极端的张力增加,可能危及通过它的神经血管组织——臂跃动物的一个明显弱点。

虽然不是严格意义上的胸锁关节破坏或损伤,但在上肢抬高的最后阶段,胸椎不能适当地移动将阻止胸锁关节的关节盘/胸骨柄部分在锁骨上反向旋转。临床上,在娱乐或工作环境中习惯性或持续性地将上肢抬高的人们,可能会抱怨有上肢神经张力异常的迹象或症状,或由于机械性代偿导致远端的肩胛带结构受损。因此,胸椎和胸骨柄运动的评估应该是肩胛带评估的常规部分。

## 胸锁关节的病理学

对于物理治疗师来说,胸锁关节的病理最好分成两大类:需要药物/外科咨询或者接受物理治疗干预。

### 需要药物/外科咨询的患者

胸锁关节易受任何影响滑膜关节的病理影响(Iannotti & Williams 1999;Higginbotham & Khun 2005)。虽然没有获得准确的医学诊断,治疗师仍然需要能够鉴别出患有严重创伤和非创伤性或退行性关节炎的患者。脱位虽然不常见,却是关节功能的最大威胁。它们可以发生在向前、向上和向后的方向。脱位可能是直接创伤锁骨或胸骨柄的结果,也可能发生在汽车事故或运动中。它们也可能是由于间接创伤引起,尤其是对肩关节后外侧(向上和向后脱位)和前外侧(向前脱位)(Iannotti & Williams

1999)。

向后脱位是最令人关注的,因为它威胁到胸骨后的结构,如气管和主要血管(Rodrigues 1843;Worman & Laegus 1967;Cooper et al 1992)。如果涉及这些结构,患者很可能会被观察到由于血管或气道损害而出现呼吸问题和皮肤颜色变化。

脱位往往不会很细微。治疗师可以怀疑他们有严重的外伤史,上肢运动显著丧失,以及胸锁关节的自然轮廓外观及触诊的明显变化。在触诊动作时(稍后描述),治疗师可能会察觉到预期(阳面对阴面)动作序列的严重破坏。

虽然锁骨是第一块开始骨化的长骨,但却是最后一块完成骨化的长骨。锁骨内侧端骨骺骨化发生于第18~20年,在第23~25年间与骨干融合。锁骨内侧端直接或间接创伤可导致骺端破坏,甚至骨折;这些与脱位的表现非常相似,只有医学检查才能提供准确的鉴别诊断(Iannotti & Williams 1999)。

胸锁关节处的骨质增生(Dihlmann et al 1993;Noble 2003),治疗师首先感觉到锁骨头或胸骨柄的明显骨性肥大,这可能意味着有严重的病理且必定需要医学咨询(Fritz et al 1992)。然而,作者发现两例骺板创伤患者,排除了骨折或破裂,但创伤导致了锁骨头的良性骨质增生。除了令人痛苦的外观,这两个病例的关节功能和稳定性都很正常。

胸锁关节已被认为几乎可患有非创伤性关节炎的所有潜在原因,其中更常见的包括感染性关节炎、类风湿性关节炎、肺结核和强直性脊柱炎。作者很少见过文献中提到的痛风性关节炎(Kearn et al 1999),但显然不能排除这种可能性。然而,没有受伤史的关节疼痛、发热和肿胀,应立即引起足够的重视,以便治疗师寻求医疗咨询。

## 接受物理治疗干预的患者

这些患者包括胸锁关节扭伤和拉伤。急性创伤性关节炎可伴有足够的疼痛、肿胀和功能障碍,应寻求医学咨询。最有效的治疗方法是佩戴休息位吊带和随后转介至物理治疗。

胸锁关节损伤的疼痛部位最常见于关节内部,但远端转移(如颈部、肩部和手臂)也可能发生(Hassett & Barnsley 2001)。对于亚急性和慢性(创伤性)关节炎,治疗师主要关心的是关节运动是否丢失了,如果是,评估关节的哪个部位应该负责。

另一个需要考虑的是韧带扭伤的可能性。作者不知道关节盘内韧带、关节囊韧带或锁骨间韧带明确的分离试验。然而,如果关节运动是正常的,但局部疼痛是由肩胛带运动的过度压迫引起的,则必须怀疑是韧带损伤。准确地触诊,然后进行深部横向按摩(DTFM)和超声波似乎是治疗的选择。

有别于其他韧带,肋锁韧带可以被单独施压。患者对侧卧位时,治疗师将(受累侧)盂肱关节伸展及内收。通过肘部施加压力,然后将肩胛带推至完全上抬和前伸。通过患者肘部的持续压力为胸锁关节提供了侧向的牵引力,最大限度地施压于肋锁韧带。在作者的观点和经验中,前部纤维最容易受伤。如果肩胛带被置于下压和后缩位(锁骨向后旋转)时,就可以使用深层横向按摩。

当关节运动触诊时,如果觉察到摩擦音甚至"撞击声"(clunking)时则怀疑是骨性关节炎。一篇关于胸锁关节尸体解剖的论文(Hagemann & Ruttner 1979)指出,超过50岁的人群中80%可能患有该关节的骨性关节炎。然而,由于尸体解剖很少能与症状相关联,尚不清楚这种情况能够为多少症状负责。根据作者的经验,在关节功能正常的情况下,轻微的、无症状的关节摩擦音是常见的,应该予以忽略。不过,如果摩擦音或"撞击"声非常明显,或与患者症状的再现有关,则应寻求医疗咨询。关节的退行性状态可能有助于最终的预后(判断),并且有助于确定物理治疗过程中所使用的适当力度(Frosi et al 2004)。值得记住的是,上肢的所有阻力最终一定是转移到了胸锁关节。

## 胸锁关节的诊断

正如先前所提及的,锁骨头的大小,加上位置非常表浅,使得治疗师能够很容易触诊胸锁关节的运动。病史采集和观察之后,治疗师可以触诊锁骨头的前表面。

从完全后缩的位置上,患者被指示将肩胛带拉到前伸位。在正常运动中,治疗师应该能够感觉到锁骨头首先向后移动(锁骨/关节盘阳面运动)。在中立"姿势平衡"的位置上,感觉到运动变为阴面(关节盘/胸骨柄运动)向前滑动(滚动)。从完全下压的位置上,患者被指示将肩胛带上抬。在正常的运动中,治疗师应该能够感觉到锁骨头首先向下移动(锁骨/关节盘阳面运动)。在中间活动度时,感觉到这个动作变为阴面向上/向前滚动。这个简单的测试可以让治疗师判断哪个关节成分是不足的。

## 胸锁关节的治疗

　　上文的病理学部分提供了物理治疗管理的选择。本节的重点将是针对机械性胸锁关节功能障碍患者的手法治疗干预和附加运动。解决关节盘/胸骨柄受限（向前和向后旋转）或者锁骨/关节盘受限（向下和向后滑动）的技术。

### 关节盘/胸骨柄向前旋转松动（左肩）

　　患者置于右侧卧位,面向治疗师。治疗师站在患者面前。治疗师左手中指和环指指尖扣在患者左侧锁骨外侧缘的后下方。治疗师的右手抓住肩胛下角;左手被动地将患者的左肩胛带拉到上抬和前伸的位置,直到感觉前旋停止(图 26.1)。

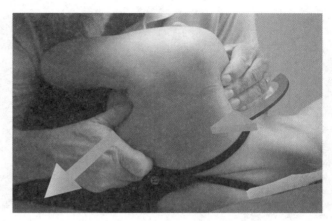

图 26.2　凹面的后旋松动（下压和后缩）

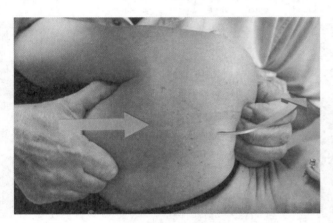

图 26.1　凹面的前旋松动（上抬和前伸）

　　治疗师指导患者先短吸气,然后长呼气。当患者呼气时,通过被动地增加上抬和前伸以增加锁骨前旋,同时治疗师的左手也将锁骨后缘向前和向上拉。这个过程重复进行,直到不能引出进一步的动作。

### 关节盘/胸骨柄向后旋转松动（左肩）

　　患者的起始位置与上面描述的一致。在该技术中,与上述的前旋技术相比,治疗师的中指和环指放在外侧锁骨后缘的上部。治疗师将肩胛带移动到下压和后缩的位置,直到锁骨的后旋停止(图 26.2)。

　　治疗师指导患者先短呼气,然后再长吸气。当觉察到锁骨后旋增加,治疗师将患者的肩胛带推到进一步的下压和后缩位置,同时用左侧手指将锁骨后缘向下推。这个过程重复进行,直到不能引出进一步的动作。

### 锁骨/关节盘向下滑动（右肩）

　　患者仰卧位。治疗师站在患者的对侧肩胛带旁边。治疗师的左拇指垫或大鱼际放在患者右侧锁骨头的上方。治疗师的右手将患者的右肩胛带抬高,直到锁骨头的下滑停止(图 26.3)。

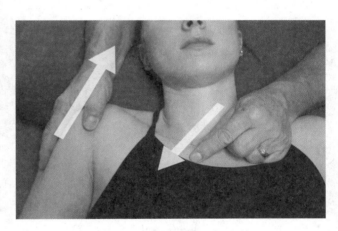

图 26.3　凸面的向下松动（上抬）

　　然后,治疗师指示患者去抵抗试图将右肩胛带下压的推力。可观察到右锁骨头的向下滑动,且治疗师通过左手拇指的压力产生该动作松动(slack)。同时,右侧肩胛带上抬的松动(slack)则由治疗师的右手产生。这个过程重复进行,直到没有感知到进一步的动作。

### 锁骨/关节盘向后滑动（右肩）

　　患者仰卧位。治疗师站在需要被治疗关节的对侧,然后用左手抓住患者的右肩部并且指示患者将他/她的右手放置在治疗师的左臂上。治疗师的右拇指或者大鱼际放在患者右锁骨头的前表面(图26.4)。

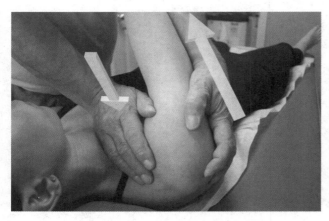

**图 26.4　凸面的向后松动（前伸）**

指示患者去抵抗治疗师试图将患者右肩部推至后缩的力。将会看到锁骨头向后运动，且治疗师的右拇指产生该松动（slack）。任何增加的前伸动作由治疗师的左手产生。这个过程重复进行，直到没有感知到进一步的动作。

## 附属运动

为了维持被动松动获得的胸锁关节活动度，应该在功能性设置中简单地指导主动运动——也就是说，既要强调上抬和前伸的结合，也要强调下压和后缩的结合。然而，对于正常的胸锁关节功能，作者如何强调需要正常的胸椎关节运动也不为过。在第13章中已经描述了恢复该部位灵活性的徒手松动和操作技术，且应该被评价及纳入胸锁关节功能障碍患者的优化管理中。为了解决胸锁关节功能障碍的这一成分，可能需要患者进行额外的胸椎运动，来促进肩胛带下压和后缩（胸椎的伸展和同侧侧屈/旋转）或者肩胛带的上抬和前伸（胸椎的屈曲和对侧侧屈/旋转）。

## 小结

胸锁关节似乎没有得到很好的理解和研究，但人们普遍认为，这在一定程度上是由于该关节很少受到严重损伤。然而，随着物理治疗师持续获得与患者直接接触的权利，他们必须知道如何区分该关节的病理状况，比如威胁健康或生命并需要医学咨询的情况，以及需要物理治疗干预的情况。此外，同行们还需要更多的研究工作，以探讨胸廓在胸锁关节功能中的生物力学作用及其与上肢功能之间潜在的病理-生物力学交互作用。

（解东风　译，向珩　审，王于领　校）

## 参考文献

Bearn JG. 1967. Direct observations on the function of the capsule of the sterno-clavicular joint in the clavicular support. Anatomy 101: 159–170.

Chan LK. 2007. Scapular position in primates. Folia Primatol 7: 19–35.

Cooper GJ, Stubbs D, Walker DA, et al. 1992. Posterior sterno-clavicular joint dislocation: a novel method of external fixation. Injury 23: 565–567.

Denard PJ, Koval KJ, Cantu RV, et al. 2005. Management of midshaft clavicle fractures in adults. Am J Orthop 34 (11): 527–536.

DePalma AF. 1959. The role of the disks of the sterno-clavicular and the acromioclavicular joints. Clin Orthop Relat Res 13: 222–233.

Dihlmann W, Schnabel A, Gross WL. 1993. The acquired hyperostosis syndrome: a little known skeletal disorder with distinctive radiological and clinical features. J Clin Invest 72: 4–11.

Ellis E, Carlson DS. 1986. Histological comparison of the costochondral, sterno-clavicular and temporomandibular joints during growth in Macaca mulatta. J Oral Maxillofac Surg 44: 312–321.

Fritz P, Baldauf G, Whilke HJ, et al. 1992. Hyperostosis: its progression and radiological features. Ann Rheum Dis 51: 658–664.

Frosi G, Sulli A, Testa M, et al. 2004. The sterno-clavicular joint: anatomy, biomechanics, clinical features and aspects of manual therapy. Reumatismo 56: 82–88. [Article in Italian.]

Hagemann R, Ruttner JR. 1979. Arthrosis of the sterno-clavicular joint. Z Rheumatol 38: 27–28.

Hassett G, Barnsley L. 2001. Pain referral from the sterno-clavicular joint: a study in normal volunteers. Rheumatology 40: 859–862.

Higginbotham TO, Khun JE. 2005. Atraumatic disorders of the sternoclavicular joint. J Am Acad Orthop Surg 13: 138–145.

Iannotti JP, Williams GR. 1999. Disorders of the shoulder. Philadelphia: Lippincott Williams & Wilkins.

Kearn A, Schunk A, Thelan M. 1999. Gout in the area of the cervical area and sterno-clavicular joint. Rofo 170: 515–517.

Kendall KM, Burton JH, Cushing B. 2000. Fatal subclavian artery transection from isolated clavicle fracture. Trauma 42: 316–318.

Konstant W, Stern J, Fleagle J, et al. 1982. Function of the subclavius muscle in a non-human primate, the spider monkey. Folia Primatol 38: 170–182.

Ludewig P, Bahrens S, Spoden S, et al. 2004. Three-dimensional clavicular motion during arm elevation: reliability and descriptive data. J Orthop Sports Phys Ther 34: 140–149.

Noble JS. 2003. Degenerative sterno-clavicular arthritis and hyperostosis. Clin Sports Med 22: 407–422.

Pettman E. 1984. The functional shoulder girdle. Vancouver: International Federation of Orthopaedic Manipulative Therapists (IFOMT).

Rodrigues H. 1843. Case of dislocation, inwards, of the internal extremity of the clavicle. Lancet 1: 309–310.

Standring S (ed). 2008. Gray's anatomy: the anatomical basis of clinical practice, 40th edn. Edinburgh: Churchill Livingstone, pp 777–822.

Tubbs SR, Shah NA, Sullivan BP, et al. 2009. The costoclavicular ligament revisited: a functional and anatomical study. J Morphol Embryol 50: 475–479.

Voisin JL. 2006. Clavicle, a neglected bone: morphology and relation to arm movements and shoulder architecture in primates. Anat Rec A 288A: 944–953.

Wolford LM, Cottrell DA, Henry C. 1994. Sterno-clavicular grafts for temporomandibular reconstruction. J Oral Maxillofac Surg 52: 119–128.

Worman LM, Laegus C. 1967. Intrathoracic injury following retrosternal dislocation of the clavicle. J Trauma 7: 416–423.

# 肩袖损伤：肩关节撞击

Peter A. Huijbregts, Carel Bron

## 概述

肩关节问题非常常见。一项荷兰的研究表明，在普通人群中现患率为 20.9%（Picavet et al 2000）。另一项荷兰的研究表明，在一般医疗实践中，年患病率为 11.2/1 000 名患者，因肩关节不适而寻求治疗的患者中有 41% 被诊断为肩关节撞击（van der Windt et al 1995）。英国的一项研究发现，在初级保健层级发现，肩关节疾患是肌肉骨骼疾病的第三大常见问题，占比 16%（Urwin et al 1998）。肩关节疾病也是患者寻求治疗的一个常见原因。一项美国物理治疗服务门诊的调查显示（Boissonnault 1999），在 1 258 名患者中有 11% 的人患有肩关节疾患。

虽然关于肩袖撕裂的描述可以在 18 世纪的医学文献中找到（Limb & Collier 2000），20 世纪初 Codman（1906，1934）和 Goldthwait（1909）在我们对肩峰下区域解剖学和病理学的理解方面做出了重大贡献，但是真正将肩峰下撞击带到诊疗前沿的是 Neer（1972）的描述和分类，即撞击的第 I 阶段（水肿和出血）、第 II 阶段（纤维化肌腱炎）和第 III 阶段（部分—全层肩袖撕裂）。然而，我们对撞击的理解并没有就此停止，除了原发性或肩峰下撞击，我们还认为继发性、内部和喙突撞击是截然不同的相关临床表现。同理，对相关内在病理机制的理解也补充了

Neer（1972）对外在病因学的唯一强调。随着上述研究的深入，对这些患者的保守治疗作用也越来越大。

## 解剖学

与各类撞击相关的解剖结构包括肩袖肌腱、肱二头肌长头肌腱、肩峰下/三角肌下滑囊、喙肩弓、盂肱关节囊韧带结构（第 28 章）和盂唇（第 29 章）。（由于肩部的运动依赖于肩胛带的其他部分以及颈椎和胸椎，读者也可以参考本书其他相关章节以了解更多解剖学细节。）

肩袖由冈上肌、冈下肌、小圆肌和肩胛下肌组成。从宏观上看，这些肌肉的肌腱可以被看作是融合成一个结构。冈上肌和冈下肌在其附着处的近端约 1.5cm 处连接，而冈下肌和小圆肌在肌腱连接处近端合并（Clark & Harryman 1992）。虽然冈上肌前部和肩胛下肌上部被肩袖间隙分开，但是穿过喙突向内侧投射，冈上肌和肩胛下肌的纤维也合并交织在一起，形成了围绕肱二头肌肌腱的鞘膜（Clark & Harryman 1992；Carr & Harvie 2005）。肩胛下肌肌腱和冈上肌肌腱之间连接的纤维，与盂肱上韧带和喙肱韧带，形成了一种叫作肱二头肌滑车的腱索，它可以使肱二头肌长头肌腱在穿过盂肱关节至二头肌间沟时保持稳定（Choi et al 2004；Habermeyer et al 2004）。

从微观上看，解剖学上的相互依赖变得更加明显。在冈上肌、冈下肌和下方的关节囊韧带结构水平，袖囊复合体包含五个明显的层次（Clark & Harryman 1992）：

1. 最浅层为 1mm 厚，由喙肱韧带的纤维组成，穿过肩袖间隙，倾斜地朝向每一块肌肉的轴线。

2. 第二层厚 3~5mm，由紧密排列的平行肌腱大束纤维组成，也构成了肱二头肌腱鞘膜的顶部。

3. 第三层为 3mm 厚，由方向不一致的较小束肌腱组成，纤维束间交叉 45° 角，且在冈上肌和冈下肌肌腱之间发生广泛的相嵌连接。

4. 第四层由疏松结缔组织组成，一些厚的胶原纤维束几乎都位于该层关节外侧。

5. 最深层只有 1.5~2mm 厚，由胶原纤维交织而成，构成"真正的"盂肱关节囊。

肩胛下肌肌腱由 4~6 个厚的胶原纤维束组成。这些束的最近端穿过肱二头肌肌腱，形成鞘膜的底部，鞘膜与冈上肌的部分纤维交织。在这个沟槽中，这些交织在一起的肌腱变成了纤维软骨。上、中盂肱韧带从肩胛下肌腱下方穿过，并通过一个结构将肌腱与关节囊分开，该结构类似于上述冈上肌区域的第四层（Clark & Harryman 1992）。

如上所述，尽管与其他局部结构广泛地交织在一起，但肩袖的肌腱部分沿着四块肌肉的轴线而增厚（Clark & Harryman 1992）。临床上最为相关的是，呈羽状的冈上肌的中心腱沿着它的路径向前迁移，在粗大的前缘和较弱的后 2/3 之间的交界处形成一个应力梯度，这通常是 96% 的肩袖撕裂的起始点（Bunker 2002）。

肩袖的血管解剖一直是一个有争议的问题。Rathbun 和 Macnab（1970）报道了在冈上肌附着处附近的无血管区域，特别是内收动作，与首次发生撕裂的区域相一致。Biberthaler 等人（2003）还注意到退行性肩袖病变的边缘，毛细血管密度明显下降。其他资料没有报道过这样的血管不足（Moseley & Goldie 1963；Bunker 2002；Carr & Harvie 2005），然而在有撞击症状的患者中显示出血管增生的情况（Chansky & Iannotti 1991）。虽然受损，但血液供应也增加了，这可能是继发性情况，而不是肩袖损伤的病因（Carr & Harvie 2005）。

喙肩弓定义了肩峰下空间，由肩峰、喙突以及它们之间的喙肩韧带组成。肩峰下滑囊、肩袖肌腱和肱二头肌长头肌腱位于肱骨头和喙肩弓之间，该空间在解剖位的 X 线测量为 1~1.5cm（Limb & Collier 2000）。除了具有机械作用外，肱二头肌长头的解剖变异与肩袖损伤的病因学有关。Dierickx 等人（2009）注意到双起源肱二头肌变体在年轻患者中引起撞击和撕裂的作用。肩峰形状的变异被认为在撞击中起作用；Bigliani 等人（1986）描述了平坦（Ⅰ型）、弧形（Ⅱ型）和钩状（Ⅲ型）肩峰，并将这些类型与撞击发生率的增加联系起来。

## 生物力学

简而言之，就撞击过程的本身，我们可以将盂肱

关节的肌肉分为原动肌和稳定肌。正常的盂肱关节运动包括滚动-滑动组合，使肱骨头以关节盂为中心。由于它们的方向，多数原动肌不仅产生滚动，而且向肱骨头传递重要的平移力。例如，背阔肌和大圆肌可以产生向下的滑动（Halder et al 2001），而三角肌将产生向上的滑动（Limb & Collier 2000）。尽管肱骨头向上平移可以很容易地导致肩峰下空间的狭窄和随后的撞击，但是肱骨头在关节盂上向任何方向偏离都将导致过度的张力，在主动和被动结构上的压缩力和剪切力，很可能使患者最终患病。

更详细的描述在第 28 章，盂肱关节囊韧带结构主要在运动的末端或接近末端时起稳定作用。关节内负压有助于盂肱关节更加稳定，在肩袖全层撕裂的情况下负压会丧失（Hurschler et al 2000）。然而，盂肱关节的主要稳定肌是肩袖肌群。在这种肌肉稳定的背景下，两个力偶是相关的（Parsons et al 2002）。在冠状面，三角肌和冈上肌都参与外展。尽管在整个外展过程中，冈上肌提供一个主要的矢量将肱骨头压缩到关节盂，但是随着外展的进行，三角肌的这个作用会增加（图 27.1）。然而，在早期外展过程中，三角肌的主要矢量是向头端，因此将肱骨头压向肩峰下结构和喙肩弓。与在整个运动中保持肱骨头位于中心最为相关，也可能解释了普遍存在的无症状肩袖撕裂仅涉及冈上肌（Sher et al 1995），是由肩胛下肌、冈下肌和小圆肌组成的水平面力偶（图 27.2）。冠状面的力偶共同抵消三角肌向头端的定向力（Lo & Burkhart 2002）。

传统上，肩袖肌群被认为是肱骨头的下降肌，维持着生理性肩峰下空间，主要对抗三角肌引起的向上平移。然而，肩袖肌群的位置很差，无法有效地引起肱骨头下降（Halder et al 2001）。更有可能的是，它们真正或主要的作用是产生凹面压迫所需的压缩力。凹面压迫是一种机制，其中肱骨头凸面压向盂窝凹面以稳定其对抗平移的力量。因此，盂肱关节

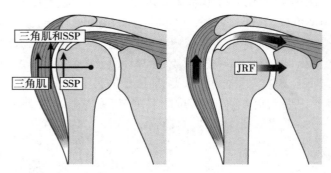

图 27.1　冠状面力偶。SSP＝冈上肌；JRF＝关节作用力

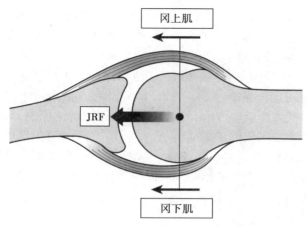

图 27.2　水平面力偶。JRF=关节作用力

的稳定性与凹面的深度以及压缩力的大小有关。这说明了对稳定性起重要作用的不仅是肩袖，还有关节盂的形态、完整的关节盂边缘、盂唇及与关节盂凹面紧密相连的关节囊韧带结构（Lippitt et al 1993）。

虽然肱二头肌的长头肌腱在功能上常被认为是肩袖的一部分，但关于其生物力学作用的研究证据是模棱两可的，范围从它在肩关节没有作用到它是肱骨头的主要下降肌（Krupp et al 2009）。肱二头肌肌腱（以及喙肩弓）最有可能的作用是对肱骨头向上平移的静态限制。在正常的肩关节，肱二头肌肌腱的主动稳定作用似乎受限于外展和最大外旋的位置——就像发生于高空投掷运动的后仰阶段，肱二头肌的收缩增加了盂肱关节的扭转刚度并减少了向前平移（Itoi et al 1993；Rodosky et al 1994）。然而，证实了两位作者的临床观察，肱二头肌肌腱可能在肩袖功能不全时扮演更重要的角色：Kido 等人（2000）证明它在肩袖撕裂患者中充当了肱骨头下降

肌，限制向上平移的作用不仅在外展 90°，也在 0° 和 45°。

临床上，肩关节的功能和生物力学不能孤立地讨论。盂肱关节根据肩胛骨的运动姿态采取所需的空间位置。肩胛胸壁关节的运动依次通过肩锁关节、胸锁关节及上胸椎关节的充分活动性和神经肌肉功能才可能得以实现，在第 25 章和 26 章中有更详细的讨论。肩胛胸壁关节充分的神经肌肉功能，胸椎的姿势以及胸椎后凸的程度也决定了肩胛骨的运动（Ludewig & Reynolds 2009）。

在肩胛胸壁关节对肩关节运动的贡献方面，临床医生经常会提到肩胸节律。简单来说，正常的肩胸节律被定义为：在肩关节外展开始的 30° 或屈曲 60° 内肩胛骨保持稳定，然后，随着上抬，肩胛骨平滑、连续地向上旋转；当上肢返回中立位时，肩胛骨平滑、连续地向下旋转，无翼状肩胛的迹象（Kelley 1995；McClure et al 2009）。肩关节上抬运动中，盂肱关节和肩胛胸壁关节运动的正常比例为 2∶1，这意味着 120° 发生在盂肱关节而 60° 发生在肩胛胸壁关节（Kelley 1995）。然而，研究表明，在整个运动过程中的准确比例具有高度的个体间差异性，受增加运动阻力的影响，并在主动和被动运动之间有所不同（Kelley 1995；Ludewig & Reynolds 2009）。这使得相关肩胛胸壁关节运动障碍的临床诊断是可靠和有效的。此外，应用三维正交生物力学而不是临床观察来描述运动，根据上抬运动中肩胛骨产生足够的冠状面向上旋转和矢状面后倾动作的能力，一个人可以描述正常的肩关节功能（图 27.3）；在水平面上，最初肩胛骨可以在一定程度上向内旋转，但在终末范围内则向外旋转（Ludewig & Reynolds 2009）。

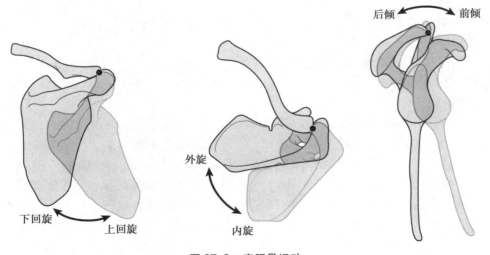

图 27.3　肩胛骨运动

# 肩袖的病理学

当 Neer(1972)将撞击分为 Ⅰ~Ⅲ 阶段,他描述了现在所知的原发性撞击。在原发性撞击中,反复的过顶活动和肩峰下间隙的外部变窄被认为是导致肌腱损伤的原因。在肌腱和喙肩弓之间发生机械性挤压。肩峰下狭窄的原因包括肩峰异型,如未融合的前肩峰骨骺或肩峰小骨,肩峰骨折后畸形愈合或骨不连,肩锁关节分离或伴下方骨赘刺激的退变(Pyne 2004)。尽管肩峰形态学,尤其是 Ⅱ 型或 Ⅲ 型肩峰,被认为是原发性撞击的原因之一,但这些变异的患病率随着年龄的增长而增加,且认为由喙肩韧带张力引起的牵拉性骨刺是由于撞击引起的,而不是造成撞击的原因(Shah et al 2001;Bunker 2002)。

继发性撞击与盂肱关节不稳有关。这种原发性不稳被认为是一个连续的过程,从通常只能在病史中发现的小的或功能性的不稳,到出现在体格检查、有时甚至有影像学表现的更加明显的不稳(Belling Sørensen & Jørgensen 2000)。先天性松弛,盂唇和肩袖撕裂,盂肱后关节囊紧缩都是继发性撞击的原因(Pyne 2004)。神经肌肉功能不全(最初没有肌腱损伤)会导致凹面压迫机制的效率降低。撞击患者的盂肱关节本体感觉敏锐度降低(Machner et al 2003),无症状个体中出现肌肉疲劳,特别是在容易受伤的击发末期位置(Carpenter et al 1998;Tripp et al 2004),可能都是主动稳定性不足的表现。神经肌肉功能不全可能导致本体感觉、协调性和耐力下降。Ganssen 和 Irlenbusch(2002)发现逐渐恶化的肩袖损伤患者中,冈上肌选择性快肌纤维比三角肌萎缩得更多。与活跃的老年人群特别相关的是,随着年龄的增长,由于肩关节运动的需要,肩袖(冈下肌和冈上肌)和三角肌的肌肉活动似乎会增加(Gaur et al 2007)。与年轻的个体相比,较高的需求可能导致老年人较早出现疲劳和主动稳定性受损。

由于盂肱关节是肩胛带关节复合体的一部分,肩胛骨运动异常可能导致继发性撞击和内撞击(Ludewig & Reynolds 2009)。前文中我们已经讨论了肩锁关节、胸锁关节和上胸椎的作用以及胸椎后凸增加和胸椎屈曲姿势的影响。软组织紧张,比如我们常常发现的胸小肌和肩胛提肌紧张,可引起肩胛骨后倾不足。此外我们还需考虑到肩胛胸壁神经肌肉的疲劳和协调障碍。Ludewig 和 Reynolds(2009)的研究描述了前锯肌肌肉活动的减少

和上斜方肌的增加。外旋肌疲劳显著降低了肩上举过程中肩胛骨的上旋、后倾和外旋,从而减少了肩峰下的空间(Tsai et al 2003)。Cools 等人(2003)发现,肩撞击患者的中、下斜方肌激活与无症状对照组相比有显著延迟。Falla 等人(2007)证明了上斜方肌疼痛急性发作足以改变该肌肉的运动控制,这种改变不仅限于疼痛区域,还包括该肌肉的无痛区乃至对侧,这提示了疼痛相关性抑制对肩胛骨运动障碍可能存在的影响。肌肉代偿性活动带来的运动策略改变可导致肌肉超负荷、持续性疼痛和运动异常。

最常见的内撞击是后上方内撞击,即冈上肌肌腱的关节侧在后上方盂唇及关节盂和大结节之间被撞击(图 27.4)(Belling Sørensen & Jørgensen 2000)。冈上肌和后上方结构的接触实际上在外展-外旋动作中是正常的生理性存在,但在高水平投掷运动员中(可能继发于并发的微细不稳或肩胛骨运动异常)却可能导致肌腱和盂唇的磨损,症状最常在投掷运动的击发后期发生于肩后侧(Pyne 2004)。需要鉴别诊断的是,击发后期肩部的疼痛也可来自肩胛下肌的过分牵伸。肩胛下肌肌筋膜扳机点可引起肩后部的牵涉痛。后三角肌和小圆肌的扳机点也可由于击发后期肌肉在缩短位的向心收缩,引起肩后部疼痛(Simons et al 1999)。

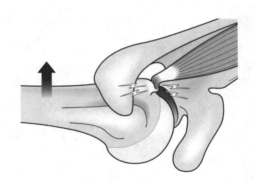

**图 27.4　后上关节盂撞击**

当出现前上方的内撞击时,肩前屈和内旋时肱二头肌滑车将与前上方盂唇发生撞击。这将损伤前上方盂唇、肱二头肌长头腱、肱二头肌滑车、肩胛下肌的附着点上部,甚至有时会损伤在退行性变或肩袖肌群拉伤中通常不受影响的冈上肌附着点前部纤维。前上方内撞击可能导致罕见的(4%)前上方肩袖撕裂(Bunker 2002;Habermeyer et al 2004)。

喙突撞击中,肩胛下肌肌腱(偶有肱二头肌长头肌腱)在小结节和喙突之间发生撞击。这种情况最常见于肩关节的前屈、内旋和水平内收中。喙突撞击可发生在关节镜手术、关节盂成形术、肱二头肌长头肌腱固定术、肩峰成形术、喙突或关节窝骨折畸形愈合等手术或创伤后;也与先天性或获得性的肱骨头、喙突畸形,盂肱关节前向不稳,屈曲-内收-内旋姿势的慢性过度使用有关(Ferrick 2000;Radas & Pieper 2004)。

撞击可引起包括炎症性肌腱炎、滑囊炎、退行性肌腱病、肩袖部分或全层撕裂在内的各类损伤。我们此前已讨论了冈上肌肌腱在厚的前缘和后方三分之二的薄弱部分连接处的应力梯级,该处的撕裂最常始发于原发性撞击。关节侧的边缘撕裂则是在肱二头肌滑车后约 7mm 处开始逐渐向其在大结节上关节面的附着点延伸,直至累及滑囊面——从而由部分撕裂进展为全层撕裂。关节窝压力的降低可导致肱骨头向上半脱位和产生继发撞击。肩袖撕裂可缓慢进展也可在创伤作用下突然暴发,从小的(<1cm)进展至中度撕裂(1～3cm)。肱骨附着点处出现松弛的上方关节囊收缩并将肩袖拉向其在关节盂处的支点。因为喙肱韧带加强了上方关节囊,当它向喙突回缩时,会将冈上肌肌腱强壮的前缘一同拉动。当撕裂扩大(3～5cm)时,肱骨头将从裂口中"弹"出,造成冈上肌肌腱前缘向前下方半脱位和冈下肌肌腱向后下方半脱位。

尽管冈下肌肌腱很少撕裂,但是即使手术也很难从肩峰后方修复它,因此,很多外科医生常常会认为它已撕裂。但不管怎样,冈下肌处在力学角度不被重视,再加上肌肉萎缩使其进入无功能状态,很难判断肌腱是否撕裂。肱二头肌长头腱开始肥大并磨损。当损伤扩展至巨大撕裂(>5cm),约 16% 的肩袖撕裂患者的肱二头肌滑车和肩胛下肌上缘也会失去控制,这将导致肱二头肌腱半脱位甚至撕裂,使肩袖功能不全的肩关节丧失另一维持稳定的力量。当肱骨头经该巨大撕裂处向前或向上半脱位,肱骨头和肩峰之间的关节炎也将随之发生。这将最终导向肩袖撕裂性关节病的终末期或密尔沃基肩,这一点已在巨大肩袖钙化的影像学中得到验证(Bunker 2002;Hughes & Bolton-Maggs 2002)。单纯的肩胛下肌肌腱撕裂罕见且往往仅与前上方内撞击相关(Bunker 2002)——尽管肩胛下肌的撞击征中也可

能存在喙突撞击。

以上类型的撞击中,肩袖损伤似乎都更易由外在力学原因诱发,但内在机制也起到一定的作用,尤其是在一些慢性退行性肌腱病中。就如我们已讨论过的,将血供不足作为内在因素之一的证据是不够充分的。但是制动、年龄相关性改变、家族遗传病、内分泌和代谢的影响、风湿性疾病、营养缺乏症和过度牵拉都需要纳入肩袖损伤相关的内在病因的考虑中。至于这些因素对预后的影响,将在"预后"一节中更详细讨论。

## 肩关节撞击的诊断

肩关节撞击常常表现为肩前侧到外侧区域定位不清的疼痛。疼痛可在休息时或夜间出现,但最常主诉为运动时疼痛,尤其是在过顶运动中。可伴随无力、捻发感及关节僵硬。运动或工作中有重复过顶动作史(如投掷、绘画、木工)的患者可能被引出(Pyne 2004;Boyles et al 2009)。继发性和后上方内撞击最常见于 35 岁以内需要过顶运动的运动员,如投掷或挥拍运动、体操和游泳(Belling Sørensen & Jørgensen 2000)。前上方内撞击更常见于积极运动的中年男性,在前屈和内旋时疼痛尤甚(Bunker 2002)。屈曲-内收-内旋位的慢性过度使用中,肩关节屈曲的中间范围疼痛比末端更持续,喙突处的压痛可能提示喙突撞击(Ferrick 2000)。

Northover 等人(2007)研究了原发性肩关节撞击。与原发性撞击风险增加相关的活动包括重体力劳动(OR 3.81;95% CI 1.93～7.51)、过顶工作(OR 3.83;95% CI 2.15～6.84)、举重训练(OR 2.39;95% CI 1.07～5.05)和游泳(OR 1.98;95% CI 1.11～3.53)。需要使用锤子(OR 2.47;95% CI 1.12～5.44)和振动工具(OR 1.95;95% CI 0.973～3.93)的工作也增加了撞击的可能性,但它们并非独立危险因素,而是与重体力劳动相关。糖尿病(OR 3.34;95% CI 1.26～8.85)和全身性骨关节炎(OR 2.39;95% CI 1.41～4.07)病史也是肩关节撞击的危险因素。

通常来说,撞击患者的疼痛程度最多达到中度和重度者,为了充分控制疼痛,可能提示需要临床诊断和治疗。肌腱内生成钙羟基磷灰石结晶是钙化性肌腱炎的特征。在肩关节,冈上肌肌腱是最常被累及

的肌腱,沉积在肱骨附着点附近 1~1.5cm 处。尽管肩袖肌腱的钙化往往没有症状,但当突发严重疼痛导致患者抗拒肩关节主/被动活动或触诊发现皮温升高时,医生应考虑到可能是处于重吸收阶段的钙化性肌腱炎。此时症状可能由细胞渗出、钙化沉积破裂进入滑囊或血管增生所致。急性期会持续约 2 周,但随之而至的亚急性期的疼痛和活动受限还将再延续 3~8 周(Hughes & Bolton-Maggs 2002)。

由于诊断准确性的数据无法取得,前文所提到的病史资料显然并非具有特异性,因此医生需要依赖广泛的体格检查来诊断。患者的病理从撞击到巨大撕裂,其肩前屈和外旋(在 0° 和 90°)活动度与对侧肩相比显著降低(McCabe et al 2005)。临床上,两位作者都注意到,在各类型肩关节撞击中,摸背测试的活动度均有疼痛受限。

疼痛弧征指冠状面或肩胛平面主动上举时出现疼痛,且疼痛主要出现在活动范围中段(60° ~ 120°)。疼痛弧征在诊断肩袖撕裂中的敏感性为 0.45~0.98,在撞击中为 0.33~0.71;在肩袖撕裂中的特异性为 0.10~0.79,在撞击中为 0.47~0.81(Çalis et al 2000;Litaker et al 2000;Park et al 2005)。由于疼痛弧征诊断准确性统计数据范围较宽,因此不应将其作为肩袖损伤的诊断性试验。

肩袖损伤中,肌力测试的结果受疼痛和/或撕裂的影响。在不同类型肩关节撞击的患者中,患侧肩外展(10°~90°)、外旋(90°)和空罐试验(在肩胛平面内,肩关节内旋并抗阻上抬)力量与健侧相比均有显著下降。在外展 10° 时,患侧力量与健侧相比降低超过 50% 提示肩袖大的或巨大撕裂(McCabe et al 2005)。空罐试验和外旋肌力量减弱、撞击征阳性提示存在(部分或全层)肩袖撕裂的可能性为 98%(95% CI 89~100)。年龄大于 60 岁的患者中,若三个测试中任意两个呈阳性,都会证明完全相同的肩袖撕裂的可能性(Murrell & Walton 2001)。

Neer 征(Neer 1972)最初被用来作为肩峰下渗透阻滞后的再测试(Northover et al 2007),但在物理治疗著作中,通常描述为:医生一手固定肩胛骨,限制其旋转,另一手使患者手臂在矢状面内被动前屈,活动末端出现疼痛视为阳性体征。Hawkins-Kennedy 撞击试验中,医生面对患者,被动将其上肢前举至 90°,然后内旋,出现疼痛视为阳性体征。Hegedus 等人(2008)对这些测试进行了一项 meta 分析,结果

显示 Neer 征的汇总敏感性为 0.79(95% CI 0.75~0.82),特异性 0.53(95% CI 0.48~0.58);Hawkins-Kennedy 试验的汇总敏感性为 0.79(95% CI 0.75~0.82),特异性为 0.59(95% CI 0.53~0.64)。Dinnes 等人(2003)指出,这意味着当这些特殊试验结果为阴性时有助于排除撞击的诊断,但当结果为阳性时并不能诊断为撞击。

排除方法学质量不足的诊断准确性研究之后,Hegedus 等人(2008)指出外旋衰减征可作为冈下肌(98%)或其他肩袖肌撕裂(98%)(如前文所提到,也可能存在半脱位或肌肉萎缩的情况)的特异性测试。在外旋衰减征中,患者取坐位,医生站于患者身后,被动在肩胛平面内将患者肩关节外展 90° 伴屈肘 90°,并将肩膀外旋到底,可稍微放松 5° 以避免关节回弹;医生松开患者的腕部,保留肘部的支持,嘱患者主动维持该姿势。若患者出现滞后或外旋角度减小,视为阳性。

号手征(Hornblower/Patte sign)被认为是小圆肌缺失或严重退变的特异性表现(92%)(Hegedus et al 2008)。在这个测试中,医生支持患者手臂在肩胛平面上抬 90° 并屈肘至 90°。嘱患者向外旋转前臂以对抗医生徒手的阻力。如果他/她做不到,则认为是阳性。

Hegedus 等人(2008)认为熊抱(92%)和腹部按压测试(98%)是肩胛下肌撕裂的特异性试验。在熊抱测试中,患者将受累侧手掌放在对侧肩部,手指伸展以便他/她不能通过抓住肩部来对抗。患者被要求将手放在对侧肩部,然后医生试图用垂直于前臂的外旋力将手从肩部拉下来。如果患者不能保持手靠在肩部,测试结果为阳性;与用拉力计测量的对侧相比,5 秒静态力量测试下降 20% 也被描述为阳性发现(Barth et al 2006)。腹部按压测试是让患者在保持肩关节最大内旋的同时,将手放平按压腹部。如果患者无法保持主动内旋并且肘部向后落到额状面后方,则该测试被认为是阳性。

肱二头肌损伤常被定义为撕裂、不稳或层内实质肌腱病。Kibler 等人(2009)提出熊抱(79%)和上勾拳测试(upper cut test)(73%)是对此种病变最敏感的测试。而腹部按压测试特异性最高(85%)。上勾拳测试的阳性似然比最高(3.38)。上勾拳测试中,使患肩处于中立位,肘关节屈曲 90°,前臂旋后,握拳。嘱患者快速将手靠近下颌,模拟一个上勾拳

动作；同时治疗师用手在患者拳头处抗阻该动作；若肩前区出现疼痛或痛性弹响，则为阳性。

Meister 等人（2004）在肩痛的年轻运动员中，通过将肩关节外展 90°～110°、后伸 10°～15°并最大范围内旋来检查后侧撞击征。以肩关节后方疼痛重现为阳性。该研究中，诊断后方盂唇和/或关节侧肩袖撕裂的敏感性和特异性分别为 75.5% 和 85%。若只考虑疼痛逐渐发作的运动员，则敏感性可提高至95%，特异性可提高至 100%。该测试是唯一一个与内撞击相关的，在文献中提出了诊断准确率的测试。尽管该测试公认未经验证，且仅基于生物力学推理和临床经验，但第一作者提出，若将肱骨头向后滑动（复位）发现肩后方症状减轻可作为进一步诊断依据。

临床诊断手段包括诊断性麻醉剂渗透和影像评估（Pyne 2004）。撞击征患者的影像评估包括 X 线片、超声检查、磁共振成像（MRI）和磁共振关节腔内造影（MRA）。2.7%～20% 的无症状成年人 X 线片可见肩袖肌腱钙化灶。全层肩袖撕裂边缘出现钙沉积提示预后不良。密尔沃基肩或肩袖关节病中存在大量钙化，提示肩袖疾病的终末期和严重的盂肱关节骨性关节炎（Bunker 2002；Hughes & Bolton-Maggs 2002）。肩峰下缘和肱骨大结节上缘的硬化和肱骨头的上移提示大到巨大的肩袖撕裂。与完全性不稳相关的病变，如压缩性骨折（Hill-Sachs 损伤）、肩锁关节异常挤压肩峰下空间、肩峰或喙突异常、肩峰形状等，都能从 X 线片上看到（Limb & Collier 2000；Pyne 2004）。

超声检查便携、分辨率高、可动态成像，可直接将影像与体格检查相结合，且价格相对低廉（Pyne 2004）。Dinnes 等人（2003）对不同检查在肩关节软组织（包括肩袖）问题中诊断准确率的文献做了一个系统评价。若将部分和全层肩袖撕裂一起考虑，则超声检查的敏感性为 0.33～1.00，特异性为 0.43～1.00。若只看全层撕裂，则敏感性和特异性都比将所有撕裂一起考虑高；但数据的范围依然很宽，敏感性为 0.58～1.00，特异性为 0.78～1.00。在探查部分撕裂方面，超声检查的敏感度较低（0.67；95% CI 0.61～0.73）但特异性仍较高（0.94；95% CI 0.92～0.96）。因此，超声波更有把握的应用是诊断而不是排除部分或全层撕裂。

将所有撕裂一起考虑，MRI 的敏感度是 0.83（95% CI：0.79～0.86），特异性是 0.86（95% CI：0.83，0.88）。针对部分撕裂的诊断，敏感度较低（0.44；95% CI 0.36～0.51）但特异性仍较高（0.90；95% CI 0.87～0.92）（Dinnes et al 2003）。MRI 可放心用于诊断部分和全层撕裂，也可用于排除全层撕裂，但不包括部分撕裂。但是，也应注意到 MRI 诊断存在许多假阳性。例如，Sher 等人（1995）发现，一些无症状受试者中，40 岁以下者均无撕裂，但 4% 的 40～60 岁受试者及 24% 的 60 岁以上受试者显示存在撕裂。Milgrom 等人（1995）也发现，年龄和无症状肩袖撕裂的发生存在类似的相关性。Krief 和 Huguet（2006）进一步研究 MRI 的诊断意义，发现疼痛或功能和 MRI 中肩袖撕裂的程度和位置没有相关性。全层撕裂的诊断中，MRA 的汇总敏感性为 0.95（95% CI 0.82～0.98），特异性为 0.93（95% CI 0.84～0.97），提示 MRA 是一个既可用于诊断又可用于排除全层肩袖撕裂的工具。尽管研究证据有限，Dinnes 等人（2003）指出，对于部分撕裂，MRA 诊断的准确率高于超声检查和 MRI。

## 预后

关于撞击综合征预后指标的研究非常有限。Brox 和 Brevik（1996）报告了肩撞击 Ⅱ 期患者治疗成功和失败的指征。治疗成功的最佳独立预测指标是在关节镜手术和监督下训练的积极治疗（4.8；95% CI 1.7～13.6），而不是请病假休息（4.4；95% CI 1.6～12.1）或接受常规药物治疗（OR 4.2；95% CI 1.5～11.1）。已报告过，与肩相关的工作要求对病假没有影响。常规药物治疗是一个治疗失败的预测因素，仅肩痛而无其他疾病的患者常规药物治疗失败率非常高（OR 17.0），提示药物治疗需要更谨慎。

病理方面我们简要讨论了肩袖肌腱病变的内在原因。除了作为发病原因，这些诱发肩袖肌腱退行性损伤的因素也影响着预后和治疗选择；尽管尚无针对性的预后相关性定量研究。知识框 27.1 列出了与肌腱退行性改变相关的疾病与状态，该表所列不仅针对肩袖肌腱，同样适用于所有肌腱（Leadbetter 1992；Archambault et al 1995；Buckwalter 1995；Jósza & Kannus 1997；Curwin 1998；Almekinders & Deol 1999；Dahners & Mullis 2004；Virchenko et al 2004；Broughton et al 2006；Hansen et al 2008）。

知识框 27.1    预后因素：与肌腱退行性改变相关的疾病
与状况

- 遗传性疾病
- Ehlers-Danlos 综合征
- 马方综合征
- 成骨不全症
- 同型胱氨酸尿症
- 高胆固醇血症
- 高甘油三酯血症
- 天冬氨葡糖氨尿症
- 血色病
- Menke 综合征
- Larsen 综合征
- 先天性肌营养不良
- 内分泌代谢病/状态
- 糖尿病
- 应激
- 超负荷训练
- 过早绝经
- 雌激素水平降低
- 绝经前子宫切除术
- 使用口服避孕药（雌二醇增加）
- 甲状腺功能亢进
- 甲状旁腺功能亢进
- 肾脏疾病
- 透析
- 风湿性疾病
- 类风湿性关节炎
- 血清阴性脊柱关节病
- 营养缺乏病
- 维生素 A 水平降低
- 维生素 C 水平降低
- 铜离子水平降低
- 药物
- 皮质类固醇
- 吲哚美辛
- 萘普生
- 肌腱修复早期使用帕瑞昔布
- 制动
- 衰老

## 管理

撞击综合征的物理治疗手段选择包括：患者教育、物理因子治疗、运动治疗、手法治疗及贴扎技术。常用临床治疗手段包括非甾体抗炎药（NSAIDs）、肩峰下类固醇渗透注射治疗、关节镜或开放式肩峰下减压术。

考虑到胸椎屈曲对肩胛胸壁关节运动的影响，

姿势调整应成为患者教育的明显部分。Bullock 等人（2005）发现，同等疼痛程度下，直立坐位时肩前屈角度与懒人坐姿时相比显著增加。在错误运动模式中给予视觉、徒手和口头语言反馈对显著降低肩撞击患者斜方肌上束、中束，冈下肌，三角肌前束、三角肌中束的肌电活动有即时效果，且该效果 24 小时后仍存在。同时，训练后肩及锁骨运动学可有即时改善，尤其在存在锁骨上抬的患者中。这些结果支持了教育在纠正运动模式中的作用（Roy et al 2009）。

贴扎可为正确运动模式的再训练提供支持。但是，Cools 等人（2002）发现，在抗阻及非抗阻的肩前屈、外展运动中，对无症状患者进行以抑制上斜方肌、促进下斜方肌为目的的贴扎，对前锯肌和斜方肌的三个部分的肌电活动均无影响。作者提出，不同的贴扎时机可能会影响贴扎效果的临床观察。与此相反的是，Selkowitz 等人（2007）研究显示，对肩峰下撞击的患者施行类似的贴扎，降低了功能性过顶任务中上斜方肌的肌电活动，并提高了下斜方肌的肌电活动。在肩胛平面的肩外展动作中，上斜方肌的肌电活动也有降低。有人提出，贴扎的作用机制可能包括：易化和增加皮肤的本体感觉输入、运动时贴布产生运动模式之外的张力，通过在拉长位下贴扎来抑制或易化过度激活的短缩的肌肉。但贴布可能被用于将变长的激活不足的肌肉维持在缩短位。适用于肩撞击患者的不同贴扎技术已有文献汇报（Morrissey 2000；Kneeshaw 2002）（图 27.5）。Morrissey（2000）建议，当运动模式或症状的改善得以维持，就可以停止贴扎了。

激光治疗在肩袖肌腱病中的治疗效果未证明优于安慰剂（Green et al 2003）。超声波（RR 1.81；95% CI 1.26～2.60）和脉冲电磁场治疗（RR 19；95% CI 1.16～12.43）在钙化性肌腱病患者中缓解疼痛的效果较安慰剂有提高。但尚无证据证明超声波在其他肌腱病患者中的治疗效果。超声波联合运动治疗，相比单独接受原运动治疗无额外获益（Green et al 2003）。强证据显示体外冲击波治疗比安慰剂更有效改善肩撞击患者的功能受限（Faber et al 2006）。

运动治疗在肩撞击患者中的应用目的是恢复盂肱关节在冠状面和水平面的力偶，纠正肩胛骨运动。一般来说，运动治疗包括肩袖肌群和肩胛肌群的渐进性抗阻训练，牵伸紧张的组织；但同时也需要处理撞击征患者存在的运动控制障碍。肩关节运动疗法的更多细节将在第 32、33 章中加以阐述。近期的一些随机对照试验（Werner et al 2002；Walther et al

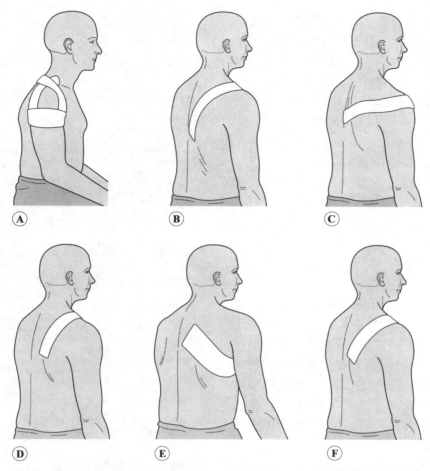

图 27.5　肩关节的贴扎技术:Ⓐ肩带上抬,Ⓑ后缩/向上旋转,Ⓒ肩关节后缩,
Ⓓ上斜方肌抑制,Ⓔ前锯肌易化和下角外展,Ⓕ肩锁关节复位

2004;Lombardi et al 2008)和系统综述也表明运动治疗可改善患者的疼痛和功能(Green et al 2003;Faber et al 2006;Trampas & Kitsios 2006)。

一篇 Cochrane 综述(Green et al 2003)指出,运动对短期内肩袖肌群疾病的恢复(RR 7.74;95% CI 1.97~30.32)和长期的功能改善(RR 2.45;95% CI 1.24~4.86)有效。需要注意的是,分别接受监督下的训练方案和物理治疗师制订的家庭训练方案的肩撞击 Neer 分期 Ⅰ~Ⅱ期的患者,在疼痛与功能的表现方面并无显著组间差异(6~12 周)(Werner et al 2002;Walther et al 2004)。

肩袖全层撕裂的存在和范围大小会限制运动治疗的潜力,这强调了正确诊断的重要性。但是,至少在撞击征的患者群体中,非手术治疗与开放性或关节镜减压术有同等治疗效果(Coghlan et al 2008)。Haahr 等人(2005)发现,接受肩峰下关节镜减压术或 19 次肩袖肌群和肩胛力量训练配合热疗和手法治疗的患者,在 12 周时疼痛与功能无显著的组间差异。Faber 等人(2006)报告,接受监督下的运动治疗

和关节镜肩峰成形术的患者,在 6 个月和 2.5 年时,重返工作状态方面均无显著差异。

一些系统评价(Green et al 2003;Faber et al 2006)支持手法治疗联合运动训练在改善撞击患者疼痛和功能方面的作用。手法治疗适用于盂肱关节、肩胛带、颈椎和胸椎、肋骨活动受限的患者;这些内容在第 13、14、26、31 章中有更详细的讨论。

Senbursa 等人(2007)对比了一个包含肩袖和肩胛骨肌力训练、主动关节活动度和牵伸在内的居家方案和 12 次盂肱关节软组织和关节松动、冰敷、牵伸和力量训练对肩撞击患者的作用。4 周时,两组在疼痛和功能方面有显著的组间差异,手法治疗组更优。Kachingwe 等人(2008)的研究显示,肩撞击患者分别接受 6 次仅监督下运动治疗、监督下运动治疗结合盂肱关节 Ⅰ~Ⅳ级滑动和从中间活动范围的牵引松动、监督下运动结合 Mulligan 动态松动术(MWM)的肩前屈技术,对照组只接受医生的建议,其疼痛、无痛关节活动度和功能均有显著改变;但这种改变无组间差异。尽管这个试验性研究的统计学

功效非常有限,但这三个治疗组都有显著的功能改善,两个手法治疗组疼痛改善更明显。主动关节活动度方面,MWM组改善最多,松动组改善最少。

Bergman等人(2004)对比了临床治疗(包括口服镇痛药或NSAIDS,患者教育、建议、皮质类固醇渗透治疗,6周后转介至包括运动、物理因子治疗、手法在内的物理治疗)和临床治疗联合6次肋骨及颈胸椎的复位和非复位手法技术对有肩部症状、颈胸椎及邻近肋骨功能障碍的患者的12周疗效。第12周时,手法组43%、临床治疗组21%的患者报告完全恢复。52周时,手法组仍存在17%的优势。在治疗和随访期间,主诉的症状严重程度、肩痛、残疾指数以及一般健康状况的组间差异均提示手法治疗组更优。

Bang和Deyle(2000)研究显示在肩撞击患者中,接受盂肱关节、肩袖、颈椎和胸椎冲击和非冲击技术、徒手肌肉牵伸、手法和监督下训练的试验组在功能、疼痛和肩关节等长肌力方面与只接受监督下训练的对照组相比有显著差异。Boyles等人(2009)报告撞击患者接受中胸段、颈胸段和肋骨的复位后,48小时疼痛(通过激发试验、抗阻测试和功能评分来评估)组内对比显著改善。

对于药物治疗,Green等人(2003)报告,对于肩袖疾病,皮质类固醇注射有时优于物理治疗。Buchbinder等人(2003)指出,某些试验中,肩峰下类固醇注射对肩袖疾病的效果与安慰剂相比仅有微弱优势。三个试验的汇总结果显示,肩峰下类固醇注射未优于NSAIDs。手术治疗方面,应认识到关节镜和开放式肩峰下减压术的结果未报告有显著差异,尽管有4个试验报告关节镜减压术后更早恢复(Coghlan et al 2008)。

## 小结

Hegedus等人(2008)称撞击是所有肩部疾病的最终常规路径,我们也同意这样的观点。撞击的诊断本身并无挑战性,难点在于阐明其潜在的病因。这需要联合基于病理生理学和病理-生物力学推理的临床诊断推理,以及相关研究知识的熟练掌握,从而提炼出循证模型。我们仍需更深入的研究来探讨关于本章讨论的不同类型撞击的临床诊断,以及针对不同类型撞击的最佳治疗和预后因素的指标,借以指导所有类别撞击患者不同阶段的治疗决策。

(解东风　译,向珩　吉昌　校,林武剑　王于领　审)

## 参考文献

Almekinders LC, Deol G. 1999. The effects of aging, anti-inflammatory drugs, and ultrasound on the in vitro response of tendon tissue. Am J Sports Med 27: 417–421.

Archambault DM, Wiley JP, Bray RC. 1995. Exercise loading of tendons and the development of overuse injuries, a review of current literature. Sports Med 20: 77–89.

Bang MD, Deyle GD. 2000. Comparison of supervised exercise with and without manual physical therapy for patients with shoulder impingement syndrome. J Orthop Sports Phys Ther 30: 126–137.

Barth JR, Burkhart SS, De Beer JF. 2006. The bear-hug test: a new and sensitive test for diagnosing a sub-scapularis tear. Arthroscopy 22: 1076–1084.

Belling Sørensen AK, Jørgensen U. 2000. Secondary impingement in the shoulder: an improved terminology in impingement. Scand J Med Sci Sports 10: 266–278.

Bergman GJD, Winters JC, Groenier KH, et al. 2004. Manipulative therapy in addition to usual medical care for patients with shoulder dysfunction and pain. Ann Intern Med 141: 432–439.

Biberthaler P, Wiedemann E, Nerlich A, et al. 2003. Microcirculation associated with degenerative rotator cuff lesions. J Bone Joint Surg 85A: 475–480.

Bigliani LU, Morrison DS, April EW. 1986. The morphology of the acromion and its relationship to rotator cuff tears. Orthop Trans 10: 228.

Boissonnault WG. 1999. Prevalence of comorbid conditions, surgeries, and medications in a physical therapy outpatient population: a multicentered study. J Orthop Sports Phys Ther 29: 506–525.

Boyles RE, Ritland BM, Miracle BM, et al. 2009. The short-term effects of thoracic spine thrust manipulation on patients with shoulder impingement syndrome. Man Ther 14: 375–380.

Broughton G, Janis JE, Attinger CE. 2006. Wound healing: an overview. Plast Reconstr Surg 117: 1eS–32eS.

Brox JI, Brevik JI. 1996. Prognostic factors in patients with rotator tendinosis (stage II impingement syndrome) of the shoulder. Scand J Prim Health Care 14: 100–105.

Buchbinder R, Green S, Youd JM. 2003. Corticosteroid injections for shoulder pain. Cochrane Database Syst Rev 1: CD004016. doi: 10.1002/14651858.CD004016.

Buckwalter JA. 1995. Pharmacological treatment of soft-tissue injuries. J Bone Joint Surg 77A: 1902–1914.

Bullock MP, Foster NE, Wright CC. 2005. Shoulder impingement: the effect of sitting posture on shoulder pain and range of motion. Man Ther 10: 28–37.

Bunker T. 2002. Rotator cuff disease. Curr Orthop 16: 223–233.

Çalis M, Akgün K, Birtane M, et al. 2000. Diagnostic values of clinical diagnostic tests in sub-acromial impingement syndrome. Ann Rheum Dis 59: 44–47.

Carpenter JE, Blasier RB, Pellizzon GG. 1998. The effect of muscle fatigue on shoulder joint position sense. Am J Sports Med 26: 262–265.

Carr A, Harvie P. 2005. Rotator cuff tendinopathy. In: Maffulli N, Renström P, Leadbetter WB (eds) Tendon injuries: basic science and clinical medicine. London: Springer, pp 101–118.

Chansky HA, Iannotti JP. 1991. The vascularity of the rotator cuff. Clin Sports Med 10: 807–822.

Choi CH, Kim SK, Jang WC, et al. 2004. Biceps pulley impingement. Arthroscopy 20: 80–83.

Clark JM, Harryman DT. 1992. Tendons, ligaments, and capsule of the rotator cuff: gross and microscopic anatomy. J Bone Joint Surg 74A: 713–725.

Codman EA. 1906. On stiff and painful shoulders: the anatomy of the sub-deltoid and sub-acromial bursa and its clinical importance. Sub-deltoid bursitis. Boston Med Surg J 154: 613–616.

Codman EA. 1934. The shoulder: rupture of the supraspinatus tendon and other lesions in or about the sub-acromial bursa. Boston: Thomas Todd.

Coghlan JA, Buchbinder R, Green S, et al. 2008. Surgery for rotator cuff disease. Cochrane Database Syst Rev 1: CD005619. doi: 10.1002/14651858.CD005619.

Cools AM, Witvrouw EE, Danneels LA, et al. 2002. Does taping influence electromyographic muscle activity in the scapular rotators in healthy shoulder? Man Ther 7: 154–162.

Cools AM, Witvrouw EE, Declercq GA, et al. 2003. Scapular muscle recruitment patterns: trapezius muscle latency with and without impingement symptoms. Am J Sports Med 31: 542–549.

Curwin SL. 1998. The aetiology and treatment of tendinitis. In: Harries M, Williams C, Stanish WD, et al. (eds) Oxford textbook of sports medicine. Oxford: Oxford University Press, pp 610–630.

Dahners LE, Mullis BH. 2004. Effects of non-steroidal anti-inflammatory drugs on bone formation and soft-tissue healing. J Am Acad Orthop Surg 12: 139–143.

Dierickx C, Ceccarelli E, Conti M, et al. 2009. Variations of the intra-articular portion of the long head of the biceps tendon: a classification of embryologically explained variations. J Shoulder Elbow Surg 18: 556–565.

Dinnes J, Loveman E, McIntyre L, et al. 2003. The effectiveness of diagnostic tests for the assessment of shoulder pain due to soft tissue disorders: a systematic review. Health Technol Assess 7(29): iii, 1–166.

Faber E, Kuiper JI, Burdorf A, et al. 2006. Treatment of impingement syndrome: a systematic review of the effects on functional limitations and return to work. J Occup Rehabil 16: 7–25.

Falla D, Farina D, Graven-Nielsen T. 2007. Experimental muscle pain results in reorganization of coordination among trapezius muscle subdivisions during repetitive shoulder flexion. Exp Brain Res 178: 385–393.

Ferrick MR. 2000. Coracoid impingement: a case report with review of the literature. Am J Sports Med 28: 117–119.

Ganssen HK, Irlenbusch U. 2002. Die neuromuskuläre Insuffizienz der Rotatorenmanschette ala Ursache des funktionellen Impingement: Muskelbioptische Untersuchungen am Schultergelenk. Z Orthop 140: 65–71.

Gaur DG, Shenoy S, Sandhu JS. 2007. Effect of aging on shoulder muscles during dynamic activities: an electromyographic analysis. Int J Shoulder Surg 1: 51–57.

Goldthwait JE. 1909. An anatomic and mechanical study of the shoulder joint, explaining many of the cases of painful shoulder, many of the recurrent dislocations and many of the cases of brachial neuralgia or neuritis. Am J Orthop Surg 6: 579–606.

Green S, Buchbinder R, Hetrick SE. 2003. Physiotherapy interventions for shoulder pain. Cochrane Database Syst Rev 2: CD004258. doi: 10.1002/14651858.CD004258.

Haahr JP, Østergaard S, Dalsgaard J, et al. 2005. Exercises versus arthroscopic decompression in patients with sub-acromial impingement: a randomized, controlled study in 90 cases with a one year follow up. Ann Rheum Dis 64: 760–764.

Habermeyer P, Magosch P, Pritsch M, et al. 2004. Anterosuperior impingement of the shoulder as a result of pulley lesions: a prospective arthroscopic study. J Shoulder Elbow Surg 13(1): 5–12.

Halder AM, Zhao KD, O'Driscoll SW, et al. 2001. Dynamic contributions to superior shoulder stability. J Orthop Res 19: 206–212.

Hansen M, Koskinen SO, Petersen SG, et al. 2008. Ethinyl oestradiol administration in women suppresses synthesis of collagen in tendon in response to exercise. J Physiol 586: 3005–3016.

Hegedus EJ, Goode A, Campbell S, et al. 2008. Physical examination tests of the shoulder: a systematic review with meta-analysis of individual tests. Br J Sports Med 42: 80–92.

Hughes PJ, Bolton-Maggs P. 2002. Calcifying tendonitis. Curr Orthop 16: 389–394.

Hurschler C, Wülker N, Mendila M. 2000. The effect of negative intra-articular pressure and rotator cuff force on gleno-humeral translation during simulated active elevation. Clin Biomech 15: 306–314.

Itoi E, Kuechle DK, Newman SR, et al. 1993. Stabilising function of the biceps in stable and unstable shoulders. J Bone Joint Surg 75B: 546–550.

Jósza L, Kannus P. 1997. Human tendons: anatomy, physiology, and pathology. Champaign, IL: Human Kinetics.

Kachingwe AF, Phillips B, Sletten E, et al. 2008. Comparison of manual therapy techniques with therapeutic exercise in the treatment of shoulder impingement: a randomized controlled pilot clinical trial. J Man Manip Ther 16: 238–247.

Kelley MJ. 1995. Biomechanics of the shoulder. In: Kelley MJ, Clark WA (eds) Orthopaedic therapy of the shoulder. Philadelphia: JB Lippincott.

Kibler WB, Sciascia AD, Hester P, et al. 2009. Clinical utility of traditional and new tests in the diagnosis of biceps tendon injuries and superior labrum anterior and posterior lesions in the shoulder. Am J Sports Med 37: 1840–1847.

Kido T, Etoi E, Konno N, et al. 2000. The depressor function of the biceps on the head of the humerus in shoulders with tears of the rotator cuff. J Bone Joint Surg 82B: 416–419.

Kneeshaw D. 2002. Shoulder taping in the clinical setting. J Bodyw Mov Ther 6: 2–8.

Krief OP, Huguet D. 2006. Shoulder pain and disability: comparison with MRI findings. Am J Radiol 186: 1234–1239.

Krupp RJ, Kevern MA, Gaines MD, et al. 2009. Long head of the biceps tendon pain: Differential diagnosis and treatment. J Orthop Sports Phys Ther 39: 55–70.

Leadbetter WB. 1992. Cell-matrix response in tendon injury. Clin Sports Med 11: 533–578.

Limb D, Collier A. 2000. Impingement syndrome. Curr Orthop 14: 161–166.

Lippitt S, Vanderhooft J, Harris S, et al. 1993. Gleno-humeral stability from concavity-compression: a quantitative analysis. J Shoulder Elbow Surg 2: 27–35.

Litaker D, Pioro M, Bilbeisi HE, et al. 2000. Returning to bedside: using the history and physical examination to identify rotator cuff tears. J Am Geriatr Soc 48: 1633–1637.

Lo IK, Burkhart SS. 2002. Sub-scapularis tears: arthroscopic repair of the forgotten rotator cuff tendon. Tech Shoulder Elbow Surg: 3: 282–291.

Lombardi I, Magri AG, Fleury AM, et al. 2008. Progressive resistance training in patients with shoulder impingement syndrome: a randomized controlled trial. Arthritis Rheum 59: 615–622.

Ludewig PM, Reynolds JF. 2009. The association of scapular kinematics and gleno-humeral joint pathologies. J Orthop Sports Phys Ther 39: 90–104.

Machner A, Merk H, Becker R, et al. 2003. Kinesthetic sense of the shoulder in patients with impingement syndrome. Acta Orthop Scand 74: 85–88.

McCabe RA, Nicholas SJ, Montgomery KD, et al. 2005. The effect of rotator cuff size on shoulder strength and range of motion. J Orthop Sports Phys Ther 35: 130–135.

McClure P, Tate AR, Kareha S, et al. 2009. A clinical method for identifying scapular dyskinesis. Part 1: Reliability. J Athl Train 44: 160–164.

Meister K, Buckley B, Batts J. 2004. The posterior impingement sign: diagnosis of rotator cuff and posterior labral tears secondary to internal impingement in overhand athletes. Am J Orthop 33: 412–415.

Milgrom C, Schaffler M, Gilbert S, et al. 1995. Rotator cuff changes in asymptomatic adults: the effect of age, hand dominance and gender. J Bone Joint Surg 77B: 296–298.

Morrissey D. 2000. Proprioceptive shoulder taping. J Bodyw Mov Ther 4: 189–194.

Moseley HF, Goldie I. 1963. The arterial pattern of the rotator cuff of the shoulder. J Bone Joint Surg 45B: 780–789.

Murrell GAC, Walton JR. 2001. Diagnosis of rotator cuff tears. Lancet 357: 769–770.

Neer CS. 1972. Anterior acromioplasty for the chronic impingement syndrome in the shoulder: a preliminary report. J Bone Joint Surg 54A: 41–50.

Northover JR, Lunn P, Clark DI, et al. 2007. Risk factors for development of rotator cuff disease. Int J Shoulder Surg 1: 82–86.

Park HB, Yokota A, Gill HS, et al. 2005. Diagnostic accuracy of clinical tests for the different degrees of sub-acromial impingement syndrome. J Bone Joint Surg 87A: 1446–1455.

Parsons IM, Apreleva M, Fu FH, et al. 2002. The effect of rotator cuff tears on reaction forces at the gleno-humeral joint. J Orthop Res 20: 439–446.

Picavet HSJ, Van Gils HWV, Schouten JSAG. 2000. Klachten van het bewegingsapparaat in de Nederlandse bevolking: prevalenties, consequenties en risicogroepen. Bilthoven: Centraal Bureau voor Statistiek.

Pyne SW. 2004. Diagnosis and current treatment options of shoulder impingement. Curr Sports Med Rep 3: 251–255.

Radas CB, Pieper HG. 2004. The coracoid impingement of the sub-scapularis tendon: a cadaver study. J Elbow Shoulder Surg 13: 154–159.

Rathbun JB, Macnab I. 1970. The microvascular patter of the rotator cuff. J Bone Joint Surg 52B: 540–553.

Rodosky MW, Harner CD, Fu FH. 1994. The role of the long head of the biceps muscle and superior glenoid labrum in anterior stability of the shoulder. Am J Sports Med 22: 121–130.

Roy JS, Moffett H, MacFadyen BJ, et al. 2009. Impact of movement training on upper limb motor strategies in persons with shoulder impingement syndrome. Sports Med Arthrosc Rehabil Ther Technol 1: 8.

Selkowitz DM, Chaney C, Stuckey SJ, et al. 2007. The effects of scapular taping on the surface electromyographic signal amplitude of shoulder girdle muscles during upper extremity elevation in individuals with suspected shoulder impingement syndrome. J Orthop Sports Phys Ther 37: 694–702.

Senbursa G, Baltasi G, Atay A. 2007. Comparison of conservative treatment with and without manual physical therapy for patients with shoulder impingement syndrome: a prospective, randomized clinical trial. Knee Surg Sports Traumatol Arthrosc 15: 915–921.

Shah NN, Bayliss NC, Malcolm A. 2001. Shape of the acromion: congenital or acquired. A macroscopic, radiographic, and microscopic study of acromion. J Shoulder Elbow Surg 10: 309–316.

Sher JS, Uribe JW, Posada A, et al. 1995. Abnormal findings on MRI of asymptomatic shoulders. J Bone Joint Surg 77B: 10–15.

Simons DG, Travell JG, Simons LS. 1999. Travell and Simons' myofascial pain and dysfunction: the trigger point manual. Vol. 1: Upper half of body, 2nd edn. Baltimore: Williams & Wilkins.

Trampas A, Kitsios A. 2006. Exercise and manual therapy for the treatment of impingement syndrome of the shoulder: a systematic review. Phys Ther Rev 11: 125–142.

Tripp BL, Boswell L, Gansneder BM, et al. 2004. Functional fatigue decreases 3-dimensional multi-joint position reproduction acuity in the overhead-throwing athlete. J Athl Train 39: 316–320.

Tsai NT, McClure PW, Karduna AR. 2003. Effects of muscle fatigue on 3-dimensional scapular kinematics. Arch Phys Med Rehabil 84: 1000–1005.

Urwin M, Symmons D, Allison T. 1998. Estimating the burden of musculoskeletal disease in the community. Ann Rheum Dis 57 649–655.

Van der Windt DA, Koes BW, De Jong BA, et al. 1995. Shoulder disorders in general practice: incidence, patient characteristics and management. Ann Rheum Dis 54: 959–964.

Virchenko O, Skoglund B, Aspenberg P. 2004. Parecoxib impairs early tendon repair but improves later remodeling. Am J Sports Med 32: 1743–1747.

Walther M, Werner A, Stahlschmidt T, et al. 2004. The sub-acromial impingement syndrome of the shoulder treated by conventional physiotherapy, self-training, and a shoulder brace: results of a prospective, randomized study. J Shoulder Elbow Surg 13: 417–423.

Werner A, Walther M, Ilg A, et al. 2002. Zentrierende Kräftigungstherapie beim einfachen subakromialen Schmerzsyndrom: Eigentraining versus Krankengymnastik. Z Orthop 140: 375–380. [Article in German.]

# 第 28 章

# 盂肱关节不稳

Steven C. Allen，Russell S. Vander Wilde，Peter A. Huijbregts

## 概述

　　在第 27 章继发性撞击综合征中已经讨论过盂肱关节不稳，结合笔者的经验认为，肩痛患者常伴有潜在的盂肱关节不稳。但盂肱关节不稳的表现较为多样，程度较轻的不稳是指那些非创伤性的、非随意的、反复发生的、多见前下向的半脱位，往往只有病史提示出现过不稳，通常保守治疗效果较好；程度严重的创伤性脱位，伴随着骨折和神经血管或软组织的损伤，则是手术指征。

　　关于脱位，Krøner 等人（1989）报告，在普通城市人口的发生率为 0.17 每千人年。Owens 等人（2009）的报告指出，普通人的发生率为 0.08 每千人年，而军人则是 1.69 每千人年。在肩关节脱位人群中，约 98% 是前脱位，不到 2% 是后脱位，只有 0.5%是下脱位（Walton et al 2002；Cicak 2004；Camarda et al 2009）。

　　盂肱关节不稳可能出现在前向、后向或者多方向。多方向不稳（multidirectional instability，MDI）是指关节在两个或多个方向出现症状性的松弛，往往其中一个方向是下方（Caplan et al 2007）。区分不稳和松弛很重要，因为大多数的肩关节松弛并不存在不稳定（McFarland et al 2010）。客观上来说，松弛描述的是肱骨头在关节窝内的可滑动程度（Schenk & Brems 1998），而不稳是盂肱关节内滑动异常增加，并引起与半脱位或脱位相关的症状。如果出现以下情况，肩关节不稳就是有临床意义的病理状况：①异常且不对称的松弛；②有相关的症状；③有相关的病理解剖。当存在以上三要素时，说明盂肱关节的静态和动态的稳定器出现了不平衡，从而引起了不稳。由于鉴别诊断方面的困难，目前没有肩关节不稳的流行病学数据。

　　许多年轻运动员因为肩痛做物理治疗，疼痛常由非创伤性的、非随意的、反复发生的、多见前下向半脱位引起。当然，治疗师也可能遇到真有脱位的患者，因此也要熟悉脱位的症状，以便于鉴别患者是否需要外科评估及治疗。

## 解剖

　　肩前部的关节囊韧带分界清晰，盂肱韧带分为上（SGHL）、中（MGHL）和下（LGHL）三部分。上盂肱韧带附着在邻近结节间沟的小结节上方，向前经过肱二头肌腱，与前上方的关节盂唇相连（Levine & Flatow 2000）。中盂肱韧带是盂肱韧带中最多变的，有时缺失，起自肱骨小结节处，与肩胛下肌肌腱相连，其盂唇与上盂肱韧带下部相连。下关节囊或腋囊的肱骨附着处，包括下盂肱韧带的前束（AB-IGHL）和后束（PB-IGHL），起自肱骨头的 4~8 点钟方向下行至下盂唇（Sugalski et al 2005）。后关节囊从下盂肱韧带后束至肱二头肌长头肌腱的后部。后关节囊又被分为上、中和后三部分。虽然通常认为其生物力学意义不大,但也要注意上关节囊的组织厚度与下盂肱韧带前束相似(Bey et al 2005)。

喙肱韧带(CHL)起自喙突的外侧,从喙肩韧带(CAL)下水平穿过,附着于结节间沟两侧的大小结节。在冈上肌下方和肩胛下肌上方的肩袖间隙,喙肱韧带与相邻的肌腱及底层关节囊合并。在前关节囊,喙肱韧带位置表浅,位于上盂肱韧带的上方。

喙肩韧带横跨肩关节上方,附着于喙突及肩峰前下方。Lee等人(2001)描述了一个镰状或条带状的组织连接着喙肩韧带纤维和肩袖联合腱,而不附着于肩峰(图28.1)。在肩袖间隙,喙肩韧带也经过这个镰状组织与喙肩韧带相连,所以喙肩韧带的松弛或者损伤(医源性的,例如肩峰成形术)可能抵消喙肱韧带的张力。

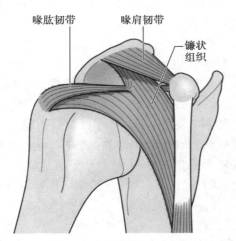

图28.1　喙肩韧带的镰状纤维与肩袖肌腱直接相连

完整的盂唇由纤维软骨过渡带组成,与关节盂软骨相连(将在第29章详细讲述)(Abboud & Soslowsky 2002)。盂唇下部附着牢固,而上部和前部较为松弛,将关节盂的深度增加了50%(Cooper et al 1992)。综上所述,盂唇的作用是为盂肱韧带和肱二头肌腱提供附着处。

## 生物力学

盂肱韧带的三束都对肩外旋起着被动限制作用(Turkel et al 1981;O'Connell et al 1990)。上盂肱韧带限制中立位外旋,由于喙肱韧带的解剖位置与上盂肱韧带相近,因此也在这个位置下起被动限制作用(Neer et al 1992;Kuhn et al 2005)。中盂肱韧带在45°外展位对肩关节前方稳定性维持作用重大,即

与中间范围的肩不稳有关(O'Connell et al 1990;Kuhn et al 2005)。上盂肱韧带和喙肱韧带联合,能够限制在盂肱关节屈曲、内收和内旋位的关节内向下和向后的移动(Levine & Flatow 2000)。

关节囊下部起着"吊床"作用,保障肱骨头下方在关节盂内移动。外展时,整体在肱骨头下移动而变得紧绷。AB-IGHL在外展90°、伸展10°且外旋终末位时张力最大。外旋时,下部在肱骨头下方向前运动,限制了肱骨头向前滑动(Levine & Flatow 2000)。在AB-IGHL的尸体测试中,60°外展位的前抽屉试验,在肱骨和关节盂的止点处张力最大,这两处也是在AB-IGHL张力测试中出现问题最多的地方;特别是关节盂止点是常见的前盂唇撕裂(Bankart撕裂)的位置。Kuhn(2005)等人指出,包括腋囊在内的整个IGHL,是外展15°和外展60°位下限制外旋最重要的条件。

在外展和内旋位时,复合体在肱骨头下向后移动,PB-IGHL张力增加(Levine & Flatow 2000)。PB-IGHL与临床中的肩关节后部僵硬有关。此外,当肩关节屈曲和内旋时,最大的张力出现在后关节囊,由此说明后关节囊也是肩后部的稳定器(Urayama 2001)。

在小范围抬肩时,喙肩韧带是盂肱关节重要的稳定器(Lee et al 2001)。过去曾经认为它没有重要功能而在肩峰成形术中进行松解;然而,喙肩韧带松解后会增加0°和30°外展位下,肩内旋和外旋状态下前后向的移动,由此也提示我们在肩峰成形术后可能出现的医源性的不稳。

完好的盂唇能帮助肱骨头处在关节盂的中心,盂唇前下方的损伤会使肱骨头向损伤部位移动。Fehringer等人(2003)总结出,完好的盂唇对盂肱关节处在精确的中心位置有重要作用,特别是在中立位时,这时多数韧带都是松弛的。盂肱关节的盂唇加高了关节盂边缘,通过有效增加关节盂的深度来提高肩关节的稳定性,起到防止移动的楔块作用(Walton et al 2002),增加了约20%的移动阻力(Abboud & Soslowsky 2002)。(凹陷压缩机制对于盂肱关节稳定性的贡献将在第27章讨论。)

当然,稳定性不仅仅由被动限制提供。冠状面(肩胛下肌、冈下肌和小圆肌)和额状面(冈上肌和三角肌)迫使压缩凹陷机制功能作为局部稳定肌耦合(Parsons et al 2002)。所有的肩袖肌群和肩关节主要的运动肌给盂肱关节提供力向量,包括压缩分力和剪切分力(Lee et al 2000)。在0°~90°外展过

程中,这些力向量的方向变化很大,尽管由肩袖肌群提供的压缩分力远大于剪切分力。剪切分力可能稳定关节或者造成关节的不稳,这决定于它的方向。在投掷的后举起期,冈下肌和小圆肌产生一个向后的剪切力,因而使得肩关节前方稳定,鉴于冈上肌在末端范围产生一个巨大的向前剪切力,因此关节前方产生了不稳(Lee et al 2000)。在后举起位置时,胸大肌提供一个相似的向前的不稳定力(Labriola et al 2005)。与冈下肌和肩胛下肌相比,背阔肌和大圆肌产生更有力的向下的剪切力;冈上肌在这方面的作用是很小的(Halder et al 2001b)。(在第27章讨论了关于肱二头肌长头肌腱稳定作用尚不确定的论证。)在恐惧测试位置下,三角肌对前向的稳定有重要作用,并且三束肌束对稳定的贡献相同(Kido et al 2003)。三角肌后束是对抗盂肱关节下方不稳的关键肌肉(Halder et al 2001a)。

## 病理学

关节盂唇在前下方向的损伤称为 Bankart 或 Perthes 损伤,是肩关节前脱位中最常见的病理表现。肩关节前脱位不仅仅是 Bankart 撕裂,还有 IGHL 的断裂,这些使得脱位成为可能(Robinson & Dobson 2004)。Bigliani 等(1992)表示内部韧带损伤发生在盂唇撕裂之前。即使动态稳定装置完好,IGHL 损伤脱位也会造成盂肱关节很不稳定。在年轻患者中,前脱位的典型机制是肩在外展、伸展和外旋状态下的间接创伤,在过顶体育运动中更常发生(Bohnsack & Wulker 2002)。主要的肩关节前脱位发生在老年人低能量摔倒后(Robinson & Dobson 2004)。肱骨头后外侧压缩性骨折,也叫作 Hill-Sachs 损伤,出现在很多前向不稳的患者中(Cicak 2004;Robinson & Dobson 2004)。

后向脱位是不常见的,在所有脱位中占不到 2%。后脱位可能发生在以下情况:胳膊在伸展位下摔倒造成的;举重运动员在卧推的伸展末端,重量偏离;足球前锋运动员通过向前弯曲手臂,不能对抗轴向传递的力,或者是冰球运动员试图降低速度击板。后脱位也可能是癫痫发作或者电击造成的。后脱位可能与肱骨外科颈骨折或粗隆骨折有关。肩关节后脱位合并后盂唇分离(反 Bankart 损伤)与肱骨前内侧压缩性骨折(反 Hill-Sachs 损伤)需要考虑手术。需要手术修复的指征包括反复的半脱位或脱位,或者进行了恰当的康复仍存在机械症状(Seebauer &

Keyl 1998;Cicak 2004;Kim et al 2005)。

下脱位更少见,在所有脱位中仅占 0.5%。损伤机制包括沿着肱骨直接轴向的负荷——从高处跌落时试图抓住头顶的物体时可能发生。另一种机制是已经外展的肩关节受暴力再外展。肱骨的颈段或近端轴对肩峰的撞击将肱骨头向下拉出关节盂。术语"直立性脱臼"是指患者呈现上肢外展,肘屈曲,前臂旋前,手举过头顶时不能将上肢压低至对侧。与其相关的损伤可能包括肩峰、锁骨、喙突、大粗隆和肱骨头的骨折。与其相关的血管损伤是腋下血管,通常损伤严重,需要手术,但是不如腋神经、尺神经或桡神经、臂丛神经损伤常见,这些神经预后往往不错,多是失用的结果(Baba et al 2007;Camarda et al 2009)。Mallon 等人(1990)回顾了 80 例相关患者,其中 80% 有大粗隆骨折或肩袖损伤,60% 有神经损伤,3.3% 有循环障碍。

向后的半脱位归因于向后的挤压或拉伸负荷以及强力的过度内收(Robinson & Dobson 2004;Kim et al 2005),伴有由于过度向后部凹陷移动引起的疼痛。反复的肩关节后半脱位作为临床实体,越来越被认为是不常见的(2%~5%),但是对肩关节不稳有重要影响(Eckenrode et al 2009)。单一的创伤事件或重复累积的损伤可能会导致盂肱关节后向不稳,例如在对抗性运动中,直接作用在后关节囊的高能量暴力。关节盂后倾、外旋肌的薄弱都被认为是潜在的危险(Eckenrode et al 2009)。

在外展-外旋过程中,肱骨头过度的向前移动导致 AB-IGHL 的塑性变形,盂肱关节前向半脱位。这同样也提示,在最常见肩关节过度松弛的投掷运动员中,这种过度的活动和移动引起疼痛可能是一个渐进的过程,最终表现出盂唇损伤和/或肩袖部分撕裂(Kuhn et al 2003)。然而,松弛和过度活动不是不稳,实际上是投掷肩为实现更高速度和转矩的先决条件(Huijbregts 1998)。考虑到它经常与肩关节前向不稳和半脱位相关,就有必要回顾过顶投掷的各阶段并将临床推理应用到动力链以便为可能与疾病相关的生物力学错误提供诊断。

过顶投掷(例如板球)有五个阶段:旋转,挥臂早期,挥臂末期,加速和随挥(图 28.2)。旋转阶段对于过顶棒球投手来说是预备阶段,重点在屈曲。右利手的投手其屈曲模式为左下肢髋和膝适度屈曲。同样需要脊柱弯曲。双手持球,肩关节内旋-内收,双肘屈曲。投手用左侧身体面对击球手。当左手离开球,挥臂早期即开始。右肩从内收内旋位运动至

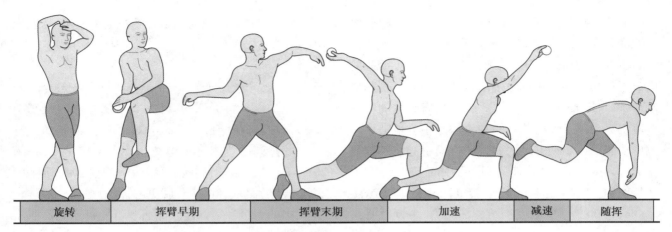

| 旋转 | 挥臂早期 | 挥臂末期 | 加速 | 减速 | 随挥 |

图 28.2　过顶投掷动作的 5 个阶段

外展外旋位。投手用之前屈曲的左腿向击球手的方向迈步，并且躯干开始伸展，右旋，向左侧弯。当投手的左脚触地，挥臂末期就开始了。这是躯干和腿的反旋转动作，对球的加速有帮助。右上肢和球继续在水平外展和外旋这一方向运动。

当肩关节从外旋位向内旋位转换时，加速阶段就开始了。旋转是加速阶段最重要的动作，在这个阶段，肩部也从水平外展位运动到水平内收位，在球释放前再回到水平外展方向。球经右手释放标志着加速的结束。为投掷动作最大急速的这只胳膊现在需要减速。左下肢运动至屈曲状态，躯干也屈曲左旋。右上肢开始内收和内旋。随挥的第一部分（减速）的标志是右肩肌肉复合体的高活性，随挥的第二部分需要足够的躯干和下肢的运动来减少对肩关节的力量要求，并降低损伤的可能（Huijbregts 1998）。过顶投掷运动是相当快速的运动。Fleisig 等人（1995）计算了从脚触地到球出手的平均时间是（0.139 ± 0.017）s，这段时间对应的是挥臂末期和加速阶段。

在过顶投掷中有两个重要的瞬间对肩关节复合体提出了很高的要求。第一阶段是在挥臂末期，意味着肩部承受着高扭转和压缩负荷，可能远远超过前下关节囊韧带复合体的塑性限度，造成该方向的疼痛和不稳。第二个重要的瞬间出现在减速早期球离手的瞬间。虽然在投掷的这个阶段，扭转负荷很大程度减小，对于前向限制的剪切力也减小，作用在肩关节上的压缩负荷最高达到 1 100N，与第一个重要瞬间相比，压缩负荷增加超过 100%。出现这些压缩力时，肱骨头任何意外的移动都可能造成关节囊、密切相关的肩袖、盂唇的损伤。这些对肩关节被动和主动装置有相当高的要求，除了这些高扭矩和力，

在挥臂末期外旋活动至 140°，在加速阶段内旋角速度达 122rad/s，在减速阶段角速度为 8 726rad/s（Huijbregts 1998）。

对于有盂肱关节不稳的投掷运动员，临床医生的检查不仅仅局限于出现功能障碍的肩关节以及肩胛带。举一个下肢功能障碍的例子，在投掷比赛中，加速阶段左脚触地时，右侧骶骨出现扭转/骶骨出现向右的扭转，可能出现肩关节为了获得所需的上肢速度而过度的代偿。在投掷阶段同样需要腰部最大伸展和右侧弯，这意味着慢性右后外侧椎间盘损伤可能对肩胛带提出更高的要求，躯干在这个方向的运动可能受限。同样的椎间盘损伤在更容易激惹的情况下会使得投掷臂反向旋转并减速，这时候是需要躯干屈曲和左旋的。

腰椎不稳或脊柱节律运动的中立区域增加会使过顶项目运动员变得易受伤（Panjabi 1992）。在过顶运动员中，如果不稳出现在向右的旋转平面，在加速的关键区域可能导致动力链上端的过度补偿，随后引起盂肱关节的损伤。在单侧背痛的患者中，腰部多裂肌的单侧薄弱可能引起随后的萎缩（Hides et al 1996）。这组节段性肌肉不对称的收缩会导致扭转负荷，脊柱节律性运动出现过度移动，腰骶部闭合模式的消失（Lee 1989）再一次使处在动力链上端的盂肱关节承受过多的剪切力和压力。在退役的标枪投手中，投掷对侧的髋关节骨性关节炎发病率更高（Schmitt et al 2004），说明在右利手的过顶项目运动员中，左髋需要承受很大的扭转力。在投掷减速阶段或限制髋关节旋转活动中，左髋关节深层旋转肌或臀中肌的无力很可能削弱投掷肩缓冲力的安全区域，实际上在此阶段臀部肌肉应该发挥作用。

对于上肢的功能障碍,在投掷运动员中理想的肩部功能需要肩胛骨有足够的上回旋、外展和后倾(Magarey & Jones 1992)。斜方肌上束和前锯肌的肌肉不平衡可能会表现由于前锯肌抑制而出现的翼状肩胛(Sahrmann 2002),因此要兼顾肩胛骨和肱骨的协调运动以及保持肱骨头在盂唇的中立位。由于颈椎功能障碍出现 $C_4$ 张力过高,进而引起肩胛提肌张力过高或僵硬,可能使肩胛骨下回旋并抑制由盂唇提供的"楔块"机制(Fowler & Pettman 1992;Walton et al 2002)。这会增加结构的张力,限制肱骨头向下、向前的移动。对于右利手的投手来说,上胸椎需要足够的右旋和右侧弯。胸椎这个部分的活动度不足很常见,并且会直接影响到作用在盂肱关节前向限制装置的压力大小。

## 盂肱关节不稳的诊断

很难想象临床医生识别不出直立性脱臼,更常见的是稍有不稳的患者更难诊断,甚至在初次检查时,大多数的后脱位都被漏诊了(Cicak 2004)。

### 病史

有肩关节不稳的患者最主要的主诉就是疼痛。躯体性疼痛的描述通常是深层的、间断的、位于肩关节前部或后部的疼痛。创伤可能意味着自发性脱位的减少,特别是在向前方向。通过这个部位的病理学,我们认为损伤机制会让临床医生考虑到前、后和下的脱位。正如上文提到的,后脱位在首次检查时往往被漏诊,通常患者只会抱怨主观的不稳,在屈曲、内收和内旋时出现疼痛(Cicak 2004)。

在介绍中,我们讨论过在物理治疗中通常用低程度不稳来更恰当地定义非创伤性、非自主、反复、多为前下方的半脱位。这种不稳更常见,但是确实更难诊断。在青少年过顶投掷运动员及体操运动员中更常见。创伤可能有一定的影响,但是更常见的是由之前微细损伤累积而成的。Magarey 和 Jones(1992)提出了以下(未经证实)关于低程度肩关节不稳的病史发现:①对某一特定动作恐惧;②对关节的滑进滑出敏感;③在过顶项目中疼痛加剧;④在活动范围中疼痛;⑤在挥臂末期关节内出现响声或者"死臂综合征";⑥在挥臂末期位置下无力。注意,在这些症状中至少有几个是没有针对性的;Schenk

和 Brems(1998)提到有 MDI 的患者可能还会表现出在中间位置的疼痛。

### 检查

正如以上所提到的,肩关节不稳患者的检查不应该局限在肩胛带,还应该包括通过上下肢动力链对功能障碍的成因进行检查。特别是肩关节,扫描检查要包括三维姿势的评估。在休息位和外展 90°位下,从后面观察翼状肩胛更好,同时也需要测量特定肌肉的力量和柔韧性。侧面观可能提示胸小肌肌肉长度的短缩,如果肩部前伸、上抬,同时肩胛骨下缘翘起则证明了这一点。肩关节前或下脱位未复位的患者可能表现出肱骨头掉出关节窝,在胸壁处可以看到并触诊到。后脱位未复位的患者可能表现出肩上举并在内收内旋位下屈曲。

在主平面内主动活动及复合运动时对肌肉牵拉,进行加压或分离是检查激惹度和完整性的第一项测试。直立性脱位的患者很好确认,他们不能把胳膊从上抬位放下来(Camarda et al 2009)。肱骨头后脱位的患者其肱骨头可能处在关节盂后边缘,因此将肩关节卡在 10°~60° 的内旋位,在这个位置下无法旋外(Cicak 2004)。这个初筛不应该激惹到患者的症状,临床医生可能怀疑来自远处的原因,包括来自颈椎放射性的机械疼痛或者非机械性的病因。注意,除非最近有过创伤,肩带最好要有全范围或接近全范围的活动。综合神经血管检查,特别是在有可能脱位的患者中,需要完成坐位检查。在肩上抬过程中,要以后面观仔细观察肩胛骨,对检查异常节律,缺少上回旋和外展,或者内侧缘翘起很有帮助,以上在第 32 章有讲述。

Magarey 和 Jones(1992)给出了如下(未经证实的)物理检查结果作为低程度不稳的指征:①过大的活动范围或者在稳定性测试中丢失正常末端感觉,伴有或不伴有恐惧或关节内的响动;②全范围运动或过度范围运动伴有末端疼痛;③末端感觉松弛,韧带的(限制)性质不明显;④在 90° 外展时外旋会被痉挛限制或表现出过大的范围;⑤无痛且肩袖肌群收缩有力,除了冈下肌常常无力但无痛。再次注意,这些结论中的很多都是没有针对性的。

### 稳定性测试

对于盂肱关节临床不稳的特殊测试分为两类

（Levy et al 1999；Ellenbecker et al 2002；Tibone et al 2002）。稳定性测试使用激惹、恐惧及终末感来确定末端范围关节的完整性，而松弛性测试检查在功能活动及中间范围时关节的活动情况。Bahk 等人（2007）总结说，对于不稳定的肩关节，在我们的评估中进行特殊测试很重要，但是必须正确看待对于不稳的临床松弛性检查及相关检查。如果检查结果"相符"，那它们确认并坚定了诊断。如果这些检查结果与病史及其他检查结果不符，松弛性仅仅意味着一个松弛的肩关节，这并不是诊断，而是物理检查的结果。在第二作者的诊所中，与投掷相关的 MDI 常常与遗传的肩关节囊松弛相伴，随后关节囊变得太松并"代偿失调"。一个重要的悖论是，在一定程度上，遗传性的松弛在一开始使得这些运动员在过顶项目中取得高水平，例如投掷。然而一旦出现代偿失调，原本的优势就会变成劣势。

## 恐惧测试

患者仰卧在治疗床上，盂肱关节放在治疗床的边缘，肩胛骨在治疗床上。患者的肩关节 90°外展，肘关节 90°屈曲，测试者用膝盖抵住肘，防止肩关节出现伸展。随后测试者进行逐步的外旋直到患者不能忍受更多的旋转，记录下旋转角度。对于前向不稳的患者，患者描述害怕并且觉得肩要从关节里脱出来，就可以看作是阳性测试。一些作者注意到在这个测试中出现疼痛可能表明更不易察觉的前向不稳。这个测试对创伤性前向不稳的敏感性为 52.78%，特异性为 98.91%（Lo et al 2004）。

## 复位测试

由 Jobe 等人（1989）首次提出，复位测试是在上述测试记录出现恐惧的位置，给肱骨头一个向后的力；如果减轻了恐惧症状就是阳性。Lo 等人（2004）建议用这个测试区别过顶运动员不易察觉的不稳和肩袖撞击综合征，如果疼痛出现在恐惧测试中并且在复位测试中缓解，产生和随后还原疼痛的敏感性和特异性都低，分别是 40% 和 42.65%。然而，当仅把恐惧减少当成测试的阳性结果，对肩关节前向不稳的特异性为 100%，虽然敏感性还是很低，为 31.94%。症状减轻通常与外旋角度增加相关。

## 惊讶（释放）测试

在这个测试中，保持在复位测试的最后位置，测试者的手快速离开肱骨近端，诱发出患者的反应。阳性测试的表现是突然表现出恐惧测试的症状。据报告，惊讶测试对于诊断前向不稳的敏感性为 63.89%，特异性为 98.91%（Lo et al 2004）。注意，相对于恐惧测试，惊讶测试把肩关节放在了更多的外旋这一更易受伤的位置。因此，为了安全准确地进行惊讶测试，我们建议先进行恐惧测试和复位测试。这会给检查者一个大概的印象，患者觉得在哪里容易受伤，然后小心地施加向后的力，也是在患者舒适的程度内施加和释放。如果临床医生一开始就进行惊讶测试，可能不光吓到患者，还会造成肩部急性脱位。

肩关节后向不稳的典型检查是负载位移测试产生向后的移动或出现后关节线压痛（Eckenrode et al 2009）。患者的冲击测试可能也是阳性。这个测试在仰卧位下进行，被测试的胳膊外展 90°并内旋。当胳膊被带到水平内收位时施加沿着轴的负荷。测试的阳性表现为测试产生可触及的或听见的响声以及疼痛。据报告在后下盂唇损伤的诊断中其敏感性和特异性分别是 73% 和 98%（Kim et al 2005）。

## 松弛性测试

盂肱关节在任一单一平面内的运动都会伴随其他两个平面内的运动。一个关于盂肱关节韧带的应变分析表明，对于单一韧带的测试中，在所有韧带中都存在张力共享关系进行张力的传递（Terry 1991）。到目前为止，Fowler & Pettman 等人（1992）在他们的北美骨科手法治疗协会（North American Institute of Orthopaedic Manual Therapy，NAIOMT）的教育中，建议对盂肱关节囊韧带复合体进行系列检查，以便识别主要的部位的损伤和完整性的丢失。密歇根州柏云斯平安德鲁斯大学的 Sharp 和 Kisser（未发表的研究 2009）在一项顶尖博士研究项目中给出了选择性张力的初步效度验证，作为以下针对 SGHL、MGHL 和 AB-IGHL 的 NAIOMT 测试的基本原理。

### NAIOMT SGHL/CHL 测试

患者取仰卧位，被测试的肩关节在治疗床边，肩胛骨位于治疗床上，肩关节在 0° 外展位下外旋至最大，然后将肱骨近端向前滑动（图 28.3）测试 SGHL 和 CHL 的后束和下束。如果此时可以做到肩关节

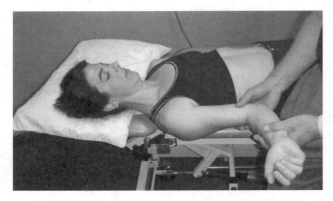

图 28.3　NAIOMT SGHL/CHL 后向测试

伸展 10°,那么 CHL 的前束和中束承受的张力更大(图 28.4)。

## NAIOMT MGHL 测试

从 0°外展、10°伸展及外旋终末位,测试者移动上肢至 45°外展,然后在盂肱关节平面上施加向前内的滑动来测试 MGHL(图 28.5)。

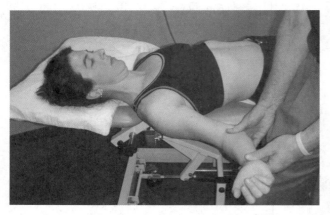

图 28.4　NAIOMT SGHL/CHL 前向测试

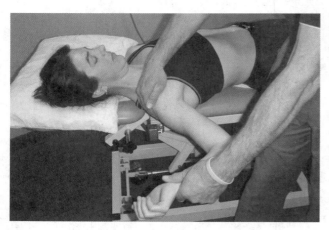

图 28.5　NAIOMT MGHL 测试

## NAIOMT IGHL 测试

在 MGHL 测试位置下,测试者将胳膊移动到 90°外展位,然后对肱骨近端施加向前内的滑动来测试 AB-IGHL(图 28.6)。PB-IGHL 的测试在同样的位置,胳膊 90°外展、10°伸展,但是现在需要内旋至最大,对盂肱关节施加向后下的滑动(图 28.7)(Fowler & Pettman 1992;Levine & Flatow 2000)。

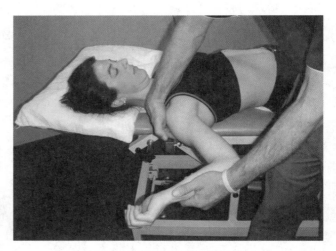

图 28.6　NAIOMT AB-IGHL 测试

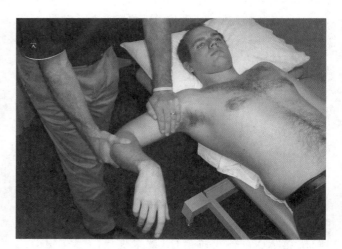

图 28.7　NAIOMT PB-IGHL 测试

## NAIOMT 后关节囊测试

测试者将肩关节摆到 90°屈曲,最大范围内旋,然后水平内收至终末端,对近端肱骨沿着长轴施加向后外的力,来测试后关节囊(图 28.8)(Fowler & Pettman 1992;Urayama 2001)。

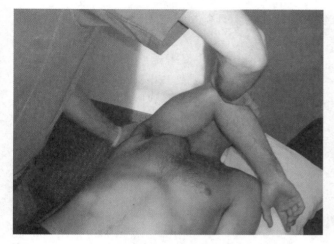

图 28.8 NAIOMT 后关节囊测试

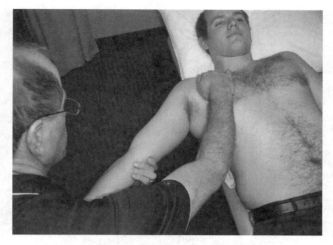

图 28.9 NAIOMT 外旋位的凹陷征

## NAIOMT 针对 AB-/PB-IGHL 及下盂唇的凹陷稳定性测试

当患者的胳膊沿轴向向下收缩，在肩峰下会出现沟壑或凹陷，特别是在坐位下，最开始这被当作是 MDI 的特征测试，这个测试会重现患者的典型症状（Neer & Foster 1980）。然而，Bahk 等人（2007）报告说，这个测试在少数有症状的患者身上才能激惹出症状。被认为与结果相关的轴的度数也不确切，McFarland 等人（2003）认为，凹陷征可能导致 MDI 的过度诊断。Pettman（2009）建议对凹陷征进行改良。在这个测试中，测试者要把一个手固定在腋下来固定住肩胛骨。测试者用另一个手将胳膊转到外旋，保持在这个位置下并施加向下的力以评估凹陷征，这被认为与 AB-IGHL 复合体可能存在的盂唇损伤相一致（图 28.9）。如果在同一个测试中上臂最大内旋时，凹陷征出现，可能是 PB-IGHL 复合体的盂唇损伤（图 28.10）。

## 影像学

从医学外科的角度来看，绝大多数患者不稳的诊断都是基于病史、物理检查，再结合平面射线片。X 线片对排除骨折很重要，骨折也经常与脱位相关联。对于没有合并症的肩关节不稳，标准前后观可能得出模棱两可的结论或者可能不好解释，而腋下外侧观对观察（反）Hill-Sachs 损伤的出现与否及程度很有帮助，但是几乎不可能得知由于疼痛，患者的外展严重受限。侧肩胛骨平面观对确定肱骨头与关节盂的关系有一定帮助。肩关节前脱位，肱骨头位于关节盂的前面；后脱位则位于后面（Workman et al 1992；Cicak 2004）。

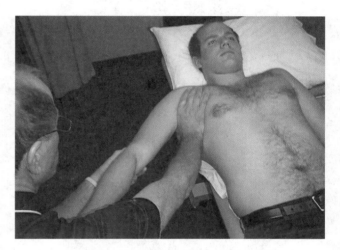

图 28.10 NAIOMT 内旋位的凹陷征

在 Hill-Sachs 的诊断中，磁共振成像（MRI）与平片及关节镜相比，表现出更高的准确性，其敏感性为 97%，特异性为 91%（Workman et al 1992）。MRI 对于判断那些经历过脱位并引起肩袖损伤高风险的老年人的肩袖最有用。磁共振关节造影（MRA）需要向关节内注射显影剂，第二作者认为 MRA 对于有机械症状且临床医生认为有盂唇或者关节内部有病理变化的患者，是一种影像学检查选择。MRA 对怀疑有脱位的青少年运动员有一定价值，但临床显示他们可能仅仅是半脱位。第二作者认为，对于青少年过顶项目运动员，在 MRA 上明确的盂唇撕脱（前向或后向 Bankart 撕裂）及明确的 Hill-Sachs 损伤会帮助脱位的确诊，并引导治疗医生进行手术修复——因为非手术疗法有很高的再次不稳风险（图 28.11）。计算机断层扫描（CT）是骨缺损成像的有效工具，例如骨缺损、关节窝前部缺损（Cicak 2004）。对计划手术及确定是否需要替代物来解决骨缺损很有帮助。

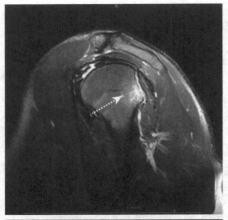

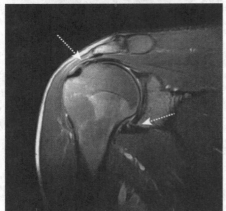

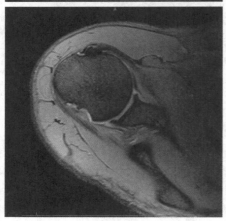

图 28.11    MRI 显示的 Hill-Sachs 损伤

## 预后

对于骨科物理治疗师来说,很难决定哪个表现出不稳的患者进行保守治疗最好,有清晰又细致的治疗进程,哪个患者最好进行进一步诊断性的测试和骨科手术咨询。需要手术加固的患者不应该被延期或忽略,因为复发和发病率的长期结果和进一步对关节软骨的影响都是首要考虑的问题。虽然作者没有对保守或手术介入的可能缓解效果进行研究,但是基于一项病例对照试验,Marx 等人(2002)报告

说,曾有过脱位的患者患肩关节严重关节炎的风险增加了 10~20 倍。

根据第二作者的临床观点,第一次创伤性前脱位并伴有 Bankart 撕裂及 Hill-Sachs 损伤的年轻患者(不到 20 岁)是有最明显高风险的患者,可能是单纯不稳阶段后唯一的确定的患者(Arciero et al 1994)。除此之外,肩袖撕裂及无力的老年患者应当考虑进行手术,因为有疼痛和无力的风险,而不是再脱位的风险。其他的患者在非手术治疗失败,症状持续或者有反复的脱位或半脱位症状时,可以考虑进行手术。虽然任何个体都无法确定再次不稳的确切风险,确定的风险因素可以帮助我们归纳出哪些个体再次不稳的风险在增加。复发的风险可以分为以下临床和解剖风险因素。

### 临床风险因素

第一次发生脱位的年龄是非常有力的预测。在不到 20 岁的年轻患者中,复发率为 55%~94%。Te Slaa 等人(2004)报告说,26% 的再次脱位发生都在 4 年内;在这个研究中,年龄是最重要的因素,不到 20 岁的患者其复发率为 64%,而超过 40 岁的患者仅为 6%。Kralinger 等人(2002)同样也报告说,年龄在 21~30 岁之间是唯一与复发相关的因素。注意,年龄增加与跌倒风险增加有关,也引起反复脱位及肩袖撕裂发生率增加。

转为慢性与患者经历脱位的次数有关,真正的慢性肩关节脱位是曾经脱位过并保持脱位状态,实际上很少见。急性肩关节脱位是指刚刚发生脱位需要立即进行复位。临床上更常见的是反复脱位。反复脱位的患者会提及之前的脱位和随后的复位。患者经历的不稳阶段越频繁,随后发生反复脱位的可能就越大。然而,关于有风险的不稳发作的确切次数,还没有达成共识。

与微细损伤/过度使用或者非创伤性不稳相比,创伤这一病因复发风险更高。非创伤性不稳,特别是与大多数韧带松弛有关的,实际上是手术失败的一个风险因素。自愿选择是指患者再次主动出现症状或脱位的能力;一些人会表述"捣蛋肩",并主动演示关节脱位和半脱位的能力。这些主动的脱位患者需要仔细检查他们的情绪和精神健康问题,虽然不是绝对的手术禁忌证,但是对于这类患者的手术需要认真考虑,一般在非手术治疗失败后并且要仔细询问患者及家属。

虽然可能考虑到保守治疗失败的一些指征,

MDI 的患者还是可能从保守治疗中受益。除此之外，在 MDI 患者组群中，即使不进行保守干预，自然史也是良性的。Kuroda 等人（2001）报道，在 476 名肩部患者中有 43 名在 3 年后或更长的时间内自行恢复了。MDI 患者在进行物理治疗之后，虽然不是所有人的肩部动力学都恢复了，他们中一些人可能还需要手术介入和术后物理治疗（Kiss et al 2010），保守治疗尚且有效，但是对于这一部分患者还不非常确定，但最终可能是成功结果的关键。盂肱关节不稳可能是肱骨从关节盂上完全分离，或者是部分分离或半脱位。脱位增加了损伤和复发的风险。

## 解剖风险因素

复发的解剖风险因素包括软组织和骨的缺失。软组织缺失包括肩袖，盂唇和关节囊的撕裂。骨性缺失包括关节盂边缘骨折和（反）Hill-Sachs 损伤。Hill-Sachs 损伤是由于嵌入型骨折造成的肱骨头处的凹陷，发生在肱骨头脱位并影响到前或后盂唇边缘。压缩型的 Hill-Sachs 损伤是在功能活动范围内卡住关节盂边缘的凹陷，并且通过撬动，造成盂肱关节前或后向再脱位的高风险（图 28.12）。较大的或者压缩型的 Hill-Sachs 损伤增加了再脱位的风险。

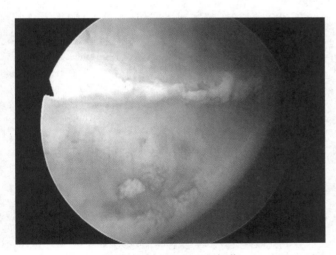

图 28.12　Hill-Sachs 损伤

## 盂肱关节不稳的处理

下位及前向的脱位通常在患者注射镇静剂后进行闭合复位（Baba et al 2007；Camarda et al 2009）。Cicak（2004）建议在麻醉状态下，对后向脱位且肱骨头关节表面缺失少于 25%，并且脱位不超过 3 周的患者进行闭合复位更容易成功。如果闭合复位不成功，外科医生就需要切开复位。虽然在一些管辖区域内，比如加拿大的许多省，对关节急性脱位进行复位属于治疗师的范畴，然而由于缺少影像学检查手段也不能提供镇静剂，存在骨折、神经血管及其他软组织损伤有关的风险，需要到能进行内外科的转诊及处理的地方去。手术治疗也包括处理以上提到的与复发有关的解剖风险因素。

过去，出现脱位的患者通常用悬臂带暂时固定，将胳膊保持在内收和内旋位。推荐将肢体固定在 15°～20° 的外旋位下，因为从解剖角度来说更有利并且会降低复发（Itoi et al 2001，2003；Funk & Smith 2005），近期越来越多的研究指出，证据不足以支持使用这种固定方法，甚至根本不支持固定（Kralinger et al 2002；Handoll et al 2006；Smith 2006；Finestone et al 2009）。还要注意，无论用什么方法，患者对于要求的 3 周全时间固定的依从性是有限的。

虽然对特定的干预没有给出有效可行的结论，但 Kralinger 等人（2002）报告说，进行物理治疗的患者并没有降低再次发生的风险。通常来说，对创伤导致的前脱位进行闭合复位的物理治疗的证据不足，也反映出在这一领域的研究方法的质量不高（Handoll et al 2006）。一项关于再次受伤和功能的回顾报告认为，对于成年人的前向不稳，开放手术和关节镜手术没有区别（Pulavarti et al 2009）。Scheibel（2007）探讨了开放性修复后肩胛下肌的功能障碍，认为这块肌肉在横向平面的稳定力偶中有重要作用，这可能也是选择关节镜不是切开技术的另一个原因。有限的证据支持，对于青年人，体力活动要求高的、首次急性创伤脱位的成年男性进行手术以减少脱位及半脱位复发；然而，对于其他患者群体的最好治疗尚没有可获得的证据（Handoll & Al-Maiyah 2004）。

缺少研究对患者脱位后的保守治疗进行指导，但是对于（低程度）不稳的患者，治疗师需要根据基础科学研究进行临床归纳和推理。Te Slaa 等人（2004）并没有把参与运动当作是脱位的风险因素来报告，而 Kuroda 等人（2001）报告说，对于非创伤性肩关节不稳并不再继续参与过顶项目的患者，其自发恢复的发生率增加了 8.7 倍。提供教育作为运动中高风险动作的适应是合理的介入方法。在运动员中，这包括对经常性辅助力量训练的改进。Fees 等人（1998）建议，对于肩关节前向不稳的患者来说，在卧推时，抓握距离不超过肩宽的 1.5 倍。其他的建议性改进包括：在从架子上举起或放回杆时需要协助,在卧推时减少肩关节的外展角度,替换平面并且减少卧推来降低微细创伤性损伤的概率,不做倾斜式卧推,颈后推起以及后蹲踞姿势,在这些动作中,手在肩部稳定住杆。在肩关节后向不稳的患者中,Fees 等人(1998)建议,卧推时抓握距离>2 倍肩宽,肩关节外展>80°,卧推动作中起始位置水平外展>15°,结束位置水平内收<20°。他们也建议在取下或放回杆时有强制性的保护,并进行平面卧推,或者最好根本不进行卧推。

在第 28 章讨论过,在肩关节前向不稳的患者中存在本体感觉下降及肌肉活动的改变(Myers et al 2004),肩袖肌群的协同收缩减少,肱二头肌和胸大肌的激活变慢,因此恢复它们的正常功能是前向不稳康复过程的一部分。本体感觉的缺失可能是 MDI 病理变化的一个原因(Schenk & Brems 1998)。动态练习结合本体感觉神经肌肉促进(PNF)在肩关节康复的早期被证明是有效的(Padua et al 2004)。对上肢应用成熟的 PNF 原理如节律性稳定,离心-向心负荷及与旋转相关的连续运动(Knott & Voss 1968),治疗师能够容易地应用甚至在早期进阶。闭链练习,最开始在稳定平面,随后在不稳定平面,能够增强关节位置觉的准确性并且加强刺激感受器(Naughton et al 2005;Eckenrode et al 2009)。使用 Bodyblade®进行开链的振动训练能够提供更好的开链动态稳定性(Buteau et al 2007)。对于肌肉耐力及力量的练习需要强调局部稳定装置,尝试恢复至少是主动的(如果不是被动的)对于凹陷压缩机制贡献,以及功能活动所需的主要运动肌,并且对盂肱关节稳定性有帮助。细致的进程需要考虑患者的功能需要和康复目标,也基于治疗师细致且经过教育对康复潜能的认知。第 32 和 33 章提供了动作控制及肩部相关练习的例子。

## 小结

肩关节不稳的鉴别诊断和整体临床管理方面是骨科物理治疗师的挑战,辨识出患者存在再次肩关节脱位的高风险,必要时需要转诊给肩部临床专家进一步处理,例如手术介入。有必要进一步研究我们临床测试的诊断和预后的效度,例如上述那些测试,这将有助于推动保守治疗与手术治疗的研究,并据此帮助我们用这些临床测试区分出可能的亚组患者。一个明确的盂肱关节不稳的指征不应该限制治疗师只对肩部进行治疗。我们应该找出有肩关节不

稳病史的患者上下肢潜在的生物力学问题,这可能对治疗动态活动中的盂肱关节不稳更有帮助。

**(钱菁华 译,陈斌 吉昌 校,林武剑 王于领 审)**

## 参考文献

Abboud AA, Soslowsky J. 2002. Interplay of the static and dynamic restraints in glenohumeral instability. Clin Orthop Relat Res 400: 48–57.

Arciero RA, Wheeler JH, Ryan JB, et al. 1994. Arthroscopic Bankart repair versus nonoperative treatment for acute, initial anterior shoulder dislocations. Am J Sports Med 22: 589–594.

Baba AN, Bhat JA, Paljor SD, et al. 2007. Luxatio erecta: inferior glenohumeral dislocation – a case report. Int J Shoulder Surg 1: 100–102.

Bahk M, Keyurapan E, Tasaki A. 2007. Laxity testing of the shoulder: a review. Am J Sports Med 35: 131–144.

Bey M, Hunter S, Kilambi N, et al. 2005. The structural and mechanical properties of the glenohumeral joint capsule. J Shoulder Elbow Surg 14: 201–206.

Bigliani LU, Pollockv RG, Soslowsky LJ, et al. 1992. Tensile properties of the inferior glenohumeral ligament. J Orthop Res 10: 187–197.

Bohnsack M, Wulker N. 2002. Arthroscopic anterior shoulder stabilization: combined multiple suture repair and laser-assisted capsular shrinkage. Injury 33: 795–799.

Buteau JL, Eriksrud O, Hasson SM. 2007. Rehabilitation of a glenohumeral instability utilizing the body blade. Physiother Theory Pract 23: 333–349.

Camarda R, Martorana U, D'Arienzo M. 2009. A case of bilateral luxatio erecta. J Orthop Traumatol 10: 97–99.

Caplan J, Julien TP, Michelson J, et al. 2007. Multidirectional instability of the shoulder in elite female gymnasts. Am J Orthop 36: 660–665.

Cicak N. 2004. Posterior dislocation of the shoulder. J. Bone Joint Surg 86B: 324–332.

Cooper DE, Arnoczky SP, O'Brien SJ, et al. 1992. Anatomy, histology and vascularity of the glenoid labrum: an anatomic study. J Bone Joint Surg 74A: 46–52.

Cyriax J. 1978. Textbook of orthopaedic medicine. Vol 1. London: Cassell.

Eckenrode BJ, Logerstedt DS, Sennett BJ. 2009. Rehabilitation and functional outcomes in collegiate wrestlers following a posterior shoulder stabilization procedure. J Orthop Sports Phys Ther 39: 550–559.

Ellenbecker T, Bailie D, Mattalino A, et al. 2002. Intrarater and interrater reliability of a manual technique to assess anterior humeral head translation of the glenohumeral joint. J Shoulder Elbow Surg 11: 470–475.

Fees M, Decker T, Snyder-Mackler L, et al. 1998. Upper extremity weight-training modifications for the injured athlete. Am J Sports Med 26: 732–742.

Fehringer EV, Schmidt GR, Boorman RS, et al. 2003 The anteroinferior labrum helps center the humeral head on the glenoid. J Shoulder Elbow Surg 12: 53–58.

Finestone A, Milgrom C, Radeva-Petrova DR, et al. 2009. Bracing in external rotation for traumatic anterior dislocation of the shoulder. J Bone Joint Surg 91: 918–921.

Fleisig G, Andrews J, Dillman C, et al. 1995. Kinetics of baseball pitching with implications about injury mechanisms. Am J Sports Med 23: 233–239.

Fowler C, Pettman E. 1992. North American Institute orthopaedic manual therapy (NAIOMT) upper quadrant course 600A. Portland, OR: NAIOMT.

Funk L, Smith M. 2005. Best evidence report. How to immobilize after shoulder dislocation? Emerg Med J 22: 814–815.

Halder AM, Halder CG, Zhao KD, et al. 2001a. Dynamic inferior stabilizers of the shoulder joint. Clin Biomech 16: 138–143.

Halder AM, Zhao KD, O'Driscoll SW, et al. 2001b. Dynamic contributors to superior shoulder stability. J Orthop Res 19 (2): 206–212.

Handoll HHG, Al-Maiyah MA. 2004. Surgical versus non-surgical treatment for acute anterior shoulder dislocation. Cochrane Database Syst Rev 1: CD004325. doi: 10.1002/14651858.CD004325.pub2.

Handoll HHG, Hanchard NCA, Goodchild LM, et al. 2006. Conservative management following closed reduction of traumatic anterior dislocation of the shoulder. Cochrane Database Syst Rev 1: CD004962. doi: 10.1002/14651858.CD004962.pub2.

Hides JA, Richardson CA, Jull GA. 1996. Multifidus muscle recovery is not automatic after resolution of acute first episode low back pain. Spine 21: 2763–2769.

Huijbregts PA. 1998. Biomechanics and pathology of the overhead throwing motion: a literature review. J Man Manip Ther 6: 17–23.

Itoi E, Sashi R, Minagawa H, et al. 2001. Position of immobilization after dislocation of the glenohumeral joint: a study with use of magnetic resonance imaging. J Bone Joint Surg 83B: 661–667.

Itoi E, Hatakeyama Y, Kido T, et al. 2003. A new method of immobilization after traumatic anterior dislocation of the shoulder: a preliminary study. J Shoulder Elbow Surg 12: 413–415.

Jobe FW, Kvitne RS, Giangarra CE. 1989. Shoulder pain in the overhead or throwing athlete: the relationship of anterior instability and rotator cuff impingement. Orthop Rev 18: 963–975.

Kido T, Ito E, Lee SB, et al. 2003. Dynamic stabilizing function of the deltoid muscle in shoulders with anterior instability. Am J Sports Med 31: 399–403.

Kim SH, Park JS, Jeong WK, et al. 2005. The Kim test: a novel test for postero-inferior labral lesion of the shoulder: a comparison to the jerk test. Am J Sports Med 33: 1188–1192.

Kiss RM, Illyés A, Kiss J. 2010. Physiotherapy versus capsular shift and physiotherapy in multidirectional shoulder joint instability. J Electromyogr Kinesiol 20(3): 489–501. doi: 10.1016/j.jelekin.2009.09.001.

Knott M, Voss DE. 1968. Proprioceptive neuromuscular facilitation: patterns and techniques. London: Harper & Row.

Kralinger FS, Golser K, Wischatta R, et al. 2002. Predicting recurrence after primary anterior shoulder dislocation. Am J Sports Med 30: 116–120.

Krøner K, Lind T, Jensen J. 1989. The epidemiology of shoulder dislocations. Arch Orthop Trauma Surg 108: 288–290.

Kuhn JE, Lindholm SR, Huston LJ, et al. 2003. Failure of the biceps superior labral complex: A cadaveric biomechanical investigation comparing the late cocking and early deceleration positions of throwing. Arthroscopy 19: 373–379.

Kuhn JE, Huston LJ, Soslowsky LJ, et al. 2005. External rotation of the glenohumeral joint: Ligament restraints and muscle effects in the neutral and abducted positions. J Shoulder Elbow Surg 14 (Suppl): 39S–48S.

Kuroda S, Sumiyoshi T, Moriishi J, et al. 2001. The natural course of atraumatic shoulder instability. J Shoulder Elbow Surg 10: 100–104.

Labriola J, Lee T, Debski R, et al. 2005. Stability and instability of the glenohumeral joint: the role of shoulder muscles. J Shoulder Elbow Surg 14: 32S–38S.

Lee D. 1989. The pelvic girdle. Oxford: Churchill Livingstone.

Lee SB, Kyu-Jung K, O'Driscoll S, et al. 2000. Dynamic glenohumeral stability provided by the rotator cuff muscles in the mid-range and end-range of motion. J Bone Joint Surg 82A: 849–857.

Lee T, Black A, Tibone J, et al. 2001. Release of the coracoacromial ligament can lead to glenohumeral laxity: a biomechanical study. J Shoulder Elbow Surg 10: 68–72.

Levine WM, Flatow E. 2000. The pathophysiology of shoulder instability. Am J Sports Med 28: 910–917.

Levy A, Linter S, Kenter K, et al. 1999. Intra- and interobserver reproducibility of the shoulder laxity examination. Am J Sports Med 27: 460–463.

Lo IK, Nonweiler B, Woolfrey M, et al. 2004. An evaluation of the apprehension, relocation, and surprise tests for anterior shoulder instability. Am J Sports Med 32: 301–307.

Magarey M, Jones M. 1992. Clinical diagnosis and management of minor shoulder instability. Aust J Physiother 38: 269–279.

Mallon WJ, Bassett FH, Goldner RD. 1990. Luxatio erecta: the inferior glenohumeral dislocation. J Orthop Trauma 4: 19–24.

Marx RG, McCarthy EC, Montemurno TD, et al. 2002. Development of arthrosis following dislocation of the shoulder: a case–control study. J Shoulder Elbow Surg 11: 1–5.

McFarland TK, Kim EG, Park HB, et al. 2003. The effect of variation in definition on the diagnosis of multidirectional instability of the shoulder. J Bone Joint Surg 85A: 2145–2146.

McFarland EG, Garzon-Muvdi J, Jia X, et al. 2010. Clinical and diagnostic tests for shoulder disorders: a critical review. Br J Sports Med 44: 328–332.

Myers JB, Ju YY, Hwang JH, et al. 2004. Reflexive muscle activation alterations in shoulders with anterior glenohumeral instability. Am J Sports Med 32: 1013–1021.

Naughton J, Adams R, Maher C. 2005. Upper-body wobble board training effects on the post-dislocation shoulder. Phys Ther Sport 6: 31–37.

Neer CS, Foster CR. 1980. Inferior capsular shift for involuntary inferior and multidirectional instability of the shoulder: a preliminary report. J Bone Joint Surg 62A: 897–908.

Neer CS, Satterlee CC, Dalsey RM, et al. 1992. The anatomy and potential effects of contracture of the coracohumeral ligament. Clin Orthop Relat Res 280: 182–185.

O'Connell PW, Nuber GW, Mileski RA, et al. 1990. The contribution of the glenohumeral ligaments to anterior stability of the shoulder joint. Am J Sports Med 18: 579–584.

Owens BD, Dawson L, Burksv R, et al. 2009. Incidence of shoulder dislocation in the United States military: considerations from a high-risk population. J Bone Joint Surg 91A: 791–796.

Padua D, Guskiewicz K, Prentice W, et al. 2004. The effect of select shoulder exercises on strength, active angle reproduction, single-arm balance, and functional importance. J Sports Rehabil 13: 75–95.

Panjabi MM. 1992. The stabilizing system of the spine, part II: Neutral zone and instability hypothesis. J Spinal Disord 5: 390–396.

Parsons IM, Apreleva M, Fu FH, et al. 2002. The effect of rotator cuff tears on reaction forces at the glenohumeral joint. J Orthop Res 20: 439–446.

Pulavarti RS, Symes TH, Rangan A. 2009. Surgical interventions for anterior shoulder instability in adults. Cochrane Database Syst Rev 4: CD005077. doi: 10.1002/14651858.CD005077.pub2.

Robinson CM, Dobson R. 2004. Anterior instability of the shoulder after trauma. J Bone Joint Surg 86B: 469–479.

Sahrmann S. 2002. Diagnosis and treatment of movement impairment syndromes. St Louis: Mosby.

Scheibel M. 2007. Subscapularis dysfunction after open instability repair. Int J Shoulder Surg 1: 16–22.

Schenk TJ, Brems JJ. 1998. Multidirectional instability of the shoulder: pathophysiology, diagnosis, and management. J Am Acad Orthop Surg 6: 65–72.

Schmitt H, Brocal D, Lukoschek M. 2004. High prevalence of hip arthrosis in former elite javelin throwers and high jumpers: 41 athletes examined more than 10 years after retirement from competitive sports. Acta Orthop Scand 75: 34–39.

Seebauer L, Keyl W. 1998. Posterior shoulder joint instability. Classification, pathomechanism, diagnosis, conservative and surgical management. Orthopäde 27: 542–555.

Smith TO. 2006. Immobilization following traumatic anterior glenohumeral joint dislocation: a literature review. Injury 37: 228–237.

Sugalski M, Wiater JM, Levine W, et al. 2005. An anatomic study of the humeral insertion of the inferior glenohumeral capsule. J Shoulder Elbow Surg 14: 91–95.

Te Slaa RL, Wijffels MP, Brand R, et al. 2004. The prognosis following acute primary glenohumeral dislocation. J Bone Joint Surg 86B: 58–64.

Terry GC. 1991. The stabilizing function of passive shoulder restraints. Am J Sports Med 19: 26–34.

Tibone J, Lee T, Csintalan R, et al. 2002. Quantitative assessment of glenohumeral translation. Clin Orthop Relat Res 400: 93–97.

Turkel SJ, Panio MW, Marshall J, et al. 1981. Stabilizing mechanisms preventing anterior dislocation of the glenohumeral joint. J Bone Joint Surg 63A: 1208–1217.

Urayama M. 2001. Function of the 3 portions of the inferior glenohumeral ligament: a cadaveric study. J Shoulder Elbow Surg 10: 589–594.

Walton J, Tzannes A, Callanan M, et al. 2002. The unstable shoulder in the adolescent athlete. Am J Sports Med 30: 758–767.

Workman TL, Burkhard TK, Resnick D, et al. 1992. Hill–Sachs lesion: comparison of detection with MR imaging, radiography, and arthroscopy. Radiology 185: 847–852.

# 第 29 章

# 肩关节上盂唇前向后(SLAP)损伤

Janette W. Powell, Peter A. Huijbregts

## 概述

　　肩关节上盂唇前向后损伤(superior labrum anterior-to-posterior, SLAP)由 Andrews 首次在 1985 年描述这种病理后受到关注。SLAP 损伤包括关节盂上盂唇从前向后的延伸(Andrews et al 1985;Snyder et al 1990;D'Alessandro et al2000;Kim et al 2003;Bedi & Allen 2008;Dodson & Altchek 2009)。SLAP 损伤不仅包括关节盂上盂唇,还影响到二头肌肌腱和盂肱韧带的连接(D'Alessandro et al 2000;Dessaur & Magarey 2008)。SLAP 损伤通常很复杂,伴有一系列的脱位和关节盂唇处多种组织损伤,并且与结构有关(D'Alessandro et al 2000;Lebolt et al 2006;Bedi & Allen 2008)。

　　除了上盂唇与年龄相关的变化,这些解剖学改变给 SLAP 损伤精确流行病学的解读带来了困难(Bedi & Allen 2008)。据文献报道,上盂唇前向后损伤发生率在关节镜下检查的所有肩部损伤中占 6%~76%,但即使是独立的大范围,这种报道中发生率与基层医疗机构的相关性尚不清楚(Snyder et al 1990;Liu et al 1996a;Mileski & Snyder 1998;D'Alessandro et al 2000;Higgins & Warner 2001;Huijbregts 2001;Musgrave & Rodosky 2001;Kim et al 2002,2003;Guanche & Jones 2003;Wilk et al 2005;

Lebolt et al 2006;Barber et al 2007;Funk & Snow 2007;Bedi & Allen 2008;Walsworth et al 2008;Dodson & Altchek 2009)。在没有特别定量的数据中,这些损伤看成是运动员人群中普遍的现象,特别是在过顶/投掷运动员中(Lebolt et al 2006;Funk & Snow 2007;Bedi & Allen 2008;Dodson & Altchek 2009)。然而,一些作者注意到不太容易确定 SLAP 损伤的临床发生率,因为在肩部有共存的损伤(Musgrave & Rodosky 2001;Stetson & Templin 2002;McFarland et al 2002;Kim et al 2003,2007;Dodson & Altchek 2009)。与 SLAP 损伤调查相关的困难包括病理结果、临床特点和发生率的多样化——根据人口学这些都是变化的(Kim et al 2003)。

　　SLAP 损伤根据形态样式进行分类。Snyder 等人(1990)把这些病理变型分为四类(图 29.1):
- **类型Ⅰ**:退行性脱落,没有二头肌止点分离。
- **类型Ⅱ**:二头肌止点分离。
- **类型Ⅲ**:盂唇上部出现桶柄样撕裂,二头肌腱与骨连接处损伤。
- **类型Ⅳ**:二头肌肌腱组织下撕裂,伴有盂唇上部桶柄样撕裂。

　　SLAP 损伤的类型Ⅱ根据分离的盂唇是否包括单独盂唇的前部、单独的后部或者这两部分,又被进一步分为三种亚型(图 29.2)。以上分类系统被扩展到包含另外三种(D'Alessandro et al 2000;Higgins & Warner 2001;Huijbregts 2001;Musgrave & Rodosky 2001;Parentis et al 2002;Kim et al 2003;Nam & Snyder 2003;Wilk et al 2005),如下:
- **类型Ⅴ**:Bankart 损伤向上延伸,包括 SLAP 损伤类型Ⅱ
- **类型Ⅵ**:在盂唇内部不稳定的片状撕脱
- **类型Ⅶ**:上盂唇和二头肌肌腱分离,并向前内延伸至盂肱韧带中束。

　　有文献报道的各种 SLAP 损伤的发生率的范围很大:类型Ⅰ20%~74%,类型Ⅱ21%~70%,类型Ⅲ

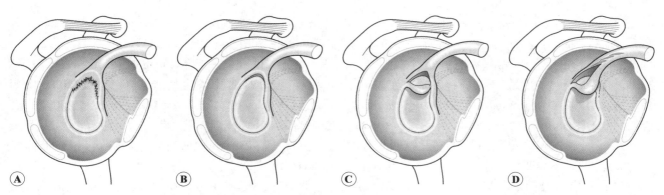

图 29.1　上关节盂或上盂唇及二头肌连接处( SLAP )损伤的定义:Ⓐ类型Ⅰ,上盂唇退行性的磨损,边缘依旧与关节盂紧密连接;Ⓑ类型Ⅱ,上盂唇和二头肌肌腱从关节盂上分离,导致二头肌连接处的不稳;Ⓒ类型Ⅲ:上盂唇出现桶柄样撕裂,残留的盂唇和二头肌连接处是稳定的;Ⓓ类型Ⅳ:上盂唇出现桶柄样撕裂并延伸至二头肌肌腱

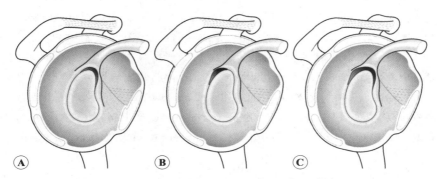

图 29.2　SLAP 损伤类型Ⅱ的亚型:Ⓐ前,Ⓑ后,Ⓒ前后混合

1% ~ 9% ,类型Ⅳ 4% ~ 10% ( Snyder et al 1995;Kim et al 2003;Kampa & Clasper 2005)。据报告,与病理相关的,关节内其他损伤的发生率为 62% ~ 88% ( Snyder et al 1995;Mileski & Snyder 1998;Kim et al 2003)。

## 解剖

　　关节盂唇是三角状的纤维软骨,位于关节盂边缘的周围。它是过渡的连接组织,特别是在卵圆形的四周边缘,位于关节盂凹陷处软骨表面和盂肱关节纤维关节囊之间( D'Alessandro et al 2000;Higgins & Warner 2001;Musgrave & Rodosky 2001;Wilk et al 2005)。Musgrave 和 Rodosky( 2001)描述这个盂唇边缘为大约 3mm 高、4mm 宽。关节盂凹陷的深度及与肱骨头之间的接触面积被盂唇加深了一倍,关节盂被盂唇牢牢地加固( Higgins & Warner 2001;Huijbregts 2001;Musgrave & Rodosky 2001,Wilk et al 2005)。上盂唇在过渡部分是三角形的,通过可活动的边缘“松弛地”连接在关节盂上,形态学上通常描述作“半月板”( Huijbregts 2001;Musgrave & Ro-

dosky 2001;Nam & Snyder 2003;Wilk et al 2005;Dessaur & Magarey 2008)。内侧盂唇则相反,是圆形的并且连接紧密( Huijbregts 2001;Musgrave & Rodosky 2001;Nam & Snyder 2003;Wilk et al 2005)。

　　盂唇的血液供应大多数起自其外周连接到关节囊,来自肩胛上动脉、肩胛下动脉旋回肩胛分支以及后旋回肱动脉的组合( Huijbregts 2001;Nam & Snyder 2003;Wilk et al 2005)。关于关节盂唇血管形成的范围和位置文献现在还有争议,一些作者描述只有在盂唇边缘才有血管的形成,此外,后方及下方比上( 前)方更广泛( Cooper et al 1992;Huijbregts 2001;Nam & Snyder 2003;Wilk et al 2005,Dessaur & Magarey 2008),其他作者描述为更整体的血管形成( Prodromos et al 1990)。关于上盂唇是否确实有血管结构这个问题有非常重要的意义,关乎 SLAP 损伤的治愈可能( D'Alessandro et al 2000;Dessaur & Magarey 2008);盂唇的血液供应表现出随年龄增加而减少( Huijbregts 2001;Nam & Snyder 2003;Wilk et al 2005)。

　　其他盂肱关节的结构,包括盂肱韧带的上束和中束以及肱二头肌肌腱被认为与上盂唇连续且紧密相关（D'Alessandro et al 2000；Huijbregts 2001；Musgrave & Rodosky 2001；Parentis et al 2002；Wilk et al 2005；Dessaur & Magarey 2008）。在盂肱关节的解剖中，前上部的盂唇是最多变的区域之一（图29.3）。很重要的一点是，正常的解剖学改变被看作是非病理性的（D'Alessandro et al 2000；Higgins & Warner 2001；Huijbregts 2001；Musgrave & Rodosky 2001；Kim et al 2003；Wilk et al 2005）。据报道在正常肩关节中，唇下的凹槽及小孔高达73%，包括在盂唇和关节盂边缘之间的开口（Musgrave & Rodosky 2001），大小可以从几毫米到整个前上部不等（图29.4A）（D'Alessandro et al 2000；Huijbregts 2001；Musgrave & Rodosky 2001；Nam & Snyder 2003；Wilk et al 2005）。Buford复合体代表另一种解剖变型，被描述为盂肱韧带中束像绳索一样增厚，并且缺少前上盂唇（图29.4C）。据报道这个复合体很少见，发生率在1.5%~5%之间（Musgrave & Rodosky 2001；Bents & Skeete 2005；Wilk et al 2005）。相关精确诊断的结果是，在正常变型中，盂唇和关节盂的边缘都应该是光滑的，没有磨损和出血，对于病理性的分离

建议进行关节内镜检查（D'Alessandro et al 2000；Higgins & Warner 2001；Huijbregts 2001；Musgrave & Rodosky 2001；Wilk et al 2005）。

肱二头肌长头肌腱（long head of biceps，LHB）起点处的解剖被认为是非常多变的（Barber et al 2007；Ghalayini et al 2007；Dierickx et al 2009）。有研究称25%的LHB肌腱起自盂上结节，60%起自上关节盂唇（Pal et al 1991；Vangsness et al 1994；Ghalayini et al 2007；Krupp et al 2009）。其他的变型包括来自同一起源的分离肌腱，起自关节囊、盂唇或粗隆的双腱，内侧和/或外侧肌腱-肩袖粘连，甚至LHB复杂的缺失（Dierickx et al 2009）。除此之外还要注意到，LBH与盂唇连接的大部分都是在后盂唇（Vangsness et al 1994；Dierickx et al 2009）。肱二头肌具有多种不同的附着点，这使得从伴有盂下凹陷的正常新月形盂唇或Buford复合体中区分肱二头肌附着点的病理性分离造成了困难。（D'Alessandro et al 2000；Higgins & Warner 2001；Huijbregts 2001；Musgrave & Rodosky 2001；Kim et al 2003；Nam & Snyder 2003；Wilk et al 2005；Barber et al 2007）。

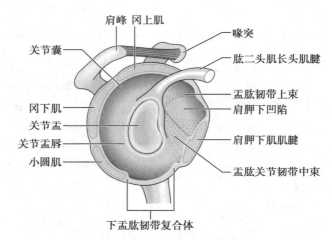

图29.3 盂肱关节关节镜下的解剖

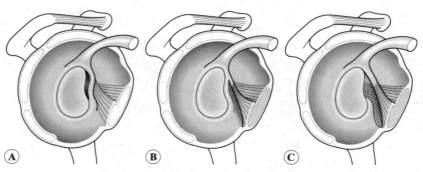

图29.4 关节盂唇前上部及盂肱关节韧带的正常变型：Ⓐ唇下的小孔，Ⓑ绳索样的盂肱韧带中束，ⒸBuford复合体（绳索样的盂肱韧带中束，盂唇前上部组织缺失）

## 生物力学

盂唇在控制盂肱的活动中充当着一个重要的支撑力量，像防止车轮滑动的"楔块"一样（Wilk et al 1997，2005；Huijbregts 2001）。盂唇的损伤破坏了环形构造和环向应力，造成"楔块"机制的效用下降（Howell & Galinat 1989；Huijbregts 2001）。切除盂唇使得盂肱关节凹陷-压缩稳定性下降了 10%～20%（Lippitt et al 1993；Wilk et al 1997；Halder et al 2001）。盂唇的功能被描述作就像封闭空间一样，盂唇损伤造成关节内负压的丢失，因此削弱了盂肱关节的稳定性（Huijbregts 2001）。

肱二头肌-盂唇复合体被证明是盂肱关节一个重要的稳定装置（Bedi & Allen 2008）。Andrews 等人（1985）注意到，在关节镜检查时，电刺激二头肌会导致肱骨头向关节盂挤压。已经明确，当二头肌长头肌腱不稳定时，盂肱的活动会增加（Pagnani et al 1995；Warner & McMahon 1995；Pradhan et al 2001）。Warner 和 McMahon（1995）观察到，在单独一侧 LHB 肌腱撕裂的患者中，与完好的对侧肩相比，上关节盂边缘会高出 6mm。Kim 等人（2001）报告了在前向不稳的患者中，二头肌最大的活动发生在肩关节外展、外旋姿势下。SLAP 损伤造成了在肩外展外旋状态下，盂肱韧带前束张力剧烈增高，提示了上盂唇在盂肱关节稳定中扮演的重要角色（Rodosky et al 1994）。Pagnani 等人（1995）发现，盂唇上部完全的损伤会大幅增加盂肱的活动，模拟的盂唇损伤中会使盂肱向前移动增加 6mm。Rodosky 等人（1994）观察到，SLAP 损伤通过减少肩关节对扭转的抵抗，并在盂肱韧带上施加更大的张力进而影响到肩关节前向不稳。Panossian 等人（2005）证明，SLAP 损伤的类型 Ⅱ 是如何让增加整个盂肱的活动范围的，也包括向前上方和下方的移动。

## 病理学

SLAP 损伤常伴随相关病理学改变，最值得注意的是肩袖损伤和其他盂唇病理变化（Dodson & Altchek 2009）。Andrews 和 Carson（1984）注意到，SLAP 损伤中，45% 的个体（和 73% 的棒球投手）也有冈上肌的部分撕裂。Mileski 和 Snyder（1998）报道，SLAP 损伤的患者中 29% 都有肩袖的部分撕裂，11% 为肩袖完全撕裂，22% 为 Bankart 损伤。他们还注意到，Ⅰ型损伤与肩袖病理典型相关，而 Ⅲ型和 Ⅳ型与创伤性不稳相关。除此之外他们还观察到，在 Ⅱ 型损伤的患者中，年老的个体倾向于与肩袖病理相关，年轻的个体则与前向不稳有关。

Dodson 和 Altcheck（2009）阐释了如何识别相关损伤来帮助认识 SLAP 损伤的生物力学成因。对于 SLAP 损伤的机制还有几个假说。这些机制可以分为急性创伤事件和慢性重复损伤（Dodson & Altchek 2009）。急性创伤事件，例如跌倒时肘伸展或者对于肩关节直接横向的击打，由于肱骨头与上盂唇、肱二头肌连接处撞击可能造成 SLAP 损伤（D'Alessandro et al 2000；Funk & Snow 2007；Bedi & Allen 2008；Dodson & Altchek 2009）。突然向下牵拉胳膊，比如对重物失去控制时，滑雪时向前的牵拉，或者跌倒时抓住头顶的物体，受到向上的牵拉，都是文献中描述的创伤性损伤的机制（Ma et al 1995；D'Alessandro et al 2000；Barber et al 2007；Bedi & Allen 2008）。过顶运动员的 SLAP 损伤被认为是肱二头肌-盂唇复合体的牵拉损伤（Higgins & Warner 2001；Funk & Snow 2007）。Andrews 和 Carson（1984）提出理论认为，过顶投掷运动员的 SLAP 损伤是肱二头肌肌肉高离心运动的结果，上臂在投掷的减速和随挥阶段，肱二头肌长头肌腱产生了张力。在肱二头肌上突然的张力负荷会导致二头肌-盂唇复合体的脱离（Andrews & Carson 1984；Higgins & Warner 2001）。随后的研究，在关节镜下对肱二头肌进行电刺激，确实会出现肱二头肌活动导致肱二头肌连接处从关节盂上分离（Andrews et al 1985）。肌电信号研究表明在球释放后肱二头肌活动增加，证明了这一理论（Jobe et al 1984；Glousman et al 1988；D'Alessandro et al 2000）。

反复的过顶运动是产生 SLAP 损伤的一个常见的机制假设（Funk & Snow 2007；Dodson & Altchek 2009），上面描述的牵拉损伤机制也被假设是造成重复性微小创伤，而不是大创伤（撕脱）的原因，这种损伤逐渐导致肱二头肌-盂唇复合体结构的损伤（D'Alessandro et al 2000）。Burkhart 和 Morgan（1998）提出假说"剥离"机制可能产生过顶运动员的 SLAP 损伤。他们认为，当肩关节处在外展和最大外旋位时，旋转造成肱二头肌的基部出现扭转力。Pradhan 等人（2001）测量了在投掷动作每一阶段中上盂唇的张力，并指出在透支的挥臂末期，上盂唇张力增加，这支持了"剥离"机制这一概念。其他作者（Walch et al 1992；Jobe 1995）证明了在上臂外展外旋位置下，后上盂唇和肩袖之间有接触，模拟了投掷的挥臂末期。Shepard 等人（2004）在 9 对尸体肩部模拟了上述的几种机制,在肱二头肌连接障碍处施加任意位置下的轴向负荷(类似于投掷的减速阶段)或者模拟剥离机制(类似于投掷的挥臂末期阶段)。结果表明,在所有模拟剥离的分组故障都造成Ⅱ型SLAP损伤,大多数模拟轴向负荷分组故障发生在肱二头肌腱的中部。除此之外,在"剥离"机制中,肱二头肌腱连接处对轴向负荷表现出了更高的力量,而不是末端力量。这些结果支持了剥离原理时主要的机制,但是没有排除结合SLAP损伤病因的机制(Dodson & Altchek 2009)。

很多作者报告了SLAP损伤与盂肱关节不稳之间的联系(Cordasco et al 1993;Rodosky et al 1994;Pagnani et al 1995;D'Alessandro et al 2000;Higgins & Warner 2001;Kim et al 2001;Pradhan et al 2001;Parentis et al 2002;Panossian et al 2005;Bedi & Allen 2008;Dodson & Altchek 2009)。然而,不稳与SLAP损伤确切的因果关系还不清楚(Liu et al 1996b;Higgins & Warner 2001;Parentis et al 2002)。可能是不稳使得病理性活动范围的出现,或者相反,SLAP损伤使得过度的盂肱移动,然后导致了不稳(Huijbregts 2001;Parentis et al 2002;Dodson & Altchek 2009)。

内部撞击是另一个可能的机制,上盂唇受到剪切力和直接接触,在肩关节最大外展位和外旋位置下,在肱骨大结节和关节盂后上边缘之间(Bedi & Allen 2008;Cools et al 2008;Heyworth & Williams 2009)。复发性连接,在肩袖,盂唇后上部和关节盂边缘的关节一侧,最后累积成关节一侧的肩袖撕裂和盂唇后上部的损伤(Higgins & Warner 2001;D'Alessandro et al 2000;Bedi & Allen 2008;Heyworth & Williams 2009)。一系列的理论被认为是内部撞击,并且对肩关节功能障碍和SLAP损伤都有影响(Wilk et al 2005;Heyworth & Williams 2009)。同样,大量的临床结果与内部撞击相关,包括盂肱内旋减少、SICK肩胛骨综合征、肱骨头后侧损伤、后关节盂损伤、Bankart和盂肱韧带下束损伤(Heyworth & Williams 2009)。

一系列的病因学机制与SLAP损伤相关(D'Alessandro et al 2000;Higgins & Warner 2001;Huijbregts 2001;Musgrave & Rodosky 2001;Parentis et al 2002;Burkhart et al 2003;Nam & Snyder 2003;Wilk et al 2005;Bedi & Allen 2008;Heyworth & Williams 2009)。Musgrave和Rodosky(2001)认为,不同的损伤机制在SLAP损伤不同类型中是存在的。不同类

型SLAP损伤多变的病理解剖和/或致病机制可能很大程度上改变了临床表现(Kim et al 2003;Wilk et al 2005)。Kim等人(2003)注意到,一些SLAP损伤类型的稀有性限制了对一些因素的统计评估,这些因素可能对理解这种损伤病理很重要。Kim等人(2003)和Rao等人(2003)报告了前上盂唇解剖变型与前上盂唇磨损之间的正向相关。这些作者认为解剖变型影响了盂肱的生物力学,使得肩关节更容易遭受SLAP损伤(Kim et al 2003;Rao et al 2003;Bedi & Allen 2008)。Bents和Skeete(2005)的一篇回顾性研究支持这个假设:他们在患者中发现Buford复合体的出现与SLAP损伤的出现有关。除此之外,分离的二头肌肌腱与类型Ⅱ损伤中上盂唇的移位有关(Parentis et al 2002,Nam & Snyder 2003)。

## 诊断

对于SLAP损伤的临床诊断是困难的(Musgrave & Rodosky 2001;Dodson & Altchek 2009)。由于上盂唇"正常"解剖的多变使得临床表现、正确的诊断甚至使用关节镜这一金标准的结果变得复杂(D'Alessandro et al 2000;Higgins & Warner 2001;Huijbregts 2001;Musgrave & Rodosky 2001;Kim et al 2003;Nam & Snyder 2003;Wilk et al 2005)。除了这些本身的困难,这些损伤通常与其他伴随的肩部病理状况相关,会影响到患者的表现(Mileski & Snyder 1998;Musgrave & Rodosky 2001;Huijbregts 2001;Parentis et al 2002;Kim et al 2003;Wilk et al 2005)。很多作者都提到临床鉴别的困难,通过检查,区分SLAP损伤与伴随的病理;他们报告说,虽然对于诊断SLAP损伤的临床测试在理论方面有了进步,但是大量的有这种损伤的患者只有在关节镜下才能发现(D'Alessandro et al 2000;Kim et al 2003;Wilk et al 2005)。因此,肩关节内外的病理使临床诊断过程困难(Musgrave & Rodosky 2001)。

Funk和Snow(2007)注意到,SLAP损伤最常见的临床症状是机械症状,例如肩部"绞索,紧张感,弹响(砰砰),或咔嚓声"。Walsworth等人(2008)对关节盂唇撕裂(包括SLAP损伤)的结果进行诊断率调查;一些患者报告有弹响砰砰或者紧张感并且摇臂试验(特异性91%,+LR 3.0)或者前向滑动测试(特异性100%,+LR ∞)阳性意味着出现盂唇撕裂。患者没有报告有砰砰或者咔嗒声,前向滑动试验阴性或者摇臂试验阴性意味着没有出现盂唇撕裂(−LR

分别为 0.31 和 0.33)。Liu 等人(1996a)和 Walsworth 等人(2008)对年龄这一损伤预测因素进行了调查,但是没有发现诊断上的用处,然而 Liu 等人(1996a)注意到对于年轻个体(<35 岁)会有这种损伤的趋势。

Kampa 和 Clasper(2005)的一项回顾性研究报告,与那些非创伤性病因的相比,有创伤史或者不稳症状的个体更可能有 SLAP 损伤($P < 0.0001$)。Barber 等人(2007)没有提供研究数据,但是指出,临床相关的 SLAP 损伤在多年参与高水平过顶运动、40 岁以下、有过明确肩关节创伤或不稳病史的患者的优势侧上肢最常见。Barber 等人(2007)还注意到,上肢伸展位摔倒或汽车事故系了安全带,预示 SLA 损伤可能。

已经有多达 21 种不同的临床测试被描述并研究它们在诊断 SLAP 损伤中的价值。用于重现症状的位置和动作存在很大的变数,一些作者报告,没有一个临床测试足够敏感,准确适用于 SLAP 损伤的精确诊断,还是需要关节镜下可视化的诊断(Mirkovic et al 2005;Bedi & Allen 2008;Dessaur & Magarey 2008;Powell et al 2008;McCaughey et al 2009)。

多变的病理解剖和/或生物力学异常,影响着不同类型 SLAP 损伤的临床表现(D'Alessandro et al 2000;Huijbregts 2001;Musgrave & Rodosky 2001;Parentis et al 2002;Nam & Snyder 2003;Wilk et al 2005;Dessaur & Magarey 2008;Ebinger et al 2008;Dodson & Altchek 2009;Kibler et al 2009)。Ebinger 等人(2008)认为抗阻屈曲测试对 II 型 SLAP 损伤有很高的特异性。Speed 测试和 O'Brien 测试被认为对 II 型前侧盂唇损伤有很高的特异性,改良的 Jobe

移位测试被认为对后侧 SLAP 损伤有很高的敏感性和特异性(D'Alessandro et al 2000;Burkhart & Morgan 2001;Burkhart et al 2003;Wilk et al 2005)。肩胛骨前向滑动测试被认为对鉴定前侧 SLAP 损伤很有用(Burkhart & Morgan 2001;Burkhart et al 2003)。Huijbregts(2001)报告说,SLAP 抓握测试对诊断 II～IV 型 SLAP 损伤有很高的敏感性,主动压缩(O'Brien)测试、激惹测试和肱二头肌负载测试对鉴别 SLAP 损伤的稳定与否很有用。但是类型特有的诊断应用统计还未见报道(Powell et al 2008)。

对于临床 SLAP 损伤测试应用的建议不统一。在建议中,基于这个问题的很多回顾是矛盾的。Hegedus 等人(2008)认为,肱二头肌负载 II 测试对 SLAP 损伤有诊断效果。

Cools 等人(2008)建议在 SLAP 损伤测试中包含 Speed 测试、主动压缩测试和肱二头肌负载 II 测试。Meserve 等人(2008)建议,主动压缩测试应用于排除 SLAP 损伤,当主动压缩试验和屈臂试验为阳性结果时,速度测试应用于纳入 SLAP 损伤。Meserve 等人(2008)报告说,三个测试(主动压缩测试、屈臂测试、Speed 测试)都为阳性增加了 SLAP 存在的可能性。Meservedr(2008)和 Pandya 等人(2008)认为主动压缩测试是诊断 SLAP 损伤最好的测试之一。Oh 等人(2008)从一个多重治疗方案的研究中总结出,两个相对敏感的临床测试和一个相对敏感的特异性测试的组合增加了对上盂唇前侧和后盂唇的诊断效率。基于他们对诊断准确性研究的系统研究,现在的作者们建议包含以下临床测试以及以下 SLAP 损伤诊断的介入(诊断准确性数据见表 29.1):

**表 29.1　SLAP 损伤临床检查测试的测量数据**

|  | 被动挤压 | 前向恐惧 | 前向滑动 | Jobe 复位 | 速度 | Yergason | 主动挤压 |
|---|---|---|---|---|---|---|---|
| 准确性 | 0.84 | 0.59 | 0.54~0.86 | 0.56 | 0.56~0.57 | 0.61~0.63 | 0.54~0.98 |
| 敏感性 | 0.82 | 0.4~0.83 | 0.05~0.78 | 0.44~1.0 | 0.04~0.48 | 0.09~0.43 | 0.47~1.0 |
| 特异性 | 0.86 | 0.4~0.87 | 0.81~0.93 | 0.4~0.87 | 0.67~1.0 | 0.79~1.0 | 0.1~0.98 |
| 阳性预测率 | 0.87 | 0.53~0.9 | 0.05~0.64 | 0.32~0.91 | 0.35~1.0 | 0.46~1.0 | 0.1~0.94 |
| 阴性预测率 | 0.8 | 0.33~0.75 | 0.56~0.90 | 0.34~0.71 | 0.26~0.72 | 0.25~0.71 | 0.1~1.0 |
| 阳性似然比 | 5.72 | 1.38~3.07 | 0.50~9.22 | 1.07~3.39 | 0.0~1.47 | 0.0~2.05 | 0.78~66 |
| 阴性似然比 | 0.21 | 0.43~0.72 | 0.24~1.10 | 0.63~0.94 | 0.6~0.94 | 0.72~1.29 | 0.0~2.0 |

(来自:Kibler 1995;O'Brien et al 1998;Hamner et al 2000;McFarland et al 2002;Stetson & Templin 2002;Guanche & Jones 2003;Holtby & Razmjou 2004;Myers et al 2005;Nakagawa et al 2005;Parentis et al 2006;Kim et al 2007;Powell et al 2008)

- 被动挤压试验阴性结果(图 29.5)则排除 SLAP 损伤。
- 前向恐惧试验(图 29.6)(Guanche & Jones 2003)、前向滑动试验(图 29.7)(Kibler 1995;Powell et al 2008)、Jobe 复位测试(图 29.8)(Cook & Hegedus 2007)、被动挤压测试、速度测试和 Yergason 测试阳性结果,或者 Jobe 复位测试和主动挤压测试组合或 Jobe 复位测试和前向恐惧测试组合为阴性结果,则纳入 SLAP 损伤。

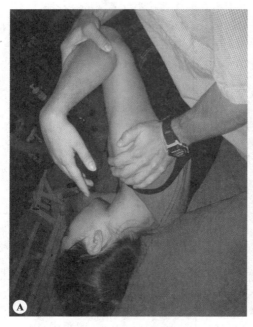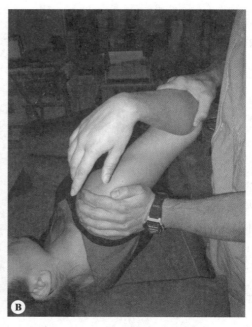

图 29.5　被动挤压测试:Ⓐ起始位置:临床医生将患者的测试侧上肢外旋并外展 30°,在肩关节外展的同时向近端挤压,这可引起上盂唇被动挤压关节盂;Ⓑ末端位置(来自 Powell et al 2008,已获得许可)

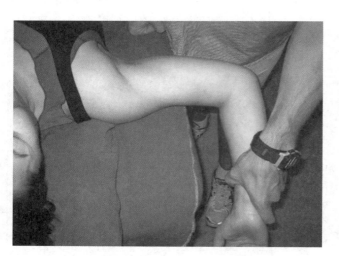

图 29.6　前向恐惧测试。患者取仰卧位,测试者将测试侧上肢外展 90°,肘关节 90° 屈曲,然后逐渐外旋。阳性测试的表现是患者的脸上表现出恐惧或惊慌的样子或感觉,并且患者拒绝进一步的活动。患者可能也会说这种感觉和之前肩关节脱位的感觉相似(来自 Powell et al 2008,已获得许可)

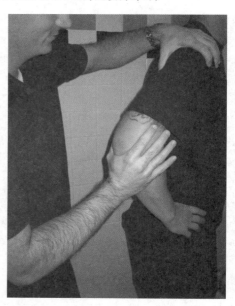

图 29.7　前向滑移测试。患者在站立位或者坐位下进行测试,双手叉腰并且大拇指向后。测试者的一个手从后方放置在肩关节的上面,示指的末端在盂肱关节处伸展到尖峰的前部。测试者的另一只手放在肘关节后侧,对肘关节及上臂施加一个向前和轻微向上的力。患者被要求向后推抵抗临床医生的力。在肩关节前部,检查者的手下出现疼痛和/或同一位置出现砰砰或咔嗒声被认为是阳性结果。如果患者报告这个测试重现了他们在过顶运动中的症状,也被认为是阳性(来自 Powell et al 2008,已获得许可)

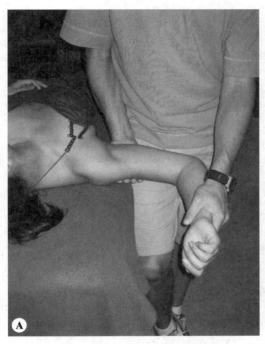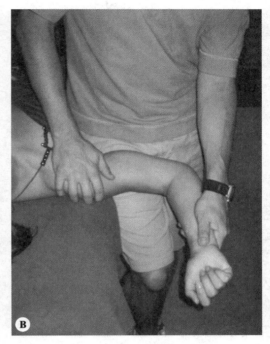

图 29.8　Jobe 复位测试：Ⓐ患者取仰卧位，测试在测试侧肩关节外展 90°、最大外旋位下进行。一开始在肱骨近端提供一个向前的力。Ⓑ在肱骨近端提供一个向后的力。在提供向前的力时出现疼痛，提供向后的力时疼痛减轻或消失被认为是阳性测试结果（来自 Powell et al 2008，已获得许可）

主动挤压测试在第 28 章描述过了。与在内旋位下肩关节上部的疼痛相比，在外旋位置下会减轻被认为是肩锁功能障碍的指征，"肩关节内部深层"疼痛，在第一位置下有或者没有咔嗒声，在第二位置下消失或减轻被认为是关节盂唇撕裂的指征（O'Brien et al 1998；Powell & Huijbregts 2006）。就诊断而言，最重要的价值应该是被动挤压测试的阳性结果，因为它重要的阳性似然比（Powell et al 2008）。

不同的影像学检查（磁共振成像，MRI），超声检查或者电脑断层扫描）可能对 SLAP 损伤的确诊有效，但是据报告，它们的敏感性只有 60%～90%。影像研究的价值在骨科文献中受到了质疑（Luime et al 2004）。肩部 MRI 或超声检查正常的患者可能大约10%～20% 还是有 SLAP 损伤（Mileski & Snyder 1998；Mimori et al 1999；D'Alessandro et al 2000；Burkhart & Morgan 2001；Parentis et al 2002；Stetson & Templin 2002；Burkhart et al 2003；Nam & Snyder 2003；Holtby & Razmjou 2004；Luime et al 2004；Mirkovic et al 2005；Nakagawa et al 2005；Wilk et al 2005；Parentis et al 2006；Swearingen et al 2006；Jones & Galluch 2007；Dessaur & Magarey 2008；Calvert et al 2009）。因此，最终的诊断还需要关节镜检查（D'Alessandro et al 2000；Burkhart & Morgan 2001；Nam & Snyder 2003；Bedi & Allen 2008）。

标准多平面 T1 和 T2 加权 MRI 图像能够发现关节盂上囊肿，这与 II 型 SLAP 损伤相关。盂唇损伤通过关节囊信号传导可能产生这些囊肿（Nam & Snyder 2003）。使用钆类造影剂的 MR 关节造影可提供更清晰的影像资料（Nam & Snyder 2003；Clifford 2007；Bedi & Allen 2008；Magee 2009）。Bencardino 等人（2000）报告，与金标准关节镜结果相比，钆加强的 MR 关节造影对 SLAP 损伤诊断有 89% 的敏感性、91% 的特异性、90% 的准确性。然而，假阳性和假阴性结果也会出现（Burkhart & Morgan 2001；Parentis et al 2002；Nam & Snyder 2003；Clifford 2007）。

SLAP 损伤在冠状斜视序列上可视，因为上盂唇和关节盂之间的深部间隙在肱二头肌固定处周围和下方延伸得很好（图 29.9）。造影剂经常消散到盂唇碎片里，使其变得陈旧、磨损或者模糊。轴位观有时候对观察移位的上盂唇碎片很有用。在看这些盂唇的影像片时，脑海里一定要有正常的变型，因为前上盂唇这些天生的变型可能造成误导，使结果变得复杂（Parentis et al 2002；Cliord 2007）。如果出现相关的盂唇分离或二头肌撕裂，就像损伤 III 型或 IV 型，除非上盂唇区域进行非常仔细的检查，否则游离的碎片很难被观察到。

标准的 X 线片（前后向、轴向和肩胛骨冈上肌

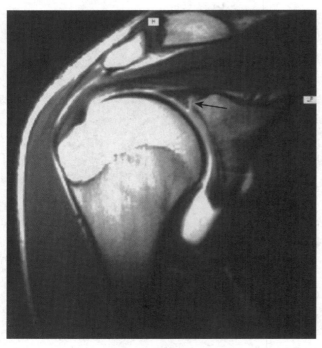

图 29.9　SLAP 损伤 MR 关节造影冠状 T1 加权图像。造影剂被注入上盂唇和关节盂（箭头处）之间。盂唇移位了（箭头尖处）（来自 Powell et al 2008,获得许可）

出口位）不能诊断辨识 SLAP 损伤,但是当临床医生考虑到相关的障碍时,对肩峰形态学和肩锁关节进行评估是很有用的（D'Alessandro et al 2000;Bedi & Allen 2008;Dodson & Altchek 2009）。虽然 SLAP 损伤的射线片通常都是正常的,但是可以评估其他潜在的异常来源（Wilk et al 2005）。SLAP 的临床表现经常不明确,影像学检查常被用来帮助诊断。影像学的选择增强了诊断的"图像",使临床医生能够确定通常与 SLAP 损伤相伴的病理的出现或缺失。这些诊断工具用于诊断临床复杂 SLAP 损伤的临床价值不应该被低估。

## 管理

不同类型的 SLAP 损伤对应着不同类型的介入（D'Alessandro et al 2000;Huijbregts 2001;Parentis et al 2002,2006;Nam & Snyder 2003;Wilk et al 2005）。一些作者（D'Alessandro et al 2000;Bedi & Allen 2008）建议对初步诊断的 SLAP 损伤进行保守治疗,而其他作者（Mileski & Snyder 1998;Wilk et al 2005;Dodson & Altchek 2009）认为保守治疗不会成功。然而,SLAP 损伤的自然病程还不清楚,目前尚无 SLAP 损伤保守治疗效果的数据（D'Alessandro et al 2000）。最理想的保守治疗先决条件是血管新生和

因血管新生而产生的修复力（Powell et al 2008;Huijbregts 2001）。

保守治疗的目标包括减少疼痛和机械性症状,修复和优化盂肱关节及肩胛胸壁关节、肩锁关节、胸锁关节和胸椎的运动、力量和功能。Dodson 和 Altcheck（2009）描述了保守治疗包括从激烈的运动到相对休息;消炎药;修复正常的肩关节活动——包括处理盂肱关节内旋的减小,如果出现的话;加强肩带肌肉系统的力量来修复正常的肩胛胸壁活动;逐渐到包括躯干、核心、肩袖和肩胛胸壁肌肉系统以及运动/杂技/功能技巧的前馈活动。

Cordasco 等人（1993）表示,SLAP 损伤是不稳的结果,而不是脱位出现的损伤。盂肱关节处的剪切力被认为在盂唇损伤过程中起了一定作用（Snyder et al 1990;Bey et al 1998）。肌肉力量被认为将肱骨头压向盂唇,通常防止肱骨头上卷,越过盂唇（Howell & Galinat 1989）,但是在不稳的情况下将过多的剪切力和挤压力传递到了盂唇。因此,处理盂肱关节不稳要有优先处理项（Huijbregts 2001）。Liu 等人（1996a）建议对轻微不稳和盂唇撕裂的患者给予 3 个月强化的动作改良,非甾体抗炎药和物理治疗。他们描述的物理治疗过程包括被动活动,然后是肩部的主动活动,加强肩袖力量和肩胛骨的稳定性,最后是功能和运动专项活动。有缓解的患者被认为是有过由不稳导致的疼痛。现在还未知 SLAP 损伤患者的疼痛是由于盂唇撕裂导致的还是不稳导致的（Liu et al 1996b;Huijbregts 2001）。

Musgrave 和 Rodosky（2001）报告说,SLAP 损伤的治疗应该基于患者表现出的类型。他们建议损伤 I 型进行清创术并保留二头肌连接处,而 Wilk 等人（2005）建议损伤 I 型进行保守治疗。损伤 II 型由于二头肌连接处的破裂导致盂肱关节不稳,通常手术修复以达到最佳的稳定及功能修复（D'Alessandro et al 2000;Musgrave & Rodosky 2001;Parentis et al 2002,2006;Nam & Snyder 2003;Panossian et al 2005;Wilk et al 2005;Bedi & Allen 2008;Dodson & Altchek 2009）。通常切除损伤 III 型的桶柄样撕裂,为了防止盂肱韧带中束的不稳,特别是盂肱韧带呈绳索样时（D'Alessandro et al 2000;Higgins & Warner 2001;Musgrave & Rodosky 2001;Bedi & Allen 2008;Dodson & Altchek 2009）。损伤 IV 型的处理取决于二头肌腱的损伤范围。当二头肌损伤范围小于 30%,则切除撕裂的组织并修补上盂唇;如果涉及的范围更大,则进行修补或肌腱固定术（Mileski &

Snyder 1998；D'Alessandro et al 2000；Higgins & Warner 2001；Musgrave & Rodosky 2001；Parentis et al 2002；Wilk et al 2005；Bedi & Allen 2008；Dodson & Altchek 2009）。SLAP 损伤 V 型、Ⅵ和Ⅶ型的处理方式与Ⅰ型和Ⅳ型相似，但是对于相关的病理还要增加其他的治疗方法（Ⅴ型，Bankart 修复及二头肌连接处加固；Ⅵ型，游离体清创术及二头肌连接处加固；Ⅶ型，盂肱关节韧带中束及二头肌连接处加固）（Musgrave & Rodosky 2001；Parentis et al 2005；Bedi & Allen 2008）。连接处缝合修复比可生物降解的无缝线植入物要好，后者可能引起滑膜炎、软骨损伤、力学失衡等并发症（Bedi & Allen 2008）。

与单纯的 SLAP 损伤相比，合并肩袖撕裂，相关的盂肱关节不稳，或者伴发的二头肌腱病理变化的 SLAP 损伤很复杂，也对应着不同的处理方法（D'Alessandro et al 2000；Kim et al 2003；Nam & Snyder 2003；Panossian et al 2005，Wilk et al 2005）。伴随的肩部问题也要进行处理，它们的精细化管理可能是确保理想结局的关键（Mileski & Snyder 1998；Higgins & Warner 2001，Dodson & Altchek 2009）。在关节镜下确诊的 SLAP 损伤可能不是病理性的或者有严重临床症状的，但也是普遍退行性变系列的一部分（Lebolt et al 2006；Bedi & Allen 2008）。

## 预后

关于 SLAP 损伤的自然病程信息匮乏。因此，对于 SLAP 损伤保守治疗的结果数据和预测都是不确定的。SLAP 损伤（不管是哪种类型）的保守治疗经常被报告无效，虽然没有提供结果数据（Mileski & Snyder 1998；Wilk et al 2005；Dodson & Altchek 2009）。进一步，损伤单纯清创术的长期效果经常被报告不理想，不过同样的结果数据很少报道（Mileski & Snyder 1998；Wilk et al 2005）。

Cordasco 等人（1993）报告，在 SLAP 损伤清创术后，随访时间变长，临床结果出现了恶化（第 1 年，78% 出现了疼痛减轻，第 2 年有 63%），只有 45% 的患者恢复到了手术前的功能。Abbot 等人（2009）报告，对于肩袖损伤和 SLAP 损伤Ⅱ型的年长患者（>45 岁），那些进行清创术的患者，其疼痛减轻程度及活动度都会显著优于 SLAP 修补及同时肩袖修补的患者。

大多数发表的 SLAP 损伤手术结果报告指出，

依据 SLAP 损伤Ⅱ型手术修复后的短期和中期随访，80% ~ 90% 的个体的结果都良好或很好（D'Alessandro et al 2000；Bedi & Allen 2008；Dodson & Altchek 2009）。Dodson 和 Alcheck（2009）注意到，缺少 SLAP 损伤类型Ⅱ修复后的长期随访研究，并认为在过顶项目运动员中，非创伤性的 SLAP 损伤Ⅱ型的手术修复会比其他人难成功。Bedi 和 Allen（2008）报告，在由创伤引发的、局限性的 SLAP 损伤Ⅱ型的个体中，进行手术修复的患者主观满意度会高于有潜在 SLAP 损伤的个体。

## 小结

总而言之，肩部出现疼痛和功能障碍的患者可能有上盂唇持续的损伤。如果出现，SLAP 损伤的严重程度是很多变的，可能有也可能没有临床的显著性。SLAP 损伤经常与其他关节内部的损伤相关，检查医生应当对共存的病理变化有高度的怀疑。临床上很难对 SLAP 损伤进行诊断。对于临床检查和合适的处理方法缺少基于循证的指南。就创伤性的盂唇损伤并肱二头肌出现断裂（Ⅱ、Ⅳ、Ⅴ、Ⅵ和Ⅶ型）需要进行手术这一点是广泛认可的，虽然长期研究结果还没有发表以支持这一观点。需要进一步研究 SLAP 损伤的成因，以便提高这类损伤的临床诊断，确定更好的临床治疗决策。可能从更多研究中受益的领域包括：

- **长期预测**：通过有效的相关结果测量研究 SLAP 损伤的后遗症。
- **诊断性测试**：（a）对类型特有的临床测试进行其诊断效用的研究会帮助临床医生区分，哪些 SLAP 损伤患者最好进行保守治疗，那些进行手术处理（Huijbregts 2001；Powell et al 2008）；（b）对最近提出的临床测试，包括二头肌负载Ⅱ、被动压缩和抗阻外转外旋试验，进行进一步诊断准确性的调查（Dessaur & Magarey 2008；Meserve et al 2008）；（c）综合对病史和临床测试进行研究，以便确定 SLAP 损伤类型特有的表现或缺失（Dessaur & Magarey 2008；Meserve et al 2008；Walsworth et al 2008）。
- **保守治疗**：比较不同类型 SLAP 损伤，不同方式的监护下的康复方法（Huijbregts 2001）。
- **手术治疗**：对 SLAP 损伤的手术效果进行长期研究。

（钱菁华 译，陈斌　吉昌 审，林武剑　王于领 校）

# 参考文献

Abbot AE, Li X, Busconi BD. 2009. Arthroscopic treatment of concomitant superior labral anterior posterior (SLAP) lesions and rotator cuff tears in patients over the age of 45 years. Am J Sports Med 37: 1358–1362.

Andrews JR, Carson WG. 1984. The arthroscopic treatment of glenoid labrum tears in the throwing athlete. Orthop Trans 8: 44.

Andrews JR, Carson WG, McLeod WD. 1985. Glenoid labrum tears related to the long head of the biceps. Am J Sports Med 13: 337–341.

Barber A, Field LD, Ryu R. 2007. Biceps tendon and superior labrum injuries: decision-marking. J Bone Joint Surg 89A: 1844–1855.

Bedi A, Allen AA. 2008. Superior labral lesions anterior to posterior–evaluation and arthroscopic management. Clin Sports Med 27: 607–630

Bencardino JT, Beltran J, Rosenberg ZS, et al. 2000. Superior labrum anterior–posterior lesions: diagnosis with MR arthrography of the shoulder. Radiology 214: 267–271.

Bents RT, Skeete KD. 2005. The correlation of the Buford complex and SLAP lesions. J Shoulder Elbow Surg 14: 565–569.

Bey MJ, Elders GJ, Huston LJ, et al. 1998. The mechanism of creation of superior labrum, anterior and posterior lesions in a dynamic biomechanical model of the shoulder: the role of inferior subluxation. J Shoulder Elbow Surg 7: 397–401.

Burkhart SS, Morgan CD. 1998. The peel-back mechanism: its role in producing and extending posterior type II SLAP lesions and its effect on SLAP repair rehabilitation. Arthroscopy 14: 637–640.

Burkhart SS, Morgan C. 2001. SLAP lesions in the overhead athlete. Orthop Clin North Am 32: 431–441.

Burkhart SS, Morgan CD, Kibler WB. 2003. The disabled throwing shoulder: spectrum of pathology. Part II: Evaluation and treatment of SLAP lesions in throwers. Arthroscopy 19: 531–539.

Calvert E, Chambers GK, Regan W, et al. 2009. Special physical examination tests for superior labrum anterior posterior shoulder tears are clinically limited and invalid: a diagnostic systematic review. J Clin Epidemiol 62: 558–563.

Clifford PD. 2007. Superior labral anterior to posterior (SLAP) tears. Am J Orthop 36: 685–686.

Cook C, Hegedus E. 2007. Orthopedic physical examination tests: an evidence-based approach. Upper Saddle River, NJ: Prentice Hall.

Cools AM, Cambier D, Witvrouw EE. 2008. Screening the athlete's shoulder for impingement symptoms: a clinical reasoning algorithm for early detection of shoulder pathology. Br J Sports Med 42: 628–635.

Cooper DE, Arnoczky SP, O'Brien SJ, et al. 1992. Anatomy, histology, and vascularity of the glenoid labrum. J Bone Joint Surg 74A: 46–52.

Cordasco FA, Steinmann S, Flatow EL, et al. 1993. Arthroscopic treatment of glenoid labral tears. Am J Sports Med 21: 425–430.

D'Alessandro, DR Fleischli JE, Connor PM. 2000. Superior labral lesions: diagnosis and management. J Athl Train 35: 286–292.

Dessaur WA, Magarey ME. 2008. Diagnostic accuracy of clinical tests for superior labral anterior posterior lesions: a systematic review. J Orthop Sports Phys Ther 38: 341–352.

Dierickx C, Ceccarelli E, Conti M, et al. 2009. Variations of the intra-articular portion of the long head of the biceps tendon: a classification of embryologically explained variations. J Shoulder Elbow Surg 18: 556–565.

Dodson CC, Altchek DW. 2009. SLAP lesions: an update on recognition and treatment. J Orthop Sports Phys Ther 39: 71–80.

Ebinger N, Magosch P, Lichtenberg S, et al. 2008. A new SLAP test: the supine flexion resistance test. Arthroscopy 24: 500–505.

Funk L, Snow M. 2007. SLAP tears of the glenoid labrum in contact athletes. Clin J Sport Med 171–174.

Ghalayini SR, Board TN, Srinivasan MS. 2007. Anatomic variations in the long head of biceps: contribution to shoulder dysfunction. Arthroscopy 23: 1012–1018.

Glousman R, Jobe F, Tibone J, et al. 1988. Dynamic electromyographic analysis of the throwing shoulder with gleno-humeral instability. J Bone Joint Surg 70A: 220–226.

Guanche CA, Jones C. 2003. Clinical testing for tears of the glenoid labrum. Arthroscopy 19: 517–523.

Halder AM, Kuhl SG, Zobitz ME, et al. 2001. Effects of the glenoid labrum and gleno-humeral abduction on stability of the shoulder joint through concavity-compression: an in vitro study. J Bone Joint Surg 83A: 1062–1069.

Hamner DL, Pink MM, Jobe FW. 2000. A modification of the relocation test: Arthroscopic findings associated with a positive test. J Shoulder Elbow Surg 9: 263–267.

Hegedus EJ, Goode A, Campbell S, et al. 2008. Physical examination tests of the shoulder: a systematic review with meta-analysis of individual tests. Br J Sports Med 4: 280–292.

Heyworth BE, Williams RJ. 2009. Internal impingement of the shoulder. Am J Sports Med 37: 1024–1037.

Higgins LD, Warner JP. 2001. Superior labral lesions: anatomy, pathology, and treatment. Clin Orthop 390: 73–82.

Holtby R, Razmjou H. 2004. Accuracy of the Speed's and Yergason's tests in detecting biceps pathology and SLAP lesions: comparison with arthroscopic findings. Arthroscopy 20: 231–236.

Howell SM, Galinat BJ. 1989. The glenoid-labral socket. Clin Orthop 243: 122–125.

Huijbregts PA. 2001. SLAP lesions: structure, function, and physical therapy diagnosis and treatment. J Man Manip Ther 9: 71–83.

Jobe CM. 1995. Posterior superior glenoid impingement: expanded spectrum. Arthroscopy 11: 530–536.

Jobe FW, Moynes DR, Tibone JE, et al. 1984. An EMG analysis of the shoulder in pitching. A second report. Am J Sports Med 12: 218–220.

Jones GL, Galluch DB. 2007. Clinical assessment of superior glenoid labral lesions. Clin Orthop Relat Res 455: 45–51.

Kampa RJ, Clasper J. 2005. Incidence of SLAP lesions in a military population. J R Army Med Corps 151: 171–175.

Kibler WB. 1995. Specificity and sensitivity of the anterior slide test in throwing athletes with superior glenoid labral tears. Arthroscopy 11: 296–300.

Kibler WB, Sciascia AD, Hester P, et al. 2009. Clinical utility of traditional and new tests in the diagnosis of biceps tendon injuries and superior labrum anterior and posterior lesions in the shoulder. Am J Sports Med 37(9): 1840–1847.

Kim SH, Ha KI, Ahn JH, et al. 2001. Biceps load test II: a clinical test for SLAP lesions of the shoulder. Arthroscopy 17: 160–164.

Kim SH, Ha KI, Kim SH, et al. 2002. Results of arthroscopic treatment of superior labral lesions. J Bone Joint Surg 84A: 981–985.

Kim TK, Queale WE, Cosgarea AJ, et al. 2003. Clinical features of the different types of SLAP lesions: an analysis of one hundred and thirty-nine cases. J Bone Joint Surg 85A: 66–71.

Kim YS, Kim JM, Ha KY, et al. 2007. The passive compression test: a new clinical test for superior labral tears of the shoulder. Am J Sports Med 35: 1489–1494.

Krupp RJ, Kevern MA, Gaines MD, et al. 2009. Long head of the biceps tendon pain: differential diagnosis and treatment. J Orthop Sports Phys Ther 39: 55–70.

Lebolt JR, Cain EL, Andrews JR. 2006. SLAP lesions, 2007. Am J Orthop 35: 554–557.

Lippitt SB, Vanderhooft JE, Harris SL, et al. 1993. Gleno-humeral stability from concavity-compression: a quantitative analysis. J Shoulder Elbow Surg 2: 27–35.

Liu SH, Henry MH, Nuccion SL. 1996a. A prospective evaluation of a new physical examination in predicting glenoid labral tears. Am J Sports Med 24: 721–725.

Liu SH, Henry MH, Nuccion S, et al. 1996b. Diagnosis of glenoid labral tears. A comparison between magnetic resonance imaging and clinical examinations. Am J Sports Med 24: 149–154.

Luime JJ, Verhagen AP, Miedema HS, et al. 2004. Does this patient have an instability of the shoulder or a labrum lesion? JAMA 292: 1989–1999.

Maffet MW, Gartsman GM, Moseley B. 1995. Superior labrum–biceps tendon complex lesions of the shoulder. Am J Sports Med 23: 93–98.

Magee T. 2009. 3-T MRI of the shoulder: is MR arthrography necessary? AJR Am J Roentgenol 192: 86–92.

McCaughey R, Green RA, Taylor NF. 2009. The anatomical basis of the resisted supination external rotation test for superior labral anterior to posterior lesions. Clin Anat 22: 665–670.

McFarland EG, Kim TK, Savino RM. 2002. Clinical assessment of three common tests for superior labral anterior–posterior lesions. Am J Sports Med 30: 810–815.

Meserve BB, Cleland JA, Boucher TR. 2008. The anatomical basis of the resisted supination external rotation test for superior labral anterior to posterior lesions. Am J Sports Med 37: 2252–2258.

Mileski RA, Snyder SJ. 1998. Superior labral lesions in the shoulder: pathoanatomy and surgical management. J Am Acad Orthop Surg 6: 121–131.

Mimori K, Muneta T, Nakagawa T, et al. 1999. A new pain provocation test for superior labral tears of the shoulder. Am J Sports Med 27: 137–142.

Mirkovic M, Green R, Taylor N, et al. 2005. Accuracy of clinical tests to diagnose superior labral anterior and posterior (SLAP) lesions. Phys Ther Rev 10: 5–14.

Munro W, Healy R. 2009. The validity and accuracy of clinical tests used to detect labral pathology of the shoulder – a systematic review. Man Ther 14: 119–130.

Musgrave DS, Rodosky MW. 2001. SLAP lesions: current concepts. Am J Orthop 30: 29–38.

Myers TH, Zemanovic JR, Andrews JR. 2005. The resisted supination external rotation test: a new test for the diagnosis of superior labral anterior posterior lesions. Am J Sports Med 33: 1315–1320.

Nakagawa S, Yoneda M, Hayashida K, et al. 2005. Forced shoulder abduction and elbow flexion test: a new simple clinical test to detect superior labral injury in the throwing shoulder. Arthroscopy 21: 1290–1295.

Nam EK, Snyder SJ. 2003. The diagnosis and treatment of superior labrum, anterior and posterior (SLAP) lesions. Am J Sports Med 31: 798–810.

O'Brien SJ, Pagnani MJ, Fealy S, et al. 1998. The active compression test: a new and effective test for diagnosing labral tears and acromioclavicular joint abnormality. Am J Sports Med 26: 610–613.

Oh JH, Kim JY, Kim WS, et al. 2008. The evaluation of various physical examinations for the diagnosis of type II superior labrum anterior and posterior lesion. Am J Sports Med 36: 353–359.

Pagnani MJ, Deng XH, Warren RF, et al. 1995. Effect of lesions of the superior portion of the glenoid labrum on gleno-humeral translation. J Bone Joint Surg 77A: 1003–1010.

Pal GP, Bhatt RH, Patel VS, 1991. Relationship between the tendon of the long head of biceps brachii and the glenoidal labrum in humans. Anat Rec 229: 278–280.

Pandya NK, Colton A, Webner D, et al. 2008. Physical examination and magnetic resonance imaging in the diagnosis of superior labrum anterior–posterior lesions of the shoulder: a sensitivity analysis. Arthroscopy 24(3): 311–317.

Panossian VR, Mihata T, Tibone JE, et al. 2005. Biomechanical analysis of isolated type II SLAP lesions and repair. J Shoulder Elbow Surg 14: 529–534.

Parentis MA, Mohr KJ, ElAttrache NS. 2002. Disorders of the superior labrum: review and treatment guidelines. Clin Orthop 400: 77–87.

Parentis MA, Mohr KJ, Yocum LA. 2006. An evaluation of the provocative tests for superior labral anterior posterior lesions. Am J Sports Med 34: 265–268.

Powell JW, Huijbregts PA. 2006. Concurrent criterion-related validity of acromio-clavicular joint physical examination tests: a systematic review. J Man Manip Ther 14: E19–E29.

Powell JW, Huijbregts PA, Jensen R. 2008. Diagnostic utility of clinical tests for SLAP lesions: a systematic literature review. J Man Manip Ther 16: E58–E79.

Pradhan RL, Itoi E, Hatakeyama Y, et al. 2001. Superior labral strain during the throwing motion. A cadaveric study. Am J Sports Med 29: 488–492.

Prodromos CC, Ferry JA, Schiller AL, et al. 1990. Histological studies of the glenoid labrum from fetal life to old age. J Bone Joint Surg 72A: 1344–1348.

Rao AG, Kim TK, Chronopoulos E, et al. 2003. Anatomical variants in the anterosuperior aspect of the glenoid labrum: a statistical analysis of seventy-three cases. J Bone Joint Surg 85A: 653–659.

Rodosky MW, Harner CD, Fu FH. 1994. The role of the long head of the biceps muscle and superior glenoid labrum in anterior stability of the shoulder. Am J Sports Med 11: 121–130.

Shepard MF, Dugas JR, Zeng N, et al. 2004. Differences in the ultimate strength of the biceps anchor and the generation of type II superior labral anterior posterior lesions in a cadaveric model. Am J Sports Med 32: 1197–1201.

Snyder SJ, Karzel RP, Del Pizzo W, et al. 1990. SLAP lesions of the shoulder. Arthroscopy 6: 274–279.

Snyder SJ, Banas MP, Karzel RP. 1995. An analysis of 140 injuries to the superior glenoid labrum. J Shoulder Elbow Surg 4: 243–248.

Stetson WB, Templin K. 2002. The crank test, the O'Brien test, and routine magnetic resonance imaging scans in the diagnosis of labral tears. Am J Sports Med 30: 806–809.

Swearingen JC, Mell AG, Langenderfer J, et al. 2006. Electromyographic analysis of physical examination tests for types II superior labrum anterior–posterior lesions. J Shoulder Elbow Surg 15: 576–579.

Vangsness CT, Jorgenson SS, Watson T, et al. 1994. The origin of the long head of the biceps from the scapula and glenoid labrum. An anatomical study of 100 shoulders. J Bone Joint Surg 76B: 951–954.

Walch G, Boileau P, Noel E, et al. 1992. Impingement of the deep surface of the infraspinatus tendon on the posterior glenoid rim. J Shoulder Elbow Surg 1: 238–245.

Walsworth MK, Doukas WC, Murphy KP, et al. 2008. Reliability and diagnostic accuracy of history and physical examination for diagnosing glenoid labral tears. Am J Sports Med 36: 162–168.

Walton DM, Sadi J. 2008. Identifying SLAP lesions: a meta-analysis of clinical tests and exercise in clinical reasoning. Phys Ther Sport 9: 167–176.

Warner JJ, McMahon PJ. 1995. The role of the long head of the biceps brachii in superior stability of the gleno-humeral joint. J Bone Joint Surg 77A: 366–372.

Wilk KE, Arrigo CA, Andrews JR. 1997. Current concepts: the stabilizing structures of the gleno-humeral joint. J Orthop Sports Phys Ther 25: 364–379.

Wilk KE, Reinold MM, Dugas JR, et al. 2005. Current concepts in the recognition and treatment of superior labral (SLAP) lesions. J Orthop Sports Phys Ther 35: 273–291.

# 第 30 章

# 冻结肩

Carel Bron, Arthur de Gast, Jo L. M. Franssen

## 概述

　　冻结肩(frozen shoulder,FS),或称粘连性关节囊炎(adhesive capsulitis),虽然已被人们所知超过一个世纪,但仍是一种令人困惑且定义不清的肩部疾病。最早的病例报告由法国外科医生 Duplay(1872)在 1872 年发表,他使用"肩关节周围炎"(peri-arthrite scapulo-humerale)(译者注:即"肩周炎")一词来描述与我们今天所熟识的冻结肩相似的一种疾病。而"冻结肩"一词则在数十年后由 Codman(1934)提出。最后,骨外科医生 Neviaser(1945)基于其关节造影和关节内部的发现还提出了"粘连性关节囊炎"一词。

　　Codman(1934)提到冻结肩是一种"难以定义,难以治疗,以及难以从病理学角度去解释"的疾病。显然,这种状况随着年月的推移并没有多大改变。"冻结肩""粘连性关节囊炎"及"肩关节周围炎"这三个词(虽然 Duplay 提出的第三个词现已有点过时)均用来描述这样的一种临床病症:盂肱关节疼痛,及各个方向(屈曲、伸展、外展、内收及内外旋)被动活动范围(passive range of motion,PROM)严重

受限(超过 50%)。冻结肩的病因学通常不明确。患者偶尔会提到与其主诉症状起始时相关的各种活动或环境。尽管如此,引起冻结肩的确切原因尚待明确。

　　临床上通常要区分原发性冻结肩和继发性冻结肩(Lundberg 1969)。原发性冻结肩是自发的且不与其他疾病相关联。而继发性冻结肩则定义为与已知的系统性疾病相关,如糖尿病、甲状腺疾病或帕金森病;或继发于术后、创伤后,或制动一段时间后。肩部手术的患者可能出现术后肩关节僵硬,这与术后继发性冻结肩是不一样的,鉴别有点困难。

　　本章主要关注原发性冻结肩,其临床诊断标准包括:①无明显肩部外伤情况下出现肩部活动受限;②肩关节各活动方向上的整体僵硬,无肌力下降,无关节稳定性丧失,关节面完整;③肩关节 X 线片影像显示盂肱关节间隙正常,无关节畸形,肱骨近端和关节盂可能看到骨量减少。

## 发病率

　　冻结肩在普通人群中的发病率为 3% ~ 5%,在骨科临床实践中是一种常见的肩关节疾病。在荷兰,据估计,就诊于全科医生的肩部疾病患者中每 105 人里有 1 人被诊断为冻结肩。冻结肩在糖尿病患者中更常见,困扰着大概 20% 或以上的糖尿病患者(Balci et al 1999;Kordella 2002;Tighe & Oakley 2008)。

## 病理学

　　盂肱关节的正常功能限制是由骨骼形态、关节面状况,及关节囊、韧带、肌腱单元和皮肤的柔韧性所决定的。在一个具有平滑关节面的盂肱关节中,肩部僵硬的发生主要是由于:①关节囊、韧带或肌腱单元变僵硬;②肩袖及其周围组织滑动面之间的粘连,肱二头肌腱的粘连;③关节外粘连。这些组织限制可

单独发生,也可共同发生。在原发性冻结肩中,盂肱关节的功能受限大部分可能起始于盂肱关节囊,在病程发展中僵硬可能累及关节外的软组织结构。

原发性冻结肩的病理过程尚不清楚,尽管有不少作者尝试将其阐明(Hannafin & Chiaia 2000;Cleland & Durall 2002;Uhthoff & Boileau 2007;Schultheis et al 2008)。目前普遍接受的观点认为,冻结肩的潜在病理是关节囊滑膜层的炎性病变过程,随后发生的是纤维层的纤维化反应。基础病理是否为炎性病变仍有不同意见,但关节镜检查发现滑膜充血及水肿。近期研究发现冻结肩患者的关节囊中有多种细胞因子,这支持了炎症理论。滑液分泌反应(或炎症)最终导致盂肱关节囊(纤维膜)底层的纤维化。尤其是在喙肱韧带(coracohumeral ligament,CHL)的区域和肩袖间隙,波形蛋白(vimentin,是纤维肌细胞中常见的一种细胞收缩蛋白)的表达启动了瘢痕形成和挛缩,而整个关节囊发生纤维增生(关节囊增厚)但是无挛缩。

另一重要的结果是需要区别纤维增生和挛缩。Uhthoff 和 Boileau(2007)发现,虽然纤维增生涉及整个关节囊,但细胞收缩蛋白的表达仅局限于关节囊前侧。再者,整个关节囊的纤维增生程度几乎是一致的,前侧关节囊并不见得更严重。由此得出的结论是,原发性冻结肩中关节活动范围的下降主要可归因于前侧关节囊结构的挛缩,尤其是喙肱韧带和肩袖间隙的部分关节囊,这可从波形蛋白这一细胞收缩蛋白的选择性表达看出来。上述发现还可证实一个临床经验,即对上述结构的手术松解通常已足以恢复丧失的关节活动范围。Yang 等人(2009)在 14 例正常尸体肩标本中研究喙肱韧带的解剖关系。在多数标本中(14 例中的 11 例)喙肱韧带(图30.1)附着于肩袖间隙和冈上肌腱,而在 4 例中肩胛下肌腱也有所参与。喙肱韧带的不同止点可能是导致冻结肩不同临床表现的原因之一,例如不同患者可能有更多或更少的外旋受限。

虽然喙肱韧带到底是一个独立的实体结构还是仅仅为盂肱关节囊的局部增厚尚存争议,Yang 等人(2009)根据他们的发现得出的结论是,喙肱韧带的位置、形态和起点是相对不变的,但其止点却有多种变化,而且根据其组织学特点,喙肱韧带更倾向于是一种关节囊结构而非韧带结构。尽管 Neviaser(1945)最终确信部分关节囊(尤其是腋隐窝部分)与关节软骨之间有形成关节内粘连,但并没有科学证据证实这种情况真的存在。

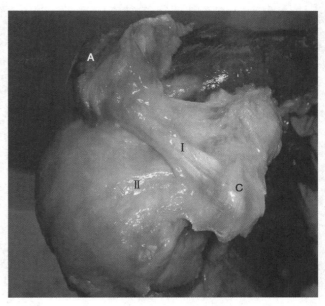

图30.1　正常尸体右肩标本中显示的喙肱韧带(Ⅱ)。该标本中其他可见的结构有喙肩韧带(Ⅰ),肩峰(A),及喙突(C)(授权转载自 Yang et al 2009)

即使已有许多关于原发性冻结肩的科学研究,但是究竟什么触发了炎症连锁反应和纤维化过程仍然存在疑问。不过,有一些肩关节僵硬的易感因素是已知的,包括:①年龄增加;②盂肱关节的微小损伤,无可见的结构性损伤;③非肩部手术(例如颈部淋巴结清扫术、开胸术、胸骨切开术及心脏介入手术);④制动;⑤颈部疾病,例如下颈段的椎间盘退变;⑥甲状腺疾病;⑦糖尿病;⑧心肺疾病。

原发性冻结肩似乎与迪皮特朗病(译者注:Dupuytren's disease,亦称掌腱膜挛缩)有强烈的相关性(Bunker & Anthony 1995;Smith et al 2001)。Smith 等人(2001)证实迪皮特朗病在冻结肩患者中较常见(发生率52%),该发现提示这两种疾病可能有共同的导致挛缩的生化途径。Bunker 和 Anthony(1995)发现,从冻结肩患者肩上和从手部迪皮特朗挛缩者分离出的组织有相似的组织学表现。

有些研究者还发现冻结肩在病理上与反射性交感神经营养不良有相似之处(后者又称 Sudeck 骨萎缩,或现今所称的 Ⅰ型复杂区域疼痛综合征)(Hertel 2000;Muller et al 2000)。

## 病史与预后

关于原发性冻结肩自然病程的认识对于治疗决策而言是很重要的。冻结肩的自然病程尚未完全清楚且存在争议,因为许多长期随访的报道只关注于对这类患者的评估,他们接受了特定的治疗方案。

有研究者描述到冻结肩是一种自限性疾病,平均病程 1~3 年,但有大量患者在冻结肩发病后有长达 10 年的时间遗留明显的盂肱关节被动活动受限(Miller et al 1996)。不过,患者对功能受限的认识与 PROM 受限的临床客观测量之间可能存在差异。肩痛通常比盂肱关节 PROM 受限本身更易致残,这一事实可以解释上述这种差异。

据我们所知,同侧肩的原发性冻结肩不会复发,虽然文献报道过一例个案(Cameron et al 2000)。在该案例中,患者 6 周内完全恢复,这对冻结肩来说是很不寻常的。因此我们怀疑这是否真的为第一例复发的冻结肩患者。很有可能,这是一个将肩部不适误认为冻结肩的例子,这种情况经常发生。在一项大型(269 例肩)回顾性研究中,Hand 等人(2008)对原发性冻结肩患者的长期(5 年)随访结果中并未报道有复发病例。双侧肩同时发生冻结肩的情况很少见,但患肩的对侧肩随着时间的推移发生冻结肩的情况在大约 35% 的病例中可见到。

冻结肩在临床上典型地被分为 3 个时期:①凝结期;②冻结期;③解冻期(Neviaser 1945)(知识框 30.1)。然而,有些研究者采用 4 期分法,将第 1 期细分为疼痛明显的凝结前期和 PROM 逐渐减少的凝结期(Neviaser & Neviaser 1987;Hannafin & Chiaia 2000;Sheridan & Hannafin 2006;Schultheis et al 2008)。

---

**知识框 30.1　冻结肩的分期**

**第 1 期:凝结期,滑膜炎(持续 3~9 个月)**
静息和活动时疼痛逐渐加重。因患者通常不能向患侧卧位,可能有睡眠障碍。当患者突然活动患肩时(这通常被称为"错误动作"),疼痛可能需要数分钟(可长达 15 分钟)才能缓解。疼痛非常严重,视觉模拟评分(visual analogue scale,VAS)通常可达到 9 或 10。
此期诊断原发性冻结肩可能非常困难,因为 PROM 的受限还未出现。因此在本期患者通常会被诊断为肩峰下肌腱炎或滑囊炎。在凝结期末期,PROM 受限逐渐加重。

**第 2 期:冻结期(持续 4~12 个月)**
盂肱关节囊增生肥大,喙肱韧带和肩袖间隙挛缩(Omari & Bunker 2001;Uhthoff & Boileau 2007)。此期因炎症反应的恢复疼痛会慢慢减轻。静息时可能完全无痛,但在(明显受限的)活动范围终末端疼痛仍然存在。睡眠仍会受影响,因为严重的 PROM 受限使得患者向任一边侧卧都显得困难(Cleland & Durall 2002)。虽然因肩部活动减少而有部分肌肉萎缩,但是冻结肩发展过程中并无严重的肌力下降。肩关节各活动方向的 PROM 受限达 50% 甚至更多。

**第 3 期:解冻期(12~42 个月)**
本期的特点是肩关节 PROM 逐渐恢复。

---

患者宣教是治疗中的重要环节之一。临床医生向患者解释原发性冻结肩的良性本质有助于患者消除疑虑。原发性冻结肩被视为一种自限性疾病,这对于第 1 期的炎性反应过程而言尤其正确。但是,PROM 受限有时候会持续数年的时间,且可能导致日常生活活动大量受限制。因此在解冻期,治疗师指导患者进行温和的牵伸训练可能有帮助。很少病例会发展成需要更多严格治疗干预的难治性原发冻结肩。根据 Tasto 和 Elias(2007)的报道,约有 10% ~ 15% 的患者罹患持续的疼痛和活动受限,需要长达 10 年的时间才能完全恢复。图 30.2 显示了自限性原发性冻结肩的自然病程。

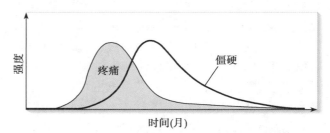

**图 30.2　Hertel 描绘的自限性原发性冻结肩的自然病程**(经授权转载自 Hertel R,2000.Orthopäde 29:845-851.)

## 诊断

诊断原发性冻结肩应该不难。病史一般是清楚的,体格检查仅需要很少的肩关节诊断性试验,所需的额外的诊断工具更少。然而,在肩痛患者寻求第二种诊断意见的时候,冻结肩是最常被选择的误诊的疾病。冻结肩的特征是有 3 个分期,医务人员的临床挑战包括判定准确的分期和症状体征的持续时间。(关于分期的详细信息参见知识框 30.1。)

## 病史

在诊室就诊的患者通常年龄介于 40 ~ 70 岁,女性发病多于男性(Hannafin & Chiaia 2000)。左右两侧发病率相当。即使处于典型发病年龄的患者有肩部疼痛和僵硬的表现,冻结肩的诊断看起来很明显,也应当考虑其他诊断,如肿瘤(Quan et al 2005;Sano et al 2010)、盂肱关节感染、钙化性滑囊炎或肌腱炎、肩袖损伤和盂肱关节骨性关节炎等。

疼痛一般表现在肩部、三角肌止点和上臂,但常常会向颈部和上肢的更远端放射。在凝结期,静息时即有疼痛,而活动和夜间睡眠时疼痛会加重。疼痛的程度明显取决于疾病所处的临床分期。

## 体格检查

体格检查在充分暴露双肩的前提下进行。检查双侧肩带和颈椎的对线排列及对称性。检查颈椎是否有肌肉痉挛和局部压痛。双肩均要检查是否有肌肉萎缩、既往创伤及病理性水肿的体征。然后，对患侧肩进行触诊。冻结肩的患者压痛点通常在肩袖、肩峰下滑囊、三角肌止点及肱二头肌肌腱的行程。疼痛的肱二头肌肌腱常与三角肌前部的紧张带相混淆，后者比肱二头肌肌腱更易触及，而肱二头肌肌腱（译者注：应是指肱二头肌长头腱）位于结节间沟内，处于一条紧绷的横向韧带下方。肌筋膜的扳机点（trigger points，TrPs）几乎在肩部的所有肌群中都可找到，但最常见于肩胛下肌、冈下肌、小圆肌、大圆肌、三角肌和斜方肌。根据 Simons 等人（1999）的研究，当肩胛下肌的扳机点逐渐激活时，肩关节外旋范围会更受限制（可达 45% 或以上），而大圆肌的扳机点则会导致肩外展受限。现在尚不清楚肩胛下肌的扳机点是模拟了原发性冻结肩还是启动了原发性冻结肩。Simons 等人（1999）建议做一个区分，鉴别肩部肌群激活的扳机点导致的严重活动受限和粘连性关节囊炎导致的真正的纤维化（关于肌肉扳机点的内容参见第 59 章）。

在评估肩关节活动度时，应特别留意盂肱关节活动范围占整个肩关节全活动范围的比例，包括主动范围和被动范围（图 30.3）。只有这样做，才能在临床上鉴别冻结肩与其他限制肩关节活动度的疾病。

在凝结前期和凝结期，疼痛是最主要的限制活动的因素，而特征性的盂肱关节整体活动受限在此时可能并不明显。在冻结期，特征性的盂肱关节 PROM 整体受限明显表现出来。在解冻期，整体活动受限逐渐减轻，而通常肩袖间隙的挛缩会导致明显的肩外旋受限。

在肌力方面，患者将手臂放在体侧，在肩关节无痛体位下做肩部肌群的等长肌力测试，这种做法通常不会激惹肩部，且可测试出接近正常的肌力。

## 治疗

治疗方案根据冻结肩所在的分期制订。在凝结前期（第 1 期）或凝结期（第 2 期），患者的主诉是剧烈的疼痛。因此治疗方案主要目的在于缓解疼痛，可采用关节腔内注射皮质类固醇（Buchbinder et al 2003），口服非甾体抗炎药（nonsteroidal anti-inflammatory drugs，NSAIDs）或肩胛上神经阻滞（Harmon & Hearty 2007），或治疗肩部肌群的扳机点（Simons et al 1999；Jankovic & van Zundert 2006）。

在一项研究中（Brue et al 2007），研究者发现皮质类固醇的使用与物理治疗相比，在长期随访结果中并无差异，尽管使用皮质类固醇在早期可缓解部分疼痛。肌筋膜扳机点在肩袖肌群尤其是肩胛下肌和肩胛胸壁肌群中可找到，但是肩胛下肌的手法治疗很困难，因为该肌肉在活动严重受限的肩关节中很难触及。因此，使用日本进针针具深入到肌肉内部做扳机点干针针刺是一个很好的选择（图 30.4）。

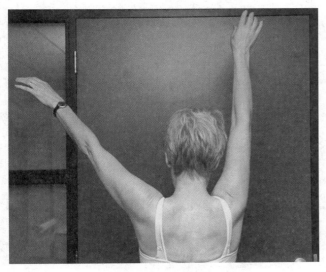

图 30.3　左侧冻结肩的患者做肩外展动作

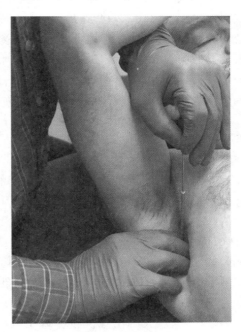

图 30.4　使用日本进针针具对肩胛下肌进行干针针刺

其他肩部肌群可通过手法或扳机点干针针刺予以治疗（关于扳机点干针针刺的内容参见第61章）。在某些病例中，使用冷敷或热敷（或热水浴）疗法有一定的益处。患者可每天冷敷或热敷数次，按需调整频次。

在凝结期，使用盂肱关节的关节松动术作用不大——要么因为还未出现PROM的受限（凝结前期），要么因为患者反馈在松动术过程中疼痛加重以及随后关节活动受限加重。有必要向患者解释该病的本质特征和建议停止肩部运动锻炼。鼓励患者做任何能减轻疼痛的事，因为疼痛减轻可能会导致炎症反应过程减轻，从而可能使纤维化程度减轻（Hannafin et al 1994；Marx et al 2007）。

在冻结期，由于炎症反应消退，疼痛会迅速减轻，抗炎药物可不再使用。也许可以不规则地服用非处方类止痛药。然而，在改善PROM方面，有各种各样的治疗选择意见，这反映出在最佳治疗方案的意见上还未达成良好的共识。鉴于该病的良性自然病程，作者认为首选保守的、非手术治疗方案作为起始治疗。一项在监督下完成的物理治疗方案或温和的家庭牵伸方案就够了。研究显示终末端关节松动术比较有效，但获益小（Vermeulen et al 2006），且严苛的关节松动术或牵伸治疗相比于温和的松动术并无更多获益。在冻结期，患者或医生可能更倾向于采用温和一点的关节松动技术，因为这在治疗时和治疗后引起较少的疼痛。有时候一些新的治疗方法会被提出来。在Ruiz（2009）的一篇病例报告中，他描述对喙肱韧带进行体位牵伸，患者在4周内重获显著的盂肱关节活动范围，而这不是仅凭自然恢复就能解释的。Gaspar和Willis（2009）在一项对照性队列研究中提出了一种新的治疗方法，称为"动态夹板疗法"（dynamic splinting），但是由于方法学的缺陷，所得的结论并不可靠。

在解冻期，可以使用温和的关节松动术（Diercks & Stevens 2004；Vermeulen et al 2006）。此期的恢复大部分是因为经历了冻结肩痊愈的自然过程，而本章作者认为关节松动术并未增加太多的获益（Miller et al 1996；Diercks & Stevens 2004）。近年，Kelley等人（2009）提出了一个指导性的康复模型。因为缺少证据支持哪些患者需要正式监督的治疗而不是简单的家庭康复计划，研究者们提出了一个以患者为中心的方法，该方法涉及的治疗决策是基于医师和患者的偏好制订的，其中加入了治疗师初次评估后的意见（Yang et al 2008）。

随着关节活动范围的逐渐恢复，患者会在日常生活活动中开始小心地使用受累的上肢。这本身会帮助锻炼肩部和手臂的肌肉，因此很少需要额外的训练。

## 顽固性冻结肩

虽然大部分原发性冻结肩病例在数月内会恢复，但是少数病例可能需要采用更严格的治疗方案（尤其是患者或其医师或治疗师缺乏耐心时）。这些治疗干预措施包括麻醉下手法松解、盂肱关节扩张术及关节镜下关节囊松解术。

麻醉下闭合性手法松解在关节松动方面可能是有效的，但是该治疗方法可能导致医源性损伤，包括关节血肿、盂肱关节囊撕裂、上盂唇自前至后的损伤（superior labrum anterior-posterior lesions，SLAP损伤）、Bankart损伤、肌腱或韧带撕裂、肱骨骨折和腋神经损伤（Loew et al 2005）。另外，麻醉下闭合性手法松解的禁忌证包括：患者有明显的骨量减少、近期曾行肩部软组织修复手术、骨折、神经损伤或肩关节不稳（Hannafin & Chiaia 2000）。

使用生理盐水联合或不联合皮质类固醇的盂肱关节扩张术似乎只在短期有获益。该技术在治疗过程中常常会因疼痛而让患者难以忍受（Manske & Prohaska 2008）。

最近，关节镜手术被提倡用于明确诊断和选择性松解挛缩的部分关节囊（Brue et al 2007）。喙肱韧带和肩袖间隙的松解对改善外旋、外展和上举活动度特别有效。对内旋和内收（水平内收）受限的病例，松解的是后侧关节囊。在闭合性手法松解之前或之后做关节镜松解被认为有效且相对安全，相比麻醉下闭合性手法松解，医源性损伤更少。

## 冻结肩的预防

有严重肩部不适的患者通常医生会建议做关节活动或牵伸训练，以预防发展为冻结肩。但是，作者坚信，通过这些训练患者是不可能成功地预防冻结肩的，甚至不能延缓冻结肩的发展。如果医生或治疗师坚持采用运动治疗方案，患者会觉得他们对自己的冻结肩形成负有责任，而实际上他们并不该对此负责。

## 小结

冻结肩对于医师、治疗师和研究人员来说仍是一项挑战,因为关于其病因、病理生理、诊断及最佳治疗策略的意见目前仍有争议。然而,最重要的是,大部分病例的预后都是好的。大约 80%~90% 的冻结肩患者最终都会完全恢复,尽管部分病例症状的改善可能需要长达 10 年的时间。患有原发性冻结肩的那侧肩关节不会复发。关于该病的自然病程和良好预后的病患宣教是治疗中的一个重要方面。治疗方案主要采取保守方法,且很大程度上取决于冻结肩所在的分期。在凝结期治疗目标在于抑制疼痛和减轻炎症,而在冻结期目标则在于恢复关节活动范围。本章作者偏向于寻求最少痛苦的治疗方法。顽固性冻结肩非常少见,在考虑手术之前需要有点耐心。对于难治性冻结肩的病例,若有必要可行关节镜下松解手术,关节镜下松解谨慎选择的结构似乎对于恢复关节活动范围有益处。近年,新的牵伸治疗技术和治疗设备见诸报道,但需要进一步的研究来证实它们是否有额外的价值。对于治疗师、医师和患者而言,最重要的是,在原发性冻结肩的自然病程中要保持有足够的耐性。

( 邓万溪 译,钱菁华　吉昌 审,

林武剑　王于领 校)

# 参考文献

Balci N, Balci MK, Tuzuner S. 1999. Shoulder adhesive capsulitis and shoulder range of motion in type II diabetes mellitus: association with diabetic complications. J Diabetes Complications 13: 135–140.

Brue S, Valentin A, Forssblad M, et al. 2007. Idiopathic adhesive capsulitis of the shoulder: a review. Knee Surg Sports Traumatol Arthrosc 15: 1048–1054.

Buchbinder R, Green S, Youd JM. 2003. Corticosteroid injections for shoulder pain. Cochrane Database Syst Rev 1: CD004016.

Bunker TD, Anthony PP. 1995. The pathology of frozen shoulder: a Dupuytren-like disease. J Bone Joint Surg Br 77: 677–683.

Cameron RI, McMillan J, Kelly IG. 2000. Recurrence of a 'primary frozen shoulder': a case report. J Shoulder Elbow Surg 9: 65–67.

Cleland J, Durall C. 2002. Physical therapy for adhesive capsulitis: systematic review. Physiotherapy 88: 450–457.

Codman EA. 1934. The shoulder. Boston: Thomas Odd.

Diercks RL, Stevens M. 2004. Gentle thawing of the frozen shoulder: a prospective study of supervised neglect versus intensive physical therapy in seventy-seven patients with frozen shoulder syndrome followed up for two years. J Shoulder Elbow Surg 13: 499–502.

Duplay S. 1872. De la periarthrite scapulo-humerale et des raideurs de l'épaule qui en sont la consequence. Arch Gen Med 20: 513–542.

Gaspar PD, Willis FB. 2009. Adhesive capsulitis and dynamic splinting: a controlled, cohort study. BMC Musculoskelet Disord 10: 111.

Hand C, Clipsham K, Rees JL, et al. 2008. Long-term outcome of frozen shoulder. J Shoulder Elbow Surg 17: 231–236.

Hannafin JA, Chiaia TA. 2000. Adhesive capsulitis. A treatment approach. Clin Orthop Relat Res 1: 95–109.

Hannafin JA, DiCarlo EF, Wickiewicz TL, et al. 1994. Adhesive capsulitis: capsular fibroplasia of the glenohumeral joint. J Shoulder Elbow Surg 3 (Suppl): 5.

Harmon D, Hearty C. 2007. Ultrasound-guided suprascapular nerve block technique. Pain Physician 10: 743–746.

Hertel R. 2000. The frozen shoulder. Orthopade 29: 845–851.

Jankovic D, van Zundert A. 2006. The frozen shoulder syndrome. Description of a new technique and five case reports using the subscapular nerve block and subscapularis trigger point infiltration. Acta Anaesthesiol Belg 57: 137–143.

Kelley MJ, McClure PW, Leggin BG. 2009. Frozen shoulder: evidence and a proposed model guiding rehabilitation. J Orthop Sports Phys Ther 39: 135–148.

Kordella T. 2002. Frozen shoulder and diabetes. Frozen shoulder affects 20 percent of people with diabetes. Proper treatment can help you work through it. Diabetes Forecast 55: 60–64.

Loew M, Heichel TO, Lehner B. 2005. Intraarticular lesions in primary frozen shoulder after manipulation under general anesthesia. J Shoulder Elbow Surg 14: 16–21.

Lundberg BJ. 1969. The frozen shoulder. Clinical and radiographical observations. The effect of manipulation under general anesthesia. Structure and glycosaminoglycan content of the joint capsule. Local bone metabolism. Acta Orthop Scand 119: 1–59.

Manske RC, Prohaska D. 2008. Diagnosis and management of adhesive capsulitis. Curr Rev Musculoskelet Med 1: 180–189.

Marx RG, Malizia RW, Kenter K, et al. 2007. Intra-articular corticosteroid injection for the treatment of idiopathic adhesive capsulitis of the shoulder. HSS J 3(2): 202–207. doi: 10.1007/s11420-007-9044-5.

Miller MD, Wirth MA, Rockwood CA. 1996. Thawing the frozen shoulder: the 'patient' patient. Orthopedics 19: 849–853.

Muller LP, Muller LA, Happ J, et al. 2000. Frozen shoulder: a sympathetic dystrophy? Arch Orthop Trauma Surg 120: 84–87.

Neviaser JS. 1945. Adhesive capsulitis of the shoulder: a study of the pathological findings in periarthritis of the shoulder. J Bone Joint Surg Am 27: 211–222.

Neviaser RJ, Neviaser TJ. 1987. The frozen shoulder. Diagnosis and management. Clin Orthop Relat Res 223: 59–64.

Omari A, Bunker TD. 2001. Open surgical release for frozen shoulder: surgical findings and results of the release. J Shoulder Elbow Surg 10: 353–357.

Quan GM, Carr D, Schlicht S, et al. 2005. Lessons learnt from the painful shoulder; a case series of malignant shoulder girdle tumours misdiagnosed as frozen shoulder. Int Semin Surg Oncol 2: 2.

Ruiz JO. 2009. Positional stretching of the coracohumeral ligament on a patient with adhesive capsulitis: a case report. J Man Manip Ther 17: 58–63.

Sano H, Hatori M, Mineta M, et al. 2010. Tumors masked as frozen shoulders: a retrospective analysis. J Shoulder Elbow Surg 19(2): 262–266. doi: 10.1016/j.jse.2009.05.010.

Schultheis A, Reichwein F, Nebelung W. 2008. Frozen shoulder: diagnosis and therapy. Orthopade 37: 1065–1072.

Sheridan MA, Hannafin JA. 2006. Upper extremity: emphasis on frozen shoulder. Orthop Clin North Am 37: 531–539.

Simons DG, Travell JG, Simons LS. 1999. Myofascial pain and dysfunction. The trigger point manual. Vol I. Upper half of body, 2nd edn. Baltimore, MD: Lippincott Williams & Wilkins.

Smith SP, Devaraj VS, Bunker TD. 2001. The association between frozen shoulder and Dupuytren's disease. J Shoulder Elbow Surg 10: 149–151.

Tasto JP, Elias D. 2007. Adhesive capsulitis. Sports Med Arthrosc 15: 216–221.

Tighe CB, Oakley WS. 2008. The prevalence of a diabetic condition and adhesive capsulitis of the shoulder. South Med J 101: 591–595.

Uhthoff HK, Boileau P. 2007. Primary frozen shoulder: global capsular stiffness versus localized contracture. Clin Orthop Relat Res 456: 79–84.

Vermeulen HM, Rozing PM, Obermann WR, et al. 2006. Comparison of high-grade and low-grade mobilization techniques in the management of adhesive capsulitis of the shoulder: randomized controlled trial. Phys Ther 86: 355–368.

Yang JL, Chang CW, Chen SY, et al. 2008. Shoulder kinematic features using arm elevation and rotation tests for classifying patients with frozen shoulder syndrome who respond to physical therapy. Man Ther 13: 544–551.

Yang HF, Tang KL, Chen W, et al. 2009. An anatomic and histologic study of the coracohumeral ligament. J Shoulder Elbow Surg 18: 305–310.

# 第 31 章

# 肩关节松动术

Wayne Hing, Jack Miller, César Fernández-de-las-Peñas

## 概述

健全的上肢功能有赖于最佳的肩带无痛状态下的活动能力。肩部疼痛和功能障碍限制了我们在日常生活活动中使用上肢的能力，导致娱乐、职业和社会的参与障碍。本章所要突出的理念是，通过对肩关节和肩带复合体实施连续统一的手法治疗干预来恢复上肢功能性任务。本章示范的技术包括被动关节松动术和动态关节松动术（mobilization with movement，MWM），其重点在于获得上肢功能性活动的最佳状态，侧重于改善过顶上举、水平内收及手摸背动作。这些技术的进阶涉及患者的主动参与，将由一系列关键的主观和客观因素决定，如患者的应激性、疼痛的严重程度、所处的病理和恢复阶段、可用的关节活动范围，以及上肢负重力量的影响（Hing et al 2003）。

已有多位学者发展并详细阐述了用于恢复肩带功能和肩关节活动度的手法治疗技术（Kaltenborn et al 2002；Mulligan 2003；Hengeveld et al 2005）。从一个公正的视角去看这些明显多样化的手法技术，可揭示一个现象：虽然每种手法都有一些高度原创的成分，但它们都是从前人的工作上逐渐发展而来，并形成一套发展性的连续统一体（Miller 1999）。本章着重介绍肩关节各种不同的松动手法，这些手法已被临床证实安全有效且（至少部分）具有循证依据。

## 盂肱关节的被动关节松动术

平移性关节附属运动手法技术已有良好的基础，它们构成了入门级和研究生级手法治疗课程的基础。骨科手法治疗（orthopaedic manual therapy，OMT）最初由挪威的物理治疗师 Kaltenborn 和 Evjenth（Kaltenborn et al 2002）发展起来，它使用的是一套临床推理范式，该范式基于手法治疗师通过被动活动检查而发现的对关节活动受限的认识，以及凹凸定律的应用。根据凹凸定律，滑动的方向取决于移动的一侧关节面的几何构型。基于此，当凸面移动时，它相对凹面向相反的方向滑动。在盂肱关节，关节窝（凹面）视为稳定而肱骨头（凸面）在肩部生理运动中常处于移动状态。然而，该定律的有效性遭到了质疑（Brandt et al 2007）。

此外，附属运动的被动平移手法可平行或垂直于治疗平面，治疗平面取决于关节面的具体方向。关节松动术根据移动的范围而分级，且根据治疗目的维持特定的时间，治疗目的包括缓解疼痛和改善关节活动度。事实上，一项大体研究发现，盂肱关节更大的活动度提高是在关节活动终末端通过长轴牵引获得的（Hsu et al 2009）。如果治疗的目的是改善关节活动范围，那么这对于临床实践很重要。

概念上的模型是这样的，关节囊挛缩必须通过组织的缓慢牵拉被动地延长，而缓慢牵拉受持续作用于组织屏障的被动松动术的影响。该假说由动物实验证实，研究者对大鼠的肩关节进行制动，诱导了关节囊的滑膜增生、肩胛下滑囊粘连，并导致关节囊内Ⅰ型和Ⅲ型胶原蛋白增多（Liu et al 2011）。因此，建议考虑相关的软组织功能障碍、神经生理和运动控制因素后，反复地应用治疗技术，加上患者恰当的自我治疗方法，以此获得短期和长期的积极效能。证实肩部关节松动术疗效的证据数量较少。Vermeulen 等人（2006）发现在粘连性关节囊炎患者身上使用肩关节松动技术可有效改善盂肱关节的活动并减少失能。

Maricar 等人（2009）发现，在康复训练项目中加入 Maitland 的盂肱关节松动手法，包括肩前屈位时前后向松动和外展位时纵向的尾端松动，可产生更好的结果。Surenkok 等人（2009）发现对肩痛患者运用手法松动肩部复合体可增加关节活动度并减轻疼痛强度。

作用于肩部的关节松动术用于增加关节的附属运动和生理运动，治疗目的在于改善患者的关节活动范围和关节功能。一般来说，肩关节对 OMT 技术反应良好，但是对于应激性较高的病例，治疗反应也可能欠佳。有一些普遍认同的高应激性指标，例如患者不能向患侧肩侧卧，持续性的静息痛以及肩部疼痛向肘以下放射等，遇到这些情况时，处理患者需要谨慎。

在接下来的几节中，我们将描述一些在临床实践中很常用的针对盂肱关节的被动关节松动手法。

## 向下滑动（图 31.1）

此盂肱关节松动手法适用于增加关节盂内肱骨头向尾端被动滑动的范围，也可减轻因肱骨头上移

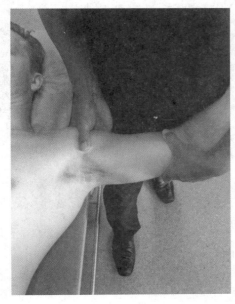

**图 31.1　盂肱关节（肱骨头）向下滑动**

引起的疼痛。肩峰下撞击综合征在过顶上举时向尾端滑动肱骨头可以改善症状（Flatow et al 1994），故对本手法反应良好。实施本手法时，患者仰卧位，靠近治疗床的边缘。肱骨保持在内外旋中立位。治疗师用一手握住患者上臂靠近关节面的位置，虎口盖住肱骨头的上部，另一手托住上肢支撑其重量。沿着关节盂关节平面向尾端/向下滑动肱骨。可通过在肩胛骨下方垫一块毛巾和/或使用治疗带来稳定关节盂。在应激性较高的病例，治疗师可将患者上肢轻微外展作为治疗的起始位置。在无应激性的病例，可尝试逐渐增加上肢外展的角度。根据 Hsu 等人（2009）的报道，关节松动术应在无痛的关节终末端执行。

## 向后滑动（图 31.2）

此松动手法适用于增加肱骨头向后被动滑动的范围，并减轻由肱骨头前移引起的疼痛（Dashottar & Borstad 2012）。做此手法时，患者仰卧位，手臂处于内外旋中立位，颈椎处于中立位。治疗师站在床旁，头端的手用手掌盖住肱骨头，尾端的手支撑患者上臂/前臂，患肢轻度屈曲和外展。治疗师沿着患者关节盂关节平面向后、向外滑动肱骨头。操作者应通过双手同时向后向外移动来确保滑动动作是平移的，操作时避免接触到喙突。

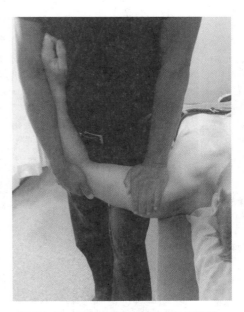

**图 31.2　盂肱关节（肱骨头）向后滑动**

## 屈曲位向后滑动（图 31.3）

此松动术适用于无应激性的内部撞击综合征的患者，以及肩部水平内收动作有缺失的患者。对后

可以的话），手放在腹部。治疗师站在患者身后，双手紧扣患者肱骨近端，用腹部稳定住患者的肱骨远端。随后治疗师将患者肱骨头向下、向前做平移滑动，操作时根据患者的应激性监控和调整患者手臂外展/内收的程度。

## 上举终末端的前后向或外-内向滑动（图 31.5）

此松动手法适用于无应激性的病例恢复肩部上举的终末范围。患者俯卧位，手臂放在治疗床上做最大范围的无痛性过顶上举。肩内外旋的程度根据治疗目标可有变化。治疗师站在床边，用手掌稳定肩胛骨、控制肱骨的位置。然后将双手拇指指腹放在患者肱骨头的后侧（译者注：据原文配图应为"后内侧"），通过拇指指腹推动肱骨头来进行前后方向或外-内方向的松动【译者注：此处存疑，按原文图示操作者双手的放置，很难做到原文描述的前后方向（由前向后）或外-内方向（由外向内）的松动，请参看原文】。根据患者的应激情况，起始位置手臂上举的范围可逐渐增加。Yang 等人（2012）报道在其研究的冻结肩亚组患者中，终末端的松动术比标准的物理治疗方案更有效。

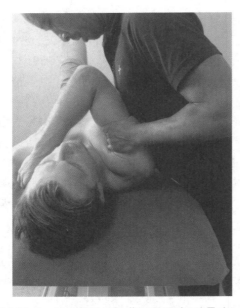

图 31.3　屈曲位盂肱关节向后滑动（肱骨头）

关节囊紧缩的患者也有效。施行此手法时，患者仰卧位，靠近治疗床边缘，可垫一块折叠的毛巾在床上用以稳定肩胛骨。患者肩屈曲 90°并内旋，屈肘将患侧手放在对侧胸骨上，治疗师用手抓握患者上臂，靠近肱骨头，用其胸骨稳定患者的肘部，随后用双手做肱骨的向后滑动。随着患者水平内收动作的改善，操作时可增加患者手臂内收的范围。

## 向前下滑动（图 31.4）

此松动手法适用于康复目标为恢复肩内旋动作的患者。患者侧卧位，手臂外展 45°，内旋 80°（如果

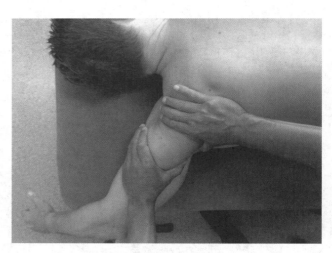

图 31.5　上举终末端的盂肱关节（肱骨头）前后向或外-内向滑动

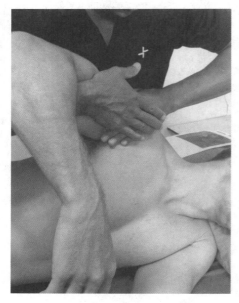

图 31.4　盂肱关节（肱骨头）向前下方向的滑动

## 肩部复合体的动态关节松动术

越来越多的证据证明将传统的 OMT 松动术与患者有限疼痛的生理运动相结合是有价值的。新西兰的 Brian Mulligan（Mulligan 2003）提出"动态关节松动术（mobilization with movement，MWM）"这一词并发展了它的理念，它是建立在 OMT 体系基础之上

的。根据 Mulligan 的理念,处理患者时需要识别一个可比性征象,或者称之为患者特异性功能障碍测试动作(client-specific impairment measure,CSIM),以此作为基线测试动作来评价治疗的有效性,通常测试的是功能性受限的动作活动。这种临床上可评测的功能缺陷成了持续评价治疗效果的基准线(Vicenzino et al 2011)。

关于 MWM 手法选择和进阶的临床推理模式是基于患者对特定试验手法的反应,该试验手法可无痛地改善已确认的 CSIM。治疗师必须持续监测患者的反应,确保在无痛或微痛情况下治疗。通过运用他们的关节学知识,借助熟练的对软组织张力的感觉,以及有效的临床推理,治疗师探究各种不同松动方向的组合,以便找到最理想的治疗平面和运动分级。在维持无痛的附属运动松动手法的同时,嘱患者做之前识别出的疼痛有限的 CSIM。CSIM 可显著改善,也就是关节活动范围增加,以及原来的疼痛明显减轻或理想地完全消失。CSIM 无改善可能表明治疗师没有找到正确的接触点、治疗平面、松动分级或方向,或正确的脊柱节段,又或者,该松动手法并不适用。患者重复之前受限和/或疼痛的 CSIM,作为试验性治疗,逐渐增加到每组 10 次,而治疗师继续维持适当的附属运动滑动手法。在一个疗程中,患者通过重复治疗逐渐获得功能改善,重复次数通常 3~4 组,每组 10 次。重复的 CSIM 和被动加压形式的终末端无痛负荷似乎是获得长期疗效的关键(Miller 1999;Mulligan 2003;Hing et al 2008)。和所有的手法治疗理念一样,在评估患者和治疗期间,组织恰当的客观和主观评估以及持续深入思考的临床推理都是必须的(Jones & Rivett 2004)。

MWM 有效的理论模型是,此关节松动技术纠正或影响了骨性错位或神经机械性功能障碍。尽管如此,MWM 技术逆转错位的生物力学假说还需要进一步的研究(Vicenzino et al 2007)。作为治疗师对附属运动受限的理解和凹凸法则的替代,患者对附属运动无痛方向的偏好以及 CSIM 功能的客观改善可作为松动手法具体方向和分级的决定因素(Miller 2006;Hing et al 2009)。患者的自我治疗和运动黏附性贴扎技术的应用通常可维持在诊所治疗获得的效果。

一些病例报告证实针对肩部复合体的 MWM 可以有效缓解肩痛患者(Scaringe et al 2002)或肩峰下撞击症患者(DeSantis & Hasson 2006)的肩痛和功能障碍。其他临床随机对照试验报道在肩部复合体运

用 MWM 可立刻改善关节活动范围及降低压痛的敏感度,观察对象是肩痛(Kachingwe 2008;Teys et al 2008)或冻结肩(Yang et al 2007)的患者。Doner 等人(2013)证实 MWM 比被动牵伸能更好地改善粘连性肩关节囊炎患者的疼痛、关节活动范围、肩部评分及患者和物理治疗师的满意度。一项系统回顾得出的结论是,MWM 在四肢关节的有效性已充分明确,对各个关节和各种病理状态都有积极的效果(Hing et al 2009)。

## 过顶上举动态关节松动术

有肩部功能障碍的患者通常提到恢复过顶上举的功能活动范围是最重要的。在应激性高以及活动严重受限的病例,患者初始治疗时可能需要采取非负重的斜卧位,然后逐渐过渡到负重的直立位并给予负重抗阻的环境。临床上对初始治疗手法和负荷增量的选择常常取决于评估的发现、治疗过程的再评估以及有效的临床推理。

### 动态关节松动术——肩上举(图31.6)

该松动手法适用于恢复功能性过顶上举范围的同时将肱骨头向关节盂复位,以及在试验性治疗中增加无痛的主动肩上举范围。患者坐位或站立位,视治疗师的身高而定,患者颈椎处于中立位。治疗师站在患肩的对侧,一手包绕患者肱骨头前侧,另一手从后侧稳定肩胛骨。治疗师沿着关节盂关节平面做肱骨的后外方向滑动,并嘱患者同时做肩胛骨平面(与冠状位成30°夹角)的主动肩上举动作。实施该技术时,让肩胛胸壁关节做正常的运动是很重要的,这样能使患者充分上举手臂,实现终末端的活动负荷;随后当组织应激性降低时可使用柔软的重物或弹力带进阶到抗阻负荷训练。Hsu 等人(2000)在尸体研究中发现,在外展终末端的前后向滑动可有

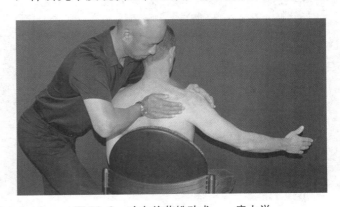

图31.6　动态关节松动术——肩上举

效改善盂肱关节的外展范围。在随后的另一项尸体研究中，该作者报道这种 MWM 技术可有效改变盂肱关节外展时的运动学特征（Ho & Hsu 2009）。

## 动态关节松动术——借助治疗带的肩上举（图31.7）

此技术适用于需要应用比徒手松动力量更大的、体型较大的患者。松动的目的是恢复功能性过顶上举范围的同时将肱骨头向关节盂复位，并增加无痛的主动肩上举范围。患者坐在椅子上，脊柱予以充分支撑，但需暴露肩胛骨，颈椎处于中立位。治疗师站在患者身后，关节松动治疗带绕过治疗师的臀部和患者的肱骨头。治疗师一手放在肩胛骨上，将肩胛骨稳定于胸壁但允许正常的肩胛胸壁关节活动。做此手法时，治疗师沿着关节盂关节平面做肱骨的后外方向滑动，并嘱患者同时做肩胛骨平面（与冠状位成30°夹角）的主动肩上举动作。注意：治疗师须保证治疗带绕在肱骨头上，且不妨碍肩部的上举，并确保患者完全地上举手臂以获得终末端负荷。当组织应激性降低时可使用柔软的重物或弹力带进阶到抗阻负荷训练。

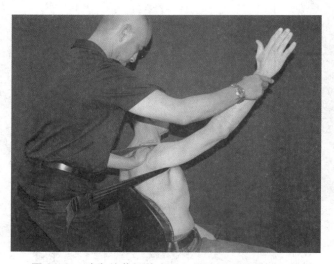

图31.7　动态关节松动术——借助治疗带的肩上举

## 过顶上举：增加关节活动范围

在正常的手臂上举过程中，肱骨发生了联合外旋，这被称为 Codman 反常运动（Cheng 2006）。为了获得全范围的过顶上举运动，有必要确保盂肱关节外旋的恢复，首先是在中立位恢复，然后增加上举的角度，逐渐达到顶点位置，该顶点位置最初被 Maitland 称作"（外）上象限"（Hengeveld et al

2005）。此外，为了达到全范围的上举角度，治疗师可能需要采用肱骨向下滑动的手法（见图31.1）并调动全部肩带复合体的参与。

## 动态关节松动术——终末端上举（外旋）（图31.8）

该松动技术适用于外旋功能范围减少的患者，或因上举90°或以上时联合外旋减少导致上举范围受限的患者。患者仰卧位，肩部轻度外展到舒适范围，屈肘90°，颈椎处于中立位。治疗师站在患者身旁，头端的手用手掌盖住肱骨头，尾端的手托住上臂。用头端的手实施肩胛骨治疗平面的后外方向滑动，附加的向下滑动可通过治疗师尾端的手予以实施，使肱骨向后平移。患者用健侧手借助一根短棒将患侧手向外推，做被动外旋动作，同时治疗师将患者的肘部保持在体侧，使肱骨做整体的向外旋转。操作者要确保维持向后的松动力，直到患者手臂回到中立位。该技术可进阶到更大的外展/上举范围（外上象限的位置）。

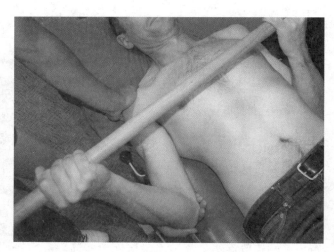

图31.8　动态关节松动术——终末端上举（外旋）

## 动态关节松动术——终末端上举（向下滑动）（图31.9）

该松动技术适用于上举终末范围有缺失的患者。患者仰卧位，肩胛骨由治疗床面或一块折叠的小毛巾予以支撑。治疗师站在床头，用手抓握患者前臂前侧和肱骨后侧以便防止肘部屈曲。实施该松动技术时，在上举的终末端进行肱骨后下方向的滑动。嘱患者做肩胛骨平面内的手臂主动上举。操作者要确保患者肱骨处于外旋位，且肘部不弯曲/屈曲。

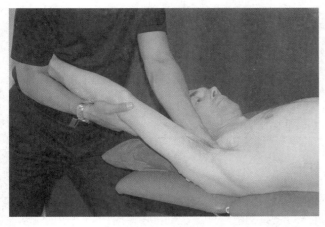

图 31.9　动态关节松动术——终末端上举（向下滑动）

## 动态关节松动术——上举（肩带）（图 31.10）

该松动技术适用于可观察到翼状肩或肩肱节律异常的患者，或主动上举手臂时有持续肩痛但对盂肱关节治疗无效的患者。患者坐在低靠背的椅子上，颈椎处于中立位。治疗师站在患者患肩对侧，后侧手放在肩胛冈外 1/3 的上缘，而前侧手稳定住锁骨的内侧 1/2。实施该手法时，治疗师将肩胛骨向内下方向滑动，从外部转动肩胛骨，控制翼状肩畸形。嘱患者同时做肩胛骨平面内的手臂主动上举。最后，还可由一名助手在患者上举手臂时对肱骨实施附加的后下方向滑动。Lewis（2015）报道这一独特的手法技术在冻结肩患者的活动恢复中发挥了显著的作用。有两点重要的信息：①可通过让患者采取四点跪位来进阶到闭链位置；②在四点跪位基础上，嘱患者向足后跟坐下，这可在实施动态关节松动术时对肩带产生可控的负重力量，而此时该动作应该不引起肩部的疼痛。

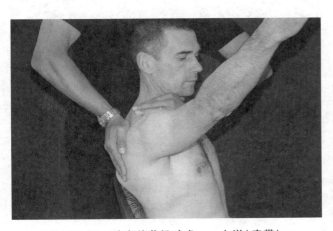

图 31.10　动态关节松动术——上举（肩带）

## 手摸背动作

该动作是一个多平面的运动，是肩伸展、内旋和内收的组合。该动作的限制有时是因明显的疼痛引起，而通常肩部损伤的患者无法完成该动作，导致功能的丧失，包括穿衣、伸手拿背后的钱包和料理个人卫生等。

## 动态关节松动术——手摸背动作（图 31.11）

该松动手法适用于有疼痛或手摸背动作有缺失的患者。患者站立位，对侧髋用治疗基座给予支撑，以便抵消内收的力量。从对侧肩垂下一条治疗带，

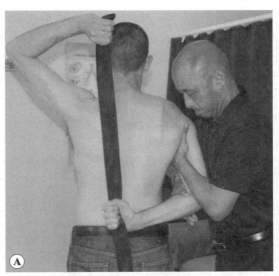

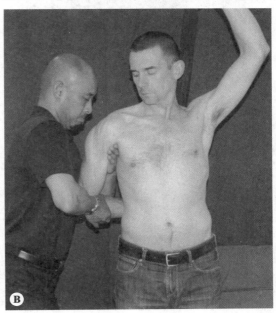

图 31.11　动态关节松动术——手摸背动作：
Ⓐ后面观，Ⓑ前面观

带子前端用健侧手抓握而后端用患侧手握着。治疗师站在患者身旁,后侧手放在患者腋下,掌心朝外背对患者,前侧手充分旋后,抓住肱骨远端(译者注:参看原书配图,应当是抓住前臂近端),拇指勾住患者的肘窝。为实施该技术,治疗师用头侧的、后侧的手给予向内的力量稳定肩胛骨。实施该技术时,位于肘窝的前侧手拇指用力使肱骨做向下滑动。患者同时通过拉动治疗带使手在背后移动。操作者应确保患者手部不抬离背部,还要确保放在腋下的后侧手产生向内、向头端的力以便稳定肩胛骨。

### 动态关节松动术——借助治疗带的手摸背动作(图31.12)

该松动手法适用于患者体型较大或治疗师较矮小的情况,适用于有疼痛或手摸背动作有缺失的患者。患者站立位,对侧髋用治疗基座给予支撑,以便抵消内收的力量。从对侧肩垂下一条治疗带,带子前端用健侧手抓握而后端用患侧手握着。治疗师用一手放在患者腋下,掌心朝外背对患者。将另一条治疗带对折,一端勾住患者的肘窝,另一端绕过治疗师的一侧足跟,足跟离地脚趾着地以便控制带子的力量。为实施该技术,治疗师用头侧的、后侧的手给予向内的力量稳定肩胛骨。实施该松动技术时,治疗师通过背屈足踝部(足跟踩地)拉动治疗带,使患者肱骨产生向下的滑动。患者同时通过健侧手拉动

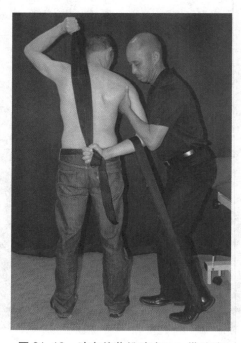

图31.12　动态关节松动术——借助治疗带的手摸背动作

治疗带使患侧手在背后移动。操作者应确保患者手部不抬离背部。重点信息有两点:①确保治疗师腋下手提供的力是向内侧和向头端的,以便稳定肩胛骨;②治疗师通过足踩在地面上控制治疗带来提供柔和的向下的力量。

## 水平内收运动

跨过躯干摸对侧肩的动作涉及多个关节的运动,而不止盂肱关节。肩锁关节(acromioclavicular joint,AC joint)和胸锁关节(sternoclavicular joint,SC joint)发挥最佳的功能与正常无痛的水平内收运动密切相关。当上肢的功能障碍有颈部参与时,脊柱松动术联合上肢的运动可使肩部无痛运动,恢复其功能性活动能力。

### 动态关节松动术——水平内收(肩锁/胸锁关节)(图31.13)

该松动技术适用于在水平面跨过躯干摸对侧肩产生疼痛的情况。患者坐在靠背较低的椅子上,颈椎处于中立位。治疗师站在患者身后,一手小鱼际放在患者锁骨远端的上表面,实施该松动技术时,使锁骨向下滑动,同时嘱患者做肩部水平内收运动,触摸对侧肩或胸廓。重点信息有两点:①伴有温和无痛的捻发音是正常的;②治疗师一开始应采取柔和的主动运动,当应激性降低时过渡到更有力的运动。

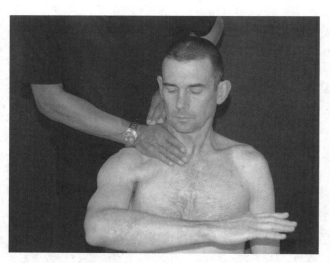

图31.13　动态关节松动术——水平内收(肩锁/胸锁关节)

### 联合上肢运动的脊柱松动术——水平内收(图31.14)

该松动技术适用于肩关节水平内收时引起与颈

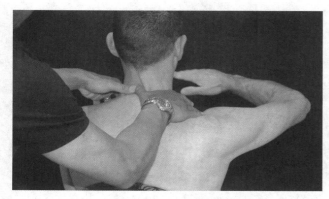

图 31.14　联合上肢运动的脊柱松动术——水平内收

部功能障碍有关的疼痛。患者坐位,颈椎处于中立位。治疗师站在患者身后,用一手拇指的侧面接触拟治疗的颈椎棘突的外侧斜坡,可借助对侧拇指或示指尖加强该拇指的作用。实施该松动技术时,给予目标颈椎一个向内侧平移/旋转的力,同时嘱患者做肩部水平内收运动,触摸对侧肩或胸廓。重点信息有两点:①松动力是控制而非阻挡正常的颈椎椎体和棘突的同侧旋转;②治疗师一开始应采取柔和的主动运动,当应激性降低时过渡到更有力的运动。

## 小结

对于有颈部和手臂疼痛症状的患者,应考虑将肩部的关节内被动松动术和动态关节松动术纳入多模式治疗手段中,以便改善患者的功能,降低残疾的程度。关节松动术的强度和进展应与患者的组织应激性相适应。

（邓万溪　译,钱菁华　吉昌　审,
林武剑　王于领　校）

## 参考文献

Brandt C, Sole G, Krause MW, et al. 2007. An evidence-based review on the validity of the Kaltenborn rule as applied to the glenohumeral joint. Man Ther 12: 3–11.

Cheng PL. 2006. Simulation of Codman's paradox reveals a general law of motion. J Biomech 39: 1201–1207.

Dashottar A, Borstad J. 2012. Posterior glenohumeral joint capsule contracture. Shoulder Elbow 1: 4.

DeSantis L, Hasson SM. 2006. Use of mobilization with movement in the treatment of a patient with sub-acromial impingement: a case report. J Manual Manipul Ther 14: 77–87.

Doner G, Guven Z, Atalay A, et al. 2013. Evelution of Mulligan's technique for adhesive capsulitis of the shoulder. J Rehab Med 45: 87–91.

Flatow E, Soslowsky J, Ticker J, et al. 1994. Excursion of the rotator cuff under the acromion. Patterns of subacromial contact. Am J Sports Med 22: 7779–7788.

Hengeveld E, Banks K, Maitland GD (eds). 2005. Maitland's peripheral manipulation, 4th edn. Edinburgh: Elsevier / Butterworth Heinemann.

Hing WA, Reid DA, Monaghan M. 2003. Manipulation of the cervical spine. Man Ther 8: 2–9.

Hing WA, Bigalow R, Bremner T. 2008. Mulligan's mobilisation with movement: a review of the tenets and prescription of MWMs. N Z J Physiother 36: 34–54.

Hing WA, Bigalow R, Bremner T. 2009. Mulligans mobilisation with movement: a systematic review. J Manual Manipul Ther 17:E39–E66.

Ho KY, Hsu AT. 2009. Displacement of the head of humerus while performing 'mobilization with movements' in glenohumeral joint: a cadaver study. Man Ther 14: 160–166.

Hsu AT, Ho L, Ho S, et al. 2000. Joint position during anterior–posterior glide mobilization: its effect on glenohumeral abduction range of motion. Arch Phys Med Rehabil 81: 210–214.

Hsu AT, Chiu JF, Chang JH. 2009. Biomechanical analysis of axial distraction mobilization of the glenohumeral joint: a cadaver study. Man Ther 14: 381–386. doi: 10.1016/j.math.2008.06.003.

Jones MA, Rivett DA (eds). 2004. Clinical reasoning for manual therapists, 1st edn. Edinburgh: Butterworth Heinemann.

Kachingwe A, Phillips B, Plunkett S. 2008. Comparison of manual therapy techniques with therapeutic exercise in the treatment of shoulder impingement: a randomized controlled clinical trial. J Man Manip Ther 16: 238–247.

Kaltenborn FM, Evjenth O, Kaltenborn TB, et al. 2002. Manual mobilization of the joints: the Kaltenborn method of joint examination and treatment: the extremities, 6th edn. Oslo: Olaf Norlis Bokhandel.

Lewis J. 2015. Frozen shoulder contracture syndrome – aetiology, diagnosis and management. Man Ther 20: 2–9.

Liu YL, Ao YF, Cui GQ, et al. 2011. Changes of histology and capsular collagen in a rat shoulder immobilization model. Chin Med J 124: 3939–3944.

Maricar N, Shacklady C, McLoughlin L. 2009. Effect of Maitland mobilization and exercises for the treatment of shoulder adhesive capsulitis: a single-case design. Physiother Theory Pract 25: 203–217.

Miller J. 1999. The Mulligan concept: the next step in the evolution of manual therapy. Can Physiother Assoc Orthop Division Rev March / April: 9–13.

Miller J. 2006. The Mulligan concept: how: clinical application, when: clinical reasoning, why: clinical research. Can Physiother Assoc Orthop Division Rev May / June: 22–28.

Mulligan BR. 2003. Manual therapy: NAGS, SNAGS, MWMS, etc., 3rd edn. Wellington, NZ: Plane View Services.

Scaringe J, Kawaoka C, Studt T. 2002. Improved shoulder function after using spinal mobilisation with arm movement in a 50 year old golfer with shoulder, arm and neck pain. Topics Clin Chiropr 9: 4453.

Surenkok O, Aytar A, Baltaci G. 2009. Acute effects of scapular mobilization in shoulder dysfunction: a double-blind randomized placebo-controlled trial. J Sport Rehabil 18: 493–501.

Teys P, Bisset L, Vicenzino B. 2008. The initial effects of a Mulligan's mobilization with movement technique on range of movement and pressure pain threshold in pain-limited shoulders. Man Ther 13: 37–42.

Vermeulen HM, Rozing PM, Obermann WR, et al. 2006. Comparison of high-grade and low-grade mobilization techniques in the management of adhesive capsulitis of the shoulder: randomized controlled trial. Phys Ther 86: 355–368.

Vicenzino B, Paungmali A, Teys P. 2007. Mulligan's mobilization-with-movement, positional faults and pain relief: current concepts from a critical review of literature. Man Ther 12: 98–108.

Vicenzino B, Hing WA, Rivett D, et al. 2011. Mobilisation with movement: the art and the science. London: Elsevier.

Yang JL, Chang CW, Chen SY, et al. 2007. Mobilization techniques in subjects with frozen shoulder syndrome: randomized multiple-treatment trial. Phys Ther 87: 1307–1315.

Yang JL, Jan MH, Chang CW, et al. 2012. Effectiveness of the end-range mobilization and scapular mobilization approach in a subgroup of subjects with frozen shoulder syndrome: a randomized control trial. Man Ther 17: 47–52.

# 第 32 章

# 肩部运动控制

Mary E. Magarey, Mark A. Jones, Samuel R. Baida

## 概述

　　肩部的运动控制,及其检查评估和治疗,是非常广泛且复杂的话题。本章我们将介绍运动控制理论的简要基础知识、肩部运动控制障碍的证据,并概述肩部康复中运动学习的原则。重点在于介绍与肩部功能直接相关的肩胛胸壁关节和盂肱关节的运动控制。虽然本章着重介绍运动控制能力与障碍的评估和治疗,但为使内容完整,也将提及对疼痛、关节活动范围、肌力、耐力、爆发力和运动技巧的相关评估和功能障碍的治疗,其中涉及适当的诊断考量和深入的生物-心理-社会医学模式。运动链的剩余部分对肩部功能的影响,以及肩带对手臂功能的影响,在检查评估和治疗处理中也应予以承认和考虑。

## 运动控制

　　运动控制理论解释了中枢神经系统在组织协调运动、姿势和稳定性相关的结构和系统方面的能力。其中主要涉及感觉(特别是视觉、听觉和本体觉)和运动系统,并考虑到个体、任务和环境三者的复杂交

互作用(Schmidt & Lee 2005;Shumway-Cook & Woollacott 2012)。运动行为被认为是提前设定的、泛化的神经编码,该编码设定的是不同任务的事件顺序、相对时序和所需的相对力量。例如,肩上举的肌肉活动和关节运动序列包含在上举的运动程序中,该运动程序被赋予一些根据任务而规定程序如何执行的具体参数,例如速度(Schmidt & Lee 2005)。目标性运动训练可用于加强、改进或重新获得这些运动模式。为了编码新的或改进后的运动,大脑必须不断地重塑它的神经回路,使行为发生改变(Kleim & Jones 2008)。疼痛和/或可感知的威胁也可以使运动行为发生改变。适应性改变包含一种避免损伤的保护性过程,通过产生对有害刺激的退避反射和/或一种不愉快的感觉体验来避免损伤,后者产生了避免再次出现不愉快感觉的复杂行为策略(Latremoliere & Woolf 2009)。关于康复方案,制订运动控制和运动学习的方法必须意识到潜在的神经改变的幅度,包括短期和长期的改变以及不同任务和不同环境中的改变(Hodges 2011;Shumway-Cook & Woollacott 2012)。康复的一个主要目标是提高神经的可塑性,以便实现运动控制策略的长期、有利的改变(Boudreau et al 2010a)。治疗引起疼痛和/或残疾体验的潜在社会心理因素时,应与上述目标取得平衡。

## 运动控制与关节稳定性

　　运动控制与关节稳定性密切相关,应将它们视作一个控制静态姿势的同时允许可控动作的动态过程(Hodges 2004)。三个互相关联的负责控制中立区的系统构成了目前广为人知的 Panjabi 模型(Panjabi 1992a,1992b,1996),该模型是近年来许多研究工作的基础,它们研究的是不同类型肌肉的功能和行为差异。结果,两种不同类型的肌群已被划分出来,它们扮演不同的角色——"稳定肌"或称为"局部系统",以及"运动肌"或称为"全身系统"(Hodges

2004；Magee & Zachazewski 2007）。虽然这种分类方法有所争议（McGill 2007），需要进一步的研究去阐明这种区别和其临床有效性，但我们发现这种构想在评估和治疗方面可提供帮助，结果是非常好的。

目前已确定肌骨疼痛综合征可改变运动协调功能（Kofler 1998；Tsao et al 2010）。Hodges（2011）提出了一个由五项关键原则组成的模型，它帮助我们较好地理解运动控制、疼痛和神经可塑性之间的关系。该模型解释了多种机械性的适应策略，这些策略根据个体（经验、人体测量指标、姿势）和任务的情况可由大脑予以执行（Hodges & Tucker 2011）。大部分的改变源自初级运动皮质中代表性运动的重组（Hodges 2011）。针对肌骨疼痛的患者尤其是长期疼痛和/或疼痛强烈的患者，建议对神经肌肉系统的所有要素进行检查，包括协同控制障碍、肌肉激活的时序、共同收缩模式和本体觉的控制。这项建议建立在某个假设和运动学习的原则之上，形成了我们评估和治疗肩部功能障碍患者的基础。上述假设涉及传入性伤害感受性输入和运动控制之间的关系。

## 肩胛骨周围运动控制改变的证据

肩胛骨周围肌肉功能的改变已证实存在于颈痛和头痛患者（Nederhand et al 2000；Falla 2004；Szeto et al 2005，2009；Falla et al 2007；Jull et al 2008）。至于肩关节，已发现一种固定的肌肉募集模式出现在肩部无症状的案例中，这种模式与肩胛骨平面内的主动外展有关（Wadsworth & Bullock-Saxton 1997；Moraes et al 2008），或见于外展位突然释放上肢（Cools et al 2002，2003）和伸手取物的任务中（Roy et al 2008）。该模式中最先激活的是上斜方肌，随后是前锯肌、中斜方肌，最后是下斜方肌。在无症状的观察对象中，疲劳可使这种时序性的特征延迟，但不会将其改变（Moraes et al 2008）。

在肩痛或其他肩部疾病的患者执行不同任务时，已证实出现了一种合理的固定的模式，即下斜方肌和前锯肌活动降低，而上斜方肌活动增强（Glousman et al 1988；Scovazzo et al 1991；Pink et al 1993；Ludewig & Cook 2000；Cools et al 2003，2004，2005；McClure et al 2006；Cools et al 2007a；Roy et al 2008）。Kibler（1998）和 Kibler 等人（2013）观察到下斜方肌和前锯肌的活性抑制似乎是肩痛的一种非特异性反应，不管其肩痛的病理是什么。下斜方肌以 I 型纤维为主，而上斜方肌以 II 型纤维为主（Si-mons et al 1999），这提示下斜方肌最适合维持姿势并发挥稳定作用，而上斜方肌适合在相位性活动（phasic activity）中发挥作用。肩痛引起的下斜方肌和前锯肌活动延迟和/或减少与上斜方肌活动增强伴随出现，这一发现虽然未广泛报道，但支持了上述推断。上述研究结果支持了其他身体部位神经肌肉功能障碍的发现，这些功能障碍与邻近关节的疼痛相关联（Cowan et al 2001，2002，2003；Hodges 2004；Colné & Thoumie 2006；Hertel & Olmsted-Kramer 2007；Jull et al 2008）。

肩胛骨位置的异常改变与肩痛相关，这些异常有各种典型的模式和命名。其中一个非常常见的模式被称为"肩胛骨下旋综合征"（scapular downward-ly rotated syndrome）（Sahrmann 2002），又称"I 型肩胛骨动力障碍"（Kibler et al 2002，2003），这是"SICK"肩胛骨症候群的损伤模式之一（SICK：Scap-ular malposition，肩胛骨位置异常；Inferior medial bor-der prominence，肩胛骨内下缘突出；Coracoid pain and malposition，喙突疼痛和位置异常；dysKinesis of scapular movement，肩胛骨动力障碍）（Burkhart et al 2003）。这种模式与肩胛骨上旋力偶不足和拮抗肌尤其是肩胛提肌、菱形肌和胸小肌过度活跃或张力增高有关（Kibler & McMullen 2003）。Kibler 等人（2013）总结了最近一个"肩胛骨峰会"的发现，他们留意到，现代的观点认为肩胛骨的静态姿势比上肢运动中受损的肩胛骨运动模式更次要一些，以至于关注不同静态姿势命名和客观测量的工作被低估了。

前锯肌和下斜方肌是肩胛骨上旋力偶的重要成分，尤其是在手臂上举 60° 以上时（Bagg & Forrest 1986，1988）。在肩峰下疼痛的患者中，与手臂抬举相关的下斜方肌和前锯肌活动减少（Ludewig & Cook 2000；Cools et al 2007a）支持了临床中观察到的肩胛骨上旋延迟或减少。在较大负重（Ludewig & Cook 2000）和手臂上举到较高范围时（Cools et al 2007a），上斜方肌的活动增强可能反映了对下斜方肌和前锯肌活动减少的代偿，并且/或者尝试克服拮抗肌的张力增高。

第二种肩胛骨姿势的改变，即高肩胛骨症，被称作 III 型肩胛骨动力障碍（Kibler et al 2002，2003）。该模式与肩部上举僵硬或明显的肩袖功能障碍有关，导致三角肌/肩袖力偶被破坏，肱骨头向上平移与肩峰下表面撞击。上斜方肌和肩胛提肌活动增强在该模式中占主要优势。

不是所有对肩痛的神经肌肉反应都是一致的（Cools et al 2003,2004,2005,2007a），这可能反映了相同诊断的样本人群中不同亚组呈现的不同模式（Graichen et al 2001；Hébert et al 2002；Roy et al 2008）。所观察到的不同的肌肉活动模式提示需要在评估和治疗中根据每个患者的功能障碍情况给予个性化的处理。

肩胛骨位置的改变和肩胛骨平面的上抬常常与胸椎后凸增加、颈前屈或头前伸姿势相关（Crawford & Jull 1993；Greenfield et al 1995；Ludewig & Cook 1996；Bullock et al 2005），这支持了脊椎姿势、肩胛骨姿势和肩部上举之间的运动学关系。虽然脊柱姿势未必与特定的肩部病理相关联（Lewis et al 2005a，2005b），但它与肩部上举障碍之间的关系值得我们在康复工作中予以关注。

显然，在考虑肩部康复时，关注肩胛骨肌肉的功能障碍，尤其是关注那些与运动控制相关的功能障碍，是很有必要的（Ebaugh et al 2005；Kibler et al 2013）。同样地，不应将肩部与颈椎和胸椎孤立起来去看待（Jull et al 2008），也不应将肩部与腰椎、骨盆和下肢的控制及运动模式孤立起来去看待（Kibler 1998,2013）。虽然本章的重点在于肩部运动控制，但不能忘记这些肩部以外区域的重要作用。

## 盂肱关节周围运动控制改变的证据

与盂肱关节局部稳定肌功能相关的研究证据并不多，只有两项研究报道了具体的肩袖控制方面的内容。David 等人（2000）研究肩部无症状表现的人群，结果表明，在盂肱关节的等速旋转（内外旋）中，被视为一组肌肉的肩袖肌群和肱二头肌经常早于浅表肌群（三角肌和胸大肌）被激活，并且不管旋转的方向和速度如何，总会出现协同收缩成分。肩袖肌群总是在等速设备杠杆臂运动前被激活。这一发现支持了肩袖作为关节稳定肌发挥作用的假说。在肩关节不稳的病例也发现了肩袖肌群/肱二头肌的延迟激活，但这只是临床观察而无相关研究数据。

Hess 等人（2005）将有肩部疼痛的投掷运动员与无症状的志愿者进行配对研究，发现在外旋反应时间测试中，前者的肩胛下肌出现延迟激活，由此推测肩胛下肌发挥着关节稳定肌的作用。但是，他们的测试方法需要将冈下肌作为原动肌。腰椎方面的研究表明，对中枢神经系统输入竞技需求时，肌肉的作用会发生变化（Hodges 2004），以至于当一块肌肉需要发挥其主要作用时，其次要的稳定性作用会被迫让步。

Ginn 等人（2009）通过肌电图研究证实肩袖肌群不是在所有的活动中都以相同的负荷发挥作用，大部分的激活具有方向特异性。在每项动作中，肩袖拮抗肌的激活程度大约是最大自主收缩（maximal voluntary contraction，MVC）的 6%。但是，考虑到在僵硬的关节中只需要 MVC 的 1%~3%（Cholewicki & McGill，1996），他们的发现并不否定肩袖的稳定作用。还有大量的生物力学文献研究支持肩袖肌群的稳定作用（Clark & Harryman 1992；Wuelker et al 1995；Burkhart 1996；Kibler 1998；Lee et al 2000），尤其是肩胛下肌和冈下肌/小圆肌（Burkhart 1996）。考虑到肩胛下肌的下部纤维直接止于肱骨结节间沟的内侧唇（Morag et al 2011），而小圆肌的下部纤维止于外侧唇（Drake et al 2009），这两块肌肉理想的生物力学位置使它们发挥稳定性的作用。这两块肌肉独立的神经支配（肩胛下神经的下支支配肩胛下肌的下部，腋神经支配小圆肌，而肩胛下神经的下支最常见的起源是腋神经）也表明它们的功能可能不同于冈下肌（肩胛上神经支配）和肩胛下肌上部（肩胛下神经的上支支配）（Kasper et al 2008；Morag et al 2011）。

## 肩带运动控制的评估

下文述及的评估用于指导运动控制再训练。运动控制障碍具有连续统一性，表现为姿势意识不良，以及无法在全活动范围内根据不同的姿势、负荷和速度需求无代偿地产生平稳的、运动学正确的动作。严重的运动控制障碍甚至在去除重力影响的位置也很明显，而较轻的运动控制障碍仅在特定的运动范围、负荷（Ludewig & Cook 2000；McClure et al 2001，2006）和速度（Roy et al 2008）以及注意力分散的任务中（Hodges 2004）表现明显。同样地，左右两侧对比可为双侧都存在运动功能障碍提供证据，这可能提示存在损伤易感性（Hébert et al 2002；McClure et al 2006），并且/或者在中枢神经系统的更高级处理中枢发生了生理变化（Sterling et al 2001；Kleim & Jones 2008；Shumway-Cook & Woollacott 2012），也提示运动控制改变的预后较差。评估的目的是将确认的运动控制障碍转变成再学习训练，每一项评估包括患者哪方面（活动范围、姿势、负荷、速度）有控制能力而哪方面的控制有所缺失，并且关注运动链中的所有要素（躯干上下部、肩胛骨、盂肱关节）。在不同的体位（抗重力位、去除重力位或重力辅助位），评估的方式有所不同，识别出控制力尚可的体位/功能后再开始运动控制再训练。

## 姿势评估

对姿势的详细评估可形成对运动控制潜在障碍的初步推断。姿势异常可能与动作和控制障碍有关，但这种关联不能认为是理所当然的。这些推断必须通过动作活动、抗阻和触诊评估以及激发性主动动作中的特定姿势纠正方法去验证，以确认其作用（Lewis et al 2005a）。静态姿势评估应在与患者功能相关的体位和诱发症状的体位下进行，而不仅是在标准体位下进行。除了视诊评估，肩胛骨滑动试验（Kibler 1998，2003）是肩胛骨休息位的有效评估方法，虽然休息位与功能不一定相关；还有更多客观评估脊柱姿势的方法也可使用（Jull et al 2008）。

如果识别出有明显的姿势功能障碍，应验证它与患者所表现症状的关系，判断其直接或间接的相关性，验证方法是评估被动或主动的功能障碍改变是否会影响患者的症状或其"正常"的感觉。尽管不是验证性的，但姿势矫正引起的改变和达到矫正姿势的能力表明了姿势性错误对其症状表现、意识水平或控制损伤的重要性。

## 运动功能障碍和意识评估

本节的运动评估重点并不是对症状的结构性来源进行"诊断"，而是侧重评估患者自我意识、运动和控制能力的功能障碍。但是，应当持谨慎的态度和在监测症状诱发的前提下进行评估。

肩胛带的所有主动运动都可提示患者的运动控制能力，以及动作意识、动作分离、力偶内和力偶间的相对活动，而不仅是具体的力量或耐力。因此，应将检查肩部的所有主动运动作为评估运动控制的一部分。评估所有的动作功能障碍与症状激发之间的关系。对主动运动给予辅助，例如促进肩胛骨上旋的肩胛骨辅助试验（scapular assistance test，SAT）（Kibler et al 2002，2006；Kibler 2003；Cools et al 2008）（图 32.1，知识框 32.1），或对前移的肱骨头进行被动后移，通常可改善活动并减少症状。

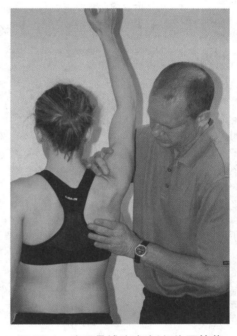

图 32.1　肩胛骨辅助试验（经许可转载自 Kibler 2003；Kibler et al 2002，2006）

---

### 知识框 32.1　评估试验的描述/讨论

**图 32.1**
肩胛骨辅助试验，患者进行盂肱关节前屈、外展或肩胛骨平面内外展的上举过程中，治疗师对肩胛骨上旋给予徒手辅助。

**图 32.2**
当肩胛骨在后缩位给予支撑时，肩袖肌群的肌力评估会更准确，因为它为肩袖肌群发挥作用提供了一个稳定的基础。治疗师利用徒手压力将肩胛骨保持在后缩位置，同时对患者手臂施加徒手阻力来进行相关的肩袖评估试验。

**图 32.3**
站立位下手臂放在体侧的耸肩动作可反映患者将肩带抬举到被动全范围的能力，也可反映与运动相关的激活模式，以及双侧的对称性。耸肩动作常常伴随着明显的下颈段屈曲和上颈段后伸，肩胛骨上抬并前伸，以及明显的盂肱

关节内旋，这可能表示肩胛提肌的作用相对上斜方肌占优，因为头部向前探拉长了该肌肉的上部纤维成分，从而使其发挥更大的杠杆作用，在其远端完成动作。伴随出现的肩胛骨运动反映了肩胛提肌和胸小肌的优势作用。对这种运动模式进行纠正会导致无法将肩胛骨上抬到被动的全活动范围。可借助胶带或直尺测量耳垂到肩带的垂直距离，提供客观的测量结果。

在手臂上举的体位，该试验假设的基础是，上斜方肌处于最短缩的位置，所以如果在休息位（译者注：指手臂上举时放松的相对休息位）的拉长状态下，即肩胛骨下旋，耸肩动作要达到跟手臂放在体侧时一样的高度会比较困难。在手臂上举的体位下，肩胛提肌、菱形肌或背阔肌缺乏柔韧性或过度活跃，会限制耸肩的被动活动范围。可使用相同的测量方法（胶带或直尺测量）比较两种体位下的活动范围。

**图 32.4**

盂肱关节旋转动作（译者注：指内外旋），尤其是外展/前屈 90°时的旋转，反映了患者在稳定的肩胛骨上活动盂肱关节的能力，以及将手臂运动从肩胛骨运动中分离的运动意识。在站立位和俯卧位/仰卧位下执行该试验时，手臂运动分离的能力差异反映了对肩胛骨稳定肌和肩袖肌群给予负荷的作用。

要进一步客观地分析该试验，可在手臂活动过程中测量肩峰从中立起始位的活动距离。理想而言，肩峰活动的距离是很小的。肩胛骨的过度活动会导致肩峰从其休息位活动更大的距离。

**图 32.5**

肩胛骨活动意识的评估可采用肩胛骨的本体感觉神经肌肉促进（scapular proprioceptive neuromuscular facilitation, PNF）模式进行。考虑到患者不熟悉所采取的运动，本评估方法可按以下步骤进行：

- 解释所需运动的方向，使用语言提示，如"将肩部的尖端靠近你的眼角"，同时触摸患者相应的肩峰角和外眼角，采用传统的 PNF 手法和原则，跟随患者做被动的活动。做反方向动作时，语言提示"将你的肩胛骨尖端（治疗师用手触摸患者肩胛下角）向下朝着对侧的髋部/后口袋活动"，然后再次引导患者朝适当的方向活动。
- 被动活动肩胛骨时，一边活动一边向患者说明整个过程。确保活动到被动活动的全范围。
- 嘱患者辅助治疗师的手法运动，随后让患者做无辅助的肩胛骨运动，判断患者重复该动作的能力。
- 如果患者体会动作的感觉比较困难，进一步的易化手段包括：语言鼓励，活动过程中给予阻力，活动终末端采用缓慢离心收缩和反向动作（即向心收缩）予以维持等等（图 32.5A）。
- 运动意识和控制力较差的患者，肩胛骨的活动轨迹趋向于一条不平稳、不协调的曲线，而不是对角线。通常，当患者尝试做"向上和向前"方向的活动时，肩胛骨会过度地前伸和前倾，如图 32.5B 所示。这种不能将运动控制在对角直线上和不能达到目标终点的功能障碍，提示在康复的早期阶段可采用 PNF 技术作为一种手法治疗方法。

**图 32.6**

该试验在侧卧位下进行，患者拟检查侧的手臂放在最高位，治疗师用手臂将其支撑在大约上举 120°的位置，以便对肩胛骨前伸、盂肱关节上举和外旋施加渐进阻力，另一手掌根抵住肩胛骨的外侧缘，以便评估和对抗患者肩胛骨的上旋动作。动作激活的测试方式既可以等长或等张，也可以向心或离心，离心动作在更高的上举水平时执行。动作激活不良时，可感觉到肩胛骨对阻力反应迟钝，和/或更容易对动作"屈服"。该评估试验可从简单地托住手臂、对肩胛骨施加阻力，进阶到肩胛骨上旋时对其前伸和手臂上举/外旋施加阻力。

**图 32.7**

四点跪位下评估：

- 一开始，在自然姿势下观察患者的脊柱、肩胛骨、肩部和髋部的对线排列，并让患者将姿势维持任意时间（例如 2 分钟），观察疲劳情况。典型的代偿包括：肘部完全伸直锁定；手臂旋转到终末端；躯干向前落下，导致肩胛骨被动后缩、胸椎被动后伸、腰椎前凸增加、头前伸及颈前屈；肩带朝耳部上抬；翼状肩胛骨，或手臂和/或肩带肌肉震颤。告知患者中立位下的不对称姿势，必要时给予被动引导纠正。在这里，中立位指正常的脊柱曲度和肩胛骨姿势，已将患者个人的脊柱活动性考虑其中。记录患者的控制能力和功能障碍情况。
- 指导患者将重心转移到一侧手，一开始另一侧手不抬离床面，随后非负重手抬离床面，以便进一步评估头颈、躯干、肩胛骨和手臂的控制模式。同样地，记录功能障碍的情况。这项评估可通过进一步增加挑战性步骤来满足相关的体育运动要求。呈对角线地抬起一侧手臂和对侧下肢；手臂采取俯卧撑的姿势；将下肢和躯干置于不稳定表面进行评估，如借助健身球，或手撑在滑垫、旋转台或球体等不稳定表面；上述这些动作变化都给机体增加了额外的挑战，而且可能使功能障碍更突出。这些步骤还整合了整个运动链，所以离肩部更远部位的功能障碍也可能被识别出来。

**图 32.8**

四点跪位下评估：

- 在脊柱分解运动的评估中，常常发现患者无法在不伴随胸椎和腰椎后伸的情况下将头部保持在中立位。指导患者后伸颈部通常会引起全脊柱的后伸模式。要求患者将骨盆置于中立位时也会产生相似的效果，患者无法将腰椎运动分离出来。
- 关于肩胛骨前伸/后缩动作，后缩时患者胸部会在两侧肩胛骨之间"下坠"，而前伸时胸部在两侧肩胛骨之间上抬。通常，有肩痛的患者无法独立于胸椎前屈/后伸做此动作。也常可观察到患者不能将肩胛骨前伸（即俯卧撑向上撑起的体位）。对患者进行功能障碍的相关宣教，并协助促进动作的改善，借此判断功能障碍在患者的运动模式中"固化"的程度，也因此可判断该功能障碍在患者表现出来的问题中有多大意义。

**图 32.9**

治疗师用一手触摸患者肱骨头，确保不影响肱骨头的运动。用该手在测试的每一阶段感觉肱骨头的移动或动作质量的变化。治疗师还要观察肩胛骨和脊柱的控制和运动，并询问测试过程中是否有诱发症状。

- 患者手臂放在体侧，肘部屈曲 90°，前臂置于旋转中立位，治疗师在患者腕部缓慢地施加徒手阻力，患者做等长收缩。根据患者的情况，尽可能在多个适当的手臂上举位重复做等长收缩。当发现功能障碍时，不要在那些位置结束评估，因为在更大上举角度的动作，如投掷动作，可能会显示出更好的功能水平。测试动作从前臂中立位开始，到旋前旋后位重复进行。

---

知识框 32.1 评估试验的描述/讨论(续)

- 在大部分病例中,至少在手臂上举的 3 个不同位置进行测试:中立位,上举 45°~60° 位,以及与功能相关的终末位(例如,对投掷运动员来说是肩胛骨平面内上举 110°,对游泳运动员来说是全范围上举,模仿"接球"的体位)。
- 采用等张收缩形式在可活动的全范围内重复本测试,手臂先旋前再旋后,或先旋后再旋前,确保测试动作时是单向的旋转。
- 如果在整个测试的过程中没有发现功能障碍,可在更快的速度下重复测试,增加离心运动成分,快速反转,或增加负荷。有时候,治疗师手部提供的阻力足以促进共同收缩。让患者手持小重物重复测试动作可能导致肱骨头控制力的变化,或者患者可能感觉到控制力何时丧失,即使治疗师无法感觉到。
- 无论是采用等长收缩还是动态收缩进行测试,一旦找到功能障碍的位置后,对该位置进行微调再进一步评估,直到找到控制力存在的、最接近控制力丧失的位置。如果动态旋转稳定性试验(dynamic rotary stability test,DRST)中发现的功能障碍在治疗计划中是优先处理的内容,该位置就是着手治疗训练的切入点。

图 32.10

- 起始位通常是坐位下手臂在肩胛骨平面上抬 60°~90° 予以支撑,并处于旋转中立位。起始位必须是无痛的,肩胛骨要放松,脊柱处于相对的中立位。治疗师用一手的中间两指指尖触摸肩胛下肌的腋下缘,通常是从后向前的方向,指节垫靠近腋后壁的背阔肌。同时,将拇指指节腹垂直地放置于冈下肌/小圆肌肌腱上,这样可以同时触诊到一对力偶两方面的激活情况。有些人的肩胛下肌肌腱比较难找到,尤其是那些有肱骨头上移或者背阔肌或胸大肌增生肥大的患者。要判断手指的正确位置,可在轻度抗阻下让患者旋转上臂(内外旋),先向一侧旋转再向另一侧旋转,治疗师手下会感觉到相应肌腱的张力增高。
- 对肱骨施加轻柔的牵引,并嘱患者"将手臂拉回关节窝"。治疗师触诊前后两处肌腱,评估收缩的水平,同时检查其他肌肉是否有不必要的收缩。通过对肌腱施加压力的促进手法可能有帮助,可通过语言鼓励和视觉意象加强效果。此步骤对患者来说是不熟悉的动作,所以评估应从健侧开始。
- 如果治疗师可感觉到共同收缩,但仅与表浅的肌肉活动有关,则通过训练减少无关的肌肉活动。如果无法诱发

共同收缩,则借助进一步的触觉刺激和/或视觉意象进行测试。例如,对于肩关节前侧不稳者,治疗师牵引肱骨,下达"把手臂向上、向后拉"的指令,配合轻度内旋,患者可能反应较好,从而会偏向于促进肩外旋肌的活动。对于肱骨头上移者,治疗师下达"拉回手臂并把我放在你腋窝的手指轻轻向下推"的指令,配合加在肩胛下肌的压力,患者可能反应较好,虽然该指令可能引起背阔肌和胸大肌的过度激活。治疗师可能需要坚持使用促进手法并进行多重试验才能获得成功。在未来,生物反馈联合实时超声技术将用于促进训练。

- 一旦诱导出共同收缩,用于指导家庭康复计划和进一步训练的参考基线就建立起来了,在居家康复和进一步训练中,患者必须能够找到肩胛下肌腱且不借助牵引力的帮助能做到共同收缩。在训练晋级前要达到这样的目标,即缓慢地、平稳地控制肌肉收缩和释放,能随意重复 10 次,每次停留 10 秒。一旦达到此目标,训练晋级的方向要根据患者的表现去制定。如果一名运动员控制不良的主要运动范围在于肩上举,可快速晋级到 DRST 中发现控制力丧失的体位。而对于有肩袖病变和肩峰下滑囊病变的患者,训练进展要慢得多,在手臂施加任何负荷之前需要进行更细致的共同收缩训练。

图 32.11
患者将手臂向前、向上伸出,处于肩上举、外旋和肘伸直的位置,促进肩胛骨的上旋运动。通过轻负荷 Theraband® 弹力带使盂肱关节维持轻度的外旋张力,可使患者避免肩内旋以及肩胛骨下旋/前倾。腰椎和颈椎必须维持在中立位。

图 32.12
将 Theraband® 弹力带做成环状绕过肩部和对侧足底。患者用肩抵住 Theraband® 弹力带,对侧脚踩在环内。对侧脚向后一步,形成行走-站立姿势,可对肩部产生向下、向后的拉力,以此诱发出肩峰向眼角活动的纠正动作。维持收下颌、手臂外旋和腰椎中立位的姿势均可帮助肩胛骨实现纠正动作。

与"向下、向后"相反的运动模式也可通过另一种方法进行训练,即将 Theraband® 做成弹力环一端绑在门上端,另一端绕过肩部和腋下,通过用肩关门的动作进行训练。将一条小毛巾放在腋下会稍舒服一点。患者面向门站立,以便弹力带将肩带向上、向前拉,而关门时肩胛骨向后、向下朝对侧髋运动。

---

从运动控制的角度而言,最有用的盂肱关节的主动生理运动包括:

- **屈曲,外展,肩胛骨平面内外展**:均可提示肩胛骨相对盂肱关节运动的贡献、各构成要素的运动时序,以及提供关键肌群激活的直观印象。
- **盂肱关节旋转(译者注:指内外旋),尤其是外展/前屈 90° 位下的旋转**:这些动作可反映患者在稳

定的肩胛骨上运动盂肱关节的能力,以及将手臂运动从肩胛骨运动中分离的运动意识。

传统的徒手肌力测试反映的是某个运动方向上的肌力,而非单独一块肌肉的肌力,因为稳定肌和运动肌对整体的力量都有贡献。在最大肌力测试中观察肩胛骨和盂肱关节的相对控制是有用的,但这不能识别出具体的某一肌肉的功能障碍,只反映出负

荷状态下的错误运动模式。在徒手肌力测试中评估肩胛骨位置并进行必要的纠正,例如采用肩胛骨后缩试验(Kibler et al 2006),对于判断肩胛骨是否发挥其稳定作用来说是至关重要的(图 32.2)。

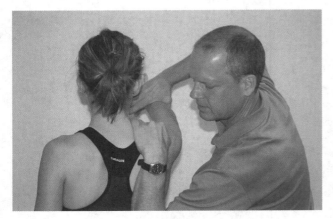

图 32.2　肩胛骨后缩试验

## 肩胛骨周围特定运动控制障碍的评估

基于研究证据和临床经验,我们运用以下几个关键的运动障碍试验,以获得对中轴-肩胛骨肌群(译者注:axioscapular muscles,指从躯干到肩胛骨走行的肌肉)的控制能力和障碍水平的整体印象。如果发现有运动功能障碍,则遵循上文述及的原则评估其临床意义。这些评估方法并不是最详尽的,但可作为那些普遍认为有用的方法的典型代表。

### 耸肩(Roberts 2009)

站立位下手臂放在体侧和上举过头的耸肩试验反映了患者将肩带抬举到被动全范围的能力、运动激活的模式、动作的对称性以及不同手臂位置中肌肉平衡改变的效果。可借助胶带或直尺测量耳垂到肩带的垂直距离,提供客观的测量结果(图 32.3A,B)。

### 俯卧和仰卧位盂肱关节旋转时的肩胛骨运动控制(Sahrmann 2002)

手臂外展或前屈 90°时盂肱关节内外旋可反映患者在稳定的肩胛骨上活动盂肱关节的能力,以及手臂和肩胛骨运动分离的意识(图 32.4)。运动分离意识欠佳可导致内旋过程中肩胛骨过度上抬、前倾和前伸,外旋时则相反;或者,患者无法维持稳定的姿势。在手臂运动过程中测量肩峰自中立起始位的活动距离可使本试验更客观。本试验应从难度较小的体位(上臂予以支撑)开始测试,然后晋级到挑战性更大的体位,检查哪个位置控制力较好而哪个位置控制力丧失。如果这些测试动作稍后被纳入再训练方案,应予以适当控制,保持足够的难度并做出适当变化,使运动学习最优化。

### 肩胛骨 PNF 模式(Voss et al 1985)

将肩胛骨运动从手臂运动中分离的运动意识是比较困难的。运用传统的 PNF 上肢对角线模式中的肩胛骨成分进行测试,可提供关于肩胛骨运动觉意识的有用信息(图 32.5)。考虑到这对患者来说是不熟悉的动作,期望患者在没有易化手段和宣教的情况下完成动作是不切实际的。对这些试验动作更详细的描述可参阅 Magarey 和 Jones 的论述(2003a)。

### 肩胛骨上旋的控制力和活动范围评估

主动的肩胛骨上旋运动在手臂的上举动作中联合产生。因此,评估上旋力偶活动的最佳体位是手

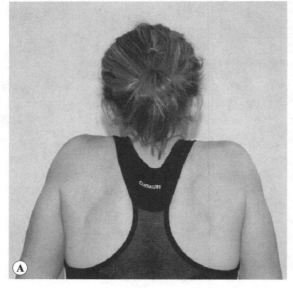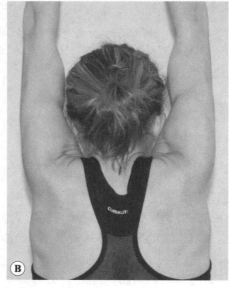

图 32.3　耸肩:Ⓐ手臂在体侧耸肩,Ⓑ手臂全范围上举耸肩

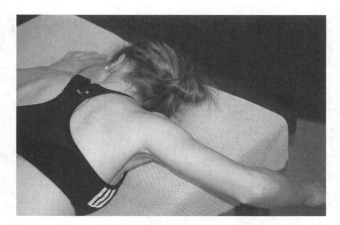

图 32.4　稳定肩胛骨下的盂肱关节旋转（内外旋）

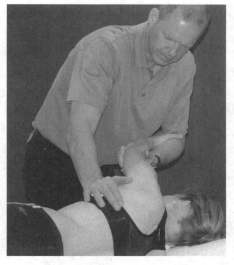

图 32.6　在盂肱关节上举位置评估肩
胛骨上旋

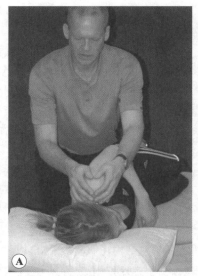

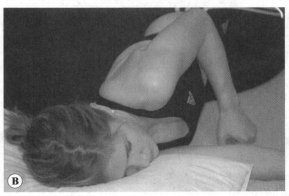

图 32.5　运用 PNF 模式评估肩胛骨运动意识：
Ⓐ手法纠正和引导至一种更正常的运动模式，
Ⓑ肩胛骨向前上方向运动时较差的运动模式

### 四点跪位下评估

　　虽然四点跪位本身不是一个特别的功能性动作，但它对评估患者的运动分离和控制能力是有用的。评估步骤也可在肘支撑的俯卧位或改良的跖行体位（即站立位，双手支撑在桌子或墙面上）中进行，目的是识别出患者在何处存在控制力而在何处控制力丧失，从而为运动再训练提供一个有效的起始位置。观察肩胛骨和肱骨的定位和运动障碍，确定两者的控制力/定位能力缺失情况，将其作为限制因素。

　　评估的步骤包括：

- 保持四点跪位姿势，观察自然姿势和肌肉耐力。
- 重心从一手转移到另一手的过程中，观察肩胛骨和盂肱关节的控制能力（图 32.7）。
- 观察脊柱不同节段以及脊柱和肩胛骨之间的运动分离能力（dissociation，将身体某部分的运动从

臂上举超过 90°，同时，对手臂施加阻力对抗盂肱关节上举和外旋，以及对肩胛骨外侧缘和下角施加阻力对抗上旋运动（图 32.6）。评估的阶段、该重要力偶的收缩质量、对手臂施加的负荷以及动作重复的次数都是有用的临床结局指标。

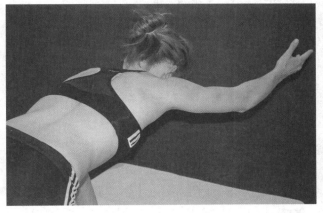

图 32.7　四点跪位下评估。单臂负荷体位下进行肩胛骨
和盂肱关节控制

另一部分中独立出来的能力)(图 32.8)。

- 观察肩胛骨和颈椎运动的控制能力。
- 观察单手或双手负重时以及单手固定、躯干运动时肩胛骨前伸/后缩的耐力。

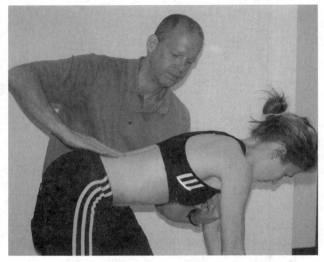

图 32.8　四点跪位下运动分离能力的评估。图示脊柱中立位下的肩胛骨前伸

上述所有步骤都可晋级到难度较高的情况,例如躯干压在健身球上或手支撑在不稳定的表面上,对患者适用即可。对本试验更详细的描述可参考 Magarey 和 Jones 的论述(2003a)。此外,Ellenbecker 和 Cools(2010)很好地总结了近年关于肩胛骨肌肉功能评估的研究,这在最近一个肩胛骨峰会的报告中有进一步的讨论(Kibler et al 2013)。我们鼓励读者查阅这些论著以寻求进一步的建议。

### 胸椎后伸和肩胛骨后缩控制力的评估

患者以相对节段性的方式做胸椎后伸的能力提示了在康复治疗中胸椎再训练的优先次序。一个有效的评估方法是,在健身球上使 $C_7$ 到 $T_{7/8}$ 的节段间后伸动作易化,患者躯干与健身球保持接触以减少腰椎对动作的影响。一旦达到相对节段性胸椎后伸,评估方法可通过增加肩胛骨后缩和手臂运动实现晋级。

### 肩部独立的运动控制评估

#### 动态旋转稳定性试验(dynamic rotary stability test,DRST)(Magarey & Jones 2003a,2003b)

DRST 用于评估旋转负荷下肩袖将肱骨头维持在肩胛盂中心的能力。DRST 判定结果的理论基础是,在手臂上举的任意位置中,肱骨内外旋全范围内肱骨头都应始终维持在肩胛盂的中心位置;而手臂上举的终末端例外,因为在上举终末端平移的耦合机制会迫使肱骨头发生位移(Harryman et al 1990;Terry et al 1991)。当动态控制力欠缺时,给肩袖施加负荷能使治疗师感觉到患者的肱骨头向前、向后或向上移动。在一些更微妙的情况下,任何症状的诱发、收缩质量的变化或其他部位的代偿都提醒检查者要注意那些不伴有肱骨头位移感觉的功能障碍。试验过程中患者对"稳定"的主观感觉也可提供有用的信息。

DRST 在不同的手臂上举角度下进行,从中立位开始,逐渐推进到患者有症状的功能性体位(图 32.9A、B)。试验的上举位置数量取决于患者对检查的应激性、患者的整体健康状况、患者可识别出症状性体位的清晰程度以及患者对肩部的功能需求。多次试验的目的是,在活动范围内对手臂施加等长负荷和难度渐增的动态负荷时,找到患者对肱骨头有控制力和控制力丧失的最接近的位置。所施加的阻力负荷强度为轻度至适中,因为本试验是为了测试稳定能力,而不是检查旋转肌力。所有的动作都先在一个运动方向上完成而不要方向交替地进行,因为患者会觉得这更容易操作。确认了控制力缺陷后,康复训练从有控制力的位置开始,以便促进肩袖的激活,然后逐渐过渡到对患者来说挑战性更大的位置。对本试验更详细的描述可参考 Magarey 和 Jones 的论述(2003b)。

#### 动态复位试验(dynamic relocation test,DRT)(Magarey & Jones 2003a,2003b)

DRT 是测试肩袖肌群,尤其是其下部纤维,通过共同收缩对抗不稳定负荷、将肱骨头稳定在肩胛盂的能力。一旦在某个最佳位置确定了将共同收缩独立出来的能力,可在不同的位置和不同的任务环境中实施评估。如果患者无法完成比 DRST 基础水平更高的测试,评估就应从 DRT 开始。本试验的测试原则与颅颈屈曲试验(Jull et al 2008)和腹横肌激活试验(Hodges 2004)的原则相似。

关于本试验的动作宣教是很重要的,因为患者对此并不熟悉。使用图表和/或解剖模型/手机应用程序能提供帮助,让患者理解所需的动作是通过冈下肌/小圆肌和肩胛下肌的下部共同收缩将肱骨头"拉回"肩胛盂的一种微妙动作,而涉及的浅表肌肉

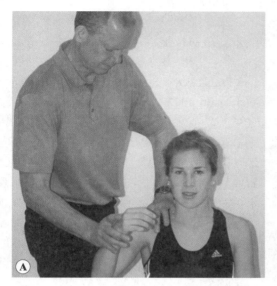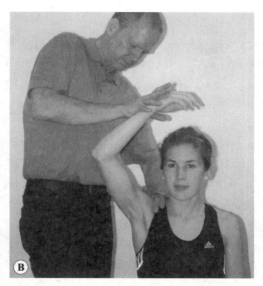

图 32.9　动态旋转稳定性试验：Ⓐ手臂小角度上举体位下等长旋转，评估肱骨头的运动，Ⓑ手臂大角度上举体位下等长旋转，评估肱骨头的运动（摘自 Magarey & Jones 2003a，2003b）

活动是很少的，而且该动作是对手臂轻柔的纵向运动的反应（图 32.10）。有时候，患者共同收缩的能力可通过有负荷的、闭链的位置予以加强。对本试验更详细的描述可参考 Magarey 和 Jones 的论述（2003b）。

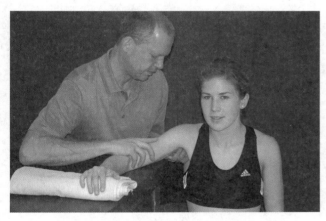

图 32.10　动态复位试验（摘自 Magarey & Jones 2003a，2003b）

## 肩带运动控制障碍的管理

运动学习是指对动作的习得或修正过程（Shumway-Cook & Woollcott 2012）。这个过程已在人类大脑皮质的感觉和运动区域得到证实，它是对实践或经验进行操纵的结果（Boniface & Ziemann 2003）。运动学习的生理过程分散在大脑的许多不同结构中，涉及多重水平的加工处理。神经系统的可塑性可视为一个连续统一体，包括短期到长期的变化，这些变化导致个体习得（再习得）相对不变的运动能力（Schmidt & Lee 2005；Shumway-Cook & Woollcott 2012）。康复策略应当根据患者具体的神经肌肉功能障碍和运动控制能力量身定制，这在不同的身体部位和不同的任务中有所差异，还要考虑到患者的目标以及任何可能增加大脑威胁评估的潜在社会心理问题（Latremoliere & Woolf 2009；Hodges 2011）。

虽然 Fitts 和 Posner（1967）的运动学习模型（认知阶段，联结阶段，自动化阶段）可能更为人所熟悉，但 Vereijken 等人（1992）提出了另一个运动学习的三阶段（初学者阶段，高级阶段，专家级阶段）理论模型，该模型解释了儿童发育过程中身体自由度减少的现象，也解释了新技能习得的一般规律。考虑到众多关于运动控制破坏因素的研究都与自由度的冻结有关（Cowan et al 2001，2002，2003；Hodges 2004；Colné & Thoumie 2006；Hertel & Olmsted-Kramer 2007；Jull et al 2008；Hodges et al 2009），我们认为该模型补充了 Fitts 和 Posner（1967）的有用模型。在初学者阶段，学习者通过原动肌和拮抗肌的共同收缩将自由度冻结，对某个关节进行约束，以便使运动变得简单化，正如初次学习使用锤子时手腕僵硬地紧绷着一样。在高级阶段和专家级阶段，自由度逐渐释放，使更多关节能够活动，在多关节中出现更多复杂的肌肉协同作用，直到能完成流畅的、协调的运动。在康复早期，策略性姿势和外部支撑被广泛采用,该理论模型为其临床有效性提供了理论依据。例如,在肩胛下肌下部和冈下肌/小圆肌的共同收缩再训练中,一开始就在稳定的肩胛骨和盂肱关节中立位下给予手臂支撑。通过桌面的外部支撑使肩胛骨所需的自由度减少,加上盂肱关节处于中立位,训练任务变得简单化,使患者能够专注于正确的肌肉激活。

肩部复合体的康复训练要个性化地执行,根据评估中确认的具体功能障碍制订方案,这些功能障碍可能参与了患者的活动限制(例如肩抬举和投掷)(如下文案例1所述)和参与限制(例如日常生活活动或体育运动)(如下文案例2所述)(Graichen et al 2001;Hébert et al 2002;Roy et al 2008)。本章所提到的运动学习理论和研究有所侧重,仅局限于患者已熟知的技能的再训练,而不是学习新的技能。虽然这一侧重点暗示我们从运动技能发展的联结/高级阶段开始训练,但是之前已存在的姿势和动作模式的功能障碍通常需要我们对认知/初学者阶段加以注意,以确保患者理解并正确地完成动作(例如对肩部上举时伴随更少的肩胛骨前伸进行再训练)。这些功能障碍一般是短期的运动适应的结果。运动适应可在损伤后发生,而如果维持下去可能会降低动作的质量,减少动作的可变性,并增加某些特定结构/组织的负荷(Hodges 2011)。运动意识训练一般从中立位开始;而运动控制训练则从中立位开始,或从接近功能障碍位置的、动作/动作维持能正确完成的位置开始执行。

患者的理解和动机、目标设定、优质的练习、动作重复和反馈(Monfils et al 2005;Schmidt & Lee 2005;Sousa 2006;Kleim & Jones 2008;Shumway-Cook & Woollacott 2012)都可促进运动学习。理解,即解释工作对个体有意义,可强化患者的动机、注意力和学习过程。对信息的加工处理越彻底,学习的程度越深,也越倾向于将学习的内容转化到治疗环境以外的新情景中(Sousa 2006)。联系调查研究和成功的临床结局,去解释评估中的发现以及治疗建议;使用解剖图谱、模型和手机应用程序;给患者提问和总结要点的机会;这些手段都可以促进更深度的学习。

设定目标也可以促进动机和学习。难度适中的、具体的、明确的目标比模糊的目标(例如,"尽你所能")(Kyllo & Landers 1995;Schmidt & Lee 2005)或没有目标能产生更好的表现。具体的目标,不管是短期还是长期的,都能帮助患者集中注意力,促进动作表现,同时为康复进度的监控提供参考(Kyllo

& Landers 1995)。

实践练习,是公认的影响学习的最重要的单一变量。运动技能可在实践练习中快速地(15分钟内)产生变化,并在扩展训练中继续发展(Schmidt & Lee 2005;Boudreau et al 2010b;Shumway-Cook & Woollacott 2012)。虽然神经突触联系是通过经验、任务的复杂性、变异性、关注水平和重复次数得以加强(Spitzer 1999;Perez et al 2004;Boudreau et al 2010b),但是实践练习中的成功体验可使学习得到提高。这提示我们有必要选择这样的训练方法:能够通过良好的运动学控制去成功地完成,且不引起症状的加剧(Hodges 2011)。在解决了疼痛问题之后,运动的适应性变化需要继续进行,因此,为了重建最佳的运动控制能力,还应继续在治疗干预中融入上述策略方法,这些策略方法目的在于更高水平的加工处理(Hodges & Tucker 2011)。

目前观点认为,针对动作或训练表现的扩大化反馈对于运动学习来说是关键的,仅次于实践练习本身(Schmidt & Lee 2005;Hodges & Tucker 2011)。运动表现反馈可有多种形式,包括视频、实时超声影像等视觉反馈,基于肌电信号的生物反馈,触觉增强或言语反馈;通常这些反馈突出的是较难理解的运动模式的某些方面(例如,理解肩部上举过程中脊柱的姿势/运动)。固有反馈是指个体在动作执行的过程或结果中可直接获取的感觉信息。理解控制力何时丧失对于居家运动控制训练而言是至关重要的,要确保居家训练没有在这个丧失点继续下去,否则可能会导致错误的运动模式得到增强。例如,虽然患者看不到自己肩胛骨控制力的丧失,但治疗师可将患者的注意力引导到其肩胛骨上,以此教会他们认识控制力存在和丧失的局部感觉,从而患者学会仅在有控制力的感觉发生时才继续训练。借助一些产品如Dynamic Tape®(www.dynamictape.com)等进行易化贴扎术可加强肩胛骨新的运动模式的学习。

## 通过病例学习肩部运动控制的管理

下面提供两个病例学习,作为上文所提建议的实施案例,并突出强调临床推理和运动学习原则的执行。

### 病例报告1

#### Tom —— 肩痛的棒球运动员

Tom是一名19岁、左利手的精英棒球运动员,他在投球时出现肩痛。他表现为深在的、中等严重的肩上部疼痛,主要在投球的手高举阶段后期出现。症状在上个棒球赛季逐渐出现,而他希望这个问题在赛季后能得到处理。没有需要考虑的红旗征(即禁忌证),没有明确的肩袖或盂唇病理损伤,也没有涉及颈椎或神经动力方面的问题。

Tom 的关节活动范围良好,但脊柱不同区域的运动分离和脊柱与肩胛骨之间的运动分离意识较差,导致其稳定肩胛骨或手臂的能力较差。站立位下他的脊柱姿势不良,具体表现为胸椎后凸和头前伸。他可以在辅助下主动纠正姿势,但无法维持。他的肩胛骨呈现下旋和前倾的状态(Ⅰ型和Ⅲ型混合的动力障碍)(Kibler et al 2002),以致手臂悬垂于内旋位。在四点跪位下,他的运动分离能力不足,因为他无法在不出现疲劳性代偿的情况下维持肩胛骨的良好位置。在其患侧肩部,做肩胛骨上旋动作时,"屈服"于肩胛骨外侧缘阻力的情况较为明显。DRST 检查显示,他在肩胛骨平面上举 110° 做内外旋时对肱骨头的等长收缩控制力较差,该体位与他的投球活动相关;另外在 90° 上举的位置做缓慢的等张内外旋时控制力也较差。在易化手段辅助下,Tom 在旋转中立位的 DRT 检查中能达到良好的收缩和控制力。

Tom 的治疗处理方案包括:疾病宣教,解释他的姿势和动作功能障碍与投球时疼痛之间的关联;脊

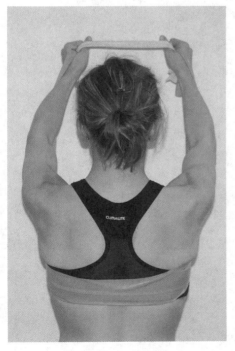

图 32.11　肩胛骨上旋再训练的居家康复练习

柱和肩胛骨姿势纠正及运动分离训练,一开始在坐位和四点跪位下进行,随后进展到站立位以及投球相关的体位下训练。借助手法易化/反馈,进行肩胛骨上旋再训练;之后是居家康复项目,确保他做手前伸动作时能维持脊柱中立位、盂肱关节外旋位和肘伸直位(图 32.11)。随着 Tom 的动作表现改善,训练晋级到闭链活动(例如借助滑行板的四点跪位和俯卧撑体位训练),增加向心收缩和离心收缩负荷,而侧重点始终是维持良好的体位姿势。

盂肱关节稳定性的独立训练不是十分必要,因为 Tom 能快速学习这项动作技巧并将它整合到 DRST 中;在确认控制力丧失的位置后,Tom 马上就在其邻近位置进行训练,既有等长收缩训练也有等张收缩训练;当感觉到肱骨头有位移或丧失对肩胛骨位置的控制力时(这两方面都需要进行明确的感觉认知训练,以便他能识别出来),他就停止上述训练。随着时间的推移,Tom 提高了肩部运动的速度和幅度,这正是投球所需要的,而后来他还增加了动作的负荷。

关注 Tom 的投球技术和他其余的运动链是他治疗方案中的必要内容,与之相对应的是建立在动态控制力之上的肌力强化和技巧训练。假如有任何制订的肌力增强训练导致动作控制力的丧失,我们就认定该肌力增强训练挑战性太高,需要调整其训练的体位姿势或负荷强度。对每一项训练任务而言,建议在尽可能多的不同实用环境中进行频繁练习,以此促进运动学习(Schmidt & Lee 2005)。根据 Boudreau 等人(2010b)的研究,大脑皮质的重塑性改变在短时训练周期内即可发生(在 10~15 分钟的任务周期内进行 60 次重复练习)。如果 Tom 不能对一项具体任务的任何参数维持控制力,就将完成这些参数作为一个短期目标。一旦达到这个目标,就将这些参数晋级到更具挑战性的水平,包括延长动作维持的时间,调整动作的序列,增加任务的复杂性,增加负荷,提高重复次数,以及增加其他进一步挑战神经肌肉系统的从认知上分散注意力的任务。

Tom 执行的具体训练包括在健身球上的胸椎后伸易化训练,学习胸椎的节段间后伸动作,然后是带负荷的后伸耐力训练。由于这些训练包含了姿势训练,良好的颈椎姿势在训练中得以维持,所以正式的颅颈屈肌训练不必纳入训练计划。接下来训练晋级的方法是通过手臂的联合运动进一步挑战他的脊柱控制力和耐力。

在运动学习的自动化阶段/专家级阶段,减少共

同收缩是习得熟练技能的必要部分（Shumway-Cook & Woollacott 2012），这样做使任务变成一种前馈机制而不是反馈机制。当 Tom 在 DRST 体位的控制力获得改善，返回投球运动后，他很有可能在完善技术的过程中把康复训练里包含的共同收缩大部分都去掉了。有研究者把技能娴熟的投球手（Glousman et al 1988）和游泳健将（Carr et al 1998）分别与未受过训练的对照组相比较，观察共同收缩减少的情况，研究结果支持在技能发展中需要增加自由度（Vereijken et al 1992）。但是，我们建议进行间歇性但有规律的共同收缩训练，因为临床经验提示，丧失共同收缩的能力可能导致更高的受伤风险。对于一些要求有高精准度的活动，共同收缩的控制力仍然是必要的（Gribble et al 2003）。

## 病例报告 2

### Joan—— 办公室职员，肩袖全层撕裂

Joan 是一名 59 岁、右利手的办公室职员。MRI 检查发现其肩袖全层撕裂，涉及冈上肌和一小部分冈下肌，并伴有肩峰下滑囊的增厚、水肿。她表现为快速活动肩部时出现左肩峰下严重的锐痛，不能将其手臂上举超过 90°（因为"手臂就是上不去"），以及因疼痛出现睡眠障碍。三周以前，她的狗突然用力拉她手中的皮带，随后她感觉到肩部有什么东西"支撑不住"了。Joan 因为长期使用电脑而有"令人讨厌的"肩部不适和颈痛病史。因为疼痛导致活动限制，她很难做手摸背、梳头或伸手够顶层橱柜的动作。但是，疼痛很快缓和下来。没有神经性症状、椎基底动脉供血不足或禁忌证。因为疼痛限制了活动度，Joan 的运动控制评估有所限制。

Joan 主要的姿势性功能障碍包括胸椎后凸增加，头前伸，左侧肩峰相对右侧抬高，肩胛提肌和上斜方肌肌张力明显增高，以及冈上肌萎缩。因为下颈段/上胸段僵硬不能后伸，脊柱姿势纠正变得不可能。肩部主动上举到 80° 时立即出现肱骨上移、肩胛骨上抬，而对肩胛骨上旋给予辅助时，在疼痛加重之前可有 30° 的活动改善。疼痛和力弱导致 Joan 无法维持该体位。

在肩胛骨 PNF 模式的检查中，Joan 的动作意识较差，即使给予了易化辅助。一开始，我们在其右肩教会她进行 DRT 动作，在右肩她能很好地激活肩袖肌群。但是，在左肩执行时她遇到了很大困难，最终仅引出微弱的、无痛的共同收缩，仅能维持 3~4 秒。

Joan 的肩袖撕裂并不大，但是延伸到了冈下肌，以至于肩部的生物力学机制遭到了破坏（Burkhart 1996）。因此，肩袖的下部力偶在手臂主动上举时无法控制肱骨向上移动。运动控制的方法需要同时关注肩胛骨和肩袖肌群，因为她的动作功能障碍与此紧密关联。Joan 的下颈段和上胸段附属运动提示明显的僵硬，这也是造成她肩部上举范围缺失的原因之一。

Joan 的治疗方案重点与 Tom 的很不一样。采用动态复位方式进行单独的肩袖肌群训练，联合肩胛骨运动模式的再训练，是比较适当的方法。运用被动关节松动手法和活动性练习改善其脊柱活动范围，随后运动意识和脊柱节段间控制力通过训练加以促进。Joan 的不良颈椎姿势和之前的颈痛症状意味着要对颅颈屈肌进行适当的评估和训练，并将其融入治疗方案（Jull et al 2008）。

本案例采用肩胛骨 PNF 模式促进肩胛骨意识和动作的改善。给予触觉和言语刺激促进正确的动作，随后安排居家康复项目进行补充训练（图 32.12）。

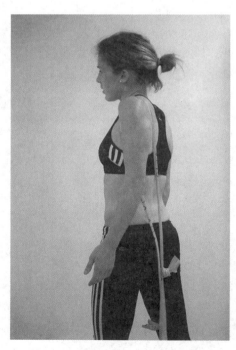

**图 32.12　居家康复，采用 PNF"向上、向前"模式的肩胛骨运动意识再训练**

动态复位训练在无痛的中立位开始进行，Joan 逐渐建立起动作能力，能完成 10 组维持 10 秒的高质量收缩。

接下来训练晋级到更大的上举角度，手臂始终

予以支撑并保持无痛。只有当 Joan 可以在每个上举位置完成 10 组维持 10 秒的动作时，才让她过渡到负担上肢重量进行训练。慢慢地，她可以在每个训练的位置支撑住手臂，并且开始在能控制盂肱和肩肱运动的情况下进行上举范围内的功能训练。为了使运动表现得到最大改善，有一个重要的原则是，在把更高负荷的训练重新整合到治疗方案之前，运动控制训练应采用个体已熟练的、精确的任务进行练习（Remple et al 2001；Boudreau et al 2010b）。

在 Joan 能较好地完成 PNF 模式的动作之后，鼓励她开始在已增加的可用活动范围内进行侧卧位肩胛骨上旋训练，一开始手臂不给予负荷，后来增加肩胛骨前伸负荷，但上旋刺激仅加在肩胛骨的外侧缘；再往后发展，则侧重点在于增加的上抬范围而不是负荷，而相关的居家康复项目还要继续予以配合。

在实施前述训练的同时，Joan 还进行了一系列重点在于促进下斜方肌/前锯肌下部活动但减少上斜方肌激活的肩胛骨再训练（Kibler et al 2008）。"低摆"训练和"割草机式"训练，可在无痛且不丧失肩胛骨或肱骨头控制力的情况下较早地在康复方案中执行。

Tom 的问题很大程度上来源于不良的动作意识和技巧，以及投球动作中姿势意识、耐力和爆发力不足。但是，Joan 的不良动作模式更加根深蒂固，它与脊柱僵硬、软组织病理改变（译者注：在案例中指肩袖撕裂）和疼痛的激惹有关。她的疼痛减轻和关节活动度改善，可能至少有一部分是因为脊柱和肩带运动模式的改善，以及肱骨上移减少，后者减轻了对高激惹性肩峰下滑囊的压力。因为在一开始她控制肱骨头位置的能力较差，所以有必要进行独立的肩袖肌群训练，并与渐进的肩胛骨训练相结合。Joan 的康复进展较慢，而 Tom 的进展则比较快。

上述两个病例的训练方案所包含的具体练习方法源自 Cools 等人（2007b）和 Kibler 等人（2006，2008）推荐的方法，或者与之相似。尽管不是特别详尽，这套处理不良运动控制能力的方法是有效的，而且适用于众多伴有各种症状表现的肩痛患者。

## 小结

我们评估和处理运动控制相关问题的方法尚未在正式研究中得到验证，但都是基于有力的证据、充分的临床推理和临床经验。虽然我们乐意承认运动控制再训练的内容远不止恢复中立区的控制能力，

但为了满足本章的编写目的，我们将主要重点放在康复早期，因为更进一步的训练内容在第 33 章有所涉及。基于健全的运动控制能力，建立更多的功能性再训练可增加更高级训练的益处，并能提高治疗成功的可能性。

（邓万溪 译，钱菁华　吉昌 校，<br/>林武剑　王于领 审）

## 参考文献

Bagg SD, Forrest WJ. 1986. Electromyographic study of the scapular rotators during arm abduction in the scapular plane. Am J Phys Med Rehabil 65: 111–124.

Bagg SD, Forrest WJ. 1988. A biomechanical analysis of scapular rotation during arm abduction in the scapular plane. Am J Phys Med Rehabil 67: 238–245.

Boniface SJ, Ziemann U. 2003. Plasticity in the human nervous system: investigations with transcranial magnetic stimulation. New York: Cambridge University Press.

Boudreau SA, Farina D, Falla D. 2010a. The role of motor learning and neuroplasticity in designing rehabilitation approaches for musculoskeletal pain disorders. Man Ther 15: 410–414.

Boudreau SA, Hennings K, Svensson P, et al. 2010b. The effects of training time, sensory loss and pain on human motor learning. J Oral Rehabil 37: 704–718.

Bullock MP, Foster NE, Wright CC. 2005. Shoulder impingement: the effect of sitting posture on shoulder pain and range of motion. Man Ther 10: 28–37.

Burkhart SS. 1996. A unified biomechanical rationale for the treatment of rotator cuff tears: debridement versus repair. In: Burkhead WZ (ed) Rotator cuff disorders. Baltimore: Williams & Wilkins, pp 293–312.

Burkhart SS, Morgan C, Kibler WB. 2003. The disabled throwing shoulder: spectrum of pathology. Part III: The SICK scapula, scapular dyskinesis, the kinetic chain, and rehabilitation. Arthroscopy 19: 641–661.

Carr A, David G, Magarey ME, et al. 1998. Rotator cuff muscle performances during glenohumeral joint rotations: an isokinetic and electromyographic study of freestyle swimmers. Proceedings, Australian Conference of Science & Medicine in Sport, 13–16 October, Adelaide. Online. Abstract available: http://fulltext.ausport.gov.au/fulltext/1998/acsm/smabs084.htm.

Cholewicki J, McGill SM. 1996. Mechanical stability of the in vivo lumbar spine: implications for injury and chronic low back pain. Clin Biomech 11: 1–15.

Clark JC, Harryman DT. 1992. Tendons, ligaments and capsule of the rotator cuff. J Bone Joint Surg 74A: 5713–5725.

Colné P, Thoumie P. 2006. Muscular compensation and lesion of the anterior cruciate ligament: contribution of the soleus muscle during recovery from a forward fall. Clin Biomech 21: 849–859.

Cools AM, Witvrouw EE, Declercq GA, et al. 2002. Scapular muscle recruitment pattern: electromyographic response of the trapezius muscle to sudden shoulder movement before and after a fatiguing exercise. J Orthop Sports Phys Ther 32: 222–229.

Cools AM, Witvrouw EE, Declercq GA, et al. 2003. Scapular muscle recruitment patterns: trapezius muscle latency with and without impingement symptoms. Am J Sports Med 31: 542.

Cools AM, Witvrouw EE, Declercq GA, et al. 2004. Evaluation of isokinetic force production and associated muscular activity in the scapular rotators during a protraction–retraction movement in overhead athletes with impingement symptoms. Br J Sports Med 38: 64–68.

Cools AM, Witvrouw EE, Maheu NN, et al. 2005. Isokinetic scapular muscle performance in overhead athletes with and without impingement symptoms. J Athletic Train 40: 104–110.

Cools AM, Declearcq GA, Cambier DC, et al. 2007a. Trapezius activity and intramuscular balance during isokinetic exercise in overhead athletes with impingement symptoms. Scand J Med Sci Sports 17: 25–33.

Cools AM, Dewitte V, Lanszweert F, et al. 2007b. Rehabilitation of scapular muscle balance: which exercises to prescribe? Am J Sports Med 35: 1744–1751.

Cools AM, Cambier D, Witvrouw EE. 2008. Screening the athlete's shoulder for impingement symptoms: a clinical reasoning algorithm for early detection of shoulder pathology. Br J Sports Med 42: 628–635.

Cowan SM, Bennell KL, Hodges PW, et al. 2001. Delayed onset of electromyographic activity of vastus medialis obliquus relative to vastus lateralis in subjects with patellofemoral pain syndrome. Arch Phys Med Rehabil 82: 183–189.

Cowan SM, Hodges PW, Bennell KL, et al. 2002. Altered vastii recruitment when people with patellofemoral pain syndrome complete a postural task.

Arch Phys Med Rehabil 83: 989–995.

Cowan SM, Bennell KL, Hodges PW, et al. 2003. Simultaneous feedforward recruitment of the vasti in untrained postural tasks can be restored by physical therapy. J Orthop Res 21: 553–558.

Crawford HJ, Jull GA. 1993. The influence of thoracic range and posture on range of arm elevation. Physiother Theor Pract 9: 143–148.

David G, Magarey M, Jones M, et al. 2000. EMG and strength correlates of selected shoulder muscles during rotations of the glenohumeral joint. Clin Biomech 15: 95–102.

Drake R, Vogl AW, Mitchell AWM. 2009. Gray's anatomy for students, 2nd edn. Philadelphia: Churchill Livingstone.

Ebaugh DD, McClure PW, Karduna A. 2005. Three dimensional scapulothoracic motion during active and passive arm elevation. Clin Biomech 20: 700–709.

Ellenbecker TS, Cools A. 2010. Rehabilitation of shoulder impingement syndrome and rotator cuff injuries: an evidence-based review. Br J Sports Med 44: 319–327.

Falla D. 2004. Unravelling the complexity of muscle impairment in chronic neck pain. Man Ther 9: 125–133.

Falla D, Farina D, Graven-Nielsen T. 2007. Experimental muscle pain results in reorganization of coordination among trapezius muscle subdivisions during repetitive shoulder flexion. Exp Brain Res 178: 385–393.

Fitts PM, Posner MI. 1967. Human performance. Belmont CA: Brooks / Cole.

Ginn K, Boetcher C, Cathers I. 2009. Are rotator cuff muscles functioning to stabilise the shoulder joint during isometric flexion, extension and rotation contractions. Proceedings, Sports Physiotherapy Australia Conference, Sydney Australia.

Glousman R, Jobe F, Tibone J, et al. 1988. Dynamic electromyographic analysis of the throwing shoulder with glenohumeral instability. J Bone Joint Surg 70A: 220–226.

Graichen H, Stammberger T, Bonkl H, et al. 2001. Three-dimensional analysis of shoulder girdle and supraspinatus motion patterns in patients with impingement syndrome. J Orthop Res 19: 1192–1198.

Greenfield B, Catlin PA, Coats PW, et al. 1995. Posture in patients with shoulder overuse injuries and healthy individuals. J Orthop Sports Phys Ther 21: 287–295.

Gribble PL, Mullin LI, Cothros N, et al. 2003. Role of co-contraction in arm movement accuracy. J Neurophysiol 89: 2396–2405.

Harryman DT, Sidles JA, Matsen FA. 1990. The humeral head translates on the glenoid with passive motion. In: Post M, Morrey BF, Hawkins RJ (eds) Surgery of the shoulder. St Louis, MO: Mosby Year Book, p 186.

Hébert LJ, Moffet H, McFadyen BJ, et al. 2002. Scapular behaviour in shoulder impingement syndrome. Arch Phys Med Rehabil 83: 60–69.

Hertel J, Olmsted-Kramer LC. 2007. Deficits of time-to-boundary measures of postural control with chronic ankle instability. Gait Posture 25: 33–39s.

Hess SA, Richardson C, Darnell R, et al. 2005. Timing of rotator cuff activity during shoulder external rotation in throwers with and without shoulder pain. J Orthop Sports Phys Ther 35: 812–820.

Hodges PW. 2004. Lumbopelvic stability: a functional model of the biomechanics and motor control. In: Richardson C, Hodges PW, Hides J (eds) Therapeutic exercise for lumbo-pelvic stabilization. A motor control approach for the treatment and prevention of low back pain. Edinburgh: Churchill Livingstone, pp 13–28.

Hodges PW. 2011. Pain and motor control: from the laboratory to rehabilitation. J Electromyogr Kinesiol 21: 220–228.

Hodges PW, Tucker K. 2011. Moving differently in pain: a new theory to explain the adaptation to pain. Pain 152: S90–S98.

Hodges P, Van HW, Dawson A, et al. 2009. Changes in the mechanical properties of the trunk in low back pain may be associated with recurrence. J Biomech 42: 61–66.

Jull GA, Sterling M, Falla D, et al. 2008. Whiplash, headache and neck pain. Edinburgh: Churchill Livingstone, Elsevier.

Kasper JC, Itamura JM, Tibone JE, et al. 2008. Human cadaveric study of subscapularis muscle innervation and guidelines to prevent denervation. J Shoulder Elbow Surg 17: 659–662.

Kibler WB. 1998. The role of the scapula in athletic shoulder function. Am J Sports Med 26: 325–337.

Kibler WB. 2003. Management of the scapula in glenohumeral instability. Techniques Shoulder Elbow Surg 4(3): 89–98.

Kibler WB, McMullen J. 2003. Scapular dyskinesis and its relation to shoulder pain. J Am Acad Orthop Surg 11: 142–151.

Kibler WB, Uhl TL, Maddux JW, et al. 2002. Qualitative clinical evaluation of scapular dysfunction: a reliability study. J Shoulder Elbow Surg 11: 550–556.

Kibler WB, Sciascia A, Dome D. 2006. Evaluation of apparent and absolute supraspinatus strength in patients with shoulder injury using the scapular retraction test. Am J Sports Med 34: 1643–1647.

Kibler WB, Sciascia AD, Uhl TL, et al. 2008. Electromyographic analysis of specific exercises for scapular control in early phases of shoulder rehabilitation. Am J Sports Med 36: 1789–1798.

Kibler WB, Ludewig PM, McClure PW, et al. 2013. Clinical implications of scapular dyskinesis in shoulder injury: the 2013 consensus statement from the scapular summit. Br J Sports Med 47: 877–885.

Kleim JA, Jones TA. 2008. Principles of experience-dependent neural plasticity: implications for rehabilitation after brain damage. J Speech Lang Hear Res 51: S225–S239.

Kofler M, Glocker FX, Leis AA, et al. 1998. Modulation of upper extremity motoneurone excitability following noxious finger tip stimulation in man: a study with transcranial magnetic stimulation. Neurosci Lett 246: 97–100.

Kyllo LB, Landers DM. 1995. Goal setting in sport and exercise: a research synthesis to resolve the controversy. J Sport Exercise Psychol 17: 117–177.

Latremoliere A, Woolf CJ. 2009. Central sensitization: a generator of pain hypersensitivity by central neural plasticity. J Pain 10: 895–926.

Lee BS-B, Kim K-J, O'Driscoll SW, et al. 2000. Dynamic glenohumeral stability provided by the rotator cuff muscles in the mid-range and end-range of motion. J Bone Joint Surg 82A: 849–857.

Lewis JS, Green A, Wright C. 2005a. Sub-acromial impingement syndrome: the role of posture and muscle balance. J Shoulder Elbow Surg 14: 385–392.

Lewis JS, Wright C, Green A. 2005b. Sub-acromial impingement syndrome: the effect of changing posture on shoulder range of movement. J Orthop Sports Phys Ther 35: 72–87.

Ludewig PM, Cook TM. 1996. The effect of head position on scapular orientation and muscle activity during shoulder elevation. J Occup Rehabil 6: 147–158.

Ludewig PM, Cook TM. 2000. Alterations in shoulder kinematics and associated muscle activity in people with symptoms of shoulder impingement. Phys Ther 80: 276–291.

Magarey ME, Jones MA. 2003a. Dynamic evaluation and early management of altered motor control around the shoulder complex. Man Ther 8: 195–206.

Magarey ME, Jones MA. 2003b. Specific evaluation of the function of force couples relevant for the stabilization of the glenohumeral joint. Man Ther 8: 247–253.

Magee DJ, Zachazewski JE. 2007. Principles of stabilization training. In: Magee DJ, Zachazewski JE, Quillen WS (eds) Scientific foundations and principles of practice in musculoskeletal rehabilitation. St Louis, MO: Saunders, Elsevier, pp 388–431.

McClure PW, Michener LA, Sennett BJ, et al. 2001. Direct 3-dimensional measurement of scapular kinematics during dynamic movements in vivo. J Shoulder Elbow Surg 10: 269–277.

McClure PW, Michener LA, Karduna AR. 2006. Shoulder function and 3-dimensional scapular kinematics in people with and without shoulder impingement syndrome. Phys Ther 86: 1075–1090.

McGill S, 2007. Low back disorders. Evidence-based prevention and rehabilitation. Champaign, IL: Human Kinetics.

Monfils M-H, Plautz EJ, Kleim JA. 2005. In search of the motor engram: motor map plasticity as a mechanism for encoding motor experience. Neuroscientist 11: 471–483.

Moraes GFS, Faria CDCM, Teixeira-Salmela LF. 2008. Scapular muscle recruitment patterns and isokinetic strength ratios of the shoulder rotator muscles in individuals with and without impingement syndrome. J Shoulder Elbow Surgery 17: 48S–53S.

Morag Y, Jamadar DA, Miller B, et al. 2011. The subscapularis: anatomy, injury and imaging. Skeletal Radiol 40: 255–269.

Nederhand NJ, Hermens HJ, Ijzman MJ, et al. 2000. Cervical muscle dysfunction in chronic whiplash-associated disorder grade 2: the relevance of the trauma. Spine 27: 1056–1061.

Panjabi MM. 1992a. The stabilizing system of the spine. Part I: function, dysfunction, adaptation and enhancement. J Spinal Dis 5: 383–389.

Panjabi MM. 1992b. The stabilizing system of the spine. Part II: neutral zone and instability hypothesis. J Spinal Dis 5: 390–396.

Panjabi MM. 1996. Low back pain and spinal instability. In: Weinstein JN, Gordon SL (eds) Low back pain: a scientific and clinical overview. Rosemont, IL: American Academy of Orthopaedic Surgeons, pp 367–384.

Perez MA, Lungholt KS, Nyborg K, et al. 2004. Motor skill training induces changes in the excitability of the leg cortical area in healthy humans. Exp Brain Res 159: 197–205.

Pink M, Jobe FW, Perry J, et al. 1993. The painful shoulder during butterfly swimming. An electromyographic and cinematico-graphic analysis of 12 muscles. Clin Orthop Relat Res 288: 60–72.

Remple MS, Bruneau RM, Vandenberg PM, et al. 2001. Sensitivity of cortical movement representations to motor experience: evidence that skill learning but not strength training induces cortical reorganization. Behavioural Brain Res 123: 133–141.

Roberts PD. 2009. Movement analysis and training. [Educational lecture notes, MA Musculoskeletal and Sports Physiotherapy, University of South Australia.]

Roy JS, Moffet H, McFadyen BJ. 2008. Upper limb motor strategies in persons with and without shoulder impingement syndrome across different speeds of movement. Clin Biomech 23: 1227–1236.

Sahrmann S. 2002. Diagnosis and treatment of movement impairment disorders. St Louis, MO: Mosby.

Schmidt RAS, Lee TD. 2005. Motor control and learning: a behavioral emphasis. Champaign, IL: Human Kinetics.

Scovazzo ML, Browne A, Pink M, et al. 1991. The painful shoulder during freestyle swimming: an electromyographic and cinematographic analysis of 12 muscles. Am J Sports Med 6: 577–582.

Shumway-Cook A, Woollcott MH. 2012. Motor control: translating research into clinical practice. Philadelphia: Wolters Kluwer Health / Lippincott Willams & Wilkins.

Simons DG, Travell JG, Simons LS. 1999. Travell and Simon's myofascial pain and dysfunction: the trigger point manual, 2nd edn. Vol 2. Baltimore, MD: Williams & Wilkins

Sousa D. 2006. How the brain learns. Thousand Oaks, CA: Corwin Press, chs 2–4.

Spitzer M. 1999. Learning. In: Spitzer M. The mind within the net: models of learning, thinking and acting. Cambridge, MA: MIT Press, Ch 3, pp 39–63.

Sterling M, Jull G, Wright A. 2001. The effect of musculoskeletal pain on motor activity and control. J Pain 2: 135–145.

Szeto GPR, Straker L, O'Sullivan PB. 2005. A comparison of symptomatic and asymptomatic office workers performing monotonous keyboard work 2: neck and shoulder kinematics. Man Ther 10: 281–291.

Szeto GPR, Straker LM, O'Sullivan PB. 2009. Neck–shoulder muscle activity in general and task-specific resting postures of symptomatic computer users with chronic neck pain. Man Ther 14: 338–345.

Terry GC, Hammon D, France P, et al. 1991. The stabilizing function of passive shoulder restraints. Am J Sports Med 19: 26–34.

Tsao H, Galea MP, Hodges PW. 2010. Driving plasticity in the motor cortex in recurrent low back pain. Eur J Pain 14: 832–839.

Vereijken B, van Emmerik REA, Whiting HTA, et al. 1992. Free(z)ing degrees of freedom in skill acquisition. J Motor Behavior 24: 739–749.

Voss DE, Ionta MK, Myers BJ. 1985. Proprioceptive neuromuscular facilitation. Patterns and techniques, 3rd edn. Philadelphia: Harper & Row.

Wadsworth DJ, Bullock-Saxton JE. 1997. Recruitment patterns of the scapular–rotator muscle in freestyle swimmers with sub-acromial impingement. Int J Sports Med 18: 618–624.

Wuelker N, Roetman B, Roessig S. 1995. Coracoacromial pressure recordings in a cadaveric model. J Shoulder Elbow Surgery 4: 462–467.

# 第 33 章

# 肩部的治疗性运动

Johnson McEvoy，Kieran O' Sullivan，Carel Bron

## 概述

治疗性运动是物理治疗临床实践的基石，最早称之为医疗体操。物理治疗中的医疗体操发展（过程中）有许多不同影响力的人，包括 *Medicina gymnasticia*（1970）的作者 Francis Fuller 博士；瑞典体操运动员 Per Henrik Ling（1776—1839）；荷兰的体育老师与医生 Dr Johann Georg Mezger（1838—1909）（Barclay 1994；Terlouw 2007）。最近，Kendall（2002）总结了治疗性运动在物理治疗中的作用：物理治疗临床实践的核心是通过恢复和保持主动运动来预防运动障碍与康复。也就是说，治疗性运动有着最广泛的意义。本章的重点是介绍肩关节治疗性运动的基本原则，促进临床推理和合理康复。本章将简要讨论部分肌肉的姿势、牵伸和强化，而不是集中某一特定的临床疾病人群。

## 临床背景

理解治疗性运动的最基本要求是对解剖学、生理学和功能学知识的深入掌握，特别是与神经肌肉系统和肌肉骨骼系统相关的方面（Kendall 2002）。肩是一个复杂的功能系统，产生手臂在躯干上的运动，并且允许上肢和手功能性地移动和放置。肩关节由肩胛骨、锁骨和肱骨组成，形成胸锁、肩锁、盂肱和肩胛胸壁关节，而且与颈、胸廓和肋骨都密切相关。肩由关节囊、韧带和肌肉系统支持，复杂的神经肌肉系统控制，为肩关节提供了广泛关节活动范围的同时也损失了关节的稳定性。稳定性的妥协，使肩关节可能容易出现功能障碍和损伤，而肩关节稳定性通常是治疗性运动的主要关注点。读者应参阅此书的适当章节与其他文本，全面回顾肩关节解剖学、生物力学、运动功能学和病理力学（Donatelli 2004；Oatis 2004）。此外，有关结缔组织特性、力的应用、组织损伤（骨、韧带、肌腱、肌肉、筋膜、神经等）和组织愈合的概念和时间线（炎症、增生、成熟）知识也是制订合理安全的治疗性运动方案的重要前提（Tippet & Voight 1995；Paris & Loubert；Houglum 2005）。

在制订肩部康复方案之前，应参照物理治疗训练的原则进行综合评估和检查，以确定每位患者的具体信息与身体特征，知识框 33.1 列出了肩部治疗的多种适应证，包括特异性与非特异性的肌骨系统、骨科、外科和神经系统的疾病与功能障碍，姿势与运动表现强化，以及损伤预防策略。

知识框 33.1　肩部治疗性运动的适应证

- 盂肱关节损伤,功能障碍,不稳定
- 肩袖损伤和功能障碍
- 肩峰下撞击综合征
- 肩锁关节损伤和功能障碍
- 胸锁关节损伤和功能障碍
- 上盂唇前后向的(SLAP)损伤
- 粘连性关节囊炎(冰冻肩)
- 关节病变:关节病,关节炎,类风湿性关节炎
- 骨折与外伤后
- 软组织损伤,软组织综合征
- 运动损伤
- 扳机点的肌筋膜疼痛和功能障碍
- 过度活动综合征
- 姿势功能障碍
- 运动障碍
- 运动表现增强与优化
- 损伤预防
- 肩关节术后与关节镜检查后
- 肩关节置换术
- 涉及肩部的胸外手术(例如乳房切除术)
- 脊髓损伤和神经根综合征
- 周围神经损伤
- 中枢神经系统病症(例如偏瘫)

## 肩部训练：研究证据

已有研究证实多种肩部疾病存在肩部关节活动度(Hall & Elvey 1999;Vermeulen et al 2002;McClure et al 2006)、肩胛运动机制(Lukasiewicz et al 1999;Ludewig & Cook 2000;McClure et al 2006;Roy et al 2009;Tate et al 2009)、肩胛与肩袖肌肉激活(Ludewig & Cook 2000;Cools et al 2007;Moraes et al 2008;Myers et al 2009)、肱骨平移(Chen et al 1999;Ludewig & Cook 2002)、重新定位感(Naughton et al 2005)以及肩部力量(McClure et al 2006;Lombardi et al 2008;Baydar et al 2009;Bigoni et al 2009)的变化。因此,治疗性运动通常处理的是活动度、姿势、肌肉激活、本体感觉与力量等方面的功能障碍。

总的来说,治疗性运动有效地治疗非特异性肩痛的证据是混杂的(Smidt et al 2005),这与其他治疗方法类似,如手法治疗(Ho et al 2009)和针灸(Green et al 2005)。然而运动训练对于非特异性肩痛的效果似乎和多学科生物社会心理的康复等更昂贵的方法一样有效(Karjalainen et al 2001)。

此外,当考虑为特异性肩关节功能障碍时,几乎没有证据证明其他替代疗法更优于治疗性运动。例如治疗性运动对粘连性关节囊炎的中远期结果与其他治疗方法的结果类似,包括关节造影扩张术(Buchbinder et al 2008)和皮质类固醇注射(Winters et al 1997;Buchbinder et al 2003)。也有证据表明,皮质类固醇和物理治疗包括治疗性运动相结合,比单独一种治疗效果更好(Carette et al 2003)。

治疗性运动对特异性疾病包括肩峰下撞击综合征(SAIS)和肩袖损伤的应用,得到了大量研究的证实(Bang & Deyle 2000;Desmeules et al 2003;Green et al 2003;Michener et al 2004;Dickens et al 2005;Jonsson et al 2006;Trampas & Kitsios 2006;Senbursa et al 2007;Lombardi et al 2008;Baydar et al 2009;Chen et al 2009;Kuhn 2009;Roy et al 2009)。此外,保守治疗(整合治疗性运动)对肩峰下撞击综合征和肩袖损伤的治疗效果与手术介入的结果类似(Haahr & Andersen 2006;Dorrestijn et al 2009)。治疗性运动使肩胛运动机制(Roy et al 2009)和肌力恢复正常(Nho et al 2009),导致良好的临床结局,这一事实强调了治疗性运动在肩部康复中的关键角色。

## 训练原则

在开立运动处方前,应首先完成临床评估。医生需认识到训练计划各个方面,满足患者的个体化需求,包括:姿势、柔韧性与伸展性、稳定性、肌力强化、本体感觉和功能进展(Tippet & Voight 1995;Lephart & Fu 2000;Alter 2004;Donatelli 2004b,2006;Kraemer & Ratamess 2004;Weerapong et al 2004;Houglum 2005;Kendral et al 2005;MacIntosh et al 2006)。对于医生,收集患者信息包括主观病史、客观检查、特殊检查、功能能力、损伤、功能障碍、疾病诊断与其他相关信息非常重要。与团队其他成员(如内科医生,外科手术医生,心理医生,教练,力量与体能训练师等)的双向沟通对强化整体物理治疗计划,设定适当且安全的目标至关重要。医生应采用近期研究的循证实践方法和临床推理,并以患者为中心制订目标,以此作为合理康复的基础(Cicerone 2005)。安全是最重要的,医生应确保运

动对每个患者是合适且安全的。此外,训练中疼痛感觉输入可能改变运动表现,需要适当的物理、药物和/或心理干预来缓解疼痛,这是康复进程的重要部分。

治疗性运动计划有三个阶段,是根据每位病人的需求逐步完成的,包括:①姿势,关节活动度和柔韧性;②肌肉力量与耐力;③功能方面包括本体感觉、协调性和敏捷性(Houglum 2005)。例如粘连性关节囊炎患者的运动处方和目标与肱骨不稳定的患者明显不同。康复指导的原则包括避免疾病恶化、训练时机、依从性、个体化、具体运动顺序、强度和患者整体介入(Houglum 2005)。这些原则在图 33.1中列出。

运动计划应根据组织愈合的阶段逐步进行并予以分级,不应加重疼痛、肿胀或使其他临床征象恶化,例如关节活动度、肌力和功能(见图 33.1)(Tippet & Voight 1995)。应密切监测运用适当技巧完成训练的能力(Tippet & Voight 1995)。这些作者提到

了三个 C:①姿态(carriage)——适当的重心转移,承重与运动的对称性;②信心(confidence)——口头和非口头交流,训练速度和谨慎性;③控制(control)——流畅不受限制的自动动作,娴熟地完成任务(Tippet & Voight 1995)。

骨骼和软组织会根据施加的压力调整适应,这一特性强调了根据逐步分级方式对软组织进行适当加压以增强软组织愈合的重要性。Wolff 定律与Davis 定律已经分别对此进行了描述(Wolff 1986;Tippet & Voight 1995)。这些原则也适用于未受伤组织的增生肥大。例如,研究已经证明棒球运动员相比于非运动员有更厚的肱二头肌与冈上肌肌腱(Wang et al 2005)。另一方面,对骨和软组织的过度负荷会导致损伤例如骨应力性骨折或者肌腱断裂。

特殊适应原则是指身体根据施加的具体需求进行改变的能力,这提示康复训练设计应尽可能多地模拟病患个体的预期功能压力(Houglum 2005)。实

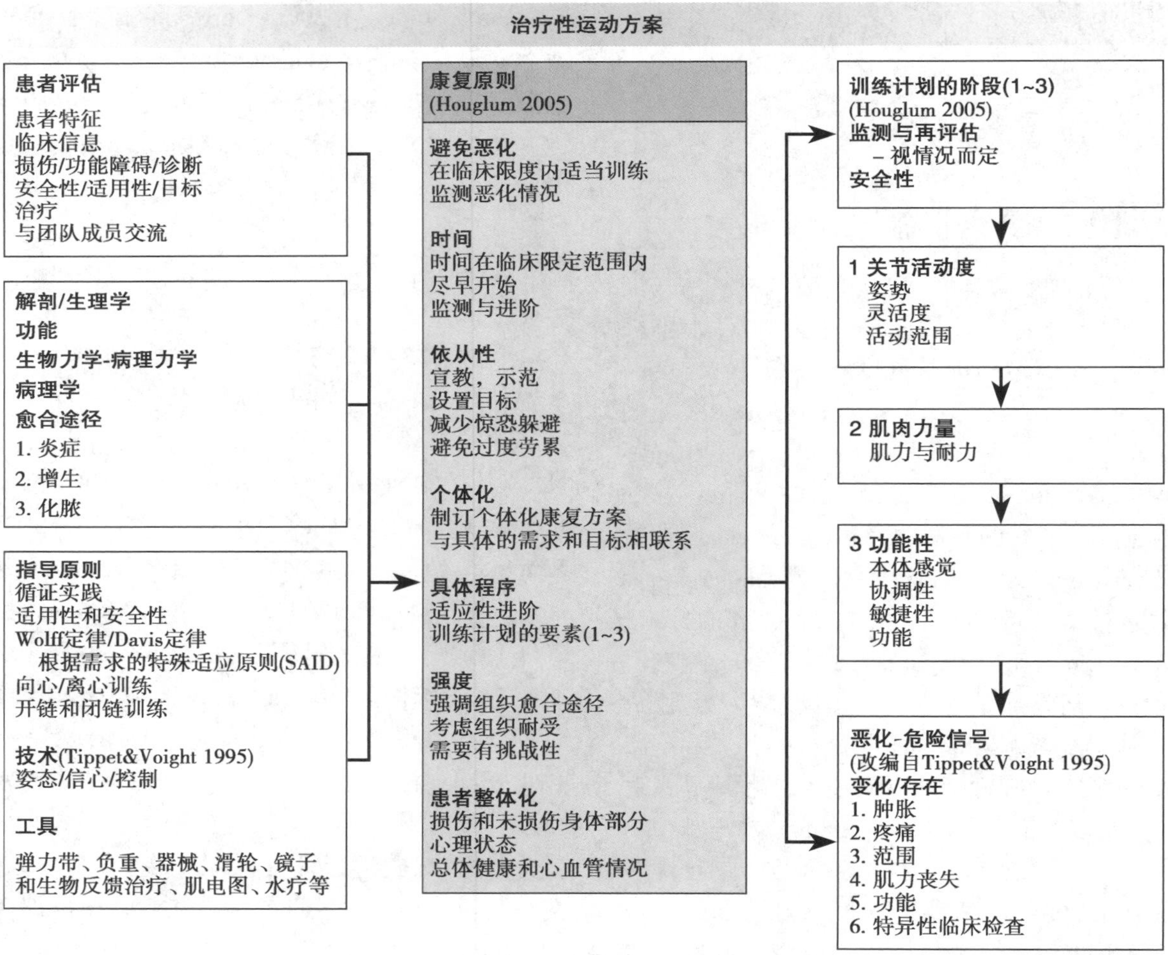

**治疗性运动方案**

**患者评估**
患者特征
临床信息
损伤/功能障碍/诊断
安全性/适用性/目标
治疗
与团队成员交流

**解剖/生理学**
功能
生物力学-病理力学
病理学
愈合途径
1. 炎症
2. 增生
3. 化脓

**指导原则**
循证实践
适用性和安全性
Wolff定律/Davis定律
　根据需求的特殊适应原则(SAID)
向心/离心训练
开链和闭链训练

**技术**(Tippet&Voight 1995)
姿态/信心/控制

**工具**
弹力带、负重、器械、滑轮、镜子和生物反馈治疗、肌电图、水疗等

**康复原则**
**(Houglum 2005)**

**避免恶化**
在临床限度内适当训练
监测恶化情况

**时间**
时间在临床限定范围内
尽早开始
监测与进阶

**依从性**
宣教,示范
设置目标
减少惊恐躲避
避免过度劳累

**个体化**
制订个体化康复方案
与具体的需求和目标相联系

**具体程序**
适应性进阶
训练计划的要素(1~3)

**强度**
强调组织愈合途径
考虑组织耐受
需要有挑战性

**患者整体化**
损伤和未损伤身体部分
心理状态
总体健康和心血管情况

**训练计划的阶段(1~3)**
**(Houglum 2005)**
监测与再评估
　– 视情况而定
安全性

**1 关节活动度**
姿势
灵活度
活动范围

**2 肌肉力量**
肌力与耐力

**3 功能性**
本体感觉
协调性
敏捷性
功能

**恶化-危险信号**
(改编自Tippet&Voight 1995)
变化/存在
1. 肿胀
2. 疼痛
3. 范围
4. 肌力丧失
5. 功能
6. 特异性临床检查

图 33.1　治疗性运动的原则

施多变的功能活动和适当休息对身体适应性改变非常重要。这些原则相互关联的一个例子是考虑在康复方案中加入离心肌力训练。离心肌力训练似乎在膝和踝关节肌腱病治疗方面很有效（Alfredson et al 1998；Young et al 2005）。虽然离心训练对肩袖肌腱病疗效的研究较少，但是初步研究结果是令人鼓舞的（Jonson et al 2006）。然而，离心训练方案与肌肉损伤有关（Clarkson & Hubal 2002）。在对受损过的组织施加如此高应力前，应当进行基本的等长和等张肌力训练方案。此外，离心训练方案也应该循序渐进。

关于肩部肌肉平衡比率已经有所报道，正常人快速与缓慢的等速力矩速度测试时，外旋肌与内旋肌的比率为 1.5：1（66%）（Ivey et al 1985）。职业棒球投手肩部肌肉比率也已经见于报道（Ellenbecker & Mattalino 1997）。医生在进行训练方案设计时应当考虑到这些平衡比率。Ellenbecker 和 Davies 已对等速运动进行了回顾分析，但是等速运动的讨论已经超出本章的范围。

下面几部分将讨论姿势、牵伸和肌力强化（等长和等张），并简要介绍功能性训练。在每个相关的部分里，将会涵盖牵伸和肌力强化训练的时间、重复次数等具体参数。

## 姿势

姿势评估是客观评估的重要组成部分，理想的静态姿势力线早已被提出（Kendall et al 2005）。然而，重要的是同时评估静态和动态姿势，确定患者功能性运动和静态姿势自我纠正的能力。举个例子，一个拳击手，通过增强胸部后凸和圆肩姿势，减少他的目标尺寸以获得战略优势，但在动态评估时他可以自我纠正看似异常的姿势。

肌肉长度、关节活动度和肌肉控制的评估非常重要。姿势的改变可能与肌肉不平衡和关节位置改变有关，最终导致运动障碍和疼痛。正常直立姿势偏差可能包括头部前伸、胸部后凸形成夸张的曲线和圆肩。肩胛骨运动偏差可能出现在多个平面，包括肩胛骨上抬、前伸、倾斜和旋转，影响到肩峰下间隙（Solem-Bertoft et al 1993）的大小以及肌肉激活（Roy et al 2009）与机械性优势（Kibler et al 2006）。在胸后凸畸形（Raine & Twomey 1997；Gumina et al 2008）和肩胛骨前伸（Solem-Bertoft et al 1993）时，肩峰下的空间会大大减少。但是并不能确定狭窄的肩

峰下间隙与肩部症状是否存在很强的相关性（Graichen et al 2001；Roberts et al 2002；Hinterwimmer et al 2003；Lewis et al 2005；Mayerhoefer et al 2009）。事实上，虽然人们认为这些姿势偏差存在明确的关系，但是一项针对 160 位无症状受试者的研究却没有发现这种关联性（Raine & Twomey 1997）。因此，尽管姿势与肩峰下空间之间可能存在某种关联，但是目前尚未完全明确。

胸后凸和肩前伸的体位影响了上背部和肩胛肌肉的长度，并将椎间关节置于关节活动末端位置（Griegel-Morris et al 1992）。这些软组织上的持续张力可能导致上背部疼痛或者肩痛。身体前侧的胸肌可能缩短（Borstad & Ludewing 2006；Muraki et al 2009）。持续的肌肉短缩可能会导致肌筋膜扳机点的产生（Simons et al 1999）。胸肌的牵涉痛可能出现在肩和上臂的前侧（Simons et al 1999），有时甚至在上背部（Dejung et al 2003）。（这些机制与肌肉牵涉痛模式的讲解可参见第 59 章）

持续收缩会损害骨骼肌的正常血流。最佳的姿势允许肌肉在收缩之间有放松机会，允许并促进循环的恢复（Otten 1988；Sjogaard & Sogarrd 1998；Palmerud et al 2000）。姿势训练与肌电反馈/表面肌电的结合对指导患者如何以经济健康的方式使用肌肉是很有帮助的（Peper et al 2003；Voerman et al 2006）。虽然有各种各样的姿势，但是医生应当考虑每位患者的最佳姿势，并将训练个性化，而不是专注于适合所有人的理想化姿势。采取合适的直立躯干姿势可以改变肌肉的激活和改善关节活动度和症状（Bullock et al 2005）。肩胛骨贴扎技术可以作为一种临时手段改变肩胛肌肉的激活（Selkowitz et al 2007）。另外，Lucas 等人（2004）通过表面肌电进一步论证了潜在扳机点可以改变肩部肌肉激活模式，并随后报道，与安慰剂超声治疗相比，干针和牵伸与对照组相比可以明显改善或获得相似的肌肉激活模式。

姿势功能障碍的治疗包括手法治疗，主要包括：关节松动、按摩、肌筋膜扳机点松解、肌筋膜释放技术、扳机点干针治疗、生物反馈和表面肌电、牵伸、稳定性训练、肌力强化以及认知和行为策略。

## 牵伸

柔韧性和牵伸在文献中是个宽泛的主题，且有着相矛盾的观点，对这个话题的充分讨论超出了本

章的范围,读者可在其他地方参阅牵伸有关的系统综述(Alter 1996;Weerapong et al 2004)。肩部的康复计划可能包括肌肉牵伸计划,通常用于肌肉延长和相关临床适应证、疼痛抑制和潜在损伤的预防。

研究显示肩胛骨的运动改变与肌筋膜长度的变化有关(Borstad & Ludewig 2005;Borstad 2006)。增加适当的手法治疗可能提高治疗性训练的效果(Winters et al 1997;Conroy & Hayes 1998;Bang & Deyle 2000;Desmeules et al 2003;Bergman et al 2004;Michener et al 2004;Senbursa et al 2007;Boyles et al 2009)。这些手法治疗技术可能包括软组织技术、被动牵伸和关节松动,可能增加肩痛患者的关节活动度(Vermeulen et al 2006;Johnson et al 2007)。然而,单纯的治疗性训练可能与治疗性运动中加入被动关节松动一样有效(Trampas & Kitsios 2006;Chen et al 2009)。(第31章中详细描述了不同的关节松动技术。)

肌肉牵伸计划应当基于肌肉长度和终末感的评估。肌肉和筋膜可能存在神经肌肉、黏弹性或结缔组织的改变(Chaitow & Liebenson 2001)。评估肌肉的长度至关重要,它对长度-张力关系的影响不容忽视(Janda 1993;Sahrmann 2002;Ekstrom & Osborn 2004;Kendall et al 2005)。虽然每位患者会存在不同的肌肉长度,但是正如Janda和其他人所论述的那样,以下模式在临床实践中经常出现(Chaitow & Liebenson 2001):

- **短肌和容易易化的肌肉**:胸大肌和胸小肌,背阔肌,肩胛提肌,上斜方肌(有时)。
- **长肌和易被抑制的肌肉**:前锯肌,中、下斜方肌。

图33.2和图33.3分别为肩胛提肌、胸肌与背阔肌的主动牵伸和临床辅助牵伸技术。胸肌和背阔肌的其他自我牵伸的方法可能包括门框牵伸和胸小肌单侧自我牵伸,已经证明这些方法优于仰卧手法牵伸和坐位手法牵伸(Borstad & Ludewig 2006)。

肌肉牵伸技术包括静态的、弹振式的、动态的和本体感觉神经肌肉促通技术(Weerapong et al 2004;Houglum 2005)。其他技术包括等长收缩后放松(Lewit & Simons 1984;Lewit 1986,1999),肌肉能量技术(Greenman 1989;Chaitow & Crenshaw 2006),激活分离牵伸(Mattes 1995),喷雾治疗与牵伸(Travell & Simons 1983;Simons et al 1999;Kostopoulos & Rizopoukos 2008)。牵伸已经用于疼痛治疗,特别是肌筋膜扳

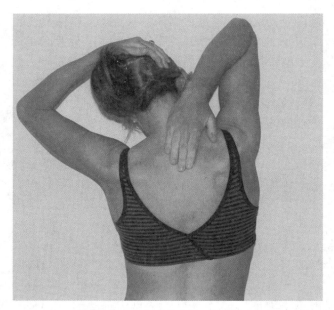

图33.2 肩胛提肌牵伸。建议同侧手臂抬高以辅助肩胛提肌从上斜方肌中分离

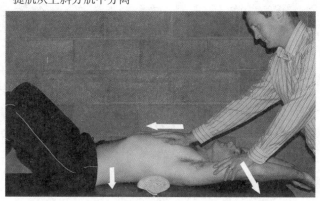

图33.3 胸肌和背阔肌,临床辅助牵伸。病人保持腰椎的中立位并利用毛巾减少胸部后凸。医生对软组织进行一个低强度的平滑拉伸。为了适当照顾病人的隐私部位,患者可以一只手放在胸前,临床人员的手可以放在上面。可加用收缩-放松技术加强牵伸效果

机点的治疗(Simons et al 1999)。

静态牵伸的推荐时间各不相同,合理的建议是每次持续15~30秒,重复3~5次为一组,每天1组或数组(Taylor et al 1990;Houglum 2005)。在牵伸时应保持良好的姿势,平稳且限制在临床症状的范围内。5分钟或以上的更长持续时间被推荐用于筋膜组织释放(Barnes 1999)。

有半脱位、脱位、肩关节活动过度或者全身过度活动综合征病史的患者需要注意识别,牵伸治疗对这些患者可能不合适且有潜在危害。患者病史,肌肉长度测试,关节终末感,被动关节检查和Beigthon评分(Alter 1999)可能帮助医生识别关节活动度过大和关节不稳。11.7%的人存在某种形式的关节活

动度过大,据报道,女性的患病率是男性的 3 倍(Ha-kim & Grahame 2003;Seckin et al 2005)。

目前大部分研究都不支持牵伸可以预防损伤的假说(Shrier 1999;Weerapong et al 2004)。然而,存在部分研究表明下肢的牵伸可以降低受伤风险(Hartig & Henderson 1999;Amako et al 2003;Jamtv-edt et al 2009),或再受伤率(Malliaropoulos)。有趣的是,关于牵伸的回顾性研究证明牵伸对肌力和功能表现(Weerapong et al 2004)存在负面影响。此外大部分研究都集中在下肢的这一事实,使得将研究发现外推到上肢的有效性遭到了质疑。但是,医生在开立柔韧性训练处方时都要考虑这些问题,特别是涉及运动员和活动参与者的运动表现时。需要更多研究来帮助理解牵伸在损伤处理和预防中的作用。

外旋是手臂上抬和肩部功能的基础,恢复被动和主动外旋相当重要(Donatelli 2004a)。肩关节外旋在手臂外展 0°时主要被肩胛下肌限制,在外展45°时被肩胛下肌,中、下盂肱韧带限制,在外展 90°时被下盂肱韧带限制(Turkel et al 1981)。肩胛下肌的肌肉长度检查在手臂处于中立位下进行,然后进行外旋检查(Donatelli 2004b)。如图 33.4 是使用一根治疗棒进行自我辅助牵伸。牵伸的位置可以选择外展 0°,45°,90°等,应该基于体格检查识别出的肩胛下肌、关节囊和盂肱韧带的限制程度。肩关节囊

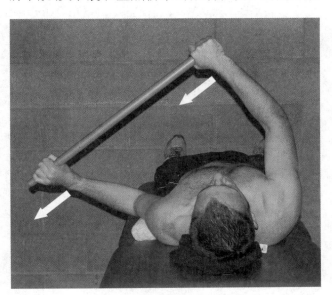

图 33.4　肩胛下肌牵伸,利用治疗棒自我牵伸。当盂肱关节在自我控制的治疗棒的辅助下进行外旋时,仰卧体位为肩胛骨提供了稳定。放在肘部下面的毛巾用来维持肱骨的对线

(和其他后部的软组织结构包括冈下肌、小圆肌和三角肌)对肩关节运动的作用不可忽视,并且已有观点认为在某些肩关节特定疾病包括肩峰下撞击综合征中的作用非常重要(Donatelli 2004a)。肩关节水平内收的减少与后关节囊的紧张以及异常的肱骨平移相关(Ludewig 7 Cook 2002)。水平内收和睡眠者牵伸(肩关节屈曲 90°下内旋)已推荐作为后关节囊紧张的牵伸方法(Cooper et al 2004;McClure et al 2007;Laudner et al 2008)。“睡眠者牵伸”展示如图33.5。然而,如果在这个位置症状加剧,应减少肩关节的屈曲。

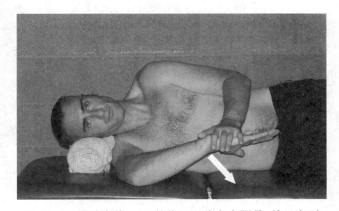

图 33.5　侧卧牵伸。90°的位置以稳定肩胛骨,并且向下的压力使对侧手内旋进行自我牵伸

## 肩部等长训练

等长训练常用于康复的早期阶段,当肩关节活动受限时用以保证肩部肌肉萎缩最小化。研究表明,当固定上肢 5~6 周后,肌肉等长收缩力量下降可多达 41%。快肌和慢肌纤维面积分别显著减低33% 和 25%(MacDougall et al 1980)。在上肢制动期间,每周 5 天的自由侧肢体最大等长训练可以预防固定侧肢体的肌肉萎缩(Farthing et al 2009)。进一步的研究表明,在肩关节进行等长和动态用力时,在同侧手增加 0.5kg 的重量,可以 4% 的最大随意兴奋提升肩部肌肉活动(Antony & Keir 2010)。肩部的静态训练如图 33.6 所示,使用治疗带进行多方向的静态训练;但也有其他的方式包括墙壁抵抗训练。手持 0.5kg 重物有助于增强肩部肌肉激活(Antony & Keir 2010)。等长训练的建议参数包括无痛下坚持 5~10 秒、重复 10 次、采用最大收缩力,每天重复多组根据情况适当进阶(Houglum 2005)。

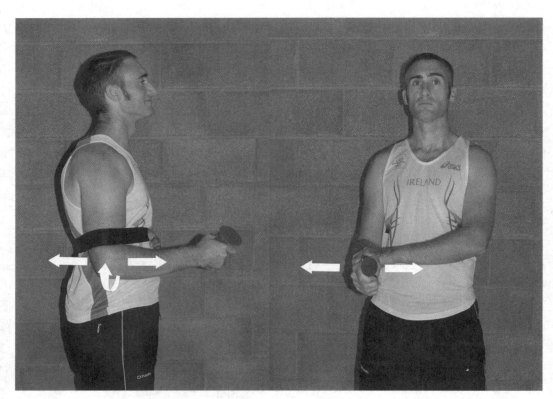

**图 33.6　肩部等长训练。**治疗带的使用可以让患者在多个方向进行等长训练。也可以靠墙来完成。图中的内外旋均是在自我辅助下抗阻完成。手持 0.5kg 的重物可以帮助肩部肌肉的激活提升4%,箭头表示为力的方向,但等长训练中没有活动产生

## 肩部等张训练

肩胛带有大量的训练方案。使用表面肌电的研究目的在于识别出针对特定肩部肌肉的训练方法。这里我们简要回顾一下针对肩袖、斜方肌和前锯肌的训练方案。为了进一步扩展知识,建议读者阅读其他发表的研究(Ekstrom & Osborn 2004;Houglum 2005;Reinold et al 2009)。在设计肌力强化方案时,医生应当针对评估中肌力差的肌肉,并在此基础上制订适当的训练方案。医生应制订方案的具体内容:抗阻(或无)、重复次数、组数和频率。应当对训练方案进行监测、调整和逐渐进阶。训练方案可以根据需要从负重或非负重开始。训练重复次数的建议包括:针对力量的 1~6 次,针对增生肥大的 6~12 次,针对耐力的 12~15 次(Kraemer & Ratamess 2004)。所选负荷应适当,在规定的训练次数的最后感到疲劳。目前研究发现,每次训练 2~6 组,对受过或未受过训练的患者肌肉力量都会有明显增强效果(Kraemer & Ratamess 2004)。

其他建议包括每组 6~15 个、重复 2 组,患者可以调整重量,逐渐进阶到 20~25 次每组,总共 3 组

(Houglum 2005)。当达到这一强度时,再增加重量,再以每组 6~15 个,重复 2 组进行,以此类推(Houglum 2005)。目前有不同的训练进阶方案可供考虑,包括 Delorme-Watkins 方案(1948)、Oxford 技术(Zinovieff 1951)和每日调整抗阻进阶训练(Knight 1985;Houglum 2005)。医生在制订肌力强化训练方案时,应考虑图 33.1 所列出的训练原则。肩袖肌肉是肩关节重要的稳定结构,在手臂活动的过程中,通过对肱骨头加压和预防肱骨头的剪切和向上运动来使肱骨稳定在肩胛盂内。其他有助于稳定肩胛胸壁关节和动态稳定(Oatis 2004)的肌肉训练在下文中说明。对于三角肌、肩胛提肌和菱形肌的肌力强化的适应证,建议阅读 Reinold 等(2009)的文章。

## 冈上肌

冈上肌是肩袖肌中最靠上的肌肉,位于肩峰下间隙内(Oatis 2004),肩峰下滑囊和喙肩韧带的下面。该肌肉支配的动作包括外展、外旋和维持肩部稳定(Oatis 2004)。冈上肌的活动在肩关节外展和肩胛平面运动时逐渐增加。在手臂上抬 30°~60° 时

达到峰值（Reinold et al 2009）。Reinold 等（2007）证实在以下三种训练中冈上肌的肌电活动类似：空罐、满罐和俯卧满罐。满罐训练会让三角肌中、后部肌电活动明显下降，这可以减少三角肌活动时有损害的剪切力（Reinold et al 2007,2009）。此外，由于冈上肌的外旋作用（Ekstrom & Osborn 2004），减小了肩峰下撞击的可能性。而且之前的研究（Kelly et al 1996）已经推荐了这种训练。图 33.7 展示了在肩外旋时，肩胛骨平面内的满罐训练。

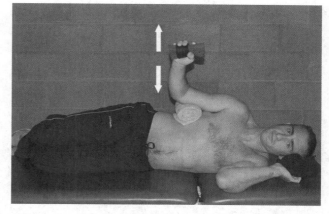

图 33.8　冈下肌和小圆肌肌力训练。侧卧位，手臂从内旋至外旋位。毛巾置于手臂与躯干之间，已经证实可以提升 25% 的肌电活动

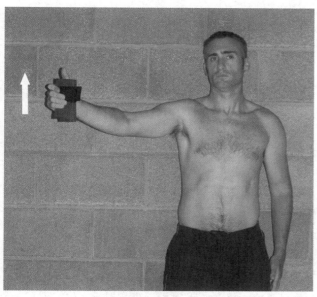

图 33.7　冈上肌满罐肌力训练。该训练在肩胛平面进行，缓慢且有控制地完成动作，拇指朝上，以确保一定程度的外旋

## 冈下肌和小圆肌

　　冈下肌和小圆肌的主要作用是外旋，在上抬运动中辅助肩关节的稳定（Reinold et al 2009）。这些肌肉通过限制肱骨头上移和前移来实现肩部稳定（Reinold et al 2009）。冈下肌有潜在的外展和水平外展作用，小圆肌则参与内收，这一区别似乎是由于不同的力臂造成的（Oatis 2004）。表面肌电分析证实最大限度地分离冈下肌的体位是在肩关节外展 0°位且自中立位内旋 45°（Kelly et al 1996）。Reinold 等（2009）建议在集中强化外旋肌力时，可以将这一体位作为训练计划加入任何一项康复方案中。在手臂和躯干之间加入一个毛巾卷作为支撑（图 33.8），可以提升冈下肌和小圆肌 25% 的肌电活动（Reinold et al 2004,2009）。第二种值得考虑的训练是站立位下在肩胛平面内外旋（外展 45°）（图 33.9），研究已

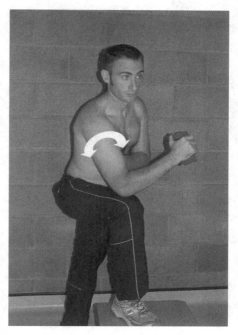

图 33.9　肩胛平面内外旋。肩从内旋位旋转至外旋位

证实在进行该训练时冈下肌和小圆肌有良好的肌电活动（Reinold et al 2004），并且已经有研究证实肩胛平面的等速外旋力量值明显高于额状面（Greenfield et al 1990）。

　　其他推荐的外旋肌力训练方案都将肩关节放在折中的体位（如外展 90°下外旋训练）。当存在盂唇病变和功能障碍时，医生应该仔细考虑这些训练的适宜性（Reinold et al 2009）。

## 肩胛下肌

　　肩胛下肌是最大的肩袖肌肉，它的作用包括内旋、屈曲、伸展、外展、内收、水平内收和稳定肩关节，

广泛的共识认为其主要作用是内旋和稳定肩关节
（Oatis 2004）。肩胛下肌无力会导致明显的内旋力
量下降，并导致肩关节的前部不稳（Oatis 2004），由
Gerber 和 Krushell（1991）描述的 lift-off 试验已经被
证明可以独立测试出肩胛下肌（Greis et al 1996；
Kelly et al 1996）。肩胛下肌的抬离训练见图 33.10。

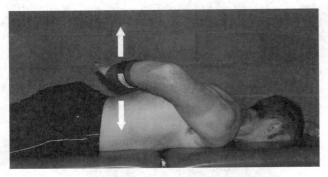

图 33.10　肩胛下肌肌力训练（Gerber 的 lift-off 试验）。
手向上抬离躯干

## 斜方肌

　　斜方肌是一块很大的肌肉，包括三个不同的部
分：上、中和下三部分，每个部分有自己不同的功能，
联合起来完成斜方肌的整体功能（Oatis 2004）。这
三个部分的作用如下（Oatis 2004）：上斜方肌——使
肩胛骨上抬、内收和上旋；中斜方肌——内收肩胛
骨；下斜方肌——使肩胛骨下降、内收和上旋。需要
特别指出的是，上、下斜方肌形成了稳定肩胛骨的解
剖力偶，维持这两部分肌肉之间的平衡对于功能最
优化来说非常重要（Oatis 2004）。此外，下部纤维
（下斜方肌）在肩上抬时对肩胛骨的后倾和上回旋
起着重要的作用（Ludewig et al 1996）。因此，下斜
方肌和前锯肌是康复及预防肩功能障碍和撞击综合
征的重要目标（Ludewig & Cook 2000）。针对上斜
方肌的训练，研究表明耸肩会产生最大的肌电活动
（Ekstrom et al 2003）。然而，进一步的研究显示耸
肩运动也可大幅度激活肩胛提肌。如果需要避免这
种情况出现，由于肩胛提肌存在肩胛骨下旋作用，肩
部推举可能更合适（Ekstrom & Osborn et al 2003）。
　　对于中斜方肌，俯卧位下肩部外展外旋 90°可以诱
发出良好的肌电活动（图 33.11），是一项合适的训练
（Moseley et al 1992；Ekstrom & Osborn 2004；Reinold et
al 2009）。这项训练也推荐为斜方肌的整体强化训练，
因为该训练中斜方肌的上、中、下纤维都有很高的肌电
活动（Ekstrom 2003；Ekstrom & Osborn 2004）。

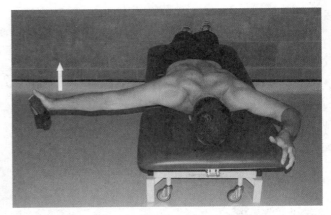

图 33.11　斜方肌肌力训练。该训练的目标为斜方肌上
中下三个部分。大拇指保持向上的位置

　　下斜方肌在俯卧位下，手臂举过头顶的训练是
最容易激活的。训练时肩关节外展大约 120°（Reinold et al 2009）至 135°，或手臂与斜方肌下部纤维处
于同一直线（图 33.12）（Ekstrom 2003；Ekstrom &
Osborn 2004）。

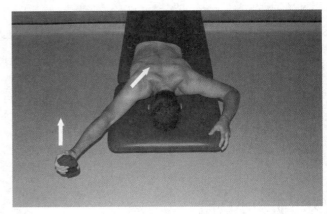

图 33.12　斜方肌肌力训练。该训练的主要目标为斜方
肌下束，正如图中展示：大约肩关节外展 120°～135°或手
臂与斜方肌下束在同一直线

## 前锯肌

　　前锯肌的作用为肩胛骨前伸、外展、上旋和上
抬。主要作用如推动旋转门（Oatis 2004），如果前
锯肌无力会导致翼状肩和过头运动困难。相较于
直接肩胛骨前伸，站立位下肩胛平面外展 120°以
上（避免疼痛弧），前锯肌有更多的肌电活动（图
33.13）。然而，前锯肌激活增加，应当与上抬训练
时增加的撞击风险相平衡（Roberts et al 2002）。其
他针对前锯肌的训练还包括：动态水平内收训练，
直臂俯卧撑，拳击训练（Decker et al 1999；Reinold
et al 2009）。

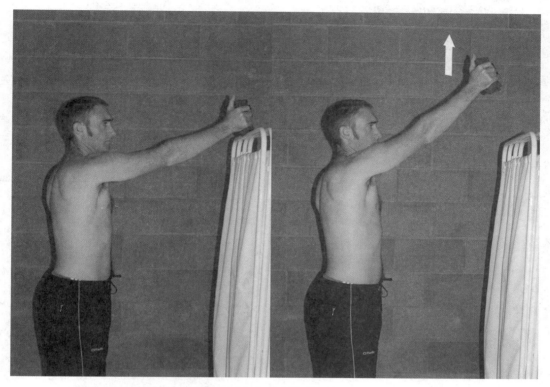

图 33.13　前锯肌肌力训练。站立位下肩胛平面外展 120°以上（避免疼痛弧）

## 功能性训练

当开立治疗性运动处方时，应考虑患者的日常任务和活动，以顾及患者的具体功能需求。功能进阶一般包括：动作从单一平面进阶到多平面（图 33.14）和最终的增强式训练（Houglum 2005）。上肢动作通常是开链运动。在反复性肩关节前脱位的运动员中，康复的后期阶段适宜进行接近或处于肩关节不稳定区间的康复训练，因此在半妥协体位进行肩袖肌的负荷训练可能有助于重塑回归运动后所需的稳定动作。肩胛带的闭链和稳定性训练（图 33.15 和图 33.16）对于辅助运动控制和再学习（Houglum 2005）非常重要，已在第 32 章进行讨论。肩胛带与运动链的关系应在患者的整体管理中考虑，并且训练计划应当包括站立平衡和手眼协调任务等（Donatelli 2006）。肩关节康复的常见障碍是难以在家里正确地重复治疗性运动，可能是因为位置觉的下降（Naughton et al 2005）。以肩部本体感觉敏锐度和负荷能力为导向的任务训练可能有助于位置觉的恢复（图 33.14～图 33.16）。医生也可以结合训练设备来辅助功能进阶，包括弹力带、滑轮、训练球、晃动板、本体感觉训练装置和反馈装置例如镜子等。

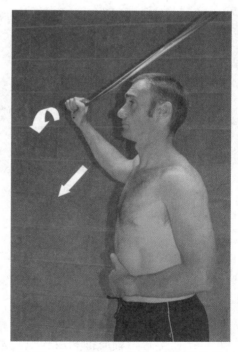

图 33.14　用弹力带进行本体感觉神经肌肉促通训练。弹力带可以辅助创造模拟功能模式的开链式协调性运动

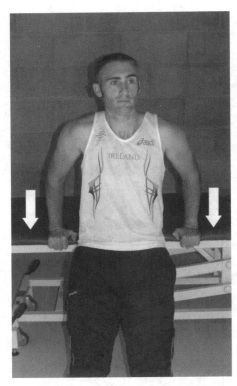

图 33.15    肩部下沉。这是一项闭链负荷和本体感觉训练

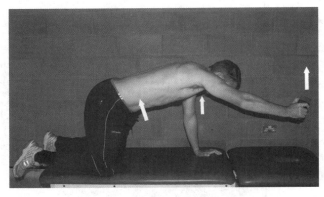

图 33.16    俯身跪位下单臂抬起。腹肌在抬起前收缩准备。可以提供负重肩的闭链训练,对侧肩的动态开链训练。还可以通过交替抬起手臂和腿来进行稳定性训练

## 小结

治疗性运动对肩关节疼痛的管理有着非常重要的作用。这一章概述了临床中训练类型的一些基本原则,特别是关于肩袖肌群和肩胛骨稳定肌的力量训练。医生应认识到全面评估的需要,并且确保安全、合适的运动处方和治疗进阶。训练类型、强度和剂量必须与临床表现相匹配。每位治疗师在制订适合每位患者或运动员的治疗方案时,可能使用本章所述的原则作为指导。但是目前仍需要进一步的研究,重点在于识别出适合特定患者表现的训练方法。

## 致谢

感谢摄影志愿者:Derek Malone 爱尔兰残奥会运动员和 S. M.

(陈斌 译,邓万溪　吉昌 审,

林武剑　王于领 校)

## 参考文献

Alfredson H, Pietilä T, Jonshon P, et al. 1998. Heavy-load eccentric calf muscle training for the treatment of chronic Achilles tendinosis. Am J Sports Med 26: 360–366.

Alter MJ. 1996. Science of flexibility, 2nd edn. Champaign, IL: Human Kinetics.

Alter MJ. 2004. Science of flexibility, 3rd edn. Champaign, IL: Human Kinetics.

Amako M, Oda T, Masuoka K, et al. 2003. Effect of static stretching on prevention of injuries for military recruits. Mil Med 168: 442–446.

Antony NT, Keir PJ. 2010. Effects of posture, movement and hand load on shoulder muscle activity. J Electromyogr Kinesiol 20: 191–198.

Bang M, Deyle G. 2000. Comparison of supervised exercise with and without manual physical therapy for patients with shoulder impingement syndrome. J Orthop Sports Phys Ther 30: 126–137.

Barclay J. 1994. In good hands: the history of the Chartered Society of Physiotherapy 1894–1994. Oxford: Butterworth Heinemann.

Barnes J. 1999. Myofascial release. In: Hammer WI (ed) Functional soft tissue examination and treatment by manual methods: new perspectives, 2nd edn. Gaithersburg, MD: Aspen Publishers, x, p 625.

Baydar M, Akalin E, El O, et al. 2009. The efficacy of conservative treatment in patients with full-thickness rotator cuff tears. Rheumatol Int 29: 623–628.

Bergman G, Winters J, Groenier K, et al. 2004. Manipulative therapy in addition to usual medical care for patients with shoulder dysfunction and pain: a randomized, controlled trial. Ann Intern Med 141: 432–439.

Bigoni M, Gorla M, Guerraio S, et al. 2009. Shoulder evaluation with isokinetic strength testing after arthroscopic rotator cuff repairs. J Shoulder Elbow Surg 18: 178–183.

Borstad J. 2006. Resting posture variables at the shoulder: evidence to support a posture-impairment association. Phys Ther 86: 549–557.

Borstad J, Ludewig P. 2005. The effect of long versus short pectoralis minor resting length on scapular kinematics in healthy individuals. J Orthop Sports Phys Ther 35: 227–238.

Borstad JD, Ludewig PM. 2006. Comparison of three stretches for the pectoralis minor muscle. J Shoulder Elbow Surg 15: 324–330.

Boyles RE, Ritland BM, Miracle BM, et al. 2009. The short-term effects of thoracic spine thrust manipulation on patients with shoulder impingement syndrome. Man Ther 14: 375–380.

Buchbinder R, Green S, Youd JM, et al. 2003. Corticosteroid injections for shoulder pain. Cochrane Database Syst Rev 1: CD004016.

Buchbinder R, Green S, Youd JM, et al. 2008. Arthrographic distension for adhesive capsulitis. Cochrane Database Syst Rev 23(1): CD007005. doi: 10.1002/14651858.CD007005.

Bullock M, Foster N, Wright C. 2005. Shoulder impingement: the effect of sitting posture on shoulder pain and range of motion. Man Ther 10: 28–37.

Carette S, Moffet H, Tardif J, et al. 2003. Intra-articular corticosteroids, supervised physiotherapy, or a combination of the two in the treatment of adhesive capsulitis of the shoulder: a placebo-controlled trial. Arthritis Rheum 48: 829–838.

Chaitow L, Crenshaw K. 2006. Muscle energy techniques: with accompanying DVD. Edinburgh: Churchill Livingstone Elsevier.

Chaitow L, Liebenson C. 2001. Muscle energy techniques. Edinburgh: Churchill Livingstone Elsevier.

Chen S, Simonian P, Wickiewicz T, et al. 1999. Radiographic evaluation of gleno-humeral kinematics: a muscle fatigue model. J Shoulder Elbow Surg 8: 49–52.

Chen J, Ginn KA, Herbert R, et al. 2009. Passive mobilisation of shoulder region joints plus advice and exercise does not reduce pain and disability more than advice and exercise alone: a randomised trial. Aust J Physiother 55: 17–23.

Cicerone KD. 2005. Evidence-based practice and the limits of rational rehabilitation. Arch Phys Med Rehabil 86: 1073–1074.

Clarkson PM, Hubal MJ. 2002. Exercise-induced muscle damage in humans. Am J Phys Med Rehabil 81: S52S69.

Conroy D, Hayes K. 1998. The effect of joint mobilisation as a component of comprehensive treatment for primary shoulder impingement syndrome. J Orthop Sports Phys Ther 28: 3–14.

Cools A, Witvrouw E, Declercq G, et al. 2007. Scapular muscle recruitment patterns: trapezius muscle latency with and without impingement symptoms. Am J Sports Med 31: 542–549.

Cooper J, Donley P, Morgan C, et al. 2004. Throwing injuries. In: Donatelli R (ed) Physical therapy of the shoulder. St Louis, MO: Churchill Livingstone, pp 29–78.

Decker MJ, Hintermeister RA, Faber KJ, et al. 1999. Serratus anterior muscle activity during selected rehabilitation exercises. Am J Sports Med 27: 784–791.

Dejung B, Gröbli C, Colla F, et al. 2003. Triggerpunkttherapie. Bern: Hans Huber.

Delorme TL, Watkins AL. 1948. Technics of progressive resistance exercise. Arch Phys Med Rehabil l(29): 263–273.

Desmeules F, Côté CH, Fremont P, et al. 2003. Therapeutic exercise and orthopedic manual therapy for impingement syndrome: a systematic review. Clin J Sport Med 13: 176–182.

Dickens V, Willimas J, Bhamra M. 2005. Role of physiotherapy in the treatment of sub-acromial impingement syndrome: a prospective study. Physiotherapy 91: 159–164.

Donatelli R. 2004a. Functional anatomy and mechanics. In: Donatelli R (ed) Physical therapy of the shoulder. St Louis, MO: Churchill Livingstone, pp 11–28.

Donatelli R. 2004b. Physical therapy of the shoulder. St Louis, MO: Churchill Livingstone.

Donatelli R. 2006. Sports-specific rehabilitation. St Louis, MO: Churchill Livingstone Elsevier.

Dorrestijn O, Stevens M, Winers J, et al. 2009. Conservative or surgical treatment for sub-acromial impingement syndrome? A systematic review. J Shoulder Elbow Surg 18: 652–660.

Ekstrom R, Osborn R. 2004. Muscle length testing and electromyographic data for manual strength testing and exercises for the shoulder. In: Donatelli R (ed) Physical therapy of the thoulder. St Louis, MO: Churchill Livingstone, pp 435–463.

Ekstrom RA, Donatelli RA, Soderberg GL. 2003. Surface electromyographic analysis of exercises for the trapezius and serratus anterior muscles. J Orthop Sports Phys Ther 33: 247–258.

Ellenbecker TS, Davies GJ. 2000. The application of isokinetics in testing and rehabilitation of the shoulder complex. J Athl Train 35: 338–350.

Ellenbecker TS, Mattalino AJ. 1997. Concentric isokinetic shoulder internal and external rotation strength in professional baseball pitchers. J Orthop Sports Phys Ther 25: 323–328.

Farthing JP, Krentz JR, Magnus CR. 2009. Strength training the free limb attenuates strength loss during unilateral immobilization. J Appl Physiol 106: 830–836.

Gerber C, Krushell RJ. 1991. Isolated rupture of the tendon of the subscapularis muscle. Clinical features in 16 cases. J Bone Joint Surg Br 73: 389–394.

Graichen H, Bonel H, Stammberger T, et al. 2001. Sex-specific differences of subacromial space width during abduction, with and without muscular activity, and correlation with anthropometric variables. J Bone Joint Surg 10: 129–135.

Green S, Buchbinder R, Hetrick S. 2003. Physiotherapy interventions for shoulder pain. Cochrane Database Syst Rev 2: CD004258.

Green S, Buchbinder R, Hetrick S. 2005. Acupuncture for shoulder pain. Cochrane Database Syst Rev 2: CD005319.

Greenfield BH, Donatelli R, Wooden MJ, et al. 1990. Isokinetic evaluation of shoulder rotational strength between the plane of scapula and the frontal plane. Am J Sports Med 18: 124–128.

Greenman PE. 1989. Principles of manual medicine. Baltimore, MD: Williams & Wilkins.

Greis PE, Kuhn JE, Schultheis J, et al. 1996. Validation of the lift-off test and analysis of sub-scapularis activity during maximal internal rotation. Am J Sports Med 24: 589–593.

Griegel-Morris P, Larson K, Mueller-Klaus K, et al. 1992. Incidence of common postural abnormalities in the cervical, shoulder, and thoracic regions and their association with pain in two age groups of healthy subjects. Phys Ther 72: 425–431.

Gumina S, Di Giorgio G, Postacchini F, et al. 2008. Sub-acromial space in adult patients with thoracic hyperkyphosis and in healthy volunteers. Chir Organi Mov 91: 93–96.

Haahr JP, Andersen JH. 2006. Exercises may be as efficient as subacromial decompression in patients with subacromial stage II impingement: 4–8 years' follow-up in a prospective, randomized study. Scand J Rheumatol 35: 224–228.

Hakim A, Grahame R. 2003. Joint hypermobility. Best Pract Res Clin Rheumatol 17: 989–1004.

Hall T, Elvey R. 1999. Nerve trunk pain: physical diagnosis and treatment. Man Ther 4: 63–73.

Hartig DE, Henderson JM. 1999. Increasing hamstring flexibility decreases lower extremity overuse injuries in military basic trainees. Am J Sports Med 27: 173–176.

Hinterwimmer S, Von Eisenhart-Rothe R, Siebert M, et al. 2003. Influence of adducting and abducting muscle forces on the sub-acromial space width. Med Sci Sports Exerc 35: 2055–2059.

Ho C, Sole G, Munn J. 2009. The effectiveness of manual therapy in the management of musculoskeletal disorders of the shoulder: a systematic review. Man Ther 14: 463–474.

Houglum PA. 2005. Therapeutic exercise for musculoskeletal injuries. Champaign, IL: Human Kinetics.

Ivey FM, Calhoun JH, Rusche K, et al. 1985. Isokinetic testing of shoulder strength: normal values. Arch Phys Med Rehabil 66: 384–386.

Jamtvedt G, Herbert RD, Flottorp S, et al. 2009. A pragmatic randomised trial of stretching before and after physical activity to prevent injury and soreness. Br J Sports Med 44(14): 1002–1009.

Janda V. 1993. Muscle strength in relation to muscle length, pain, and muscle imbalance. In: Harms-Ringdahl K (ed) Muscle strength. Edinburgh: Churchill Livingstone, pp 83–91.

Johnson A, Godges J, Zimmerman G, et al. 2007. The effect of anterior versus posterior glide joint mobilization on external rotation range of motion in patients with shoulder adhesive capsulitis. J Orthop Sports Phys Ther 37: 88–99.

Jonsson P, Wahlstrom P, Ohberg L, et al. 2006. Eccentric training in chronic painful impingement syndrome of the shoulder: results of a pilot study. Knee Surg Sports Traumatol Arthrosc 14: 76–81.

Karjalainen K, Malmivaara A, Van Tulder M, et al. 2001. Multidisciplinary biopsychosocial rehabilitation for neck and shoulder pain among working age adults: a systematic review within the framework of the Cochrane Collaboration Back Review Group. Spine 26: 174–181.

Kelly BT, Kadrmas WR, Speer KP. 1996. The manual muscle examination for rotator cuff strength. An electromyographic investigation. Am J Sports Med 24: 581–588.

Kendall FP. 2002. Kendall urges a return to basics. PT Bulletin Online 3.

Kendall F, Kendall McCreary E, Provance P, et al. 2005. Muscles: testing and function with posture and pain. Baltimore, MD: Lippincott Williams & Wilkins.

Kibler W, Sciascia A, Dome D. 2006. Evaluation of apparent and absolute supraspinatus strength in patients with shoulder injury using the scapular retraction test. Am J Sports Med 34 1643–1647.

Knight KL. 1985. Guidelines for rehabilitation of sports injuries. Clin Sports Med 4: 405–416.

Kostopoulos D, Rizopoulos K. 2008. Effect of topical aerosol skin refrigerant (spray and stretch technique) on passive and active stretching. J Bodyw Mov Ther 12: 96–104.

Kraemer WJ, Ratamess NA. 2004. Fundamentals of resistance training: progression and exercise prescription. Med Sci Sports Exerc 36: 674–688.

Kuhn JE. 2009. Exercise in the treatment of rotator cuff impingement: a systematic review and a synthesized evidence-based rehabilitation protocol. J Shoulder Elbow Surg 18: 138–160.

Laudner KG, Sipes RC, Wilson JT. 2008. The acute effects of sleeper stretches on shoulder range of motion. J Athl Train 43: 359–363.

Lephart SM, Fu FH. 2000. Proprioception and neuromuscular control in joint stability. Champaign, IL: Human Kinetics.

Lewis JS, Green A, Wright C. 2005. Subacromial impingement syndrome: the role of posture and muscle imbalance. J Shoulder Elbow Surg 14: 385–392.

Lewit K. 1986. Postisometric relaxation in combination with other methods of muscular facilitation and inhibition. Manual Med 2: 101–104.

Lewit K. 1999. Manipulative therapy in rehabilitation of the locomotor system. Oxford: Butterworth-Heinemann.

Lewit K, Simons DG. 1984. Myofascial pain: relief by post-isometric relaxation. Arch Phys Med Rehabil 65: 452–456.

Lombardi IJ, Magri A, Fleury A, et al. 2008. Progressive resistance training in patients with shoulder impingement syndrome: a randomized controlled trial. Arthritis Rheum 59: 615–622.

Lucas KR, Polus BI, Rich PS. 2004. Latent myofascial trigger points: their effect on muscle activation and movement efficiency. J Bodyw Mov Ther 8: 160–166.

Ludewig PM, Cook T. 2000. Alterations in shoulder kinematics and associated muscle activity in people with symptoms of shoulder impingement. Phys Ther 80: 276–291.

Ludewig PM, Cook T. 2002. Translations of the humerus in persons with shoulder impingement symptoms. J Orthop Sports Phys Ther 32: 248–259.

Ludewig PM, Cook TM, Nawoczenski DA. 1996. Three-dimensional scapular orientation and muscle activity at selected positions of humeral elevation. J Orthop Sports Phys Ther 24: 57–65.

Lukasiewicz A, McClure P, Michener L, et al. 1999. Comparison of 3-dimensional scapular position and orientation between subjects with and without shoulder impingement. J Orthop Sports Phys Ther 29: 574–583.

MacDougall JD, Elder GC, Sal DG, et al. 1980. Effects of strength training and immobilization on human muscle fibres. Eur J Appl Physiol Occup Physiol 43: 25–34.

MacIntosh BR, Gardiner PF, McComas AJ. 2006. Skeletal muscle: form and function. Leeds, Champaign, IL: Human Kinetics.

Malliaropoulos N, Papalexandris S, Papalada A, et al. 2004. The role of stretching in rehabilitation of hamstring injuries: 80 athletes follow-up. Med Sci Sports Exerc 36: 756–759.

Mattes AL (ed). 1995. Active isolated stretching. Sarasota, FL: Aaron Mattes Therapy.

Mayerhoefer ME, Breitenseher MJ, Wurnig C, et al. 2009. Shoulder impingement: relationship of clinical symptoms and imaging criteria. Clin J Sport Med 19: 83–89.

McClure PW, Michener LA, Karduna AR. 2006. Shoulder function and 3-dimensional scapular kinematics in people with and without shoulder impingement syndrome. Phys Ther 86: 1075–1090.

McClure P, Balaicuis J, Heiland D, et al. 2007. A randomized controlled comparison of stretching procedures for posterior shoulder tightness. J Orthop Sports Phys Ther 37: 108–114.

Michener L, Walsworth M, Burnet E. 2004. Effectiveness of rehabilitation for patients with sub-acromial impingement syndrome: a systematic review. J Hand Ther 17: 152–164.

Moraes G, Faria C, Teixeira-Salmela L. 2008. Scapular muscle recruitment patterns and isokinetic strength ratios of the shoulder rotator muscles in individuals with and without impingement syndrome. J Shoulder Elbow Surg 17: 48S–53S.

Moseley JB, Jobe FW, Pink M, et al. 1992. EMG analysis of the scapular muscles during a shoulder rehabilitation program. Am J Sports Med 20: 128–134.

Muraki T, Aoki M, Izumi T, et al. 2009. Lengthening of the pectoralis minor muscle during passive shoulder motions and stretching techniques: a cadaveric biomechanical study. Phys Ther 89: 333–341.

Myers JB, Hwang JH, Pasquale MR, et al. 2009. Rotator cuff coactivation ratios in participants with subacromial impingement syndrome. J Sci Med Sport 12: 603–608.

Naughton J, Adams R, Maher C. 2005. Upper-body wobbleboard training effects on the post-dislocation shoulder. Phys Ther Sport 6: 31–37.

Nho SJ, Brown BS, Lyman S et al. 2009. Prospective analysis of arthroscopic rotator cuff repair: prognostic factors affecting clinical and ultrasound outcome. J Shoulder Elbow Surg 18: 13–20.

Oatis CA. 2004. Kinesiology: the mechanics and pathomechanics of human movement. Baltimore, MD: Lippincott Williams & Wilkins.

Otten E. 1988. Concepts and models of functional architecture in skeletal muscle. Exerc Sport Sci Rev 16: 89–137.

Palmerud G, Forsman M, Sporrong H, et al. 2000. Intramuscular pressure of the infra- and supraspinatus muscles in relation to hand load and arm posture. Eur J Appl Physiol 83: 223–230.

Paris S, Loubert P. 1999. Foundations of clinical orthopaedics. St Augustine, FL: Institute of Physical Therapy, University of St Augustine.

Peper E, Wilson VS, Gibney KH, et al. 2003. The integration of electromyography (SEMG) at the workstation: assessment, treatment, and prevention of repetitive strain injury (RSI). Appl Psychophysiol Biofeedback 28: 167–182.

Raine S, Twomey LT. 1997. Head and shoulder posture variations in 160 asymptomatic women and men. Arch Phys Med Rehabil 78: 1215–1223.

Reinold MM, Wilk KE, Fleisig GS, et al. 2004. Electromyographic analysis of the rotator cuff and deltoid musculature during common shoulder external rotation exercises. J Orthop Sports Phys Ther 34: 385–394.

Reinold MM, Macrina LC, Wilk KE, et al. 2007. Electromyographic analysis of the supraspinatus and deltoid muscles during 3 common rehabilitation exercises. J Athl Train 42: 464–469.

Reinold MM, Escamilla RF, Wilk KE. 2009. Current concepts in the scientific and clinical rationale behind exercises for glenohumeral and scapulothoracic musculature. J Orthop Sports Phys Ther 39: 105–117.

Roberts C, Davila J, Hushek S, et al. 2002. Magnetic resonance imaging analysis of the subacromial space in the impingement sign positions. J Shoulder Elbow Surg 11: 595–599.

Roy JS, Moffet H, Hébert LJ, et al. 2009. Effect of motor control and strengthening exercises on shoulder function in persons with impingement syndrome: a single-subject study design. Man Ther 14: 180–188.

Sahrmann S. 2002. Diagnosis and treatment of movement impairment syndromes. St Louis, MO: Mosby.

Seckin U, Tur BS, Yilmaz O, et al. 2005. The prevalence of joint hypermobility among high school students. Rheumatol Int 25: 260–263.

Selkowitz D, Chaney C, Stuckey S, et al. 2007. The effects of scapular taping on the surface electromyographic signal amplitude of shoulder girdle muscles during upper extremity elevation in individuals with suspected shoulder impingement syndrome. J Orthop Sports Phys Ther 37: 694–702.

Senbursa G, Baltaci G, Atay A. 2007. Comparison of conservative treatment with and without manual physical therapy for patients with shoulder impingement syndrome: a prospective, randomized clinical trial. Knee Surg Sports Traumatol Arthrosc 15: 915–921.

Shrier I. 1999. Stretching before exercise does not reduce the risk of local muscle injury: a critical review of the clinical and basic science literature. Clin J Sport Med 9: 221–227.

Simons DG, Travell JG, Simons L. 1999. Travell and Simons' myofascial pain and dysfunction: the trigger point manual. Baltimore, MD: Williams & Wilkins.

Sjogaard G, Sogaard K. 1998. Muscle injury in repetitive motion disorders. Clin Orthop Relat Res 351: 21–31.

Smidt N, De Vet H, Bouter L, et al. 2005. Effectiveness of exercise therapy: a best-evidence summary of systematic reviews. Aust J Physiother 51: 71–85.

Solem-Bertoft E, Thuomas KA, Westerberg CE. 1993. The influence of scapular retraction and protraction on the width of the subacromial space. An MRI study. Clin Orthop Relat Res 296: 99–103.

Tate A, McClure P, Kareha S, et al. 2009. A clinical method for identifying scapular dyskinesis. Part 2: Validity. J Athl Train 44: 165–173.

Taylor DC, Dalton JD, Seaber AV, et al. 1990. Viscoelastic properties of muscle-tendon units. The biomechanical effects of stretching. Am J Sports Med 18: 300–309.

Terlouw TJ. 2007. Roots of physical medicine, physical therapy, and mechanotherapy in the Netherlands in the 19th century: a disputed area within the healthcare domain. J Man Manip Ther 15: E23–E41.

Tippet SR, Voight ML. 1995. Functional progression for sports rehabilitation. Champaign, IL: Human Kinetics.

Trampas A, Kitsios A. 2006. Exercise and manual therapy for the treatment of impingement syndrome of the shoulder: a systematic review. Phys Ther Rev 11: 125–142.

Travell JG, Simons DG. 1983. Myofascial pain and dysfunction: the trigger point manual. Baltimore, MD: Williams & Wilkins.

Turkel SJ, Panio MW, Marshall JL, et al. 1981. Stabilizing mechanisms preventing anterior dislocation of the glenohumeral joint. J Bone Joint Surg Am 63: 1208–1217.

Vermeulen HM, Stokdijk M, Eilers PH, et al. 2002. Measurement of three dimensional shoulder movement patterns with an electromagnetic tracking device in patients with a frozen shoulder. Ann Rheum Dis 61: 115–120.

Vermeulen HM, Rozing PM, Obermann WR, et al. 2006. Comparison of high-grade and low-grade mobilization techniques in the management of adhesive capsulitis of the shoulder: randomized controlled trial. Phys Ther 86: 355–368.

Voerman GE, Vollenbroek-Hutten MM, Hermens HJ. 2006. Changes in pain, disability, and muscle activation patterns in chronic whiplash patients after ambulant myofeedback training. Clin J Pain 22: 656–663.

Wang HK, Lin JJ, Pan SL, et al. 2005. Sonographic evaluations in elite college baseball athletes. Scand J Med Sci Sports 15: 29–35.

Weerapong P, Hume PA, Kolt GS. 2004. Stretching: mechanisms and benefits for sport performance and injury prevention. Phys Ther Rev 9: 189–206.

Winters J, Sobel J, Groenier K, et al. 1997. Comparison of physiotherapy, manipulation and corticosteroid injection for treating shoulder complaints in general practice: randomised, single blind study. BMJ 314: 1320–1325.

Winters J, Jorritsma W, Groenier K, et al. 1999. Treatment of shoulder complaints in general practice: long-term results of a randomised, single blind study comparing physiotherapy, manipulation, and corticosteroid injection. BMJ 318: 1395–1396.

Wolff J. 1986. The law of bone remodelling. Berlin, New York: Springer–Verlag.

Young M, Cook J, Purdam C, et al. 2005. Eccentric decline squat protocol offers superior results at 12 months compared with traditional eccentric protocol for patellar tendinopathy in volleyball players. Br J Sports Med 39: 102–105.

Zinovieff AN. 1951. Heavy-resistance exercises: the 'Oxford technique'. Br J Phys Med 14: 129–132.

# 第五部分

# 下肢疼痛综合征的髋部

# 第 34 章

# 髋骨性关节炎

Alexis A. Wright

## 概述

骨关节炎（osteoarthritis，OA），或关节退行性疾病，是最常见的一类关节炎，而且是少数几个缺乏有效干预手段的慢性老年化疾病之一（Lane 2007；Felson 2009）。相比于其他疾病，骨关节炎会导致老年人更严重的活动受限。根据全美伤残调整生命年（disability adjusted life years，DALYs）和伤残损失寿命年（years lived with disability，YLDs）统计，骨关节炎被列为功能障碍的主要来源之一（Michaud et al 2006；Felson 2009）。

骨关节炎以关节疼痛和功能受限为主要特征，后期会出现关节挛缩、肌肉萎缩、肢体畸形（Buckwalter & Martin 2006）。虽然疼痛、功能丧失和参与受限是骨关节炎的主要表现，但是结构性改变通常无伴随症状（National Institute for Health and Clinical Excellence（NICE）2008）。

任何滑膜关节均可发生骨关节炎，膝关节、髋关节和手部小关节是最易受影响的外周关节（NICE 2008）。最为常见的骨关节炎是无明确病因造成的关节退行性病变，即原发性 OA 或自发性 OA。由于

创伤或各种遗传因素、发育不良、代谢因素、神经因素、炎性因素或其他医源性因素造成的关节退行性病变，为继发性 OA（Buckwalter et al 2004）。

虽然目前仍没有明确的治疗方法，但是与疾病相关的因素如肌力丧失和功能受限是潜在可行的干预策略（Fransen et al 2003）。然而，骨关节炎是一种慢性的、高发的关节疾病，也缺乏有效的预防和治疗措施，给患者、医疗保健系统、企业和国家带来了巨大的经济负担（Buckwalter & Martin 2006）。

## 患病率

骨关节炎的流行病学研究面临着患病率统计相关的问题，主要是因为无法根据临床症状与体征明确 OA 诊断。目前现存多个不同的 OA 定义，包括根据影像学检查确定的 OA、根据症状确定的 OA 以及患者自述的 OA。根据最近的一份系统综述（Pereira et al 2011），髋 OA 的总体患病率为 10.9%。以影像学检查为依据，患病率变化范围从中国和日本的 1% 到塔斯马尼亚岛的 45%。以症状为依据，患病率变化范围从希腊的 0.9% 到西班牙的 7.4%。仅在美国，根据年龄和性别来看，有症状和影像学依据的髋 OA 患病率大概占 4% ~ 18%（Jordan et al 2009）。

OA 发病率会随着年龄的增长而升高，最近的统计数据表明，如果 OA 的发病率保持稳定，患有 OA 或其他慢性肌骨关节症状的老年患者数量将在 2030 年达到 4 110 万（Nho et al 2013）。但是，文献中关于性别的患病率是不一致的，一些研究表明女性患病率高，也有研究表明男性患病率较高（Lawrence et al 2008；Dagenais et al 2009）。最近有研究表明，50 岁以前男性发病率高于女性，50 岁以后女性发病率高于男性（Dagenais et al 2009）。也有研究表明，可能由于停经后激素改变导致老年女性髋 OA 的高发病率（Dagenais et al 2009）。

## 经济影响

其实可将 OA 列为引起全球经济损失的一个主要原因（Buckwalter et al 2004）。据估计，人口老龄化会增高功能受限的骨关节炎的发病率，到 2030 年大于 65 岁的老龄人发病率将从 12.9% 翻倍至 20.0%（Croft 2005；Nho et al 2013）。人口老龄化（Felson 2000；Yelin et al 2007），伴随肥胖增加和锻炼缺乏，从而增加 OA 造成残疾的经济负担。

美国每年因关节炎和其他风湿性疾病花费的医疗费用和工资损失约为 1 280 亿美元（直接成本 808 亿美元，间接成本 470 亿美元），相当于 2003 美国国内生产总值的 1.2%（Centers for Disease Control and Prevention 2007）。其中与 OA 相关的费用可能占总费用的 650 亿美元以上（Elders 2000）。直接成本包括诊断服务、药物和非药物治疗、医疗保健专业人员随访服务、手术干预和购买辅助设备（Maetzel et al 2004；Yelin et al 2007；Loza et al 2009）。间接医疗费用包括劳动力/生产力丧失的补偿金、治疗费用和非专业人员或家庭成员的护理费用（Loza et al 2009；Nho et al 2013）。每位患者因疾病造成的年总损失约为 5 700 美元（US dollars fiscal year 2000）（Maetzel et al 2004）。OA 患者的医疗费用比非关节炎患者高 30%，凸显了 OA 导致的社会经济负担（Maetzel et al 2004）。职业相关的 OA 费用预计为每年 34 亿美元至 132 亿美元（Buckwalter & Martin 2006）。

直接成本占 OA 总费用的大部分（Loza et al 2009）。这也表明年龄增加，合并症增多，健康的生活质量下降和全球健康状况恶化会导致更高的总费用（Maetzel et al 2004；Gupta et al 2005；Yelin et al 2007；Loza et al 2009）。

因为各种关节炎的预防措施相当有限，所以以减少逐渐增长的经济负担需要经济有效的措施，从而减少平均医疗支出和因病致贫的成年人比例。后者可以通过目前未充分利用的干预措施如物理治疗达到，现有研究也证实物理治疗可以减少关节炎导致的相关残疾（Yelin et al 2007）。

## 解剖

OA 是一种影响滑膜关节的病理改变，其特征是关节软骨局灶性软化，伴随软骨下骨骨质密度增加，关节边缘新骨质（骨赘）形成，以及轻度至中度的滑膜炎症与关节囊增厚（Lane 2007；Felson

2009）。与普遍观点不同，OA 不由衰老引起，也不一定进行性加重（Felson 2009）。相反，OA 是一种代谢性主动的动态过程，涉及所有关节组织（软骨、骨、滑囊/关节囊、韧带和肌肉）和功能。OA 的主要病理改变包括盂唇在内的纤维软骨退变，纤维软骨负重能力的改变就可能造成邻近透明软骨的损伤（Felson 2009）。组织缺损和新组织形成同时发生也证实了 OA 是滑膜关节修复过程的观点（NICE 2008）。各种关节损伤都可能促发组织修复的需要。OA 具有缓慢但有效的修复过程，这种修复通常可以代偿最初的损伤，导致关节结构发生改变但无症状产生（NICE 2008；Felson 2009）。部分人由于创伤过大或修复潜能受损，该过程无法代偿损伤而导致持续的组织损伤并最终出现症状性 OA。这就解释了可观察到的个体间临床表现和结局的高度变异性（NICE 2008）。

## 病理力学

现已提出，OA 几乎都是由于关节局部区域上的过度应力造成，这种过度应力来自：①异常解剖结构（先天性或后天获得）导致局部应力增加；②急性损伤或慢性肥胖导致的过度负荷；③解剖结构异常与过度负荷并存（Felson 2013）。与髋 OA 发展有关的两种解剖结构异常的情况是先天性发育不良和股骨髋臼撞击（femoroacetabular impingement，FAI）。先天发育不良无法提供股骨足够的覆盖面，髋臼上的局部应力增加导致髋关节 OA 的风险增高。与 FAI 相关的解剖结构异常（包括 cam 和 pincer 畸形）是诱发晚期髋 OA 的主要危险因素，这提示机械性异常是导致 OA 的原因。

一般情况下，一旦关节损伤发生，关节损伤的恶性循环紧随其后。通常，局部应力区域的负荷增加导致软骨损伤扩大，骨赘脱落进入关节腔与滑膜融合，继而造成炎症和过量的组织液释放（Felson 2013）。此过程伴随着潜在的骨重塑和破坏，可能会造成额外更严重的应力区域增加，进一步增加关节损伤的风险（Felson 2013）。

## 诊断

医生基于病史和体格检查诊断 OA，通过 X 线进一步确诊。因为 X 线片是目前诊断髋 OA 的金标准（Rijman et al 2004）。髋 OA 的放射学和病理学特征是关节间隙狭窄。因此,检测髋 OA 的放射学最佳标准是关节间隙宽度测量(Rejman et al 2004)。

X 线片有助于诊断严重的髋 OA,但在诊断轻度或中度髋 OA 时并非总是有效的。严重的髋 OA 患者 X 线片表现为关节间隙狭窄、硬化或骨赘,但早期 OA 患者通常无这些改变(Cibulka & Threlkeld 2004)。影像学改变与疾病临床表现之间的相关性在患者之间会有很大差异(Buckwalter & Martin 2006)。有些人影像学改变很少,但是症状非常严重;然而有些人影像学提示关节退化已经到了晚期,但是只有极少的症状(Biell et al 2005;BukWalter and Martin 2006;DIEPE et al 2009)。疼痛和功能的变化与影像学表现的结构改变轨迹之间几乎没有关系(Felson 2009)。因此,单纯依靠 X 线片来确诊髋 OA,特别是在早期或轻度髋 OA 患者中,可能会导致假阴性诊断(CiBulka 和 Tracelkd 2004)。

除了 X 线片上表现的滑膜关节的改变,OA 诊断需要存在慢性关节疼痛的临床症状(Buckwalter & Martin 2006)。美国风湿病学会推动了髋关节疼痛分类的临床标准的发展(Altman et al 1991)。当患者出现以下任何一组临床表现可以确诊髋 OA:①髋关节疼痛,髋屈曲<115°,髋关节内旋<15°;②髋关节内旋时出现疼痛,晨起有髋关节僵硬且持续时间≤60 min,年龄>50 岁(敏感性 86%,特异性 75%)(Altman et al 1991;Cibulka & Threlkeld 2004)。Cibulka 等人(2009)的研究表明,以下临床标准通常存在于 X 线片表现异常的髋 OA 患者:在负重时髋关节前侧或外侧会出现中等疼痛,年龄>50 岁,在六个方向(屈曲、伸展、外展、内收、内旋和外旋)中的至少两个被动髋关节活动范围受限,以及能在 1 小时内改善的晨僵。

虽然临床检查结果常被用于确定患者症状的位置和激惹性,但一些用于伴随疼痛的髋关节 OA 患者的常用检查程序的诊断准确性还未被充分研究(Sutlive et al 2008)。鉴别诊断髋关节 OA 的临床检查的重要性在于,有助于医疗保健提供者开始早期管理及在必要时进行转诊(Sutlive et al 2008)。最近的一项关于髋关节症状的研究指出了,Kellgren 和 Lawrence 评分≥2 的五个临床指标可以用来诊断髋 OA:下蹲出现疼痛、冲刷试验呈阳性、主动屈髋出现疼痛、主动伸髋出现疼痛和髋关节内旋被动角度<25°(Sutlive et al 2008)。Kellgren 和 Lawrence 量表可用于 X 线片已确诊的 OA 严重程度分级。分数≥2 分表明至少有明确的关节间隙狭窄及骨赘形成。

分级越高(4 级),关节间隙狭窄和骨赘的形成就越严重。当出现五种症状中至少三个时,阳性率(LR+)为 5.2(Sutlive et al 2008),这将患髋 OA 概率从验前概率的 29%(21/72)增加到 68% 的验后概率。这表明临床检查结果能够识别髋关节疼痛中的髋关节 OA 患者。在这项研究中的预测试概率是基于主诉疼痛发生在单侧臀部、腹股沟或前大腿的患者的数量,同时这些患者也具备确定的髋关节 OA 的 X 线片表现。即被 Kellgren 和 Lawrence 量表定义为 2 分或以上的患者(Sutlive et al 2008)。

检测早期髋 OA 的临床方法能为临床医生提供早期干预的机会,从而提高临床治疗的成功概率,也潜在地限制或延缓疾病发展。髋 OA 临床诊断的改进可以减少不必要的影像学诊断成本,更重要的是,可以避免辐射风险(Sutlive et al 2008)。目前,X 线片仍被认为是诊断髋 OA 的金标准。如果证实了早期转诊治疗策略(如物理治疗),那么目前诊断髋 OA 的临床预测标准的额外验证研究最终可以减少影像学相关成本。或许直到保守治疗策略无效时,影像学才可以作为备用,手术才是一项可行的选择。

## 危险因素

骨关节炎可定义为一种多因素导致的复杂疾病。这些危险因素可分为遗传因素(遗传易感性)、体质因素(老龄化、性别、更大的骨密度)和生物力学因素(关节松弛、肌肉无力、关节对线不良、关节损伤、职业或娱乐因素)(Felson 2000;NICE 2008)。年龄、髋关节发育不良和髋关节陈旧性损伤是髋关节 OA 的高危因素。有研究证实发育不良与髋关节早发性 OA 之间的关联,包括 LCPD(股骨头骨骺骨软骨病)、先天性髋关节脱位、SCFE(股骨头骺滑脱症)(Felson 2000;Jacobsen & Sonne-Holm 2005;Cibulka et al 2009;Novais & Millis 2012;Kim 2012)。不过只有少量证据表明髋臼发育不良和股骨髋臼撞击与髋关节骨性关节炎有关(Harris-Hayes & Royer 2011)。从事负重运动、长期站立、提拉或移动重物的职业、肌肉骨骼损伤和维生素 D 缺乏也被确定为潜在危险因素(Cooper et al 1998;Tanzer & Noiseux 2004;Lane 2007;Das & Farooqi 2008;Juhakoski et al 2009;Sulsky et al 2012)。最近有一项荟萃分析的系统综述报道了 BMI 与髋 OA 存在较小但显著关联性【相对风险(RR)1.11;95% CI 1.07~1.16;$P$ <0.01】(Jiang et al 2011)。作者发现 BMI 每增加 5 个单位(5kg/m$^2$),

罹患髋 OA 的概率就会增加 11%（Jiang et al 2011）。然而，在所有人群中髋 OA 最重要的危险因素是年龄（Buckwalter & Martin 2006；Cibulka et al 2009）。髋 OA 主要影响中老年人，最常见的是超过 60 岁的人（Tepper & Hochberg 1993；Buckwalter & Martin 2006；Quintana et al 2008）。

重要的是，许多环境/生活方式等风险因素是可改变的（肌肉无力）或可避免的（娱乐活动时关节创伤），这对于一级和二级预防具有重要意义（NICE 2008）。

## 临床表现

髋 OA 的临床表现为疼痛、僵硬、运动或功能减退，以及不同程度的局部炎症（Hunter & Felson 2006；Juhakoski et al 2008）。大多数患者因关节疼痛而求医（Buckwalter & Martin 2006）；疼痛常被描述为一种持续多年的、深部的、强烈的、定位不明确的不适（Buckwalter & Martin 2006）。在疾病早期，患者通常自诉不定期地逐渐出现髋关节疼痛，疼痛往往有诱发因素且有自限性（Lane 2007）。随着 OA 发展，疼痛变为持续性，伴随偶发性尖锐痛。持续性疼痛往往发生于结构性疾病进展阶段。进展性 OA 也与晨僵、夜间痛或休息痛、主动关节活动减少、下肢无力、步态缓慢、有氧能力降低和活动性降低有关（Vogels et al 2003；Buckwalter & Martin 2006；Lane 2007；Arnold & Faulkner 2009）。现有文献证实，单侧髋 OA 患者患侧腿相对于健侧腿和健康对照组普遍存在 20% 下肢肌力缺失（Loureiro et al 2013）。这些不同损伤会导致行走、上下楼梯、进出汽车、骑自行车、穿鞋以及社会参与受限（Vogels et al 2003）。

此外，功能障碍与疼痛处理能力和心理健康相关（van Baar et al 1998a）。伴有疼痛的 OA 患者易受心理压力、抑郁、睡眠障碍和可能的神经病理因素影响，这些影响因素都是治疗的适应证。疼痛性髋 OA 患者的抑郁症状远比以往认为的更为常见（Felson 2009）。负面效应会认为增强了恶性循环，包括避免疼痛相关的活动、肌肉无力、关节不稳定、疼痛和功能障碍（Dekker et al 1993）。患者可能感到孤独，并表示对社会活动普遍不感兴趣（Dosanjh et al 2009）。随着患者年龄逐渐增加，他们倾向于认为关节炎是衰老的自然过程，因此衰老后将无法步行，并且伴随疼痛（Appelt et al 2007）。以上衰老导致系统性疾病的观点与预防性医疗服务的低使用率相关，又反过来影响功能健康和寿命（Goodwin et al 1999）。

## 预后

虽然医生和患者常认为 OA 的恶化是不可逆转的，但疾病并不一定遵循这一过程（Buckwalter & Martin 2006）。部分髋 OA 患者在疼痛或功能方面几乎没有变化，也几乎没有结构问题；然而其他患者则出现了快速恶化阶段，迅速达到在发病几年后才会残疾的时间点（Buckwalter & Martin 2006）。相比之下，一些 OA 髋关节会自发愈合，并恢复影像学上软骨间隙，疼痛减轻（Guyton & Brand 2002；NICE 2008）。有限的证据表明，髋 OA 的功能水平和疼痛在随访的前 3 年内没有改变（van Dijk et al 2006）。然而，在个人层面上却有相当大的差异。髋 OA 患者活动受限恶化的预后因素包括运动减少、1 年后关节活动度减少、疼痛增加、合并症多、年龄增长、更高的教育水平、基线的关节活动度减小、中重度心脏病以及较差的认知功能（Dekker et al 2009；van Dijk et al 2010；Pisters et al 2012）。最近一项研究证实，较高的教育水平、无膝 OA 和合并症，监督下的运动训练和习惯性体能性活动预示髋 OA 患者会有低疼痛率且更好的功能状态（Juhakoski et al 2013）。

髋 OA 的进展通常与股骨头向前外侧的平移、小关节间隙宽度和萎缩性骨反应有关（Lievense et al 2002；Cheng et al 2010）。有争议的证据表明髋 OA 的进展与年龄、性别、体重指数和平均年变窄的进展有关（Lievense et al 2002；Cheng et al 2010）。有证据表明 BMI 或体重与进展之间没有关系，有限的证据表明髋关节发育不良与髋 OA 之间没有关系（Lievense et al 2002）。

一些研究尝试确定与物理治疗干预后反应的相关变量。尽管结果混杂，但是以下这些都证实是对预后有积极影响的因素。如女性、无抑郁症状、补充用药史、合并症少、单侧髋关节疼痛、年龄 ≤58 岁、疼痛严重程度 ≥6/10、40 米自主步行试验 ≤25.9 秒、症状持续时间 ≤1 年（Weigl et al 2006；Wright et al 2011）。

## 治疗

髋 OA 的首要治疗目标仍是缓解疼痛和保持功能。OA 的管理应以个体化为基础，并根据所获得的反馈不断修改(Hunter & Felson 2006;Bennell et al 2011;Fernandes et al 2013)。许多国际临床指南倡导非药物治疗作为管理的第一准则,其次是药物治疗,最后是手术(American College of Rheumatology Subcommittee on Osteoarthritis Guidelines 2000;Ottowa Panel 2005;Zhang et al 2005,2008;NICE 2008)。

## 非药物治疗

各种治疗髋 OA 的干预措施已经被详细地描述,大量证据支持对患者进行物理治疗干预的益处。最近,欧洲风湿病协会联盟(EULAR)聚集专家组,为髋或膝 OA 的非药物治疗制定循证临床指南(Fernandes et al 2013)。推荐了一项综合治疗方案,包括以下为核心的非药物干预措施管理髋关节和膝关节 OA 患者:①OA 相关信息宣教;②制订常规且个体化运动处方;③要求超重或肥胖患者进行减重。此外,英国髋 OA 临床指南建议在保守治疗方案中加入手法治疗,这将在下面继续描述(NICE 2008)。

### 患者宣教

研究表明,患者宣教对 OA 患者自我管理有益,可以减少疼痛、改善功能,减少僵硬、疲劳和药物使用(Hughes et al 2004,2006;Walsh et al 2006;Fernandes et al 2010,2013)。教育可能以髋关节学校的形式出现(Klassbo et al 2003),强调髋 OA 患者宣教的需求,尤其对保持髋关节活动度和肌肉功能重要性的理解,以及了解什么是有效治疗和无效治疗以及手术合适时机(Cibulka et al 2009;Bennell et al 2011)。另外的宣教应该集中在活动和生活方式的改变上,包括锻炼和减重。医生可能关注行为改变策略,比如为身体锻炼、体重改变及常规训练的目标制订(Fernandes et al 2010)。减重宣教的干预策略关注于减少卡路里摄入的饮食计划,包括减少脂肪与糖的摄入、减少摄入量以及自我监管策略(Fernandes et al 2010)。

### 运动治疗

通常,运动疗法是包括关节活动度/柔韧性训练、肌力训练和有氧/耐力训练的结合(Cibulka et al 2009)。制订运动训练的目标应该是个体化的,并且需要在患者和医疗专业人员之间达成一致。一般来讲,运动疗法的目标是增加髋关节活动度、髋和膝关节肌肉力量,以减少由于髋、膝肌力不足导致关节承受过多负荷。治疗通常是每周 1~3 个疗程,每次 30 分钟,治疗 12 周(van Baar et al 1998b;Bennell et al 2011)。治疗髋或膝 OA 的一个重要方面是鼓励患者在治疗中和治疗后保持持续运动训练(Vogels et al 2003;NICE 2008)。

许多已发表的运动疗法在下肢 OA 中的疗效研究主要包括两个方面:其一是参与者只有髋 OA 或膝 OA,另外一种是针对髋 OA 患者的特定运动疗法的研究。最近一篇纳入 60 份研究(44 例膝关节,2 例髋关节,14 例两者皆有)的系统综述分析了运动疗法对下肢 OA 的疗效(Uthman et al 2013)。根据他们的研究结果,虽然大多数证据来自膝 OA 患者,但是有明确的证据表明,运动疗法干预的下肢 OA 患者在疼痛控制与功能恢复方面均比无运动治疗干预的治疗效果好。作者还发现,在干预的同时加强柔韧性训练和有氧运动的结合在改善疼痛和功能方面最为有效(Uthman et al 2013)。

然而,运动疗法在髋 OA 患者的疼痛减少、功能改善和提高整体生活质量的证据存在争议(Hernandez-Molina et al 2008;Fransen et al 2009,2014;McNair et al 2009)。一篇 Cochrane 上的系统综述(Fransen et al 2009)表明,髋 OA 患者的地面训练可轻微减少疼痛,但可能无法改善其身体功能。另一篇系统综述(McNair et al 2009)与这些发现一致,表明尚缺乏足够证据支持地面训练可以作为治疗手段以改善髋 OA 患者的疼痛、功能或生活质量。然而,Hernandez Molina Tobe 等人(2008)从髋、膝 OA 的原始研究中提取髋 OA 患者的数据,并进行荟萃分析。报告关节活动度与肌力训练对髋 OA 患者治疗的有效性(包括水疗)(Hernandez-Molina et al 2008)。这些研究者均发现髋关节强化训练对髋 OA 患者的疼痛和功能改善有显著作用(效应量 —0.46;95% CI 0.64~0.28;P<0.001)(Pisters et al 2007;Hernandez-Molina et al 2008)。Pisters 等人(2010)进一步建议,一项行为分级活动项目可能减少髋 OA 患者晚期接受关节置换术的风险。这个程序包括渐进性活动再整合、个体化治疗和停止治疗后的额外强化治疗。另外两项随机对照研究(Abbott et al 2013;French et al 2013)进一步支持了运动疗法在髋 OA 患者中的临床使用,它可以改善髋 OA 患者的疼痛、功能及患者自我感知。

## 手法治疗

手法治疗可用于改善受限的关节、结缔组织或骨骼肌的活动性，直接影响关节功能和疼痛。手法治疗包括关节松动术、复位、软组织技术和持续牵伸（NICE 2008；Bennell et al 2011）。大量的研究证据表明，对于轻度髋OA患者，短期和长期的手法治疗可以增加髋OA患者的活动范围、改善功能、减少疼痛（Hoeksma et al 2004；MacDonald et al 2006；Cibulka et al 2009；Brantingham et al 2009；Abbott et al 2013；French et al 2013）。其中一项研究报告显示手法治疗对轻度髋OA患者的整体改善、功能和疼痛方面优于运动治疗（Hoeksma et al 2004）。具体来讲，手法治疗的成功率为81%，而运动治疗的成功率为50%。最近两项随机对照试验报告了手法治疗的效果，无论是单独使用或是与运动相结合，其效果均能持续长达1年以上（Abbott et al 2013；French et al 2013）。最近的一项随机对照试验研究中（Abbott et al 2013），手法治疗相较于运动治疗或二者联合治疗，在WOMAC指数的疼痛和功能方面表现出了最好的疗效。具体而言，手法治疗组WOMAC评分提高了22.9分（170分量表），而运动治疗组评分提高了12.4分，联合治疗组评分则提高了7.9分（Abbott et al 2013）。在9周、6个月以及1年后的随访中发现，疗效依然可以维持。在最近的另一项随机对照试验中（French et al 2013），运动治疗组和联合治疗组中，患者髋关节功能、髋关节ROM和本体感觉的变化都得到了改善，然而患者对运动加手法治疗的满意度更高。鉴于以上结果，长期与短期的治疗都建议采取手法治疗以减少疼痛，同时增加髋关节活动度及其功能。然而，鉴于目前高质量随机对照试验数量较少，建议的等级只是中度（Hoeksma et al 2004；Abbott et al 2013；French et al 2013）。在这里，我们描述部分常用于髋OA患者的松动技术（针对髋关节的更多手法治疗可参见第37章）。

### 间接分离松动（图34.1）

这项技术在仰卧位下完成。操作者双手环抱患者踝关节，为完成目标松动，先将患者髋关节摆到休息位。髋关节休息位，包括中度的髋关节屈曲和外展，以及轻度外旋。操作者双手固定踝关节时提供一个向下的力。

### 髋关节后前向松动（图34.2）

患者俯卧位。操作者将髋关节摆在中立位。然后操作者用掌根被动地由后向前松动髋关节。

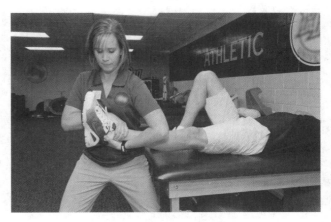

图 34.1　间接分离松动

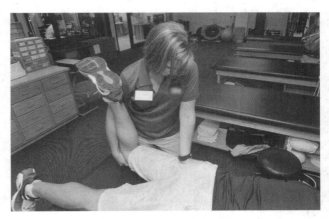

图 34.2　髋关节后前向松动

### "4"字体位下髋关节后前向松动（图34.3）

这项技术是后前向松动术的改良版。患者俯卧位，髋关节做屈曲、外展、外旋。然后操作者用掌根在髋关节处施加由后向前的力做后前向的松动。

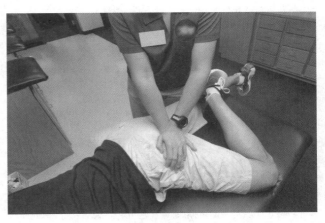

图 34.3　"4"字体位下髋关节后前向松动

（陈斌　译，邓万溪　吉昌　校，
林武剑　王于领　审）

# 参考文献

Abbott JH, Robertson MC, Chapple C, et al. 2013. Manual therapy, exercise therapy, or both, in addition to usual care, for osteoarthritis of the hip or knee: a randomized controlled trial. 1: clinical effectiveness. Osteoarthritis Cartilage 21: 525–534.

Altman R, Alarcon G, Appelrouth D, et al. 1991. The American College of Rheumatology criteria for the classification and reporting of osteoarthritis of the hip. Arthritis Rheum 34:505–514.

American College of Rheumatology Subcommittee on Osteoarthritis Guidelines. 2000. Recommendations for the medical management of osteoarthritis of the hip and knee. Arthritis Rheum 43: 1905–1915.

Appelt C, Burant CJ, Siminoff LA, et al. 2007. Arthritis-specific health beliefs related to aging among older male patients with knee and / or hip osteoarthritis. J Gerontol 62A: 184–190.

Arnold CM, Faulkner RA. 2009. Does falls-efficacy predict balance performance in older adults with hip osteoarthritis. J Gerontol Nurs 35: 45–52.

Bennell KL, Egerton T, Pua YH, et al. 2011. Building the rationale and structure for a complex physical therapy intervention within the context of a clinical trial: a multimodal individualized treatment for patients with hip osteoarthritis. Phys Ther 91: 1525–1541

Birrell F, Lunt M, Macfarlane G, et al. 2005. Association between pain in the hip region and radiographic changes of osteoarthritis: results from a population-based study. Rheumatology 44: 337–341

Brantingham JW, Globe G, Pollard H, et al. 2009. Manipulative therapy for lower extremity conditions: expansion of literature review. J Manipulative Physiol Ther 32: 53–71.

Buckwalter JA, Martin JA. 2006. Osteoarthritis. Adv Drug Deliv Rev 58(2): 150–167.

Buckwalter JA, Saltzman C, Brown T. 2004. The impact of osteoarthritis. Clin Orthop Relat Res 427S:S6–S15.

Centers for Disease Control and Prevention. 2007. National and state medical expenditures and lost earnings attributable to arthritis and other rheumatic conditions – United States, 2003. MMWR 56: 4–7.

Cheng PP, Gossec L, Dougados M. 2010. What are the best markers for disease progression in osteoarthritis (OA)? Best Pract Res Clin Rheumatol 24: 81–92.

Cibulka MT, Threlkeld J. 2004. The early clinical diagnosis of osteoarthritis of the hip. J Orthop Sports Phys Ther 34: 461–467.

Cibulka MT, White D M, Woehrle J, et al. 2009 Hip pain and mobility deficits – hip osteoarthritis. Clinical practice guidelines linked to the international classification of functioning, disability, and health from the othopaedic section of the American Physical Therapy Association. J Orthop Sports Phys Ther 39: A1–A25.

Cooper C. Inskip H, Croft P, et al. 1998. Individual risk factors for hip osteoarthritis: obesity, hip injury, and physical activity. Am J Epidemiol 147: 516–522.

Croft P. 2005. The epidemiology of osteoarthritis: Manchester and beyond. Rheumatology 44S: iv27–iv32.

Dagenais S, Garbedian S, Wai EK. 2009. Systematic review of the prevalence of radiographic primary hip osteoarthritis. Clin Orthop Relat Res 467: 623–637.

Das SK, Farooqi A. 2008. Osteoarthritis. Best Pract Res Clin Rheumatol 22: 657–675.

Dekker J, Tola P, Aufdemkampe G, et al. 1993. Negative affect, pain and disability in osteoarthritis patients: the mediating role of muscle weakness. Behav Res Ther 31: 203–206.

Dekker J, Van Dijk GM, Veenhof C. 2009. Risk factors for functional decline in osteoarthritis of the hip or knee. Curr Opin Rheumatol 21: 520–524.

Dieppe P, Judge A, William S, et al. 2009. Variations in the pre-operative status of patients coming to primary hip replacement for osteoarthritis in European orthopaedic centres. BMC Musculoskelet Disord 10:19. doi: 10.1186/1471-2474-10-19.

Dosanjh S, Matta JM, Bhandari M, for the Anterior Tha Research Collaborative (Athac). 2009. The final straw: a qualitative study to explore patient decisions to undergo total hip arthroplasty. Arch Orthop Trauma Surg 129: 719–727.

Elders MJ. 2000. The increasing impact of arthritis on public health. J Rheumatol Suppl 60: 6–8.

Felson DT. 2000. Osteoarthritis: new insights. Ann Intern Med 133: 635–646.

Felson DT. 2009. Developments in the clinical understanding of osteoarthritis. Arthritis Res Ther 11: 203.

Felson DT. 2013. Osteoarthritis as a disease of mechanics. Osteoarthritis Cartilage 21: 10–15.

Fernandes L, Storheim K, Sandvik L, et al. 2010. Efficacy of patient education and supervised exercise vs patient education alone in patients with hip osteoarthritis: a single blind randomized clinical trial. Osteoarthritis Cartilage 18: 1237–1243.

Fernandes L, Hagen KB, Bijlsma J, et al. 2013. EULAR recommendations for the non-pharmacological core management of hip and knee osteoarthritis. Ann Rheum Dis 72: 1125–1135.

Fransen M, Mcconnell S, Bell M. 2003. Exercise for osteoarthritis of the hip or knee. Cochrane Database Syst Rev 3: CD004286.

Fransen M, Mcconnell S, Hernandez-Molina G, et al. 2009. Exercise for osteoarthritis of the hip. Cochrane Database Syst Rev 3: CD007912. doi: 10.1002/14651858.CD007912.

Fransen M, Mcconnell S, Hernandez-Molina G, et al. 2014. Exercise for osteoarthritis of the hip. Cochrane Database Syst Rev 4: CD007912. doi: 10.1002/14651858.CD007912.pub2.

French HP, Cusack T, Brennan A, et al. 2013. Exercise and manual physiotherapy arthritis research trial (EMPART) for osteoarthritis of the hip: a multicenter randomized controlled trial. Arch Phys Med Rehabil 94: 302–314.

Goodwin JS, Black SA, Satish S. 1999. Aging versus disease: the opinions of older black, Hispanic, and non-Hispanic white Americans about the causes and treatment of common medical conditions. J Am Geriatr Soc 47: 973–979.

Gupta S, Hawker GA, Laporte A, et al. 2005. The economic burden of disabling hip and knee osteoarthritis (OA) from the perspective of individuals living with this condition. Rheumatology 44: 1531–1537.

Guyton GP, Brand RA. 2002. Apparent spontaneous joint restoration in hip osteoarthritis. Clin Orthop Relat Res 44: 302–307.

Harris-Hayes M, Royer NK. 2011. Relationship of acetabular dysplasia and femoroacetabular impingement to hip osteoarthritis: a focused review. PM R 3: 1055–1067.

Hernandez-Molina G, Reichenback S, Zhang B, et al. 2008. Effect of therapeutic exercise for hip osteoarthritis pain: results of a meta-analysis. Arthritis Rheum 59: 1221–1228.

Hoeksma HL, Dekker J, Ronday HK, et al. 2004. Comparison of manual therapy and exercise therapy in osteoarthritis of the hip: a randomized clinical trial. Arthritis Rheum 51: 722–729.

Hughes SL, Seymour RB, Campbell R, et al. 2004. Impact of the fit and strong intervention on older adults with osteoarthritis. Gerontologist 44: 217–228.

Hughes SL, Seymour RB, Campbell RT, et al. 2006. Long-term impact of Fit and Strong! on older adults with osteoarthritis. Gerontologist 46: 801–814.

Hunter DJ, Felson D. 2006. Osteoarthritis. BMJ 332: 639–642.

Jacobsen S, Sonne-Holm S. 2005. Hip dysplasia: a significant risk factor for the development of hip osteoarthritis. A cross-sectional survey. Rheumatology (Oxford) 44: 211–218.

Jiang L, Rong J, Wang Y, et al. 2011. The relationship between body mass index and hip osteoarthritis: a systematic review and meta-analysis. Joint Bone Spine 78: 150–155.

Jordan JM, Helmick CG, Renner JB, et al. 2009. Prevalence of hip symptoms and radiographic and symptomatic hip osteoarthritis in African Americans and Caucasians: the Johnston County Osteoarthritis Project. J Rheumatol 36: 809–815.

Juhakoski R, Tenhonen S, Anttonen T, et al. 2008. Factors affecting self reported pain and physical function in patients with hip osteoarthritis. Arch Phys Med Rehabil 89: 1066–1073.

Juhakoski R, Heliovaara M, Impivaara O, et al. 2009. Risk factors for the development of hip osteoarthritis: a population-based prospective study. Rheumatology 48: 83–87.

Juhakoski R, Malmivaara A, Lakka TA, et al. 2013. Determinants of pain and functioning in hip osteoarthritis – a two-year prospective study. Clin Rehabil 27: 281–287.

Kim, HK. 2012. Pathophysiology and new strategies for the treatment of Legg–Calve–Perthes disease. J Bone Joint Surg Am 94: 659–669.

Klassbo M, Larsson G, Harms-Ringdahl K. 2003. Promising outcome of a hip school for patients with hip dysfunction. Arthritis Rheum 49: 321–327.

Lane NE. 2007. Osteoarthritis of the hip. N Engl J Med 357: 1413–1421.

Lawrence RC, Felson DT, Helmick CG, et al. 2008. Estimates of the prevalance of arthritis and other rheumatic conditions in the United States. Part II. Arthritis Rheum 58: 26–35.

Lievense AM, Bierma-Zeinstra SM, Verhagen AP, et al. 2002. Prognostic factors of progress of hip osteoarthritis: a systematic review. Arthritis Rheum 47: 556–562.

Loureiro A, Mills PM, Barrett RS. 2013. Muscle weakness in hip osteoarthritis: a systematic review. Arthritis Care Res 65: 340–352.

Loza E, Lopez-Gomez JM, Abasolo L, et al.; the Artrocad Study Group. 2009. Economic burden of knee and hip osteoarthritis in Spain. Arthritis Rheum 61: 158–165.

MacDonald CW, Whitman JM, Cleland JA, et al. 2006. Clinical outcomes following manual physical therapy and exercise for hip osteoarthritis: a case series. J Orthop Sports Phys Ther 36: 588–599.

Maetzel A, Li LC, Pencharz J, et al; Community Hypertension and Arthritis Project Study Team. 2004. The economic burden associated with osteoarthritis, rheumatoid arthritis, and hypertension: a comparative study. Ann Rheum Dis 63: 395–401.

McNair PJ, Simmonds MA, Boocock MG, et al. 2009. Exercise therapy for the management of osteoarthritis of the hip joint: a systematic review. Arthritis Res Ther 11: R98.

Michaud CM, Mckenna MT, Begg SJ, et al. 2006. The burden of disease and injury in the United States 1996. Popul Health Metr 4: 11.

National Institute for Health and Clinical Excellence (NICE). 2008. Osteoarthritis: the care and management of osteoarthritis in adults. London: NICE.

Online. Available: http://www.nice.org.uk/guidance/CG59. Accessed 20 Nov 2014.

Nho SJ, Kymes SM, Callaghan JJ, et al. 2013. The burden of hip osteoarthritis in the United States: epidemiologic and economic considerations. J Am Acad Orthop Surg 21: S1–S6.

Novais EN, Millis MB. 2012. Slipped capital femoral epiphysis: prevalence, pathogenesis, and natural history. Clin Orthop Relat Res 470: 3432–3438.

Ottowa Panel. 2005. Ottawa Panel evidence-based clinical practice guidelines for therapeutic exercises and manual therapy in the management of osteoarthritis. Phys Ther 85: 907–971.

Pereira D, Peleteiro B, Araujo J, et al. 2011. The effect of osteoarthritis definition on prevalence and incidence estimates: a systematic review. Osteoarthritis Cartilage 19: 1270–1285.

Pisters MF, Veenhof C, Van Meeteren NLU, et al. 2007. Long-term effectiveness of exercise therapy in patients with osteoarthritis of the hip or knee: a systematic review. Arthritis Rheum 57: 1245–1253.

Pisters MF, Veenhof C, Schellevis FG, et al. 2010. Long-term effectiveness of exercise therapy in patients with osteoarthritis of the hip or knee: a randomized controlled trial comparing two different physical therapy interventions. Osteoarthritis Cartilage 18: 1019–1026.

Pisters MF, Veenhof C, Van Dijk GM, et al. 2012. The course of limitations in activities over 5 years in patients with knee and hip osteoarthritis with moderate functional limitations: risk factors for future functional decline. Osteoarthritis Cartilage 20: 503–510.

Quintana JM, Arostegui I, Escobar A, et al. 2008. Prevalence of knee and hip osteoarthritis and the appropriateness of joint replacement in an older population. Arch Intern Med 168: 1576–1584.

Reijman M, Hazes JM, Koes BW, et al. 2004. Validity, reliability, and applicability of seven definitions of hip osteoarthritis used in epidemiological studies: a systematic appraisal. J Orthop Sports Phys Ther 63: 226–232.

Sulsky SI, Carlton L, Bochmann F, et al. 2012. Epidemiological evidence for work load as a risk factor for osteoarthritis of the hip: a systematic review. PLoS ONE 7: e31521.

Sutlive TG, Lopez HP, Schnitker DE, et al. 2008. Development of a clinical prediction rule for diagnosing hip osteoarthritis in individuals with unilateral hip pain. J Orthop Sports Phys Ther 38: 542–550.

Tanzer M, Noiseux N. 2004. Osseous abnormalities and early osteoarthritis: the role of hip impingement. Clin Orthop Relat Res (429): 170–177.

Tepper S, Hochberg M. 1993. Factors associated with hip osteoarthritis: data from the first national health and nutrition examination survey (NHANES-I). Am J Epidemiol 137: 1087–1088.

Uthman OA, Van Der Windt DA, Jordan JL, et al. 2013. Exericse for lower limb osteoarthritis: systematic review incorporating trial sequential analysis and network meta-analysis. BMJ 347: f5555.

Van Baar ME, Dekker J, Lemmens JA, et al. 1998a. Pain and disability in patients with osteoarthritis of hip or knee: the relationship with articular, kinesiological, and psychological characteristics. J Rheumatol 25: 125–133.

Van Baar ME, Dekker J, Oostendorp RA, et al. 1998b. The effectiveness of exercise therapy in patients with osteoarthritis of the hip or knee: a randomized clinical trial. J Rheumatol 25: 2432–2439.

Van Dijk GM, Dekker J, Veenhof C, et al. 2006. Course of functional status and pain in osteoarthritis of the hip or knee: a systematic review of the literature. Arthritis Rheum 55: 779–785.

Van Dijk GM, Veenhof C, Spreeuwenberg MA, et al. 2010. Prognosis of limitations in activities in osteoarthritis of the hip or knee: a 3 year cohort study. Arch Phys Med Rehabil 91: 58–66.

Vogels EM, Hendriks HJ, Van Baar ME, et al. 2003. KNGF–clinical practice guidelines for physical therapy in patients with osteoarthritis of the hip or knee. Royal Dutch Society for Physical Therapy V-06. Online. Available: http://www.ifompt.com/site/ifompt/files/pdf/Osteoarthr.H-K.Gln.pdf. Accessed 20 Nov 2014.

Walsh NE, Mitchell HL, Reeves BC, et al. 2006. Integrated exercise and self management programmes in osteoarthritis of the hip and knee: a systematic review of effectiveness. Phys Ther Rev 11: 289–297.

Weigl M, Angst F, Aeschlimann A, et al. 2006. Predictors for response to rehabilitation in patients with hip or knee osteoarthritis: a comparison of logistic regression models with three different definitions of responder. Osteoarthritis Cartilage 14: 641–651.

Wright AA, Cook CE, Flynn TW, et al. 2011. Predictors of response to physical therapy intervention in patients with primary hip osteoarthritis. Phys Ther 91: 510–524.

Yelin E, Murphy L, Cisternas MG, et al. 2007. Medical care expenditures and earnings losses among persons with arthritis and other rheumatic conditions in 2003, and comparisons with 1997. Arthritis Rheum 56: 1397–1407.

Zhang W, Doherty M, Arden N, et al. 2005. EULAR evidence based recommendations for the management of hip osteoarthritis: report of task force of the EULAR standing committee for international clinical studies including therapeutics (ESCISIT). Ann Rheum Dis 64: 669–681.

Zhang W, Moskowitz RW, Nuki G, et al. 2008. OARSI recommendations for the management of hip and knee osteoarthritis. Part II: OARSI evidence-based, expert consensus guidelines. Osteoarthritis Cartilage 16: 137–162.

# 第 35 章

# 其他髋关节障碍：肌肉、盂唇和滑囊

John Dewitt，David Kohlrieser

## 概述

髋关节周围的疼痛和不适可以从许多关节外结构中发现。该区域的解剖和生物力学复杂性对由于症状重叠或共存而导致的病理诊断和治疗提出了极大的挑战。关节外障碍可产生明显的疼痛和残疾，所以及时和准确的诊断势在必行。了解最佳的治疗方法能提高治疗效率和患者生活质量。

## 髂胫束综合征

### 流行病学

髂胫束综合征（iliotibial band syndrome，ITBS）是运动员常见的膝关节损伤。ITBS 最常见的症状是由于髂胫束远端炎症引起的膝外侧疼痛。ITB 是一条厚厚的筋膜带，跨过髋关节和膝关节。在一些运动员中，膝关节的重复运动产生炎症导致疼痛（Khaund & Flynn 2005）。ITBS 在耐力运动员中更为常见，也是最常见的发生在膝外侧的跑步损伤，据报道发病率在 1.6% ~ 12% 之间（Lavine 2010）。据报道，在骑自行车的人群中，ITBS 占膝关节劳损的 15%（Holmes et al 1993；Lavine 2010）。因此，对治疗这些患者的医务人员来说，了解与这种情况相关的风险因素、病理机制和最有效的治疗方法非常重要。

### 病理力学

损伤被认为发生于在屈膝超过 30° 时髂胫束

（ITB）和股骨外侧髁的过度摩擦（Fredericson & Wolf 2005）。关于这些症状是否来自股外侧髁周围结构的摩擦或压迫，有一些争论。解剖学研究支持 ITB 不是一条单独的肌束的概念，而是一条与粗线相连的增厚的外侧筋膜（Fairclough et al 2007），有人提出，ITB 运动的感知是由于重复循环地紧缩，导致对 ITB 深部组织的重复压迫（Lavine 2010）。

内、外因素均与 ITBS 的发生相关。解剖因素包括髂胫束-阔筋膜张肌（ITB-TFL）复合体的短缩、髋外展肌无力、Q 角增加、腿长差异以及膝关节、后足和前足的对线改变都与 ITBS 的风险增加有关。这些因素被理论化，在重复活动中增加了远端 ITB 和股骨髁的张力或摩擦（Fredericsm & WOLF 2005；Baker et al 2011；Saikia & Tepe 2012）。

整个髋关节外展肌的力量缺陷也可能在这种情况的发展中产生一定影响。这个肌群的无力导致对侧盆腔下降，增加同侧髋关节内收和内旋，这可能会增加对 ITB 的压力。Fredericson 等人（2000a，2000b）发现，完成了臀部强化计划的个体不仅增加了臀部的外展力量，而且还会减少疼痛，恢复活动的能力也提高了。与未受累的下肢和对照组相比，患有 ITBS 的跑步者下肢的髋关节外展肌肌力下降（Fredericson et al 2000a）。在另一项研究（Fredericson & Weir 2006）中，50 名马拉松运动员在训练项目开始时进行了评估，结果发现，与未受伤的运动员相比，7 名患 ITBS 的运动员的髋关节内收角度峰值增加了；在支撑相，由于髋关节外展肌肌力的降低和离心控制能力的减少，理论上可以增加髋关节内收肌运动范围。

下肢的对线或外展肌复合体无力可能引起 ITBS。Trendelenburg 步态模式可能导致髋关节外侧和 ITB 的过度紧张，这是由于膝关节区域内翻力矩增加（Baker et al 2011）。第二个可观察到的运动模式是，对侧盆腔下降可能增加 ITB 的压力，伴随着支撑侧股骨内收角度的增加和膝的外翻位（Baker et al 2011）。

受 ITBS 影响的患者称，他们的膝关节外侧部有尖锐和偶尔的灼烧痛。这些患者大多数都是精力充沛的，并且参加耐力运动，如跑步和/或骑自行车（Barber & Sutker 1992；Fredericson & Wolf 2005）。患 ITBS 的数名受训者，总会在赛道上的一个方向上跑步，每周增加里程、下坡跑的路线。下坡跑由于足着地时膝关节屈曲减少而会使个体有发展为 ITBS 的风险，这一动作增加了髂胫束远端和股外侧髁间的摩擦（Linderburg et al 1984；Barber & Sutker 1992；Fredericson & Wolf 2005）。

## 诊断和临床检查

患者在 ITB 远端可能表现出偶尔的肿胀和局部的压痛。明显的触痛局限于靠近外侧关节线近端的 2~3cm 处。这是 ITB 直接跨越的区域，或在膝关节的屈曲和伸展的时候在股骨外侧髁处产生压迫。如果存在，凹陷性水肿和疼痛的抱怨都局限于这个区域（Fredericson & Wolf 2005）。疼痛和/或感觉异常也发生在这一区域，很少能沿着 ITB 的长度延伸（Fredericson & Wolf 2005）。

临床医务人员应评估是否存在肌筋膜短缩和/或扳机点。扳机点可能是 ITBS 的原因或结果，通常见于股外侧肌、臀小肌、梨状肌和股二头肌远端（Fredricson et al 2000a；Fredericson & wolf 2005）。

由于下肢和大腿的内旋增加了对 ITB 的压力，因此扁平足可导致 ITBS。这个问题可能更夸大了臀肌无力造成的影响，导致单腿活动时下肢过度内收和内旋（Fredericson & Wolf 2005；Bauer & Duke 2012）。如果在骨盆或下肢的解剖标志之间发现任何不对称，检查人员必须排除是否存在下肢长度不一致的情况。

必须评估腓肠肌/比目鱼肌复合体的延展性，因为整个复合体的紧张度会导致踝关节背屈角度减小，从而在跑步或闭链运动中增加膝关节屈曲和踝关节背屈（Baker et al 2011）。改良托马斯试验（The modified Thomas test）和 Ober 测试（Ober test），用来确定髋关节前、外侧肌肉的紧张度。

进一步的特殊测试应包括 Noble 压缩试验（The Noble compression test），该试验用于确定与 ITBS 有关的疼痛是否可以在股骨外侧髁的近端重现（Magee 2002；Fredericson & Weir 2006）。不幸的是，这些测试中没有一项被用于诊断 ITBS。还应该对髋周肌肉组织进行力量测试。

Trendelenburg 试验是让患者单腿站立，另一足离开地面，为了保持平衡，患者被要求尽可能地抬高非支撑侧的骨盆，然后保持这个动作 30 秒。如果患者不能保持起始位置或骨盆开始下降，则被认为检查结果阳性；这说明支撑侧髋外展肌无力（Hardcastle & Nade 1985；Youdas et al 2007）。任何增加的躯干侧屈、对侧骨盆下垂、或增加的膝关节外翻或踝节/足旋前都可能表明髋关节功能和核心力量的下降，从而使运动员容易受伤（Youdas et al 2007；Hollman et al 2009；Baker et al 2011）。

建议进行进一步的功能测试，例如，下降测试（step-down test）、同侧前伸测试（anterior ipsilateral reach test）、额状面头顶抓握测试（frontal palne overhead reach test）都被包括在与 ITBS 一致的症状的个体的评定中。功能测试，如正向下降测试，可以鉴别患者能够看到和理解的无力或代偿模式（Baker et al 2011）。

## 手法治疗

Fredericson 和 Wolf（2005）建议将康复计划分为急性、亚急性、恢复和强化期，并最终恢复到跑步期。急性期的目标是减少引起远端 ITB（Fredericson & Wolf 2005）疼痛和症状的炎症。在急性损伤期和治疗阶段建议口服非甾体抗炎药（NSAIDs）、使用软组织松解和牵伸技术（Fredericson & Wolf 2005；Baker et al 2011）。冰敷按摩的使用也被发现在损伤和恢复的早期是有益的（Fredericson & Wolf 2005）。急性期的管理阶段最重要的方面是患者的教育和活动的调整。如果没有限制或显著减少加重症状的活动，减少疼痛和炎症的治疗措施将会无效。应该建议患者在重复出现症状的时间内进行锻炼。如果在更严重的情况下，建议运动员只能进行游泳运动。如果 3 天后可见的肿胀仍然存在，并且物理治疗、其他治疗方法和非甾体抗炎药对其不起作用，建议使用局部皮质类固醇注射（Fredericson & Wolf 2005；Baker et al 2011）。然而，到目前为止还没有研究检验这种方法在 ITBS 患者人群中的有效性。

随着急性的炎症和疼痛的缓解，运动员应进展到亚急性期。这一阶段的目标是提高整个 ITB-TFL 复合体的柔韧性，允许运动员在不加重症状的情况下进行强化训练（Fredericson & Wolf 2005；Baker et al 2011）。各种研究建议使用站立式 ITB 牵伸（Fredericson et al 2002；Fredericson & wolf 2005）。临床医务人员还应该处理髋周或大腿外侧的肌筋膜的限制和/或扳机点的问题。在开始强化练习之前，应先处理挛缩、粘连或扳机点。有多种治疗技术可以用于靶向限制（见第 59~63 章）。事实上，软组织技术结合独立牵伸和泡沫轴的组合已被推荐（Fredericson & Weir 2006）。

一旦解决了肌筋膜限制问题并恢复了正常的柔韧性，就应开始恢复或进入加强阶段（Fredericson & Weir 2006；Baker et al 2011）。强化阶段的目标是提高臀中肌和臀大肌的力量，以增加在功能活动中对下肢的动态控制（Baker et al 2011）。所有的强化训练都应该是无疼痛的，渐进抗阻训练的量应该从每组 5~8 次增加到 8~15 次，每次 2~3 组。即使患者只有一条腿有症状，也应该进行双侧练习（Fredericson & Wolf 2005；Fredericson & Weir 2006）。一项髋外展肌强化计划，从下肢的开链侧卧位抬腿，到闭链单腿向前下台阶（forward step-downs）和骨盆侧降练习，允许 24 名有 ITBS 跑步者中的 22 人在 6 个月后恢复到以前的活动水平（Fredericson et al 2000a）。将三平面运动和功能性运动纳入康复计划，对臀肌产生更高的离心训练要求，结果证实有效（Fredericson & Weir 2006）。最近的一项 EMG 研究（Selkowitz et al 2013）为臀肌强化项目提供了指导，比较了 11 种练习，结果支持在臀肌力量训练项目中包括单桥和双桥，四点支撑髋伸展位进行屈膝和伸膝练习，蚌式运动，治疗带侧方迈步训练和蹲起训练。（有关下肢肌肉强化的详细资料，请参阅第 38 章。）

一旦运动员可以无痛完成上述所有练习，并表现出适当的技巧和形式，就可以重新参与体育运动。临床医务人员应确保运动员有充分的运动范围，臀肌力量正常并对称，以及正常的柔韧性。建议在尝试恢复任何体育活动之前进行 Noble 挤压测试（Noble compression test）。跑步和自行车运动员应该接受宣教，隔天而且只能在平地上训练。他们应逐步增加训练的距离和频率，同时监测 ITBS 的任何症状或体征（Fredericson & Wolf 2005；Baker et al 2011）。运动员在跑步训练的第一周内不应超过隔天跑一次的频率，并应在开始前两周内避免任何下坡跑。快节奏的跑步已经被证明可以增加膝关节屈曲的角度，减轻足部撞击，减少了再次受伤的机会。随后建议运动员在接下来的 3~4 周内逐渐增加跑步的距离和频率。据报道，大多数患者可以在 6 周后恢复到以前的活动水平（Fredericson & Weir 2006）。

## 预后

如果运动员愿意修改训练程序，并处理了与 ITBS 相关的问题，那么很有可能完全恢复参与体育活动。ITBS 的大多数运动员在接受了规范的康复训练后，能够恢复跑步或运动（Fredericson & Weir 2006）。Fredericson 等人（2000a）提供证据来支持运动员在完成臀肌强化方案后 6 个月内恢复到先前运动水平的能力。

## 总结

ITBS 的诊断通常基于病史和临床检查。全身肌肉骨骼检查包括鉴别可能导致症状的损伤(Fredericson & Weir 2006)。总体而言,文献支持对跑步者的 ITBS 进行保守治疗,包括抗炎药物、皮质类固醇注射、牵伸、加强臀部肌肉的锻炼和关于训练参数的患者宣教(Van der Worp et al 2012)。与训练项目有关的许多因素,如下坡跑、在跑道上跑步和迅速增加里程,可能使运动员容易受伤,应及时处理。建议分阶段进行有计划的康复训练。大多数患者仅通过保守治疗就能恢复到以前的活动水平。在极少见的、无治疗效果或复发的情况下,可以考虑手术治疗(Fredericson & Weir 2006)。

## 屈髋肌腱病(弹响髋综合征)

### 流行病学

髂腰肌通常会产生机械性的弹响,也就是所谓的弹响髋综合征。症状可能从无痛发展到疼痛伴弹响。大约 5% ~ 10% 的人群出现了无痛的弹响髋综合征;然而,这一比例可能会使必须做大量臀部运动的运动员发病的数量增加(Teitz et al 1997;Byrd 2005)。在运动人群中,包括足球运动员、举重运动员和跑步运动员中,有报道称会暴发弹响髋综合征(Keskula et al 1999a;Gruen et al 2002;Konczak & Ames 2005)。女性更容易发生弹响髋综合征,据报告发生率为 62% ~ 86% 不等,这可能是跟常合并有盂唇结构病变有关(Pelsser et al 2001;Hoskins et al 2004;Lewis 2010)。在优秀的芭蕾舞团中,弹响髋综合征发生的频率最高;Winston 等人(2007)的一项研究报告显示,职业芭蕾舞者的患病率高达 90%,大多数人主诉有双侧症状。在确诊病例中,有 60% 出现自发的弹响,其中大部分是由髂腰肌肌腱引起(Winston et al 2007)。

### 病理力学

弹响髋综合征是指髂腰肌肌腱在穿过髋关节时,在两个常见的骨性标志处发生半脱位:股骨头/关节囊和髂耻隆起(Byrd 2005)。弹响通常发生在髋关节运动从屈曲、外展和外旋到伸展、内收和内旋。弹响通常是可以听到的,并可自动重现(Winston et al 2007)。一种替代的软组织理论描述说,这表明髂腰肌肌腱实际上是在髋部从外展、屈曲和外旋位置移动到中立位时在髂肌周围翻转(图 35.1)(Deslandes et al 2008)。Deslandes 等人(2008)的一项影像学研究发现,在 18 例弹响髋综合征病例中,有 14 例出现了"翻转"现象,而剩下的病例则是双侧髂腰肌。其他一些不太常见的原因包括一部分髂腰肌肌腱头翻转到另一部分,以及囊肿(Deslandes et al 2008),狭窄的腱鞘囊肿,髂腰肌插入(Micheli 1983)和小结节的骨脊(Schaberg et al 1984)。

与肌腱病变相关的急性炎症和慢性退行性变常会在髋关节抗阻屈曲时产生疼痛;然而,这不是一致的结果(Winston et al 2007;Tibor & Sekiya 2008),患者典型的主诉是他们从坐到站、跑步、骑自行车或进出汽车时很困难(Taylor & Clarke 1995;Keskula et al 1999;Gruen et al 2002;Little & Mansoor 2008)。

### 诊断和临床检查

髂腰肌弹响通常发生在腿从屈曲、外展和外旋到伸展的过程中(Faber 测试)(Gruen et al 2002;Hoskins et al 2004;Wahl et al 2004)。髂耻隆凸处的

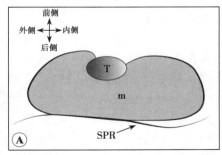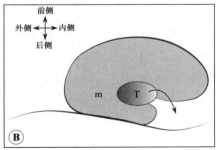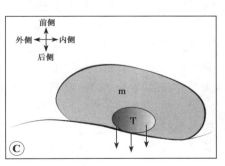

图 35.1　髂腰肌腱弹响的原因,髋关节的横向斜上方视图:Ⓐ髋关节屈曲、外展、外旋时,髂腰肌肌腱(T)向外侧滚动至髂肌(m)部分,该部分位于肌腱和耻骨上支(SPR)之间。Ⓑ当髋关节回到中立位置时,肌腱(T)沿着反向路径(内侧和后方),部分肌肉(m)被卡在肌腱和耻骨上支之间。Ⓒ在某一时刻,肌肉(m)突然向外侧释放,使肌腱(T)突然回到耻骨上,产生可以听见的"噼啪"声

髂腰肌半脱位在运动过程中可以感觉到并可通过手法加压来减轻，以防止外侧向内侧运动（Gruen et al 2002）。虽然还没有报道特殊测试的诊断准确性，但 Winston 等人（2007）报告说，24% 的芭蕾舞演员从 Faber 测试到伸展有弹响；有趣的是，这些病人在 90% 以上的时间下都能自发地引起髂腰肌半脱位。

## 治疗

髋关节弹响综合征的治疗最初包括休息、活动调整和口服非甾体抗炎药。如果症状持续，可能需要进行肌腱周围和滑液囊内注射，然后进行物理治疗（Wahl et al 2004）。髂腰肌牵伸（Jacobson & Allen 1990；Taylor & Clarke 1995；Gruen et al 2002）、超声（Taylor & Clarke 1995）和髋周肌肉强化（Gruen et al 2002）的效果良好。Gruen 等人（2002）通过对髋旋转肌群进行向心训练、对屈髋肌和伸髋肌进行离心训练，报告了 63% 的成功率。对受损组织的神经肌肉激活和肌筋膜放松技术可以帮助缓解症状并促进恢复损伤前活动（Konczak & Ames 2005）。虽然已经报告了良好的结果，但几乎没有随机临床试验存在。

如果保守治疗出了问题，那么手术干预是必要的。关节镜下髂腰肌松解或延长术通常用于纠正有症状的弹响（Ilizaliturri et al 2005）。髂腰肌腱完全松解可在盆腔缘、股骨头（经关节囊）或小转子处进行，但髂肌纤维直接插入小转子处除外（Ilizaliturri et al 2009）。在不同的松解位置之间未报告有差异，无论松解位置如何，在随访中都获得了良好的功能结果（Ilizaliturri et al 2009）。部分髂腰肌腱延长术也被报道有良好的效果（Gruen et al 2002）。在手术后 4 周内，主动髋关节屈曲受限。随着髋关节强度和神经肌肉稳定性的逐步进展和恢复，等长屈髋强化训练可以在松解术 6 周后开始。

手术矫正后的并发症包括复发性弹响、异位骨化、股神经麻痹、持续性前髋关节疼痛、屈髋肌无力和伤口感染（Gruen et al 2002；Ilizaliturri et al 2005，2009；McCulloch & Bush-Joseph 2006；Flanum et al 2007）。据报道，长期屈髋肌无力是最常见的损伤。因为髋弹响综合征可能伴有盂唇病变，因此应进行关节内评估以确定是否需要手术矫正。

## 预后

使用物理疗法进行非手术治疗的成功率在 36%～63% 之间（Taylor & Clarke 1995；Flanum et al 2007）。在 8 例患者中，采用屈髋肌稳定性训练方案和类固醇注射的联合治疗，症状缓解持续时间为 2～8 个月（Vaccaro et al 1995）。虽然报告了最佳结果，但应注意 50% 的病例最终仍然接受了手术干预（Vaccaro et al 1995）。Wahl 等人（2004）的一项个案报道显示，在职业运动员中使用注射的成功率很高。此外，Hoskins 等（2004）报告了 92 例患者在术后平均 6 个月后，患者的总体满意度达到 89%。尽管这些结果是阳性的，但有 40% 的病例出现并发症。Flanum 等人（2007）也报告了内镜松解术后的显著改善，在 6 例患者中，髋关节评分高达 90～96 分，且无弹响复发。

## 总结

弹响髋综合征是年轻活跃人群，尤其是优秀芭蕾舞演员常见的髋关节并发症；然而，大多数病例无症状且不影响功能活动（Winston et al 2007）。如果存在疼痛且功能受限，非手术治疗通常是有效的，包括屈髋肌牵伸、神经肌肉激活、旋转肌群强化和活动调整（Lewis 2010）。如果在保守治疗 2～3 个月后症状仍存在，建议手术治疗。影像学技术，特别是动态超声检查，有助于确定半脱位的位置和原因。应对关节内解剖进行仔细检查，以排除将盂唇的病理作为机械症状的来源。内镜矫正后，预期效果良好；然而，在康复过程中应仔细监测，以避免并发症，特别是慢性屈髋肌无力（Ilizaliturri et al 2009）。

## 臀中肌肌腱病

### 流行病学

大转子处的疼痛是关节内或关节外结构的常见症状。以前被诊断为大转子滑囊炎，"大转子疼痛综合征"这个术语更好地涵盖了该部位的一系列问题，这些问题影响了 10%～25% 的人群（Williams & Cohen 2009）。发病率在第四到第六个十年之间达到高峰，女性比男性受影响更大（Bird et al 2001）。臀肌肌腱病，包括臀中肌和/或臀小肌肌腱的过度劳损，是造成大转子疼痛的常见原因（Klauser et al 2013）。过去，治疗包括物理治疗和局部注射皮质类固醇以治疗转子滑囊炎，这被认为是报告疼痛和症状的来源。然而，磁共振成像（MRI）在诊断大转子疼痛综合征（Greater trochanteric pain syndrome）方面的进展和包括已经确认臀中肌损伤在这些个体中占很大比例,而滑囊炎不是孤立存在的(Bird et al 2001)。髋关节外侧疼痛或大转子疼痛综合征可由肌腱炎和/或与臀中肌和臀小肌肌腱相关的滑囊炎引起(Lequesne et al 2008)。

## 病理力学

臀肌肌腱病的具体原因尚不完全清楚,但常伴有局部微创伤和损伤(Connell et al 2003;Klauser et al 2013)。肌腱病通常是超负荷的结果;然而,并不是只有重复的拉力才会导致伤害。压力负荷也会导致肌腱损伤(Docking et al 2013)。髋内收时,臀肌肌腱可受压于髂胫束下;随着屈曲和髋关节内、外旋的结合,压力增加(Goom 2013)。肌腱的牵伸和压力负荷的结合可能导致疼痛和与肌腱病相关的功能障碍(Docking et al 2013)。整个髋关节区域由于无力或异常的僵硬而导致的肌力不平衡容易造成损伤;常见的不平衡和/或异常的运动模式是阔筋膜张肌或髋外展运动的代偿,这会导致臀中肌后束的无力和萎缩(Bewyer & Bewyer 2003)。临床上表现为臀中肌后束变弱或变长,阔筋膜张肌缩短变强。

过度使用可能是由于长时间低强度压力造成的,如体重增加、姿势习惯和/或睡眠姿势(Bewyer & Bewyer 2003)。体重增加增大了步行/跑步和站立时对臀中肌的要求。姿势习惯,如通过对侧盆腔下降将重量转移到一条腿上,或长时间侧卧位且将上方的腿内收置于另一条腿前,可导致臀中肌后束的适应性延长(Bewyer & Bewyer 2003)。这种模式会导致臀肌肌腱的刺激和压迫(Bewyer & Bewyer 2003)。其他与运动员髋关节外侧疼痛有关的活动包括盆骨较宽、腿长差异、足过度旋前和粗糙的跑步路面(Robertson et al 2008)。如果过度的压力或张力持续下去而影响组织修复和恢复的进程,肌腱可能发生退变。

## 患者病史

通常情况下,患者会出现非特异性的症状和臀部疼痛,这种疼痛会随着站立时间的延长、久坐、走路时间的延长、爬楼以及患侧卧位而加重(Bewyer & Bewyer 2003)。偶尔患者会主诉步行时的早期疲劳,或跛行(Lequesne et al 2008)。这种疼痛被描述为髋关节外侧的"酸痛"(Bird et al 2001)。疼痛很少扩散到腹股沟和大腿外侧,这种相关模式可能导致患者误诊为同侧髋关节或腰椎方面的疾病(Kingzett-Taylor et al 1999)。

## 诊断和临床检查

临床医务人员需要依据患者的病史、临床体征和症状,才能做出准确的诊断,指导治疗(Woodley et al 2008)。临床检查应包括观察、功能运动检查、触诊、关节活动度、抗阻测试和特殊检查(Grumet et al 2010)。

临床医务人员应确定是否有臀肌的萎缩,这可能是由于疼痛、损伤或神经结构卡压引起的代偿模式,涉及坐骨神经、臀上神经或臀下神经。对臀中肌萎缩的受试者进行回顾性评价发现五分之四的受试者在 MRI 诊断中有臀中肌肌腱病理的情况(Woodley et al 2008)。

## 运动功能测试

除了静态姿势评估,临床医务人员应观察患者完成一系列的功能动作。这些应该包括,单腿平衡测试和步态。评估患者的步态周期,以确定避痛步态或臀中肌步态。Trendelenburg 步态模式的特征是外展肌群无力或功能障碍。随着肌无力的进展,受累侧可能会发生代偿性的体重转移,试图降低受累侧髋外展肌的负荷(Poultsides et al 2012)。如果单腿站立可以保持 30 秒,则报告的灵敏度和特异性分别为 100% 和 97.3%(Lequesne et al 2008)。Trendelenburg 测试也为检查提供了临床价值,因为据报道它的敏感性为 72.7%,特异性为 76.9%,可以预测肌腱撕裂(Bird et al 2001)。推荐的单腿平衡测试有很多变异测试,但所有这些测试的目的都是评估患者的本体感觉和外展肌功能(Poultsides et al 2012)。此外,推荐单腿站立测试(single-leg stance test)、单腿下蹲测试(single-leg squat test)(图 35.2)和星形偏移平衡测试(star excursion balance test)(图 35.3)来评估年轻运动人群髋关节疼痛的外展肌功能。

髋关节和躯干的主动和被动运动范围检查应包括在内,通过判断腰椎或髋关节内病理来鉴别诊断。外展肌腱病变患者的髋关节活动范围通常是正常的。被动牵伸累及的肌腱会增加疼痛,在评估运动范围时应该记住这一点。屈髋 90°伴髋被动外旋通常是髋关节活动范围测试中唯一的诱发动作(Lequesne et al 2008)。髋关节内收超过中线偶尔会因肌腱受压而增加症状。

髋外展和内旋抗阻通常被推荐用于诊断大转子疼痛综合征或臀肌肌腱病。然而,外展抗阻试验的

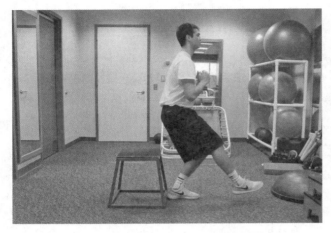

图 35.2    评估髋外展肌功能的单腿下蹲测试

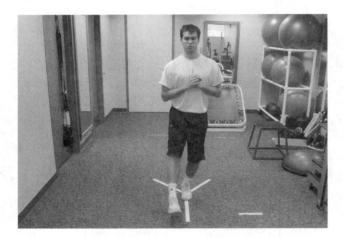

图 35.3    星形偏移平衡测试评估髋关节外展肌功能

敏感性据报道为 72.5%，内旋抗阻敏感性为 54.5%（Bird et al 2001）。在髋关节外展肌力测试中，检查者应密切监视患者（图 35.4），因为许多人将用阔筋膜张肌或腰方肌来代偿臀肌无力（Fredericson & Wolf 2005）。臀大肌肌力测量通常在俯卧位评定，

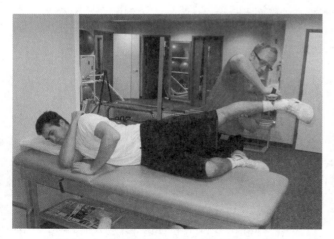

图 35.4    使用测力计进行髋外展肌力测试

屈膝 90°和髋旋转的中立位（Baker et al 2011）。一般髋关节内外旋力量可在多种位置进行测量。患者仰卧位，屈髋和屈膝至 90°，然后将髋关节置于外旋位，进行外旋试验（external derotation test）。这种姿势在臀肌肌腱病患者中通常会感到疼痛，因此应减少外旋的角度直到疼痛消失。然后，患者被要求内旋抗阻；任何疼痛的重现被认为是阳性试验或臀肌肌腱病或大转子滑囊炎。本试验的敏感性和特异性分别为 88% 和 97.3%（Lequesne et al 2008）。临床医务人员应注意下肢的任何无力、疼痛的重现和/或不对称性。

除平衡和运动功能测试外，还有一些特殊的测试提供了一些信息，可以帮助髋侧面疼痛的鉴别诊断。Patrick FABER 测试和 Ober 测试应该包括在内。FABER 试验用于区分骶髂关节和髋关节外展位疼痛（Grumet et al 2010；Poultsides et al 2012）。Ober 试验将允许临床医务人员评估整个 TFL/ITB 复合体的紧张程度，这可能导致臀肌肌腱的功能性活动时的压迫或刺激。

据报道，触诊股骨转子是临床检查或外侧髋关节疼痛中最具争议性的检查（Woodley et al 2008）。具体地说，转子后侧的压痛可能提示臀中肌受累，而转子前的压痛可能归因于臀小肌病变（Grumet et al 2010）。

## 治疗

肌腱病的成功治疗取决于急性或慢性损伤的准确分期。在损伤的早期或反应性肌腱病阶段，应强调减少对受累肌腱的体力活动，以便促进愈合和防止损伤的恶化。活动调整，包括在双膝之间放置枕头，在侧卧位、坐位时不能交叉双腿，以及在站立的时候确保同样的负重分布，都可以减轻受累侧肌腱和肌肉组织的压迫或张力（Bewyer & Bewyer 2003）。建议对侧手使用拐杖，并在同侧携带外部负载，以减少步态支撑相对臀中肌的压力（Neumann & Cook 1985；Bewyer & Bewyer 2003）。虽然对于肌腱病是否属于炎症病理仍有争议，但非甾体抗炎药可能有助于减轻肌腱肿胀（Cook & Purdam 2009）。

治疗与臀中肌相关的疼痛应包括最初 1~2 周的物理治疗。2 周后如果症状没有减轻，应该考虑注射（Bewyer & Bewyer 2003），这被证明是有益的（Williams & Cohen 2009）。如果注射后症状减轻，那么应该继续进行物理治疗。如果在 6 周的持续物理治疗中没有明显的改善，建议考虑进一步影像诊

断,包括 MRI,以确定外展肌腱病理的存在或损伤的严重程度(Bewyer & Bewyer 2003)。

力量训练应用于初期治疗,但要根据损伤的阶段进行调整,负荷要与临床检查中确定的强度相适应。为了纠正潜在的不平衡和代偿运动模式(Bewyer & Bewyer 2003),应该通过肌肉短缩体位来加强锻炼,以促进正常的肌肉长度。在肌腱病理反应阶段,等长运动可能是有益的。临床医务人员需要监测这些练习的表现,以确保患者没有阔筋膜张肌的代偿。由于屈髋位合并髋内旋或外旋的臀肌肌腱受压增加,临床医务人员应考虑在早期避免某些常见的运动,例如蚌式运动(Goom 2013)。

随着疼痛和症状的进展,早期避免活动或减少累及肌腱的负荷,康复计划的加强部分变得更加重要。应监测每个规定的运动的表现,以防止任何可能加重症状或限制力量增加的异常运动或代偿运动。一些研究分析了常见的髋关节强化运动,以帮助指导临床医务人员选择最合适或有益的运动。Bolgla 和 Uhl(2005)发现负重运动需要更大的肌肉激活;结果还表明,侧卧髋关节外展运动比站立不负重的髋关节外展运动产生更大的肌肉激活。作者的结论是,虽然非负重运动产生的肌肉活动较少,但对那些无法进行负重运动或侧卧外展运动的患者可能会有好处(Bolgla & Uhl 2005)。Selkowitz 等人(2013)完成的一项研究比较了 11 种常见的运动,以确定哪种运动优先激活臀肌组织,同时减少 TFL 活动。作者报道,蚌式运动(clam)(图 35.5)、侧移桥、单桥(图 35.6)、四点支撑位伸膝位下伸髋练习(图 35.7)和四点支撑位屈膝位伸髋练习(图 35.8)是最有益的或最大化地臀肌激活活动,同时 TFL 活动最少(Selkowitz et al 2013)。

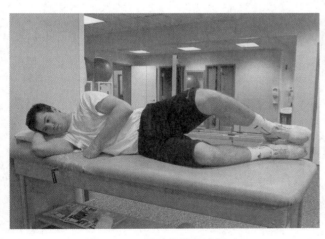

图 35.5　屈膝位的蚌式运动

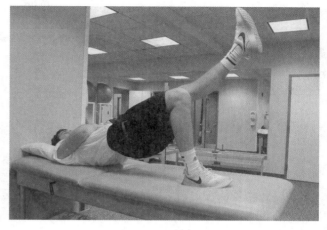

图 35.6　单桥运动

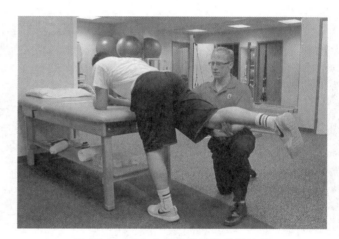

图 35.7　四点支撑位伸膝位伸髋练习

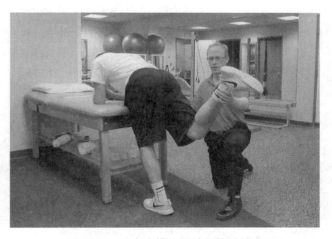

图 35.8　四点支撑位屈膝位伸髋练习

在肌腱劳损或退变后期,应充分利用离心运动来增加肌腱负荷。离心运动项目已被证明可以降低疼痛水平,影响肌腱结构,并提高个人能力以恢复之前的活动能力(Cook & Purdam 2009)。

对于保守治疗失败的患者,建议进行外科干预(Williams & Cohen 2009)。有各种各样的外科干预措施用于治疗复发性或对保守措施无反应的髋关节外侧疼痛；这些手术包括滑囊切除、直接延长髂胫束、股骨转子截骨和臀肌肌腱修复。

## 预后

大多数大转子疼痛综合征患者通过适当的保守治疗而痊愈（Williams & Cohen 2009）。然而，对于臀部肌腱病患者来说，由于临床诊断的挑战性，很难确定其预后或效果（Klauser et al 2013）。保守治疗包括休息、物理治疗、皮质类固醇注射和其他各种方式，允许66%的诊断为转子滑囊炎的患者恢复运动，83%的患者在3个月后恢复体力劳动（Lustenberger et al 2011）。在接受保守治疗的患者中，建议进行外科干预（Williams & Cohen 2009）。手术干预之间的比较是困难的，因为大量的病理可能涉及外侧髋关节疼痛，可用的高质量证据数量有限，并且在结果测量中使用的变量很大（Lustenberger et al 2011）。

## 总结

大转子疼痛综合征是一种常报告的情况，以前称为大转子滑囊炎。疼痛和残疾可能归因于穿过髋关节外侧的各类结构。随着影像学技术的进步，臀中肌和臀小肌肌腱病已被确定为这些患者疼痛的主要原因。检查者应该采集全面的病史和检查，来帮助这个具有挑战性的临床诊断和确定髋关节外展肌复合体的功能。几乎没有证据支持最佳实践和指导物理治疗干预。一般来说，治疗应该集中在相对休息和早期避免加重症状的因素，然后处理引起症状引起的下肢肌肉不平衡。未来的研究方向应是在准确诊断臀肌肌腱病后制订预防策略和具体康复方案的有效性。

## 内收肌肌腱病

### 流行病学

内收肌群的损伤常在运动中出现，包括快速运动和方向改变的运动。冰球、足球和澳式橄榄球等运动最易导致内收肌病变的发生（Ekstrand & Gillquist 1983；Molsa et al 1997；Emery et al 1999；Tyler et al 2001；Kluin et al 2004；Crow et al 2010）。在瑞典曲棍球运动员中，10%的受伤都与内收肌拉伤有关，在芬兰冰球运动中有43%的患病率（Molsa et al 1997；Kluin et al 2004）。类似地，Tyler 等人

（2001）证明了在国家曲棍球联盟（NHL）中，每1 000个玩家有3.2的发生率。NHL 每年每1 000名球员中有13~20人受伤，且赛季前腹股沟和腹部受伤的风险增加（Emery et al 1999）。在足球界中，据报道有高达31%的发病率（Ekstrand & Gillquist 1983）。Holmich et al（2013）最近的一项研究回顾了男性足球运动员的腹股沟相关损伤，发现与内收肌相关的腹股沟疼痛是导致需要长期恢复的最常见原因，尤其是合并腹部相关的损伤。

柔韧性和力量是内收肌损伤的危险因素。研究表明，对足球运动员来说，臀部外展运动的减少是腹股沟紧张的危险因素（Ekstrand & Ringborg 2001；Arnason et al 2004）。尽管如此，其他研究未发现髋关节外展运动和腹股沟损伤风险之间的关系（Tegner & Lorentzon 1991；Emery et al 1999；Emery & Meeuwisse 2001）。在腹股沟相关损伤前后，运动员的髋内收肌力量不足已经得到证实。Tyler 等人（2001）发现，与未受伤的运动员相比，NHL 冰球运动员臀部内收肌力量减少18%，这会增加未来腹股沟拉伤的风险。在同样的研究中，在运动员腹股沟相关的损伤中也发现髋关节内收对外展力量比的降低。在未受伤球员中内收肌力量占外展肌力量的95%，而在受伤球员中仅占78%（Tyler et al 2001）。类似地，Crow 等人（2010）发现澳式橄榄球运动员腹股沟疼痛发作前后的内收肌强度也出现了下降。与这些发现形成对比的是，一项针对优秀足球运动员的研究发现，臀部内收肌的强度和腹股沟的损伤没有关联（Emery & Meeuwisse 2001）。以前的病史和/或内收肌的损伤史与腹股沟疼痛复发有关（Tyler et al 2001）。

### 病理力学

内收肌拉伤或肌腱病的原因通常是多种多样的，27%的病例中有两个或更多的因素（Ibrahim et al 2007）。需进行彻底的鉴别诊断，确定疼痛如何产生，排除髋关节、腰骶和腹部区域的病理问题是至关重要的，因为腹股沟疼痛在这些情况中很常见（Clohisy et al 2009）。运动中的快速运动需要内收肌的离心运动，当力量或柔韧性不足易导致损伤（Tyler et al 2001；Crow et al 2010）。柔韧性和力量的不平衡与下肢肌肉拉伤有关。一般的力量和柔韧性方面的不足也与女大学生运动员的受伤有关，尽管还没有确定具体的肌肉群（Knapik et al 1991）。相反，Orchard 等人（1997）证明了腘绳肌损伤与力量不足相关，而与柔韧性无关。针对内收肌损伤，Tyler 等人

（2001）证明了损伤和力量之间的关系，指出如果内收肌强度小于外展肌强度的 80%，那么受伤的风险会增加 17 倍。在职业曲棍球运动员中，内收肌拉伤的发生率通过内收肌强化项目降低（Tyler et al 2002）。核心肌无力和延后的腹横肌收缩也可能增加下肢和内收肌损伤的风险；然而，争论仍然存在，需要更多的研究来确定因果关系（Maffey & Emery 2007；Hrysomallis 2009；Labella et al 2011；Herman et al 2012）。

## 患者病史

内收肌拉伤通常与冰球、橄榄球、足球和澳式橄榄球等运动有关，包括快速减速和方向的改变。这些运动员中的许多人主要的抱怨是伤后的腹股沟疼痛（Tyler et al 2001；Jansen et al 2008；Topol & Reeves 2008），可由单一事件或重复性微创伤造成（Avrahami & Choudur 2010）。根据受伤的程度，可能会出现软组织撕裂，运动员经常抱怨需内收肌参与的运动会产生疼痛（Lynch & Renstrom，1999）。

## 诊断

内收肌拉伤的诊断通常是在经过详细的病史、临床检查和影像学检查后确定的，以确保正确地识别病理变化。由于预期的腹股沟长期疼痛的改变，内收肌、髂腰肌和腹肌的力量和柔韧性的临床评估应该被强调（Jansen et al 2010）。Holmich 等人（2004）陈述除了髂腰肌肌力测试中，评分者之间信度不足难以接受之外，其余测试表现出了良好的（>0.60）评分者自己和评分者之间的信度。确定腹股沟疼痛的最有效和可靠的临床检查之一是内收肌挤压试验（Verrall et al 2007）。这是一个可靠的测量内收肌肌力的方法，也是区分运动员有腹股沟疼痛和没有腹股沟疼痛的唯一方法（Malliaras et al 2009）。在髋关节屈曲 0°、45° 和 90° 的位置上，该试验是可靠的；Delahunt 等人（2011 年）证明 45° 的位置是诱发内收肌活动的最佳位置。

MRI 对确定内收肌拉伤的位置和程度是有用的。这通常发生在肌肉-肌腱结合处；然而，肌腱撕裂也可能存在（Lischuk et al 2010）。MRI 结果虽然不是特定于内收肌，但与功能预后相关，根据横断面的受累和液体积聚，以确定恢复时间的长短（Pomeranz & Heidt 1993）。MRI 还可用于确定非内收肌原因导致的腹股沟疼痛（Robinson et al 2004；Lischuk et al 2010）。常规 X 线片可用来鉴别应力性骨折、撕脱伤和骨质异常（Bencardino et al 2003）。

## 治疗

内收肌肌腱病的初步治疗集中在活动改善、休息、类固醇注射、增生注射疗法、腰骶力量训练和被动的治疗模式（Topol et al 2005；Tyler & Nicholas 2007；Topol & Reeves 2008）。Holmich 等人（1999）发现明显更好的方法是使用集中于主动盆腔稳定的方案，而不是使用被动干预，包括激光、横向摩擦按摩、牵伸和经皮神经电刺激。在 7 个月后的随访中，79% 的患者完成了活动能力计划，他们能够回到相同或到达更高的水平，而被动治疗组只有 14%（Holmich et al 1999）。Verrall 等人（2007b）展示了在使用被动模式和运动治疗两种方案后，89% 的运动员成功重返赛场；然而，几乎一半的患者在他们回来后仍有症状出现。将手法治疗纳入多模式治疗方案可能是有益的；Weir 等人（2010）报告了采用联合关节松动和锻炼相结合的方式，经过短期和中期治疗后，有效率为 77%。他们发现，与没有这种干预的方案相比，手法治疗显效更快；然而，在这项研究中，运动中表现出的长期结局和疼痛情况在不同组之间没有区别。Tyler 等人（2002）利用强化内收肌的方案有效地预防了内收肌的拉伤。在这项研究中，58 名职业曲棍球运动员中有 33 人被确定存在内收肌拉伤的风险，原因是内收肌/外展肌强度比小于 80%。预防方案包括每周进行三次向心、离心和功能性肌力训练（知识框 35.1），持续 6 周。在预防计划之后，内收肌损伤的发生率由 3.2/1 000 降至 0.71/1 000。

---

**知识框 35.1 内收肌拉伤的预防方案**

**热身**
- 骑车
- 内收肌拉伸
- 相扑式深蹲
- 侧弓步
- 跪位倾斜骨盆

**力量训练**
- 挤压（腿从弯曲到伸直）不同大小的球
- 内收肌抗重力向心收缩
- 悬吊上或在弹性阻力下站立位内收
- 坐位内收训练器
- 站立位下，患侧足于滑板上在矢状面滑动
- 在冠状面内双侧下肢在滑板上内收（即双侧内收）
- 交替单腿冲刺跳跃

**运动相关的针对性训练**
- 在冰上双膝跪位，内收并腿
- 站立位用缆绳系统抗阻跨大步，以模拟溜冰
- 滑冰
- 交替拉缆绳系统

**临床目标**
- 内收肌力至少为外展肌力的 80%

（Tyler et al 2002）

在耻骨裂处注射已被证明可以改善专业竞技和业余运动员内收肌相关的腹股沟疼痛（Schilders et al 2007，2009）。尽管所有的竞技运动员在注射后疼痛立即得到缓解，但只有 MRI 表现正常的运动员在1年的随访中没有复发（Schilders et al 2007）。在注射后5周左右，几乎整个组的患者都（17 例中的 16例）报告复发；然而，当相同的方法被应用于业余运动员时，所有的结果都显示良好的结果，在1年内没有复发（Schilders et al 2009）。

在慢性内收肌相关的腹股沟疼痛没有好转的情况下，手术是有必要的。由于保守治疗的局限性，如果保守治疗后症状没有改善，应考虑手术干预。由于引起腹股沟疼痛因素的复杂性，应评估内收肌群、腹部肌肉组织、臀部和盆底，以确定疼痛的真正原因（Meyers et al 2000；Bedi et al 2011；Mei-Dan et al 2013）。特别是内收肌群和腹直肌，是腹股沟异常的最常见原因（Bedi et al 2011）。Dojcinovic 等人（2012）的一项研究发现 24% 的运动疝患者存在内收肌肌腱炎。内收肌腱切开术、疝成形术和盆底修补术都被提倡用于治疗相关的情况，效果良好，但对真正潜在的病理力学原因的识别仍然是至关重要的（Mei-Dan et al 2013）。

独立的内收肌腱切开术在患有慢性内收肌相关疼痛的运动员身上已经被证明有很好的效果（Akermark & Johansson 1992；Atkinson et al 2010；Robertson et al 2011）。Schilders 等人（2013）对 43 名职业运动员（39 名足球运动员和 4 名橄榄球运动员）进行了选择性内收肌松解。在平均 40 个月后随访中，除一人外，所有人在术后平均 9 周恢复到受伤前运动水平（Schilders et al 2013）。双侧腱切除在治疗单侧内收肌相关腹股沟疼痛方面也被证明是有效的。Maffulli 等人（2012）对 29 名单侧长内收肌病变运动员进行了双侧内收肌肌腱切除术。在随访中，86%报告恢复到受伤前活动水平或更高，恢复时间的中位数为 11 周（Maffulli et al 2012）。

如果诊断迅速，保守治疗可能有效或纠正肌肉失衡，尤其是内收肌无力，并允许恢复到损伤前的活动水平（Tyler et al 2001；Machotka et al 2009；Weir et al 2010）。尽管结果鼓舞人心，但保守治疗后的长期复发率很高（25%～50%）（Verrall et al 2007b；Weir et al 2010）。如果保守治疗无效，手术治疗效果非常出色，>80% 在 3 个月内恢复到受伤前的水平（Jansen et al 2008；Mei-Dan et al 2013）。

## 总结

内收肌腱病是体育运动中常见的损伤，尤其是冰球、澳式橄榄球、足球和英式橄榄球（Ekstrand & Gillquist 1983；Molsa et al 1997；Emery et al 1999；Tyler et al 2001；Kluin et al 2004；Crow et al 2010）。一些风险因素，包括运动、柔韧性不足、肌肉不平衡和内收肌无力，可能导致内收性腹股沟痛（Ekstrand & Gillquist 1983；Molsa et al 1997；Emery et al 1999；Tyler et al 2001；Kluin et al 2004；Crow et al 2010）。尤其是内收肌无力在受伤之前和受伤时都有表现（Tyler et al 2001；Crow et al 2010）。非手术治疗内收肌腱病应该被利用来纠正潜在的损伤；内收肌腱病复发常见，需要进一步研究病理机制和有效的治疗策略。如果保守治疗失败，手术治疗已被证明是有效的、可以让运动员回到运动损伤前的水平的治疗方法（Jansen et al 2008；Mei-Dan et al 2013）。对内收肌腱病和慢性腹股沟痛的预防和治疗有待进一步研究。

# 运动疝

## 流行病学

运动疝是运动员下腹和腹股沟疼痛的一个备受争议的原因。由此产生的慢性腹股沟疼痛会导致大量的时间不能工作或不能参加体育运动。腹股沟损伤占所有运动相关损伤的 5%（Moeller 2003）。据报道，运动疝的发生率在 0.5%～6.2% 之间（Campanelli 2010）。在对 189 例慢性腹股沟痛患者的回顾性研究中，Lovell（1995）报告说 50% 的患者存在这种情况。尽管报告中出现了这种情况，但在这一人群中，典型的表现、诊断和最有效的治疗方法缺乏一致性（Kachingwe & Grech 2008）。

术语"运动疝（athletic hernia 或 sports hernia）"被用来描述腹股沟管后壁变弱而无明显疝的情况，这导致运动相关的慢性腹股沟疼痛（Ahumada et al 2005；Swan & Wolcott 2007）。在临床医务人员和文献中，描述这种情况的损伤机制、受累组织和术语各不相同（Swan & Wolcott 2007）。有很多术语用来描述这种情况，包括足球运动员的疝气、腹股沟不适、联合肌腱撕裂、曲棍球运动员的腹股沟、Gilmore 的腹股沟和运动耻骨痛（Unverzagt et al 2008）。由于没有触诊到疝气，运动性耻骨痛被用来描述这种病理情况。耻骨痛是指无法用一个诊断性的体格检查去定义这个持续的活动相关的腹股沟疼痛（Albers et al 2001；Kachingwe & Grech 2008）。人们普遍认为，运动疝会导致耻骨前肌肉和/或筋膜附着点的损伤，但对于具体的解剖结构涉及哪一种，存在很大的分歧（Leblanc & Leblanc 2003；Ahumada et al 2005；Swan & Wolcott 2007）。与运动疝相关的腹股沟痛可能是由于横纹肌筋膜撕裂、腹股沟后壁、腹直肌远端止点、联合肌腱或外斜腱膜造成的（Albers et al 2001；LeBlanc & LeBlanc 2003；Kachingwe & Grech 2008）（图35.9）。据报道，只有6%～8%的疝手术修复的患者进行运动出现腹直肌单独撕裂（Meyers et al 2000；Ahumada et al 2005）。手术或手术探查通常发现损伤涉及多个结构，所有这些都会导致腹股沟后壁变弱（Diaco et al 2005；Van Veen et al 2007）。为了更彻底地回顾在运动人群中常见的髋关节和腹股沟损伤的具体解剖结构，读者可以参考 Anderson 等人（2001）的《运动员的髋与腹股沟损伤》。

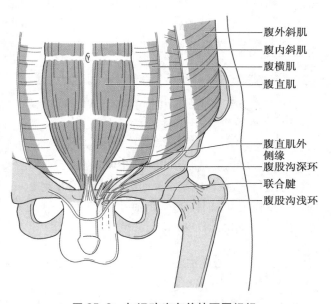

图35.9 与运动疝有关的不同组织

腹外斜肌
腹内斜肌
腹横肌
腹直肌

腹直肌外侧缘
腹股沟深环
联合腱
腹股沟浅环

## 病理力学

过度使用已被报道为运动疝的主要原因。在与运动相关的活动中，特别是涉及大腿过度外展和躯干过伸的运动中，耻骨联合产生的剪切力可能会造成损伤（Farber & Wilckens 2007）。整合的骨盆运动产生更高的强度，增加髋内收/外展、屈/伸运动的范围，在耻骨联合处产生剪切力，从而导致腹股沟处的软组织产生异常压力，垂直作用于筋膜和肌肉（An-

derson et al 2001）。这也可能有助于解释为什么骨炎、耻骨和内收肌肌腱炎在这些患者中共存（Hackney 1993）。肌肉失衡和髋关节活动度降低可能增加这些人受伤的风险（Verrall et al 2007a）。

很少有研究特别关注运动疝损伤的危险因素。然而，有几项研究确定了运动员腹股沟疼痛的潜在风险因素或运动员中腹股沟疼痛的发生。Engebretsen 等人（2010）的一项研究证实了在男性足球运动员中，既往史上有急性腹股沟损伤和内收肌肌力弱是重要的或可导致新发腹股沟损伤的内在危险因素，出现运动疝症状的患者多为参与运动类活动的男性（Albers et al 2001）。大多数患者会报告称单侧腹股沟痛，严重的下腹或耻骨疼痛，活动后增加，休息后缓解（Joesting 2002；Ahumada et al 2005；Kachingwe & Grech 2008）。疼痛常位于肢体近端，在比屈髋肌或内收肌拉伤更深的位置（Lynch & Renstrom 1999；Kachingwe & Grech 2008）。常起病隐匿，但偶尔患者会报告急性事件或特定动作导致受伤，一旦疼痛出现，就会产生症状（Lynch & Renstrom 1999；Meyers et al 2002；Moeller 2007）。活动如踢腿、冲刺、切割和仰卧起坐的动作常会加重症状（Joesting 2002；Ahumada et al 2005；Kachingwe & Grech 2008）。偶尔，症状可因咳嗽和打喷嚏再次出现（LeBlanc & LeBlanc 2003；Diaco et al 2005；Kachingwe & Grech 2008）。

## 诊断和临床检查

运动疝的诊断是通过排除法，没有明确的诊断测试。病人通常会有一个正常的健康体检，排除没有明显的疝和所有其他病理（Joesting 2002；Ahumada et al 2005；Unverzagt et al 2008）。腹股沟疼痛的鉴别诊断是具有挑战性的，因为症状重叠和重复并存的情况（Morelli & Smith 2001；Van Veen et al 2007；Kachingwe & Grech 2008）。大量的肌肉骨骼疾病可能导致前髋关节和腹股沟疼痛。鉴别诊断应包括但不限于：耻骨炎、髋臼唇撕裂、内收肌/髋屈肌肌腱病和耻骨支应力拉伤（Lacroix 2000；Anderson et al 2001；Johnson & Briner 2005；Unverzagt et al 2008）。腹股沟神经、髂腹下神经、闭孔神经、股外生殖器和股外侧皮神经可能引起神经卡压，同时也可能在这些个体中产生腹股沟深部疼痛（Hackney 1993；Lacroix 2000；Anderson et al 2001；Unverzagt et al 2008）。泌尿道疾病，包括前列腺炎、附睾炎、尿道炎、阴囊积水症和精索静脉曲张也可导致腹股沟区疼痛(Unverzagt et al 2008;Swan & Wolcott 2007)。对有类似症状的女性患者的进一步评估通常表明有妇科病症(Ahumada et al 2005;Moeller 2007;Kachingwe & Grech 2008)。一旦从患者那里收集了详细的病史和对病情的主观描述,并考虑了任何可能的全身或非肌肉骨骼疾病,就可以完成更具体的临床检查。

触诊应排除腹股沟疝的存在(Minnich et al 2011)。抗阻测试经常会重现症状和抗阻蜷缩和抗阻髋内收在 0°、45° 和/或 90° 屈曲位(Minnich et al 2011)。临床医务人员应该进行双髋的运动范围测试。如前所述,髋部活动范围的减小是运动员慢性腹股沟疼痛的危险因素(Anderson et al 2001;Verrall et al 2007a)。Hammoud 等人(2012)报道了运动疝症状在运动员股骨髋臼撞击症(FAI)中的高发生率。作者建议,如果存在与 FAI 一致的体征或症状,在诊断和治疗运动员运动疝气时要谨慎(Hammoud et al 2012)。

在临床检查中应包括特定的肌肉长度和柔韧性测试,以确定整个腰椎区域和下肢的肌肉不平衡。临床医务人员应评估髂腰肌、内收肌、阔筋膜张肌/髂胫束、臀肌和梨状肌的长度。抗阻测试将使临床医务人员排除或鉴别是否存在肌肉拉伤或肌腱病作为潜在的疼痛来源。临床医师应考虑对髋关节内收肌和外展肌进行测力计测试。根据客观数值计算内收肌-外展肌强度比;如前所述,低于 80% 的数值会增加运动员腹股沟劳损的风险(Tyler et al 2001)。

Kachingwe 和 Grech(2008)将运动疝最具指示性的五个体征和症状集中在一起,包括:主诉腹股沟深部或下腹疼痛;运动时疼痛加重,休息时疼痛减轻;耻骨支触痛;腹直肌分离;髋保持内收同时在屈髋 0°、45° 和/或 90° 时抗阻产生疼痛;抗阻时疼痛而蜷缩。

## 治疗

最初的治疗包括非手术方式,如抗炎症药物、软组织放松、冰敷和延长或相对休息避免引起疼痛的活动,然后逐渐恢复和进展活动。建议进行 6~8 周的物理治疗的初期训练,来确定患者是否需要手术干预(Kachingwe & Grech 2008)。然而,文献中几乎没有证据支持运动疝的保守治疗包括物理治疗在内。最初的康复计划的重点应该是加强核心肌力,纠正髋关节、骨盆和下肢任何已知的肌力不平衡(Ahumada et al 2005;Farber & Wilckens 2007)。Ek-strand 和 Ringborg(2001)对足球运动员进行了一项运动疝的研究,他们被随机分成了手术组、物理治疗组、每日力量训练组和对照组。物理治疗组在 4 周内每周接受 3 次治疗,包括腹部锻炼和抗炎药物治疗。力量训练组每天参加 3 次下腹肌力量训练。作者报告说,只有手术组在运动 6 个月时症状有所减轻(Ekstrand & Ringborg 2001)。

下列情况建议外科手术治疗:①保守治疗失败;②运动员可以回忆一个特定的耻骨肌肉组织的急性撕裂和/或裂开的感觉;③病人是高水平运动员,无法在较长时间内尝试康复计划(Kachingwe & Grech 2008)。2008 年发表的一项关于运动疝治疗的方法表明,如果运动员出现之前讨论过的一系列症状,在运动过程中有撕裂感,预计不会在 4 个月内恢复运动,那么运动员应该考虑手术修复。如果运动员预计在 4 个月内重返赛场,应考虑进行 3~4 周的物理治疗试验。3~4 周训练后,如果运动员主观改善报告≥80%,那么病人应该继续康复治疗。如果训练后的运动员报告提高≤80% 然后建议咨询外科。如果运动员没有撕裂的感觉,那么建议进行为期 6 周的物理治疗试验(Kachingwe & Grech 2008)。

## 预后

康复方案和恢复运动时间各不相同,这取决于不同结构的修复和手术技术的使用。Meyers 等人(2008)报告说,术后康复方案建议根据手术技术、损伤结构、运动和运动损伤的具体位置,在 3 天到 3 个月内再进行运动。大多数运动员在腹腔镜修复 2~6 周后可以恢复参加体育运动,而开放性手术修复则需 1~4 周(Farber & Wilckens 2007)。

## 总结

运动疝或运动耻骨痛是一种因运动参与增加而影响各级运动员的疾病。对于临床医务人员来说,确定潜在的风险因素是至关重要的,这些风险因素可能使运动员易患慢性腹股沟疼痛,这可能对运动员的职业生涯造成潜在的损害。诊断通常是排除所有其他可能的情况,强调详细收集运动员的病史和检查的重要性。随着人们对这种疾病的认识不断加深,以及可获得的文献越来越多,任何与这类运动员一起合作的医疗专业人员及时鉴别症状都是非常重要的。临床医务人员应了解这种情况的最佳实践或治疗推荐,以便使运动员安全、迅速地恢复活动,并无进一步受伤的危险。

# 小结

　　髋关节和骨盆软组织结构损伤是康复专家常见的情况。对解剖结构、损伤机制和有意义的临床检查结果的进一步了解帮助了该区域的鉴别诊断。如本节所述，对这些情况的最有效和恰当的诊断/治疗包括对这些复杂损伤进行多学科的综合治疗。

（苏彬　译，姜影　吉昌　校，马明　王于领　审）

# 参考文献

Ahumada L, Ashruf S, Dspinosa-de-los-Monteros A, et al. 2005. Athletic pub-algia definition and surgical treatment. Annals Plastic Surg 55: 393–396.

Akermark C, Johansson C. 1992. Tenotomy of the adductor longus tendon in the treatment of chronic groin pain in athletes. Am J Sports Med 20: 640–643.

Albers S, Spritzer C, Garrett W Jr, et al. 2001. MR findings in athletes with pubalgia. Skelet Radiol 30: 270–277.

Anderson K, Strickland S, Warren R. 2001. Hip and groin injuries in athletes. Am J Sports Med 29: 521–533.

Arnason A, Sigurdsson SB, Gudmundsson A, et al. 2004. Risk factors for injuries in football. Am J Sports Med 32: 5S–16S.

Atkinson HD, Johal P, Falworth MS, et al. 2010. Adductor tenotomy: its role in the management of sports-related chronic groin pain. Arch Orthop Trauma Surg 130: 965–970.

Avrahami D, Choudur HN. 2010. Adductor tendinopathy in a hockey player with persistent groin pain: a case report. J Can Chiropr Assoc 54: 264–270.

Baker R, Souza R, Fredericson M. 2011. Iliotibial band syndrome: soft tissue and biomechanical factors in evaluation of treatment. Am Acad Phys Med Rehabil 6: 550–561.

Barber F, Sutker A. 1992. Iliotibial band syndrome. Sports Med 14: 144–148.

Bauer J, Duke L. 2012. Examining biomechanical and anthropometrical factors as contributors to iliotibial band friction syndrome. Sports Sci Rev 1–2: 39–53.

Bedi A, Dolan M, Leunig M, et al. 2011. Static and dynamic mechanical causes of hip pain. Arthroscopy 27: 235–251.

Bencardino JT, Kassarjian A, Palmer WE. 2003. Magnetic resonance imaging of the hip: sports-related injuries. Top Magn Imaging 14: 145–160.

Bewyer D, Bewyer K. 2003. Rationale for treatment of hip abductor pain syndrome. Iowa Orthopaedic J 23: 57–60.

Bird P, Oakley S, Shnier R, et al. 2001. Prospective evaluation of magnetic resonance imaging and physical examination findings in patients with greater trochanteric pain syndrome. Arthritis Rheum 44: 2138–2145.

Bolgla L, Uhl T. 2005. Electromyographic analysis of hip rehabilitation exercises in a group of healthy subjects. J Orthop Sports Phys Ther 35: 487–494.

Byrd JW. 2005. Snapping hip. Oper Tech Sports Med. 13: 46–54.

Campanelli G. 2010. Pubic inguinal pain syndrome: the so-called sports hernia. Hernia 14: 1–4.

Clohisy J, Knaus E, Hunt D, et al. 2009. Clinical presentation of patients with symptomatic anterior hip impingement. Clin Orthop Relat Res 467: 638–644.

Connell D, Bass C, Sykes C, et al. 2003. Sonographic evaluation of gluteus medius and minimus tendinopathy. Eur Radiol 13: 1339–1347.

Cook J, Purdam C. 2009. Is tendon pathology a continuum? A pathology model to explain the clinical presentation of load-induced tendinopathy. Br J Sports Med 43: 409–416.

Crow FJ, Pearce AJ, Veale JP, et al. 2010. Hip adductor strength is reduced in preceding and during the onset of groin pain in elite junior Australian football players. J Sci Med Sport 13: 202–204.

Delahunt E, Kennelly C, McEntree BL, et al. 2011. The thigh adductor test: 45° of hip flexion as the optimal test position for eliciting adductor muscle activity and maximum pressure values. Man Ther 16: 476–480.

Deslandes M, Guillin R, Cardinal E, et al. 2008. The snapping iliopsoas tendon: new mechanisms using dynamic sonography. AJR Am J Roentgenol 190: 576–581. doi: 10.2214/AJR.07.2375.

Diaco J, Diaco D, Lockhart L. 2005. Sports hernia. Oper Tech Sports Med 13: 68–70.

Docking S, Samiric T, Scase E, et al. 2013. Relationship between compressive loading and ECM changes in tendons. Muscles Ligaments Tendons J 3: 7–11.

Dojcinovic B, Sebecic B, Staresinic M, et al. 2012. Surgical treatment of chronic groin pain in athletes. Int Orthop 36: 2361–2365.

Ekstrand J, Gillquist J. 1983. The avoidability of soccer injuries. Int J Sports Med 4: 124–128.

Ekstrand J, Ringborg S. 2001. Surgery versus conservative treatment in soccer players with chronic groin pain: a prospective randomised study in soccer players. Eur J Sports Traumatol Related Res 23: 141–145.

Emery CA, Meeuwisse WH. 2001. Risk factors for groin injuries in hockey. Med Sci Sports Exerc 33: 1423–1433.

Emery CA, Meeuwisse WH, et al. 1999. Groin and abdominal strain injuries in the National Hockey League. Clin J Sport Med 9: 151–156.

Engebretsen A, Myklebust G, Holme I, et al. 2010. Intrinsic risk factors for groin injuries among male soccer players: a prospective cohort study. Am J Sports Med 38: 2051–2057.

Fairclough J, Hayashi K, Toumi H, et al. 2007. Is iliotibial band syndrome really a friction syndrome? J Sci Med Sport 10: 74–76.

Farber A, Wilckens J. 2007. Sports hernia: diagnosis and therapeutic approach. J Am Academy Orthop Surgeons 15: 507–514.

Flanum ME, Keene JS, Blankenbaker DG, et al. 2007. Arthroscopic treatment of the painful 'internal' snapping hip: results of a new endoscopic technique and imaging protocol. Am J Sports Med 35: 770–779.

Fredericson M, Cookingham C, Chaudhari A, et al. 2000a. Hip abductor weakness in distance runners with iliotibial band syndrome. Clin J Sport Med 10: 169–175.

Fredericson M, Guillet M, DeBenedictis L. 2000b. Quick solutions for iliotibial band syndrome. Phys Sports Med 28: 52–68.

Fredericson M, Weir A. 2006. Practical management of iiotibial band friction syndrome in runners. Clin J Sports Med 16: 261–268.

Fredericson M, Wolf C. 2005. Iliotibial band syndrome in runners: innovations in treatment. Sports Med 35: 451–459.

Fredericson M, White J, MacMahon J, et al. 2002. Quantitative analysis of the relative effectiveness of 3 iliotibial band stretches. Arch Phys Med Rehabil 83: 589–592.

Goom T. 2013. Gluteal tendinoathy. Running Physio 6 May. Online. Available: http://www.running-physio.com/gluteal-tendinopathy/. Accessed 19 Nov 2013.

Gruen GS, Scioscia TN, Lowenstein JE. 2002. The surgical treatment of internal snapping hip. Am J Sports Med 30: 607–613.

Grumet R, Frank R, Slabaugh M, et al. 2010. Lateral hip pain in an athletic population: differential diagnosis and treatment options. Sports Health 2: 191–196.

Hackney R. 1993. The sports hernia: a cause of chronic groin pain. Br J Sports Med 27: 58–62.

Hammoud S, Bedi A, Magennis E, et al. 2012. High incidence of athletic pubalgia symptoms in professional athletes with symptomatic femoroacetabular impingement. Arthroscopy 28: 1388–1395.

Hardcastle P, Nade S. 1985. The significance of the Trendelenburg test. J Bone Joint Surg 67: 741–746.

Herman K, Barton C, Malliaras P, et al. 2012. The effectiveness of neuromuscular warm-up strategies, that require no additional equipment, for preventing lower limb injuries during sports participation: a systematic review. BMC Med 10: 75.

Hollman J, Ginos B, Kozuchowski J et al. 2009. Relationship between knee valgus, hip muscle strength, and hip muscle recruitment during a single limb step down. J Sports Rehabil 18: 104–117.

Holmes J, Pruitt A, Whalen J. 1993. Iliotibial band syndrome in cyclists. Am J Sports Med 21: 419–424.

Holmich P, Holmich LR, Bjerg AM. 2004. Clinical examination of athlete with groin pain: an intra observer and inter-observer reliability study. Br J Sports Med 38: 446–451.

Holmich P, Uhrskou P, Ulnits L, et al. 1999. Effectiveness of active physical training as treatment for longstanding adductor-related groin pain in athletes: randomised trial. Lancet 6: 439–443.

Holmich P, Thorburg K, Dehlendorff C, et al. 2013. Incidence and clinical presentation of groin injuries in sub-elite male soccer. Br J Sports Med 48(16): 1245–1250. doi: 10.1136/bjsports-2013-092627.

Hoskins JS, Burd TA, Allen WC. 2004. Surgical correction of internal coxa saltans: a 20-year consecutive study. Am J Sports Med 32: 998–1001.

Hrysomallis C. 2009. Hip adductors' strength, flexibility, and injury risk. J Strength Cond Res.23: 1514–1517. doi: 10.1519/JSC.0b013e3181a3c6c4.

Ibrahim A, Murrell GA, Knapman P. 2007. Adductor strain and hip range of movement in male professional soccer players. J Orthop Surg 15: 46–49.

Ilizaliturri VM Jr, Villalobos FE Jr, Chaidez PA, et al. 2005. Internal snapping hip syndrome: treatment by endoscopic release of the iliopsoas tendon. Arthroscopy 21: 1375–1380.

Ilizaliturri VM, Chaidez PA, Villegas P, et al. 2009. Prospective randomized study of 2 different techniques for endoscopic iliopsoas tendon release in the treatment of internal snapping hip syndrome. J Arthro Relat Surg 25: 159–163.

Jacobson T, Allen WC. 1990. Surgical correction of the snapping iliopsoas tendon. Am J Sports Med. 18: 470–474.

Jansen JA, Mens JM, Backx FJ, et al. 2008. Treatment of longstanding groin pain in athletes: a systematic review. Scand J Med Sci Sports 18: 263–274.

Jansen JA, Poot B, Mens JM, et al. 2010. The effect of experimental groin pain on abdominal muscle thickness. Clin J Pain 26: 300–305.

Joesting D. 2002. Diagnosis and treatment of sportsman's hernia. Curr Sports Med Rep 1(2): 121–124.

Johnson J, Briner Jr W 2005. Primary care of the sports hernia: recognizing an often-overlooked cause of pain. Physician Sports Med 33: 35.

Kachingwe A, Grech S. 2008. Proposed algorithm for the management of athletes with athletic pubalgia (sports hernia): a case series. J Orthop Sports Phys Ther 38: 768–781.

Keskula DR, Lott J, Duncan JB. 1999. Snapping iliopsoas tendon in a recreation athlete: a case report. J Athl Train 34: 382–385.

Khaund R, Flynn S. 2005. Iliotibial band syndrome: a common source of knee pain. Am Fam Physician 71: 1545–1550.

Kingzett-Taylor A, Tirman P, Feller J, et al. 1999. Tendinosis and tears of gluteus medius and minimus muscles as a cause of hip pain: MR imaging findings. Am J Roentgenol 173: 1123–1126.

Kivlan G, Martin R. 2012. Functional performance testing of the hip in athletes: a systematic review for reliability and validity. Int J Sports Phys Ther 7: 402–412.

Klauser A, Martinoli C, Tagliafico A, et al. 2013. Greater trochanteric pain syndrome. Sem Musculoskel Radiol 17: 43–48.

Kluin J, den Hoed PT, van Linschoten R, et al. 2004. Endoscopic evaluation and treatment of groin pain in the athlete. Am J Sports Med. 32: 944–949.

Knapik JJ, Bauman CL, Jones BH, et al. 1991. Preseason strength and flexibility imbalances associated with athletic injuries in female collegiate athletes. Am J Sports Med 19: 76–81.

Konczak CR, Ames R. 2005. Relief of internal snapping hip syndrome in a marathon runner after chiropractic treatment. J Manipulative Physiol Ther 28: e1–e7.

LaBella CR, Huxford MR, Grissom J, et al. 2011. Effect of neuromuscular warm-up on injuries in female soccer and basketball athletes in urban public high schools: cluster randomized controlled trial. Arch Pediatr Adolesc Med 165: 1033–1040. doi: 10.1001/archpediatrics.2011.168.

Lacroix V. 2000. A complete approach to groin pain. Physician Sports Med 28: 66–86.

Lavine R. 2010. Iliotibial band friction syndrome. Curr Rev Musculoskelet Med 3: 18–22.

LeBlanc K, LeBlanc K. 2003. Groin pain in athletes. Hernia 7: 68–71.

Lequesne M, Mathieu P, Vuillemin-Bodaghi V, et al. 2008. Gluteal tendinopathy in refractory greater trochanter pain syndrome: diagnostic value of two clinical tests. Arthritis Rheum 59: 241–246.

Lewis CL. 2010. Extra-articular snapping hip: a literature review. Sports Health 2: 186–190.

Linderburg G, Pinshaw R, Noakes T. 1984. Iliotibial band syndrome in runners. Phys Sports Med 12: 118–130.

Lischuk AW, Dorantes TM, Wong W, et al. 2010. Imaging of sports-related hip and groin injuries. Sports Health 2: 252–261.

Little TL, Mansoor J. 2008. Low back pain associated with internal snapping hip syndrome in a competitive cyclist. Br J Sports Med 42: 308–309.

Lovell G. 1995. The diagnosis of chronic groin pain in athletes: a review of 189 cases. Aust J Sci Med Sport 27: 76–79.

Lustenberger D, Ng V, Best T, et al. 2011. Efficacy of treatment of trochanteric bursitis: a systematic review. Clin J Sports Med 21: 447–453.

Lynch S, Renstrom P. 1999. Groin injuries in sport: treatment strategies. Sports Med 28: 137–144.

Machotka Z, Kumar A, Perraton LG. 2009. A systematic review of the literature on the effectiveness of exercise therapy for groin pain in athletes. Sports Med Arthrosc Rehabil Ther Technol 1: 5.

Maffey L, Emery C. 2007. What are the risk factors for groin strain injury in sport?: a systematic review of the literature. Sports Med 37: 881–894.

Maffulli N, Loppini M, Longo UG, et al. 2012. Bilateral mini-invasive adductor tenotomy for the management of chronic unilateral adductor longus tendinopathy in athletes. Am J Sports Med 40: 1880–1886.

Magee D. 2002. Orthopedic physical assessment, 4th edn. Philadelphia: Elsevier.

Malliaras P, Hogan A, Nawrocki A, et al. 2009. Hip flexibility and strength measures: reliability and association with athletic groin pain. Br J Sports Med 43: 739–744.

McCulloch PC, Bush-Joseph CA. 2006. Massive heterotopic ossification complicating iliopsoas tendon lengthening: a case report. Am J Sports Med 34: 2022–2025.

Mei-Dan O, Lopez V, Carmont MR, et al. 2013. Adductor tenotomy as a treatment for groin pain in professional soccer players. Orthop 36: 1189–1197.

Meyers WC, Foley DP, Garrett WE, et al. 2000. Management of severe lower abdominal or inguinal pain in high-performance athletes. Am J Sports Med 28: 2–8.

Meyers W, Lanfranco A, Castellanos A. 2002. Surgical management of chronic lower abdominal and groin pain in high-performance athletes. Current Sports Med Reports 1: 301–305.

Meyers W, McKechnie A, Philippon M, et al. 2008. Experience with 'sports hernia' spanning two decades. Annals Surg 248: 656–665.

Micheli LJ. 1983. Overuse injuries in children's sports. Orthop Clin North Am 14: 337–360.

Minnich J, Hanks J, Muschaweck U, et al. 2011. Sports hernia diagnosis and treatment highlighting a minimal repair surgical technique. Am J Sports Med 39: 1341–1349.

Moeller J. 2003. Pelvic and hip apophyseal avulsion injuries in young athletes. Curr Sports Med Rep 2(2): 111–115.

Moeller, J. 2007. Sportsman's hernia. Curr Sports Med Rep 6(2): 111–114.

Molsa J, Airaksinen O, Näsman O, et al. 1997. Ice hockey injuries in Finland: a prospective epidemiologic study. Am J Sports Med 25: 495–499.

Morelli V, Smith V. 2001. Groin injuries in athletes. Am Family Physician 64: 1405–1414.

Neumann D, Cook T. 1985. Effect of load and carrying position on the electromyographic activity of the gluteus medius muscle during walking. Phys Ther 65: 305–311.

Orchard J, Marsden J, Lord S, et al. 1997. Preseason hamstring muscle weakness associated with hamstring muscle injury in Australian footballers. Am J Sports Med 25: 81–85.

Pelsser V, Cardinal E, Hobden R, et al. 2001. Extra-articular snapping hip: sonographic findings. AJR Am J Roentgenol 176: 67–73.

Pomeranz SJ, Heidt RS Jr. 1993. MR imaging in the prognostication of hamstring injury. Radiology 189: 897–900.

Poultsides L, Bedi A, Kelly B. 2012. An algorithmic approach to mechanical hip pain. HSS J 8: 213–224.

Robinson P, Barron DA, Parsons W, et al. 2004. Adductor-related pain in athletes: correlation of MR imaging with clinical findings. Skeletal Radiol 33: 451–457.

Robertson W, Gardner M, Barker J, et al. 2008. Anatomy and dimensions of the gluteus medius tendon insertion. Arthroscopy 24: 130–136.

Robertson IJ, Curran C, McCaffrey N, et al. 2011. Adductor tenotomy in the management of groin pain in athletes. Int J Sports Med. 32: 45–48.

Saikia S, Tepe R. 2012. Etiology, treatment, and prevention of iliotibial band syndrome: a literature review. Topics Integrative Healthcare 4(3): ID: 4.3004. Online. Available: http://www.tihcij.com/Articles/Etiology-Treatment-and-Prevention-of-ITB-Syndrome-A-Literature-Review.aspx?id=0000406.

Schaberg JE, Harper MC, Allen WC. 1984. The snapping hip syndrome. Am J Sports Med 12: 361–365.

Schilders E, Bismil Q, Robinson P, et al. 2007. Adductor-related groin pain in competitive athletes: role of the adductor enthesis, magnetic resonance magnetic and entheseal pubic cleft injections. J Bone Joint Surg 89: 2173–2178.

Schilders E, Tabot JC, Robinson P, et al. 2009. Adductor-related groin pain in recreational athletes: role of the adductor enthesis, magnetic resonance magnetic and entheseal pubic cleft injections. J Bone Joint Surg 91: 2455–2460.

Schilders E, Dimitrakopoulou A, Cooke M, et al. 2013. Effectiveness of selective partial adductor release for chronic adductor-related groin pain in professional athletes. Am Sport Med 41: 603–607.

Selkowitz D, Benneck G, Powers C. 2013. Which exercises target the gluteal muscles while minimizing activation of the tensor fascia lata? Electromyographic assessment using fine-wire electrodes. J Orthop Sports Phys Ther 43: 54–65.

Swan K JR, Wolcott M. 2007. The athletic hernia: a systematic review. Clin Orthop Related Res 455: 78–87.

Taylor GR, Clarke NM. 1995. Surgical release of the snapping iliopsoas tendon. J Bone Joint Surg Br. 77: 881–883.

Tegner Y, Lorentzon R. 1991. Ice hockey injuries: incidence, nature and causes. Br J Sports Med 25: 87–89.

Teitz CC, Garrett WE, Miniaci A, et al. 1997. Tendon problems in athletic individuals. J Bone Joint Surg Am 79: 138–152.

Tibor LM, Sekiya JK. 2008. Differential diagnosis of pain around the hip joint. Arthroscopy 24: 1407–1421.

Topol GA, Reeves KD. 2008. Regenerative injection of elite athletes with career-altering chronic groin pain who fail conservative treatment: a consecutive case series. Am J Phys Med Rehabil 87: 890–902.

Topol GA, Reeves KD, Hassanein KM. 2005. Efficacy of dextrose prolotherapy in elite male kicking-sport athletes with chronic groin pain. Arch Phys Med Rehabil 86: 697–702.

Tyler TF, Nicholas SJ. 2007. Rehabilitation of extra-articular sources of hip pain in athletes. North Am J Sport Phys Ther 2: 207–216.

Tyler T, Nicholas S, Campbell R, et al. 2001. The association of hip strength and flexibility with the incidence of adductor muscle strains in professional ice hockey players. Am J Sports Med 29: 124–128.

Tyler T, Nicholas S, Campbell R, et al. 2002. The effectiveness of a preseason exercise program to prevent adductor muscle strains in professional ice hockey players. Am J Sports Med 30: 680–683.

Unverzagt C, Schuemann T, Mathisen J. 2008. Differential diagnosis of a sports hernia in a high-school athlete. J Orthop Sports Phys Ther 38: 63–70.

Vaccaro JP, Sauser DD, Beals RK. 1995. Iliopsoas bursa imaging: efficacy in depicting abnormal iliopsoas tendon motion in patients with internal snapping hip syndrome. Radiology 197: 853–856.

Van der Worp M, van der Horst N, Wier A. 2012. Iliotibial band syndrome in runners: a systematic review. Sports Med 42: 969–992.

Van Veen, R, De Baat, P, Heijboer, M, et al. 2007. Successful endoscopic treatment of chronic groin pain in athletes. Surg Endoscop 21: 189–193.

Verrall G, Slavotinek J, Barnes P, et al. 2007a. Hip joint range of motion restriction precedes athletic chronic groin injury. J Sci Med Sport 10: 463–466.

Verrall GM, Slavotinek JP, Fon GT, et al. 2007b. Outcome of conservative management of athletic chronic groin injury diagnosed as pubic bone stress injury. Am J Sports Med 35: 467–474.

Wahl CJ, Warren RF, Adler RS, et al. 2004. Internal coxa saltans (snapping hip) as a result of overtraining: a report of 3 cases in professional athletes with a review of causes and the role of ultrasound in early diagnosis and management. Am J Sports Med 32: 1302–1309.

Weir A, Jansen J, van Keulen J, et al. 2010. Short and mid-term results of a comprehensive treatment program for longstanding adductor-related groin pain in athletes: a case series. Phys Ther Sport 11: 99–103.

Williams B, Cohen S. 2009. Greater trochanter pain syndrome: a review of anatomy, diagnosis and treatment. Anesth Analg 108: 1662–1670.

Winston P, Awan R, Cassidy JD, et al. 2007. Clinical examination and ultrasound of self reported snapping hip syndrome in elite ballet dancers. Am J Sports Med 35: 118–126.

Woodley S, Nicholson H, Livingstone V, et al. 2008. Lateral hip pain: findings from magnetic resonance imaging and clinical examination. J Orthop Sports Phys Ther 38: 313–328.

Youdas J, Mraz S, Norstad B, et al. 2007. Determining changes in pelvic on femoral position during the Trendelenburg test. J Sports Rehabil 16: 326–335.

# 髋关节障碍的术后管理

Robert C. Manske，Erik Meira

## 前言和概述

髋关节已成为 20 世纪 70 年代和 80 年代的膝关节，也就是说，由于关节镜内固定技术的进步和关节内损伤的鉴别，髋关节镜手术的发生率激增（Boyd et al 1997；Byrd & Jones 2001，2011；Byrd 2005，2007）。这种情况在美国新培养的外科医生中尤为明显（Montgomery et al 2013）。Bozic 等人（2013）最近报道了美国整形外科医师协会（American Board of Orthopedic Surgeons）的整体髋关节镜手术发生率在 5 年内已经上升了 600% 左右。此外，还提出了将患者适应证作为髋关节镜检查对象的详细描述（Farjo et al 1999；Philippon et al 2007）。因此，髋关节镜手术后必须进行髋关节康复程序，以获得最佳的术后效果。髋关节康复的科学在继续发展。然而，仍然有少量高水平的证据支持康复指导方案。正如术后膝和肩的早期康复过程都有引人注目的发展一样，术后髋关节的早期康复过程也有同样的进展。本章将以迄今为止的证据为基础；然而，我们需要从基础科学、生物力学和尸体研究及结果研究中进行推断，以做出关于髋关节生物力学和与软组织愈合限制相关的临床决策。此外，在膝关节、肩部、肘关节和踝关节微创手术后所采用的指导方案和康复方法将在适当的情况下应用于髋关节术后疾病的治疗。康复的阶段可以根据患者的术前活动水平、健康状况、年龄、既往的内科和外科病史、其他病理情况，当然还有他们的目标和喜好，进一步个性化。

## 髋关节障碍和关节镜手术

### 股骨髋臼撞击症

几种可能需要手术关节镜检查的病理类型与髋关节骨质增生有关。这些病理改变影响髋臼缘和股骨颈的接触面，并与股骨近端和髋臼的异常有关（Reynolds et al 1999；Ito et al 2001；Notzi et al 2002；Ganz et al 2003；Siebenrock et al 2003）。当股骨头颈偏心距（offset）缩短时，发生凸轮型股骨髋臼撞击（FAI）。这种偏心距会导致髋臼前缘在反复活动中不规则地接触。如果病情进展，可能导致早期软骨损伤和盂唇病理改变（Beck et al 2005；Philippon et al 2007；Ganz et al 2008；Byrd 2010）。FAI 有几种类型，包括钳夹型、凸轮型和混合型撞击（Ganz et al 2003）。

### 钳夹型撞击（Pincer 型）：定义和关节镜的干预

钳夹型撞击是由髋臼前外侧缘过度突起引起的。关于这种撞击有几个假设的原因，包括髋臼前倾的减少或髋臼的相对后倾，髋臼关节面稍向后倾而不是其正常的前向位置（Ganz et al 2008）。钳夹型撞击也可以发生在髋臼前缘的过度增生。钳夹撞击的主要特征是髋臼过深或髋臼后倾,髋臼前缘过度增生限制了髋臼活动的范围。在运动极限时,股骨颈紧紧接触盂唇,就像一个保险杠。盂唇受到股骨颈的压力,力被进一步传导到髋臼软骨。盂唇会显示基底内裂和基底内囊肿的形成。随着时间的推移,盂唇边缘发生骨沉积,推动盂唇向前。盂唇本身逐渐变薄,直到最后无法辨认(Ganz et al 2008)。通过关节软骨向下传导的力被限制在沿髋臼边缘的一个窄带内。在钳夹撞击中,盂唇的撞击变化类似于圆周,在 11 点和 1 点之间最大(Beck et al 2005)。

钳夹型撞击是一个相当缓慢的退变过程,多发生于 30~40 岁之间的妇女。高难度的活动中,比如瑜伽和健美操很可能会导致病情恶化(Ganz et al 2008)。对钳夹型撞击病变的关节镜干预包括明确的前盂唇病理评估。有良好的盂唇组织,保存较好。一旦发现盂唇,可以解剖暴露钳夹型病变。可在中央或外周部分进行边缘减压。髋臼可以用机动高速钻头来调整轮廓。在对髋臼进行整形后,如果可能的话,受损的盂唇可以用缝线固定。

## 凸轮型撞击:定义和关节镜的干预

凸轮型撞击是由非球形的股骨头在髋臼内旋转的凸轮效应引起的(Ganz et al 2003)。在屈髋等动作下,股骨头的非球形部分旋转进入髋臼,从而在髋臼的前外侧形成明显的剪切力。这种重复的活动最终会导致比钳夹撞击更明显的分层和关节软骨破坏(Byrd 2010)。当发生凸轮型撞击,大多数损伤位于前上方,在 1 点钟的位置,根据以前的关节镜检查表明该区域有损伤(Beyers et al 1970;Fitzgerald 1995;Byrd 1996;Lage et al 1996;McCarthy et al 2001)。凸轮型撞击通常发生于平均年龄在 20~30 岁之间的运动员。与钳夹型撞击不同,凸轮型撞击的症状可能更明显(Ganz et al 2008)。

关节镜下对凸轮型撞击的处理从仔细评估髋臼的前外侧缘开始。如果发现覆盖的软组织,包括纤维性和纤维软骨性的,则将其移除。Cam 型撞击是通过重塑骨骼,在关节面交界处重建一个正常的凹面关系,以消除病变(Byrd 2010)。根据之前的 CT 研究或定期动态检查(Philippon et al 2007),外科医生应该切除足够的骨来缓解 FAI。重要的是头颈交界处不能切除超过 30%,因为股骨颈的承载能力需要保留(Mardones et al 2005;Gaunche & Bare 2006;Sussmann et al 2007)。

在某些个案中,可能同时发生钳夹型和凸轮型碰撞。事实上,Beck 等人(2005)报道了这两种病变很少单独发生。他们对 149 例髋的研究中,只有 26 例非球形的股骨头,16 例髋臼过深;大多数人结合了这两种基本类型(Beck et al 2005)。任何患有这两种类型的病人都被分类为钳夹凸轮混合撞击。

## 软骨损伤

髋臼一侧的软骨缺损可能是由于轴向载荷或髋臼内凸轮型股骨头的剪切损伤造成的。这可能发生髋关节半脱位或脱位。在关节镜下处理这种情况的一种方法是对暴露的骨头采用微骨折技术,对松动的关节软骨进行稳定或清创处理,类似于胫股关节的手术。

最近的一项系统性综述表明,在比较不同的 FAI 治疗方法时,有一些发现(Harris et al 2013);这说明,在大多数情况下,FAI 的手术治疗优于非手术治疗。此外,研究还发现不同的外科技术在临床结果上存在差异。术后 2 年,接受微创术的患者主观评分明显高于关节镜检查的患者。与关节镜技术相比,开放性手术脱位和微型开放性技术术后的再手术率和并发症发生率更高(Harris et al 2013)。

## 关节囊和韧带结构

关节镜下治疗关节囊和韧带松弛引起的髋关节不稳的目标是直接减少髋关节囊的体积或收紧松弛的韧带,以减少关节囊的冗余并提高关节的稳定性(Philippon 2001;Philippon & Schenker 2005;Philippon et al 2007)。热关节囊摘除术用一种灵活的探针在组织中移动,这种探针呈条纹状排列,观察组织的反应和颜色。不超过组织加热时间或温度是非常重要的(Philippon 2006)。当关节囊摘除术不能纠正关节囊的冗余时,可进行关节囊折叠术。折叠术是通过缝合近端关节囊组织。通过刺穿关节囊远端组织,将缝合环带至皮肤,前后穿过组织,导致关节囊收紧(Philippon & Schenker 2005;Philippon et al 2007c)。

## 术后注意事项

髋关节镜术后的并发症发生率低至 1.5%(Lynch et al 2013)。通常涉及牵引相关的神经损伤、输液治疗问题和医源性软骨损伤。从历史上看,髋关节镜术后异位骨化的频率高达 1.6%,但预防性地使用更强的非甾体抗炎药,如术后使用吲哚美辛,已被证明几乎可以消除这种发生率（Randelli et al 2010）。

管理髋关节镜术后的病人关注手术部位的结构非常重要。在治疗开始前复印一份完整的手术记录是一个很好的办法，因为病人通常不清楚手术的具体细节。至今没有关于髋关节镜术后管理相关的随机临床试验发表，即医疗、外科手术和康复团队讨论目标、个人的偏好、手术技术和患者人群，确保为患者提供一致的治疗计划。尽管提供者的偏好有所不同，但是对于每个阶段都可以遵循指导方案和注意事项。

## 注意事项

### 盂唇清创伴随/不伴随关节镜边缘修整

病人在接受过髋臼唇清创手术后，无论是否进行过髋臼成形术（边缘修整），都不需要保护。这种类型的手术，大多数活动都被限制在可耐受的范围内。患者通常使用拐杖 2 周，以使关节从手术创伤中恢复。为避免关节刺激，活动范围允许在无疼痛的位置。

应鼓励所有接受髋关节镜的患者在术后前 6 周尽量减少屈髋肌的使用。屈髋肌的募集将压力传递至前髋关节，而大多数手术都是在前髋关节进行的（Martin et al 2010）。由于慢性前髋关节刺激是髋关节镜的常见并发症，因此在早期应尽量减少不适感。在髋关节镜术后很少推荐免负重，因为免负重会导致屈髋肌使用过度。

**髋臼唇清创的注意事项**
- 可耐受负重（WBAT）。
- 前 2 周屈曲活动范围限制在 90°。在 2 周内，其他方向的被动活动不能超过可耐受的范围。
- 前 2 周禁止主动活动。前 6 周禁止主动屈曲。

### 股骨成形术

凸轮型损伤的切除（股骨成形术）需要对股骨颈的结构进行加强。过去一直担心，这类手术会对血供造成较大的影响以及对股骨颈结构完整性造成破坏（Philippon et al 2007），由于这个早期的建议，术后 6 周内只进行部分负重（不超过 20 磅或 9 公斤）（Philippon et al 2007）。然而，这种担忧没有最新文献支持。股骨成形术后和日常生活活动有关的骨折只在伴有蹒跚步态的案例中才有记录（Rothenfluh et al 2012）。

一些外科医生建议术后 1~2 周在疼痛可忍受的情况下使用拐杖减重步行，这不仅可以减少术后炎症，而且可以对股骨颈起到早期保护作用。当病人不用止痛药就能完全负重时，可以停止使用拐杖。冲击载荷通常在 8 周后被允许。

**股骨成形术后注意事项**
- 第 2 周 50% 的部分负重（partial weight bearing，PWB），但也可以是可耐受的负重（weight bearing as tolerated，WBAT）。
- 前 2 周屈髋 PROM 限制在 90° 以内，其他方向的被动活动不能超过可耐受的范围。
- 前 2 周禁止主动活动。6 周内不能主动屈曲。

### 髋臼盂唇的修复

在髋臼盂唇修复的案例中，修复的结构需要保护，直至生物愈合完成。为了保护修复后的盂唇，建议在 6 周内患者部分负重限制，但无异常结构的患者的盂唇负重仅为髋关节总重量的 1%~2%（Henak et al 2011）。随着时间的推移，这种低负荷实际上可能有助于刺激一种更强的生物纽带。

由于盂唇的前部含有高密度的感觉纤维（Gerhardt et al 2012），一些外科医生认为应该采用耐受性的负重。与股骨成形术类似，使用 1~2 周的拐杖可能有助于减轻炎症，并允许受累结构在典型的日常生活活动中承受逐渐加重的负荷。冲击性活动通常在 12 周后开始。

**髋臼盂唇修复注意事项**
- WBAT，但前 2 周可能是 50% PWB。
- 前 2 周的屈曲活动范围限制在 90°。在前 2 周，其他方向的被动活动不能超过可耐受的范围。
- 前 2 周禁止主动活动。前 6 周禁止主动屈曲活动。
- 术后至少 12 周内，禁止冲击负荷（跳跃、跑步、挥动球拍/球杆/球棒等）。

### 关节囊修复

髋关节的关节囊修复几乎总是涉及关节囊前部或髂股韧带（Domb et al 2013）。因此，明确建议前 4 周的限制伸展和外旋，以避免对受累关节囊组织造成过度的张力。患者通常在前 2 周只能部分负重，但建议继续使用拐杖 2 周，以帮助患者达到运动受限的范围。

4 周后，建议渐进式牵伸关节囊前部，以达到并维持正常的运动范围。冲击性活动通常在 12 周后开始。

关节囊修复注意事项

- 前 2 周 PWB。
- 4 周内限制外旋（ER）活动范围。
- 前 2 周禁止主动活动。前 6 周禁止主动屈曲。
- 术后至少 12 周，禁止冲击负荷（跳跃、跑步、挥动球拍/球杆/球棒等）。

## 微骨折

当髋关节存在微骨折进行负重训练时，建议 6～8 周内进行触地负重（touchdown weight-bearing，TDWB），以保护新形成的纤维蛋白凝块（Byrd & Jones 2011）。典型的情况是，微骨折的存在将使所有阶段的康复进展延迟 6～8 周。根据外科医生的喜好，冲击性活动允许在 16～24 周之间进行。

### 微骨折注意事项

- 6～8 周内 TDWB。
- 术后 18 周内禁止冲击负荷（跳跃、跑步、挥动挥拍/球杆/球棒等）。

# 髋关节障碍的康复分期

虽然对每个可能受累的结构都有特定的关注，但对于所有接受过髋关节镜检查的患者，也应该遵循一般的指导原则。康复可分为四个阶段：最大保护、中等保护、最小保护和恢复运动或日常活动。这四个阶段基于受累组织愈合的时间线。本节是髋臼盂唇修复股骨成形术康复进展的例子，因为这是在髋关节镜术后最普遍的程序。

## 最大限度保护阶段：术后 1 天至术后 14 天

这一阶段的目标是控制术后炎症和疼痛，限制负重，以保护受累组织，同时促进愈合，恢复可耐受的关节活动范围，并开始髋关节等长收缩。

在最大的保护阶段，重点应该是尽量减少术后炎症和不适。应特别注意鼓励患者休息、抗炎和冷冻治疗的使用以及遵守限制负重原则。事实上，在日常活动中停止使用止痛药之前，任何"可耐受"活动的增加通常都是不鼓励的。

患者最早可在术后第 2 天开始轻柔的等长收缩。鼓励臀肌和股四头肌的组合练习，即屈膝卧位的等长内收练习。俯卧位足跟挤压（图 36.1）也是等长训练，即激活臀中肌，而髂腰肌未被激活（Philippon et al 2011）。

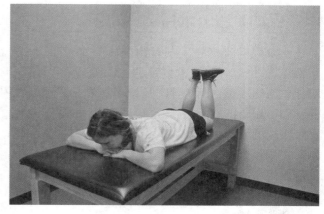

**图 36.1　俯卧位足跟挤压。** 患者俯卧位，屈膝 90°，双膝微微分开，足跟接触、并拢，引起臀中肌的等长收缩

术后 2 天尽快开始轻柔的被动活动，应该小心并避免极限活动，可能会增加受累组织的压力（Enseki et al 2006）。被动屈曲通常限制在 90°。可以培训护理人员来帮助患者实施被动关节活动范围练习，但有些患者可能更喜欢自己用绳子来完成，以获得更大的个人控制范围。在可忍受的范围，患者可以骑直立坐势的功率车，同时将坐垫抬高，以避免超过屈曲 90° 的限制。

即使是高负荷松动也被证明对髋关节几乎没有机械作用（Loubert et al 2013），因此在这一阶段的手法治疗干预的重点应该仅仅是帮助缓解不适。据悉病人通常更喜欢在 90° 屈曲时进行长轴分离、后向滑动和外侧滑动（图 36.2）。然而，如果这些治疗措施对患者造成额外的不适，则应停止。

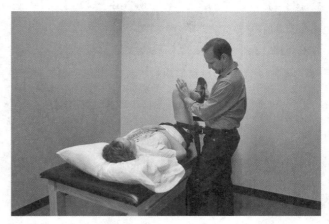

**图 36.2　90° 屈曲位侧向滑移。** 患者仰卧位和屈髋 90°，用松动带包绕治疗师的身体和患者的近端股骨。治疗师将中心向后倾以对抗治疗带产生髋关节向外侧的力，同时在膝关节施加一个轻微的内收力来提供稳定

2 周后，最大的保护阶段的所有治疗目标已经完成，患者可以进展到中等保护阶段。

## 中等保护阶段：术后 2～6 周

此阶段的目标是实现可耐受的完全负重,恢复正常步态,恢复可耐受的完整的主动关节活动范围,增加软组织柔韧性/耐受性,开始平衡和本体感觉的活动和可耐受的双腿支撑下蹲,并维持和/或改善躯干和小腿的肌肉力量和协调。

在中度保护阶段,重点应该是纠正步态力学和促进肌肉激活。大多数日常生活活动在这一阶段可以安全恢复,尽管患者应注意避免冲击负荷、快速扭转运动和深蹲。

继续可耐受的、轻柔的被动关节活动范围训练。有趣的是,当尝试促进髋关节被动屈曲活动范围时,患者在进行尾端滑动的自我松动时可以容忍更多的运动(图 36.3)。患者通常进展良好,如果用枕头支撑,可缓慢牵伸至外旋和外展,以减少肌肉僵直。在康复计划的这个阶段,可以开始对屈髋肌进行轻柔的牵伸。内旋运动可以缓慢返回,因为对手术修复部位施加压力,患者不能很好地耐受。

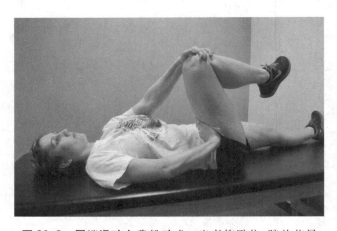

图 36.3　尾端滑动自我松动术。患者仰卧位,髋关节尽量屈曲,然后将同侧手置于股骨近端,用这只手施加向尾端方向滑动的力,同时尝试用对侧手帮助尽可能地屈髋

在这一阶段,除了主动屈髋外,应该鼓励全范围的主动活动。主动屈髋不太可能对手术部位造成损害,但通常会刺激髋关节前部。所有其他动作都应在耐受的情况下进行。

肌力强化练习应集中于激活髋外展肌,特别是臀中肌(Philippon et al 2011)。蚌壳(图 36.4)和桥式运动已经被证明可以高度激活臀中肌而阔筋膜张肌则激活程度较低(Selkowitz et al 2013)。蚌壳运动在屈髋 60°时是最有效的,同时骨盆保持中立位,在运动过程中不允许骨盆的顶点向后退(Willcox &

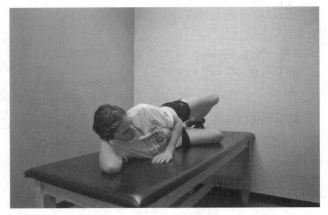

图 36.4　蚌壳运动。病人侧卧位,屈膝 90°,屈髋约 60°,然后抬高上端的膝同时外旋和外展上端的髋、双足保持接触。病人在运动过程中应避免躯干向后的代偿运动

Burden 2013)。这一阶段开始,可以在站立位进行开链结合治疗带练习伸展、外展和内收。

在中等保护阶段后期,患者可以在可耐受的情况下开始治疗带行走和单桥活动。夹球下蹲可以一种安全、可控的方式增加深蹲幅度,同时鼓励合适的下蹲力学方式。

6 周后,中等保护阶段所有的目标已经完成,病人可能进展到最小保护阶段。

## 最少保护阶段：术后 6～12 周

这个阶段的目标是实现可耐受的完全深蹲,平衡受累和非受累侧肢体的力量,能够执行单腿下蹲,保持或提高躯干和小腿的肌肉力量和协调及准备启动冲击性活动,如跑步和跳远。

在最少保护阶段,重点应该是使患者恢复两侧相等的肢体力量。在这个阶段结束时,病人应该能够耐受所有的日常生活活动和大多数不需要冲击负荷或快速扭转运动的健身房活动。

在 6 周时屈曲、外展、伸展和外旋的关节活动范围应接近正常。如果可耐受,任何残留缺陷如内旋都可以更积极地训练。此外,如果可耐受,主动屈髋力量训练难度可以晋级。应继续牵伸屈髋肌和内收肌。

一旦病人能耐受背靠治疗球深蹲,病人就能晋级到背靠长凳背或椅背下蹲。可以根据需要增加阻力。然后,运动员可以进行前蹲和硬举。单侧腿部推举也应该开始,以鼓励下肢功能独立。如果可耐受,单腿下蹲就可以开始了,使用治疗球来支撑,并注意避免髋内收、内旋或膝外翻(图 36.5)。这些都可以在 Smith 机器上进行,在可耐受的情况下逐渐

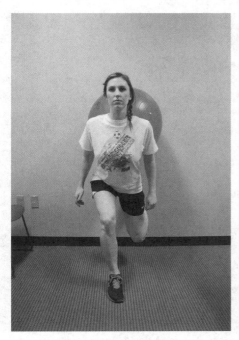

图 36.5　单腿深蹲背靠治疗球。单腿站立,身体稍微向后背靠在治疗球上,患者做下蹲动作,髋向球下方移动,同时保持适当的膝的位置。患者应避免膝关节过度前移、膝关节外翻、髋内旋和髋内收增加阻力。

12 周后,最少保护阶段所有的目标已经完成,患者可以晋级到运动阶段。

## 恢复运动或日常生活活动阶段：术后 12 ~ 24 周

最后一个阶段的目标是能够按照需要训练跑步,在受累侧肢体中以健侧 90% 的速度完成跳跃,恢复完全负重活动,并达到运动参与状态。

回到运动阶段的重点是增加对冲击力和其他特殊运动的耐受性。12 周后,手术修复的结构已经基本实现生物愈合,并可以在增加的负荷下进行测试。然而,由于病人的愈合速度不同,应该注意的是,只有按照患者的耐受性系统地进行治疗。

在进入这个阶段之前,病人整个下肢力量应该已经对称。这时,病人可以开始耐受性跑步。由于限制症状可能在跑步后几小时出现,我们建议从 10 分钟开始,并在接下来的 24 小时内评估关节的反应。如果症状没有改变,跑步可以增加 5 分钟。只要症状得到控制,跑步可以 5 分钟的增量进行,直到达到所需的跑步时间。如果症状在任何时候都有所增加,我们建议患者停止跑步直到症状消失,然后不增加时间继续跑步。如果症状允许,可以继续晋级。

一旦轻跑能耐受,我们建议继续进行垂直下降跳跃,因为这项测试已被证明是预测运动员下肢损伤的一个指标(Hewett et al 2005;Paterno et al 2010)。如果这种下降是可以耐受的,病人就可以晋级到跳跃测试,因为这已经被证明是运动员从受伤中恢复的表现限制的一个预测因素(Logerstedt et al 2012)。

当患者通过这些测试后,可以使用针对患者运动的进一步测试。然后病人可以逐渐恢复运动。如果症状加重,我们建议在症状消失前保持原有活动。

## 髋臼盂唇损伤伴股骨成形术术后康复方案

临床医务人员应始终遵守上述注意事项的具体程序。本节列举一个例子,说明髋臼盂唇修复术后的康复计划。接受过髋臼盂唇清创手术的患者,一旦排除注意事项,可作为耐受性进展。总的来说,他们在可耐受的情况下不能进展太快。例如,一旦炎症减轻,活动范围通常会进展良好。

### 0 ~ 2 周

- 无禁忌要求下,可进行所有平面的被动运动。
- 可耐受的所有平面的等长收缩。
- 固定式健身踏车——直立坐位,且踏车座位高度比正常高一级。从 5 分钟开始,然后在可耐受的情况下每次以 5 分钟的时间晋级。
- 按照注意事项进行步态训练。
- 根据需要使用冰和止痛药。

### 2 ~ 4 周

- 可耐受下,进阶到全被动关节活动范围的运动。
- 可以开始全部的主动关节活动范围的运动。
- 可耐受下,开始牵伸外旋,外展和伸展活动。
- 耐受状态下,可以增加主动关节运动范围的阻力。集中于髋关节外展肌力量,不可给髋屈曲阻力。
- 可开始双桥运动。
- 运动自行车——可以让座椅回到正常的位置。最多坚持 45 分钟。在踏车过程中不可做站立支撑。
- 保护措施下开始步态训练。
- 根据需要继续使用冰敷和止痛药。

## 4~6 周

- 完全负重。
- 晋级牵伸到外旋、外展和伸展。
- 可耐受的平衡训练。
- 开始可耐受的靠球下蹲训练和其他小角度的闭链训练。
- 可耐受的情况下开始椭圆训练。
- 晋级髋关节外展肌训练。

## 6~12 周

- 继续椭圆训练。
- 在可耐受的情况下开始进行加强下蹲训练。
  - 在增加阻力前深蹲。
- 单腿活动的进展。
- 在最小冲击力环境中晋级可耐受本体感觉活动训练。
- 在第 12 周结束时，患者患侧的肌力应该有健侧的 90%。

## 12~24 周

- 可耐受的情况下，开始跑步运动。
- 根据患者的需要，开始重返体育运动的特定方案。
- 逐步重返冲击性活动（跳跃、跑步、挥动球拍/球杆/球棒等）。
- 可耐受的情况下，可逐步进阶。

（苏彬 译，姜影 吉昌 校，马明 王于领 审）

# 参考文献

Beck M, Kalhor M, Leunig M, et al. 2005. Hip morphology influences the pattern of damage to the articular cartilage: femoroacetabular impingement as a cause of early osteoarthritis of the hip. J Bone Joint Surg 87: 1012–1018.

Beyers PD, Contepomi CA, Farkas TA. 1970. A post mortem study of the hip joint: including the prevalence of the features of the right side. Ann Rheum Dis 29:15–31.

Boyd KT, Peirce NS, Batt ME. 1997. Common hip injuries in sports. Sports Med 24: 273–280.

Bozic KH, Chan V, Valone FH 3rd, et al. 2013. Trends in hip arthroscopy utilization in the United States. J Arthroplasty 28: 140–143.

Byrd JW. 1996. Labral lesions: an elusive source of hip pain case reports and literature review. Arthroscopy 12: 603–612.

Byrd JW. 2005. Hip arthroscopy in athletes. Oper Tech Sports Med 13: 24–36.

Byrd JW. 2007. Hip arthroscopy in the athlete. North Am J Sports Phys Ther 2: 217–230.

Byrd JW. 2010a. Femoroacetabular impingement in athletes, part I: cause and assessment. Sports Health 2: 321–333.

Byrd JW. 2010b. Femoroacetabular impingement in athletes, part II: treatment and outcomes. Sports Health 2: 403–409.

Byrd JW, Jones KS. 2001. Hip arthroscopy in athletes. Clin Sports Med 20: 749–762.

Byrd JW, Jones KS. 2011. Arthroscopic management of femoroacetabular impingement in athletes. Am J Sports Med 39: 7S–13S.

Domb BG, Phillippon MJ, Giordano BD. 2013. Arthroscopic capsulotomy, capsular repair, and capsular plication of the hip: relation to atraumatic instability. Arthroscopy 29: 162–173.

Enseki K, Martin R, Draovitch P, et al. 2006. The hip joint: arthroscopic procedures and postoperative rehabilitation. J Orthop Sports Phys Ther 36: 516–525.

Farjo LA, Glick JM, Sampson TG. 1999. Hip arthroscopy for acetabular labral tears. Arthroscopy 15: 132–137.

Fitzgerald RH Jr. 1995. Acetabular labrum tears: diagnosis and treatment. Clin Orthop 311: 60–68.

Ganz R, Parvizi J, Beck M, et al. 2003. Femoroacetabular impingement: a cause for osteoarthritis of the hip. Clin Orthop Rel Res 417: 112–120.

Ganz R, Leunig M, Leunig-Ganz K, et al. 2008. The etiology of osteoarthritis of the hip. An integrated mechanical concept. Clin Orthop 466: 264–272.

Gaunche CA, Bare A. 2006. Arthroscopic treatment of femoroacetabular impingement. Arthroscopy 22: 95–106.

Gerhardt M, Johnson K, Atkinson R, et al. 2012 Characterisation and classification of the neural anatomy in the human hip joint. Hip Int 22: 75–81.

Harris JD, Erickson BJ, Bush-Joseph CA, et al. 2013. Treatment of femoroacetabular impingement: a systematic review. Curr Rev Musculoskelet Med 6: 207–218.

Henak CR, Ellis BJ, Harris MD, et al. 2011. Role of the acetabular labrum in load support across the hip joint. J Biomech 44: 2201–2206.

Hewett TE, Myer GD, Ford KR, et al. 2005. Biomechanical measures of neuromuscular control and valgus loading of the knee predict anterior cruciate ligament injury risk in female athletes: a prospective study. Am J Sports Med 33: 492–501.

Ito K, Minka MA 2nd, Leunig M, Werlen S, et al. 2001. Femoroacetabular impingement and the cam-effect: a MRA-based, quantitative anatomical study of the femoral head-neck offset. J Bone Joint Surg 83B: 171–176.

Lage LA, Patel JV, Villar RN. 1996. The acetabular labral tear: an arthroscopic classification. Arthroscopy 12:269–272.

Logerstedt D, Grindem H, Lynch A, et al. 2012. Single-legged hop tests as predictors of self-reported knee function after anterior cruciate ligament reconstruction. Am J Sports Med 40: 2348–2356.

Loubert PV, Zipple JT, Klobucher MJ, et al. 2013. In vivo ultrasound measurement of posterior femoral glide during hip joint mobilization in healthy college students. J Ortho Sports Phys Ther 43: 534–541.

Lynch TS, Terry MA, Bedi A, et al. 2013. Hip arthroscopic surgery: patient evaluation, current indications, and outcomes. Am J Sports Med 41: 1174–1189.

Mardones RM, Gonzalez C, Chen Q, et al. 2005. Surgical treatment of femoroacetabular impingement: evaluation of the effect of the size of resection. J Bone Joint Surg Am 87: 273–279.

Martin HD, Kelly BT, Leunig M, et al. 2010. The pattern and technique in the clinical evaluation of the adult hip: the common physical examination tests of hip specialists. Arthroscopy 26: 161–172.

McCarthy JC, Noble PC, Schuck M, et al. 2001. The role of labral lesions to development of early degenerative hip disease. Clin Orthop 393: 25–37.

Montgomery SR, Ngo SS, Hobson T, et al. 2013. Trends and demographics in hip arthroscopy in the United States. Arthroscopy 29: 661–665.

Notzi HP, Wyss TF, Stoecklin CH, et al. 2002. The contour of the femoral head-neck junction as a predictor for the risk of anterior impingement. J Bone Joint Surg 84B: 556–560.

Paterno MV, Schmitt LC, Ford KR, et al. 2010. Biomechanical measures during landing and postural stability predict second anterior cruciate ligament injury after anterior cruciate ligament reconstruction and return to sport. Am J Sports Med 38: 1968–1978.

Philippon MJ. 2001. The role of arthroscopic thermal capsulorrhaphy in the hip. Clin Sports Med 20:817–829.

Philippon MJ. 2006. New frontiers in hip arthroscopy: the role of arthroscopic hip labral repair and capsulorrhaphy in the treatment of hip disorders. AAOS Instructional Course Lectures 55: 33–55.

Philippon MJ, Schenker ML. 2005. Athletic hip injuries and capsular laxity. Oper Tech Orthop 15: 261–266.

Philippon M, Schenker M, Briggs K, et al. 2007a. Femoroacetabular impingement in 45 professional athletes: associated pathologies and return to sport following arthroscopic decompression. Knee Surg Sports Traumatol Arthrosc 15: 908–914.

Philippon MJ, Stubbs AJ, Schenker ML, et al. 2007b. Arthroscopic management of femoroacetabular impingement: osteoplasty technique and literature review. Am J Sports Med 35: 1571–1580.

Philippon MJ, Zehms CT, Briggs KK, et al. 2007c. Hip instability in the athlete. Oper Tech Sports Med 15: 189–194.

Philippon MJ, Decker MJ, Giphart JE, et al. 2011. Rehabilitation exercise progression for the gluteus medius muscle with consideration for iliopsoas tendinitis: an in vivo electromyography study. Am J Sports Med 39: 1777–1785.

Randelli F, Pierannunzii L, Banci L, et al. 2010. Heterotopic ossifications after arthroscopic management of femoroacetabular impingement: the role of NSAID prophylaxis. J Orthopaed Traumatol 11: 245–250.

Reynolds D, Lucas J, Klaue K. 1999. Retroversion of the acetabulum: a cause of hip pain. J Bone Joint Surg 81B: 281–288.

Rothenfluh E, Zingg P, Dora C, et al. 2012 Influence of resection geometry on fracture risk in the treatment of femoroacetabular impingement. Am J Sports Med 40: 2002–2008.

Selkowitz DM, Beneck GJ, Powers C. 2013. Which exercises target the gluteal muscles while minimizing activation of the tensor fascia lata? Electromyographic assessment using fine-wire electrodes. J Orthop Sports Phys Ther 43: 54–64.

Siebenrock KA, Schoeniger R, Ganz R. 2003. Anterior femoro-acetabular impingement due to acetabular retroversion: treatment with periacetabular osteotomy. J Bone Joint Surg 85A: 278–286.

Sussmann PS, Ranawat AS, Lipman J, et al. 2007. Arthroscopic versus open osteoplasty of the head-neck junction: a cadaveric investigation. Arthroscopy 23: 1257–1264.

Willcox EL, Burden AM. 2013. The influence of varying hip angle and pelvis position on muscle recruitment patterns of the hip abductor muscles during the clam exercise. J Orthop Sports Phys Ther 43: 325–331.

# 髋关节复位手法和关节松动术

Jack Miller, Wayne Hing

## 概述

美国骨科医师协会(2008)将髋关节活动能力的缺失和退行性改变列为老年人髋关节疼痛最常见的原因。髋关节疼痛的流行病学似乎与人群有关,但是据估计发生率高达 27%(Dagenais et al 2009)。髋关节疼痛和功能障碍可能会导致严重的个人活动能力受损和随之而来的娱乐、职业和社会功能障碍。Altman 等(1991)、Sutlive 等(2008)和 Birrell 等(2000,2001)认为髋关节的活动度减少,尤其是内旋,可以高度预测为髋关节骨性关节炎。理论上认为关节活动能力的下降会阻碍优化关节软骨滑液交换的加压-减压循环,从而加速了退化进程。应用侧方分离牵引手法已经被证实可以增加关节间隙高达 7mm(Harding et al 2003),对髋关节的疼痛、活动和功能有正面的影响(Hoeksma et al 2004;MacDonald et al 2006;Abbott et al 2013)。骨科手法治疗(Orthopaedic Manual Therapy,OMT)已经被公认为是对患者功能状态有益处的,并已被列入美国物理治疗协会针对关节炎和非关节炎性疼痛的临床实践指南(Cibulka et al 2009;Keelan et al 2014)。

本章主要研究通过持续的手法干预髋关节,恢复下肢的功能性活动。关节松动技术是以关节运动学为基础的滑移和以功能为基础的动态松动,为临床工作者提供一整套临床实践工具。这些技术的应用基于治疗师正确的临床推理以及患者个体化的临床表现。

## 髋关节的关节松动术/复位手法

很多专家已经开发和描述了恢复骨盆带活动和功能的手法治疗流程(Kaltenborn et al 2002;Mulligan 2003;Hengeveld et al 2005)。附属关节松动技术已经很成熟了,并且在国际上成为很多手法治疗培训项目的入学和研究生课程的基础。最初是由挪威的 Kaltenborn 和 Evjenth 这样的贡献者开发的(Kaltenborn et al 2002),OMT 利用了基于手法治疗师被动活动检查时关节受限的感觉的临床推理模式和凹凸定律的应用。(关于 OMT 详见第 31 章。)

被动滑动附属松动在平行或者垂直于治疗平面下进行,取决于关节面的特殊排列。关节松动根据治疗目标包括缓解疼痛和提高关节活动能力,可以按照松动的范围和持续的时间进行分级。OMT 的理论概念模型是存在关节囊的挛缩,持续的被动松动技术通过软组织蠕变的影响使关节囊被动拉长;然而,这个假设还没有被科学证实。反复的技术操作和正确的自我治疗方案,再考虑到相关联的周围关节软组织功能障碍,神经生理和运动控制因素可能会提供短期的和长期的积极的效果(Vicenzino et al 2007,2011)。

越来越多的证据证实了结合传统的 OMT 手法治疗松动技术同时伴有患者疼痛受限的生理运动是有价值的。"动态关节松动"(mobilization with movement,MWM)这一概念是由新西兰的 Brian Mulligan 发展而来的(Mulligan 2003),并且建立在 OMT 的基础上。在 Mulligan 的概念里,患者的管理需要确定具有可比性的体征或者个体-特殊化的损伤测量(client-specific impairment measure,CSIM)用于评估治疗效果,通常是受限的功能活动。这种临床上可测量的功能缺陷成为不断重新评估干预措施有效性的基准（Vicenzino et al 2007,2011）。

　　动态关节松动术的选择和进展的临床推理范式是基于患者对选择的松动术的个体反应，作为 CSIM 中无痛范围内改善的测量指标。为确保没有疼痛产生，治疗师必须持续监测患者的反应。利用他的/她的关节学知识、良好的组织张力的感觉和临床推理，治疗师研究多种关节松动方向的组合以找到正确的治疗平面和活动分级。当做持续无痛的附属关节松动时，要求患者提前演示一个确定的疼痛受限的 CSIM。CSIM 应得到显著的改善——也就是说，增加了关节活动范围，显著减轻或者理想地消除原始的疼痛。如果没有改善 CSIM，提示治疗师没有找到正确的接触点、治疗平面、分级、松动的方向、脊髓节段或者松动技术没控制好。患者反复出现之前的 CSIM 受限和/或疼痛，最初作为一个试验治疗进阶到 10 组，而治疗师继续维持适当的附属滑动。典型的操作是 10 次一组，做 3~4 组，通过治疗阶段的重复松动期望能改善更多。重复的 CSIM 和无痛范围关节活动末端被动加压负荷对获得持久的效果是至关重要的（Miller 1999；Mulligan 2003；Hing et al 2008）。和所有手法治疗的概念一样，在患者的评估和治疗过程中，必须对患者进行结构合理的主观和客观评估，并持续进行反思性临床推理（Jones & Rivett 2004）。

　　MWMs 的理论模型是骨位置的排列不齐和/或神经机械功能障碍导致的位置异常在松动过程中得到纠正（Vicenzino et al 2011）。取代治疗师在做被动附属运动受限时的感觉和凹凸定律，松动的特定方向和分级取决于患者疼痛减轻情况和 CSIM 功能客观改善程度（Miller 2006；Hing et al 2009；Vicenzino et al 2011）。（MWM 详见第 31 章。）

## 长轴牵引关节松动术/复位手法

　　此技术的目的是增加股骨头被动轴向的尾端滑动的活动范围和减轻髋关节疼痛。患者仰卧位，髋关节在屈曲 30° 休息位，轻微外展和外旋。治疗师弓步站在床尾。松动带以"8 字形"环绕在肩上，手在治疗带里面放置在患者的踝关节处（图 37.1）。松动是由股骨沿着髋臼关节面向下滑动完成的。治疗师应该通过放松手臂和手让治疗带完成松动。

　　注意：第二根治疗带或治疗床固定带可以放置在腹股沟处固定在床上，稳定髋关节。治疗带可以环绕在患者的踝关节以上的小腿上，或者如果患者膝关节病变，环绕在膝关节以上（图 37.2）。

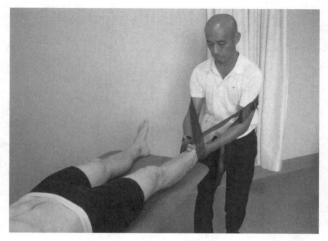

图 37.1　从踝关节处进行的长轴牵引关节松动术/复位手法

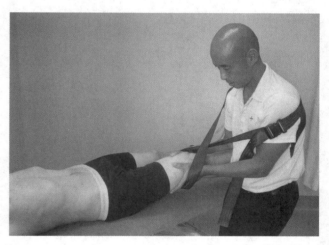

图 37.2　从膝关节处进行的长轴牵引关节松动术/复位手法

## 侧方分离牵引松动术

　　此技术的目的是增加股骨头被动的侧方滑动的活动范围和减轻髋关节疼痛。患者仰卧位，髋关节屈曲 90°，中立位，无内收/外展和内旋/外旋。治疗师弓步站在床边，松动带环绕在治疗师的臀部，根据舒适的需要在患者大腿上方放置软垫（图 37.3）。通过松动带使股骨头向侧方滑动完成松动（图 37.4）。

　　注意：应用治疗床稳定杆或者第二根治疗带缠在骨盆上，固定在床上，稳定骨盆。

## 屈曲内收松动术：非负重下伴随内旋的松动术

　　此技术的目的是减轻疼痛和改善髋关节内旋活动受限。患者仰卧位，髋关节屈曲 90°，中立位无内收/外展。治疗师弓步站在床边，头侧手在治疗带内

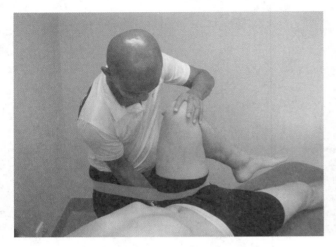

图 37.3　髋关节侧方分离牵引松动

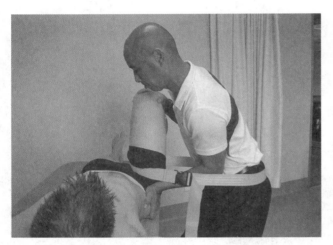

图 37.4　髋关节侧方分离牵引松动。侧面观治疗师放在骨盆外侧方的手

侧放在患者的髂嵴上,从侧方固定骨盆(图 37.5)。通过松动带侧方滑动股骨完成松动。髋关节的内旋是治疗师的尾端手执行的(图 37.6)。

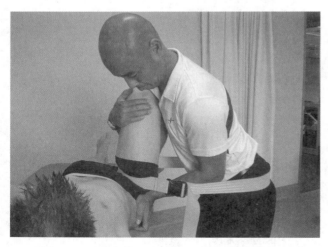

图 37.5　屈曲内收松动:非负重下伴随内旋的松动

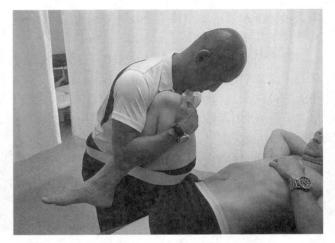

图 37.6　屈曲内收松动:非负重下伴随内旋的松动——侧面观患者膝关节内侧治疗师的手法接触

注意:确定松动和运动都是在活动末端无痛的情况下进行的,这是非常重要的。此技术每次维持 5~10 秒,重复 10 次为一组。

## 屈曲内收松动术: 负重下伴随内旋的松动术

当髋关节内旋疼痛或者活动受限时考虑应用此项技术,而且被视为是前一项技术的进阶。患者站立位,髋关节中立位,无屈曲/伸展和内收/外展。安全起见患者可以扶住治疗台。治疗师弓步站立。头侧手放在髂嵴上,从侧方固定骨盆。通过松动带侧方滑动股骨完成松动(图 37.7)。此项技术主要通过患者的骨盆绕着负重腿旋转完成髋关节内旋。

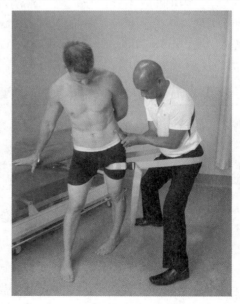

图 37.7　屈曲内收松动:负重下伴随内旋的松动

注意:确保松动和运动的过程是无痛的和达到最大末端活动范围是很重要的。此技术维持 5~10 秒,重复 10 次为一组。

## 屈曲位动态松动术

当髋关节屈曲疼痛和/或活动受限时应用此项技术。患者仰卧位,髋关节屈曲 90°,中立位无内收外展。治疗师弓步站在床边,头侧手在治疗带内侧放置在患者的髂嵴上,从外侧固定骨盆(图 37.8)。通过松动带向侧方滑动股骨完成松动。髋关节的屈曲通过治疗师的尾端手施力(图 37.9)。

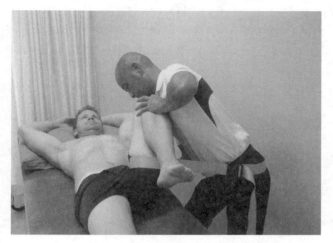

图 37.8　屈曲位动态松动:后面观治疗带的位置

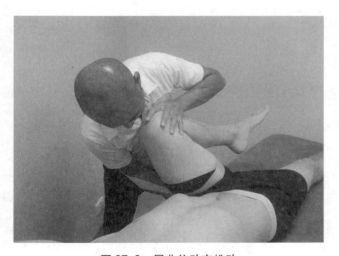

图 37.9　屈曲位动态松动

注意:确保松动和运动的过程是无痛的和达到最大末端活动范围是很重要的。此技术维持 5~10 秒,重复 10 次为一组。

## 负重下伸展位动态松动术

当髋关节伸展时出现疼痛和活动受限时应用此

项技术。患者对侧腿站立,膝关节屈曲,脚平放在椅子上,髋关节中立位无内收/外展。治疗师弓步站在患者身侧,双手在治疗带内从侧面固定骨盆(图 37.10)。通过松动带向侧方滑动股骨完成松动。髋关节的后伸是通过患者向前的弓步达成的(图 37.11)。

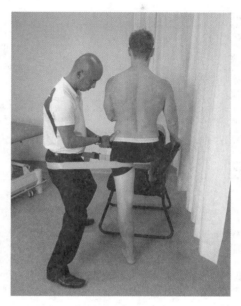

图 37.10　负重下伸展位动态松动。后面观治疗师的双手在骨盆的外侧

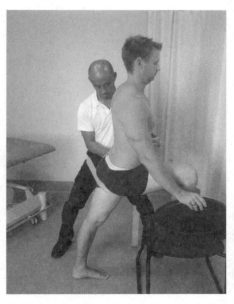

图 37.11　负重下伸展位动态松动。后面观

注意:确保松动和运动的过程是无痛的和达到最大末端活动范围是很重要的。另外,患者要避免腰椎后伸。此技术维持 5~10 秒,重复 10 次为一组。

(姜影　译,苏彬　吉昌　校,

马明　王于领　审)

# 参考文献

Abbott H, Robertson M, Chapple C, et al. 2013. Manual therapy, exercise therapy, or both, in addition to usual care, for osteoarthritis of the hip or knee: a randomized controlled trial. 1. Clinical effectiveness. Osteoarthritis Cartilage 21: 525–534.

Altman R, Alarcon G, Applerouth D, et al. 1991. The American College of Rheumatology criteria for the classification and reporting of osteoarthritis of the hip. Arthritis Rheum 34: 505–514.

American Academy of Orthopaedic Surgeons. 2008. Osteoarthritis of the hip: a compendium of evidence-based information and resources. Online. Available: www.aaos.org/home.asp.

Birrell F, Croft P, Cooper C, et al. 2000. Predicting radiographic hip osteoarthritis from range of movement. Rheumatology 40: 506–512.

Birrell F, Croft P, Cooper C, et al. 2001. Radiographic change is common in new presenters in primary care with hip pain. PCR Hip Study Group. Rheumatology 39: 772–775.

Cibulka M, White D, Woehrle J, et al. 2009. Hip pain and mobility deficits – hip osteoarthritis. Clinical practice guidelines linked to the the International Classification of Functioning, Disability and Health from the Orthopaedic Section of the American Physical Therapy Association. J Orthop Sport Phys Ther 39: A1–A25.

Dagenais S, Garbedian S, Wai EK. 2009. Systematic review of the prevalence of radiographic primary hip osteoarthritis. Clin Orthop Rel Res 467: 623–637.

Harding L, Barbe M, Shepard K, et al. 2003. Postero-antero glide of the femoral head in the acetabulum: a cadaver study. J Orthop Sport Phys Ther 33: 118–125.

Hengeveld E, Banks K, Maitland GD. 2005. Maitland's peripheral manipulation. Edinburgh: Elsevier Butterworth-Heinemann.

Hing WA, Biagalow R, Bremner T. 2008. Mulligan's mobilisation with movement: a review of the tenets and prescription of MWMs. N Z Physiother J 36: 34–54.

Hing WA, Bigalow R, Bremner T. 2009. Mulligan's mobilisation with movement: a systematic review. J Manual Manipul Ther 17: E39–E66.

Hoeksma H, Dekker J, Ronday HK, et al. 2004. Comparison of manual therapy and exercise therapy of the hip: a randomized clinical trial. Arthritis Rheum 51: 722–729.

Jones MA, Rivett DA. 2004. Clinical reasoning for manual therapists. Edinburgh: Butterworth-Heinemann.

Kaltenborn FM, Evjenth O, Kaltenborn TB, et al. 2002. Manual mobilisation of the joints: the Kaltenborn method of joint examination and treatment: the extremities, 6th edn. Oslo: Olaf Norlis Bokhandel.

Keelna E, Harris-Hayes M, White D, et al. 2014. Nonarthritic hip joint pain, clinical practice guidelines linked to the International Classification of Functioning, Disability and Health from the Orthopaedic Section of the American Physical Therapy Association. J Orthop Sport Phys Ther 44: A1–A32.

MacDonald C, Whitman JM, Cleland JA, et al. 2006. Clinical outcomes following manual physical therapy and exercise for hip osteoarthritis: a case series. J Orthop Sport Phys Ther 36: 558–599.

Miller J. 1999. The Mulligan concept: the next step in the evolution of manual therapy. Canadian Physiotherapy Association Orthopaedic Division Review March / April: 9–13.

Miller J. 2006. The Mulligan concept: how: clinical application, when: clinical reasoning, why: clinical research. Canadian Physiotherapy Association Orthopaedic Division Review May / June: 45–46.

Mulligan BR. 2003. Manual therapy: 'NAGS', 'SNAGS', 'MWMS', 3rd edn. Wellington: Plane View Services.

Sutlive T, Lopez HP, Schnitker DE, et al. 2008. Development of a clinical prediction rule for diagnosing hip osteoarthritis in individuals with unilateral hip pain. J Orthop Sport Phys Ther 38: 542–555.

Vicenzino B, Paungmali A, Teys P. 2007. Mulligan's mobilization-with-movement, positional faults and pain relief: current concepts from a critical review of literature. Man Ther 12: 98–108.

Vicenzino B, Hing WA, Rivett D, et al. 2011. Mobilisation with movement: the art and the science. London: Elsevier.

# 下肢的治疗性运动

Carol Kennedy, Lenerdene Levesque

## 概述

运动处方是下肢康复的组成元素。最理想的神经肌肉功能是多层面和非线性的，如图 38.1 所示，正确制订有效的运动疗法方案必须考虑到这些所有的因素和它们之间的关系。越来越多的证据把这些因素及其对下肢生物力学的影响连接起来。因为描述下肢所有可能的训练是不可能，本章节将重点讨论运动干预来解决与肌肉失衡相关的髋关节功能障碍，通过一个跑步者髋关节前侧和大腿后外侧疼痛的案例进行说明。

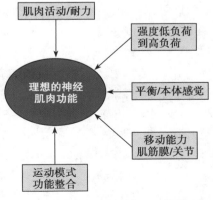

图 38.1　理想的神经肌肉控制

首先，本章节将探索涉及的练习的科学证据，这些练习包括最佳的神经肌肉功能所需要的每个因素。第二部分将阐明对这个特殊患者这些证据是如何指导训练处方的，记住证据指导的实践也包含患者的视角和临床医生的经验。腰椎骨盆的练习也会纳入下肢的训练方案，尤其是关于髋关节，具体的描述详见第 23 章。

## 案例报告

一个 28 岁的物理治疗师汇报了一例右侧髋关节前侧和大腿后外侧疼痛有 2 年病史的案例。患者主诉初始疼痛似乎与当时跑半程马拉松时增加的训练量有关。跑步、下蹲等活动和越野滑雪会加重他目前的症状。当中断这些活动，疼痛会减轻，但是需要 2 天的时间完全恢复。他的症状会限制跑步的能力，不得不重新开始之前的训练计划。患者用数字化疼痛评分量表（numerical pain rating scale, NPRS）给自己的基础疼痛打分为 3/10，但是在跑 10km 以后疼痛高达 8/10。患者下肢功能评分为 60/80, 80 是最高功能得分（Binkley et al 1999）。

### 物理检查

- **腰椎**：在生物力学检查时未见关节受限，神经传导和牵张敏感性检查正常。

- **骶髂关节**：Laslett 等（2006）大量的疼痛激发试验对引出他的症状都是阴性的。

- **髋关节**：在髋关节屈曲 0° 和 90° 时内旋都受限，髋关节屈曲内收象限测试阳性，表现为髋关节前侧疼痛阳性和活动受限，屈曲/外展/外旋（FABER）试验提示右侧关节活动范围受限伴随肌筋膜的终末感觉。直腿抬高（straight leg raise, SLR）试验时提示股骨头向前移位——被动附属活动检查提示股骨头向后外侧滑动减少伴随关节囊的终末感觉。

- **肌力**：伸髋肌群肌力 3+/5 级，髋外展肌群 3+/5 级，髋外旋肌群 4/5 级。

- **肌肉柔韧度**：改良的托马斯试验（modified Thomas test）提示髋关节屈曲肌群和髂胫束紧张（iliotibial band，ITB），奥博试验（Ober test）在检查 ITB 长度减小时呈阳性，髋关节屈曲 70° 时检查到腘绳肌紧张——可能是由于股二头肌紧张致胫骨内旋，髋关节屈曲 0° 和 90° 时内旋，梨状肌都紧张。

### 动态的/功能的评估

通过观察患者步态，在站立末期髋关节后伸减少，承重反应期髋关节内收内旋增加，单腿负重期躯干轻微向右侧倾斜。俯卧位大腿主动后伸时检查到腘绳肌相对于臀肌占主要优势。在单腿负重下蹲时，髋关节内收内旋明显、控制能力差。下台阶时，患者表现出单侧骨盆下降和髋关节内收内旋增加。患者也主诉在单腿下蹲和下台阶时症状加重（NPRS 6/10）。

在临床制订方案的过程中，临床医生可能会考虑以下问题来指导个性化运动疗法方案的制订。在生物-心理-社会模式的框架下，必须所有这些都要考虑以及它们之间是如何联系的：用运动解决的损伤一定要与活动受限或参与受限联系起来，环境因素（个人的和社会的）是成功结果的关键（Brody 2012）。制订有效的训练方案需要"科学和艺术并重"（Brody 2012）。

- 临床假设是什么？什么损伤需要用训练来解决？
- 在最初的这个康复方案中我们要针对什么肌肉进行治疗？
- 这些特定的肌肉群是否需要拉长，其他的肌肉是否需要激活、耐力或者肌力训练？
- 与此患者的活动受限和参与受限相关联的运动什么是最重要的？我们如何把这个融入他的训练中？
- 对于这个病例，证据如何帮助我们选择最合适的练习？
- 在描述练习时需要考虑什么参数？
- 如何将进阶练习和融合运动再训练、功能整合融入到他的康复方案中？

## 肌肉功能表现：激活、耐力和肌力

功能活动过程中，臀部肌肉对于稳定骨盆和控制股骨内收内旋是很重要的。肌肉力量减弱可以导致下肢功能障碍和髌股关节疼痛、髂胫束综合征、慢性踝关节不稳（Baker et al 2011；Barton et al 2013；Webster & Gribble 2013；Noehern et al 2014）。髋关节外展和外旋肌弱可致膝关节外翻、髋关节内收内旋，增加下肢关节的压力（Powers 2003）。

设计臀部肌肉的练习需要治疗师考虑大量的因素包括生物力学的原则，比如运动平面、患者体位、重力的影响、力臂的长度、运动的速度、支撑平面、负荷、运动量和肌肉收缩的类型（Reiman et al 2012）。训练应该从低难度进阶到高难度，再到功能整合和以任务为导向。

Ward 等人（2010）研究了臀部肌肉的架构和评估、治疗时考虑这些肌肉的重要性。臀中肌（GMed）有非常大的生理横截面积和相对较短的纤维，看起来像是为稳定髋关节而设计的，能在较小的长度范围内产生巨大的力。它的尺寸可以产生很大的力。它不能在长度的大范围内或髋关节位置产生很大的力。而臀大肌（GMax）有很大的生理横截面积和长的纤维——能在大范围内产生很大的力。腘绳肌有产生很大的髋关节伸肌力矩的潜力。

臀中肌由三部分组成：前部、中部和后部，由臀上神经分开支配。臀中肌的主要作用是在负重活动时稳定骨盆和控制股骨的运动，在步态的支撑相大量激活（Gottschalk et al 1989；Gowda et al 2014）。三个部分的激活是以纤维的排列为基础的，肌肉的前部和中部纤维启动髋关节的外展，单独作用，前部纤维作用是外展，中部纤维是旋转，在髋关节屈曲和支撑面变小时起到协助作用（如：桥式、单腿蹲、侧方迈步）（Boudreau et al 2009）。肌肉的后部纤维参与髋关节的外展和外旋，它的作用是在重心转移时把股骨头稳定在髋臼窝内（Gottschalk et al 1989；Gowda et al 2014）。臀中肌的后部纤维在弓步和跳跃活动中起很大作用（Neumann 2010；Gowda et al 2014）。当髋关节屈曲角度大于 60°，臀中肌的前部纤维向前移位到髋关节旋转轴的前面，转成内旋；在这种情况下，臀中肌的后部纤维和深层外旋肌群激活提供控制（Neumann 2010；Powers 2010；Gowda et al 2014）。

在髋关节外展肌力训练的早期通常用的练习是"蚌式运动"（图 38.2），有很多人研究在这个练习的改良运动中臀大肌和臀中肌的激活情况。Wilcox 和 Burden（2013）发现骨盆中立位时两个肌肉的募集最佳，随着髋关节屈曲角度的增加臀中肌的激活也增加。阔筋膜张肌（tensor fascia lata，TFL）的活动相对较小，而且不受这些变化的运动的影响。Selkowitz 等人（2013）想要确定哪些练习对于激活臀中肌和臀大肌的上部纤维是最好的，同时 TFL 的活动最小。

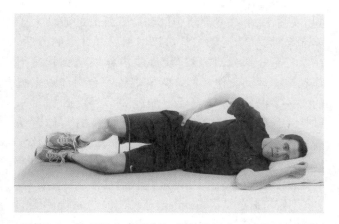

图 38.2　蛙式运动。侧卧位,膝关节屈曲 30°或 60°,嘱患者抬高和收回膝关节,同时保持踝关节并拢,引导患者注意髋关节的运动(外展和外旋),避免骨盆/躯干的旋转,可以加一个弹性的阻力来训练肌力

患者髋外展肌无力常出现的代偿策略是用阔筋膜张肌,致使过度的髋关节内旋。如果目标是优先激活臀部肌肉,研究者们发现蛙式运动、侧方迈步(图38.3)、单桥和四点伸髋练习,无论是屈膝还是伸膝都可以达到目标。

　　O'Sullivan 等人(2010)通过三个负重练习评估了臀中肌三个亚部分的激活情况:靠墙蹲(图38.4)、骨盆下降(图 38.5)和推墙(图 38.6),然后

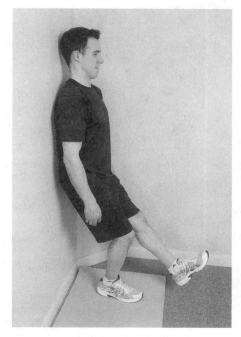

图 38.4　单腿靠墙蹲。患侧腿站立,后背靠着墙,髋关节和膝关节屈曲大约30°,患者慢慢向下蹲。嘱患者保持膝关节在第二根脚趾上,防止膝关节外翻

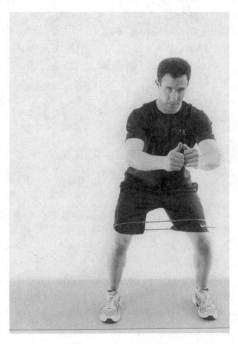

图 38.3　侧方迈步运动。患者半蹲姿势,在大腿上放置弹力带,患者向侧方迈步,保持膝关节在脚趾上方,可以向一侧迈一步或多步然后向相反方向,或者向前走路时做

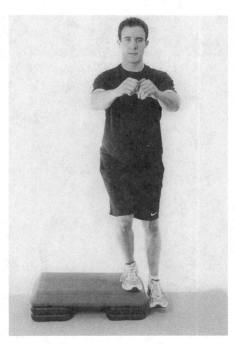

图 38.5　骨盆下降。患腿站在台阶的边缘,双侧膝关节保持微屈,患者慢慢地将一侧骨盆向下移然后再回到水平位置

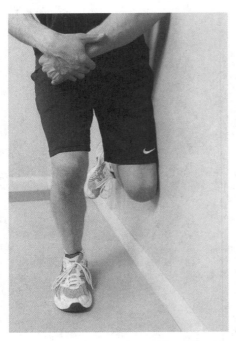

**图 38.6  推墙运动。**患腿单腿站立在墙边,患者非负重的健侧腿做髋关节外展外旋的等长收缩运动推墙,患侧腿外旋保持膝关节在足上方的良好的力线,在练习过程中保持躯干垂直和骨盆水平

发现通过每个亚部分的臀中肌激活水平有显著的不同。所有三个练习都使中部和后部纤维的激活大于前部纤维,推墙运动尤其可以增加后部纤维的激活。在这三个亚部分,强烈建议进阶由靠墙蹲到骨盆下降到推墙运动。作者们认为推墙练习会引起负重腿的髋关节内旋,所以需要增加髋关节外旋的力量来维持骨盆和髋关节的姿势。基于这些结论,作者认为推墙练习是臀中肌有效的等长肌力训练,尤其是后部纤维。靠墙蹲和骨盆下降在康复的早期阶段是有用的,可以提高耐力、稳定性和运动控制。

表 38.1 总结了 Reiman 等人(2012)系统回顾的结论,评估了臀大肌和臀中肌的激活情况,在常用的康复练习中以百分比的形式表示最大自主收缩(maximal voluntary contraction,MVC)。理论上讲,练习需要更大的肌电(electromyographic,EMG)活动(> 40% MVC)会增强肌力,临床医生在制订训练方案时就可以应用这个练习了。尽管大量的研究是以健康人为样本实施的,结果可能与肌肉骨骼功能障碍患者不同,但是不同练习时肌肉激活的知识对理解神经肌肉控制是有帮助的,是为患者制订个体化训练方案时要考虑的有价值的信息。

**表 38.1  不同的运动疗法中臀中肌和臀大肌的激活水平**

| | 低水平激活<br>(0~20% MVC) | 中等水平激活<br>(21%~40% MVC) | 高水平激活<br>(41%~60% MVC) | 极高水平激活<br>(>60% MVC) |
|---|---|---|---|---|
| 臀中肌 | | 俯卧位桥式平板(27%)<br>在稳定平面上做桥式(28%)<br>弓步—躯干中立位(34%)<br>单侧微蹲(36%)<br>往返向上踏步(37%)<br>屈髋60°蚌式运动(38%)<br>屈髋30°蚌式运动(40%)<br>侧方弓步(39%) | 侧方踏步(41%)<br>四点位双侧上肢和一侧腿抬高(42%)<br>向前踏步(44%)<br>单桥(47%)<br>横向弓步(48%)<br>靠墙蹲(52%)<br>侧卧位髋关节外展(56%)<br>骨盆下降(57%)<br>单腿上举(58%) | 单腿下蹲(64%)<br>侧卧位桥式,躯干中立位(74%) |
| 臀大肌 | 俯卧位桥式/平板(9%)<br>弓步,躯干向后倾斜(12%)<br>在瑞士球上做桥式(20%) | 侧卧位髋关节外展(21%)<br>弓步,躯干向前倾(22%)<br>在稳定平面上做桥式(25%)<br>屈髋30°蚌式运动(34%)<br>弓步,躯干中立位(36%)<br>屈髋60°蚌式运动(39%)<br>单桥(40%) | 侧方弓步(41%)<br>侧方踏步(41%)<br>横向弓步(49%)<br>四点位双侧上肢和一侧腿抬高(56%)<br>单侧腿微蹲(57%)<br>往返踏步(59%)<br>靠墙蹲(59%)<br>单腿下蹲(59%)<br>单腿上举(59%) | 向前踏步(74%) |

(来自 Reiman et al 2012。)

　　Giphart 等人（2012）用一组 10 名健康的志愿者做试验，当他们做髋关节康复练习时用 EMG 记录耻骨肌和梨状肌的激活情况，他们发现耻骨肌最高的激活是在仰卧位髋关节主动屈曲时（向心的 62.8% MVC，离心的 55.4%）。在髋关节内旋和外旋的时候也记录到了中等和轻度的激活。单桥和双桥练习，需要在髋关节中立位并且负重时提供静态的旋转稳定，能够中等激活耻骨肌。这些作者认为，功能上来说，在髋关节活动提供旋转控制时，即使是轻微的负重，耻骨肌也能作为稳定肌被激活。基于他们的观察，耻骨肌很可能在动态的髋关节活动，需要旋转的动作和爆发性的加速运动时提供稳定（比如，疾跑）。在髋关节的抗阻后伸练习中观察到高水平的梨状肌的激活，单桥、俯卧位下脚跟挤压大腿（图 38.7）和侧卧位下外展外旋，所有这些动作都需要髋关节的后伸。他们认为梨状肌最主要的功能是作为外旋稳定肌，防止髋关节从中立位到伸展位时出现内旋。转移到活动中比如跳跃、滑步或者跑步时的足尖离地期，这些活动需要肌肉产生一定程度的外旋来控制髋关节的内旋。梨状肌的减弱会潜在地导致膝关节外翻的力增加，因为缺少维持髋关节外旋所需的稳定。因此，这些深层的髋关节肌群在日常生活活动和体育活动中维持髋关节的稳定中起到很大的作用。

Reiman 2011）。（下肢特殊障碍的训练在其他章节可以看到。）

　　一些作者提出了恢复腘绳肌功能的康复方案，但是大多数都是关于肌肉拉伤的恢复（Comfort et al 2009；Heiderscheit et al 2010；Lorenz & Reiman 2011）。Heiderscheit 等人（2010）认为早期的康复治疗包括腰椎骨盆肌肉的等长收缩、单侧肢体平衡练习和冠状面短步长的踏步练习，同时避免受伤的腘绳肌做大剂量的单独的抗阻训练。在非负重和开链运动中针对腘绳肌的肌力训练可以补充进来，无痛，在耐受的情况下从低强度进阶到中等强度。训练在小到中等范围内再进阶到低速的离心运动，比如直腿硬拉、弓步走、腘绳肌下段离心练习（参考 Nordic 腘绳肌练习）和分离下蹲。Lorenz & Reiman（2011）建议下肢的离心始于弹力带抗阻（图 38.8），因为弹力带的弹力可以帮助练习的向心和离心部分。最终，针对体育的训练包括快速方向的改变、功能性运动模式、超等长收缩，在活动范围的末端加入进阶的离心训练以完成康复治疗。当考虑到腘绳肌的活动强度时，McAllister 等人（2014）发现，当比较臀肌-腘绳肌抬高、俯身起立（good morning）、硬拉（Roman deadlift）和俯卧位下屈腿这四种练习时，臀肌-腘绳肌抬高的向心活动最多，硬拉的离心活动最多。

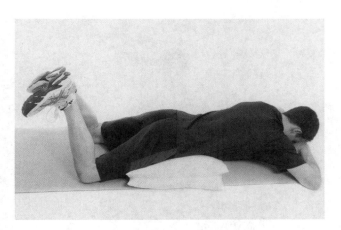

**图 38.7　俯卧位足跟挤压。**俯卧位，髋关节轻度外展外旋，膝关节屈曲 45°~90°，两足跟接触，患者用力将足跟并拢。可以通过将大腿抬离床面加上髋关节的轻度后伸

　　综合的康复方案应该包括向心和离心的训练，临床医生应该要意识到如何设计更多强化离心的练习，以及离心练习怎样成为损伤后再训练的系统性的方法之一（Lorenz & Reiman 2011）。即使在上面的案例里没有直接提到，文献里也有证据表明离心训练在下肢功能障碍康复中的应用，尤其是与腘绳肌损伤或者跟腱炎相关的康复治疗（Lorenz &

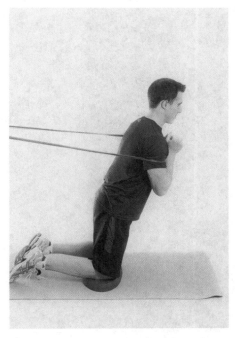

**图 38.8　下段离心（Nordic 腘绳肌）。**双膝跪位，双脚固定，患者向前倒，用腘绳肌控制下降，用手接住自己。一开始可以用弹力带提供阻力

## 神经运动控制：平衡、本体感觉、运动模式和功能整合

Willy 和 Davis（2011）在一组健康的女性身上进行了一个随机对照试验，研究髋关节外展和外旋肌群肌力训练和运动再教育方案是否能改变跑步和单腿蹲时髋关节的力线。结果发现可以改变单腿蹲的力线，但是训练方案没有改变跑步时异常的髋关节力线。所以作者们建议临床医生应该考虑把特定活动的神经肌肉训练融入治疗方案。

Willy 等人（2012）用视觉和口语反馈评估一个简单的步态再训练技术，试验者是一组女性跑步者伴有髌股关节疼痛和力线异常。步态再训练包括在跑步时在跑台前放置一个足够长度的镜子提供视觉反馈和口头引导——"跑步时膝关节分开，膝盖朝前""收紧臀部"（图 38.9）。作者们发现此训练在改善跑步时的力线、疼痛和功能方面是有效的。他们也注意到了此技能向未训练过的任务转移（如：蹲和下台阶）并且假设发生了高水平的运动学习。

动态的姿势控制对于下肢肌肉损伤/障碍后功能和运动的恢复是必不可少的。单侧负重练习经常会用来训练动态的姿势控制和本体感觉。腰椎骨盆区域的近端稳定需要下肢的协调运动。星形步行平衡试验（star excursion balance test, SEBT）是一个动态姿势控制的试验，受试个体单腿站立维持平衡，对侧肢体向八个不同的方向够（Kinzey & Armstrong 1998；Hertel et al 2000）。SEBT 是训练动态平衡和本体感觉非常有用的工具（图 38.10）。在这个试验中的神经肌肉控制是通过向各个方向够的距离来反映的，距离的增加提示完成了更多的神经肌肉控制。Norris 和 Trudelle-Jackson 研究了在 SEBT 下肢向前方、中间和后方够的离心活动中的近端肌肉组织（如：臀中肌、臀大肌股内侧肌）的激活情况。他们发现臀中肌的募集主要是在向前和中间方向（38% MVC 和 48% MVC），并且建议，当描述 SEBT 作为针对臀中肌的训练时，在训练的早期阶段，向后内侧方向是比较合适的，然后再进阶到向前方向，随着运动控制的进步，向内侧方向加进来以刺激肌力的增强。在他们的研究中，臀大肌三个方向的肌电图波幅都在阈值下 40%～60%，认为 SEBT 不适合增强臀大肌的肌力训练；然而，可以用在早期康复阶段，在进阶练习需要更高水平的肌肉活动之前，来增强肌肉的耐力。股内侧肌的波幅都在阈值上 40%～60%，认为这三个方向的练习对增强股内侧肌的效果是同等的，可以获得高水平的募集，也许可以在股内侧肌康复的最后阶段应用。

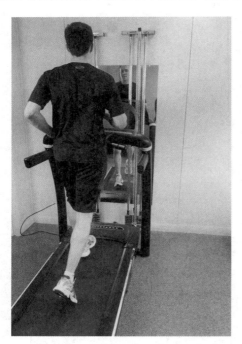

图 38.9　跑台跑步训练。当患者在跑台上跑的时候，放一个镜子反馈，可以利用口头的和视觉引导。可以改善损伤到功能性目标里的转移能力

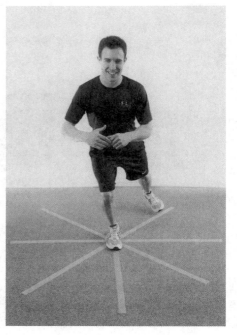

图 38.10　星形步行平衡训练。单腿半蹲，嘱患者用对侧肢体向不同的方向尽可能远的够（前方、前方对角线、侧方、后方和后方对角线）

髋关节和膝关节冠状面上力线的改变可能是由于一些常见的跑步损伤导致的,比如髌股关节疼痛、胫骨应力性骨折和髂胫束综合征。Wouters 等人(2012)假设单独的髋部肌肉肌力训练可能对于减少髋关节和膝关节冠状面的运动和跑步时支撑相的峰力矩是不够的。这些作者认为康复方案应该强调神经肌肉控制元素,比如通过运动的表现指导训练,加以视觉、口语和触觉反馈而不单单是髋部的肌力训练。在他们此类实验设计研究中,受试者参与一个为期 4 周的运动训练项目,利用视觉反馈(用镜子)和每周一次的口语指导比如在冠状面保持膝关节和髋关节、足在一条线上,骨盆平行于地面,在蹲起练习时增加髋关节的屈曲以防止膝关节向前移动超过足,维持脊柱中立位。也会用到手法促进技术比如拍打臀部肌肉或者在膝关节外侧给予触觉反馈来促进髋关节外展。神经运动再训练方案中用到的进阶练习在表 38.2 中列出。在为期 4 周的训练方案的最后,参与者表现出冠状面髋关节和膝关节的力线减少,可能是由于潜在的和加剧的与跑步有关的损伤。这些结果支持一个理论,在功能性活动中纠正下肢的力线和运动模式的策略在训练项目中是至关重要的,除了肌力训练。

表 38.2　神经运动再训练方案

| | 训练 | 剂量(组/次) |
|---|---|---|
| 第 1 周 | 靠墙蹲 | 3/10 |
| | 向前弓步 | 3/10 |
| | 侧方下台阶(4 英寸/10cm) | 3/10 |
| | 单腿站立下投球 | 3/30s 维持 |
| 第 2 周 | 侧方下台阶(7 英寸/18cm) | 3/10 |
| | 前方上台阶(7 英寸/18cm) | 3/10 |
| | 单腿向上举 | 3/10 |
| | 用弹力带侧方推 | 3/40 英寸(12m) |
| 第 3~4 周 | 向前下台阶(7 英寸/18cm) | 3/10 |
| | 平衡弓步 | 3/10 |
| | 单腿多方向够 | 3/5 |
| | 用弹力带单腿蹲 | 3/10 |
| (Wouters 等 2012。) | | |

Moreside 和 McGill(2012a)在 24 位年轻健康的伴有髋关节活动能力受限的男性群体中,分析了增加被动髋关节活动范围(通过牵伸)、运动控制(通过髋关节在仰卧位下的分解练习)和核心耐力向功能性活动的过渡。分析的动态活动包括主动的髋关节后伸、弓步、站立位扭转/实现策略和空中漫步机上练习。他们发现,尽管在为期 6 周的干预下柔韧性和耐力都会提高,只有很少的证据表明这些改变是向功能性运动模式过渡。结果表明,训练方案需要同步的运动模式的重组和练习理想的运动模式,以确保增加的活动能力和肌力/耐力融入功能性活动中。

## 活动能力,肌筋膜和关节损伤

如果没有足够的活动能力,下肢想要获得理想的功能是很难的,活动能力的减少有很多因素——包括关节受限和肌筋膜的伸展性(长度),还有神经性的活动能力。恢复下肢关节的活动能力在髋关节处有很多可用的手法治疗技术。然而,通过关节活动练习改善或维持上述手法疗效是非常重要的。目前尚缺乏哪些髋关节运动的研究证据来指导训练设计的部分。

Janda(1987)认为以下髋关节周围的肌肉有变紧的趋势:髋屈曲肌群、髋内收肌群、腘绳肌、深层的髋外旋肌群和 TFL/ITB;所以如果需要的话要考虑并且解决这些肌肉。

在 O'Sullivan 等人(2012)的系统回顾里总结说,一致的、强烈的证据表明离心性训练可以改善下肢的柔韧性。对于腘绳肌、股四头肌、腓肠肌-比目鱼肌的柔韧性来说这是正确的。虽然在对照试验中离心性训练对于改善柔韧性是很重要的,但是在一个比较离心练习和静态牵伸的研究中发现每一种方法获得相同的活动范围。在回顾中的一项研究(Nelson & Bandy 2004),在低负荷的离心训练时活动范围的末端加入静态牵伸,结果发现比其他研究中单独应用离心训练时获得更多的活动范围。在比较离心训练和向心训练在肌肉柔韧性方面的效果时,在 O'Sullivan 等人(2012)的回顾中,两个研究有不同的结果——一个支持离心训练模式而另一个则没有发现差异。而另一个由 Patel 和 Yadav(2013)完成的随机对照试验得出的结论是,尽管静态牵伸和离心训练都能明显改善腘绳肌的柔韧性,但是静态牵伸在统计学上更有效。在目前情况下,尽管很难说离心训练和静态牵伸在改善柔韧性上是否同等有效,但是离心练习也能提高其他方面的表现力,要把它考虑成下肢训练方案中重要的变量因素。

有很多不同的训练可以增加腘绳肌的长度。Decoster 等人(2005)的系统回顾中总结道,有证据支持腘绳肌的牵伸可以增加柔韧性,通过不同的牵伸技术、体位和持续时间。Ayala 等人(2013)也发现,牵伸正常(> 80°)的和受限腘绳肌(< 80°)都可以增加腘绳肌的长度。研究了不同训练的一些参数(如:体位、方式、剂量),结果也都不同。尽管有部分一致的发现可以指导我们训练的选择,但是应该在临床推理时考虑具体的患者的表现,来决定哪个训练对这个患者来说是最适合的。

一些研究比较了腘绳肌牵伸的不同类型:被动的、主动的、静态的、动态的和本体感觉神经肌肉促进(PNF)/肌肉能量技术(MET)。在一组无症状的个体中,Fasen 等人(2009)发现,在训练4周时,主动的牵伸方法明显优于被动牵伸,但是这种差异在第8周时恰恰相反,被动的直腿抬高牵伸训练使腘绳肌的长度发生了更大的改善。Davis 等人(2005)发现静态牵伸在第4周时占优势。Puentedura 等人(2011)发现,静态的和动态的牵伸都能立即增加腘绳肌的长度,而且两组并无差异。Covert 等人(2010)报道说,在对照试验中弹性的和静态的牵伸都能增加腘绳肌的长度,但是静态牵伸组明显改善更多。由于这些研究中不太一致的结论,尽管静态牵伸看起来是比较好的,仍然没有明确的指征说明哪一种类型的腘绳肌牵伸是最优的。受试者称主动练习比被动的更具参与性,这也是依从性的一个因素(Fasen et al 2009)。

使用 MET/PNF 技术时,在收缩-放松练习和交互抑制技术之间没有明显的临床差异(Youdas et al 2010)。被动牵伸的时间对于应用 MET/PNF 技术短期增加腘绳肌的伸展性的效果没有明显的影响(Smith & Fryer 2008)。腘绳肌的牵伸不管是在什么体位下似乎都是同等效果的:仰卧位、坐位或者站立位(Decoster et al 2005;Borman et al 2011)。Sairyo 等人(2013)在一个预实验中发现,站立位躯干屈曲腘绳肌牵伸练习对于增加腘绳肌的长度是很有效的。Fasen 等人(2009)对比了很多仰卧位下的练习,然后发现,把腿支撑在墙上的被动直腿牵伸优于用带子 90/90 的被动牵伸;主动的 90/90 牵伸(图38.11)优于被动的 90/90 牵伸,但是在长期效果上不如被动直腿墙上牵伸(图38.12)。

与对照组相比,使用"通过运动感知"训练的受试者,包括没有末端牵伸或保持的可控拉长运动,腘绳肌的柔韧性有所提高(Stephens et al 2006)。Ballantyne 等人(2003)发现,尽管使用 MET 牵伸后,在一个不舒适点可以明显地改善范围,但当用相同的

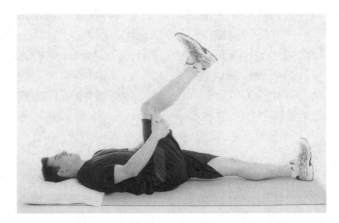

**图 38.11　90/90 主动的腘绳肌牵伸。**患者仰卧位,用双手固定上方腿保持在髋关节屈曲 90°,然后主动伸直膝关节直到腘绳肌感觉到不舒服

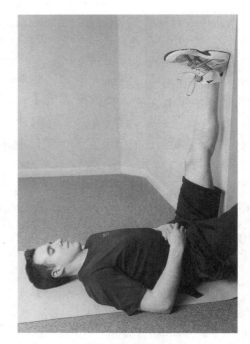

**图 38.12　腘绳肌靠墙牵伸。**利用墙角或者门,患者仰卧位,紧张的那条腿伸直放在墙上以完成被动牵伸,通过臀部向墙移动来增加牵伸的强度

力重新测试柔韧性时,范围没有变化。他们得出结论,牵伸后范围的不同可能与牵伸感觉的耐力增加的相关性多于肌肉的任何生物力学或者黏弹性的改变。

把坐骨神经"滑动"练习融入通常的腘绳肌牵伸、热身训练或者腘绳肌持续牵伸训练中都会使下肢的柔韧性有很大的增加(Fasen et al 2009;Mendez-Sanchez et al 2010;Castellote-Caballero et al 2013)。(更多下肢的动态神经松动的内容详见第65章。)

de Weijer 等人（2003）发现在牵伸之前增加热身运动并不能显著提高静态腘绳肌牵伸的效果。O'Sullivan 等人（2009）发现，尽管主动的热身运动可以明显提高腘绳肌的柔韧性，随后增加的静态牵伸可以进一步增加柔韧性，而动态的牵伸则会降低柔韧性。他们的结论是，如果目的是增加腘绳肌的长度则可应用静态牵伸。进一步的，近年来的研究发现，活动前腘绳肌的动态牵伸会降低腘绳肌向心和离心的肌力；这就建议临床医生使用动态牵伸时要比静态的要小心，以防止牵伸后肌力的缺失（Costa et al 2014）。

在 Ober 侧卧位的体位下，膝关节屈曲或者伸展都可以完成 ITB 的牵伸，哪个体位更有效也有很多不同的报道。Wang 等人（2006）发现，只要大腿垂下被动内收，任何体位都会产生相同的牵伸效果，但是如果加上负荷，伸膝位会产生更多的牵伸效果。相反的，Gajdosik 等人（2003）发现，在膝关节屈曲时内收的范围比膝关节伸直时要小，所以要想达到 ITB 牵伸的最大化要在膝关节的屈曲位。Fredericson 等人（2002）比较了三种站立位下的牵伸发现，传统的站立位牵伸是紧张的下肢伸直内收到站立下肢的后面向侧方弯身（图 38.13），如果再加上上肢举过头顶牵伸会产生最佳的 ITB 延长。

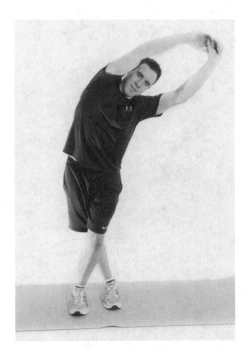

**图 38.13　站立位髂胫束牵伸。**患侧腿伸直内收，在支撑腿的后方，然后患者双手举过头顶从僵硬的一侧向对侧弯身

梨状肌通常被认为是髋关节的外旋肌，但是它也起到髋关节外展肌的作用。因此，髋关节的屈曲/内收/内旋都可以看作是梨状肌的牵伸体位（Hulbert & Deyle 2009；Fishman et al 2002）。与此相比，Gulledge 等人（2014）在对梨状肌最佳牵伸方案的研究中，将髋关节的屈曲、内收和外旋结合起来。他们发现，在髋关节屈曲 90° 时，无论添不添加另外两个序列的动作（外旋或内收）牵伸，梨状肌的拉长都是相似的（接近 12%）。由此我们可以推断，这两种牵伸方式中的任何一种都是同样有效的，牵伸的选择最好取决于牵伸的感觉最强但舒适度最好的体位。通过计算机模拟，专家们也确定了，髋关节屈曲的角度增加到 115° 或者 120° 时梨状肌被拉长约 15%，而且进一步增加髋关节的屈曲可以优化牵伸，只要不引起撞击综合征。

Wright 和 Drysdale（2008）发现，在俯卧时，MET/PNF 牵伸技术中的收缩-放松和相互抑制，都可以显著增加梨状肌长度，通过在俯卧位下髋关节内旋的范围测量，但这两种类型的收缩没有区别。

Winters 等人（2004）发现，对于腰痛或下肢损伤的患者，延长紧张的屈髋肌群，被动的牵伸练习（弓步和俯卧位下髋关节后伸）和主动的牵伸（俯卧位下髋关节主动后伸伴随膝关节屈曲和伸展）是同等有效的。Godges 等人（1989）发现，三组 2 分钟静态的髋关节屈曲肌群牵伸能够增加髋关节的伸展，并改善步态（行走和跑步）能量，用最大耗氧量来测量。

Moreside 和 McGill（2012b）提出，如果将相邻的结构融入牵伸中，最大限度地拉紧所涉及的肌筋膜连接，那么牵伸在恢复髋关节活动方面会更有效，躯干的稳定性也可能影响下肢的柔韧性。他们分析了三种不同运动干预的效果：①牵伸；②牵伸伴有运动控制；③核心耐力伴随运动控制训练（没有牵伸），和对照组被动髋关节活动对比，尤其是后伸和旋转。牵伸部分包括传统的运动和全身肌筋膜拉长，伴有上肢举过头顶和躯干旋转以优化邻近组织的拉长（图 38.14）。还包括了静态（30 秒保持）和弹性牵伸的结合。运动控制练习的重点是改善仰卧位下髋关节的分解动作，而核心耐力方案组则侧重于躯干肌肉的激活。第 1 组和第 2 组的髋部伸展和旋转活动能力均有显著提高，但运动控制练习的增加并没有产生更大的柔韧性。在没有主动牵伸的情况下，接受核心耐力组和运动控制组练习的受试者，髋关节旋转的活动范围也适度增加了。根据作者的建议，这突出了在下肢康复方案中包括核心稳定的作用（见第 23 章）。

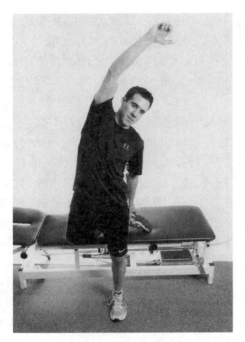

图 38.14    髋关节肌筋膜牵伸。站立位，患者把脚放在床面上，髋关节处于FABER牵伸位置，通过增加同侧上臂举过头以及合并躯干旋转和/或侧向弯曲，可以获得邻近组织肌筋膜的拉长

## 设计一个循证的训练方案

考虑到主观的和客观的数据，我们最初的假设是，在病例报告中的患者表现出髋部的运动能力和

肌肉运动能力损伤。他表现出髋关节活动受限、ITB、腘绳肌、梨状肌的长度减少，髋关节后伸、外展和外旋肌群减弱、下肢功能运动时不能控制髋关节和骨盆。神经肌肉控制能力差，在功能性活动时（蹲、下台阶），由于下肢力线的不准导致了异常的运动模式。患者的目标是以最小的疼痛重返跑步运动。所以，康复方案的重点是增加髋关节的活动能力、解决髋关节周围肌肉的不平衡（长度和力量）、纠正下肢异常的运动模式。平衡、本体感觉、运动的重塑和功能的整合是确保患者由损伤层面向功能性活动过渡的至关重要的练习，尤其目标是跑步。

图 38.15 是由 Brody（2012）提出来并且改良过的训练进阶模型，为训练方案制订时要考虑的变量提供了概念性的框架。

## 活动能力的训练

就像临床上看到的，关节活动减少的原因是多种因素的。通过早期向后外侧滑动时关节囊的末端感觉可以看出，这个患者表现出来的髋关节活动受限可能与关节的活动减少有关。也可以反映出肌肉的不平衡，长度测试和臀肌力量减弱、运动控制差提示伸展性缺失。处理这些损伤可以潜在地解决髋关节的活动减少。在制订运动训练方案时，要用临床推理来决定什么时候加上活动能力训练是最合适的。在这个案例中，优先关注肌肉的损伤和运动控

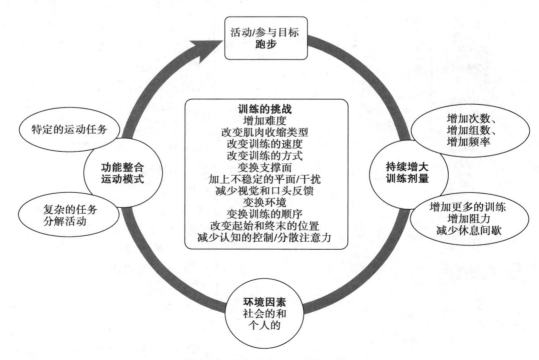

图 38.15    训练的进阶模型（改良自 Brody 2012）

制,实际上可以减少一些紧张肌群的支配。长度测试的再评估可以很好地说明肌肉的延展性,从这点来说,那些持续测试都短缩的肌肉可以加上牵伸训练。

在这个特定的病例中,髋关节活动受限也将通过手法治疗来恢复后外侧滑动,可以进行家庭锻炼,以保持通过手法治疗获得的范围。可以通过四点位向后坐的训练松动髋关节,控制腰椎骨盆中立位,并且只有在无疼痛的情况下才能回到髋关节屈曲位(Sahrmann 2002)。这个练习可以解决本案例中需要解决的所有问题,促进髋关节屈曲,牵伸髋后部肌肉组织,促进股骨头向后滑动。它还可以促进髋关节和腰椎骨盆之间的分离模式。如果患者在不引起向前撞击的情况下很难获得关节活动范围,Mulligan的动态关节松动术可以作为改良的家庭训练(Mulligan 2004)。一根带子或一根弹力大的弹力带可以固定在一根柱子上,绕着右侧大腿的上方,在舒适的情况下尽可能靠近腹股沟,然后实施侧方或后方滑动,同时让受试者以四点位或站立位做髋关节的屈曲运动(图 38.16)。患者要注意,当回到髋关节屈曲位置时不应该引起髋关节前部的疼痛。10 次一组,每天应该做 1~3 组(Hing et al 2008)。(读者可参阅第 37 章,了解更多针对恢复髋关节活动范围的手法治疗。)

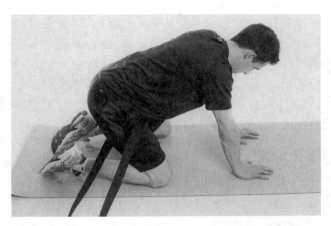

**图 38.16 四点位向后坐训练。**在四点位,患者采取脊柱中立位并且在训练过程中保持,关注髋关节的运动,然后患者尽可能地向后坐使髋关节屈曲,而不会失去中立位的脊柱姿势或在髋关节前部发生任何撞击,带子或弹力带可以用来产生侧向分离以减少撞击

在很多情况下,增加关节活动度的训练和牵伸肌肉的训练可能有重叠。当训练数量有限时通常更能坚持训练方案,想要试图同时完成这两个目标要谨慎(Medina-Mirapeix et al 2009)。俯卧位,膝关节

屈曲 90°,脚向外坠下以达到髋关节内旋的末端范围,这是一种可以牵拉关节囊,同时牵伸梨状肌和其他深层的髋关节外旋肌群的训练。也会避免通常由于牵伸梨状肌的屈曲内收体位,而引起患者髋关节前方疼痛。一旦前方撞击疼痛减轻,梨状肌牵伸可通过仰卧位的屈曲活动而进阶。如果在内收之前加上外旋,会产生同等强度的牵伸,这或许是减少疼痛产生的最佳的顺序(Gulledge et al 2014)。"4 字"体位可以用来做这个牵伸(图 38.17)。在晚些时候,包含内旋的因素是有益的,可以通过双膝交叉向胸部靠近或者单腿站立结合屈曲/内旋/内收牵伸,以确保深层外旋肌群的所有部分和臀肌的所有部分被拉长。

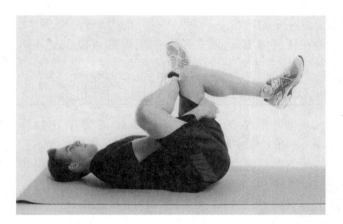

**图 38.17 4 字牵伸。**仰卧位,患者将患侧踝关节置于对侧膝关节上,在不让骨盆倾斜的情况下,患肢外旋,然后把健侧腿拉向胸部,使其牵伸

研究表明,在短期内,PNF 或主动的腘绳肌牵伸可能更有益。考虑到这,我们的患者可以从 90/90 主动膝关节伸直训练开始(见图 38.11),然后包括被动的 SLR 靠墙牵伸(见图 38.12),表现出更好的长期效果(Davis et al 2005;Fasen et al 2009)。在初步的评估中发现,在膝关节伸展前增加胫骨内旋可能会使牵伸偏向腘绳肌的外侧。似乎没有较好的体位来牵伸腘绳肌,但是在跑步前后指导他正确的站立位牵伸形式也是有好处的(Decoster et al 2005;Borman et al 2011)。患者还应接受教育,过度的牵伸可能对他的表现产生负面影响;然而,轻轻牵伸 1~3次,每次保持 30 秒是可以接受的(Johnson et al 2014)。

FABER 体位牵伸可以在仰卧位或者背靠墙坐位下进行,膝关节可以被动地向下推以增加牵伸。最好双侧进行以防止骨盆的旋转。在仰卧位或者站立位,可通过同时抬高右臂过头和合并躯干旋转,通

过扩大相邻结构肌筋膜的延长来获得更多的牵伸（Moreside & McGill 2012b）（见图38.14）。

可以在侧卧位下牵伸TFL/ITB，但是临床医生要确保通过口头的指引避免腰椎骨盆区域的代偿动作。压力生物反馈装置可以促进正确的控制，这个可以在临床上帮助训练。可以用膝关节伸展或屈曲体位，取决于哪种体位可以达到最好的牵伸的感觉。这个体位很难控制，站立位牵伸可能是优先考虑的，也是跑步前后更容易操作的。在站立位最有效的牵伸动作是右侧腿交叉在左侧腿的后方，躯干侧屈，右侧上肢举过头顶牵伸（见图38.13）。泡沫轴可以更直接地实现ITB软组织的释放。

使用髋关节的过度伸展来牵伸紧张的髋关节屈曲肌群容易造成股骨头的向前移位，因此应该避免，至少在最初阶段。当运动控制和重塑得到改善，无论在任何情况下，髋关节屈曲肌群都可以恢复正常长度，而不需要进行特定的牵伸练习。

## 肌肉功能表现和神经肌肉控制训练

患者训练计划的这部分将主要集中在加强GMed和GMax肌力和在动态功能运动中正确下肢力线的神经肌肉再训练。一些作者将进阶训练分为三个阶段：第1阶段—单独的肌肉募集；第2阶段—负重下肌力训练；第3阶段—功能性训练（Mascal et al 2003；Tonley et al 2010；Wagner et al 2010）。

### 第1阶段

在起初阶段，非负重下的肌肉募集训练要臀中肌和臀大肌中等水平的激活（见表38.1），同时阔筋膜张肌的激活最小是最合适的。在下肢的运动训练中需要建立和强调腰椎骨盆的控制。在起始阶段可能的选择为蚌式（见图38.2）、桥式/单桥、侧卧位腿靠在墙上抬起、俯卧位下髋关节后伸（脚抵着墙的等长收缩或向心性收缩）、坐位下髋关节抗阻外旋（图38.18）或四点位髋关节后伸。在这个特定的患者选择训练时，考虑到阔筋膜张肌和腘绳肌紧张和股骨头向前移会影响选择。臀大肌和腘绳肌是一对拮抗肌，在跑步周期中，它们在摆动末期时使下肢减速，在支撑早期时抵抗髋关节屈曲（Lieberman et al 2006）。我们观察到案例中的患者腘绳肌紧张，伴有臀肌的肌力减弱，为我们的决定提供支撑，将干预的重点放在肌力训练和神经肌肉控制上。训练的开始不用抗阻，一旦患者可以完成3组、每组15次的训练，可以用弹力带抗阻完成进阶训练（Tonley et al 2010）。

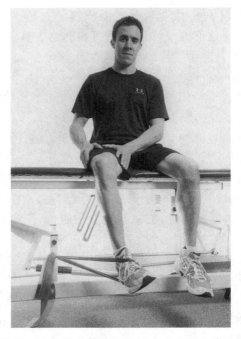

图38.18　髋关节抗阻外旋。患者坐在床边，双脚离地，握住大腿的上方维持控制，弹力带绑在脚上，膝关节保持屈曲90°，患者慢慢地将足向内侧移动同时抵抗弹性阻力，嘱患者在完成动作时收紧臀部

负重时的神经肌肉控制练习可以在这个初始阶段引入，以促进下肢正确的力线，并促进目标肌肉在更多功能模式上的激活。正如O'Sullivan等人（2010）建议的，推墙训练（见图38.6）是臀中肌后部纤维等长收缩肌力加强训练最有效的方法；靠墙蹲（见图38.4）和骨盆下降（见图38.5）也是康复早期阶段非常有用的。Wouters等人（2012）在他们的神经运动训练方案早期使用了靠墙蹲、前弓步和下台阶（图38.19），同时提供视觉和口头反馈，以监测下肢的力线和运动模式控制。

### 第2阶段

单独的训练可以进阶到负重下的训练，比如患侧跪在凳子上髋关节外旋，这个动作也可以训练平衡、本体感觉和分离动作（图38.20）。很多训练方案都包括蹲起练习，因为这个动作可以转移到其他的功能活动中比如下台阶、坐到站和跑步。第2阶段的训练可以从双腿负重开始，进阶到单腿负重，增加对肌肉的需求和对平衡和本体感觉的挑战。蹲坐练习也可以用于治疗除臀肌外的其他下肢肌肉组织的问题。单腿下蹲训练可以产生高水平的臀大肌和臀中肌的激活（>40% MVC）（见表38.1），因此可以促进肌肉力量的恢复。

单腿下蹲练习可以在镜子前进行,如果需要,一开始可以用手支撑,然后脱离支撑,最后在髋关节内收方向加上抗阻带(图 38.21)完成髋关节外展肌群的进一步挑战(Willy & Davis 2011)。在下肢负重练习时要强调正确的下肢力线,可以用口头引导,比如"保持髌骨中心近端与髂前上棘和远端与第二趾保持在一条线上"或者"髌骨指向前方以控制髋关节的内旋"。

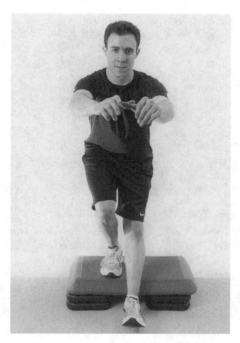

图 38.19　向前下台阶。患者站在台阶上,用患侧腿蹲着,非负重腿的足跟缓慢地向地板移动,同时确保下肢正确的力线,如果需要,在一开始可以先用上肢支撑

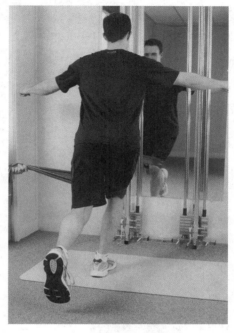

图 38.21　抗阻单腿下蹲。患者患侧腿支撑,保持躯干和骨盆水平,弹性阻力施加在髋关节内收方向,要求患者单腿下蹲时髋关节抗阻外展外旋

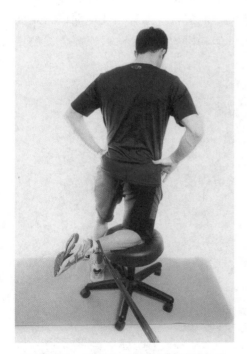

图 38.20　负重下髋关节旋转抗阻。患者站立位,患侧膝关节放在可以旋转的椅子上,弹性阻力连在小腿上,抵抗弹性阻力可以完成单独的髋关节外旋,确保良好的骨盆控制

向前下台阶练习可以通过在台阶高度上增加 5cm 的高度来进行(见图 38.19)。在下台阶的过程中应监测下肢的正确力线情况,以确保冠状面和水平面上的控制。控制地坐到站是一种功能运动,可以通过改变支撑面或增加阻力来增加难度(图 38.22)。多维的弓步或侧方、横向或向后的躯干倾斜(图 38.23)可以加入训练中,因为所有这些练习都显示了 GMed 和 GMax 肌肉的高度激活。以蹲步姿势,在大腿上安置弹性阻力的动态侧方迈步(见图 38.3)练习对此患者的 TLF/ITB 紧张是有好处的,正如 Selkowitz 等人(2013)所发现的那样,这个练习能产生 GMed 和 GMax 的上部肌肉的高激活水平,同时最小化 TFL 的激活。在四点跪位,包括髋关节外展、伸展和外旋的三维动作抵抗弹性阻力的练习主

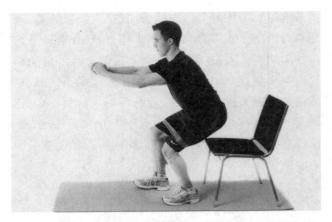

**图 38.22　控制下坐到站。**以跨步姿势开始,弹性阻力施加在大腿的下方,患者从坐位站起,在冠状面和水平面上维持下肢正确的力线。进阶练习可以通过降低座位的高度,在脚下增加不稳定的平面或者改变支撑面来完成

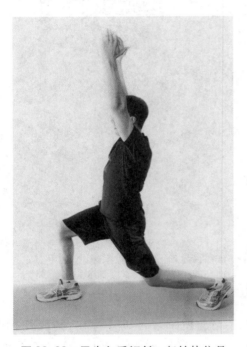

**图 38.23　弓步向后倾斜。**起始体位是患者站立位,髋关节和膝关节伸直,上臂举过头顶,稍微向后倾斜,躯干和脚指向前方,患者用患侧腿向前弓步,髋关节和膝关节屈曲 90°,而另一侧下肢膝关节屈曲 90°,髋关节伸展 0°

要是针对臀中肌的(图 38.24)。向前和向后弓步的难度的挑战包括增加不稳定的支撑平面比如 BOSU 球,或者增加弹性阻力。高水平激活练习如侧方平板和前侧平板也可以包括在第 2 阶段,这些特定训练的进阶可以在第 23 章找到。从这个患者的角度来看,他的活动受限和目标是跑步,所以与这个特定的任务相关的训练的选择和运动模式的注意,对他来说是很有意义的,并且可以促使他向功能活动过渡。

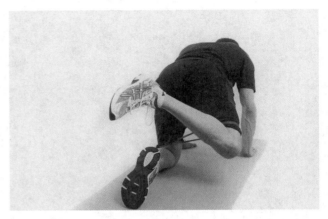

**图 38.24　四点位臀中肌的加强训练。**髋关节和膝关节屈曲 90°,髋关节完成伸展、外展和外旋的三维运动,同时维持脊柱中立位,控制骨盆的代偿性旋转,可以施加弹性阻力作为进阶

星形平衡练习可以作为动态的运动控制训练应用,它需要力量、柔韧性和本体感觉(图 38.10)。其他的平衡和本体感觉的挑战可以包括单腿或双腿站在不稳定的平面(BOSU®)上抛接球(图 38.25)、单腿蹲举(图 38.26)或者投球手式下蹲(图 38.27)。

## 第 3 阶段

良好的下肢的力线和控制一旦建立,第 3 阶段重点强调功能整合。患者完成运动或特定任务所需要练习的运动模式是这个阶段康复方案的重要的构

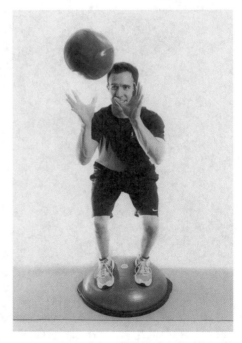

**图 38.25　BOSU 蹲抛接球。**患者以下蹲姿势站在 BOSU 球上,当加上抛接球分散注意力时,要维持下肢正确的力线

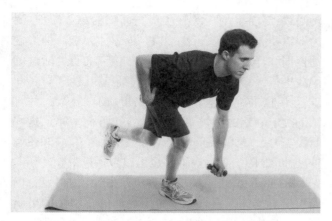

**图 38.26  单腿蹲举。** 患者用单腿保持平衡,髋关节和膝关节屈曲约30°,慢慢地屈曲髋关节和躯干,朝着支撑足的地面触摸,然后再回到起始位置。膝关节应该保持在屈曲30°,主要是要获得躯干和髋关节的屈曲,保持膝关节在脚趾上方

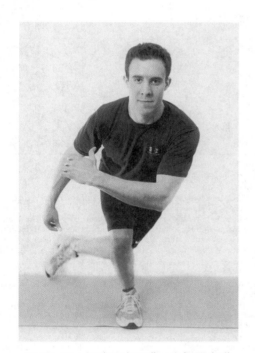

**图 38.27  投球手式下蹲。** 患侧腿半蹲位,对侧腿向后方够,同时以髋关节为轴身体向前,通过健侧上肢在身体前轻微地交叉向前方够。在那只手里放一个轻的哑铃作为进阶

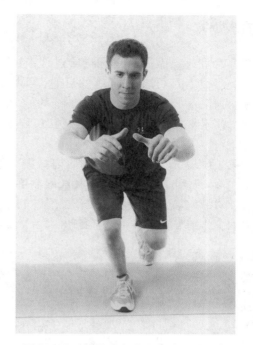

**图 38.28  单腿垂直跳跃着陆。** 嘱患者正确的单腿着陆技巧,维持下肢正确的力线

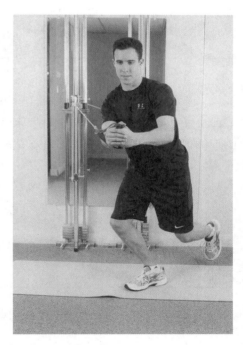

**图 38.29  功能整合/分解任务。** 单腿下蹲,当胸椎抵抗滑轮抗阻向前和扭转时,患者维持正确的下肢力线和腰椎骨盆控制

成元素。之前描述的很多本体感觉/平衡练习可以整合到特定的体育任务里,并且通过改变支撑面、增加阻力和移除视觉反馈增加挑战来完成进阶。对于此患者,将包括模拟跑步周期中各阶段的练习、双腿和单腿垂直跳跃(图38.28)、涉及快速多方向运动的任务和分解任务(图38.29)。增加速度、改变支撑面、增加超等长活动和减少认知控制都可以作为可增加的元素来完成进阶。

从患者的角度来看最终的目标是跑步,有镜子反馈的跑台是一个非常不错的训练设备,促进特定的加强训练所获得成果向最佳的下肢力学的过渡(图38.9)。

## 训练参数

在整个训练方案的开发和进阶过程中,强度的描述取决于很多因素,比如训练的目的(募集/模式、力量、耐力、活动、牵伸),执行正确训练的能力,患者的健康水平和耐力,疼痛或肿胀的存在,环境的激惹性。

在第 1 阶段,重点强调单独的肌肉募集,每日要完成 1~2 组,每组 10 次,2 分钟间歇,限制剂量的数量,可以不用替换就可以执行。第 2 阶段的重点是负重下加强训练,完成 2~4 组,每组 8~12 次,2~3 分钟间歇,每周至少 3 次。在功能训练的第 3 阶段,耐力训练要完成 2 组,每组 20 次,2 分钟间歇。神经运动再训练,包括平衡和本体感觉训练,将通过渐进的挑战进行,每天完成 1~3 次,每次维持 30 秒,1 分钟间歇。此外,准确的运动模式优先于所有的练习,并且辅助决定确切的重复训练的次数和负荷。如果这些阶段需要,日常的关节活动训练(1×10~15 次)和肌肉伸展性(维持 3×30 秒)训练也可以包括进来。

表 38.3 总结提供了运动处方中建议的参数,但是更多具体的信息来源于美国运动医学学院的更新指南(Garber et al 2011),在第 23 章也可以看到。

表 38.3　训练参数

| 阶段 | 目标 | 负荷 | X 组/次数 | 间歇 | 频率 |
|---|---|---|---|---|---|
| 第 1 阶段 | 肌肉募集 | 低 | 1~3/10 | 2min | 多次/d |
| 第 2 阶段 | 肌肉加强 | 60%~70% MVC | 2~4/8~12 | 2~3min | 2~3 次/周 |
| 第 3 阶段 | 肌肉耐力 | 50% MVC | 2/15~20 | 2~3min | 2~3 次/周 |
| | 神经运动再训练 | 进一步挑战 | 1~3/10 | 2min | 多次/d |
| | 平衡/本体感觉 | 进一步挑战 | 1~3/维持 30s | 1min | 每天 |
| 活动能力 | 关节活动 | 牵伸感觉 | 1/10~15 2/维持 30s | | 3~4 次/周 |
| | 肌肉拉长 | 牵伸不适感 | 2~4/维持 30s | | 最少 3~4 次/周 |

## 小结

治疗性运动是下肢康复的组成部分。本章的目的是介绍下肢训练处方的循证方法,重点是髋关节的功能障碍。通过充分的临床推理,在设计有效的训练方案时,操作者必须应用科学合理的方法和临床经验。重要的是要不断考虑患者的角度和他们最终的目标。

(姜影 译,苏彬 吉昌 校,马明 王于领 审)

## 参考文献

Ayala F, Sainz de Baranda P, De Ste Croix M. 2013. Comparison of active stretching technique in males with normal and limited hamstring flexibility. Phys Ther Sport 14: 98–104.

Baker R, Souza R, Fredericson M. 2011. Iliotibial band syndrome: soft tissue and biomechanical factors in evaluation and treatment. Phys Med Rehabil 3: 550–561.

Ballantyne F, Fryer G, McLaughlin P. 2003. The effect of muscle energy technique on hamstring extensibility: the mechanism of altered flexibility. J Osteopath Med 6: 59–63.

Barton C, Lack S, Malliaras P, Morrissey D. 2013. Gluteal muscle activity and patellofemoral pain syndrome: a systematic review. Br J Sports Med 47: 207–214.

Binkley JM, Stratford PW, Lott SA, et al. 1999. The Lower Extremity Functional Scale (LEFS): scale development, measurement properties, and clinical application. Phys Ther 79: 371–383.

Borman N, Trudelle-Jackson E, Smith S. 2011. Effect of stretch positions on hamstring muscle length, lumbar flexion range of motion, and lumbar curvature in healthy adults. Physiother Theor Practice 27:146–154.

Boudreau SN, Dwyer MK, Mattacola CG, et al. 2009. Hip-muscle activation during the lunge, single-leg squat, and step-up-and-over exercises. J Sport Rehabil 18: 91–103.

Brody LT 2012. Effective therapeutic exercise prescription: the right exercise at the right dose. J Hand Ther 25: 220–232

Castellote-Caballero Y, Valenza M, Martín-Martín L, et al. 2013. Effects of a neurodynamic sliding technique on hamstring flexibility in healthy male soccer players: a pilot study. Phys Ther Sport 14: 156–162.

Comfort P, Green CM, Matthews M. 2009. Training considerations after hamstring injury in athletes. J Strength Cond Res 31: 68–74.

Costa P, Herda J, Herda A, et al. 2014. Effects of dynamic stretching on strength, muscle imbalance, and muscle activation. Med Sci Sports Exerc 46: 586–593.

Covert C, Alexander M, Petronis J, et al. 2010. Comparison of ballistic and static stretching on hamstring muscle length using an equal stretching dose. J Strength Cond Res 24: 3008–3014.

Davis D, Ashby P, McCale KL, et al. 2005. The effectiveness of 3 stretching techniques on hamstring flexibility using consistent stretching parameters. J Strength Cond Res 19: 27–32.

de Weijer V, Gorniak G, Shamus E. 2003. The effect of static stretch and warm-up exercise on hamstring length over the course of 24 hours. J Orthop Sports Phys Ther 33: 727–733.

Decoster L, Cleland J, Altieri C, et al. 2005. The effects of hamstring stretching on range of motion: a systematic literature review. J Orthop Sports Phys Ther 35: 377–387.

Fasen J, O'Connor A, Schwartz S, et al. 2009. A randomized controlled trial of hamstring stretching: comparison of four techniques. J Strength Cond Res 23: 660–667.

Fishman L, Dombi G, Michaelsen C, et al. 2002. Piriformis syndrome: diagnosis, treatment and outcome: a 10-year study. Arch Phys Med Rehabil 83: 295–301.

Fredericson M, White J, MacMahon J, et al. 2002. Quantitative analysis of the relative effectiveness of 3 iliotibial band stretches. Arch Phys Med Rehabil 83: 589–592.

Gajdosik R, Sandler M, Marr H. 2003. Influence of knee positions and gender on the Ober test for length of the iliotibial band. Clin Biomech 18: 77–79.

Garber C, Blissmer B, Deschenes M, et al. 2011. Quantity and quality of exercise for developing and maintaining cardiorespiratory, musculoskeletal, and neuromotor fitness in apparently healthy adults: guidance for prescribing exercise. Med Sci Sports Exerc 43: 1334–1359.

Giphart JE, Stull JD, LaPrade RF, et al. 2012. Recruitment and activity of the pectineus and piriformis muscles during hip rehabilitation exercises: an electromyography study. Am J Sports Med 40: 1654–1663.

Godges J, MacRae H, Longdon C, et al. 1989. The effects of two stretching procedures on hip range of motion and gait economy. J Orthop Sports Phys Ther 10: 350–357.

Gottschalk F, Kourosh S, Leveau B. 1989. The functional anatomy of tensor fasciae latae and gluteus medius and minimus. J Anat 166: 179–189.

Gowda AL, Mease SJ, Donatelli R. 2014. Gluteus medius strengthening and the use of the Donatelli Drop Test in the athlete. Phys Ther Sport 15: 15–19.

Gulledge B, Marcellin-Little D, Levinea D, et al. 2014. Comparison of two stretching methods and optimization of stretching protocol for the piriformis muscle. Med Eng Phys 36: 212– 218.

Heiderscheit BC, Sherry MA, Slider A, et al. 2010. Hamstring strain injuries: recommendations for diagnosis, rehabilitation, and injury prevention. J Orthop Sports Phys Ther 40: 67–81.

Hertel J, Miller SJ, Denegar CR. 2000. Intratester and inter-tester reliability during the Star Excursion Balance Tests. J Sport Rehabil 9:104–116.

Hing W, Bigelow R, Bremner T. 2008. Mulligan's mobilisation with movement: a review of the tenets and prescription of MWMs. N Z J Physiother 36: 144–164.

Hulbert A, Deyle G. 2009. Differential diagnosis and conservative treatment for piriformis syndrome: a review of the literature. Current Orthop Practice 20: 313–319.

Janda V. 1987. Muscles and motor control in low back pain: assessment and management. In: Twomey LT (ed) Physical therapy of the low back. New York: Churchill Livingstone, pp 253–278.

Johnson A, Mitchell U, Meek K, et al. 2014. Hamstring flexibility increases the same with 3 or 9 repetitions of stretching held for a total time of 90s. Phys Ther Sport 15: 101–105.

Kinzey SJ, Armstrong CW. 1998. The reliability of the Star-Excursion Test in assessing dynamic balance. J Orthop Sports Phys Ther 27: 356–360.

Laslett M, Aprill CN, McDonald B. 2006. Provocation sacroiliac joint tests have validity in the diagnosis of sacroiliac joint pain. Arch Phys Med Rehabil 87: 874–875.

Lieberman DE, Raichlen DA, Pontzer H, et al. 2006. The human gluteus maximus and its role in running. J Exp Biol 209: 2143–2155.

Lorenz D, Reiman M. 2011. The role of implementation of eccentric training in athletic rehabilitation: tendinopathy, hamstring strains and ACL reconstruction. Int J Sports Phys Ther 6: 28–44.

Mascal CL, Landel R, Powers C. 2003. Management of patellofemoral pain targeting hip, pelvis, and trunk muscle function: 2 case reports. J Orthop Sports Phys Ther 33: 647–660.

McAllister M, Hammond K, Schilling B. 2014. Muscle activation during various hamstring exercises. J Strength Cond Res 28(6): 1573–1580. doi: 10.1519/JSC.0000000000000302.

Medina-Mirapeix F, Escolar-Reina P, Gascón-Cánovas J, et al. 2009. Predictive factors of adherence to frequency and duration components in home exercise programs for neck and low back pain: an observational study. BMC Musculoskel Dis 41: 347–352.

Mendez-Sanchez R, Alburquerque-Sendín F, Fernández-de-las-Peñas C, et al. 2010. Immediate effects of adding a sciatic nerve slider technique on lumbar and lower quadrant mobility in soccer players: a pilot study. J Altern Complement Med 16: 669–675.

Moreside JM, McGill SM. 2012a. Improvements in hip flexibility do not transfer to mobility in functional movement patterns. J Strength Cond Res 27: 2635–2643.

Moreside JM, McGill SM. 2012b. Hip joint range of motion improvements using three different interventions. J Strength Cond Res 26: 1265–1273.

Mulligan B 2004. Manual therapy nags, snags, MWMs etc., 5th edn. Wellington, NZ: Plain View Services.

Nelson R, Bandy W. 2004. Eccentric training and static stretching improve hamstring flexibility of high school males. J Athl Train 39: 254–258.

Neumann DA. 2010. Kinesiology of the hip: a focus on muscular actions. J Orthop Sports Phys Ther 40: 82–94.

Noehren B, Schmitz A, Hempel R. 2014. Assessment of strength, flexibility, and running mechanics in men with iliotibial band syndrome. J Orthop Sports Phys Ther 44: 217–222.

Norris B, Trudelle-Jackson E. 2011. Hip- and thigh-muscle activation during the star excursion balance test. J Sport Rehabil 20: 428–441.

O'Sullivan K, Murray E, Sainsbury D. 2009. The effect of warm-up, static stretching and dynamic stretching on hamstring flexibility in previously injured subjects. BMC Musculoskel Dis 10: 37.

O'Sullivan K, Smith SM, Sainsbury D. 2010. Electromyographic analysis of the three subdivisions of gluteus medius during weight-bearing exercises. Sports Med Arthrosc Rehabil Ther Technol 2: 17.

O'Sullivan K, McAuliffe S, DeBurca N. 2012. The effects of eccentric training on lower limb flexibility: a systematic review. Br J Sports Med 46: 838–845.

Patel P, Yadav A. 2013. Comparison of static stretching versus eccentric training to increase flexibility of hamstring muscle in healthy hospital nurses. Indian J Physiother Occupat Ther 7: 11–14.

Powers CM. 2003. The influence of altered lower-extremity kinematics on patellofemoral joint dysfunction: a theoretical perspective. J Orthop Sports Phys Ther 33: 639–646.

Powers CM. 2010. The influence of abnormal hip mechanics on knee injury: a biomechanical perspective. J Orthop Sports Phys Ther 40: 42–51.

Puentedura E, Huijbregts P, Celeste S, et al. 2011. Immediate effects of quantified hamstring stretching: hold–relax proprioceptive neuromuscular facilitation versus static stretching. Phys Ther Sport 12: 122–126.

Reiman MP, Bolgla LA, Loudon JK. 2012. A literature review of studies evaluation gluteus maximus and gluteus medius activation during rehabilitation exercises. Physiother Theory Pract 28: 257–268.

Sahrmann S. 2002. Diagnosis and treatment of movement impairment syndromes. St Louis, MO: Mosby.

Sairyo K, Kawamura T, Mase Y, et al. 2013. Jack-knife stretching promotes flexibility of tight hamstrings after 4 weeks: a pilot study. Eur J Orthop Surg Traumat 23: 657–663.

Selkowitz DM, Beneck GJ, Powers CM. 2013. Which exercises target the gluteal muscles while minimizing activation of the tensor fascia latae? Electromyographic assessment using fine-wire electrodes. J Orthop Sports Phys Ther 43: 54–64.

Smith M, Fryer G. 2008. A comparison of two muscle energy techniques for increasing flexibility of the hamstring muscle group. J Bodyw Mov Ther 12:312–317.

Souza RB, Powers CM. 2009. Differences in hip kinematics, muscle strength, and muscle activation between subjects with and without patellofemoral pain. J Orthop Sports Phys Ther 39: 12–19.

Stephens J, Davidson J, DeRosa J, et al. 2006. Lengthening the hamstring muscles without stretching using 'awareness through movement'. Phys Ther 86: 1641–1650.

Tonley JC, Yun SM, Kochevar RJ, et al. 2010. Treatment of an individual with piriformis syndrome focusing on hip muscle strengthening and movement reeducation: a case report. J Orthop Sports Phys Ther 40: 103–111.

Wagner T, Behnia N, Ancheta WK, et al. 2010. Strengthening and neuromuscular re-education of the gluteal maximus of a triathlete with exercise cramping of the hamstrings. J Orthop Sports Phys Ther 40: 112–119.

Ward SR, Winters TM, Blemker SS. 2010. The architectural design of the gluteal muscle group: implications for movement and rehabilitation. J Orthop Sports Phys Ther 40: 95–102.

Wang T, Jan M, Lin K, Wang HK. 2006. Assessment of stretching of the iliotibial tract with Ober and Modified Ober Tests: an ultrasonographic study. Arch Phys Med Rehabil 87: 1407–1411.

Webster KA, Gribble PA. 2013. A comparison of electromyography of gluteus medius and maximus in subjects with and without chronic ankle instability during two functional exercises. Phys Ther Sport 14: 17–22.

Wilcox EL, Burden AM. 2013. The influence of varying hip angle and pelvis position on muscle recruitment patterns of the hip abductor muscles during the clam exercise. J Orthop Sports Phys Ther 43: 325–331.

Willy RW, Davis IS. 2011. Effect of a hip-strengthening program on mechanics during running and during a single-leg squat. J Orthop Sports Phys Ther 41: 625–632.

Willy RW, Scholz JP, Davis IS. 2012. Mirror gait retraining for the treatment of patellofemoral pain in female runners. Clin Biomech 27: 1045–1051.

Winters M, Blake C, Trost J, et al. 2004. Passive versus active stretching of hip flexor muscles in subjects with limited hip extension: a randomized clinical trial. Phys Ther 84: 800–807.

Wouters, I, Almonroeder T, DeJarlais B, et al. 2012. Effects of a movement training program on hip and knee joint frontal plane running mechanics. Int J Sports Phys Ther 7: 638–646.

Wright P, Drysdale I. 2008. A comparison of post-isometric relaxation (PIR) and reciprocal inhibition (RI) muscle energy techniques applied to piriformis: British College of Osteopathic Medicine. Abstracts ICAOR 7. Int J Osteopath Med 11: 149–168.

Youdas J, Haeflinger K, Kreun M, et al. 2010. The efficacy of two modified proprioceptive neuromuscular facilitation stretching techniques in subjects with reduced hamstring muscle length. Physiother Theory Pract 26: 240–250.

# 第六部分

# 上肢疼痛综合征的肘部

# 第 39 章

# 肘关节肌腱病：外上髁病

Bill Vicenzino

## 概述

腕和手指伸肌的共同肌腱是肘关节肌腱病中发病最频繁、联系最密切的肌腱，同时也将是本章的重点。关于腕和手指伸肌腱炎的正确系统命名方法存在争议。许多术语用于参考这种肌腱病，如网球肘、外上髁炎、外上髁肌腱炎和外上髁病。网球肘在口语中经常使用，但这一术语使许多患者感到困惑，因为在那些不打网球的病人中，这种情况也很普遍。此外，"上髁炎"是指组织水肿的一种情况（Nirschl & Pettrone 1979；Regan et al 1992；Potter et al 1995；Kraushaar & Nirschl 1999；Alfredson et al 2000）。上髁肌腱炎或肌腱炎是指一种退行性改变，尽管在这种肌腱中已经识别出胶原纤维断裂或退化的因素（Regan et al 1992；Kraushaar & Nirschl 1999）。但这些表现与疼痛症状和相关的临床症状的关系尚不清楚（Khan & Cook 2000）。

"外上髁病"是指外上髁处的疼痛，这可能是一个准确的术语或病人表现出外上髁疼痛；然而，它提供的有关基础病理学的信息很少。最近报告的新生血管形成和相关的浓度增加的藻酸盐，P 物质和降钙素基因相关肽（Ljung et al 1999，2004；Alfredson et al 2000；Zeisig et al 2006；du Toit et al 2008）的促性腺介质表明，肌腱病比任何上述常用的术语要更为复杂。在本章中，"外上髁病"一词将被用来描述临床中外上髁疼痛的病人；正如将要强调的，这可能是

由于肌腱的一些病理（即肌腱病变），但当患者需要全面康复时，疼痛也可能与其他条件相关。

虽然没有可靠的证据表明，但在一般人群中，外上髁炎的发生率从 1% 到 3% 不等（Allander 1974；Verhaar 1994），这与在需要重复人工任务的职业中患病率高达 35%～64% 的报告形成对比（Kivi 1982；Dimberg 1987；Feuerstein et al 1998），它是所有工伤中最昂贵的一个（Kivi 1982；Dimberg 1987；Feuerstein et al 1998）。一项针对美国劳工部、工作人员补偿项目办公室接受的上肢职业性疾病索赔的调查显示，外上髁炎是造成这种疾病的原因，分别约占所有与工作相关的索赔或上肢肌病的 27% 和 48%（Feuerstein et al 1998）。本章针对肘部、外上髁病的最常见的肌腱病变，结合诊断、病理、保守治疗和预后等方面考虑。

## 诊断要点

外上髁病通常是根据临床检查确定或诊断的。传统上，患者在外侧肘上呈现疼痛，并可能以腕关节的形式延伸到前臂背侧，但不会超过腕关节，也不靠近肘关节【参见 Slater 等人（2003，2005）疼痛的模式图】。那些手、手指或肘近端伴有疼痛或者症状的人被认为除了外上髁病还有伴随性问题（例如颈椎转诊、神经病变），外上髁病患者在做腕伸肌的张力测试时表现出疼痛和无力，例如握持、伸腕和中指伸展的肌肉收缩任务（临床上被描述为桡侧腕短伸肌的测试，主要是由于肌腱在手腕处进入）。据报道，在这些患者中存在腕部和手指伸肌的牵拉；然而，尽管在伸展过程中可能会产生疼痛，但作者并不是罕见地观察到，患者在这些肌肉中表现出的长度增加（即腕和手指的屈曲范围增加），与慢性疾病患者的疼痛再现有关。疼痛的再现受限于外上髁，最多有一些向下延伸到前臂的背侧。触诊将识别外上髁内和周围的痛觉过敏区域，在常见的伸肌腱部位，以及在某

些情况下,疼痛进入前臂背侧肌肉。这些触诊结果需要出现肌肉收缩的损害,否则症状很可能再次出现在其他区域,如颈椎。

一般情况下,患者是在四五十岁的时候因外上髁病而就诊。好发于上肢但没有性别偏倚。执行重复任务的患者需要持续或重复握住一个器具或工具,例如打网球或从事体力劳动的人,可能发病年龄小于 40 岁,但在这种情况下,应该更高程度地怀疑另一种潜在原因和诊断。例如,在年轻人中,隐匿性发病的病例需要考虑桡骨小头和桡骨的骨软骨炎,以及出现急性发作性疼痛和肿胀较多的滑膜炎、放射性肱骨关节滑膜炎和其他组织损伤。在更多的老年患者中,医生还需要考虑退行性因素,即肱桡关节和颈椎的牵涉(Brukner & Khan 2007)。

外上髁病被定义为一种临床存在的问题,通常不需要影像学或其他医学病理试验确诊。影像学诊断可能更有助于鉴别诊断。例如,射线成像可用于识别骨损伤,如骨折、关节炎和软骨下关节炎的变化。超声在直接识别灰阶低回声病变中起到了更大的作用,这意味着结缔组织的功能障碍。这些灰度变化不一定与肌腱的疼痛有关(Cook et al 2001,2004;du Toit et al 2008),因此它们可以被称为肌腱病,这意味着肌腱的一些病理,并且最有可能是由于胶原纤维的退化性破坏。梭形肿胀可能更为明显地表示细胞和基质功能障碍(Cook & Purdam 2009)。越来越多的证据指出新血管形成与疼痛等症状之间的联系(Cook et al 2001,2004;du Toit et al 2008),最近的一项研究表明,在一个长期患有肘关节外侧疼痛且对治疗反应不佳的患者,强韧的新生血管的缺乏表明,疼痛不是由于肌腱病变引起的,这促使医生考虑其他诊断(du Toit et al 2008)。磁共振成像可用于难治型病例的诊断,其中没有影像学或超声改变,但这些病例不好发。

## 病理学分析

Nirschl 和 Pettrone(1979)描述了外上髁病的基本病理学,其为组织增生的血管之一,其组织学改变如下:①细胞数量和基质物质的增殖;②新生血管或血管增生;③更高水平的疼痛物质;④未分化成熟胶原(Nirschl & Pettrone 1979;Nirschl 1992;Regan et al 1992;Fredberg et al 2008)。为了更充分地解释不同的临床表现,Cook 和 Purdam(2009)最近提出了一个连续的组织病理学改变的临床模型:①反应性肌腱病;②肌腱断裂;③退化性肌腱病。简要总结他们提出的临床模型流程,更详细的内容读者可参考他们的论文。

反应性肌腱病是一种非炎症性的细胞和基质反应,对急性拉伸过度负荷,可能发生在一次不寻常的身体活动,或压缩过载,或受到直接接触伤害。这常发生在年轻运动员身上,他们会迅速增加体力活动的强度或运动量,虽然可以完成增加的负荷活动,但是需要一段时间恢复到无痛功能状态。因此,虽然经典的外上髁疼痛的表现不可能全部纳入这一范畴,但仍要记住这一类型的年轻运动员,例如网球运动员或体力劳动者,以及那些肘部共同伸肌腱遭受急性创伤打击而遭受疼痛的病人。另外,退行性阶段的特征是血管母细胞的增殖改变,在胶原骨架和新生血管中有相当大的破坏。这往往会发生在老年人的慢性疾病中,因此它更恰当地显示了经典的外上髁病表现。有一个合理的论点认为,运动是退行性肌腱病治疗计划中的一个不可忽视的因素(Cook & Purdam 2009;Khan & Scott 2009)。

除了局部肌腱改变,临床医生还需要考虑在外上髁病的临床表现中牵涉中枢神经系统的证据。这是特别重要的,因为局部肌腱变化即使借助于影像学诊断也不容易在临床上鉴定。有研究报道广泛的机械痛——痛觉过敏,即在肘关节和腿部的压痛阈值(Fernández-Carnero et al 2009a,2009b;Coombes et al 2012),以及脊髓过度兴奋的证据,即减少了伤害性屈曲反射阈值(Lim et al 2012)与调节伤害感受刺激的能力(Lim 2013)。这些发现提示中枢神经系统在单侧外上髁病患者的疼痛中有一定的作用。严重的单侧外上髁病患者除了广泛的机械痛——痛觉过敏外,还表现为双侧痛觉过敏(即在不受影响的一侧)(Coombes et al 2012)。这可能会对较严重的患者的治疗方法产生影响。除了这种感觉系统的参与,似乎有运动系统的变化。单侧外上髁病患者双侧上肢运动的反应时间缩短(Piimimai et al 1997;Bisset et al 2009),而且抓握时的伸展较少(Bisset et al 2009)。除指长伸肌保持力量以外受累上肢的大多数肌肉也无力(Alizadehkhaiyat et al 2009)。有趣的是,当腕关节稳定装置(如桡侧腕短和长伸肌)因为肌腱病受损时,指长伸肌被越来越多地用作腕关节稳定装置,这可能解释了抓握时减少的伸展。在设计物理治疗方案时,这些感觉和运动系统的改变是很重要的。

## 预后

外上髁病被广泛认为是自限性的,并且在 6 个月至 2 年内消退;然而,这是低水平的证据,因为这一状况的自然史尚未被明确地确定。尽管如此,一些随机临床试验已经随访了超过 12 个月的病例(Smidt et al 2002;Bisset et al 2006,2007;Smidt & van der Windt 2006),并提供可用于确定预后的数据。

两个随机临床试验的证据($n=383$)(Smidt et al 2002,Bisset et al 2006),其中包括随机化的一组患者遵循观望策略表明,87% 的患者自我报告在纳入研究后 12 个月病情有了很大改善或完全康复(Bisset et al 2007)。当考虑到患者在纳入研究时平均约有 6 个月的疼痛时间(Bisset et al 2007),大多数患者一个近似的指示性自然史的情况是在大约 18 个月。重要的是要记住,分配给小组的观望策略的患者被给予避免恶化活动的建议(例如,关于如何在不加重疼痛的情况下操纵物体和操纵器具的人机工程学建议)以及在临床试验中被密切监视(因此倾向于Hawthorne 反应),一个外上髁病的患者不一定寻求建议且不做任何事情。此外,Bisset 等人(2006)报告说,与使用动态关节松动术和运动的组相比,被分配用于等待和观察政策的组中寻求其他治疗的可能性高 2.7 倍(OR4.7,95% CI:2.1,10.3),这与外上髁病不采取任何行动是不一样的。相反,它倾向于表明,尽管患者被招募到临床试验并被密切监测,但他们对没有任何干预并不感到舒服。

Smidt 等人(2006)前瞻性地对 349 例患者进行了 12 个月的两次随机临床试验,并发现那些在更长时间内有更严重疼痛的患者在 12 个月内有更坏的预后(更严重的疼痛)的可能性更大。另一个预后不良的因素是伴随的颈部疼痛(Smidt et al 2006)。这一发现是有趣的,因为它表明,在这项研究中招募的患者群体中有一个异质性疼痛表现,包括表现更为复杂的病例(例如外上髁病和颈部疼痛),而并不仅仅是孤立的外上髁病。

## 保守治疗

广泛的保守治疗,如药物、电物理因子、运动和手法治疗,都提倡用于治疗外上髁病,这通常表明没有一种治疗方法被证明是优越的,但也在某种程度上是对疾病的潜在病理的不确定的理解的产物。

皮质类固醇注射是最常见的对外上髁病的保守医学干预,因此在高质量的临床试验中,它们是最经常被研究的。从一些短期疗效的随机临床试验中得到一级证据,在最初 4~6 周成功率超过 80%(Hay et al 1999,Smidt et al 2002,Bisset et al 2006、2007,Smidt & van der Windt 2006),但这需要考虑到 6 周后较差的结果,与采用观望政策相比,成功率更低(Smidt et al 2002,Bisset et al 2006、2007),和更多的使用其他非协议进行的联合干预(49% 对 21%)与接受动态关节松动术和运动干预的患者相比,复发率更高(70% 对 8%)。较差的下游效应足以促使人们谨慎使用它们,一些人反对在外上髁病中使用它们(Young et al 1954,Osborne 2010,Vicenzino 2009),至少在第一个实例中,没有采取其他的干预措施,而这些干预措施对这种疾病的长期影响没有这么糟糕。其他研究人员提出将这些注射与物理治疗结合使用(Coombes et al 2009a,Olaussen et al 2009)以克服相对较差的长期影响。最近的一项随机临床试验评估了将动态关节松动术与运动计划和皮质类固醇注射相结合的建议(Coombes et al 2013)。然而,本试验表明,这种联合疗法并不能阻止皮质类固醇注射后更高的复发率和延迟恢复。

有充分的证据支持通过运动治疗外上髁痛;然而与下肢肌腱病变不同的是,离心运动并不一定比向心运动好(Woodley et al 2007)。也许最具代表性的证据来自一项随机临床试验,该试验对一组采用过皮质类固醇注射和其他常见的治疗方法失败后的顽固性外上髁病的患者分别使用运动计划和超声(Pienimaki et al 1996),大约 3 年后的随访显示,运动组需要的医疗咨询较少、手术较少(NNT=3),并且病程比超声组少 586 天(Pienimaki et al 1998)。运动计划从腕部和前臂肌肉的等长收缩到等张收缩逐渐升级,最终以重复病人所需功能的实用练习而告终。它每周进行 2 次,共约 8 周。最近的一项研究表明,运动计划的监督与以家庭为基础的计划相比(Stasinopoulos et al 2010),具有更高的水平,在进行运动时应加以考虑。

激光、超声、体外冲击波疗法等电物理因子治疗引起了人们的关注。与对照相比,低水平激光治疗被证明在短期内有效地改善疼痛水平,但其波长仅为 908nm(Bjordal et al 2008)。关于超声和冲击波在治疗外上髁病方面的应用,似乎缺乏确凿的证据和一些争论,这可能是由于缺乏和分层的计量参数。

戴在前臂近端的肘关节支具或网球肘带,经常用于患者的自我治疗。然而，系统性的审查未能找到足够高质量的临床试验来支持或反驳它们的使用（Struijs et al 2001，2002，2004）。

关节（高、低速）和软组织整复手法已被建议用于治疗外上髁病（Lee 1986，Vicenzino et al 2007）。肘关节动态关节松动术（Vicenzino 2003）作为一种单一治疗手段的效果已经在许多研究中显示（Vicenzino et al 1996、2001、2007b，Abbott et al 2001，Paungmali et al 2003），并被证明与运动结合使用是有效的（Kochar & Dogra 2002，Bisset et al 2006）。对于 Mill 整复（Mill's manipulation）和横向按摩（friction massage）的使用，也被称为 Cyriax 物理治疗（Vicenzino et al 2007a，Kohia et al 2008），有一些相互矛盾的解释，部分原因可能是缺乏高质量的临床试验（Bisset et al 2005）。还有一项随机临床试验发现，与超声、横向按摩和运动相比，腕部整复（wrist manipulation）更为有效（Struijs et al 2003）。

一项确定性的预后分析指出，患者肱骨外上髁炎伴随颈部疼痛的预期结果不良（Smidt et al 2006），但在该研究中颈部未治疗，所以不可能确定增加颈部治疗是否会有利于肘的治疗。然而，也有其他一些研究表明在肘关节治疗中加入颈椎治疗的好处（Gunn & Milbrandt 1976，Cleland et al 2004、2005）。Gunn 和 Milbrandt（1976）对 50 例难治性外上髁病患者进行非冲击性整复的颈椎牵引治疗，治疗 6 个月后成功率为 86%。Cleland 等人（2004）对 112 例病例进行了回顾性病例分析，结果表明采用非冲击性整复、摆动手法、动态关节松动术和/或肌肉能量技术对颈椎进行额外手法治疗的患者（$n = 51$）需要进行的治疗次数显著减少。Cleland 等人（2005）报道了一项 10 例病例的随机试验，无痛握力和肩臂手功能障碍问卷得出更佳的结果。另外，许多研究显示高速或低速的颈椎松动手法均可产生肘部疼痛的改善（Vicenzino et al 1996、1998，Fernandez-Carnero et al 2008）。这些证据表明，如果体格检查中有所提示，颈椎是需要治疗的，特别是有报道指出，与年龄匹配对照组相比，手法检查可激发颈椎疼痛和矢状面活动减少的外上髁病患者改变显著（Waugh et al 2004，Berglund et al 2008）。

医生面临的挑战是如何为每个病人选择最好的治疗方法，因为每个人在各自的临床表现中可能会有所不同。上文中概述的腱病表现的连续性模型（Cook & Purdam 2009），以及提出的外上髁病的综合模型（Coombes et al 2009b），可以为医生如何选择这些建议的治疗提供一些指导。总之，Coombes 等人（2009b）提出，每个患者在疼痛和运动系统以及肌腱结构和生理上表现出不同比例的功能障碍，可用于选择特定的干预措施。例如，如果一个病人出现了相对较大的疼痛系统障碍——如临床上出现的巨大的压力疼痛阈值缺陷和较高的疼痛严重程度分数——那么应该使用缓解疼痛的药物、电疗和手法治疗。相比之下，出现退行性腱鞘病变进展期并伴有中低程度疼痛的患者可以通过特定的运动进行更好的治疗（Coombes et al 2009b；Khan & Scott 2009）以及可能注射药物/材料（Rabago et al 2009）或甘油三硝酸酯经皮贴片（Paoloni et al 2003、2009；Murrell 2007）以促进胶原合成。在 Coombes 等人（2009b）中可以找到关于外上髁病的综合模型的进一步细节。

## 小结

肘部肌腱病通常发生在外上髁。在过去的十年中，我们对这种疼痛的病理基础、保守治疗和预后的认识和理解不断增加。尽管这为临床医生在治疗外上髁病患者时提供了更多的信息和数据，但如何将特殊的治疗方法应用于个别患者以获得最佳结果仍是一个挑战。这一章提供了最近的证据，并指出了在临床上应用这些证据的可能方法。

**（刘凯 译，王芗斌 审，马明　王于领 校）**

## 参考文献

Abbott JH, Patla CE, Jensen RH. 2001. The initial effects of an elbow mobilization with movement technique on grip strength in subjects with lateral epicondylalgia. Man Ther 6: 163–169.

Alfredson H, Ljung BO, Thorsen K, et al. 2000. In vivo investigation of ECRB tendons with microdialysis technique – no signs of inflammation but high amounts of glutamate in tennis elbow. Acta Orthop Scand 71: 475–479.

Alizadehkhaiyat O, Fisher AC, Kemp GJ, et al. 2009. Assessment of functional recovery in tennis elbow. J Electromyogr Kinesiol 19: 631–638.

Allander E. 1974. Prevalence, incidence, and remission rates of some common rheumatic diseases or syndromes. Scand J Rheumatol 3: 145–153.

Berglund KM, Persson BH, Denison E. 2008. Prevalence of pain and dysfunction in the cervical and thoracic spine in persons with and without lateral elbow pain. Man Ther 13: 295–339.

Bisset L, Paungmali A, Vicenzino B, et al. 2005. A systematic review and meta-analysis of clinical trials on physical interventions for lateral epicondylalgia. Br J Sports Med 39: 411–422.

Bisset L, Beller E, Jull G, et al. 2006. Mobilisation with movement and exercise, corticosteroid injection, or wait and see for tennis elbow: randomised trial. BMJ 333(7575): 939.

Bisset L, Smidt N, van der Windt DA, et al. 2007. Conservative treatments for tennis elbow do subgroups of patients respond differently? Rheumatology (Oxford) 46: 1601–1605.

Bisset LM, Coppieters MW, Vicenzino B. 2009. Sensorimotor deficits remain despite resolution of symptoms using conservative treatment in patients with tennis elbow: a randomized controlled trial. Arch Phys Med Rehabil 90: 1–8.

Bjordal JM, Lopes-Martins RA, Joensen J, et al. 2008. A systematic review with procedural assessments and meta-analysis of low level laser therapy in lateral elbow tendinopathy (tennis elbow). BMC Musculoskelet Disord 9: 75.

Brukner P, Khan K. 2007. Clinical sports medicine. Northe Ryde, NSW: McGraw-Hill.

Cleland JA, Whitman JM, Fritz JM. 2004. Effectiveness of manual physical therapy to the cervical spine in the management of lateral epicondylalgia: a retrospective analysis. J Orthop Sports Phys Ther 34: 713–722; discussion 722–714.

Cleland JA, Flynn T, Palmer J. 2005. Incorporation of manual therapy directed at the cervicothoracic spine in patients with lateral epicondylalgia: a pilot clinical trial. J Man Manip Ther 13: 143–151.

Cook JL, Purdam CR. 2009. Is tendon pathology a continuum? A pathology model to explain the clinical presentation of load-induced tendinopathy. Br J Sports Med 43: 409–416.

Cook JL, Khan KM, Kiss ZS, et al. 2001. Asymptomatic hypoechoic regions on patellar tendon ultrasound: a 4-year clinical and ultrasound follow-up of 46 tendons. Scand J Med Sci Sports 11: 321–327.

Cook JL, Malliaras P, De Luca J. 2004. Neovascularization and pain in abnormal patellar tendons of active jumping athletes. Clin J Sport Med 14: 296–299.

Coombes B, Bisset L, Connelly L, et al. 2009a. Optimising corticosteroid injection for lateral epicondylalgia with the addition of physiotherapy: a protocol for a randomised control trial with placebo comparison. BMC Musculoskelet Disord 10: 76.

Coombes B, Bisset L, Vicenzino B. 2009b. An integrative model of lateral epicondylalgia. Br J Sports Med 43: 252–258.

Coombes B, Bisset L, Vicenzino B. 2012. Thermal hyperalgesia distinguishes those with severe pain and disability in unilateral lateral epicondylalgia. Clin J Pain 28: 95–601.

Coombes B, Bisset L, Brooks P, et al. 2013. Effect of corticosteroid injection, physiotherapy, or both on clinical outcomes in patients with unilateral lateral epicondylalgia: a randomized controlled trial. JAMA 309: 461–469.

Dimberg L. 1987. The prevalence and causation of tennis elbow (lateral humeral epicondylitis) in a population of workers in an engineering industry. Ergonomics 30: 573–580.

Du Toit C, Stieler M, Saunders R, et al. 2008. Diagnostic accuracy of power-doppler ultrasound in patients with chronic tennis elbow. Br J Sports Med 42: 572–546.

Fernández-Carnero J, Fernández-de-las-Peñas C, Cleland JA. 2008. Immediate hypoalgesic and motor effects after a single cervical spine manipulation in subjects with lateral epicondylalgia. J Manipulative Physiol Ther 31: 675–681.

Fernández-Carnero J, Fernández-de-las-Peñas C, Ge H-Y, et al. 2009a. Widespread mechanical pain hypersensitivity as sign of central sensitization in unilateral epicondylalgia: a blinded, controlled study. Clin J Pain 25: 555–561.

Fernández-Carnero J, Fernández-de-las-Peñas C, Sterling M, et al. 2009b. Exploration of the extent of somato-sensory impairment in patients with unilateral lateral epicondylalgia. J Pain 10: 1179–1185.

Feuerstein M, Miller VL, Burrell LM, et al. 1998. Occupational upper extremity disorders in the federal workforce: prevalence, health care expenditures, and patterns of work disability. J Occup Environ Med 40: 546–555.

Fredberg U, Bolvig L, Andersen NT. 2008. Prophylactic training in asymptomatic soccer players with ultrasonographic abnormalities in Achilles and patellar tendons: the Danish Super League Study. Am J Sports Med 36: 451–460.

Gunn CC, Milbrandt WE. 1976. Tennis elbow and the cervical spine. CMAJ 114: 803–809.

Hay EM, Paterson SM, Lewis M, et al. 1999. Pragmatic randomised controlled trial of local corticosteroid injection and naproxen for treatment of lateral epicondylitis of elbow in primary care. BMJ 319: 964–968.

Khan KM, Cook JL. 2000. Overuse tendon injuries: where does the pain come from? Sports Med Arthrosc 8: 17–31.

Khan KM, Scott A. 2009. Mechanotherapy: how physical therapists' prescription of exercise affects tissue repair. Br J Sports Med 43: 247–252.

Kivi P. 1982. The etiology and conservative treatment of humeral epicondylitis. Scand J Rehabil Med 15: 37–41.

Kochar M, Dogra A. 2002. Effectiveness of a specific physiotherapy regimen on patients with tennis elbow. Physiotherapy 88: 333–341.

Kohia M, Brackle J, Byrd K, et al. 2008. Effectiveness of physical therapy treatments on lateral epicondylitis. Jo Sport Rehabil 17: 119–136.

Kraushaar BS, Nirschl RP. 1999. Tendinosis of the elbow (tennis elbow). Clinical features and findings of histological, immunohistochemical, and electron microscopy studies. J Bone Joint Surg Am 81: 259–278.

Lee D. 1986. Tennis elbow: a manual therapist's perspective. J Orthop Sports Phys Ther 8: 134–142.

Lim ECW. 2013. Towards a better understanding of the mechanisms underlying lateral epicondylalgia and its management. [PhD Thesis, St Lucia, Qld.]

Lim ECW, Sterling M, Pedler A, et al. 2012. Evidence of spinal cord hyperexcitability as measured with nociceptive flexion reflex (NFR) threshold in chronic lateral epicondylalgia with or without a positive neurodynamic test. J Pain 13: 676–684.

Ljung BO, Forsgren S, Friden J. 1999. Substance P and calcitonin generelated peptide expression at the extensor carpi radialis brevis muscle origin: implications for the etiology of tennis elbow. J Orthop Res 17: 554–559.

Ljung BO, Alfredson H, Forsgren S. 2004. Neurokinin 1-receptors and sensory neuropeptides in tendon insertions at the medial and lateral epicondyles of the humerus: studies on tennis elbow and medial epicondylalgia. J Orthop Res 22: 321–327.

Murrell GAC. 2007. Using nitric oxide to treat tendinopathy. Br J Sports Med 41: 227–231.

Nirschl RP. 1992. Elbow tendinosis / tennis elbow. Clin Sports Med 11: 851–870.

Nirschl RP, Pettrone F. 1979. Tennis elbow: the surgical treatment of lateral epicondylitis. J Bone Surg 61: 832–839.

Olaussen M, Holmedal O, Lindbaek M, et al. 2009. Physiotherapy alone or in combination with corticosteroid injection for acute lateral epicondylitis in general practice: a protocol for a randomised, placebo-controlled study. BMC Musculoskelet Disord 10: 152.

Osborne H. 2010. Stop injecting corticosteroid into patients with tennis elbow, they are much more likely to get better by themselves! J Sports Sci Med 13 (4): 380–381.

Paoloni JA, Appleyard RC, Nelson J, et al. 2003. Topical nitric oxide application in the treatment of chronic extensor tendinosis at the elbow: a randomized, double-blinded, placebo-controlled clinical trial. Am J Sports Med 31: 915–920.

Paoloni JA, Murrell GA, Burch R, et al. 2009. Randomised, double blind, placebo controlled, multicentre dose-ranging clinical trial of a new topical glyceryl trinitrate patch for chronic lateral epicondylosis. Br J Sports Med 43: 299–302.

Paungmali A, O'Leary S, Souvlis T, et al. 2003. Hypoalgesic and sympathoexcitatory effects of mobilization with movement for lateral epicondylalgia. Phys Ther 83: 374–383.

Pienimaki TT, Tarvainen T, Siira P, et al. 1996. Progressive strengthening and stretching exercises and ultrasound for chronic lateral epicondylitis. Physiotherapy 82: 522–530.

Pienimaki TT, Kauranen K, Vanharanta H, 1997. Bilaterally decreased motor performance of arms in patients with chronic tennis elbow. Arch Phys Med Rehabil 78: 1092–1095.

Pienimaki T, Karinen P, Kemila T, et al. 1998. Long-term follow-up of conservatively treated chronic tennis elbow patients. A prospective and retrospective analysis. Scand J Rehabil Med 30: 159–166.

Potter HG, Hannafin JA, Morwessel RM, et al. 1995. Lateral epicondylitis: correlation of MR imaging, surgical, and histopathologic findings. Radiology 196: 43–46.

Rabago D, Best TM, Zgierska AE, et al. 2009. A systematic review of four injection therapies for lateral epicondylosis: prolotherapy, polidocanol, whole blood and platelet-rich plasma. Br J Sports Med 43: 471–481.

Regan W, Wold LE, Coonrad R, et al. 1992. Microscopic histopathology of chronic refractory lateral epicondylitis. Am J Sports Med 20: 746–749.

Slater H, Arendt-Nielsen L, Wright A, et al. 2003. Experimental deep tissue pain in wrist extensors – a model of lateral epicondylalgia. Eur J Pain 7: 277–288.

Slater H, Arendt-Nielsen L, Wright A, et al. 2005. Sensory and motor effects of experimental muscle pain in patients with lateral epicondylalgia and controls with delayed onset muscle soreness. Pain 114: 118–130.

Smidt N, van der Windt DAWM. 2006. Tennis elbow in primary care. BMJ 333: 927–928.

Smidt N, van der Windt D, Assendelft WJJ, et al. 2002. Corticosteroid injections, physiotherapy, or a wait-and-see policy for lateral epicondylitis: a randomised controlled trial. Lancet 359: 657–662.

Smidt N, Lewis M, Da VDW, et al. 2006. Lateral epicondylitis in general practice: course and prognostic indicators of outcome. J Rheumatol 33: 2053–2059.

Stasinopoulos D, Stasinopoulou K, Stasinopoulos I, et al. 2010. Comparison of effects of a home exercise programme and a supervised exercise programme for the management of lateral elbow tendinopathy. Br J Sports Med 44 (8): 579–583.

Struijs PAA, Smidt N, Arola H, et al. 2001. Orthotic devices for tennis elbow: a systematic review. Br J Gen Pract 51: 924–929.

Struijs PAA, Smidt N, Arola H, et al. 2002. Orthotic devices for the treatment of tennis elbow. Cochrane Database Syst Rev 1: CD001821.

Struijs PAA, Damen PJ, Bakker EWP, et al. 2003. Manipulation of the wrist for management of lateral epicondylitis: a randomized pilot study. Phys Ther 83: 608–616.

Struijs PAA, Kerkhoffs G, Assendelft WJJ, et al. 2004. Conservative treatment of lateral epicondylitis – brace versus physical therapy or a combination of both: a randomized clinical trial. Am J Sports Med 32: 462–469.

Verhaar JA. 1994. Tennis elbow. Anatomical, epidemiological and therapeutic aspects. Int Orthop 18: 263–267.

Vicenzino B. 2003. Lateral epicondylalgia: a musculoskeletal physiotherapy perspective. Man Ther 8: 66–79.

Vicenzino B. 2009. Time for a re-think on the role of corticosteroid injections? Rapid response to: Cohen SP et al, Comparison of fluoroscopically guided and blind corticosteroid injections for greater trochanteric pain syndrome: multicentre randomised controlled trial. BMJ 338: doi: 10.1136/bmj.b1088.

Vicenzino B, Collins D, Wright A. 1996. The initial effects of a cervical spine manipulative physiotherapy treatment on the pain and dysfunction of lateral epicondylalgia. Pain 68: 69–74.

Vicenzino B, Collins D, Benson H, et al. 1998. An investigation of the interrelationship between manipulative therapy induced hypoalgesia and sympathoexcitation. J Manip Physiol Ther 21: 448–453.

Vicenzino B, Paungmali A, Buratowski S, et al. 2001b. Specific manipulative therapy treatment for chronic lateral epicondylalgia produces uniquely characteristic hypoalgesia. Man Ther 6: 205–212.

Vicenzino B, Cleland J, Bisset L. 2007a. Joint manipulation in the management of lateral epicondylalgia. Clinical Commentary. J Man Manip Ther 15: 50–56.

Vicenzino B, Paungmali A, Teys P. 2007b. Mulligan's mobilization-with-movement, positional faults and pain relief: current concepts from a critical review of literature. Man Ther 12: 98–108.

Waugh EJ, Jaglal SB, Davis AM, et al. 2004. Factors associated with prognosis of lateral epicondylitis after 8 weeks of physical therapy. Arch Phys Med Rehabil 85: 308–318.

Woodley BL, Newsham-West RJ, Baxter GD, et al. 2007. Chronic tendinopathy: effectiveness of eccentric exercise. Br J Sports Med 41: 188–198.

Young HH, Ward LE, Henderson ED. 1954. The use of hydrocortisone acetate (compound F acetate) in the treatment of some common orthopaedic conditions. J Bone Joint Surg Am 36: 602–609.

Zeisig E, Ohberg L, Alfredson H. 2006. Extensor origin vascularity related to pain in patients with tennis elbow. Knee Surg Sports Traumatol Arthrosc 14: 659–663.

# 第 40 章

## 其他肘关节疾病：肘关节不稳定，关节炎

Chris A. Sebelski

## 概述

　　本章将介绍肘关节的两种特殊情况：肘关节不稳定和关节炎。每个部分都有一个简短的介绍，包括相关的解剖学、发病率/患病率、病理学、临床检查信息，最后是非手术治疗。鼓励读者记住肘关节功能障碍很少单独发生（Royle 1991，Walker-Bone et al 2004）。在处理涉及肘关节病理的临床病例时，临床医生必须确定潜在的原发性病因、潜在的继发性病因、相关的损伤以及区域相互依赖的作用，以确定适当的护理计划。

## 肘关节不稳定

　　总的来说，肘关节是成人中第二常见的脱位关节，最常见的是后脱位（Royle 1991）。它是儿科年龄组最常见的脱位关节（Kuhn & Ross 2008）。在非常年轻或高龄的人中，会发生骨折等相关损伤，然而，非复杂性的错位在年轻的运动人群中最常见

（Mehta & Bain 2004）。有五个标准（O'Driscoll et al 2001a）可以帮助对肘关节不稳定性进行分类：

- 受影响的关节
- 位移的方向
- 位移的程度
- 持续时间（急性、慢性或复发）
- 有无相关骨折

　　损伤进展是通过 Horii 环来表示的，在这个环中，损伤通过软组织、骨或两者从外侧向内侧发展。由于骨折的能量吸收，人们可能会看到韧带保留和桡骨骨折或冠状突骨折。在各阶段的进展中，第一阶段表现为外侧副韧带（lateral collateral ligament，LCL）的破坏，表现为后外侧不稳定，第二阶段为前、后不稳定，第三阶段为内侧副韧带部分的破坏。第三阶段又细分为 A、B 和 C（O'Driscoll et al 2001a）。

## 肘关节不稳定的解剖

　　肘稳定性的主要制约因素有三个：肱骨关节、内侧副韧带和外侧尺侧副韧带。虽然 O'Driscoll（2000）最初将外侧尺侧副韧带命名为主要约束，但对于其重要性存在争议，尸体研究表明，在 LCL 复合体（Olsen et al 1996；Singleton & Conway 2004）中，存在肘后外侧旋转不稳定性（posterolateral rotatory instability，PLRI）与有组织诱导的各种韧带的分化。次要约束包括：桡骨头、普通屈肌起点、普通伸肌起点和关节囊。动力约束在关节处产生压缩力，包括肱二头肌、肱三头肌和肘肌（O'Driscoll 2000）。

## 肘关节不稳定的治疗计划指南

　　治疗方法因损伤的严重程度而异。在没有肘关节骨折的急性脱位中，推荐的治疗方法是闭合性复位，然后在短时间内进行制动。患者通常被指导在支具被移除后，在症状耐受范围内的日常功能中使用上肢。单纯肘关节脱位预后良好，95% 的患者恢复到以前的活动水平（Hildebrand et al 1999）。然

而,如果症状持续,干预计划必须根据损伤和症状报告。骨折伴脱位/半脱位改变了治疗过程,因为骨折通常需要手术治疗。如果急性韧带损伤与桡骨骨折或冠状突骨折同时发生,则需要对该韧带进行修复,以帮助关节的稳定(O'Driscoll et al 2001a)。在接下来的几节中,进一步讨论肘关节的不稳定是由外侧韧带还是由内侧韧带结构的损伤引起的。

## 肘关节外侧不稳定

### 肘关节外侧不稳定的解剖学回顾

LCL 复合体起源于滑车和肱骨小头,并在远端与尺骨近端(Cohen & Bruno 2001)处的环形韧带融合。这个复合体由 4 种结构组成:环状韧带、LCL 的尺侧部分、LCL 的桡侧部分和附属 LCL(并不总是存在)。外侧韧带复合体在肘关节的整个区域和延伸处都是绷紧的。韧带张力随着前臂在旋后位置的增加而增加。

### 肘关节外侧不稳定的发生率

PLRI 是最常见的肘关节慢性不稳定的类型,它是外侧副韧带和软组织稳定剂的损伤。与此相反,LCL 松弛的孤立性内翻并不像孤立的内侧副韧带损伤一样常见(Charalambous & Stanley 2008)。

### 肘关节外侧不稳定的病理/病理解剖

有三种可能导致外侧副韧带损伤的典型情况:肘脱位、内翻应力不足/慢性衰减和医源性原因(Singleton & Conway 2004)。肘关节脱位通常是急性的;O'Driscoll 等人(1992)提出肘关节 PLRI 可能是走向肘关节松弛的第一步。PLRI 可能是一种独立的病理,或者可能是导致脱位的连续体的一部分(Smith et al 2001)。PLRI 也被认为是脱位后复发症状最常见的原因(O'Driscoll et al 2001a)。过度使用可能会导致慢性衰减和/或内翻不全,例如在上肢有明显负重活动的病人(如拐杖行走)或在韧带松弛的患者中。一些作者已经报道了肘内翻和复发性肘关节不稳定的因果关系,这些症状可能在受伤 20 多年后才出现(O'Driscoll et al 2001a、2001b、Arrigoni & Kamineni 2009)。理论上,这些症状可能是继发于 LCL 上的反复转矩和次级稳定剂的不适当牵引引起的韧带衰减。医源性破坏 LCL 完整性可能是由于涉及侧肘结构的手术方法造成的,例如外侧髁突释放术或接近桡骨头的方法(O'Driscoll 2000)。

PLRI 影响尺骨和肱骨之间的关节,而桡尺近端关节保持完整。这与桡骨头的简单后脱位不同,其中肱骨关节保持完整,近端桡尺关节被破坏。当发生 PLRI 时,前臂向外旋转(仰卧)远离肱骨,在完整的内侧副韧带上进行"旋转",允许桡骨头向后半脱位。

这些力学方法为骨科检查提供了支持,尤其是对前臂的位置。通常情况下,在检查一个可能肘关节外侧韧带被破坏的病人时,采用内翻应力测试。外翻应力测试是用来测定内侧副韧带松弛程度的。内侧副韧带松弛的迹象可能是前臂在旋前和应用外翻应力时出现松弛/恐惧。前臂旋前位和内向应力拉紧内侧副韧带。在前臂内旋时,肘部的外侧结构被拉紧,稳定桡骨头。然而,如果前臂处于旋后,且有外翻应力,则外侧结构不能适当地稳定桡骨头。因此,如果患者在外翻时被拉紧或者在拉紧时表现出松弛或忧虑,应怀疑 PLRI(Smith et al 2001)。

### 肘关节外侧不稳定的诊断

在研究外侧松弛的过程中,病史应包括询问三种可能的机制,如果患者报告导致试验者怀疑慢性复发不稳定性,包括急性脱位和脱位史。问题应该包括上肢的位置,使肘关节有慢性衰减的危险,包括年轻时的肘关节骨折史。此外,还应探讨可能导致广泛韧带松弛的病史。

病人的担心可能包括"模糊的"肘关节疼痛、疼痛、咔嗒声、噼噼啪啪声或剧烈的疼痛,这种疼痛在前臂旋后位置上更严重。当患者的手臂在前臂旋后时,患者可能会评论一些不正确的地方(Lee & Rosenwasser 1999,O'Driscoll 2000)。然而,除非有相关的创伤性事件,否则病人将很少能够隔离症状的发作。

体格检查包括肘内翻畸形的检查、活动范围(ROM)和骨科特殊检查(表 40.1),可以是被动的和/或主动的。骨科检查的统计证据的报告是有限的,由于次级软组织约束的支持作用,通常建议被动检查技术与患者在麻醉下完成以获得最佳结果(O'Driscoll et al 2001b)。在内翻应力测试中,可能会出现假阴性,因为肱骨关节是内翻运动的主要限制因素(Charalambous & Stanley 2008)。如上文所述,通过外翻应力测试的内侧副韧带松弛的检查技术可以给检查者提供一个潜在的 PLRI 病理学线索,如果用前臂在旋后位完成(Olsen et al 1998)。然而,对于 PLRI 的检测,最常用的检查技术是 PLRI 测试。也有人提倡将 PLRI 测试的积极反应改为"病人恐惧",而不是"可见的错误"(Charalambous & Stanley 2008)。建议的影像学检查包括关节负荷 X 线片、关节造影,或者 PLRI 的磁共振成像的脉冲序列(Potter et al 1997)。

**表 40.1　肘关节外侧不稳定的矫形技术**

| 测试名称 | 体格检查技术 | 病理学阳性试验结果 |
|---|---|---|
| 内翻应力试验 | 侧向力的应用,在肘部完全伸展和大约屈曲 30°时允许尺骨鹰嘴离开尺骨鹰嘴窝建议执行此操作。建议在肱骨完全内旋时进行此试验(O'Driscoll et al 2001b) | 与对侧相比,治疗师感觉更松弛 |
| 横向旋转移位试验 | 病人仰卧,肩部被动弯曲超过 90°。当肘关节伸直时,检查者通过尺骨和桡骨对肱骨进行轴向加压,以旋后和外翻力,使肘部在屈曲 40°~70°处半脱位。病人允许被动检查继续下去,可观察到的闭锁随着肘关节持续屈曲而发生(O'Driscoll 1991、1992;O'Driscoll,2000) | 桡骨后外侧移位,肘关节屈伸至 90°时复位减慢(O'Driscoll et al 1991)。恐惧测验会使病人在半脱位之前报告恐惧 |
| 后外侧失稳试验 | 检查者肘关节屈伸至 40°,前臂外旋,尺骨和桡骨施加前后力(O'Driscoll et al 2001b) | 前臂肱骨半脱位 |
| 俯卧撑试验(Arvind & Hargreaves 2006) | 病人从肩膀向上推外展,前臂旋后 | 恐惧与自愿性/非自觉的防护,涉及肘部走向终端延伸 |
| 桌面重定位试验(Arvind & Hargreaves 2006) | 三步试验:<br>1. 病人从桌面上按压,前臂旋后。<br>2. 随着症状的出现(约 40°屈曲)检查者通过拇指在病人的桡骨头上施加力。<br>3. 然后检查者去除径向头部的力 | 第一个结果:疼痛和恐惧<br>第二个结果:疼痛和恐惧减少<br>第三个结果:疼痛/恐惧恢复 |

## 肘关节外侧不稳定患者的预后及治疗方案

尽管肘关节脱位的发病率很高,但肘关节是人体中最稳定的关节之一。肘关节不稳定与相关骨折的治疗方法是稳定骨关节损伤。随着骨稳定的实现,下一步是处理韧带损伤。尽管由于更复杂的损伤导致了完全功能恢复的预后下降,但对无骨折脱位的干预和治疗总体上显示出良好的疗效(O'Driscoll et al 2001b;Kuhn & Ross 2008)。

一般来说,对于出现症状反复不稳定的患者(如 PLRI 或内翻功能不全),非手术治疗并不常见。然而,对于那些症状轻微的患者,可以提倡使用支撑来帮助避免前臂旋后并伴有外翻负荷。在有复发症状的情况下,可以通过韧带的直接修复或再附着来进行手术治疗,或者通过肌腱移植物来重建外侧韧带复合体。手术重建后的结果虽然有限,但研究报告指出其症状的缓解、运动的全范围和活动的恢复方面是很有希望的(Nestor et al 1992;Lee & Teo 2003)。对于那些表现出 PLRI 阳性体征的患者,也可以提倡进行手术治疗以纠正肘内翻(O'driscoll et al 2001a)。

## 肘关节内侧不稳定

### 肘关节内侧不稳定的解剖学回顾

内侧副韧带(medial collateral ligament,MCL)复合体有三种韧带,即前斜肌/束、后斜肌/束、横韧带/束。MCL 的起点略低于肘关节,因此随着屈曲度的增加,它表现出更大的张力。MCL 的前束是三种中最强的,它将内侧上髁连接到内侧冠状突。组织学上,该束可进一步分为前束和后束(Safran & Baillargeon,2005)。前束主要是从完整的扩展到 60°的弯曲,而后束从 60°到 120°的弯曲(Cohen & Bruno2001;Safran 2004,Safran & Baillargeon 2005)。MCL 复合体后斜部是在 90°肘关节外具有最大约束的囊膜增厚。它起源于内侧上髁并插入半月切迹的内侧。MCL 的第三部分是横韧带,起源于内侧尺骨鹰嘴和下内侧喙突。它的影响有限,并不总是存在,而且常常与关节囊难以区分（Cohen & Bruno 2001，Safran & Baillargeon 2005）。

肘关节的附加稳定器包括桡腕关节和区域肌肉。桡腕关节有助于对抗外翻应力的 30% 的稳定性。旋前肌和外展肌的区域肌肉也可能起作用；然而它们的贡献尚未完全被理解（Cohen & Bruno 2001，Safran 2004）。

## 肘关节内侧不稳定的发生率

在投掷运动员中，MCL 的损伤比非投掷运动员更常见。在投掷运动员中，这种不稳定的后果可能包括无法达到预期的水平。在一般人群中，它很少影响日常生活活动（Grace & Field 2008），除了工作环境中的特定工作任务。Bennett 等人（1992）提供了一个例子，工业工人在特定的工作任务中表现出慢性内侧韧带不稳定的症状，他们最终需要手术干预才能重返工作岗位。

## 肘关节内侧不稳定的病理/病理解剖

MCL 松弛有两种机制：急性或自发性和慢性衰减。病人报告的症状可以区分这两种情况。在较严重的病例中可能会听到"砰砰"的声音，而在涉及慢性衰减的机制中，可能会有一种模糊的肘部不适感在一段时间内变得更加普遍。

研究了抛掷力学，以确定其对内侧副韧带松弛的贡献。值得注意的是，MCL（主要是前束）提供了高达 54% 的内翻转矩，以抵抗肘关节外翻在投掷的后仰和早期减速阶段（Fleisig 1995）。MCL 的最终失效载荷（34N·m）计算为小于其在大多数架空运动中所承受的载荷（52～120nm）（Fleising et al 1995）。因此，假设从上肢的近端段和核心部产生控制这些力量的次要约束是有意义的（Kibler & Sciascia 2004）；建议是，局部结构的贡献和/或近端段和核心的贡献不足造成的失衡将产生过度紧张的环境，这将导致随时间的衰减。

典型的慢性疾病，MCL 松弛可能只代表导致内侧肘关节疼痛的一系列伤害的一个方面。例如，韧带损伤可能是外翻超负荷综合征的一部分，它涉及尺骨鹰嘴受外翻压力压迫肱骨。相关损伤可能包括：头端磨损、后内侧骨赘、尺神经炎和肘关节退行性或创伤性关节炎。此外，由于这一病理学常与种群的动态性质有关，因此考虑动力学链的内在联系是很重要的。在两份不同的报告中，数据指出，职业棒球运动员表现出内侧肘关节功能不全和显著的盂肱关节内旋缺陷，表现出一种动力链关系，即局部区域以外的损伤可能与肘部的症状有因果关系（Kibler & Sciascia 2004；Dines et al 2009）。

## 肘关节内侧不稳定的诊断

病人的病史不仅包括位置、症状的持续时间和损伤的机制，还应包括患者是不是投掷或头顶运动史的运动员等细节（Safran 2004）。患者的临床表现可能比较复杂，也是因为过载负荷机制带来的问题，包括肌肉紧张、炎症或肌腱变性，这些都可能与潜在的不稳有关。

体格检查包括触诊、观察肘内翻畸形、运动范围和特殊的骨科检查，这些测试可能是被动或主动的（表 40.2）。在触诊时，临床医师在 MCL 尺骨附着处，会发现距内上髁远端大约 2cm 处的压痛。在接受 MCL 重建的患者中，有多达 80% 的患者报告有这种触痛。ROM 的局限性通常包括屈曲挛缩（Thompson et al 2001）。

**表 40.2　肘关节内侧不稳定的矫形检查**

| 测试名称 | 体格检查技术 | 病理学阳性试验结果 |
|---|---|---|
| 外翻应力试验 | 应用内侧定向力在肘关节伸展和屈曲 30°～40° 时允许尺骨鹰嘴离开尺骨鹰嘴窝，建议在肱骨完全外旋时进行此试验 | 与对侧相比，治疗师感觉到更大的松弛 |
| 挤奶试验（Grace & Fiekl 2008） | 肘关节屈曲时施加外翻外力。这是由患者在对侧上肢相关的一侧握住拇指。对侧上肢必须触及肘部，抓住拇指 | 内侧肘关节疼痛表现出阳性的结果 |
| 移动外翻应力试验（O'Driscoll et al 2005） | 治疗师给受累肘关节持续加上外翻力量的同时完成其被动从屈曲到伸展动作 | 如果内侧肘关节疼痛在内侧副韧带上复制，测试是阳性。在屈曲和伸展过程中感觉到的最大症状应该是在 120°～70° 之间 |

对于特殊的体格检查,如外翻应力试验(valgus stress text)和挤奶操作(milking manoeuvre),统计证据是有限的。与肘关节外侧韧带的特殊测试类似,还必须考虑继发性软组织约束的支持性作用。例如,在外翻应力试验中,已经指出,前臂的旋后位置应该会使 MCL 对 LCL 的贡献产生更大的偏差(Smith et al 2001)。然而,在 Safrab 等人(2005)的尸体研究中将 MCL 前束的前、后带从不同角度和前臂位置进行了切割和测试,无论肘关节屈曲角度如何,前臂的中立位置和水平关系比其他任何位置都更清楚地评估了 MCL 的完整性。但是,应该注意的是,这种在外翻压力试验过程中的改变并没有在人类身上进行过试验;因此,必须谨慎看待这些信息。

对于内侧韧带不稳定性的检测,如在投掷运动员中常见的部分撕裂或衰减,O'Driscoll 等人(2005)所描述的运动外翻应力测试是应用最广泛的,支持统计证据表明其敏感性为 1.0,特异性为 0.75。如静态成像、应力 X 线片、MRI、CT 扫描和关节镜下外翻应力测试等成像技术都被不同程度等成功应用(O'Driscoll et al 2005)。

### 肘内侧不稳定患者的预后及治疗方案

非投掷者和普通人群的治疗是通过非手术康复方案进行的,据报道成功地恢复了无症状的日常生活活动(Grace 和 Field 2008)。对于那些希望重返高需求投掷的患者来说,非手术治疗是最初的尝试,而且只有在失败的情况下考虑手术治疗。

在 Rettig 等人(2001)的一项研究中,非手术治疗慢性内侧不稳定的投掷者。在平均 24.5 周的时间里,运动员重返赛场的成功率为 42%。康复分为两个阶段。第一阶段包括从休息到投掷长达 3 个月,解决炎症,包括佩戴支架和实现全范围的运动。第二阶段包括逐步加强方案和逐步恢复投掷的过程。

从尸体研究中获得的信息可以为康复提供线索。Armstrong 等人(2000)研究了尸体肘部的 MCL,得出的结论是:在垂直的位置上,用完全的前伸或前伸的前臂位置主动的移动肘关节对于降低韧带的应力是安全的。在内侧结构紧张的情况下,可以构造一个康复计划,包括有限的肱骨外旋结合中立前臂定位和避免外翻应力,尤其是在肘关节屈曲 70°~120° 的情况下。在 Bernas 等人(2009)的尸体研究中,及时康复后的阶段是适当的时间引入等长

外展和伸屈低于 90°,并限制运动从完全伸展到屈曲 50°,以保护 MCL。

## 关节炎

### 肘关节炎的解剖学

肘部由三个关节组成:肱尺关节、桡尺近侧关节、肱桡关节。肘关节有两个自由度:屈曲/伸展和旋前/旋后。肘关节功能性运动弧度是 30°~130°。矢状面或横向平面小于 100° 的总范围将产生明显的功能限制(Morrey et al 1981)。

### 肘关节炎的发生率和患病率

肘关节炎是比较少见的。它通常分为三类:类风湿性关节炎(rheumatoid arthritis,RA)、创伤性关节炎或原发性退行性骨关节炎(primary degenerative osteoarthritis,OA)。在 RA 患者人群中,25%~66% 的患者可能存在单肘或双肘疾病(Porter et al 1974,Lehtinen et al 2001)。据报道,肘关节的原发性退行性关节炎只影响不到 2% 的人口(Antuna et al 2002)。尽管这一理论仍有争议,但人们普遍认为,肘部原发性 OA 会影响有"过度使用上肢"历史的男性,如工业劳动、举重等(Gramstad & Galatz 2006,Kokkalis et al 2009)。这些患者的年龄通常不小于 40 岁(Gramstad & Galatz 2006)。

### 肘关节炎的病理/病理解剖

RA 是一种影响多关节的炎症性疾病。影像学表现为对称性关节狭窄、失用性骨质减少和关节周围糜烂(Kokkalis et al 2009)。然而,OA 的病程和自然史尚不清楚;它的典型特征是关节软骨的破坏(Gramstad & Galatz 2006)。肘部原发性 OA 显示了特征,如关节表面的保留,关节空间的保留和骨赘的肥厚形成及关节囊挛缩(Cheung et al 2008)。OA 起始于桡腕关节的侧面(Goodfellow & Bullough 1967)。在肘关节僵硬的年轻人群中,应该怀疑创伤性关节炎。相关的病症包括:外伤、剥脱性骨软骨炎(osteochondritis dissecans),滑膜软骨瘤病和外翻过度负荷综合征(Gramstad & Galatz 2006)。

### 肘关节炎的诊断

一般来说,病人报告疼痛、僵硬和潜在的弱点。在功能上,当肘部伸展时,当试图将一个加重的物体

放在身体旁边时,他们通常会有症状。然而,根据关节炎的根本原因,患者的报告可能会有所不同。例如,RA 继发肘关节疼痛的患者可能在整个 ROM 中抱怨疼痛(Soojian & Kwon 2007),OA 的患者可能会担心疾病的早期阶段末端屈曲或伸展有"捏"或"锐痛"的症状(Cheung et al 2008),而诊断为创伤性关节炎的患者可能比 RA 和 OA 患者更年轻和健康,其他部位的参与也较少。最后一组患者可能对肘关节有更高的要求(Amirfeyz & Blewitt 2009)。在表 40.3 中,突出显示了与肘关节炎相关的最常见疾病的具体特征。

#### 表 40.3　肘关节炎患者的表现

| 潜在疾病 | 病人报告 | 评论 |
| --- | --- | --- |
| 类风湿性关节炎 | 疼痛贯穿整个 ROM | 旋转失稳<br>冠状面上的过度运动(Soojian & Kwon 2007)<br>潜在的不稳定性 |
| 创伤性关节炎 | 僵硬和疼痛与末端 ROM 不足 | 创伤史,外科手术治疗关节潜在的不稳定性 |
| 原发性退行性关节炎 | 最初,疼痛只在终端 ROM;在晚期,疼痛遍及整个 ROM。可以报告捕获/锁定 | 需要监测疾病的进展,因为它影响治疗 |

需要对患者进行详细的访谈,以记录症状的开始、相关疾病的病程或既往的外科/创伤史。在治疗之前,无论是对关节炎疾病还是对肘关节的特殊情况,都应该进行询问,包括药物治疗的使用。射线照相是确定疾病过程的阶段和潜在的护理计划的标准。特别值得注意的是,人们应该认识到可能引起类似患者关注的潜在鉴别诊断,包括化脓性关节炎、结晶性关节病、血友病和褐黄病(Soojian & Kwon 2007)。

### 肘关节炎患者的预后及治疗计划

在治疗过程中,潜在的病因、功能局限性,包括当前肘部的 ROM 和病人的年龄都显著地影响治疗过程。目前的标准是非手术治疗,包括药理学管理、皮质类固醇注射、动态夹板和物理治疗(Gramstad & Galatz 2006,Kokkalis et al 2009)。随着 RA 治疗的改进和更积极的治疗的出现,一份报告(Brasington 2009)指出,早期管理有可能在 10% 的患者中完全

解决症状。对于肘关节原发性 OA 的患者,我们建议进行活动度调整,但结果各不相同。

如果这些非手术措施不能解决患者的功能限制或症状,则有多种手术方式,包括关节镜和关节成形术。在较年轻的患者群体中,关节镜下观察骨赘的释放和清除(Gramstad & Galatz 2006)是治疗 OA 和创伤性 OA 的最佳结果。全肘关节置换术通常只适用于 60 岁以上的人群,他们的身体需求较低,并且更有可能遵守术后康复和长期的身体限制(Moro & King 2000)。

## 小结

近年来,人们对由于肘关节的解剖和病理造成的肘关节不稳定和僵硬有了新的认识。根据这一新的信息,研究人员需要撰写获得更好医疗结局的康复指南。

（刘凯　译,王芗斌　江雪　审,马明　王于领　校)

## 参考文献

Amirfeyz R, Blewitt N. 2009. Mid-term outcome of GSB-III total elbow arthroplasty in patients with rheumatoid arthritis and patients with post-traumatic arthritis. Arch Orthop Trauma Surg 129(11): 1505–1510. doi:10.1007/s00402-009-0876-y.

Antuna SA, Morrey BF, Adams RA, et al. 2002. Ulnohumeral arthroplasty for primary degenerative arthritis of the elbow: long-term outcome and complications. J Bone Joint Surg Am 84A: 2168–2173.

Armstrong AD, Dunning CE, Faber KJ, et al. 2000. Rehabilitation of the medial collateral ligament-deficient elbow: an in vitro biomechanical study. J Hand Surg Am 25: 1051–1057.

Arrigoni P, Kamineni S. 2009. Uncovered posterolateral rotatory elbow instability with cubitus varus deformity correction. Orthopedics 32: 130.

Arvind CH, Hargreaves DG. 2006. Table top relocation test – new clinical test for posterolateral rotatory instability of the elbow. J Shoulder Elbow Surg 15: 500–501.

Bennett JB, Green MS, Tullos HS. 1992. Surgical management of chronic medial elbow instability. Clin Orthop Relat Res 278: 62–68.

Bernas GA, Ruberte Thiele R, Kinnaman KA, et al. 2009. Defining safe rehabilitation for ulnar collateral ligament reconstruction of the elbow: a biomechanical study. Am J Sports Med 37: 2392–2400. doi:10.1177/0363546509340658.

Brasington R. 2009. TNF-alpha antagonists and other recombinant proteins for the treatment of rheumatoid arthritis. J Hand Surg Am 34: 349–350.

Charalambous CP, Stanley JK. 2008. Posterolateral rotatory instability of the elbow. J Bone Joint Surg Br 90: 272–279.

Cheung R, Adams EV, Morrey BF. 2008. Primary osteoarthritis of the elbow: current treatment options. J Am Acad Orthop Surg 16: 77–87.

Cohen MS, Bruno RJ. 2001. The collateral ligaments of the elbow: anatomy and clinical correlation. Clin Orthop Relat Res 383: 123–130.

Dines JS, Frank JB, Akerman M, et al. 2009. Glenohumeral internal rotation deficits in baseball players with ulnar collateral ligament insufficiency. Am J Sports Med 37: 566–570.

Fleisig GS, Andrews JR, Dillman CJ, et al. 1995. Kinetics of baseball pitching with implications about injury mechanisms. Am J Sports Med 23: 233–239.

Goodfellow JW, Bullough PG. 1967. The pattern of ageing of the articular cartilage of the elbow joint. J Bone Joint Surg Br 49: 175–181.

Grace SP, Field LD. 2008. Chronic medial elbow instability. Orthop Clin North Am 39: 213–219.

Gramstad GD, Galatz LM. 2006. Management of elbow osteoarthritis. J Bone Joint Surg Am 88: 421–430.

Hildebrand KA, Patterson SD, King GJ. 1999. Acute elbow dislocations: simple and complex. Orthop Clin North Am 30: 63–79.

Kibler BW, Sciascia A. 2004. Kinetic chain contributions to elbow function and dysfunction in sports. Clin Sports Med 23: 545–552.

Kokkalis ZT, Schmidt CC, Sotereanos DG. 2009. Elbow arthritis: current concepts. J Hand Surg Am 34: 761–768.

Kuhn MA, Ross G. 2008. Acute elbow dislocations. Orthop Clin North Am 39: 155–161.

Lee BP, Teo LH. 2003. Surgical reconstruction for posterolateral rotatory instability of the elbow. J Shoulder Elbow Surg 12: 476–479.

Lee ML, Rosenwasser MP. 1999. Chronic elbow instability. Orthop Clin North Am 30: 81–89.

Lehtinen JT, Kaarela K, Ikavalko M, et al. 2001. Incidence of elbow involvement in rheumatoid arthritis. A 15 year endpoint study. J Rheumatol 28: 70–74.

Mehta JA, Bain GI. 2004. Posterolateral rotatory instability of the elbow. J Am Acad Orthop Surg 12: 405–415.

Moro JK, King GJ. 2000. Total elbow arthroplasty in the treatment of post-traumatic conditions of the elbow. Clin Orthop Relat Res 370: 102–114.

Morrey BF, Askew LJ, Chao EY. 1981. A biomechanical study of normal functional elbow motion. J Bone Joint Surg Am 63: 872–877.

Nestor BJ, O'Driscoll SW, Morrey BF. 1992. Ligamentous reconstruction for posterolateral rotatory instability of the elbow. J Bone Joint Surg Am 74: 1235–1241.

O'Driscoll SW. 2000. Classification and evaluation of recurrent instability of the elbow. Clin Orthop Relat Res 370: 34–43.

O'Driscoll SW, Bell DF, Morrey BF. 1991. Posterolateral rotatory instability of the elbow. J Bone Joint Surg Am 73: 440–446.

O'Driscoll SW, Morrey BF, Korinek S, et al. 1992. Elbow subluxation and dislocation. A spectrum of instability. Clin Orthop Relat Res 280: 186–197.

O'Driscoll SW, Jupiter JB, King GJ, et al. 2001a. The unstable elbow. Instr Course Lect 50: 89–102.

O'Driscoll SW, Spinner RJ, McKee MD, et al. 2001b. Tardy posterolateral rotatory instability of the elbow due to cubitus varus. J Bone Joint Surg Am 83A: 1358–1369.

O'Driscoll SW, Lawton RL, Smith AM. 2005. The 'moving valgus stress test' for medial collateral ligament tears of the elbow. Am J Sports Med 33: 231–239.

Olsen BS, Sojbjerg JO, Dalstra M, et al. 1996. Kinematics of the lateral ligamentous constraints of the elbow joint. J Shoulder Elbow Surg 5: 333–341.

Olsen BS, Sojbjerg JO, Nielsen KK, et al. 1998. Posterolateral elbow joint instability: the basic kinematics. J Shoulder Elbow Surg 7: 19–29.

Porter BB, Richardson C, Vainio K. 1974. Rheumatoid arthritis of the elbow: the results of synovectomy. J Bone Joint Surg Br 56B: 427–437.

Potter HG, Weiland AJ, Schatz JA, et al. 1997. Posterolateral rotatory instability of the elbow: usefulness of MR imaging in diagnosis. Radiology 204(1): 185–189.

Rettig AC, Sherrill C, Snead DS, et al. 2001. Nonoperative treatment of ulnar collateral ligament injuries in throwing athletes. Am J Sports Med 29: 15–17.

Royle SG. 1991. Posterior dislocation of the elbow. Clin Orthop Relat Res 269: 201–204.

Safran MR. 2004. Ulnar collateral ligament injury in the overhead athlete: diagnosis and treatment. Clin Sports Med 23: 643–663.

Safran MR, Baillargeon D. 2005. Soft-tissue stabilizers of the elbow. J Shoulder Elbow Surg 14: 179S–185S.

Safran MR, McGarry MH, Shin S, et al. 2005. Effects of elbow flexion and forearm rotation on valgus laxity of the elbow. J Bone Joint Surg Am 87: 2065–2074.

Singleton SB, Conway JE. 2004. PLRI: posterolateral rotatory instability of the elbow. Clin Sports Med 23: 629–642.

Smith JP 3rd, Savoie FH, Field LD. 2001. Posterolateral rotatory instability of the elbow. Clin Sports Med 20: 47–58.

Soojian MG, Kwon YW. 2007. Elbow arthritis. Bull N Y U Hosp Jt Dis 65: 61–71.

Thompson WH, Jobe FW, Yocum LA, et al. 2001. Ulnar collateral ligament reconstruction in athletes: muscle-splitting approach without transposition of the ulnar nerve. J Shoulder Elbow Surg 10: 152–157.

Walker-Bone K, Reading I, Coggon D, et al. 2004. The anatomical pattern and determinants of pain in the neck and upper limbs: an epidemiologic study. Pain 109: 45–51.

# 第 41 章

# 肘关节复位手法和关节松动术

Helen Slater, César Fernández-de-las-Peñas

## 概述

　　肘关节的松动和手法干预在临床实践中经常使用，尽管其使用的证据还不够充分，但它正在增长（Vicenzino et al 2007）。关于肘关节的系统评价主要是指特定的肘关节状况，如外上髁痛（Smidt et al 2003，Assendelft et al 2004，Vicenzino et al 2007）。尽管进行了大量的研究，但由于结果相矛盾、每次干预的研究数量少、缺乏足够的统计数据（Smidt et al 2003），大多数物理治疗干预的证据仍然不足。最近的许多高质量研究提供了证据，证明对肘和腕的联合整复/松动会导致疼痛和运动系统的有益改变（Vicenzino et al 2007）。对两项随机对照试验的分析显示，与短期随访的安慰剂相比，肘部松动改善了无疼痛的抓握力和压力性疼痛阈值（Bisset et al 2005）。一些病例报告使用了针对肘部疾病的特定松动干预措施，包括一名患有尺骨隧道综合征（Lawrence & Humphreys 1997）的病人，以及一位患有外上髁痛的病人（Kaufman 2000）。鉴于单项研究的证据水平较低，临床医生被告诫不要仅从个案研究中得出任何结论。

## 循证临床决策

　　在选择联合松动作为多模式管理的一部分时，治疗师必须考虑对肌肉骨骼疾病中涉及的外周和中枢敏感过程的临床（患者）表现的解释。例如，在单侧外上髁痛的患者中，双侧组织深部痛觉过敏的证据表明，单独的外周敏化不太可能解释临床表现（Slater et al 2005，Fernández Carnero et al 2008，2009）。在 Slater 等人（2005）的研究中，广泛疼痛、牵涉疼痛和躯体感觉敏感度变化的证据提高了人们对外上髁痛患者的怀疑指数。改变了随后的系统处理伤害性信息的方式。因此，对外上髁痛患者的临床管理可能需要扩展到基于局部组织的病理学，纳入旨在使神经系统敏感性正常化的策略。躯体感觉功能的改变，在临床上表现为持续的肌肉骨骼疼痛（Graven-Nielsen 2006），也会随着肌肉驱动力和运动控制的改变而影响运动系统（Arendt-Nielsen & Graven Nielsen 2008）。因此，管理不能仅仅集中在关节松动的简单生物力学上，还必须结合最近的研究成果，持续性肌肉骨骼疼痛障碍中感觉-运动相互的作用。

　　在考虑将联合松动作为一种干预手段的选择时，临床医生也应该考虑潜在的神经生理和组织机制，其作用是积极的还是消极的。多个相互作用的组织和疼痛机制可能有助于松动的疼痛调节作用（Slater et al 2006，Vicenzino et al 2007）。对于松动效应的假定机制的全面回顾，读者可以参考 Paungmali 等人（2003）、Bisset 等人（2006）、Vicenzino 等人（2007）的研究和第 39 章。

　　如果患者的肘关节出现主要是由周围伤害感受机制（主要是外周敏化）介导时，应鼓励早期和适当的生理运动和功能活动。在这种情况下，虽然关节松动可能在减轻疼痛和恢复关节活动方面提供益处，但这种技术的最终目的是恢复功能，限制持续的中枢神经系统促进（中枢敏化）的机会。在临床实践中,单项松动方法很少使用被认为是适当的肘部障碍的管理。更常见的是,松动被纳入多模式方法。例如,根据疾病的慢性和相关的损伤和残疾程度,患者将接受关于优化正常功能运动的教育,并进行积极和具体的锻炼,以维持无疼痛关节范围的收益。可以使用适当的软组织技术来提升肘部软组织的治疗效应(见第59~63章)。如果需要,可通过患者的医生寻求帮助,以使用适当的镇痛药物(如对乙酰氨基酚、非甾体抗炎药),镇痛的主要目的是为患者提供恢复功能的治疗窗口。

当肘部状况受到如肩关节的正常动态控制丧失(见第28、29和32章)或腕关节稳定性丧失(见第49章)等因素影响时,也需要考虑其他因素。如果要达到最佳的结果,就必须在对肘关节紊乱患者的全面管理中处理这些因素。同样,关节内病变的可能性,包括游离体、骨软骨炎和其他条件,如骨关节炎、外翻不稳定与尺神经损伤,涉及投掷运动的患者,或跌倒后手臂支撑外翻拉伤造成的隐匿性后外侧的病变,在做决定之前都应考虑手法治疗(第40章)。

对所有患者来说,重新评估任何干预的结果,包括关节松动,应该包括对治疗效果(积极和消极)的主观探究,重新检查关键的初始物理信号(如关节范围的丧失和相关的疼痛刺激,机械性痛觉过敏)和功能限制。在可能的情况下,平行使用相关的结果措施来评估对治疗的反应符合当前的最佳临床实践。可用于治疗肘关节紊乱的结果测量的例子包括患者特定功能量表(the Patient Specific Functional Scale,PSFS)和DASH上肢功能评定表(the Disability of Arm,Shoulder and Hand,DASH)。

## 定义和临床应用

关节松动术通常被定义为低速度、高振幅的被动运动,在不同的振幅下诱导出的囊内运动(Hengeveld et al 2005;Takei et al 2005);而整复被定义为高速、低振幅的推力运动。Maitland(1986)根据周围组织的运动幅度和阻力描述了不同级别的松动(Hengeveld et al 2005)。在Maitland(1986)的分类中,有四种不同的与振幅有关的运动的标准振动等级,其中Ⅰ级和Ⅳ级指的是小振幅振荡,而Ⅱ级和Ⅲ级指的是大振幅振荡。通常,在疼痛为主要症状的患者中通常使用Ⅰ~Ⅱ级的松动,因为症状是易激惹的。相比之下,Ⅲ~Ⅳ级通常用于主要症状反应

与肘关节活动范围限制有关的患者,这种限制与一些疼痛刺激有关。Ⅴ级是指高速手法。

为了恢复活动范围,关节活动是在极限范围内进行,治疗师希望得到疼痛反应;这应立即在松动完成后或几秒内完成。在目前的临床实践中,使用Ⅰ级松动是罕见的。更常见的是,急性伤害性肘痛是在必要情况下避免单纯性疼痛,适当的早期主动运动来恢复功能并使延长的敏化时间最小化。如果在这种情况下表现为被动运动,那么在没有疼痛刺激(Ⅱ级或Ⅲ级)的情况下进行大幅度运动会使疼痛减轻,将为患者提供增加活动范围和减少疼痛的优势。鼓励患者继续进行适当的镇痛,并在主动运动的范围内保持效果。当病人出现持续性肘关节疼痛(如肌腱病或骨关节炎)时,需要采取联合治疗方法,联合控制在作为一种单峰干预时仅能带来有限的益处。治疗"剂量"(多长时间和多少)是根据临床表现决定的;30~60s后再评估是典型的急性多发性障碍(2~3次重复),而60~180s(4~5次重复)则更多是慢性轻性疾病。

当选择松动肘关节时,熟练的治疗师通常采用临床推理的过程,而不是教条或说教的方法。例如,一项技术的等级通常以患者的临床表现为指导,适当地考虑到过敏性(即紊乱的严重程度;相关病理或系统疾病的性质;如果是适当的,则是急性、亚急性或慢性疾病的阶段;引发症状有多容易;这些症状需要多长时间才能消除或降低到基线水平;以及人工干预的任何预防措施或禁忌,如后外侧关节不稳定或明显的神经性疼痛)。

通常情况下,局部症状、机械形式(伤害性)和明确可识别的加重因素和缓解因素似乎最适合松动技术。在这种情况下,该技术的选择是通过考虑肘关节是有问题的(肱骨、桡尺骨或肱骨头),以及在关节范围内的哪个部位出现症状。最常见的是,松动将在行动能力丧失的范围内使用。在肘关节紊乱更严重和低稳定性的情况下,通过关节范围的很大一部分可以明显地降低可浮性,在关节范围的较大幅度内进行生理活动可能是有用的。一个良好的临床例子是不复杂的骨折(脱臼)肘,其中大幅度的生理关节松动有助于促进关节活动性,而不损害骨折或加剧疼痛。相反,当关节在末端延伸或存在时丧失了移动能力,或在末端肘关节延伸时发生外展或内收时,在限制范围内进行被动附属关节松动最有可能有利于恢复功能。综上所述,运用临床推理和当前的肌肉骨骼疼痛神经生物学来解决问题和辅助决策

应该是临床实践的核心。关于物理治疗实践中临床推理的全面回顾见 Jones 等人（2004）的研究。

　　在这一章的下一部分，我们将描述一些更常见的肘关节松动/复位干预。对于每种技术，都描述了患者放松和治疗师的最佳位置；然而，与所有手法技术一样，根据需要考虑和应用适当的位置修正。为了方便起见，所有技术描述都与右肘有关。松动技术与主动运动的结合，Mulligan 在 1989 年将这种方法描述为"动态关节松动"（mobilization with movement，MWM），也可能为这里所描述的基本技术提供替代或进步。

　　所概述的技术并非详尽无遗。与任何技术一样，如果可以提供一个合理的、科学的理论，修正和变化是值得考虑的。此外，考虑到肘关节骨性关节炎，在大多数临床表现中，关节松动被认为是管理的一部分，涉及疼痛刺激与关节范围末端的低流动性有关。这些限制通常发生在与外展和内收限制相关的末端延伸，末端延伸限制在末端范围内旋或旋前，屈曲受限于旋前和俯卧。通常这些限制模式与软组织限制或增强的深层组织敏感性或触发点有关（见第 59 章）。例如，在外上髁炎患者中，末端延伸和内收/外展可引起疼痛；然而，在伸展中进行的旋后也经常受限。

　　仔细检查会发现屈肌和旋前肌群的组织延展性下降，且在这些组织以及伸肌都可能存在触发点。用于规范这种软组织限制或提高敏感性的技术应该有助于恢复伸长的旋后（见第 59～63 章）。鉴于上肢运动链中密切的解剖和功能关系，本章描述的技术与第 31、39 和 52 章描述的技术相辅相成。

## 复位手法和关节松动术

### 伸展结合内收的松动（内翻松动）

　　这种松动技术的目的是改善肘部区域的侧滑，特别是在肱骨关节，其中疼痛或限制与主动伸展有关。因此，临床表现需要限制肘关节的伸展和内收；这种位置的疼痛刺激也是可能的，并且可能是外侧肘部最明显，尽管内侧关节疼痛也可以诱发。

　　在这项技术中，病人仰卧，伸肘（图 41.1）。为了最大程度的稳定，治疗师的左肘与患者肩膀的前部接触。整个手臂的内侧旋转允许使用重力辅助内侧（内翻）松动。治疗师的左手支撑病人的肘部，紧靠肘关节的近端和内侧。治疗师的右手握住病人的手腕，将手指放在病人的手背上。该技术包括应用

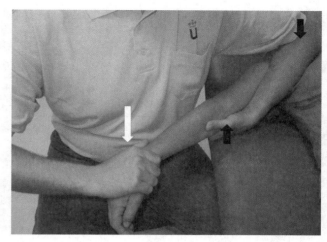

图 41.1　伸展结合内收（内翻）松动。黑箭头显示稳定病人的肩部和肘部；白箭头表示松动的方向

适当分级振荡松动到内收（内翻）。该技术将在疼痛发作前（急性、Ⅱ级或Ⅲ级）的范围内进行，或在范围内（慢性、Ⅲ～Ⅳ级）进行。应监测症状，必要时调整运动等级。

### 内收和外展的松动（内翻到外翻松动）

　　这种松动技术的目的是在伸展范围的限制下，改善肘关节区域，特别是肱骨和肱尺关节的侧向滑动。因此，临床患者的表现将需要限制末端肘的伸展和外展。在这一位置的疼痛刺激很可能在肘内侧还是最明显的，尽管也可能出现外侧关节症状。

　　在这项技术中，病人仰卧，伸肘（图 41.2）。治疗师双手握住病人的前臂，靠近肘部，在肘部内侧和外侧提供稳定；两个拇指的尖端向前放在病人的桡骨头上，而其余的手指则在病人前臂的内侧/外侧面展开。该技术包括在外展（外翻）或内收（内翻）中

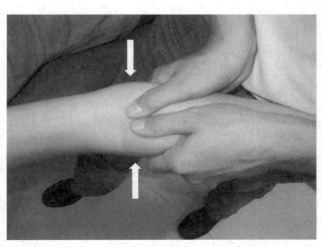

图 41.2　内收和外展的松动（内翻至外翻）。白箭头表示内侧或外侧的弹力方向

应用分级振荡横向松动。该技术将在疼痛发作前（急性、Ⅱ级或Ⅲ级）的范围内进行，或在范围内（慢性、Ⅲ~Ⅳ级）进行。当运动需要调整等级时，应监测症状。

## 旋前/旋后联合屈曲的松动

这种松动技术的目的是当限制在肱骨屈曲位发生时，提高肱桡关节的旋前/旋后滑动/肱桡关节自旋。因此，临床表现需要限制肘关节的外翻和旋前——这是在功能上最重要的位置之一。这种位置很可能引起疼痛，最明显的可能是肱桡关节外侧或前关节线（通常见于骨折后）。

在这项技术中，病人仰卧，右肘屈曲，前臂旋前。治疗师的左手定位于肘部的近端和拇指的远端，与桡骨头接触。近端接触有助于控制前臂旋前发生的肱骨内旋转。治疗师右手在远端尺桡关节背侧握住患者的右腕关节。该技术包括施加振荡松动力结合旋前和外旋（图41.3）。这一技术也可以在前臂旋前和屈曲的限制下进行（图41.4），尽管这在临床实践中不太常用。如果需要，应监控症状并根据需要调整运动等级。

## 肱桡关节的松动

这项技术的目的是改善肱桡关节（Edmond 2006）的前滑动，其中有关节限制和疼痛刺激。在60°~90°屈曲时，内侧后前向松动可以有效地改善尺桡关节活动。

在这项技术中，病人仰卧，右肘屈曲至限制点（图41.5）。前臂可以在有疼痛刺激或关节不稳的范围内被旋后和旋前。治疗师将两拇指垫放在桡骨

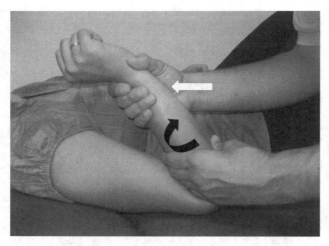

**图41.3　旋前联合屈曲运动。**白色箭头表示屈肘力的方向。另一只手置于肱桡关节，旋前臂旋前

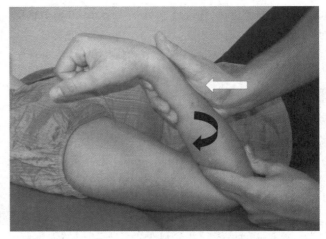

**图41.4　旋后联合屈曲运动。**白色箭头表示屈肘力的方向。另一只手在肱桡关节上应用前臂旋后法

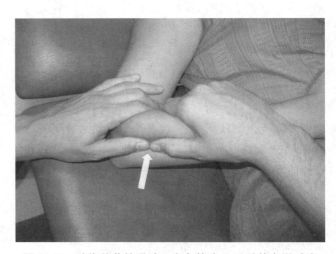

**图41.5　肱桡关节的活动。**白色箭头显示后前向滑动在桡骨头上外侧的施加

头后面，而其余的手指则舒适地在病人前臂的近端和远端展开。该技术包括应用合适的松动等级使桡骨头向后滑动。如果需要，应监测症状，必要时调整运动等级。

## 侧向滑动的动态关节松动

尽管有人类和动物研究结果，但与松动/复位技术相关的影响的具体机制在很大程度上仍然是假定的。与特定侧向滑动动态关节松动相关的有益影响可能与多个潜在的相互作用机制有关，这些将在其他地方进行更详细的讨论（Slater et al 2006；Vicenzino et al 2007）。（关于这项技术的详细描述，见第39章。）

## 肘关节侧向滑动的整复（内翻冲击整复）

病人仰卧或坐姿，肘伸直。对于没有禁忌证的

患者,复位是一种有效的治疗进展。与任何操作技术一样,必须谨慎地排除对高速推力的任何禁忌证。禁止关节操作的筛查问题包括关节内病变、骨折、骨密度受损、长期使用糖皮质激素或抗凝药物、疼痛占主导地位的障碍,以及幼儿的不完全骨成熟的证据或怀疑。一旦决定进行操作,应向患者提供清晰、简洁的信息,并讨论风险。至少,患者口头同意并在病历中注明同意进行操作。

治疗师的左手放在患者右侧肱桡关节的远端,延伸到肘关节的外侧(图41.6)。治疗师的右手在肘部内侧握住病人的前臂。病人整个手臂轻微外旋允许重力辅助推力。治疗师应该确保肘关节不完全伸直,但约5°的完全伸展,,因为这避免了疼痛和不成功的推力,然后检查限制的位置,以确定通过轻轻地引导关节横向(内翻)限制的方向。重要的是,治疗师的右臂(推)垂直于病人的肘关节。然后治疗师告知患者放松手臂,并且他/她现在将提供一个快速的推力,这可能与可听到的点击或爆裂声有关。确信这种爆裂的声音是预期的,简单地表明关节空化对病人是有益的建议。然后,该技术包括施加一个高速的低振幅推力(Ⅴ级)在一个中间的横向方向。术后整复,关节范围和疼痛刺激应重新评估。

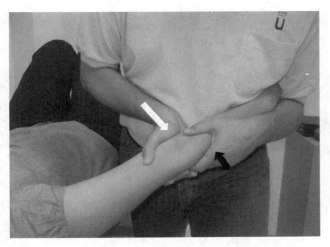

图41.6 肘关节外侧滑动整复(内翻冲击整复)。黑色箭头显示治疗师的横向稳定手放在远侧肱桡关节。白色箭头表示高速低振幅推力的内翻方向

## 小结

有越来越多的证据表明,适当地使用联合松动和整复可以帮助减轻肌肉骨骼肘关节紊乱患者的疼痛和恢复功能。临床医生需要理解肘关节松动(包括安慰剂镇痛)的公认的神经生理学和组织机制,并认识到这些技术通常只构成一个更全面的循证管理方法的一小部分。

(刘凯 译,王芝斌 审,马明 王于领 校)

## 参考文献

Arendt-Nielsen L, Graven-Nielsen T. 2008. Muscle pain: sensory implications and interaction with motor control. Clin J Pain 24: 291–298.

Assendelft W, Green S, Buchbinder R, et al. 2004. Tennis elbow. Clin Evid 11: 1633–1644.

Bisset L, Paungmali A, Vicenzino B, et al. 2005. A systematic review and meta-analysis of clinical trials on physical interventions for lateral epicondylalgia. Br J Sports Med 39: 411–422.

Bisset L, Beller E, Jull G, et al. 2006. Mobilisation with movement and exercise, corticosteroid injection, or wait and see for tennis elbow: randomised trial. BMJ 333: 939.

Edmond SL. 2006. Joint mobilization / manipulation, 2nd edn. London: Mosby Elsevier, pp 86–87.

Fernández-Carnero J, Fernández de las Peñas C, de la Llave-Rincon AI, et al. 2008. Bilateral myofascial trigger points in the forearm muscles in patients with chronic unilateral lateral epicondylalgia: a blinded, controlled study. Clin J Pain 24: 802–807.

Fernández-Carnero J, Fernández de las Peñas C, de la Llave-Rincon AI, et al. 2009. Widespread mechanical pain hypersensitivity as sign of central sensitization in unilateral epicondylalgia: a blinded, controlled study. Clin J Pain 25: 555–561.

Graven-Nielsen T. 2006. Fundamentals of muscle pain, referred pain, and deep tissue hyperalgesia. Scand J Rheumatol 122: 1–43.

Hengeveld E, Banks K, Wells P. 2005. Maitland's peripheral manipulation, 4th edn. London: Elsevier Health Sciences.

Jones MA, Rivett DA, Twomey L. 2004. Clinical reasoning for manual therapists. London: Elsevier Science Ltd, Butterworth-Heinemann.

Kaufman RL. 2000. Conservative chiropractic care of lateral epicondylitis. J Manipulative Physiol Ther 23: 619–622.

Lawrence DJ, Humphreys CR. 1997. Cubital tunnel syndrome: a case report. Chiropractic Techniques 9: 27–31.

Maitland GD. 1986. Vertebral manipulation, 5th edn. London: Butterworth-Heinemann.

Mulligan B. 1989. Manual therapy 'NAGS', 'SNAGS', 'MWMs', etc. Wellington, NZ: Plane View Services.

Paungmali A, Vicenzino B, Smith M. 2003. Hypoalgesia induced by elbow manipulation in lateral epicondylalgia does not exhibit tolerance. J Pain 4: 448–454.

Slater H, Arendt-Nielsen L, Wright A, et al. 2005. Sensory and motor effects of experimental muscle pain in patients with lateral epicondylalgia and controls with delayed onset muscle soreness. Pain 114: 118–130.

Slater H, Arendt-Nielsen L, Wright A, et al. 2006. Effects of a manual therapy technique in experimental lateral epicondylalgia. Man Ther 11: 107–117.

Smidt N, Assendelft WJ, Arola H, et al. 2003. Effectiveness of physiotherapy for lateral epicondylitis: a systematic review. Ann Med 35: 51–62.

Takei H. 2005. Joint mobilization for bone and joint disease. Phys Ther Sci 20: 219–225.

Vicenzino B, Cleland JA, Bisset L. 2007. Joint manipulation in the management of lateral epicondylalgia: a clinical commentary. J Man Manip Ther 15: 50–56.

# 第七部分

# 下肢疼痛综合征的膝部

# 膝关节韧带和半月板损伤

Carol A. Courtney，Craig P. Hensley

## 概述

膝的关节结构,包括韧带和半月板,通常在膝关节创伤时受损。考虑人体膝关节创伤的发生频率(Louw et al 2008),及创伤后常出现膝关节骨性关节炎(osteoarthritis,OA)(Brown et al 2006),因此不奇怪在膝关节损伤的病因学和治疗方面进行了大量的研究。膝包含三个关节——髌股关节、胫腓关节和胫股关节,但急性损伤通常发生在胫股关节。胫股关节有四条主要的韧带:前、后交叉韧带,内侧及外侧副韧带。两个纤维软骨性半月板位于胫骨和股骨之间。这些结构连同关节周围的肌肉组织,为膝关节提供了稳定性,同时也允许针对静态和动态反应时所需的多平面活动。因此,人体具有惊人的双足柔韧性和速度,同时也更容易受到肌肉骨骼的损伤。

## 前交叉韧带

### 解剖

前交叉韧带(anterior cruciate ligament,ACL)由两个功能单元组成:前内侧束和后外侧束。起于股骨外侧髁内侧壁的外侧髁间嵴(lateral intercondylar ridge on the medial wall of the lateral femoral condyle)(Hensler et al 2012)。两束向前和向内并平,交错终止于胫骨嵴前外侧的窝,并与外侧半月板前部混合(Markatos et al 2013)。前交叉韧带分别从胫神经和腘动脉中获得神经和血液营养供应(Woo et al 2006)。

### 生物力学

ACL 通常被认为是等长的,意味着在整个膝关节的生理活动范围(range of motion,ROM)中保持一定程度的紧绷(Amis & Dawkins 1991)。两个束协同工作,在膝屈曲时控制和限制胫骨前/后移位和旋转(Jordan et al 2007)。在膝完全伸展时,两个束都处于张力状态,后外侧束处于最大伸长状态(Hensler et al 2012)。在膝关节屈曲45°~90°时前内侧束达到最大紧张状态(Jordan et al 2007;Markatos et al 2013)。随着膝关节的伸展,ACL通过股骨内旋帮助引导膝关节的螺旋锁定机制,并防止闭链中的胫骨内旋(Pappaset et al 2013)。这一功能在需要变向和轴转的体育赛事中至关重要。

ACL的最大抗拉强度约为(1 725±270)N,显著低于发生在剧烈体育活动中产生的最大力量(Markatos et al 2013)。然而,其他被动和动态的稳定结构也帮助预防损伤。肌肉要协助膝关节稳定,需要有效的本体感觉反馈(Markatos et al 2013)。虽然ACL因为具有丰富的机械感受器和游离神经末梢可能在本体感觉反馈中发挥作用(Markatos et al 2013),但一般认为肌梭才是本体感觉敏锐度的主要中介物(Gandevia & McCloskey 1976;Sharma 1999)。因此,尽管已经报告在ACL断裂后本体感觉敏锐度丧失(Barrack et al 1989;Roberts et al 2007),然而这种躯体感觉变化背后的机制尚不完全清楚,可能比单纯的外周感受器损伤更为复杂(Courtney et al 2013)。

## 损伤发病率/患病率

在全球范围内,ACL损伤的年发病率估计为0.01%~0.05%,或每10万人中有10~50人(Moses et al 2012),约70%为非接触性损伤(Boden et al 2000;Hewett et al 2006)。ACL损伤的许多潜在危险因素已确定(知识框42.1)。

## 生物力学/神经肌肉危险因素

有研究表明,ACL损伤发生在初始足部接触地面时10~40ms期间的运动过程中,比如变向、落地、减速和轴转等运动(Krosshaug et al 2007;Koga et al 2010)。为了阐明生物力学和神经肌肉系统在ACL损伤特别是非接触性损伤风险中的作用,已经进行了大量的研究。研究结果支持这样一种观点,即在动态运动过程中,从躯干到踝的所有主要运动平面的控制不良是导致ACL损伤的主要危险因素。

### 躯干

躯干位置的改变对力量衰减和下肢运动学有很大影响。运动练习的表现,如落地或变向切,伴随躯

---

**知识框42.1　前交叉韧带或内侧半月板损伤的危险因素**

**前交叉韧带**
- 竞技性比赛(以及训练)
- 比赛平面
  - 干燥平面
  - 冷平面
  - 人工草皮或橡胶
- 运动员(与非运动员)
- 性别
  - 男性:风险更高
  - 女性:受伤率更高
- 年龄:15~25岁
- 身体质量增加
- 关节松弛增加
- 姿势
  - 膝过伸
  - 足舟骨下降
  - 距下关节旋前
- 性激素改变
  - 月经周期前半阶段
  - 月经期
- 疲劳
- 膝关节本体感觉缺失
- 腰椎本体感觉缺失
- ACL损伤史
- 下背痛病史
- 遗传因素
  - COL5A1 基因
  - 染色体区域11q22
- 活动范围限制
  - 水平面:髋
  - 踝背屈

**内侧半月板**
- 身体质量增加
- 白种人/非洲
- 美军
- 职业
  - 变向和扭转的运动
  - 长时间跪位
- 膝关节损伤史
- 广泛骨关节炎
- 姿势——膝内翻

---

干屈曲减少是ACL损伤的危险因素之一,可能由于膝伸肌用力(Kulas et al 2008)和股直肌的活动增加(Zazulak et al 2005),这可能会增加膝前向的剪切力和ACL的应力(Mendiguchia et al 2011)。此外,它可能导致髋伸肌用力(Kulas et al 2008)、臀大肌活动(Zazulak et al 2005)和髋部减震(Decker et al 2003)的减少。女性比男性ACL损伤的风险相对较高,在

垂直下落跳跃过程中,膝对髋的力矩比值更高(Ford et al 2010),而在下落跳跃减速过程中,她们的膝外翻角度较大(图42.1),髋伸肌力矩和减震能力较低(Pollard et al 2010),因此增加了 ACL 损伤的风险。

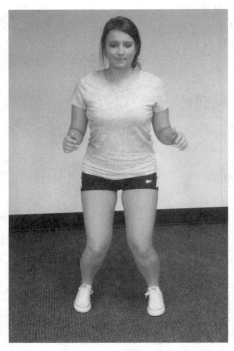

图 42.1    前交叉韧带损伤危险因素:膝关节外翻角度增加

在冠状面,躯干位移也与 ACL 损伤有关。地面反作用力(ground reaction force,GRF)落于膝外侧可能增加膝关节外翻角度和扭矩(Pollard et al 2007;Dempsey et al 2009),这是造成 ACL 损伤的已知危险因素之一(图42.2)。在一项前瞻性研究中,Zazulak 等人(2007)发现,在突然力量释放后,躯干外侧位移的增加预示着膝关节韧带损伤。将躯干位移与躯干本体感觉不良及腰痛病史结合,女性 ACL 损伤预测准确率达 91%。Hewett 等人(2009)在 ACL 损伤的具体分析中发现,女性将躯干移至 ACL 损伤侧下肢的外侧,这一现象在男性中并不常见。

关于水平面躯干运动学与前交叉韧带损伤关系的研究较有限。Ireland(1999)描述了一个"不归位",将躯干旋转到另一侧可能增加髋内收和内旋角度,从而导致更大的膝外展角度和力矩。

## 髋

与矢状面躯干姿态一样,研究表明,与男性相比,女性倾向于落地(Salci et al 2004;Schmitz et al 2007)和变向(Mclean et al 2004;Landry et al 2007)时髋屈

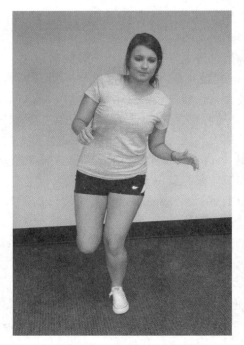

图 42.2    前交叉韧带损伤危险因素:躯干外侧位移

曲角度减少,导致 ACL 损伤(Boden et al 2009),然而这一证据存在争议(Hewett et al 2006b)。

在冠状面,在跑步(Chappell et al 2007;Chumanov et al 2008)、单腿跳任务(Hewett et al 2006a)和变向活动(McLean et al 2005;Landry et al 2007)时女性臀内收角度峰值(图 42.3)被发现更大。据

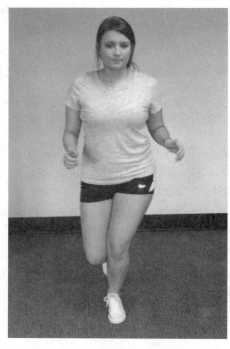

图 42.3    前交叉韧带损伤危险因素:髋内收角度增加

报道,髋内收角是唯一一个有统计学意义的能够预测膝外展角增加的因素,这是在无预期的变向活动时 ACL 损伤的一个危险因素(Hewettet al 2005)。与此相反,Sigward 和 Powers 等人(2007)发现,在台阶侧向变向活动时膝外翻力矩较大的女性,在初次触地时髋外展角度较大;这些作者推测,这种策略将压力中心移动到胫骨质心的外侧,从而增加外翻力矩。

髋部力量减弱也与前交叉韧带损伤有关。双侧髋伸展(Hollman et al 2013)、外旋和外展(Claiborne et al 2006)的减弱均与膝外展角度和力矩相关,尽管其他研究对这一见解提出了质疑(Sigward & Powers 2006;Sigward et al 2008)。在一项研究中,在落地任务中髋外旋扭矩的不足是 ACL 断裂的独立预测因子(Paterno et al 2010)。最后,Lawrence 等人(2008)报道,在落地任务中,髋外旋力量最弱的那组人群表现出最大的膝前向剪切力。

### 膝

膝屈曲小于 40° 时水平面和冠状面的负荷使 ACL 应力最高(Durselen et al 1995;Markolf et al 1995)。在膝关节屈曲角较低时,股四头肌对胫骨施加的前向力较高,而前交叉韧带和腘绳肌对这种力的抵消作用较差(Blackburn & Padua 2008)。因此,小的膝屈曲角度的策略增加 ACL 损伤的风险是可信的。Shimokochi 和 Schultz 等人(2008)在一项系统性回顾中发现,ACL 损伤通常发生在膝完全伸直或接近完全伸直时。

股四头肌和腘绳肌激活模式的改变可能改变前剪切力和膝伸肌力矩,从而使个体更易发生 ACL 损伤。女性倾向于用增强的四头肌激活作为运动策略(Malinzak et al 2001;Zazulak et al 2005;Sigward & 2006;Yu et al 2006;Chappell et al 2007),对胫骨和 ACL 产生了更大的前剪切力(DeMorat et al 2004)。Paterno 等人(2010)发现在动态任务中,ACL 断裂者的膝伸肌力矩不对称度高出对照组 4.1 倍。Hewett 等人(2012)在最近的一篇综述中指出,女性股四头肌改变和腘绳肌活动降低的策略,伴随着腘绳肌对股四头肌的扭矩比下降。

膝关节的动态外翻扭矩可能会显著增加胫骨前移和 ACL 的负荷(Fukuda et al 2003)。与男性相比,女性在运动策略中表现出更多的膝外展力矩和角度(Carson & Ford 2011)。Hewett 等人(2005)前瞻性发现,与未受伤的运动员相比,遭受 ACL 损伤

的女运动员着地时,膝外翻力矩大 2.5 倍,膝外展角度多 8°,GRF 高 20%。其他研究也支持这些发现(Olsen et al 2004;Paterno et al 2010)。

### 踝/足

在矢状面,踝吸收冲击和防止胫骨前移的能力对维持 ACL 的稳定性至关重要。Self 和 Paine 等人(2001)发现,在落地时的初始触地中,踝跖屈处于最大的位置,减震效果最好,GRF 最少。在健康男性进行落地任务时腓肠肌和比目鱼肌提供了一个显著的后向力防止胫骨前移(Mokhtarzadeh et al 2013)。

## 后交叉韧带

### 解剖

后交叉韧带(posterior cruciate ligament,PCL)由两束组成:前外侧束和后内侧束(Mejia et al 2002)。PCL 沿着髁间切迹股骨内侧髁(Fanelli et al 2010)的前外侧由外向内走行(Amis et al 2006;Bowman & Sekiya 2010)。PCL 的神经和血液供应分别来自腘神经丛、胫神经和闭孔神经的后支(Kennedy et al 1982)以及膝中动脉。

### 生物力学

在尸体研究中,PCL 已被证明在膝韧带中具有最大的拉伸强度,主要贡献者是前外侧束(Race & Amis 1996)。PCL 的主要功能是抵抗胫骨后移,次要功能是在膝屈曲较大角度时限制胫骨外旋(Butler et al 1980;Gollehon et al 1987;Grood et al 1988)和内翻应力(Bowman & Sekiya 2010)。然而,单独切除 PCL 只导致冠状面和水平面少量松弛(Gollehon et al 1987;Grood et al 1988),同时切除后外侧的其他结构则大大增加了这些平面的松弛度(Gollehon et al 1987;Grood etl 1988)。这可能具有临床重要性,因为在多达 60% 的损伤中,后外侧角损伤可能与 PCL 损伤同时发生(Fanelli & Edson 1995)。后外侧角损伤可能包括髂胫束、股二头肌腱、股四头肌支持带、外侧髌股韧带、外侧副韧带(lateral collateral ligament,LCL)、腘腓韧带、腘肌和肌腱、十字韧带复合体、后外侧关节囊和/或外侧囊韧带(Quarles & Hosey 2004;Pacheco et al 2011)。

PCL 限制后移的作用随着膝屈曲的增加而增加,在 30°~90° 之间提供大约 90%~95% 的后向稳

定性（Butler et al 1980；Race & Amis 1996；Covey et al 2008）。研究表明，在膝屈曲 40°~120°时，近 75% 的后方稳定来自前外侧束，但在膝屈曲超过 120°时，57% 的后方稳定来自后内侧束（Butler et al 1980）。缺乏 PCL 的膝关节在做有负荷的坐式蹬腿时，胫股内侧接触点比健康的膝关节更靠前，这一发现暗示了 PCL 在矢状面生物力学中的重要性（Fukagawa et al 2010；Chandrasekaran et al 2012）。研究还表明，PCL 损伤患者通常有较多的内侧股骨髁软骨的退变（Strobel et al 2003）。

## 损伤发病率/患病率

据报道，急性膝损伤中 PCL 损伤的发病率在 1%~40% 之间（O'Donoghue 1955；Degenhardt & Hughston 1981；Clancy et al 1983；Parolie & Bergfeld 1986；Fanelli 1993），其中绝大多数损害发生在创伤期间（Fanelli 1993；Fanelli et al 2010），并伴有膝关节的其他韧带损伤（48%~94%）（Fanelli & Edson 1995，2010；Schulz et al 2003）。

## 损伤机制/危险因素

大多数 PCL 损伤发生在对胫骨的直接后向力导致膝过度屈曲，例如，在车祸中仪表板损伤，或膝屈曲时跌倒（Fanelli et al 2010）。

# 外侧副韧带

## 解剖

囊外外侧副韧带（LCL）或腓骨副韧带在膝伸展时延展约 6.5cm，从股骨外侧髁嵴后上方连接到腓骨头（Meister et al 2000；LaPrade et al 2004a）。随着膝从伸到屈，韧带的轨迹呈现从 11°后向到 19°前向的斜坡（Meister et al 2000）。股二头肌滑囊包裹 LCL 的远端 25%（LaPrade & Hamilton 1997）。LCL 的平均宽度为 36.6mm（Terry & LaPrade 1996；LaPrade et al 2003）。

## 生物力学

随着膝屈曲的增加 LCL 变松弛（Meister et al 2000）。LCL 是内翻打开的主要限制因素（Sanchez et al 2006），特别是在膝屈曲 0°~30°时。在膝屈曲 30°时，LCL 的负荷反应被发现是最高的（Laprade et al 2004b），随着屈曲超过 30°而变得稍微松弛（La-Prade & Wentorf 2002）。

在水平面，LCL 主要限制膝屈曲 0°~30°时的胫骨外旋，当超出 60°时则腘肌作为主要的限制因素（LaPrade et al 2004b）。在膝屈曲 15°和超过 60°时，LCL 可能提供胫骨内旋的阻力（Meister et al 2000）。因此，在膝关节屈曲 30°时，LCL 似乎最容易受伤。

## 损伤发病率/患病率

单独的 LCL 损伤是罕见的。在膝韧带损伤的患者中，仅有 7%~16% 的患者发生单独的 LCL 损伤（DeLee et al 1983；Grana & Janssen 1987）。Krukhaug 等人（1998）报告称，只有 25%~30% 的外侧膝关节损伤与运动相关，而 52% 是由于交通事故。当 LCL 受损时，半月板后外侧角的其他结构也经常受损。

## 损伤机制/危险因素

运动中 LCL 和/或 PLC 受伤最常见的原因是前内侧膝关节在接近完全伸展时受到撞击，最典型的是橄榄球、足球或滑雪（Quarles & Hosey 2004）。膝过伸者在变向或轴转时胫骨外旋可能增加这种风险（Quarles & Hosey 2004）。

# 内侧副韧带

## 解剖

内侧或胫骨侧副韧带（medial collateral ligament，MCL）分为两个结构部分：浅层和深层 MCL。浅层 MCL 附着在股骨远端稍近端和内侧髁后方（LaPrade & Wijdicks 2012）及两个胫骨附着：近端附着与半膜肌腱筋膜融合，附着在胫股关节线远端 1cm，远端明显附着在关节线下 6cm 的胫骨后内侧（LaPrade & Wijdicks 2012；Schein et al 2012）。大多数远端附着在鹅足滑囊内，是两者中较强的（Schein et al 2012）。深部的 MCL 是关节囊的增厚（LaPrade & Wijdicks 2012），附着于内侧半月板（LaPrade & Wijdicks 2012）。滑液囊位于深层和浅层 MCL 之间（Schein et al 2012）。

## 生物力学

MCL 为膝关节提供外翻稳定性。浅层 MCL 的近端部分已被证明是主要外翻稳定结构，而深层 MCL 起次要作用（Griffith et al 2009；Wijdicks et al

2009）。MCL 也有助于膝关节的横向稳定性。浅层的远端部分对外旋稳定至关重要，特别是在膝关节屈曲 30°时（LaPrade & Wijdicks 2012）。浅层 MCL 对内旋稳定性的贡献最大是在膝关节屈曲 45°~90°时（Kennedy et al 1976）。深层 MCL 的作用之一是在膝屈曲和外旋时控制胫骨前移（Griffith et al 2009）。

## 损伤发病率/患病率

MCL 和相关的膝关节内侧稳定结构是膝最常损伤的韧带（Schein et al 2012）。这些撕裂大部分是孤立的损伤（LaPrade & Wijdicks 2012）。MCL 损伤至少发生在 42%的膝韧带损伤中，美国每年内侧膝损伤的发病率约为每 1 000 人中 0.24，大约相当于每年 74 000 人（Schein et al 2012）。

## 损伤机制/危险因素

MCL 损伤的机制通常涉及外翻膝负重、胫骨外旋或以上两种情况在膝关节屈曲时（Quarles & Hosey 2004）伴随，这可能是由于接触性损伤，如美式足球中的一个钳夹动作。一项研究发现，职业足球中多达 70%的 MCL 伤害是接触性伤害（Lundblad et al 2013）。内侧膝关节损伤在年轻人中比在老年人中更常见，男性是女性的 2 倍（LaPrade & Wijdicks 2012；Schein et al 2012）。

# 半月板

## 解剖

膝关节半月板是位于胫股关节内侧和外侧间室的新月形纤维软骨组织（Fox et al 2012）。外周 10%~30%有血供，其余区域通过滑液接受营养（Starke et al 2009）。内边界向内侧逐渐变细，形成一个薄的游离缘（Fox et al 2012）。半月板在远端较平，近端呈凹面以接受股骨髁的凸面（Englund et al 2012）。它们通过横韧带连接在各自的前角上。神经供应随血管输送到周围和半月板角部（Kennedy et al 1982），因此疼痛通常不是由半月板内部区域的机械刺激引发的（Dye et al 1998）。

## 内侧半月板

内侧半月板呈半环形，后角比前角宽（Greis et al 2002）。与外侧半月板相比，角部有更宽泛的附着

（Fox et al 2012）。冠状韧带是关节囊附着体的胫骨部分（Fox et al 2012）。内侧半月板通过深层 MCL 固定在股骨的中点（Fox et al 2012）。

## 外侧半月板

外侧半月板的形状接近环形。它覆盖了胫骨更大的区域（Arnoczky & Warren 1982），与内侧半月板（Fox et al 2012）相比，前角和后角彼此更接近。后角通过前（Humphrey）和后（Wisberg）半月板股骨韧带附着于股骨内侧髁，半月板股骨韧带起于 PCL 在股骨的附着处附近，但表现是可变的（Kusayama et al 1994），其功能未知。

## 生物力学

除了营养和关节润滑（Renstrom & Johnson 1990），半月板的主要功能是传递负载（Ahmed & Burke 1983）和吸收冲击（Fithian et al 1990）。在膝伸展时半月板传输大约 50%的压缩负荷，在膝屈曲 90°时则传输 85%的负荷，主要是通过后角（Walker & Erkman 1975）。每 30°的膝盖屈曲，胫股之间的接触表面下降了 4%（Walker & Hajek 1972），使压缩载荷更集中。半月板移除导致股骨接触区明显减少（Ahmed & Burke 1983），增加了胫骨股骨关节退行性改变的风险（Englund et al 2012）。与经过半月板切除术的膝相比，正常的膝有多 20%的吸收冲击的能力（Voloshin & Wosk 1983）。

研究表明，外侧半月板随膝屈曲的前后位移在 9~11mm 之间，而内侧半月板仅移动了 2~5mm（Thompson et al 1991）。活动不足可能使内侧半月板更容易受伤，特别是在后内侧角，它的移动最少（Thompson et al 1991）。前交叉韧带完好时，内侧半月板对前后位移影响不大；然而，在 ACL 断裂后，内侧半月板后角成为最重要的前移限定结构（Shoemaker & Markolf 1986）。两个半月板对膝关节稳定性都很重要（Levy et al 1989）。

## 损伤发病率/患病率

在美国，半月板损伤是最常见的膝关节内病变，也是导致骨科手术的最常见原因（Salata et al 2010）。在 10~64 岁的患者中，半月板损伤需要手术治疗的累积风险高达 15%（Lohmander et al 2007）。据报道，半月板病变的平均年发病率在每 10 万例 61~70 例之间，其中 61 例导致半月板切除术（Baker et al 1985；Hede et al 1990；Nielsen & Yde

1991）。半月板损伤发病率在躯体活动活跃的人群中每1 000人中为0.33~0.61（Baker et al 1985；Lauder et al 2000）。在美国军方的一项研究中，内侧半月板受伤的可能性是外侧半月板的2倍（Jones et al 2012）。

临床和影像学有OA表现的患者半月板损伤的患病率为68%~90%（Bhattacharyya et al 2003；Englund et al 2007）。最常见的位置是内侧半月板后角（Bhattacharyya et al 2003）。

## 损伤机制/危险因素

### 性别

男性和女性半月板损伤的比例在2.5：1和4：1之间（Baker et al 1985；Steinbrück 1999）。在美国军方的一项研究中，男性承受半月板损伤的可能性比女性高出近20%（Jones et al 2012）。然而，在调整了与运动相关的损伤后，男性和女性显示出相似的风险。然而，存在争议证据表明女性比男性更容易承受内侧半月板损伤，尤其是在后角（Ozkoc et al 2008；Hwang et al 2012）。

### 年龄

一些研究表明受伤风险在20~29岁之间达到顶峰（Baker et al 1985；Steinbruck 1999）。在美国军队中，年龄增长被证明是一个独立的危险因素，40岁以上的人比20岁以下的人有4倍的风险（Jones et al 2012）。年龄的增加也被证明是内侧半月板后角撕裂的危险因素（Ozkoc et al 2008；Hwang et al 2012）。在职业篮球运动员中，外侧半月板撕裂在30岁以下的运动员中更为常见，而在年龄较大的运动员中内侧半月板损伤更为普遍（Yeh et al 2012）。在青少年中，1/3的半月板损伤与运动相关（Baker et al 1985）；损伤机制通常包括有或无膝屈曲的变向或扭转运动（Greis et al 2002）。有趣的是，在职业篮球运动员中，最常见的受伤机制是隐匿性的（Yeh et al 2012）。在骨骼发育不成熟的儿童中，半月板撕裂的发病率有所增加，因为这类儿童中越来越多的人参加体育运动（Makris et al 2011）。在最小的年龄组中，机动车事故也占了半月板撕裂的绝大多数（Baker et al 1985）。

在中老年患者中，半月板撕裂通常是退行性的。在50~90岁的人群中，半月板撕裂的患病率随着年龄的增长而增加，从50~59岁的女性的19%到70~90岁男性的50%以上（Englund et al 2008）。需要注意的是，这些撕裂中有许多是无症状的。在最近的一项系统性综述中，60岁以上的人患退行性撕裂的风险增加（Snoeker et al 2013）。其他危险因素列于知识框42.1。

## 膝关节韧带和半月板撕裂的管理

正确处理膝关节损伤需要进行全面的主观和客观的检查，包括对关节损伤发生时的损伤机制的详细描述。既往病史，包括先前的受伤，将有助于决定诊断和治疗计划。对异常疼痛处理的主观筛查可能有助于医生更全面地了解病人的情况。在特定情况下，心理社会的"驱动因素"，如抑郁、高度警觉、灾难化和恐惧回避，可能会促进慢性疼痛的发展（Esteves et al 2013）。在某些体育环境中，因为压力或渴望回归运动这些因素可能更普遍（Clement et al 2013）。主观的询问和书面临床结果的使用可能有助于确定功能缺陷。客观上，关节的生理和附属运动的活动度都应该检查以确定异常的关节运动，包括活动不足和过多活动。肌肉表现评估，包括力量和运动控制，是非常重要的，至少达到健侧肢体90%的力量被作为成功结局的典型标准（Thomeé et al 2012）。特殊测试有助于鉴别诊断，因此，使用兼具特异性和敏感性的测试是很重要的（表42.1）。客观功能测量（Brumitt et al 2013）有助于确定预后，并为后续逐渐恢复运动技能和活动提供基线值。最近的推荐意见建议对基于渥太华膝规则怀疑骨折时或者在半月板或韧带损伤的查体呈阳性的情况下限制诊断影像学的使用（Jackson et al 2003）。这些指南已经被美国放射学会（Tuite et al 2012）确认为急性膝损伤的适宜性标准。

另一项临床评测定量感觉测试可能有助于确定关节创伤对疼痛感受处理的影响（Arendt Nielsen & Yarnitzsky 2009；Courtney et al 2010a）。压痛阈可客观测量损伤部位肌肉骨骼组织的压痛点（痛觉过敏），如内侧关节线；在远离损伤的部位通过评测可以提示疼痛敏感性的泛化，如胫骨前肌、对侧膝，甚至上肢部位（Courtney et al 2010a；Graven Nielsen & Arendt Nielsen 2010）。皮肤机械检测阈值和振动检测阈值可用来识别感觉功能丧失或感觉减退。虽然这些模式的丧失可能发生在膈神经损伤时，但这种感觉丧失也可能发生在疼痛处理改变的结果（Apkarian et al 1994）。临床上，在膝关节测量本体感觉

表 42.1　韧带和半月板损伤的特殊检查

| 试验 | 灵敏度（%） | 特异度（%） |
|---|---|---|
| **前交叉韧带** | | |
| Lachman 测试[a] | 85 | 94 |
| 轴移（Pivot-shift）[a] | 24 | 98 |
| 前抽屉（Anterior drawer）[a] | 92 | 91 |
| **后交叉韧带** | | |
| 后抽屉（Posterior drawer）[b] | 90 | 99 |
| 后侧松弛（Posterior sag）[b] | 79 | 100 |
| 股四头肌活化（Quadriceps active）[b] | 98，54 | 97~100 |
| **半月板** | | |
| Apley's[c] | 60 | 70 |
| McMurray's[c] | 70 | 71 |
| 关节线触诊[c] | 63 | 77 |
| Thessalys[d] | 90 | 98 |
| Ege 测试[e] | 67 | 81 |
| **侧副韧带** | | |
| 外翻应力测试（MCL）[f] | 86 | 未报道 |
| 内翻应力测试（LCL）[f] | 25 | 未报道 |

注：[a]Benjaminse et al 2006；[b]Malanga et al 2003；[c]Hegedus et al 2007；[d]Harrison et al 2009；[e]Akseki et al 2004；[f]Harilainen 1987.

不常用；然而，在 ACL 损伤后的个体中发现有不足（Barrack et al 1989；Roberts et al 2007），并且可能与这个人群中某些表现出异常运动控制有关（Hurley，1997）。本体感觉丧失可以被认为是另一个感觉减退的例子，也可能与伤害性感觉敏化有关（Courtney et al 2013）；然而，这还没有被调查。

## 保守和手术治疗

关于 ACL 损伤后最佳治疗选择的数据尚无定论。Cochrane 系统评价得出结论，随机临床试验中缺乏充分的证据来确定 ACL 损伤后手术或保守治疗是最好的（Linko et al 2005）。在一项回顾性研究中，Streich 等人（2011）在对进行 ACL 重建的患者与接受保守物理治疗的患者随访 15 年后比较时发现，在自我报告的结局和膝关节 OA 的发病率方面没有差异。同样的，Meuffels 等人（2009）报道了 10 年后在膝关节 OA、膝关节半月板病变、活动水平、客观和主观功能结局方面，前交叉韧带损伤患者采取保守

治疗或手术治疗之间差异无统计学意义；但手术组机械稳定性较好。重要的是要记住，这些研究应用了包括手法治疗和锻炼方案在内的多模式康复方案。关于 PCL，Cochrane 系统评价发现没有随机对照临床试验比较 PCL 损伤的手术干预和保守干预（Peccin et al 2012）。

半月板损伤是外伤性膝关节 OA 早期发生的主要因素（Roos 2005）。一些研究表明，ACL 损伤后继发的早期 OA 可能是伴随半月板损伤而非韧带损伤的结果（Louboutin et al 2009）。尽管如此，一项系统的综述得出结论，单纯 ACL 断裂或 ACL 断裂伴有半月板损伤的患者均对保守治疗报告了良好的短期和长期的膝关节功能（Myklebust & Bahr 2005）。Herrlin 等人（2007）发现，对非创伤性内侧半月板撕裂患者的膝关节疼痛、膝关节功能和生活质量的改善方面，关节镜下部分内侧半月板切除术后的监督下锻炼并不比单纯监督下锻炼的效果更好。同样，最近的一个临床随机对照试验也观察到对于退行性半月板病变的患者，保守物理治疗方案（如高重复、高剂量运动）和关节镜手术没有区别（Østerås et al 2012）。

因此，尽管病人可能希望返回之前的运动水平，并要求尽可能延长运动生涯，应当告知他们进一步发生膝损伤和膝关节 OA 的风险仍然很高，无论接受的是手术或保守治疗（Delincé & Ghafil 2012）。

虽然保守的康复计划和外科手术似乎同样有效，仍有多达三分之一接受保守治疗的 ACL 损伤患者需要后期的韧带重建，大约 20% 的患者可以恢复到受伤前的活动水平无任何限制，但 35%~68% 的患者需要后续的半月板手术（Ireland 2002）。因此，尽管能得到关于膝关节损伤，尤其是 ACL 损伤的所有数据，但确定哪一个人更适合保守或手术介入治疗的流程仍没有确定。尽管如此，仍有尝试分类看某种 ACL 损伤患者可能得益于某种干预方法。他们将从任何一种干预措施中获益。例如，"能应对者（coper）"是那些能够恢复到受伤前的活动包括体育运动的人，没有出现打软腿的情况，也不需要手术处理，而"不能应对者（non-copers）"是那些不能回到之前的活动水平，或在恢复损伤前的活动时经历打软腿的情况（Kaplan 2011）。Fithian 等人（2005）认为能应对者是能够成功回归运动至少 6 个月而不需要进行 ACL 手术干预。然而，这种区分似乎是武断的，因为有可能有相当大比例的患者最初被认为是

不能应对者,通过适当的康复计划,能够恢复膝关节的动态稳定性,类似于能应对者(Muaidi et al 2007)。一些研究已经开发出算法来识别有可能恢复受伤前活动水平的患者(Kostogiannis et al 2007;Muaidi et al 2007;Hurd et al 2008),然而,Eitzen 等人(2010)认为,在一系列康复治疗后进行筛查,可以对 ACL 损伤后功能结局进行最全面的判断。

## 保守治疗

在韧带或半月板损伤后,保守治疗的目标是保护关节不受进一步的结构损伤,延缓膝关节骨关节炎的改变,重建全范围的活动度,肌肉力量和神经肌肉控制,以回归损伤前的功能水平(Micheo et al 2010)。关节创伤是膝 OA 的已知危险因素(Felson 2004;Roos 2005),这可能导致功能降低和生活质量下降。手术可能被认为是对关节的二次伤害,因此它可以促进膝 OA 疾病的进展。ACL 重建可能有助于恢复关节的机械稳定性,并预防 ACL 缺陷的膝关节由于过多的附属关节运动引发的半月板损伤,然而这一假设受到了质疑(Kaplan 2011)。因此,当整体康复目标可以适当满足,长期预后得到最好的改善时,可以采用保守的方法。

在所有膝关节的结构中,对前交叉韧带的研究最为广泛,包括保守性康复的疗效。Strehl 和 Eggli(2007)发现所有接受保守治疗成功的患者都能够进行低风险的轴转运动,并且在 1/3 的患者中,保守治疗有良好或非常好的临床结果。保守治疗的目标通过将渐进康复计划分为急性、恢复和功能阶段来实现,无论对未接受手术或接受外科重建治疗的患者这些计划都可以完美地应用。其他作者提出了一个六阶段的康复计划,使患者在 ACL 重建后取得进展(Herrington et al 2013),这些阶段也可以应用于其他关节损伤的保守治疗。根据患者是否接受过手术治疗,几个阶段可能包括:术前、术后、渐进肢体负重、单侧负重、运动专项训练和无限制运动专项训练。通过方案考虑进阶应以患者对治疗的反应为指导,治疗技术不应引起疼痛和炎症。在本节中,我们将重点讨论保守治疗,对膝关节损伤的术后处理读者可参阅第 45 章。

### 韧带、半月板损伤后急性期

整个康复过程的总体目标是在限制伴随的疼痛和肿胀的同时,在功能上取得稳定的进展,并防止再次受伤。尽管加速康复方案以前被认为是成功的,但最近考虑到长期效果的研究表明,这种方案可能部分促进骨关节炎变性(Elsaid et al 2012)。因此,在康复的急性阶段,目标包括减轻疼痛和肿胀,恢复生理 ROM,特别是膝关节完全伸展和髌骨的适当活动度,以及早期无疼痛的负重。尤其是恢复膝关节完全伸展是康复中的一个重要里程碑,也是正常步态的关键。已经显示 ACL 断裂后会出现中枢痛觉处理的过度兴奋性(Courtney et al 2011),提示应仔细监测炎症和疼痛,以避免促进异常的疼痛机制。虽然对急性膝关节损伤的研究较少,但在关节处应用手法治疗技术可能会增加膝关节的活动度,减轻疼痛并促进对疼痛感受的处理(Deyle et al 2005;Courtney et al 2010b)。应该先从无阻力的股四头肌和腘绳肌的等长和等张收缩开始,以防止萎缩。

### 韧带和半月板损伤的恢复阶段

随着疼痛和炎症的减少,可以针对肌肉的力量、协调性和功能的正常化进行训练。在这一阶段的康复过程中应该强调步态再训练、肌肉激活和完全无疼痛的膝关节生理运动。在这个恢复阶段,目标是下肢达到足够的运动控制和力量,改善本体感觉和平衡,并开始功能活动的整合。在这个康复阶段的注意事项取决于受伤的组织,可能包括对半月板损伤者避免旋转应力或对 MCL 损伤者避免外翻应力。

股四头肌增强在这个阶段是一个重要的里程碑,可以通过结合开链和闭链的练习来实现。荷兰骨科协会关于 ACL 损伤的临床指南发现中度(2 级)证据表明,开链力量训练对股四头肌的力量及肌肉形态、膝关节的功能恢复有积极作用(Meuffels et al 2012)。坐位时的膝伸展是用于加强股四头肌的最常见的开链练习之一(Holm et al 1995)。但是,这个练习应该以避免膝关节疼痛和炎症的方式进行。关于重复次数和组数的运动处方有争论;有人提出每组重复次数较多(25~30 次)比重复次数较少的组更有益(12~15 次)(Østerås et al 2012)。在临床实践中,一个正常的处方包括三组 10~12 次重复的练习,但这取决于病人的身体需求。

闭链练习可能比开链练习更有益,因为被认为更具功能性,提供膝关节的压缩力,促进股四头肌/腘绳肌的共同收缩,从而减少胫骨在活动中前移。然而,闭链练习应该以对脆弱组织最小压力的方式进行(图 42.4)。例如,膝屈曲的角度越大,对半月板的应力就越大。因此,只要膝关节和疼痛的稳定性允许的情况下,保守康复计划就应该包括开链和

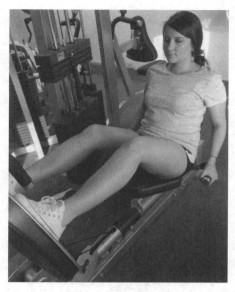

图 42.4 坐式蹬腿练习增强股四头肌力量

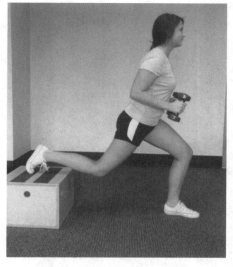

图 42.6 分开蹲锻炼,膝屈曲角度小于 60°

闭链的力量训练。

在膝损伤后的康复计划中鼓励负重,因此大多数的闭链练习都是在负重姿势下进行的(Kvist 2004)。治疗师必须渐进进阶下肢负荷从双侧(图 42.5)到单侧(图 42.6)负荷承受。在这些练习中,仔细监测病人的整体活动水平是必要的,同时要分析运动表现和功能技巧,以避免发展成异常的运动模式。虽然没有得到医生的认可,但负重上的细微差异可能会持续存在。事实上,在 ACL 缺陷的患者中(受伤后 18 个月 ±19 个月),受伤侧肢体在正常站立时的负重显著减少,同时有过度的疼痛反应,即使所有的人都否认有静息疼痛。有假设这种疼痛敏感性可能部分解释了膝损伤后功能活动的不对称(Courtney et al 2011)。(有关下肢运动的进一步资料,请参阅第 38 章。)

最后,对 ACL 损伤患者除了负重强化训练外,神经肌肉训练计划(例如本体感觉训练计划)已被证明优于单独的力量训练方案(Risberg et al 2007)。这些练习被用来减少股四头肌和腘绳肌力量之间的不平衡,并促进它们共同激活以稳定膝关节(Wilk et al 2003)。此外,本体感觉和神经肌肉干预方法可以有效预防膝损伤复发(Zech et al 2009)。一些练习包括在稳定和不稳定表面进行体重转移(图 42.7)、扰动训练(图 42.8)、增强式运动(图 42.9)和落地策略(Wilk et al 2003)。事实上,荷兰骨科协会(Dutch Orthopaedic Association)关于 ACL 损伤的临床指南发现一级证据,证明平衡和本体感觉训练对 ACL 损伤患者的关节位置觉、肌肉力量、膝关节功能、功能结局和回归全面活动有积极作用(Meuffels et al 2012)。

在恢复阶段,其他功能锻炼,如骑固定自行车或楼梯步行,应该逐步纳入。在恢复阶段结束时,更多的功能性负重运动,如慢跑、跳跃和落地,如果可以耐受也可以开始进行。

运动计划可以在有物理治疗师监督的临床环境下进行(基于临床,监督)或在家进行(基于家庭,自我监督)。虽然没有基于证据的论述推荐采用其中哪一种监督方案(Risberg et al 2007),但是荷兰骨科协会关于 ACL 损伤的临床指南支持有监督的训练

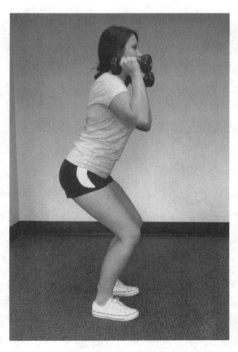

图 42.5 双侧下蹲练习,膝屈曲角度小于 60°

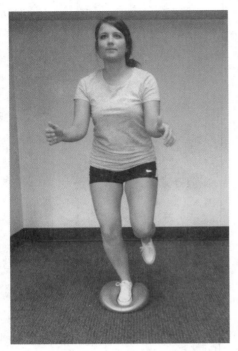

图 42.7　单腿站立在不稳定平面上的本体感觉训练

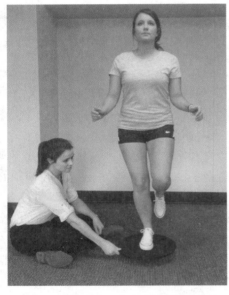

图 42.8　单腿站立在不稳定的平面,治疗师诱发扰动训练

比没有监督的训练更有效(Meuffels et al 2012)。此外,有监督的训练方案可降低损伤部位和周围的结构破坏或过度紧张的风险。

## 韧带和半月板损伤的功能阶段

功能阶段的目标包括最大力量增强,发展爆发力和回归运动。对回归正常的体育专项技能的临床决策必须考虑包括对受损和/或已修复组织的修复

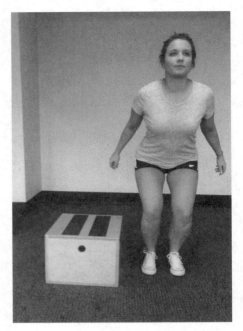

图 42.9　增强式训练:侧向跳箱

背后的生理机制以及活动中涉及的潜在关节应力的了解。在进阶到更具有挑战性的负重任务和运动专项活动时的安全性是至关重要的。运动学习原理在这一康复阶段可以小心应用。例如,视频分析可以帮助给患者提供视觉终端反馈。在整个康复过程中,正确的神经肌肉运动策略的教育是必要的,以防止再损伤的可能。所有阶段都应该强调从事适当的有氧训练(Della Villa et al 2012)。最近的研究认识到,最后阶段的康复方案中通常在自我防护计划方面的内容不足(Della Villa et al 2012;Herrington et al 2013)。值得注意的是,这些研究强调了运动专项表现标准的重要性,因为恰当的功能康复方案可能有助于防止将来再受伤。

## 手术治疗

### 前后交叉韧带

与其他膝关节韧带不同的是,前交叉韧带的主要修复,无论是外科手术还是非手术治疗,近些年来都没有被认为是可行的治疗方案(Feagin & Curl 1976)。相反,ACL 断裂后的标准手术治疗已经认为是 ACL 重建,每年在美国约有 20 万膝关节进行(Brophy et al 2009)。在这种手术中,一个"新的"韧带是从病人髌腱的中三分之一、腘绳肌腱、尸体移植物或其他结构中获得;然而,对于哪一种手术选择优于其他选择是有争议的(Foster et al 2010)。手术干

预的前提是促进功能回归,预防其他膝关节结构的损伤,特别是半月板损伤,并阻止创伤后 OA 的发生 (Fu & Lin 2013)。然而,最近的估计表明,62% 的 ACL 重建患者在术后 10~15 年内仍出现骨关节炎的改变 (Oiestad et al 2010)。最近的一项系统性综述报道,尽管 ACL 重建提供了更客观的胫股稳定性,但只有有限的证据表明,无论是重建还是非手术治疗,在功能结局方面有更大的好处 (Smith et al 2014)。

后交叉韧带损伤如果不太严重通常进行非手术治疗,如单纯 I 级或 II 级损伤,大多数患者能回归运动 (Petrigliano & McAllister 2006)。对于伴有严重胫骨后脱位和不稳定的急性损伤,会推荐进行 PCL 的外科重建 (Margheritini et al 2002;Iwamoto et al 2004)。后外侧角损伤在临床检查中容易漏诊,手术治疗是推荐的方案 (Pacheco et al 2011)。腓神经损伤可能与这些损伤同时发生,因此进行全面的神经检查可能是关键的。(ACL、PCL 术后康复见第 45 章。)

### 内外侧副韧带

单纯的 MCL 损伤一般都是保守治疗,大多数有成功的结局 (LaPrade & Wijdicks 2012)。III 级损伤,定义为韧带的完全撕裂,比其他级别的损伤更可能伴随其他膝关节结构的损伤。例如,对于 III 级 MCL 和 ACL 损伤的一般治疗方案是先康复膝内侧的损伤,根据单纯内侧膝损伤的指南使之愈合,然后一旦有好的临床和/或客观证据表明内侧膝损伤已经治愈,可以在损伤后 5~7 周重建 ACL (Wijdicks et al 2010)。

外侧副韧带损伤后的典型治疗方法是保守治疗,而不是手术治疗。然而,在高冲击损伤后,单纯的 LCL 断裂很罕见,因此手术决策可能会改变 (Levy et al 2011)。Bushnell 等人 (2010) 对职业橄榄球运动员 LCL 损伤进行研究,发现对于单纯的 III 级损伤进行非手术治疗,与手术治疗相比,患者可以更快地回到比赛,并且在职业水平上回归比赛的可能性是相等的。(见第 45 章术后康复。)

### 半月板损伤

半月板手术有着悠久的历史,直到 20 世纪后半叶,全半月板切除术一直是首选的治疗方法,直到人们发现完全切除半月板加速了骨关节炎退变的速度 (Englund et al 2012)。从那以后,半月板部分切除、尽可能保留组织和半月板修复都被用于外科治疗 (Englund et al 2012)。对 20~40 岁可以遵从术后既定阶段的注意事项的患者,如果撕裂有临床症状,长度大于 10~12mm,撕裂位置在外周半月板并且是可缩小的,一般主张进行半月板修复 (Noyes & Barber Westin 2010)。一项系统的回顾显示半月板修复比半月板切除术有更好的长期效果 (Xu & Zhao 2013)。(半月板损伤的术后康复见第 45 章。)

## 小结

膝关节外伤在年轻的运动人群中尤其常见,并且一直是大量研究的主题。最近的研究表明,特定的锻炼计划可能有助于预防这些伤害。对于那些有持续关节损伤的患者,手术和非手术治疗的目标是恢复关节的稳定性,以防止其他关节结构的损伤,恢复功能和预防骨关节炎的早期发生。最近的证据重新强调了监测和限制关节积液、疼痛和炎症在康复过程中的重要性,以防止对异常疼痛机制的促进作用。

(王芗斌 译,刘凯 审,马明 王于领 校)

## 参考文献

Ahmed AM, Burke DL. 1983. In-vitro measurement of static pressure distribution in synovial joints: Part I: Tibial surface of the knee. J Biomech Eng 105: 216–225.

Akseki D, Ozcan O, Boya H, et al. 2004. A new weight-bearing meniscal test and a comparison with McMurray's test and joint line tenderness. Arthroscopy 20: 951–958.

Amis AA, Dawkins G. 1991. Functional anatomy of the anterior cruciate ligament. J Bone Joint Surg 73B: 260–267.

Amis AA, Gupte CM, Bull AM, et al. 2006. Anatomy of the posterior cruciate ligament and the meniscofemoral ligaments. Knee Surg Sports Traumatol Arthrosc 14: 257–263.

Apkarian AV, Stea RA, Bolanowski SJ. 1994. Heat-induced pain diminishes vibrotactile perception: a touch gate. Somatosens Mot Res 11: 259–267.

Arendt-Nielsen L, Yarnitsky D. 2009. Experimental and clinical applications of quantitative sensory testing applied to skin, muscles and viscera. J Pain 10: 556–572.

Arnoczky SP, Warren RF. 1982. Microvasculature of the human meniscus. Am J Sports Med 10: 90–95.

Baker BE, Peckham AC, Pupparo F, et al. 1985. Review of meniscal injury and associated sports. Am J Sports Med 13: 1–4.

Barrack RL, Skinner HB, Buckley SL. 1989. Proprioception in the anterior cruciate deficient knee. Am J Sports Med 17: 1–6.

Benjaminse A, Gokeler A, van der Schans CP. 2006. Clinical diagnosis of an anterior cruciate ligament rupture: a meta-analysis. J Orthop Sports Phys Ther 36: 267–288.

Bhattacharyya T, Gale D, Dewire P, et al. 2003. The clinical importance of meniscal tears demonstrated by magnetic resonance imaging in osteoarthritis of the knee. J Bone Surg Am 85A: 4–9.

Blackburn JT, Padua DA. 2008. Influence of trunk flexion on hip and knee joint kinematics during a controlled drop landing. Clin Biomech 23: 313–319.

Boden BP, Dean GS, Feagin JA Jr, et al. 2000. Mechanisms of anterior cruciate ligament injury. Orthopedics 23: 573–578.

Boden BP, Torg JS, Knowles SB, et al. 2009. Video analysis of anterior cruciate ligament injury: abnormalities in hip and ankle kinematics. Am J Sports Med 37: 252–259.

Bowman KF Jr, Sekiya JK. 2010. Anatomy and biomechanics of the posterior cruciate ligament, medial and lateral sides of the knee. Sports Med Arthrosc 18: 222–229.

Brophy RH, Wright RW, Matava MJ. 2009. Cost analysis of converting from single-bundle to double-bundle anterior cruciate ligament reconstruction. Am J Sports Med 37: 683–687.

Brown TD, Johnston RC, Saltzman CL, et al. 2006. Posttraumatic osteoarthritis: a first estimate of incidence, prevalence, and burden of disease. J Orthop Trauma 20: 739–744.

Brumitt J, Heiderscheit BC, Manske RC, et al. 2013. Lower extremity functional tests and risk of injury in division III collegiate athletes. Int J Sports Phys Ther 8: 216–227.

Bushnell BD, Bitting SS, Crain JM, et al. 2010. Treatment of magnetic resonance imaging-documented isolated grade III lateral collateral ligament injuries in National Football League athletes. Am J Sports Med 38: 86–91.

Butler DL, Noyes FR, Grood ES. 1980. Ligamentous restraints to anterior–posterior drawer in the human knee. A biomechanical study. J Bone Joint Surg Am 62: 259–270.

Carson DW, Ford KR. 2011. Sex differences in knee abduction during landing: a systematic review. Sports Health 3: 373–382.

Chandrasekaran S, Ma D, Scarvell JM, et al. 2012. A review of the anatomical, biomechanical and kinematic findings of posterior cruciate ligament injury with respect to non-operative management. Knee 19: 738–745.

Chappell JD, Creighton RA, Giuliani C, et al. 2007. Kinematics and electromyography of landing preparation in vertical stop-jump: risks for noncontact anterior cruciate ligament injury. Am J Sports Med 35: 235–241.

Chumanov ES, Wall-Scheffler C, Heiderscheit BC. 2008. Gender differences in walking and running on level and inclined surfaces. Clin Biomech 23: 1260–1268.

Claiborne TL, Armstrong CW, Gandhi V, et al. 2006. Relationship between hip and knee strength and knee valgus during a single leg squat. J Appl Biomech 22: 41–50.

Clancy WG Jr, Shelbourne KD, Zoellner GB, et al. 1983. Treatment of knee joint instability secondary to rupture of the posterior cruciate ligament: report of a new procedure. J Bone Joint Surg Am 65: 310–322.

Clement D, Granquist MD, Arvinen-Barrow MM. 2013. Psychosocial aspects of athletic injuries as perceived by athletic trainers. J Athl Train 48: 512–521.

Courtney CA, Kavchak AE, Lowry CD, et al. 2010a. Interpreting joint pain: quantitative sensory testing in musculoskeletal management. J Orthop Sports Phys Ther 40: 818–825.

Courtney CA, Witte PO, Chmell SJ, et al. 2010b. Heightened flexor withdrawal response in individuals with knee osteoarthritis is modulated by joint compression and joint mobilization. J Pain 11: 179–185.

Courtney CA, Durr RK, Emerson-Kavchak AJ, et al. 2011. Heightened flexor withdrawal responses following ACL rupture are enhanced by passive tibial translation. Clin Neurophysiol 122: 1005–1010.

Courtney CA, Rine R, Jenk DT, et al. 2013. Enhanced proprioceptive acuity at the knee in the competitive athlete. J Orthop Sports Phys Ther 43: 422–426.

Covey DC, Sapega AA, Riffenburgh RH. 2008. Effects of sequential sectioning of defined posterior cruciate ligament fiber regions on translational knee motion. Am J Sports Med 36: 480–486.

Decker MJ, Torry MR, Wyland DJ, et al. 2003. Gender differences in lower extremity kinematics, kinetics and energy absorption during landing. Clin Biomech 18: 662–669.

Degenhardt TC, Hughston JC. 1981. Chronic posterior cruciate instability: nonoperative management. Orthop Trans 5: 486–487.

DeLee JC, Riley MB, Rockwood CA Jr. 1983. Acute straight lateral instability of the knee. Am J Sports Med 11: 404–411.

Delincé P, Ghafil D. 2012. Anterior cruciate ligament tears: conservative or surgical treatment? A critical review of the literature. Knee Surg Sports Traumatol Arthrosc 20(1): 48–61.

Della Villa S, Boldrini L, Ricci M, et al. 2012. Clinical outcomes and return-to-sports participation of 50 soccer players after anterior cruciate ligament reconstruction through a sport-specific rehabilitation protocol. Sports Health 4: 17–24.

DeMorat G, Weinhold P, Blackburn T, et al. 2004. Aggressive quadriceps loading can induce noncontact anterior cruciate ligament injury. Am J Sports Med 32: 477–483.

Dempsey AR, Lloyd DG, Elliott BC, et al. 2009. Changing sidestep cutting technique reduces knee valgus loading. Am J Sports Med 37: 2194–2200.

Deyle GD, Allison SC, Matekel R, et al. 2005. Physical therapy treatment effectiveness for osteoarthritis of the knee: a randomized comparison of supervised clinical exercise and manual therapy procedures versus a home exercise program. Phys Ther 85: 1301–1317.

Dürselen L, Claes L, Kiefer H. 1995. The influence of muscle forces and external loads on cruciate ligament strain. Am J Sports Med 23: 129–136.

Dye SF, Vaupel GL, Dye CC. 1998. Conscious neurosensory mapping of the internal structures of the human knee without intraarticular anesthesia. Am J Sports Med 26: 773–777.

Eitzen I, Moksnes H, Snyder-Mackler L, et al. 2010. Functional tests should be accentuated more in the decision for ACL reconstruction. Knee Surg Sports Traumatol Arthrosc 18: 1517–1525.

Elsaid KA, Zhang L, Waller K, et al. 2012. The impact of forced joint exercise on lubricin biosynthesis from articular cartilage following ACL transection and intra-articular lubricin's effect in exercised joints following ACL transection. Osteoarthritis Cartilage 20: 940–948.

Englund M, Niu J, Guermazi A, et al. 2007. Effect of meniscal damage on the development of frequent knee pain, aching, or stiffness. Arthritis Rheum 56: 4048–4054.

Englund M, Germazi A, Gale D, et al. 2008. Incidental meniscal findings on knee MRI in middle-aged and elderly persons. N Engl J Med 359: 1108–1115.

Englund M, Roemer FW, Hayashi D, et al. 2012. Meniscus pathology, osteoarthritis and the treatment controversy. Nat Rev Rheumatol 8: 412–419.

Esteves JE, Wheatley L, Mayall C, et al. 2013. Emotional processing and its relationship to chronic low back pain: Results from a case–control study. Man Ther 18: 541–546.

Fanelli GC. 1993. Posterior cruciate ligament injuries in trauma patients. Arthroscopy 9: 291–294.

Fanelli GC, Edson CJ. 1995. Posterior cruciate ligament injuries in trauma patients: Part II. Arthroscopy 11: 526–529.

Fanelli GC, Beck JD, Edson CJ. 2010. Current concepts review: the posterior cruciate ligament. J Knee Surg 23: 61–72.

Feagin JA Jr, Curl WW. 1976. Isolated tear of the anterior cruciate ligament: 5-year follow-up study. Am J Sports Med 4: 95–100.

Felson DT. 2004. An update on the pathogenesis and epidemiology of osteoarthritis. Radiol Clin North Am 42: 1–9.

Fithian DC, Kelly MA, Mow VC. 1990. Material properties and structure–function relationships in the menisci. Clin Orthop Relat Res 252: 19–31.

Fithian DC, Paxton EW, Stone ML, et al. 2005. Prospective trial of a treatment algorithm for the management of the anterior cruciate ligament-injured knee. Am J Sports Med 33: 335–346.

Ford KR, Myer GD, Hewett TE. 2010. Longitudinal effects of maturation on lower extremity joint stiffness in adolescent athletes. Am J Sports Med 38: 1829–1837.

Foster TE, Wolfe BL, Ryan S, et al. 2010. Does the graft source really matter in the outcome of patients undergoing anterior cruciate ligament reconstruction? An evaluation of autograft versus allograft reconstruction results: a systematic review. Am J Sports Med 38: 189–199.

Fox AJ, Bedi A, Rodeo SA. 2012. The basic science of human knee menisci: structure, composition, and function. Sports Health 4: 340–351.

Fu RZ, Lin DD. 2013. Surgical and biomechanical perspectives on osteoarthritis and the ACL deficient knee: a critical review of the literature. Open Orthop J 7: 292–300.

Fukagawa S, Matsuda S, Tashiro Y, et al. 2010. Posterior displacement of the tibia increases in deep flexion of the knee. Clin Orthop Relat Res 468: 1107–1114.

Fukuda Y, Woo SL, Loh JC, et al. 2003. A quantitative analysis of valgus torque on the ACL: a human cadaveric study. J Orthop Res 21: 1107–1112.

Gandevia SC, McCloskey DI. 1976. Joint sense, muscle sense, and their combination as position sense, measured at the distal interphalangeal joint of the middle finger. J Physiol 260: 387–407.

Gollehon DL, Torzilli PA, Warren RF. 1987. The role of the posterolateral and cruciate ligaments in the stability of the human knee: a biomechanical study. J Bone Joint Surg Am 69: 233–242.

Grana WA, Janssen T. 1987. Lateral ligament injury of the knee. Orthopedics 10: 1039–1044

Graven-Nielsen T, Arendt-Nielsen L. 2010. Assessment of mechanisms in localized and widespread musculoskeletal pain. Nat Rev Rheumatol 6: 599–606.

Greis PE, Bardana DD, Holmstrom MC, et al. 2002. Meniscal injury: I. Basic science and evaluation. J Am Acad Orthop Surg 10: 168–176.

Grood ES, Stowers SF, Noyes FR. 1988. Limits of movement in the human knee: effect of sectioning the posterior cruciate ligament and posterolateral structures. J Bone Joint Surg Am 70: 88–97.

Griffith CJ, LaPrade RF, Johansen S, et al. 2009. Medial knee injury: Part 1, static function of the individual components of the main medial knee structures. Am J Sports Med 37: 1762–1770.

Harilainen A. 1987. Evaluation of knee instability in acute ligamentous injuries. Ann Chir Gynaecol 76: 269–273.

Harrison BK, Abell BE, Gibson TW. 2009. The Thessaly test for detection of meniscal tears: validation of a new physical examination technique for primary care medicine. Clin J Sport Med 19: 9–12.

Hede A, Jensen DB, Blyme P, et al. 1990. Epidemiology of meniscal lesions in the knee. 1,215 open operations in Copenhagen 1982–84. Acta Orthop Scand. 61:435–437.

Hegedus EJ, Cook C, Hasselblad V, et al. 2007. Physical examination tests for assessing a torn meniscus in the knee: a systematic review with meta-analysis. J Orthop Sports Phys Ther 37: 541–550.

Hensler D, Van Eck CF, Fu FH, et al. 2012. Anatomic anterior cruciate ligament reconstruction utilizing the double-bundle technique. J Orthop Sports Phys Ther 42: 184–195.

Herrington L, Myer G, Horsley I. 2013. Task based rehabilitation protocol for elite athletes following anterior cruciate ligament reconstruction: a clinical commentary. Phys Ther Sport 14: 188–198.

Herrlin S, Hållander M, Wange P, et al. 2007. Arthroscopic or conservative treatment of degenerative medial meniscal tears: a prospective randomised trial. Knee Surg Sports Traumatol Arthrosc 15: 393–401.

Hewett TE, Myer GD, Ford KR, et al. 2005. Biomechanical measures of neuromuscular control and valgus loading of the knee predict anterior cruciate ligament injury risk in female athletes: a prospective study. Am J Sports Med 33: 492–501.

Hewett TE, Myer GD, Ford KR. 2006a. Anterior cruciate ligament injuries in female athletes: Part 1, mechanisms and risk factors. Am J Sports Med 34: 299–311.

Hewett TE, Ford KR, Myer GD, et al. 2006b. Gender differences in hip adduction motion and torque during a single-leg agility maneuver. J Orthop Res 24: 416–421.

Hewett TE, Torg JS, Boden BP. 2009. Video analysis of trunk and knee motion during non-contact anterior cruciate ligament injury in female athletes: lateral trunk and knee abduction motion are combined components of the injury mechanism. Br J Sports Med 43: 417–422.

Hewett TE, Myer GD, Ford KR, et al. 2012. The 2012 ABJS Nicolas Andry Award: The sequence of prevention: a systematic approach to prevent anterior cruciate ligament injury. Clin Orthop Relat Res 470: 2930–2940.

Hollman JH, Hohl JM, Kraft JL, et al. 2013. Modulation of frontal-plane knee kinematics by hip-extensor strength and gluteus maximus recruitment during a jump-landing task in healthy women. J Sport Rehabil 22: 184–190.

Holm I, Hammer S, Larsen S, et al. 1995. Can a regular leg extension bench be used in testing deficits of the quadriceps muscle during rehabilitation? Scand J Med Sci 5: 29–35.

Hurd WJ, Axe MJ, Snyder-Mackler L. 2008. A 10-year prospective trial of a patient management algorithm and screening examination for highly active individuals with anterior cruciate ligament injury: Part 2, determinants of dynamic knee stability. Am J Sports Med 36:48–56.

Hurley MV. 1997. The effects of joint damage on muscle function, proprioception and rehabilitation. Man Ther 2: 11–17.

Hwang BY, Kim SJ, Lee SW, et al. 2012. Risk factors for medial meniscus posterior root tear. Am J Sports Med 40: 1606–1610.

Imwalle LE, Myer GD, Ford KR, et al. 2009. Relationship between hip and knee kinematics in athletic women during cutting maneuvers: a possible link to noncontact anterior cruciate ligament injury and prevention. J Strength Cond Res 23: 2223–2230.

Ireland ML. 1999. Anterior cruciate ligament injury in female athletes: epidemiology. J Athl Train 34: 150–154.

Ireland ML. 2002. The female ACL: why is it more prone to injury? Orthop Clin North Am 33: 637–651.

Iwamoto J, Takeda T, Suda Y, et al. 2004. Conservative treatment of isolated posterior cruciate ligament injury in professional baseball players: a report of two cases. Knee 11: 41–44.

Jackson JL, O'Malley PG, Kroenke K. 2003. Evaluation of acute knee pain in primary care. Ann Intern Med 139: 575–588.

Jones JC, Burks R, Owens BD, et al. 2012. Incidence and risk factors associated with meniscal injuries among active-duty US military service members. J Athl Train 47: 67–73.

Jordan SS, DeFrate LE, Nha KW, et al. 2007. The in vivo kinematics of the anteromedial and posterolateral bundles of the anterior cruciate ligament during weightbearing knee flexion. Am J Sports Med 35: 547–554.

Kaplan Y. 2011. Identifying individuals with an anterior cruciate ligament-deficient knee as copers and noncopers: a narrative literature review. J Orthop Sports Phys Ther 41: 758–766.

Kennedy JC, Hawkins RJ, Willis RB, et al. 1976. Tension studies of human knee ligaments. Yield point, ultimate failure, and disruption of the cruciate and tibial collateral ligaments. J Bone Joint Surg Am 58: 350–355.

Kennedy JC, Alexander IJ, Hayes KC. 1982. Nerve supply of the human knee and its functional importance. Am J Sports Med 10: 329–335.

Koga H, Nakamae A, Shima Y, et al. 2010. Mechanisms for noncontact anterior cruciate ligament injuries: knee joint kinematics in 10 injury situations from female team handball and basketball. Am J Sports Med 38: 2218–2225.

Kostogiannis I, Ageberg E, Neuman P, et al. 2007. Activity level and subjective knee function 15 years after anterior cruciate ligament injury: a prospective, longitudinal study of nonreconstructed patients. Am J Sports Med 35:1135–1143.

Krosshaug T, Nakamae A, Boden BP, et al. 2007. Mechanisms of anterior cruciate ligament injury in basketball: video analysis of 39 cases. Am J Sports Med 35: 359–367.

Krukhaug Y, Mølster A, Rodt A, et al. 1998. Lateral ligament injuries of the knee. Knee Surg Sports Traumatol Arthrosc 6: 21–25.

Kulas A, Zalewski P, Hortobagyi T, et al. 2008. Effects of added trunk load and corresponding trunk position adaptations on lower extremity biomechanics during drop-landings. J Biomech 41: 180–185.

Kusayama T, Harner CD, Carlin GJ, et al. 1994. Anatomical and biomechanical characteristics of human meniscofemoral ligaments. Knee Surg Sports Traumatol Arthrosc 2: 234–237.

Kvist J. 2004. Rehabilitation following anterior cruciate ligament injury: current recommendations for sports participation. Sports Med 34: 269–280.

Landry SC, McKean KA, Hubley-Kozey CL, et al. 2007. Neuromuscular and lower limb biomechanical differences exist between male and female elite adolescent soccer players during an unanticipated side-cut maneuver. Am J Sports Med 35: 1888–1900.

LaPrade RF, Hamilton CD. 1997. The fibular collateral ligament-biceps femoris bursa: an anatomic study. Am J Sports Med 25: 439–443.

LaPrade RF, Wentorf F. 2002. Diagnosis and treatment of posterolateral knee injuries. Clin Orthop Relat Res 402: 110–121.

LaPrade RF, Wijdicks CA. 2012. The management of injuries to the medial side of the knee. J Orthop Sports Phys Ther 42: 221–233.

LaPrade RF, Ly TV, Wentorf FA, et al. 2003. The posterolateral attachments of the knee: a qualitative and quantitative morphologic analysis of the fibular collateral ligament, popliteus tendon, popliteofibular ligament, and lateral gastrocnemius tendon. Am J Sports Med 31: 854–860.

LaPrade RF, Johansen S, Wentorf FA, et al. 2004a. An analysis of an anatomical posterolateral knee reconstruction: an in vitro biomechanical study and development of a surgical technique. Am J Sports Med 32: 1405–1414.

LaPrade RF, Tso A, Wentorf FA. 2004b. Force measurements on the fibular collateral ligament, popliteofibular ligament, and popliteus tendon to applied loads. Am J Sports Med 32: 1695–1701.

Lauder TD, Baker SP, Smith GS, et al. 2000. Sports and physical training injury hospitalizations in the army. Am J Prev Med 18: S118–S128.

Lawrence RK 3rd, Kernozek TW, Miller EJ, et al. 2008. Influences of hip external rotation strength on knee mechanics during single-leg drop landings in females. Clin Biomech 23: 806–813.

Levy IM, Torzilli PA, Gould JD, et al. 1989. The effect of lateral meniscectomy on motion of the knee. J Bone Joint Surg Am 71: 401–406.

Levy BA, Boyd JL, Stuart MJ. 2011. Surgical treatment of acute and chronic anterior and posterior cruciate ligament and lateral side injuries of the knee. Sports Med Arthrosc 19: 110–119.

Linko E, Harilainen A, Malmivaara A, et al. 2005. Surgical versus conservative interventions for anterior cruciate ligament ruptures in adults. Cochrane Database Syst Rev 2: CD001356.

Lohmander LS, Englund PM, Dahl LL, et al. 2007. The long-term consequence of anterior cruciate ligament and meniscus injuries: osteoarthritis. Am J Sports Med 35: 1756–1769.

Louboutin H, Debarge R, Richou J, et al. 2009. Osteoarthritis in patients with anterior cruciate ligament rupture: a review of risk factors. Knee 16: 239–244.

Louw QA, Manilall J, Grimmer KA. 2008. Epidemiology of knee injuries among adolescents: a systematic review. Br J Sports Med 42: 2–10.

Lundblad M, Waldén M, Magnusson H, et al. 2013. The UEFA injury study: 11-year data concerning 346 MCL injuries and time to return to play. Br J Sports Med 47: 759–762.

Margheritini F, Rihn J, Musahl V, et al. 2002. Posterior cruciate ligament injuries in the athlete: an anatomical, biomechanical and clinical review. Sports Med 32: 393–408.

Makris EA, Hadidi P, Athanasiou KA. 2011. The knee meniscus: structure-function, pathophysiology, current repair techniques, and prospects for regeneration. Biomaterials 32: 7411–7431.

Malanga GA, Andrus S, Nadler SF, et al. 2003. Physical examination of the knee: a review of the original test description and scientific validity of common orthopedic tests. Arch Phys Med Rehabil 84: 592–603.

Malinzak RA, Colby SM, Kirkendall DT, et al. 2001. A comparison of knee joint motion patterns between men and women in selected athletic tasks. Clin Biomech 16: 438–445.

Markatos K, Kaseta MK, Lallos SN, et al. 2013. The anatomy of the ACL and its importance in ACL reconstruction. Eur J Orthop Surg Traumatol 23(7): 747–752. doi: 10.1007/s00590-012-1079-8.

Markolf KL, Burchfield DM, Shapiro MM, et al. 1995. Combined knee loading states that generate high anterior cruciate ligament forces. J Orthop Res 13: 930–935.

McLean SG, Lipfert SW, van den Bogert AJ. 2004. Effect of gender and defensive opponent on the biomechanics of sidestep cutting. Med Sci Sports Exerc 36: 1008–1016.

McLean SG, Huang X, van den Bogert AJ. 2005. Association between lower extremity posture at contact and peak knee valgus moment during side-stepping: implications for ACL injury. Clin Biomech 20: 863–870.

Meister BR, Michael SP, Moyer RA, et al. 2000. Anatomy and kinematics of the lateral collateral ligament of the knee. Am J Sports Med 28: 869–878.

Mejia EA, Noyes FR, Grood ES. 2002. Posterior cruciate ligament femoral insertion site characteristics: importance for reconstructive procedures. Am J Sports Med 30: 643–651.

Mendiguchia J, Ford KR, Quatman CE, et al. 2011. Sex differences in proximal control of the knee joint. Sports Med 41: 541–557.

Meuffels DE, Favejee MM, Vissers M, et al. 2009. Ten year follow-up study comparing conservative versus operative treatment of anterior cruciate ligament ruptures: a matched-pair analysis of high level athletes. Br J Sports Med 43: 347–351.

Meuffels DE, Poldervaart MT, Diercks RL, et al. 2012. Guideline on anterior cruciate ligament injury. Acta Orthop 83: 379–386.

Micheo W, Hernández L, Seda C. 2010. Evaluation, management, rehabilitation, and prevention of anterior cruciate ligament injury: current concepts. PM R 2: 935–944.

Mokhtarzadeh H, Yeow CH, Hong Goh JC, et al. 2013. Contributions of the soleus and gastrocnemius muscles to the anterior cruciate ligament loading during single-leg landing. J Biomech 46: 1913–1920.

Moses B, Orchard J, Orchard J. 2012. Systematic review: annual incidence of ACL injury and surgery in various populations. Res Sports Med 20: 157–179.

Muaidi QI, Nicholson LL, Refshauge KM, et al. 2007. Prognosis of conservatively managed anterior cruciate ligament injury: a systematic review. Sports Med 37: 703–716.

Myklebust G, Bahr R. 2005. Return to play guidelines after anterior cruciate ligament surgery. Br J Sports Med 39: 127–131.

Nielsen AB, Yde J. 1991. Epidemiology of acute knee injuries: a prospective hospital investigation. J Trauma 31: 1644–1648.

Noyes FR, Barber-Westin SD. 2010. Repair of complex and avascular meniscal tears and meniscal transplantation. J Bone Joint Surg Am 92: 1012–1029.

O'Donoghue DH. 1955. An analysis of end results of surgical treatment of major injuries to the ligaments of the knee. J Bone Joint Surg Am 37: 1–13.

Oiestad BE, Holm I, Aune AK, et al. 2010. Knee function and prevalence of knee osteoarthritis after anterior cruciate ligament reconstruction: a prospective study with 10 to 15 years of follow-up. Am J Sports Med 38: 2201–2210.

Olsen OE, Myklebust G, Engebretsen L, et al. 2004. Injury mechanisms for anterior cruciate ligament injuries in team handball: a systematic video analysis. Am J Sports Med 32: 1002–1012.

Østerås H, Østerås B, Torstensen TA. 2012. Medical exercise therapy, and not arthroscopic surgery, resulted in decreased depression and anxiety in patients with degenerative meniscus injury. J Bodyw Mov Ther 16: 456–463.

Ozkoc G, Circi E, Gonc U, et al. 2008. Radial tears in the root of the posterior horn of the medial meniscus. Knee Surg Sports Traumatol Arthrosc 16: 849–854.

Pacheco RJ, Ayre CA, Bollen SR. 2011. Posterolateral corner injuries of the knee: a serious injury commonly missed. J Bone Joint Surg Br 93: 194–197.

Pappas E, Zampeli F, Xergia SA, et al. 2013. Lessons learned from the last 20 years of ACL-related in vivo-biomechanics research of the knee joint. Knee Surg Sports Traumatol Arthrosc 21: 755–766.

Parolie JM, Bergfeld JA. 1986. Long-term results of nonoperative treatment of isolated posterior cruciate ligament injuries in the athlete. Am J Sports Med 14: 35–38.

Paterno MV, Schmitt LC, Ford KR, et al. 2010. Biomechanical measures during landing and postural stability predict second anterior cruciate ligament injury after anterior cruciate ligament reconstruction and return to sport. Am J Sports Med 38: 1968–1978.

Peccin MS, Almeida GJ, Amaro JT, et al. 2012. Interventions for treating posterior cruciate ligament injuries of the knee in adults. Cochrane Database Syst Rev 3: CD002939.

Petrigliano FA, McAllister DR. 2006. Isolated posterior cruciate ligament injuries of the knee. Sports Med Arthrosc 14: 206–212.

Pollard CD, Sigward SM, Powers CM. 2007. Gender differences in hip joint kinematics and kinetics during side-step cutting maneuver. Clin J Sport Med 17: 38–42.

Pollard CD, Sigward SM, Powers CM. 2010. Limited hip and knee flexion during landing is associated with increased frontal plane knee motion and moments. Clin Biomech 25: 142–146.

Quarles JD, Hosey RG. 2004. Medial and lateral collateral injuries: prognosis and treatment. Prim Care 31: 957–975.

Race A, Amis AA. 1996. Loading of the two bundles of the posterior cruciate ligament: an analysis of bundle function in A-P drawer. J Biomech 29: 873–879.

Renström P, Johnson RJ. 1990. Anatomy and biomechanics of the menisci. Clin Sports Med 9: 523–538.

Risberg MA, Holm I, Myklebust G, et al. 2007. Neuromuscular training versus strength training during first 6 months after anterior cruciate ligament reconstruction: a randomized clinical trial. Phys Ther 87: 737–750.

Roberts D, Ageberg E, Andersson G, et al. 2007. Clinical measurements of proprioception, muscle strength and laxity in relation to function in the ACL-injured knee. Knee Surg Sports Traumatol Arthrosc 15: 9–16.

Roos EM. 2005. Joint injury causes knee osteoarthritis in young adults. Curr Opin Rheumatol 17: 195–200.

Salata MJ, Gibbs AE, Sekiya JK. 2010. A systematic review of clinical outcomes in patients undergoing meniscectomy. Am J Sports Med 38: 1907–1916.

Salci Y, Kentel BB, Heycan C, et al. 2004. Comparison of landing maneuvers between male and female college volleyball players. Clin Biomech 19: 622–628.

Sanchez AR 2nd, Sugalski MT, LaPrade RF. 2006. Anatomy and biomechanics of the lateral side of the knee. Sports Med Arthrosc 14: 2–11.

Schein A, Matcuk G, Patel D, et al. 2012. Structure and function, injury, pathology, and treatment of the medial collateral ligament of the knee. Emerg Radiol 19: 489–498.

Schmitz RJ, Kulas AS, Perrin DH, et al. 2007. Sex differences in lower extremity biomechanics during single leg landings. Clin Biomech 22: 681–688.

Schulz MS, Russe K, Weiler A, et al. 2003. Epidemiology of posterior cruciate ligament injuries. Arch Orthop Trauma Surg 123: 186–191.

Self BP, Paine D. 2001. Ankle biomechanics during four landing techniques. Med Sci Sports Exerc 33: 1338–1344.

Sharma L. 1999. Proprioceptive impairment in knee osteoarthritis. Rheum Dis Clin North Am 25: 299–314.

Shimokochi Y, Shultz SJ. 2008. Mechanisms of noncontact anterior cruciate ligament injury. J Athl Train 43: 396–408.

Shoemaker SC, Markolf KL. 1986. The role of the meniscus in the anterior–posterior stability of the loaded anterior cruciate-deficient knee. Effects of partial versus total excision. J Bone Joint Surg Am 68: 71–79.

Sigward SM, Powers CM. 2006. The influence of gender on knee kinematics, kinetics and muscle activation patterns during side-step cutting. Clin Biomech 21: 41–48.

Sigward SM, Powers CM. 2007. Loading characteristics of females exhibiting excessive valgus moments during cutting. Clin Biomech 22: 827–833.

Sigward SM, Ota S, Powers CM. 2008. Predictors of frontal plane knee excursion during a drop land in young female soccer players. J Orthop Sports Phys Ther 38: 661–667.

Smith TO, Postle K, Penny F, et al. 2014. Is reconstruction the best management strategy for anterior cruciate ligament rupture? A systematic review and meta-analysis comparing anterior cruciate ligament reconstruction versus non-operative treatment. Knee 21(2): 462–470. doi: 10.1016/j.knee.2013.10.009.

Snoeker BA, Bakker EW, Kegel CA, et al. 2013. Risk factors for meniscal tears: a systematic review including meta-analysis. J Orthop Sports Phys Ther 43: 352–367.

Stärke C, Kopf S, Petersen W, Becker R. 2009. Meniscal repair. Arthroscopy 25: 1033–1044.

Steinbrück K. 1999. Epidemiology of sports injuries: 25-year-analysis of sports orthopedic-traumatologic ambulatory care. Sportverletz Sportschaden 13: 38–52.

Strehl A, Eggli S. 2007. The value of conservative treatment in ruptures of the anterior cruciate ligament (ACL). J Trauma 62: 1159–1162.

Streich NA, Zimmermann D, Bode G, et al. 2011. Reconstructive versus non-reconstructive treatment of anterior cruciate ligament insufficiency: a retrospective matched-pair long-term follow-up. Int Orthop 35: 607–613.

Strobel MJ, Weiler A, Schulz MS, et al. 2003. Arthroscopic evaluation of articular cartilage lesions in posterior-cruciate-ligament-deficient knees. Arthroscopy 19: 262–268.

Terry GC, LaPrade RF. 1996. The biceps femoris muscle complex at the knee: its anatomy and injury patterns associated with acute anterolateral–anteromedial rotatory instability. Am J Sports Med 24: 2–8.

Thomeé R, Neeter C, Gustavsson A, et al. 2012. Variability in leg muscle power and hop performance after anterior cruciate ligament reconstruction. Knee Surg Sports Traumatol Arthrosc 20: 1143–1151.

Thompson WO, Thaete FL, Fu FH, et al. 1991. Tibial meniscal dynamics using three-dimensional reconstruction of magnetic resonance images. Am J Sports Med 19: 210–215.

Tuite MJ, Daffner RH, Weissman BN, et al. 2012. ACR appropriateness criteria(®) acute trauma to the knee. J Am Coll Radiol 9: 96–103. doi: 10.1016/j.jacr.2011.10.013.

Voloshin AS, Wosk J. 1983. Shock absorption of meniscectomized and painful knees: a comparative in vivo study. J Biomed Eng 5(2): 157–161.

Walker PS, Erkman MJ. 1975. The role of the menisci in force transmission across the knee. Clin Orthop Relat Res 109: 184–192.

Walker PS, Hajek JV. 1972. The load-bearing area in the knee joint. J Biomech 5: 581–589.

Wijdicks CA, Griffith CJ, LaPrade RF, et al 2009. Medial knee injury: part 2, load sharing between the posterior oblique ligament and superficial medial collateral ligament. Am J Sports Med 37: 1771–1776.

Wijdicks CA, Griffith CJ, Johansen S, et al. 2010. Injuries to the medial collateral ligament and associated medial structures of the knee. J Bone Joint Surg Am 92: 1266–1280.

Wilk KE, Reinold MM, Hooks TR. 2003. Recent advances in the rehabilitation of isolated and combined anterior cruciate ligament injuries. Orthop Clin North Am 34: 107–137.

Woo SL, Wu C, Dede O, et al. 2006. Biomechanics and anterior cruciate ligament reconstruction. J Orthop Surg Res 1: 2.

Xu C, Zhao J. 2015. A meta-analysis comparing meniscal repair with meniscectomy in the treatment of meniscal tears: the more meniscus, the better outcome? Knee Surg Sports Traumatol Arthrosc 23: 164–170.

Yeh PC, Starkey C, Lombardo S, et al. 2012. Epidemiology of isolated meniscal injury and its effect on performance in athletes from the National Basketball Association. Am J Sports Med 40: 589–594.

Yu B, Lin CF, Garrett WE. 2006. Lower extremity biomechanics during the landing of a stop-jump task. Clin Biomech 21: 297–305.

Zazulak BT, Ponce PL, Straub SJ, et al. 2005. Gender comparison of hip muscle activity during single-leg landing. J Orthop Sports Phys Ther 35: 292–299.

Zazulak BT, Hewett TE, Reeves NP, et al. 2007. Deficits in neuromuscular control of the trunk predict knee injury risk: a prospective biomechanical-epidemiologic study. Am J Sports Med 35: 1123–1130.

Zech A, Hübscher M, Vogt L, et al. 2009. Neuromuscular training for rehabilitation of sports injuries: a systematic review. Med Sci Sports Exerc 41: 1831–1841.

# 第 43 章

# 膝骨性关节炎

Lars Arendt-Nielsen，Cesar Fernandez-de-las-Penas

## 概述

骨关节炎（osteoarthritis，OA）是老年人群中最常见的肌肉骨骼疾病，也是失能最常见的原因（Peat et al 2001）；年龄在 60~70 岁的 40% 的女性和 25% 的男性被诊断患有 OA（Van Saase et al 1989），其中膝OA 是最常见的。随着可预期的全球老年人口的增长以及久坐的生活方式选择相应的增加，预计未来几年 OA 的发病率将会增加。

## 骨关节炎感知觉的临床表现

在个体患者中，严重的膝关节损伤可能引起很小的疼痛，而轻微/无放射性改变可能导致严重的疼痛（Davis et al 1992；Hannan et al 2000；Neogi et al 2009）。然而，在人口基数上，这种不一致性不太明显（Bed son & Croft 2008）。总共 10%~20% 患有局部疼痛的个体随后发生广泛性疼痛（Mourão et al 2010；Atzeni et al 2011；Sarzi-Puttini et al 2011），这在肌肉骨骼疼痛综合征中常常见到。

人体肌肉骨骼疼痛的主观感觉表现包括类似抽筋、弥散性疼痛和疼痛牵涉到远处的躯体结构，以及在牵涉痛区域浅层和深层疼痛的敏感性变化。（Arendt-Nielsen & Graven-Nielsen 2002，2003）这些表现不同于皮肤疼痛，皮肤疼痛通常是浅表的，局限于损伤周围，表现出刺痛和灼痛的特点。来源于肌肉骨骼结构的疼痛定位困难，很难将疼痛与源自肌腱、韧带和骨骼以及关节和关节囊的疼痛区分开来。

肌肉牵涉痛与内脏牵涉痛相比，通常被描述为来自深层结构的感觉，而内脏牵涉痛既有表层的也有深层的定位。肌肉牵涉痛已经被了解和描述超过一个世纪，并且被广泛用作诊断工具。与传统的皮区相比，牵涉痛模式更频繁地遵循骨节（肌肉、筋膜和骨骼）的分布。区分广泛性疼痛和牵涉痛是不可能的，这些现象可能具有共同的病理生理机制。不存在确切的基于神经生理学的关于牵涉痛的解释，但研究表明，在动物的脊髓和脑干中有广泛的动态范围的神经元和疼痛特异性神经元接收来自黏膜、皮肤、肌肉、关节和内脏的会聚输入。这可能会导致对来自肌肉的传入信息的误读，并送达高水平的中枢神经系统，因此，这是弥散性和牵涉性特征的一个原因。

已证实牵涉痛主要是中枢性疼痛，因为脊髓损伤或麻醉阻滞引起的完全性感觉丧失时，仍可能会导致肢体的牵涉痛（Laursen et al 1997）。对于实验性关节疼痛刺激而言，牵涉痛区域的大小取决于伤害性肌肉骨骼输入的强度和持续时间（O'Neill et al 2009）。OA 患者表现出不止一个疼痛的位置，通常会表现为从膝延伸到其他部位的疼痛症状（Thompson et al 2010），这支持了疼痛和敏化扩散存在于这些患者中的观点（Arendt-Nielsen et al 2010b）。最后，OA（膝关节内关节内注射碘化乙酸单钠）的动物模型已经确定敏化扩散通过丝裂原活化蛋白激酶（mitogen-activated protein kinases，MAPKs）、特异性的 ERK 和 p38 磷酸化（Lee et al 2011）进行，与对侧肢体的机械性痛觉超敏有关。

## 骨关节炎的敏化

治疗膝骨性关节疼痛是一个挑战,因为病理与疼痛是分离的,而且①潜在的疼痛机制没有完全被了解;②有效的药物和非药物治疗没有充分发展。膝关节 OA 疼痛是高度个性化的,没有任何特征(如影像学上)与疼痛表现有明显的相关性。近年来,根据相关机制发展了许多新的疼痛评估量化工具对 OA 患者进行剖析,这在未来可能有助于发展成个性化的疼痛管理方案(Malfait & Schnitzer 2013)。

有充分的证据表明,OA 的敏化是由关节的伤害性输入引起的,因此成功的关节置换使疼痛完全缓解会对敏化进行重置(Graven-Nielsen et al 2012;Aranda-Villalobos et al 2013)。肌肉骨骼疼痛的敏化过程不仅由疼痛强度,也由疼痛持续时间进行编码,许多研究表明疼痛持续时间与局部和扩散敏化水平之间存在联系(Arendt-Nielsen et al 2010a,2010b)。在膝关节 OA 中,疼痛强度/持续时间编码为对节段外压力性疼痛的痛觉过敏程度(Arendt-Nielsen et al 2010b),类似于颞下颌关节紊乱(temporomandibular joint disorder,TMD)(Fernández-de-las-Peñas et al 2009)和慢性紧张性头痛(Fernández-de-las-Peñas et al 2008)之间的关系。此外,OA 部位的数量对于感知膝骨关节炎疼痛的弥散程度是很重要的(Thompson et al 2010),肌筋膜激痛点越多,涉及的敏化程度越广泛(Xu et al 2010)。因此,越来越多的证据显示痛觉系统的敏感性在膝 OA 疼痛的临床表现中发挥作用(Kidd 2012)。OA 患者存在外周和中枢敏化机制(Arendt-Nielsen et al 2010b),神经病理方面的描述适用于 OA 患者的亚单位(Finan et al 2013;Hochman et al 2013)和普遍存在的痛觉过敏,这在许多文献中都有记录(Imamura et al 2008;Arendt-Nielsen et al 2010b;Graven-Nielsen et al 2012)。因为敏化的作用,有争论认为 OA 患者一般可以受益于"脱敏"药物,例如度洛西汀(Citrome & Weiss-Citrome 2012)或普瑞巴林,这些药物已在动物模型 OA 中显示出有效性(Rahman et al 2009)。

## 膝骨性关节炎的特定疼痛机制

如果对 OA 患者胫骨前肌进行压痛阈测试,这个肌肉显示出压痛敏化是敏化扩散的结果(Suokas et al 2012)。已经开发了一种方法对 OA 的压痛敏化进行反馈。作为监测工具,例如对疾病进展或治疗效果的监测。在这种情况下,压力被施加到膝上的多个预定位置,并且确定压力疼痛阈值,这些阈值又被转换成三维的,代表通过膝的 MRI 扫描估计出的每个人的膝表面轮廓(Arendt-Nielsen et al 2010b)。Courtney 等人(2009)观察到,与对照受试者相比,膝关节 OA 患者(包括没有静息疼痛的受试者)的屈曲回撤反射的反射反应电流幅度和潜伏期均显著减少,这支持了该人群中枢敏化的表现。

疼痛扩散的一个重要因素是下行疼痛控制的状态,在许多慢性肌肉骨骼疼痛病症(例如 OA,TMD,纤维肌痛症)中,下行抑制控制的效能降低,从而使整个神经轴更容易遭受疼痛(Arendt-Nielsen & Yarnitsky 2009)。

另一个似乎在 OA 患者中发挥重要作用的是中枢时间总和(增强对重复性实验刺激的疼痛反应),这已被证明在 OA 患者中被易化(Arendt-Nielsen et al 2010 b),对许多其他患有慢性肌肉骨骼疼痛患者如纤维肌痛症(Sörensen et al 1998)和挥鞭伤(Curatolo et al 2001)的观察结果也类似。最近一项大型膝关节 OA 队列研究(n=2 126)显示,压力疼痛阈值和时间总和与 OA 相关的疼痛强度相关,但与 OA 的影像学证据无关(Neogi et al 2013)。最后,肌内注射高渗盐水诱发的肌肉牵涉疼痛区域在疼痛性 OA 患者中显著扩大(Bajaj et al 2001),再次支持了牵涉痛和中枢敏化概念密切相关(Arendt-Nielsen & Graven-Nielsen 2002)。

## 骨关节炎的病理生理学和生物化学

疼痛是 OA 临床表现的核心部分,也是患者求诊的主要原因。许多不同的关节结构特征被认为涉及骨关节炎相关的疼痛,包括但不限于髌股间室的骨赘、局灶性或弥漫性软骨异常、软骨下囊肿、骨髓水肿、半月板半脱位、半月板撕裂和贝克囊肿(Read & Dray 2008)。然而,痛觉往往是高度个体化的,到目前为止,这些特征都没有显示出与疼痛很强的相关性。为何影像上关节改变与临床疼痛强度无关,这一直是个谜(Lanyon et al 1998;Felson 2005),但最近的一项大型临床试验显示 Kellgren and Lawrence 的 OA 严重程度分级与临床疼痛强度之间相关(Laxafoss et al 2010)。

人类关节软骨一直被认为是无血管的和无神经的,但最近鉴定出交感神经和感觉神经存在于轻度和重度 OA 的关节软骨内的血管通道里。在软骨下骨髓内和骨赘髓腔内也观察到了周围血管和游离神经纤维及神经干。Suri 等人（2007）发现神经末梢位于人类受损的关节软骨内，说明关节软骨的血管化和相关神经支配可能与 OA 的胫股疼痛跨越了广泛的结构性疾病表现出的严重程度有关。这些发现的意义在于，与 OA 相关的肌肉骨骼疼痛可能是目前公认的中枢作用和骨源性作用共同的结果。OA 疾病的标志是关节软骨的进行性退变和随后的关节间隙变窄。在大多数患者中，OA 的病因尚不清楚。已知的危险因素包括年龄、明显创伤、肥胖、步态改变、生物力学改变（例如内翻或外翻）和过度负荷。

实验和临床观察表明，关节软骨的结构完整性取决于正常的软骨下骨转换、完好的软骨细胞功能和普通的生物力学应力（Hayami et al 2004）。越来越多的证据表明，软骨下骨与关节软骨之间存在很强的关联和相互作用（Karsdal et al 2008）。由于骨和软骨密切相关，能影响与骨转换相关疼痛的干预可能也能影响 OA 相关的疼痛。软骨基质转换的改变可能直接或间接反映了膝关节疼痛引起的软骨结构的早期改变（Ishijima et al 2011）。在 OA 早期，例如骨质增生的存在和进展是像伴随软骨和炎症生物标志物的水平增加（Attur et al 2013；Kumm et al 2013）。研究表明，OA 的特定疼痛机制可能与软骨和骨质降解相关的生物标志物有关（Kumm et al 2013）。关节软骨和软骨下骨的破坏是 OA 中的关键因素，可以通过各种新的生物标志物评测（Dam et al 2011），例如尿 C-末端端肽Ⅰ型胶原（C-terminal telopeptides o type Ⅰ collagen，CTX-Ⅰ），CTX-Ⅱ，Ⅲ型胶原蛋白 N-前肽（type Ⅲ collagen N-propeptide，PⅢNP）和基质金属蛋白酶（matrix metalloproteinase，MMP）介导的降解片段Ⅰ型、Ⅱ型和Ⅲ型胶原蛋白（分别为 C1M、C2M 和 C3M）（Garnero 2001）。Ishijima 等人（2011）发现了Ⅱ型胶原降解（sC2C 和 uCTX-Ⅱ）和形成（sCPⅡ）、骨吸收（uNTx）等，因此，骨滑膜炎可能导致关节疼痛。

膝关节的关节镜评估揭示了 25% 的膝 OA 患者的滑膜组织有炎症（滑膜炎），导致症状性 OA（即关节肿胀、疼痛和关节僵硬）。这些患者的影像学进展风险增加（Goldring & Otero 2011；Scanzello et al 2011）。由于炎症被认为是 OA 进展到某些阶段的一个因素，炎症过程可能与细胞因子的变化有关（例如白介素-6，interleukin-6，IL-6）（Livshits et al 2009）。一些细胞因子可能作为 OA 严重程度和疼痛的生化标志物（Saetan et al 2011）。膝 OA 中最常测量的细胞因子是 IL-6 和肿瘤坏死因子 α（tumour necrosis factor α，TNF-α）（Pearle et al 2007；Livshits et al 2009；Scanzello et al 2009）。许多的研究已经确定了膝 OA 严重程度与较高血清细胞因子水平的相关性，如 TNF-α 可溶性受体 sTNFR1 和 sTNFR2，以及 C 反应蛋白（CRP）（Pelletier et al 2001；Miller et al 2008）。IL-1 和 IL-1R 抑制剂已在临床 OA 试验中进行了测试，但据报道，阿那白滞素和 AMG-108 对膝 OA 症状和体征的益处有限（Chevalier et al 2009；Cohen et al 2011）。然而，这些研究是在 OA 患者的混合人群中进行的。关节代谢的类似效应归因于 TNF-α，使其成为另一抗感染治疗的靶点。不幸的是目前这些疗法都没有被证明有效，尽管一项较小的研究表明，在使用阿达木单抗治疗后，关节健康有改善的趋势（Magnano et al 2007）。IL-6 在 OA 领域受到越来越多的关注。已将 TNF 与其他促炎性细胞因子进行比较，并且已显示在患有膝 OA 的老年患者中有所升高（Stannus et al 2010）。

研究已经表明失能（WOMAC）和更高水平的促炎细胞因子有关（Ferraro & Booth 1999；Ferrucci et al 2002；Miller et al 2008）。此外，特定的细胞因子可能会引起关节组织细胞外基质的破坏（Goldring et al 2011）。MMP 裂解的新型特异性生物标志物是 CRPM，它是局部炎症的反应，且会循环往复出现，未裂解的 CRP 则反映系统性炎症（Vigushin et al 1993）。因此，通过测量这些新型疾病相关的生物标志物可以帮助调查关节破坏与疼痛机制的关联。此外，许多作者报告了不同变量的影响，如功能表现（Ferrucci et al 2002）、肥胖（Miller et al 2008）、临床方面（Penninx et al 2004）和影像上 OA 的严重程度（Livshits et al 2009）对血清或关节内细胞因子水平的影响。在肥胖患者中，越来越多的研究显示他们对疼痛过敏，并且这些个体更容易发生疼痛，可能是由于脂肪组织释放细胞因子引发低水平炎症过程（Deere et al 2012）。

## 膝关节骨性关节炎的生物力学

膝关节负荷异常是 OA 发展的一个重要因素（Andriacchi et al 2004；Hunter & Felson 2006）。膝关节内侧间室通常比外侧间室受到的影响更多，因为在步态期间，内侧间室通常承受经过膝的大部分负荷（Hurwitz et al 1998）。步态过程中肌肉骨骼负荷的外部测量在损伤机制的识别中起着主要作用，因为内侧膝 OA 相关的步态模式变化与运动诱发的伤害感受有关（Mündermann et al 2005；Henriksen et al 2006）。整个下肢作为一个连接的动力学单元，适应身体的远端部分，对整个肢体（包括膝）的负荷模式有显著影响（Mündermann et al 2005；Lidtke et al 2010）。足底负荷与 Kellgren-Lawrence 分级之间没有发现有相关性（Lidtke et al 2010）。

少量研究调查了膝 OA 患者的足旋前，显示膝 OA 患者比对照组表现出更多的足旋前（Reilly et al 2009；Barton et al 2010；Levinger et al 2010）。

## 骨关节炎相关疼痛管理的挑战

### 药物治疗

多年来，口服镇痛药如对乙酰氨基酚和非甾体抗炎药一直是症状性 OA 的主流治疗方法。事实上，药物治疗方法对膝 OA 个体的初始治疗是条件性的推荐，包括对乙酰氨基酚，口服和局部应用非甾体抗炎药，曲马朵和关节内皮质类固醇注射，关节内透明质酸注射和度洛西汀，而阿片类药物在初始治疗反应不足的患者中做条件性推荐（Hochberg et al 2012）。

对非甾体抗炎药毒性认识的增加改变了治疗建议，不再长期使用这些药物治疗症状性 OA。已经发表了关于随机安慰剂对照试验的系统综述和 meta 分析，以评估非甾体抗炎药的镇痛作用，包括选择性环氧化酶-2 抑制剂（cyclo-oxygenase-2 inhibitors，coxibs）在膝关节 OA 患者中的作用（Bjordal et al 2004，2005，2007b）。研究结果表明，非甾体抗炎药比安慰剂对减轻膝 OA 的短期疼痛的作用略好。然而，随后的分析并不支持长期使用非甾体抗炎药进行治疗，因为口服非甾体抗炎药可能有严重的副作用。另一个 meta 分析评估了随机对照试验中 OA 患者局部应用非甾体抗炎药的短期（少于 4 周）疗效，并报告说，2 周后没有证据表明它们的疗效优于安慰剂（Lin et al 2004）。

目前对症治疗 OA 的建议将对乙酰氨基酚（每天 4g）列为一线镇痛药，尽管它对此病的镇痛作用有限。很明显，目前的 OA 管理方案根本没有关注这种慢性疼痛状况的可能外周和中枢的表现。其中一个原因是缺乏对 OA 疼痛根本原因的了解以及缺乏有效的药物选择。

如在所有其他疼痛中的情况，联合疗法也广泛

用于治疗 OA 的疼痛。更强的阿片类药物如羟考酮和透皮芬太尼/丁丙诺啡已被显示在降低膝和髋 OA 患者的疼痛评分和改善功能方面是有效的（Langford et al 2006；Breivik et al 2010）。总体而言，非甾体抗炎药和阿片类药物相对缺乏有效性和许多安全性问题，使制药业投资寻找新的和更有效的化合物用于治疗 OA 疼痛，例如在 OA 疼痛中使用单克隆神经生长因子（nerve growth factor，NGF）抗体的发表是有希望的结果（Katz et al 2011；Seidel & Lane 2012；Sanga et al 2013）。不幸的是，抗 NGF 治疗对额外应用非甾体抗炎药的患者引起骨坏死，因此当局暂时中止了临床试验。然而，NGF 靶向作为今后的一种治疗方法引起了极大兴趣。

其他药理学方法包括局部外用疗法，如非甾体抗炎药乳膏和凝胶，显示比口服药更安全（不良事件<1.5%）。少量研究发现，局部应用的辣椒素显示有利于减轻 OA 患者的疼痛（Mason et al 2004）。

关节内注射类固醇被广泛用于减轻 OA 疼痛，尽管持续时间可能仅维持数周（Bellamy et al 2005）。关节内透明质酸（透明质酸钠）具有类似于关节内类固醇注射的益处，可以缓解症状，虽然起效时间延迟，但疗效可持续长达 12 个月（Lo et al 2003）。氨基葡萄糖和硫酸软骨素由于早期的报道而被广泛用于 OA 的治疗。然而，大规模的多中心和安慰剂对照试验并没有显示出超越安慰剂的疗效（Clegg et al 2006）。

制药行业对开发新的用于 OA 疼痛的镇痛化合物有浓厚的兴趣。如 TrkA/B 受体阻滞剂、抗 NGF 单克隆抗体、CB2 激动剂、FAAH 抑制剂、前列腺素级联反应抑制剂、不同的 coxibs、P2X7 受体拮抗剂和 TRPV1 拮抗剂等复合物目前正在进行临床试验，用于治疗 OA 疼痛。降钙素在 OA 中的作用也重新引起了人们的兴趣（Arendt-Nielsen et al 2009）。

### 非药物治疗

临床上使用了几种非药物治疗方法用于膝 OA 患者的康复治疗。美国风湿病学会（American College of Rheumatology，ACR）最近得出结论，强烈推荐非药物治疗膝 OA 疼痛的方法包括有氧运动、水中运动和/或抗阻运动，以及超重患者的减重（Hochberg et al 2012）。此外，有条件推荐的膝 OA 的非药物治疗方式包括对外翻膝 OA 者使用内侧楔形鞋垫，对内翻膝 OA 者使用距下关节外侧鞋垫，向内侧做髌骨贴扎，手法物理治疗，助行器，热敷，太极拳，

自我管理计划和心理社会干预（Hochberg et al 2012）。这些建议在其他回顾中得到了进一步的支持（Roos & Juhl 2012；Segal 2012；Adams et al 2013；Uthman et al 2013）。此外，欧洲风湿病防治联盟（European League against Rheumatism，EULAR）最近为髋和膝 OA 患者的管理提出了 11 项建议，包括康复计划和教育性教学活动，以改变不健康的生活方式习惯（Fernandes et al 2013）。然而，医生应该意识到治疗的选择应该根据患者的特征和患者的选择决定。

## 治疗性运动

治疗性运动可能是对膝 OA 患者最推荐的治疗干预，因为其有益效果，易于应用，不良反应少和相对较低的成本。规律运动可以通过增加职业、社会和娱乐活动的参与度来减少身体损伤，改善活动度，降低跌倒风险，促进体重减轻，提高生活质量（Roddy et al 2005；Bartels et al 2007；Fransen & McConnell 2008，2009；Bennell & Hinman 2011）。Beckwée 等人（2013）建议运动可使以下五个方面得到改善：神经肌肉、关节周围、关节内、心理社会成分，整体健康。

许多回顾和临床指南推荐同时进行力量训练和有氧运动，但也有许多其他的方法，如牵伸/柔韧性训练、耐力训练、水中运动和增加一般体育活动也显示出具有满意的效果（Roddy et al 2005；Bartels et al 2007；Fransen & McConnell 2008，2009；Bennell & Hinman 2011）。

Fransen 和 McConnell（2008）在他们的 Cochrane 系统评价中得出结论，与对照组相比，地面治疗性运动，标准化平均差异（SMD）在疼痛（0.40；95% CI：0.30，0.50）和功能（0.37；95% CI：0.25，0.49）的益处有显著优势。这项回顾没有发现不同类型的运动方案之间治疗效果的显著差异，与其他回顾一致（Roddy et al 2005；Bartels et al 2007；Jamtvedt et al 2008；Fransen & McConnell 2009）。另一项考克兰综述也得出结论，水中运动干预对髋和膝 OA 的功能效应为小到中等（SMD 0.26；95% CI：0.11，0.42），对疼痛的效应较大（0.86；95% CI：0.25，1.47）（Bartels et al 2007）。最近的一项综述发现了强有力的证据，证明有氧运动和力量运动项目（包括地面和水中运动）都可以改善轻度或中度膝和髋 OA 患者的疼痛和身体功能（Golightly et al 2012）。

以往的回顾结论认为是否一种运动方式在改善

疼痛和功能方面比其他运动方式有明显的优势并不清楚。与之相反，最近的一项 meta 分析提供了对下肢 OA 患者最有效的运动干预措施的初步证据（Uthman et al 2013）。运动和对照组在疼痛强度方面的总体差异，单纯力量训练组为 -2.03cm（95% CI：-2.82，-1.26，大效应），柔韧性加力量训练为 -1.26cm（95% CI：-2.12，-0.40，中等效应大小），柔韧性加力量训练加有氧运动为 -1.74cm（95% CI：-2.60，-0.88，大效应），水中运动加力量训练为 -1.87cm（95% CI：-3.56，-0.17，中等效应大小）。总体功能上力量训练加柔韧性和有氧运动比对照组相差 -13.2 个单位（95% CI：-2.44，-0.21，中等效应大小）。该综述的结论是，对下肢 OA 的疼痛和功能，力量训练和柔韧性及有氧运动的综合运动干预（地面或水中）似乎是最有效的干预措施（SMD -0.63，95% CI：-1.16，-0.10）（Uthman et al 2013）。

最近的另一项系统性回顾得出结论，有或无负重的肌肉力量训练和有氧运动对膝 OA 患者的疼痛缓解有效（Tanaka et al 2013）。三种类型中最有效的锻炼是无负重力量训练（Tanaka et al 2013）。

根据现有数据，规律的治疗性运动应尽早纳入膝 OA 疼痛的治疗。患者应该从有或无抗阻的无负重的运动（图 43.1）渐进到有负重的运动，特别是闭链运动（图 43.2）。事实上，一些证据表明，在闭链运动中进行本体感觉训练比一般的力量训练在功能结局方面更有效，当然还需要在这方面进行更多的研究（Smith et al 2012）。

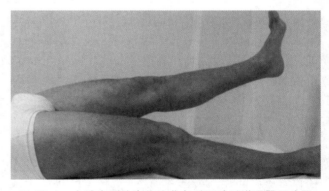

图 43.1　主动直腿抬高作为非负重运动以增强股四头肌

最后，需要进一步研究的与运动方案有关的膝 OA 治疗性干预的领域包括：运动方案的长期效应评估、OA 的平衡训练、严重膝 OA 的运动方案、运动方案对膝 OA 进展的影响，对膝或髋以外的关节部位锻炼的有效性，对 OA 锻炼的有效性与年龄、性别和肥胖等因素的关系（Golightly et al 2012）。

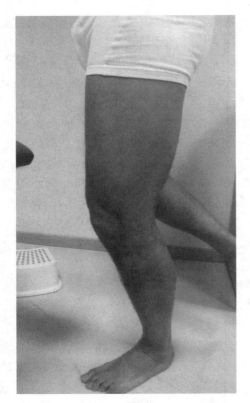

图 43.2　膝屈曲的单腿站立运动作为闭链的本体感受训练

## 手法治疗

一些发表的关于 OA 管理的临床指南推荐使用手法治疗作为 OA 锻炼的辅助疗法[国家健康临床优化研究院，National Institute of Health and Clinical Excellence（NICE）2008；皇家澳大利亚全科工作者学会，Royal Australian College of General Practitioners（RACGP）2009]；然而，这些建议都是基于有限的证据，因为当时发表的研究很少（French et al 2011）。根据 NICE（2008）的临床推荐，一项针对物理治疗师的问卷调查显示，100% 的治疗师使用了锻炼，经常辅以电疗法（66%）、手法治疗（64%）和针灸（60%）（Walsh & Hurley 2009）。事实上，从卫生系统和社会的角度来看，运动疗法或手法治疗的应用比常规治疗有更好的成本效益比，从政策相关的价值来看也更愿意支付（Pinto et al 2013）。然而，在文献中对于手法治疗膝 OA 的描述不够明确，因为它包括偏关节的技术、偏软组织的干预、治疗性运动、姿势矫正等。

关于手法治疗膝 OA 的有效性有少数的系统性回顾发表。French 等人（2011）的结论是，没有确凿的证据（2 级水平）表明手法治疗对于减轻膝 OA 患者的疼痛和功能是有效的。Brantingham 等人（2012）也发现手法治疗对于短期有中度（B 级）的证据但对长期的证据（C 级）未得出明确结论。

将手法治疗纳入膝 OA 患者管理的理由是，一些研究已经表明使用手法治疗技术的镇痛和调节脊髓兴奋性的效果，临床结局显示可以改善步态和功能（Courtney et al 2011）。Moss 等人（2007）观察到对膝 OA 患者进行 9 分钟的胫股关节附属运动松动后，内侧关节线和远端非疼痛部位（踝关节）的压痛敏感性均有所下降。Courtney 等人（2010）报告，对膝 OA 患者应用 6 分钟的震动关节松动后，屈肌回撤反射反应减弱，表明膝松动的镇痛作用包括调节节段性脊髓兴奋性或下行抑制脑干系统。这一假设得到了一项动物实验的支持，该研究表明，膝关节松动减少了踝部辣椒素诱导的痛觉过敏（Sluka & Wright 2001）。这些研究中进行的松动干预包括在后前向对膝关节进行的大幅度的附属运动技术（图43.3）。在这些研究中，膝关节松动以大约每分钟45 次的震动速率持续 6 ~ 9 分钟（Moss et al 2007；Courtney et al 2010）。

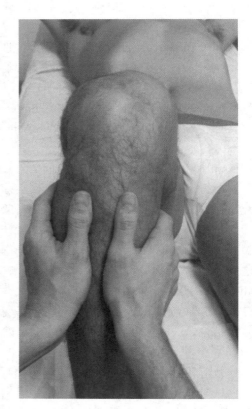

图 43.3　应用于胫股关节的后-前附属松动技术

另一种常用于治疗慢性疼痛的手法治疗是按摩。Perlman 等人（2006）发现 8 周的按摩治疗在短期内明显改善了膝 OA 患者的疼痛和功能;然而,作者意识到按摩疗法不是标准化的。在一项后续研究中,同样的作者标准化了一项 60 分钟的膝 OA 按摩方案,包括在下肢应用轻抚法、揉捏法、叩敲法、振动、摩擦按摩和皮肤卷动(图 43.4),但也可以在上肢或任意部位(Ali et al 2012)。最近的一项随机对照试验证实,这种按摩方案对膝 OA 患者减轻疼痛和功能增强有效,并且在接受更大剂量(即更多次 60 分钟治疗)的受试者中观察到最佳效果(Perlman et al 2012)。

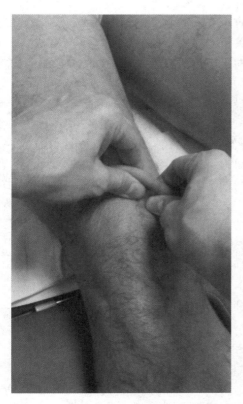

图 43.4　在膝区域的皮肤卷动作为按摩干预

无论如何,有建议手法治疗虽然不能作为单独疗法,但是对膝 OA 患者可能还是有益的(Page et al 2011)。Deyle 等人(2005)报告对膝 OA 的手法治疗和监督下锻炼增加临床回访,加大了家庭锻炼计划对症状的缓解。Jansen 等人(2011)的系统性回顾发现,运动疗法加上手法松动对疼痛显示中等疗效(0.69;95% CI:0.42,0.96),相比,单独力量训练(0.38;95% CI:0.23,0.54)或运动疗法(0.34;95% CI:0.19,0.49)的效应小。事实上,在荷兰对髋和膝 OA 的物理治疗实践指南中建议结合运动和手法治疗(Peter et al 2011)。然而,最近的一项随机对照试验并未支持这些假设,该试验发现,手法治疗比常规

治疗在长期随访(1 年)时显示更有效,与运动减轻膝和髋 OA 的疼痛、增加功能的效果相似,手法治疗和锻炼相结合并没有带来额外的好处(Abbott et al 2013)。

手法治疗或治疗性运动的有效性结果不一致可能与以下事实有关:并非所有膝 OA 患者都会受益于这些干预措施。因此,Deyle 等人(2012)认为髌股疼痛的存在、前交叉韧带松弛和身高>1.71m 是对膝 OA 患者手法治疗后不成功结局相关的变量(总体预后准确性为 96%)。因此重要的是,医生要确定膝 OA 患者能从某种特殊干预措施中获益的临床特征。

## 针刺

一些临床指南推荐针灸治疗膝 OA 患者,特别是那些不能或不愿意接受膝关节置换术的中重度疼痛患者(Zhang et al 2008;Hochberg et al 2012)。但是,其他指南没有推荐使用(Jordan et al 2003;NICE 2008)。Cochrane 系统评价报道针灸比基线前(SMD -0.96;95% CI:1.19,0.72)或假针灸组(SMD -0.35;95% CI:-0.55,-0.15)明显改善了疼痛(Manheimer et al 2010);然而,这篇综述的作者认为益处很小,与临床无关,可能至少部分是由于不完全致盲的安慰剂效应。最新的 meta 分析得出的结论是,针刺可以被认为是一种可能有效的物理治疗方法,在短期内缓解 OA 相关的膝疼痛;然而,在这一研究领域的许多证据质量很差(Corbett et al 2013)。在这项 meta 分析中,一项对满意度和高质量研究的敏感性分析显示,大多数研究是针灸(11 项试验)或肌肉力量训练(9 项试验)。结果显示,两种干预均明显优于标准护理治疗,针刺治疗优于肌肉力量训练(SMD 0.49;95% CI:0.00,0.98)。

## 其他治疗方法

目前用于膝 OA 的治疗方式还有太极、神经肌肉电刺激(neuromuscular electrical stimulation,NMES)、经皮神经电刺激(transcutaneous electrical nerve stimulation,TENS)和短波透热(short-wave diathermy,SWD)疗法。

最近的一项系统性回顾发现,在练习太极的膝 OA 患者中,有中等证据表明太极可以短期改善 OA 相关疼痛、身体功能和僵硬(Lauche et al 2013)。该分析揭示了对疼痛(SMD -0.72;95% CI:-1.00,-0.44)、身体功能(SMD -0.72;95% CI:-1.01,-0.44)和僵

硬（SMD -0. 59；95% CI：-0. 99，-0. 19）的短期疗效的中等证据。然而，没有发现长期效应的证据（Lauche et al 2013）。作者认为，假设太极拳是一种短期有效、安全的干预方法，可能初步推荐作为膝 OA 患者的辅助治疗；但是，需要更多高质量的随机对照试验来证实这些结果（Lauche et al 2013）。

最近的一项系统性回顾显示，中等的证据支持 NMES 单独或联合股四头肌等长训练对增强老年 OA 患者的有效性（de Oliveira Melo et al 2013）；然而，研究的质量很低。此外，参数的变化（脉冲频率，脉冲持续时间，电流类型和应用时间）使临床极难得出结论。尽管参数的变异性，考虑个体在人群中的差异性，使用 100~400ms 的双相脉冲电流，50~100Hz 的刺激频率，在能耐受的最大电流强度下，被认为对肌肉增强最理想（de Oliveira Melo et al 2013）。

Bjordal 等人（2007a）的综述得出结论，在膝 OA 治疗中，TENS、电针和低强度激光疗法比安慰剂能更有效地缓解疼痛。在随机临床试验假定最佳剂量的亚组分析中，疼痛的短期效果 TENS 为 22. 2mm（95% CI：18. 1，26. 3），激光治疗为 24. 2mm（95% CI：17. 3，31. 3）（Bjordal et al 2007a）。相比，考克兰回顾对膝 OA 患者使用 TENS 的证据非常少（Rutjes et al 2009）；这篇综述观察到与对照组相比，TENS 对疼痛强度更有效，但效应较小（SMD -0. 07；95% CI：-0. 46，-0. 32）。最后，Laufer 和 Dar 等人（2012）发表的 meta 分析发现，短波透热疗法对疼痛和肌肉表现明显效果，只有在治疗唤起患者的局部热感时才会有小的效果（SMD -0. 334；95% CI：-0. 643，-0. 0256）。

## 关节置换术

膝关节成形术是治疗严重终末期膝 OA 疼痛的一种金标准手术方法；然而，全膝关节置换术后大约有 13% 的患者出现严重的慢性术后疼痛（Harden et al 2003）。对于全髋关节置换术，范围为 14% ~32%（Judge et al 2010）。此外，44% 的纤维肌痛症患者有明显的敏化迹象，在全膝关节置换术后遭受慢性术后疼痛（D'Apuzzo et al 2012）。

在全膝关节置换术中敏化作用的重要性可能由以下发现支持，在手术前和手术后使用普瑞巴林治疗可减少 OA 患者膝关节置换术后的慢性疼痛的发展（Buvanendran et al 2010）。此外，由于许多膝 OA 患者在全膝关节置换术后经历疼痛，所以即使是因为无法解释的疼痛也经常翻修置换的膝关节。一项早期 mate 分析显示，在 4 年的随访中，膝关节成形术的翻修率为 3. 8%（Callahan et al 1994）。这种翻修一般成功的可能性很低，通常会使患者遭受更多的痛苦、更多的功能受损（Brown et al 2006）和更严重的敏化（Skou et al 2013）。

最后，重要的是考虑到全膝关节置换术后的短期和长期结果与患者术后要接受的康复计划有关（Petterson et al 2009；Bade & Stevens-Lapsley 2011）。全膝关节置换术后与康复关联的是手术后观察到的相关股四头肌无力。事实上，股四头肌的力量是预测全膝关节置换术后功能表现的最强指标（Petterson et al 2009）。Bade 和 Stevens-Lapsley 等人（2012）建议在膝关节置换术后的前 6 周内将 NMES 应用于手术肢体的股四头肌上，可以提高股四头肌肌力的恢复速度，并帮助力量和功能的长期增强。

最近的一项系统性回顾确定了术后康复干预的 4 个类别：①力量训练；②水疗；③平衡训练；④临床环境（例如团体的门诊方案）（Pozzi et al 2013）。该回顾得出结论，在受过训练的物理治疗师的监督下进行门诊康复可以提供全膝关节置换术后的最佳长期效应，并应包括基于地面或水中计划的个性化和渐进性力量训练和功能锻炼（Pozzi et al 2013）。实际上，康复计划应包括针对下肢所有的主要肌群的更高强度和渐进式抗阻训练（Bade & Stevens-Lapsley 2012）。然而，关于康复治疗方案的剂量、频率、强度和持续时间的资料仍不明确。

## 小结

由于人口和生活方式的变化，预计膝 OA 的患病率将在未来急剧增加。膝 OA 最终会发展成一种疼痛的状态，但是对于个体患者来说，关节破坏和疼痛强度之间没有相关性。在慢性 OA 疼痛患者中，发生外周和敏化扩散，导致疼痛进一步加剧。这可以通过介导相关因素如局部炎症机制、增强时间整合或下行疼痛调节受损等来调节。由于存在安全性问题并且缺乏长期效果，因此需要用新的、更好的和更安全的药物替代口服非甾体抗炎药。对膝 OA 的很多保守干预措施被认为是有效的，无论短期还是长期随访治疗性运动都是最有效的。膝 OA 可发展成需要全膝关节置换术的致残状态。不幸的是，许多患者会经历慢性术后疼痛，这种疼痛会因反复膝关节手术而进一步恶化。

（王芗斌 译，刘凯　江雪 审，马明　王于领 校）

# 参考文献

Abbott JH, Robertson MC, Chapple C, et al. 2013. Manual therapy, exercise therapy, or both, in addition to usual care, for osteoarthritis of the hip or knee: a randomized controlled trial. 1: clinical effectiveness. Osteoarthritis Cartilage 21: 525–534.

Adams T, Band-Entrup D, Kuhn S, et al. 2013. Physical therapy management of knee osteoarthritis in the middle-aged athlete. Sports Med Arthrosc 21: 2–10.

Ali A, Kahn J, Rosenberger L, et al. 2012. Development of a manualized protocol of massage therapy for clinical trials in osteoarthritis. Trials 13: 185.

Andriacchi TP, Mündermann A, Smith RL, et al. 2004. A framework for the in vivo pathomechanics of osteoarthritis at the knee. Ann Biomed Eng 32: 447–457.

Aranda-Villalobos P, Fernández-de-las-Peñas C, Navarro-Espigares JL, et al. 2013. Normalization of widespread pressure pain hypersensitivity in patients with hip osteoarthritis after total hip replacement is associated with clinical and functional improvements. Arthritis Rheum 65: 1262–1270.

Arendt-Nielsen L, Graven-Nielsen T. 2002. Deep tissue hyperalgesia. J Muscu-loskel Pain 10: 97–119.

Arendt-Nielsen L, Graven-Nielsen T. 2003. Central sensitization in fibromyalgia and other musculoskeletal disorders. Curr Pain Headache Rep 7: 355–361.

Arendt-Nielsen L, Yarnitsky D. 2009. Experimental and clinical applications of quantitative sensory testing applied to skin, muscles and viscera. J Pain 10: 556–572.

Arendt-Nielsen L, Hoeck HC, Karsdal MA, et al. 2009. Role of calcitonin in management of musculoskeletal pain. Rheumatol Rep 1: 39–42.

Arendt-Nielsen L, Graven-Nielsen T, Kidd B, et al. 2010a. From basic science to management of chronic musculoskeletal pain. In: Mogil JS (ed) An updated review: refresher course syllabus. Seattle: IASP Press, pp 73–83.

Arendt-Nielsen L, Nie H, Laursen MB, et al. 2010b. Sensitization in patients with painful knee osteoarthritis. Pain 149: 573–581.

Attur M, Krasnokutsky-Samuels S, Samuels J, et al. 2013. Prognostic biomarkers in osteoarthritis. Curr Opin Rheumatol 25: 136–144.

Atzeni F, Cazzola M, Benucci M, et al. 2011. Chronic widespread pain in the spectrum of rheumatological diseases. Best Pract Res Clin Rheumatol 25: 165–171.

Bade MJ, Stevens-Lapsley JE. 2011. Early high-intensity rehabilitation following total knee arthroplasty improves outcomes. J Orthop Sports Phys Ther 41: 932–941.

Bade MJ, Stevens-Lapsley JE. 2012. Restoration of physical function in patients following total knee arthroplasty: an update on rehabilitation practices. Curr Opin Rheumatol 24: 208–214.

Bajaj P, Bajaj P, Graven-Nielsen T, et al. 2001. Osteoarthritis and its association with muscle hyperalgesia: an experimental controlled study. Pain 93: 107–114.

Bartels EM, Lund H, Hagen KB, et al. 2007. Aquatic exercise for the treatment of knee and hip osteoarthritis. Cochrane Database Syst Rev 4: CD005523.

Barton CJ, Bonanno D, Levinger P, et al. 2010. Foot and ankle characteristics in patellofemoral pain syndrome: a case control and reliability study. J Orthop Sports Phys Ther 40: 286–296.

Beckwée D, Vaes P, Cnudde M, et al. 2013. Osteoarthritis of the knee: why does exercise work? A qualitative study of the literature. Ageing Res Rev 12: 226–236.

Bedson J, Croft PR. 2008. The discordance between clinical and radiographic knee osteoarthritis: a systematic search and summary of the literature. BMC Musculoskelet Disord 9: 116–126.

Bellamy N, Campbell J, Robinson V, et al. 2005. Intraarticular corticosteroid for treatment of osteoarthritis. Cochrane Database Syst Rev 2: CD005328.

Bennell KL, Hinman RS. 2011. A review of the clinical evidence for exercise in osteoarthritis of the hip and knee. J Sci Med Sport 14: 4–9.

Bjordal JM, Ljunggren AE, Klovning A, et al. 2004. Non-steroidal anti-inflammatory drugs, including cyclo-oxygenase-2 inhibitors, in osteoarthritic knee pain: meta-analysis of randomised placebo controlled trials. BMJ 329: 1317.

Bjordal JM, Ljunggren AE, Klovning A, et al. 2005. NSAIDs, including coxibs, probably do more harm than good, and paracetamol is ineffective for hip OA. Ann Rheum Dis 64: 655–656.

Bjordal JM, Johnson MI, Lopes-Martins RA, et al. 2007a. Short-term efficacy of physical interventions in osteoarthritic knee pain. A systematic review and meta-analysis of randomised placebo-controlled trials. BMC Musculoskelet Disord 8: 51.

Bjordal JM, Klovning A, Ljunggren AE, et al. 2007b. Short-term efficacy of pharmacotherapeutic interventions in osteoarthritic knee pain: a meta-analysis of randomised placebo-controlled trials. Eur J Pain 11: 125–138.

Brantingham JW, Bonnefin D, Perle SM, et al. 2012. Manipulative therapy for lower extremity conditions: update of a literature review. J Manipulative Physiol Ther 35: 127–166.

Breivik H, Ljosaa TM, Stengaard-Pedersen K, et al. 2010. A 6-month, randomised, placebo-controlled evaluation of efficacy and tolerability of a low-dose 7-day buprenorphine transdermal patch in osteoarthritis patients naïve to potent opioids. Scand J Pain 1: 122–141.

Brown EC, Clarke HD, Scuderi GR. 2006. The painful total knee arthroplasty: diagnosis and management. Orthopedics 29: 129–136.

Buvanendran A, Kroin JS, Della Valle CJ, et al. 2010. Perioperative oral pregabalin reduces chronic pain after total knee arthroplasty: a prospective, randomized, controlled trial. Anesth Analg 110: 199–207.

Callahan CM, Drake BG, Heck DA, et al. 1994. Patient outcomes following tricompartmental total knee replacement. JAMA 271: 1349–1357.

Chevalier X, Goupille P, Beaulieu AD, et al. 2009. Intraarticular injection of anakinra in osteoarthritis of the knee: a multicenter, randomized, double-blind, placebo-controlled study. Arthritis Rheum 61: 344–352.

Citrome L, Weiss-Citrome A. 2012. A systematic review of duloxetine for osteoarthritic pain: what is the number needed to treat, number needed to harm, and likelihood to be helped or harmed? Postgrad Med 124: 83–93.

Clegg DO, Reda DJ, Harris CL, et al. 2006. Glucosamine, chondroitin sulfate, and the two in combination for painful knee osteoarthritis. N Engl J Med 354: 795–808.

Cohen SB, Proudman S, Kivitz AJ, et al. 2011. A randomized, double-blind study of AMG 108 (a fully human monoclonal antibody to IL-1R1) in patients with osteoarthritis of the knee. Arthritis Res Ther 13: R125.

Corbett MS, Rice SJ, Madurasinghe V, et al. 2013. Acupuncture and other physical treatments for the relief of pain due to osteoarthritis of the knee: network meta-analysis. Osteoarthritis Cartilage 21: 1290–1298.

Courtney CA, Lewek MD, Witte PO, et al. 2009. Heightened flexor withdrawal responses in subjects with knee osteoarthritis. J Pain 10: 1242–1249.

Courtney CA, Witte PO, Chmell SJ, et al. 2010. Heightened flexor withdrawal response in individuals with knee osteoarthritis is modulated by joint compression and joint mobilization. J Pain 11: 179–185.

Courtney CA, Clark JD, Duncombe AM, et al. 2011. Clinical presentation and manual therapy for lower quadrant musculoskeletal conditions. J Man Manip Ther 19: 212–222.

Curatolo M, Petersen-Felix S, Arendt-Nielsen L, et al. 2001. Central hypersensitivity in chronic pain after whiplash injury. Clin J Pain 17: 306–315.

Dam EB, Byrjalsen I, Arendt-Nielsen L, et al. 2011. Relationships between knee pain and osteoarthritis biomarkers based on systemic fluids and magnetic resonance imaging. J Musculoskeletal Pain 19: 144–153.

D'Apuzzo MR, Cabanela ME, Trousdale RT, et al. 2012. Primary total knee arthroplasty in patients with fibromyalgia. Orthopedics 35: 175–178.

Davis MA, Ettinger WH, Neuhaus JM, et al. 1992. Correlates of knee pain among US adults with and without radiographic knee osteoarthritis. J Rheumatol 19: 1943–1949.

Deere KC, Clinch J, Holliday K, et al. 2012. Obesity is a risk factor for musculoskeletal pain in adolescents: findings from a population-based cohort. Pain 153: 1932–1938.

de Oliveira Melo M, Aragão FA, Vaz MA. 2013. Neuromuscular electrical stimulation for muscle strengthening in elderly with knee osteoarthritis – a systematic review. Complement Ther Clin Pract 19: 27–31.

Deyle GD, Allison SC, Matekel RL, et al. 2005. Physical therapy treatment effectiveness for osteoarthritis of the knee: a randomized comparison of supervised clinical exercise and manual therapy procedures versus a home exercise program. Phys Ther 85: 1301–1317.

Deyle GD, Gill NW, Allison SC, et al. 2012. Knee OA: which patients are unlikely to benefit from manual PT and exercise? J Fam Pract 61: E1–E8.

Felson DT. 2005. The sources of pain in knee osteoarthritis, Curr Opin Rheumatol 17: 624–628.

Fernandes L, Hagen KB, Bijlsma JW, et al. 2013. EULAR recommendations for the non-pharmacological core management of hip and knee osteoarthritis. Ann Rheum Dis 72: 1125–1135.

Fernández-de-las-Peñas C, Ge HY, Cuadrado ML, et al. 2008. Bilateral pressure pain sensitivity mapping of the temporalis muscle in chronic tension type headache. Headache 48: 1067–1075.

Fernández-de-las-Peñas C, Galán del Río F, Fernández Carnero J, et al. 2009. Bilateral widespread mechanical pain sensitivity in myofascial temporomandibular disorder: evidence of impairment in central nociceptive processing. J Pain 10: 1170–1178.

Ferraro KF, Booth TL. 1999. Age, body mass index, and functional illness. J Gerontol B Psychol Sci Soc Sci 54: S339–S348.

Ferrucci L, Penninx BWJH, Volpato S, et al. 2002. Change in muscle strength explains accelerated decline of physical function in older women with high interleukin-6 serum levels. J Am Geriatr Soc 50: 1947–1954.

Finan PH, Buenaver LF, Bounds SC, et al. 2013. Discordance between pain and radiographic severity in knee osteoarthritis: findings from quantitative sensory testing of central sensitization. Arthritis Rheum 65: 363–372.

Fransen M, McConnell S. 2008. Exercise for osteoarthritis of the knee. Cochrane Database Syst Rev 4: CD004376.

Fransen M, McConnell S. 2009. Land-based exercise for osteoarthritis of the knee: a meta-analysis of randomized controlled trials. J Rheumatol 36: 1109–1117.

French HP, Brennan A, White B, et al. 2011. Manual therapy for osteoarthritis of the hip or knee: a systematic review. Man Ther 16: 109–117.

Garnero P. 2001. Biochemical markers of bone remodeling. Ann Biol Clin 59: 298.

Goldring MB, Otero M. 2011. Inflammation in osteoarthritis. Curr Opin Rheumatol 23: 471–478.

Goldring MB, Otero M, Plumb DA, et al. 2011. Roles of inflammatory and anabolic cytokines in cartilage metabolism: signals and multiple effectors converge upon MMP-13 regulation in osteoarthritis. Eur Cell Mater 24: 202–220.

Golightly YM, Allen KD, Caine DJ. 2012. A comprehensive review of the effectiveness of different exercise programs for patients with osteoarthritis. Phys Sportsmed 40: 52–65.

Graven-Nielsen T, Wodehouse T, Langford RM, et al. 2012. Normalization of widespread hyperesthesia and facilitated spatial summation of deep-tissue pain in knee osteoarthritis patients after knee replacement. Arthritis Rheum 64: 2907–2916.

Hannan M, Felson D, Pincus T. 2000. Analysis of the discordance between radiographic changes and knee pain in osteoarthritis of the knee. J Rheumatol 27: 1513–1517.

Harden RN, Bruehl S, Stanos S, et al. 2003. Prospective examination of pain-related and psychological predictors of CRPS-like phenomena following total knee arthroplasty: a preliminary study. Pain 106: 393–400.

Hayami T, Pickarski M, Wesolowski GA, et al. 2004. The role of subchondral bone remodeling in osteoarthritis: reduction of cartilage degeneration and prevention of osteophyte formation by alendronate in the rat anterior cruciate ligament transection model. Arthritis Rheum 50: 1193–1206.

Henriksen M, Simonsen EB, Alkjær T, et al. 2006. Increased joint loads during walking: a consequence of pain relief in the knee osteoarthritis. Knee 13: 445–450.

Hochberg MC, Altman RD, April KT, et al. 2012. American College of Rheumatology 2012 recommendations for the use of nonpharmacologic and pharmacologic therapies in osteoarthritis of the hand, hip, and knee. Arthritis Care Res 64: 465–474.

Hochman JR, Davis AM, Elkayam J, et al. 2013. Neuropathic pain symptoms on the modified pain DETECT correlate with signs of central sensitization in knee osteoarthritis. Osteoarthritis Cartilage 21: 1236–1242.

Hunter DJ, Felson DT. 2006. Osteoarthritis. BMJ 332: 639–642.

Hurwitz DE, Sumner DR, Andriacchi TP, et al. 1998. Dynamic knee loads during gait predict proximal tibial bone distribution. J Biomech 31: 423–430.

Imamura M, Imamura ST, Kaziyama HH, et al. 2008. Impact of nervous system hyperalgesia on pain, disability, and quality of life in patients with knee osteoarthritis: a controlled analysis. Arthritis Rheum 59: 1424–1431.

Ishijima M, Watari T, Naito K, et al. 2011. Relationships between biomarkers of cartilage, bone, synovial metabolism and knee pain provide insights into the origins of pain in early knee osteoarthritis. Arthritis Res Ther 13: R22.

Jamtvedt G, Dahm K, Christie A, et al. 2008. Physical therapy interventions for patients with osteoarthritis of the knee: an overview of systematic reviews. Phys Ther 88: 123–136.

Jansen MJ, Viechtbauer W, Lenssen AF, et al. 2011. Strength training alone, exercise therapy alone, and exercise therapy with passive manual mobilisation each reduce pain and disability in people with knee osteoarthritis: a systematic review. J Physiother 57: 11–20.

Jordan KM, Arden NK, Doherty M, et al. 2003. EULAR Recommendations 2003: an evidence based approach to the management of knee osteoarthritis: report of a task force of the standing committee for international clinical studies including therapeutic trials (ESCISIT). Ann Rheum Dis 62: 1145–1155.

Judge A, Cooper C, Williams S, et al. 2010. Patient-reported outcomes one year after primary hip replacement in a European Collaborative Cohort. Arthritis Care Res 62: 480–488.

Karsdal MA, Leeming DJ, Dam EB, et al. 2008. Should subchondral bone turnover be targeted when treating osteoarthritis? Osteoarthritis Cartilage 16: 638–664.

Katz N, Borenstein DG, Birbara C, et al. 2011. Efficacy and safety of tanezumab in the treatment of chronic low back pain. Pain 152: 2248–2258

Kidd B. 2012. Mechanisms of pain in osteoarthritis. HSS J 8: 26–28.

Kumm J, Tamm A, Lintrop M, et al. 2013. The value of cartilage biomarkers in progressive knee osteoarthritis: cross-sectional and 6-year follow-up study in middle-aged subjects. Rheumatol Int 33: 903–911.

Langford R, McKenna F, Ratcliffe S, et al. 2006. Transdermal fentanyl for improvement of pain and functioning in osteoarthritis: a randomized, placebo-controlled trial. Arthritis Rheum 54: 1829–1837.

Lanyon P, O'Reilly S, Jones A, et al. 1998. Radiographic assessment of symptomatic knee osteoarthritis in the community: definitions and normal joint space. Ann Rheum Dis 57: 595–601.

Lauche R, Langhorst J, Dobos G, et al. 2013. A systematic review and meta-analysis of Tai Chi for osteoarthritis of the knee. Complement Ther Med 21: 396–406.

Laufer Y, Dar G. 2012. Effectiveness of thermal and athermal short-wave diathermy for the management of knee osteoarthritis: a systematic review and meta-analysis. Osteoarthritis Cartilage 20: 957–966.

Laursen RJ, Graven-Nielsen T, Jensen TS, et al. 1997. Referred pain is dependent on sensory input from the periphery: a psychophysical study. Eur J Pain 1: 261–269.

Laxafoss E, Jacobsen S, Gosvig KK, et al. 2010. Case definitions of knee osteoarthritis in 4,151 unselected subjects: relevance for epidemiological studies: The Copenhagen Osteoarthritis Study. Skeletal Radiol 39: 859–866.

Lee Y, Pai M, Brederson JD, et al. 2011. Monosodium iodoacetate-induced joint pain is associated with increased phosphorylation of mitogen activated

protein kinases in the rat spinal cord. Mol Pain 7: 39.

Levinger P, Menz HB, Fotoohabadi MR, et al. 2010. Foot posture in people with medial compartment knee osteoarthritis. J Foot Ankle Res 3:1–8.

Lidtke RH, Muehleman C, Kwasny M, et al. 2010. Foot center of pressure and medial knee osteoarthritis. J Am Podiatr Med Assoc 100: 178–184.

Lin J, Zhang W, Jones A, et al. 2004. Efficacy of topical non-steroidal anti-inflammatory drugs in the treatment of osteoarthritis: meta-analysis of randomised controlled trials. BMJ 329: 324.

Livshits G, Zhai G, Hart DJ, et al. 2009. Interleukin-6 is a significant predictor of radiographic knee osteoarthritis: The Chingford Study. Arthritis Rheum 60: 2037–2045.

Lo GH, LaValley M, McAlindon T, et al. 2003. Intra-articular hyaluronic acid in treatment of knee osteoarthritis: a meta-analysis. JAMA 290: 3115–3121.

Magnano MD, Chakravarty EF, Broudy C, et al. 2007. A pilot study of tumor necrosis factor inhibition in erosive / inflammatory osteoarthritis of the hands. J Rheumatol 34: 1323–1327.

Malfait AM, Schnitzer TJ. 2013. Towards a mechanism-based approach to pain management in osteoarthritis. Nat Rev Rheumatol 9: 654–664.

Manheimer E, Cheng K, Linde K, et al. 2010. Acupuncture for peripheral joint osteoarthritis. Cochrane Database Syst Rev 1: CD001977

Mason L, Moore RA, Derry S, et al. 2004. Systematic review of topical capsaicin for the treatment of chronic pain. BMJ 328: 991.

Miller GD, Nicklas BJ, Loeser RF. 2008. Inflammatory biomarkers and physical function in older, obese adults with knee pain and self-reported osteoarthritis after intensive weight-loss therapy. J Am Geriatr Soc 56: 644–651.

Moss P, Sluka K, Wright A. 2007. The initial effects of knee joint mobilization on osteoarthritic hyperalgesia. Man Ther 12: 109–118.

Mourão AF, Blyth FM, Branco JC. 2010. Generalised musculoskeletal pain syndromes. Best Pract Res Clin Rheumatol 24: 829–840.

Mündermann A, Dyrby CO, Andriacchi TP. 2005. Secondary gait changes in patients with medial compartment knee osteoarthritis: increased load at the ankle, knee, and hip during walking. Arthritis Rheum 52: 2835–2844.

National Institute for Health and Clinical Excellence (NICE). 2008. Osteoarthritis: the care and management of osteoarthritis in adults. NICE Clin Guidel 59: 1–22.

Neogi T, Felson D, Niu J, et al. 2009. Association between radiographic features of knee osteoarthritis and pain: results from two cohort studies. BMJ 339: b2844.

Neogi T, Frey-Law L, Scholz J, et al. 2013. Sensitivity and sensitisation in relation to pain severity in knee osteoarthritis: trait or state? Ann Rheum Dis Dec 18. doi: 10.1136/annrheumdis-2013-204191. [Epub ahead of print.]

O'Neill S, Graven-Nielsen T, Manniche C, et al. 2009. Ultrasound guided, painful electrical stimulation of lumbar facet joint structures: an experimental model of acute low back pain. Pain 144: 76–83.

Page CJ, Hinman RS, Bennell KL. 2011. Physiotherapy management of knee osteoarthritis. Int J Rheum Dis 14: 145–151.

Pearle AD, Scanzello CR, George S, et al. 2007. Elevated high-sensitivity C-reactive protein levels are associated with local inflammatory findings in patients with osteoarthritis. Osteoarthritis Cartilage 15: 516–523.

Peat G, McCarney R, Croft P. 2001. Knee pain and osteoarthritis in older adults: a review of community burden and current use of primary health care. Ann Rheum Dis 60: 91–97.

Pelletier JP, Martel-Pelletier J, Abramson SB. 2001. Osteoarthritis, an inflammatory disease: potential implication for the selection of new therapeutic targets. Arthritis Rheum 44: 1237–1247.

Penninx BWJH, Abbas H, Ambrosius W, et al. 2004. Inflammatory markers and physical function among older adults with knee osteoarthritis. J Rheumatol 31: 2027–2031.

Perlman AI, Sabina A, Williams AL, et al. 2006. Massage therapy for osteoarthritis of the knee: a randomized controlled trial. Arch Intern Med 166: 2533–2538.

Perlman AI, Ali A, Njike VY, et al. 2012. Massage therapy for osteoarthritis of the knee: a randomized dose-finding trial. PLoS One 7: e30248.

Peter WF, Jansen MJ, Hurkmans EJ, et al. 2011. Physiotherapy in hip and knee osteoarthritis: development of a practice guideline concerning initial assessment, treatment and evaluation. Acta Rheumatol Port 36: 268–281.

Petterson SC, Mizner RL, Stevens JE, et al. 2009. Improved function from progressive strengthening interventions after total knee arthroplasty: a randomized clinical trial with an imbedded prospective cohort. Arthritis Rheum 61: 174–183.

Pinto D, Robertson MC, Abbott JH, et al. 2013. Manual therapy, exercise therapy, or both, in addition to usual care, for osteoarthritis of the hip or knee. 2: economic evaluation alongside a randomized controlled trial. Osteoarthritis Cartilage 21: 1504–1513.

Pozzi F, Snyder-Mackler L, Zeni J. 2013. Physical exercise after knee arthroplasty: a systematic review of controlled trials. Eur J Phys Rehabil Med 49(6):877–892.

Rahman W, Bauer CS, Bannister K, et al. 2009. Descending serotonergic facilitation and the antinociceptive effects of pregabalin in a rat model of osteoarthritic pain. Mol Pain 5: 45.

Read SJ, Dray A. 2008. Osteoarthritic pain: a review of current, theoretical and emerging therapeutics. Expert Opin Investig Drugs 17: 619–640.

Reilly K, Barker K, Shamley D, et al. 2009. The role of foot and ankle assessment of patients with lower limb osteoarthritis. Physiother 95: 164–169.

Roddy E, Zhang W, Doherty M, et al. 2005. Evidence-based recommendations for the role of exercise in the management of osteoarthritis of the hip or knee: the MOVE consensus. Rheumatology 44: 67–73.

Roos EM, Juhl CB. 2012. Osteoarthritis 2012 year in review: rehabilitation and outcomes. Osteoarthritis Cartilage 20: 1477–1483.

Royal Australian College of General Practitioners (RACGP). 2009. Guideline for the nonsurgical management of hip and knee osteoarthritis. Online. Available: http://www.racgp.org.au/your-practice/guidelines/musculoskeletal/hipandkneeosteoarthritis/.

Rutjes AW, Nüesch E, Sterchi R, et al. 2009. Transcutaneous electrostimulation for osteoarthritis of the knee. Cochrane Database Syst Rev 4: CD002823.

Saetan N, Honsawek S, Tanavalee A, et al. 2011. Association of plasma and synovial fluid interferon-γ inducible protein-10 with radiographic severity in knee osteoarthritis. Clin Biochem 44: 1218–1222.

Sanga P, Katz N, Polverejan E, et al. 2013. Efficacy, safety, and tolerability of fulranumab, an anti-nerve growth factor antibody, in the treatment of patients with moderate to severe osteoarthritis pain. Pain 154: 1910–1919.

Sarzi-Puttini P, Atzeni F, Mease PJ. 2011. Chronic widespread pain: from peripheral to central evolution. Best Pract Res Clin Rheumatol 25: 133–139.

Scanzello CR, Umoh E, Pessler F, et al. 2009. Local cytokine profiles in knee osteoarthritis: elevated synovial fluid interleukin-15 differentiates early from end-stage disease. Osteoarthritis Cartilage 17: 1040–1048.

Scanzello CR, McKeon B, Swaim BH, et al. 2011. Synovial inflammation in patients undergoing arthroscopic meniscectomy: molecular characterization and relationship to symptoms. Arthritis Rheum 63: 391–400.

Segal NA. 2012. Bracing and orthoses: a review of efficacy and mechanical effects for tibiofemoral osteoarthritis. PM R 4: S89–S96.

Seidel MF, Lane NE. 2012. Control of arthritis pain with anti-nerve-growth factor: risk and benefit. Curr Rheumatol Rep 14: 583–588.

Skou ST, Graven-Nielsen T, Rasmussen S, et al. 2013. Widespread sensitization in patients with chronic pain after revision total knee arthroplasty. Pain 154: 1588–1594.

Sluka K, Wright A. 2001. Knee joint mobilisation reduces secondary mechanical hyperalgesia induced by capsaicin injection into the ankle joint. Eur J Pain 5: 81–87.

Smith TO, King JJ, Hing CB. 2012. The effectiveness of proprioceptive-based exercise for osteoarthritis of the knee: a systematic review and meta-analysis. Rheumatol Int 32: 3339–3351.

Sörensen J, Graven-Nielsen T, Henrikson KG, et al. 1998. Hyperexcitability in fibromyalgia. J Rheumatol 25: 152–155.

Stannus O, Jones G, Cicuttini F, et al. 2010. Circulating levels of IL-6 and TNF-α are associated with knee radiographic osteoarthritis and knee cartilage loss in older adults. Osteoarthritis Cartilage 18: 1441–1447.

Suokas AK, Walsh DA, McWilliams DF, et al. 2012. Quantitative sensory testing in painful osteoarthritis: a systematic review and meta-analysis. Osteoarthritis Cartilage 20: 1075–1085.

Suri S, Gill SE, Massena de CS, et al. 2007. Neurovascular invasion at the osteochondral junction and in osteophytes in osteoarthritis. Ann Rheum Dis 66: 1423–1428.

Tanaka R, Ozawa J, Kito N, et al. 2013. Efficacy of strengthening or aerobic exercise on pain relief in people with knee osteoarthritis: a systematic review and meta-analysis of randomized controlled trials. Clin Rehabil 27: 1059–1071.

Thompson LR, Boudreau R, Newman AB, et al. 2010. The association of osteoarthritis risk factors with localized, regional and diffuse knee pain. Osteoarthritis Cartilage 18: 1244–1249.

Uthman OA, van der Windt DA, Jordan JL, et al. 2013. Exercise for lower limb osteoarthritis: systematic review incorporating trial sequential analysis and network meta-analysis. BMJ 347: f5555.

Van Saase J, Van Romunde L, Cats A, et al. 1989. Epidemiology of osteoarthritis: Zoetermeer survey. Comparison of radiological osteoarthritis in a Dutch population with that in 10 other populations. Ann Rheum Dis 48: 271–280.

Vigushin DM, Pepys MB, Hawkins PN. 1993. Metabolic and scintigraphic studies of radioiodinated human C-reactive protein in health and disease. J Clin Invest 91: 1351–1357.

Walsh NE, Hurley MV. 2009. Evidence based guidelines and current practice for physiotherapy management of knee osteoarthritis. Musculoskeletal Care 7: 45–56.

Xu YM, Ge HY, Arendt-Nielsen L. 2010. Sustained nociceptive mechanical stimulation of latent myofascial trigger point induces central sensitization in healthy subjects. J Pain 11: 1348–1355.

Zhang W, Moskowitz RW, Nuki G, et al. 2008. OARSI recommendations for the management of hip and knee osteoarthritis, part II: OARSI evidence-based, expert consensus guidelines. Osteoarthritis Cartilage 16: 137–162.

# 第 44 章

# 髋股关节疼痛综合征

Johnson McEvoy, Caroline MacManus

## 概述

　　膝关节疼痛比较常见,大约占所有肌肉骨骼肌疾病的 1/3(Calmbach & Hutchens 2003)。在运动员中膝关节疼痛在 1 年内的发生率高达 54%(Rosenblatt et al 1983)。一项针对 1 089 名业余运动员的研究显示,膝关节疼痛为最常见的运动损伤,约占 25%,比肩关节、腰部或踝关节损伤更常见,每种类型的损伤约占所有损伤的 10%(Ralph & Garrick 1996)。在非跑步和跑步运动中,估计每 1 000 小时的膝关节损伤率分别约为 4.4 和 10.7(Ralph & Garrick 1996)。与跑步相关的膝关节损伤发生率估计在 7.2%~50% 之间,并且这是最可能与跑步有关的损伤(van Gent et al 2007)。一项针对澳大利亚运动医学中心的 2 429 名运动员进行的为期 12 个月的研究显示,膝关节损伤最常见(达 27.5%)(Baquie & Brukner 1997)。髋股关节疼痛(patellofemoral pain,

PFP)是最常见的运动损伤,其次是腰痛和肩袖损伤(Baquie & Brukner 1997)。据估计,髋股关节疼痛影响 7%~9% 的普通人群(Post 2005)。(参见第 2 章的流行病学。)

　　膝前痛是膝关节疼痛功能障碍的一种常见类型,它是一个术语,用来将与前膝相关的多种不同的潜在疾病集合起来(Post 2005)。髋股关节疼痛是用来描述在没有其他病理情况下的髋骨及周围的疼痛的首选"伞状"术语(Crossley et al 2009),而髋股关节疼痛综合征(patellofemoral pain syndrome,PFPS)是用来描述髋股关节(patellofemoral joint,PFJ)疼痛或功能障碍的康复术语。髋骨的命名法多样且存在争议,并且对其定义也无法达成共识(Grelsamer 2005)。本章将从解剖、病理生理、评估以及常见的物理治疗等方面,在临床循证基础上,对髋股关节疼痛进行简明阐述。

## 髋股关节解剖

　　髋骨是身体上最大的籽骨,嵌入膝关节前方股四头肌肌腱(Williams et al 1995)。髋骨呈倒三角形,有前后两面以及远端的尖端。髋骨与股骨髁相连形成髋股关节。髋骨的固有骨结构由均匀致密的骨小梁组成,上面覆盖一层薄的骨小板。骨小梁的走行平行于前表面,径向于关节面(Williams et al 1995)。骨化在 3~6 岁之间从一个中心发展到三个中心(Prakask et al 1979)。

　　凸起的前表面被股四头肌肌腱、髋前滑囊以及皮肤覆盖。髋骨的前表面有血管穿过,并通过血管孔进行血供(Williams et al 1995;Nemschak & Pretterklieber 2012)。髋骨厚的上缘为股直肌和股中间肌提供附着点。内侧和外侧支持带分别止于髋骨的内侧缘和外侧缘。支持带为纤维组织束,作为髋股关节的一部分,有助于稳定髋骨。内侧支持带起于股内侧肌/肌腱、内侧膝关节囊以及股骨内侧髁的一些横向纤维。外侧支持带起于股外侧肌/肌腱、外侧膝关节囊以及膝关节外侧髂胫束的一部分纤维。远端的髌韧带起于髌骨的尖端,实际上它是股四头肌肌腱的延续,并止于胫骨结节。髌骨后表面作为髌股关节的一部分,其关节表面十分顺滑,通过内侧和外侧髌面与股骨髁相连,并且被光滑的脊分开。外侧髌面比内侧髌面大。内侧髌面是一个小的半膜区,叫作"奇面"(Goodfellow et al 1976;Williams et al 1995)。髌韧带近端的附着点起于髌骨的尖端。

　　髌股关节为滑膜关节,它是膝关节的一部分(Williams et al 1995)。髌骨的关节面与股骨内外侧髁的关节面相吻合。膝关节中的滑膜在身体中分布最广泛,它延伸至髌骨上,在股四头肌和股骨干之间形成髌前滑囊;从股内侧肌和外侧肌延伸至髌骨远端,滑液膜位于髌下脂肪垫下(图 44.1)。

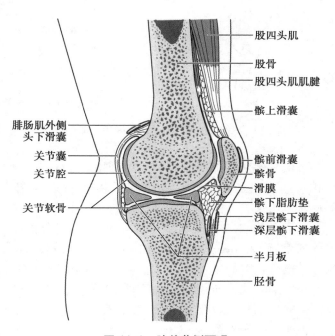

**图 44.1　膝关节侧面观**

标注:
- 股四头肌
- 股骨
- 股四头肌肌腱
- 髌上滑囊
- 腓肠肌外侧头下滑囊
- 关节囊
- 关节腔
- 关节软骨
- 髌前滑囊
- 髌骨
- 滑膜
- 髌下脂肪垫
- 浅层髌下滑囊
- 深层髌下滑囊
- 半月板
- 胫骨

　　膝关节的血供包括股动脉的下行膝关节分支,腘动脉的上、中、下膝关节分支,胫前动脉的前方和后方循环分支,弯曲的腓动脉以及外侧弯曲的股动脉降支(Williams et al 1995)。膝关节的神经支配包括股神经、闭孔神经、胫神经以及腓总神经(Williams et al 1995)。

　　髌股关节的伸展为休息位,屈曲为紧张位(Houglum 2005)。髌骨增加股四头肌和髌骨复合体(例如,骨的吻合性,肌肉以及支持带)的力臂,髌骨复合体保持股四头肌肌腱的正确力线(Oatis 2004;Houglum 2005)。在膝关节屈曲时,髌骨向远端滑动

5~7cm(Hehne 1990)。髌股关节可承受的负荷大约为体重的 0.5~8 倍或更多(Mathews et al 1977)。在功能性活动中,比如行走、爬楼梯以及下蹲活动中髌股关节承受的负荷分别为体重的 0.5、3.3、7.6 倍(Reilly & Martens 1972)。对于膝关节完全伸展情况下的直腿抬高活动,髌股关节所承受的负荷为体重的 0.5 倍(Reilly & Martens 1972)。合适的髌股关节运动对于膝关节的正常功能十分重要,对髌股关节运动的理解在临床上也非常重要,并且已得到充分的研究(Grelsamer & Klein 1998;Oatis 2004;Houglum 2005;Crossley et al 2009)。

　　膝关节完全伸直时髌骨与股骨几乎无接触,因此活动性相对较大,随着股四头肌的放松,髌骨被支持带的被动抵抗力所限制(Grelsamer & Klein 1998;Oatis 2004)。在膝关节最开始屈曲的过程中,髌骨进入股骨滑车,活动性受到限制。随着膝关节的屈曲,髌骨与股骨的接触面积越来越大并且逐渐向近端移动(Oatis 2004)。正常的髌骨运动为内侧运动范围为 45°~18°,外侧移位范围为 18°~0°的完全伸展(Powers et al 1998)。在运动过程中产生的异常压力,将影响局部以及远端运动链,均可能导致髌股关节疼痛(Oatis 2004;Crossley et al 2009;McConnell 2009)。

　　髌股关节的稳定性依赖于静态和动态限制。股四头肌附着在髌骨上并且能使髌骨在股骨上稳定地移动,同时股内侧斜肌(vastus medialis oblique,VMO)是影响髌股关节稳定性的重要因素(Oatis 2004;Kendall et al 2005)(图 44.2)。股骨的稳定性和活动性受到许多肌肉的影响,尤其是髋外展肌群

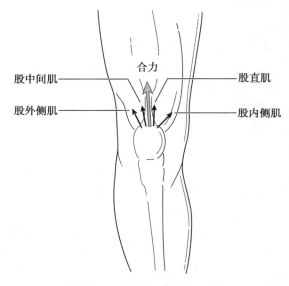

标注:
- 股中间肌
- 股外侧肌
- 合力
- 股直肌
- 股内侧肌

**图 44.2　髌骨周围肌肉的力量**

（臀中肌、臀小肌以及阔筋膜张肌）和髋关节外旋肌群（梨状肌、上孖肌、闭孔内肌、下孖肌、闭孔外肌以及股直肌）。这些肌肉在髋关节的稳定性和控制方面发挥着重要的作用（Oatis 2004；Kendall et al 2005）。髋外展肌群以及外旋肌群无力与髌股关节疼痛有关，因此在康复中很重要（Lankhorst et al 2013）。

在膝关节完全伸直的情况下，髌骨的内外侧位置可通过磁共振成像技术（MRI）评估并进行研究（Powers et al 1999）。与MRI相比，临床评估高估了内外侧位置，并且超过2倍。髌骨位置过度向内或总体上向外称作内侧或外侧运动轨迹（Oatis 2004）。髌骨近远端的位置是髌腱长度与髌骨长度之比，可在膝关节的X线或MRI的侧位片上测量（Shabshin et al 2004）。高位髌骨的比值>1.5，低位髌骨的比值<0.74（Shabshin et al 2004）。高位与低位髌骨均与髌股关节疼痛以及异常的髌骨运动轨迹有关，但低位髌骨同时与复发性髌骨脱位有关（Holmes & Clancy 1998；Oatis 2004）。

股四头肌角（Q角）是髂前上棘与髌骨中点的连线以及髌骨中点与胫骨结节的连线所形成的夹角（Houglum 2005）。Q角通常与髌股关节疼痛有关（Smith et al 2008）。对于Q角进行临床测量的信度和效度存在一定分歧（Smith et al 2008）。尽管存在争议，但Q角与髌股关节疼痛有关，并且直到目前也未被明确是继发性功能障碍的危险因素（Lankhorst et al 2012，2013）。Q角的可变范围为10°~15°，报告的平均值为12.73°，并且左右两侧差异较小。女性的Q角通常大于男性（图44.3），髌股关节疼痛患者Q角的平均值为20°（Aglietti et al 1983；Houglum 2005；Raveendranath et al 2011）。从非负重到负重状态，Q角会发生改变，主要因为，比如，尤其是胫骨旋转，旋前和股内侧斜肌无力（Houglum 2005）或可能的关节松弛导致。因此，利用测试来评估功能性的运动链以及对负重的反应十分重要，比如，站立位下一侧的单腿屈曲（图44.4），双侧和单侧膝关节降落测试。

髌骨倾斜角（PT角）为髌骨的最大横径与股骨内外侧髁最高点连线的延长线所形成的夹角（图44.5），与髌股关节疼痛有关（Oatis 2004；Lankhorst et al 2013）。经验丰富的检查者对髌骨倾斜角的评估具有极高的效度和组间测试信度（McEwan et al 2007）。正常人的膝关节屈曲从0°到60°时，髌骨倾斜角为0°~20°（Pinar et al 1994）。股四头肌收缩会

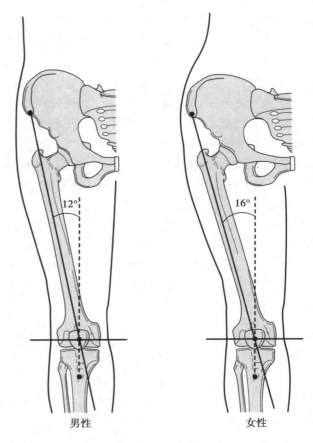

图44.3    膝关节Q角。男性和女性的比较

导致髌骨倾斜角略微增加，但并不明显（Pinar et al 1994）。在正常的受试者中，经临床诊断的髌骨向外侧倾斜与膝关节伸直位的MRI诊断密切相关（McEwan et al 2007）。临床检查中髌骨倾斜角<5°则表明无髌骨倾斜（McEwan et al 2007）。超声和MRI是评估髌骨位置的可靠方法。超声还有一个额外的优势，更容易进行以及花费较低（Herrington et al 2006a）。贴扎、手法治疗以及股四头肌肌力训练旨在改善髌骨倾斜角，以达到治疗目的。

沟角（S角）为从股骨髁间沟的最低点分别向股骨内、外侧髁的最高点画线，两条线的夹角（Oatis 2004）。所报道的沟角（S角）为125°~155°，在男性和女性中也报道了类似的测量值（Oatis 2004）。浅沟角与髌骨复发性半脱位有关（Aglietti et al 1983）。沟角（S角）可在X线片上测得。

适合角（C角）为髁间沟角平分线与髁间沟顶点和髌骨顶点连线的夹角（Oatis 2004）。所报道的适合角（C角）平均值为-8°，但在髌股关节疼痛患者中，适合角为-2°，在复发性半脱位患者中，适合角为+16°（Aglietti et al 1983）。适合角（C角）决定了髌骨与股骨滑车切迹的匹配程度（Oatis 2004）。

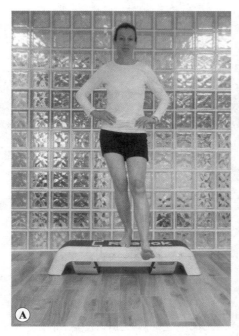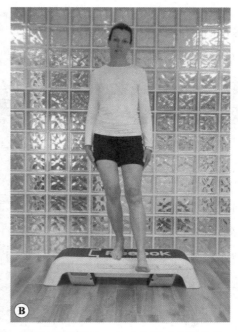

**图 44.4 动态 Q 角。**下台阶测试或单腿下蹲：Ⓐ测试结果阳性。在动态测试中膝关节外翻伴随 Q 角增大，Ⓑ测试结果阴性。膝关节控制较好，Q 角正常。在适合的情况下，该测试也可作为一种训练方法

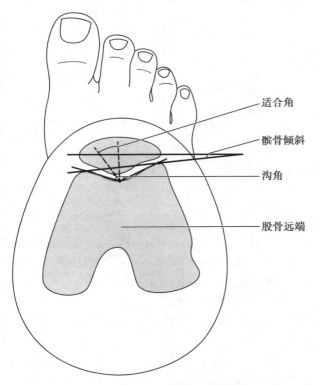

**图 44.5 髌骨角度**（每个角度的解释请参阅文章内容）

适合角

髌骨倾斜

沟角

股骨远端

## 髌股关节疼痛

髌股关节疼痛可由多种结构引起，包括关节内或关节周围的组织——例如，髌骨、支持带、肌肉、关节囊、滑膜、髌下脂肪垫等（Houglum 2005；Crossley et al 2009）。Ⅳ型受体神经末梢的敏感化可能会导致疼痛（Wyke 1967；Warmerdam 1999）。髌股关节的软骨并不是疼痛的来源（Dye et al 1998），但可能由于化学或机械性致敏作用而间接影响其他结构，比如滑膜（Insall et al 1976；Warmerdam 1999；Fulkerson 2002；Crossley et al 2009）。

经彩色多普勒超声检查 10 例髌股关节疼痛患者和 10 例对照组患者的髌骨外侧支持带，超声图像显示支持带厚度增加，并且出现新生血管（Schoots et al 2013）；髌股关节疼痛患者组与对照组的均值和标准差分别为 4.0（1.4mm，95%CI：1.2，6.8），3.7（0.8mm，95%CI：2.1，5.3），虽然在统计学上并无显著差异。在同样的研究中，10 例髌股关节疼痛的患者中有 4 例患者的多普勒超声检测呈阳性，而对照组中无一例。在髌股关节疼痛组和对照组中，均出现外侧支持带的厚度增加。因此，需要更多的研究来明确外侧支持带在髌股关节疼痛中所发挥的作用。

该研究的研究对象在意识清楚、关节内没有麻醉的情况下，运用一种新的方法，绘制出膝关节内部结构的神经感觉分布图（Dye et al 1998）。两侧无症状的膝关节只在局部皮肤麻醉的情况下均进行了关节镜检查。压力是通过一个标准的、竖直的关节镜探头施加，该探头远端的尺寸为 1mm×3mm，探头连接在装有弹簧的装置上，用来测量施加压力的大小。

疼痛分为 0~4 级（无感觉到剧烈疼痛），局部疼痛分为 A 级或 B 级，分别为精确的或较差的空间定位。最后结果的变化范围为：从髌骨关节软骨无感觉（0 级）到前滑膜、关节囊以及脂肪垫的 4A 级（表44.1）。必须指出的是，该研究仅描述了双侧膝关节无症状的个体对疼痛的反应。

### 表44.1　人体膝关节的神经感觉分布图

| 所测试的结构 | 结果* | 压力（g） | 总结 |
| --- | --- | --- | --- |
| 髌骨关节软骨内侧面 | 0 | 500 | 无感觉 |
| 髌骨关节软骨外侧面 | 0 | 500 | 无感觉 |
| 髌骨关节软骨中央脊** | 0 | 500 | 无感觉 |
| 髌骨关节软骨奇面 | 1B | 500 | 没有疼痛且定位较差 |
| 半月板（内侧和外侧）内环 | 1B | 500 | 没有疼痛且定位较差 |
| 股骨髁关节软骨表面 | 1B~2B | 500 | 无痛到轻度不适且定位较差 |
| 滑车 | 1B~2B | 500 | 无痛到轻度不适且定位较差 |
| 胫骨平台 | 1B~2B | 500 | 无痛到轻度不适且定位较差 |
| 前交叉韧带中部区域 | 1B~2B | 500 | 无痛到轻度不适且定位较差 |
| 后交叉韧带中部区域 | 1B~2B | 500 | 无痛到轻度不适且定位较差 |
| 半月板（内侧和外侧）关节囊边缘 | 2B~3B | 300~500 | 轻度不适到中度不适且定位较差 |
| 半月板（内侧和外侧）前/后角 | 2B~3B | 300~500 | 轻度不适到中度不适且定位较差 |
| 前交叉韧带的胫骨端和股骨端 | 3B~4B | 500 | 中度不适到剧烈疼痛且定位较差 |
| 后交叉韧带的胫骨端和股骨端 | 3B~4B | 500 | 中度不适到剧烈疼痛且定位较差 |
| 内侧和外侧支持带 | 3A~4A | <100 | 中度不适到剧烈疼痛且定位精确 |
| 髌上滑囊 | 3A~4A | <100 | 中度不适到剧烈疼痛且定位精确 |
| 关节囊 | 3A~4A | <100 | 中度不适到剧烈疼痛且定位精确 |
| 脂肪垫 | 4A | | 剧烈疼痛且定位精确 |

* 0：无感觉；1：无疼痛的意识；2：轻度不适；3：中度不适；4：剧烈疼痛；A：定位精确；B：定位较差。
** 在双侧髌骨上均发现中央脊的Ⅱ或Ⅲ度髌骨软化。
（改良于 Dye et al 1998）

进行鉴别诊断时应考虑其他结构引起的牵涉痛，比如下背部、骨盆带、髋关节、耻骨和内收肌区域以及肌筋膜的扳机点（trigger points，TrPs），这在膝关节疼痛和其他肌肉骨骼疾病中比较常见（Crossley et al 2009）。（读者可参考其他相关章节。）

与膝关节前部区域相关的肌肉包括但不限于股四头肌、臀小肌和内收肌（Travell & Rinzler 1952；Travell & Simons 1992；Dejung et al 2003）。对扳机点的可靠判断依赖于知识丰富且接受过专业训练的检查者，并且对可触及的肌肉进行系统性触诊（McEvoy & Huijbregts 2011）。（参考第 59 章对下肢肌筋膜疼痛的阐述。）

此外，还需考虑一些膝关节局部的疾病，如骨关节炎、类风湿以及软组织疾病、骨损伤，如应力性骨折、软骨炎、二分髌骨、Perthes 病以及肿瘤，这些情况在年轻人中并不常见（Goodman et al 2003；Crossley et al 2009；Boissonnault 2010）。

髌股关节疼痛的临床分类系统已经提出，其中两个值得注意的分类系统在同时期由 Wilk 等人（1998）和 Holmes & Clancy（1998）发表，并且鼓励读者回顾这些分类系统（可从 www.jospt.org 上免费获得）。Holmes & Clancy（1998）选择了一个三分类系统：髌股关节不稳，髌股关节疼痛伴排列不正，髌股关节疼痛无排列不正。相反，但也存在某些相似之处，Wilk 等人（1998）选择了更广泛的八分类系统（表44.2）：髌骨挤压综合征，髌骨不稳，生物力学紊乱，直接性髌骨创伤，软组织损伤，过度使用综合征，软骨炎以及神经系统疾病。与年龄相关的疾病，如二分髌骨痛、髋关节和膝关节的生长板问题以及 Os-good-Schlatter 病等，在儿童或青少年患者中应特别注意（Holmes & Clancy 1998）。

| 表 44.2　髌股关节疼痛疾病的分类系统 | |
| --- | --- |
| Holmes & Clancy (1998) | Wilk 等 (1998) |
| <ul><li>髌股关节不稳</li><li>髌股关节疼痛伴排列不正</li><li>髌股关节疼痛不伴有排列不正</li></ul> | <ul><li>髌股挤压综合征</li><li>髌骨不稳</li><li>生物力学紊乱</li><li>直接性髌骨创伤</li><li>软组织损伤</li><li>过度使用综合征</li><li>软骨炎</li><li>神经系统疾病</li></ul>对于儿童或青少年，应特别注意以下问题：<br>二分髌骨<br>生长板（髋，膝）<br>Osgood-Schlatter 病 |

髌股关节疼痛的分类可以帮助临床医生制订在评估中明确的与患者需求相关的治疗计划。诊断/分类的准确性对于进行安全有效的康复至关重要。因此，对每位病人进行全面评估对执行康复计划是很重要的（参阅下文临床评估）。

髌股关节疼痛的症状包括髌骨周围或周边区域的疼痛、肿胀、骨擦音、膝关节卡锁或打软（可能表明髌骨不稳/半脱位）。疼痛可从轻微到剧烈，也可以是局部的或弥漫性的。症状的表现通常包括关节负荷加重，例如爬楼梯，膝关节弯曲，尤其是在 PFJ 开始关节运动超过 20°~30° 时，以及坐着时，尤其是膝关节屈曲时。髌股关节疼痛不是自限性疾病，尽最大努力纠正局部和远端运动链的影响因素是至关重要的（McConnell 2009）。

## 髌股关节疼痛的病理生理

髌股关节疼痛的病理生理机制并不明确，普遍的共识是由多种因素导致的结果（Powers et al 2012）。诱发组织的超负荷以及应激反应可能是由于局部和其他位置的生物力学改变导致，以及受到被动或主动运动链的影响（Crossley et al 2009）。这些力包括关节的剪切力。病态的力学机制（不稳或排列不正）导致髌股关节周围和周围组织的疼痛和功能障碍（Holmes & Clancy

1998；Wilk et al 1998；Oatis 2004；Dye 2005；Houglum 2005；Crossley et al 2009）。这些应力可能引发组织丧失症状性的稳态（Dye 2005）。例如，髌股关节疼痛与髌骨倾斜角的改变（Witonski & Gorj 1999）以及适合角和沟角的增大（Aglietti et al 1983）密切相关，同时也与髌骨半脱位相关联（Aglietti et al 1983）。软组织承受的病态性机械压力，比如 Dye et al（1998）所明确的（见表 44.1），可能会激活以及敏感化第 IV 组疼痛神经末梢，从而导致运动模式发生改变以及出现与疼痛刺激持续进行相关的功能障碍。这可能引起周围和中央敏感化，导致痛觉过敏和痛觉异常。

缺血通过引发软组织丧失内稳态（Selfe et al 2003；Dye 2005），被认为是一种潜在的髌股关节疼痛机制。在肌肉、肌腱、骨和软骨（Naslund et al 2007）以及心肌缺血（一种公认的引起心脏疼痛的原因）中也有类似的内稳态机制的报道。有证据表明，髌骨软化以及膝关节骨性关节炎患者的髌软骨以及关节软骨的连接处存在新生的毛细血管，并且伴有 P 物质含量升高的神经形成（Badalamente & Cherney 1989）。组织缺氧是一种公认的能诱发 P 物质和神经生长因子生成，从而导致过度神经支配的因素（Naslund et al 2007）。

在一项最新的研究中，22 名髌股关节疼痛患者以及 33 名对照组患者在膝关节伸直位，20° 以及 90° 屈曲位，利用光电容积描述法测定髌骨的脉动性血流（Naslund et al 2007）。在被动屈曲膝关节 20°~90° 后，髌股关节疼痛患者髌骨的脉动性血流减少，而在对照组中没有记录到这种现象。这至少在一定程度上可以解释电影爱好者的症状，通常在髌股关节疼痛患者中比较常见，他们常处于跪坐位，并且在观影期间一直维持这个姿势。此外，患者在暖和的环境中常感觉腿冷，与髌股关节疼痛的康复效果不佳具有关联性（Selfe et al 2003），并且女性患者更容易受寒冷的影响（Selfe et al 2010）。Selfe 等人（2010）假设，在髌股关节疼痛患者的分型中，交感神经营养不良（复杂性区域疼痛综合征）可能发挥了作用。

综上所述，存在着一些改变来影响组织内稳态和神经的激活（Dye 2005；Naslund et al 2007），最新的证据表明缺血可能导致患者出现髌股关节疼痛。当然需要进行更深的研究。另外，这些发现可能会影响对患者的临床处理。

## 髌股关节疼痛的危险因素

明确危险因素对于肌肉骨骼疾病的预防和康复非常重要。危险因素可为内在的或外在的，以及可逆的或不可逆的。最近一项关于继发性髌股关节疼痛潜在的危险因素的系统综述（Lankhorst et al 2012）报道，膝关节伸肌的肌力减退以及女性患者与继发性髌股关节疼痛有关，在这两项研究中对于将股内侧斜肌和股外侧肌的收缩时序作为继发性髌股关节疼痛的一种危险因素存在争议。另外，Q角以及运动前的保护措施不能作为一种危险因素（Lankhorst et al 2012）。

在随后对髌股关节疼痛的相关因素的研究中（Lankhorst et al 2013），同一评估者对 47 项研究进行了评估，得出了惊人的 523 个变量。可合并成 8 个变量，并且其中有 6 个与髌股关节疼痛有关（与对照组相比）——Q角、S角以及 PT 角增大，髋外展，外旋力量减退以及膝关节伸直的峰力矩减小（表 44.3）——但与足弓高度和 C 角无关（Lankhorst et al 2013）。在 47 项研究中也存在其他与髌股关节疼痛相关的因素，但不可能进行集中分析，因为这些都是基于单一因素的研究。读者可参考 Lankhorst 等人（2013）的研究来获得更多有关这些因素的内容。

**表 44.3　髌股关节疼痛的危险因素以及关联因素**

| 髌股关节疼痛的危险因素 | 髌股关节疼痛的关联因素 |
| --- | --- |
| • 膝关节伸直的力量<br>• 女性患者 | • Q角<br>• S角<br>• 髌骨倾斜<br>• 髋外展力量减退<br>• 髋外旋力量减退<br>• 膝关节伸直峰力矩减小 |

在髌股关节疼痛的患者中，焦虑和对工作以及体力活动的恐惧-回避心理与功能有关，而只有对工作以及体力活动的恐惧-回避心理与疼痛有关（Piva et al 2009a）。此外，在 74 名接受康复治疗的髌股关节疼痛患者中，对体力活动的恐惧-回避心理的改变是疼痛和功能恢复最重要的预测指标（Piva et al 2009b）。这一发现进一步证明了对于存在恐惧-回避心理的髌股关节疼痛患者应采取相应治疗策略的重要性。

通常，下肢损伤的风险与神经肌肉运动链的功能障碍有关。功能性运动筛查测试是一种临床评估工具，通过 7 项运动测试来评估功能性运动，每项测试的评分为 0~3 分（Cook 2010）。良好甚至极好的信度（ICC：0.66~0.92）被证明与组内评估者的信度有关；但是，评估者之间的信度较差（ICC：0.38）（Shultz et al 2013）。初步的中等质量的证据表明，功能性运动筛查测试可以帮助临床工作者准确地鉴别男性职业足球运动员、女性大学生篮球运动员、足球以及排球运动员、男性海军军官在肌肉骨骼肌损伤中的高危因素（Krumrei et al 2014）。功能性运动筛查测试可能在临床实践中有助于进行运动技能评估，筛查运动损伤的风险，量化改善的程度以及制订重返活动的方案。

另外一种评估工具为星形偏移平衡测试（star excursion balance test，SEBT），可评估在单腿站立情况下，另一只脚完成 8 个方向或改良的 3 个方向的触地动作时，身体的动态平衡能力（Kinzey & Amongstrong 1998；Hertel et al 2006），并且信度较好（ICC：0.67~0.92）（Kinzey & Amongstrong 1998；Plisky et al 2006；Munro & Herrington 2010；Gribble et al 2013）。该测试可作为高中篮球运动员受伤的预测指标（Plisky et al 2006），同时也可作为预测团队运动中运动员受伤的一部分筛查内容（Dallinga et al 2012）。

## 髌股关节疼痛的远端和局部因素

当髌股关节上的应力超过关节和相关结构所能承受的最大应力范围时，软组织应激反应将会导致内稳态丧失，并且通过激活疼痛感受器引发疼痛和功能障碍。此外，髌股关节的疼痛和功能障碍会影响局部运动链上的动作。关节上的力包括张力、压力、剪切力以及扭转力。然而在实际情况中，这些力可能不会以单一的某种力表现出来——比如，由于外侧支持带的倾斜以及张力增加而在外侧关节上产生压力，同时由于无法激活股内侧斜肌而导致在髌股关节上产生剪切力。

负荷可是瞬时的，也可是累积的。瞬时负荷表现为前外侧髌骨的打击损伤，导致外侧髌骨产生剪切—压缩力，并且通过生理性应激来诱发拉力而在外侧支持带上产生张力。累积性负荷的一个例子为跑步者每周增加跑步的英里数，同时伴随相关的运动链因素，比如膝外翻，距下关节过度旋前，髋外侧的旋转肌群以及外展、稳定肌群无力。在另一个例子中,累积性负荷可能发生在长时间的跪坐情况下(产生压力—张力)。这将导致内稳态丧失,从而出现疼痛。如前所述,缺血可能在这种情况中发挥作用,需要进行进一步的研究(Naslund et al 2007)。

Crossley 等人(2009)通过考虑在临床评估中明确的可能引起髌股关节疼痛的局部和远端因素的方法提出一种有效的策略。这种策略旨在为患者制订个性化的康复治疗计划。临床医生应注意是内在的(例如,髋关节肌群无力)还是外在的(活动时的接触面)危险因素,以及这些因素是可逆的(例如,伸进肌肉的控制或力量)还是不可逆的(例如,年龄或性别)。局部因素包括髌骨的位置,软组织和股四头肌的神经肌肉控制;远端因素包括过多的股骨内旋和膝外翻、距下关节旋前,以及肌肉的柔韧性(Crossley et al 2009)。

## 临床评估

对于髌股关节疼痛的诊断,没有统一的金标准,或者一致性的临床或功能性测试(Cook et al 2012)。此外,髌股关节疼痛被认为是一种多因素的临床诊断,通过对患者的主诉,可能引起疼痛的结构,运动链的影响,功能性测试进行评估以及适当情况下对影像学进行评估(Cook et al 2012)。在一篇系统综述中,将排除诊断作为髌股关节疼痛定义的一部分的研究被发现具有极高的证据等级(Naslund et al 2006;Cook et al 2012)。排除诊断的方法为采用影像学或关节镜手术进行评估,以排除在疑似髌股关

节疼痛患者中的鉴别性诊断(Cook et al 2012)。Cook 等人(2010)认为这可提高对疑似髌股关节疼痛患者诊断的准确性。综上所述,目前尚无针对髌股关节疼痛诊断的相关测试。临床评估、临床推理以及影像学结合患者对康复治疗的反应可作为一种合理的临床实践方法。

评估的作用是在考虑到鉴别诊断的情况下,筛选和确定一个最可能的诊断/分类。收集主观病史、客观以及影像学(需要的情况下)资料有助于形成最有可能的诊断。从评估中确定的相关因素有助于制订康复治疗计划和设定治疗目标。由于髌股关节疼痛患者的局部和远端因素受多方面因素的影响,因此,在评估时需要关注运动链并且明确影响髌股关节的相关因素。出现牵涉性疼痛和功能障碍的因素,如髋部肌群无力、扳机点、良性关节过度活动综合征以及骶髂关节功能障碍,以及局部因素,如支持带紧张、股内侧斜肌无力等,需要在治疗计划中优先考虑。这样的治疗策略可产生最优化的效果。本书的相关内容已对评估的原则进行了阐述。在第4章中阐述了下肢疾病患者的病史采集,下肢疼痛综合征患者的自我评价结果的测量以及红旗征等内容。影像学检查有助于进行鉴别诊断,包括X线、超声成像、MRI、CT以及骨扫描。另外,可能需要进行血液检测来协助鉴别其他系统性疾病(Crossley et al 2009;Boissonnault 2010)。

进行访谈的内容包括主观陈述(表44.4)、现病史(表44.5)、患者的概况(表44.6)。客观评估十分重要,包括局部和远端运动链的影响因素。客观评估的模板见表44.7。

**表 44.4　髌股关节疼痛患者的主诉**

| 目前主诉的参考内容 | 相关因素 | 说明 |
| --- | --- | --- |
| 问题是什么/症状是什么 | • 疼痛,僵硬,骨擦感,咔咔音,膝关节打软,肿胀,无力,功能性改变。<br>• 症状的性质(如,疼痛——锐痛或钝痛,抽动痛等)? | • 明确症状以及性质。 |
| 症状的部位 | • 明确区域。<br>• 局部的/弥漫的/远端的?<br>• 运动链症状?<br>• 其他肢体或躯干症状?<br>• 单侧/双侧? | • 局部疼痛可能提示特定的局部原因(如,髌下脂肪垫)。<br>• 弥漫性疼痛可能提示牵涉性疼痛(如,$L_3$ 神经支配区域的牵涉性疼痛可能提示来自髋关节)。<br>• 臀部疼痛或放电样疼痛可能提示神经病变。 |

表 44.4    髌股关节疼痛患者的主诉（续）

| 目前主诉的参考内容 | 相关因素 | 说明 |
|---|---|---|
| 症状的特征 | • 间歇性/持续性？<br>• 频率？激惹性？<br>• 特定的/局部的/弥漫的？ | • 这可能有助于全方面了解问题。 |
| 加重因素 | • 诱发症状的活动？<br>• 坐，站，走，跑，上下台阶。<br>• 长时间保持同一姿势？<br>• 电影爱好者症？ | • 这点十分重要，有助于了解可能诱发疼痛的软组织/应力。 |
| 缓解因素 | • 缓解症状的活动？<br>• 休息，运动（特定的或一般性的），舒适的体位，热疗，药物 | • 这点十分重要，可协助制定治疗计划以及管理症状，同时有助于了解与症状相关的软组织/机制/应力。 |
| 对运动的反应 | • 这些症状是由运动引起的吗？症状的性质？<br>• 无反应，仅在热身运动、活动后会诱发症状，但能忍受，症状逐渐加重，最后不得不停止。<br>• 特定的活动：走，跑（上或下），跳以及不平整的地面等。 | • 比如，热身运动阶段症状的改善可能提示血流增加以及疼痛机制的门控度增加。<br>• 剧烈的疼痛可能提示，比如，骨骼反应。 |

表 44.5    髌股关节疼痛患者的病史

| 当前症状的病史 | 相关因素 | 说明 |
|---|---|---|
| 症状什么时候开始？ | • 出现症状的日期或时间范围？<br>• 症状为急性的、亚急性的或慢性的？<br>• 症状为复发性？ | • 比如，通常时间范围越长，由于运动模式导致的改变就越复杂。<br>• 急性症状可自然缓解<br>• 治疗计划的重点可能会因急性或慢性症状而改变。<br>• 在预计的自然缓解时间范围症状无法缓解等，影像学可在鉴别诊断中发挥作用。 |
| 原因？ | • 创伤性或非创伤性？<br>• 能否记得特定的事件？<br>• 症状出现？<br>• 症状进展如何？<br>• 在开始出现症状前，有什么新出现的或变化的吗？ | • 与特定创伤相关的力（如，踢到膝关节，在道路交通事故中膝关节撞击到仪表盘）导致的损伤可能需要进行常规的 X 线成像或 MRI。<br>• 是否发生过半脱位、全脱位，创伤或非创伤？<br>• 确定诱发因素。<br>• 内在的、外在的因素以及可逆或不可逆的因素。<br>• 确定是特定的原因，还是过度使用的原因。 |

表 44.6    髌股关节疼痛患者的概况，特征以及临床病史

| 患者特征 | • 年龄、性别等<br>• 体重、身高、身体质量指数 | • 年龄和性别是不可逆因素<br>• 实际年龄可能与功能性/生理性年龄不同<br>• 超重或肥胖可能影响运动链上的力量<br>• 体重过轻可能会影响恢复能力<br>• 女性运动员三联征？ |
|---|---|---|
| 病史 | • 医疗、手术以及运动损伤病史<br>• 曾经的医疗处理可能会影响效果和治疗计划<br>• 怀孕，儿童等 | • 并发症的存在可能影响治疗计划和愈合过程（如，糖尿病、肥胖、血管疾病、骨质疏松等）<br>• 以前的运动损伤可能影响治疗计划，如之前的前交叉韧带损伤、跟腱断裂以及手术修复等 |

**表 44.6　髌股关节疼痛患者的概况,特征以及临床病史(续)**

| | | |
|---|---|---|
| 药物 | • 目前和既往的药物史 | • 药物可作为康复过程的一部分,对疼痛控制有积极的作用,尤其在急性期<br>• 药物可能导致不良的副作用(如,类固醇激素注射诱发的软组织萎缩,甾体类激素诱发肌肉病变,他汀类激素诱发肌肉疼痛)<br>• 药物治疗可能会引起对未报告疾病的关注,如糖尿病等 |
| 医学评估/测试 | • 患者接受过专科检查吗?<br>• 患者是否因为创伤或疑似脱位而进过急诊室?<br>• 患者可能需要医生的随访或复查?<br>• 血检? | • 患者可能需要对有关疾病进行医学检查,如类风湿疾病(Reiter 综合征,血清阴性关节病,色素绒毛结节性滑膜炎,肿瘤等)<br>• 可能需要在运动医学科、骨科或风湿科进行专科检查 |
| 影像学,特殊检查 | • X 线,MRI,超声,CT 扫描,骨扫描,血管 | • 影像学有助于鉴别诊断,尤其是存在外伤、关节脱位以及无反应的慢性疾病 |
| 红旗征 | • 是否存在红旗征?<br>• 现病史或既往史中患有癌症<br>• 其他疾病<br>• 乏力<br>• 萎靡<br>• 疾病处于急性期<br>• 剧烈的疼痛<br>• 与运动无关的疼痛<br>• 不明原因的体重减少/增加<br>• 大小便习惯发生改变<br>• 麻木,感觉缺失<br>• 情绪变化<br>• 马尾神经症状<br>• 疑似骨折或脱位 | • 出现红旗征提示应将患者转介至医生或急诊室 |
| 职业/生活方式 | • 患者的工作地点?<br>• 工作性质?<br>• 坐、站以及工作时的姿势,如,膝跪位等<br>• 患者的业余爱好? | • 习以为常的习惯,如长时间坐着或开车,可能在制订治疗计划时需要注意<br>• 可能需要进行人体工效学评估<br>• 可能有必要改变习惯,稍微休息以及轮换活动 |
| 运动和锻炼 | • 明确运动的特征?<br>• 运动的类型?<br>• 接触式或非接触式?<br>• 具体的运动?<br>• 运动的生物力学?<br>• 装备?<br>• 所使用的平面?<br>• 询问运动和训练的频率,以及周期,季节和运动的具体需求<br>• 考虑过度训练 | • 了解运动、需求、生物力学以及装备<br>• 可能需要技术指导<br>• 规定的训练频率<br>• 可能需要特定的装备,如支具、矫形器<br>• 过度训练的评估 |

表 44.7　髌股关节疼痛患者的客观评估

| 观察下肢运动链 | 站立,行走以及仰卧 |
|---|---|
| • 功能性 | • 下蹲,上台阶,下台阶,单腿下蹲<br>• 跳,跳深,弓步<br>• 平衡测试(如,BESS,SEBT)<br>• 功能性运动筛查 |
| • 关节活动范围<br>• 关节的附属运动 | • 下背部,髋关节,膝关节以及踝关节 |
| • 柔韧性测试 | • 髋部屈肌群(髂腰肌/股直肌)——Thomas 测试<br>• 内外旋肌群<br>• 髋外侧肌群(外展肌群/阔筋膜张肌)<br>• 阔筋膜张肌/髂胫束——Ober 测试<br>• 内收肌,股四头肌,腘绳肌,小腿三头肌<br>• 踝关节跳跃试验 |
| • 力量<br>• 徒手肌力测试<br>• 测力计(手持)<br>• 等速测试 | • 髋外展 0°~30°(臀中肌前束以及后束纤维)<br>• 髋外旋肌群,内收肌群,股四头肌,腘绳肌<br>• 小腿三头肌以及躯干肌 |
| • 检查髌股关节以及膝 | • 肿胀,温度,畸形,颜色,关节形态吻合度 |
| • 压痛点的触诊 | • 髌骨边缘<br>• 内外侧支持带<br>• 肌肉的附着点(股内外侧肌)<br>• 髌腱<br>• 膝关节<br>• 胫骨结节<br>• 髌骨关节面的内外侧触诊(可以的话)<br>• 肌筋膜扳机点 |
| • 髌股关节<br>• 压痛以及疼痛的诱发<br>• 活动<br>• 左右对比 | • 在静止位观察髌股关节的位置<br>• 被动活动:向内、外、上、下滑动,以及倾斜<br>• 运动中髌骨的活动度 |
| • 髌股关节的特殊测试 | • Clarke 研磨试验<br>• 恐惧试验<br>• 测量 Q 角(仰卧和单腿站立位观察) |
| • 其他 | • 膝关节评估<br>• 下背部筛查(McKenzie 评估,骶髂关节,主动直腿抬高)<br>• 髋<br>• 踝<br>• 活动过度量表测试(Beighton)<br>• 功能性测试量表 |
| • 其他特殊检查 | • 影像学(X 线,超声,MRI,CT,骨扫描等)<br>• 血检等 |

Cook 等人(2012)系统地研究了通过髌骨活动度测试和触诊检查进行全面诊断的准确性,以及剧烈疼痛诱发测试进行诊断的准确性,同时提出敏感性、特异性、阳性似然比(+LR)(likelihood ratios,LR)以及阴性似然比(-LR)。总的来说,大多数测试的结果在+LR 方面是较低的,并且在不同的研究测试中存在一些变化(Cook et al 2012)。其中一项研究报告在以下活动中疼痛的+LR 较高,Clarke 研磨试验(+LR:7.4),爬楼梯时(+LR:11.6),久坐或屈膝(+LR:7.4)(Elton et al 1985;Cook et al 2012)。但必须指出的是,这些结果与其他研究所报告的+LR<2.0 相冲突(Cook et al 2012)。

评估的基本内容包括观察、功能活动、活动范围、柔韧性、力量、检验、触诊、髌骨关节活动测试(图 44.6)、髌骨关节特殊测试、其他因素以及如表 44.7 所示的运动链筛查。临床评估是一个动态过程,并非所有的测试都是必要的或合适的。如果用特定的测试诱发出患者的疼痛,则该测试具有重要的意义。

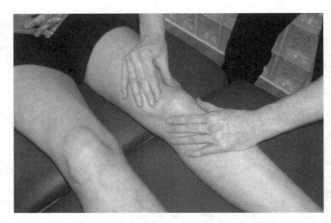

图 44.6　髌骨活动度测试。髌骨从外侧向内侧运动、从上到下运动以及从外侧向内侧倾斜(外侧边缘向前抬起)。活动度、终末端感觉以及疼痛的触诊。与另一侧对比

评估过程应指导临床工作者关注患者的具体需求和担忧。治疗计划应重点突出这些需求,同时监测进展。应时刻考虑鉴别诊断,如果适合的话,可能需要多学科团队的合作。

## 保守治疗

有证据表明,多模式的物理治疗方案对髌股关节疼痛是有效的(Crossley et al 2009;McConnell 2009)。治疗计划的制订基于评估的结果。同时需要考虑鉴别诊断。另外需要治疗局部或远端运动链的神经肌肉控制功能障碍。此外,必须考虑对已确

定的疼痛结构进行治疗,如滑膜、脂肪垫、扳机点等。考虑到髌股关节疼痛的多样性,多模式治疗尤其是基于运动的康复治疗,很有可能增强康复效果,就如同颈痛和下腰痛的康复治疗(Boyling & Jull 2005;McConnell 2009)。髌股关节疼痛患者应避免进行手术,尤其是存在证据支持保守治疗有效(Crossley et al 2009;McConnell 2009),对于这一点已达成共识。虽然在一组特定的髌股关节疼痛患者中,手术可能会产生作用,但是一般应最先进行保守治疗(Crossley et al 2009)。

髌股关节疼痛有很多治疗方法。目前最优方法建议采用保守的多模式康复治疗来提高疗效(McConnell 2009)。由于髌股关节疼痛的多因素特性,因此对于髌股关节疼痛的治疗没有一种方法能完全有效(McConnell 2009)。针对恐惧-回避心理的治疗可能是一种重要的治疗策略,同时应在需要的时候寻求心理治疗(Piva et al 2009a,2009b)。

髌股关节疼痛的 4 项临床预测规则(clinical prediction rules,CPRs)已在髌骨贴扎(Lesher et al 2006)、腰椎手法(Iverson et al 2008)以及矫形器的使用(Sutlive et al 2004;Vicenzino et al 2008)方面进行了研究。临床预测规则在临床实践中的应用有助于决策的制订,同时应与现有的证据、患者的偏好以及临床经验结合起来运用(Glynn & Weisbach 2011)。但是应该注意临床预测规则不能被单独使用(Glynn & Weisbach 2011)。(这些临床预测规则会在每个相关的治疗部分进行说明。)

同时应考虑患者的生活方式、人体工效学和运动因素,然后在治疗计划中加以关注。比如习惯性的跪坐位,穿高跟鞋和运动鞋以及自行车运动员座椅的高度。可能需要对工作场所的人体工效学以及习惯性的姿势或体位进行评估,比如膝跪位。自行车运动员可能需要专业的自行车配件和改装服务。特定运动的技术可能需要教练指导和专业装备(如膝垫等)。建议和宣教对于治疗方案也至关重要。

## 多模式治疗

有证据表明髌股关节疼痛的多模式治疗是有效的。McConnell(2009)回顾了 8 篇关于髌股关节疼痛治疗的研究,得出结论多模式的物理治疗是有效的。基于 McConnell 的多模式物理治疗计划,包括髌骨贴扎、髌骨松动、特定的股四头肌和臀肌训练、髋关节前部肌群以及腘绳肌的牵伸,对于髌股关节疼痛的治疗是有效的(Cowan et al 2002;Crossley et

al 2002;McConnell 2009)。

## 髌骨贴扎

贴扎的目的是纠正髌骨的位置。有证据表明贴扎对疼痛有直接影响,对股内侧斜肌与股外侧肌的收缩时序有短期效果,可改善功能性步态,但确切的机制仍在研究中(Crossley et al 2002;McConnell 2009)。通过 MRI 对髌骨外侧移位的评估显示,非贴扎组与贴扎组相比,在膝关节屈曲 0°、10°和 20°处,贴扎组的髌骨外侧移位距离分别减少 0.4mm、1.1mm 和 0.7mm(Herrington 2006)。这些变化较小,这些结果是否具有充分的统计学意义来解释疼痛和功能产生变化依然是个问题。

在使用纠正诱发因素的治疗方法,以及在早期的运动中,推荐通过贴扎来缓解疼痛(Crossley et al 2002;McConnell 2009)。为减少皮肤产生过敏反应,应提前将毛发剃除,然后使用带有内衬的强效氧化锌类型贴布,并告知常规的注意事项。通常贴扎后使髌骨向内侧滑移,同时改变贴布的位置来纠正髌骨的异常倾斜(如外侧或向下倾斜)(图 44.7)。

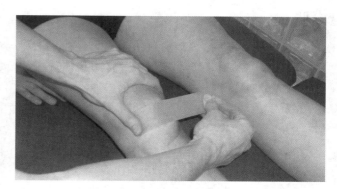

图 44.7　髌骨贴扎。贴扎的方向为减少髌骨外侧移位或外侧倾斜,取决于髌骨活动度测试的结果。可能需要使用几层或带内衬的贴布。同时告知注意事项

髌股关节疼痛贴扎技术的临床预测规则的方法学质量是被认可的(Lesher et al 2006;Glynn & Weisbach 2011)。一个或多余两个的预测变量,包括胫骨内翻>5°以及髌骨倾斜试验阳性,导致阳性似然比值为4.4。虽然贴扎对于症状改善较小,但有时在临床上很重要(Lesher et al 2006;Glynn & Weisbach 2011)。通过髌骨贴扎后功能得到全面改善和/或疼痛缓解 50%,则被定义为成功的治疗(Lesher et al 2006)。

### 髌骨松动和腰椎手法

有证据显示,作为多模式治疗计划的一部分,手

法治疗能改善髌股关节疼痛患者的疼痛、关节活动范围以及功能。Brantingham 等人（2009）的一篇文献综述报道，包括髌股关节疼痛患者在内的下肢运动功能障碍的患者中，手法治疗作为多模式治疗方案中的一部分，其治疗效果的证据等级为 B 级（Brantingham et al 2009）。有关髌股关节疼痛手法治疗的详细讨论以及松动技术中的滑动手法（头尾向，内外侧）参见第 46 章。

针对髌股关节疼痛患者中使用腰椎手法的临床预测规则也进行了研究（Iverson et al 2008）。它包含了 5 个潜在预测变量中的 3 个或更多——①两侧髋关节内旋角度相差>14°；②膝关节屈曲时踝关节背屈角度>16°；③足舟骨坠落试验>3°；④坐位时间超过 20 分钟时自觉无僵硬感；⑤下蹲为最疼痛的活动——导致产生阳性似然比值为 18.4 的阳性改变（Iverson et al 2008；Glynn & Weisbach 2011）。这种改变是一种可能性很大并且有效的变化，以及被定义为能全面改善功能和/或通过功能性测试以及腰椎手法治疗后疼痛缓解（Iverson et al 2008；Glynn & Weisbach 2011）。

## 牵伸

对于髌股关节疼痛患者仅进行牵伸治疗的效果的研究较少（Crossley et al 2009）。在一项研究中评估了对髌股关节疼痛患者进行 3 周的股四头肌在负重（站立）情况下的静态牵伸治疗的效果（图 44.8）（Peeler & Anderson 2007）；虽然牵伸可改善髌股关节疼痛患者的疼痛和提高其功能，但是股四头肌的柔韧性与膝关节的疼痛程度之间的相关性较差。

髌骨位置（如 McConnell 所描述的侧向移位）与 Ober 试验评估的髂胫束长度之间的相关性不高，但是与改良的 Ober 试验呈中度相关（Herrington et al 2006b）。评估时肌肉长度测试能说明潜在的软组织长度变化对运动链的影响。所涉及的肌肉可能包括前部的髋关节屈曲肌群（髂腰肌，股直肌），髋关节旋转肌群，股四头肌（股直肌和股内外侧肌），腘绳肌以及髋外侧的结构，特别是阔筋膜张肌和小腿三头肌。牵伸方案对于优化运动的影响可能有作用，但是多模式治疗的其他方面不应被忽视。

过度松弛可能会是一个问题，尤其是在有半脱位、脱位以及关节活动过度综合征病史的患者中引起重视，从而避免不合理的牵伸。据估计，关节活动过度在正常人群中占 4%～7%，芭蕾舞演员占 9.5%，高中生占 11.7%，另外关节活动过度在女孩

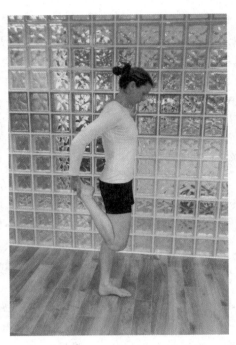

图 44.8 站立位的股四头肌牵伸。牵伸持续 30s，重复 3 次。避免骨盆的前倾。避免疼痛，以及确保安全稳定

以及妇女中比在男孩和男人中更普遍（Klemp et al 1984；Alter 1996；Hakim & Grahame 2003；Seckin et al 2005）。Beighton 评分量表已经在关节活动过度个体中使用，并且常用于运动医学科、骨科和风湿科（Beighton et al 1973；Alter 1996）。

## 肌力训练

肌力训练是髌股关节疼痛康复的主要分支。髌骨的局部稳定性受股四头肌肌群的影响，尤其是能抵抗髌骨发生外侧倾斜的股内侧斜肌。所采用的主要的开链运动是在膝关节 0°位、终末端伸直位以及直腿抬高位进行股四头肌的等长收缩，这三种训练均在膝关节屈曲<30°时进行，这样在髌股关节上产生的压力最小（McConnell 2009）。这三种训练并不会优先激活股内侧斜肌，同时训练的改变（如直腿抬高时进行髋关节外旋）也不能引起更多的股内侧斜肌活动（Karst & Jewett 1993；Cerny 1995；Cuddeford et al 1996；Mirzabeigi et al 1999）。针对额外的髋关节内收训练是否会影响股内侧斜肌/股外侧肌的激活，存在着不同的观点（McConnell 2009）。

相比之下，在一项研究中报道，闭链运动能促进股四头肌均衡激活，同时与开链运动相比，闭链运动能产生更大幅度的最大自主收缩（Stensdotter et al 2003）。另外，开链运动产生更多的股直肌活动，而

闭链运动能产生更多的股内外侧肌活动（Escamilla et al 1998）。此外，膝关节在近似完全屈曲以及伸展的中间活动范围，相比于开链运动，闭链运动在髌股关节上产生的压力最大（Escamilla et al 1998）。

这些研究将影响髌股关节疼痛康复方案的选择。当患者已经准备好并且条件适合时，应开始闭链运动，因为闭链运动在将目标运动的力量从地面传递到核心肌群以及神经肌肉的平衡性方面存在优势（McConnell 2009）。

Ekstrom 等人（2007）对 9 项康复训练中的 8 块运动链核心区域、躯干、髋和臀部肌肉的肌电图（electromyographic，EMG）活动进行了综合性的研究（Ekstrom et al 2007）。这些结果将影响下肢运动链

功能障碍的康复方法的选择，包括髌股关节疼痛。所评估的 9 项运动包括侧卧位下主动髋外展，仰卧位下躯干桥式运动，对侧膝关节伸直状态下的单桥运动，侧方桥式运动，俯卧位的桥式运动，四点支撑体位下交替抬起上下肢，侧方踏上一个 20cm（8 英寸）高的台阶，弓步姿势站立和动态滑雪机。作为评估的一部分，这些运动也可在功能性测试中使用，以评估患者的神经肌肉控制能力。这可能对制订康复方案有重要意义，康复方案的目的是控制影响髌股关节疼痛患者的局部和远端因素。上述研究中利用 EMG 检测的肌肉包括臀中肌、臀大肌、股内侧斜肌、腘绳肌、胸长肌、腰部多裂肌、腹外侧斜肌和腹直肌（表 44.8）。

表 44.8　激活髋部以及核心肌群所推荐的运动[*]

| 运动方式 | 臀中肌 | 臀大肌 | 股内侧肌 | 腘绳肌 | 胸长肌 | 腰部多裂肌 | 腹外斜肌 | 腹直肌 |
|---|---|---|---|---|---|---|---|---|
| 侧方桥式运动 | 1 | | | | 2 | 3 | 1 | 2 |
| 单桥运动 | 2 | 2 | | 1 | 1 | 2 | | |
| 侧方上台阶 | 3 | | 1 | | | | | |
| 四点支撑下交替抬起上下肢 | 4 | 1 | | 2 | 4 | 1 | | |
| 侧卧位主动髋外展 | 5 | | | | | | | |
| 弓步姿势站立 | | 3 | 2 | | | | | |
| 双桥运动 | | | | | 3 | 4 | | |
| 俯卧位桥式运动 | | | | | | | 2 | 1 |

[*] 编号代表基于肌电图（EMG）的激活训练的优先级。
（改编自 Ekstrom et al 2007）。

其他训练方法也被推荐，包括股内侧斜肌的再训练、上下台阶、髋外展和外旋肌群的肌力训练、弓步训练（Crossley et al 2009；McConnell 2009），以及股四头肌、腘绳肌、靠墙下蹲训练、普拉提、弓步训练、微蹲、上下台阶、侧方上台阶以及仪器训练和减重训练（Houglum 2005）。在进行会引起疼痛的活动时应注意，尤其是关节上产生过度的应力，当膝关节屈曲角度超过 30°时，髌股关节上的应力会显著增加（Houglum 2005）。膝关节伸展训练仪，作为一种开链运动，不应被使用，或者应谨慎使用，因为使用该仪器训练可能在髌股关节上产生极高的应力以及剪切力（Houglum 2005）。

知识框 44.1 总结了针对特定肌肉的运动类型，图 44.9~44.15 列出了一些适合的运动。与任何一种运动方案相同，应监测患者对运动处方的耐受性和适应性。（读者可参阅其他章节以了解更多关于运动治疗的原则的信息。）

在一项研究中报道了臀部肌肉进行低强度的运动对下肢功能/表现的影响（Crow et al 2012），这种运动为神经肌肉的热身运动。它包括以下 7 种运动：双桥运动，四点支撑下的下肢抬起，四点支撑下的髋外展，侧方蚌式运动伴髋屈曲 60°，侧方髋外展，俯卧位单腿后伸以及双腿夹球下蹲。虽然激活的确切机制尚不明确，但是作者推测可能是大脑皮质活动发生改变的结果。然而，从这项研究中可以清楚地看出下肢的功能性表现有所增强，而低强度的臀肌激活运动能增强下蹲跳能力。在目标肌群中激活能力似乎存在着一个预期的传递现象，这种传递向下传至运动链从而增强肌肉的激活能力。然而，这些需要通过肌电图进行验证。同时可推断出这些可能是一种简单的且不会使人劳累的运动，可以在髌股关节疼痛患者或此类患者重返运动前进行，以激活臀部和大腿肌肉。

### 知识框 44.1 康复训练的例子*

**膝关节局部的开链运动**
- 股四头肌静力性定位收缩训练
- 终末端膝关节伸展训练
- 直腿抬高

**膝关节闭链运动**
- 靠墙下蹲/微蹲等
- 侧方上台阶
- 弓步
- 上下台阶
- 单桥运动

**髋**
- 蚌式运动
- 站立位下将髋关节固定在0°外展位以及30°外展/后伸位(臀中肌后束)
- 卧位下将髋关节固定在0°外展位以及30°外展/后伸位(臀中肌后束)
- 侧卧位下髋关节外旋训练
- 侧方桥式运动
- 单桥运动
- 侧方上台阶
- 四点支撑下的交替抬起上下肢
- 上下台阶

**躯干**
- 侧方桥式运动
- 单桥运动
- 四点支撑下的交替抬起上下肢
- 双桥运动
- 俯卧位桥式运动

**神经肌肉控制和平衡**
- 单腿站立
- 单腿站立于泡沫板/软垫/平衡板等
- 闭眼情况下单腿站立
- 闭眼情况下单腿站立于泡沫板/软垫/平衡板等
- 开始偏移平衡训练
- 结合动态训练,如平衡软垫,医疗体操球,飞行员平衡训练系统
- 下台阶训练
- 多方向性运动(如跳跃)

**增强式训练**
- 在最后阶段的康复和特定的运动中,可行的和合适的运动形式可发生变化

*运动应根据个人的需要和适合度进行。监测个体能较好并且安全完成运动的能力。

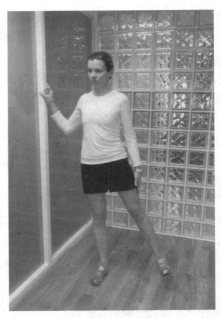

图 44.10 站立位下将髋关节固定在 0° 外展位以及 30° 外展/后伸位,以锻炼臀中肌后束。运动的进展可通过增加阻力来实现。在训练时确保躯干和脊柱的稳定

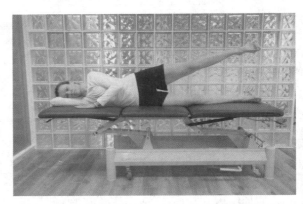

图 44.11 侧卧位下将髋关节固定在 0° 外展位以及 30° 外展/后伸位,以锻炼臀中肌后束。运动的进展可通过增加阻力来实现。在训练时髋应叠放,并确保躯干稳定

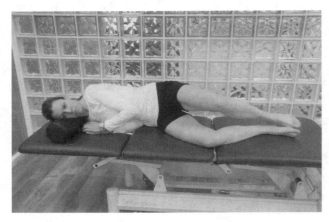

图 44.9 蚌式运动。专门针对臀中肌的训练。确保髋叠放,避免躯干旋转

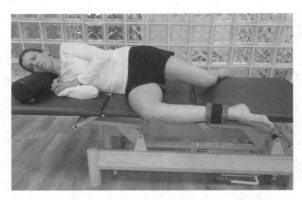

图 44.12 侧卧位下髋外旋运动。训练的下肢为治疗床下方的肢体。通过足朝向天花板运动使髋外旋肌产生向心收缩,然后慢慢将足放回治疗床,使其产生离心收缩。运动的进展可通过增加阻力来实现。在训练时髋应叠放,并确保躯干稳定

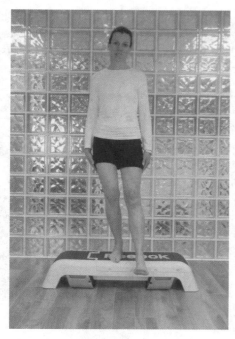

**图 44.13　下台阶训练。**动态的上下台阶。同样也可改变，进行侧方上下台阶训练。通过保持正常的髋膝踝足的对线来改善可控制能力以及避免动态 Q 角增大

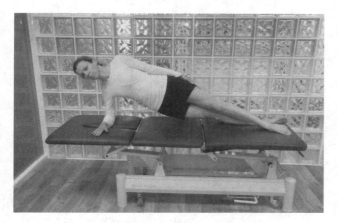

**图 44.14　侧方桥式运动。**躯干和髋部肌肉的训练。保持 5～10s，如果需要重复进行

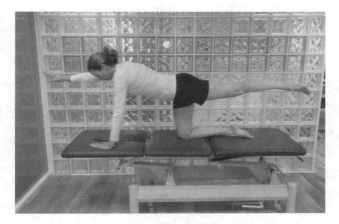

**图 44.15　四点支撑下交替抬起上下肢运动。**保持躯干的稳定，避免躯干出现过多的旋转

## 平衡以及神经肌肉控制训练

在下肢运动链的康复方案中，应考虑神经肌肉控制训练和平衡训练，以及视觉、前庭和神经肌肉控制系统的再训练（Houglum 2005；Kenji 2010）。据报道，在髌股关节疼痛患者中存在着本体感觉障碍，最明显的是在患侧，但在健侧也会出现，当与正常人相比较时（Akseki et al 2008）。髌股关节疼痛患者患侧下肢的单腿静态平衡功能减退，并且与股四头肌和腘绳肌无力有关，但与疼痛的严重程度或下肢的对线以及 Q 角无关（Citaker et al 2012）。许多工具可以用来评估神经肌肉控制能力和平衡功能——如，平衡误差评分系统（balance error scoring system，BESS）是一个很容易进行的临床测试系统，它只需要一个平整的表面以及一块泡沫垫（Kenji 2010；Bell et al 2011）。对照组的平均错误分数为 9 分，分数低表示神经肌肉控制功能良好。平衡误差评分系统的可靠性为中等到良好，尤其是在脑震荡和劳累的情况下存在严重的平衡功能障碍时（Riemann & Guskiewicz 2000；Valovich et al 2003；Wilkins et al 2004；Docherty et al 2006；Bell et al 2011）。当对平衡功能的影响较小时，平衡误差评分系统的可靠性就会降低（Bell et al 2011）。平衡误差评分系统评分随着年龄、踝关节不稳以及佩戴踝关节外部支具 20 分钟等因素出现而增加，通过神经肌肉控制以及平衡训练后评分得到改善（Riemann & Guskiewicz 2000；Susco et al 2004；Bell et al 2011）。然而平衡误差评分系统属于静态平衡测试，因此星形偏移平衡测试可用来进行动态平衡的临床测试。另外，需要明确导致神经肌肉控制不良和平衡功能障碍的因素。这将有助于正确地制订合适的康复方案。如上所述的闭链运动也可能有助于增强神经肌肉控制能力、平衡功能以及与运动链相关的肌肉的力量。

对于治疗，平衡再训练可以根据平衡误差评分系统测试中发现的错误进行训练。星形偏移平衡测试也可以作为一种训练。建议从最低难度开始并且以循序渐进的方式进展。可以使用平衡训练设备来进行运动的进展，如泡沫、气垫、平衡板、平衡木以及专业的设备，如 Y- 平衡系统、Shuttle 平衡能力训练系统、医用反弹网等。其他的治疗理念包括基于 Janda 理论的肌肉失衡和感觉运动训练方案（Page et al 2010）。一套简单的 Janda 平衡训练能促进正常受试者在行走时臀部肌肉的体积增加

以及改善收缩时序(Bullock-Saxton et al 1993;Page et al 2010)。神经肌肉控制以及平衡训练的一些例子见图44.16~图44.18。

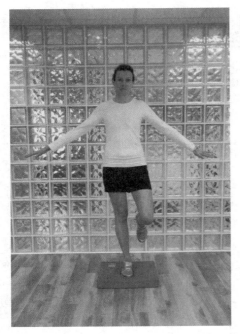

图44.16    平衡训练。在泡沫上进行单腿站立平衡训练。确保安全

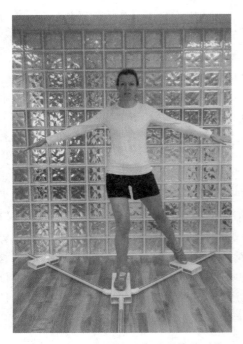

图44.17    平衡训练。将星形偏移平衡测试作为一种训练方法。这是在Y-平衡测试仪上进行的。单腿站立时,朝前方、外侧以及内侧够,重复10~20次。然后对侧重复

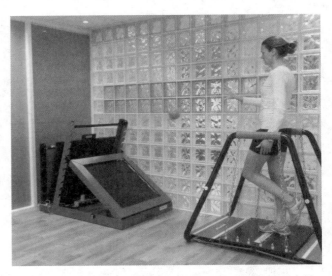

图44.18    动态平衡训练联合前庭、视觉以及神经肌肉控制训练,在飞行员平衡训练系统上进行,同时使用医疗弹射球(飞行员平衡训练系统,WA,USA)

## 软组织放松和扳机点治疗

关于髌股关节疼痛患者进行软组织放松治疗的效果缺少证据支持。在一项研究中报道,与对照组($n$ =26)相比,髌股关节疼痛患者($n$ =26)在两侧的臀中肌和腰方肌中出现扳机点的概率较高,同时会出现髋外展肌群肌力减退(Roach et al 2013)。但是在髌股关节疼痛患者中,扳机点压力释放技术对增强肌力并无效果(Roach et al 2013)。本研究未对股内侧肌或股外侧肌进行评估(图44.19),股内侧肌和股外侧肌在临床上是一组非常重要的肌群,因为它们能影响髌股关节,以及尤其是股外侧肌和股内侧斜肌对于髌骨倾斜有着直接的影响。

关于对其他膝关节疾病如骨关节炎进行软组织放松治疗存在争议(Perlman et al 2006,2012;Zhang

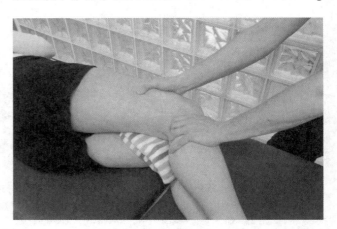

图44.19    大腿外侧和股外侧肌的放松以及其肌筋膜扳机点释放

et al 2007；Peter et al 2011；Atkins & Eichler 2013）。需要进一步的研究来明确软组织技术，包括扳机点治疗，对髌股关节疼痛患者的影响。

## 扳机点干针疗法和肉毒毒素注射治疗

扳机点干针疗法（trigger point dry needling，TrP-DN）已成为治疗肌肉骨骼和肌筋膜疼痛疾病的一种常用方法，美国骨科手法治疗协会（AAOMPT）发布了扳机点干针疗法的支持指南（AAOMPT 2009）。由经过培训的临床医生进行扳机点干针疗法是一种安全的治疗方法（Brady et al 2014），并且安全操作的指南已经发表（Irish Society of Chartered Physiotherapists（ISCP）2012；McEvoy 2013）。

干针疗法是一种基于神经生理学证据的治疗技术，同时需要对神经肌肉系统进行徒手评估。物理治疗师应经过良好的培训，从而使用干针疗法并且配合徒手物理治疗进行干预。有研究显示，干针疗法可改善疼痛，降低肌张力，使运动终板的电生理功能正常化，并且有利于快速恢复至主动康复（AAOMPT 2009）。

读者可参考第 59 章有关扳机点的内容。虽然没有相关研究评估扳机点干针疗法对髌股关节疼痛的治疗效果，但扳机点干针疗法针对的是那些明确存在且具有临床意义扳机点的肌肉，如股四头肌，尤其是股外侧肌、臀部肌群以及腰方肌，同时作为多模式治疗方案的一部分可能有助于治疗。在髌股关节疼痛患者中，臀中肌和腰方肌的扳机点在双侧更普遍，同时与髋外展肌群肌力减退有关（Roach et al 2013）。临床医生应经过充分的培训，以提高扳机点触诊测试的准确性（McEvoy & Huijbregts 2011）。尽管针刺疗法似乎能有效地控制疼痛（Cummings & White 2001），但是直到最近才进行了随机安慰剂对照试验（Mayoral et al 2013）；在该试验中，对 40 名接受全膝关节置换术的患者在术前进行扳机点评估，在手术室进行麻醉并且在手术开始前，他们被随机分配到扳机点干针疗法组或安慰剂组，并进行相应的治疗。盲法是靠麻醉维持的。最后研究者得出结论，与安慰剂组相比，在全膝关节置换术后的第一个月，麻醉下进行扳机点干针疗法治疗可以减轻疼痛（Mayoral et al 2013）。在另外一项初步的随机对照试验中，对 30 名膝关节骨性关节炎的老年患者进行扳机点干针疗法、针灸治疗或在扳机点进行假治疗，结果显示，与针灸治疗和假治疗组相比，扳机点干针治疗能明显地改善疼痛和功能。（参见第 61 章有关扳机点干针疗法技术的讨论。）

在一项开放标记式研究中对 A 型肉毒毒素（Botox）进行了测试，对象为股外侧肌过度活跃的难治型膝前痛患者，结果令人满意（Singer et al 2006）。一组由澳大利亚研究人员进行的这项初步研究引起了人们的兴趣。在一项肉毒毒素注射治疗的进一步研究中，针对与股四头肌肌力不平衡相关的膝前痛，将研究对象随机分为两组，一组在股内侧肌内注射肉毒毒素，另一组则注射生理盐水，然后进行股内侧肌再训练（Singer et al 2011）。股四头肌肌力不平衡通过肌电图评估。结果在第 12 周时，肉毒毒素注射组在跪坐痛、蹲坐以及水平路上行走痛和膝前痛评分量表方面均明显优于对照组。在一项针对难治性膝前痛患者的回顾性队列研究中，对 65 名受试者仅进行股外侧肌的肉毒毒素注射治疗，结果有 57 名受试者的膝关节疼痛得到缓解，功能得到提高，同时 57 名受试者中有 44 名的平均受益时长为 34 个月（Silbert et al 2012）。

综合来看，这些研究表明注射肉毒毒素能改善髌股关节的疼痛以及功能障碍，从而改善股外侧肌的功能。这可能是通过增强股外侧肌的激活能力，改善膝关节外侧的张力以及髌骨倾斜而起作用。这在本质上与其他治疗策略的目标类似，如手法治疗、软组织治疗以及手术松解。值得注意的是，这些研究均未目标性地针对扳机点进行研究，也没有将扳机点干针疗法与肉毒毒素注射治疗进行比较。在研究中，通过使用 MRI 和超声弹性成像技术明确了扳机点区域的紧张区域（Chen et al 2007，2008；Sikdar et al 2008，2009）。此外，在使用超声测试扳机点干针疗法的效果时，利用超声剪切波弹性成像技术可以发现，扳机点干针疗法可改善肌肉的紧张（Maher et al 2013）。扳机点干针疗法可以作为髌股关节疼痛康复多模式方案的有效辅助治疗。进一步的研究可指导进行最佳实践。

## 选择性物理因子治疗

对物理因子治疗进行全面的讨论超出了本章的范围；本节内容的主要目的是提醒读者可将物理因子治疗作为髌股关节疼痛多模式治疗方案的一部分。这些物理因子可能通过特定的生物效应来发挥作用。物理因子的选择取决于临床推理和循证研究以及治疗目标。有关髌股关节疼痛的物理因子治疗缺乏高质量的研究。一篇有关髌股关节疼痛物理因子治疗的基于 12 项研究的系统综述得出结论，一些物理因子治疗如果与其他治疗方法结合使用,可能对疼痛有效果,但单独使用则无任何效果(Lake & Wofford 2011)。该综述的物理因子治疗是一项综合性的研究(超声波治疗、冰敷、超声透入疗法以及离子导入疗法),神经肌肉电刺激,肌电生物反馈以及低强度的激光,大多数的研究均为低质量到中等质量,因此很难得出结论(Lake & Wofford 2011)。本研究未涉及经皮神经电刺激(transcutaneous electrical stimulation,TENS)、干扰电和冲击波治疗。需要进一步的基础生物以及随机对照试验研究来指导最佳实践。Sluka 和她的团队来自爱荷华大学,他们正在研究慢性肌肉骨骼疼痛的外周和中枢机制,以及动物模型中通过经皮神经电刺激来止痛的神经生物学,最后重点是将这些研究转化应用于人类膝关节炎(Sluka 2014)。针对物理治疗师,Sluka 出版了一本关于疼痛的机制以及管理的书,这是一个很有价值的资源(Sluka 2009)。Waston(2008)还提供了一些其他关于物理因子治疗和组织修复的有用资源。

　　一般的物理因子治疗,比如热敷、经皮神经电刺激以及干扰电治疗可作为肌肉骨骼疼痛的支持性治疗。比如,有研究报道,干扰电治疗对于膝关节骨性关节炎的治疗有帮助。与对照组相比,干扰电治疗产生的伤害性和无害性刺激能明显减轻慢性疼痛以及晨僵的程度,同时能明显增加疼痛阈值和膝关节活动范围(Defrin et al 2005)。在本研究中,相比较于无害性刺激,伤害性刺激更能降低疼痛的强度以及提高疼痛的阈值。比如在膝关节疼痛以及下腰痛的患者中,物理因子治疗可能有助于缓解疼痛和减少药物使用(Facci et al 2011;Atamaz et al 2012)。

　　冲击波能有效地治疗膝关节的髌腱痛,以及其他疾病(Van Leeuwen et al 2009)。冲击波治疗可能是一种针对髌股关节相关结构(见表 44.1),如股外侧肌肌腱复合体(图 44.20)、支持带和脂肪垫进行的治疗,尽管迄今为止还没有对此进行研究。在扳机点方面,冲击波可能是一种很有前景的治疗方法(Gleitz & Horning 2012)。在膝关节骨性关节炎患者中,冲击波治疗比安慰剂更能有效地缓解疼痛,改善膝关节功能(Zhao et al 2013)。在动物研究中,冲击波治疗可在大鼠膝关节产生软骨保护效应以及促进骨性关节炎的消退(Wang et al 2011,2013a,2013b)。就外周性和中枢性疼痛而言,使用冲击波可以明显地减少有关神经元的平均数量,这些神经元通过免疫反应在兔子的 $L_5$ 神经根背侧神经节产生 P 物质,同时将兔子腹侧的股骨远端暴露在高强

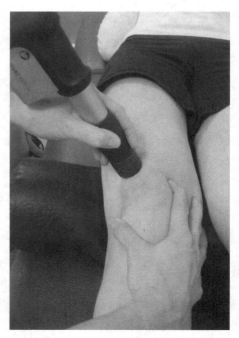

图 44.20　股外侧肌和髌腱的冲击波治疗

度的冲击波下,而在未进行治疗的对侧则未出现这样的变化(Hausdorf et al 2008b)。此外,在兔子模型中,冲击波治疗可导致无髓鞘的伤害性神经纤维出现选择性的缺失(Hausdorf et al 2008a),这一发现可部分解释感觉神经去神经化后可缓解疼痛的原因。

　　综上所述,物理因子治疗在髌股关节疼痛的多模式方案中可能起到缓解疼痛的作用。建议临床工作者至少应考虑将这些方法作为缓解潜在症状的治疗计划的一部分。但是还需要进一步的研究。

## 矫形鞋垫

　　在髌股关节疼痛治疗方案中通常会使用矫形鞋垫,通过可能的生物力学和/或神经肌肉作用来改善运动链的功能。软的和硬的矫形鞋垫可改变足部的生物力学以及地面反应力,但对膝关节、髋关节以及骨盆运动学的作用一般有限(Nester et al 2003;Barton et al 2010)。矫形鞋垫可能在被动和主动的软组织牵伸(Nester et al 2003;McConnell 2009)以及神经肌肉控制(Crossley et al 2009)方面有效果。

　　矫形鞋垫可能对特定人群有帮助,如前足内翻和距下关节过度旋前的患者,这些因素可能与髌股关节疼痛有关(Eng & Pierrynowski 1993;Saxena & Haddad 2003;Johnston & Gross 2004;McConnell 2009;Munuera & Mazotears-Pardo 2011;Rixe et al 2013)。矫形鞋垫作为多模式治疗方案的一部分,可以起到改善疼痛的作用(Barton et al 2010;Rixe et al

2013）。

两项临床预测规则关注了矫形器和髌股关节疼痛。第一个初步研究报告，如果在四个预测变量中存在三个或三个以上变量：①年龄>25 岁；②身高<165cm；③在 100mm 的视觉模拟评分量表中，疼痛值<53.25mm；④足中段宽度>10.96mm，则在 5 分制的 Likert 量表中提示为鞋垫能显著改善症状（阳性似然比值为 8.8）。但是应谨慎运用该研究，因为这是一项初步研究，并且报道称其方法质量学低于参考标准（50%）（Vicenzino et al 2008；Glynn & Weisbach 2011）。

第二项初步研究观察了髌股关节疼痛患者的定制鞋垫以及改良的活动方式，同时该研究的方法质量学评分是可接受的（61%）（Sutlive et al 2004）。一个或多个变量会在概率上发生一个微小的，但有时具有临床意义的变化（患者疼痛减轻≥50%）。预测变量和相关阳性似然比（+LR）值报告如下：①前足外翻≥2°/+LR 值为 4.0；②大踇趾伸展≤78°/+LR 值为 4.0；③足舟骨下沉≤3mm/+LR 值为 2.3（Sutlive et al 2004；Glynn & Weisbach 2011）。

## 小结

髌股关节疼痛是肌肉骨骼疼痛的常见原因，并且为多因素导致。局部和远端的运动链的影响均会在髌股关节上产生应力，导致疼痛和功能障碍。髌股关节疼痛的病理生理学尚不完全清楚，但组织的应激性和内稳态的丧失会导致出现继发的疼痛和功能障碍。最近的证据表明，疼痛可能与组织缺血有关。对髌股关节疼痛患者应进行运动链以及膝关节局部结构的综合评估。多模式的物理治疗方案似乎对髌股关节疼痛患者有效，因此应避免手术。同时需要进一步的研究来了解髌股关节疼痛患者的发病机制、原因、预防措施以及最佳治疗方法。

（陈灿 译，邓家丰　江雪 审，马明　王于领 校）

## 参考文献

AAOMPT. 2009. AAOMPT Position statements – dry needling. (2/3/2011 http://www.aaompt.org/about/statements.cfm.

Aglietti P, Insall JN, Cerulli G. 1983. Patellar pain and incongruence. I: Measurements of incongruence. Clin Orthop Relat Res 176: 217–224.

Akseki D, Akkaya G, Erduran M, et al. 2008. Proprioception of the knee joint in patello-femoral pain syndrome. Acta Orthop Traumatol Turc 42: 316–321.

Alter MJ. 1996. Science of flexibility. Champaign, IL: Human Kinetics.

Atamaz FC, Durmaz B, Baydar M, et al. 2012. Comparison of the efficacy of transcutaneous electrical nerve stimulation, interferential currents, and shortwave diathermy in knee osteoarthritis: a double-blind, randomized, controlled, multicenter study. Arch Phys Med Rehabil 93: 748–756.

Atkins DV, Eichler DA. 2013. The effects of self-massage on osteoarthritis of the knee: a randomized, controlled trial. Int J Ther Massage Bodywork 6: 4–14.

Badalamente MA, Cherney SB. 1989. Periosteal and vascular innervation of the human patella in degenerative joint disease. Semin Arthritis Rheum 18: 61–66.

Baquie P, Brukner P. 1997. Injuries presenting to an Australian sports medicine centre: a 12-month study. Clin J Sport Med 7: 28–31.

Barton CJ, Munteanu SE, Menz HB, et al. 2010. The efficacy of foot orthoses in the treatment of individuals with patellofemoral pain syndrome: a systematic review. Sports Med 40: 377–395.

Beighton P, Solomon L, Soskolne CL. 1973. Articular mobility in an African population. Ann Rheum Dis 32: 413–418.

Bell DR, Guskiewicz KM, Clark MA, et al. 2011. Systematic review of the balance error scoring system. Sports Health 3: 287–295.

Boissonnault WG. 2010. Primary care for the physical therapist: examination and triage. St Louis, MO: Elsevier / Saunders.

Boyling JD, Jull GA. 2005. The future scope of manual therapy. In: Boyling JD, Jull GA (eds) Grieve's modern manual therapy: the vertebral column, 3rd edn. Edinburgh: Churchill Livingstone, pp 367–380.

Brady S, McEvoy J, Dommerholt J, et al. 2014. Adverse events following trigger point dry needling: a prospective survey of chartered physiotherapists. J Man Manip Ther 22(3): 134–140. doi: 10.1179/2042618613Y.0000000044.

Brantingham JW, Globe G, Pollard H, et al. 2009. Manipulative therapy for lower extremity conditions: expansion of literature review. J Manipulative Physiol Ther 32: 53–71.

Bullock-Saxton JE, Janda V, Bullock MI. 1993. Reflex activation of gluteal muscles in walking. An approach to restoration of muscle function for patients with low-back pain. Spine 18: 704–708.

Calmbach WL, Hutchens M. 2003. Evaluation of patients presenting with knee pain: Part I. History, physical examination, radiographs, and laboratory tests. Am Fam Physician 68: 907–912.

Cerny K. 1995. Vastus medialis oblique / vastus lateralis muscle activity ratios for selected exercises in persons with and without patellofemoral pain syndrome. Phys Ther 75: 672–683.

Chen Q, Bensamoun S, Basford JR, et al. 2007. Identification and quantification of myofascial taut bands with magnetic resonance elastography. Arch Phys Med Rehabil 88: 1658–1661.

Chen Q, Basford J, An KN. 2008. Ability of magnetic resonance elastography to assess taut bands. Clin Biomech 23: 623–629.

Citaker S, Kaya D, Yuksel I, et al. 2012. Static balance in patients with patellofemoral pain syndrome. Sports Health 3: 524–527.

Cook G. 2010. Movement: functional movement systems: screening, assessment, and corrective strategies. Aptos, CA: On Target Publications.

Cook C, Hegedus E, Hawkins R, et al. 2010. Diagnostic accuracy and association to disability of clinical test findings associated with patellofemoral pain syndrome. Physiother Can 62: 17–24.

Cook C, Mabry L, Reiman MP, et al. 2012. Best tests / clinical findings for screening and diagnosis of patellofemoral pain syndrome: a systematic review. Physiotherapy 98: 93–100.

Cowan SM, Bennell KL, Crossley KM, et al. 2002. Physical therapy alters recruitment of the vasti in patellofemoral pain syndrome. Med Sci Sports Exerc 34: 1879–1885.

Crossley K, Bennell K, Green S, et al. 2002. Physical therapy for patellofemoral pain: a randomized, double-blinded, placebo-controlled trial. Am J Sports Med 30: 857–865.

Crossley KM, Cook J, Cowan S, et al. 2009. Anterior knee pain. In: Brukner P, Khan K (eds) Clinical sports medicine. New South Wales, Australia: McGraw Hill, pp 506–537.

Crow JF, Buttifant D, Kearny SG, et al. 2012. Low load exercises targeting the gluteal muscle group acutely enhance explosive power output in elite athletes. J Strength Cond Res 26: 438–442.

Cuddeford T, Williams AK, Medeiros JM. 1996. Electromyographic activity of the vastus medialis oblique and vastus lateralis muscles during selected exercises. J Man Manip Ther 1: 10–15.

Cummings TM, White AR. 2001. Needling therapies in the management of myofascial trigger point pain: a systematic review. Arch Phys Med Rehabil 82: 986–992.

Dallinga JM, Benjaminse A, Lemmink KA. 2012. Which screening tools can predict injury to the lower extremities in team sports? A systematic review. Sports Med 42: 791–815.

Defrin R, Ariel E, Peretz C. 2005. Segmental noxious versus innocuous electrical stimulation for chronic pain relief and the effect of fading sensation during treatment. Pain 115: 152–160.

Dejung B, Gröbli C, Colla F, et al. 2003. Triggerpunkttherapie. Bern: Hans Huber.

Docherty CL, Valovich McLeod TC, et al. 2006. Postural control deficits in participants with functional ankle instability as measured by the balance error scoring system. Clin J Sport Med 16: 203–208.

Dommerholt J, Fernandez de las Peñas C. 2013. Trigger point dry needling: an evidenced and clinical based approach. London: Churchill Livingstone.

Dye SF. 2005. The pathophysiology of patellofemoral pain: a tissue homeostasis perspective. Clin Orthop Relat Res: 100–110.

Dye SF, Vaupel GL, Dye CC. 1998. Conscious neurosensory mapping of the internal structures of the human knee without intraarticular anesthesia.

Am J Sports Med 26: 773–777.

Ekstrom RA, Donatelli RA, Carp KC. 2007. Electromyographic analysis of core trunk, hip, and thigh muscles during 9 rehabilitation exercises. J Orthop Sports Phys Ther 37: 754–762.

Elton K, McDonough K, Savinar-Nogue E, et al. 1985. A preliminary investigation: History, physical, and isokinetic exam results versus arthroscopic diagnosis of chondromalacia patella. J Orthop Sports Phys Ther 7: 115–123.

Eng JJ, Pierrynowski MR. 1993. Evaluation of soft foot orthotics in the treatment of patellofemoral pain syndrome. Phys Ther 73: 62–68

Escamilla RF, Fleisig GS, Zheng N. et al. 1998. Biomechanics of the knee during closed kinetic chain and open kinetic chain exercises. Med Sci Sports Exerc 30: 556–569.

Facci LM, Nowotny JP, Tormem F, et al. 2011. Effects of transcutaneous electrical nerve stimulation (TENS) and interferential currents (IFC) in patients with nonspecific chronic low back pain: randomized clinical trial. Sao Paulo Med J 129: 206–216.

Fulkerson JP. 2002. Diagnosis and treatment of patients with patellofemoral pain. Am J Sports Med 30: 447–456.

Gleitz M, Hornig K. 2012. [Trigger points – diagnosis and treatment concepts with special reference to extracorporeal shockwaves]. Orthopade 41: 113–125.

Glynn PE, Weisbach PC. 2011. Clinical prediction rules: a physical therapy reference manual. Sudbury, MA: Jones and Bartlett.

Goodfellow J, Hungerford DS, Zindel M. 1976. Patello-femoral joint mechanics and pathology. 1. Functional anatomy of the patello-femoral joint. J Bone Joint Surg Br 58: 287–290.

Goodman CC, Boissonnault WG, Fuller K. 2003. Pathology: implications for the physical therapist. Philadelphia; London: WB Saunders.

Grelsamer RP. 2005. Patellar nomenclature: the tower of babel revisited. Clin Orthop Relat Res: 60–65.

Grelsamer RP, Klein JR. 1998. The biomechanics of the patellofemoral joint. J Orthop Sports Phys Ther 28: 286–298.

Gribble PA, Kelly SE, Refshauge KM, et al. 2013. Interrater reliability of the star excursion balance test. J Athl Train 48: 621–626.

Hakim A, Grahame R. 2003. Joint hypermobility. Best Pract Res Clin Rheumatol 17: 989–1004.

Hausdorf J, Lemmens MA, Heck KD, et al. 2008a. Selective loss of unmyelinated nerve fibers after extracorporeal shockwave application to the musculoskeletal system. Neuroscience 155: 138–144.

Hausdorf J, Lemmens MA, Kaplan S, et al. 2008b. Extracorporeal shockwave application to the distal femur of rabbits diminishes the number of neurons immunoreactive for substance P in dorsal root ganglia L5. Brain Res 1207: 96–101.

Hehne HJ. 1990. Biomechanics of the patellofemoral joint and its clinical relevance. Clin Orthop Relat Res: 73–85.

Herrington L. 2006. The effect of corrective taping of the patella on patella position as defined by MRI. Res Sports Med 14: 215–223.

Herrington L, McEwan I, Thom J. 2006a. Quantification of patella position by ultrasound scanning and its criterion validity. Ultrasound Med Biol 32: 1833–1836.

Herrington L, Rivett N, Munro S. 2006b. The relationship between patella position and length of the iliotibial band as assessed using Ober's test. Man Ther 11: 182–186.

Hertel J, Braham RA, Hale SA, et al. 2006. Simplifying the star excursion balance test: analyses of subjects with and without chronic ankle instability. J Orthop Sports Phys Ther 36: 131–137.

Holmes SW, Clancy WG. 1998. Clinical classification of patellofemoral pain and dysfunction. J Orthop Sports Phys Ther 28: 299–306.

Houglum PA. 2005. Therapeutic exercise for musculoskeletal injuries. Champaign, IL: Human Kinetics.

Insall J, Falvo KA, Wise DW. 1976. Chondromalacia patellae: a prospective study. J Bone Joint Surg Am 58: 1–8.

Irish Society of Chartered Physiotherapists (ISCP). 2012. Guidelines for dry needling practice. Dublin: ISCP.

Iverson CA, Sutlive TG, Crowell MS, et al. 2008. Lumbopelvic manipulation for the treatment of patients with patellofemoral pain syndrome: development of a clinical prediction rule. J Orthop Sports Phys Ther 38: 297–309

Johnston LB, Gross MT. 2004. Effects of foot orthoses on quality of life for individuals with patellofemoral pain syndrome. J Orthop Sports Phys Ther 34: 440–448.

Karst GM, Jewett PD. 1993. Electromyographic analysis of exercises proposed for differential activation of medial and lateral quadriceps femoris muscle components. Phys Ther 73: 286–295; discussion 295–289.

Kendall F, Kendall McCreary E, Provance P, et al. 2005. Muscles: testing and function with posture and pain. Baltimore, MD: Lippincott Williams & Wilkins.

Kenji C. 2010. Somatosensory, vestibular, and visual sensory integration: Implications for neuromuscular control and balance in orthopaedic practice. In: Donatelli R, Wooden MJ (eds) Orthopaedic physical therapy. Edinburgh: Churchill Livingstone, pp 641–671.

Kinzey SJ, Armstrong CW. 1998. The reliability of the star-excursion test in assessing dynamic balance. J Orthop Sports Phys Ther 27: 356–360.

Klemp P, Stevens JE, Isaacs S. 1984. A hypermobility study in ballet dancers. J Rheumatol 11: 692–696.

Krumrei K, Flanagan M, Bruner J, et al. 2014. The accuracy of the functional movement screen to identify individuals with an elevated risk of musculoskeletal injury. J Sport Rehabil 23(4): 360–364. doi: 10.1123/jsr.2013-0027.

Lake DA, Wofford NH. 2011. Effect of therapeutic modalities on patients with patellofemoral pain syndrome: a systematic review. Sports Health 3: 182–189.

Lankhorst NE, Bierma-Zeinstra SM, van Middelkoop M. 2012. Risk factors for patellofemoral pain syndrome: a systematic review. J Orthop Sports Phys Ther 42: 81–94.

Lankhorst NE, Bierma-Zeinstra S, van Middelkoop M. 2013. Factors associated with patellofemoral pain syndrome: a systematic review. Br J Sports Med 47: 193–206.

Lesher JD, Sutlive TG, Miller GA, et al. 2006. Development of a clinical prediction rule for classifying patients with patellofemoral pain syndrome who respond to patellar taping. J Orthop Sports Phys Ther 36: 854–866.

Maher RM, Hayes DM, Shinohara M. 2013. Quantification of dry needling and posture effects on myofascial trigger points using ultrasound shear-wave elastography. Arch Phys Med Rehabil 94: 2146–2150.

Mathews L, Sonstegard D, Henke J. 1977. Load-bearing characteristics of the patellofemoral joint. Acta Orthop Scand 48: 511–516.

Mayoral O, Salvat I, Martin MT, et al. 2013. Efficacy of myofascial trigger point dry needling in the prevention of pain after total knee arthroplasty: a randomized, double-blinded, placebo-controlled trial. Evid Based Complement Alternat Med 2013: 694941.

McConnell J. 2009. What are effective therapies for anterior knee pain? In: Wright JG (ed) Evidence-based orthopaedics: the best answers to clinical questions. Philadelphia: Saunders, pp 634–639.

McEvoy J. 2013. Trigger point dry needling: safety guidelines. In: Dommerholt J, Fernandez-de-las-Peñas C (eds) Trigger point dry needling: an evidenced and clinical based approach. London: Churchill Livingstone, pp 39–58.

McEvoy J, Huijbregts P. 2011. Reliability of myofascial trigger point palpation: a systematic review. In: Dommerholt J, Huijbregts P (eds) Myofascial trigger points: pathophysiology and evidenced-informed diagnosis and management. Sudbury: Jones and Bartlett, pp 65–88.

McEwan I, Herrington L, Thom J. 2007. The validity of clinical measures of patella position. Man Ther 12: 226–230.

Mirzabeigi E, Jordan C, Gronley JK, et al. 1999. Isolation of the vastus medialis oblique muscle during exercise. Am J Sports Med 27: 50–53.

Munro AG, Herrington LC. 2010. Between-session reliability of the star excursion balance test. Phys Ther Sport 11: 128–132.

Munuera PV, Mazoteras-Pardo R. 2011. Benefits of custom-made foot orthoses in treating patellofemoral pain. Prosthet Orthot Int 35: 342–349.

Naslund J, Naslund UB, Odenbring S, et al. 2006. Comparison of symptoms and clinical findings in subgroups of individuals with patellofemoral pain. Physiother Theory Pract 22: 105–118.

Naslund J, Walden M, Lindberg LG. 2007. Decreased pulsatile blood flow in the patella in patellofemoral pain syndrome. Am J Sports Med 35: 1668–1673.

Nemschak G, Pretterklieber ML. 2012. The patellar arterial supply via the infrapatellar fat pad (of Hoffa): a combined anatomical and angiographical analysis. Anat Res Int 2012: 713838.

Nester CJ, van der Linden ML, Bowker P. 2003. Effect of foot orthoses on the kinematics and kinetics of normal walking gait. Gait Posture 17: 180–187.

Oatis C. 2004. Kinesiology: the mechanics and pathomechanics of human movement. Philadelphia: Lippincott Williams & Wilkins.

Page P, Frank CC, Lardner R. 2010. Assessment and treatment of muscle imbalance: the Janda approach. Leeds: Human Kinetics.

Peeler J, Anderson JE. 2007. Effectiveness of static quadriceps stretching in individuals with patellofemoral joint pain. Clin J Sport Med 17: 234–241.

Perlman AI, Sabina A, Williams AL, et al. 2006. Massage therapy for osteoarthritis of the knee: a randomized controlled trial. Arch Intern Med 166: 2533–2538.

Perlman AI, Ali A, Njike V, et al. 2012. Massage therapy for osteoarthritis of the knee: a randomized dose-finding trial. PLoS One 7: e30248.

Peter WF, Jansen MJ, Hurkmans EJ, et al. 2011. Physiotherapy in hip and knee osteoarthritis: development of a practice guideline concerning initial assessment, treatment and evaluation. Acta Reumatol Port 36: 268–281.

Pinar H, Akseki D, Genc I, et al. 1994. Kinematic and dynamic axial computerized tomography of the normal patellofemoral joint. Knee Surg Sports Traumatol Arthrosc 2: 27–30.

Piva SR, Fitzgerald GK, Irrgang JJ, et al. 2009a. Associates of physical function and pain in patients with patellofemoral pain syndrome. Arch Phys Med Rehabil 90: 285–295.

Piva SR, Fitzgerald GK, Wisniewski S, et al. 2009b. Predictors of pain and function outcome after rehabilitation in patients with patellofemoral pain syndrome. J Rehabil Med 41: 604–612.

Plisky PJ, Rauh MJ, Kaminski TW, et al. 2006. Star Excursion Balance Test as a predictor of lower extremity injury in high school basketball players. J Orthop Sports Phys Ther 36: 911–919.

Post WR. 2005. Anterior knee pain: diagnosis and treatment. J Am Acad Orthop Surg 13: 534–543.

Powers CM, Shellock FG, Pfaff M. 1998. Quantification of patellar tracking using kinematic MRI. J Magn Reson Imaging 8: 724–732.

Powers CM, Mortenson S, Nishimoto D, et al. 1999. Criterion-related validity of a clinical measurement to determine the medial/lateral component of patellar orientation. J Orthop Sports Phys Ther 29: 372–377.

Powers CM, Bolgla LA, Callaghan MJ, et al. 2012. Patellofemoral pain: proximal, distal, and local factors, 2nd International Research Retreat. J Orthop Sports Phys Ther 42: A1–54.

Prakask S, Chopra S, Jit L. 1979. Ossification of the human patella. J Anat Soc India 28: 78–83.

Ralph R, Garrick J. 1996. Adult recreational fitness In: Caine D, Caine C, Koenraad L (eds) Epidemiology of sports injuries. Champaign: Human Kinetics.

Raveendranath R, Nachiket S, Sujatha N, et al. 2011. Bilateral variability of the quadriceps angle (Q angle) in an adult Indian population. Iran J Basic Med Sci 14: 465–471.

Reilly DT, Martens M. 1972. Experimental analysis of the quadriceps muscle force and patello-femoral joint reaction force for various activities. Acta Orthop Scand 43: 126–137.

Riemann BL, Guskiewicz KM. 2000. Effects of mild head injury on postural stability as measured through clinical balance testing. J Athl Train 35: 19–25.

Rixe JA, Glick JE, Brady J, et al. 2013. A review of the management of patellofemoral pain syndrome. Phys Sports Med 41: 19–28.

Roach S, Sorenson E, Headley B, et al. 2013. Prevalence of myofascial trigger points in the hip in patellofemoral pain. Arch Phys Med Rehabil 94: 522–526.

Rosenblatt RA, Cherkin DC, Schneeweiss R, et al. 1983. The content of ambulatory medical care in the United States. An interspecialty comparison. N Engl J Med 309: 892–897.

Saxena A, Haddad J. 2003. The effect of foot orthoses on patellofemoral pain syndrome. J Am Podiatr Med Assoc 93: 264–271.

Schoots EJ, Tak IJ, Veenstra BJ, et al. 2013. Ultrasound characteristics of the lateral retinaculum in 10 patients with patellofemoral pain syndrome compared to healthy controls. J Bodyw Mov Ther 17: 523–529.

Seckin U, Tur BS, Yilmaz O, et al. 2005. The prevalence of joint hypermobility among high school students. Rheumatol Int 25: 260–263.

Selfe J, Harper L, Pedersen I, et al. 2003. Cold legs: a potential indicator of negative outcome in the rehabilitation of patients with patellofemoral pain syndrome. Knee 10: 139–143.

Selfe J, Sutton C, Hardaker NJ, et al. 2010. Anterior knee pain and cold knees: a possible association in women. Knee 17: 319–323.

Shabshin N, Schweitzer ME, Morrison WB, et al. 2004. MRI criteria for patella alta and baja. Skeletal Radiol 33: 445–450.

Shultz R, Anderson SC, Matheson GO, et al. 2013. Test–retest and interrater reliability of the functional movement screen. J Athl Train 48: 331–336.

Sikdar S, Shah JP, Gilliams E, et al. 2008. Assessment of myofascial trigger points (MTrPs): a new application of ultrasound imaging and vibration sonoelastography. Conf Proc IEEE Eng Med Biol Soc 2008: 5585–5588.

Sikdar S, Shah JP, Gebreab T, et al. 2009. Novel applications of ultrasound technology to visualize and characterize myofascial trigger points and surrounding soft tissue. Arch Phys Med Rehabil 90: 1829–1838.

Silbert BI, Singer BJ, Silbert PL, et al. 2012. Enduring efficacy of Botulinum toxin type A injection for refractory anterior knee pain. Disabil Rehabil 34: 62–68.

Singer BJ, Silbert PL, Dunne JW, et al. 2006. An open label pilot investigation of the efficacy of Botulinum toxin type A [Dysport] injection in the rehabilitation of chronic anterior knee pain. Disabil Rehabil 28: 707–713.

Singer BJ, Silbert PL, Song S, et al. 2011. Treatment of refractory anterior knee pain using botulinum toxin type A (Dysport) injection to the distal vastus lateralis muscle: a randomised placebo controlled crossover trial. Br J Sports Med 45: 640–645.

Sluka K. 2009. Mechanisms and management of pain for the physical therapist. Seattle: IASP Press.

Sluka K. 2014. Summary statement: somatosensory system; neuropharmacology of pain. Online. Available: http://neuroscience.grad.uiowa.edu/faculty/kathleen-sluka.

Smith TO, Hunt NJ, Donell ST. 2008. The reliability and validity of the Q-angle: a systematic review. Knee Surg Sports Traumatol Arthrosc 16: 1068–1079.

Stensdotter AK, Hodges PW, Mellor R, et al. 2003. Quadriceps activation in closed and in open kinetic chain exercise. Med Sci Sports Exerc 35: 2043–2047.

Susco TM, Valovich McLeod TC, Gansneder BM, et al. 2004. Balance recovers within 20 minutes after exertion as measured by the balance error scoring system. J Athl Train 39: 241–246.

Sutlive TG, Mitchell SD, Maxfield SN, et al. 2004. Identification of individuals with patellofemoral pain whose symptoms improved after a combined program of foot orthosis use and modified activity: a preliminary investigation. Phys Ther 84: 49–61.

Travell JG, Rinzler SH. 1952. The myofascial genesis of pain. Postgrad Med 11: 425–434.

Travell JG, Simons DG. 1992. Myofascial pain and dysfunction: the trigger point manual (Vol II). Baltimore: Williams & Wilkins.

Valovich TC, Perrin DH, Gansneder BM. 2003. Repeat administration elicits a practice effect with the Balance Error Scoring System but not with the standardized assessment of concussion in high school athletes. J Athl Train 38: 51–56.

van Gent RN, Siem D, van Middelkoop M, et al. 2007. Incidence and determinants of lower extremity running injuries in long distance runners: a systematic review. Br J Sports Med 41: 469–480

van Leeuwen MT, Zwerver J, van den Akker-Scheek I. 2009. Extracorporeal shockwave therapy for patellar tendinopathy: a review of the literature. Br J Sports Med 43: 163–168.

Vicenzino B, Collins N, Cleland J, et al. 2008. A clinical prediction rule for identifying patients with patellofemoral pain who are likely to benefit from foot orthoses: a preliminary determination. Br J Sports Med 44: 862–866.

Wang CJ, Weng LH, Ko JY, et al. 2011. Extracorporeal shockwave shows regression of osteoarthritis of the knee in rats. J Surg Res 171: 601–608.

Wang CJ, Hsu SL, Weng LH, et al. 2013a. Extracorporeal shockwave therapy shows a number of treatment related chondroprotective effect in osteoarthritis of the knee in rats. BMC Musculoskelet Disord 14: 44.

Wang CJ, Sun YC, Siu KK, et al. 2013b. Extracorporeal shockwave therapy shows site-specific effects in osteoarthritis of the knee in rats. J Surg Res 183: 612–619.

Warmerdam A. 1999. Manual therapy: improve muscle and joint functioning. Wantagh: Pine Publications.

Watson T. 2008. Electrotherapy: evidence-based practice. Edinburgh: Churchill Livingstone.

Wilk KE, Davies GJ, Mangine RE, et al. 1998. Patellofemoral disorders: a classification system and clinical guidelines for nonoperative rehabilitation. J Orthop Sports Phys Ther 28: 307–322.

Wilkins JC, Valovich McLeod TC, Perrin DH, et al. 2004. Performance on the balance error scoring system decreases after fatigue. J Athl Train 39: 156–161.

Williams PL, Bannister LH, Berry MM, et al. 1995. The anatomical basis of medicine and surgery. In: Gray HA, Bannister L, Berry M (eds) Gray's anatomy: the anatomical basis of medicine and surgery. New York, Edinburgh: Churchill Livingstone, pp 1825–1861.

Witonski D, Goraj B. 1999. Patellar motion analyzed by kinematic and dynamic axial magnetic resonance imaging in patients with anterior knee pain syndrome. Arch Orthop Trauma Surg 119: 46–49.

Wyke B. 1967. The neurology of joints. Ann R Coll Surg Engl 41: 25–50.

Zhang W, Moskowitz RW, Nuki G, et al. 2007. OARSI recommendations for the management of hip and knee osteoarthritis, part I: critical appraisal of existing treatment guidelines and systematic review of current research evidence. Osteoarthritis Cartilage 15: 981–1000.

Zhao Z, Jing R, Shi Z, Zhao B, et al. 2013. Efficacy of extracorporeal shockwave therapy for knee osteoarthritis: a randomized controlled trial. J Surg Res 185: 661–666.

# 第 45 章

# 膝关节术后管理：韧带/半月板手术和全关节置换术

Jodi Young, Ellen Pong

## 概述

　　本章介绍了韧带或半月板损伤术后或全膝关节置换术后基于循证的相关物理治疗干预措施。术后康复因损伤的严重程度、手术方式和其他组织是否受损而异。前交叉韧带（ACL）、后交叉韧带（PCL）和内侧副韧带（MCL）重建，半月板修复/移植和半月板部分切除的术后康复目标均包括减轻肿胀和疼痛，恢复膝关节活动范围和关节活动能力，下肢肌肉力量、动态稳定性、步态和膝关节生物力学正常化，以及增强本体感觉和神经肌肉控制（Logerstedt et al 2010b；Wijdicks 2010；Escamilla et al 2012；LaPrade & Wijdicks 2012；Noyes et al 2012；Rosenthal et al 2012；

Yvas et al 2012）。本章重点是为实现这些目标而提供基于循证的干预治疗。（关于膝关节损伤的危险因素和保守治疗的更多信息，请参阅第 42 章。）

## 前/后交叉韧带重建

　　前交叉韧带重建的早期康复原则强调膝关节完全被动伸展，立即进行关节活动和部分负重训练（Wright et al 2008；Logerstedt et al 2010b；Wilk et al 2012）。自体组织移植，骨-髌骨、腱-骨或腘绳肌肌腱被认为是前交叉韧带重建中的金标准，并且已被证明可以缩短手术时间并减少术后疼痛（Manske et al 2012；Nandra et al 2013）。后交叉韧带重建中最常见的自体移植是骨 -髌腱-骨（Rosenthal et al 2012）。由于目前的外科手术倾向于使用自体移植，因此将讨论自体移植手术后前/后交叉韧带重建的康复技术。康复目标见表 45.1。

### 理疗

　　手术后应立即使用冷疗，并结合下肢抬高和加压，帮助患者减轻疼痛和缓解肿胀（Logerstedtet al 2010b；Manske et al 2012；Rosenthal et al 2012；Wilk et al 2012）。还可使用神经肌肉电刺激（NMES）来减轻肿胀和增强股四头肌肌力（Manske et al 2012；Rosenthal et al 2012）。最近研究显示，每周接受 2~3 次神经肌肉电刺激的患者，在经过 12 周后，与未接受神经肌肉电刺激治疗的患者相比，股四头肌力量得到了明显的改善（Logerstedt et al 2010b）。

### 支具/负重

　　在前交叉韧带或后交叉韧带重建术后至少 2 周，行走期间应使用铰链支架将膝关节固定在 0° 伸展位。患者通常可以在坐位时打开支架，进行膝关节活动范围和力量训练。负重状态以及可承受的从部分负重到完全负重的范围将取决于手术特点

表 45.1　前/后交叉韧带重建术后康复目标

| 时间窗 | 临床目标 |
| --- | --- |
| 0~2 周 | **前交叉韧带**<br>关节活动度 0°~90°<br>股四头肌控制<br>完全负重 |
| | **后交叉韧带**<br>主动/被动关节活动度：90°~0°/0°~90°<br>股四头肌控制 |
| 2~6 周 | **前交叉韧带**<br>与健侧肢体膝关节屈曲活动相差在10°范围内<br>实施神经肌肉再学习计划 |
| | **后交叉韧带**<br>关节活动度达到 120°<br>完全负重 |
| 6~12 周 | **前交叉韧带**<br>全关节活动范围（8 周）<br>正常步态（8 周） |
| | **后交叉韧带**<br>全关节活动范围（12 周）<br>正常步态（12 周）<br>实施闭链运动训练（6 周） |
| 12~16 周 | **前交叉韧带**<br>开始专项训练和灵活度训练（12 周） |
| | **后交叉韧带**<br>开始基础灵活度训练 |
| 16~24 周 | **前交叉韧带**<br>继续专项训练和灵活度训练<br>重返赛场（如果明确） |
| | **后交叉韧带**<br>开始专项训练/强化训练 |
| >24 周 | 后交叉韧带重返赛场 |

（Rosenthal et al 2012；Wilk et al 2012）。进行前交叉韧带重建手术的个体应该在 2 周后开始完全负重，而后交叉韧带重建手术后则需要 4~6 周（Manske et al 2012；Rosenthal et al 2012；Wilk et al 2012）。根据医生的偏好，患者可能需要继续佩戴支具几个星期。

## 活动度训练

为了重新恢复膝关节的活动范围，尤其是膝关节伸展，对前交叉韧带重建术的患者立即进行关节活动尤为重要。早期关节活动有助于减轻疼痛并预防可能的软组织粘连（Logerstedt et al 2010b）。那些

接受后交叉韧带重建的患者可能需要固定 2~4 周（Harner & Hoher 1998）。为获得膝关节的完全伸展活动度，治疗师的干预措施包括：徒手被动活动到过伸位（Manske et al 2012）；仰卧位足跟垫楔形物进行腘绳肌牵伸（Wilk et al 2012）或利用重力辅助伸展（Manske et al 2012）。

为了增加膝关节屈曲，可靠墙滑动和主动进行足跟滑动。后交叉韧带重建或者使用腘绳肌肌腱移植物进行前交叉韧带重建术的患者不能进行主动足跟滑动（Manske et al 2012；Rosenthal et al 2012）。在进行后交叉韧带重建的个体中应该注意将膝关节屈曲限制在 90°范围内，直到 2 周以后；这可以通过患者处于俯卧位时的被动膝关节屈曲，或患者拿着皮带自行牵伸来完成（图 45.1）（Rosenthal et al 2012）。后交叉韧带重建的患者 2 周以后可以开始进行膝关节屈曲>90°，但应限制在 120°范围以内直到 6 周后（Wilk 1994；Rosenthal et al 2012）。

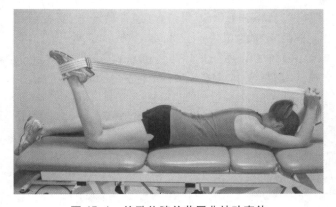

图 45.1　俯卧位膝关节屈曲被动牵伸

对于前交叉韧带或后交叉韧带重建的患者，手术后应立即进行髌骨松动。髌骨的上、下、内、外松动应作为治疗措施和家庭训练项目（Rosenthal et al 2012；Wilk et al 2012）。应谨慎地进行胫股关节松动，来增加膝关节伸展和屈曲角度。有关在前交叉韧带或后交叉韧带重建后进行关节松动术的研究较少，因此在决定使用关节松动的类型和等级时，治疗师应该谨慎判断。在后交叉韧带重建术后，Adams等（2012）推荐在 4 周时使用伴旋转的胫股关节松动，Rosenthal 等（2012）提倡在手术后立即增加胫股关节松动。（参见第 46 章关于膝关节关节松动介入的描述。）Hunt 等（2010）描述了 12 例前交叉韧带重建术后使用一次前侧胫股关节松动的 4 级手法。结果表明前向滑动后膝关节屈曲角度增加；然而，结果是暂时的，所以可能多于一次治疗比较合适。

## 运动治疗

后交叉韧带重建患者接受的运动治疗与前交叉重建的患者相似,除了后者进行主动膝关节屈曲和腘绳肌的肌力训练外。在后交叉韧带重建中,在手术后的前 2 周内进行被动膝关节屈曲而非辅助主动或主动的膝关节屈曲尤为重要,以防止腘绳肌对后交叉韧带产生后向剪切力(Rosenthal et al 2012)。

在两种重建术后的早期康复阶段的一般运动治疗应包括股四头肌等长收缩、直腿抬高、重心转移、压腿和特定运动范围内的下蹲以及开链的膝关节伸展训练(负重或不负重均可)(van Grinsven et al 2010;Manske et al 2012;Rosenthal et al 2012;Wilk et al 2012)。

后交叉韧带重建后膝关节在 0°~45° 的范围内进行的闭链运动可以在 6 周开始,但由于胫骨后侧的剪切力,膝关节抗阻屈曲或腘绳肌的主动收缩应至少在第 8 周以后(Wilk 1994;Pandy & Shelburne 1997)。闭链运动一般在术后 1~4 周的康复早期阶段进行(Manske et al 2012)。通常情况下,接受前交叉韧带重建的患者建议不要在 0°~45° 进行闭链训练以及在 90°~0° 进行开链训练;但最新的证据表明,在这些范围内的训练可能会引起极小的损害(Manske et al 2012)。近年来,对离心训练进行了研究,形成的共识是物理治疗师在后交叉韧带重建康复中应该结合离心下蹲训练,并且在前交叉韧带重建后的患者中可使用功率自行车训练(Logerstedt et al 2010b)。

6 周左右,患者可以进行爬楼、椭圆机或跑步机训练以及逐渐进展到平衡/本体感觉训练(van Grinsven et al 2010;Manske et al 2012;Rosenthal et al 2012)。包括开始从稳定的平面下蹲并逐步到治疗师提供手动保护让患者在摇晃板上完成(Manske et al 2012;Wilk et al 2012)。

从第 12 周开始,可以增加动态平衡功能训练、肌肉强化训练、灵活度训练和体育专项活动(van Grinsven et al 2010;Adams et al 2012;Manske et al 2012)。为了评估患者是否可以回归体育运动,活动可以结合诸如侧移、转向、开始和停止、曲线、8 字形和卡里奥克舞等方式(Wilk et al 2012)。建议接受后交叉韧带重建的患者在 16 周后开始体育专项练习和肌肉强化训练(Rosenthal et al 2012)。

## 神经肌肉再训练

当患者可以在没有辅助支具的情况下行走时,应开始神经肌肉再训练(van Grinsven et al 2010)。DiStasi 等(2013)讨论了前交叉韧带重建后神经肌肉再训练预防二次损伤的重要性。研究发现,在最初的前交叉韧带重建后,成功恢复到高水平的运动后出现肌肉无力、神经肌肉控制受损和缺陷仍然存在(DiStasi et al 2013)。单向性的单腿活动、从双腿到单腿减少支持的练习、单腿练习过程中的干扰以及需要在不稳定平面上进行增强式和快速重复的多方向训练都应包含在这些训练中(DiStasi et al 2013)。

# 内侧副韧带修复/重建

对于较严重的急性内侧副韧带损伤的患者,只有存在多发韧带损伤或膝关节脱位涉及内侧副韧带时才会进行手术。用缝线直接修复、重建或用腘绳肌肌腱移植修复都可能出现,但这些操作都存在关节纤维化或异位骨化形成的风险(LaPrade & Wijdicks 2012)。慢性内侧膝关节损伤患者存在旋转不稳的问题时则需要进行手术(LaPrade & Wijdicks 2012)。

## 支具/负重

进行内侧副韧带重建手术的个体至少在术后 6 周内佩戴支具,为无负重或脚趾接触负重(LaPrade & Wijdicks 2012);接受内侧副韧带修复的患者需佩戴支具 3 周,不能负重但允许在 30°~90° 的范围内活动(Quarles & Hosey 2004)。术后 2 周内患者只有在被动活动时才可以解开支具;患者在睡眠时或活动时均应佩戴支具。当患者达到完全负重状态且没有步态异常时才可以去除支具。

## 活动度训练

早期的关节活动对于减少关节纤维化或粘连是必要的。术后 2 周,膝关节应完全伸展,但应避免过度伸展,过度伸展会引起移植体的过度紧张(Wijdicks et al 2010)。手术后 2 周内应进行 0°~90° 的被动或辅助下被动膝关节屈曲活动(LaPrade & Wijdicks 2012)。术后 6 周膝关节屈曲至少达到 130°。为了帮助提高膝关节屈曲活动范围,手术后可立即进行髌股关节活动。

## 运动治疗

手术后,内侧副韧带重建恢复的患者可以立即进行肌力训练如股四头肌训练、直腿抬高、髋伸展和外展练习（LaPrade & Wijdicks 2012），所有这些练习都需要佩戴膝关节支具。

术后 6 周时可进行闭链训练以进行功能强化，但如果进行单腿下压或双腿下蹲，则膝关节屈曲应限制在 70°，以尽量减少远端关节活动（Wijdicks et al 2010；LaPrade & Wijdicks 2012）。同时建议术后 4 个月内不要进行抗阻或重复性腘绳肌练习（LaPrade & Wijdicks 2012）。

在结合闭链运动练习时，应该强调正常步态的力学（Wijdicks et al 2010；LaPrade & Wijdicks 2012）。应密切关注个体对完全负重和步态的耐受性，以避免关节积液，这可影响股四头肌力量、关节活动度和疼痛程度（Wijdicks et al 2010；LaPrade & Wijdicks 2012）。治疗师还应该观察患者股四头肌无力的步态，因为它可能导致站立时膝关节过伸（Wijdicks et al 2010）。最后，应避免患者出现过度的膝关节外翻或胫股关节内、外旋的步态模式，以减轻对移植体的张力（LaPrade & Wijdicks 2012）。

术后 16 周，如果患者在力量、平衡和本体感觉方面取得进展，物理治疗师则可以结合增强式训练和灵活度训练（LaPrade & Wijdicks 2012）。包括不同方向的弓箭步（图 45.2A～C），利用梯子进行灵活性的步态练习，双腿增强式训练和物理治疗师手动干扰强化本体感觉和平衡。如果患者能够耐受 1～2 英里（1.5～3km）的轻快步行而没有疼痛，并且能控制单腿下蹲，则可以进行间歇慢跑练习（Wijdicks et al 2010；LaPrade & Wijdicks2012）。当医生和物理治疗师客观地确定患者可以安全地进行活动，这时患者将可以回归体育或者娱乐活动（LaPrade & Wijdicks 2012）。

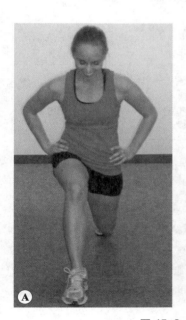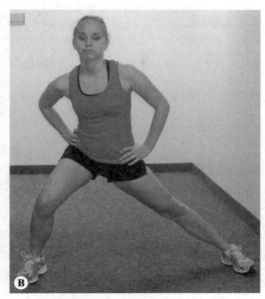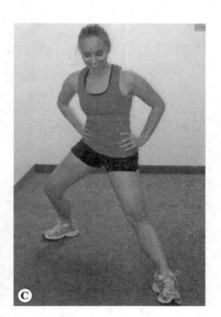

图 45.2　不同方向的弓箭步：Ⓐ向前弓箭步；Ⓑ侧方弓箭步；Ⓒ后侧方弓箭步

## 半月板

半月板损伤常采用半月板部分切除术或半月板修复手术治疗，这两种手术都优于半月板全切除术（Barber 1994）。一种较新的手术方式是半月板移植，它使用人类同种异体移植组织（Heckmann et al 2006；Noyes et al 2012）。半月板修复、移植和半月板全切除术后的康复进展比半月板部分切除术要慢，但对每位患者而言，康复进展取决于多种因素。表 45.2 总结了术后管理的干预策略。

## 半月板修复/移植

### 理疗

早期的术后管理包括指导患者尽可能抬高下肢同时进行冰敷和加压治疗（Heckmann et al 2006；Noyes et al 2012）。神经肌肉电刺激用于疼痛管理和股四头肌再学习，同时能增加股四头肌的力量（Bax et al 2005；Heckmann et al 2006；Noyes et al 2012）。

**表 45.2　半月板修复/移植术后的干预策略**

| 干预措施 | 基于循证的推荐 |
| --- | --- |
| 物理因子 | 冰敷治疗和加压（Heckmann et al 2006；Noyes et al 2012）<br>神经肌肉电刺激应用于疼痛管理和股四头肌再学习（Bax et al 2005；Heckmann et al 2006；Noyes et al 2012） |
| 支具/负重 | 术后佩戴支具在 0°~90° 范围活动，但在夜间和前 2 周支具需固定在膝关节伸展 0° 位（Heckmann et al 2006；Logerstedt et al 2010b；Noyes et al 2012）<br>立即在可以忍受范围内负重（Shelbourne et al 1996a；Logerstedt et al 2010b） |
| 关节活动 | 术后立即在 0°~90° 范围进行被动屈曲和主动/辅助主动及被动伸展膝关节训练（Heckmann et al 2006；Cavanaugh & Killian 2012）<br>上、下、内、外四个方向的髌骨松动术（Noyes et al 2012）。 |
| 运动治疗 | 术后早期股四头肌训练，直腿抬高和辅助主动膝关节伸展（Heckmann et al 2006；Cavanaugh & Killian 2012；Noyes et al 2012）<br>当膝关节屈膝改善到 85° 和/或半月板修复术后的以及半月板移植后的第 7~8 周可以开始闭链训练（Heckmann et al 2006）<br>半月板修复术后无负重的开链训练（Heckmann et al 2006；Noyes et al 2012）<br>大约第 6~14 周上/下台阶：取决于修复或者移植（Cavanaugh & Killian 2012）<br>第 14 周的增强式训练和灵活度训练（Cavanaugh & Killian 2012）<br>半月板修复后回归体育活动的时间大约在第 16~20 周（Cavanaugh & Killian 2012），半月板移植后大约需要 1 年才能回归体育活动 |
| 神经肌肉再学习 | 半月板修复术后当患者能负重 50% 时开始平衡和本体感觉训练（Heckmann et al 2006；Cavanaugh & Killian 2012；Noyes et al 2012）<br>高水平的神经肌肉再学习可以应用半圆平衡板、平衡软踏、半圆平衡球、小型蹦床、泡沫滚轴、BAPS 或者等速训练仪 |

## 支具/负重

根据半月板修复/移植的严重程度，为了减少积液和疼痛，患者术后至少 6 周内应该佩戴支具（Cavanaugh & Killian 2012；Noyes et al 2012）。患者手术后允许立即进行 0°~90° 范围内的活动，但在术后 2 周内，夜间应该将支具锁定在膝关节 0° 的伸展位（Heckmann et al 2006；Logerstedt et al 2010a；Noyes et al 2012）。

患者的负重状态取决于修复/移植的严重程度；然而手术后 9 周应达到完全负重（Heckmann et al 2006；Logerstedt et al 2010a；Noyes et al 2012）。一项对加速康复的研究表明，在恢复全关节活动范围时应立即耐受负重、早期关节松动以及恢复运动（Shelbourne et al 1996a；Logerstedt et al 2010a）。对于进行半月板修复的患者而言，早期的关节活动可能是最好的选择。

## 关节活动训练

Heckmann 等（2006）和 Cavanaugh 及 Killian（2012）推荐在手术后立即进行 0°~90° 范围内的被动屈曲和主动/辅助主动以及被动膝关节伸展运动。对膝关节伸展加压可以通过在大腿和膝关节远端增加重量（Heckmann et al 2006）或通过物理治疗师指导的自我加压方法。手术后应避免主动屈曲膝关节，以减少后内侧关节腘绳肌的张力（Heckmann et al 2006），即内侧半膜肌和外侧腘肌（Cavanaugh & Killian 2012）。

半月板修复/移植后，髌骨关节的松动术应在物理治疗的第一周就开始。髌骨应该进行各个方向的关节松动（Noyes et al 2012）。为了能够进一步扩大运动范围，应在术后第 1 天开始对腘绳肌、腓肠肌/比目鱼肌进行牵伸（Heckmann et al 2006；Noyes et al 2012）。

## 运动治疗

早期的力量训练应包括股四头肌训练、直腿抬高和辅助主动膝关节伸展（Heckmann et al 2006；Cavanaugh & Killian 2012；Noyes et al 2012）。应在矢状面上进行直腿抬高直到消除任何伸肌迟滞（Heckmann et al 2006;Noyes et al 2012);当消除任何迟滞时,可以增加伸膝直腿抬高和髋外展(图 45.3)(Cavanaugh & Killian 2012)。

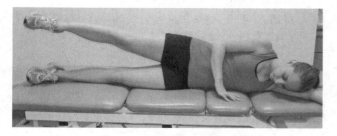

图 45.3 直腿髋外展训练

在进行半月板修复的患者中,当屈曲改善超过 85°和/或患者负重为 50%(术后约 3~4 周)时,可以增加闭链训练(Noyes et al 2012)。在 0°~60°屈曲范围内增加闭链运动。迷你蹲、靠墙蹲和双腿加压可以在膝关节 0°~60°屈曲范围内进行(Heckmann et al 2006;Cavanaugh & Killian 2012)。进行半月板移植的个体必须在 7~8 周后才能进行迷你蹲、靠墙蹲训练(Heckmann et al 2006)。在半月板修补术 5~6 周后和半月板移植术 9~12 周后腿部加压可以在 70°~10°的范围内进行。在半月板修复手术后 5~6 周的患者中可以使用非承重的开链运动训练,包括腘绳肌卷曲和无负重的股四头肌训练,直到患者能够耐受负重(Heckmann et al 2006;Noyes et al 2012)。

当患者恢复正常的运动范围并表现出正常的步态模式(大约 6~14 周)时,可以进一步地增加运动。当膝关节屈曲增加到 120°以上时,可以增加双侧和单侧的离心压腿训练(Cavanaugh & Killian 2012)。渐进抗阻的下蹲最初可以使用治疗球,然后使用 Theraband® 弹力带或塑料软管(图 45.4)(Heckmann et al 2006;Cavanaugh & Killian 2012)。此时,上台阶训练可以从 4 英寸(1 英寸=2.54cm)逐渐增加到 6 英寸(15 英寸和 20 英寸),并且应该早于向前下台阶进行训练(Cavanaugh & Killian 2012)。目标是能够在 8 英寸的台阶完成无痛和无任何下肢控制偏差的向前下台阶的活动(Cavanaugh & Killian 2012)。Noyes 等(2012)提倡在 7~8 周左右进行单侧上台阶。根据患者症状,爬楼机、椭圆机和逆向跑步机都可以用于此阶段的训练(Cavanaugh & Killian 2012)。

半月板修复的后期康复涉及功能的优化和准备安全回归运动(Cavanaugh & Killian 2012)。跑步可

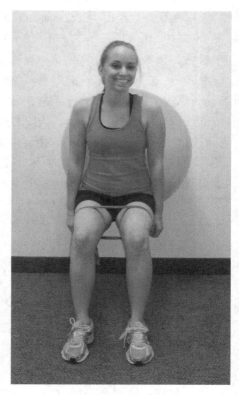

图 45.4 下蹲时利用治疗球和弹力带

以在术后 16~20 周进行,倒退跑要早于正向跑(Cavanaugh & Killian 2012)。接受半月板移植手术的患者应该在 1 年后才能开始跑步,如果进行了复杂的半月板修复术,那么大约 30 周开始是合适的(Noyes et al 2012)。

力量训练和灵活性训练大约在第 14 周开始。灵活度训练包括减速、转向、短距离疾跑、旋转(Cavanaugh & Killian 2012)或侧方卡里奥克舞等或 8 字练习(Noyes et al 2012)。为确保个人安全回归运动,应进行功能测试。单腿跳跃测试、单腿三次跳跃测试和单腿交叉跳跃测试对于前交叉韧带重建的患者报告的可靠性分别为 0.92、0.88 和 0.84,而且也可以安全地用于半月板修补的患者(Logerstedt et al 2010a)。Cavanaugh 和 Killian(2012)报道了在患者返回运动之前,在单腿跳跃和单腿交叉跳跃测试中肢体对称性应达到 85%的目标。

## 神经肌肉再训练

当患者在半月板修复术后可以进行 50% 负重时(术后约 3~4 周),可以将平衡、本体感觉和神经肌肉训练添加到康复计划中(Heckmann et al 2006;Cavanaugh & Killian 2012;Noyes et al 2012)。最开始的训练应在矢状面和额状面做简单的重心转移练

习、串联站立平衡和锥形步行（Heckmann et al 2006；Noyes et al 2012）。其他进阶训练包括在不稳定的平衡板上，双侧支撑做矢状面和冠状面的运动（Cavanaugh & Killian 2012），提升到使用单侧支撑站立在平衡板上。单腿平衡用于挑战患者的本体感觉能力（Heckmann et al 2006；Noyes et al 2012），可通过物理治疗师进行手动干扰或在平衡软垫、半圆平衡球、迷你蹦床、泡沫轴、生物力学脚踝平台系统（BAPS）或 Biodex 平衡系统上进行单腿平衡。

## 半月板部分切除术

部分半月板切除术的术后康复几乎没有基于证据的研究来检验其疗效，因此对何为最佳康复训练存在争议（Kelln et al 2009）。Dias 等（2013）最近对部分半月板切除患者的术后治疗进行了系统回顾，发现物理治疗采用家庭训练的方案，患者主诉对改善膝关节功能和运动范围是有效的；然而，所有证据质量的分析具有中度到高度的偏差风险。因此，这一部分将提供当前最有效的证据。

### 理疗

与之前外科手术流程中所讨论的相似，冷冻疗法、肢体抬高和神经肌肉电刺激可用于疼痛、水肿和股四头肌肌力训练（Goodwin et al 2003；Bax et al 2005；Heckmann et al 2006；Noyes et al 2012）。

### 关节活动训练

与半月板修复/移植不同，半月板部分切除术后应在患者可耐受时立即负重，从使用双拐开始，逐渐过渡至完全负重。Kelln 等（2009）研究了功率自行车运动对客观测量指标的影响，包括关节活动度和步态；与对照组相比，试验组的步态模式和膝关节屈曲活动范围明显改善，表明半月板部分切除术的患者早期进行关节活动训练有益。与进行半月板修复或移植的患者不同，被动和主动关节活动训练受活动范围的限制较少（Brotzman & Wilk 2003）。早期关节活动训练应强调可耐受下的全膝关节伸展和屈曲。

半月板部分切除术后患者的手法治疗选择比半月板修复或移植术后更自由。可在所有方向上进行髌骨松动术，也可在主平面方向进行胫股关节松动以及组合运动，直到患者无疼痛和/或实现全范围的关节活动范围（Goodwin et al 2003）。

### 运动治疗

运动治疗包括先前描述的众多用于术后膝关节的管理，但在治疗时，应较其他外科手术更早地使用。Goodwin 等（2003）研究了早期关节镜下部分半月板切除术后的康复治疗。干预组进行小腿抬高、上台阶、髋关节外展、内收肌和髋伸肌训练，功率自行车运动，小型蹦床和平衡板运动。在研究的后期阶段，个体进行双侧横向跳跃和之字形跳跃，然后进展到单腿跳跃（Goodwin et al 2003）。虽然干预组中的个体与对照组没有显著差异，但本研究提供的信息为临床实践提供了康复思路。

术后 2 周左右可进行侧方弓箭步和前方弓箭步、单侧上台阶、压腿和爬楼或椭圆机训练。回归运动/功能活动在术后 4 周左右也可能持续到第 8 周，在这一阶段也可进行相类似的练习（Brotzman & Wilk 2003）。

## 全膝关节置换术

膝关节是单轴的铰链关节，可进行屈曲、伸展和旋转活动。双足生物，如人类，通过膝关节承受整个身体的重量。因此，它是一个易损伤和退化的部位。膝关节有两种类型的软骨：纤维软骨，包含在大的半月板中，在一定程度上能分散胫骨和股骨的负重；以及透明软骨，出现在骨末端。半月板保护承重骨的末端并防止骨骼磨损。当半月板撕裂或磨损时，骨末端暴露于退行性压力下，促进关节炎的形成。骨关节炎（OA），包括原发性和继发性，以及类风湿性关节炎（RA），类风湿性关节炎是关节损坏的主要原因（Sarwark 2010）。（关于膝骨关节炎的更多信息，见第 43 章。）全部和部分（三关节间室型、双髁型和单髁型）膝关节置换术可用于骨关节炎晚期的患者，恢复膝关节功能和活动能力。

膝骨关节炎的临床症状包括负重时伴有疼痛，严重的患者在休息时可出现疼痛，膝关节弯曲或打软，上下台阶困难以及膝关节突然卡住。物理检查通常显示膝关节存在内翻或外翻畸形。沿关节线可能有弥漫性压痛，存在被动和主动运动活动受限以及关节摩擦音（Sarwark 2010）。

诊断性检查主要包括影像学检查。在负重情况下，双侧膝关节在完全伸展的情况下，前后位片显示关节间隙变窄。退行性关节炎表现为不对称的关节间隙狭窄、骨硬化、关节周围囊肿和骨赘形成。在炎症性关节炎中,关节边缘会呈现对称的关节间隙变窄、失用性骨质减少和骨质侵蚀。膝关节侧位片和髌股关节轴位片进一步显示胫股关节和髌股关节的退变。膝关节隧道位片通常会显示骨赘和软骨游离体(如果存在)(Sarwark 2010)。

## 手术流程

全膝关节置换术(TKA)适用于骨性关节炎,类风湿性关节炎或任何类型的关节炎畸形导致的残疾、疼痛和功能受限。全膝关节置换术的目标包括减轻疼痛,恢复日常生活活动,恢复正常力线、保留关节线、均衡韧带和恢复正常的 Q 角(Van Manen et al 2012)。根影像学结果并不能表明疾病的严重程度,主要根据患者对非手术治疗的反应,对疼痛的耐受性和日常活动的实际需求决定是否进行手术(Van Manen et al 2012)。

单髁关节置换术通常被认为是终末期骨性关节炎和全膝关节置换术之间的过渡手段。其他医生更喜欢使用高位胫骨截骨术来达到同样的目的。在2010 年对文献进行全面回顾并没有发现一种方法较另一种方法具有明显优势:"在正确的指导下,两种方法在治疗膝关节内侧间室骨性关节炎中均可产生持久和可预测的结果",但没有证据表明一种治疗优于另一种治疗方法(Dettoni et al 2010,p131)。

单髁膝关节置换术的适应证包括单髁骨性关节炎,影像学表现为对侧间室保留,无髌股关节退化或仅有中度退化,关节活动范围>90°,屈曲挛缩<5°,畸形角度<15°以及伴随相对久坐的生活方式(Iorio & Healy 2003;Borus & Thornhill 2008)。该手术的禁忌证为对侧间室或髌股关节炎,内翻或外翻畸形>5°,明显活动范围受限,包括挛缩、前交叉韧带缺失(相对禁忌证是内侧间室,禁忌证是外侧间室)和不稳定的症状。某些医疗条件也可能被认为是禁忌证(Iorio & Healy 2003;Borus & Thornhill 2008)。

所有全膝关节置换术的并发症包括胫骨平台骨折、内侧副韧带撕脱/撕裂、僵硬或关节纤维化、感染、深静脉血栓形成/肺栓塞以及内固定脱落。单髁膝关节置换术特有的并发症包括前交叉韧带断裂和附近间室的退行性改变(Healy et al 2013)。

整个关节置换术的创新包括微创技术、性别特异性的假体和计算机辅助导航系统(Zanasi 2011)。

## 治疗

Minns Lowe 等(2007)将急性期后在诊所进行功能性物理治疗的结果与原发性膝关节置换术后急性期进行简单的家庭延续性基础训练的结果进行了比较,他们发现,亚急性期在诊所进行功能性运动短期效果更好;然而,在手术 1 年后两种训练方式产生的效果之间没有差异(Minns Lowe et al 2007)。尽管如此,一般认为合适的甚至高强度的康复训练是全膝关节置换术成功的一个重要因素(Kisner & Colby 2007;Lenssen et al 2008)。

全膝关节置换术后的物理治疗有五个基本组成部分:运动治疗,手法治疗,转移训练,步态训练和日常生活活动的指导。康复训练因地点、方式和时间各不相同。越来越多的人支持术前康复,即在全膝关节置换术前几周就开始进行物理治疗(Desmeules et al 2013)。传统上,患者在急性期接受基本的物理治疗,包括步行、转移训练、防止深静脉血栓形成进行的运动以及关节活动训练。在急性期过后,患者可能会接受更全面的住院治疗,包括成熟的护理策略和亚急性期康复策略,或者可能会在门诊或家庭甚或院外诊所继续接受治疗(Health Quality Ontario 2005)。

## 理疗

利用诸如冰疗、热敷和经皮神经电刺激(TENS)来缓解疼痛并改善治疗耐受性(Kisner & Colby 2007)。持续被动运动(CPM)在急性期就开始进行,3~5 天后可能继续使用或无须使用。长期使用持续被动运动(CPM)可能在短期内增加关节活动度;然而,从长远来看,没有证据显示对关节活动范围和功能存在改善(Lenssen et al 2008)。

## 步态训练和转移训练

最初,患者在急性期应学会用标准或滚轮助行器步行(Beaupré et al 2001)。有时可能会使用拐杖,但在一些患者,尤其老年人,可能会发现操作助行器更安全(Kisner & Colby 2007)。植入的假体类型、使用的固定类型和其他个人因素决定了负重的进程。使用生物/非骨水泥固定,负重可以从 4~8 周的脚尖触地改变为手术后几天内进行可耐受的负重。骨水泥固定通常允许借助助行器或拐杖进行可耐受下负重,6 周后可脱离助行器完全负重(Kisner & Colby 2007)。

当患者能够使用拐杖达到对称的步态模式时,助行器将逐渐换成直手杖。在完全停止使用辅助器具之前,患者应该能激活膝关节在充分伸展时的锁定机制,并且表现出良好的步态模式,没有疼痛跛行或关节活动范围明显不足的迹象(Kisner & Colby 2007)。

## 手法治疗和关节活动范围的期望

关节活动范围的目标是渐进的并且可以根据外科医生的方案而变化。通常,1~4周期望的范围为0°~90°,4~8周期望的范围为0°~110°或更高。8周之后,目标是较容易达到0°~110°或更大的并且无痛的关节活动范围(Kisner & Colby 2007)。

术后1~4周,髌骨松动术使用Ⅰ级和Ⅱ级的手法,然后根据需要,持续使用至第8周。胫股关节松动术包括在允许的情况下完成被动或辅助的主动屈曲并保持牵伸。然而,建议在实施该手法之前与外科医生进行讨论,因为假体部件的设计可能会禁止使用关节松动(Kisner & Colby 2007)。

## 运动治疗

急性期指导患者进行抗血栓形成训练(Beaupré et al 2001)。术后前2周进行踝泵训练、股四头肌和臀部肌肉定位训练。同时进行直腿抬高以及膝关节伸展训练,有助于减轻肿胀。在亚急性期及以后,由于物理治疗师的经验和偏好,对于增加关节活动范围、力量和功能的运动形式存在较大的差异。基本练习包括直腿抬高、足跟滑动、小范围伸膝,大范围伸膝和腘绳肌屈曲练习(Beaupré et al 2001)。根据患者和外科手术的不同,可在术后4~8周进行渐进性抗阻训练。通常将沙袋应用到基本练习中进行渐进式抗阻训练。一旦伤口完全愈合,可开始在水中进行物理治疗。卧式自行车练习可以改善关节活动范围和力量。

在膝关节置换术后,几个特定的练习在早期是被禁止的。早期应避免侧卧位直腿抬高(外展/内收),以免膝关节产生内翻和外翻应力。治疗师应延迟无支撑负重训练开始的时间,直到股四头肌和腘绳肌有足够的力量来稳定膝关节。

## 日常生活活动:恢复功能

除了基本的关节活动范围训练和渐进式抗阻训练外,康复还应包括平衡训练、限制性功能性下蹲、稳定性和本体感觉训练、上/下楼梯训练(Piva et al 2010)。患者膝关节应屈曲完全以允许正常的功能性活动,例如系鞋带、安全地上下车以及腿和脚在适当位置进行从坐到站的转移。

# 膝关节纤维化

关节纤维化是指关节内及周围的组织纤维化或瘢痕的异常增生(Freeman et al 2009;Biggs-Kinzer et al 2010),通常是特发性的。特发性类型可导致组织化生,致密纤维组织异常形成,通过手术干预和关节置换术将导致病情恶化和出现残疾(Freeman et al 2009)。据报道,膝关节纤维化的发生率为1.3%~13.5%(Sharma et al 2008)。然而,外科手术或外伤后关节僵硬的诊断高达54%(Sharma et al 2008)。膝关节纤维化的病因是多因素的,可能包括感染、膝关节术后长期制动、过度激进的康复、全膝置换术零件的型号或放置不当、反复手术,包括糖尿病在内的自身免疫性疾病和术前已存在畸形(Schiavone Panni et al 2009;Kim & Joo 2013)。

膝关节纤维化没有正式的分类系统。然而,在个别研究中有相关分类(Shelbourne et al 1996b)。Shelbourne等人的四种分类模型中包括:1型,<10°伸展缺失和正常屈曲;2型,>10°伸展缺失和正常屈曲;3型,>10°伸展缺失和>25°屈曲缺失伴随髌骨绷紧;4型,>10°伸展缺失,30°或更多的屈曲缺失和髌骨内侧明显的紧张。

关节纤维化表现为成纤维细胞增生,细胞外基质成分的过度合成和积累,细胞外基质重构减少(Bosch et al 2001;Freeman et al 2010;Monument et al 2012)。Freeman等(2010)认为关节纤维化组织转化是由于炎症相关的氧化应激增加导致,从而引发一系列的问题,包括肥大细胞(分泌成纤维细胞生长因子)的积累,促进成纤维细胞的增殖和形成无血管的缺氧区域。缺氧和相关的氧化应激共同导致纤维化组织向纤维化软骨转化,在纤维化持续时间较长的情况下,随后通过软骨内骨化形成骨。

在诊断膝关节纤维化时,必须排除引起关节僵硬的其他原因,例如肌肉制动、关节积液(包括感染)、力学因素例如游离体或半月板的斗柄状撕裂、关节骨骼不对齐、伸肌机制中断、韧带移植不当和神经受损。但是,这些因素可能引发关节纤维化或与关节纤维化相结合(Noyes et al 1991)。

对于膝关节纤维化没有特定的诊断性测试;相反,医疗团队寻找的是无法满足正常范围的运动预期,以及诸如膝关节步态异常、疼痛加剧、关节持续发热和组织持续肿胀等警报信号。客观指标包括髌骨活动受限和/或髌骨向下移动,以及主动和/或被动活动范围受限和/或恶化(Noyes et al 1991)。建议在两侧膝关节平面上连续测量髌骨高度,因为已经证明,在组织创伤后几周,随着关节纤维化发展会诱发

髌骨向下移动(Noyes et al 1991)。

膝关节纤维化的治疗极具挑战性,可采用保守和/或手术治疗(表45.3)。

**表45.3 全膝关节置换术后膝关节纤维化的治疗**

| 保守治疗 | |
| --- | --- |
| 推荐持续低负荷拉伸多于高负荷短暂拉伸(一般的徒手被动关节活动) | (Light et al 1984;Papotto & Mills 2012) |
| 推荐家用静态和动态牵伸设备超过其他系列设备 | (Jansen et al 1996;Biggs-Kinzer et al 2010;Papotto & Mills 2012) |
| 在精准治疗下,利用仪器辅助软组织松动技术治疗关节外纤维化 | (Black 2010) |
| 手法治疗包括关节松动术和动态松动术 | (Millett et al 2003) |
| 关节内注射阿那白滞素,白介素-1(IL-1)拮抗剂,靶向IL-1介导的炎症反应 | (Brown et al 2010) |
| **手术治疗** | |
| 传统的手术松解:股四头肌成形术,关节囊切开术,切除髌股关节和胫股关节前部的瘢痕组织,并松解支持韧带和关节内侧和外侧的滑动机制 | (Farid et al 2013;Kim & Joo 2013) |
| 麻醉下操作(MUA),关节镜松解(Kim and Joo 首选方式),开放性手术松解(Ghani 首选)和修正的全膝置换术 | (Ghani et al 2012;Farid et al 2013;Kim & Joo 2013) |
| 关节镜下关节囊松解 | (Millett & Steadman 2001) |
| 麻醉下操作,关节内注射局部麻醉剂和类固醇 | (Sharma et al 2008) |
| 针对严重的、特发性的关节纤维化进行术前低剂量照射和限制髁突或旋转-铰链修正 | (Farid et al 2013) |

# 小结

本章中描述的许多干预措施已被证明是有效的。临床实践指南与时俱进。因此,读者应注意最佳临床实践包括使用现有证据,以及结合患者价值观和临床医师经验,为患者提供最佳的全面康复效果。

(邓家丰 译,陈灿 江雪 审,
马明 王于领 校)

# 参考文献

Adams D, Logerstedt D, Hunger-Giordano A, et al. 2012. Current concepts for anterior cruciate ligament reconstruction: a criterion-based rehabilitation program. J Orthop Sports Phys Ther 42: 601–614.

Barber FA. 1994. Accelerated rehabilitation for meniscus repairs. Arthroscopy 10: 206–210.

Bax L, Staes F, Verhagen A. 2005. Does neuromuscular electrical stimulation strengthen the quadriceps femoris? A systematic review of randomized controlled trials. Sports Med 35: 191–212.

Beaupré LA, Davies DM, Jones CA, et al. 2001. Exercise combined with continuous passive motion or slider board therapy compared with exercise only: a randomized controlled trial of patients following total knee arthroplasty. Phys Ther 81: 1029–1037.

Biggs-Kinzer A, Murphy B, Shelbourne KD, et al. 2010. Perioperative rehabilitation using a knee extension device and arthroscopic debridement in the treatment of arthrofibrosis. Sports Health 2: 417–423.

Black DW. 2010. Treatment of knee arthrofibrosis and quadriceps insufficiency after patellar tendon repair: a case report including use of the Graston

Technique. Int J Therapeutic Massage Bodywork 3: 14–21.

Borus T, Thornhill T. 2008. Unicompartmental knee arthroplasty. J Am Acad Orthop Surg 16: 9–18.

Bosch U, Zeichen J, Skutek M, et al. 2001. Arthrofibrosis is the result of a T cell mediated immune response. Knee Surg Sports Traumatol Arthrosc 9: 282–289.

Brotzman SB, Wilk KE. 2003. Clinical orthopaedic rehabilitation. Philadelphia, PA: Mosby.

Brown CA, Toth AP, Magnussen B. 2010. Clinical benefits of intra-articular anakinra for arthrofibrosis. Orthopedics 33: 877.

Cavanaugh JT, Killian SE. 2012. Rehabilitation following meniscal repair. Curr Rev Musculoskelet Med 5: 46–58.

Desmeules F, Hall J, Woodhouse LJ. 2013. Pre-rehabilitation improves physical function of individuals with severe disability from hip or knee osteoarthritis. Physiother Can 65: 116–124.

Dettoni F, Bonasia DE, Castoldi F, et al. 2010. High tibial osteotomy versus unicompartmental knee arthroplasty for medial compartment arthrosis of the knee: a review of the literature. Iowa Orthop J 30: 131–140.

Dias JM, Mazuquin BF, Mostagi FQRC, et al 2013. The effectiveness of post-operative physical therapy treatment in patients who have undergone arthroscopic partial meniscectomy: systematic review with meta-analysis. J Orthop Sports Phys Ther 43: 560–576.

DiStasi S, Myer GD, Hewett TE. 2013. Neuromuscular training to target deficits associated with second anterior cruciate ligament injury. J Orthop Sports Phys Ther 43: 777–792.

Escamilla RF, Macleod TD, Wilk KE, et al. 2012. Anterior cruciate ligament strain and tensile forces for weight-bearing and non-weight bearing exercises: a guide to exercise selection. J Orthop Sports Phys Ther 42: 208–220.

Farid YR, Thakral R, Finn HA. 2013. Low-dose irradiation and constrained revision for severe, idiopathic, arthrofibrosis following total knee arthroplasty. J Arthroplasty 28: 1314–1320.

Freeman TA, Parvizi J, Della Valle CJ, et al. 2009. Reactive oxygen and nitrogen species induce protein and DNA modifications driving arthrofibrosis following total knee arthroplasty. Fibrogenesis Tissue Repair 2: 5. doi: 10.1186/1755-1536-3-17.

Freeman TA, Parvizi J, Dela Valle CJ, et al. 2010. Mast cells and hypoxia drive tissue metaplasia and heterotopic ossification in idiopathic arthrofibrosis after total knee arthroplasty. Fibrogenesis Tissue Repair 3: 17.

Ghani H, Maffulli N, Khanduja V. 2012. Management of stiffness following total knee arthroplasty: a systematic review. Knee 19: 751–759.

Goodwin PC, Morrissey MC, Omar RZ, et al. 2003. Effectiveness of supervised physical therapy in the early period after arthroscopic partial meniscectomy. Phys Ther 83: 520–535.

Harner CD, Hoher J. 1998. Evaluation and treatment of posterior cruciate ligament injuries. Am J Sports Med 26: 471–482.

Health Quality Ontario. 2005. Physiotherapy rehabilitation after total knee or hip replacement. Ont Health Technol Assess Ser 5: 1–91.

Healy WL, Della Valle CJ, Iorio R, et al. 2013. Complications of total knee arthroplasty: standardized list and definitions of the Knee Society. Clin Orthop Relat Res 471: 215–220.

Heckmann TA, Barber-Westin SD, Noyes FR. 2006. Meniscal repair and transplantation: indications, techniques, rehabilitation, and clinical outcome. J Orthop Sports Phys Ther 36: 795–814.

Hunt MA, DiCiacca SR, Jones IC, et al. 2010. Effect of anterior tibiofemoral glides on knee extension during gait in patients with decreased range of motion after anterior cruciate ligament reconstruction. Physiother Can 62: 235–241.

Iorio R, Healy WL. 2003. Unicompartmental arthritis of the knee. J Bone Joint Surg Am 85A: 1351–1364.

Jansen CM, Windau JE, Bonutti PM, et al. 1996. Treatment of a knee contracture using a knee orthosis incorporating stress-relaxation techniques. Phys Ther 76:182–186.

Kelln BM, Ingersoll CD, Saliba S, et al. 2009. Effect of early active range of motion rehabilitation on outcome measures after partial meniscectomy. Knee Surg Sports Traumatol Arthrosc 17: 607–616.

Kim YM, Joo YB. 2013. Prognostic factors of arthroscopic adhesiolysis for arthrofibrosis of the knee. Knee Surg Relat Res 25: 202–206.

Kisner C, Colby LA. 2007. Therapeutic exercise, 5th edn. Philadelphia, PA: FA Davis.

LaPrade RF, Wijdicks CA. 2012. The management of injuries to the medial side of the knee. J Orthop Sports Phys 42: 221–233.

Lenssen TA, van Steyn MJ, Crijns YH, et al. 2008. Effectiveness of prolonged use of continuous passive motion (CPM), as an adjunct to physiotherapy, after total knee arthroplasty. BMC Musculoskelet Disord 29: 60.

Light KE, Nuzik S, Personius W, et al. 1984. Low-load prolonged stretch vs. high-load brief stretch in treating knee contractures. Phys Ther 64: 330–333.

Logerstedt DS, Snyder-Mackler L, Ritter RC, et al. 2010a. Knee pain and mobility impairments: meniscal and articular cartilage lesions. J Orthop Sports Phys Ther 40: A1–A35.

Logerstedt DS, Snyder-Mackler L, Ritter RC, et al. 2010b. Knee stability and movement coordination impairments: knee ligament sprain. J Orthop Sports Phys Ther 40: A1–A37.

Manske RB, Prohaska D, Lucas B. 2012. Recent advances following anterior cruciate ligament reconstruction: rehabilitation perspectives. Curr Rev Musculoskelet Med 5: 59–71.

Millett PJ, Steadman JR. 2001. The role of capsular distension in the arthroscopic management of arthrofibrosis of the knee: a technical consideration. Arthroscopy 17: E31.

Millett PJ, Johnson B, Carson J, et al. 2003. Rehabilitation of the arthrofibrotic knee. Am J Orthopedics 32: 531–538.

Minns Lowe C, Barker KL, Dewey M, et al. 2007. Effectiveness of physiotherapy exercise after knee arthroplasty for osteoarthritis: systematic review and meta-analysis of randomised controlled trials. BMJ 15:812–815.

Monument MJ, Hart DA, Befus AD, et al. 2012. The mast cell stabilizer keto-

tifen reduces joint capsule fibrosis in a rabbit model of post-traumatic joint contractures. Inflamm Res 61: 285–292.

Nandra R, Matharu GS, Porter K, et al. 2013. Anterior cruciate ligament injuries and reconstructive techniques. Part 2: Treatment. Trauma 15: 116–127.

Noyes FR, Wojtys EM, Marshall MT. 1991. The early diagnosis and treatment of developmental patella infera syndrome. Clin Orthop 265: 241–252.

Noyes FR, Heckmann TP, Barber-Westin SD. 2012. Meniscus repair and transplantation: a comprehensive update. J Orthop Sports Phys Ther 42: 274–290.

Pandy MG, Shelbourne KD. 1997. Dependence of cruciate-ligament loading on muscle forces and external load. J Biomech 30: 1015–1024.

Papotto BA, Mills T. 2012. Treatment of severe flexion deficits following total knee arthroplasty: a randomized clinical trial. Orthop Nurs 31: 29–34.

Piva SR, Gill AB, Almeida GJM, et al. 2010. A balance exercise program appears to improve function for patients with total knee arthroplasty: a randomized clinical trial. Phys Ther 90:880–894.

Quarles JD, Hosey RG. 2004. Medial and lateral collateral injuries: prognosis and treatment. Primary Care 31: 957–975.

Rosenthal MD, Rainey CE, Tognoni A, et al. 2012. Evaluation and management of posterior cruciate ligament injuries. Phys Ther Sport 13: 196–208.

Sarwark JF (ed). 2010. Essentials of musculoskeletal care, 4th edn. Rosemont, IL: American Academy of Orthopaedic Surgeons.

Schiavone Panni A, Cerciello S, Vasso M, et al. 2009. Stiffness in total knee arthroplasty. J Orthop Traumatol 10: 111–118.

Sharma V, Maheshwari AV, Tsailas PG, et al. 2008. The results of knee manipulation for stiffness after total knee arthroplasty with or without an intra-articular steroid injection. Indian J Orthop 4: 314–318.

Shelbourne KD, Patel DV, Adsit WS, et al. 1996a. Rehabilitation after meniscal repair. Clin Sports Med 15: 595–612.

Shelbourne KD, Patel DV, Martini DJ. 1996b. Classification and management of arthrofibrosis of the knee after anterior cruciate ligament reconstruction. Am J Sports Med 24: 857–862.

Van Grinsven S, van Cingel REH, Holla CJM, et al. 2010. Evidence-based rehabilitation following anterior cruciate ligament reconstruction. Knee Surg Sports Traumatol Arthrosc 18: 1128–1144.

Van Manen MD, Nace J, Mont MA. 2012. Management of primary knee osteoarthritis and indications for total knee arthroplasty for general practitioners. J Am Osteopath Assoc 112: 709–715.

Wijdicks CA, Griffith CJ, Johansen S, et al. 2010. Injuries to the medial collateral ligament and associated medial structures to the knee. J Bone Joint Surg Am 92: 1266–1280.

Wilk KE. 1994. Rehabilitation of isolated and combined posterior cruciate ligament injuries. Clin Sports Med 13: 649–677.

Wilk KE, Macrina LC, Cain EL, et al. 2012. Recent advances in the rehabilitation of anterior cruciate ligament injuries. J Orthop Sports Phys Ther 42: 153–171.

Wright RW, Preston E, Fleming BC, et al. 2008. A systematic review of anterior cruciate ligament reconstruction rehabilitation: part II: open versus closed kinetic chain exercises, neuromuscular electrical stimulation, accelerated rehabilitation and miscellaneous topics. J Knee Surg 21: 225–234.

Yvas D, Rabuck SJ, Harner CD. 2012. Allograft anterior cruciate ligament reconstruction: indications, techniques and outcomes. J Orthop Sports Phys Ther 42: 196–207.

Zanasi S. 2011. Innovations in total knee replacement: new trends in operative treatment and changes in peri-operative management. Eur Orthop Traumatol 2(1–2): 21–31.

# 第 46 章

# 膝关节复位手法和关节松动术

Cody Weisbach，William Egan，Paul E. Glynn，Joshua A. Cleland

## 膝关节手法治疗的循证证据

患者咨询物理治疗师的常见原因通常为膝关节功能障碍。髌股关节疼痛综合征（PFPS）影响了大约 7%～40% 的青少年和爱运动的青年人，成为一种非常普遍的膝前问题（Almeida et al 1999）。膝关节骨性关节炎（OA）是膝关节疼痛患者咨询物理治疗师的另一个非常普遍的原因。据估计，在 45 岁以上的成年人中，膝关节骨性关节炎的发病率为 28%，有症状的膝关节骨性关节炎的发病率为 7%～19%。随着人口老龄化和肥胖水平的增加，发病率预计在未来将继续增加（Nagoi 2013）。

作为膝关节疼痛患者干预措施的一部分，手法治疗是众多潜在保守治疗方法的一种。手法治疗的目标是通过对个体的力学、神经生理学和非特异性作用来改善关节活动范围和缓解疼痛（Moss et al 2007；Bialosky et al 2009）。松动和手法是徒手治疗的两种类型，它们有助于改善膝关节骨性关节炎和髌股关节疼痛综合征中常见的膝关节问题，包括关节活动度、疼痛和功能。（详细内容见第 43 章和第

44 章。）

Brantingham 等（2009）的文献综述探讨了在下肢疾病患者中使用不同方法的手法治疗的效果。在这篇综述中，他们得出结论，对髌股关节疼痛综合征患者的膝部进行手法治疗的证据等级是"B 级"。这项技术最常用在髌股关节和近端胫腓关节。Van den Dolder 和 Roberts（2006）试图评估手法治疗对髌股关节疼痛综合征的疗效。他们将 38 名髌股关节疼痛综合征患者随机分为两组。对照组的等待时间为 2 周，干预组进行 6 个疗程的手法治疗，包括按摩、髌骨松动和膝关节持续屈伸的内侧滑动。6 个疗程后，结果显示试验组在疼痛、爬楼梯的疼痛、膝关节屈曲、60 秒内完成上台阶的数量等方面均较等候组有较大的明显改善。研究人员得出的结论是，手法治疗优于不治疗。

Crossley 等（2002）进行了一项随机对照试验，该试验建立在 van den Dolder 结果的基础上，通过比较相同的干预运用安慰剂治疗方式。他们招募了 67 名髌股关节疼痛综合征的患者，并将他们随机分成两组。对照组接受安慰剂贴布和亚超声治疗。治疗组接受了下肢拉伸、强化、髌骨贴布和内侧髌骨滑动（60 秒重复三次）的多模式治疗方案。该组每周一次，共 6 周。治疗后，与安慰剂组相比，试验组在疼痛和功能方面得到改善，并且能够完成更多的上楼梯、下楼梯和下蹲训练。

Crossley 等（2002）、van den Dolder 和 Roberts（2006）的研究都以这样一种方式进行：即所有的个体都接受相同的治疗方法，而不管检查结果如何，根据个人的临床检查结果，对干预措施进行选择。此后，Lowry 等（2008）发表了一篇病例追踪，描述了 5 个均被诊断为髌股关节疼痛综合征，年龄在 14～50 岁患者的检查和管理。每个病人都接受了详细的、个性化的检查，并根据检查结果和治疗反应制订了个性化的治疗方案。治疗包括对腰椎、髋关节、髌股关节和近端胫腓骨关节的手法治疗。治疗方案的其

他组成部分包括 McConnell 贴布、定制矫形器、非处方矫形器和核心肌训练、髋和膝关节周围软组织的牵伸和从非负重到负重的肌力训练。受试者在 6~14 周内接受 8~14 次治疗。以疼痛的结果、下肢功能自我报告和整体改善情况评估为基线，对出院后和 6 个月后随访进行 3 次观察。作者发现，5 名受试者中有 4 人在出院和 6 个月的随访中的所有检查结果显示相关情况在临床上得到改善。

手法治疗对另一种疾患——膝关节骨关节炎有效。Brutnern 等人（2009）的文献综述报道，膝关节骨性关节炎的手法治疗的证据等级为"B 级"。之后，陆续有其他发表的研究，进一步支持在膝关节骨性关节炎中使用手法治疗。

已发表的研究报道，在膝关节骨性关节炎患者中可将胫股关节的手法治疗作为一种独立的治疗方法（Hillerman et al 2006；Moss et al 2007；Pollard et al 2008；Takasaki et al 2013）。French 等（2011）发表的系统综述报道，不支持在膝关节和髋关节骨性关节炎患者中单独使用手法治疗。因此，自从所描述的技术被证明有效后，以上研究经常被提及。然而，大多数讨论将焦点集中在手法治疗作为多模式治疗计划的一部分是否存在更高等级的证据。例如胫股关节长轴牵引技术（Hillerman et al 2006），长时间的胫股关节前后向松动（Moss et al 2007）以及在开链或闭链状态应用动态松动（Takasaki et al 2013）术对膝关节骨性关节炎患者的治疗均有效，以上内容将在后续章节中介绍。然而，作者认为，以下研究中所描述的技术应该是基于目前最高的证据等级，可作为制订手法治疗计划的基础。

Deyle 等（2000）报道了多模式物理治疗方案对膝关节骨性关节炎患者治疗的影响。他们将 69 名膝关节骨性关节炎患者随机分为治疗组和安慰组。基于治疗师的评估，治疗组进行了 8 次个性化的膝关节、髋关节、踝关节和腰椎的手法检查和治疗。使用的手法治疗技术与本章后面描述的相似。此外，该治疗组在监督下进行了一项标准化的运动方案，该方案包括膝关节主动活动、有氧运动、下肢牵伸以及髋关节和膝关节从开链到闭链的肌力训练。该组在休息日也进行了类似的家庭训练计划。安慰组在每次治疗中接受相同的手法检查以及 10 分钟的超声波。然后分别在第 4 周、第 8 周和 1 年采用西安大略和麦克马斯特大学关节炎指数（WOMAC）和 6 分钟步行试验对结果进行评估，发现治疗组在 4 周和 8 周时西安大略和麦克马斯特大学关节炎指数（WOMAC）和 6 分钟步行试验的结果均有显著改善。1 年时，安慰组受试者报告需要进行膝关节手术的发生率为 20%，高于治疗组的 5%。

Deyle 等（2005）进行了一项随访、随机对照试验以扩展其先前研究的结果。他们将 120 名膝关节骨性关节炎的患者随机分配到多模式治疗组或只进行家庭训练项目组。家庭训练组接受了与多模式组相同的程序但只有一次初始指导，给予详细讲义和 2 周后的再次指导。然后，在第 4 周、第 8 周和 1 年时用西安大略和麦克马斯特大学关节炎指数（WOMAC）和 6 分钟步行测试进行评估。结果表明，两组在第 4 周和第 8 周均有所改善，但同时接受手法治疗的实验组比仅进行家庭训练组有显著的改善。在 1 年时，各组之间西安大略和麦克马斯特大学关节炎指数（WOMAC）评分的差异不再显著，但手法治疗组的患者对治疗的满意度显著提高。

2012 年他们对该研究进行了更深入的探讨，对上述两项试验的数据进行了二次分析，创建临床预测规则（CPR），从而协助确定判断手法治疗对哪类患者无益（Deyle et al 2012）。该分析发现临床预测规则中包含三个变量，患者如果有两个或更多个变量，就不太可能从手法治疗中受益。这些变量为：患者身高在 5 英尺 7 英寸（1.7m）以上、髌骨滑动疼痛和前交叉韧带松弛。作者指出，三个变量是推荐级的临床预测规则。为了提高可信度，必须进行验证确认，并且这些发现并非偶然的。因此，在常规临床实践中应用这些结果前应理解对这些实验设计的限制。

最近的研究已经报道了髋关节和膝关节骨性关节炎的运动和手法治疗的疗效和成本效益（Abbott et al 2013；Pinto et al 2013）。他们招募了 206 名受试者，随机分为 4 组。第 1 组由常规医疗组成，由患者的全科医生指导。第 2 组是手法治疗和基于评估结果的家庭关节活动训练。第 3 组是训练组，受试者接受个性化方案训练，包括肌力训练和有氧运动。第 4 组是手法治疗和运动治疗相组合。临床疗效分析的主要评估指标是西安大略和麦克马斯特大学关节炎指数（WOMAC）。经济分析指标使用了骨关节炎的成本和影响问卷、医疗成本和生活质量评估指标。Abbott 等（2013）进行了有效性分析，发现在 1 年时，与未接受手法治疗的患者相比，接受手法治疗患者的西安大略和麦克马斯特大学关节炎指数（WOMAC）评分显著提高。接受运动训练组的结果并没有明显优于接受手法治疗组。有趣的是,他们发现手法治疗结合运动治疗能产生抵抗效应,表明这个组实际上比其他组更差。总体而言,1 年后,手法治疗组与常规医疗组、训练组或联合组相比,评估结果得到显著改善。这些结果与单独考虑髋关节骨性关节炎和膝关节骨性关节炎时相似。经济方面,Pinto 等(2013)分析发现,常规医疗组的患者更偏向咨询急诊科和风湿病专家,并且需要长时间在轮椅上进食,需要家庭医疗帮助和房屋清洁服务。从医疗成本和个人健康等社会层面考虑,仅在没有接受关节置换的患者中综合医疗优于常规医疗,运动治疗组的费用高于常规医疗组,手法治疗组的费用低于常规医疗组。总体而言,这一分析似乎表明,无论是否进行了关节置换术,手法治疗组的治疗方法在医疗成本和个人健康方面均达到最佳平衡。

上述研究为手法治疗作为膝关节疼痛患者治疗计划的一个组成部分这一观点提供较好的证据支持。以下是作者对上述研究中选择的治疗技术的阐释。

## 膝关节松动治疗

### 胫股关节前后向滑动

患者仰卧位。治疗师可利用毛巾卷、枕垫,或将患者膝关节置于治疗师腿上,使患者膝关节处于大约 20° 的屈曲位。治疗师一手放在股骨远端的后部起固定作用,另一只手置于胫骨近端的前部,然后进行分级、非复位手法的前后向振荡手法操作(图 46.1)。该技术的进阶可通过患者坐在治疗床边缘,逐渐增加膝关节屈曲角度来进行。

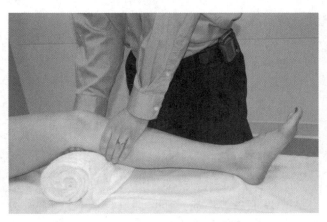

图 46.1　胫股关节前后向滑动

### 胫股关节后前向滑动

患者仰卧位,治疗师将患者膝关节置于大约 20°的屈曲位。治疗师一手放在股骨远端的前部起固定作用,另一只手放在胫骨近端的后方,向前施加分级、非复位手法的后前向振荡手法操作(图 46.2)。该技术的进阶可通过增加伸膝角度来进行。

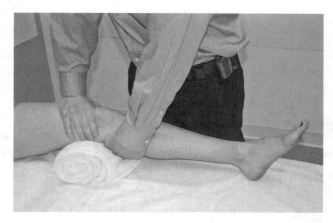

图 46.2　胫股关节后前向滑动

### 胫股关节膝屈曲生理松动

患者仰卧位。治疗师将患者髋关节屈曲至大约 90°位置,并将一只手放在股骨外侧以控制其姿势。另一只手握住小腿靠近踝部。治疗师固定住股骨的同时用另一只手将膝关节屈曲至受限位置(图 46.3)。在此过程中,可以增加胫骨、股骨内旋或外旋以改善受限。然后,治疗师使用下方手进行分级、非复位手法的振荡屈曲活动。

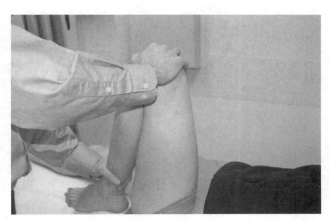

图 46.3　胫股关节膝屈曲生理松动

## 胫股关节膝伸展生理松动

患者仰卧位。治疗师将患者下肢置于治疗师腿上，两手分别握住患者膝关节的内侧和外侧，同时用上臂和下肢固定患者小腿，如图46.4，将患者膝关节伸展到受限位置。在此过程中可以增加内翻或外翻应力以改善受限。然后治疗师进行分级、非复位手法的振荡伸展活动。

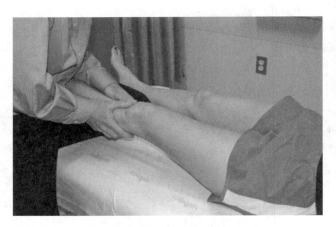

图46.4　胫股关节膝伸展生理松动

## 胫股关节膝伸展动态生理松动

患者仰卧位。治疗师一手握住患者小腿远端踝关节后面起固定作用。另一只手放在胫骨结节上，手指朝向远端，施加伸展方向的压力，以达到受限位置，如图46.5。然后治疗师进行分级、非复位手法的振荡伸展活动。

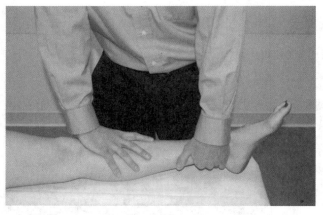

图46.5　胫股关节膝伸展动态生理松动

## 胫股关节长轴牵引

患者仰卧，靠近治疗床边缘，治疗侧下肢离开治疗床边缘。治疗师用自己膝关节将患者远端小腿固定。在膝关节的位置将膝关节保持在轻微屈曲状态，如图46.6，然后让膝关节下沉达到充分伸展，同时快速地向胫股关节方向牵引施加高速、低振幅的复位手法来伸展患者膝关节。在此过程中，可通过增加膝关节内翻或外翻应力来增加胫股关节的侧方松动。

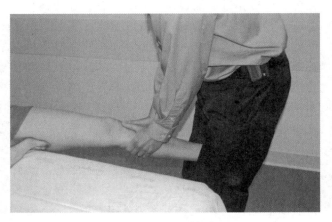

图46.6　胫股关节长轴牵引

## 胫股关节动态松动

患者仰卧时另一只手放在股骨内侧并由内向外，主动伸展和屈曲膝关节。如果其中任何一种活动伴有疼痛，那么治疗师在主动活动过程中应进行滑动评估来确定治疗的方向。滑动的评估包括内侧、外侧、前、后、内/外旋活动。对于外侧滑动，当患者进行膝关节主动屈曲和伸展活动时，治疗师一手固定胫骨近端内侧，另一只手放在股骨外侧并向内侧施加持续的力（相对胫股关节外侧滑动，图46.7A）。对于内侧滑动，治疗师一手固定胫骨近端外侧，施加持续的力。对于前向滑动，治疗师一手固定胫骨近端的后侧部，另一只手放在股骨远端的后侧部并施加一个持续向前的力，以产生胫股关节向前滑动。对于后向滑动，治疗师一手固定胫骨近端的前部，另一只手放在股骨远端后部施加持续向前的力，以产生胫股向前滑动。在进行内/外旋转滑动时，治疗师双手置于胫骨近端前部的内侧和外侧。对于内旋滑动，后侧力的方向向内，前方力的方向向外；对于外旋滑动，前方力的方向向内，后部力的方向向外。治疗频率为每组10次，重复两组，这样能最大限度地缓解疼痛。如果仰卧位没有疼痛，则可在站立位将膝关节置于支撑台上，采用同样的流程和方法完成（图46.7B）。

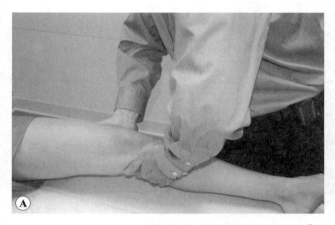
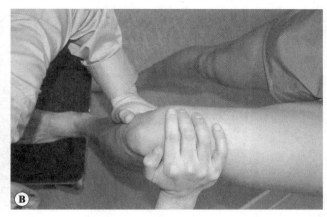

图 46.7　胫股关节动态松动：Ⓐ仰卧位，Ⓑ站立位，膝关节置于支撑台上

## 近端胫腓关节复位手法

治疗师将第二掌指关节置于患者的腘窝中并向外横向拉动软组织，直至掌指关节被固定在患者的腓骨小头后面。治疗师另一只手握住踝关节，向外旋转小腿并将膝关节屈曲至受限位置（图 46.8）。一旦达到受限的位置，治疗师应通过胫骨施加高速、低振幅的力，将患者的脚跟推向同侧臀部。在执行该操作之前，治疗师应确定患者是否能够安全且舒适地达到所需的膝关节屈曲角度。

## 髌股关节松动：尾部和头部

治疗师可利用毛巾卷、枕垫，或将患者膝关节置于治疗师腿上，使患者膝关节处于大约 20° 的屈曲位。治疗师一手沿髌骨外侧缘扣住髌骨，进行髌骨分离，另一只手的掌跟朝尾部（图 46.9A）或头部（图46.9B）方向进行分级、振动的松动术。治疗师的前臂应与力的方向一致，并注意避免将髌骨压向股骨。该技术的进阶可以通过在仰卧位或让患者坐在治疗床上，腿部离开治疗床边缘，逐渐增加膝关节屈曲的

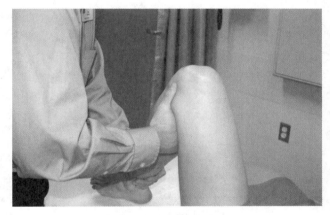

图 46.8　近端胫腓关节松动

角度来进行。

## 髌股关节松动：内侧和外侧

治疗师将患者膝关节置于大约 20° 的屈曲位，双手拇指放在髌骨的外侧缘，示指和中指放在髌骨的内侧缘（图 46.10），然后治疗师在内侧或外侧方向上对股骨上的髌骨进行分级、振动的手法。注意避

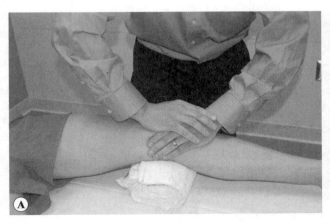
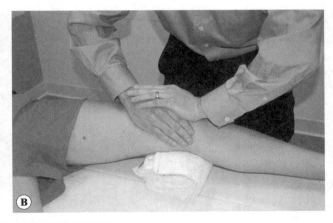

图 46.9　髌股关节松动：Ⓐ尾部，Ⓑ头部

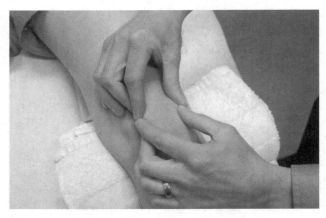

图 46.10　髌股关节松动：内侧和外侧

免将髌骨压向股骨。为了提升内侧滑动技术，可让患者侧卧。治疗师将患者上方腿摆在大约 10° 的髋伸展和内收位，使大腿外侧的软组织，包括髌骨外侧支持带被牵伸。然后使用手掌在内侧方向上对股骨上的髌骨进行分级、振动、非复位手法的髌骨松动。患者上方腿在内侧应该有支撑，以免在操作过程中膝关节发生外翻的应力。

（邓家丰 译，陈灿　江雪 审，
马明　王于领 校）

## 参考文献

Abbott JH, Robertson MC, Chapple C, et al. 2013. Manual therapy, exercise therapy, or both, in addition to usual care, for osteoarthritis of the hip or knee: a randomized controlled trial. clinical effectiveness. Osteoarthritis Cartilage 21: 525–534.

Almeida SA, Williams KM, Shaffer RA, et al. 1999. Epidemiological patterns of musculoskeletal injuries and physical training. Med Sci Sports Exerc 31: 1176–1182.

Bialosky JE, Bishop MD, Price DD, et al. 2009. The mechanisms of manual therapy in the treatment of musculoskeletal pain: a comprehensive model. Man Ther 14: 531–538.

Brantingham JW, Globe G, Pollard H, et al. 2009. Manipulative therapy for lower extremity conditions: expansion of literature review. J Manipulative Physiol Ther 32: 53–71.

Crossley K, Bennell K, Green S, et al. 2002. Physical therapy for patellofemoral pain: a randomized, double-blinded, placebo-controlled trial. Am J Sports Med 30: 857–865.

Deyle GD, Allison SC, Matekel RL, et al. 2005. Physical therapy treatment effectiveness for osteoarthritis of the knee: a randomized comparison of supervised clinical exercise and manual therapy procedures versus a home exercise program. Phys Ther 85: 1301–1317.

Deyle GD, Henderson NE, Matekel RL, et al. 2000. Effectiveness of manual physical therapy and exercise in osteoarthritis of the knee: a randomized, controlled trial. Ann Int Med 132: 173–181.

Deyle GD, Gill NW, Allison SC, et al. 2012. Which patients are unlikely to benefit from manual PT and exercise? J Fam Pract 61: E1–E8.

French, HP, Brennan A, White B, et al. 2011. Manual therapy for osteoarthritis of the hip or knee: a systematic review. Man Ther 16: 109–117.

Hillermann B, Gomes AN, Korporaal C, et al. 2006. A pilot study comparing the effects of spinal manipulative therapy with those of extra-spinal manipulative therapy on quadriceps muscle strength. J Manipulative Physiol Ther 29: 145–149.

Lowry CD, Cleland JA, Dyke K. 2008. Management of patients with patellofemoral pain syndrome using a multimodal approach: a case series. J Orthop Sports Phys Ther 38: 691–702.

Moss P, Sluka K, Wright A. 2007. The initial effects of knee joint mobilization on osteoarthritic hyperalgesia. Man Ther 12: 109–118.

Nagoi T. 2013. The epidemiology and impact of pain in osteoarthritis. Osteoarthritis Cartilage 21: 1145–1153.

Pinto D, Robertson MC, Abbott JH, et al. 2013. Manual therapy, exercise therapy, or both, in addition to usual care, for osteoarthritis of the hip or knee: economic evaluation alongside a randomized controlled trial. Osteoarthritis Cartilage 21: 525–534.

Pollard H, Ward G, Hoskins W, et al. 2008. The effect of a manual therapy knee protocol on osteoarthritic knee pain: a randomized controlled trial. J Can Chiropr Assoc 52: 229–242.

Takasaki H, Hall T, Jull G. 2013. Immediate and short-term effects of Mulligan's mobilization with movement on knee pain and disability associated with knee osteoarthritis: a prospective case series. Phys Theory Pract 29: 87–95.

van den Dolder PA, Roberts DL. 2006. Six sessions of manual therapy increase knee flexion and improve activity in people with anterior knee pain: a randomised controlled trial. Aust J Physiother 52: 261–264.

# 膝周的肌腱病

Ellen Pong

## 概述

　　无论是经常久坐不动的患者或者是职业运动员,膝关节周围的肌腱疾病都会对机体功能产生破坏性的影响及带来重大经济负担。跟身体其他部位的肌腱病一样,膝关节周围的肌腱病的基本病因表征如下:过度使用和不愈合,具有包括血管分布减少和黏液样变性的组织病理表现。治疗的核心也是类似的:休息、物理治疗以及给予恢复中的肌腱离心负荷。具体的康复疗程要根据病变肌腱的功能和生物力学来制定。虽然现有的文献对肌腱病的一般特征的描述比较统一,但是对于解剖差异性、具体的病理生物力学机制和治疗方式却存在不同的意见和证据。

## 腘绳肌肌腱病

### 背景介绍

　　虽然运动医学和体能网站上存在许多关于股二头肌腱和半腱肌腱病的趣闻轶事式的信息,偶尔也能在教科书上找到关于非特异性腘绳肌肌腱病的一些概况,但是却很难找到关于这方面的同行评审文献报告,即使有,这些文献一般也都讨论手术治疗(Longo et al 2008)。关于腘绳肌损伤的信息主要集中于讨论肌肉拉伤、肌腱撕裂和断裂,这些可被认为是比肌腱病更常见的组织结构损伤(Voight et al 2007;Sarwark 2010;Kisner & Colby 2010)。文献中描述了股二头肌腱和半腱肌肌腱的突然断裂;但是,这种情况通常是要进行手术治疗的(Lyu & Wu 1989;Lokiec et al 1992;Bae & Kwon 1997;Karataglis et al 2008;Bernhardson & LaPrade 2010;Date et al 2012),并且不被认为是退行性的或过度使用导致的肌腱病,而是力学性的问题。

# 半膜肌肌腱病

## 背景介绍

半膜肌肌腱病（semimembranosus tendinopathy, SMT）是引起膝关节后内侧疼痛的罕见病因。在 20 世纪 70 年代到 20 世纪 90 年代的文献中，很少有关于半膜肌肌腱病的研究记录。很显然，今天依然没有关于这个疾病或者如何治疗这个疾病的新知识（Ray et al 1998；Safran & Fu，1995；Bylund & de Weber 2010）。半膜肌肌腱病的发病率不详，但是作为一个过度使用综合征，与年轻运动员相比，更常见于患有其他膝关节病变的年长者（Bylund & de Weber 2010）。SMT 的表征通常为半膜肌腱远端的局部僵硬，及膝关节后内侧疼痛（Bylund & de Waber 2010）。

## 解剖学

半膜肌起源于坐骨结节的外侧，沿着大腿的后内侧向下延伸，并插入于膝盖的后内侧，其作用为膝屈肌。半膜状肌在远端形成一个厚圆形腱，该腱位于腓肠肌的内头的内侧和较小的半腱肌肌腱的外侧。主要的插入点包括膝盖的后内侧胫骨平台，紧邻内侧副韧带（MCL），以及最前面的插入点（pars reflexa）。这个插入点几乎呈 90° 的前倾角，从 MCL 下方穿过并插入于胫骨上，紧靠在胫骨的内侧关节线稍远处。一个 U 形滑囊包围着远端的半膜状肌肌腱，将肌腱的远端部分与胫骨平台、内侧副韧带和半腱肌肌腱隔开。肌腱病变通常发生在主要（直接）头部、反射插入点或远端肌腱（Bylund & de Weber 2010）。

## 病理学和病理-生物力学

反复屈膝时，相邻的关节囊、内侧髁突、内侧胫骨平台和半腱肌腱之间的摩擦增加，这些摩擦容易对半膜肌腱产生不良的影响。过度使用时产生的负荷和摩擦能使肌腱及其插入点产生退行性变化，并使关节囊受激惹（Bylund & de Weber 2010）。

此肌腱病的一个重要的原因可能与共同存在的其他膝关节病变有关。最常见的伴随病症是软骨软化和退行性内侧半月板撕裂。当关节线附近的肌腱产生撞击时，骨关节炎中的骨质疏松症可能会导致 SMT。鹅足肌腱炎是另一种相关的病理变化。全膝关节置换术后的组织部件之间的撞击也可能导致继发性 SMT。影响 SMT 病程发展的其他假设分别是膝外翻应力增加、Q 角增加和过度的足内旋——所有这些因素都可能会增加内侧髁间隙和半膜肌腱之间的摩擦力（Bylund & Weber 2010）。

## 诊断

SMT 的表征多样，并且由于伴发病变的频率而容易被误诊。单独来看，SMT 的表征包括自发性和渐进性的膝关节后内侧疼痛。这种疼痛可能会向近端辐射至大腿后内侧，或者向远端辐射至内侧小腿（Bylund & de Weber 2010）。

临床上，在靠近胫骨插入点或者稍微靠近此插入点的半膜肌腱进行触诊时，会有压痛感。以下动作可以作为激惹测试：进行膝关节的被动深屈曲，和在膝关节屈曲 90° 时进行被动的胫骨内旋。由于共病比较常见，所以评估时应该考虑整个下肢的关节的生物力学特征，例如评估那些之前提到的可以导致半膜肌腱撞击综合征或者过度使用综合征的生物力学特征。

在某些案例中，影像学可以帮助诊断。骨扫描可以显示肌腱病变区域的放射性示踪剂摄取的增加。虽然通过磁共振（MRI）不能准确地识别出内侧半月板后角的任何病理变化，但是磁共振能帮助排除其他因素导致的这个区域的膝痛。当超声图像显示肌腱增厚，压痛处和关节囊液周围出现退行性肌腱病变时，超声成像技术或许能辅助诊断。

## 治疗和预后

早期应该尝试保守治疗，包括适当休息、冰敷，通过不同方式如非甾体抗炎药和物理疗法减轻疼痛。运动治疗专注于进行腘绳肌的力量训练和牵伸，控制任何可能引起 SMT 的因素。与所有肌腱病类似，运动训练应该从肌肉的向心收缩进阶到离心收缩。现有的数据和证据表明保守治疗的预后良好；通过上述保守治疗方式得以恢复的病例超过 90%。若经过至少 3 个月的治疗，症状依然没有缓解或改善，可以考虑外科肌腱改道术或者其他手术方式（Halperin et al 1987；Bylund & de Weber 2010）。

# 髂胫束综合征

## 背景介绍

髂胫束综合征（iliotibial band syndrome, ITBS）

（见第 35 章）是活跃的运动人群中最常见的一种过度运动损伤（Hong & Kim 2013）。大部分患者的主诉是与重复性活动相关的膝外侧疼痛。ITBS 被认为是引起跑步、自行车、赛艇和其他运动员并包括军人的膝外侧疼痛的常见原因。据报道，这些人群中 ITBS 的发病率在 1.6% ~ 14% 之间（van der Worp et al 2012；Hong & Kim 2013）；取决于所研究的人群，ITBS 的发病率可高达 52%（Kirk et al 2002）。

## 解剖

　　髂胫束或带（the iliotibial band or tract，ITB）是大腿侧方增厚的筋膜（图 47.1）。它起自于髂嵴的边缘，其纤维主要聚集在髂结节（Sher et al 2011）。ITB 分为表层和深层两部分，包裹着阔筋膜张肌，并固定于髂嵴上（Fairclough et al 2006）。阔筋膜张肌本身就插入 ITB 中。ITB 经过了大转子却没有固定在大转子骨上，而是继续沿着股骨向远端的方向延续（Birnbaum et al 2004）。ITB 延续了臀大肌的大部分肌腱（Birnbaum et al 2004；Fairclough et al 2006）。然后 ITB 绕过股外侧肌，通过通常呈斜向扁带状的强纤维束附着于外侧髁的上缘。少部分的这些纤维束会附着于外侧髁本身；然而，大部分的纤维束通常更容易附着于紧靠着外侧髁的部位，当它们接近外侧髁时呈扇形排列。大腿外侧的脂肪区域与纤维束附着紧密，并介于 ITB 本身和股骨之间（Fairclough et al 2006）。ITB 远端的附着点包括髌骨的横向和纵向支持带、胫骨的髁间结节、Gerdy 结节、腓骨头和股骨远端外侧肌间隔（Fairclough et al 2006；Vieira et al 2007）。

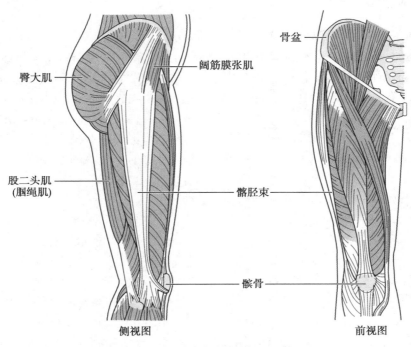

臀大肌　　阔筋膜张肌

股二头肌（腘绳肌）　　髂胫束

髌骨

侧视图

骨盆

髂胫束

前视图

图 47.1　髂胫束的整体解剖结构

　　许多研究将 ITB 分成了两个功能区：靠近股外侧髁的肌腱部分，和位于外侧髁和 Gerdy 结节（Gerdy's tubercle）的韧带部分（图 47.2）（Fairclough et al 2006）。当下肢于中立位和在胫骨内旋或外旋的情况下负重时，ITB 会很紧。当膝关节屈曲时，张力会从 ITB 的前纤维束转移至后纤维束。当髌骨在股骨髁周围移动时，与 ITB 邻近并附着于髌骨的阔筋膜束就会产生张力，而反过来当胫骨后移时，ITB 的韧带部分就会产生张力（Fairclough et al 2006）。

　　总之，在之前被忽略的 ITB 解剖结构中，值得注意以下几个因素：它并不是一个独立的结构，而是包裹大腿的阔筋膜张肌的增厚部分；另外它通过肌间隔连接到了股骨粗线和股骨的髁上区域，包括通过非病理性的粗纤维带粘连连接到了上髁；最后，它很少出现滑囊，但这可能是由于膝关节的凹陷结果导致的错误认识（Fairclough et al 2007）。

## 病理学和病理-生物力学

　　文献资料里对 ITBS 的几种病因进行了考量和讨论，发现几乎没有任何证据表明 ITB 本身出现了病理变化，如炎症（Hong & Kim 2013）。实际上，基于现有的解剖学知识，关于"摩擦"和"炎症"是导致

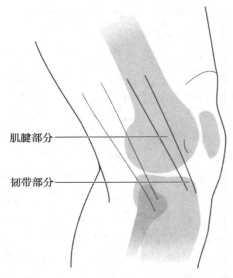

肌腱部分

韧带部分

图 47.2 ITB 的两个部分：靠近股外侧髁的肌腱部分和位于外侧髁和 Gerdy 结节的"韧带"部分

所谓的"髂胫束摩擦综合征"的重要因素这一理论已备受争议（Fairclough et al 2017）。现在所提出的关于 ITBS 的病因里包括了两种理论。第一种与囊肿、滑囊或外侧滑膜凹陷的激惹有关；第二种与外上髁和膝关节之间的髂胫束结缔组织的压迫有关（Lavine 2010；Strauss et al 2011）。ITB 可能会有或没有任何实际前后摩擦运动（Lavine 2010）。

ITBS 的病理-生物力学也存在争议。一些学者将 ITBS 归因于髋部外展肌群的无力。髋部外展肌的无力可能导致步态支撑期间髋关节内收增加，从而导致髂胫带受力增加，更容易压迫底层组织（Lavine，2010）。的确，一些研究注意到在步态支撑期间出现了髋部外展肌无力或髋关节内收增加的情况，这可以解释为髋部外展肌无力的结果（Fredericson et al，2000；MacMahon et al，2000；Noehren et al，2007）。然而，Grau 等人（2008）报告了不同的结果；在他们对 10 名跑步者的研究中，并未发现通过机械稳定测力计测得的髋部外展肌群无力。

ITB 的紧张与松弛是另一个备受争议的与 ITBS 相关的因素。早期的研究（Gose & Schweizer 1989）认为 ITB 的紧张与 ITBS 的产生相关，髂胫束越紧张，每个步态周期里对髂胫束之下的组织产生的压力越大。最近有学者发现有 ITBS 的一些跑步人员中，有着"松弛的"ITB，表现出 ITB 的应力增加（比如当受到外在的负荷时，ITB 被牵伸得更长）并且在奔跑过程中伸长速率显著增加（如 ITB 被更快地拉长了）（Hamill et al 2008）。

在评估 ITB 的病理性生物力学成因的重要研究中，跑步运动员是研究的重点。站立相的膝关节屈曲的角度（Orchard et al 1996），在脚跟着地中由于疲劳导致的膝关节屈曲角度增加（Miller et al 2007），过度的后足外翻（Busseuil et al 1998），后足外翻不足（Noehren et al 2007），着地时冲击力增加，膝关节内旋增加，腘绳肌与股四头肌之间力量的比例下降，膝过伸和窄步幅都被认为能够导致 ITBS（Devan et al 2005；Noehren et al 2007；Meardon et al 2012）。

## 诊断

通常通过病史和体格检查就可以进行 ITBS 的诊断，但是疑难的病例可能需要 MRI 检查来确定疾病所涉及的组织或者排查该部位的另一种疾病（Lavine 2010）。患者通常，但并不是总是主诉股骨外上髁或者比它稍微低一点的部位的疼痛，其疼痛在进行了重复性的膝屈曲和伸直后产生（Hong & Kim 2012）。

以下三种特殊测试可用于证明髂胫束紧缩受限或者重现 ITBS 的症状：诺博压力测试（Noble compression test），奥伯试验（Ober's test），托马斯测试（Thomas test）（Hong & Kim 2013）。此处应该注意的是其中的两个测试只是表明了 ITB 紧张；所以对于那些 ITB 不紧张的 ITBS 患者来说，当具体使用或者诊断 ITBS 时，这三种测试可能会产生假阴性结果。

在诺博压力测试中，据 Noble（1979）描述，患者仰卧位，检查者将患者的膝盖屈曲至 90°，并屈曲髋关节。然后检查者在股骨外上髁或者距离它 1~2cm 处施加直接的压力，同时被动地伸直膝关节。若是阳性测试，则在膝屈曲大约 30° 时，患者的疼痛会重现在受压处（Magee 2008）。这个测试用于检测 ITBS 的特异度和敏感度尚且未知。

欧伯式测试用于评估 ITB 的紧张度（Magee 2008；Hong & Kim 2013）。患者侧卧，检查者站于患者身后进行此测试。检查者用一只手徒手稳定患者的骨盆，被动地屈曲位于上方的大腿，接着带动大腿外展至最大角度。然后检查者维持患者的大腿于外展位，同时被动地后伸大腿。然后将测试腿一直往下放。使大腿内收直到不能将测试腿往更低处放，或者直到骨盆开始倾斜为止。如果 ITB 是紧张的，那么患者的大腿会保持在水平面之上，并且不能够着桌面（Magee 2008）。Ober 最初描述的这个测试是在测试腿屈曲的情况下进行的（Wang et al 2016）。为了避免股神经受压和展示更强的牵伸对

ITB 的作用,此测试现在通常都是在膝伸直的情况下进行的,正如以上所述(Wang et al 2006;Magee 2008)。此测试用于诊断 ITBS 的敏感度和特异度尚且未知。

托马斯测试用于检查髂腰肌、股直肌和 ITB 的紧张度。患者仰卧,检查者被动地屈曲非测试髋,使膝盖刚好位于患者的胸部之上(Magee 2008)。让患者抱住膝盖至胸前。测试腿会依然平贴着桌面;然而髋会外展。这个叫"J"字征,表明了 ITB 是紧张的(Magee 2008)。但是这个测试用于诊断 ITBS 的敏感度和特异度尚且未知。

## 保守治疗和预后

起初在急性期的时候,治疗方案包括活动改良、冰敷、非甾体抗炎药(Fredericson & Wolf 2005;Fredericson & Weir 2006;Ellis et al 2007)。使用皮质类固醇注射治疗严重疼痛或者水肿是备受争议的。虽然皮质类固醇注射被证明能够缓解 ITBS 急性期的症状,但是由于可地松的长期作用包括抑制胶原蛋白的合成,其实可能会延迟最终回到全范围无痛活动的时间(Gunter et al 2004)。

大多数(如果不是全部)已发表的方案似乎都同意亚急性期的治疗重点是 ITB 的牵伸和治疗筋膜紧缩的软组织疗法(Fredericson & Wolf 2005;Fredericson & Weir 2006;Ellis et al 2007)。然而,研究已经表明并不是所有 ITBS 患者的 ITB 都是紧张的(Hamill et al 2008),我们更推荐一个基于检查结果而制订的更个性化的治疗方案(进一步讨论请见第 35 章对专注于探讨 ITB 在髋关节中的作用的手法治疗)。

恢复期的治疗方案有高阶的运动治疗包括加强髋外展肌的离心收缩,三维方向上的运动和综合的运动模式(Fredericson & Weir 2006)。对于跑步运动员患者,最后回归跑步的阶段的初始治疗可以是轻松的冲刺,但避免跑山路训练,然后逐渐增加训练的频率和强度(Fredericson & Weir 2006)。

只有有限的高质量研究支持以上所讨论的保守治疗方案是能够为 ITBS 的管理提供任何显著性的好处(Ellis et al 2007)。尽管如此,经全面保守治疗的患者的预后是好的,且大部分患者在发病后的 6 周之内都能恢复(Fredericson & Wolf 2005;Beers et al 2008)。

## 髌腱病

## 背景介绍

髌腱病包括与髌骨下方压痛有关的急性和慢性的前膝痛,该病变的超声检查和 MRI 都显示了髌骨和髌腱之间连接处的非正常信号(Khan et al 1998)。此病变还有其他名称,包括"跳跃膝(jumper's knee)""过劳性髌腱病(patellar tendinosis)""髌腱炎(patellar tendinitis)""髌骨肌腱炎(patellar tendonitis)""髌骨肌腱失调(patella tendon disorder)""髌腱的插入性肌腱炎(insertion tendinitis of the patellar tendon)""髌骨肌腱的部分断裂(partial rupture of the patellar tendon)"和"髌关节炎(patellar apicitis)"(Khan et al 1998)。髌骨肌腱病在那些需要进行反复的和突然的膝关节弹道性运动(ballistic movements)的运动员中的发病率估计为 2.5% ~ 14% 之间(Zwerver et al 2011;Ackermann & Renström 2012)。

内因和外因都可以导致髌骨肌腱病。内因包括肌力失衡、姿势性的对位不齐、足部结构、踝背屈活动度不足和肌肉弱或紧张(Rutland et al 2010)。主要的原因归结于过度使用这一外因(Rutland et al 2010;Rodriguez-Merchan 2013)。

## 解剖

Khan 等人(1998)描述的髌腱是插入股四头肌的共同肌腱的延续。它从髌骨下极延伸到胫骨粗隆。髌腱在冠状面上宽约 3cm,矢状面上深约 4 ~ 5cm。

髌腱的血液供应被认为可以导致髌骨肌腱病变。据 Khan 等人(1998)描述,吻合环负责髌腱血管的形成。这个吻合环位于覆盖股直肌所扩展的密集纤维的松散的结缔组织的薄层之下。这个吻合环主要由膝内下侧动脉、膝外上侧动脉、膝外下侧动脉和胫前返动脉组成。肌腱的后方是最易发生肌腱病的,而后方正是肌腱近端的血液供应的动脉的入口处(Khan et al 1998)。

股直肌和髌腱是在髌骨前部相互延续的(Toumi et al 2006)。髌腱的深部有着横跨整个髌骨下方的髌下脂肪垫(也称 Hoffa 脂肪垫),这个脂肪垫与比外侧部更明显的内侧髌腱近端形成交叉点(Toumi et al 2006)。

## 病理学和病理-生物力学

慢性髌骨肌腱病的患者的髌腱表现出黏液样变性,偶尔也会有玻璃样变性,玻璃样变性的特点是硬化而不是类似黏液样变性固有的软化(Khan et al 1998;Rutland et al 2010)。患者病变的髌腱还会出现不正常的胶原蛋白、肌腱细胞和血管系统(Kulig et al 2013)。他们的肌腱不会像健康肌腱一样含有紧密而平行排列的胶原蛋白束,而是出现紊乱排列的替代胶原蛋白的退化的和坏死的组织。有学者怀疑病变的髌腱中可能会有胶原蛋白的微小撕裂(Khan et al 1998;Kulig et al 2013)。

病变的髌腱里存在炎症细胞这一说法是有争议的。其中一种理论认为与正常的健康髌腱相比,病变的髌腱里有更多的纤维细胞,而早期的研究把这些纤维细胞误认为是炎症细胞(Khan et al 1998;Rutland et al 2010)。Kulig 等人(2013)发现与非运动员相比,有和无肌腱病症状的篮球运动员的近端髌腱都更厚,他们认为变厚的近端髌腱是对训练负荷的正常适应现象。以前炎症被认为是引起病理变化的主要推动力;但是目前的组织病理学研究证据并不支持这一个观点,并确定了这些变化是愈合失败的反应(Kulig et al 2013;Rodrigues-Merchan 2013)。

肌肉-肌腱单元的过度或者不合适的负荷被认为是以下方式参与疾病进程的主要因素。当肌腱被牵伸拉长约2%时,胶原纤维的正常交织形态和休息状态下的健康肌腱的纤维细支消失了。当牵伸时的伸长率达到5%时,肌腱纤维的排列变得更加平行了。超过5%的伸长率时,就会出现肌腱的微小断裂(Khan et al 1998;Rutland et al 2010)。跳跃时在每一垂直方向上产生的地面反作用力大约是体重的6~8倍,而每个篮球运动员在每场比赛中平均跳跃70次。髌腱在人体活动中所承受的压力范围是平地步行时的500N到竞技举重比赛中的14 500N,很明显运动所造成的压力足以导致肌腱纤维的断裂(Khan et al 1998)。

## 诊断

临床上,髌腱病通过病史、膝关节的检查和肌腱及其附属组织的触诊来诊断(Cook et al 2001;Rutland et al 2010)。髌腱病患者体格检查的一个重要结果是髌骨下极的压痛或者当膝关节完全伸直和股四头肌放松时肌腱主体的压痛。检查者抓住髌骨的上极端,以使髌骨的顶端往前推(图 47.3)。利用手指作用在髌骨正下方的髌腱的压力,检查者将会引发患者疼痛或无疼痛的测试反应(Ramos et al 2009)。当膝关节屈曲至90°时,压痛感减少或者消失(Khan et al 1998)。Cook 等人(2001)发现触诊是对诊断有症状的肌腱的敏感性为中度,但是特异性却不高的检查方法。但其他学者报道了触诊是对诊

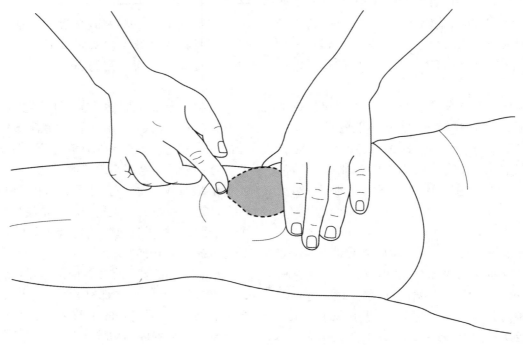

图 47.3

断髌腱病有着高敏感性和中度特异性的方法（Ramos et al 2009）。

髌腱的诊断可能通过影像检查，通常是超声或者 MRI 成像来确认（Khan et al 1998；Ramos et al 2009）。髌腱的疼痛和压痛以及成像变化最常见于髌骨下极和髌腱的附属组织的连接处（Cook et al 2001；Ramos et al 2009）。通过抗阻伸膝测试和功能测试，包括上下楼梯、单腿下蹲和跳跃，也可能重现髌腱的疼痛症状（Rutland et al 2010）。

根据膝痛的严重程度和时间，有几种方法对跳跃膝进行分级，包括 Blazina 膝关节分级量表（Blazina's knee scale）、肯尼迪量表（Kennedy's scale）、维多利亚研究所的髌腱病运动评估量表 [Victorian Institute of Sport Assessment（VISA）scale]（VISA-P）等。根据 Khan 等人（1998）的报道，大多数的这些量表的信度都没得到证实，这些量表可能不能区分有较大症状差异的患者。有些治疗师使用这些量表来决定什么时候让患者进阶下一阶段的康复训练。例如，包括布拉齐纳膝关节分级量表（Blazina's knee scale）有以下的分级（Panni et al 2000；Rutland et al 2010）：

- 阶段 1：只在运动之后出现疼痛；没有明显的功能障碍（$n=0$）。
- 阶段 2：在活动期间和之后出现疼痛；但是运动表现仍然处于满意的水平（$n=26$）。
- 阶段 3：在活动期间和之后出现疼痛，但是疼痛的时间更长；要达到满意水平的运动表现逐渐变得困难（$n=16$）。

在这些量表中，髌腱病运动评估量表是最广为人知和得以广泛应用的。它是评估症状的简短问卷，简单的功能和运动能力测试（Visentini et al 1998）。髌腱病运动评估量表的创作者报道它具有优秀的短期重测和评分者信度（两者的信度系数都大于 0.95），以及好的短期（1 周）稳定性（Visentini et al 1998）。较近期的髌腱病运动评估量表的各种语言的翻译版本也表现出好的重测信度，是用于评估髌腱病的运动员的症状、膝关节功能和运动能力的有效工具（Frohm et al 2004；Maffulli et al 2008；Zwerver et al 2009；Lohrer & Nauck 2011）。

## 保守治疗和预后

髌腱病变的保守治疗方案多种多样，通常根据患者对疼痛的主观报告，以前面讨论过的评估标准为依据逐步进行（Khan et al，1998；Panni et al，2000；Rutland et al，2010）。每个阶段的组成部分存在争议，没有单一的部分有强有力的循证支持。一般的保守治疗包括纠正任何已知的易感因素，避免激发高负荷活动的相对或绝对休息（Bahr et al，2006；Frohm et al，2007；Rutland et al，2010），以及进行伸展和加强训练。大多数临床医生都提倡离心负荷训练（Panni et al，2000；Cannell et al，2001），但并非所有人都支持（Visnes et al，2005）。对于支持离心负荷训练的人来说，具体推荐做离心式下蹲，可以是双腿（图 47.4A）或单腿（图 47.4B）（Purdam et al，2004；Young et al，2005；Rutland et al，2010）。最近的研究（Saithna et al，2012）对在进行离心运动方案时让运动员退出运动的做法提出了争议，引用了"显著的心理、生理和财务影响"（第 554 页），并引用了几项研究，其中运动员在继续参与运动的情况下从离心运动方案中受益。

其他保守疗法治疗包括横向摩擦按摩（Stasinopoulos & Stasinopoulos，2004），冰敷和非甾体消炎药或局部麻醉药（Gammaitoni et al，2013），可以帮助减轻疼痛和任何存在的炎症，并增加治疗耐受性。不太常用的治疗方法包括使用支撑装置（Khan et al，1998）、使用髌骨下带（Lavagnino et al，2011），以及一些表现不一致的新型疗法，如体外震波治疗（ESWT）（van der Worp et al，2013）。

髌腱病变治疗的最新趋势是向腱部注射富含血小板的血浆（Ferrero et al，2012；Gosens et al，2012；Vetrano et al，2013），或者使用自体骨髓干细胞（Pascual-Garrido et al，2012）。这是因为传统的保守治疗不能解决该病病理状态，即低血管化和编程性细胞死亡（Gosens et al，2012）。这些治疗方法被推荐作为替代治疗，适用于非手术治疗 6~8 个月无效的患者，在考虑手术干预之前。作者报告了临床症状的显著长期改善，以及腱基质恢复的可能性（Ferrero et al，2012；Gosens et al，2012；Pascual-Garrido et al，2012；Vetrano et al，2013）。

仅通过保守治疗实现完全康复并避免症状复发的预后并不乐观。髌腱病变的自然历史是慢性疼痛和功能减退，这往往严重限制甚至终止了运动员的职业生涯。超过六个月内持续的严重疼痛和功能障碍在患者中占三分之一，而大多数患者在很多年内都会有某种程度的症状（Saithna et al，2012）。在症状持续六个月后仍然无法缓解的患者可能会选择手术。经过手术治疗后是否能够完全康复且不再出现症状的预后因手术方法的多样性以及术后治疗方案

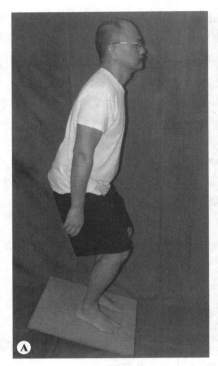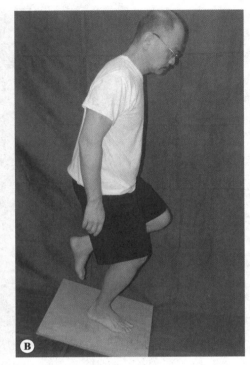

图 47.4    离心下降深蹲:Ⓐ双腿,Ⓑ单腿。

的不同而不同(Khan et al,1998;Cucurulo et al,2009;Maier et al,2013)。

## 腘肌腱病

### 背景介绍

腘肌腱病变是导致前外膝疼痛的罕见原因,已在医学文献中被描述为急性钙化性肌腱炎的罕见病例(Tibrewal 2002)和腘肌腱鞘炎(Blake & Treble 2005)。与肌腱病变相比,腱的断裂更为常见。

### 解剖

腘肌起源于股骨外侧髁、胫骨近端以及外侧半月板的后角,尽管在外侧半月板起源点存在变异。股骨起源点被认为是最强的起源点。腘肌本身插入在胫骨近端的胫骨背面,位于腓骨线之上。腘肌腱位于外侧副韧带的深处,并通过冠状韧带上的一个间隙穿过,附着于股骨外侧髁(Nielsen & Helmig 1986;Blake & Treble 2005)。

### 病理学和病理-生物力学

在急性钙化性肌腱炎的情况下,急性疼痛阶段被认为是有机基质结合钙化沉积物分解并刺激炎症反应和吞噬作用的结果(Tibrewal,2002)。钙化物沉积物的形成和消退机制可能涉及对组织损伤的反应和通过钙化修复、局部应力坏死以及局部缺氧,这可能是机械因素或低血管性的次级作用(Tibrewal,2002)。有人认为退行性腱基质的营养不良性钙化是一种与细胞介导的钙化性腱炎不同的病理实体(Tibrewal,2002)。然而,确切的发病机制尚不确定:在腱鞘炎中,认为涉及腱鞘内的炎症(Vuillemin et al,2012),但在一例腘窝腱鞘炎的报道中(Blake & Treble,2005),其发病机制未被描述。

尽管腘肌的主要功能是使胫骨在股骨上产生内旋,但腘肌腱还能有效地限制从 0° 到 90° 的屈曲范围内的外翻不稳定(Nielsen & Helmig,1986;Blake & Treble,2005)。还有人提出,一个完好的腘肌腱可以防止明显的后外不稳定(Nielsen & Helmig,1986)。

### 诊断

在急性钙化性肌腱炎的情况下,病史和临床检查可能会显示急性疼痛的突然发作,局部肿胀伴有红肿,并在腘肌腱插入点的膝关节外侧可触及压痛(Tibrewal,2002)。可能没有受伤或易感因素的病史。患腿难以或无法承重。由于疼痛和可能的肿胀或肌肉痉挛,膝关节无法完全伸展。在腘肌腱的部位可能会触及触痛的结节(Tibrewal,2002)。腘肌腱的钙化变化可能会在普通 X 射线和 MRI 上得以观察(Tibrewal,2002)。

在腘肌腱鞘炎的情况下,会出现类似的触痛和伸膝困难。关节镜检查已被用于诊断和治疗(Blake & Treble,2005)。

## 保守治疗和预后

治疗钙化性肌腱炎的成功方法是在疼痛部位注射 4 毫升 0.5% 的马卡因和 Depo-Medrone(20 毫克),然后进行抗炎药物治疗(每天三次 50 毫克的双氯芬酸)2 周以及物理治疗,同时使用软垫膝关节固定器(Tibrewal,2002)。根据有限的证据,基于所述的保守治疗,预后是良好的(Tibrewal,2002)。

至于腘肌腱鞘炎的治疗方法,除关节镜检查外,尚无已报道的方法。然而,未报道的病例可能会采用标准的腱鞘炎治疗方案,包括皮质类固醇注射和休息(Peters-Veluthamaningal et al,2009)。

## 股四头肌肌腱病

### 背景介绍

股四头肌肌腱病变与髌骨肌腱类似,都是由于反复过载引起的黏液变性(Arumilli et al,2009)。然而,一个显著的区别在于,虽然髌骨肌腱病变会引起明显的疼痛,但股四头肌肌腱病变通常在完全断裂发生之前临床上是无症状的。因此,股四头肌肌腱病变的首次表现可能是断裂,尽管它也可能与症状性副肌腱周围炎共存(Arumilli et al,2009)。甚至断裂本身也经常被误诊或被晚期诊断,因为被误认为是其他病理情况,如卒中、类风湿性关节炎、椎间盘突出和神经病变(Arumilli et al,2009)。在双侧自发性断裂的情况下尤其如此。

### 解剖

一般认为,股四头肌的四个肌肉元素在远端聚集,形成了三层的四头肌腱,这些层在距髌骨大约 2 厘米的位置汇合。然而,一些研究人员支持这样一个观点,即股四头肌肌腱的这三层在插入到髌骨之前保持明显的区分(Waligora et al,2009)。此外,MRI 显示,股四头肌肌腱在其中线和内侧的层次比外侧更多。股四头肌肌腱由浅层的直肌、中层的内侧肌和外侧肌以及深层的中间肌组成。与股四头肌肌腱的标准描述有所不同的是,显然,并不是所有腱中都包含三个纤维层面(Waligora et al,2009)。根据 MRI 研究,股四头肌肌腱中可能有相当一部分只包含两个纤维层面,少数腱被归类为一层或四层(Waligora et al,2009)。这可能有助于理解为什么有报道称健康的活跃个体,在比这种损伤的标准年龄更年轻时,会发生表面上自发的股四头肌肌腱断裂的病例。

## 病理学和病理-生物力学

据认为,在正常条件下,股四头肌肌腱对张力应变力有抵抗力,自发断裂只发生在有异常腱变的情况下,存在低血管变化的证据,包括小动脉狭窄和闭塞、内膜和媒介层肥厚(Arumilli et al,2009;Maffulli et al,2012)。Trobisch 等(2010)对断裂的股四头肌肌腱进行了组织学分析,观察到退行性与非退行性腱的比例随患者年龄增加而增加。然而,Maffulli 等(2012)报告称,年龄较轻的患者的断裂股四头肌肌腱中退行性腱变的发生率更高,这与老年患者更容易出现低血管股四头肌肌腱病导致断裂的观点相矛盾。

常见的损伤机制包括在膝关节屈曲且足底屈曲时强制性收缩四头肌;从功能角度来看,这可能是因为绊倒、简单摔倒、从楼梯摔倒或从高处跌落(Arumilli et al,2009;Maffulli et al,2012)导致的。股四头肌肌腱断裂往往在膝关节屈曲超过 60° 时发生,这是因为通过伸肌机制传导的高力传递在四头肌做离心收缩的情况下,抵抗体重(Maffulli et al,2012)。

病因被认为是多因素的,然而,有很多断裂案例没有低血管腱病的证据,许多断裂与诸如肾功能不全、原发性或继发性甲状旁腺功能亢进和其他影响和削弱骨腱连接的情况相关(Arumilli et al,2009,Maffulli et al,2012)。肥胖、反复皮质类固醇注射以及使用类固醇激素或他汀类药物可能也是易感因素(Maffulli et al,2012)。

## 诊断

错过诊断和误诊在股四头肌肌腱病变和股四头肌肌腱断裂的情况下都很常见(Arumilli et al,2009;Maffulli et al,2012;Volk et al,2014)。体格检查会在触诊时显示股骨上部疼痛。在腱断裂的情况下,可以触摸到股骨上部的间隙。在对抗重力进行完全膝关节伸展可能会有困难。在腱断裂的情况下,将无法保持完全主动伸展。步态异常包括在股四头肌腱破裂时呈现的直膝步态,或在摆动过程中过度提升臀部或环绕运动(Arumilli et al,2009;Volk et al,2014)。在隐匿性腱病的情况下,可能没有临床体征或症状。X 线片在股四头肌腱破裂的情况下会显示异常的髌骨高度（髌骨下降）；MRI 和超声用于观察未破裂腱的退行性变化，以及可用于可视化破裂腱（Volk et al，2014）。

在一些情况下，腱鞘是完整的，但股四头肌腱却断裂了。患者可以在腱鞘完好的情况下执行弱的直腿抬高动作；然而，股四头肌腱已完全撕裂。建议进行仔细的体格检查，包括检查伸展不足，并在必要时从膝关节抽取血液，然后注射利多卡因进行再次检查（Volk 等，2014）。

## 保守治疗和预后

与髌骨肌腱病不同，现在尚未确定针对股四头肌肌腱病的保守治疗方案。这可能是因为髌腱病的诊断频率比较低，而且髌腱的问题更常表现为髌腱断裂而非形态完整的髌腱病。股四头肌肌腱断裂是手术适应证，如果能尽早进行手术，并在接下来的康复过程中配合制动固定和康复训练，那么整体的结局是最理想的（Arumilli et al 2009；Grim et al 2010；Maffulli et al 2012；Saragaglia et al 2013；Boudissa et al 2014；Volk et al 2014）。

股四头肌肌腱病的预后是不可知的；事实上，有证据显示大部分股四头肌肌腱病最终转化成完全断裂（Arumilli et al 2009；Maffulli et al 2012）。如果对股四头肌肌腱断裂的诊断和手术干预是及时的，那么其功能性良好预后是可以预期的（Grim et al 2010；Saragaglia et al 2013；Boudissa et al 2014）。

## 小结

临床医生和研究者依然质疑过往对膝关节肌腱疾病的病因、病理学、诊断和治疗各方面的假说。现在渐渐不再将肌腱病变看成是急性病变，并且炎症是唯一的病理因素。我们目前对肌腱病变的理解是与血管减少和过度使用并愈合失败相关的黏液性退行性变。特定的保守治疗方式尝试用健康的蛋白去替换退化的肌腱，一般是通过离心性训练来产生这种转变的。同时，新的治疗方法包括富血小板血浆注射或自体骨髓干细胞注射，以处理如血管减少等根本性问题，另外其他的治疗方式如体外冲击波治疗尚未得到临床试验证据支持。因此，对膝关节肌腱病的整体结论是，早期诊断和及时整体的循证治疗方案将为良好的预后和康复提供最佳可能性。

（谢燕菲 译，伊文超　江雪 审，

马明　王于领 校）

## 参考文献

Ackermann PW, Renström P. 2012. Tendinopathy in sport. Sports Health 4: 193–201.

Arumilli B, Adeyemo F, Samarji R. 2009. Bilateral simultaneous complete quadriceps rupture following chronic symptomatic tendinopathy: a case report. J Med Case Reports 3: 9031.

Bae DK, Kwon OS. 1997. Snapping knee caused by the gracilis and semitendinosus tendon: a case report. Bull Hosp Jt Dis 56:177–179.

Bahr R, Fossan B, Loken S, et al. 2006. Surgical treatment compared with eccentric training for patellar tendinopathy (jumper's knee): a randomized, controlled trial. J Bone Joint Surg Am 88: 1689–1698.

Beers A, Ryan M, Kasubuchi Z, et al. 2008. Effects of multi-modal physiotherapy, including hip abductor strengthening, in patients with iliotibial band friction syndrome. Physiother Can 60: 180–188.

Bernhardson AS, LaPrade RF. 2010. Snapping biceps femoris tendon treated with an anatomic repair. Knee Surg Sports Traumatol Arthrosc 18: 1110–1112.

Birnbaum K, Siebert CH, Pandorf T, et al. 2004. Anatomical and biomechanical investigations of the iliotibial tract. Surg Radiol Anat 26: 433–446.

Blake SM, Treble NJ. 2005. Popliteus tendon tenosynovitis. Br J Sports Med 39: e42.

Boudissa M, Roudet A, Rubens-Duval B, et al. 2014. Acute quadriceps tendon ruptures: a series of 50 knees with an average follow-up of more than 6 years. Orthop Traumatol Surg Res 100: 213–216.

Busseuil C, Freychat P, Guedj EB, et al. 1998. Rearfoot–forefoot orientation and traumatic risk for runners. Foot Ankle Int 19: 32–37.

Bylund WE, de Weber K. 2010. Semimembranosus tendinopathy: one cause of chronic posteromedial knee pain. Sports Health 2: 380–384.

Cannell LJ, Taunton JE, Clement DB, et al. 2001. A randomized clinical trial of the efficacy of drop squats or leg extension / leg curl exercises to treat clinically diagnosed jumper's knee in athletes: pilot study. Br J Sports Med 35: 60–64.

Cook JL, Khan KM, Kiss ZS, et al. 2001. Reproducibility and clinical utility of tendon palpation to detect patellar tendinopathy in young basketball players. Br J Sports Med 35: 65–69.

Cucurulo T, Louis ML, Thaunat M, et al. 2009. Surgical treatment of patellar tendinopathy in athletes: a retrospective multicentric study. Orthop Traumatol Surg Res 95: S78–S84.

Date H, Hayakawa K, Nakagawa K, et al. 2012. Snapping knee due to the biceps femoris tendon treated with repositioning of the anomalous tibial insertion. Knee Surg Sports Traumatol Arthrosc 20: 1581–1583.

Devan MR, Pescatello LS, Faghri P, et al. 2004. A prospective study of overuse knee injuries among female athletes with muscle imbalances and structural abnormalities. J Athl Train 39: 263–267.

Ellis R, Hing W, Reid D. 2007. Iliotibial band friction syndrome – a systematic review. Man Ther 12: 200–208.

Fairclough J, Hayashi K, Toumi H, et al. 2006. The functional anatomy of the iliotibial band during flexion and extension of the knee: implications for understanding iliotibial band syndrome. J Anat 208: 309–316.

Fairclough J, Hayashi K, Toumi H, et al. 2007. Is iliotibial band syndrome really a friction syndrome? J Sci Med Sport 10: 74–76.

Ferrero G, Fabbro E, Orlandi D, et al. 2012. Ultrasound-guided injection of platelet-rich plasma in chronic Achilles and patellar tendinopathy. J Ultrasound 15: 260–266.

Fredericson M, Weir A. 2006. Practical management of iliotibial band friction syndrome in runners. Clin J Sport Med 16: 261–268.

Fredericson M, Wolf C. 2005. Iliotibial band syndrome in runners: innovations in treatment. Sports Med 35: 451–459.

Fredericson M, Cookingham CL, Chaudhari AM, et al. 2000. Hip abductor weakness in distance runners with iliotibial band syndrome. Clin J Sport Med 10: 169–175.

Frohm A, Saartok T, Edman G, et al. 2004. Psychometric properties of a Swedish translation of the VISA-P outcome score for patellar tendinopathy. BMC Musculoskelet Disord 5: 49.

Frohm A, Saartok T, Halvorsen K, et al. 2007. Eccentric treatment for patellar tendinopathy: a prospective randomised short-term pilot study of two rehabilitation protocols. Br J Sports Med 41: e7.

Gammaitoni AR, Goitz HT, Marsh S, et al. 2013. Heated lidocaine / tetracaine patch for treatment of patellar tendinopathy pain. J Pain Res 6: 565–570.

Gose JC, Schweizer P. 1989. Iliotibial band tightness. J Orthop Sports Phys Ther 10: 399–407.

Gosens T, Den Oudsten BL, Fievez E, et al. 2012. Pain and activity levels before and after platelet-rich plasma injection treatment of patellar tendinopathy: a prospective cohort study and the influence of previous treatments. Int Orthop 36: 1941–1946.

Grau S, Krauss I, Malwald C, et al. 2008. Hip abductor weakness is not the cause for iliotibial band syndrome. Int J Sports Med 29: 579–583.

Grim C, Lorbach O, Engelhardt M. 2010. Quadriceps and patellar tendon ruptures. Orthopade 39: 1127–1134.

Gunter P, Schwellnus M, Fuller P. 2004. Local corticosteroid injection in iliotibial band friction syndrome in runners: a randomised controlled trial. Br J Sports Med 38: 269–272.

Halperin N, Oren Y, Hendel D, et al. 1987. Semimembranosus tenosynovitis: operative results. Arch Orthop Traum Surg 106: 281–284.

Hamill J, Miller R, Noehren B, et al. 2008. A prospective study of iliotibial band strain in runners. Clin Biomech 23: 1018–1025.

Hong JH, Kim JS. 2013. Diagnosis of iliotibial band friction syndrome and ultrasound guided steroid injection. Korean J Pain 26: 387–391.

Karataglis D, Papadopoulos P, Fotiadou A, et al. 2008. Snapping knee syndrome in an athlete caused by the semitendinosus and gracilis tendons: a case report. Knee 15: 151–154.

Khan KM, Maffulli N, Coleman BD, et al. 1998. Patellar tendinopathy: some aspects of basic science and clinical management. Br J Sports Med 32: 346–355.

Kirk KL, Kuklo T, Klemme W. 2000. Iliotibial band friction syndrome. Orthopedics 23: 1209–1214

Kisner C, Colby LA. 2010. Therapeutic exercise foundations and techniques, 5th edn. Philadelphia, PA: FA Davis.

Kulig K, Landel R, Chang YJ, et al. 2013. Patellar tendon morphology in volleyball athletes with and without patellar tendinopathy. Scand J Med Sci Sports 23: e81–e88.

Lavagnino M, Arnoczky SP, Dodds J, et al. 2011. Infrapatellar straps decrease patellar tendon strain at the site of the jumper's knee lesion: a computational analysis based on radiographic measurements. Sports Health 3: 296–302.

Lavine R. 2010. Iliotibial band friction syndrome. Curr Rev Musculoskelet Med 3: 18–22.

Lohrer H, Nauck T. 2011. Cross-cultural adaptation and validation of the VISA-P questionnaire for German-speaking patient with patellar tendinopathy. J Orth Sport Phys Ther 41: 180–190.

Lokiec F, Velkes S, Schindler A, et al. 1992. The snapping biceps femoris syndrome. Clin Orthop Relat Res 283: 205–206.

Longo UG, Garau G, Denaro V, et al. 2008. Surgical management of tendinopathy of biceps femoris tendon in athletes. Disabil Rehabil 30: 1602–1607.

Lyu SR, Wu JJ. 1989. Snapping syndrome caused by the semitendinosus tendon: a case report. J Bone Joint Surg Am 71: 303–305.

MacMahon JM, Chaudhari AM, Andriacchi TP. 2000. Biomechanical injury predictors for marathon runners: striding towards iliotibial band syndrome injury prevention. Conference of the International Society of Biomechanics in Sports, Hong Kong, June.

Maffulli N, Longo UG, Testa V, et al. 2008. VISA-P score for patellar tendinopathy in males: adaptation to Italian. Disabil Rehabil 30: 1621–1624.

Maffulli N, Del Buono A, Spiezia F, et al. 2012. Light microscopic histology of quadriceps tendon ruptures. Int Orthop 36: 2367–2371.

Magee DJ. 2008. Orthopedic physical assessment. London: Elsevier Health Sciences.

Maier D, Bornebusch L, Salzmann GM, et al. 2013. Mid- and long-term efficacy of the arthroscopic patellar release for treatment of patellar tendinopathy unresponsive to nonoperative management. Arthroscopy 29: 1338–1345.

Meardon SA, Campbell S, Derrick TR. 2012. Step width alters iliotibial band strain during running. Sports Biomech 11: 464–472.

Miller R, Lowry J, Meardon S, et al. 2007. Lower extremity mechanics of iliotibial band syndrome during an exhaustive run. Gait Posture 26: 407–413.

Nielsen S, Helmig P. 1986. The static stabilizing function of the popliteal tendon in the knee. Arch Orthop Trauma Surg 104: 357–362.

Noble CA. 1979. The treatment of iliotibial band friction syndrome. Br J Sports Med 13: 51–54.

Noehren B, Davis I, Hamill J. 2007. Prospective study of the biomechanical factors associated with iliotibial band syndrome. Clin Biomech 22: 951–956.

Orchard J, Fricker P, Abud A, et al. 1996. Biomechanics of iliotibial band friction syndrome in runners. Am J Sports Med 24: 375–379.

Panni AS, Tartarone M, Maffulli N. 2000. Patellar tendinopathy in athletes: outcome of nonoperative and operative management. Am J Sports Med 28: 392–397.

Pascual-Garrido C, Rolón A, Makino A. 2012. Treatment of chronic patellar tendinopathy with autologous bone marrow stem cells: a 5-year-followup. Stem Cells Int 2012: 953510. doi: 10.1155/2012/953510.

Peters-Veluthamaningal C, van der Windt DA, Winters JC, et al. 2009. Corticosteroid injection for de Quervain's tenosynovitis. Cochrane Database Syst Rev 3: CD005616.

Purdam CR, Jonsson P, Alfredson H, et al. 2004. A pilot study of the eccentric decline squat in the management of painful chronic patellar tendinopathy.

Br J Sports Med 38: 395–397.

Ramos LA, de Carvalho RT, Garms E, et al. 2009. Prevalence of pain on palpation of the inferior pole of the patella among patients with complaints of knee pain. Clinics 64: 199–202.

Ray JM, Clancy WG Jr, Lemon RA. 1988. Semimembranosus tendinitis: an overlooked cause of medial knee pain. Am J Sports Med 16: 347–351.

Rodriguez-Merchan EC. 2013. The treatment of patellar tendinopathy. J Orthopaed Traumatol 14: 77–81.

Rutland M, O'Connell D, Brismée JM, et al. 2010. Evidence-supported rehabilitation of patellar tendinopathy. North Am J Sports Phys Ther 5: 166–178.

Safran MR, Fu FH. 1995. Uncommon causes of knee pain in the athlete. Orthop Clin North Am 26: 547–559.

Saithna A, Gogna R, Baraza N, et al. 2012. Eccentric exercise protocols for patella tendinopathy: should we really be withdrawing athletes from sport? A systematic review. Open Orthop J 6: S553–S557. doi: 10.2174/1874325001206010553.

Saragaglia D, Pison A, Rubens-Duval B. 2013. Acute and old ruptures of the extensor apparatus of the knee in adults (excluding knee replacement). Orthop Traumatol Surg Res 99: S67–S76.

Sarwark JF (ed). 2010. Essentials of musculoskeletal care, 4th edn. Rosemont, IL: American Academy of Orthopedic Surgeons.

Sher I, Umans H, Downie SA, et al. 2011. Proximal iliotibial band syndrome: what is it and where is it? Skeletal Radiol 40: 1553–1556.

Stasinopoulos D, Stasinopoulos I. 2004. Comparison of effects of exercise programme, pulsed ultrasound and transverse friction in the treatment of chronic patellar tendinopathy. Clin Rehabil 18: 347–352.

Strauss EJ, Kim S, Calcei JG, et al. 2011. Iliotibial band syndrome: evaluation and management. J Am Acad Orthop Surg 19: 728–736.

Tibrewal SB. 2002. Acute calcific tendinitis of the popliteus tendon: an unusual site and clinical syndrome. Ann R Coll Surg Engl 84: 338–341.

Toumi H, Higashiyama I, Suzuki D, et al. 2006. Regional variations in human patellar trabecular architecture and the structure of the proximal patellar tendon enthesis. J Anat 208: 47–57.

Trobisch PD, Bauman M, Weise K, et al. 2010. Histologic analysis of ruptured quadriceps tendons. Knee Surg Sports Traumatol Arthrosc 18: 85–88.

van der Worp MP, van der Horst N, de Wijer A, et al. 2012. Iliotibial band syndrome in runners: a systematic review. Sports Med 42: 969–992.

van der Worp H, van den Akker-Scheek I, van Schie H, et al. 2013. ESWT for tendinopathy: technology and clinical implications. Knee Surg Sports Traumatol Arthrosc 21: 1451–1458.

Vetrano M, Castorina A, Vulpiani MC, et al. 2013. Platelet-rich plasma versus focused shock waves in the treatment of jumper's knee in athletes. Am J Sports Med 41: 795–803.

Vieira El, Vieira EA, da Silva RT, et al. 2007. An anatomic study of the iliotibial tract. Arthroscopy 23: 269–274.

Visentini PJ, Khan KM, Cook JL, et al. 1998. The VISA score: an index of severity of symptoms in patients with jumper's knee (patellar tendinosis). J Sci Med Sport 1: 22–28.

Visnes H, Hoksrud A, Cook J, et al. 2005. No effect of eccentric training on jumper's knee in volleyball players during the competitive season: a randomized clinical trial. Clin J Sport Med 15: 227–234.

Voight ML, Hoogenboom BJ, Prentice WE. 2007. Musculoskeletal interventions. Techniques for therapeutic exercises. New York, NY: McGraw-Hill.

Volk WR, Yagnik GP, Uribe JW. 2014. Complications in brief: quadriceps and patellar tendon tears. Clin Orthop Relat Res 472: 1050–1057.

Vuillemin V, Guerini H, Bard H, et al. 2012. Stenosing tenosynovitis. J Ultrasound 15: 20–28.

Waligora AC, Johanson NA, Hirsch BE. 2009. Clinical anatomy of the quadriceps femoris and extensor apparatus of the knee. Clin Orthop Relat Res 467: 3297–3306.

Wang TG, Jan MH, Lin KH, et al. 2006. Assessment of stretching of the iliotibial tract with Ober and modified Ober tests: an ultrasonographic study. Arch Phys Med Rehabil 87: 1407–1411.

Young MA, Cook JL, Purdam CR, et al. 2005. Eccentric decline squat protocol offers superior results at 12 months compared with traditional eccentric protocol for patellar tendinopathy in volleyball players. Br J Sports Med 39: 102–105.

Zwerver J, Kramer T, van den Akker-Scheek I. 2009. Validity and reliability of the Dutch translation of the VISA-P questionnaire for patellar tendinopathy. BMC Musculoskelet Disord 10: 102.

Zwerver J, Bredeweg SW, van den Akker-Scheek I. 2011. Prevalence of jumper's knee among nonelite athletes from different sports: a cross-sectional survey. Am J Sports Med 39: 1984–1988.

# 第八部分

# 上肢疼痛综合征的腕部和手部

# 第 48 章

# 腕和手的肌腱病

C. Joseph Yelvington, Ellen Pong

## 概述

　　大多数手和腕部肌腱病变发生于从事高度重复

性和用力工作的人群(Elder & Harvey 2005)。根据劳动部劳动统计局报道,1999 年上肢工伤记录中手和腕部肌腱炎(非特定性的肌腱病变)的发生率为3.66%,所有手/腕部损伤平均需请病假 6 个工作日。

　　患者和临床工作者发现,一旦存在肌腱病,症状将很难根除。典型治疗包括使用夹板休息、对所参与的活动进行符合人体工程学标准的改良、口服非甾体抗炎药(NSAIDs)、接受皮质类固醇注射,以上治疗通常有正面的治疗效果(Fredberg & Stengaard-Pederen 2008)。深层组织摩擦按摩(deep tissue friction massage,DTFM)、轻抚按摩、结缔组织释放技术和 Rolfing 技术都可作用于肌腱,前提是这些技术可以松解瘢痕组织限制,改善胶原对线。然而,过往研究并没有确切地证实这些保守治疗的阳性效果(Brousseau et al 2002)。这说明一个典型问题:手和腕部肌腱手法治疗的随机临床试验很少,如果有的话,也不容易获取。

　　调查人员继续深入了解肌腱,探究哪些过程能够解释为什么治疗结果无法更加有效。目前仅有足够的动物活体研究在进行(Soslowsky et al 2000)。肌腱病变已被分类和重新定义。现在的研究正尝试解释为什么重复性动作和紧张会导致肌腱病变(Backman et al 2005)。这些先进的肌腱病知识给治疗理念带来了新观点(Khant et al 2000)。

　　本章根据目前的研究趋势和不断拓宽的知识范畴,从分子水平回顾了肌腱病的过程,为随后肌腱病的检查、诊断、分类和治疗提供了理论基础。

## 肌腱病的定义

　　保守治疗缺乏更有效的结果,可能是因为误将肌腱变性认为是肌腱炎(Khan et al 2000)。肌腱炎必须符合条件才能诊断。现在研究表明往常被诊断为**肌腱炎**(tendonitis)的可能仅仅是**肌腱病**(tendinopathy)的一种分类(futami & Itoman 1995)。肌腱病表现出明显不同于通常意义上我们认为的肌腱炎的组织学变化。这主要是因为缺乏肌腱自身内存在炎性前体蛋白和细胞的证据（Gabel et al 1994；Yuan et al 2003；Curwin 2005；Fredber & Stengaard-Pedersen 2008）。Khan 等（2006）赞同 Bonar 的肌腱病分类，他将其分为 4 类，每一类有明确的组织学发现。临床工作人员已经应用这一知识来支持特定传统治疗的使用（Cannon 2001）。2001 年出版的第 4 版上肢康复手册并没有再使用肌腱变性或肌腱病等词汇，而是使用了术语肌腱炎（tendinitis）和腱围炎（paratendinitis）来描述所有因肌腱病理改变引起的与上肢疼痛相关的疾病（Cannon 2001）。

把肌腱病理改变认为是肌腱炎的一个原因可能是使用皮质类固醇后肌腱症状一开始会得到缓解（Fredberg & Stengaard-Pedersen 2008）。"炎（-itis）"或炎症以神经源性发炎的形式出现可能也支持这个旧的术语的存在。Fredberg 和 Stengaard-Pederson（2008）认为，有些典型发炎和神经源性发炎的联合存在的确意味着肌腱炎并不完全属于用词不当。不过，从肌腱炎、肌腱变性和腱周炎衍生出来的组织学上的差异影响了不同治疗方式的选择，尤其在手法治疗方面。

关于这个话题，依旧存在很多需要继续研究的领域。本章将会使用一些来自动物实验或来自身体其他部分肌腱的研究，以提供有可能外推到应用于手和腕部肌腱的数据，尽管手部肌腱与这些承重肌腱和位置肌腱有所不同（Smith et al 1997）。

## 病因

研究者对肌腱病病因的相关知识不断深入

（Sharma & Maffulli 2005；Fredberg & Stengaard-Pedersen 2008）。很多因素会导致肌腱病，包括内因和外因（Riley 2004）。Renstrom 和 Hach（2005）总结道，外在因素有：对线不良、灵活性降低、肌肉力弱或不平衡、过度使用和体重超重。Hart 等（2005）增加了如下因素：基因、性别和体适能水平，同时 Hammer（2007）报道生物力学的错误也是其中一项影响因素。内在影响细胞凋亡的因素会导致肌腱退化。这一程序化的细胞死亡过程可由内在的氧化应激和机械应激加剧恶化（Yuan et al 2003；Sharma & Maffulli 2005）。肌腱断裂理论有两种类型：血管性和机械性（Riley 2004）。推荐读者阅读 Riley 在 2004 年出版的著作，以进一步探究这一话题。

## 肌腱的解剖

### 基本组成

肌腱是肌肉连接到骨骼的附着点，可将来自肌肉的张力传递到骨骼，并由此引起运动的发生（Kannus 2000）。

肌腱的基本组成成分，**原胶原蛋白**（tropocollagen），由成纤维细胞形成（O'Brien 2005）。这些细胞聚集成**纤丝**（fibrils），原纤维再排列成**纤维**（fibers），再组织成**束**（fascicles），与一层疏松结缔组织束缚到一起形成**腱内膜**（endotendon）（Kannus 2000；Sharma & Maffulli 2005）。腱内膜是血管、神经和淋巴管的通道（Riley 2004）。成束的纤维由另外一层被称为**腱鞘**（epitendon）的结缔组织束缚到一起，与腱内膜是连续的（Kannus 2000）（图 48.1）。

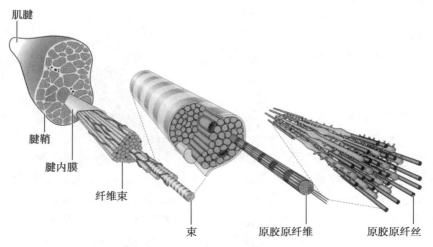

肌腱

腱鞘

腱内膜

纤维束

束　　原胶原纤维　　原胶原纤丝

图 48.1　肌腱的基本结构

滑膜腱鞘，也称腱周组织（paratendon），常存在于机械压力较高的区域，如手和足部的肌腱，这些区域需要充足的润滑液（Sharma & Maffulli 2005）。纤维束主要与肌腱的长轴对线，负责产生肌腱的张力性力量（Riley 2004）。有一小部分纤维横向走行，甚至螺旋或交织形成（Kannus 2000）。这一复杂的超级结构能够抵抗作用在肌腱上的横向阻力、剪切力和旋转力（Riley 2004）。

## 血液和神经供应

肌腱血供来自三个方面：肌肉肌腱接头、骨肌腱接头和腱周外部系统（Benjamin & Ralphs 1996；Sharma & Maffulli 2005；Scott et al 2007）。神经与血管伴行，通过腱周组织（Hart et al 2005）。支配肌腱的神经受体终止于肥大细胞周围，此处有神经肽类物质参与正常肌腱的调控（Hart et al 2005）。

## 病理解剖

腱细胞（tenocyte）和肌腱生成细胞（tenoblast）是参与肌腱修复的细胞（Sharma & Maffulli 2005，2006）。腱细胞散在于肌腱组织中，也在基质中建立广泛的组织连接（O'Brien 2005）。它们负责基质和胶原的维护工作（Harley & Bergman 2008）。腱细胞对环境状况的反应至关重要。施加在肌腱组织上的机械负荷会促进组织的微结构变化（Magra et al 2007）。施加在肌腱上的张力会改变它的结构，这些改变可能是破坏性的，如果治疗时恰当并有针对性地应用，也可产生修复反应。

Scott 的研究（Scott et al 2007）为以下观点提供了证据——肌腱变性与腱细胞受到刺激相关，而不是与内在炎症相关。机械张力使细胞活动发生改变，导致肌腱的变化，而不是反过来发生的（Riley 2004）。腱细胞的局部刺激（载重驱使的细胞反应）才是肌腱变性的真正机制，而非炎症和细胞凋亡。细胞凋亡在之后肌腱病变过程中发挥作用（Scott et al 2007）。剧烈运动后局部缺氧会导致腱细胞死亡（Sharma & Maffulli 2005）和肌腱病变。

腱细胞代谢部分受机械刺激调节（Maeda et al 2009）。Maeda 等（2009）表明，周期性的张力会改变肌腱细胞内的基因表达。施加在肌腱上的力会通过力学信号转导改变细胞内的过程，在这个过程中，细胞将生物力学刺激转化为化学信号（Maffulli & Longo 2008）。力学信号转导使用空隙连接、牵张兴奋通道（Wall & Banes 2005）、电压门控钙通道（volt-age-operated calcium channels，VOCC）和串联孔域钾离子通道（tandem pore domain potassium channels，TPDPC）与相连接的腱细胞互联（Wall & Banes 2005；Magra et al 2007）。表面蛋白上的张力称整联蛋白（integrin），嵌在细胞膜内，被转运到细胞的细胞骨架上。这一张力通过细胞内的网络传递到细胞核，可以改变蛋白的表达（Chiquet 1999）。Huang 等（2004）观察到，机械性承重对骨、软骨和皮肤的内稳态维持是必要的。此外，外力可以产生细胞内反应的改变。腱细胞会根据需求改变结构，通过改变"基因表达模式、蛋白合成和细胞表型"（Maffulli & Longo 2008）。有学者怀疑这一改变与过度使用和肌腱病变有关联（Scott et al 2007）。尤其从手法治疗的角度，Maffulli 和 Longo（2008）支持这一说法——机械力学的改变会增强愈合过程。相反，过度刺激会导致肌腱病理改变（Arnoczky et al 2006）。

肌腱基质负责维护肌腱。根据 Riley（2004）的研究，肌腱基质的损伤会导致肌腱病变。胶原和腱细胞周围网络广泛的细胞外基质含有蛋白多糖、黏多糖、糖蛋白以及其他多种小分子物质（O'Brien 2005）。蛋白多糖是强亲水性物质，可以快速将水溶性分子消散，促进细胞迁移（Sharm & Maffulli 2005）。它们与糖蛋白一起，在组织胶原形成纤丝和纤维的过程中发挥作用（O'Brien 2005）。当重复性的损伤变得广泛时，它便损伤了其修复的能力（Riley 2004）。Arnoczky 等（2007）证实细胞外基质退变是肌腱力弱的前兆。Riley（2004）描述了基质中细胞活动因机械应力可能发生的改变，这些改变会影响到肌腱的结构和特性。

## 肌腱损伤

Riley 总结认为，过度使用性肌腱病是低于肌腱断裂阈值的应力不断重复，超过了细胞愈合的能力所导致的现象（Riley 2004）。重复性应力导致的组织损伤被认为是一个细胞层面的事件（Arnoczky et al 2006）。近期动物模型研究已能做出同非实验性人类的肌腱病相对应的肌腱病结果。Soslowsky 的重复动作模型明确了大鼠中冈上肌肌腱的肌腱病理性改变（Soslowsky et al 2000）。这些改变模拟了人体先天性肌腱病的表现，包括机械特性的降低（Lavagnino et al 2006；Arnoczky et al 2007）。Glazebrook 等（2007）在大鼠身上发现了与重复跑步所导致的过度使用相类似的改变。Backman 等（2005）实验使用兔子得到了类似的结果。

肌腱损伤后通过制动或者代偿的方式停止使用肌腱,也会产生不利影响。应力屏蔽的概念可以应用于肌腱。举例来说,骨骼系统里 Wolff 定律指的是,骨折制动后,骨密度会随之降低。Woo 等(1981)观察到,骨折愈合后,再给予骨骼负重应力能增加骨密度。Kannus 和 Jozsa(1991)在探究肌腱病时表明,受伤后肌腱细胞的刺激不足会产生退行性表现。De Boer 等(2007)支持这一说法,他发现在 10 天的制动后,肌腱蛋白合成率逐渐降低。La-vagnino 等(2006)在大鼠尾部肌腱上制造机械性创伤,紧接着使其制动,发现受损区域胶原酶 mRNA 和蛋白合成上调。该研究中,即便未受损的纤维束在制动期间也出现类似上调的现象。同一团队在早先的一个研究中发现,在离体情况下,通过周期性牵伸可以控制这些副作用(Lavagnino et al 2003)。Screen 等(2005)对未受伤肌腱纤维束给予周期性牵伸,得到了类似的结果。因此,对于肌腱病的治疗,试图通过夹板或石膏制动变性的肌腱似乎是有害的。

## 肌腱愈合

肌腱损伤后愈合的过程类似于身体其他结缔组织,那便是:①急性炎症期,持续 1~2 天;②修复-再生或增生期,持续到 6 周;③成熟或塑形期,持续 3 周到 1 年(Leadbetter 1992;Sharma & Maf-fulli 2005)。肌腱病的每一个时期都有特殊的细胞过程,在准备治疗计划时应该考虑到。大概在伤后第 5 天,腱细胞开始新胶原合成,并持续合成 5 周(Maffulli & Moller 2005)。第 4 周时,内在腱细胞开始增生,并在第 8 周参与重塑(Maffulli & Moller 2005)。不考虑愈合阶段,试图应用统一标准但特定的治疗来处理所有肌腱病,这可能是无效的。Cook 和 Purdam(2009)建议,应针对所怀疑的病理改变进行特定的干预。

## 肌腱病分类

肌腱病实际上代表了很多不同混合的、有时重叠的退变过程。组织学上来说,肌腱病存在各种不同的表现,有证据表明肌腱病变可见炎症细胞缺乏、基质增加、胶原去组织化增加、多血管多孔(Khan et al 2006)。这些其中任何一个都可能破坏某些肌腱纤维,削弱剩余的肌腱纤维(Maffulli & Moller 2005)。研究者已经讨论了肌腱中腱细胞角色的改变。Murrell(2002)说道,细胞凋亡或者程序化细胞死亡,可能对肌腱病也有影响。Oystein 等(2007)认为细胞凋亡在髌腱病患者活体检查中比对照组有所加强。

炎症在部分程度上受神经源性过程控制。P 物质和降钙素相关基因肽是感觉神经肽(Hart et al 2005)。这些物质与其他物质一起,存在于有症状的肌腱中(Andersson et al 2008),直接刺激到伤害感受器(Ueda 1999)。Hart 等(2005)有过这样的假设,神经肽通过组织中的肥大细胞参与正常肌腱调节控制;同样地,调节环路出现问题会导致修复反应不够充分。这与典型的炎症不同。Riley(2004)观察到,"神经末梢和肥大细胞可能作为一个单元共同调节肌腱内稳态,调节对机械应力的合适反应"。他还陈述道,"重复使用所产生的过度刺激可能导致肌腱基质的病理性改变"。越来越多的证据支持肌腱病伴发的疼痛可能是神经源性的。

肌腱病的严重性是根据光学显微镜下所能区分的组织学特征来分级的(Maffulli et al 2008)。现已提出多种分级方式。两种较早的分级是根据下肢的研究发展而来的。Movar 分级和 Bonar 分级都已成功应用于上肢的研究(Maffulli et al 2008)。每个分级都考虑到显微镜下呈现的 5~7 种因素,每个因素都可以打分,从最低分(正常肌腱)到最高分(明显异常的肌腱)。样本逐步累计,相应因素的分数也相加起来(Maffulli et al 2008)。Scott 等(2007)使用改良的 Bonar 分级特异性评估肌腱变性。这个分级考虑了 5 个组织学改变:①腱细胞形态;②腱细胞增生;③胶原改变;④黏多糖;⑤新血管生成(Scott et al 2007)。

因为每个量表及改良的量表都不一样而缺乏对这些组织学改变共通的描述,所以尚无法对肌腱病潜在病因有明确的分类和了解。Khan 等(2006)引用了 Clancy 最初对肌腱病类型的分类,之后 Bonar 又进行了改良,目前包括:**肌腱变性**(tendinosis)、**肌腱炎**(tendonitis)或部分撕裂、**腱周炎**(paratenonitis)(paratendonitis/paratendinitis/tenosynovitis/tenovaginitis)和**腱周炎伴肌腱变性**(paratenonitis with tendinosis)。接下来将详细介绍这些类型。

### 肌腱变性

Maffulli 等将肌腱变性定义为伴随老化和去血管化的肌腱内部退化。典型特点为纤维紊乱、细胞过多和局灶性坏死和钙化(Maffulli et al 2003a)。Kraushaar 和 Nirschl 定义肌腱变性的三大发现:成纤维细胞增生、血管增多和异常胶原生成，第一个是最先出现的反应。Kannus 和 Jozsa（1991）检测了 891 根自发断裂的肌腱，其中包括上下肢的肌腱。组织学检查表明 97% 的肌腱发生退行性改变。这些又继续被分类为缺氧性变性（44%）、黏液样变性（21%）、肌腱脂肪过多（8%）和钙化性肌腱病（5%）（Kannus & Jozsa 1991）。肌腱变性涉及很多细胞和组织，很难明确地将其与其他分类区分开。

## 肌腱炎

肌腱炎和部分撕裂在这个分类体系下是归在一起的。活动性炎症反应、有症状的退变和真实的血管破坏是肌腱炎的典型发现（Khan et al 2006）。可见淋巴细胞和中性粒细胞（Kraushaar & Nirschl 1999）。它具有与肌腱变性类似的特点，但组织学上也会呈现成纤维细胞增生、出血和肉芽组织（Maffulli et al 2003a）。Hammer（2007a）描述道，单独的活动性炎症反应并不常见，而是通常伴随某些程度的撕裂，这意味着这一分类被错误地过度诊断了。

## 腱周炎

腱周炎，也称肌腱周围炎或肌腱滑囊炎，被证实只是肌腱外层的炎症（Khan et al 2006）。显微镜下，可发现可能包括纤维沉积、渗出和结缔组织退化，这也可以解释在疾病进展过程中可触及的捻发音。

## 腱周炎伴肌腱变性

第四版的分类（Khan et al 2006），一开始由 Clancy 描述，包括上述肌腱变性和潜在的腱周炎的特征。多数临床工作人员，包括初级照护医师，可能都无法辨识在一个手腕部广泛疼痛的病人中，哪些症状是最明显的，因为这些体征和症状在这些单独的腱周炎中都是类似的。

以上这些分类，只有肌腱炎和腱周炎有炎性成分，使用抗感染治疗可能有反应，而在逻辑上对深部组织摩擦按摩疗法不起反应。

## 检查和诊断

详细的评估是确定多数骨骼肌肉疾病治疗的最重要的一步。病史、临床检查和影像学检查可帮助鉴别诊断。（见第 3~5 章，讨论如何进行病史收集和体格检查。）肌腱病的临床检查可包括触诊、选择性组织检查和诱发试验。理论上来说，临床测试将

帮助我们鉴别所涉及的结构，但其可靠性和准确性仍值得考究。实际上，这仅仅是诊断等式的一个部分而已。鉴别所涉及的肌腱类型和病变阶段是另外一个很难的因素。

肌腱病的诊断是一系列详细检查的结果，但区别肌腱变性和肌腱炎却很困难（Khan et al 2000）。Maffulli（2003a）等明确了肌腱病临床上是一种局部的肌腱肿痛伴功能受损。Curwin（2005）陈述道，我们必须假定所涉及肌腱损伤水平可能与功能障碍和疼痛的水平有关联，尽管损伤的程度可能无法确定。Elder 和 Harvey（2005）主张急性期时，通常比较容易明确特定的区域。Leadbetter（1992）定义急性损伤是一个突然特定的事件，之后疼痛的程度会逐渐减轻。在病史采集时，明确急性发作的时间会帮助我们确定如果在活动或之后，抑制中的疼痛从慢性阶段再次出现（Leadbetter 1992），那么当前的阶段是急性期还是亚急性炎症阶段，这都会帮助指导治疗。

在区别某一特定受牵连的结构时，一个复杂的因素是，多数明确的肌腱自身有很多解剖上的变异或有些多余的止点。这些变化太多了，在此无法赘述。另外一个复杂的因素是，有可能某个触发点（trigger point，TrP）会对多个或某一部分症状有影响。上 1/4 象限的触发点都有可能引起腕部疼痛。肩胛下肌、肱二头肌和肱肌也是这样一些肌肉，可能会导致腕部的疼痛（Finando & Finando 2005）。如果不能明确排除这些点/区域的潜在影响，将会延误合适的治疗。但也不能过分强调这些可能的 TrP 能够在初始检查中明确出来（见第 59 章，上臂疼痛综合征中关于肌肉/肌筋膜出发点所引发的牵涉痛的更多信息）。

## 临床测试

关于整体触诊，腱周水肿和充血可能会被临床发现。纤维蛋白在腱鞘中堆积、捻发音可能在临床检查中感受到（Khan et al 2000；Sharma & Maffulli 2005）。这可能对鉴别肌腱病和腱周炎来说很重要，但触诊的捻发音并不能证明存在腱周炎（Khan et al 2000；Sharma & Maffulli 2005）。

触诊压痛是肌腱病临床诊断和鉴别测试的常用工具。Cook 等（2001）评估了触诊在鉴别 326 名年轻运动员髌腱肌腱病中的价值。测量者内可靠性很好，为 82%。触诊有症状的患者的肌腱的敏感性是 68%、特异性是 9%（Cook et al 2001）。但是应用于腕部的研究还比较有限，因为髌腱比手/腕的肌腱大。

Maffulli 等（2003b）发现，当联合伦敦皇家医院测试和疼痛弧的体征来判断跟腱病变时，触诊的阳性预测价值就很高。疼痛弧的体征是用来鉴别病变是来自肌腱内部还是腱周的。如果病变确定在肌腱结构上，当踝关节活动时，触诊增厚和疼痛的区域会随着肌腱移动；如果有疼痛，不管踝关节是否运动，变厚的区域会保持在固定的位置，那么病变可能在肌腱周围（Easley & Le 2009）。这个测试的敏感性和特异性分别是 52% 和 83%（Maffulli et al 2003b）。伦敦皇家医院测试可以通过触诊中立位或轻度松弛位的肌腱诱发局部疼痛来鉴别肌腱病。如果疼痛在肌腱被牵张时明显降低或者消失，测试结果就是阳性。这个测试的敏感性和特异性分别是 54% 和 91%。直接触诊的敏感性和特异性分别是 58% 和 74%。当三个测试联合起来时，敏感性是 58%，特异性是 83%（Maffulli et al 2003b）。目前尚缺乏这些临床测试应用于腕和手的循证研究。

Cyriax 支持选择性组织张力测试（selective tissue tension testing，STT）（Hammer 2007b）。STT 用于比较所累及的非收缩性和收缩性组织（Hammer 2007b）。根据所进行的运动尽可能地将肌腱区别开来：要么单独、要么与其他肌腱重合进行运动。检查者试图让肌腱/肌肉进行最小的等长收缩，同时让病人抗阻。若诱发出疼痛，则为阳性（Hammer 2007b）。Hanchard 等（2005）发现接受过 Cyriax 培训的评估人员，使用 STT 结合临床病史评估肩袖肌腱病，能够有好的一致性【0.71~0.79，Kappa（κ）系数和 95% 可信区间】。对任何上肢肌腱的应用尚缺乏可靠性研究支持（Stasinopoulos & Johnson 2007）。

诱发试验（特殊试验）的使用目前有不同的可靠性、敏感性和特异性证据支持。这些测试因为能够获取，也与肌腱病相关，因此都包含在针对腕和手部肌腱的肌腱病讨论大纲内，在诊断性造影和非侵入性测试之后描述。

## 诊断性造影和非侵入性测试

由于可靠地诊断肌腱病比较困难，Fredberg 和 Stengaard-Pedersen（2008）建议，若患者对传统治疗无反应或出现放射痛，可使用超声或磁共振造影（MRI）。Fredberg 和 Stengaard-Pedersen（2008）描述了超声和 MRI 的有效性。超声和 MRI 能够看到更加详细的肌腱微结构的血管情况、更好地定义肌腱的边界和相关联的结构。局部增厚，若使用超声观察，会伴随无腱鞘的肌腱炎。这种情况使用血管造影观察成纤维增生的区域，会伴随肌腱的微小断裂（Daenen et al 2003）。此外，肌腱或腱鞘，通过超声观察的话，在更加慢性的受累肌腱内会有增厚（Daenen et al 2003）。超声可以直接在主诉疼痛的区域进行，甚至可以在活动时进行（Fredberg & Stengaard-Pedersen 2008）。McNee 和 Teh（2007）认为超声是肌腱病变的一种非侵入性选择。Beddi 和 Bagga（2007）描述道，超声是肌腱检查的金标准。

单独鉴别受累结构可以通过去除特定区域的感觉来评估，直到患者的症状解决为止。选择性麻醉注射，通常使用利多卡因，Elder 和 Harvey（2005）认为这是手和腕部肌腱病的"最佳诊断测试"，但他们没有提供任何研究来支持这一说法。

## 手和腕部的肌腱病

这部分将描述腕部肌腱疼痛的常见区域。比较少累及的区域在此不讨论。

### 尺侧腕屈肌

尺侧腕屈肌（flexor carpi ulnaris，FCU）的病变（图 48.2）可能包括肌腱炎、肌腱变性或两者都有。这是最常见的腕屈肌肌腱病（Elder & Harvey 2005），最常发生于玩挥拍类运动和高尔夫的人群（Retting 2001）。FCU 止于豌豆骨、钩骨和第五掌骨（Moore 1992）。它不靠屈肌支持带固定，而是依靠自己的腱鞘（Elder & Harvey 2005）。

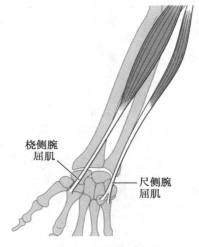

桡侧腕屈肌

尺侧腕屈肌

图 48.2 肌腱病：屈肌腱

### 测试

● 特征为触诊豌豆骨和 FCU 肌腱有疼痛，触及有症状的 FCU 肌腱时有肿胀和增厚可证实有成纤维细胞增生（Budoff et al 2005）。

- 腕关节抗阻屈曲和尺偏时会疼痛。
- 若怀疑累及豆三角关节，可行 Shuck 测试（Retting 2001）。
- 被动腕关节伸直和桡偏会诱发症状（Elder & Harvey 2005）。

### 鉴别诊断

　　Retting（2001）建议豆三角研磨试验可提示 FCU 肌腱病变时呈现的豆三角关节疼痛。Campbell（2001）和 Burke（1996）描述了这个测试，当抓住豌豆骨，并向三角骨挤压，在压力下旋转豌豆骨。单纯触诊可能提示肌腱疼痛伴捻发音，而受压时疼痛则提示豆三角关节的问题。豆三角挤压综合征（Retting 2001）、关节炎、钙化性肌腱炎和尺神经炎、豌豆骨韧带复合体综合征、豆三角关节炎（Rayan 2005）和腕管综合征（Elder & Harvey 2005）是其他的鉴别诊断。

### 尺侧腕伸肌

　　尺侧腕伸肌（extensor carpi ulnaris，ECU）（图 48.3）肌腱病通常包括肌腱炎、肌腱变性或两者都有。这个关节也容易半脱位（Elder & Harvey 2005）。诸如挥拍类运动或垒球击打等活动会导致快速和重复的旋后、屈曲和尺偏，这些都曾被文献引用，作为诱发因素（Elder & Harvey 2005；Hammer 2007c）。Retting（2001）注意到 ECU 肌腱病通常累及网球中用双手反手击球选手的非利手。Futami 和

Itoman（1995）发现，155 例腕关节背伸疼痛的患者中，53 例的疼痛可能是由于过度使用导致的 ECU 腱周炎引起。Bencardino 和 Rosenburg（2006）对 ECU 半脱位伴腱周炎进行联系，建议肌腱尺侧半脱位时进行旋后和掌屈测试。Montalvan 等（2007）研究了 28 例与 ECU 有关的疼痛的临床案例，描述了三种临床类型：①纤维骨性沟内的 ECU 急性创伤性不稳（12 例）；②肌腱病（14 例）；③完全性 ECU 断裂（4 例）。

### 测试

- 症状可通过主动旋后联合腕关节伸直（Elder & Harvey 2005）以及抗阻尺偏联合伸直（Elder & Harvey 2005；Young et al 2007）诱发。
- 脱位可由主动伸直旋后时的咔嗒声再现，但被动时没有（Elder & Harvey 2005）。
- 在第六背侧间室内触诊到 ECU 肌腱和尺骨头疼痛（Elder & Harvey 2005）。

### 鉴别诊断

　　断裂、半脱位、脱位、三角纤维软骨盘复合体（Triangle fibrocartilage complex，TFCC）疼痛、三角月韧带损伤、豆月关节疼痛、月骨/三角骨/豌豆骨骨折都需进行鉴别诊断（Futami & Itoman 1995）。其他的诊断要进行排除，比如腕关节尺侧的小指伸肌腱腱周炎、TFCC 撕裂（Elder & Harvey 2005）以及屈指肌腱腱周炎（Retting 2001）。

### 桡侧腕长伸肌和腕短伸肌（远端肌腱）

　　通常把远端桡侧腕长伸肌（extensor carpi radials longus，ECRL）和腕短伸肌（extensor carpi radials brevis，ECRB）（见图 48.3）联合病变称为交叉综合征。也称咿轧音腱鞘炎（peritendinitis crepitans）（Young et al 2007）、交叉肌腱炎（crossover tendinitis）和响腕（squeaker's wrist）（Retting 2001）。这个综合征包括肌腱炎、肌腱变性和/或滑囊炎。常见于挥拍类运动、举重和划船选手（Hammer 2007c）。滑雪杖和锤的使用也可能诱发这一特殊的综合征（Elder & Harvey 2005）。

　　交叉综合征会伴随第一背侧间室拇长展肌（abductor pollicis longus，APL）和拇短伸肌（extensor pollicis brevis，EPB）在第二背侧间室（ECRL 和 ECRB）的摩擦（Young et al 2007）。这是一种腱周炎，会导致所影响的肌腱的狭窄。

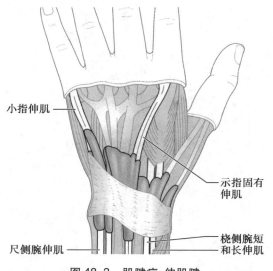

小指伸肌

示指固有伸肌

桡侧腕短和长伸肌

尺侧腕伸肌

图 48.3　肌腱病：伸肌腱

Cvitanic（2007）注意到在尸体上交叉的位点会看到拇长伸肌（EPL）和 ECRB 之间有一个自然的孔。这可能解释在前臂背侧多数症状的区域，使得鉴别诊断更加复杂。ECRB 和 ECRL 交叉区域的炎性疾病可能累及头状骨、第二或第三掌骨或小多角骨的骨性突起（Daenen et al 2003）。

### 测试

- 触诊疼痛和可见的肿胀可能在第一间室近端的肌腱更明显（Plancher et al 1996；Bencardino & Rosenburg 2006）。
- Lister 结节近端约 4~8cm 的两条肌腱在 MRI 下会显示有增厚和间质内液体聚集（Bencardino & Rosenburg 2006；Plancher et al 1996）。
- 当腕关节屈曲或伸直时，会触及在 APL/EPB 和 ECRL/ECRB 之间的捻发音（Elder & Harvey 2005）。

### 鉴别诊断

Finkelstein 测试阳性在前臂背侧更近端的区域比 De Quervain 腱周炎的案例更为常见（Elder & Harvey 2005；Young et al 2007）。

## 示指固有伸肌

第四背侧间室的疼痛和肿胀是示指固有伸肌综合征最常见的发现（见图 48.3）（Plancher et al 1996）。这个综合征包括伸肌支持带附近腱周炎的激惹（Elder & Harvey 2005）。Plancher 等（1996）认为 EIP 肌腱病的症状是因为过度使用性肥大，或继发于过度使用的滑膜炎。前者会导致后者，如果症状得不到不及时关注。解剖上的变异（75%）也很常见，使得明确受累的确切结构变得复杂（Plancher et al 1996；Soejima et al 2002）。

### 测试

- 旋后时，有证据显示尺骨头远端第四背侧间室的肿痛（Plancher et al 1996）。
- 腕关节完全屈曲时（Elder & Harvey 2005），示指抗阻伸直（Hammer 2007c）会诱发症状。

### 鉴别诊断

伸指总肌或 EPL 腱周炎、桡背侧腱鞘囊肿、Klebock 疾病、伸指总肌肌腱炎和第四间室综合征需要鉴别排除（Elder & Harvey 2005）。

## 小指伸肌

小指伸肌（见图 48.3）占据了背侧第五间室。这个地方最常发生的病变便是腱周炎（Elder & Harvey 2005）。肌腱的复制常因牵连正常的结构而复杂化（Young et al 2007）。Elder 和 Harvey（2005）陈述道，连续地使用手部，比如手写字，会诱发症状。Hammer（2007c）报道，抗阻测试时没有疼痛，这不是肌腱病的常见表现，但也没有给出合适的原因来解释这一现象。

### 测试

- 握持疼痛（Elder & Harvey 2005）。
- 可见第 5 指伸直受限（Elder & Harvey 2005）。
- 握拳后屈曲腕关节时疼痛（Elder & Harvey 2005）。
- 触诊尺骨头远端时出现疼痛（Plancher et al 1996）。

### 鉴别诊断

尺侧腕伸肌腱周炎、TFCC 病变和尺骨压紧要排除（Elder & Harvey 2005）。

## 拇长展肌和拇短伸肌

拇长展肌（APL）和拇短伸肌（EPB）（图 48.4）都与 De Quervain 腱周炎有关。这些肌腱正常情况下通过一个纤维骨性管道，分别止于第一掌骨和第一近端指节（Plancher et al 1996）。De Quervain 腱周炎通常由过度的捏或桡偏造成（Hammer 2007C）。这一综合征常见于高尔夫、挥拍类运动和钓鱼（Retting 2001）。

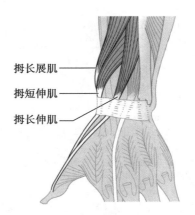

拇长展肌
拇短伸肌
拇长伸肌

图 48.4　肌腱病：拇指肌腱

## 测试

- Finkelstein 测试（图 48.5A）：Ahuja 和 Chung（2004）描述了真正的测试和变异，因为这个测试在界内被误用了很久。原始的测试是，Finkelstein（1930）所描述的是完全被动的：临床工作者抓住患者的拇指，通过拇指快速将腕关节拉到尺偏位。若造成桡骨茎突处疼痛再现，则为阳性。外科医生 Eichhoff 描述了一个为 De Quervain 疾病的测试，很多时候会和 Finkelstein 弄混（图 48.5B）。他的测试由患者主动将拇指握在掌中进行，保持拇指的位置不变，临床工作者被动将腕关节移到尺偏位。测试阳性的表现与上述 Finkelstein 测试一样。这个测试，很多人都会认为是 Finkelstein 测试，曾被质疑过，因为经常会出现假阳性结果。Brunelli 在 2003 年描述过，他认为这个比真正的 Finkelstein 测试更加准确。Brunelli 质疑 Finkelstein 测试，因为假阳性结果可能来源于对桡侧副韧带、舟三角韧带或拇指由 APL 和 EPB 的肌腱从滑车中脱离所导致的腕掌部韧带的牵伸，于是描述了一个在腕关节桡偏同时用力外展拇指的测试（Ahuja & Chuang 2004）。这些测试的心理测量特性都没有验证过（Elder & Harvey 2005）。

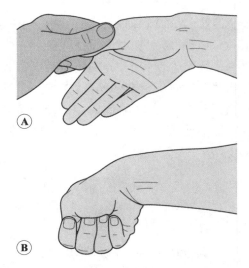

图 48.5　Ⓐ Finkelstein 测试。临床工作者抓住患者的拇指，并用它快速被动地将腕关节尺偏，导致桡骨茎突处疼痛。Ⓑ Eichhoff 测试。患者主动握住拇指在拳中，然后临床工作者被动将腕关节尺偏，导致桡骨茎突处疼痛（After Ahuja & Chung 2004）

- EPB 卡压测试可以明确每一个间室及其所致的狭窄。这个测试报道敏感度 81%，特异性 50%（Alexander et al 2002）。
- 触诊桡骨茎突有疼痛和肿胀（Elder & Harvey 2005），第一背侧间室（Rettig 2001）出现。
- 拇指抗阻伸直疼痛（Elder & Harvey 2005）。

### 鉴别诊断

交叉综合征（Elder & Harvey 2005）、舟骨骨折、桡侧腕屈肌（FCR）肌腱病、第一腕掌（CMC）关节炎和 Wartenburg 综合征（Plancher et al 1996）需要进行鉴别诊断。

## 拇长伸肌

拇长伸肌（见图 48.4）腱周炎通常发生于挥拍类运动选手。重复损伤的病史会出现在挥拍类运动中。Lister 结节附近的疼痛、捻发音和肿胀会缩小所怀疑的诊断范围（Plancher et al 1996）。在严重的病例中会看到拇指的扳机指。

### 测试

- 在 EPL 肌腱走行处的第三背侧间室（Plancher et al 1996）和 Lister 结节处（Elder & Harvey 2005）有疼痛、肿胀和捻发音的证据。
- 拇指抗阻伸直或被动屈曲时诱发疼痛（Elder & Harvey 2005）。
- 被动指间关节屈曲会再现疼痛（Elder & Harvey 2005）。

### 鉴别诊断

拇长伸肌肌腱病变尚不需要鉴别诊断。

## 桡侧腕屈肌

桡侧腕屈肌（FCR）（见图 48.2）肌腱病常见于挥拍类、高尔夫和垒球运动员（Rettig 2001）。Elder 和 Harvey（2005）报道过一个没有任何外伤的离奇发作案例。主要症状是大多角骨近端疼痛（Gabel et al 1994）。它通常是由于过度重复的腕关节屈曲所致，伴发于手舟骨或桡骨远端骨折后或者其他直接的外伤（Gabel et al 1994）。FCR 易发于外伤是由于它所处的位置。FCR 与大多角骨粗糙的面直接接触。大多角骨上的止点只是它所有止点的 20%。其余止点包括第二和第三掌骨（Bishop et al 1994）以及大多角骨手舟骨关节自身的关节囊（Schmidt 1987）。肌腱占据了纤维骨性管道的 90%，所以很容易受到压迫（Bishop et al 1994；Elder & Harvey 2005）。FCR

肌腱病也与手舟骨大多角骨关节关节炎、大多角骨畸形愈合或舟骨囊肿有关（Soejima et al 2002）。

## 测试

- 腕关节抗阻和桡偏会加剧症状（Elder & Harvey 2005；Rayan 2005）；或者腕关节抗阻屈曲同时桡偏也会使症状再现（Young et al 2007）。
- 远端腕横纹（Elder & Harvey 2005）和纤维骨性管道（Young et al 2007）处沿着肌腱走行有疼痛和肉眼可见的肿胀。

## 鉴别诊断

鉴别诊断包括第一腕掌关节骨性关节炎、舟骨囊肿、骨折、腱鞘囊肿、De Quervain 综合征和 Lingburg 综合征（Elder & Harvey 2005）。

# 治疗和预后

## 保守治疗

肌腱病的保守治疗包括物理因子诸如超声、电刺激、冰敷和激光（Curwin 2005），以及注射和夹板（Plancher et al 1996）。Konijnenberg 等（2001）尝试对重复紧张性损伤的预后进行荟萃分析。分析中包含了很多身体部位。他们发现并没有强有力的证据支持任何保守治疗选项（Konijnenberg et al 2001）。保守治疗包括物理治疗所涉及的多种干预措施，但都没有关于手和腕部的。

手法治疗，尤其是深部组织摩擦按摩（DTFM），是很多临床工作者常使用的保守治疗方法，但其有效性并没有研究证明。甚至没有在研究试验的一部分存在。DTFM 首次用于治疗肌腱痛是 James Cyriax。Cyriax 不做疗效研究，但 Stasinopoulos 和 Johnson（2007）的研究结果表明 DTFM 对外侧髁炎的治疗效果并不能通过他们所综述的研究中得出。Stasinopoulos 并没有研究腕关节的效果。

治疗软组织损伤的 DTFM 的 Cyriax 技术是通过直接在疼痛区域施加直接压力来完成。临床工作者的手指在组织纤维包括肌腱上进行坚实的横向按摩。持续时间和频率的建议是每次 20 分钟，做 6~12 次治疗，每次治疗间歇至少 48 小时（Cyriax 1983）。Cyriax（1983）总结道，治疗通过摩擦作用破坏肌纤维之间的瘢痕组织；在腱周炎中，滚动（rolling）被认为可以使粗糙的滑膜表面变得光滑。最近

很多研究基于以往病理阶段的讨论，特定性地研究适用于肌腱的最佳时间。Zeichen 等（2000）的研究多次将成纤维细胞暴露在拉力下，并监控成纤维细胞的增生情况，这是对连续几小时双向拉力的反应。结果表明，15 分钟的拉力相较 6 小时和 24 小时来说，能导致更多的增生（Zeichen et al 2000）。

48 小时是推荐的最小可接受的两次治疗之间的时间间隔，大概相当于急性炎症期的结束，塑形期的开始（Leadbetter 1992）。坚实一些的压力是 Cyriax（1983）所推荐的，Gehlsen 等（1999）的研究也证实了这一点，压力越坚实，相比轻压力来说，效果越积极。

Hammer（2007d）结合肌腱病所处的阶段，更精准地应用软组织松动。尽管他也同意治疗 5~15 分钟的持续时间，每周 2 次，连续 2 周到 2 个月，但他建议在增生期之前不做任何手法治疗，也就是最初受伤的 7~14 天。急性期的治疗，首推休息，其他治疗要轻，以帮助成纤维细胞增生，破坏不成熟的胶原。在成熟期，治疗就应该更加积极来减少纤维化（Hammer 2007c）。

Khan 和 Scott（2009）以及 Kraushaar 和 Nirschl（1999）总结，机械破坏可能会改变一个失败的内在愈合过程，使之成为一个治疗性的外在愈合机制。Brousseau 等（2002）对 DTFM 和肌腱炎（不是肌腱变性）进行研究，认为横向摩擦治疗只是横向摩擦，不是其他技术，包括沿肌肉拍击。这也可能是缺乏更多阳性效果的原因之一：不合适或方向不统一的力。另一个原因可能是缺乏合适的肌腱病亚分类的选择，像本章之前分类的部分。有些分类，比如急性炎症，理论上并不会影响操作。

尽管缺乏关于肌腱疼痛和深部组织摩擦按摩的随机对照试验，但是其他研究正在兴起。这些小规模的研究，提供了手法治疗和可逆性肌腱病理性改变之间的病理解剖联系。Meltzer 和 Standley（2007）描述了一个模式化的间接整骨手法技术（IOMT），与对照组相比，它显著减少了手法治疗 24 小时后促炎性物质的分泌，认为模式化的 IOMT 可以逆转重复性拉力的某些影响（Meltzer & Standley 2007）。Standley 和 Meltzer（2008）研究了模式化手法治疗在细胞层面反应的效果。它可以改善活动范围、减少止痛药的使用、减少筋膜松解后的水肿，这些都是筋膜松解拉力刺激所导致的抗炎性细胞因子释放的结果（Standley & Meltzer 2008）。

离心运动是最近应用的保守治疗方法，被认为

可以通过特定的负重应用来逆转退变。这个治疗已显示出阳性结果（Ohberg et al 2004）。离心运动是利用肌肉收缩来控制或减速一个负荷,同时肌肉和肌腱被拉长或者处在拉长的位置。离心运动已被证明是有效的,超声下可发现受累跟腱 12 周内的改变（Ohberg et al 2004）。随访研究表明肌腱的直径减小,大部分肌腱（26 条中 19 条）已回归正常肌腱结构。那些没有变化的肌腱存在其他未知残余缺点（Ohberg et al 2004）。

Woodley 等（2006）综述了 11 例离心运动的研究,符合方法学质量和研究证据水平的纳入标准。包括了上下肢的肌腱病。在治疗肌腱疼痛和改善患者满意度以及回归工作的结局方面,离心运动比其他治疗更加有效,比如摩擦、牵伸、夹板和超声（Woodley et al 2006）。

Curwin（2005）列出了一个离心项目,包括热身活动、牵伸、三组 10 个离心运动、重复牵伸和冰敷的应用。这个项目持续 6 周,除非症状已经解除。这个项目由 200 个慢性肌腱病保守治疗无效的患者完成。明显的或者完全的症状缓解比例在所有完成项目的患者中大约为 90%。虽然样本量比较大,但没有对照组也没有随机（Curwin 2005）。

Knobloch（2008）支持在降低肌腱病常见的异常血管化肌腱流量（血管生成）上,腕关节离心训练同跟腱部同等有效。Khan 和 Scoot（2009）促进了理论的进展,离心肌肉收缩在肌腱的效果似乎可以刺激组织愈合。

Kannus 和 Josza（1991）的研究表明了压力减少如何导致肌腱退变,包括在力学特性上的降低。这可能也是离心运动之所以在某些案例在减少制动的影响上能够有效的原因。软组织沿着肌腱运动也可以减少制动的影响,但只能在肌腱的局部。任何力,包括离心力,将不会同等地影响到肌腱。没有损伤的纤维将正常地接受和传导这个力,而受损的纤维,根据 Arnoczky 等（2007）的研究,将不能把力传导给所有纤维,这会导致受累纤维的退化。这可能成为未来可能的研究方向。图 48.6 列出了一个肌腱病手法治疗和离心运动的推荐法则。

## 非保守治疗

综述最近对腕关节肌腱病的手术治疗发现在手术案例中依旧在使用"肌腱炎"和"腱周炎"等术语。故而这样的使用依旧在手术干预的报道中出现。

De Quervain 腱周炎对保守治疗无反应的可以

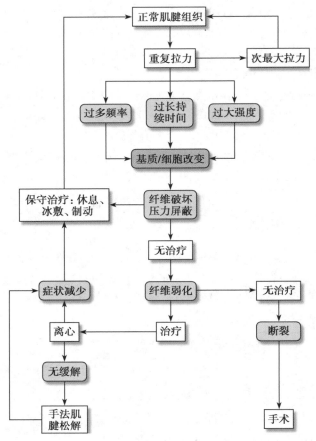

图 48.6    选择的治疗法则

行手术。包括第一背侧间室减压,也不是没有任何风险（Plancher et al 1996）。Rettig（2001）报道,夹板使用 7~10 天后,有望在 6~9 周内重返运动。

尺侧腕屈肌手术常涉及豌豆骨的切除（Rettig 2001）。期望回归运动的平均时间是 8 周（Rettig 2001）。

由于桡侧腕屈肌占滑膜管 90% 的可用空间,此处行手术包括该管道的减压（Plancher et al 1996）。

Plancher 等（1996）陈述,尺侧腕伸肌半脱位保守治疗并不总是有效。尺侧腕伸肌肌腱炎会松解第六间室。由于半脱位的机会,某些作者建议松解它所占据的纤维骨性管道（Plancher et al 1996）。Rettig（2001）报道,石膏固定 4~6 周后,至少需要 8 周的时间才能回归运动。

交叉综合征的手术,根据 Plancher 等（1996）的研究,涉及第二间室的松解和滑膜切除。Rettig（2001）提到所累及的肌腱的黏液囊切除。第三背侧间室的松解也可以在拇长伸肌肌腱炎保守治疗无效的案例中应用。

## 预后

特定肌腱病或综合征的保守治疗预后并不能从

循证研究中找到答案。关于 DeQuervain 腱周炎的保守治疗,Harvey 等(1990)报道,80% 能通过单纯注射缓解症状。Lane 等(2001)总结,如果在开始保守治疗之前把这些患者的类型搞清楚,预后也会得到改善;18 例被划分为轻度症状的患者中,有 17 位通过夹板和非甾体抗炎药得以改善,而那些症状被划为中到重度的患者对注射的反应最好(76%)。Richie 和 Briner(2003)复习了 7 篇描述性研究,对比 DeQuervain 腱周炎的保守治疗。他们报道,单纯注射的总治愈率为 83%,注射加夹板 61%,单纯夹板 14%,单纯非甾体抗炎药和休息的治愈率为 0%。腕关节其他结构的腱周炎尚未得到广泛研究。

## 小结

尽管现在对腱细胞和基质功能障碍的了解越来越多,但成功将这些理念应用于腕和手部肌腱病治疗的应用并不多。研究依然受限于样本量的大小、缺乏有意义的结果、人群选择的狭窄和缺乏随机化。关于保守治疗非炎症性肌腱病的研究目前尚没有出现。

离心收缩对治疗大多数负重肌腱的肌腱病有特殊作用。已经成功将这一理念应用于上肢肌腱病的临床治疗。

手法治疗在腕部肌腱病治疗中的地位尚不确定。如果手法应用离心运动的有效性或者某些作者所称的"主动松解"能够在上肢中确立,那么他们就可以很容易地完成改良的 Curwin(2005)离心运动指南。有研究揭示了手法治疗肌腱病取得效果需遵循以下要求:①选择合适的肌腱病理,有特定的难度;②软组织松动比如沿肌腱纤维的"主动松解";③持续常规进行自我活动范围练习,48 小时,减少制动的影响;④每 48 小时重复标准②,直到 6 周,功能恢复。如果一个设计能够融合这些因素,那么应该可以辨别 DTFM 在肌腱病中的真正价值。

(伊文超 译,谢燕菲 江雪 审,
马明 王于领 校)

## 参考文献

Ahuja NK, Chung KC. 2004. Fritz de Quervain, MD (1868–1940): stenosing tendovaginitis at the radial styloid process. J Hand Surg 29A: 1164–1170.

Alexander R, Catalano L, Barron O, et al. 2002. Extensor pollicis brevis entrapment test in the treatment of DeQuervain's disease. J Hand Surg 27: 813–816.

Andersson G, Danielson P, Alfredson H, et al. 2008. Presence of substance P and the neurokinin-1 receptor in tenocytes of the human Achilles tendon. Regul Pept 150: 81–87.

Arnoczky S, Lavagnino M, Egerbacher M. 2007. The mechanobiological aetio-pathogenesis of tendinopathy: is it the over-stimulation or understimulation of tendon cells? Int J Exp Pathol 88: 217–226.

Arnoczky S, Tian T, Lavagnino M, et al. 2006. Activation of stress-activated protein kinases (SAPK) in tendon cells following cyclic strain: the effects of strain frequency, strain magnitude and cytosolic calcium. J Orthop Res 20: 947–952.

Backman C, Boquist L, Fridén J, et al. 2005. Chronic Achilles paratendonitis and tendinosis: an experimental model in the rabbit. J Orthop Res 8: 541–547.

Beddi TH, Bagga RN. 2007. Ultrasound in rheumatology. Indian J Radiol Imaging 17: 299–305.

Bencardino J, Rosenburg Z. 2006. Sports related injuries to the wrist: An approach to MRI interpretation. Clin Sports Med 25: 409–432.

Benjamin M, Ralphs J. 1996. Tendons in health and disease. Man Ther 1: 186–191.

Bishop A, Gabel G, Carmichael S. 1994. Flexor carpi radialis tendonitis I, operative anatomy. J Bone Joint Surg 76: 1009–1014.

Brousseau L Casimiro L, Milne S, et al. 2002. Deep transverse friction massage for treating tendinitis. Cochrane Database Syst Rev 4: CD003528.

Budoff J, Kraushaar B, Ayala G. 2005. Flexor carpi ulnaris tendinopathy. J Hand Surg 30: 125–129.

Burke FD. 1996. Pisotriquetral pathology: a differential diagnosis. In: Buchler U (ed) Wrist instability. London: CV Mosby, pp 213–217.

Campbell DA. 2001. How I examine the wrist. Curr Orthoped 14: 342–346.

Cannon N. 2001. Diagnosis and treatment manual for physicians and therapists: upper extremity rehabilitation, 4th edn. Indianapolis, IN: Hand Rehabilitation Center of Indiana.

Chiquet M. 1999. Regulation of extracellular matrix gene expression by mechanical stress. Matrix Biol 18: 417–426. [Abstract.]

Cook J, Purdam C. 2009. Is tendon pathology a continuum? A pathology model to explain the clinical presentation of load-induced tendinopathy. Br J Sports Med 43: 409–416.

Cook J, Khan K, Kiss Z. 2001. Reproducibility and clinical utility of tendon palpation to detect patellar tendinopathy in young basketball players. Br J Sports Med 35: 65–69.

Curwin SL. 2005. Rehabilitation after tendon injuries. In: Maffulli N, Renstrom P, Leadbetter W (eds) Tendon injuries: basic science and clinical medicine. London: Springer-Verlag, pp 242–266.

Cvitanic OA. 2007. Communicating foramen between tendon sheaths of the extensor carpi radialis brevis and extensor pollicis longus muscles: imaging of cadaver and patients. AJR Am J Roentgenol 18:9 1190–1197.

Cyriax J. 1983. Illustrated manual of orthopaedic medicine. London: Butterworth.

Daenen B, Houben G, Bauduin E, et al. 2003. Sonography in wrist pathology. J Clin Ultrasound 32: 462–469.

De Boer M, Selby A, Atherton P, et al. 2007. The temporal responses of protein synthesis, gene expression and cell signaling in human quadriceps muscle and patellar tendon to disuse. J Physiol 585: 241–251.

The Department of Labor, Bureau of Labor Statistics. 1999. Illnesses, Injuries and Fatalities Bureau of Labor Statistics. Washington, DC: United States Department of Labor. Online. Available: http://www.bls.gov./iff/home.htm (accessed 29.11.14.)

Easley M, Le I. 2009. Non-insertional achilles tendinopathy. In: Nunley J (ed) The Achilles tendon: treatment and rehabilitation. Durham, NC: Springer Science, pp 145–168.

Elder G, Harvey E. 2005. Hand and wrist tendinopathies. In: Maffulli N, Renstrom P, Leadbetter W (eds) Tendon injuries: basic science and clinical medicine. London: Springer-Verlag, pp 137–149.

Finando D, Finando S. 2005. Trigger point therapy for myofascial pain. Vermont: Healing Arts Press.

Finkelstein H. 1930. Stenosing tendovaginitis at the radial styloid process. J Bone Joint Surg 12: 509–540.

Fredberg U, Stengaard-Pedersen K. 2008. Chronic tendinopathy tissue pathology, pain mechanisms and etiology with a special focus on inflammation. Scand J Sports Med 18: 3–15.

Futami T, Itoman M. 1995. Extensor carpi ulnaris syndrome: findings in 43 patients. Acta Orthop Scand 66: 538–539.

Gabel G, Bishop AT, Wood MB. 1994. Flexor carpi radialis tendonitis II, results of operative treatment. J Bone Joint Surg 76: 1015–1018.

Gehlsen G, Ganion L, Helfst R. 1999. Fibroblast responses to variation in soft tissue mobilization pressure. Med Sci Sports Exerc 31: 531–555.

Glazebrook M, Wright J, Langman M, et al. 2007. Histological analysis of Achilles tendon in an overuse rat model. J Orthop Res 26: 840–846.

Hammer W. 2007a. Manual treatment methods. In: Hammer W (ed) Functional soft-tissue examination and treatment by manual methods, 3rd edn. Boston: Jones and Bartlett, pp 475–479.

Hammer W. 2007b. Basics of soft tissue examination. In: Hammer W (ed) Functional soft-tissue examination and treatment by manual methods, 3rd edn. Boston: Jones and Bartlett, pp 3–14.

Hammer W. 2007c. Wrist and hand. In: Hammer W (ed) Functional soft-tissue examination and treatment by manual methods, 3rd edn. Boston: Jones and Bartlett, pp 213–225.

Hammer W. 2007d. Combining friction massage with neuromuscular reeducation. In: Hammer W (ed) Functional soft-tissue examination and treatment by manual methods, 3rd edn. Boston: Jones and Bartlett, pp 563–589.

Hanchard N, Howe T, Gilbert M. 2005. Diagnosis of shoulder pain by history and selective tissue tension: agreement between assessors. J Orthop Sports Phys Ther 35: 147–153.

Harley B, Bergman J. 2008. Tendon and ligament anatomy, biology and biomechanics. In: P Toretta, T Einhorn (eds) Oncology and basic science. Philadelphia: Lippincott, Williams & Wilkins, pp 463–473.

Hart D, Cyrli B, Frank S, et al. 2005. Neurogenic, mast cell, and gender variables in tendon biology: potential role in chronic tendinopathy. In: Maffulli N, Renstrom P, Leadbetter W (eds) Tendon injuries: basic science and clinical medicine. London: Springer-Verlag, pp 40–48.

Harvey F, Harvey P, Horsley M. 1990. DeQuervain's disease: surgical or non-surgical treatment. J Hand Surg Am 15: 83–87.

Huang H, Kamm R, Lee RT. 2004. Cell mechanics and mechanotransduction: pathways, probes, and physiology. Am J Physiol Cell Physiol 287: C1–C11.

Kannus P. 2000. Structure of the tendon connective tissue. Scand J Med Sci Sports 10: 312–320.

Kannus P, Jozsa L. 1991. Histopathologic changes preceding spontaneous rupture of a tendon. J Bone Joint Surg 73: 1507–1525.

Khan K, Scott A. 2009. Mechanotherapy: how physical therapists prescription of exercise promotes tissue repair. Br J Sports Med 43: 247–252.

Khan K, Cook J, Taunton J, et al. 2000. Overuse tendinosis not tendinitis: Part 1: a new paradigm for a difficult clinical problem. Phys Sportsmed 28(5): 38–48. doi: 10.3810/psm.2000.05.890.

Khan K, Cook J, Bonar F, et al. 2006. Histopathology of common tendinopathies: update and implications for clinical management. In: Khan K, Bruckner P (eds) Clinical sports medicine, 3rd edn. Sydney, NSW: McGraw-Hill Australia.

Knobloch K. 2008. The role of tendon microcirculation in achilles and patellar tendinopathy. J Orth Surg Res 3: 18. doi: 10.1186/1749-799X-3-18.

Konijnenberg H, deWilde N, Gerritsen A, et al. 2001. Conservative treatment for repetitive strain. Scand J Work Environ Health 27: 299–310.

Kraushaar B, Nirschl R. 1999. Tendinosis of the elbow. Clinical features and findings of histological, immunohistochemical, and electron microscopy studies. J Bone Joint Surg 81: 259–278.

Lane LB, Boretz RS, Stuchin SA. 2001. Treatment of DeQuervain's: role of conservative management. J Hand Surg Eur 26: 258–260.

Lavagnino M, Arnoczky S, Tian T, et al. 2003. Effect of amplitude and frequency of cyclic tensile strain on the inhibition of MMP1 mRNA expression in tendon cells: an in vitro study. Connect Tissue Res 44: 181–187.

Lavagnino M, Arnoczky SP, Egrebacher M, et al. 2006. Isolated fibular damage in tendons stimulates local collagenase mRNA expression and protein synthesis. J Biomech 39: 2355–2362.

Leadbetter W. 1992. Cell-matrix response in tendon injury. Clin Sports Med 11: 433–577.

Maeda E, Shelton JC, Bader DL, et al. 2009. Differential regulation of gene expression in isolated tendon fascicles exposed to cyclic strain in vivo. J Appl Physiol 106: 506–512. [Abstract.]

Maffulli N, Longo UG. 2008. How do eccentrics work in tendinopathy. Rheumatology 47: 1444–1445.

Maffulli N, Moller H. 2005. Optimization of tendon healing. In: Maffulli N, Renstrom P, Leadbetter W (eds) Tendon injuries: basic science and clinical medicine. London: Springer-Verlag, pp 204–206.

Maffulli N, Kenward M, Testa V, et al. 2003a. Clinical diagnosis of Achilles tendinopathy with tendinosis. Clin J Sports Med 13: 11–15. [Abstract.]

Maffulli N, Wong J, Almekinders LC. 2003b. Types and epidemiology of tendinopathy. Clin Sports Med 22: 675–692.

Maffulli N, Longo UG, Franceschi F. 2008. Movin and Bonar scores assess the same characteristics of tendon histology. Clin Orthop Relat Res 466: 1605–1611.

Magra M, Hughes S, El Haj AJ, et al. 2007. VOCC and TREK-1 ion channel expression in human tenocytes. Am J Physiol Cell Physiol 292: C1053–C1060.

McNee PA, Teh J. 2007. Imaging of the wrist. Imaging 19: 208–219.

Meltzer K, Standley P. 2007. Modeled repetitive motion strain and indirect osteopathic manipulative techniques in regulation of human fibroblast proliferation and interleukin secretion. J Am Osteopath Assoc 107: 527–536.

Montalvan B, Parier J, Brasseur J. 2007. Extensor carpi ulnaris injuries in tennis players: a study of 28 cases. Br J Sports Med 40 424–429.

Moore K. 1992. Clinically oriented anatomy, 3rd edn. Baltimore, MD: Williams & Wilkins, p 566.

Murrell G. 2002. Understanding tendinopathies. Br J Sports Med 36: 392.

O'Brien M. 2005. Anatomy of tendons. In: Maffulli N, Renstrom P, Leadbetter W (eds) Tendon injuries: basic science and clinical medicine. London: Springer-Verlag, pp 3–11.

Ohberg L, Lorentzon R, Alfredson H. 2004. Eccentric training in patients with chronic Achilles tendinosis: normalized tendons structure and decreased thickness at follow up. Br J Sports Med 38: 8–11.

Oystein L, Scott A, Engebretson L. 2007. Excessive apoptosis in patellar tendon in athletes. Am J Sports Med 35: 605–611.

Plancher KD, Peterson RK, Steichen JB. 1996. Compressive neuropathies and tendinopathies in athletic elbow and wrist. Clin Sports Med 15: 331–371.

Rayan G. 2005. Pisiform ligament complex syndrome and pisotriquetral arthrosis. Hand Clin 21: 507–517.

Renstrom P, Hach T. 2005. Insertional tendinopathy in sports. In: Maffulli N, Renstrom P, Leadbetter W (eds) Tendon injuries: basic science and clinical medicine. London: Springer-Verlag, pp 70–85.

Rettig A. 2001. Wrist and hand overuse syndromes. Clin Sports Med 20: 591–611.

Richie C, Briner W. 2003. Corticosteroid injection for treatment of DeQuervain's tenosynovitis: a pooled quantitative literature evaluation. J Am Board Fam Pract 16: 102–106. [Abstract.]

Riley G. 2004. The pathogenesis of tendinopathy a molecular perspective. Rheumatology 43: 131–142.

Schmidt H. 1987. Clinical anatomy of flexor carpi radialis tendon sheath. Acta Morphol Neerl Scand 25: 17–28.

Scott A, Cook J, Hart D, et al. 2007. Tenocyte response to mechanical load in vivo: a role for local insulin-like growth factor1 signaling in early tendinosis in rats. Arthritis Rheum 56: 871–881.

Screen H, Shelton J, Bader D. 2005. Cyclic tensile strain upregulates collagen synthesis in isolated tendon fascicles. Biochem Biophys Res Commun 336: 424–429.

Sharma P, Maffulli N. 2005. Tendon injury and tendinopathy: healing and repair. J Bone Joint Surg 87A: 187–202.

Sharma P, Maffulli N. 2006. Biology of tendon injury: healing, modeling and remodeling. J Musculoskelet Neuronal Interact 6: 181–190.

Smith R, Zunino L, Webbon P, et al. 1997. The distribution of cartilage oligomeric matrix protein (COMP) in tendon and its variation with tendon site, age and load. Matrix Biol 16: 255–271.

Soejima O, Iida H, Naito M. 2002. Flexor carpi radialis tendonitis caused by malunited trapezial ridge fracture in a professional baseball player. J Orthop Sci 7: 151–153.

Soslowsky L, Thomopoulos S, Tun S, et al. 2000. Overuse activity injuries in the supraspinatus tendon in an animal model: a histopathologic and biomechanical study. J Shoulder Elbow Surg 9: 79–84.

Standley P, Meltzer K. 2008. In vitro modeling of repetitive motion strain and manual medicine treatments: potential roles for pro- and anti-inflammatory cytokines. J Bodyw Mov Ther 12: 201–203.

Stasinopoulos S, Johnson M. 2007. It may be time to modify Cyriax's treatment for lateral epicondylitis. J Bodyw Mov Ther 11: 64–67.

Ueda H. 1999. In vivo molecular signal transduction of peripheral mechanisms of pain. Jpn J Pharmacol 79: 263–268.

Wall ME, Banes AJ. 2005. Early responses to mechanical load in tendon: role for calcium signaling, gap junctions and intracellular communication. J Musculoskelet Neuronal Interact 5: 70–84.

Woo SL, Kuei SC, Amiel D, et al. 1981. The effect of prolonged physical training on the properties of long bone. J Bone Joint Surg 63: 780–787.

Woodley B, Newsham-West R, Baxter GD. 2006. Chronic tendinopathy: effectiveness of eccentric exercise. Br J Sports Med 41: 188–198. [Abstract.]

Young D, Papp S, Biachino A. 2007. Physical exam of the wrist. Orthop Clin North Am 38: 149–165.

Yuan J, Wang MX, Murrel G. 2003. Cell death and tendinopathy. Clin Sports Med 22: 693–701.

Zeichen J, Griensven M, Bosch U. 2000. The proliferative response of isolated human tendon fibroblasts to cyclic biaxial mechanical strain. Am J Sports Med 28: 888–892.

# 腕关节不稳

Ellen Pong

## 腕关节不稳

### 功能稳定

人类的腕关节是前臂力量和手部精细运动之间的必要纽带。发展出像固定平台一样稳定的腕骨，从而强化了仪器、武器和工具的精确使用，被认为是人类进化过程中赖以生存的优势（Wolfe et al 2006）。物体的简单抓握依赖至少四种腕关节稳定机制。它们包括近端腕骨列、远端腕骨列、腕骨间关节和桡腕关节（Garti-Elias 1997a）。虽然桡骨侧的稳定性是拇指对掌活动的必要组成部分，但是桡尺远端关节的稳定性对于工具使用和搬运时的前臂旋转同样重要（Dobbs 2003）。

### 腕关节不稳的定义

Linscheid 和 Associates 被认为是在 1972 年首先定义腕关节不稳的人（Schmitt et al 2006），但是对不稳定状况的引用最早于 1923 年被记录（Linscheid et al 1972；Lichtman & Wroten 2006）。Linscheid 和 Dobyns（2002）提出了定义不稳类型的具体概念，并提供一个总体定义。然而，这个定义随着时间的推移而不断发展（Carlsen & Shin 2008）。

研究人员对病因学和病理机制研究存在分歧，主要集中在被广泛接受的观点，包括腕关节及其特定关节不稳的术语定义及治疗方法。Linscheid 和 Dobyns（2002）定义腕关节不稳是腕关节结构生物力学发生改变或者腕关节无法支撑生理性负荷。De Filippo 等（2006）进一步指出腕关节不稳往往继发于未治愈的关节脱位、错位以及骨折后的骨不连，完整的骨间韧带和关节囊可以帮助稳定，先天性的韧带松弛（比如 Ehlers-Danlos 综合征）不被认为导致病理性腕关节/腕骨不稳定，在一些腕关节不稳的早期阶段，疼痛往往不会以阳性症状出现。

腕关节不稳的表现主要有四个关节：腕掌关节、腕骨间关节、桡腕关节和远端桡尺骨关节（DRUJ），DRUJ 稳定性受到三角软骨复合体（TFCC）的稳定性影响（Dumontier 1996）。本章将集中讨论腕骨间、桡腕和远端桡尺骨关节（DRUJ）的不稳性。

### 腕关节不稳的发病率和病因

很难得到腕关节不稳发病率和经济损失的确切数字，主要是因为许多不稳没有被早期诊断，甚至在治疗中根本没有被发现，因为在一些病例中缺乏疼痛感，而在另一些病例中认识程度和随访很差（Perron et al 2001；Dias & Garcia-Elias 2006）。

腕关节不稳最常见的原因是外伤，手腕过伸和前臂的各种旋转；然而，关节位置的精确组合是随着不稳定部位的不同而不同的（De Filippo et al 2006；

Garcia-Elias 2006；Schmitt et al 2006）。Linscheid 等（1972）发现 10% 的腕关节损伤是腕关节不稳的并发症。最常见的腕关节不稳（高达 19% 的腕关节损伤）位于腕关节内，在舟状骨和月骨之间（Bozentka 1999；Surdziel & Lubiatowski 2006）。

桡骨远端畸形骨折被认为是腕关节错位的原因之一，在制动期间，持续的不正确应力和手腕过度负荷导致骨折愈合后逐渐恶化（Gupta et al 2002）。这种损伤引起的腕关节不稳的发病率可能高达 30%（Tang 1992）。类风湿性关节炎和焦磷酸钙沉积病（CPPD）是腕骨间、远端尺骨和桡腕关节不稳的额外原因（Resnick & Niwayama 1977；Schmitt et al 2006）。无血管性骨坏死、神经紊乱、肿瘤疾病和特定的先天性畸形也被认为是腕关节不稳的病因（De Filippo et al 2006；Schmitt et al 2006）。

# 解剖学和生物力学

## 解剖学

这一章节与手腕的不稳性有关。如果需要的话，读者可以利用其他的资源来回顾前臂、手腕和手的基本解剖结构。

## 骨解剖结构

骨解剖在考虑腕骨和腕关节的稳定性方面是很重要的。炎症性关节炎、感染和骨折等病理可以充分改变腕骨的形状，从而改变骨性平衡并产生不稳性（Garcia-Elias 2006）。然而，即使在韧带损伤后，桡骨远端和近端舟状骨的骨解剖特征也有一定的稳定腕骨的能力。Werner 等（2007）展示了骨几何的概念，在舟月骨间韧带撕裂的情况下提供了舟月关节的稳定性。

讨论从桡骨远端和尺骨开始。桡骨远端扩大，为舟状骨和月形骨形成一个巨大的关节面，形成桡腕关节（Wad Sworth 1988）。桡骨远端和尺骨之间形成远端桡尺骨关节。尺骨远端与桡骨远端形成一个关节面，与三角纤维软骨复合体（TFCC）形成另外一个关节面（Dobbs 2003）。桡尺远端关节（DRUJ）的关节面是非一致性的，因此容易发生平移式的背侧和掌侧不稳（Kleinman 2007）。

腕骨近端列的骨头有舟状骨、月骨、三角骨和豌豆骨。这些腕带的旋转程度比腕骨的远端列要大得多。月骨在冠状面呈楔形，有从舟状的背侧脱位的

趋势；它也是最常脱位的腕骨（Wadsworth 1988；Schmitt et al 2006）。

腕骨远端列包含大多角骨、小多角骨、头状骨和钩状骨。这是比近端列更加稳固的功能单位，腕列间的相互移动范围很小，近端和远端的关节序列组成了腕中关节。腕中关节由三个关节组成：外侧腔室的舟骨小多角骨-大多角骨（STT）与舟骨-头状骨部分，头骨舟骨的中央腔室和钩骨三角骨的内侧腔室（Schmitt et al 2006）。Carlsen 和 Shin 从舟骨头骨/月骨头骨的中央关节和三角骨钩骨的外侧关节描述了腕中关节的一些解剖差异。这种腕骨中关节，作为一个整体，被比做球窝关节，头状骨经常侵入舟月骨间隙（Schmitt et al 2006）。

## 韧带的解剖和稳定

手腕韧带分为关节内韧带和囊内韧带。囊内韧带整合在囊膜鞘内，要么在腕骨内部要么在外部（Schmitt et al 2006）。Schmitt 等（2006）将骨间舟月骨韧带（SLL，SLIL）、骨间月三角骨韧带（LTL）和腕中韧带描述为关节内韧带。Carlsen 和 Shin 则认为，除了腕横韧带、豆钩韧带和豆掌韧带外，所有的腕部韧带都是囊内韧带。他们基于"疏松结缔组织和脂肪"（Carlsen & Shin 2008）中包含的囊内韧带的描述，这一描述之前在外科检查中很难被发现。

SLL（图 49.1）被认为是最重要的，也是最常受伤的部分。这三个 SLL 的每一个片段都具有不同的生物力学功能。它由纤维软骨组成，与舟骨和月骨的关节软骨相结合（Linscheid & Dobyns 2002）。纤维软骨部分或中间段缺乏稳定功能，易发生退行性损伤（Ozcelik et al 2005；Schmitt et al 2006）。舟月骨腔室稳定性的关键在于背段。舟月骨的旋转半脱位和有症状的舟月骨分离随着这个节段的破裂而发展（Schmitt et al 2006）。

LTL（见图 49.1）对月骨三角骨腔室的稳定性起着作用，类似于 SLL 对舟月骨腔室稳定性的作用。它比 SLL 更小，但是具有相似的形状，它的中央或中间部分也容易退化，没有稳定功能。然而，维持月三角腔室功能稳定的是掌侧，而不是背侧（Schmitt et al 2006）。

SLL 和 LTL 是腕骨近端列内部的稳定结构，而三根短的外部骨间韧带则稳定舟状骨和月状骨。桡舟月韧带（RSLL）（见图 49.1）的独特之处在于，它可以将骨间前神经和动脉运送到舟状骨近端

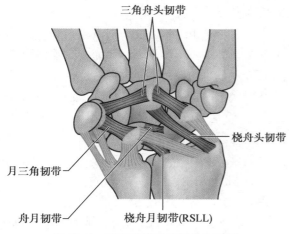

图中标注文字：
三角舟头韧带
桡舟头韧带
月三角韧带
舟月韧带
桡舟月韧带(RSLL)

图 49.1　重要手部稳定韧带（右手）

（Schmitt et al 2006）。这些骨间韧带是深的和横向的，而浅的和斜的复合体被称为 V 韧带系统（Schmitt et al 2006）。该系统包括重要的掌侧支撑带或桡舟头韧带（RSCL）（见图 49.1），它以倾斜的走向帮助稳定桡腕关节，防止腕关节移位（Schmitt et al 2006）。RSCL 的破坏是舟月骨和月头骨分离的主要原因（Ozcelik et al 2005）。三角头舟骨韧带（TCSL）（见图 49.1）有一个被称为尺侧链接的松散的三角头状骨韧带和一个紧张的头舟骨韧带。这是腕中关节的重要稳定结构。RSCL 和 TCSL 以及其他组成掌侧 V 形复合体的物质比背侧复合体更强、更具有支持性（Schmitt et al 2006）。在掌侧 V 韧带的近端，对桡月三角韧带的破坏将导致月三角的分离（Ozcelik et al 2005）。

防止轴向（柱状）不稳性是腕横韧带和屈肌支持带的任务（Schmitt et al 2006）。这些组成了腕骨远端列的支撑。

桡尺远端关节（DRUJ）的稳定性由前臂骨间膜支持。TFCC 固有的桡尺骨背侧和掌侧韧带提供有效的韧带稳定性（Kleinman 2007）。

## 肌肉解剖

肌肉解剖学对腕骨稳定性最相关的贡献在于发现腕屈肌和伸肌在充分伸展手腕时产生最大的力量（Lieber & Friden 1998）。事实上，在腕关节的运动范围中，屈肌群和伸肌群的扭矩比率几乎是恒定的（Lieber & Friden 1998）。这是可能的，因为伸肌力矩超过屈肌力矩，尽管屈肌有更大的生理横截面。因此，手腕在伸展时最稳定，其设计偏向于平衡和控制，而不是最大扭矩（Lieber & Friden 1998）。

Kleinman（2007）还描述了尺侧腕伸肌腱在尺骨

远端的张力，而旋前方肌的浅、深头对 DRUJ 的动态稳定性非常重要。

## 生物力学

在理解手腕的力量时，一个重要的考虑是除了豌豆骨没有肌腱直接附着在腕骨上。然而，豌豆骨是位于屈肌腱内的籽骨，这一关系不被认为是腕稳定性的关键（Bednar & Osterman 1993）。因为远端肌腱插入掌骨底部，所以手腕开始运动时，力量就会在整个腕关节上聚集。腕关节的运动是在远端开始的，伴随着腕骨远端列到近端列的力的变化进程。Schmitt 等（2006）指出，舟状骨-月状-头状骨腔室的力占总力的 60%，其余的分布在桡月和尺腕骨腔室。因此，腕骨近端列的运动依赖于远端列压缩力以及韧带附着体的支撑（Bozentka 1999）。

屈-伸和桡-尺侧偏是腕关节产生的两个运动平面。屈-伸总运动平均 121°～150°（Bednar & Osterman 1993；De Filippo et al 2006）。这种运动在桡腕关节和腕中关节之间分裂。桡-尺侧偏总运动平均 45°～50°，其中 60% 分布在腕中关节和 40% 在桡腕关节（Bed nar & Osterman 1993；De Filippo et al 2006）。

舟状骨和月状骨在腕部伸展期间向背侧和桡侧移动。舟状骨和月状骨的掌侧和尺侧运动发生在腕部屈曲。这个舟月骨关节运动是月三角骨关节运动的 3 倍。舟状骨具有最宽的转动弧，腕关节的屈曲和伸展都会引起腕骨的空间变化。为了保证腕关节的稳定性，这种精密和特定的机制必须是完整的（De Filippo et al 2006）。

据报道，TFCC 中央关节盘承受着手腕桡侧偏时从腕骨内侧到前臂的负荷传递（Kleinman 2007）。前臂在中立位下桡尺侧偏，负荷从腕中关节移向远端桡骨的窝间脊，84% 分布在桡骨和 16% 在 TFCC 关节盘上（Kleinman 2007）。读者可以参考 Kleinman（2007）对 DRUJ 生物力学的广泛讨论。

## 病因病理机制

对腕部不稳性的模式和分类的理解是探讨其病理发病机制的必要条件。在不稳的分类中，每一个进展都伴随着对特定组织或结构的共同原因和结果的进一步理解。

## 模式和分类

### 已验证的腕关节和腕骨不稳模式和区域

有三种基本的不稳性模式需要考虑,尽管每种模式都有额外的分类,这将在本节后面描述。这些模式是基于影像学表现。前动态不稳指的是在临床上没有 X 线照片异常的支持。动态不稳性具有临床诊断,在特殊而非标准的 X 线片上观察有运动学上的改变;在一定条件下当腕骨受力时,它就会发生,但并不一致。临床诊断支持静态不稳性,常规影像学上出现运动学改变;无论施加多少负荷,都会出现明显的对位不良(Garcia-Elias 1997;Van Rooyen 2005)。

### 腕骨和腕部不稳分类

Linscheid 等(1972)的发现被认为是腕不稳性的第一个分类。他们的工作将其分为两大类:背侧和掌侧(Linscheid et al 1972),其中月骨向背侧旋转(DISI)更为常见。De Filippo 等(2006)将 DISI 归因于舟小多角骨韧带损伤、不愈合或愈合不良的跨舟状骨骨折或舟月骨韧带损伤。DISI 的检测方法是侧视 X 线片,在这种情况下可以看到舟状骨的背侧倾斜,以及异常的头月骨和舟月骨成角(De Filippo et al 2006)。在相同的 X 线片视图下,可见到掌侧间段的对位不良与向月骨的掌侧倾斜(Garcia-Elias 1997a)。据描述,这种现象是由月三角、桡三角或舟三角骨的分离引起的,以及这些腕骨的愈合不良或骨折移位(De Filippo et al 2006)。

Mayo Clinic 系统是目前最广为人知和使用最多的分类(Carlsen & Shin 2008)。该系统将不稳性按照以下模式进行分组:分离型腕关节不稳(CID)、无分离型腕关节不稳(CIND)、复合型腕关节不稳(CIC)和适应性腕关节不稳(CIA)。

涉及内部韧带,发生于同一列的腕间骨的不稳是 CID。其中一个例子就是舟状骨分离。进展性舟月骨分离(CID)在严重退行性关节炎结束前变为 DISI,这被描述为舟月骨进行性塌陷(SLAC)(Bozentka 1999)。

引起桡腕关节和腕中关节整个近端列偏移,涉及外部韧带的不稳是 CIND(Garcia-Elias 1997b;Van Rooyen 2005)。月骨周围不稳导致了 CIND,源起在桡腕和腕间的复杂病理现象。

同一排韧带和排间韧带的内在韧带和外在韧带共同参与的不稳是 CIC。De Filippo 等(2006)将月骨脱位列为 CIC 的典型例子。

CIA 最好的描述是由病理引起的腕骨不稳,不是在腕间,而是在腕骨的远端或近端。这方面的一个例子是愈合不良的骨折或 Madelung 畸形的远端桡骨病理学(Van Rooyen 2005;Schmitt et al 2006;Carlsen & Shin 2008)。

关于 DRUJ 不稳性的功能讨论包括三角纤维软骨复合体(TFCC)。TFCC 的撕裂被 Mayo Clinic 系统分类为创伤性撕裂和退行性撕裂。创伤型撕裂分为:(Ⅰ)桡骨缘脱离,(Ⅱ)中央撕裂,(Ⅲ)尺骨撕裂,(Ⅳ)掌骨侧撕裂。退行性撕裂被归为:(Ⅰ)中央撕裂,(Ⅱ)中心撕裂伴随尺腕撞击,(Ⅲ)中央撕裂伴随撞击和月三角韧带撕裂,和(Ⅳ)中央撕裂,伴随撞击和月三角关节炎(Van Rooyen 2005)。TFCC 病理可由退行性改变引起,但不会引起 DRUJ 不稳(Van Rooyen 2005)。

随着腕关节生物力学知识的扩展,建议进一步阅读,包括 Lichtman(Van Rooyen 2005;Lichtman & Wroten 2006)和 Amadio(De Filippo et al 2006)的观点。Carlsen 和 Shin(2008)更详细地描述了 Mayo 系统,包括细则。

## 发病机制

手腕韧带的破坏,通过创伤或退化,以及骨性关节表面的改变是导致手腕不稳的原因。要注意由于愈合不良的远端桡骨骨折引起的两种常见不稳类型:腕中和桡腕。当身体试图将手重新调整到愈合不良时,就会发生适应性的腕中畸形。腕部韧带和桡腕关节囊不受干扰。病理性桡腕关节对线不良是由骨折期间桡腕韧带和关节囊的损伤引起的,并导致桡腕关节的不稳(Gupta et al 2002)。

类风湿关节炎关节内韧带的病理异常是由于血管翳的侵袭和破坏,而焦磷酸钙沉积病的异常则是由于钙化沉积和囊性退化(Resnick & Niwayama 1977)。

Mehdian 和 McKee(2005)发布了另一个导致舟月骨间隙腕部不稳的原因是手腕背侧腱鞘囊肿的切除;发生这种情况的假定原因是,为了从腱鞘囊肿所致的僵硬中恢复过来,手腕麻醉下复位触发了不稳性。

# 检查和诊断

## 诊断注意事项

Cooney 等（1990）描述了一种诊断算法，其中包括临床检查、患者症状报告和使用刺激性压力测试，在没有病理标准的放射检查结果的情况下，这些测试将共同确定进行额外测试（如关节造影或关节镜检查）的合适位置。（基本初步检查和病史询问见第 3~5 章。）

## 临床测试

### 一般腕中测试

Feinstein 等（1999）将腕中关节移位试验描述为一种有效的、有用的临床诊断试验，用于指示腕中关节无分离型腕关节不稳。检查者用一只手稳住病人的前臂，用另一只手把拇指放在病人的远端头状骨的背侧上。拇指引导手掌力量通过头状骨，允许平移发生。保持在压力下，检查人员对患者的手腕进行被动尺骨偏移。在尺骨偏移过程中，测试包括一定程度的沉闷咚咚声和松弛。稳定韧带的功能障碍被认为会导致远近排腕骨间正常的关节反应力的丧失，导致顺畅平移的丧失（Feinstein et al 1999）。这项检查在透视检查中进行了回顾，结果显示，当手腕向尺侧偏移时，腕部近排保持着弯曲的掌侧位，而不是从屈曲到伸展的平稳运动。取而代之的是，当尺侧偏移达到时，近排突然延伸，这就造成了"咚咚声"（Lichtman & Wroten 2006）。

### 舟月骨，腕掌骨第二和第三关节，头月骨测试

舟状骨应力测验（舟状骨移位试验、沃森试验、SST、改良舟状骨剪切试验）是目前最常用的舟状骨不稳性检测的临床试验（Christodoulou & Bainbridge 1999）。Rodner 和 Weiss（2008）指出，在肿胀和疼痛的地方进行测试很有难度。检查者将拇指放在舟状骨节上，向背侧施加压力，并被动地将病人的手腕从尺骨偏移和轻微伸展到轻微屈曲的桡侧偏差（图49.2）。舟状骨在施测者的拇指下会变得突出，随着运动向桡侧偏移。当解除拇指压力后，一个阳性的测试将显示舟状骨在疼痛和明显的"咚咚声"中恢复位置。咚咚声被认为是由于松弛或病理的原因，用拇指压舟状骨的近端移到桡骨的背侧；然后当解

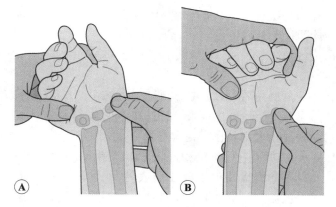

图49.2 舟状体应力试验：Ⓐ施测者对舟状体施加腕尺侧偏伸压力。Ⓑ施测者在执行桡骨偏离和手腕屈曲时保持压力，注意到任何"咚咚声"或疼痛

除压力时，它会发出一声咚咚声（Skirven 1996）。当它在舟状骨间隔期间产生疼痛时，这个测试也是有意义的（Rodner & Weiss 2008）。根据 LaStayo 和 Howell（1995）的研究，该测试的灵敏度为 69%，特异性为 66%，阳性预测值为 48%，与 50 例手腕疼痛患者的关节镜检查结果相比，阴性预测值为 78%。

Watson 将腕关节的屈曲和手指的伸展运动描述为对舟月关节不稳性的额外测试（Skirven 1996）。Truong 等（1994）在他们的筛选标准中加入了这个测试，综合起来，灵敏度为 88.5%，特异性为 84%。患者的手腕处于屈曲位置，同时检查人员对手指的伸展进行抵抗，如果导致舟月关节区域疼痛，测试为阳性（Truong et al 1994）。

舟状骨的滑膜刺激征象具有较高的敏感性，但对舟状骨不稳性的检测特异性较低。Van Buul 等（1993）发现，阳性滑膜刺激信号检测在怀疑腕关节不稳的患者中有显著的高发生率。当施测者通过解剖鼻烟窝（Van Buul et al 1993）对舟状骨施加压力时，就会引起疼痛。Linscheid 试验在阳性时产生第二和第三腕掌关节疼痛（Skirven 1996），仍需评估桡腕关节。施测者支撑患者的掌骨轴，同时在背部和掌侧方向上按压远端掌骨头（Skirven 1996）。

临床发现，背侧头状骨错位可成功地复制头月骨或头月和桡月关节的背侧半脱位（Lichtman & Wroten 2006）。Louis 等（1984）在 11 例患者的 X 线透视下用这种方法描述和测试了一种头月骨不稳性模式（Lichtman & Wroten 2006）。检查者向病人背部方向的舟状结节施加压力，同时对病人的手腕进行纵向牵引和被动屈曲。这产生了几乎完全的头状骨背侧半脱位，并再现了患者在那个区域的疼痛（Louis et al 1984）。不稳被认为是由于桡月韧带和

外部舟状骨稳定体的松弛,以及背侧头月韧带复合体的松弛造成的(Louis et al 1984)。

## 月三角骨测试

月三角骨(LT)冲击测试(Reagan's Test)表明LT 不稳,伴随着疼痛和/或过度运动,检测者将豌豆骨和三角骨(合在一起)与稳定的月骨(Rodner & Weiss 2008)进行掌侧和背侧平移。测试由检测者用一只手的拇指和示指握住病人的月骨,同时用对侧的手握住病人的三角骨,同时让两根骨头互相碰撞(Dobbs 2003)(图 49.3)。一个阳性的结果是,在那里有疼痛、骨擦音或过度松弛产生。LaStayo 和Howell(1995)报告了 64%的灵敏度、44%的特异性、24%的正预测值和 81%的负预测值,尽管 Dobbs(2003)后来描述了 33% ~ 100%的不一致灵敏度(Dobbs 2003)。

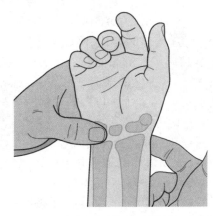

图 49.3　月三角骨测试。检查者用一只手的拇指(未显示)和示指握住病人的月状骨,同时用对侧的手握住病人的三角骨,同时让这些骨头相互碰撞,看有无疼痛、骨擦声或过度松弛

Kleinman 剪切测试不固定新月状骨,但是类似于 Reagan 测试,应用背侧平移豌豆骨的和掌侧平移月状骨,症状指示 LT 不稳,是专门测试月三角骨损伤的三个临床试验之一(Dobbs 2003)。测试者向病人的月骨关节背侧处放置了几根手指,大拇指放置在后者的豌豆骨关节(Skirven 1996),尽管其他作者描述了在与患者的月状骨上使用了检查者的拇指,近端指间关节的桡侧与患者的掌侧豌豆骨接触。通过这个手指提供背压,检测者同时使用拇指对背侧远端尺骨施加掌侧压力,在远端尺骨上产生作用于豌豆骨关节的背侧滑动。一个阳性的测试结果是病人疼痛的再现和(或)在 UMT 区域松弛(hertting & Kessler 1996)。LaStayo 和 Howell(1995)报告了

66%的灵敏度,64%的特异性,58%的阳性预测值和 69%的阴性预测值。对侧拇指在豌豆骨关节上(Dobbs 2003)。当月状骨稳定时,拇指提供了一个从掌侧到背侧的发力方向,在整个 LT 关节上产生一个剪切力。然后检查人员首先在尺侧和然后在桡骨方向上偏离手腕。引起疼痛或滴答声显示是一个阳性的测试(Skirven 1996)。

Dobbs(2003)也将尺骨鼻烟窝压力试验(Linscheid 试验,LT 压力试验)描述为对 LT 不稳性的低特异性试验。当检查人员将病人的三角骨从尺骨腕部往月状骨推进,特别是在沟中或鼻烟窝中疼痛产生,测试为阳性。如果是尺侧腕伸肌和尺侧腕屈肌腱下形成疼痛被复制,测试为阳性(Skirven 1996;Rodner & Weiss 2008)。

## 远侧桡尺骨关节和三角纤维软骨复合体试验

琴键检验是琴键征象的一种变异,用于评估远端桡尺骨关节的不稳定性。检查者用一只手保持桡骨的稳定,另一只手握住病人的远端尺骨,将其向背侧和掌侧移动,前臂置于不同程度的内旋和外旋。阳性检测包括疼痛、敏感和高移动性的表现——与未涉及的那一面相比(Skirven 1996)。

如前所述,三角纤维软骨复合体(TFCC)有助于DRUJ 的稳定性,但目前尚不清楚 DRUJ 不稳性的临床试验是否准确地证明了是 TFCC 三角韧带撕裂所导致的不稳性(Moriya et al 2009)。Moriya 等(2009)进行的生物力学研究虽然有限,但支持DRUJ 冲击测验,而不支持琴键测试和尺腕接触测试,尽管后面这些测试显示其准确程度具有一定统计学上的显著性。

LaStayo 和 Howell(1995)检查了 TFCC 病理的尺侧半月板三角骨(UMT)区域背滑试验。这项测试的技术是将病人的肘放在桌子上,前臂保持中立和垂直的位置。病人的桡骨远端通过高尔夫抓握握住测试者的手来稳定。另一只手,测试人将示指(2指节)屈曲,近端指间关节的桡侧与患者的掌侧-鱼尾线复合体接触。使用该 NGE 提供背侧压力,检查者同时使用拇指向尺侧远端施加掌侧压力,在尺侧远端产生鱼尾线复合体的背侧滑动。阳性检测结果导致患者在 UMT 区域出现疼痛和/或松弛(Hertling & Kessler 1996)。Lastayo 和 Howell(1995)报告本试验的敏感性为 66%,特异性为 64%,阳性预测值为 58%,阴性预测值为 69%。

## 放射检查、动态超声诊断和关节镜检查

腕关节的影像学检查范围从标准的静态视图到特殊的动态位置和加载条件,以及复杂的胶片,如荧光透视和关节造影(Garcia-Elias 2006),其中的最终目标是显示分离骨之间的间隙。Toms 等(2009)在一项小型但相关的研究中指出,动态超声可以通过三角骨追尾声音证实腕中不稳。然而,腕关节镜检查正在成为黄金标准,尽管临床试验被广泛用于区分相关区域(Reynolds et al 1998;Garcia-Elias 2006)。关节镜检查与关节切开术相比,避免了在牵引下手腕的悬吊,使韧带外观的其他隐性差异得以揭示(Cooney et al 1990)。

# 治疗和预后

## 保守治疗

需要额外的研究来确定保守治疗的真正疗效,包括对于腕关节不稳的软组织和关节的手法治疗。目前大多数手法治疗手腕的信息主要集中在腕管综合征的治疗上,有积极的结果(Burke et al 2007;O'Conner et al 2003)。

文献支持腕关节复位是一种诊断而不是治疗工具。复位被用来唤起体征,而触诊则用来在手腕的身体检查时引起症状(Dobbs 2003;Young 2007)。文献中所描述的保守治疗强调患者教育、夹板疗法和运动(Hofmeister et al 2006;Lichtman & Wroten 2006;Prosser et al 2007)。

Hofmeister 等(2006)报告了暂时的疼痛缓解,保守的治疗包括固定、夹板、非甾体类药物和关节内注射。大多数夹板包括急性损伤后的一般固定,如扭伤或脱臼。夹板最好是定制的,背式的或掌式的,并且是留出一定距离或用于保护的,这取决于受伤的结构的位置(Coppard & Lohman 2001)。

Weiss 等(2000)推荐给患有 LT 韧带局部或完全膜性中央撕裂(无 VISI)的运动员使用胶带、夹板和抗炎药物。夹板应该在豌豆骨下小心地用垫子塑造最佳的贴合位置,根据病理原因、技术和手术技巧等不同而不断变化(Shin et al 2000)。这种类型的损伤和治疗方案的患者估计需要 3~6 个月才能康复(Weiss et al 2000)。

Lichtman 和 Wroten(2006)支持在四种不稳类型中选择一种进行保守治疗试验,背侧腕中关节不稳。与此同时 Garcia-Elias(1997)增加了一种被称为"头骨月骨不稳模式"(CLIP)的背式腕中类型,这通常是由于先天性的松弛。一种定制的带有动态零件的背侧夹板,称为 DISI 夹板或 Lichtman 夹板(图49.4),是唯一一种特别支持这种应用的矫形工具(S. Kamal,personal communication,2009)。

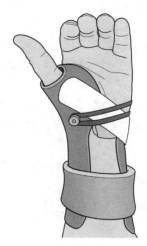

图 49.4 DISI 定制夹板

无法获得保守治疗后预后的具体统计数据。然而,文献确实认可,如果损伤在急性期得到保守治疗,预后更有可能是有利的(不需要通过手术恢复功能)(Israel et al 1981;Garcia-Elias 1997;Shin et al 2000;Lichtman & Wroten 2006)。然而,不建议保守治疗慢性腕关节不稳。

## 手术治疗

手术干预是在疼痛难以控制和影响生活质量时进行的。Carlsen 和 Shin(2008)列出了决定治疗过程的主要考虑因素:关节炎性改变、损伤的发生(慢性)、组织的质量是否可以承受手术修复,以及外科医生减少畸形的能力。一种理想的手术修复的对象特点是急性损伤,可复位畸形和组织质量良好(Carlsen & Shin 2008)。

手术流程选择,如克什纳线(K 线)、骨-韧带-移植骨、部分腕关节融合或关节固定术、腕中或四角融合和近排腕骨切除术都基于上述考虑,以及损伤的程度和位置(Garcia-Elias 2006)。其他手术选择包括:关节镜或开放清创,包括韧带和滑膜切除术,囊膜固定术,韧带修复或重建;还有前、后骨间切除术(Hofmeister et al 2006;Jonestone et al 2009)。预后受到病因、特殊病理、手术技术和技能等不同因素的影响而具有广泛的差异。

## 小结

由于最近的技术进步和过去 25 年的知识基础的发展,腕关节不稳现在才得以精确和成功地识别、分类和治疗。特别是关节镜检查使我们对手腕的解剖、生物力学和病理有了一个相对不受干扰的认识,并将其纳入分类、临床试验、正式诊断和治疗。

目前的文献支持临床医生在临床试验进行人工干预,而不是保守治疗慢性腕关节不稳。保守治疗,主要包括病人教育、夹板和运动,在急性应用是最有效的。

随着上述腕部解剖学和生物力学知识基础的提高,提高临床试验的可靠性和有效性还需要进一步的研究。将夹板应用于特定的病理和功能需要可能会改善保守治疗结果,但这必须努力追求和记录,以发展基于证据的治疗。

（鲍捷 译,林武剑　江雪 审,

马明　王于领 校）

## 参考文献

Bednar JM, Ostermann AL. 1993. Carpal instability: evaluation and treatment. J Am Acad Orthop Surg 1: 10–17.

Bozentka DJ. 1999. Scapholunate instability. Univ Penn Orthop J 12: 27–32.

Burke J, Buchberger DJ, Carey-Loghmani MT, et al. 2007. A pilot study comparing two manual therapy interventions for carpal tunnel syndrome. J Manipulative Physiol Ther 30: 50–61.

Carlsen BT, Shin AY. 2008. Wrist instability. Scand J Surg 97 324–332.

Christodoulou L, Bainbridge LC. 1999. Clinical diagnosis of triquetrolunate ligament injuries. J Hand Surg Br 24B: 598–600.

Cooney WP, Dobyns JH, Linscheid, RL. 1990. Arthroscopy of the wrist: anatomy and classification of carpal instability. Arthroscopy 6: 133–140.

Coppard BM, Lohman H. 2001. Introduction to splinting. A clinical-reasoning and problem-solving approach, 2nd edn. St Louis, MO: Mosby, pp 139–241.

De Filippo M, Sudberry JJ, Lombardo E, et al. 2006. Pathogenesis and evolution of carpal instability: imaging and topography. Acta Biomed 77: 168–180.

Dias JJ, Garcia-Elias M. 2006. Hand injury costs. Injury 37: 1071–1077.

Dobbs A. 2003. The ulnar side of the wrist. Eugene, OR: North American Institute of Orthopaedic Manual Therapy 8: pp 1–5.

Dumontier C. 1996. Physical examination of wrist instabilities. Maitrise Orthop 49. [Online orthopedic journal.]

Feinstein WK, Lichtman DM, Noble PC, et al. 1999. Quantitative assessment of the midcarpal shift test. J Hand Surg Am 24: 977–983.

Garcia-Elias M. 1997a. The treatment of wrist instability. J Bone Joint Surg 79B (4): 684–690.

Garcia-Elias M. 1997b. Kinetic analysis of carpal stability during grip. Hand Clin 13: 151–158.

Garcia-Elias M. 2006. Treatment of scapholunate instability. Ortop Traumatol Rehabil 2: 160–168.

Gupta A, Batra S, Jain P, et al. 2002. Carpal alignment in distal radius fractures. BMC Musculoskelet Disord 3: 14.

Hertling D, Kessler RM. 1996. Management of common musculoskeletal disorders: physical therapy principals and methods, 3rd edn. Philadelphia: Lippincott-Raven, p 278.

Hofmeister EP, Moran SL, Shin AY. 2006. Anterior and posterior interosseous neurectomy for the treatment of chronic dynamic instability of the wrist. Hand 1: 63–70.

Israeli A, Ganel A, Engel J. 1981. Post traumatic ligamentous instability of the wrist. Br J Sports Med 15: 17–19.

Johnston K, Durand D, Hildebrand KA, et al. 2009. Chronic volar distal radioulnar joint instability: joint capsular placation to restore function. Can J Surg 52: 112–118.

Kleinman WB. 2007. Stability of the distal radioulnar joint: biomechanics, pathophysiology, physical diagnosis, and restoration of function what we have learned in 25 years. J Hand Surg 32A: 1086–1106.

LaStayo P, Howell J. 1995. Clinical provocative tests used in evaluating wrist pain: a descriptive study. J Hand Ther 8: 10–17.

Lichtman DM, Wroten ES. 2006. Understanding midcarpal instability. J Hand Surg 31A: 491–498.

Lieber RL, Friden J. 1998. Musculoskeletal balance of the human wrist elucidated using intraoperative laser diffraction. J Electromyogr Kinesiol 8: 93–100.

Linscheid RL, Dobyns JH. 2002. Dynamic carpal stability. Keio J Med 51: 140–147.

Linscheid RL, Dobyns JH, Beabout JW, et al. 1972. Traumatic instability of the wrist: diagnosis, classification and pathomechanics. J Bone Joint Surg Am 54: 1612–1632.

Louis DS, Hankin FM, Greene TL, et al. 1984. Central carpal instability – capitate lunate instability pattern: diagnosis by dynamic displacement. Orthopedics 7: 1693–1696.

Mehdian H, McKee D. 2005. Scapholunate instability following dorsal wrist ganglion excision: a case report. Iowa Orthop J 25: 203–206.

Moriya T, Aoki M, Iba K, et al. 2009. Effect of triangular ligament tears on distal radioulnar joint instability and evaluation of three clinical tests: a biomechanical study. J Hand Surg Eur 34E: 219–223.

O'Conner D, Marshall SC, Massey-Westropp N. 2003. Non-surgical treatment (other than steroid injection) for carpal tunnel syndrome. Cochrane Database Syst Rev 1: CD0033219. doi: 10.1002/14651858.CD003219.

Ozcelik A, Gunal I, Kose N, et al. 2005. Wrist ligaments: their significance in carpal instability. TJTES 11: 113–120.

Perron AD, Brady WJ, Keats TE, et al. 2001. Orthopedic pitfalls in the ED: lunate and perilunate injuries. Am J Emerg Med 19: 157–162.

Prosser R, Herbert R, LaStayo PC. 2007. Current practice in the diagnosis and treatment of carpal instability – results of a survey of Australian hand therapists. J Hand Ther 20: 239–242.

Resnick D, Niwayama G. 1977. Carpal instability in rheumatoid arthritis and calcium pyrophosphate deposition disease. Pathogenesis and roentgen appearance. Ann Rheum Dis 36: 311–318.

Reynolds RAK, Johnston GHF, Friedman L, et al. 1998. The carpal stretch test. Can J Surg 41: 119–126.

Rodner CM, Weiss APC. 2008. Acute scapholunate and lunotriquetral dissociation. Fractures of the upper extremity: a master skills publication. Chicago, IL: American Society for Surgery of the Hand, Ch 10, pp 155–171.

Schmitt R, Froehner S, Coblenz G, et al. 2006. Carpal instability. Eur Radiol 16: 2161–2178.

Shin AY, Battaglia MJ, Bishop AT. 2000. Lunotriquetral instability: diagnosis and treatment. J Am Acad Orthop Surg 8: 170–179.

Skirven T. 1996. Clinical examination of the wrist. J Hand Ther 9: 96–107.

Surdziel P, Lubiatowski P. 2006. Scapholunate instability: natural history, diagnostics and therapeutic algorithm. Ortop Traumatol Rehabil 8: 115–121.

Tang JB. 1992. Carpal instability associated with fracture of the distal radius. Incidence, influencing factors and pathomechanics. Chin Med J 105: 758–765.

Toms A, Chojnowski A, Cahir J. 2009. Midcarpal instability: a diagnostic role for dynamic ultrasound. Ultraschall Med 30: 286–290.

Truong NP, Mann FA, Gilula LA, et al. 1994. Wrist instability series: increased yield with clinical–radiologic screening criteria. Radiology 192: 481–484.

van Buul MM, Bos KE, Dijkstra PF, et al. 1993. Carpal instability, the missed diagnosis in patients with clinically suspected scaphoid fracture. Injury 24 257–262.

Van Rooyen C. 2005. Radiologic evaluation of the hand and wrist. In: McKinnis LN (ed) Fundamentals of musculoskeletal imaging, 2nd edn. Philadelphia: FA Davis, pp 509–521.

Wadsworth C. 1988. Manual examination and treatment of the spine and extremities. Philadelphia: Williams & Wilkins, p 154.

Weiss LE, Taras JS, Sweet S, et al. 2000. Lunotriquetral injuries in the athlete. Hand Clin 16: 433–438.

Werner FW, Short WH, Green JK, et al. 2007. Severity of scapholunate instability is related to joint anatomy and congruency. J Hand Surg Am 32: 55–60.

Wolfe SW, Crisco JJ, Orr CM, et al. 2006. Clinical perspective: the dart-throwing motion of the wrist: is it unique to humans? J Hand Surg 31A: 1429–1437.

Young D, Papp S, Giachino A. 2007. Physical examination of the wrist. Orthop Clin North Am 38: 149–165.

# 第 50 章

# 腕管综合征

Luca Padua, Daniele Coraci, César Fernández-de-las-penãs

## 概述

腕管综合征(carpal tunnel syndrome, CTS)的特征是腕管正中神经受到压迫。根据美国神经学学会,这是一种常见的病理,大约有10%的人口受到困扰(AAN 1993;Olney 2001)。它被认为是手臂最常见的神经压迫疾病,报告女性患病率为3.8%(95%置信区间为3.1%~4.6%),男性患病率为2.7%(95%置信区间为2.1%~3.4%)(Atroshi et al 1999)。Bland 和 Rudolfer(2003)发现,每年每10万名女性中有139.4例,每10万名男性中有67.2例,其中女性对男性的比例为2:1。Bongers 等(2007)报告了CTS的发生率为1.8/1 000(95% CI 1.7~2.0)。女性的发病率为2.8%(95% CI 2.6~3.1),男性为0.9%(95% CI 0.8~1.0),女性与男性比例为3:1(Bongers et al 2007)。此外,本研究显示2001年CTS的发病率比1987年高1.5倍(然而,在按年龄和性别细分患者后,这种差异消失了)(Bongers et al

2007)。最近的一项研究显示,CTS 在积极工作的人群中每年的患病率为3.1%,表示在美国(USA)有480万人患病(Luckhaupt et al 2013)。这项研究还发现了员工中的腕管综合征的终生患病率为6.7%(Luckhaupt et al 2013)。Dale 等(2013)收集了 CTS的流行病学数据,报告了总体患病率为7.8%,发病率为2.3/100(人·年)。对文献的分析增加了准确估计 CTS 发生率和患病率的困难,因为它是一种常见的病理,正如我们下面所讨论的,可以与操作性和重复性工作联系起来。最后一个有争议的关联意味着 CTS 的发病率和患病率通常是在特定工作人群中计算的,如 Luckhaupt 等(2013)的研究指出。此外,另一个混淆因素可能是用于诊断 CTS 的方法,Atroshi 等(1999)报告,在他们的研究中,临床和神经生理评估的结合有助于医生诊断出来自一般人群的五个症状表现者中的一个。

据估计 20 年前,在美国大约有 100 万人需要CTS 治疗,大约 20 万人需要手术治疗,社会成本在数百万美元之间(Tanaka et al 1995)。十年后,Stapleton(2006)的一项研究发现,CTS 每年在美国的医疗成本约为 20 亿美元。

## 解剖学

在腕管中,正中神经从三面被骨头包围,顶部是腕横韧带。腕横韧带是由致密结缔组织构成的纤维结构(图 50.1),在豌豆骨大多角骨和舟状骨-钩骨方向(Prantil et al 2012),横纤维明显占优势(61%)。此外,腕横韧带表现为高神经痛觉神经支配(Mashoof et al 2001)。正中神经位于手部的 9 根屈肌腱内,并向手的前三个手指和无名指的一半提供功能、感觉和运动(图 50.2)。

手指和腕部屈肌的正中神经分支起源于前臂,而控制拇指屈肌和收肌的运动分支,以及提供超过一半手感的感觉分支,通常起源于管道的末端。神

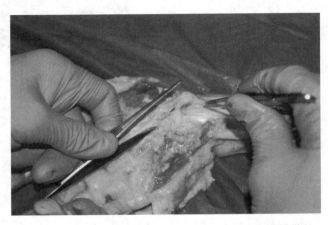

图 50.1　解剖人类尸体的右手。图中显示了腕横韧带的结缔组织和纤维的横向分布

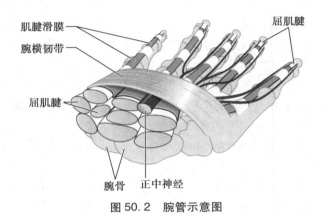

图 50.2　腕管示意图

经的压迫可以是由于通道的缩小、肌腱的增大，或者两者兼有。

## 腕管综合征的病理-生物力学

在大多数情况下 CTS 是自发性的（Sternbach 1999），但有时它与创伤、妊娠、甲状腺功能减退、多发性骨髓瘤、淀粉样变性、风湿性关节炎或肢端肥大症有关（Stevens et al 1992）。一些危险因素包括女性性别（优势比 3.7，95% CI 2.6～5.2），中年（优势比 2.2，95% CI 0.9～4.9），糖尿病（优势比 5.3，95% CI 1.6～16.8）和酗酒（优势比 2.3，95% CI 0.7～2.3）（Spahn et al 2012）。Perumal 和 Stringer（2014）最近报道，女性尸体的右手在腕管入口的正中神经的固有动脉血管数量显著减少。正中神经固有动脉供应的性别差异可能是诱发 CTS 的因素（Perumal & Stringer 2014）。肥胖也被发现是正中神经功能受损的一个危险因素（优势比 2.7，95% CI 1.9～3.9）（Coggon et al 2013）。例如，BMI>29（肥胖人群）与 BMI<20（身材纤细的人）相比神经在手

腕处受压的风险增加了 2.5 倍（Werner et al 1994）。

如上所述，由于潜在的医疗条件而在腕管中发生的结构上的变化是造成正中压迫的原因。例如：

- 类风湿关节炎引起屈肌腱的炎症，导致了正中神经压迫（Karadag et al 2012）。
- 妊娠和甲状腺功能减退会导致组织内液体潴留，导致腱鞘肿大（我们将在后面详细讨论妊娠的作用）。
- 肢端肥大症会导致神经受压，因为手和腕部周围骨骼的生长异常。
- 肿瘤（通常是良性的），如神经节或脂肪瘤可以突出到腕管，减少空间，尽管这是罕见的（<1%）。腕管肿瘤临床表现可以与 CTS 相仿（Padua et al 2006），在这些病例中，超声评估的使用是至关重要的。下面将进一步详细讨论这个主题（Granata et al 2008）。
- 双重挤压综合征是一种推测和争论，这一理论假设，当颈部或手腕上方的正中神经分支受到压迫或刺激时，会使对神经的不利因素增加而使腕管内压力增加。Pierre-Jerome 和 Bekkelund（2005）报道，与 CTS 患者相比，颈椎孔狭窄的发生率比控制组更高；这些作者假设神经孔受损可能会导致神经压迫，也可能导致 CTS 患者的双重挤压综合征。然而，只有少量证据表明 CTS 确实存在这种综合征（Wilbourn & Gilliatt 1997；Russell 2008）。
- 前臂有大量的创伤性损伤导致 CTS（CTS 骨折，腕部腕骨之一脱位，腕内有血肿形成，等）（Zyluk & Waśkow 2011）。
- 最近的一项研究表明，在 COMT 基因中存在 Val158Met（rs4680）多态性，编码儿茶酚-O-甲基转移酶的酶似乎不是 CTS 进展的危险因素，然而，Val158Met（rs4680）具有多态性，与疼痛感增强和残疾评分增高有关，提示该综合征临床表现可能存在遗传效应（Fernández-de-las-peñas et al 2013）。
- 手部活动和 CTS 的作用仍然是一个争论的问题。许多作者发现，手的位置与腕管增压有很强的关系（Keir et al 1998；Luchetti et al 1998），这有力地支持了这一假设，即有力地使用手、重复地使用手和手臂振动都可能导致或促成 CTS。然而，其他研究并不支持体力活动与 CTS 之间的关系（Chiang et al 1993）；因此，尽管研究人员做出了努力，但是争论仍远未结束。为了更好地理解这些机制，读者可以参考其他文本（Werner 2006；van Rijn et al 2009；Jenkins et al 2013）。

图 50.2 中标注：

肌腱滑膜

腕横韧带

屈肌腱

屈肌腱

腕骨　正中神经

## 腕管综合征的感觉和运动表现

虽然 CTS 的病因尚不完全清楚,但有一些证据涉及整个疼痛感受系统(De-la-Llave-Rincón et al 2012)。以前的研究已经研究了在 CTS 中痛觉的热感受纤维的功能。不同的研究发现患者手指和手掌的热痛阈值升高(Arendt-Nielsen et al 1991;Westerman & Delaney 1991;Goadsby & Burke 1994)。Lang 等(1995)认为 CTS 的疼痛强度取决于周围神经和中枢神经功能的改变。

最近的研究发现 45% 的 CTS 患者也报告了近端症状的扩散,这可能与中枢神经系统机制有关(Zanette et al 2006,2007)。Chow 等(2005)发现 14% 的 CTS 患者存在颈部疼痛。Tucker 等(2007)发现 CTS 中双侧振动阈值普遍升高,提示躯体感觉功能普遍紊乱,而不存在孤立的周围神经病变。事实上,两项影像学研究显示,CTS 患者的初级躯体感觉皮质(S1)有皮质重塑,支持 CTS 可能涉及中枢机制(Tecchio et al 2002;Napadow et al 2006)。

此外,不同的临床研究也支持 CTS 中枢和外周敏化机制的存在。Fernández-de-las-penãs 等(2009a)发现,与健康对照组相比,患有单侧 CTS(临床和神经生理)的女性的压力疼痛阈值(PPT)普遍降低。研究报告了双侧正中神经、桡骨和尺神经、腕管、$C_5 \sim C_6$ 关节面和胫前肌均表现较低的 PPTs。$C_5 \sim C_6$ 关节上 PPT 的明显下降可能提示 CTS 存在疼痛的阶段性感觉敏化现象,同样,双侧胫骨前肌 PPT 的下降也可能提示存在多阶段感觉敏化或中枢敏化的情况(Fernández-de-las-penãs et al 2009)。另一项研究表明,双侧压痛超敏性在 CTS 中分布在手部区域,有些区域对压力更敏感(Fernández-de-las-penãs et al 2010)。Zanette 等(2010)观察到,CTS 患者正中神经、尺神经和桡神经支配的区域存在压力性疼痛、痛觉过敏和增强性疼痛,进一步证实了广泛的敏感化过程。所有这些研究都支持疼痛对压力的敏感性是 CTS 的一个特征这一概念。这一假设已在一项研究中得到证实,在该研究中,轻度、中度或重度 CTS 的女性表现出类似的普遍压力疼痛超痛觉(De-la-Llave-Rincón et al 2011)。

CTS 的热痛敏感性也有类似的报道。De-la-Llave-Rincón 等(2009)发现,单侧中度 CTS 的女性表现为双侧热痛觉过敏(降低热和冷的痛觉阈限)。但与健康对照组相比,不是感觉减退(正常的热、冷热检测阈值)。Zanette 等人(2010)还发现,CTS 患者正中神经、尺神经和桡神经相关区域出现了热痛觉异常。单侧诊断(临床和神经生理学)的个体的双侧感觉变化反映了中枢敏化机制的存在。与压力性疼痛敏感性一样,发热和冷性痛觉过敏(但不是低温感觉)与轻度、中度或重度 CTS 的女性相似(De-la-Llave-Rincón et al 2011)。这些临床研究结果得到了动物研究的支持,其中一个局部地区的周围神经病理学导致了广泛传播的影响,包括未涉及的四肢(Koltzenburg et al 1999;Kleinschnitz et al 2005)。

除了感觉症状,包括疼痛和麻木外,CTS 患者通常会描述自我感觉的握力不足,在日常生活活动中产生的笨拙感,以及难以抓住小物件。一些研究也证明了运动障碍在这一人群中的相关性。一项关于精密运动控制技能障碍的研究揭示了单侧 CTS 患者的精密运动控制能力和握力的双侧缺陷(Fernández-de-las-penãs et al 2009)。单侧感觉症状患者存在双侧运动障碍和握力不足,反映了疼痛导致的中枢神经系统运动控制策略的重组(Tam Burin et al 2008)。事实上,另一项研究也证实,在轻度、中度或重度 CTS 患者中,精密运动控制和夹紧力的缺陷相似;这一结果表明,疼痛症状的发作可能会引起运动障碍(De-la-Llave-Rincón et al 2011)。

最后,这些研究还表明,双侧感觉和运动障碍与疼痛症状的强度和持续时间有关,支持了周围神经系统在启动和维持中枢敏化机制中起作用的理论(De-la-Llave-Rincón et al 2009,2011a,2011b;Fernández-de-las-Peñas et al 2009a,2009b。)Gracely 等(1992)提出了一种神经性疼痛模型,在该模型中,来自周围痛觉集中的持续伤害性传入信息动态地维持改变的中枢处理。事实上,Tecchio 等(2002)认为,来自正中神经连续的感觉冲击可能会触发这些患者的皮质可塑性变化。实际上,这可以作为一种引致疼痛的状态,即神经鞘内神经的局部贫血情况(Watkins & Maier 2004)(神经刺激了结缔组织内的神经)激惹到了腕管内的正中神经(Hall & Elvey 1999),可作为逐步敏感化 CTS 患者疼痛诱因的途径。新的研究应该研究这些致敏机制在 CTS 疾病进展中的作用。

## 腕管综合征的诊断

### 临床检查

根据美国医学协会(AAN)(1993a,1993b)的说法,CTS 诊断的黄金标准被认为包括以下临床表现:手的触觉异常、疼痛、肿胀、虚弱或笨拙引起或恶化了睡眠,在持续手臂或手腕同一姿势后,通过改变姿势或者摇晃手症状减轻,正中神经支配区域感觉缺陷和运动缺陷,或正中神经支配的鱼际肌群萎缩。Wainner 等(2005)开发了 CTS 诊断的临床预测规则。所确定的规则包括一个问题(握手是否能够缓解症状?),腕比指数> 0.67、症状严重程度量表得分>1.9,第一指节正中神经支配区感觉减弱,年龄>45岁(LR 18.3)。

根据神经生理学的分类,一些研究已经确定了感觉症状的分布和 CTS 的严重程度之间的关系。病理严重程度较低的患者抱怨感觉症状与手套区域分布有关,而病理严重程度较高的患者则抱怨感觉症状与"经典"正中分布区有关(Caliandro et al 2006)。

患者的病史对鉴别诊断极为重要,尤其是 CTS 可继发于内分泌和代谢疾病,因此对初级病理的治疗可使 CTS 缓解。在临床检查中,还可以使用主观和客观的 CTS 量表,其中包括两项测量(Giannini et al 2002)。第一个测量(病史-客观,或 Hi-Ob)包括临床病史和以下目标亚分数:①仅夜间触觉异常;②夜间和白天触觉异常;③感觉缺陷;④正中神经支配的鱼际肌群萎缩或运动技能缺陷;⑤正中鱼际凸起肌群麻痹。第二项测量是明确的评估,通过病人的询问,是否有疼痛的存在用强迫选择的答案(即"是"或"否")。因此,历史-客观-分布(Hiobo-Db)评分由一个数(Hi-Ob)组成,其中包含或不包含测量疼痛的变量或触觉异常(Db)的分布(Giannini et al 2002;Caliandro et al 2010)。

体检包括 Phalen 测试(图 50.3),是一个将手腕长时(1 分钟)被动强制弯曲,Tinel 测试包括正中神经支配的鱼际隆起肌群的营养状况的叩诊,和正中神经的支配肌肉的运动功能评估和感官功能(医用脱脂棉作为对皮肤刺激的标准物质)。Bilkis 等(2012)开发了一种改良的屈腕试验,其灵敏度(84.4%)高于传统的屈腕试验(50%);这个测试结合了传统的屈腕测试,通过手腕弯曲 1 分钟获得,同时在 5 个手指的掌面和侧面使用了 Semms-Weinstein 2.83 单位的单丝尼龙。如果被试没有提到正中神经区域的至少一根手指的接触,则测试为阳性。

## 调查问卷

当医生想要帮助病人时,评估病人的观点在综

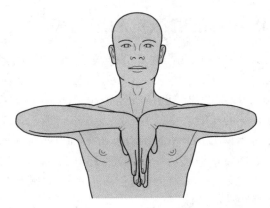

图 50.3 Phalen 测试

合评价 CTS 中也很有用。最常用的问卷是波士顿腕管问卷(BCTQ)(Levine et al 1993)。BCTQ 评估 CTS 的两个领域:"症状"(SYMPT =面向患者的症状),在 11 步量表中评估;"功能状态"(FUNCT =面向患者的功能),在 8 步量表中评估。每个项目包含 5 个可能的答案,每个部分(SYMPT 或 FUNCT)的分数将作为对各个项目的回应的平均值计算。在多个研究中心对 CTS 进行的问卷调查显示了有趣的结果;然而,当内科医生和患者同时评估时,功能具有线性高度相关,而症状没有表现出明显的线性相关性(Padua et al 2002)。轻度至中度 CTS 的患者似乎功能良好,但患者可能会报告严重的症状。然而,当神经损伤变得严重时,患者的手功能虽然症状可能较轻,但却严重受损。数据也显示病人的观点是可靠的(Padua et al 2002)。

## 电诊断的评估

电诊断评估对正中神经的损伤非常重要。现在人们普遍认为,为了增加常规神经传导研究(感觉手指-手腕和运动手腕-鱼际)的敏感性,应采用分段神经评估和/或比较试验(见下文),如 AAN 和 AAEM 推荐(AAN 1993a,1993b)所述。当标准测试产生正常结果("标准阴性"手)时,下列研究增加了电诊断灵敏度:

- 手掌-手腕部分的节段运动或感觉传导测试
- 比较研究(中尺骨或中桡骨)
- 节段/比较研究(如远端与近端的比例)

一项针对 CTS 患者的研究表明,标准检测的灵敏度可达 83.5%,比较/分段检测可在 11.4%的病例中发现异常,在 10 例中的 7 例"标准阴性"病例中为 CTS 电诊断。因此,该草案的整体灵敏度达到了 94.9%(Padua et a 1999)。神经生理 CTS 损伤的严重程度可以根据已发表的神经生理学分类进行评估

和评分(Padua et al 1997a,1997b)。

## 超声评估

由于高频宽带线性阵列换能器的技术改进和灵敏度的提高(灵敏彩色多普勒技术),低成本、广泛的适用性和易用性,超声(US)最近被应用于肌腱和神经的研究。

在肌腱和神经影像学中,我们可以评估许多病理,如移位、退行性改变和外在或内在的病灶压迫。此外,它可以支持临床和电生理测试,在大多数情况下,集中的超声检查可以比 MRI 更快和更有效地进行(Martinoli et al 2002)。

从技术角度来看,虽然肌腱和神经具有相似的特征(尺寸、管状构造和条纹状外观),但是超声很容易区分它们。由于胶原束和腱膜间隔,肌腱在纵向平面上有平行的高回声线的纤维状模式,带有高回波圆形到椭圆形的图像,包含明亮的点(Fornage & Rifkin 1988;Martinoli et al 1993);相比之下,由于低回声的平行线性区域——神经束——被高回声带(束间神经膜)分隔(Graif et al 1991;Silvestri et al 1995)。在横向扫描中,神经表现为蜂窝状,低回声点被高回声背景包围(图 50.4)。

CTS 可通过以下措施进行评估:横断面面积(CSA)、肿胀率、韧带弯曲度、韧带厚度和扁平率。有几项研究表明,最有效的诊断标准是 CSA,即计算手腕正中神经的面积,可以使用椭圆公式,也可以通过手动跟踪;最佳的横截面值是 CSA ≥ 9.875mm² 在豌豆骨的级别(Wang et al 2008)。一项元分析的结论是正中神经的 CSA 在 9.5 ~ 10.5mm² 之间,混合灵敏度为 0.84(95% 置信区间 0.81 ~ 0.87)、特异性 0.78(95% 置信区间 0.69 ~ 0.88)、阴性测试的似然比为 0.21(95% 置信区间 0.17 ~ 0.27),阳性测试的似然比为 3.74(95% CI 2.30 ~ 6.10)(Descatha et al 2012)。

为了获得最佳的灵敏度和特异性,已经开发了更灵敏的测试。例如,正中神经区域的腕-前臂比例可以被认为比仅仅测量手腕的正中神经区域更敏感(Hobson-Webb et al 2008)。超声与神经生理学结合的敏感性高于神经生理学或单独的超声。超声在 CTS 评估中是一个潜在的有用的辅助工具,超声的发现与 CTS 严重程度的常规测量(临床、神经生理学和以患者为导向)结果呈正相关(Padua et al 2008)。

超声可以让临床医生有效地与外科医生合作,因为它可以在手术前显示解剖(例如显示正中神经)。此外,在决策方面,超声能够表现出外在的(结构不同的肌肉)或内在的(神经肿瘤)神经压迫,为选择治疗提供重要的信息。

总之,越来越多的证据表明,在神经生理学实验室中,超声是一个有用的补充,它极大地提高了单一神经病变患者的诊断能力和治疗效果(Padua et al

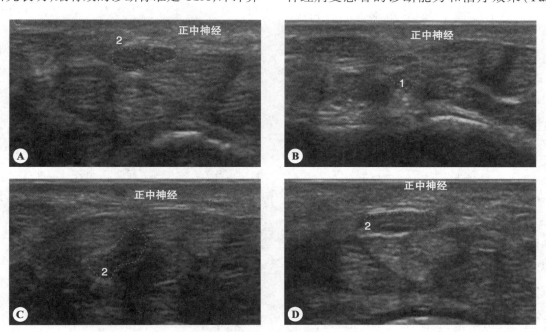

图 50.4　手腕正中神经(腕管)。注意神经和肌腱之间的形状和位置的变化(1,2)与不同的手腕角度有关:Ⓐ正中位置,Ⓑ45°手腕弯曲,Ⓒ90°手腕弯曲,Ⓓ最大的手腕伸展

2007），神经的形态学评估有助于临床医生避免严重的误诊（例如可能 CTS 与正中神经肿瘤相似），特别是在神经生理表现不典型的病例中（Padua & Martinoli 2008）。

## 腕管综合征的预后

### 未治疗的腕管综合征预后

CTS 的知识和操作是非常重要的，用来给予最好的治疗。只有少数研究对这一主题进行了评价（Padua et al 1998 2001；Resende et al 2003；Ortiz-Corredor et al 2008；Pensy et al 2011），几乎所有人都同意许多病人可以自发改善。当根据最初的临床图像分析演化过程时，观察到最初的低严重程度的 CTS 手趋于恶化，而最初的严重损伤的 CTS 手趋于改善（这可以在所有的 CTS 测量中观察到，无论是患者导向还是神经生理学评估中）。然而，Kiylioglu 等（2009）发现自发性 CTS 患者的治疗效果优于自发改善。

最能预测未经治疗的 CTS 演化的因素是症状的持续时间。特别是根据所有以患者为导向的测量，症状持续时间长是不好的预后因素。相反，长时间的症状与不良的神经生理或临床检查结果没有显著的相关性。关于基线时手部压力的阳性预后值，应该注意的是，这个值可能是由于压力的中断造成的。从这个意义上说，有趣的是，在神经卡压综合征中，"自然史"可以受到医生对 CTS 的病理生理学的解释的影响。因此，如果医生在给病人这个诊断的同时，也提供了需要避免的手部位置的实际信息，他们就可以改变病理的自然过程。

### 腕管综合征的治疗

关于 CTS 管理的科学证据是相互矛盾的。关于 CTS 疗法的保守选择，Piazzini 等（2007）的一项综述，包括 33 个随机对照试验，表明有强有力的证据（1 级）证明了局部类固醇和口服类固醇的疗效；中度证据（2 级）证明维生素 $B_6$ 无效但夹板有效，有限和/或相互矛盾的证据表明非甾体抗炎药、利尿剂、瑜伽、激光和超声有效，而运动疗法和 B 型肉毒杆菌注射无效。另外一项系统的综述，主要集中在用于 CTS 的神经活动干预治疗，包括 6 项研究，发现了神经滑动运动的弱到强的影响，在不同的结果测量中都有益处体现（Medina McKeon & Yancosek

2008）。尽管如此，作者提出神经滑动的好处可以在特定亚群的 CTS 患者中得到最好的识别，也就是说，神经滑动可能在那些 CTS 最小或轻度或低中枢敏化的患者中更有效。Fernández-de-las-peñas 等（2010b）发现，外周敏化而非中枢敏化与 CTS 患者的积极物理治疗反应有关。作者们发现颈椎上的压力性痛觉过敏和腕管上的热性痛觉过敏，但并不是普遍的压力性疼痛或冷痛性痛觉过敏，这些都与物理治疗应用后的成功结果有关（Fernández-de-las-peñas et al 2010b）。在后续随访中，Huisstede 等（2010）发现口服类固醇、类固醇注射、超声、电磁场疗法、夜间夹板固定、传统拔火罐和热疗垫在短期内强或中等强度有效，但较少证据证明它们适合于 CTS 的中期和长期管理。然而，大多数近期的 Cochrane 综述认为，仅有有限的、低质量的证据认为运动和关节松动术对 CTS 的治疗有益。

手术干预方面，Cochrane 综述认为手术治疗比夹板能更好地缓解症状，但这一结论去验证手术是否适用于症状较轻的个体，或者手术治疗是否优于类固醇注射（Verdugo et al 2008）。事实上，一项随机对照试验表明，手部手术和物理治疗在 CTS 患者中表现出类似的疼痛缓解，61% 的 CTS 患者将试图避免手术（Jarvick et al 2009）。对 CTS 中手术治疗和保守治疗的最新分析显示，这两种干预措施都适合 CTS，但与保守治疗相比，无论是缓解症状和改善功能方面，手术治疗在 6 个月和 12 个月的时间里均具有更好的效果（Shi & MacDemid 2011）。此外，综述还得出结论，手术患者进行正常神经传导研究的可能性是保守治疗患者的 2 倍，但并发症和副作用也比保守治疗的患者多（Shi & MacDemid 2011）。

对影响不同人群手术结果的因素进行了大量研究，例如，手术减压的结果在男性和女性中是相似的（Mondelli et al 2004a）。此外，与年轻患者相比，老年患者改善较少，这可能是由于术前损伤更大，压缩神经修复能力降低，虽然这不是老年患者手术后的禁忌证（Mondelli et al 2004b）。还研究了共病的存在，例如，糖尿病患者与自发性 CTS 患者有相同的手术结果阳性的可能性（Mondelli et al 2004a）。

同理，当病人被诊断为 CTS 后，非手术与手术治疗的成本效益的分析表明，是手术而不是非手术治疗，应考虑作为初始形式的治疗（经神经传导研究证实），因为该选项在症状解除的基础上更好地节约了成本（Pomerance et al 2009）。

## 腕管综合征和妊娠

妊娠期间的腕管综合征很常见（PRCTS），但可以被认为是一种独立存在。文献报道的孕妇中 CTS 的发生率在 2%~70% 之间（Padua et al 2010；Zyluk 2013）。激素的波动、水肿倾向的液体积累、神经过敏和血糖水平的波动是孕妇易出现症状的因素。研究表明，PRCTS 在分娩后不会消失（它可能会改善，但相反，也可能会持续，长时间的压迫会导致正中神经缺损），所以必须对孕妇的 CTS 症状进行准确的评估。当出现时，必须对它们进行临床或神经生理学监测（同时，超声在 PRCT 中的作用还不是很清楚，必须进行评估，因为它可能是一种非侵入性的监测工具）。事实上，大多数与妊娠相关的 CTS 患者在没有治疗的情况下通常会自发改善，但 50% 以上的患者症状在 1 年后会持续 50% 以上，30% 左右的患者会持续 3 年（Pazzaglia et al 2005；Padua et al 2010）。

在早期 CTS 出现的情况下（即在最后 3 个月前），必须对正中神经压迫进行彻底的评估，因为其可能导致急性或致残 CTS，在这种情况下，改善的概率较低。在早期严重的 CTS 病例中，妊娠期的手术减压可以防止神经损伤和分娩后的负面心理影响。

晚期妊娠出现 CTS 症状的发生率较高，分娩后改善的可能性较大；然而，这些妇女中大约有一半在产后很长一段时间内可能会出现 CTS 症状，因此建议进行临床和神经生理学监测。值得注意的是，在一项研究中（Mondelli et al 2007），尽管症状有所改善，但 84% 的女性分娩后远端感觉传导速度有所改善，但仍存在延迟。

除了可能是紧急情况（需要快速手术减压）的急性 CTS 外，处理 PRCT 的第一步应该是保守治疗。但当症状没有改善以及存在严重神经生理学 CTS（消失的感觉或运动反应），或致残症状，为了防止正中神经损伤（Osterman et al 2012），导致在照顾孩子时的困难和焦虑引发生活质量下降，必须考虑生产前手术减压。

## 小结

虽然 CTS 已被定义为"复杂"的问题与"简单"的条件（Olney 2001），这已得到了大量关于 CTS 的各个方面的出版物的证实，但近年来有许多努力来提高对这种情况的认识。从其他领域引进的工具，如超声，已经被普遍接受为提高诊断准确性的方法，

尽管诊断的黄金标准仍然是临床表现。病理的自然史显示，一些未经治疗的 CTS 患者可以得到改善，但这可能是因为医生向患者解释了如何避免错误的手势，从而减轻了神经组织的压力。保守治疗常被用于 CTS 的管理，已被证明是有效的，但手术减压也用于老年或糖尿病患者，仍然是有限的治疗，从成本效益的角度来看是有效的。然而，有可能的是，有轻微或平缓症状的 CTS 患者可以通过保守的干预，特别是物理治疗，作为第一治疗选择。

作者关于手术减压的意见，根据关于 CTS 的自然发展史的临床经验和未发表的数据，可能建议对于患者症状的持续时间超过 1 年，在严重的情况下进行手术（神经生理学或临床）。在急性 CTS 发作后短期可以尝试短暂的保守治疗，但在这种情况下，我们怀疑急性 CTS 不亚于任何压力事件——一种罕见的但非常严重的条件——必须考虑紧急减压，结合可能的亚临床病因进行综合评估。

（鲍捷 译，林武剑　江雪 审，

马明　王于领 校）

## 参考文献

AAN [no authors listed] 1993a. American Academy of Neurology, American Association of Electrodiagnostic Medicine, American Academy of Physical Medicine and Rehabilitation. Practice parameter for electrodiagnostic studies in carpal tunnel syndrome (summary statement). Neurology 43: 2404–2405.

AAN [no authors listed] 1993b. American Academy of Neurology, American Association of Electrodiagnostic Medicine, American Academy of Physical Medicine and Rehabilitation. Practice parameter for carpal tunnel syndrome (summary statement). Neurology 43: 2406–2409.

Arendt-Nielsen L, Gregersen H, Toft E, et al. 1991. Involvement of thin afferents in carpal tunnel syndrome: evaluated quantitatively by argon laser stimulation. Muscle Nerve 14: 508–514.

Atroshi I, Gummesson C, Johnsson R, et al. 1999. Prevalence of carpal tunnel syndrome in a general population. JAMA 282: 153–158.

Beekman R, Visser LH. 2003. Sonography in the diagnosis of carpal tunnel syndrome: a critical review of the literature. Muscle Nerve 27: 26–33.

Bilkis S, Loveman DM, Eldridge JA, et al. 2012. Modified Phalen's test as an aid in diagnosing carpal tunnel syndrome. Arthritis Care Res 64: 287–289.

Bland JD, Rudolfer SM. 2003. Clinical surveillance of carpal tunnel syndrome in two areas of the United Kingdom, 1991–2001. J Neurol Neurosurg Psychiatry 74: 1674–1679.

Bongers FJ, Schellevis FG, van den Bosch WJ, et al. 2007. Carpal tunnel syndrome in general practice (1987 and 2001): incidence and the role of occupational and non-occupational factors. Br J General Pract 57: 36–39.

Caliandro P, La Torre G, Aprile I, et al. 2006. Distribution of paresthesias in carpal tunnel syndrome reflects the degree of nerve damage at wrist. Clin Neurophysiol 117: 228–231.

Caliandro P, Giannini F, Pazzaglia C, et al. 2010. A new clinical scale to grade the impairment of median nerve in carpal tunnel syndrome. Clin Neurophysiol. 121(7): 1066–1171. doi: 10.1016/j.clinph.2010.02.002.

Chiang HC, Ko YC, Chen SS, et al. 1993. Prevalence of shoulder and upper-limb disorders among workers in the fish-processing industry. Scand J Work Environ Health 19: 126–131.

Chow CS, Hung LK, Chiu CP, et al. 2005. Is symptomatology useful in distinguishing between carpal tunnel syndrome and cervical spondylosis? Hand Surg 10: 1–5.

Coggon D, Ntani G, Harris EC, et al. 2013. Differences in risk factors for neurophysiologically confirmed carpal tunnel syndrome and illness with similar symptoms but normal median nerve function: a case-control study. BMC Musculoskelet Disord 14: 240.

Dale AM, Harris-Adamson C, Rempel D, et al. 2013. Prevalence and incidence of carpal tunnel syndrome in US working populations: pooled analysis of six prospective studies. Scand J Work Environ Health 39: 495–505.

De-la-Llave-Rincón AI, Fernández-de-las-Peñas C, Fernández-Carnero J, et al. 2009. Bilateral hand / wrist head and cold hyperalgesia, but not hypoesthesia, in unilateral carpal tunnel syndrome. Exp Brain Res 198: 455–463.

De-la-Llave-Rincón AI, Fernández-de-las-Peñas C, Laguarta-Val S, et al. 2011a. Increased pain sensitivity is not associated with electrodiagnostic findings in women with carpal tunnel syndrome. Clin J Pain 27: 747–754.

De-la-Llave-Rincón AI, Fernández-de-las-Peñas C, Pérez-de-Heredia-Torres M, et al. 2011b. Bilateral deficits in fine motor control and pinch grip force are not associated with electrodiagnostic findings in women carpal tunnel syndrome. Am J Phys Med Rehabil 90: 443–451.

De-la-Llave-Rincón AI, Puentedura EJ, Fernández-de-las-Peñas C. 2012. New advances in the mechanisms and etiology of carpal tunnel syndrome. Discov Med 13: 343–348.

Descatha A, Huard L, Aubert F, et al. 2012. Meta-analysis on the performance of sonography for the diagnosis of carpal tunnel syndrome. Semin Arthritis Rheum 41: 914–922.

Fernández-de-las-Peñas C, De-la-Llave-Rincón AI, Fernández-Carnero J, et al. 2009a. Bilateral widespread mechanical pain sensitivity in carpal tunnel syndrome: evidence of central processing in unilateral neuropathy. Brain 132: 1472–1479.

Fernández-de-las-Peñas C, Pérez-de-Heredia M, Martínez-Piédrola R, et al. 2009b. Bilateral deficits in fine motor control and pinch grip force in patients with unilateral carpal tunnel syndrome. Exp Brain Res 194: 29–37.

Fernández-de-las-Peñas C, Madeleine P, Martínez-Pérez A, et al. 2010a. Pressure pain sensitivity topographical maps reveal bilateral hyperalgesia of the hands in patients with unilateral carpal tunnel syndrome. Arthritis Care Res 62: 1055–1064.

Fernández-de-las-Peñas C, Cleland JA, Ortega-Santiago R, et al. 2010b. Central sensitization does not identify patients with carpal tunnel syndrome who are likely to achieve short-term success with physical therapy. Exp Brain Res 207: 85–94.

Fernández-de-las-Peñas C, Ambite-Quesada S, Ortega-Santiago R, et al. 2013. Catechol-O-methyltransferase val158met polymorphism is associated with pain and disability, but not widespread pressure pain sensitivity, in women with carpal tunnel syndrome. Pain Phys 16: 591–600.

Fornage BD, Rifkin M. 1988. Ultrasound examination of tendons. Radiol Clin North Am 6: 87–107.

Giannini F, Cioni R, Mondelli M, et al. 2002. A new clinical scale of carpal tunnel syndrome: validation of the measurement and clinical-neurophysiological assessment. Clin Neurophysiol 113:71–77.

Goadsby P, Burke D. 1994. Deficit in the function of small and large afferent fibres in confirmed cases of carpal tunnel syndrome. Muscle Nerve 17: 614–622.

Gracely RH, Lynch SA, Bennett GJ. 1992. Painful neuropathy: altered central processing maintained dynamically by peripheral input. Pain 51: 175–194.

Graif M, Seton A, Nerubali J, et al. 1991. Sciatic nerve: sonographic evaluation and anatomic–pathologic considerations. Radiology 18:405–408.

Granata G, Martinoli C, Pazzaglia C, et al. 2008. Letter to Editor: carpal tunnel syndrome due to an atypical deep soft tissue leiomyoma: the risk of misdiagnosis and mismanagement. World J Surg Oncol 6: 22.

Hall TM, Elvey RL. 1999. Nerve trunk pain: physical diagnosis and treatment. Man The 4: 63–73.

Hobson-Webb LD, Massey JM, Juel VC, et al. 2008. The ultrasonographic wrist-to-forearm median nerve area ratio in carpal tunnel syndrome. Clin Neurophysiol 119:1353–1357.

Hobson-Webb LD, Padua L. 2009. Median nerve ultrasonography in carpal tunnel syndrome: findings from two laboratories. Muscle Nerve 40: 94–97.

Huisstede BM, Hoogvliet P, Randsdorp MS, et al. 2010. Carpal tunnel syndrome. Part I: effectiveness of nonsurgical treatments-a systematic review. Arch Phys Med Rehabil 91: 981–1004.

Jarvik JG, Comstock BA, Kliot M, et al. 2009. Surgery versus non-surgical therapy for carpal tunnel syndrome: a randomised parallel-group trial. Lancet 374: 1074–1081.

Jenkins PJ, Srikantharajah D, Duckworth AD, et al. 2013. Carpal tunnel syndrome: the association with occupation at a population level. J Hand Surg Eur 38: 67–72.

Karadağ YS, Karadağ O, Ciçekli E, et al. 2010. Severity of carpal tunnel syndrome assessed with high frequency ultrasonography. Rheumatol Int 30: 761–765.

Karadağ O, Kalyoncu U, Akdogan A, et al. 2012. Sonographic assessment of carpal tunnel syndrome in rheumatoid arthritis: prevalence and correlation with disease activity. Rheumatol Int 32: 2313–2319.

Keir PJ, Bach JM, Rempel DM. 1998. Effects of finger posture on carpal tunnel pressure during wrist motion. J Hand Surg 23: 1004–1009.

Kiylioglu N, Bicerol B, Ozkul A, et al. 2009. Natural course and treatment efficacy: one-year observation in diabetic and idiopathic carpal tunnel syndrome. J Clin Neurophysiol 26: 446–453.

Kleinschnitz C, Brinkhoff J, Sommer C, et al. 2005. Contra-lateral cytokine gene induction after peripheral nerve lesions: dependence on the mode of injury and NMDA receptor signalling. Mol Brain Res 136: 23–28.

Koltzenburg M, Wall PD, McMahon SB. 1999. Does the right side know what the left is doing? Trends Neurosci 22: 122–127.

Lang E, Claus D, Neundörfer B, et al. 1995. Parameters of thick and thin nerve-fibres functions as predictors of pain in carpal tunnel syndrome. Pain 60: 295–302.

Levine DW, Simmons BP, Koris MJ, et al. 1993. A self-administered questionnaire for the assessment of severity of symptoms and functional status in carpal tunnel syndrome. J Bone Joint Surg Am 75: 1585–1592.

Luchetti R, Schoenhuber R, Nathan P. 1998. Correlation of segmental carpal tunnel pressures with changes in hand and wrist positions in patients with carpal tunnel syndrome and controls. J Hand Surg 23: 598–602.

Luckhaupt SE, Dahlhamer JM, Ward BW, et al. 2013. Prevalence and work-relatedness of carpal tunnel syndrome in the working population, United States, 2010 National Health Interview Survey. Am J Ind Med 56: 615–624.

Martinoli C, Derchi LE, Pastorino C, et al. 1993. Analysis of echotexture of tendons with US. Radiology 186: 839–843.

Martinoli C, Bianchi S, Dahmane M, et al. 2002. Ultrasound of tendons and nerves. Eur Radiol 12: 44–55.

Mashoof AA, Levy HJ, Soifer TB, et al. 2001. Neural anatomy of the transverse carpal ligament. Clin Orthop Relat Res 386: 218–221.

Medina McKeon JM, Yancosek KE. 2008. Neural gliding techniques for the treatment of carpal tunnel syndrome: a systematic review. J Sports Rehabil 17: 324–341.

Mondelli M, Padua L, Reale F, et al. 2004a. Outcome of surgical release among diabetics with carpal tunnel syndrome. Arch Phys Med Rehabil 85: 7–13.

Mondelli M, Padua L, Reale F. 2004b. Carpal tunnel syndrome in elderly patients: results of surgical decompression. J Peripher Nerv Syst 9:168–176.

Mondelli M, Rossi S, Monti E, et al. 2007. Long term follow-up of carpal tunnel syndrome during pregnancy: a cohort study and review of the literature. Electromyogr Clin Neurophysiol 6: 259–271.

Moore JS, Garg A. 1994. Upper extremity disorders in a pork processing plant: relationships between job risk factors and morbidity. Am Ind Hyg Assoc J 55: 703–715.

Napadow V, Kettner N, Ryan A, et al. 2006. Somatosensory cortical plasticity in carpal tunnel syndrome: a cross-sectional fMRI evaluation. Neuroimage 31: 520–530.

Olney RK. 2001. Carpal tunnel syndrome. Complex issues with a 'simple' condition. Neurology 56: 1431–1432.

Ortiz-Corredor F, Enríquez F, Díaz-Ruíz J, et al. 2008. Natural evolution of carpal tunnel syndrome in untreated patients. Clin Neurophysiol 119: 1373–1378.

Osterman M, Ilyas AM, Matzon JL. 2012. Carpal tunnel syndrome in pregnancy. Orthop Clin North Am 43: 515–520.

Padua L, Martinoli C. 2008. From square to cube: ultrasound as a natural complement of neurophysiology. Clin Neurophysiol 119: 1217–1218.

Padua L, Lo Monaco M, Padua R, et al. 1997a. Neurophysiological classification of carpal tunnel syndrome: assessment of 600 symptomatic hands. Ital J Neurol Sci 18: 145–150.

Padua L, Lo Monaco M, Gregori B, et al. 1997b. Neurophysiological classification and sensitivity in 500 carpal tunnel syndrome hands. Acta Neurol Scand 96: 211–217.

Padua L, Padua R, Lo Monaco M, et al. 1998. Natural history of carpal tunnel syndrome according to the neurophysiological classification. Ital J Neurol Sci 19: 357–361.

Padua L, Giannini F, Girlanda P, et al. 1999. Usefulness of segmental and comparative tests in the electrodiagnosis of carpal tunnel syndrome: the Italian multicenter study. Italian CTS Study Group. Ital J Neurol Sci 20: 315–320.

Padua L, Padua R, Aprile I, et al. 2001. Italian CTS Study Group. Carpal tunnel syndrome. Multi-perspective follow-up of untreated carpal tunnel syndrome: a multicenter study. Neurology 56: 1459–1466.

Padua L, Padua R, Aprile I, et al. 2002. Carpal tunnel syndrome: relationship between clinical and patient-oriented assessment. Clin Orthop Relat Res 395: 128–134.

Padua L, Pazzaglia C, Insola A, et al. 2006. Schwannoma of the median nerve (even outside the wrist) may mimic carpal tunnel syndrome. Neurol Sci 26: 430–434.

Padua L, Aprile I, Pazzaglia C, et al. 2007. Contribution of ultrasound in a neurophysiological lab in diagnosing nerve impairment: a one-year systematic assessment. Clin Neurophysiol 118: 1410–1416.

Padua L, Pazzaglia C, Caliandro P, et al. 2008. Carpal tunnel syndrome: ultrasound, neurophysiology, clinical and patient-oriented assessment. Clin Neurophysiol 119: 2064–2069.

Padua L, Di Pasquale A, Pazzaglia C, et al. 2010. Systematic review of pregnancy-related carpal tunnel syndrome. Muscle Nerve 42: 697–702.

Page MJ, O'Connor D, Pitt V, et al. 2012. Exercise and mobilisation interventions for carpal tunnel syndrome. Cochrane Database Syst Rev 6: CD009899.

Pazzaglia C, Caliandro P, Aprile I, et al.; Italian CTS and others entrapment Study Group. 2005.

Pensy RA, Burke FD, Bradley MJ, et al. 2011. A 6-year outcome of patients who cancelled carpal tunnel surgery. J Hand Surg Eur 36(8): 642–647. doi: 10.1177/1753193411410155.

Perumal V, Stringer MD. 2014. The intrinsic arterial vascularity and morphology of the median nerve within the carpal tunnel: a microscopic study. Anat Sci Int 89: 28–33.

Piazzini DB, Aprile I, Ferrara PE, et al. 2007. A systematic review of conservative treatment of carpal tunnel syndrome. Clin Rehabil 21: 299–314.

Pierre-Jerome C, Bekkelund SI. 2005. Magnetic resonance assessment of the double-crush phenomenon in patients with carpal tunnel syndrome: a bilateral quantitative study. Scand J Plast Reconstr Surg Hand Surg 37: 46–53.

Pomerance J, Zurakowski D, Fine I. 2009. The cost-effectiveness of nonsurgical versus surgical treatment for carpal tunnel syndrome. J Hand Surg Am 7: 1193–1200.

Prantil RK, Xiu K, Kim KE, et al. 2012. Fiber orientation of the transverse carpal ligament. Clin Anat 25: 478–482.

Resende LA, Tahara A, Fonseca RG, et al. 2003. The natural history of carpal tunnel syndrome. A study of 20 hands evaluated 4 to 9 years after initial diagnosis. Electromyogr Clin Neurophysiol 43: 301–304.

Russell BS. 2008. Carpal tunnel syndrome and the 'double crush' hypothesis: a review and implications for chiropractic. Chiropr Osteopat 16: 2.

Shi Q, MacDemid JC. 2011. Is surgical intervention more effective than non-surgical treatment for carpal tunnel syndrome? A systematic review. J Orthop Surg Res 6: 17.

Silvestri E, Martinoli C, Derchi LE, et al. 1995. Echotexture of peripheral nerves: correlation between US and histologic findings and criteria to differentiate tendons. Radiology 197: 291–296.

Smith C, O'Neill J, Parasu N, et al. 2009. The role of ultrasonography in the assessment of carpal tunnel syndrome. Can Assoc Rad J 60: 279–280.

Spahn G, Wollny J, Hartmann B, et al. 2012. [Metaanalysis for the evaluation of risk factors for carpal tunnel syndrome (CTS) Part I. General factors]. Z Orthop Unfall 150: 503–515. [Article in German.]

Stapleton MJ. 2006. Occupation and carpal tunnel syndrome. A NZ J Surg 76: 494–496.

Sternbach G. 1999. The carpal tunnel syndrome. J Emerg Med 17: 519–523.

Stevens JC, Beard CM, O'Fallon WM, et al. 1992. Conditions associated with carpal tunnel syndrome. Mayo Clin Proc 67: 541–548.

Tamburin S, Cacciatori C, Marani S, et al. 2008. Pain and motor function in carpal tunnel syndrome: A clinical, neurophysiological and psychophysical study. J Neurol 255: 1636–1643.

Tanaka S, Wild DK, Seligman PJ, et al. 1995. The U.S. prevalence of self-reported carpal tunnel syndrome: 1988 national health interview survey data. Am J Indirect Med 27: 451–470.

Tecchio F, Padua L, Aprile I, et al. 2002. Carpal tunnel syndrome modifies sensory hand cortical somatotopy: a MEG study. Hum Brain Mapp 17(1): 28–36.

Tucker AT, White PD, Kosek E, et al. 2007. Comparison of vibration perception thresholds in individuals with diffuse upper limb pain and carpal tunnel syndrome. Pain 127: 263–269.

van Rijn RM, Huisstede BM, Koes BW, et al. 2009. Associations between work-related factors and the carpal tunnel syndrome: a systematic review. Scand J Work Environ Health 35:19–36.

Verdugo RJ, Salinas RA, Castillo JL, et al. 2008. Surgical versus non-surgical treatment for carpal tunnel syndrome. Cochrane Database Syst Rev 4: CD001552.

Wainner RS, Fritz JM, Irrgang JJ, et al. 2005. Development of a clinical prediction rule for the diagnosis of carpal tunnel syndrome. Arch Phys Med Rehabil 86: 609–618.

Wang LY, Leong CP, Huang YC, et al. 2008. Best diagnostic criterion in high-resolution ultrasonography for carpal tunnel syndrome. Chang Gung Med J 31: 469–476.

Watkins L, Maier S. 2004. Neuropathic pain: the immune connection. Pain: Clinical Update 12(1): 1–4. Online. Available: http://iasp.files.cms-plus.com/Content/ContentFolders/Publications2/PainClinicalUpdates/Archives/PCU04-1_1390264782800_34.pdf. (Accessed 2.12.14.)

Werner RA. 2006. Evaluation of work-related carpal tunnel syndrome. J Occup Rehabil 16: 207–222.

Werner RA, Albers JW, Franzblau A, et al. 1994. The relationship between body mass index and the diagnosis of carpal tunnel syndrome. Muscle Nerve 17: 632–636.

Westerman RA, Delaney CA. 1991. Palmar cold threshold test and median nerve electromyography in carpal tunnel compression neuropathy. Clin Exp Neur 28: 154–167.

Wilbourn AJ, Gilliatt RW. 1997. Double-crush syndrome: a critical analysis. Neurology 1: 21–27.

Yugueras P, Berger RA. 2006. Anatomy of the carpal tunnel. In: Luchetti R, Amadio P (eds) Carpal tunnel syndrome. Berlin: Springer-Verlag, Ch 2, pp 10–12.

Zanette G, Marani S, Tamburin S. 2006. Extra-median spread of sensory symptoms in carpal tunnel syndrome suggests the presence of pain-related mechanisms. Pain 2122: 264–270.

Zanette G, Marani S, Tamburin S. 2007. Proximal pain in patients with carpal tunnel syndrome: a clinical neuro-physiological study. J Periph Nerv Syst 12: 91–97.

Zanette G, Cacciatori C, Tamburin S. 2010. Central sensitization in carpal tunnel syndrome with extraterritorial spread of sensory symptoms. Pain 148: 227–236.

Zyluk A. 2013. Carpal tunnel syndrome in pregnancy: a review. Pol Orthop Traumatol 78: 223–227.

Zyluk A, Waśków B. 2011. [Symptoms of the compression of median nerve in patients after fractures of the distal radius treated operatively]. Chir Narzadow Ruchu Ortop Pol 76: 189–192. [Article in Polish.]

# 其他神经卡压性疾病

Joy C, MacDermid, David M, Walton

## 流行病学

　　神经卡压性疾病可能出现在一条神经的任何部位,尽管与腕管相比,所有其他被报告的部位都不常见。上肢压迫的第二个最常见的部位是肘管处的尺神经(Mondelli et al 2005)。尺神经也可能在腕尺管处受损。据估计,从事重复性工作的工人肘管压迫的人年发病率为 0.8%(Descatha et al 2004)。一项单一的大型研究(Pascarelli & Hsu 2001)表明,上肢正中神经的电生理异常率是尺神经的 2 倍,受影响的正中神经的症状率是尺神经的 2 倍,因此导致腕管与肘管综合征的比例为 4:1(Seror & Nathan 1993)。

　　前臂近端正中神经夹闭的症状相对少见,但这却是鉴别诊断的要素之一,也是腕管综合征治疗失败的一个潜在解释。报告最多的压迫综合征是旋前圆肌综合征和前骨间神经(Kiloh-Nevin)综合征。在一个大的系列中,这些占上肢压迫综合征的 1%(Pascarelli & Hsu 2001)。

　　桡神经前臂有多个压迫部位,其中最常见的是"桡神经束"。由于对前臂桡神经压迫的诊断方法或标准几乎没有一致性,发病率/患病率还没有明确定义。在一系列与工作相关的上肢疾病患者中,7% 被诊断为患有桡动脉隧道综合征(Pascarelli & Hsu 2001)。

　　前臂发生神经压迫的风险因素与活动和个体有关。"将工具固定到位"可预测肘管狭窄的风险【优势比(OR)4.1】。肥胖(OR 4.3)也有类似的风险,同时有上肢肌腱病的存在也会增加风险(Descatha et al 2004)。性别对肘管综合征的影响已被证实,男性患肘管综合征的风险更大(Richardson et al 2001)。一项系统的综述调查了职业人群中与工作相关的生理和社会心理因素之间的暴露-反应关系,包括肘管综合征和桡动脉隧道综合征(van Rijn et al 2009)。肘管综合征的发生与"将工具保持在适当位置"(OR 3.5)相关,而手部负荷 > 1kg(OR 9),在大部分周期时间内手部静态工作(OR 5.9),肘部(OR 4.9)完全伸展(0°~45°)与桡骨隧道综合征有关。Roquelaure 等(2000)之前发现过类似的危险因素:用力超过 1kg(OR 9.1),手部静态负荷延长(OR 6)和肘关节伸展(OR 5)。

## 解剖学

### 尺神经

　　尺神经由于其位置、穿过前臂的路径以及受其位置和运动的影响而易受损伤。$C_8$ 和 $T_1$ 神经根形成臂丛内侧束,臂丛内侧束分支为尺神经和正中神经的内侧束。尺神经在上臂肱动脉内侧运动,在上臂中部穿入肌间隔,继续在三头肌内侧头上运动。在肘部,它穿过肘管,这是肱骨上髁内侧和鹰嘴之间的沟。然后神经在尺侧腕屈肌的两个头之间运动,并在前臂深部和浅部指屈肌之间向下运动。就在肘部下方,它将分支输送到尺侧腕屈肌和尺侧趾深屈肌的一半。有五个潜在的压迫部位:

1. Struthers 弓,从肱三头肌内侧头到肌间隔内侧的纤维带(纤维带仅在 70% 的人中出现)。

2. 内侧肌间隔。

3. 肘部内侧副韧带形成基底,弧形韧带(肘管支持带)形成顶部的肘管(最常见部位)。

4. 尺侧腕屈肌(Osborne 带)两头之间的腱膜。

5. 趾深屈肌与浅屈肌之间的腱膜覆盖,有时是受压迫的部位。在病例研究中,解剖变异通常被认为是神经压迫的异常原因。

肘部尺神经的平均偏移量为 5mm,以适应肩膀 30°~110° 的外展运动,或肘部 10°~90° 的运动。当手腕从伸展 60° 移动到弯曲 65° 时,手腕处的尺神经需要偏移 14mm。当手腕、手指、肘部和肩膀的所有运动结合在一起时,肘部的尺神经需要偏移 22mm,手腕的尺神经需要偏移 23mm。尺神经张力为 15% 或更大时,则发生在弯曲的肘部及伸展和径向偏差的腕部(Wright et al 2001)。对 200 名正常人进行超声检查,发现尺神经在距内上髁 11.5mm 处的纤维带区改变其运动路线。动态研究表明,在肘部弯曲时,27% 的人的神经移到了上髁的尖端,而 20% 的人的神经向前移位(Okamoto et al 2000)。有人认为,运动时神经半脱位可能导致肘管综合征。

在手腕处,尺神经在尺侧腕屈肌腱外侧和尺动脉内侧的屈肌支持带上方运行。在近端腕骨处,它在尺管入口处的鱼状骨和钩状骨之间行进(骨管顶部由连接这两块骨头的横腕韧带延伸形成)。尺神经远端隧道内的尺神经有三个区域,定义如下:

1 区:尺神经近分叉处

2 区:深支

3 区:表面分支

肩胛背动脉供给小指展肌,然后穿过屈小指肌的一个头,供给该肌肉,然后穿过供应小指对掌肌,绕着钩骨进入掌中部空间并供应其他手部肌肉。这些解剖区域与临床症状相关。第 1 区之后,神经分叉为浅支和深支。这些末梢分支包括:手掌尺侧和掌侧 1½ 表面的浅表皮肤分支,靠近钩骨的深运动分支,以及支配小鱼际肌肉的深分支,第 3 和第 4 蚓状肌,以及拇收肌,骨间肌和拇短屈肌。根据尺管内

的确切受压部位,小指展肌或小指展肌和屈小指肌均可幸免。小指对掌肌,连同骨间组织、第 3 和第 4 蚓状肌以及拇收肌总是受到影响。1 区压迫患者可出现运动性、感觉性或混合性损伤,2 区仅出现运动性损伤,3 区仅出现感觉性损伤。深支压迫是最常见的,通常发生在小鱼际肌纤维弓的层面上。远端管也是腕部神经节最常见的部位。

## 桡神经

桡神经是臂丛(后索)的最大分支,接收来自 $C_6$、$C_7$ 和 $C_8$(有时是 $T_1$)的纤维。它穿过背阔肌,深入腋动脉,经过大圆肌下缘,绕着肱骨,然后进入长头和内侧头之间的肱三头肌。它沿着肱骨螺旋槽前进,刺穿外侧肌间隔,在肱肌和肱桡肌之间穿过,位于肱骨外侧髁前。肱桡肌和桡骨腕伸肌的分支在肘部附近。肘肌接收到一个分支,然后神经分为浅支和深支。桡侧腕短伸肌(ECRB)的神经支配来自桡神经或后骨间神经。单纯感官的浅支在前臂肱桡肌的覆盖下运行。近桡骨茎突的顶端 8cm 处,神经刺穿肱桡肌内侧筋膜,位于伸肌腱背部。它分为支配桡腕关节的内侧支和外侧支(前臂外侧皮神经有不同的重叠)、背侧桡手和约中指骨水平的桡骨 3½ 指背。

深支,即后骨间神经(PIN),绕着桡骨外侧,通过旋后肌的肌肉纤维,缠绕在前臂的背侧。然后它分为内侧和外侧分支,每一个分支提供不同的伸肌。在进入旋后肌腱弓前,后骨间神经供给桡侧腕短伸肌和旋后肌。旋后肌腱弓是位于旋肌近端起点的纤维腱结构,也是桡神经最常见的夹闭部位。在 25% 的个体中,后骨间神经实际上接触到了与二头结节相对的桡骨背面;因此,位于桡骨背侧表面高处的骨折固定(钢板)可能会夹持下方的神经。最常见的压迫部位在旋后肌。然而,近端病变应怀疑为肱骨骨折。与骨折相关的桡神经麻痹更常见于肱骨中三分之一处或中下三分之一交界处骨折(Holstein-Lewis 骨折)后。神经也可以被外侧膜间隔压迫。较不常见的压迫部位包括三头肌外侧头的纤维弓和副肩胛下圆肌-阔肌。

后骨间神经综合征的病因与桡动脉隧道综合征相似。后骨间神经压迫最常见的是与旋后肌腱弓的腱性肥大和桡小头关节囊的纤维增厚有关。病变,如脂肪瘤、滑膜囊肿、类风湿性滑膜炎或血管瘤,可能是病因,在症状对机械性力量没有可预测反应时应当考虑。与重复和强烈的仰卧起坐有关的爱好或

职业容易使人产生神经病变。前臂弯曲表面的慢性创伤也会造成问题。拐杖,包括前臂环,不适当地放置在前臂支撑(例如网球肘)或紧身衣,可能造成这样的外部压迫。

压迫影响支配桡腕伸肌和桡感觉神经的分支。从旋后肌出来后,神经在分叉为内侧和外侧分支前可能受到压迫,导致指伸肌完全瘫痪,手腕背侧偏斜,继发于尺侧腕伸肌麻痹。如果在神经分叉后发生压迫,肌肉会发生选择性麻痹,这取决于所涉及的分支。内侧支受压导致尺侧腕伸肌、小指伸肌和手指伸肌瘫痪。侧支受压可导致拇长展肌、拇长伸肌和拇短伸肌及示指伸肌瘫痪。其他可能的病因包括创伤(Monteggia 骨折)、滑膜炎(类风湿)、肿瘤和医源性损伤。

Wartenberg 综合征,或桡感觉神经夹闭,是独特的,因为它有独立的感官症状。隐匿性起病可能与拇指腱鞘炎有关。急性发作可能发生在术后损伤、外部压迫或手腕桡骨方面的创伤之后。压迫的解剖位置与神经从肱桡肌下的皮下位置到腕关节桡侧长伸肌上的皮下位置的转移相对应。有了内旋,这两块肌肉可以产生剪刀状的效果,压迫桡感觉神经。

## 正中神经

正中神经起源于臂丛的外侧和内侧索,并与臂内侧的肱动脉一起在肱二头肌和肱肌之间运动。在上臂,它在动脉的外侧,然后向前穿过肘窝内侧的动脉,在肱肌插入点的前面深入二头肌。正中神经在经过肘关节时在上臂发出关节支,然后穿过旋前圆肌的两个头。它支配旋前圆肌、桡侧腕屈肌和指浅屈肌,然后在指深屈肌和桡侧腕屈肌之间出现之前,在指浅屈肌和桡侧腕屈肌之间移动。正中神经穿过前臂时发出两条分支:骨间前支与骨间前动脉相连,并支配拇长屈肌和第二和第三指的指深屈肌,最后支配旋前方肌。正中神经的掌部皮肤支出现在前臂的远端,向掌部皮肤的侧面(但不包括手指)提供感觉神经支配。

前臂正中神经的压迫可能是由于肱二头肌的解剖变化(髁上突、Struthers 韧带、肱二头肌腱膜)或旋前肌、指屈肌的过度使用/紧绷造成的。在较低的频率下,可发现长屈肌(Ganzer 肌)或持续性中动脉的异常副头。正中神经外压较少见的原因是慢性室间隔综合征或远端二头肌腱(或二头肌腱滑囊炎)部分断裂。正中神经最常见的压迫部位是旋前圆肌深头腱源。

## 病理学

神经压迫可以直接发生在解剖结构上,如上所示。此外,神经的重复或急性损伤可能导致微血管(缺血)改变、水肿或髓鞘损伤以及髓鞘和神经轴突膜的结构改变。轴突的沃勒变性(Wallerian degeneration)和神经肌肉接点的永久性纤维化改变可能会阻止受压后神经的完全恢复。Seddon 将神经损伤分为三类:

- 神经失用症:暂时性发作,神经或其鞘无中断——预计会完全恢复。
- 轴突损伤:轴突破坏,但施万鞘(Schwann sheath)维持。在这种情况下,预期会出现运动、感觉和自主效应,恢复可能是完整的,也可能是不完整的。
- 神经断伤:神经和鞘损伤和不完全恢复是常见的。

神经纤维不会受到均匀的影响,但取决于它们与压迫源的距离。表面上的纤维容易受到压迫的冲击,而中心纤维相对较少受到冲击。由于大直径、高髓鞘纤维比低髓鞘纤维对压迫更敏感,因此它们受到的影响更大。这就解释了神经压迫障碍中较早且较明显的轻触(振动)敏感性损害。轻微的压迫会产生短暂的传导和轴浆流的中断,这可能只在刺激性的操作中才明显。在慢性压迫中,节段性脱髓鞘导致传导减慢和更持久的症状。随着进展,轴裂发生在压缩节段和远端沃勒变性发生。据报告,引起神经改变的临界阈值压力为 30mmHg(Mackinnon 2002)。

## 诊断

神经压迫表现为包括混合神经的神经感觉和运动功能丧失。桡管和远端感觉神经压迫是这些症状可能分别发生的例子。一般来说,运动症状的进展可能从感觉笨拙或疼痛开始,然后进展到肌肉力量和耐力的大量丧失。当病人发现虚弱时,握力的大幅下降通常是可以测量的。肌肉萎缩是典型的迟发性发现。感觉异常往往从与疼痛相关的位置性或活动性感觉不良发展为持续性症状。在后期,麻木可能是非常深刻的,以至于疼痛和感觉都不如早期那么明显。感觉异常首先是在振动或触觉阈值中检测到的,然后出现在鉴别触觉测试中,例如两点鉴别。表 51.1~51.3 根据神经卡压部位分别显示临床症状、特殊检查及常见鉴别诊断。

**表 51.1 根据神经卡压部位进行特殊检查**

| | 尺神经 | | 正中神经 | | 桡神经 | |
|---|---|---|---|---|---|---|
| | 肘管综合征 | 腕部尺管综合征 | 骨间前神经综合征 | 桡管综合征 | 骨间后神经综合征 | 远端感觉桡神经综合征（Wartenberg 综合征） |
| 症状范围 | 肘内侧 第 5 指和第 4 指尺侧的一半 | 4、5 指的掌心方向-背部方向应有感觉 | 前臂掌侧近端定位不佳 | 外侧上髁远端约 5cm（2 英寸） | 在旋后肌腱弓上 | 桡骨 3½ 指的背侧，远至指间关节的近端。甲下范围[a] 应予以保留 |
| 症状特点 | 疼痛、麻木或刺痛、虚弱 | 可能是任何的疼痛、麻木或刺痛、虚弱 | 疼痛和/或虚弱 | 疼痛、疲劳、虚弱 | 虚弱 | 疼痛、麻木或刺痛 |
| 运动表现 | 握或捏力虚弱 可能有 Froment 征[b] 可能有 Wartenberg 征 可能有示指和中指交叉困难 第 1 节骨间背侧、第 4 和第 5 节指间小外展肌和指深外展肌无力 | Froment 征[b] Wartenber 征[c] 手背肌、手掌间肌和鱼际肌无力[d] | 第二指长屈肌和指深屈肌无力，受影响的人将无法通过将拇指尖和示指捏在一起形成一个圆圈 | 早期无明显肌无力[e] | 如果完全瘫痪，患者将无法在掌指关节处伸出拇指或手指。也会有困难或无法在中立或尺骨位置伸展手腕[f] | 没有明显的肌肉无力 |

[a] 指甲正下方的部位。
[b] 通常的测试方法是让病人用拇指和示指夹住一张纸，然后检查者把它拉开。尺骨神经麻痹时，不能夹纸，或拇长屈肌走行中段过度屈曲表现（第一指间关节屈曲）被认为是尺神经麻痹阳性表现。
[c] 第五指的外展和伸展。
[d] 小指对掌肌，小指展肌，小指短屈肌。
[e] 桡神经长时间压迫可导致前臂桡神经支配肌包括指伸肌、拇长伸肌、短伸肌和尺侧腕伸肌无力。如果出现虚弱，通常称为骨间后神经综合征。
[f] 供应 ECRB 和 ECRL 的分支通常在进入旋后肌腱弓前从桡神经上脱落，因此不受影响。

**表 51.2 根据神经卡压部位进行特殊检查**

| 尺神经 | | 正中神经 | | 桡神经 | |
|---|---|---|---|---|---|
| 肘管综合征 | 腕部尺管综合征 | 骨间前神经综合征 | 桡管综合征 | 骨间后神经综合征 | 远端感觉桡神经综合征（Wartenberg 综合征） |
| 尺神经偏压的上肢神经动力检测阳性 肘管阳性 Tinel 征[a] 肘关节外展试验阳性[b] 肘管压痛或痛觉过敏[c] | 尺神经偏压的上肢神经动力检测阳性 腕部尺管上的阳性 Tinel 征 | 正中神经偏压的上肢神经动力测试阳性 旋前圆肌的深触诊的两个头可能会重现症状 | 桡神经偏压的上肢神经动力测试阳性 径向隧道的压痛[d] 疼痛，第三位手指伸不开 前臂活动性或阻力性旋后腕关节活动时可能会再现疼痛。 | 桡神经偏压的上肢神经动力检测阳性 极度内旋性疼痛 径向隧道压痛 疼痛，第三位手指伸不开 前臂活动性或阻力性旋后腕关节活动时可能会再现疼痛 | 桡神经偏压的上肢神经动力检测阳性 SRNE 出口处的阳性 Tinel 征[e] 当拇指和第二个手指紧紧捏在一起时，症状会更加明显 极度内旋可能会引起疼痛 |

[a] 在没有症状的人中，肘管处的尖齿征阳性并不少见。
[b] 手肘弯曲超过 90°，前臂向上仰，手腕伸展。阳性试验是 60 秒内再现疼痛或不适。肩部外展症状可能会更加明显。
[c] 内上髁和鹰嘴之间。
[d] 距外上髁约 5cm（2 英寸）。
[e] 在肱桡肌和桡侧腕伸肌之间，大约三分之二的距离向下延伸到前臂。SRN=感觉桡神经支。

表 51.3　根据神经卡压部位进行特殊检查

| 尺神经 | | 正中神经 | | 桡神经 | |
|---|---|---|---|---|---|
| 肘管综合征 | 腕部尺管综合征 | 骨间前神经综合征 | 桡管综合征 | 骨间后神经综合征 | 远端感觉桡神经综合征（Wartenberg 综合征） |
| $C_8/T_1$ 根部病变<br>腕部尺管综合征<br>胸廓出口综合征<br>外翻韧带不稳定<br>系统性糖尿病、酒精中毒<br>泛发性肿瘤<br>内上髁骨折 | $C_8/T_1$ 根部病变<br>腕管综合征<br>胸廓出口综合征<br>系统性糖尿病、酒精中毒<br>肺上沟癌 | 屈指深度撕脱<br>侧索损伤<br>$C_8$ 神经根病变（罕见）<br>Parsonage-Turner 综合征 | 肱骨外上髁炎<br>臂丛神经损伤<br>$C_5 \sim C_6$ 神经根病变 | $C_5 \sim C_8$ 神经根病变<br>肱骨外侧上髁炎<br>指伸肌断裂 | 拇指腱鞘炎<br>臂丛神经损伤<br>$C_5 \sim C_8$ 神经根病变 |

## 尺神经

尺神经的主要症状是麻木和/或刺痛，主要表现在小指，但整个神经分布感觉功能丧失。疼痛和手功能丧失是常见的报告。弯曲姿势（和夜间）会加重症状。感觉和运动障碍是可变的，建议在手术前进行电诊断（Nakazumi & Hamasaki，2001）。尺神经病变并逐渐非创伤性发作的患者可能报告有重复性肘关节弯曲或肘关节长期停留在坚硬表面的病史。肘关节屈曲导致肘管狭窄，是由于弓状韧带的牵引和内侧副韧带的隆起。肘部弯曲也可能通过增加神经内压而导致损伤。随着外膜的瘢痕形成和粘连，伸长加强了轴突的束缚作用。这些影响可能会在晚上病人睡觉肘部弯曲时加重。

手的感觉和运动检查显示握力减弱，鱼际肌肉萎缩和捏肌无力（拇收肌）。受累肌肉萎缩最容易在第一个背侧骨间区观察到。不能交叉手指可能表明骨间无力，尽管也可以使用手动肌肉测试。无名指和小指的尺侧腕屈肌和指深屈肌通常不受影响。特别的测试包括弗罗曼夹纸征，当用拇指和示指夹住一张纸时，可以看到明显的拇指指间弯曲（IP），因为拇长屈肌被用来稳定纸张，而不是代替不存在的加合力。如果尺神经受到中指后下方的影响，可能会产生尺爪（祝福之手）畸形，因为第四和第五指的掌指关节被长伸肌过度伸展（由于这些手指的弱蚓状肌使其缺乏平衡），并且长度剩余的指深屈肌张力产生了指节间关节的弯曲。如果前臂正中上方尺神经受损，由于指深屈肌也受到影响，所以不会发生钳伤。畸形通常意味着更严重的压迫。

感官评估应包括触觉阈值或振动检测，以检测较轻的压迫。也可以使用 Tinel（叩诊）试验，但是考虑到神经的浅表性质，单独的阳性测试不应被视为尺神经病变的最终证据，因为有 24% 的无症状人群报告了这种情况（Rayan et al 1992）。尽管证据有限，压迫试验（尺神经上方的指尖压力）可能更准确。在一项小型研究中，据报道，在肘管综合征诊断中，最敏感的激发试验是肘部屈伸加上尺神经压迫。刺激性试验包括持续的肘关节弯曲，如果在 1 分钟内出现症状，则为阳性。使用 Rayan 的 4 个位置对 216 个肘关节进行弯曲试验的研究表明，1 分钟时的假阳性率为 3.6%，3 分钟时的假阳性率为 16.2%（Rosati et al 1998）。

如果腕部尺神经受损，则可通过敲击腕部尺管获得 Tinel 反应（电刺激、射入或刺痛神经分布）。腕关节屈曲试验（通常用于腕管综合征）在无名指和小指上产生感觉也是一个积极的发现。无论是触诊还是观察，都应该用来检查钩骨是否有异常，或是否有显示神经节或肿块。有"锤击或手掌反复受伤"的病史并不罕见。典型的表现是一个年轻男子的小鱼际肌和骨间出现无痛性萎缩，大鱼际组除外。可能出现尺侧 1½ 指的感觉丧失和疼痛。远端尺侧受压可区分为手的背侧不受压，而肘管受压感觉受无名指尺侧半背侧和小指尺侧的影响。这是因为在进入腕部尺管之前离开尺神经的背侧皮支，如果只压迫腕部尺管，就不会受到影响。

## 桡神经

桡管综合征的特征是桡骨头区域前臂前外侧近端疼痛，可因反复肘伸或前臂旋转而加重。桡动脉隧道综合征的症状可能与外侧上髁炎的症状相似

（Henry & Stutz 2006），尽管最大的压痛通常位于外侧上髁远端的四指宽处，而不是直接位于其顶部。在尸体研究的基础上，提出了一种桡动脉隧道临床试验，包括在前臂前部构建 9 个相等的正方形，并记录引起压痛的正方形；在桡动脉隧道综合征中，压痛（由于后骨间神经压迫）仅限于侧柱（穿过两个或三个横向正方形）（Loh et al 2004）。症状可以通过伸展肘部和前臂内旋来重现。另外，抵制主动旋伸的长指会引起疼痛（中指测试）。压迫试验是指拇指在桡动脉隧道上进行压迫（类似于腕管压迫），如果出现症状或肌肉疼痛，则为阳性。据报道，这已被报道为桡动脉隧道综合征中最一致的发现（Rinker et al 2004）。

后骨间神经综合征表现为腕关节和指伸肌无力或瘫痪。疼痛可能存在，但通常不是主要症状。由于腕关节桡侧伸肌被保留，而尺侧腕伸肌和指间关节伸肌受累，腕关节主动伸展的尝试往往导致背侧偏斜无力。这些病人没有感觉障碍。肌肉测试应包括掌指关节的伸展，这将是薄弱的，而指间伸展保持完整，因为对蚓状肌神经（尺神经）的支配将被保留。由于示指伸肌（EIP）和小指伸肌中的伸肌独立于手指伸肌，且分别受神经支配，因此示指和小指受到的影响小于第三和第四指的伸肌。中间两个手指难以伸展，而示指和小指能伸展（角的标志，sign of horns），这就暗示着后骨间神经被压迫。

桡侧感觉神经压迫的患者抱怨前臂远端疼痛，并伴有桡侧手背侧的感觉异常。他们经常报告当手腕运动或紧紧捏拇指和示指时症状会更加明显。这些患者在桡侧感觉神经上表现出阳性的 Tinel 信号和局部压痛感。前臂内旋过度可能导致阳性 Tinel 征。这些病人中有很高比例的检查结果与拇指腱鞘炎一致，滑膜炎可能是压迫神经的一个因素。因此，需要仔细检查，从共存的病理区分孤立诊断的任何情况。在这两种情况下，Finkelstein 试验结果可能都是阳性的，但当桡侧感觉神经受压时，定量感觉测试将能发现受损情况。

## 正中神经

旋前圆肌综合征患者通常会抱怨前臂旋转加剧的疼痛。与腕管患者不同，这些症状在夜间并不严重。中指受压是由于感觉运动障碍影响拇指、示指和长手指，有时还会出现"环裂"现象，即无名指外侧与内侧不同。如果手掌受到影响，则会增加压迫靠近腕管的概率。肌肉测试应尝试区分潜在的压迫

结构，包括肱二头肌腱膜（抗旋和弯曲）、指浅屈肌（中指的独立屈曲使指浅屈肌的纤维弓处的夹持水平固定）和旋前肌（内旋和腕关节屈曲）。用拇指在旋前肌上产生压力并在 30 秒内产生异感的压迫试验是诊断性的。通过检查桡神经（即腕伸肌和三头肌）的 $C_6/C_7$ 部分所支配肌肉的功能，可以确定 $C_6/C_7$ 神经根病变的鉴别诊断。

前骨间神经（AIN）的受累可与正中神经区别开来，因为它主要是一个运动神经，除了到桡尺远端和腕关节的感觉分支。后者可能导致腕关节疼痛，并伴有这种综合征；然而，无感觉减退。前骨间神经（AIN）提供拇长屈肌、指深屈肌的侧半部分和旋前肌象限。更常见的误诊是指深屈肌撕脱，因为终端关节屈曲的损失可以解释为肌腱完整性的损失。前骨间神经综合征患者主要抱怨虚弱，而旋前肌综合征患者可能出现疼痛和感觉减退症状，这些症状可能与腕管综合征患者相混淆。

## 预后

神经损伤的程度会影响上述症状和预后。一般而言，电诊断发现的严重压迫、萎缩、两点辨别改变和持续性麻木表明神经损伤更严重，预后较差。Dellon 等（1993）对 128 名非手术治疗肘管综合征的患者进行了随访。5 年后，只有 89% 的症状患者、67% 的感觉运动阈值异常患者和 38% 的感觉运动神经支配密度异常患者没有进行手术。肘部损伤史明显加重预后（$P < 0.02$），但预处理后的电诊断结果无明显差异。对于进行肘管松解术的患者，如果在 3 天内开始物理治疗，而不是延迟治疗 14 天，效果会更好（Warwick & Seradge 1995）。

## 保守治疗

### 一般治疗原则

由于本章所讨论的大多数神经压迫综合征是不多见的，因此缺乏关于最佳治疗方法的高质量证据。因此，研判常见的压迫性神经病变（如腕管综合征）中所采用的特定技术的有效性是必要的，也会影响对这些推荐方案的可信度。治疗方案一般选择针对特定目标的各种技术，例如：改变导致神经受压或损伤的因素，促进神经恢复，增强神经滑脱，促进正常皮质重组。

技术通常用于减少静态（压迫）姿势，重复性创伤或外力。下面每种综合征都讨论了需要避免的具体位置/活动。仔细检查可收缩结构和插入结构可以描绘出压缩源。当肌肉肥大是一个促进因素时，这些肌肉的加强可能会加重症状。为了减少位置神经的压迫，需要加强肌肉的姿势调整。肌肉耐力对于防止活动性水肿或导致压迫的异常运动模式可能很重要。为了减少与炎症相关的压迫，可能需要休息，但缺乏肌肉伸展能力可能会加重症状。可能需要休息来减少与炎症相关的压迫，但肌肉伸展性不足可能会加重症状。因此，需要仔细检查潜在的部位/病因，以便定制每个患者的休息/运动/调整策略。活动的一般进展将从休息和轻柔的神经滑动运动以减轻症状，到侧重于恢复肌肉和神经长度延展性的治疗，最后到功能/姿势的再强化/再平衡。在整个治疗过程中，一个重要的目标是确保在功能性和职业性任务中使用适当的身体力学和肌肉补充。

神经恢复主要是通过消除神经周围压迫力，并使身体修复仍能存活的神经纤维来促进的。用辅助药物促进这种恢复可以促进这一过程或用于促进神经活动。低剂量的超声波（$1.0 W/cm^2$），持续时长（15分钟/次，5次/周，2周；然后2次/周，5周），治疗6个月后，腕管综合征患者的神经传导速度均得到改善（Ebenbichler et al 1998）。相反，在较短的时间间隔内增加剂量并没有显示出效果。用地塞米松和利多卡因离子导入法对一项小型试验中夹板固定失败的患者进行腕管综合征的治疗，11/19的患者痊愈（Banta，1994）。另一项试验表明，在轻中度病例中，10种离子导入和超声治疗对减轻症状有效（Dakowicz & Latosiewicz 2005）。

神经在前臂不同结构间滑动的能力在上述解剖部分中得到了强调。因此，有人建议"神经滑动技术可以提高神经的活动性，同时产生更少的张力"（Coppieters & Alshami 2007）。一种鼓励神经活动的方法被认为是有益的，但目前的临床试验仅限于那些使用此类运动作为夹板辅助的试验，这些试验往往动力不足（Coppieters et al 2004；Pinar et al 2005；Baysal et al 2006；Svernlov et al 2009）。（关于神经动力学的讨论见第64章）。有原理（5级证据）表明，对症状的肌肉运动性、激活性和位置作用进行详细检查是物理治疗专家的特色，依据这个原理，可以识别需要特定活动的结构，尽管这在临床试验中仍然很难研究。

## 尺神经

治疗肘管综合征的主要方法是夜间定位、活动矫正（Padua et al 2002）、伸展时用夹板固定肘部和进行神经滑动运动。尽管定制的硬热塑性夹板很常见，但依从性可能是一个问题，限制完全弯曲的软性夹板可能更适合患者。从便宜的现成材料（氯丁橡胶和其他材料）或自制方法（例如用于制作袖子和弹性垫块的一双袜子）到定制的个性化软垫矫形器。

行为变化应包括避免压迫（例如，依靠肘部、肘部弯曲、肘部外部压力）和重复弯曲或任何极端位置的活动。办公室工作人员可能需要工作站评估，以及姿势和人体工程学培训。

神经活动如果进展缓慢可能是有用的，但应注意避免过度的活动，这可能会通过牵引尺神经而造成伤害。有经验证据表明，滑动技术导致肘部尺神经的偏移量比张力技术（8.3mm对3.8mm）导致肘部尺神经的偏移要大得多，而且这种较大的偏移量对应着更小的张力（Coppieters & Butler，2008）。特定肌肉的不同伸展（FDS）也可以增加活动性。虽然强度可能会降低，功能目标可能表明需要提高强度，但治疗师应谨慎锻炼，因为加强锻炼有可能增加压迫的因素。

保守处理的证据很少，也没有定论。最近的一项小型试验表明，75%的轻度到中度尺神经病变患者在6个月内改善，但夹板和神经滑动对活动矫正没有附加的好处（Svernlov et al 2009）；在这项对70名患者的试验中，缺乏动力的可能性是巨大的，但它确实表明需要更多的证据。具有轻微变化的自然恢复的可能性（Szabo & Kwak，2007）表明，应首先积极地实施恢复的改进和评估。如果未能对更全面的物理治疗方案做出反应表明需要外科手术治疗（Robertson & Saratsiotis 2005；Lund & Amadio 2006）。

## 桡神经

缺乏保守处理和径向隧道有效性的证据（Huisstede et al 2008）。潜在的压迫结构的移动和肌肉及肌腱的差异移动可能是有用的。工作站的人体工程学变化可能包括倾斜/分开或修改键盘，以减少过度旋转或极端手腕定位。组织压力表明肘关节弯曲、旋后和腕关节伸展的位置对桡动脉隧道的压力和张力最小。这是不起作用的，但患者可能会受益于手腕支撑，将手腕放在适度的手腕伸展位置，在运动过程中，得到关于避免前臂旋转和肘部伸展位置的建议。考虑到桡神经症状可与外侧上髁炎混淆，对于症状未得到改善或桡肱骨黏液囊炎反力支撑恶化的患者,应重新评估潜在的桡管综合征,并在必要时改用腕关节伸展夹板。

## 正中神经

减少正中神经刺激的活动变化包括防止前臂反复旋转和过度用力抓握。虽然还没有证明这一点的必要性(Lee & Lastayo 2004),但有时会在短时间内使用保持向内旋的休息夹板。压迫性疾病的特性表明,积极调整方案更为重要。前旋圆肌的伸展和神经的滑动可能是有用的。

## 小结

由于解剖、生物力学或外力的作用,前臂的神经可能会受损。通过肌肉测试和感官检查应发现受影响的神经和最可能的压迫部位。定量测量肌肉力量和感觉检测阈值是准确诊断和监测治疗进展的必要条件。一种减轻压迫力、促进神经愈合、恢复正常滑行、使用体位和皮质再训练来规范解剖平衡和神经反应解释的治疗方案,并教导患者在工作和行为中积极识别潜在的压迫源(以及如何适当地改变压迫现象),对于轻度到中度的神经压迫病例应该是成功的。晚期压迫可能需要手术解除,早期的物理治疗也需要被指示。关于物理治疗技术或方案的证据的质量和数量都不够,需要研究特定干预因素对神经功能的直接影响以及物理治疗方案在较长时期内对整体功能的影响。

(鲍捷 译,林武剑　江雪 审,

马明　王于领 校)

## 参考文献

Banta CA. 1994. A prospective, nonrandomized study of iontophoresis, wrist splinting, and anti-inflammatory medication in the treatment of early-mild carpal tunnel syndrome. J Occup Med 36: 166–168.

Baysal O, Altay Z, Ozcan C, et al. 2006. Comparison of three conservative treatment protocols in carpal tunnel syndrome. J Clin Prac 60: 820–828.

Coppieters MW, Alshami AM. 2007. Longitudinal excursion and strain in the median nerve during novel nerve gliding exercises for carpal tunnel syndrome. J Orthop Res 25: 972–980.

Coppieters MW, Butler DS. 2008. Do 'sliders' slide and 'tensioners' tension? An analysis of neurodynamic techniques and considerations regarding their application. Man Ther 13: 213–221.

Coppieters MW, Bartholomeeusen KE, Stappaerts KH. 2004. Incorporating nerve-gliding techniques in the conservative treatment of cubital tunnel syndrome. J Manipulative Physiol Ther 27: 560–568.

Dakowicz A, Latosiewicz R. 2005. The value of iontophoresis combined with ultrasound in patients with the carpal tunnel syndrome. Rocz Akad Med Bialymst 50: 196–198.

Dellon AL, Hament W, Gittelshon A. 1993. Nonoperative management of cubital tunnel syndrome: an 8-year prospective study. Neurology 43: 1673–1677.

Descatha A, Leclerc A, Chastang JF, et al. 2004. Incidence of ulnar nerve entrapment at the elbow in repetitive work. Scand J Work Environ Health 30: 234–240.

Ebenbichler GR, Resch KL, Nicolakis P, et al. 1998. Ultrasound treatment for treating the carpal tunnel syndrome: randomised 'sham' controlled trial. BMJ 316: 731–735.

Henry M, Stutz C. 2006. A unified approach to radial tunnel syndrome and lateral tendinosis. Tech Hand Up Extrem Surg 10: 200–205.

Huisstede B, Miedema HS, van Opstal T, et al. 2008. Interventions for treating the radial tunnel syndrome: a systematic review of observational studies. J Hand Surg Am: 33 72–78.

Lee MJ, LaStayo PC. 2004. Pronator syndrome and other nerve compressions that mimic carpal tunnel syndrome. J Orthop Sports Phys Ther 34: 601–609.

Loh YC, Lam WL, Stanley JK, et al. 2004. A new clinical test for radial tunnel syndrome, the Rule-of-Nine test: a cadaveric study. J Orthop Surg 12: 83–86.

Lund AT, Amadio PC. 2006. Treatment of cubital tunnel syndrome: perspectives for the therapist. J Hand Ther 19: 170–178.

Mackinnon E. 2002. Pathophysiology of nerve compression. Hand Clin 18: 231–241.

Mondelli M, Giannini F, Ballerini M, et al. 2005. Incidence of ulnar neuropathy at the elbow in the province of Siena (Italy). J Neurol Sci 234: 5–10.

Nakazumi Y, Hamasaki M. 2001. Electrophysiological studies and physical examinations in entrapment neuropathy: sensory and motor functions compensation for the central nervous system in cases with peripheral nerve damage. Electromyogr Clin Neurophysiol 41: 345–348.

Okamoto M, Abe M, Shirai H, et al. 2000. Morphology and dynamics of the ulnar nerve in the cubital tunnel. Observation by ultrasonography. J Hand Surg Br 25: 85–89.

Padua L, Aprile I, Caliandro P, et al. 2002. Natural history of ulnar entrapment at elbow. Clin Neurophysiol 113: 1980–1984.

Pascarelli EF, Hsu YP. 2001. Understanding work-related upper extremity disorders: clinical findings in 485 computer users, musicians, and others. J Occup Rehabil 11: 1–21.

Pinar L, Enhos A, Ada S, et al. 2005. Can we use nerve gliding exercises in women with carpal tunnel syndrome? Adv Ther 22: 467–475.

Rayan GM, Jensen C, Duke J. 1992. Elbow flexion test in the normal population. J Hand Surg Am 17: 86–89.

Richardson JK, Green DF, Jamieson SC, et al. 2001. Gender, body mass and age as risk factors for ulnar mononeuropathy at the elbow. Muscle Nerve 24: 551–554.

Rinker B, Effron CR, Beasley RW. 2004. Proximal radial compression neuropathy. Ann Plast Surg 52: 174–180.

Robertson C, Saratsiotis J. 2005. A review of compressive ulnar neuropathy at the elbow. J Manipulative Physiol Ther 28: 345

Roquelaure Y, Raimbeau G, Dano C, et al. 2000. Occupational risk factors for radial tunnel syndrome in industrial workers. Scand J Work Environ Health 26: 507–513.

Rosati M, Martignoni R, Spagnolli G, et al. 1998. Clinical validity of the elbow flexion test for the diagnosis of ulnar nerve compression at the cubital tunnel. Acta Orthop Belg 64: 366–370.

Seror P, Nathan PA. 1993. Relative frequency of nerve conduction abnormalities at carpal tunnel and cubital tunnel in France and the United States: importance of silent neuropathies and role of ulnar neuropathy after unsuccessful carpal tunnel syndrome release. Ann Chir Main Memb Super 12: 281–285.

Svernlov B, Larsson M, Rehn K, et al. 2009. Conservative treatment of the cubital tunnel syndrome. J Hand Surg Eur 34: 201–207.

Szabo RM, Kwak C. 2007. Natural history and conservative management of cubital tunnel syndrome. Hand Clin 23: 311–313.

van Rijn RM, Huisstede BM, Koes BW, et al. 2009. Associations between work-related factors and specific disorders at the elbow: a systematic literature review. Rheumatology (Oxford) 48(5): 528–536. doi: 10.1093/rheumatology/kep013.

Warwick L, Seradge H. 1995. Early versus late range of motion following cubital tunnel surgery. J Hand Ther 8: 245–248.

Wright TW, Glowczewskie F, Cowin D, et al. 2001. Ulnar nerve excursion and strain at the elbow and wrist associated with upper extremity motion. J Hand Surg Am 26: 655–662.

# 第52章

# 腕和手复位手法和关节松动术

Peter A. Huijbregts，Freddy M. Kaltenborn，Traudi Baldauf Kaltenborn

## 概述

治疗师使用关节松动技术和复位技术减少疼痛，提高关节活动度（ROM）（Kaltenborn et al

2007）。Kaltenborn 等（2007）从病因学的角度，将关节活动受限分为关节周、关节外、关节内或联合的活动受限。对于神经肌肉、惰性结构（包括皮肤、支持带和瘢痕组织）和关节外结构（关节囊和韧带）的获得性短缩所致的关节周活动受限，最好使用持续性关节松动技术，然而，对于肌肉高张力所致的关节周活动受限，神经生理学抑制技术有最好的治疗反应。关节内活动受限最好使用从休息体位开始的复位技术（牵引）（Kaltenborn et al 2008）。

Kaltenborn 等（2007）描述的关节松动等级指引着诊断和管理（图52.1）：

- Ⅰ级是非常小的牵引力，可以降低关节内正常的压力。
- Ⅱ级占据松弛的范围，关节对被动运动首先有非常小的阻力（松弛区域），然后随着组织紧张有更多阻力（过渡区域），最后有显著的阻力，亦称为首次停止。
- Ⅲ级出现于首次停止之后，软组织变得紧绷，关节对被动运动的阻力在这个运动范围内急速增加。

关节发生功能障碍后，不同关节松动等级所致的预期正常位移和末端阻力都会发生变化。在检查、关节松动技术和复位技术中使用的Ⅰ级牵引松动可以促进关节滑动，我们将在后文分享它的应用。Ⅰ级区域和Ⅱ级的松弛区域是缓解疼痛的治疗区域。可以使用Ⅱ级的关节松动技术治疗无软组织短缩的关节活动受限（Kaltenborn et al 2007）。对于因关节囊韧带结缔组织短缩所致的关节外活动受限，最好用非冲击式的Ⅲ级关节松动。冲击式的复位技术用于关节内活动受限的诊断和管理（Kaltenborn et al 2008）。至今，这些关节内活动受限的具体性质仍然未知，但是在临床上患者表现出关节活动度受限、更早的首次停止、异常的末端感觉、牵引和关节内滑动感受到的全关节活动阻力的改变（可能是因为轻微关节错位或因滑液改变所致的黏结与粘连），以及

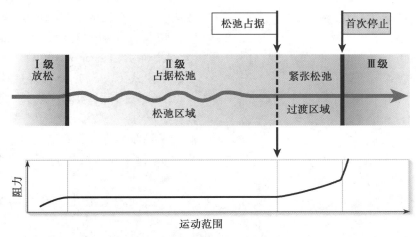

**图 52.1　Kaltenborn 的关节松动等级**（Redrawn from Kaltenborn et al 2007, with permission.）

可能因关节内敏感性结构的嵌顿引起的挤压疼痛。

Mulligan（2004）没有提出组织错位的位置，但是建议"轻微关节错位"作为一种关节功能障碍的病因学，这种病因学对动态关节松动术（mobilization with movement, MWM）有指导治疗的意义。运用 MWM 的治疗师施加持续的附属滑动、长轴旋转或者它们的结合，同时病人主动地做出平时疼痛的运动（见第 31 章，更多关于肩关节 MWM 的讨论）。Kaltenborn 方法和 Mulligan 方法的核心是强调正常关节滚动-滑动运动的滑动成分的重建（Exelby 1996）。核心也是强调被定义为贯穿凹关节表面的治疗平面。平动技术包含牵引、挤压和滑动技术，牵引和挤压均垂直于治疗平面，然而滑动引起的运动平行于这个平面（Kaltenborn et al 2007）。

Kaltenborn 技术和 Mulligan 技术的区别在于，Kaltenborn 强调通常与受限生理运动方向相同的滑动技术，Mulligan 经常从与受限生理运动呈直角的持续滑动开始治疗。一种反复的操作测试不同方向的滑动或长轴旋转，然后选择最有疗效的方向，允许无痛的主动关节活动范围或肌肉等长收缩，这些步骤构成了动态关节松动术（MWM）（Exelby 1996; Hsieh et al 2002）。不仅要设计重复 6~10 次，2~3 组的治疗，而且要设计自我松动和贴布纠正的家庭训练计划（Mulligan 2004）。两种技术的另外一个不同点，在于 Kaltenborn 的概念仅仅使用平行于关节平面的直线滑动（linear gliding）技术作为关节松动，而 Mulligan 采用曲线滑动（curvilinear gliding）技术不断地适应关节面的轮廓。然而，值得注意的是，Kaltenborn 技术传统上也使用曲线滑动技术，尽管它是一种助力主动运动以及它只依据凹凸定律（con-vex-concave rule）。

## 腕和手关节松动的科学证据

当前腕和手区域的关节松动术/复位术的研究非常少，但是这类研究不断增多。Olson（1987）的动物研究展示，与没有接受松动干预的对照组比较，接受末端摆动牵引和滑动关节松动术的实验组，提高了制动引起桡腕关节活动不足的犬类的被动 ROM 和步行 ROM。

Sucher（1994）研究了腕管综合征（carpal tunnel syndrome, CTS）病人的手法治疗，在没有控制病例序列的情况下，其初步临床研究证据显示症状严重程度的降低和电诊断结果的正常化。Sucher 等（2005）也做了尸体的基础科学研究，他们运用持续性手法技术，牵伸腕关节的屈曲支持带，这种技术包括多种多样的对掌滚动和横向腕关节伸展的操作。然而，组内自我报告的体力和精神痛苦、两个研究组的神经传导和手指感觉都没有显著提高，Davis 等（1998）发现，在 91 名腕管综合征病人的随机对照试验中组间没有显著差异，总共介入 16 次共 9 周，实验组包括颈胸椎整脊手法、上肢关节和软组织复位、超声波和夜间支具，而对照组的介入是包括布洛芬在内的药物介入和支具。在择期手术的 21 名腕管综合征病人中，Tal-Akabi 和 Rushton（2000）将神经动力学松动组、掌侧和背侧腕管滑动松动组、屈曲支持带牵伸组作为试验组，与空白对照组比较 3 周的疗效，他们发现对于松动组，疼痛和腕关节伸展主动关节活动度的改善在组内具有显著差异；对于试验组和对照组，其疼痛的改善在组间具有显著差异。

空白组中 6/7 的受试者继续接受手术治疗,然而松动组 11/14 的受试者取消了手术治疗。两篇系统综述(O'Connor et al 2003;Muller et al 2004)建议使用腕骨关节松动管理腕管综合征病人。

在一项 52 例病人的随机对照试验中,Taylor 和 Bennell(1994)将 Colles 骨折病人的指导、热疗与家庭训练方案,和采用前者加上手法关节松动的方案做比较;他们发现腕关节伸展关节活动度不存在组间差异。在一项 32 例患者的随机对照试验中,McPhate 和 Robertson(1998)观察了一个有或没有手法关节松动的家庭治疗计划的效果,没有发现腕关节伸展关节活动度或握力的组间差异,但他们确实注意到关节松动组出现显著低下的疼痛评分。Kay 等(2000)随机分配 39 例打石膏和/或内固定术后 Colles 骨折的病人于家庭治疗计划,干预手段是有或无 1~2 级麦特兰德的远端桡尺关节和腕关节的附属关节松动术,逐渐过渡到 3~4 级生理关节松动。他们发现两组的疼痛、关节活动度、握力和功能都有显著的组内差异,但是仅仅在关节松动组的腕关节屈曲活动度上出现一个统计学上(而不是临床上)的显著差异。在一项研究 8 例稳定的 Colles 骨折(Ⅰ 或Ⅲ型)的单一被试实验设计中,Coyle 和 Robertson(2002)比较了两个 60 秒不同组合的 6 个部分,干预方法是最大无痛伸展的末端振动和持续掌侧滑动的腕桡关节松动,发现两组的腕关节伸展活动度有所提高。他们也注意到,在治疗阶段或疼痛的情况下优先使用振动手法用以提高活动度最有效。然而,在后面的治疗阶段和在作为第二技术提高 ROM 的情况下使用,持续性技术更有疗效。一项系统综述反映了同样的发现,Colles 骨折的手法松动并没有被随机对照试验所支持,但是一项病例系列研究展示出积极的效果(Michlovitz et al 2004)。

Randall 等(1992)将 18 例至少 2 周制动的掌骨骨折的受试者,随机分配至一项主动 ROM 家庭训练计划,或一项结合 3 次末端振动掌指关节牵引和滑动松动的家庭训练计划。超过 1 周后,与控制组相比,关节松动组关节僵硬和关节活动度得到显著改善。两项病例报告支持长轴旋转的动态关节松动术(MWM)用于跌倒后第一掌指关节功能障碍,尽管依据 MRI 结果的一项研究不支持 Mulligan 提出的"轻微关节错位"解决方案的假设(Folk 2001;Hsieh et al 2002)。

一项病例报告指出拇长展肌腱炎(de Quervain syndrome)病人的多模式管理方法可能存在益处,该方法包括神经松动,颈胸椎、肩关节松动,和包括头状骨和月骨的掌侧和背侧在内的腕关节滑动松动(Anderson & Tichenor 1994)。Backstrom(2002)报告了多模式方案治疗拇长外展肌腱炎(de Quervain syndrome)具有积极的疗效,该方案包括头状骨掌侧复位、"传统"关节松动和动态关节松动术,动态关节松动术是在拇指和腕关节运动期间近端腕骨排的桡侧滑动,和主动拇指运动期间大多角骨和小多角骨的尺侧滑动。

考虑到腕关节在上肢运动链中的角色,Struijs 等(2003)在一项 28 例肱骨外上髁炎(lateral epicondylalgia)病人的随机对照试验中,将为期 6 周最多 9 次治疗且每次 15~20 分钟的掌侧舟状骨滑动复位和腕关节被动 ROM 训练的试验组,与摩擦按摩、超声波治疗和肌力训练的对照组进行比较。他们报告 3 周总体测量的改善和 6 周疼痛的变化都存在显著组间差异,两种结果都有利于试验组。

## 腕和手的关节松动术/复位手法

在 Kaltenborn 概念中,牵引关节松动和复位是具体的平动技术,经常与治疗平面相垂直。选择平动滑动关节松动技术时,临床工作者需要考虑 Kaltenborn 的凹凸定律,该原则综合描述关节运动学的滚动和滑动(Kaltenborn et al 2007)。当活动中的关节接头是凸关节面时,滑动松动出现在关节运动受限的相反方向。当活动中的关节的接头有一个凹关节面时,滑动松动出现在关节运动受限的相同方向(这两种情况同时出现Ⅰ级的牵引运动)。因此,关节面的几何学知识(Mink et al 1990),是选择合适的滑动关节松动术的必要前提。值得注意的是,Mulligan 的动态关节松动术通常运用与凹凸定律建议的方向相垂直甚至相反的滑动,并假设未经阐明的"轻微关节错位"的存在,这样就妨碍了正常的关节运动学的运动特性。除非另有说明,在本章节中所描述的技术均来自 Kaltenborn 等(2007)。

对于远端桡尺关节,桡骨是凹关节接头而尺骨是凸关节面。旋后需要远端桡骨向背侧滑动,而旋前需要远端桡骨相对于远端尺骨向掌侧滑动。

腕骨近端排提供一个凸的关节面给凹面的桡骨-三角纤维软骨复合体。这表示滚动和滑动发生在桡腕运动的相反方向。

腕关节的近端与远端排的关节连接情况更复杂。大多角骨和小多角骨的凹面与舟状骨的凸面

（双凸）相关节。这意味着腕关节伸展的时候，大多角骨和小多角骨向背侧滚动，也向背侧滑动；腕关节屈曲时，大多角骨和小多角骨向掌侧滚动和滑动。另外，随着大多角骨和小多角骨复合体能够摆放至更大的背侧位置，桡侧偏移可能出现。在中心（月骨/头状骨）和桡侧（三角骨/钩状骨）腕骨，腕骨近端排是凹关节面，而远端腕骨是凸关节面。意味着腕关节伸展可以引起头状骨和钩状骨向背侧滚动，但是向掌侧滑动。腕关节屈曲可诱发钩状骨和头状骨向掌侧滚动，但是向背侧滑动。腕伸展时，桡侧腕骨较早闭锁，但是额外的 52° 发现在月骨和头状骨。这些需要舟状骨和相邻月骨较大的活动性。

　　腕掌 CMC 的第二至第四关节几乎是平面关节，但是第五关节是一个鞍状关节。第五掌骨的凹面往内外侧移动，而凸面往掌背侧移动。第一腕掌关节也是鞍状关节，其远端凹面涉及拇指的屈曲和伸展；其远端凸面涉及拇指的内收和外展（例如，滚动和滑动与屈曲和伸展是同一个方向），然而，对于内收和外展，滚动是与骨的运动同一方向，滑动是相反方向。

　　第一至第五掌骨的远末端是双凸关节。近端指骨的近末端是双凹关节。因此在第二至第五掌指关节，近端指骨的滚动和滑动与屈曲、伸展、桡侧偏移、尺侧偏移都是同一方向。第一至第五指间关节是屈戌关节，近端凸面，远端凹面，这就导致滚动和滑动与屈曲和伸展是同一个方向。

## 远端桡尺关节桡骨背侧滑动（图 52.2）

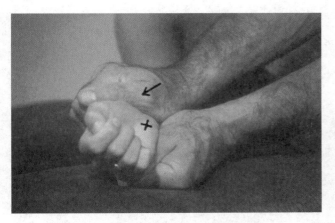

图 52.2　远端桡尺关节桡骨背侧滑动

　　这项技术可运用于前臂旋后受限的病人。病人取坐位，使上肢放在一侧，前臂支持于桌子并旋后。治疗师取站立位并面对病人前臂的掌侧。治疗师的固定手用鱼际稳定尺骨远端的掌侧面，用指尖稳定背侧面。治疗师的活动手的鱼际部分提供桡骨远端的背侧滑动关节松动术。此项技术亦可被用在旋后的不同位置，并直达病变的末端活动度。

## 远端桡尺关节桡骨腹侧滑动

　　这项技术可运用于前臂旋前受限的病人。病人取坐位，使上肢相对于肩关节外展，前臂支持于桌子并旋前。治疗师取站立并面对病人前臂的背侧。治疗师的固定手用指尖稳定远端尺骨的掌侧面，用鱼际或拇指稳定背侧面。治疗师活动手的鱼际部分提供桡骨的远端的腹侧滑动关节松动。此项技术亦可被用在旋前的不同位置，并直达病变的末端活动度。

## 远端桡尺关节动态关节松动（Mulligan 2004）

　　这项技术可运用于因"轻微关节错位"所致的前臂旋前受限的病人（注意：滑动的方向与关节运动学的正常滑动方向相反）。病人取坐位，肩关节屈曲，肘关节弯曲和前臂旋后。治疗师站在病人手的背侧。治疗师将同侧手的手指放在远端桡骨的掌侧面，然而将对侧手指覆盖这些位置。同侧拇指放在对侧拇指上，并压在桡骨远端背侧面。手指使尺骨向背侧滑动并保持，病人主动旋后（治疗师同时施加过度压力）。

## 桡腕关节牵引

　　此项技术作为一种非具体的关节松动术。病人取坐位，前臂旋前并放松在手法楔子或桌面上。治疗师站在病人腕关节的远端。病人前臂远端被治疗师的固定手稳定在楔子上。鱼际部分仅仅稳定靠近腕关节的区域。活动手抓住腕关节远端的腕骨，并实施牵引（图 52.3）。

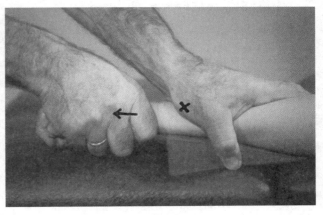

图 52.3　桡腕关节牵引

这项技术可改变腕关节屈曲（图52.4）、伸展（图52.5）、桡偏或尺偏的不同程度，来实施更有效的操作。向远端移动固定手和稳定手，牵引则发生于腕关节的远端排和近端排之间。

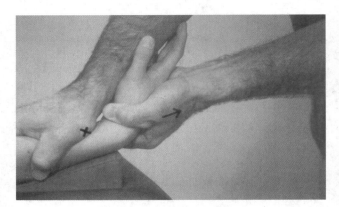

图52.4　屈曲位的桡腕关节牵引

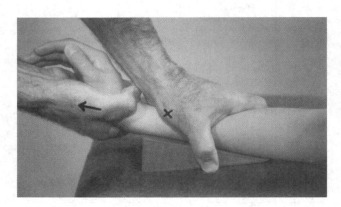

图52.5　伸展位的桡腕关节牵引

为了实施更具体的操作，活动手用拇指抓住一个腕骨的背侧，用示指抓住该腕骨的腹侧。

## 桡腕关节掌侧滑动

此项技术可运用于腕关节伸展受限的病人。病人取坐位，前臂旋前并放松在手法楔子或桌面上。治疗师站在病人腕关节的尺侧。病人前臂远端被治疗师的固定手稳定在楔子上；鱼际部分仅仅稳定靠近腕关节的区域。活动手抓住腕关节远端的腕骨，并实施掌侧滑动（图52.6）。

这项技术可在腕关节不同的伸展程度下实施（图52.7）；向远端移动固定手和稳定手，滑动则发生在腕关节的远端排和近端排之间。为了实施更具体的操作，固定手的第二掌骨头放于一个腕骨上。

## 桡腕关节背侧滑动

此项技术可运用于腕关节屈曲受限的病人。病

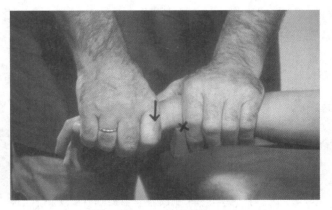

图52.6　桡腕关节掌侧滑动

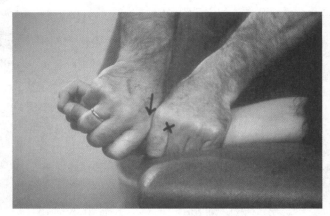

图52.7　伸展位的桡腕关节掌侧滑动

人取坐位，前臂旋后并放松在楔子上。治疗师站在病人的腕关节的桡侧。病人前臂远端被治疗师的固定手稳定在楔子上；鱼际部分仅仅稳定靠近腕关节的区域。活动手抓住腕关节远端的腕骨，并实施背侧滑动（图52.8）。

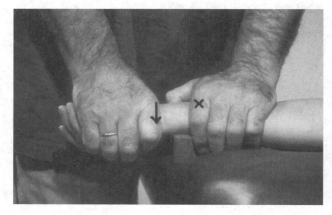

图52.8　桡腕关节背侧滑动

这项技术可在腕关节不同屈曲的程度下实施（图52.9）；向远端移动固定手和稳定手，可使滑动发生在于腕关节的远端排和近端排之间。

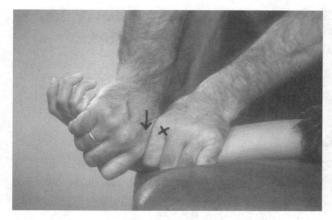

图 52.9　屈曲位的桡腕关节背侧滑动

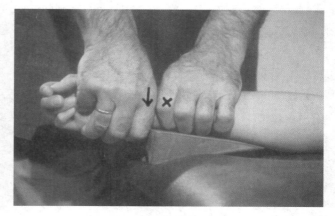

图 52.11　桡腕关节尺侧滑动

## 桡腕关节桡侧滑动（图 52.10）

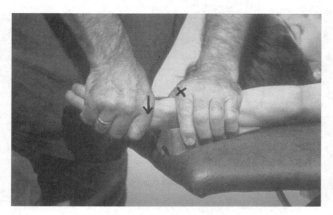

图 52.10　桡腕关节桡侧滑动

此项技术可运用于尺偏活动受限的病人。病人取坐位，肩关节外展，前臂旋前并放松在楔子上，或者旋后，且肩关节抬高和外旋。治疗师站在病人腕关节的掌侧。病人前臂远端被治疗师的固定手稳定在楔子上。鱼际部分仅仅稳定靠近腕关节的区域。活动手抓住腕关节远端的尺侧腕骨，并实施桡侧滑动。这项技术可在腕关节不同尺偏的程度下实施。

## 桡腕关节尺侧滑动（图 52.11）

此项技术可运用于桡偏活动受限的病人。病人取坐位，前臂旋后并使尺侧面放松在楔子上。治疗师站在病人腕关节的背侧。病人的前臂远端被治疗师的固定手稳定在楔子上。鱼际部分仅仅稳定靠近腕关节的区域。活动手抓住腕关节远端的桡侧腕骨，并实施尺侧滑动。这项技术可在腕关节不同桡偏的程度下实施。

## 桡腕关节动态关节松动（Mulligan 2004）

这项技术可运用于因"轻微关节错位"所致的腕关节伸展或屈曲受限的病人（注意：滑动的方向与关节运动学的正常滑动方向垂直）。病人取坐位。治疗师站在病人腕关节的近端，并用一只手抓住后者前臂远端，以致示指和拇指之间的指蹼覆盖着桡骨远端。另外一只手从尺侧面抓住腕骨近端排，以致指蹼区域覆盖三角骨。桡侧平移施加于腕骨近端排，直到发现病人可进行以前有疼痛的腕关节主动屈曲和伸展。

## 对掌滚动（Sucher 1994）

此项技术可运用于因腕管综合征（CTS）所牵连的屈曲支持带短缩的病人。病人取坐位，前臂旋后并放松于桌子上。治疗师站在病人手的远端，同侧手的拇指和鱼际部分固定病人手的尺侧掌面。然后，治疗师的对侧手以病人的第一掌骨为轴，使病人拇指外展、轻微伸展和旋后。

## 腕关节横向伸展（Sucher et al 2005）

此项技术可运用于因腕管综合征（CTS）所牵连的屈曲支持带短缩的病人。病人取坐位，前臂旋后并放松于桌子上。治疗师站在病人手的远端。关节松动包括 3 点屈曲技术（three-point bending technique），治疗师用自己的拇指钩住病人腕骨的掌侧内部边缘（大多角骨和钩骨远端，舟骨和豌豆骨近端），同时其余手指包裹背侧并会聚于腕骨的中心。这项技术可结合拇指和小指的被动外展和伸展，或结合对掌滚动技术。类似的 3 点技术还可以包裹掌骨，引起掌骨弓的凹凸运动，作为掌骨间连接的整体关节松动。

## 桡腕关节掌侧滑动

此项技术可运用于腕关节伸展和桡偏活动受限的病人。病人取坐位，前臂旋前并放松于楔子上。治疗师站在病人手的尺侧，并用固定手将远端桡骨固定在楔子上；用鱼际部分和手指掌侧稳定病人腕关节远端的背侧；活动手从桡侧抓住病人的手；并用鱼际突出的背侧接触舟骨，治疗师滑动舟骨掌侧。包含舟状骨远端固定以及大多角骨和小多角骨的掌侧方向的松动的运动，可以提高腕关节屈曲和桡偏活动受限。

## 腕中关节掌侧滑动（图 52.12）

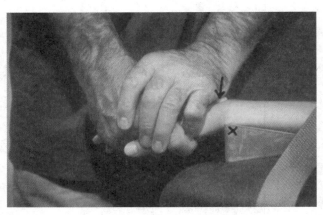

**图 52.12    腕中关节掌侧滑动**

此项技术可运用于腕关节伸展活动受限的病人。病人取坐位，前臂旋前并放松于楔子上。治疗师站在病人腕关节的远端，并用固定带将远端桡骨固定在楔子上。治疗师用一只手的拇指抓住病人桡侧的月骨背侧，用示指抓住月骨的掌侧。另一只手的小鱼际放在自己的拇指上并实施月骨的掌侧滑动。包含月骨的远端固定和头骨的掌侧方向松动的运动，可以提高腕关节伸展活动受限。包含月骨远端固定的运动，以及头骨掌侧方向的松动可以改善腕关节伸展受限。

## 尺腕关节掌侧滑动

此项技术可运用于腕关节伸展活动受限的病人。病人取坐位，前臂旋前并放松于楔子上。治疗师站在病人腕关节的远端，并用固定带将远端尺骨固定在楔子上。治疗师用一只手的拇指抓住病人尺侧的三角骨背侧，用示指抓住三角骨的掌侧。另一只手的小鱼际放在自己的拇指上并实施三角骨的掌

侧滑动。包含三角骨远端固定和钩骨的掌侧方向松动的运动，可以改善腕关节的伸展受限。

## 桡腕关节背侧滑动

此次项技术可运用于腕关节屈曲和尺偏活动受限的病人。病人取坐位，前臂旋后并放松于楔子上。治疗师站在病人腕关节的远端，并用固定带将远端桡骨背侧固定在楔子上。治疗师用一只手的拇指抓住病人桡侧的舟骨掌侧，用其余手指抓住舟骨的背侧。另一只手的小鱼际放在自己的拇指上并实施舟骨的背侧滑动。包含舟骨远端固定和大多角骨及小多角骨的掌侧方向松动的运动，可以改善腕关节的伸展受限和尺偏受限。在所有的腕关节背侧滑动中，治疗师可能需要"温和"（soften）地接触经常疼痛的腕骨掌侧面，例如使用第二掌骨头而不是拇指作为掌侧的接触。

## 腕中关节背侧滑动

此项技术可运用于腕关节屈曲活动受限的病人。病人取坐位，前臂旋后并放松于楔子上。治疗师站在病人腕关节的远端，用固定带将远端桡骨背侧固定在楔子上。治疗师用一只手的拇指掌侧抓住病人月骨的桡侧（或"更软"的接触），用示指抓住月骨背侧；另一只手的小鱼际放在自己的拇指上并实施背侧滑动。包含月骨远端固定和头状骨的背侧方向松动的运动，可以提高腕关节受限的屈曲活动范围。

## 尺腕关节背侧滑动

该松动技术可运用于腕关节屈曲活动受限的病人。病人取坐位，前臂旋后并放松于楔子上。治疗师站在病人腕关节的远端，并用固定带将远端尺骨背侧固定在楔子上。治疗师用一只手的拇指掌侧抓住病人三角骨的尺侧（或"更软"的接触），用示指抓住三角骨背侧；另一只手的小鱼际放在自己的拇指上并实施背侧滑动。包含三角骨远端固定和头状骨的背侧方向松动，可以提高腕关节受限的屈曲活动范围。

## 近端固定的腕关节滑动复位（图 52.13）

该复位技术可运用于腕关节伸展活动受限的病人（有正常桡侧和尺侧偏存在）。病人取站立位，前臂屈曲靠近肩关节。治疗师站在病人面前，并从两边紧握后者的手。在顶端的每一个示指都固定月骨

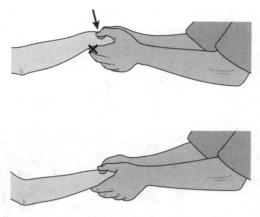

图 52.13　近端固定的腕关节滑动复位

的掌侧面。顶端的每一个拇指指腹都接触头状骨的背侧面。在示指和拇指之间,松弛占据并收紧。脉冲包含病人轻微屈曲的前臂和腕关节快速向下运动。腕关节处于零度位(不是伸展),该运动突然停止。整个过程都维持牵引。该技术亦可运用于桡骨月骨关节、月骨头状骨关节(前面描述过)和桡骨舟骨关节所引起的伸展活动受限。如果是伸展和桡偏受限,那么受限的区域多数是在桡舟关节,和/或舟骨和小多角骨-大多角骨复合体。(重建舟骨、小多角骨和大多角骨复合体所致的伸展和桡偏受限的复位手法不在这里描述,但在下一项技术中描述。)值得注意的是,在舟骨掌侧面近端固定的情况下,作用在小多角骨-大多角骨复合体的冲击复位足以提高腕关节屈曲。

## 远端固定的腕关节滑动复位（图 52.14）

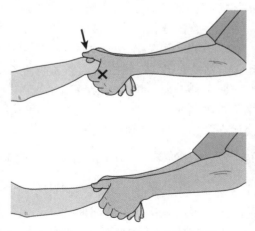

图 52.14　远端固定的腕关节滑动复位

该复位技术可运用于腕关节屈曲活动受限的病人。病人取站立位,前臂屈曲靠近肩关节。治疗师

站在病人面前,并从两边紧握后者的手。在顶端的每一个示指都固定头状骨的掌侧面。顶端的每一个拇指指腹都接触月骨的背侧面。在示指和拇指之间,松弛占据并收紧。脉冲包含病人轻微屈曲的前臂和腕关节快速向下运动。当腕关节处于零度位(不是伸展),该运动突然停止。整个过程都维持牵引。腕骨的掌侧面太敏感,以致冲击复位不能作用于它们。因此,在远端固定的情况下,远端的骨被稳定而近端骨被向掌侧移动,这样就引起了远端骨向背侧运动。这项技术可使用在腕骨所有的近端排和远端排。但要注意,在小多角骨-大多角骨复合体远端固定的情况下,舟状骨的腕关节滑动复位手法能够改善腕关节伸展和桡偏活动受限。

## 第一腕掌关节牵引

病人取坐位,前臂的尺侧面稳定在桌子上。治疗师站在病人手的近端。治疗师的固定手用拇指稳定大多角骨的掌侧,用其余手指稳定大多角骨的背侧。治疗师的活动手用鱼际放在第一掌骨的背侧(桡侧),用其余手指放在第一掌骨的掌侧,并实施牵引(图 52.15)。类似的技术是,手旋前并放在桌子上,关节近端接头被固定,然后掌骨被牵引,这种技术可运用于第二至第五腕掌骨关节(图 52.16)。

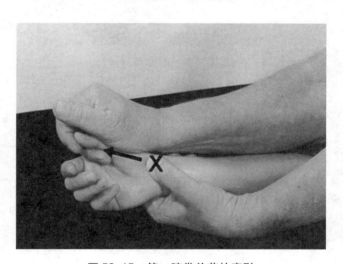

图 52.15　第一腕掌关节的牵引

## 第一腕掌关节滑动（图 52.17）

这些技术可运用于拇指活动受限的病人。固定手用拇指抓住大多角骨的背侧,用示指抓住大多角骨的掌侧,并稳定在最大旋转至掌心的位置。活动手抓住第一腕掌关节远端的第一掌骨并

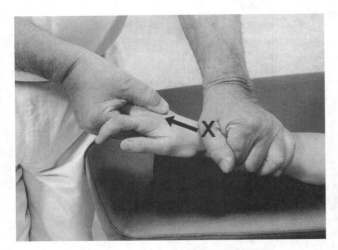

图 52.16　第二至第五腕掌关节的牵引

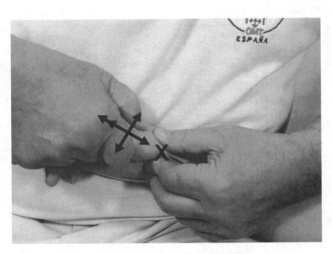

图 52.17　第一腕掌关节滑动

实施滑动：

1. 对于外展和内收活动受限,病人取坐位,并使手的尺侧面接触治疗师的身体(图 52.17);对于外展受限,滑动是往掌侧方向。对于内收受限,滑动是往掌侧方向(凸原则)。

2. 对于伸展和屈曲活动受限,病人的手旋转以致背侧接触治疗师的身体(没有图片展示);对于伸展活动受限,滑动是往桡侧方向;对于屈曲活动受限,滑动方向是尺侧(凹原则)。

## 第一掌指关节动态关节松动（Folk 2001; Hsieh et al 2002）

此项松动技术运用于因"轻微关节错位"所致的第一掌指关节活动受限的病人(内侧或外侧滑动的方向与关节运动学的正常滑动方向相垂直)。病人取坐位,肘关节屈曲合并前臂旋后。治疗师站或坐在病人腕关节的桡侧面。治疗师用示指和拇指稳定住第一掌骨,并实施外侧或内侧滑动,或长轴旋转,同时病人进行之前有疼痛的运动。

## 指间关节牵引（图 52.18 ）

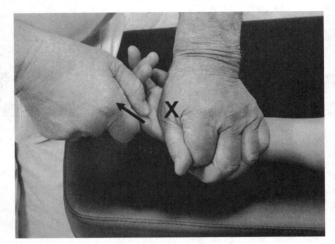

图 52.18　指间关节牵引

病人取坐位,前臂旋后且手背侧放松于楔子或桌子上。治疗师坐或站在病人手的远端。治疗师的固定手用鱼际隆起部分稳定关节接头的近端;然后活动手紧握远端关节接头并实施牵引。此项技术可在不同的指间关节位置进行;向远端移动固定点即可进行第一掌指关节的牵引,或近端指间关节(PIP)的牵引,或远端指间关节(DIP)的牵引。

## 指间关节滑动

该项技术可运用于掌指关节、近端指间关节或远端指间关节伸展活动受限的病人。病人取坐位,前臂旋后且手背侧放松于楔子或桌子上。治疗师坐或站在病人手的尺侧面。治疗师的固定手用鱼际隆起稳定关节接头的近端;然后活动手紧握远端关节接头并实施背侧滑动。手处于旋前位,掌侧滑动可被运用于松动屈曲活动受限。桡侧和尺侧的滑动也可以使用在掌指关节,分别重建桡偏和尺偏。

## 指间关节动态关节松动（Mulligan 2004）

此项松动技术运用于因"轻微关节错位"所致的近端指间关节或远端指间关节屈曲活动受限的病人(滑动的方向与关节运动学的正常滑动方向相垂直)。病人取坐位,治疗师站在病人旁边。治疗师用拇指和示指稳定指间关节的近端接头。内侧或外侧滑动实施于远端关节接头,直到发现病人可主动进行以前有疼痛的近端或远端指间关节的屈曲。

## 鸣谢

作者衷心感谢英属哥伦比亚物理治疗协会的图书管理员，Ms. Deb Monkman，MLS，BSc，感谢她帮助搜索本章节的参考文献。

（林武剑 译，鲍捷 审　王于领 校）

## 参考文献

Anderson M, Tichenor CJ. 1994. A patient with De Quervain's tenosynovitis: a case report using an Australian approach to manual therapy. Phys Ther 74: 314–326.

Backstrom KM. 2002. Mobilization with movement as an adjunct intervention in a patient with complicated De Quervain's tenosynovitis: a case report. J Orthop Sports Phys Ther 32: 86–97.

Coyle JA, Robertson VJ. 2002. Comparison of two passive mobilizing techniques following Colles' fracture: a multi-element design. Man Ther 3: 34–41.

Davis PT, Hulbert JR, Kassak KM, et al. 1998. Comparative efficacy of conservative medical and chiropractic treatments for carpal tunnel syndrome: a randomized clinical trial. J Manipulative Physiol Ther 21: 317–326.

Exelby L. 1996. Peripheral mobilisations with movement. Man Ther 1: 118–126.

Folk B. 2001. Traumatic thumb injury management using mobilization with movement. Man Ther 6: 178–182.

Hsieh CY, Vicenzino B, Yang CH, et al. 2002. Mulligan's mobilization with movement for the thumb: a single case report using magnetic resonance imaging to evaluate the positional fault hypothesis. Man Ther 7: 44–49.

Kaltenborn FM, Evjenth O, Baldauf Kaltenborn T, et al. 2007. Manual mobilization of the extremity joints: joint examination and basic treatment. Vol. I: The extremities, 6th revised edn. Oslo: Norli.

Kaltenborn FM, Baldauf Kaltenborn T, Vollowitz E, et al. 2008. Manual mobilization of the joints: joint examination and basic treatment. Vol. III: Traction-manipulation of the extremities and spine, basic thrust techniques. Oslo: Norli.

Kay S, Haensel N, Stiller K. 2000. The effect of passive mobilization following fractures involving the distal radius: a randomised study. Aust J Physiother 46: 93–101.

McPhate M, Robertson VJ. 1998. Physiotherapy treatment of Colles fractures: hands off or hands on? Proceedings of the fifth international Australian Physiotherapy Association congress. Hobart: APA, p 235.

Michlovitz SL, Harris BA, Watkins MP. 2004. Therapy interventions for improving joint range of motion: a systematic review. J Hand Ther 17: 118–131.

Mink AJF, Ter Veer HJ, Vorselaars JACT. 1990. Extremiteiten: functie-onderzoek en manuele therapie. Houten: Bohn Stafleu Van Loghum.

Muller M, Tsui D, Schnurr R, et al. 2004. Effectiveness of hand therapy interventions in the primary management of carpal tunnel syndrome: a systematic review. J Hand Ther 17: 210–228.

Mulligan BR. 2004. Manual therapy: 'NAGS', 'SNAGS', 'MWMS' etc., 5th edn. Wellington: Plane View Services.

O'Connor D, Marshall SC, Massy-Westropp N. 2003. Non-surgical treatment (other than steroid injection) for carpal tunnel syndrome. Cochrane Database Syst Rev 1: CD003219.

Olson VL. 1987. Evaluation of joint mobilization treatment. Phys Ther 67: 351–356.

Randall T, Portney L, Harris BA. 1992. Effects of joint mobilization on joint stiffness and active motion of the metacarpal–phalangeal joint. J Orthop Sports Phys Ther 16: 30–36.

Struijs PAA, Damen PJ, Baller EWP, et al. 2003. Manipulation of the wrist for management of lateral epicondylitis: a randomized pilot study. Phys Ther 83: 608–616.

Sucher BM. 1994. Palpatory diagnosis and manipulative management of carpal tunnel syndrome. J Am Osteopath Assoc 94: 647–663.

Sucher BM, Hinrichs RN, Welcher RL, et al. 2005. Manipulative treatment of carpal tunnel syndrome: biomechanical and osteopathic intervention to increase the length of the transverse carpal ligament: Part 2. Effect of sex differences and manipulative 'priming. J Am Osteopath Assoc 105: 135–143.

Tal-Akabi A, Rushton A. 2000. An investigation to compare the effectiveness of carpal bone mobilization and neurodynamic mobilization as methods of treatment for carpal tunnel syndrome. Man Ther 5: 214–222.

Taylor NF, Bennell KL. 1994. The effectiveness of passive joint mobilisation on the return of active wrist extension following Colles' fracture: a clinical trial. N Z J Physiother 22: 24–28.

# 手指病变

Joy C. MacDermid, Ruby Grewal, B. Jane Freur

## 概述

对于手部的物理治疗,我们必须要理解手是这样的一个"器官":通过感官传入信息,使人类能够从事决定其功能状态和生活质量的活动,连接个体与世界。手近端错综复杂的解剖结构,使得损伤后能够收缩、滑动和修复。关节活动性和稳定性的维持,以及近端结构的自由滑动和抗收缩力的保持,对于手的功能表现是至关重要的。运动控制和感觉运动整合的问题对于手的功能是非常重要的。在神经支配的异常情况下,手可以充当一个感觉器官或诱发疼痛刺激,这类刺激可改变大脑皮质和产生慢性疼痛。结合其他技术的手法治疗技术可以使手的神经感觉运动功能正常化。在本章节,我们重点强调影响手指最常见的临床问题。

## 手指骨折

### 流行病学:发病率,患病率,经济负担

手的骨折是常见的创伤性损伤,经常发生在工作场所、运动或娱乐活动中。掌骨和指骨骨折最常见(Hove 1993;van Onselen et al 2003;Aitken & Court-Brown 2008;Feehan & Sheps 2008),特别是外部手指(例如拇指/小指)。多数接受保守治疗(Feehan & Sheps 2008)。掌骨骨折占手部骨折的35%。

### 解剖

为了更好理解地手部骨折,我们必须明白软组织和骨性因子(bony factors)的关系,此关系能够影响软组织和骨骼稳定性。我们建议读者翻阅标准解剖学教科书或手的手术电子书籍(http://www.eaton-hand.com/hom/hom033.htm)网站,里面有详细的手或腕关节的解剖,因为本章节仅仅强调关键的基础。这个网站有原始的图片(使用已获得授权),包括解剖、病理的一些放射性影像图片和不同骨与软组织的信息,这些内容可提供理解和清晰可见的关键解剖特征。更多解剖特征的细节描述可在经典的解剖教科书里获得。

# 病理

与骨的强度相比,过度的应力可引起骨折。骨折的成角由软组织施加于近端和远端碎片的力所决定。骨折后的运动恢复受以下方面的影响:原始骨折部位的性质和严重程度、相关的软组织损伤和骨折愈合时骨结构对线不良的程度。

损伤机制在可预测的骨折类型中扮演着重要角色。直接打击会导致横行骨折,扭伤可引起螺旋骨折,扭力和轴向力的结合将导致短的斜行骨折。根据骨折部位(如一个具体的手骨的头、体或底)和任何相关软组织损伤,可将骨折进一步分类。

所有骨折都伴有软组织损伤。这些损伤的性质很难通过影像学检查和临床检查来发现。肌肉和韧带损伤可能是骨折的重要方面,可能会随着骨折的愈合、肿胀的减轻或运动的启动而变得更加明显。损伤软组织的瘢痕愈合也是主动运动受限的潜在原因。

## 掌骨骨折

掌骨具有内部稳定性,强大的骨间韧带将掌骨捆绑至腕骨,而掌横韧带将近端的掌骨头连接起来。这些韧带有助于防止损伤引起的过度移位。第五掌骨经常因"撞击"(punch)机制而发生骨折(大部分损伤发生在男性),并接受保守治疗,因为尽管旋转不良,但是充分的运动/功能都能够恢复。总的来说,良好的血供为快速愈合提供了支持,一般在 4~6 周内即可愈合。最重要的软组织考虑是保留中节指骨(MP)关节的屈曲和维持伸指总肌(EDC)的滑动。

掌骨底骨折是关节内骨折,常见的原因是高强度的应力冲击坚韧的示指和中指的腕关节韧带,或破坏尺侧掌骨的正常柔韧性。骨干骨折是关节外骨折,常见起因是跌倒或猛击,和向背侧成角(带有缩短或旋转的成分)。这些骨折被描述为横形、斜形或螺旋骨折。内部肌的张力可引起掌骨两端屈曲变成一个顶点在背侧的表现,这样就导致了该肌肉的短缩,通过改变肌肉长度关系而累及伸肌机制。掌骨颈骨折是最常见的掌骨骨折("拳击手骨折")。一个靠近拳头的撞击导致关节外的掌骨颈骨折。如果伴随皮损,感染是一个潜在的并发症,基本上加重软组织损伤程度。掌骨头骨折是关节内骨折,由于轴向高负荷所致,可能包含副韧带损伤和严重的粉碎性骨折。这些骨折可诱发慢性疼痛和关节不稳。

## 指骨骨折

指骨骨折具有更加不稳定的趋势,因为指骨缺乏内部肌的支持,相反地却受到外部屈曲和伸展肌群机械力的影响。然而,这些骨折也更容易因制动而变得僵硬(Shehadi 1991);运动恢复率预计达到84%,但是如果制动时间长于 4 周,运动恢复率预计就是 66%。

近节指骨(PP)底的关节内骨折经常伴随着外展的暴力,最常见于运动损伤和跌倒。保守治疗的移位性骨折可能不可还原,因为副韧带的撕脱加重了中节指骨屈曲的骨折移位。如果保守治疗,将会导致高概率的愈合不良(Shewring & Thomas 2006)。近节指骨体骨折重获全部功能的预后是最差的,因为发生在屈肌第Ⅱ区域。滑动结构因为覆盖近节指骨 90% 的表面,所以容易与骨痂形成粘连。近节指骨髁骨折经常伴随侧向偏移的暴力,可能合并副韧带损伤。这是常见的运动损伤,容易误诊。

骨间肌和蚓状肌是掌指关节的主要屈肌。蚓状肌起始于指深屈肌肌腱,三块掌侧骨间屈肌和四块背侧骨间肌分别起始于掌骨的掌侧面和背侧面(Smith 1975)。骨间肌嵌入近节指骨底部的前外侧面和伸肌结构(extensor mechanism),并于与蚓状肌形成外侧带的部分,也向后嵌入伸肌腱膜。这些与外部屈肌肌腱在一起的内部肌肉,对骨折的掌骨体形成变形力,导致向背侧顶点成角(Flatt 1996)。近节指骨骨折典型地向掌侧顶点成角畸形,因为骨间肌嵌入近节指骨的底部,所以骨间肌可屈曲近端骨折碎片,同时远端碎片被中间束牵拉至过度伸展,中间束嵌入中节指骨底部并且伸展远端骨折碎片。

中节指骨骨折不常见,但是可能向背侧或向掌侧移位。中节指骨底部的关节内骨折一般都发生于跌倒和直接暴力。这些骨折可能合并近端指间关节(PIP)的脱位,损伤掌板和/或中间束。如果压缩性外伤十分严重,关节面的粉碎性骨折就会发生,可伴随碎片压入骨体或形成"pilon"骨折(垂直压缩性骨折)。第三中节指骨远端骨折倾向于向掌侧顶点成角畸形,因为指浅屈肌(FDS)屈曲近端碎片。第三中节指骨近端的骨折经常向背侧顶点成角畸形，因为中间束伸展近端碎片的时候，指浅屈肌屈曲远端碎片。

远节指骨（DP）骨折在挤压伤中很常见，可能没有显著的移位，因为手指背侧坚硬的指甲板协助维持骨的对线。然而，由于指尖解剖结构固有的空间限制和丰富的神经支配，这些损伤特别疼痛。远节指骨骨折占手部骨折的 50%，可能归因于指尖的脆弱。肌腱撕脱可能单独发生，或伴随不同程度的关节面的"chip"（碎片或撕脱）骨折。这些损伤经常在运动中发生，因此损伤就有与该项运动相关的名称【"jersey"（球衣）＝屈肌从远端指骨底部撕脱；"baseball"（棒球运动）＝末端伸肌肌腱从远节指骨撕脱】。远节指骨体的骨折接近指甲床，常常由直接外伤引起。近节指骨的绒头骨折是最远端的骨折，非常疼痛和难以管理，因为骨愈合可能缓慢。

## 拇指骨折

第一腕掌关节是双鞍状关节，允许屈曲/伸展和内收/外展运动。因为拇指的腕掌关节有非常大的关节活动度（ROM），达到 30° 成角是可以接受的，所以尽管病前不能达到良好的关节活动性，但是在康复中充足的功能是可获得的。关节外骨折容易发生背侧成角，因为拇短展肌、拇内收肌和拇短屈肌附着在近节指骨，可屈曲远端骨折碎片，然而拇长展肌（附着在掌骨底部）可伸展近端骨折碎片。贝内特骨折（Bennett fracture）是一种涉及掌骨底部的关节内骨折，骨折碎片涉及掌骨底部的掌尺部分。前侧斜韧带能够保持这部分的骨折碎片不移位。拇指掌骨的其余部分经常受拇长展肌的作用力而向桡侧、近端和背侧脱位。

## 手指骨折的诊断

评估的重点依赖于恢复的阶段。骨折愈合要通过临床和 X 射线的评估，除非愈合已经完成。不愈合的临床体征包括骨折部位的局部剧痛和骨折部分的移动。计算机体层摄影（CT）可以成为 X 射线的有效辅助检查，因为可以精确地描述关节移位的程度和鉴别其他相关的损伤。X 射线被常规用来鉴别骨折和确定移位的程度；然而，X 射线不能被用来排除旋转畸形。病人可能被要求主动屈曲手指，从而确定是否存在任何手指的剪切力（例如重叠）。如果来自急性损伤的疼痛妨碍主动屈曲，那么被动腕关节屈曲和伸展就会施加一个屈曲力矩横跨手指，伴随肌腱栓系作用而使旋转的评估成为可能。一个全面的临床评估应该确定是否存在任何软组织或神经血管损伤，和鉴别任何旋转畸形。评估应该包括残损，和因骨折并发症或治疗后遗症引起的残疾的评价。表 53.1 总结了这些内容和潜在的治疗方法。

| 表 53.1　治疗问题汇总和手部骨折的相关治疗技术 | |
| --- | --- |
| 问题 | 物理治理的治疗策略 |
| 骨折保护（Fess et al 2004） | 定制或现成的矫形器 |
| 疼痛 | 健侧或稳定的患侧进行频繁的、低强度的主动运动<br>充分的骨折保护和水肿管理<br>脱敏计划<br>电热物理因子<br>配合药物管理和治疗 |
| 神经刺激/神经瘤 | 脱敏计划（Robinson & McPhee 1986；Waylett-Rendall 1988）<br>利多卡因离子导入——其他情况的证据（Fedorczyk 1997；Baskurt et al 2003；Bolin 2003；Yarrobino et al 2006；Polomano et al 2008）<br>镜盒治疗（Altschuler & Hu 2008；Ezendam et al 2009）——有限的证据<br>视觉化练习——有限的证据<br>神经滑动/神经动力学技术关注风险和诱发神经症状的偏倚 |
| 水肿 | 抬高的运动<br>压力【压力手套，逆向性按摩，消肿绷带（Coban wrap），弹性绷带（Flowers 1988），特别针对手指】<br>热能因子（急性期用冷疗，仅限能够忍受的病人；热疗只能在抬高和监控下使用）<br>物理因子（高压刺激）（Stralka et al 1998） |

**表 53.1　治疗问题汇总和手部骨折的相关治疗技术（续）**

| 问题 | 物理治理的治疗策略 |
| --- | --- |
| 关节活动的损伤（Michlovitz et al 2004） | 患侧关的主动运动（稳定固定或已经愈合）<br>生理和附属关节松动<br>静态渐进式的夹板<br>动态夹板<br>持续被动运动（Soffer & Yahiro 1990）（在其他上肢关节是低证据）<br>限制性运动治疗（阻挡或固定相邻关节而加强僵硬关节的运动） |
| 力量损失 | 渐进性抗阻训练（Hostler et al 2001；Bautmans et al 2009） |
| 耐力损失 | 渐进性抗阻训练<br>渐进性功能活动 |
| 剪切力 | 相邻手指的并列贴扎<br>可能需要截骨术 |
| 关节不稳 | 并列贴扎，贴扎，定制或预制矫形器<br>活动调整从而避免外侧应力。 |
| 骨不连 | 低剂量超声（Busse et al 2002；Griffin et al 2008） |
| 异常感觉运动整合或运动控制 | 感觉运动再训练（正常感觉反应的集中、渐进式训练）<br>运动控制运动<br>敏捷度训练/功能性活动 |
| 未来骨折的预防 | 评价未来骨折的风险（基于年龄、损伤机制和共病状态）<br>管理可调整的危险因素（安全训练，活动调整，保护性设备，预防跌倒，必要时进行平衡训练） |
| 总体 | 在单纯、靠近掌骨的骨折中，早期运动有利于功能性活动和肌力更早康复，促进早日重返工作，但不影响骨折对线（Feehan & Bassett 2004） |
| 背侧皮肤瘢痕挛缩 | 硅凝胶/外用药用于表皮瘢痕<br>瘢痕按摩/松动粘连<br>同时使用热疗，进行牵伸训练和肌腱滑动训练（Wehbe 1987）<br>手持式负压装置的瘢痕松动<br>超声<br>激光 |
| 掌骨关节伸展挛缩 | 掌骨关节 70° 的早期摆位<br>掌指关节后期动态和静态的渐进性夹板 |
| 内部肌挛缩 | 早期——主动内部肌训练；阻断式训练<br>后期——动态夹板；肌肉激活 |
| 掌骨头的缺损 | 教育病人关于掌骨的短缩；评估是否存在任何的功能牵连（可能不影响功能结果）<br>评估伸肌群的功能性；如果晚上伸展夹板是一个明显累赘，则强化内附肌<br>评估对线——掌侧突=掌侧成角，可能需要合适的衬垫/手套/摆位或截骨术<br>与医疗小组交流 |
| 指间关节伸展丧失 | 阻断式训练<br>日间限制掌骨伸展的夹板<br>夜间远节指间关节伸展夹板<br>背侧伸腕肌（EDC）和骨间肌的神经肌肉刺激<br>关节松动 |

**表 53.1　治疗问题汇总和手部骨折的相关治疗技术（续）**

| 问题 | 物理治理的治疗策略 |
|---|---|
| 指间关节屈曲丧失 | 指深屈肌（FDP）/指浅屈肌（FDS）肌腱的滑动训练<br>日间掌指关节屈曲阻断式训练（译者注：原文是 blocks blunting，原意可能是 blocks training）<br>动态或静态渐进式夜间夹板<br>热敷和综合牵伸<br>关节松动<br>斜支持带的牵伸 |
| 纽扣指畸形 | 早期——远端指间关节主动屈曲从而保持外侧带的长度<br>后期——夹板 |
| 鹅颈畸形 | 矫形器维持掌指关节处于屈曲 |

（引自：Freeland et al 2003；Hardy 2004.）

## 手指骨折的预后

根据关注的结果，预后多种多样。骨折成功的愈合、正常解剖的重建、损伤前的运动/握力和功能都是典型的目标和评估结果。愈合依赖于病人个人对于骨愈合的能力，因此一般受决定骨愈合的预后因素的影响，包括个人生理因素（营养，合并症，年龄，骨的质量），受累的骨（构成，血液供应，生物力学），习惯（固定的顺应性，制动，重塑，康复，活动水平），损伤（骨折类型，缺损大小，软组织成分，联合损伤）和并发症（神经压迫，感染，复位失败）。

最佳的解剖结果和功能结局是适度相关的，因为愈合不良可导致疼痛，握力、剪切力的下降，或关节活动的损害（Synn et al 2009）。然而，差的功能结果可发生在良好的解剖重建，特别是存在显著的关节僵硬，慢性疼痛或慢性区域性疼痛综合征（Field et al 1992；Field & Atkins 1997）。相反地，足够的功能结果也出现在年老需要久坐的人群，尽管缺乏正常的解剖重建（Grewal & MacDermid 2007）。当骨折愈合不良导致剪切力时，可能需要进行纠正旋转的截骨术。

关于骨折和预后的证据大体上是稀少和非常低质量的（Ⅳ级研究）。一项研究发现，掌侧成角畸形没有影响到掌骨体和掌骨头骨折的功能（DASH）、审美和骨折愈合的结果，但是非手术管理的病人获得更好的功能和审美结果（Westbrook et al 2008）。掌骨体的螺旋/长轴斜行骨折存在短缩、继发的伸不直和握力下降的风险。然而，伸不直可在一年内逐渐恢复，或者在受伤一年后，平均恢复到对侧手运动的 94%（Al-Qattan 2008）。在一项 51 例非稳定性中

节指骨和近节指骨的干骺端骨折研究中，使用微型钛板联合体维持稳定，最终的全主动活动度（%TAM）是优秀的（>85%）达 26 人，良好的（70%~84%）达 17 人，一般的（50%~69%）达 5 人，差的（<49%）达 3 人（Omokawa et al 2008）。术后的并发症包括复位失败（2 例）、髁头塌陷（2 例）和 1 例表皮感染。拆除钛板的有 30 例，需要额外手术的有 20 例。术后握力平均达到对侧手的 87%。牵涉指骨的关节内骨折和软组织损伤老年人，经常伴随着骨折后较差的手指活动范围（Omokawa et al 2008）。一项在急诊收的 120 例掌骨和近节指骨骨折的Ⅱb 级研究中，感染、增加的骨质缺损和相关的软组织损伤增加了骨不连的风险（Ali et al 2007）。另一项研究中，36% 的掌骨和近节指骨骨折显示出不同的并发症；近节指骨和开放性骨折具有：僵硬、骨不连、钢板突出、感染和肌腱破裂等高风险（Page & Stern 1998）。

## 手指骨折的保守治疗

骨折管理的一般原则，是通过实施一种制动/固定技术，该技术足以抵抗变形和外力所致的潜在的复位失败，从而重建正常解剖并降低骨折程度（开放或闭合）和维持骨折复位后的位置。因为制动导致并发的僵硬和虚弱，所以没有连累复位的早期制动更合适。为了达到这些目标（图 53.1），骨折康复的一般原则分为以下两个阶段（MacDermid 2004）：

- 阶段 1——早期康复，包括保护愈合中的骨折，缓解疼痛和水肿，重建正常运动和软组织延展性，监护病人的相关损伤或并发症，预防治疗所致的

并发症,协助病人使用恰当的应对机制处理损伤和避免发展成为慢性疼痛/残疾综合征的风险,帮助病人明白他们的损伤、医护工作者的角色和如何在康复中发挥积极作用。

- 阶段 2——后期康复,包括关节挛缩的改善,手和臂力的重建,残余躯体的适应,正常工作和活动的重返,和减少未来骨折风险的预防策略。

缺乏临床试验来比较指骨骨折的不同治疗方法。一项单一低质量的试验结果表明压力手套的使用避免了夹板造成的功能丧失,并在掌骨骨折第 2 ~ 3 周内获得更大的关节活动度(McMahon et al 1994)。管理是基于骨愈合的阶段和骨折后遗症的表现(见基于问题的治疗策略,表 53.1)。较差质量的研究支持掌骨包扎进行早期松动。

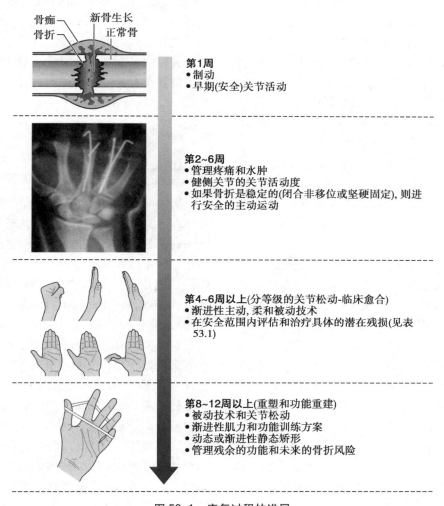

**第1周**
- 制动
- 早期(安全)关节活动

**第2~6周**
- 管理疼痛和水肿
- 健侧关节的关节活动度
- 如果骨折是稳定的(闭合非移位或坚硬固定),则进行安全的主动运动

**第4~6周以上(分等级的关节松动-临床愈合)**
- 渐进性主动, 柔和被动技术
- 在安全范围内评估和治疗具体的潜在残损(见表 53.1)

**第8~12周以上(重塑和功能重建)**
- 被动技术和关节松动
- 渐进性肌力和功能训练方案
- 动态或渐进性静态矫形
- 管理残余的功能和未来的骨折风险

图 53.1　康复过程的进展

## 拇指的尺侧副韧带损伤

### 流行病学

尺侧副韧带(ulnar collateral ligament, UCL)损伤可以是急性或慢性的。急性损伤更常见,是由急性外翻应力撕裂韧带所致。慢性损伤被称为"猎人拇指"(gamekeeper's thumb),因为传统上发现,是苏格兰猎人用他们的拇指和示指扭断兔子的脖子所造成的拇指损伤。也就是尺侧副韧带的损伤;然而,也是由于长期、重复的往桡侧直接施加压力在拇指尺侧,所引起的韧带变薄的结果。

### 解剖

拇指指间关节具有静态和动态的稳定结构。静态约束带包含掌板和固有副韧带(proper collateral ligaments)、侧副韧带(accessory collateral ligament)。固有副韧带作为指间关节屈曲的主要稳定结构;而侧副韧带和掌板是伸展的主要稳定结构(Minami et al 1984;Heyman et al 1993)。动态稳定结构包括拇指外部(拇长伸肌、拇短伸肌和拇长屈肌)和内部(拇短展肌、拇短屈肌和拇内收肌)结构。拇内收肌是拇指掌指关节最重要的动态稳定结构,它嵌入伸肌腱帽(通过自身的腱膜)并附着在关节和尺侧副韧带的表面。

## 病理

外翻力施加于拇指(例如以拇指外展跌倒在地),动态和静态稳定结构将根据力的大小而逐渐破坏。如果损伤仅限于动态稳定结构,那么拇指在外翻测试中仍是稳定的。如果固有副韧带断裂,外翻不稳定可出现在指间关节屈曲。如果侧副韧带也撕裂,关节屈曲和伸展都会引起外翻不稳定,这也意味着完全的断裂(Heyman et al 1993)。有时候韧带断裂的远末端可能变成移位,以致该末端移到内收肌腱膜的表面和近端;1962 年 Stener 首次描述这种现象,所以这种损伤以他的名字命名(Stener 1962)。因为内收肌腱膜的嵌入,所以没有手术干预的损伤将不会痊愈。

## 诊断

病人报告外翻损伤的病史,抱怨指间关节尺侧面的疼痛和肿胀。大力捏和做像拧罐头、拿重物的活动都会加重疼痛,因为不稳定的拇指缺乏与物体对抗的反向压力。有些时候,Stener 损伤可以是显而易见的,因为关节尺侧面有一个可触及的团块;然而,缺乏这样一个团块并不能排除 Stener 损伤。为了排除撕脱性脱位,在韧带压力试验之前,要先获得并阅读影像学资料,从而避免移动潜在的骨折碎片。尺侧副韧带的压力试验,是施加一个外翻的压力于屈曲 30°和伸展的指间关节。如果在屈曲位(指间关节屈曲 30°)存在大于 30°的松弛(或较对侧大于 15°松弛),那么固有副韧带非常有可能断裂。然后外翻试验在伸展位进行;如果外翻松弛小于 30°,则侧副韧带是完整的,从而排除了 Stener 损伤。如果屈曲和伸展位下都出现大于 30°的松弛,那么侧副韧带是断裂的,且潜在的 Stener 损伤的可能性接近 80%(Stener 1962)。X 线片可显示指间关节的桡偏和掌侧的脱位。

## 预后

没有具体的关于拇指尺侧副韧带损伤预后的研究。不恰当的松动或漏诊可导致慢性的不稳定和疼痛。

## 尺侧副韧带损伤的保守治疗

管理首先包含制动,充分保证韧带重新附着/愈合。尽管生物力学证据建议早期的松动控制也许是可行的(Harley et al 2004),但是没有在临床试验中检验过。石膏固定或传统的夹板固定有利于运动,但是对于有依从性的病人,可拆卸的夹板最好保留。Stener 损伤,或最少疼痛的拇指侧捏的稳定性的失败,是手术的适应证(Dinowitz et al 1997)——那就是早期修复或后期的韧带重建。渐进性的肌力训练和外侧应力的保护(功能性夹板/贴扎)利于胶原纤维重塑韧带排列,使这种排列能够提供抗拉强度。然而,对未成熟的尺侧副韧带的牵伸可导致慢性不稳定。

## 其他手指的肌腱损伤

影响手指的其他肌腱损伤包括撕裂伤、撕脱性损伤(比如槌状指/球衣指)、急性纽扣畸形(acute boutonniere)或牵拉断裂(pulley ruptures)。屈肌肌腱在手掌 I 或 II 区破裂的撕裂伤需要手术治疗和具体的肌腱康复方案(Groth 2005;Newport & Tucker 2005;Libberecht et al 2006;Koul et al 2008;Soni et al 2009)。这可能涉及早期主动(保护下)的松动,特别是选择某些有足够修复强度的案例。早期被动松动方案仍然很常见。必须与转诊的术科医生商讨和重视手的治疗康复方案(Klein 2003;Chai & Wong 2005;Sueoka & LaStayo 2008;Yen et al 2008)。伸肌肌腱断裂或手指撕裂伤需要伸展夹板(4~6 周),一些案例需要手术修复。制订循序渐进、受保护的主动关节活动度训练方案,需要考虑具体修复术允许的安全运动范围,确保能够重建肌腱滑动而不损害修复的效果(肌腱断裂或裂开)。康复强调差别化的主动滑动。如果肌腱瘢痕限制差别化滑动,则可能需要施行肌腱松解术。

## 手指的骨性关节炎

### 流行病学

手指的骨性关节炎(OA)是退行性关节炎中最常见的情况,但是功能预后有所不同(Doherty et al 2000;Hunter et al 2004)。尽管拇指的掌指关节功能预后倾向于更严重,但是远端指间关节(DIP)最容易受到影响,1/4 的女性和 1/12 的男性受到影响。影像学上的掌指关节退化,大于 75 岁的女性患病率达到 40%,男性的患病率达到 25%(Armstrong et al 1994;Doherty et al 2000;Caspi et al 2001)。

## 解剖

掌指关节作为一个球窝关节,可进行伸展、屈曲、内收和外展运动。这些运动结合在一起可使拇指做出复杂的运动,比如对掌、后退、掌侧或桡侧外展和内收。掌指关节的内部稳定结构很少,依赖静态韧带的约束,限制运动期间掌骨底的移动。三条韧带协助维持掌指关节的稳定。首要的稳定结构是前斜韧带或掌喙韧带。它是一种关节囊内结构,起于大多角骨掌侧结节,沿着关节边缘嵌入掌骨底的尺侧面。它抵抗外展、伸展和旋前的力。第二稳定结构包括桡背侧韧带和掌骨间韧带。桡背侧韧带抵抗掌指关节的背侧移动和桡侧移动,是掌指关节最强的韧带。掌骨间韧带位于第一和第二掌骨基底,防止第一掌骨底向桡侧移动(Bettinger et al 1999)。作为掌指关节的动态稳定结构,鱼际肌群发挥着重要作用。这些肌肉一起工作,稳定拇指的位置,促进例如侧捏的活动。

## 病理

骨性关节炎是一类退行性病变,以疼痛、间断性炎症反应和软骨退化为特征。构成退化基础的病理过程是多因素的,不可完全定义,但是包括基因和生物力学因素。关节间隙变窄、软骨下硬化、软骨丢失、骨赘和关节畸形都可出现。在退行性关节疾病的早期,远端指间关节可受黏液囊肿的影响。

Doerschuk 等(1999)实施的一项尸体研究显示,前斜韧带的退化程度和骨性关节炎的发展阶段有关系。Eaton 和 Littler(1973)也展示拇指掌指关节的过度松弛与早期的退行性改变存在强关联。松弛合并重复负重可能使部分人群容易患有滑囊炎,然后随着持续负重,关节面逐渐磨损,最终导致关节间隙变窄和骨性关节炎。背桡侧半脱位发生在拇指掌骨底,同时拇内收肌从远端牵拉拇指处于内收位(Blank & Feldon 1997)。拇指的内收姿势导致张手抓物困难,引起代偿性、渐进性的指间关节过伸。掌指关节松弛的病因是受激素的影响(比如催乳激素、松弛激素和雌激素),可能可以解释女性掌指关节骨性关节炎较高的发病率。

## 诊断

根据临床特征和影像学证据诊断手的骨性关节炎(Zhang et al 2009)。Heberden 结节和 Bouchard 结节临床上被分别定义为指间关节和近端指间关节的后侧牢固性/坚硬性肿胀。结节性的骨性关节炎与结节共存,临床上和/或影像学上定义潜在的指间关节炎。非结节性的骨性关节炎被定义为不存在结节的指间关节骨性关节炎。影像学上定义腐蚀性骨性关节炎为皮质下腐蚀、皮质破坏和并发修复性改变,可能包括骨质性关节强硬。常见的骨性关节炎是手部的关节炎,与其他部分骨性关节炎同时存在。拇指底的骨性关节炎牵扯到第一掌指关节和舟大三角骨关节。

典型的手的骨性关节炎症状是使用性疼痛,早晨轻微疼痛,和非运动僵硬,特别是影响单一关节或一些连续的关节。指间关节的侧偏、半脱位和拇指基底的内收是常见的畸形。

掌指关节的骨性关节炎的诊断是基于病史和临床检查。50~70 岁女性的典型表现是桡侧的手和拇指的疼痛。临床检查可揭示掌指关节的局部按压痛,合并引起疼痛和摩擦声的阳性研磨试验(拇指的轴向挤压)。影像学检查用于确定诊断。可以看到牵扯关节的不同阶段,从关节间隙变宽(关节渗出或滑膜炎)到关节间隙狭窄、半脱位、坏死和骨赘形成。鉴别诊断包括银屑病关节炎、风湿性关节炎、痛风和血色病,每一种都有不同的牵扯目标位置,这些位置都可协助鉴别诊断(Zhang et al 2009)。

## 预后

基因因素,女性,年龄超过 40 岁,绝经状态,肥胖,高骨密度,更强的前臂肌力,关节松弛,手部受伤史和更高的职业娱乐使用,都与手的骨性关节炎的高风险、严重程度和发展有关系。

## 手指关节炎的保守治疗

手的骨性关节炎是一种多关节的问题,需要综合的治疗方案。欧洲风湿病联盟(EULAR)基于循证的管理建议指出药物和非药物的综合治疗应该个性化(Klein 2003;Chai & Wong 2005;Sueoka & LaStayo 2008;Yen et al 2008)。关节保护的建议和运动都应该推荐给所有病人。也推荐运用特别是运动前的局部热疗、拇指骨性关节炎的夹板,和预防或纠正外侧成角屈曲畸形的矫形器。对于只有轻度或中度疼痛,且只有少数关节受到影响的病人,局部治疗优于全身性治疗。局部的非甾体抗炎药和辣椒素是有效和安全的治疗。如果病人有显著疼痛或功能障碍,或保守治疗失败,则可以考虑药物和手术干预。没有足够的证据表明哪种矫形器更好(现成的/量身定做的,长/短对掌的,背侧/掌侧,热塑材料/硅胶/其他材料)。矫形器应该根据关节畸形/损伤、功能需求和病人的爱好而定制。手关节炎的病人经常拥有多种矫形器以适应不同的活动或不同疾病的活动水平。运动和教育比单独骨性关节炎的信息更有疗效(Moe et al 2009)。

## 影响手指的风湿性关节炎

　　风湿性关节炎是一种炎症性关节炎,可弥漫至手指和其他关节。过去,严重的手部畸形是很常见的,随着管理疾病的药理学进步,现在已不常见。然而,老年病人可能继续表现出严重的畸形并寻求手术重建。风湿性关节炎的手部畸形包括纽扣畸形、鹅颈畸形、尺偏畸形、尺头畸形、肌腱断裂和矢状面带/肌腱半脱位。

## 小结

　　手指的关节、肌腱、韧带和神经的损伤是很常见的,在康复中需要关注细节,以便重建对功能必不可少的精细运动。康复原则推荐,所需的要求包括关节愈合/易激惹期间的保护性运动,渐进性主动运动,结合功能活动的力量训练,和强化关节运动的精选的关节松动术。水肿管理和感觉运动评估/再训练的整合是特别关键的。考虑到物理治疗对于手指紊乱的证据的缺乏,以及关注这个区域的手法治疗文献的缺少,这些原则的依赖必不可少。

(林武剑　译,鲍捷　闫旺旺　审,<br>张新涛　王于领　校)

## 参考文献

Aitken S, Court-Brown CM. 2008. The epidemiology of sports-related fractures of the hand. Injury 39: 1377–1383.

Al-Qattan MM. 2008. Outcome of conservative management of spiral / long oblique fractures of the metacarpal shaft of the fingers using a palmar wrist splint and immediate mobilisation of the fingers. J Hand Surg 33: 723–727.

Ali H, Rafique A, Bhatti M, et al. 2007. Management of fractures of metacarpals and phalanges and associated risk factors for delayed healing. J Pak Med Assoc 57: 64–67.

Altschuler EL, Hu J. 2008. Mirror therapy in a patient with a fractured wrist and no active wrist extension. Scand J Plast Reconstr Surg Hand Surg 42: 110–111.

Armstrong AL, Hunter JB, Davis TR. 1994. The prevalence of degenerative arthritis of the base of the thumb in post-menopausal women. J Hand Surg Br 19: 340–341.

Baskurt F, Ozcan A, Algun C. 2003. Comparison of effects of phonophoresis and iontophoresis of naproxen in the treatment of lateral epicondylitis. Clin Rehabil 17: 96–100.

Bautmans I, Van PK, Mets T. 2009. Sarcopenia and functional decline: pathophysiology, prevention and therapy. Acta Clin Belg 64: 303–316.

Bettinger PC, Linscheid RL, Berger RA, et al. 1999. An anatomic study of the stabilizing ligaments of the trapezium and trapeziometacarpal joint. J Hand Surg Am 24: 786–798.

Blank J, Feldon P. 1997. Thumb metacarpophalangeal joint stabilization during carpometacarpal joint surgery. Atlas Hand Clin 2: 217–225.

Bolin DJ. 2003. Transdermal approaches to pain in sports injury management. Curr Sports Med Rep 2: 303–309.

Busse JW, Bhandari M, Kulkarni AV, et al. 2002. The effect of low-intensity pulsed ultrasound therapy on time to fracture healing: a meta-analysis. CMAJ 166: 437–441.

Caspi D, Flusser G, Farber I, et al. 2001. Clinical, radiologic, demographic, and occupational aspects of hand osteoarthritis in the elderly. Semin Arthritis Rheum 30: 321–331.

Chai SC, Wong CW. 2005. Dynamic traction and passive mobilization for the rehabilitation of zone II flexor tendon injuries: a modified regime. Med J Malaysia 60: 59–65.

Dinowitz M, Trumble T, Hanel D, et al. 1997. Failure of cast immobilization for thumb ulnar collateral ligament avulsion fractures. J Hand Surg Am 22: 1057–1063.

Doerschuk SH, Hicks DG, Chinchilli VM, et al. 1999. Histopathology of the palmar beak ligament in trapeziometacarpal osteoarthritis. J Hand Surg Am 24: 496–504.

Doherty M, Spector TD, Serni U. 2000. Epidemiology and genetics of hand osteoarthritis. Osteoarthritis Cartilage 8: 14S–15.

Eaton RG, Littler JW. 1973. Ligament reconstruction for the painful thumb carpometacarpal joint. J Bone Joint Surg Am 55: 1655–1666.

Ezendam D, Bongers RM, Jannink MJ. 2009. Systematic review of the effectiveness of mirror therapy in upper extremity function. Disabil Rehabil 31: 2135–2149.

Fedorczyk J. 1997. The role of physical agents in modulating pain. J Hand Ther 10: 110–121.

Feehan LM, Bassett, K. 2004. Is there evidence for early mobilization following an extraarticular hand fracture? J Hand Ther 17: 300–308.

Feehan LM, Sheps SS. 2008. Treating hand fractures: population–based study of acute health care use in British Columbia. Can Fam Physician 54: 1001–1007.

Fess EE, Philips CA, Gettle K, et al. 2004. Hand and upper extremity splinting: principles and methods. Philadelphia, PA: Elsevier Health Sciences.

Field J, Atkins RM. 1997. Algodystrophy is an early complication of Colles' fracture. What are the implications? J Hand Surg Br 22: 178–182.

Field J, Warwick D, Bannister GC. 1992. Features of algodystrophy ten years after Collees' fracture. J Hand Surg Br 17B: 318–320.

Flatt AE. 1996. Closed and open fractures of the hand: fundamentals of management. Postgrad Med 39: 17–26.

Flowers KR. 1988. String wrapping versus massage for reducing digital volume. Phys Ther 68: 57–59.

Freeland AE, Hardy MA, Singletary S. 2003. Rehabilitation for proximal phalangeal fractures. J Hand Ther 16: 129–142.

Grewal R, MacDermid JC. 2007. The risk of adverse outcomes in extra-articular distal radius fractures is increased with malalignment in patients of all ages but mitigated in older patients. J Hand Surg Am 32: 962–970.

Griffin XL, Costello I, Costa ML. 2008. The role of low intensity pulsed ultrasound therapy in the management of acute fractures: a systematic review. J Trauma 65: 1446–1452.

Groth GN. 2005. Current practice patterns of flexor tendon rehabilitation. J Hand Ther 18: 169–174.

Hardy MA. 2004. Principles of metacarpal and phalangeal fracture management: a review of rehabilitation concepts. J Orthop Sports Phys Ther 34: 781–799.

Harley BJ, Werner FW, Green JK. 2004. A biomechanical modeling of injury, repair, and rehabilitation of ulnar collateral ligament injuries of the thumb. J Hand Surg Am 29: 915–920.

Heyman P, Gelberman RH, Duncan K, et al. 1993. Injuries of the ulnar collateral ligament of the thumb metacarpophalangeal joint – biomechanical and prospective clinical-studies on the usefulness of valgus stress-testing. Clin Orthop Relat Res 292: 165–171.

Hostler D, Crill MT, Hagerman FC, et al. 2001. The effectiveness of 0.5-lb increments in progressive resistance exercise. J Strength Cond Res 15: 86–91.

Hove LM. 1993. Fractures of the hand. Distribution and relative incidence. Scand J Plastic Reconstr Surg Hand Surg 27: 317–319.

Hunter DJ, Demissie S, Cupples LA, et al. 2004. A genome scan for joint-specific hand osteoarthritis susceptibility: the Framingham Study. Arthritis Rheum 50: 2489–2496.

Klein L. 2003. Early active motion flexor tendon protocol using one splint. J Hand Ther 16: 199–206.

Koul AR, Patil RK, Philip V. 2008. Complex extensor tendon injuries: early active motion following single-stage reconstruction. J Hand Surg Eur 33:

753–759.

Libberecht K, Lafaire C, Van HR. 2006. Evaluation and functional assessment of flexor tendon repair in the hand. Acta Chir Belg 106: 560–565.

MacDermid JC. 2004. Hand therapy management of intra-articular fractures with open reduction and pi plate fixation: a therapist's perspective. Tech Hand Up Extrem Surg 8: 219–223.

McMahon PJ, Woods DA, Burge PD. 1994. Initial treatment of closed metacarpal fractures. A controlled comparison of compression glove and splintage. J Hand Surg Br 19: 597–600.

Michlovitz SL, Harris BA, Watkins MP. 2004. Therapy interventions for improving joint range of motion: a systematic review. J Hand Ther 17: 118–131.

Minami A, An K, Cooney WI, et al. 1984. Ligamentous structures of the metacarpophalangeal joint: a quantitative anatomic study. J Orthop Res 1: 361–368.

Moe RH, Kjeken I, Uhlig T, et al. 2009. There is inadequate evidence to determine the effectiveness of nonpharmacological and nonsurgical interventions for hand osteoarthritis: an overview of high-quality systematic reviews. Phys Ther 89: 1363–1370.

Newport ML, Tucker RL. 2005. New perspectives on extensor tendon repair and implications for rehabilitation. J Hand Ther 18: 175–181.

Omokawa S, Fujitani R, Dohi Y, et al. 2008. Prospective outcomes of comminuted periarticular metacarpal and phalangeal fractures treated using a titanium plate system. J Hand Surg Am 33: 857–863.

Page SM, Stern PJ. 1998. Complications and range of motion following plate fixation of metacarpal and phalangeal fractures. J Hand Surg Am 23: 827–832.

Polomano RC, Rathmell JP, Krenzischek DA, et al. 2008. Emerging trends and new approaches to acute pain management. Pain Manag Nurs 9: S33–S41.

Robinson SM, McPhee SD. 1986. Treating the patient with digital hypersensitivity. Am J Occup Ther 40: 285–287.

Shehadi SI. 1991. External fixation of metacarpal and phalangeal fractures. J Hand Surg Am 16: 544–550.

Shewring DJ, Thomas RH. 2006. Collateral ligament avulsion fractures from the heads of the metacarpals of the fingers. J Hand Surg Br 31: 537–541.

Smith R. 1975. Intrinsic muscles of the fingers: function, dysfunction, and surgical reconstruction. Instr Course Lect 24: 200–220.

Soffer SR, Yahiro MA. 1990. Continuous passive motion after internal fixation of distal humerus fractures. Orthop Rev 19: 88–93.

Soni P, Stern CA, Foreman KB, et al. 2009. Advances in extensor tendon diagnosis and therapy. Plast Reconstruct Surg 123: 727–728.

Stener B. 1962. Displacement of the ruptured ulnar collateral ligament of the metacarpo-phalangeal joint of the thumb: a clinical and anatomical study. J Bone Joint Surg Br 44: 869–879.

Stralka SW, Jackson JA, Lewis AR. 1998. Treatment of hand and wrist pain. A randomized clinical trial of high voltage pulsed, direct current built into a wrist splint. AAOHN J 46: 233–236.

Sueoka SS, LaStayo PC. 2008. Zone II flexor tendon rehabilitation: a proposed algorithm. J Hand Ther 21: 410–413.

Synn AJ, Makhni EC, Makhni MC, et al. 2009. Distal radius fractures in older patients: Is anatomic reduction necessary? Clin Orthop Relat Res 467: 1612–1620.

van Onselen EB, Karim RB, Hage JJ, et al. 2003. Prevalence and distribution of hand fractures. J Hand Surg Br 28: 491–495.

Waylett-Rendall J. 1988. Sensibility evaluation and rehabilitation. Orthop Clin North Am 19: 43–56.

Wehbe MA. 1987. Tendon gliding exercises. Am J Occup Ther 41: 164–167.

Westbrook AP, Davis TR, Armstrong D, et al. 2008. The clinical significance of malunion of fractures of the neck and shaft of the little finger metacarpal. J Hand Surg Eur 33: 732–739.

Yarrobino TE, Kalbfleisch JH, Ferslew KE, et al. 2006. Lidocaine iontophoresis mediates analgesia in lateral epicondylalgia treatment. Physiother Res Int 11: 152–160.

Yen CH, Chan WL, Wong JW, et al. 2008. Clinical results of early active mobilisation after flexor tendon repair. Hand Surg 13: 45–50.

Zhang W, Doherty M, Leeb BF, et al. 2009. EULAR evidence-based recommendations for the diagnosis of hand osteoarthritis: report of a task force of ESCISIT. Ann Rheum Dis 68: 8–17.

# 下肢疼痛综合征的足部和踝部

# 踝关节扭伤

Thomas Denninger, Gary Austin

## 概述

在所有的运动损伤中,大约 10%~34% 与踝关节有关(Surve et al 1994;Tropp & Gillquist 1985)。其中外侧踝关节扭伤约占 77%~83%(Broglio et al 2009)。有学者对 2002 年至 2006 年美国急诊科的就诊记录进行回顾性分析,发现在一般人群中,一年内踝关节扭伤的发病率达到 2.15/1 000 人(Waterman et al 2010)。即使如此,该发病率很可能还是被低估。这是因为 McKay 等(2001)发现有 56.8% 发生踝扭伤的篮球运动员是不会寻求治疗的。近半数的踝关节扭伤(49.3%)发生在体育活动中,其中篮球占 41.1%,橄榄球占 9.3%,足球占 7.9%,踝关节扭伤的比例在这些运动中最高(Waterman et al 2010)。而在激烈运动中,25% 的损失工时伤(lost time injury)是踝关节扭伤(Reid 1992)。男性足球运动员每 1 000 小时的踢球时间,其踝扭伤的发生率为 0.46,而既往有踝扭伤病史的运动员再次扭伤的概率则达到 0.86(Surve et al 1994)。对于篮球运动员,有踝损伤病史将会使踝扭伤的再发率增加 5 倍(正常发生率为 3.5/1 000 参与者)(McKay et al 2001)。研究表明,踝扭伤更常出现在优势腿上,其发生率是非优势腿的 2.4 倍,并且踝扭伤的再发率也非常高,达到 73.5%(Yeung et al 1994)。

大多数发生踝扭伤的运动员都会采取一些自我治疗措施,例如冰敷、加压包扎和/或抬高患肢等(McKay et al 2001)。而寻求专业治疗的运动员中,62.5% 接受了医务人员的治疗,而 56.3% 则寻求物理治疗师的帮助(McKay et al 2001)。踝扭伤的整体病程提示我们,尽管踝扭伤后的第一个 14 天内,患者的疼痛会迅速减轻,但是高达 33% 的患者在扭伤后 1 年时,仍然存在持续的疼痛和踝关节不稳,这值得我们引起重视(Gerber et al 1998;Van Rijn et al 2008)。

## 解剖学和生理学

### 远端胫腓关节

踝关节复合体涵盖了多个关节,包括远端胫腓关节、距小腿关节、距下关节和距舟关节。远端胫腓关节指的是胫骨和腓骨远端的韧带联合,由以下韧带组成:下胫腓前韧带(anterior inferior tibiofibular ligament, AITFL),下胫腓后韧带(posterior inferior tibiofibular ligament, PITFL),骨间韧带以及横韧带。

PITFL 起源于胫骨后踝,终止于腓骨后结节,为一致密和坚固的结构。当该韧带牵拉紧张时,常常会发生撕脱性骨折,而韧带本身却不会断裂(Van de Perre et al 2004)。下胫腓横韧带则位于 PITFL 的后方和深部,并且常常与 PITFL 混在一起,形成踝间韧带,该韧带为一唇样结构(Hermans et al 2010)。踝间韧带与后撞击综合征相关,为患者踝关节常常极度跖屈所致(Rosenberg et al 1995;Oh et al 2006)。AITFL 是最为薄弱的联合韧带,当踝关节处于外旋力作用时,该韧带最先出现断裂(Hermans et al 2010)。而在 AITFL 的远端,还存在附着于关节腔内的前下胫腓韧带,该韧带又被称为 Bassett 韧带,当踝关节背屈时,该韧带会与滑车的外侧面相接触(Hermans et al 2010),这可能是形成前外侧踝关节撞击综合征的原因。

骨间膜走行于胫骨和腓骨的全长,其远端移行成骨间韧带,最终与 PITFL 和 AITFL 混合在一起(Hermans et al 2010)。在踝关节背屈时,骨间韧带联合脂肪组织和关滑液能够对踝穴施加一个弹簧样效应,使得踝穴能更加适应楔形的距骨(Hermans et al 2010)。此外,当踝关节负重时,骨间韧带能够起到稳定距小腿关节的作用(Hermans et al 2010)。

## 距小腿关节

距小腿关节指的是距骨体(包括滑车关节面)与胫腓骨内外踝之间的关节结构。胫骨轻度凹陷的关节面与腓骨远端三角形的突起面形成关节(Dutton 2004)。而踝穴结构包括了上方的胫骨、内侧的内踝以及外侧的腓骨外踝。腓骨外踝的内侧面与距骨体的外侧面构成腓距关节。与之相似的是胫骨内踝的外侧面与距骨体的内侧面形成胫距关节(Moore 1985)。

踝穴的功能在于作为一个凹陷的表面接受距骨体突起的表面。距骨滑车的前部比后部要宽 6mm,这使得踝穴中的距骨呈现楔形的形状,这有利于增强踝关节背屈时关节活动的一致性以及静态稳定性。胫距关节、腓距关节以及下胫腓关节这三个关节位于同一个关节囊中,形成距小腿关节,该关节为滑液铰链关节(Moore 1985)。

支撑距小腿关节的韧带包括距腓前韧带(anterior talofibular ligaments,ATFL)、距腓后韧带(posterior talofibular ligaments,PTFL)、外侧跟腓韧带以及内侧的三角韧带。当踝关节过度内翻时(尤其是跖屈时内翻),ATFL 常常出现撕裂(Hosea et al 2000)。研究表明,与其他韧带相比较,低负荷断裂试验和高扭伤断裂率容易诱发 ATFL 扭伤(Attarian et al

1985)。

## 距下关节

距下关节为一不规则形状的关节,属于滑液双髁关节。该关节由距骨和跟骨构成,两块骨之间存在两个关节面。前侧的关节面呈现出距骨突起,而跟骨凹陷的结构,而后侧的关节面则是距骨凹陷、跟骨突起。关节面之间则是骨间膜,也被称为轴韧带(Kapanji 1970)。由于距下关节的前侧关节面位于后侧关节面的内侧,并且关节面呈现不规则形状,因此在功能性负重时,该关节将向相反方向运动(Dutton 2004)。

距下关节相关韧带的作用是维持关节的完整性。这包括了内侧和外侧骨间韧带、跟腓韧带(calcaneofibular ligaments,CFL)、三角韧带(deltoid ligaments,DL)和外侧的距跟韧带(lateral talocalcaneal ligaments,LTCL)。内侧的距跟骨间韧带从内侧的距骨结节向后投射至跟骨的载距突后侧,其作用是避免距骨同跟骨的前侧发生位移。外侧距跟骨间韧带(颈韧带)则从跗骨窦向后投射至跟骨,其作用是在踝关节内翻时,防止距骨和跟骨的过度分离。因此,当踝关节过度内翻并背屈时,常常发生韧带损伤(Dutton 2004)。颈韧带是强化韧带,其作用是防止伸肌支持带深部纤维所致的距下内翻。内侧的三角韧带和跟舟韧带的作用是防止踝关节过度外翻。外侧韧带的松弛常常与踝关节外侧不稳相关,这是由于关节的过度主被动活动所致。而内侧韧带松弛发生频率较低,该情况常与高发生率的软骨损伤有关,并常常伴有外侧韧带的损伤。因此,内侧韧带的实际功能尚存在疑问(Cook 2007)。表 54.1 总结了韧带在稳定踝关节中的作用。

**表 54.1　侧副韧带在踝关节稳定性中的作用**

| 运动 | 起控制作用的结构 |
| --- | --- |
| 距骨外展 | 胫距韧带和胫舟韧带 |
| 距骨内收 | 跟腓韧带 |
| 跖屈 | 距腓前韧带和胫距前韧带 |
| 背屈 | 胫距后韧带和距腓后韧带 |
| 距骨外旋 | 胫距前韧带和胫舟韧带 |
| 距骨内旋 | 距腓前韧带、胫距前韧带和胫舟韧带 |

## 踝关节生物力学

与其他关节相似,踝关节复合体有两种类型的活动:平移运动,也被称为关节动力运动,另一种是旋转运动,也被称为骨骼动力运动。骨骼动力运动联合平移运动能够稳定踝关节旋转时的瞬时轴线。其重要性在于将关节受力传递至整个关节面,同时还能预防关节活动到末端时出现不合理受力,这种不合理受力会损伤关节的被动结构。

踝关节的共同运动模式以及踝关节运动的主被动控制,使得在功能性运动期间,关节受力能够传递至整个踝关节复合体。这个过程包括了复合体中每个关节的独立活动。

虽然距小腿关节通常被描述为单平面铰链关节,但是其解剖结构却揭示了该关节的另一面。

## 关节活动度

踝关节活动度大约为背屈 20°,跖屈 50°。距下关节的活动度大约为内翻 40°,外翻 20°。而据报道,跗骨关节也有 10° 的旋前和 20° 的旋后活动度(Cook 2007)。

## 开合和闭锁位

踝关节的开合和闭合位是一种理论上的推测,该推测认为特定运动能增强踝部各关节的压缩(闭锁)或分离(开合)。而从关节力学角度来看,开合位指的是踝关节各关节面处于最大一致性的位置,而反之则是闭锁位。但是,目前尚未有研究证明该假设。因此,该假设的有效性尚不可知(Cook 2007)。

## 旋转/骨骼动力轴

距小腿关节运动轴的方向主要为内外方向,其次为前后和上下方向。由于外踝比内踝长,并且位置更为靠后,这使得关节的内外轴会有所偏离,冠状面偏离约 10°,横断面偏离约 6°。这使得关节在矢状面上有更大的活动度(背屈/跖屈),而在冠状面(内翻和外翻)以及横断面(内旋和外旋)的活动度则较小。距下关节运动轴与横断面有 42° 夹角,在前后和上下方向间从中线附近穿越,其中还包含有较少的内外方向成分。而旋转轴则与水平面有 42° 夹角,与矢状面有 16° 夹角,向前、向内和向上的方向走行。这使得关节在冠状面(内翻和外翻)和横断面(内旋和外旋)有更大的关节活动度,而在矢状面(背屈/跖屈)的活动度则较小。在踝关节,事实上大多数运动都是二维和三维的。在距小腿关节,外翻和外展动作轻微但明显伴随有背屈(旋前)动作,

反之内翻和内收动作也轻微但明显伴有跖屈(旋后)动作。在距下关节,大量的外翻和外展动作轻微但明显伴有背屈动作,而内翻和内收动作则伴有跖屈动作。

后足的开合和闭锁位需要与运动轴保持一致,这样才能使得下肢出现二维和功能性的运动(Dutton 2004)。距下关节旋后有助于锁住跗中关节,使得在运动复位过程中保持机械力的稳固。而距下关节旋前则能解锁跗中关节,提高足的灵活性,使其能够适应不平坦的表面,并吸收地面的反作用力。

## 关节动力学

距小腿关节背屈时,距骨上关节面在踝穴内向前转动,但同时又向后滑动。而在跖屈时,距骨向后转动,同时又向前滑动(Dutton 2004)。但是运动不仅仅发生在矢状面,冠状面和横断面的运动虽然轻微,但也非常重要。

距下关节主要发生旋前和旋后运动。其关节活动更为复杂,主要原因在于关节的活动源于距下关节面(跟骨和距骨)的相对滑动(前、中、后)(Cook 2007)。这包括了移动的跟骨在固定的距骨上滑动,移动的距骨在固定的跟骨上滑动,或者滑动发生在移动的跟骨和距骨之间。

# 外侧踝关节扭伤

急性外侧踝关节扭伤通常根据损伤的严重程度进行分级。传统上,外侧踝关节扭伤可被分为 Ⅰ~Ⅲ 级,这代表了韧带损伤的范围和程度。Ⅰ 级为最轻微的损伤,而 Ⅲ 级则表示最为严重的损伤(Martin et al 2013)。该分级量表包含了静态和动态的评估参数来描述损伤的严重程度。静态的评估参数包含了对韧带松弛程度、出血情况、肿胀程度以及压痛情况的评估。动态的评估参数则包含了关节活动度、肌力以及执行功能性活动的能力(功能性测试)。

常用的急性外侧踝关节扭伤的分级方法如下所示(Hockenbury & Sammarco 2001):

- Ⅰ 级:未丧失功能,无韧带松弛,无或少量出血,无压痛点,踝关节活动度减少 ≤5°,肿胀 ≤0.5cm 或更少。
- Ⅱ 级:丧失一定功能,前抽屉试验阳性(ATFL),距骨倾斜试验阴性(CFL),有出血,压痛点,踝关

节活动度减少范围在 5°~10°，肿胀 0.5~2cm。

- **Ⅲ级**：功能几乎完全丧失，前抽屉试验（ATFL）和距骨倾斜试验（CFL）均为阳性，出血，压痛明显，踝关节活动度减少大于 10°，肿胀大于 2cm。Ⅲ级损伤还可以根据前抽屉试验应力位片结果进一步分级。如果前抽屉试验应力位片显示移动≤3mm 则为ⅢA，而>3cm 则为ⅢB。

## 内侧踝关节扭伤/韧带联合损伤

与外侧踝扭伤相比，内侧踝扭伤发生率较低，约占所有踝扭伤的 5%~10%（Broglio et al 2009）。由于三角韧带的内在结构和韧带连接较为强韧，所以该韧带通常不会损伤。单纯的三角韧带损伤很罕见，若出现损伤，则通常伴有内踝的撕脱性骨折。引起单独的三角韧带损伤的机制是足跖屈和外翻。其症状是足内侧面出现疼痛，而距下关节内翻和外翻则会诱发疼痛。联合韧带损伤常常伴发于内踝扭伤，通常是因为距骨楔入踝穴，致使下胫腓关节分离所致，在踝背屈和外翻时发生。该损伤包括胫腓前韧带、骨间韧带和三角韧带的损伤。胫腓韧带损伤的结果是使得踝穴变宽（Brosky et al 1995）。

与外侧踝扭伤相比，内踝扭伤和联合韧带损伤的初始处理方式更倾向于保守治疗。内踝扭伤需要一个更长的无负重制动时间。建议对此类患者采取渐进性负重和康复措施，从而逐渐恢复日常活动，最终能进行体育运动（Lin et al 2006）。

## 慢性踝关节不稳

外侧踝扭伤后若出现持续的踝关节不稳，那么此类患者通常会被诊断为机械性或功能性踝关节不稳。慢性踝关节不稳指的是急性发生后的症状持续存在，例如偶发肿胀、肌力受损、不稳以及平衡反应受损等。在实际诊断中指初始损伤后，踝关节无力感超过半年。该诊断又进一步细分为机械性踝关节不稳和功能性踝关节不稳（O'Loughlin et al 2009）。

功能性踝关节不稳指的是踝关节扭伤反复发生，或者持续出现踝关节无力感，但关节活动仍正常，同时无关节松弛的客观证据。在一项纳入 80 名功能性踝关节不稳患者的研究中，研究人员并列比较了功能性不稳踝关节和对侧未受累踝关节的

松弛度（Hirai et al 2009）。结果表明，功能性踝关节不稳与关节松弛度无关联性。而影响功能性踝关节不稳的因素包括肌肉无力、肌肉募集方式、踝关节活动度减少、平衡缺陷以及关节的本体感觉。一项 meta 分析表明，与无踝关节不稳的个体相比，存在踝关节不稳的患者平衡功能较差（Arnold et al 2009）。此外，还有研究资料表明，存在踝关节不稳的患者感觉运动表现也存在缺陷（Konradsen et al 1998；O'Driscoll & Delahunt 2011）。研究证实，利用稳定和不稳定的平面进行平衡训练，能够改善功能性踝关节不稳患者的平衡功能，减少患者的功能障碍。

机械性踝关节不稳与功能性踝关节不稳的区别在于存在踝关节韧带的松弛（Caulfield 2000）。初始受伤 1 年后，尚有 30% 的内翻后踝扭伤患者存在持续的韧带松弛现象。但是两种踝关节不稳的康复方法是相同的（Hubbard et al 2004）。对于大多数患者来说，康复内容主要包括使用护具以及康复训练（Broglio et al 2009；Hale et al 2007；de Vries et al 2011）。临床或影像学检查发现患者存在持续的单侧韧带松弛，这提示预后较差。如果经过一段时间的综合保守治疗，患者的主诉还持续存在，那么根据文献提示，该患者可能需要采用手术治疗（Hintermann et al 2002）。值得注意的是，在临床上，严格区分功能性或机械性踝扭伤是比较困难的，因为很多患者表现的是两种类型的混合症状。

## 体格检查

### 渥太华踝关节准则

渥太华踝关节准则于 1992 年建立，该准则降低了患者踝扭伤后接受放射影像检查的频率。即使只有小于 15% 的踝扭伤会导致骨折，但在使用渥太华踝关节准则前，常规还是要对可疑踝扭伤患者进行 X 线平片检查（Bachmann et al 2003）。该准则规定，在足和/或踝出现外伤时，如果患者出现如下情况，则需要进行踝关节放射影像学检查：①外踝尖或后缘有压痛；②内踝尖或后缘有压痛；③受伤后即刻及就诊时患肢不能独立支撑体重（走 4 步，不管有无跛行）。该准则也规定了如下情况要进行足放射影像学检查：①第五跖骨基底部压痛；②足舟骨压痛，和/或③患者在受伤后（和急救室）立刻不能负重行走

4步(包括跛行)。多项研究表明,患者若无上述情况存在,则能排除骨折存在(阴性似然比0.07;95%置信区间0.03~0.18)(Bachmann et al 2003),这使得医务人员能够在无影像学检查结果存在的条件下,继续下一步治疗。但该准则缺乏足够的特异性和阳性似然比来筛检真正的骨折。因此,患者如果存在上述因素,还是建议要进行踝或足的X线片检查。如果增加了远端腓骨干的音叉试验,则能够提高该准则的特异性和阳性似然比,使其能充分诊断(Dissman & Han 2006)。

## 病史

在对患者进行检查时,要注意收集重要的病史信息,包括患者是否有合并症,是否有相关踝关节障碍的既往史(包括既往踝关节扭伤的次数和程度),既往手术史,职业和娱乐需求。了解损伤机制有助于确定骨折的可能性。高冲击损伤或严重的踝扭伤应自动采用渥太华踝关节准则进行评估。

患者表现出来的症状有助于勾勒出踝关节障碍的原因,并排除某些更为严重的病理变化。间歇性闭锁障碍提示距骨穹隆发生剥脱性骨软骨炎(Cook 2007)。这种疼痛要与前外侧踝关节线的前撞击综合征相区分。前撞击综合征诱发的疼痛通常在踝背屈到末端时发生,而剥脱性骨软骨炎相关疼痛则是在不同的运动平面间断性出现。明显的背外侧踝关节疼痛则提示骰骨综合征。沿着足的背侧或背外侧出现感觉异常则分别提示腓浅神经和腓肠神经的障碍(Jennings & Davies 2005)。

## 踝关节活动度

临床上广泛采用量角器测量无负重时的踝关节主被动活动度。常用方法是患者处于俯卧位、在膝关节处于伸直和屈曲45°时测量踝关节的背屈活动度,而仰卧位时测量跖屈、内翻和外翻角度。测试者内信度>0.9,而测试者间信度为0.7(Martin & McPoil 2005;Menadue et al 2006)。此外,跖屈测量信度始终低于背屈测量信度。也可以采用负重箭步蹲的姿势,使用倾斜计或胶带来测量踝关节背屈角度(Bennell et al 1998)。

## 前抽屉试验

前抽屉试验用于评估ATFL的完整性,也用于定量评估距骨相对于踝穴前移的距离(Croy et al

2013)。患者坐位,膝关节90°屈曲,下肢放松无支撑,踝关节跖屈10°~20°。检查者的一只手握住远端,触及距骨外侧和腓骨前侧之间的关节,而另一只手则抓住跟骨后侧面。保持胫骨远端的稳定,推动跟骨和距骨向前滑动(图54.1)。如果患者的胫距前韧带和胫舟韧带是完好的,为了能正确检查ATFL的功能,需要将足处于外展位(Tohyama et al 2003)。一项研究确立了该试验的诊断精确性(Croy et al 2013):敏感性0.74(95%置信区间0.58~0.86),特异性0.38(95%置信区间0.24~0.56),阳性似然比1.2~1.4和阴性似然比0.41~0.60。另一项研究发现(van Dijk et al 1996),损伤后5天,若触诊ATFL有疼痛,踝关节外侧有血肿,同时前抽屉试验阳性,那么诊断外侧韧带撕裂的敏感性能达到100%,特异性达到75%,阳性似然比为4.13,阴性似然比为0.01。但是损伤后48小时内进行该试验,则诊断敏感性下降:敏感性0.71,特异性达到0.33,阳性似然比为0.88,阴性似然比为1.06。测试者信度介于0.5~1.0之间。在损伤发生至少5天时,进行该试验对于诊断和排除距腓前韧带松弛具有很大的意义。

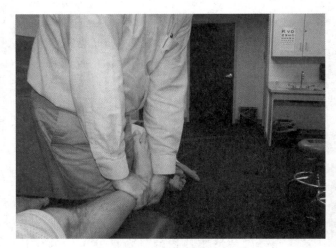

图54.1 前抽屉试验

## 距骨倾斜试验

距骨倾斜试验用于评估距骨在踝穴内内翻的程度,以测试CFL的完整性。该试验同样让患者处于坐位,膝关节屈曲90°,下肢放松,无支撑。检查者一只手抓住胫腓骨远端,另一只手紧握跟骨,踝关节保持在中立位,内翻跟骨和距骨。该试验也可在仰卧位、侧卧位(图54.2)和俯卧位进行。有研究已确立该试验的诊断精确性:敏感性0.5(95%置信区间

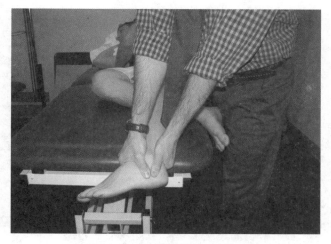

图 54.2 侧卧位距骨倾斜试验

0.25~0.75)，特异性 0.88（95% 置信区间 0.53~0.98)，阳性似然比 4.00（95% 置信区间 0.59~27.25）和阴性似然比 0.57（95% 置信区间 0.31~1.07)（Hertel et al 1999）。该试验对于诊断 CFL 松弛非常有意义。

## 八字试验

八字试验用于测量踝关节周径，以确定外伤后关节肿胀的程度（Mawdsley et al 2000）。测量时，踝关节位于中立位，或跖屈 20°。皮尺测量的起点和终点位于外踝边缘沟，途经外踝突起和胫前肌腱之间，向内环绕足部，穿过足底和第五跖骨基部，再朝向内踝并从内踝下方穿过，环绕跟腱，经过外踝下方，最终到达起始位置（图 54.3）。该试验的测试者间信度非常好【组内相关系数（ICC）0.93~0.99】，当踝关节跖屈 20°时，最小可检测变化为 6.8mm（Rohner-Spengler et al 2007）。

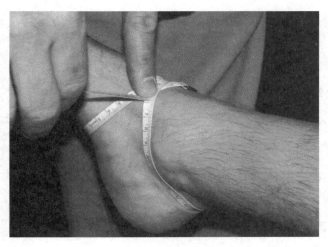

图 54.3 八字试验

## 功能性试验

### 单腿平衡试验

单腿平衡试验应作为踝关节功能稳定性的基线评估，并要先于患者进行动态活动前进行（Akbari et al 2006）。进行该试验时，应让患者感觉安全，因此，治疗师应守护在患者旁边，当患者失去平衡时及时扶住患者。在限定时间内，完成睁眼和闭眼状态下的单腿平衡试验，并且患肢和健肢都需要分别进行测试。或者每种测量状态都限定 1 分钟，计算对侧腿和上肢触碰地面的次数。常模资料提示（Bohannon et al 1984），20~49 岁的人群睁眼时，单腿平衡时间为 29.76~30 秒，闭眼时为 24.2~28.8 秒。而50~79 岁人群中，睁眼时的单腿平衡时间为 14.2~29.4 秒，闭眼时为 4.3~21 秒。

### 星形偏移平衡试验

星形偏移平衡试验设计了 8 个方向的条带从同一中心点发出，每个条带之间有 45°夹角。按测试腿的逆时针方向，这 8 个方向的条带被标记为：前，前外侧，外侧，后外侧，后侧，后内侧，内侧，前内侧。受试个体的被测试腿置于中心点，检测人员检测另外一侧下肢触碰各个方向条带的最大距离。检测过程中，患者支撑腿不能发生移动，同时双手位于髋部。最后将偏移距离除以腿长，得到标准化的触碰距离。在健康人群中，该试验的重测试信度较好（ICC 0.67~0.96）（Buchanan et al 2008），但是测试者间信度却好坏不一（ICC 0.35~0.94）（Hertel et al 2009）。Y平衡试验是星形偏移平衡试验的改进版，该试验只包含了三个方向的条带（前侧，后外侧，后内侧）（Hertel et al 2006；Plisky et al 2006）。

## 保守治疗

活动对于外踝扭伤的恢复是最为重要的。对于Ⅰ级和Ⅱ级损伤，早期活动比制动具有更好的疗效。在一项包含 82 例外踝扭伤患者的研究中，采用石膏绷带制动（制动 10 天）的患者中，87% 在受伤后 3 周仍有疼痛症状的存在。而采用弹力带早期活动，并佩戴功能性支具 8 天的患者，仅有 57% 在 3 周时出现疼痛症状（Eiff et al 1994）。依据患者的结局评估情况（回归运动：加权均数差 4.6 天，95% 置信区间1.5~7.6 天；回归工作：加权均数差 2.1 天，95% 置信区间 5.6~8.7 天；不稳：加权均数差 2.5 天，95% 置信区间 5.6~8.7 天），与制动相比，各项研究结果更倾向于活动（Kerkhoffs et al 2001）。此外，早期活动对于踝关节活动度和关节肿胀也有一定的作用。

## 复位和非复位手法

多项研究已经证实早期手法治疗对于缓解疼痛、减轻水肿、缩短恢复时间的作用（Nield et al 1993；Green et al 2001；Pellow & Brantingham 2001；Fryer et al 2002；Eisenhart et al 2003；Whitman et al 2005；van der Wees et al 2006）。Cleland 等（2013）近期发现，与独自在家进行锻炼的患者相比，同时接受手法治疗和锻炼的患者有更好的短期和长期治疗结局。其他研究将手法治疗患者与在诊所独立锻炼的患者相比，也有相似结果。Whitman 等（2009）针对可能接受足踝复合体手法治疗的后外侧踝扭伤患者建立了临床预测准则。成功预测的指标包括站立时症状加重，夜间症状加重，舟骨下沉试验超过 5mm，远端胫腓关节活动度减小。存在三项指标的阳性可能性达 5.9（95% 置信区间 1.08~41.60），这使得验后概率增加至 95%。值得注意的是 75% 的患者具有成功的治疗结局，因此该临床预测是否必须尚存在疑问。在此，我们总结了几项最常用的踝扭伤技术（更多的踝关节松动和操作技术见第 57 章）。

## 前后非复位手法（参见图 57.2）

治疗师一只手在踝水平固定住下肢，另一只手在踝关节的远端抓住距骨的前侧、外侧和内侧进行移动，要避开疼痛和敏感的受伤组织。接下来治疗师对距骨施加低幅、前后方向的振动力。在松动过程中，治疗师可以用他/她的大腿固定住患者的足，并逐渐增加踝背屈的度数。对足旋前和旋后进行微调，可以对该技术进行优化。最后，引入前转技术能够提高关节运动，并有利于踝关节背屈活动度的恢复（Maitland 2005）。

## 内外非复位手法（参见图 57.3~图 57.5）

### 距小腿关节外侧滑动

在距小腿关节近端，治疗师用头侧手的示指/拇指抓握足踝，并用前臂将患者大腿稳定于桌上。治疗师用另外一只手的鱼际置于足踝远端的距骨上，抓握住足后部。然后治疗师利用他/她的身体施加

低速震动力，通过伸展的手臂和鱼际传递到距骨上（Maitland 2005）。

### 距下关节外侧滑动

治疗师将头侧手/前臂移动至距小腿关节远端，用示指/拇指抓住距骨，另一手的鱼际置于跟骨的内侧面上，抓住足后部（图 54.4）。治疗师用他/她的身体施加低速震动力，通过伸展的手臂和鱼际传递到跟骨上（Maitland 2005）。

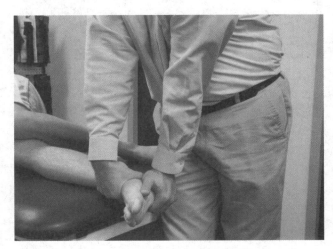

图 54.4　非复位手法距下关节外侧滑动

## 后足分离复位手法（参见图 57.1）

治疗师在距小腿关节线远端手指交叉抓握患者足背，使足处于背屈状态。同时拇指用力施压足底中部（图 54.5）。治疗师背屈和外翻足踝（保护受伤的 ATFL），并施加长轴分离，直至活动极限。治疗师也可以通过外翻和背屈足踝来微调该极限。治疗师向尾侧方向施加高速低幅力（图 54.6）（Whitman et

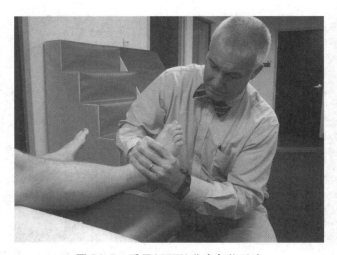

图 54.5　后足（距下）分离复位手法

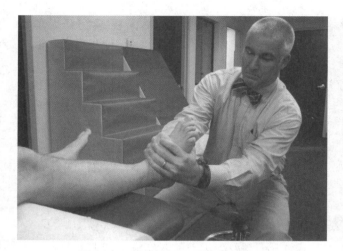

图 54.6　后足(距下)分离复位手法

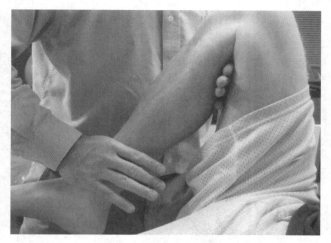

图 54.8　近端胫腓关节复位手法

al 2009)。

## 远端胫腓关节非复位手法(参见图 57.7)

治疗师用一只手在内踝的后侧抓握胫骨远端,并予以固定。另一只手的鱼际置于外踝的前侧面,利用身体给予腓骨施加低速、前后方向(相对胫骨)的震动力(Mulligan 1995)。

## 近端胫腓关节复位手法(参见图 57.6)

治疗师将第二掌指关节置于患者腘窝中,并向外拨开软组织,直至掌指关节能固定于腓骨头后方(图 54.7)。治疗师用另一只手抓握住患者足踝,外旋大腿,同时屈膝直至极限(图 54.8)。治疗师通过腓骨施加高速、低幅力,力的方向为从患者的足跟至身体同侧的臀部(Whitman et al 2009;Beazell et al 2012)。

## 负重下踝背屈的动态关节松动术(参见图 57.4B)

治疗师用手支撑住患者的足弓,并施加前后方向的力来稳定距骨。治疗师使用一条治疗带环绕患者胫骨远端的后侧以及治疗师的臀部。治疗师指导患者足背屈,与此同时治疗师身体向后倾斜或牵拉治疗带,施加后前方向的力。随着患者背屈程度的增加,治疗师需要下蹲,以使治疗带与下肢保持垂直,最终对距小腿关节施加前后方向的力(图 54.9)(Mulligan 1995;Collins et al 2004;Vincenzino et al 2006)。

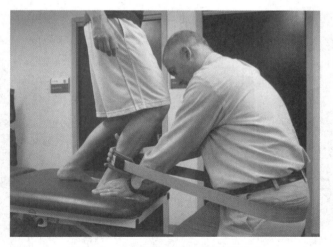

图 54.9　负重踝背屈动态关节松动术

## 骰骨压迫复位手法(参见图 57.8)

患者若发生内翻踝扭伤,足背外侧出现持续疼痛,同时伴足中部活动度减少,则可以采用骰骨压迫

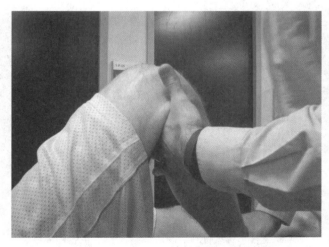

图 54.7　近端胫腓关节复位手法

技术。考虑到使用该项技术中,踝关节的最终位置,因此,患者若存在 ATFL 损伤,则需要慎重使用该技术。患者处于俯卧位,膝关节屈曲,治疗师手指交错抓握患者足背,双手拇指按压足底骰骨的位置,向足背、稍向外按压(图 54.10)。治疗师施加高速、低幅度的力,与此同时,踝关节内翻、跖屈,并逐渐伸展膝关节(Jennings & Davies 2005)。

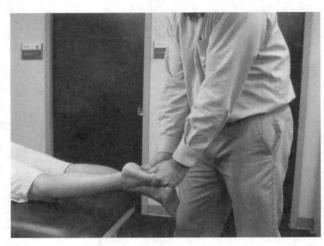

图 54.10　骰骨压迫复位手法

## 治疗性运动

### 运动练习

对踝扭伤患者最初需要进行保护性治疗,接下来推荐患者进行早起主动活动,这可以增强细胞外液交换,减轻水肿,增加关节活动度,减轻关节僵硬,同时还能恢复关节正常机械结构(van der Wees et al 2006)。对于外侧踝扭伤,治疗重点在于使踝关节活动能力恢复至伤前水平,或者采用对侧措施。但是,尤其需要注意的是,由于关节活动度有减小趋势,因此需要重点恢复距下关节的外翻和背屈功能,这对于预防踝扭伤复发或其他下肢损伤有重要意义(Denegar et al 2002)。

治疗方法包括静态和动态踝跖屈牵拉,也包括了不负重和负重下的活动,再到合并足内旋活动(Etnyre & Abraham 1986)。例如劈腿下跪到负重背屈,这可能合并有向后的自我松动,类似于负重背屈的动态关节松动术。

### 肌力训练

踝扭伤的早期肌力训练包括患者在非负重位时使用弹性阻力进行等长收缩、向心和/或离心收缩。

主要包括背屈、跖屈、内翻和外翻(Uh et al 2000；Bassett & Prapavessis 2007；Kemler et al 2011)。

为了避免运动耐受,在生理愈合期,当患者的疼痛和肿胀减轻(尤其对于更为严重的韧带损伤患者),可以逐渐转变成负重训练。包括重心转移和增加负荷,接下来可以部分,最终全范围主动抬起足跟。渐进式缓慢下蹲能增加距小腿关节和距下关节的内翻活动度。步态恢复性训练需要利用踝关节全部功能性活动度,因此需要尽早介入,以防止发生代偿步态(Wilson & Gansneder 2000)。

### 本体感觉训练

本体感觉训练对于患者恢复功能非常重要。关节本体感觉受损被认为与慢性踝关节不稳和再发相关(Lentell et al 1995)。本体感觉训练可以有多种形式:稳定平面与不稳定平面,睁眼与闭眼环境,单腿支撑与双腿支撑,静态活动与动态活动。最常用的方法为不同难度下的单腿支撑,这包括了减少视觉输入,不稳定支撑平面或者活动对侧上肢或下肢(Hess et al 2001；Osborne et al 2001)。这能够锻炼神经肌肉系统,提高关节本体感觉,增强肌肉募集和反应时间(Han et al 2009；Wester et al 1996)。

更为复杂的训练则包括给受试者抛球,或让受试者站在弹簧垫上等。尤其对于需要回归体育运动的患者,跳跃训练对于恢复功能、减少复发尤为重要(Holme et al 1999；Hupperets et al 2009)。进行单平面运动训练时,重点要放在重复起跳、着陆动作,以及起跳、着陆的速度。同时可以通过增加跳跃高度、距离、随机选择跳跃方向来增加难度。读者若需要进一步了解本体感觉的康复训练,可以参考本书的其他章节。

(江山 译,易江 闫旺旺 审,

张新涛 王于领 校)

## 参考文献

Akbari M, Karimi H, Farahini H, et al. 2006. Balance problems after unilateral lateral ankle sprains. J Rehabil Res Dev 43: 819–824.

Arnold BL, De La Motte S, Linens S, et al. 2009. Ankle instability is associated with balance impairments: a meta-analysis. Med Sci Sports Exerc 41: 1048–1062.

Attarian DE, McCrackin HJ, DeVito D, et al. 1985. Biomechanical characteristics of human ankle ligaments. Foot Ankle 6: 54–58.

Bachmann LM, Kolb E, Koller MT, et al. 2003. Accuracy of Ottawa ankle rules to exclude fractures of the ankle and mid-foot: systematic review. BMJ 326: 417.

Bassett SF, Prapavessis H. 2007. Home-based physical therapy intervention with adherence-enhancing strategies versus clinic-based management for patients with ankle sprains. Phys Ther 87: 1132–1143.

Beazell JR, Grindstaff TL, Sauer LD, et al. 2012. Effects of a proximal or distal tibiofibular joint manipulation on ankle range of motion and functional outcomes in individuals with chronic ankle instability. J Orthop Sports Phys Ther 42: 125–134. doi: 10.2519/jospt.2012.3729.

Bennell KL, Talbot RC, Wajswelner H. 1998. Intra-rater and inter-rater reliability of a weight bearing lunge measure of ankle dorsiflexion. Aust J Physiother 44: 175–180.

Bohannon RW, Larkin PA, Cook AC, et al. 1984. Decrease in timed balance scores with aging. Phys Ther 64: 1067–1070.

Broglio SP, Monk A, Sopiarz K, et al. 2009. The influence of ankle support on postural control. J Sci Med Sport 12: 388–392.

Brosky T, Nyland A, Nitz A. 1995. The ankle ligaments: consideration of syndesmotic injury and implications for rehabilitation. J Orthop Sports Phys Ther 21: 197–205.

Buchanan AS, Docherty CL, Schrader J. 2008. Functional performance testing in participants with functional ankle instability and in a healthy control group. J. Athl Train 43: 342–346.

Caulfield B. 2000. Functional instability of the ankle joint. Physiother 86: 401–411.

Cleland JA, Mintken P, McDevitt A, et al. 2013. Manual physical therapy and exercise versus supervised home exercise in the management of patients with inversion ankle sprain: a multicenter randomized clinical trial. J Orthop Sports Phys Ther 43: 443–455.

Collins N, Teys P, Vincenzino B. 2004. The initial effects of a Mulligan's mobilization technique on dorsiflexion and pain in subacute ankle sprains. Man Ther 9: 77–82.

Cook CE. 2007 Orthopedic manual therapy: an evidence based approach. Upper Saddle River, NJ: Pearson Prentice Hall.

Croy T, Koppenhaver S, Saliba S, et al. 2013. Anterior talocrural joint laxity: diagnostic accuracy of the anterior drawer test of the ankle. J Orthop Sports Phys Ther 43: 911–919.

de Vries JS, Krips R, Sierevelt IN, et al. 2011. Interventions for treating chronic ankle instability. Cochrane Database Syst Rev 8: CD004124.

Denegar CR, Hertel J, Fonseca J. 2002. The effect of lateral ankle sprain on dorsiflexion range of motion, posterior talar glide, and joint laxity. J Orthop Sports Phys Ther 32: 166–173.

Dissman PD, Han KH. 2006. The tuning fork test– a useful tool for improving specificity in 'Ottawa positive' patients after ankle inversion injury. Emerg Med J 23: 788–790.

Dutton M. 2004. Orthopedic examination, evaluation, and intervention. New York: McGraw-Hill.

Eiff MP, Smith AT, Smith GE. 1994. Early mobilization versus immobilization in the treatments of lateral ankle sprains. Am J Sports Med 22: 83–88.

Eisenhart AW, Gaeta TJ, Yeus DP. 2003. Osteopathic manipulative treatment in the emergency department for patients with acute ankle sprains. J Am Osteopath Assoc 103: 417–421.

Etnyre BR, Abraham LD. 1986. Gains in range of ankle dorsiflexion using three population stretching techniques. Am J Phys Med 65: 189–196.

Fryer GA, Mudge JM, McLaughlin PA. 2002. The effect of talocrural joint manipulation on range of motion at the ankle. J Manipulative Physiol Ther 25: 384–390.

Gerber JP, Williams GH, Scoville CR, et al. 1998. Persistent disability associated with ankle sprains: a prospective examination of an athletic population. Foot Ankle Int 19: 653–660.

Green T, Refshauge K, Crosbie J, et al. 2001. A randomized controlled trial of a passive accessory joint mobilization on acute ankle inversion sprains. Phys Ther 81: 984–994.

Hale SA, Hertel J, Olmstead-Kramer LC. 2007. The effect of a 4-week comprehensive rehabilitation program on postural control and lower extremity function in individuals with chronic ankle instability. J Orthop Sports Phys Ther 37: 303–311.

Han KM, Ricard MD, Fellingham GW. 2009. Effects of a 4-week exercise program on balance using elastic tubing as a perturbation force for individuals with history of ankle sprains. J Orthop Sports Phys Ther 39: 246–255.

Hermans JJ, Beumer A, de Jong TA, et al. 2010. Anatomy of the distal tibiofibular syndesmosis in adults: a pictorial essay with a multimodality approach. J Anat 217: 633–645.

Hertel J, Braham RA, Hale SA. 2006. Simplifying the star excursion balance test: analyses of subjects with and without chronic ankle instability. J Orthop Sports Phys Ther 36: 131–137.

Hertel J, Denegar CR, Monroe MM, et al. 1999. Talocrural and subtalar joint instability after lateral ankle sprain. Med Sci Sports Exerc 31: 1501–1508.

Hertel J, Miller SJ, Denegar CR. 2009. Intra-tester and inter-tester reliability during the Star Excursion Balance Tests. J Sport Rehabil 9: 104–116.

Hess DM, Joyce CJ, Arnold BL, et al. 2001. Effect of a 4-week agility training program on postural sway in the functionally unstable ankle. J Sport Rehabil 10: 24–35.

Hintermann B, Boss A, Shäfer D. 2002. Arthroscopic findings in patients with chronic ankle instability. Am J Sports Med 30: 402–409.

Hirai D, Docherty CL, Schrader J. 2009. Severity of functional and mechanical ankle instability in an active population. Foot Ankle Int 30: 1071–1077.

Hockenbury RT, Sammarco GJ. 2001. Evaluation and treatment of ankle sprains – clinical recommendations for a positive outcome. Phys Sports Med 24: 57–64.

Holme E, Magnusson SP, Becher K, et al. 1999. The effect of supervised rehabilitation on strength, postural sway, position sense and re-injury risk after acute ankle ligament sprain. Scand J Med Sci Sports 9: 104–109.

Hosea TM, Carey CC, Harrer MF. 2000. Epidemiology of ankle injuries in athletes who participate in basketball. Clin Orthop 372: 45–49.

Hubbard TJ, Kaminski TW, Van der Griend RA, et al. 2004. Quantitative assessment of mechanical laxity in the functionally unstable ankle. Med Sci Sports Exer 36: 760–766.

Hupperets MDW, Verhagen EALM, van Mechelen W. 2009. Effects of unsupervised home based proprioceptive training on reoccurrence of ankle sprain: randomized clinical trial. BMJ 339: 2684.

Jennings J, Davies GJ. 2005. Treatment of cuboid syndrome secondary to lateral ankle sprains: a case series. J Orthop Sports Phys Ther 35: 409–415.

Kapanji IA. 1970. Physiology of the joints. Vol II. The lower limb. London: Churchill Livingstone.

Kemler E, van de Port I, Backx F, et al. 2011. A systematic review on the treatment of acute ankle sprain: brace versus other functional treatment types. Sports Med 41: 185–197.

Kerkhoffs GM, Rowe BH, Assendelft WJ, et al. 2001. Immobilization for acute ankle sprain: a systematic review. Arch Orthop Trauma Surg 121: 462–471.

Konradsen L, Olesen S, Hansen HM. 1998. Ankle sensorimotor control and eversion strength after acute ankle inversion injuries. Am J Sports Med 26: 72–78.

Lentell G, Bass B, Lopez D, et al. 1995. The contributions of proprioceptive deficits, muscle function, and anatomic laxity to functional instability of the ankle joint. J Orthop Sports Phys Ther 21: 206–215.

Lin CF, Gross ML, Weinhold P. 2006. Ankle syndesmosis injuries: anatomy, biomechanics, mechanism of injury, and clinical guidelines for diagnosis and intervention. J Orthop Sports Phys Ther 36: 372–384.

Maitland GD. 2005. Peripheral manipulation, 4th edn. Oxford: Butterworth-Heinemann.

Martin RL, McPoil TG. 2005. Reliability of ankle goniometric measurements: a literature review. J Am Podiatr Med Assoc 95: 564–572.

Martin RL, Davenport TE, Paulseth S, et al. 2013. Ankle stability and movement coordination impairments: ankle ligament sprains. J Orthop Sports Phys Ther 43: A1–40.

Mawdsley RH, Hoy DK, Erwin PM. 2000. Criterion-related validity of the figure-of-eight method of measuring ankle edema. J Orthop Sports Phys Ther 30: 149–153

McKay GD, Goldie PA, Payne WR, et al. 2001. Ankle injuries in basketball: injury rate and risk factors. Br J Sports Med 35: 103–108.

Menadue C, Raymond J, Kilbreath SL, et al. 2006. Reliability of two goniometric methods of measuring active inversion and eversion range of motion at the ankle. BMC Musculoskelet Disord 7: 60.

Moore K. 1985. Clinically oriented anatomy. Baltimore: Williams & Wilkins.

Mulligan BR. 1995. Manual therapy 'nags', 'snags', 'mwms', etc. Wellington, NZ: Plain View Services.

Nield S, Davis K, Latimer J, et al. 1993. The effect of manipulation on range of movement at the ankle joint. Scand J Rehabil Med 25: 161–166.

O'Driscoll J, Delahunt E. 2011. Neuromuscular training to enhance sensorimotor and functional deficits in subjects with chronic ankle instability: a systematic review and best evidence synthesis. Sports Med Arthrosc Rehabil Ther Technol 3: 3–19

O'Loughlin PF, Murawski CD, Egan C, et al. 2009. Ankle instability in sports. Phys Sport Med 37: 93–103.

Oh CS, Won HS, Hur MS. 2006. Anatomic variations and MRI of the intermalleolar ligament. Am J Roentgenol 186: 943–947.

Osborne MDCL, Laskowski ER, Smith J, et al. 2001. The effect of ankle disk training on muscle reaction time in subjects with a history of ankle sprain. Am J Sports Med 29: 627–632.

Pellow JE, Brantingham JW. 2001. The efficacy of adjusting the ankle in the treatment of subacute and chronic grade I and grade II ankle inversion sprains. J Manipulative Physiol Ther 24: 17–24.

Plisky PJ, Rauh MJ, Kaminski TW, et al. 2006. Star Excursion Balance Test as a predictor of lower extremity injury in high school basketball players. J Orthop Sports Phys Ther 36: 911–919.

Reid DC. 1992. Sports injury assessment and rehabilitation. London: Churchill Livingstone.

Rohner-Spengler M, Mannion AF, Babst R. 2007. Reliability and minimal detectable change for the figure-of-eight-20 method of measurement of ankle edema. J Orthop Sports Phys Ther 37: 199–205.

Rosenberg ZS, Cheung YY, Beltran J. 1995. Posterior intermalleolar ligament of the ankle: normal anatomy and MR imaging features. Am J Roentgenol 165: 387–390.

Surve I, Schwellnus MP, Noakes T, et al. 1994. A fivefold reduction in the incidence of recurrent ankle sprains in soccer players using the sport-stirrup orthosis. Am J Sports Med 22: 601–606.

Tohyama H, Yasuda K, Ohkoshi Y, et al. 2003. Anterior drawer test for acute anterior talofibular ligament injuries of the ankle: how much load should be applied during the test? Am J Sports Med 31: 226–232.

Tropp ACH, Gillquist J. 1985. Prevention of ankle sprains. Am J Sports Med 13: 259–261.

Uh BS, Beynnon BD, Helie BV, et al. 2000. The benefit of a single-leg strength training program for the muscles around the untrained ankle: a prospective, randomized, controlled study. Am J Sports Med 28: 568–573.

Van de Perre S, Vanhoenacker FM, De Vuyst D. 2004. Imaging anatomy of the ankle. JBR-BTR 87: 310–314.

van der Wees PJ, Lenssen AF, Hendricks EJ, et al. 2006. Effectiveness of exercise therapy and manual mobilization in ankle sprain and functional instability: a systematic review. Aust J Physiother 52: 27–37.

van Dijk CN, Lim LS, Bossuyt PM, et al. 1996. Physical examination is sufficient for the diagnosis of sprained ankle. J Bone Joint Surg Br 78: 958–962.

Van Rijn RM, van Os AG, Bernsen RM, et al. 2008. What is the clinical course of acute ankle sprains? A systematic literature review. Am J Med 121: 324–331.

Vincenzino B, Branjerdporn M, Teys P, et al. 2006. Initial changes in posterior talar glide and dorsiflexion of the ankle after mobilization with movement in individuals with recurrent ankle sprain. J Orthop Sports Phys Ther 36: 464–471.

Waterman BR, Owens B, Davey D, et al. 2010. The epidemiology of ankle sprains in the United States. J Bone Joint Surg Am 92: 2279–2284.

Wester JU, Jespersen SM, Nielsen KD, et al. 1996. Wobble board training after partial sprains of the lateral ligaments of the ankle: a prospective randomized study. J Orthop Sports Phys Ther 23: 332–336.

Whitman JM, Childs JD, Walker V. 2005. The use of manipulation in a patient with an ankle sprain injury not responding to conventional management: a case report. Man Ther 10: 224–231.

Whitman JM, Cleland JA, Mintken P, et al. 2009. Predicting short-term response to thrust and non-thrust manipulation and exercise in patients post inversion ankle sprain. J Orthop Sports Phys Ther 39: 188–200.

Wilson RW, Gansneder BM. 2000. Measures of functional limitation as predictors of disablement in athletes with acute ankle sprains. J Orthop Sports Phys Ther 30: 528–535.

Yeung MS, Chan KM, So CH, et al. 1994. An epidemiological survey on ankle sprains. Br J Sports Med 28: 112–116.

# 足底足跟痛

Matthew P. Cotchett

## 概述

### 流行病学

足底足跟痛是疼痛和失能常见原因之一,预计在一般人群中的发病率为 3.6% ~ 7.5%(Dunn et al 2004;Menz et al 2006;Hill et al 2008)。在美国,每年大约有 100 万患者因为足底足跟痛前往私人诊所和医院门诊就诊(Riddle & Schappert 2004)。足底足跟痛主要影响中年和老年人群(Dunn et al 2004),在与跑步相关的损伤中,足底足跟痛约占 8%(Taunton et al 2002)。虽然缺乏高质量的流行病学研究,但研究发现足底足跟痛在女性中更为高发(Davis et al 1994;Rano et al 2001;Landorf et al 2006;Radford et al 2006,2007;Cleland et al 2009,Kalaci et al 2009;Labovitz et al 2011;Renan-Ordine et al 2011;McMillan et al 2012;Saban et al 2014)。足底足跟痛的高流行性很大程度增加了社会的经济负担。Tong 和

Furia(2010)估算了 2007 年足底足跟痛的经济支出,他们发现第三方支付机构支付了 1.92 亿至 3.76 亿美元治疗足底足跟痛。

### 足底足跟痛发病机制

从根源上,足跟底部的疼痛可能是神经源性、血管源性、关节性、肿瘤性或外伤性(Thomas et al 2010)。但是通常认为足底筋膜的机械负荷过大是该区域疼痛最为常见的原因。足底筋膜负荷过大,同时结缔组织也发生相关改变,这就是人们常说的**足底筋膜炎**(McPoil et al 2008)。**足底足跟痛**为书面用语,它强调了组织和结构的涉入(例如肌肉和骨骼)。对于足底筋膜炎患者来说,这些组织和结构与其足底筋膜的负荷过大相关。

### 解剖机制

足底足跟区包括跟骨、肌肉、肌腱(覆盖两层)和三条神经血管束。足底筋膜指的是覆盖足底足跟内在肌群,并相互交织的结缔组织(图 55.1)。足底筋

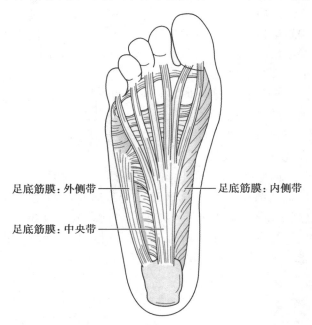

足底筋膜:外侧带 —— 足底筋膜:内侧带

足底筋膜:中央带

图 55.1　足底解剖图(显示足底筋膜的各层带)

膜的中央带附着于跟骨足底面的内侧结节,并与附着于该区域的其他结构相毗邻,这些结构包括肌肉、足蹈展肌、趾短屈肌和足底方肌的肌腱(图 55.2)。横断面对照研究表明,足底筋膜的厚度在 2.4 ~ 3.6mm 之间(Crofts et al 2014)。

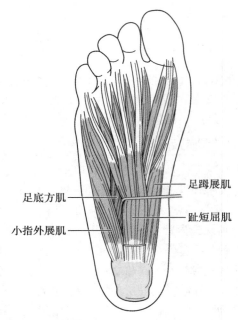

足底方肌　足蹈展肌
小指外展肌　趾短屈肌

**图 55.2　足底解剖图(显示足跟一层和二层的内在肌肉)**

## 足底足跟痛病理

足底足跟痛患者的足底筋膜常常会出现病理改变。足底足跟痛患者的足底筋膜近端附着处的标本组织学检查发现,足底筋膜出现了胶原坏死,黏液样基质增多,血管纤维样增生,软骨样化生和基质钙化的病理改变(Wearing et al 2006)。虽然有报道认为足底足跟痛患者局部会出现非特异性炎性改变,但上述病理发现还是提示我们,足底足跟痛患者局部会出现组织结构的丧失,这符合退行性筋膜坏死的表现(Lemont et al 2003)。

而也有研究报道足底足跟痛患者足底内在肌群的肌肉结构也会发生病理改变。横断面研究发现(Chundru et al 2008),小趾展肌和前足内在肌群都发生了萎缩(Chang et al 2012)。据此推测,这会加剧肿胀或退化的足底筋膜的负荷(Chang et al 2012)。

## 诊断

通常依据患者的病史和体格检查作出足底足跟痛的诊断。这强调了足底足跟痛的关键症状和体征。读者可以参考足跟下疼痛鉴别诊断的优秀综述(Buchbinder 2004)。

## 症状

足底足跟痛患者通常表现出隐匿起病的足底足跟内侧区域的疼痛。症状通常是单侧的,但是 40% 的患者也表现出双侧疼痛(Lapidus & Guidotti 1965;Landorf et al 2006;Radford et al 2006,2007;Labovitz et al 2011)。而双侧症状也要考虑脊柱关节病的可能性(例如 Reiter 综合征、银屑病性关节病、强直性脊柱炎)(Buchbinder 2004)。疼痛的类型变异较大,可以从最初的局限性锐痛到广泛的深部钝痛。患者休息后承重,症状会加重,而运动起始时,症状会改善。而在一天结束时,尤其是经过长时间的站立和行走,患者的症状也通常会加重。夜间症状很少见,若出现,应提示有其他疾病的可能性,包括肿瘤、感染和神经病理性疼痛等(Buchbinder 2004)。足底足跟痛的发病通常与患者的活动类型和水平发生改变相符合,也与患者所穿的鞋发生变化相关(McPoil et al 2008)。

## 体征

足底足跟痛的查体需要在患者负重和非负重时进行,包括主被动活动、肌肉试验、神经试验、初诊以及其他的特异性试验,例如跗管综合征试验、跖趾关节背伸试验、跟骨内侧和外侧挤压试验等,同时还采用可靠有效的评估手段对患者足的姿势进行评估,例如足部姿势指数等(Redmond et al 2006)。足底足跟痛最为重要的体征是足底筋膜近插入端的局限性压痛(McPoil et al 2008)。

## 影像学

当上述体格检查未明确诊断时,可以进行诊断性影像学检查。尽管磁共振(MRI)和放射 X 线片检查能排除其他造成足跟痛的病因,但诊断性肌骨超声检查(MSKUS)可以用于评估足跟下软组织的结构(McPoil et al 2008)。MSKUS 能发现足底筋膜超过 4mm 厚度的梭形肿胀,环绕局限或弥散的低回声区(McMillan et al 2009)。在 T1 和 T2 权重像,MRI 通常表现出筋膜内水肿增加,而在足底筋膜插入处,则表现出筋膜边缘水肿,这在表现出长期症状的患者中更为常见(Chimutengwende-Gordon et al 2010)。最后,临床上通常采用放射平片来确定足底足跟痛患者跟骨下骨赘情况（McMillan et al 2009）。尽管如果骨赘边缘不清，则提示临床医生患者存在脊柱关节炎的可能，但骨赘的存在对于足底足跟痛是不具备诊断价值的（Buchbinder 2004）。

## 危险因素

尽管足底足跟痛的发病率高，但其病因学仍不确定。最高水平的证据来源于 Irving 等人的系统回顾（2006），该研究评估了患者体格和功能的关联性。该研究发现，对于从事非竞技体育的人群，体重增加与足底足跟痛有很强的关联性。弱级证据也发现，对于从事竞技体育的人群来说，足底足跟痛与体重指数增加存在关联性，还与年龄增加、踝关节背屈减少、第一跖趾关节背屈减少以及站立时间增长相关。但是，足底足跟痛与足部姿势、足部活动和足部功能的关联性尚无定论（Irving et al 2006）。

## 预后

研究表明，足底足跟痛具有自限性（Buchbinder 2004）。这是因为如果不进行干预，足底足跟痛患者的症状通常在 12 个月内缓解（Lapidus & Guidotti 1965；Davis et al 1994；Wolgin et al 1994；Martin et al 1998；Crawford & Thomson 2003）。而据报道，肥胖、双侧症状增加了疼痛持续存在的风险（Wolgin et al 1994）。

## 足底足跟痛治疗策略

治疗足底足跟痛的方法很多。但是，两项系统回顾研究认为，只有少数方法有充分的证据支持（Crawford & Thomson 2003；Landorf & Menz 2008）。美国足踝外科协会（ACFAS）提供了一项具有循证依据的处理原则，该原则推荐采用一套多层面的分级诊疗措施（Thomas et al 2010）。初期治疗包括局部衬垫和包扎，拉伸训练，非处方足矫形器，推荐用鞋、口服和/或注射抗炎药物。若患者在 6 周时能获得最低程度的改善，则采用第二级治疗，包括夜间夹板固定，订制矫形器，石膏或靴子固定，或 4~6 周的手法治疗。通常 6 个月保守治疗无效后，手术作为最后的治疗选项（Thomas et al 2010）。

接下来的章节循证回顾了足底足跟痛手法治疗的有效性，包括非侵入性手法治疗和侵入性手法治疗（即干针治疗）。重点回顾了采用随机对照试验方法的研究。在临床试验中，随机对照试验是评估治疗有效性的金标准（Portney & Watkins 2009）。

## 足底足跟痛的非侵入性手法治疗

3 项随机对照试验评估了足底足跟痛手法治疗的有效性，虽然每项试验中，采用的手法治疗的类型、对比治疗的措施、结局评估的方法、随访时间和治疗频率都不同。因此，接下来将就每项试验进行单独讨论，并总结于表 55.1。

Cleland 等（2009）对比评估了手法治疗联合锻炼与电生理药物联合锻炼的有效性。60 名参与者随机等分为两组，一组接受电生理药物治疗（离子导入和地塞米松），另一组接受手法治疗即 5 分钟跟腱和足底筋膜插入点软组织的主动松动（图 55.3）以及后足外翻松动。除此之外，根据患者的临床表现，手法治疗组患者还接受了关节松动治疗和/或足踝治疗。这些松动治疗包括距下关节侧滑、距小腿关节前后滑动、后足分离活动、骰骨活动、跗骨间松动以及远端胫腓关节松动。根据临床医生的判断，这些手法治疗方法也可以应用于膝踝关节。也推荐手法治疗组的患者在家进行距下关节的自我松动，以及足底筋膜软组织的被动松动。两组患者都进行了腓肠肌和足底筋膜的牵拉治疗。两组患者在超过 4 周的疗程中，共进行了 6 次治疗。分别在治疗前（基线）、4 周和 6 个月时采用下肢功能量表（Lower Extremity Functional Scale，LEFS）对患者的功能状态进行了评估，而采用数字疼痛分级量表（NPRS）对患者的疼痛情况进行了评估。结果表明，在 4 周和 6 周时，手法治疗组患者获得了较好的疗效。对于下肢功能，4 周时两组间差异在 13.5 分（95% CI：6.3~20.8），6 个月时为 9.9 分（95% CI：1.2~18.6）。因此，在所有的时间点，两组间差异都超过了最小临床意义变化值（9 分），提示具有临床意义。而对于疼痛，在 4 周时，手法治疗组取得更为显著的改善，组间差异为 -1.5 分（95% CI：-0.4~-2.5）。虽然研究结果提示了手法治疗对于足底足跟痛的治疗作用，但是由于治疗是多模式治疗，因此无法判断到底哪项治疗对于减轻疼痛和改善功能有效（Cleland et al 2009）。

**表 55.1　非侵入性手法治疗足底足跟痛有效性的临床证据**

| 作者 | 初期治疗措施 | 对照治疗措施 | 主要结果 |
| --- | --- | --- | --- |
| Renan-Ordine 等（2011） | 腓肠肌激发点压力释放技术（通常 90s，重复 3 次），1 周 4 次，持续 4 周 | 小腿和足底筋膜的自我牵拉（持续 20s 后休息 20s，共 3min，1 天 2 次） | 4 周时，激发点压力释放治疗组的疼痛改善更为明显（组间差异 7.8 分，95% CI 2.5~13.3，$P <0.05$）<br>4 周时，激发点压力释放治疗组的生理功能改善也更为明显（组间差异 9.3，95% CI 3.9~14.8，$P <0.05$） |
| Saban 等（2014） | 对小腿的疼痛不耐受区进行 10min 的深层强力按摩治疗（每周治疗 1~2 次，持续 6 周，共进行 8 次治疗）<br>被动直腿抬高训练（每次 20s，重复 5 次，1 天 3 次）<br>小腿自我牵拉（每次 20s，重复 5 次，1 天 3 次） | 小腿自我牵拉（每次 20s，重复 5 次，1 天 3 次）<br>超声波治疗（1MHz，$1.0W/cm^2$，连续剂量），（每周 1~2 次，持续 6 周，共进行 8 次治疗） | 在 6 周时，深层按摩治疗组患者的生理功能明显改善（组间差异 9，95% CI 0.7~16，$P =0.034$）<br>二组患者疼痛情况无显著性差异 |
| Cleland 等（2009） | 5min 跟腱和足底筋膜插入点软组织的主动松动（超过 4 周的疗程，进行 6 次治疗）<br>根据损伤进行手法治疗（距下关节侧滑，距小腿关节前后滑动，后足分离活动，骰骨活动，跗骨间松动，远端胫腓关节松动，髋关节、膝关节、髌股关节和腓胫关节松动）（超过 4 周的疗程，进行 6 次治疗）<br>足底筋膜和距下关节外翻时的自我松动<br>小腿和足底筋膜的自我牵拉 | 超声波治疗，续以电生理药物治疗（离子导入和地塞米松），治疗后冰敷（超过 4 周的疗程，进行 6 次治疗）<br>足内肌肌力训练<br>小腿和足底筋膜的自我牵拉 | 4 周时，手法治疗组的生理功能改善明显（组间差异 13.5 分，95% CI 6.3~20.8，$P =0.001$），手法治疗组的疼痛减轻也更为明显（组间差异 -1.5，95% CI：-0.4~2.5，$P =0.008$）<br>6 个月时，手法治疗组的生理功能改善也更为明显（组间差异 9.9，95% CI：1.2~18.6，$P =0.027$）<br>6 个月时，两组患者疼痛情况无显著性差异 |

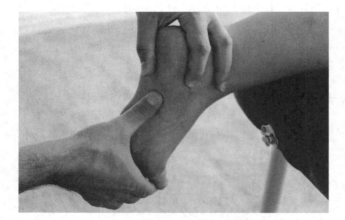

**图 55.3　足底筋膜软组织松解。**患者俯卧位，膝关节伸展。踝关节和第一跖趾关节处于背屈位，临床医生沿着足底筋膜的纵轴施加深层压力，治疗时间为 3 分钟，松解的深度依赖于患者的忍受度

Renan-Ordine 等（2011）进行了一项随机对照试验，评估足底足跟痛扳机点治疗的有效性。60 名参与者随机分成两组，一组进行足底筋膜和小腿（比目鱼肌和腓肠肌的特定牵拉）的自我牵拉，而另一组患者进行相同的牵拉，同时还进行手法治疗（腓肠肌扳机点压力释放和神经肌肉技术，包括小腿肌肉组织的纵向拍打）。尽管有报道认为比目鱼肌的扳机点是造成足底足跟痛患者疼痛的原因之一，但扳机点治疗有效性的确切机制尚不清楚（Travell & Simons 1992）。可能机制是在受累区域恢复收缩肌小节的长度来使扳机点失活。该研究中，所有的受试者每周进行 4 次治疗，持续 4 周。在基线和 4 周时采用健康调查简表（SF-36）中躯体疼痛和生理功能两个评估组分进行评估。4 周时，两组患者的疼痛都有所减轻，但是接受扳机点手法治疗的患者有更好的疗效。在躯体疼痛方面，两组患者的差异为 7.8 分（95% CI：2.5~13.3），而生理功能的差异为 9.3 分（95% CI：3.9~14.8），均具有临床意义。值得注意

的是,该试验的方法学质量有所折扣,这是因为无证据表明该试验的分组序列是隐藏的,或者该研究是否采用了意向性治疗分析资料。此外,随访较短(4 周),因此不能判断该治疗的长期疗效(Renan-Ordine et al 2011)。

Saban 等(2014)也进行了相似的研究。他们对比了小腿深部按摩联合神经松解训练和自我牵拉与超声治疗联合自我牵拉的疗效。69 例足底足跟痛患者随机分为两组,一组患者在小腿不能耐受疼痛的区域,接受了 10 分钟的强力深层按摩治疗。临床医生采用拇指或肘关节往内外方向按摩,按摩区域囊括了腓肠肌和比目鱼肌肌纤维。此外,患者还使用长训练带进行被动直腿抬高练习,踝背屈。每次练习保持 20 秒,重复 5 次,1 天训练 3 次。而另一组患者则进行 3 分钟的超声波治疗(1MHz,1.0W/cm²,连续剂量)。两组患者都被要求按相同的量进行腓肠肌和比目鱼肌的特定牵拉。两组患者每周进行 2 次治疗,疗程超过 6 周。结局评估包括功能状态(采用足踝计算机适应性评估,Foot and Ankle Computerized Adaptive Test,CAT)和足部疼痛情况(采用 10cm 视觉模拟评分法),评估在基线和 6 周时进行。6 周随访时,所有患者都表现出疼痛和功能的改善,但接受深部按摩的患者疗效更佳。两组患者功能评估结果的差异为 9 分(95% CI:0.7~16),具有临床意义(Saban et al 2014)。但是疼痛评估结果的差异为−0.1cm(95% CI:−0.7~−1.7),差异无统计学显著性。但值得注意的是,该研究中有很大比例的患者退出了研究(深部按摩治疗组有 28%,牵拉和超声治疗组有 24%),这会影响结果评估,造成偏倚(Bell et al 2013)。此外,短期疗效的评估并不能预测深部按摩治疗的长期疗效(Saban et al 2014)。

总的来说,由于方法学的异质性,这三项研究中,有关足底足跟痛手法治疗有效性的证据是有限的,但还是有中等质量的证据存在:①多模式的手法治疗技术(联合了足底筋膜的软组织松解、下肢关节松动和/或治疗和自我牵拉)要优于离子导入、超声和自我牵拉的联合治疗;②小腿的肌筋膜扳机点手法治疗联合小腿的自我牵拉,其疗效要优于单独的自我牵拉治疗;③小腿深层按摩联合神经松解训练和小腿牵拉治疗,其疗效要优于超声波联合小腿牵拉治疗。而未来的研究需要完成以下几项内容:①明确扳机点治疗、深层按摩治疗或足底筋膜软组织的主动松动治疗是否比虚假治疗更为有效;②在对小腿或足底使用手法治疗时,需要明确用力大小,

以获取有意义的临床改善;③明确哪些特定的关节松动,或联合哪些治疗,对于足底足跟痛最为有效;④比较非侵入性手法治疗技术和其他常规技术(例如足矫形支具)治疗足底足跟痛的有效性。

## 足底足跟痛的侵入性治疗:干针

除了目前常用的标准治疗技术,干针治疗也逐渐被人们使用治疗全身的肌筋膜疼痛,这当然也包括了足底足跟区域。足底足跟痛的干针治疗通常在扳机点模式指导下进行(Cotchett et al 2011),包括将干针插入扳机点处以缓解疼痛和改善功能(Dommerholt & Fernández-de-las-Peñas 2013)。干针通常刺激的肌肉包括比目鱼肌、腓肠肌、跖方肌(图 55.4),蹞展肌和蹞短屈肌(Cotchett et al 2011)。但如果干针治疗采用的是神经根模式,那么常刺激的肌肉为臀中肌、臀小肌和骶棘肌,该模式认为肌筋膜疼痛继发于脊神经的功能紊乱(Cotchett et al 2011)。

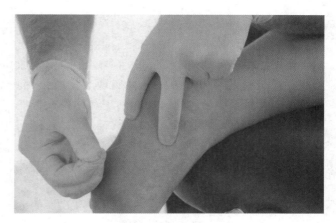

图 55.4 跖方肌的激发点干针治疗

支持干针治疗足底足跟痛的证据较为有限,来源于两个病例分析和一个随机对照研究(Cotchett et al 2010)。Tillu 和 Gupta(1998)发现,经过 2 周的小腿和足跟的干针治疗(每周 1 次),再进行 4 周的传统中医针灸治疗,18 例足底足跟痛患者(68%)症状明显改善。Perez-Millan 和 Foster(2001)也证实,经过 6 周的传统中医针灸联合足跟和足弓的干针治疗(每周 1 次),18 名足底足跟痛患者中有 46% 疼痛明显减轻。但是这些病例报道的方法学质量较差,缺少对照。因此,由于混杂偏倚和可能偏倚,扳机点治疗的有效性很可能被高估了。

因此,基于系统回顾的结果,Cotchett 等人(2014)进行了一项临床试验,以评估激发点干针疗法治疗足底足跟痛的疗效。30 名世界各地经常使

用干针治疗足底足跟痛的专家制定了一般共识（采用 Delphi 研究方法），据此设计研究方案（包括干针治疗细节和治疗方案）（Cotchett et al 2011a）。读者可以参考相关文章，以获取肌肉干针疗法的更为详细的信息（Dommerholt & Fernández-de-las-Peñas 2013）。

该随机对照研究的结果表明，在主要的时间节点（6周），尽管两组间差异视觉模拟小于最小显著性差异，但干针治疗组患者的疼痛症状还是比假治疗组有明显改善（校正后平均差异：第一步疼痛的视觉模拟评估结果－14.4mm，95% CI：－23.5～－5.2，$P=0.002$；足部健康状态调查问卷显示足部疼痛10.0分，95% CI 1.0 至 19.1，$P=0.029$）。在6周时，需要进行治疗的分值为4（95% CI：2～12）（Cotchett et al 2014）。

## 小结和建议

足底足跟痛是下肢最为常见的肌肉骨骼疾病，对患者的健康相关生活质量有着负面的影响。该疾病主要影响中老年人群，也是运动员疼痛的主要原因之一。足底足跟痛并不是炎性病理改变所致，而是一种退行性筋膜炎。通过询问病史和体格检查能对该疾病做出诊断，并能与关节炎、神经疾病、外伤或其他系统性疾病鉴别诊断。诊断的关键在于疼痛位于足底内侧足跟区，休息后负重会加重疼痛。此外，足底筋膜插入处会有触痛。

治疗足底足跟痛的方法很多，但是得到好的证据支持的治疗方法却很少。尽管证据受限，但是ACFAS还是于2011年撰写了临床操作指南。该指南推荐初始治疗时，应选择低费用和最小风险的治疗方法，包括局部衬垫和包扎，小腿和足底筋膜的拉伸训练，非处方足弓垫，推荐用鞋，改变活动，口服和/或注射抗炎药物等。第二级治疗则包括了夜间夹板固定，石膏或靴子固定，重复皮质激素注射，或一个疗程的手法治疗。6个月保守治疗无效后，可以考虑行手术治疗。

在ACFAS的推荐意见中，手法治疗是第二级治疗。但在推荐意见撰写后，近期又有临床证据发表，因此该推荐意见需要进一步修订。本章节强调，目前有中等强度的证据推荐临床医师将非侵入性手法治疗技术作为第一级治疗方案，在短期内采用来治疗足底足跟痛。这些手法治疗包括：①激发点手法治疗和小腿长轴拍打，同时联合小腿和足底筋膜的牵拉；②小腿深层按摩联合神经松动训练以及小腿牵拉；③多模式的手法治疗，包括足底筋膜软组织的主动松动，足和下肢的关节松动以及小腿牵拉。

虽然有三项临床试验提供了中等强度的证据，推荐采用非侵入性手法治疗技术治疗足底足跟痛，但是针对侵入性手法治疗技术（即干针治疗），目前仅有一项随机对照研究提供了中等强度的证据。

尽管已有证据支持手法治疗技术治疗足底足跟痛，但目前还需要更为严格的随机对照研究来证实这一点。未来的临床试验需要采用合适的盲法，通过与假干预组对比，来评估这些治疗技术单独使用的有效性。此外，未来的临床试验还需要将手法治疗技术与其他的常规治疗技术相对比，来评估其治疗足底足跟痛的有效性。

（江山 译，易江 闫旺旺 审，
张新涛 王于领 校）

## 参考文献

Bell ML, Kenward MG, Fairclough DL, et al. 2013. Differential dropout and bias in randomised controlled trials: when it matters and when it may not. BMJ 346: e8668.

Buchbinder R. 2004. Plantar fasciitis. N Engl J Med 350: 2159–2166.

Chang R, Kent-Braun JA, Hamill J. 2012. Use of MRI for volume estimation of tibialis posterior and plantar intrinsic foot muscles in healthy and chronic plantar fasciitis limbs. Clin Biomech 27: 500–505.

Chimutengwende-Gordon M, O'Donnell P, Singh D. 2010. Magnetic resonance imaging in plantar heel pain. Foot Ankle Int 31: 865–870.

Chundru U, Liebeskind A, Seidelmann F, et al. 2008. Plantar fasciitis and calcaneal spur formation are associated with abductor digiti minimi atrophy on MRI of the foot. Skel Radiol 37: 505–510.

Cleland JA, Abbott JH, Kidd MO, et al. 2009. Manual physical therapy and exercise versus electrophysical agents and exercise in the management of plantar heel pain: a multicenter randomized clinical trial. J Orthop Sports Phys Ther 39: 573–585.

Cotchett MP, Landorf KB, Munteanu SE, et al. 2010. Effectiveness of dry needling and injections of myofascial trigger points associated with plantar heel pain: a systematic review. J Foot Ankle Res 3: 18.

Cotchett MP, Landorf KB, Munteanu SE, et al. 2011. Consensus for dry needling for plantar heel pain (plantar fasciitis): a modified Delphi study. Acupunct Med 29: 193–202.

Cotchett MP, Munteanu SE, Landorf KB. 2014. Effectiveness of trigger point dry needling for plantar heel pain: a randomized controlled trial. Phys Ther 94(8): 1083–1094. doi: 10.2522/ptj.20130255.

Crawford F, Thomson CE. 2003. Interventions for treating plantar heel pain. Cochrane Database Syst Rev 3: CD000416.

Crofts G, Angin S, Mickle KJ, et al. 2014. Reliability of ultrasound for measurement of selected foot structures. Gait Posture 39: 35–39.

Davis PF, Severud E, Baxter DE. 1994. Painful heel syndrome: results of nonoperative treatment. Foot Ankle Int 15: 531–535.

Dommerholt J, Fernández-de-las-Peñas C. 2013. Trigger point dry needling: an evidence and clinical- based approach. London: Churchill Livingstone Elsevier.

Dunn JE, Link CL, Felson DT, et al. 2004. Prevalence of foot and ankle conditions in a multiethnic community sample of older adults. Am J Epidemiol 159: 491–498.

Hill CL, Gill T, Menz HB, et al. 2008. Prevalence and correlates of foot pain in a population-based study: the North West Adelaide health study. J Foot Ankle Res 1: 2.

Irving DB, Cook JL, Menz HB. 2006. Factors associated with chronic plantar heel pain: a systematic review. J Sci Med Sport 9: 11–22.

Kalaci A, Çakici H, Hapa O, et al. 2009. Treatment of plantar fasciitis using four different local injection modalities: a randomized prospective clinical trial. J Am Podiatr Med Assoc 99: 108–113.

Labovitz JM, Yu J, Kim C. 2011. The role of hamstring tightness in plantar fasciitis. Foot Ankle Spec 4: 141–144.

Landorf KB, Menz HB. 2008. Plantar heel pain and fasciitis. Clin Evid 2: 1–16.

Landorf KB, Keenan AM, Herbert RD. 2006. Effectiveness of foot orthoses to treat plantar fasciitis. Arch Intern Med 166: 1305–1310.

Lapidus PW, Guidotti FP. 1965. Painful heel: report of 323 patients with 364 painful heels. Clin Orthop Relat Res 39: 178–186.

Lemont L, Ammirati KM, Usen N. 2003. Plantar fasciitis: a degenerative process (fasciosis) without inflammation. J Am Podiatr Med Assoc 93: 234–237.

Martin RL, Irrgang JJ, Conti SF. 1998. Outcome study of subjects with insertional plantar fasciitis. Foot Ankle Int 19: 803–811.

McMillan AM, Landorf KB, Barrett JT, et al. 2009. Diagnostic imaging for chronic plantar heel pain: a systematic review and meta-analysis. J Foot Ankle Res 2: 32.

McMillan AM, Landorf KB, Gilheany MF, et al. 2012. Ultrasound guided corticosteroid injection for plantar fasciitis: randomised controlled trial. BMJ 344: 3260.

McPoil TG, Martin RL, Cornwall MW, et al. 2008. Heel pain–plantar fasciitis: clinical practice guidelines linked to the international classification of function, disability, and health from the orthopaedic section of the American Physical Therapy Association. J Orthop Sports Phys Ther 38: A1–A18.

Menz HB, Tiedemann A, Kwan MMS, et al. 2006. Foot pain in community-dwelling older people: an evaluation of the Manchester Foot Pain and Disability Index. Rheumatol 45: 863–867.

Perez-Millan R, Foster L. 2001. Low frequency electroacupuncture in the management of refractory plantar fasciitis. Med Acupunct 13: 1–6.

Portney LG, Watkins MP. 2009. Foundations of clinical research. Applications to practice, 3rd edn. New Jersey: Julie Levin Alexander.

Radford JA, Landorf KB, Buchbinder R, et al. 2006. Effectiveness of low-dye taping for the short-term treatment of plantar heel pain: a randomised trial. BMC Musculoskelet Disord 7: 64.

Radford JA, Landorf KB, Buchbinder R, et al. 2007. Effectiveness of calf muscle stretching for the short term treatment of plantar heel pain: a randomised trial. BMC Musculoskelet Disord 8: 36.

Rano JA, Fallat LM, Savoy-Moore RT. 2001. Correlation of heel pain with body mass index and other characteristics of heel pain. J Foot Ankle Surg 40: 351–356.

Redmond AC, Crosbie J, Ouvrier RA. 2006. Development and validation of a novel rating system for scoring standing foot posture: the Foot Posture Index. Clin Biomech 21: 89–98.

Renan-Ordine R, Alburquerque-Sendín F, de Souza DP, et al. 2011. Effectiveness of myofascial trigger point manual therapy combined with a self-stretching protocol for the management of plantar heel pain: a randomized controlled trial. J Orthop Sports Phys Ther 41: 43–50.

Riddle DL, Schappert SM. 2004. Volume of ambulatory care visits and patterns of care for patients diagnosed with plantar fasciitis: a national study of medical doctors. Foot Ankle Int 25: 303–310.

Saban B, Deutscher D, Ziv T. 2014. Deep massage to posterior calf muscles in combination with neural mobilization exercises as a treatment for heel pain: a pilot randomized clinical trial. Man Ther 19(2): 102–108. doi: 10.1016/j.math.2013.08.001.

Taunton JE, Ryan MB, Clement DB, et al. 2002. A retrospective case–control analysis of 2002 running injuries. Br J Sports Med 36: 95–101.

Thomas JL, Christensen JC, Kravitz SR, et al. 2010. The diagnosis and treatment of heel pain: a clinical practice guideline-revision 2010. J Foot Ankle Surg 49: S1–S19.

Tillu A, Gupta S. 1998. Effect of acupuncture treatment on heel pain due to plantar fasciitis. Acupunct Med 16: 66–68.

Tong KB, Furia J. 2010. Economic burden of plantar fasciitis treatment in the United States. Am J Orthop 39: 227–231.

Travell JG, Simons DG. 1992. Myofascial pain and dysfunction. The trigger point manual. The lower extremities. Vol 2. Baltimore: Williams & Wilkins.

Wearing SC, Smeathers JE, Urry SR, et al. 2006. The pathomechanics of plantar fasciitis. Sports Med 36: 585–611.

Wolgin M, Cook C, Graham C, et al. 1994. Conservative treatment of plantar heel pain: long-term follow-up. Foot Ankle Int 15: 97–102.

# 第 56 章

# 足踝损伤的术后管理

Stephanie Albin, Mark W. Cornwall, Thomas G. McPoil

## 概述

无论足踝关节损伤是急性期还是慢性期,手法治疗都是有效的(Vicenzino et al 2006;Cleland et al 2009,2013;Whitman et al 2009;Hensley & Kavchak 2012)。本章主要介绍跟腱修复和全踝关节置换术后的手法治疗和康复。由于该领域的文献很少,所以大多数治疗建议都是基于临床经验和最佳实践原则。本章对这两种外科手术过程和临床结果进行了适当的描述,以便让我们在改善治疗和手法操作上,尽可能做深入的了解,以便更好地管理这类患者。

## 全踝关节置换术

### 简介

全踝关节置换术在 20 世纪 70 年代开始普及,

70 年代到 80 年代期间,发展了大约 23 种不同的术式(Gittins & Mann 2002;Hintermann & Valderrabano 2003;Claridge & Sagherian 2009)。在 20 世纪 80 年代中期之前,由于早期假体设计的失败率很高,晚期易患踝关节炎的置换术几乎被抛弃。这些第一代踝关节假体设计没有充分考虑踝关节的生物力学(Gittins & Mann 2002),其产生的不良结果导致一些作者质疑假体能否代替踝关节(Hintermann & Valderrabano 2003)。但是,由于全髋关节和全膝关节置换的高成功率,以及新假体的设计,全踝关节置换术重新流行起来。目前正在开发的这些新假体,比起历代假体,满足了足踝关节生物力学的复杂性且有助于保留更多的骨量(Gittins & Mann 2002)。

和其他关节置换术一样,骨关节炎(OA)是导致患者关节置换的主要原因。踝关节炎会导致关节僵硬、疼痛,身体活动和体育运动能力降低,日常活动以及工作相关活动受限(Claridge & Sagherian 2009;Horisberger et al 2009)。在日常活动中,踝关节要承受巨大的负荷,如在正常步态中,踝关节会承受 5.5 倍体重的压力(Hintermann & Valderrabano 2003)。然而原发性骨关节炎主要发生在髋关节和膝关节,只有极少数发生在踝关节(Hintermann & Valderrabano 2003),人群中只有不到 1% 的人患有踝关节炎(Horisberger et al 2009)。大约 65%~80% 的踝关节炎继发于外伤性事件(Hintermann & Valderrabano 2003;Horisberger et al 2009;Hubbard et al 2009)。相比之下,外伤导致的继发性膝关节炎只有 9.8%,而髋关节炎只有 1.6%(Horisberger et al 2009)。踝关节炎患者通常较髋关节炎和/或膝关节炎患者年轻(Hintermann & Valderrabano 2003;Horisberger et al 2009)。

创伤后发生踝关节炎的具体机制还不明确,可能的影响因素包括骨折的严重程度或类型,受伤后软骨损伤的程度,年龄,肥胖和关节耦合度降低(Horisberger et al 2009)。骨折的类型与创伤性骨关节炎的发生有关,内外踝骨折是最常导致踝关节炎的骨折类型，其次是 Pilon 骨折，再次是距骨骨折（Horisberger et al 2009）。虽然 Pilon 骨折占所有下肢骨折不到 1%，但引发骨关节炎的发生率却很高（Horisberger et al 2009）。

据报道，从骨折到发展为踝关节炎晚期的平均潜伏时间通常在 10~20 年（Horisberger et al 2009）。Coetzee（2010）通过影像学检查发现，在受伤后的 2~3 年时间内，Pilon 骨折的患者中有 39% 的人发展成了踝关节炎。另一个研究报道距骨骨折后踝关节炎发生率为 47%~97%（Thomas & Daniels 2003）。相比关节外骨折，关节内骨折的患者发展到踝关节炎晚期要明显快一些（Horisberger et al 2009）。此外，发生踝关节骨折时的年龄越大，进展到骨关节炎晚期的速度越快（Horisberger et al 2009）。因创伤而受累的踝关节周围软组织也参与了这一过程（Hintermann & Valderrabano 2003），这些较薄的、包绕踝关节的软组织会瘢痕化并且弹性降低（Hintermann & Valderrabano 2003）。除了骨损伤，韧带损伤也是导致创伤后骨关节炎的重要原因，66%~78% 有慢性踝关节不稳的患者最终会发展成踝关节炎（Hubbard et al 2009）。踝关节近端的手术，比如说全膝关节置换术，会改变踝关节的对位而增加踝关节炎的发生率（Lee & Jeong 2012）。

研究表明，与一组年龄和性别相匹配的对照组相比，踝关节炎患者的步态存在异常（Dyrby et al 2004）。踝关节炎的患者表现出步行速度降低、步幅减小以及步频增加（Dyrby et al 2004）。同样，与对照组相比，踝关节融合术后的患者步行速度降低 16%、耗氧量增加 3% 以及静态平衡能力明显降低（Hintermann & Valderrabano 2003；Hubbard et al 2009）。研究显示，踝关节炎患者的压力中心总位移和压力中心总速度明显增加（Hubbard et al 2009）。

踝关节炎晚期的患者往往采用的保守治疗方式有支具、辅助器具、抗感染治疗、改良鞋（如具有弧形底的鞋子）以及踝足矫形器（Claridge & Sagherian 2009）。此外，物理治疗师可能会开具治疗处方，以协助牵伸、关节松动和肌力训练，然而这类患者物理治疗的好处是有限的（Claridge & Sagherian 2009）。虽然没有找到采用手法治疗踝关节炎患者的文献，但关节松动术可能对这类患者有效，因为手法治疗对下肢其他骨关节炎的患者效果较明显（Deyle et al 2005；MacDonald et al 2006；Hando et al 2012）。如果保守治疗失败，融合术和置换术则是踝关节炎晚期患者最常采用的两种手术方式（Claridge & Sagherian 2009）。

## 踝关节融合术与踝关节置换术

踝关节融合术于 1897 年首次提出，并一直被认为是治疗踝关节炎的金标准（Coester et al 2001）。然而，该手术并不是没有缺点，融合后相关并发症包括距下关节炎和中足关节炎，负重活动时疼痛，长期需要辅助支具、永久性的改良鞋，以及功能降低（Thomas & Daniels 2003）。胫骨的应力性骨折、骨折不愈合、畸形愈合、感染和神经血管损伤等是与踝关节融合术相关的其他并发症（Thomas & Daniels 2003）。关节置换术作为一种替代方法被引入。由于关节置换术后患者预后并不佳，所以患者的选择至关重要，只有在保守治疗失败后才应考虑关节置换。与接受全膝和全髋关节置换术的患者不同，全踝关节置换术的理想人选尚未完全确定。关节置换术适应证的把握有赖于外科医生，但一般包括血管状况正常，后足-踝关节对位良好，无免疫抑制，踝关节运动保持良好，踝关节内侧和外侧高度稳定以及较低的运动需求（骑车、游泳、步行、打高尔夫）（Hintermann & Valderrabano 2003）。另外，双侧踝关节炎的患者可以通过关节置换术获益，因为双侧融合术往往表现出较差的功能结果（Saltzman et al 2000）。踝关节置换术的一些禁忌证包括神经关节病理性的退行性疾病（Charcot 关节病），距骨的缺血性坏死，不可重建的错位，关节过度灵活，反复感染，足部或下肢的感觉、运动障碍，以及高需求体育活动（跑步、身体接触类项目）（Hintermann & Valderrabano 2003；Thomas & Daniels 2003）。

## 手术方式

全踝关节置换术的手术过程复杂程度取决于所使用的假体类型，每一个程序的细节都超越了本章叙述范围。然而，某些手术步骤和假体装置会影响康复，因此在这里值得一提。在美国，有三种主要的假体装置，分别是 Agility Ankle®（dePuy Inc.，Wausau，IN）、Salto-Talaris®（Link Inc.，Hamburg，Germany）和 Salto-Talaris®（Tornier，Grenoble，France）。所有这些假体装置都依赖于骨的长入而不是利用骨水泥以达到植入物的稳定（Saltzman et al 2000）。依赖于骨的长入而非骨水泥有三点好处：一是骨与植入物间隙变小；二是降低了丙烯酸骨水泥在凝固过程中的高强度放热，从而减少了对软组织结构的损坏；最后一点是消除了骨水泥意外泄漏或移位的风险

（Saltzman et al 2000）。假体的骨长入发生在沿骨界面的珠状表面、羟磷灰石层，或者是两者的结合处（Saltzman et al 2000）。珠状表面的生长发生在6~12周的时间内，在此期间任何运动都应该受到限制，因为假体和骨之间的运动会破坏骨的生长，这可能导致假体的迁移和植入物的失败。羟磷灰石涂层只需要3~6周就可黏合，然而，这一层最终会被吸收（Saltzman et al 2000）。目前，美国主要使用的假体装置都用珠粒状表面来固定。珠粒状假体装置的设计应纳入早期康复方案，例如，踝关节的松动最好在术后12周才进行，以确保骨长入。

## 术后康复治疗

### 病史和体格检查

完整的病史在全踝关节置换术后至关重要，因为它将指导患者的管理。首先，确定患者是否有创伤史很重要。例如，了解患者是否有慢性踝关节不稳的病史将决定踝关节置换植入物的使用寿命。另外需要了解的问题是，患者在接受全踝关节置换术之前，症状持续了多久。既往有踝关节炎病史的患者往往会出现步态异常，随着时间推移，还会出现肌肉萎缩（Valderrabano et al 2007）。所以，这些患者的康复过程可能会更为持久。在踝关节置换术后，需要加强对平衡和本体感觉再训练的关注，在术后早期采取负重防范措施以确保患者安全（Coetzee 2010）。了解患者是否有糖尿病病史更重要，因为很多患者合并有神经病变和本体感觉受损。询问患者目前是否有吸烟史也有必要，因为需要对这类人群的伤口并发症给予额外的关注（Saltzman et al 2000）。可能踝关节置换术后最重要的问题之一是满足患者的远期期望，在这一人群中设定现实可行的目标有助于维持植入物的寿命。

### 术后早期(0~6周)

基于外科医生的喜好，术后方案因使用的假体类型和执行的手术不同而有所不同。物理治疗常被视为患者接受全髋和全膝关节置换术必要的辅助手段，然而，在以前全踝关节置换术后并没有患者进行物理治疗。Valderrabano等（2007, p290）指出，接受过全踝关节置换术的患者，"应该进行物理治疗，并鼓励患者定期进行肌肉强化和牵伸训练，即使是在踝关节置换术后一年"。然而，Saltzman等（2000, p66）在我们目前的实践中指出，约20%的患者需要

物理治疗才能取得满意的术后效果。全踝关节置换术后规范的康复缺乏证据，需要进一步的研究来评估康复治疗对患者预后的影响。

全踝关节置换术前或术中处理已经存在的畸形，对保留关节部件和减少过早磨损至关重要。这类人群通常附加其他手术，包括截骨、肌腱移植、肌腱和肌肉延长以及关节融合（例如足中部、距下关节或三关节融合术）。在踝关节置换术中，术中骨折（尤其是内踝的）不常见。基于上述问题，在踝关节置换术后，开始任何物理治疗之前，强烈建议获得一份手术报告。

在术后早期，无并发症的创面愈合、假体的牢固固定和足够的踝关节活动是主要目标（Saltzman et al 2000）。患者通常在术后使用2~3周的夹板，直到缝线被拆除（Coetzee 2010）。患者被夹板固定在中立位，以防止跖屈挛缩，夹板一般要戴满2~3周，以降低感染风险。在缝线拆除后，患者通常会穿戴一个可拆卸的步行靴，直到开始主动活动，这有助于预防跖屈挛缩。如果全踝关节置换术同时进行中足的融合术等手术，在术后前6周，患者踝关节通常需要被固定。通常在3~6周内保持非负重状态，以确保植入物在骨的固定。采用Agility®植入物的患者通常要保持6周时间不负重，因为在置换时有胫腓远端关节的融合；采用Salto-Talaris®型植入物的患者通常在术后3周左右开始负重。此外，这些指导是在假定没有同时进行其他手术（距下关节或中足关节融合）的情况下。

全踝关节置换术后，预期的背屈和跖屈活动范围大约是25°~30°。由于踝关节有骨关节炎性的活动受限，这个活动范围通常比置换之前要大。术后前3个月即可达到以上活动范围，但可以预测患者在术后12个月将达到更大的活动范围（Saltzman et al 2000）。在全踝关节置换术后早期是否进行活动，外科医生间存在争论，因为术后早期活动可能会不利于植入物在骨的牢固固定（Saltzman et al 2000）。由于在关节置换中切断伸肌支持带，术后前6周主动背屈活动受限（图56.1）。需要进一步的研究来评估全踝关节置换术后早期关节的活动范围。

在术后前6周内，主要的康复目标是维持患者的负重状态，预防创口并发症，防止跖屈挛缩和关节肿胀。在术后的前2~3周穿戴夹板时，冷疗法的使用受到限制，为了让肿胀程度最小化，此时抬高患肢非常重要。另外，在康复过程的这个阶段，近端肌力训练也很重要。臀中肌等肌肉在骨盆扮演着动态稳定

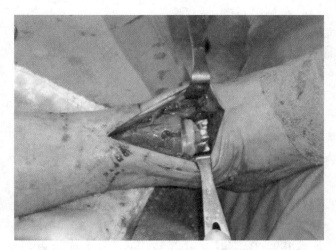

图 56.1 切开伸肌支持带可见右全踝使用的 Salto-Talaris® 型植入物

肌的角色,然而,在非负重时期,它们往往会萎缩。在康复早期处理这些问题,可以帮助患者减少在穿着靴子进行负重训练时的常见问题,如髋关节疼痛和腰痛(有关加强臀部肌力训练的细节,请参阅其他章节)。

## 术后中期(第 6~12 周)

术后 6 周左右,伸肌支持带已愈合,足以开始主动背屈的活动范围。在这一过程的早期,重要的是要教育患者,让他们知道从长远来看,可预期的活动范围有多大。在踝关节置换术后,人们常常认为足踝的稳定性比灵活性更重要,然而康复过程的艺术是实现稳定性和灵活性的平衡。因此,距下关节的活动可能会被限制以便为植入物创造稳定的基础,以增加全踝关节置换术的寿命。当创口完全愈合、植入物开始骨固定(约 12 周)后,可以开始踝关节的往后滑动(见第 57 章)。既往文献在非手术患者群体中证明距骨的往后滑动改善了踝关节背屈的活动范围(Loudon et al 2014)。在行走靴中跖趾关节被固定后,许多患者抱怨跖趾关节的疼痛,则是因为关节需要通过活动来获得营养。手法治疗技术解决了跖趾关节的活动障碍,改善了患者在穿靴时的疼痛程度,也帮助患者在脱靴后有一个更正常的步态。此外,在开始任何手法治疗前,了解所做的外科手术很有必要。

从 6 周到 12 周,患者逐渐恢复到完全负重状态。从穿靴子开始,就应把缓解疼痛作为最终目标。由于踝关节炎患者的步态模式发生改变(Horisberger et al 2009),在这个康复阶段应该着重进行步态训练。因为这些患者通常在踝关节置换以前就有异常的步态模式,所以纠正这些异常模式将会很有挑战,

尤其是在有附加的手术像三踝固定术或中足融合术的情况下。在全踝关节活动接近恢复之后,肌力训练可以开始。许多患者在接受踝关节置换的同时进行了跟腱延长术,所以在跟腱延长术后大约 12 周内应避免激进的肌力训练。此外,如果患者进行的是 Agility® 的踝关节置换,该置换手术有胫腓关节远端的融合,在早期应避免用力的背屈活动,以促进置换物与骨的愈合。既往的研究证明,在手法治疗后,平衡和本体感觉都会有改变(López-Rodriguez et al 2007;Alburquerque-Sendin et al 2009;Hoch & McKeon 2011),然而这些研究结果是在非手术人群获得,需要进一步的研究以验证手法治疗在踝关节置换术患者中的有效性。尽管如此,一旦患者开始负重,就应该进行平衡和本体感觉训练。

疼痛管理是康复过程中的重要组成部分。良好的疼痛管理有助于改善远期疗效。同样,手法治疗可能在帮助管理疼痛中发挥作用。一项针对非手术患者的研究表明,对距骨采用向后侧滑动 1 分钟的治疗,重复 3 次,每次完成后休息 30 秒,可以提高痛觉的耐受性(Yeo & Wright 2011)。因此,虽然没能在手术后人群证实,但手法治疗可能在该康复阶段有用。

## 术后末期(第 12~24 周)

从 3 个月到 6 个月,虽然仍强调继续遵循家庭方案,但患者应该开始过渡到一个更独立的治疗方案。在这个阶段,平衡和本体感觉应该与健侧相似。步态模式应该类似于年龄和性别匹配的规范,尽管这有赖于额外的外科手术。在该阶段,应将更多的工作和特异性的体育活动纳入康复方案。然而,为确保植入物的完整,应避免进行高强度的活动。骑自行车、游泳、徒步旅行和打高尔夫球运动都是临床医生鼓励患者进行的安全活动(Vald errabano et al 2006;Bonnin et al 2009)。随着患者恢复,他们也应该接受有关假体松动迹象的教育。与髋关节和膝关节出现假体松动的情况相似,患者通常会描述启动痛或长时间不活动后出现前几步疼痛的现象。典型的疼痛被描述为关节深部的疼痛。如果怀疑假体松动,应该把患者转回到外科医生那里去,做进一步的影像学检查。知识框 56.1 提供了为全踝关节置换术后患者的康复指导。然而,重要的是要记住,康复是有患者个体差异的,取决于几个因素,这些因素包括但不限于:手术方案、植入物类型、病史、功能缺失情况和患者目标。目前迫切需要进行更多的队列研究和临床试验,以检查全踝关节置换术后康复方案

知识框 56.1　全踝关节置换术的康复方案

**术后 0~6 周**

**目标**

1. 减轻水肿。
2. 预防创口并发症。
3. 预防跖屈挛缩。
4. 避免负重。

**治疗**

1. 抬高肢体/使用加压袜套。
2. 2~3 周后拆除缝线。
3. 术后 2~3 周,患者穿行走靴在踝中立位行走(除外中足融合等需要佩戴固定支具)。

**术后 6~12 周**

**目标**

1. 主动活动关节。
2. 全负重和不穿行走靴。
3. 努力达到对称的平衡和本体感觉。
4. 正常的步态模式。

**治疗**

1. 在 6 周时开始主动关节活动(目标:在术后 3 个月达到 80% 的活动范围)。
2. 手法治疗(根据局限性和伴随过程进行评估,避免术后 12 周内活动距小腿关节)。
3. 根据植入物类型逐渐全负重和停用行走靴。由于胫腓关节远端的融合需要时间,Agility® 植入物将会更慢一些。
4. 平衡和本体感觉再训练。
5. 步态训练(可以通过额外的外科手术来改进)。
6. 可以开始轻度的肌力训练,避免激进的腓肠肌肌力训练。

**术后 3~6 个月**

**目标**

1. 增强功能性力量。
2. 本体感觉和平衡正常或接近正常。
3. 开始工作或特定的体育活动。
4. 开始向独立的活动计划过渡。

**治疗**

1. 保证总的背屈和跖屈关节活动度接近 25°~30°。
2. 逐渐进阶平衡和本体感觉运动,平衡与对侧达到或接近对称。
3. 增加功能性力量;如果做了跟腱延长术,开始增加腓肠肌力量训练的强度。
4. 开始工作/运动的专项训练,重点是避免高强度的活动。
5. 建立长期独立的方案,以满足患者的目标/期望。强调持续的功能加强或至少到术后 12 个月。

的应用,以及最有效的治疗方法。

## 康复治疗的效果

如前所述,选择合适的患者是踝关节置换术取

得成功的关键。与全膝和全髋关节置换术相比,全踝关节置换术后的远期疗效研究相对较少。

## 关节活动度的改变

尽管踝关节置换术后不能恢复正常的踝关节活动范围,但相比术前,患者通常会有活动范围的改善。几项研究对比了术前和术后踝关节背屈和跖屈的活动范围。术前踝关节活动范围是 15.2°~23°(Wood & Deakin 2003;Bonnin et al 2004;San Giovanni et al 2006;Doets et al 2007;Valderrabano et al 2007)。术后踝关节总活动范围是 23°~36°(Pyevich et al 1998;Buechel et al 2003;Wood & Deakin 2003;Bonnin et al 2004;San Giovanni et al 2006;Doets et al 2007;Valderrabano et al 2007)。

## 步态

从以往经验来看,踝关节融合术的患者在爬楼梯、从椅子上站起和在不平路面行走方面存在问题。踝关节融合术后,踝关节失去了运动能力,相邻关节承受的应力增加,以弥补部分丢失的运动。从理论上来讲,全踝关节置换术应该降低相邻关节的应力,创造一个更正常的步行模式。融合术后,步行速度降低了大约 16%(Valderrabano et al 2003),然而踝关节置换术后步行速度仅降低了 6%(Doets et al 2007)。在步态中,正常踝关节的活动范围是背屈 14.7°+0.9° 和跖屈 28.2°+0.8°(Valderrabano et al 2003)。踝关节融合术后的患者背屈 4.4°+0.4 和跖屈 8.1°+0.2°,这个活动度来源于距下关节而不是踝关节。尽管踝关节融合的患者可以通过一些动作代偿,但这种小的范围的活动也会使像下楼梯这样的活动变得困难。而踝关节置换患者的活动范围则可达到背屈 10.0°~11.1° 和跖屈 22.7°~30.0°(Valderrabano et al 2003)。

总的来说,与踝关节融合术相比,全踝关节置换术似乎使踝关节拥有更正常的活动范围,从而减少相邻关节的应力。此外,与踝关节融合术相比,踝关节置换术后增加患者的负重活动可以改善其功能性活动。

## 平衡和本体感觉

文献中对全踝关节置换术后平衡和本体感觉的评估没有统一的量表,然而静态本体感觉(感知关节位置的能力)和运动感觉(感知关节运动的能力)似乎对踝关节置换术的成功起着至关重要的作用(Conti et al 2008)。

在全踝关节置换术之前，踝关节炎的患者在机械性和感觉运动方面都存在局限性（Hubbard et al 2009），患者表现出机械刚度和压力中心位移的显著增加（Hubbard et al 2009），这些改变与膝关节炎的患者相一致，并表现出姿势摇摆增加（Masui et al 2006）。Conti 等（2008）报道，在踝关节置换 2 年后，手术侧和非手术侧的关节位置觉没有明显差别。在全踝关节置换术后，手法治疗可能加速关节位置觉的恢复，然而这一领域值得进一步研究。

## 自我报告结果

全踝关节置换术后自我报告的功能结果似乎很有希望。患者一致报告疼痛减轻和功能改善。Valderrabano 等（2006）报道，在 3 年的随访中，70% 的患者在踝关节置换术后没有疼痛感，然而其他研究则强调患者只汇报了踝关节置换术后疼痛减轻，但不一定能解决疼痛（Kim et al 2013）。Kim 等（2013）指出，对患者和外科医生来说，了解一些残留疼痛是可预期的是很重要的。表 56.1 提供了关于功能性结果的文献综述。从表 56.1 可以看出，在 9 个不同研究中的 778 名患者中，术前 AOFAS（American Orthopaedic Foot and Ankle Society 美国骨科踝足学会）得分是 41/100，术后增加到了 81/100（平均随访 4.3 年）。

**表 56.1　全踝关节置换术术前和术后的功能性结果**

| 研究（年） | 患者数 | 平均随访年数（区间） | 术前 AOFAS 得分 | 术后 AOFAS 得分（区间） |
| --- | --- | --- | --- | --- |
| Pyevich 等（1998） | 85 | 4.8（2.8~12.3） | 无 | 85（40~100） |
| Bonnin 等（2004） | 91 | 3.9（2~5.6） | 32.3 | 83.1 |
| Doets 等（2006） | 93 | 7.2（0.4~16.3） | 无 | 77（73.2~80.8） |
| San Giovanni 等（2006） | 28 | 8.3（5~12.2） | 无 | 81（40~92） |
| Valderrabano 等（2006） | 147 | 2.8（2~4） | 36（10~74） | 84（28~100） |
| Claridge 和 Sagherian（2009） | 28 | 1.8 | 34.9 | 76.4 |
| Kim 等（2013） | 120 | 3.3（1.2~7） | 59.3（21~89） | 83（49~100） |
| Sproule 等（2013） | 85 | 3.3（2.5~5） | 38.2（12~59） | 74.8（46~100） |

# 跟腱断裂

## 简介

跟腱是由腓肠肌与比目鱼肌组成的人体最大最强的肌腱，是两足动物的标志（Deangelis et al 2009；Jiang et al 2012）。虽然跟腱是人体最大最强的肌腱，但也是最常断裂的肌腱（Kongsgaard et al 2005；Maffulli et al 2011；Maquirriain 2011，Garras et al 2012；Hando et al 2012；Horstmann et al 2012；Jiang et al 2012）。不像人体的其他被滑液鞘包绕的肌腱，跟腱由一薄的腱旁组织所包裹（Mortensen et al 1999；Strom & Casillas 2009）。腱旁组织的中间层是中鞘，为跟腱提供了大部分血供。当肌肉收缩时，流向跟腱的血液急剧减少或者完全中断（Strom & Casillas 2009）。由于跟腱是细胞和血管含量都很低的组织，因此损伤后恢复很慢（Godbout et al 2006）。这些解剖和生理的特点使得跟腱断裂后的治疗面临着巨大的挑战。

随着年龄的增大，血供减少，含水量降低，胶原蛋白再生和更替速度也降低。这些变化会导致胶原蛋白分子特性的改变，胶原蛋白承受着施加在跟腱上面的拉力（White et al 2007；Strom & Casillas 2009）。随着胶原蛋白变得僵硬，肌腱的拉伸强度降低，更容易撕裂（White et al 2007）。此外，随着年龄的增大，四肢的血供减少，胶原蛋白再生速度不足，使得肌腱容易出现问题（Deangelis et al 2009；Strom & Casillas 2009）。肌腱断裂也可能是由于肌腱慢性退变或者是肌腱单位的抑制机制失效而导致的（Deangelis et al 2009；Strom & Casillas 2009；Jiang et al 2012）。最后，肌腱断裂也可能是直接或间接创伤的结果（Strom & Casillas 2009）。80% 的跟腱断裂发生在肌腱嵌入跟骨位置上方 3~6cm 处，这里是跟腱横截面积最小的位置（Deangelis et al 2009；Maquirriain 2011）。

## 流行病学

有充分的结果表明跟腱断裂的发生率正稳步增

长（Suchak et al 2005；Casta et al 2006；Claytou & Court-Brown 2008；Deangelis et al 2009；Mullaney et al 2011；Garras et al 2012；Jiang et al 2012）。Suchak 等（2015）报道跟腱断裂的总发病率从 1998 年的每 10 万人中有 5.5 位，到 2002 年的每 10 万人中有 9.9 位。Claytou 和 Court-Brown 等（2008）报道，1984 年到 1996 年间，丹麦的跟腱断裂发病率从每 10 万人中有 18.2 位上升至 37.3 位。此外，发病率有性别差异，男性跟腱断裂的范围是每 10 万人有 8.8~14 人，女性的范围是每 10 万人有 2.1~6.1 人（Suchak et al 2005）。在这些跟腱断裂者中，男女比例为 4∶1（Suchak et al 2005；White et al 2007；Jiang et al 2012）。在体育活动时发生跟腱断裂的增长比率中，中年人群是有所贡献的（Suchak et al 2005；Deangelis et al 2009）。30~39 岁男性跟腱断裂最为常见（Owens et al 2007；Jiang et al 2012）。

## 危险因素

跟腱断裂与多种危险因素有关，这些因素包括既往肌腱病导致的跟腱病变、参加对跟腱有反复性应力的体育活动、药物的使用、遗传因素以及种族（Deangelis et al 2009）。

有人提出，有跟腱病史的人跟腱更容易断裂，因为伴随新生血管和神经的生成，从肌腱正常到增厚的病理性改变会持续存在（Kraemer et al 2012）。也许，这些病变的肌腱相较正常的肌腱来说，在应力下更容易发生完全断裂，否则就不会导致受伤（Strom & Casillas 2009；Kraemer et al 2012）。

很多研究报道，在所有跟腱断裂中，有 60%~75% 发生在体育运动中，在参加跳跃、横向来回跑和/或进行高速的加速、减速运动的运动员卒中险最大（Suchak et al 2005；Deangelis et al 2009；Maffulli et al 2011；Kearney & Costa 2012）。另一方面，据估计有 11% 的跟腱断裂是由事故引起的，5% 是发生在日常生活中（Suchak et al 2005）。Suchak 等（2005）报道指出年龄在 20~30 岁之间的患者更容易在体育活动时发生跟腱断裂，而老年人（50~60 岁）更容易发生在日常生活活动中，如郊游时上台阶或踩在坑洼里。Deangelis 等（2009）估计人体多数肌腱断裂的应力点在 100MPa，通常作用在跟腱的应力低于30MPa。然而，跟腱在最大的跖屈离心收缩时，经常承受的应力高达 70MPa（Deangelis et al 2009）。这种跟腱上增加的压力可能在肌腱最终断裂中起到了重要作用。

使用如氟喹诺酮类抗生素被认为会增加跟腱断裂的发生率（Deangelis et al 2009；Kraemer et al 2012）。这些药物通常被用于治疗严重的细菌感染，特别是肺炎这类医院获得性感染。理论上讲，氟喹诺酮类化合物可能改变了胶原酶和基质金属蛋白酶，而这可以导致跟腱断裂风险增加（White et al 2007）。

遗传因素也在跟腱断裂的发生中起着作用。曾有过跟腱断裂史的人，患侧断裂的概率是对侧的 200 倍（Kongsgaard et al 2005；Deangelis et al 2009）。一项研究（Deangelis et al 2009）显示，ABO 血型中的 O 型血个体有更高的跟腱断裂风险，尽管其他的研究未能证明这一点（Owens et al 2007）。

在一项关于美国军人跟腱断裂的研究中，非洲裔军人与白种人军人发生跟腱断裂相比，调整后的比率是 3.85 例（95% CI：3.31，3.88）（Owens et al 2007）。该研究的作者们从生物力学角度给出了一个可能的解释：引用的研究显示非洲裔美国人跟腱的黏弹性特性具有更高的刚度。这种增加的刚度可能在极限的运动中导致发生肌腱断裂（Owens et al 2007）。

## 诊断

跟腱断裂一般发生在突然的踝跖屈或伸膝下前足负重蹬地，或者意外的踝关节背屈如踩进了坑洼（Strom & Casillas 2009；Jiang et al 2012）。一些研究表明，在跟腱断裂的所有病例中，误诊率约为 20%~36%（Deangelis et al 2009；Garras et al 2012）。跟腱断裂的诊断延误，导致了其治疗（手术或非手术）的延误，将造成不利的后果（Deangelis et al 2009；Costa et al 2012）。因此，早期确诊可以显著改善患者的预后。

肌腱断裂时，患者常自述听到响亮的"啪"声。此外，或觉得像是被人踢了一脚或被击中了腿后部（Deangelis et al 2009；Kearne & Costa 2012）。多数人在损伤后会立刻出现行走困难。临床上主要有三种诊断跟腱断裂的检查：Thompson 试验、Matles 试验和可触及凹陷的出现。Thompson 试验的阳性结果为检查者挤压患者的小腿肌肉时，踝关节的跖屈减弱或消失，则表明跟腱断裂。该试验的敏感度和特异度分别为 0.96 和 0.93（Garras et al 2012）。Matles 试验评估了跟腱的正常静息张力，正常静息张力是指踝关节在跖屈约 20°~30° 时，跟腱的张力（Garras et al 2012）。患者在测试时取俯卧位，屈膝

90°。如果患侧踝背屈角度大于健侧,为阳性测试结果(图 56.2)。Matles 试验的敏感度和特异度分别为 0.88 和 0.85(Garras et al 2012)。第三项检查为触诊跟腱的断裂处,该检查的敏感度为 0.73,特异度为 0.85(Deangelis et al 2009;Garras et al 2012)。

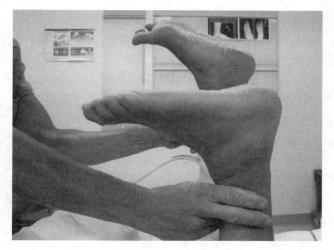

图 56.2　Matles 试验阳性。右侧跟腱断裂后踝背屈角度增大

Garras 等(2012)报道指出,组合应用这三种临床检查在诊断跟腱断裂方面比 MRI 更准确。此外,他们的研究还证实接受 MRI 检查的患者从受伤到接受手术治疗的时间延长。接受 MRI 检查的患者从断裂到手术治疗平均需要 12.4 天(95% CI:10.5,14.3),而接受三种临床检查组合诊断的患者,这一时间为 5.6 天(95% CI:5.0,6.2)(Garras et al 2012)。正如前面提到的,那些在诊断上花费了过多时间的患者往往预后较差,该研究中以临床试验诊断的患者不需要额外的手术,而在 MRI 组中几乎 30% 的患者需接受额外的手术治疗,如跗长屈肌移植手术(Garras et al 2012)。因此,MRI 在跟腱断裂的诊断中应慎重使用。延迟诊断常常使手术修复变得更具挑战性,其中一个原因是,同肩袖撕裂一样,跟腱断裂后会开始回缩,并附着在有瘢痕组织的底层结构上,而这需要诸如肌腱移植等额外的手术(图 56.3)。如果怀疑有撕脱性骨折,则可做其他相应的影像学检查,如 X 线片(Deangelis et al 2009)。

## 手术和非手术治疗

跟腱断裂的最佳治疗方法目前还存在争议。在美国大多数州,有便捷的治疗通道,物理治疗师往往是第一个向患者提供医疗咨询服务的人,为患者提出各种可行的选择。跟腱断裂可采用手术治疗和非

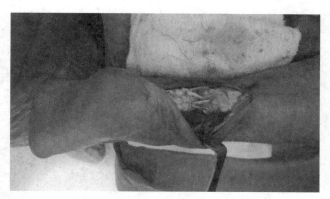

图 56.3　用跖肌肌腱移植修复右侧慢性跟腱

手术治疗。所有修复肌腱的手术中,跟腱断裂修复手术约占 40%(Garras et al 2012)。目前,对于最佳管理策略还没有明确的共识。手术和非手术治疗的一些考虑因素包括:年龄、相关个人因素和运动类型(Strom & Casillas 2009)。如前面所讨论的,衰老将直接影响损伤在细胞水平的愈合过程,提示在临床中采取的治疗形式可以不那么激进(Strom & Casillas 2009)。相关的个人因素包括吸烟,因为吸烟会减少皮肤的血流,降低红细胞、成纤维细胞和巨噬细胞的增殖,而这些对愈合至关重要。另外,系统性疾病如风湿性关节炎、系统性红斑狼疮会削弱胶原蛋白,破坏关节表面,阻碍跟腱的愈合(Strom & Casillas 2009)。也有推测认为,自我激励的增加将提高患者的预后,患者治疗越积极,预后越好(Strom & Casillas 2009)。

跟腱断裂的手术治疗有几种不同的方法,包括:开放性手术、经皮手术和微创手术。每一种方式都有它的优点和缺点。例如,有研究报道,与经皮手术相比,开放性手术增加了伤口并发症;然而,研究也表明,经皮手术会存在更多的腓肠神经损伤(Deangelis et al 2009)。不同的缝合技术,如 Kessler、Bunnell 和 Krackow 等技术已经在文献中进行了研究,Krackow 缝合技术似乎比另两种技术在生物力学方面有优势(Deangelis et al 2009)。肌腱外缝合有两个重要的作用。首先,它增加了裂开的阻力,其次,与仅缝合跟腱核心部分相比,它提高了可承受的负荷(Deangelis et al 2009;Maquirriain 2011)。

跟腱断裂的手术治疗可缩短病休时间,降低再断裂率和感染率。然而,接受手术治疗的患者发生伤口并发症的风险比保守治疗的患者更高(Deangelis et al 2009;Maquiriain 2011;Kearney & Costa 2012)。跟腱修复后最常见的伤口问题包括感染、伤口裂开和瘢痕。伤口并发症在糖尿病、吸烟人群或

使用类固醇的患者人群中会大大增加（Deangelis et al 2009）。跟腱修复后发生伤口并发症的概率为6%，如果患者有一个或多个提及的危险因素存在，发生伤口并发症的概率将增加至40%（Deangelis et al 2009）。

接受跟腱手术的患者比保守治疗的患者恢复得更快，平均患病时间也更短。Jiang 等（2012）发表的一项荟萃分析称，接受跟腱断裂手术的患者比未接受手术治疗的患者平均提前23.8 天恢复工作（95% CI：-41.6，-5.9）。这与另一项研究结果一致，该研究报告称，手术患者重返工作岗位平均比非手术治疗者少 19.2 天（95% CI：3.9，34.0）（Soroceanuet al 2012）。

跟腱手术修复的患者再次断裂的概率也低于非手术的患者（Maquirriain 2011）。最近的一项荟萃分析发现，接受手术治疗的患者跟腱再次断裂的风险降低了8.8%，而为了防止再次断裂，需要治疗的患者人数是 12 人（Soroceanu et al 2012）。Jiang 等（2012）的荟萃分析显示，手术组患者再次发生跟腱断裂的概率为 4.3%（441 例中 19 例），而非手术组跟腱再次断裂的概率为 9.7%（453 例中 44 例）[相对危险度 relative risk（RR）0.44，95% CI：0.26，0.74]。有趣的是，一些研究表明，接受保守治疗并开始早期功能锻炼的患者，再断裂率可能与手术治疗组相似（Soroceanu et al 2012）。以前保守治疗的患者，患侧常用石膏固定（Strom & Casillas 2009）。最近越来越多的治疗方案允许保守治疗患者更早地进行功能康复，这可能降低再断裂率，以至与接受手术治疗组相似。

## 早期活动与制动

跟腱修复术后，早期进行关节活动度训练主要有两个隐患：跟腱再次断裂的发生率增加以及对修复后的肌腱过度拉伸，使其难以恢复功能强度（Sorrenti 2006；Deanglis et al 2009；Strom & Casillas 2009）。制动通常是将患足用石膏固定在跖屈位维持 6~8 周（Strom & Casillas 2009）。制动结束后常进行监督下的康复方案（Strom & Casillas 2009），早期的运动是让患者使用可移动的行走靴。为了减少术后愈合期的肌腱张力，患足仍要保持在跖屈位。使用移动的行走靴比起石膏固定在完成日常生活如洗澡等方面有一些优势，但对患者的依从性要求较高，若依从性较低，则相关并发症和延迟愈合出现的概率会增加。

长时间制动与关节僵硬、肌肉萎缩、软组织粘连、深静脉血栓和关节软骨溃疡有关（Sorrenti 2006）。关节制动的关节表面会发生退变和破坏性变化（Sorrenti 2006；Strom & Casillas 2009）。制动后的肌腱，新生的胶原纤维不能很好地塑形（Sorrenti 2006）。同样地，一项对鼠跟腱断裂的研究发现，长时间固定会阻碍愈合过程，因为它会阻碍修复基因的表达（Bring et al 2010）。该研究的作者认为短时间制动，比如 1 周，不会损害肌腱的愈合过程。此外，这些作者还发现，跟腱断裂后早期的运动可导致血管密度增加。与制动组相比，成纤维细胞分化程度更高，胶原组织程度更高（Bring et al 2010）。

基于对跟腱修复后肌腱出现延长的担忧，一些治疗师不推荐早期的活动范围训练。这种延长通常是手术后肌腱之间两端的间隙造成的。如果存在裂隙，则可能发生肉芽组织、粘连、胶原成熟迟缓，导致跟腱修复较弱（Maquirriain 2011）。Kangas 等（2007）评估了早期开始活动范围训练的患者和采用膝下石膏将足固定于中立位 6 周的患者在肌腱分离方面的差异。早期的活动范围训练组进行了全范围的跖屈，但背屈只活动到中立位。两组在术后 3 周都允许完全负重（Kangas et al 2007）。在肌腱内放置标志物，随访时拍片检查以测量肌腱分离的程度。术后平均 60 周，作者发现早期进行活动组（2mm）肌腱分离范围比制动组（5mm）更小（Kangas et al 2007）。Mortensen 等（1999）也得出了相似的结论；他们还比较了一组早期进行活动的患者和一组术后固定石膏 8 周的患者，发现术后 12 周两组跟腱内标志物的分离无显著差异。此外，与制动组相比，早期运动组的患者能更快地重返工作岗位（Mortensen et al 1999）。

跟腱修复后早期运动的第二个担忧是跟腱的再次断裂。Suchak 等（2006）进行的荟萃分析表明，早期运动和制动的患者，在跟腱再次断裂上没有显著差异。早期运动的患者发生的概率是 2.5%，制动的患者则是 3.8%（Suchak et al 2006）。

根据文献，早期功能康复并不会增加跟腱手术修复后再次断裂的风险，也不会增加跟腱修复后的长度。此外，早期运动组的伤口并发症（浅表感染或深部感染）发生率与制动组差不多，分别为 2.6% 和 3.9%（Suchak et al 2006）。最后，早期运动的患者也比制动的患者更满意（分别是 88% 和 62%）。基于这些发现，跟腱断裂后早期活动可以被认为对该患者群体有益。

## 早期负重与延期负重

在跟腱修复后，医生通常建议 6~8 周内不做负重练习。然而，最新的研究表明，早期负重不仅对肌腱的修复无害，反而有一些好处。Suchak 等（2008）发现，一组患者在术后 2 周第一次随访时开始耐受范围内的负重，相比另一组在术后 6 周仍未开始负重，在早期有一些好处。术后 6 周时，早期负重组在生理功能、活力、社交功能、角色情感测量方面的结果有明显改善（Suchak et al 2008）。到 6 个月时，两组间不再存在差异，也均未发生再次撕裂（Suchak et al 2008）。Costa 等（2006）在一次研究中发现了类似的结果，该项研究比较了立即开始负重和早期不负重的患者，立即开始负重的患者恢复正常步行和爬楼梯的速度都要更快（步行：12.5 周比 18 周，爬楼梯：13 周比 22 周）。立即开始负重组有 2 名患者出现了再次断裂，但是这两名患者在发生跟腱再次断裂时都是因为违反了治疗方案，进行了剧烈活动（Costa et al 2006）。从目前的文献来看，在跟腱断裂手术后开始早期负重的患者具有功能优势。早期负重的患者也报告说，他们感觉自己可以进行不符合公认的组织愈合原则的活动，这表明了强调协议遵守的重要性。

## 术后康复治疗

2010 年，美国骨科医师协会和美国足踝协会发布了第一份治疗急性跟腱断裂的临床指南（Kearney & Costa 2012）。其指导原则如下：①术后早期（2 周内）负重；②使用允许早期活动的保护装置（Kearney & Costa 2012）。似乎应该对这些患者使用一种保护装置；然而，对于应该使用何种器械，以及患者的跖屈角度，尚无定论。也没有证据表明这些设备的最佳佩戴时间。康复方案似乎遵循这一不确定的趋势，无论是保守治疗还是手术治疗，跟腱断裂的最佳物理治疗方案仍存在争议（Deangelis et al 2009）。

在制订康复方案时，应牢记肌腱愈合的阶段。肌腱愈合的三个阶段是炎症期（1 周内），增生期（发生在第 2 周到第 8 周）和重塑期（可长达 12 个月）（Kearney & Costa 2012）。

在制订跟腱断裂的方案时，早期适当运动和负重是有好处的。如前所述，为避免肌腱的延长，运动范围应在保护范围内。大多数的立即负重方案都涉及使用可拆卸的防护装置，如步行靴。此外，研究一致表明，跟腱断裂后恢复力量的一个主要目标是防止肌腱的延长。不过，在跟腱断裂后开始功能性力量训练，或开始平衡和本体感觉训练的最佳时间也不清楚。

跟腱断裂可导致跖屈力量的永久丧失，步态异常以及日常生活活动困难如爬楼梯和重返运动（Garras et al 2012）。在跟腱断裂术后 12 个月，通常也很难达到功能的完全恢复，只有一些较小的进步。例如，大约 30% 的美国国家橄榄球联盟球员在跟腱断裂后无法重返比赛（Kraemer et al 2012）。因此，尽管我们对肌腱的愈合机制缺乏全面的了解，但很明显，肌腱训练的运动应该是康复训练方案的一部分。跟腱反复的负重能使胶原纤维的排列平行于肌腱纵轴，从而增强肌腱的强度，改善血供，增加胶原蛋白的数量（Sorrenti 2006）。其中一种练习包括用弹力带做跖屈的训练（图 56.4）。然而，应当注意避免在踝关节跖屈训练时，防止离心的踝关节背屈超过中立位，对跟腱造成过度的压力。骑车是另一种肌腱训练运动。在康复过程的早期，患者可以开始骑车而不穿步行靴，穿上鞋跟提升的鞋子，以保持足的跖屈位置，减少对跟腱的张力。这再次允许患者在康复过程中尽早开始肌腱训练。然而，确切的时间取决于外科医生。目前还没有研究支持跟腱断裂修复术后肌腱训练的持续时间和频率，但以疼痛作为指导似乎是明智的。患者在跟腱断裂后通常会感到轻微疼痛，所以在康复过程的这一阶段，强调不要引发疼痛是很重要的。

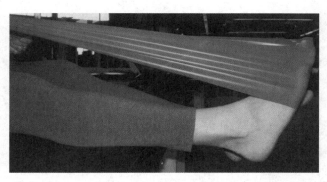

图 56.4　跟腱损伤修复术后使用弹力带训练肌腱时，避免在踝背屈体位下进行

在跟腱断裂修复术后，瘢痕组织迅速形成。文献表明，患者最终的肌腱厚度会比未受累一侧厚 45%~50%（Mortensen et al 1999）。一旦创口愈合，应进行瘢痕组织松解术来减少粘连（图 56.5）。早期开始运动的患者比那些固定或戴石膏的患者更少发生瘢痕粘连（Mortensen et al 1999）。

跟腱断裂后应尽早治疗肿胀。肿胀可以通过多

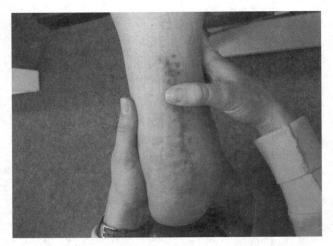

图 56.5　跟腱断裂修复术的患者,一旦切口愈合就应当开始进行瘢痕组织的松解

种方式来控制,包括冷冻疗法、患肢抬高和加压袜。手法治疗的目的在于减轻水肿,例如轻抚法,可以在患者摘除夹板后,穿戴可移动的步行靴时立即开始应用。应当注意避免对切口部位造成压力。

　　跟腱断裂后,本体感觉障碍是持续存在的。Bressel 等(2004)做了一项研究,选择跟腱损伤 5.8 年后的患者作为试验组,年龄性别相匹配的正常人作为对照组,测量非受累侧和受累侧下肢关节位置匹配的误差。研究结果表明,与对照组相比,受累侧下肢(27%)和非受累侧下肢(31%)均存在明显较大的差异(Bressel et al 2004)。然而,由于只是在患者跟腱断裂后进行分析,不可能知道在跟腱断裂前患者是否存在某些更有可能会导致跟腱撕裂的缺陷。值得注意的是,在这项研究中,只有 45% 的患者接受过有组织的物理治疗方案(Bressel et al 2004)。因此,当临床医生为跟腱断裂后的患者制订康复治疗方案时,应对同侧和对侧做本体感觉训练。然而,在跟腱断裂后,何时开始平衡和本体感觉训练,尚无明确共识。利用肌电图(EMG)分析的研究表明,一些平衡训练对腓肠肌的激活程度要低于弹力带下的跖屈训练(Mullaney et al 2011)。因此,在跟腱修复的康复过程早期,患者在使用步行靴时,就开始进行平衡训练是一种安全、有效的活动。尽管到目前为止还没有研究支持针对距小腿关节的手法治疗技术的有效性,以改善该人群平衡和本体感觉,但一旦肌腱充分愈合,它可能是一个有效的辅助手段。

　　虽然现在的趋势是早期就开始运动训练,但在跟腱断裂和关节僵硬之后,患者通常要穿步行靴 10~12 周的时间。关节通过运动获得营养,我们每

天成千上万次的迈步为此提供了营养。然而,在步行靴中固定不动,就不允许关节像正常关节那样活动。因此,患者会经常抱怨跗趾关节僵硬,同时有距下关节僵硬。在患者开始脱离步行靴之前,手法治疗可能在改善关节灵活性方面发挥重要的作用,以减少步态异常,然而应该注意不要在切口处施加应力。Sorrenti(2006)发表了一个经典的物理治疗方案。该方案包含了距下关节的关节松动(图 56.6)和早在术后 2~6 周就开始前足活动。在内置足跟垫的步行靴中进行一段时间负重训练后,患者经常抱怨有腰痛、髋关节和膝关节疼痛。针对近端结构的手法治疗技术似乎对这一人群有益。虽然目前还没有专门针对跟腱断裂后手法治疗有效性的研究,但临床经验表明,对于许多在固定一段时间后关节僵硬的患者来说,手法治疗是有效的。未来的研究应该检查,把手法治疗纳入跟腱修复术后康复方案的效果。

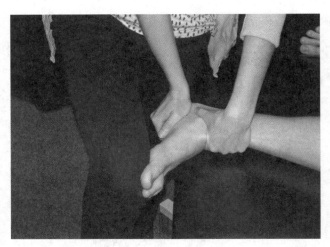

图 56.6　距下关节关节松动术

　　尽管在跟腱断裂修复术后对患者进行康复时没有基于证据的方案,但在日常活动或锻炼中,需要考虑跟腱受力大小,这些与患者的安全进阶有关。在人体中,跟腱比任何其他肌腱传导的力量都大,研究表明,在 45~250N 的受力范围内,肌腱的修复可能会失败(Maquirriain 2011;Mullaney et al 2011)。Maquirriain 等(2011)对健康人群进行了一项研究,评估了在常规运动治疗中,小腿在等长收缩时的最大自主收缩力(maximal voluntary isometric contractions,MVICs)的百分比。单足提踵和单足跳跃时 MVIC 比例最高(分别是 112.6% 和 128.9%),而平衡和踝泵动作时的 MVIC 比例低于步行(分别是 23.4% 和 36.7%)。结果见表 56.2。

表 56.2　健康人小腿三头肌不同活动的肌电图结果

| 任务 | MVIC（%） |
|---|---|
| 平衡板 | 23.4 |
| 踝泵 | 36.7 |
| 红色弹力带下跖屈 | 43.2 |
| 步行 | 43.2 |
| 侧向上台阶 | 59 |
| 提踵 | 112.6 |
| 跳跃 | 128.9 |

MVIC：maximal voluntary isometric contractions 等长收缩时最大自主收缩力

当跟腱断裂后，患者踝关节通常会以跖屈位固定在步行靴中，以减轻肌腱愈合时的应力。这往往是通过提升鞋跟来实现的。当踝关节被固定在中立位行走时，会产生大约 80% 的正常跖屈收缩活动（Maquirriain 2011）。然而，当增加一个 1 英寸（2.5cm）的足跟垫时，跖屈收缩活动会降低到 57%（Maquirriain 2011）。随着肌腱的愈合，为适应在不穿靴子时的应力，足跟垫会逐渐从步行靴中移除。似乎有一部分患者能更自然地伸展修复后的肌腱。这些患者在膝关节屈曲 90° 时，踝关节休息位时跖屈角度更小。因此，对这部分患者来说，去除鞋跟垫的速度更慢一些是有益的。这些病人在脱下步行靴时，鞋中的一个小的提升也可能对他们有益。踝关节制动时跖屈的角度越大，萎缩就越明显（Maquirriain 2011）。然而，在靴中的负重活动时，肌腱承受过大的压力可能损害修复，阻碍功能的恢复。在跟腱修复后，物理治疗师管理患者的目标是在限制肌肉萎缩和过度强调肌腱愈合之间找到平衡。当临床医生了解各种活动对愈合中的肌腱的应力时，这个目标更容易实现。因此，在踝关节背屈范围内增强跖屈肌群肌力是要谨慎的，以避免肌腱过长（Maquirriain 2011）。在康复的这一阶段，可以通过结合离心运动来改善一系列肌节的适应，同时避免踝背屈到终末范围（Maquirriain 2011）。

现有的康复方案只提供了一般的指导方针，还应根据患者的目标和能力加以修改。还应根据几个因素与外科医生协商制订或修订方案。首先，重要的是要考虑断裂的性质。从最初诊断到手术时间是一个需要考虑的重要因素。出现慢性断裂的患者通常会有额外的手术，如姆长屈肌腱增隆术和跖屈肌腱移位术（见图 56.3）。另一个需要考虑的重要的

因素是断裂是原发的还是复发的。再次断裂由于伤口的并发症，是很难治疗的损伤。因此，治疗方案应当加以改进，以反映这些额外的考虑。患者的年龄和身体健康状况会反映出患者的目标和最终的康复考虑。例如，糖尿病等疾病的患者，其伤口和组织愈合方面会有特殊的考虑。另外，高水平的业余型运动员应当与非运动员有着完全不同的治疗方案。

手法治疗技术可能有利于改善踝关节近端和远端的关节活动能力，减轻肿胀，改善平衡和本体感觉。评估在跟腱断裂后将手法治疗技术纳入康复治疗方案的好处仍需进一步的研究。表 56.3 为跟腱断裂修复术后患者的常规方案，应根据上述因素进行修改。

表 56.3　跟腱修复后的康复方案

| 时间周期（术后） | 治疗措施 |
|---|---|
| 0~6 周 | 踝泵（背屈不超过中立位）<br>使用拐杖，在步行靴内踝关节跖屈位下的负重（到术后 6 周时应是全负重）<br>肿胀的管理（冰敷、抬高患肢、加压袜、手法治疗技术）<br>踝关节跖屈对抗较小阻力以训练肌腱<br>穿靴子进行双侧平衡和本体感觉训练<br>关节松动术（需要时松动距下关节、前足、跖趾关节和近端关节） |
| 6~12 周 | 瘢痕组织松解（一旦切口愈合后）<br>继续肿胀的管理<br>需要时继续关节松动<br>逐渐降低足跟垫的高度直到中立位<br>平衡和本体感觉训练（进阶到单侧，双侧）<br>静止性脚踏车（穿戴有足跟垫的鞋以维持踝关节跖屈）<br>在 10~12 周时，脱离步行靴<br>步态训练<br>两侧足跟上抬（从增加健侧负重开始，逐渐过渡到双侧均等负重） |
| 12~16 周 | 增加跖屈肌力——负重时逐渐增加离心做功<br>进阶到单侧足跟上抬<br>集中在跖屈末端的肌力训练<br>继续平衡和本体感觉运动 |
| 16 周 | 在能达到健侧下肢耐力的 75% 时，如果能完成患侧下肢单侧足跟抬起，能刚好在 2 指轻触下维持平衡，可以开始慢跑训练 |
| 6 个月 | 进阶到短跑和增强性训练以返回到全部的体育活动 |

已经研究表明,跟腱修复后发生肌腱延长,导致肌无力和永久性功能损伤(Mortensen et al 1999;Maquirriain 2011;Mullaney et al 2011;Horstmann et al 2012;Silbernagel et al 2012)。肌腱延长有两个主要原因:一是在手术修复时缺乏适当的张力,二是术后渐进性的跟腱延长(Maquirriain 2011),因为跟腱延长后,在一定的踝关节角度下产生力的能力发生了损害(Horstmann et al 2012)。Silbernagel 等(2012)发现跟腱损伤患者在 6 个月和 12 个月时,两侧足后跟上抬高度和跟腱长度存在显著的左右差异。该研究的作者发现,大部分的肌腱延长发生在术后的第 3 个月。尽管样本量很小,但在跟腱修复术后的 6 个月和 12 个月,跟腱的延长度和足后跟上抬高度之间存在显著的负相关(Silbernagel et al 2012)。因此,当跟腱延长时,患者完成跖屈终末位的能力下降(Silbernagel et al 2012)。临床结果也与肌腱的延长密切相关。Maquirriain(2011)表示,患者疗效随着肌腱延长率的降低而改善,并指出大于 5mm 的间隙被认为是临床失败。一旦延长变成永久的,对这些患者的治疗将变得更加困难(Maquirriain 2011)。

跟腱断裂后,小腿肌肉的肌力和耐力都受到影响。平均来说,受伤 1 年后,在完全负重体位下测量足跟上抬最大次数,肌肉耐力的恢复只有未受累一侧的 52% ~ 88%(Bostick et al 2010)。跟腱断裂后通常会有 10% ~ 30% 的永久性力量缺失(Silbernagel et al 2012)。一项研究表明,甚至是在跟腱断裂 10 年后,小腿的周径仍然明显变小(Horstmann et al 2012)。此外,本研究表明,受累侧肢体的足跟上抬高度会明显低于对侧。在这项为期 10 年的随访研究中,由于跖屈肌产生的力减少,与对侧肢体相比,患侧离心跖屈的力量降低而肌肉活动增加(Horstmann et al 2012)。值得注意的是,在这项研究中,只有 2/3 的患者接受过正规的物理治疗(Horstmann et al 2012)。

跟腱断裂 2 年后,患者往往仍有步态异常(Silbernagel et al 2012)。小腿肌力不足可能有助于解释正常步态模式中的这些异常,而这些异常反过来又可能增加跟腱的应力(Horstmann et al 2012)。

## 小结

尽管手法治疗对各种急慢性足或踝关节的疾病的患者有效,但很少有证据支持在接受足部或踝部手术的人群中使用手法治疗。在接受全踝关节置换术或发生跟腱断裂的患者中,未来的研究很有可能支持恰当的手法治疗。

(易江 译,江山 闫旺旺 审,
张新涛 王于领 校)

## 参考文献

Alburquerque-Sendin F, Fernandez-de-las-Peñas C, Santos-del-Rey M, et al. 2009. Immediate effects of bilateral manipulation of talocrural joints on standing stability in healthy subjects. Man Ther 14: 75–80.

Bonnin M, Judet T, Colombier JA, et al. 2004. Midterm results of the Salto Total Ankle Prosthesis. Clin Orthop Relat Res 424: 6–18.

Bonnin MP, Laurent JR, Casillas M. 2009. Ankle function and sports activity after total ankle arthroplasty. Foot Ankle Int 30: 933–944.

Bostick GP, Jomha NM, Suchak AA, et al. 2010. Factors associated with calf muscle endurance recovery 1 year after Achilles tendon rupture repair. J Orthop Sports Phys Ther 40: 345–351.

Bressel E, Larsen BT, McNair PJ, et al. 2004. Ankle joint proprioception and passive mechanical properties of the calf muscles after an Achilles tendon rupture: a comparison with matched controls. Clin Biomech 19: 284–291.

Bring D, Reno C, Renstrom P, et al. 2010. Prolonged immobilization compromises up-regulation of repair genes after tendon rupture in a rat model. Scand J Med Sci Sports 20: 411–417.

Buechel FF Sr, Buechel FF Jr, Pappas MJ. 2003. Ten-year evaluation of cementless Buechel-Pappas meniscal bearing total ankle replacement. Foot Ankle Int 24: 462–472.

Claridge RJ, Sagherian BH. 2009. Intermediate term outcome of the agility total ankle arthroplasty. Foot Ankle Int 30: 824–835.

Clayton RA, Court-Brown CM. 2008. The epidemiology of musculoskeletal tendinous and ligamentous injuries. Injury 39: 1338–1344.

Cleland JA, Abbott JH, Kidd MO, et al. 2009. Manual physical therapy and exercise versus electrophysical agents and exercise in the management of plantar heel pain: a multicenter randomized clinical trial. J Orthop Sports Phys Ther 39: 573–585.

Cleland JA, Mintken PE, McDevitt A, et al. 2013. Manual physical therapy and exercise versus supervised home exercise in the management of patients with inversion ankle sprain: a multicenter randomized clinical trial. J Orthop Sports Phys Ther 43: 443–455.

Coester LM, Saltzman CL, Leupold J, et al. 2001. Long-term results following ankle arthrodesis for post-traumatic arthritis. J Bone Joint Surg Am 83A: 219–228.

Coetzee J. 2010. Arthritis and arthroplasty: the foot and ankle. Philadelphia, PA: Saunders.

Conti SF, Dazen D, Stewart G, et al. 2008. Proprioception after total ankle arthroplasty. Foot Ankle Int 29: 1069–1073.

Costa ML, MacMillan K, Halliday D, et al. 2006. Randomised controlled trials of immediate weight-bearing mobilisation for rupture of the tendo Achillis. J Bone Joint Surg Br 88: 69–77.

Deangelis JP, Wilson KM, Cox CL, et al. 2009. Achilles tendon rupture in athletes. J Surg Orthop Adv 18: 115–121.

Deyle GD, Allison SC, Matekel R, et al. 2005. Physical therapy treatment effectiveness for osteoarthritis of the knee: a randomized comparison of supervised clinical exercise and manual therapy procedures versus a home exercise program. Phys Ther 85: 1301–1317.

Doets HC, Brand R, Nelissen RG. 2006. Total ankle arthroplasty in inflammatory joint disease with use of two mobile-bearing designs. J Bone Joint Surg Am 88: 1272–1284.

Doets HC, van Middelkoop M, Houdijk H, et al. 2007. Gait analysis after successful mobile bearing total ankle replacement. Foot Ankle Int 28: 313–322.

Dyrby C, Chou LB, Andriacchi TP, et al. 2004. Functional evaluation of the Scandinavian total ankle replacement. Foot Ankle Int 25: 377–381.

Garras DN, Raikin SM, Bhat SB, et al. 2012. MRI is unnecessary for diagnosing acute Achilles tendon ruptures: clinical diagnostic criteria. Clin Orthop Relat Res 470: 2268–2273.

Gittins J, Mann RA. 2002. The history of the STAR total ankle arthroplasty. Foot Ankle Clin 7: 809–816, vii.

Godbout C, Ang O, Frenette J. 2006. Early voluntary exercise does not promote healing in a rat model of Achilles tendon injury. J Appl Physiol 101: 1720–1726.

Hando BR, Gill NW, Walker MJ, et al. 2012. Short- and long-term clinical outcomes following a standardized protocol of orthopedic manual physical therapy and exercise in individuals with osteoarthritis of the hip: a case series. J Man Manip Ther 20: 192–200.

Hensley CP, Kavchak AJ. 2012. Novel use of a manual therapy technique and management of a patient with peroneal tendinopathy: a case report. Man Ther 17: 84–88.

Hintermann B, Valderrabano V. 2003. Total ankle replacement. Foot Ankle Clin 8: 375–405.

Hoch MC, McKeon PO. 2011. Joint mobilization improves spatiotemporal postural control and range of motion in those with chronic ankle instability. J Orthop Res 29: 326–332.

Horisberger M, Valderrabano V, Hintermann B. 2009. Posttraumatic ankle osteoarthritis after ankle-related fractures. J Orthop Trauma 23: 60–67.

Horstmann T, Lukas C, Merk J, et al. 2012. Deficits 10-years after Achilles tendon repair. Int J Sports Med 33: 474–479.

Hubbard TJ, Hicks-Little C, Cordova M. 2009. Mechanical and sensorimotor implications with ankle osteoarthritis. Arch Phys Med Rehabil 90: 1136–1141.

Jiang N, Wang B, Chen A, et al. 2012. Operative versus nonoperative treatment for acute Achilles tendon rupture: a meta-analysis based on current evidence. Int Orthop 36: 765–773.

Kangas J, Pajala A, Ohtonen P, et al. 2007. Achilles tendon elongation after rupture repair: a randomized comparison of 2 postoperative regimens. Am J Sports Med 35: 59–64.

Kearney RS, Costa ML. 2012. Current concepts in the rehabilitation of an acute rupture of the tendo Achillis. J Bone Joint Surg Br 94: 28–31.

Kim BS, Choi WJ, Kim J, et al. 2013. Residual pain due to soft-tissue impingement after uncomplicated total ankle replacement. Bone Joint J 95B: 378–383.

Kongsgaard M, Aagaard P, Kjaer M, et al. 2005. Structural Achilles tendon properties in athletes subjected to different exercise modes and in Achilles tendon rupture patients. J Appl Physiol 99: 1965–1971.

Kraemer R, Wuerfel W, Lorenzen J, et al. 2012. Analysis of hereditary and medical risk factors in Achilles tendinopathy and Achilles tendon ruptures: a matched pair analysis. Arch Orthop Trauma Surg 132: 847–853.

Lee JH, Jeong BO. 2012. Radiologic changes of ankle joint after total knee arthroplasty. Foot Ankle Int 33: 1087–1092.

López-Rodriguez S, Fernandez de-las-Peñas C, Alburquerque-Sendin F, et al. 2007. Immediate effects of manipulation of the talocrural joint on stabilometry and baropodometry in patients with ankle sprain. J Manipulative Physiol Ther 30: 186–192.

Loudon JK, Reiman MP, Sylvain J. 2014. The efficacy of manual joint mobilisation / manipulation in treatment of lateral ankle sprains: a systematic review. Br J Sports Med 48(5): 365–370. doi: 10.1136/bjsports-2013-092763.

MacDonald CW, Whitman JM, Cleland JA, et al. 2006. Clinical outcomes following manual physical therapy and exercise for hip osteoarthritis: a case series. J Orthop Sports Phys Ther 36: 588–599.

Maffulli N, Longo UG, Maffulli GD, et al. 2011. Achilles tendon ruptures in elite athletes. Foot Ankle Int 32: 9–15.

Maquirriain J. 2011. Achilles tendon rupture: avoiding tendon lengthening during surgical repair and rehabilitation. Yale J Biol Med 84: 289–300.

Masui T, Hasegawa Y, Yamaguchi J, et al. 2006. Increasing postural sway in rural-community-dwelling elderly persons with knee osteoarthritis. J Orthop Sci 11: 353–358.

Mortensen HM, Skov O, Jensen PE. 1999. Early motion of the ankle after operative treatment of a rupture of the Achilles tendon. A prospective, randomized clinical and radiographic study. J Bone Joint Surg Am 81: 983–990.

Mullaney M, Tyler TF, McHugh M, et al. 2011. Electromyographic analysis of the triceps surae muscle complex during Achilles tendon rehabilitation program exercises. Sports Health 3: 543–546.

Owens B, Mountcastle S, White D. 2007. Racial differences in tendon rupture incidence. Int J Sports Med 28: 617–620.

Pyevich MT, Saltzman CL, Callaghan JJ, et al. 1998. Total ankle arthroplasty: a unique design. Two to twelve-year follow-up. J Bone Joint Surg Am 80: 1410–1420.

Saltzman CL, McIff TE, Buckwalter JA, et al. 2000. Total ankle replacement revisited. J Orthop Sports Phys Ther 30: 56–67.

San Giovanni TP, Keblish DJ, Thomas WH, et al. 2006. Eight-year results of a minimally constrained total ankle arthroplasty. Foot Ankle Int 27: 418–426.

Silbernagel KG, Steele R, Manal K. 2012. Deficits in heel-rise height and Achilles tendon elongation occur in patients recovering from an Achilles tendon rupture. Am J Sports Med 40: 1564–1571.

Soroceanu A, Sidhwa F, Aarabi S, et al. 2012. Surgical versus nonsurgical treatment of acute Achilles tendon rupture: a meta-analysis of randomized trials. J Bone Joint Surg Am 94: 2136–2143.

Sorrenti SJ. 2006. Achilles tendon rupture: effect of early mobilization in rehabilitation after surgical repair. Foot Ankle Int 27: 407–410.

Sproule JA, Chin T, Amin A, et al. 2013. Clinical and radiographic outcomes of the mobility total ankle arthroplasty system: early results from a prospective multicenter study. Foot Ankle Int 34: 491–497.

Strom AC, Casillas MM. 2009. Achilles tendon rehabilitation. Foot Ankle Clin 14: 773–782.

Suchak AA, Bostick G, Reid D, et al. 2005. The incidence of Achilles tendon ruptures in Edmonton, Canada. Foot Ankle Int 26: 932–936.

Suchak AA, Spooner C, Reid DC, et al. 2006. Postoperative rehabilitation protocols for Achilles tendon ruptures: a meta-analysis. Clin Orthop Relat Res 445: 216–221.

Suchak AA, Bostick GP, Beaupre LA, et al. 2008. The influence of early weight-bearing compared with non-weight-bearing after surgical repair of the Achilles tendon. J Bone Joint Surg Am 90: 1876–1883.

Thomas RH, Daniels TR. 2003. Ankle arthritis. J Bone Joint Surg Am 85-A: 923–936.

Valderrabano V, Hintermann B, Nigg BM, et al. 2003. Kinematic changes after fusion and total replacement of the ankle: part 1: range of motion. Foot Ankle Int 24: 881–887.

Valderrabano V, Pagenstert G, Horisberger M, et al. 2006. Sports and recreation activity of ankle arthritis patients before and after total ankle replacement. Am J Sports Med 34: 993–999.

Valderrabano V, Nigg BM, von Tscharner V, et al. 2007. Total ankle replacement in ankle osteoarthritis: an analysis of muscle rehabilitation. Foot Ankle Int 28: 281–291.

Vicenzino B, Branjerdporn M, Teys P, et al. 2006. Initial changes in posterior talar glide and dorsiflexion of the ankle after mobilization with movement in individuals with recurrent ankle sprain. J Orthop Sports Phys Ther 36: 464–471.

White DW, Wenke JC, Mosely DS, et al. 2007. Incidence of major tendon ruptures and anterior cruciate ligament tears in US Army soldiers. Am J Sports Med 35: 1308–1314.

Whitman JM, Cleland JA, Mintken PE et al. 2009. Predicting short-term response to thrust and nonthrust manipulation and exercise in patients post inversion ankle sprain. J Orthop Sports Phys Ther 39: 188–200.

Wood PL, Deakin S. 2003. Total ankle replacement. The results in 200 ankles. J Bone Joint Surg Br 85: 334–341.

Yeo HK, Wright A. 2011. Hypoalgesic effect of a passive accessory mobilisation technique in patients with lateral ankle pain. Man Ther 16: 373–377.

# 第 57 章

# 足踝复位手法和关节松动术

William Egan，Wayne Hing，Jack Miller，Joshua A. Cleland

## 概述

　　足踝关节的疾病在运动和非运动人群中都很常见。有这些疾病的人群往往有关节活动障碍，可能需要使用关节松动或手法治疗。康复医师和教科书提及足踝关节疾病手法治疗已有一段时间（Hengeveld & Banks 2005；Mulligan 2010；Boyles et al 2013）。然而，该治疗领域近期才在文献中显现较多研究。新出现的高质量证据表明，作为涉及不同足踝关节疾病的管理和治疗性运动的多模式项目的一部分，手法治疗可以是一种有效的干预（Brantingham et al 2012）。足踝关节疾病包括：踝关节扭伤，踝关节骨折，足跟痛和前足痛。在本章中，我们首先会提供手法治疗在治疗足踝关节疾病的证据和基本原理的概述。然后，根据文献和作者的临床经验，对更常使用的足踝关节手法治疗技术进行描述和图示。（有关足踝关节疾病的鉴别诊断和进一步治疗的信息，读者可以参考本书的其他章节。）

## 复位手法/关节松动

### 踝关节扭伤

　　在运动员和运动人群中，踝关节外侧扭伤是最常见的下肢外伤性损伤之一。有急性或慢性踝关节外侧扭伤的个体通常伴有踝关节活动障碍。最常见的活动性障碍是踝关节背屈活动受限（Denegar et al 2002）。距骨活动受限导致了踝关节背屈活动的受限。具体地说，当踝关节背屈时，距骨会在踝穴处向后活动，而该活动的受限可能导致踝关节背屈活动减少。在腓骨和胫骨的近端和远端关节处发生的运动也有助于踝背屈。踝关节扭伤的结果导致了这些关节活动受限，理论上也会导致踝关节背屈的活动减少。由于这些损伤，针对关节扭伤个体的手法治疗技术通常直接用于踝关节以改善踝关节背屈活动范围，也可用于近端和远端胫腓关节。Loudon 等（2014）在一篇系统综述中总结了几项研究，研究证据表明，手法治疗可以改善踝关节活动度，包括背屈。除了改善踝关节背屈活动以外，手法治疗在急性、亚急性和慢性踝关节外侧扭伤个体的功能和疼痛减轻方面，治疗效果均有临床意义（Brantingham et al 2012；Loudon et al 2014）。

作为迄今为止质量最高的研究之一，Cleland 等（2013）报告了 74 名内翻性踝扭伤的患者进行 8 次手法治疗和有监督下运动，对比 4 次在治疗师指导下的家庭锻炼的结果。患者年龄在 16~60 岁之间，是长期持续有 I 度或 II 度内翻性踝关节扭伤的患者，疼痛量表的数字评分（Numerical Rating of Pain Scale，NRPS）至少是 3/10 分。排除了有骨折、III 度扭伤或有手法治疗禁忌证的患者。手法治疗技术包括如下：踝牵引下的复位手法（见图 57.1），踝关节向后活动的非复位手法（负重和非负重；见图 57.2~图 57.4），踝关节和距下关节侧向活动的非复位手法（见图 57.3~图 57.5），近端胫腓关节的复位手法（见图 57.6）以及远侧胫腓关节前后向的非复位手法（见图 57.7）。手法治疗在每个疗程操作 1 次，非复位手法通常以 Maitland 的 III~IV 级操作，规定每 30 秒做 5 个来回。手法治疗组的患者还提供针对踝关节（见图 57.12）和距下关节（见图 57.13）的自我松动。两组的运动方案相同，包括移动、肌力训练、平衡和协调运动，并随着时间进阶。在随访第 4 周和第 6 个月时，两组均有疼痛减轻和功能改善。然而，第 4 周和第 6 个月随访中，与对照组相比，手法治疗组在疼痛和功能上有明显的效果。尽管试验存在一些局限性，包括对手法治疗组有潜在的注意力偏倚，但这项研究增加了对外侧踝关节扭伤患者手法治疗的有效性证据。（见第 54 章关于踝关节扭伤管理的更多讨论。）

## 踝关节骨折

踝关节骨折是一种导致功能和运动能力明显丧失的常见损伤。与踝关节扭伤相似却比其要严重，因其常由于骨折和/或手术后的长期制动而导致踝关节活动丧失（Lin et al 2010）。在踝关节骨折的治疗中，手法治疗并没有得到很好的研究。一项 Lin 等（2008）报道的随机临床试验中，踝关节前后向的 III 级非复位手法，联合监督下的运动方案，与在不同严重程度的踝关节骨折后制动并只进行运动的患者相比，没有提高患者的恢复结果。在 Wilson（1991）报道的一项包括 10 名患者的前瞻性研究中，在一个标准的运动方案中增加了各种各样以踝关节、距下关节和其他下肢关节为目标的非复位手法技术，与单纯运动组相比，踝关节背屈活动范围有改善，但是功能

没有改善。在得出确切的结论之前，还需要对踝关节骨折患者使用各种操作技术做进一步的研究。

## 足底足跟痛

足底足跟痛是一种很常见的非创伤性足部疾病。典型的治疗包括休息、药物、牵伸运动，软组织松动术，物理治疗和足部矫形器（McPoil et al 2008）。足底足跟痛可能与踝关节和足部的活动性损伤有关，踝关节背屈的受限是造成足底足跟痛的危险因素。考虑到这些活动障碍，手法治疗可能在足跟痛的治疗中起作用。在 Young 等（2004）的一个病例及 Cleland 等（2009）和 Dimou 等（2004）的随机临床试验中，证明了针对足部和踝部的手法治疗可以改善短期和长期的疼痛和功能。在 Cleland 等（2009）的研究中，患者随机接受 6 种手法治疗，包括软组织松动术，基于损伤的下肢关节运动联合手法治疗，或电热形式的物理因子治疗。在 4 周到 6 个月的随访中，患者的疼痛减轻和功能改善具有临床意义。所有研究中手法治疗技术是相同的，包括：踝关节牵引下的复位手法（见图 57.1），踝关节向后活动的非复位手法（见图 57.2）以及距下关节侧向活动的非复位手法（见图 57.5）。在足底足跟痛的治疗中提出的手法治疗机制包括踝关节和后足活动性增加的生物力学变化，以及下行痛觉调节的神经生理学变化（Bialosky et al 2009）。（见第 55 章关于足底足跟痛管理的更多讨论。）

## 骰骨综合征

骰骨综合征是一种不常见但有剧烈疼痛和致残可能的损伤（Jennings & Davies 2005；Adams & Madden 2009）。有人提出骰骨综合征是由腓骨长肌腱用力收缩牵拉骰骨而引起，是对内翻性踝关节扭伤的反应，或是发生在跖屈动作中，如芭蕾舞蹈。其结果导致骰骨附近及其关节连接处的足底外侧疼痛。临床检查包括骰骨背侧、外侧或底侧面，伴随有骰骨在附属活动中的症状再现。有人提出这就是骰骨的活动度受限，尤其在足底至足背方向，骰骨手法治疗（见图 57.8）可有效缓解疼痛。观察性病例研究报道了在足底向足背的骰骨复位手法后，得到了在疼痛和功能上的即时和持久改善。

## 足踝关节的肌腱病

目前尚无证据表明，复位手法治疗足踝关节的肌腱病如跟腱和胫骨后肌的肌腱病是有效的。然

而,医生可能会使用手法治疗作为干预方案的一部分来管理足踝关节活动受限,例如踝关节背屈,这需要进一步研究。

## 前足的其他病症

前足常见的疾病包括趾骨痛、踇外翻和踇趾僵直。这些疾病可能涉及踝关节、后足、中足以及跖骨间和跖趾关节的活动限制。Brantingham 等(2012)报道,基于低到中等质量的研究,这些疾病的手法治疗证据等级为 C 级或有限。Du Plessis 等(2011)描述了一种进阶的手法治疗技术,用于治疗踇外翻的第一跖趾关节(见图 57.9)。需要更多高质量的研究来调查手法治疗在前足疾病中的应用。

## 足踝关节疾病手法治疗的临床推理

在决定对足踝关节疾病的患者应用哪一种技术或什么等级的手法治疗时,建议治疗师要考虑所有可能影响临床推理的相关变量。治疗师还应考虑对足部和踝关节疾病手法治疗的任何禁忌证,例如,在 Cleland 等(2013)关于内翻性踝关节扭伤患者手法治疗的研究中,试验人员的排除标准有:Ⅲ度扭伤,肿瘤,骨折,类风湿关节炎,骨质疏松症,有长期使用类固醇史,以及严重的血管病。治疗师根据体格检查中的发现选择相应的技术,如针对踝关节急性扭伤和有距骨向后活动受限所致踝关节背屈活动受限的患者,治疗师可能会使用踝关节向后活动的非复位手法技术。手法治疗进行关节松动的等级、持续时间、频率和重复的次数取决于患者的反应和治疗师对患者病情严重程度的判断(Hengeveld & Banks 2005)。建议治疗师用最舒适的技术、最少的力量完成预期目标,在任何技术进阶时,要以患者反应为指导。标志性动作对技术的选择和治疗进阶会非常有帮助。一个典型的例子是弓步动作(见图 57.11),它衡量患者在负重下完成踝关节背屈的能力(Cgisholm et al 2012)。治疗师可以将其作为治疗前后的功能性评估,以确定该功能障碍在治疗中是否得到了改善。在治疗中,再增加与功能障碍的手法治疗目标一致的特定运动练习是很有效的。例如,如果踝关节向后活动的非复位手法改善了负重下的踝关节背屈如弓步动作,应该再指导患者主动做踝关节背屈的自我松动(见图 57.12)。在本章所述的研究中,另一种常见的自我松动技术是距下关节侧向活动的自我松动(见图 57.13)。需要强调的是,在足踝关

节疾病患者的综合康复方案中,手法治疗只是其中的一部分。有人提出,手法治疗可以减轻疼痛,改善活动能力,是患者积极参与康复中的催化剂(Bialosky et al 2009)。本章接下来的部分将根据研究证据和临床经验,描述一些更常用的手法治疗技术。有关的其他技术和详细信息,读者可以参考各种手法治疗的章节(例如:Hengeveld & Banks 2005;Mulligan 2010;Boyles et al 2013)。

## 踝关节的被动关节手法治疗/松动术

### 踝关节牵引下的复位手法(图 57.1)

这项技术适用于有踝关节背屈受限和距骨向后活动受限的患者。患者取仰卧位,踝关节置于治疗床尾端外。治疗师以迈步或跨步的姿势立于治疗床的尾端。治疗师用双手抓住患者踝/足,手指交叉放在患者足的背侧,拇指交叉放在足底。治疗师引导患者将足部进行背屈和跖屈,并朝尾端/牵引的方向轻轻地握住,治疗师在尾端方向施加一个复位、低振幅的力。

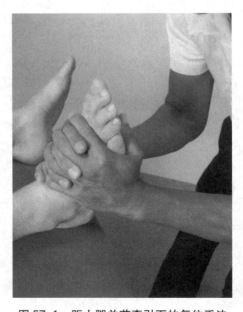

**图 57.1　距小腿关节牵引下的复位手法**

注释:对外侧踝关节扭伤的患者,如果在手法治疗中患者诉疼痛增加,就不能进行手法治疗。如果踝关节背屈没有改善,可施加一个向尾侧和后侧复合方向(J 型)的力进行手法治疗。

### 踝关节向后活动的非复位手法(图 57.2)

这项技术适用于有踝关节背屈受限以及距骨向

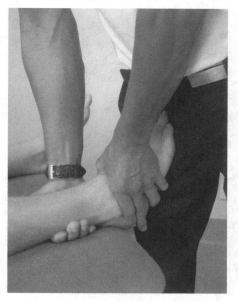

图 57.2　踝关节向后活动的非复位手法

后活动受限的患者。患者取仰卧位,踝关节置于治疗床尾端外。治疗师以迈步或跨步的姿势立于治疗床的尾端。治疗师用一只手在踝关节处紧紧固定下肢,另一只手的手指握住距骨的前方、内侧和外侧。治疗师对距骨施加一个低速的前后向的振动力。

注释:治疗师可用他/她的大腿来帮助足部稳定并逐渐增加踝背屈的角度,并可能需要调整足/踝的外旋/内旋以优化治疗技术。

## 踝关节侧向活动的非复位手法(图 57.3)

这项技术适用于有踝关节内翻或外翻受限的患

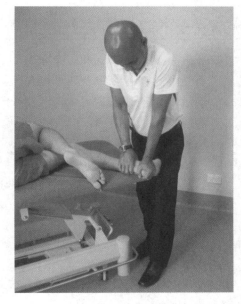

图 57.3　踝关节侧向活动的非复位手法

者。患者取患侧卧位,踝/足置于治疗床尾端外。治疗师立于患者踝/足前面,用一手的示指/拇指抓住患者踝关节近端的内踝处,并通过前臂在治疗床上固定患者的腿,另一手的鱼际凸隆处放于内踝远端的距骨处并抓住后足。治疗师利用他/她的身体通过手臂和鱼际凸隆对距骨施加一个低速的振动力。

注释:治疗师在侧向活动中,用远端松动的手对距骨使用小程度分离牵引可能是有用的。患者的踝/足可以通过治疗师的大腿稳定在中立位。

## 踝关节的动态关节松动技术

在功能性负重体位下改善的踝关节背屈活动度,负重和非负重下的动态关节松动技术有重大的价值(Collins et al 2004;Reid et al 2007)。早期的研究显示动态关节松动术可能对继发于踝关节内翻扭伤后的远端胫腓骨紊乱的治疗也有效果(Hubbard et al 2006;Vincenzino et al 2006;Hubbard & Hertel 2008)。

## 非负重下踝关节向后方活动的动态关节松动术(图 57.4A)

这项技术适用于踝关节背屈受限,以及距骨向后的附属活动受限的患者。患者取仰卧位,踝关节置于治疗床尾端外。治疗师以迈步或跨步的姿势立于治疗床的尾端。治疗师一手握住距骨,另一手握住跟骨。距骨在踝关节平面上做无痛的向后内侧活动。在保持后向活动的同时要求患者通过牵拉松动带帮助完成踝关节的被动背屈,而不是做主动背屈。

注释:如果被动背屈也是无痛的,治疗师可用自己的大腿向足底进行背屈加压。

## 负重下踝关节向后方活动的动态关节松动术(图 57.4B)

这项技术适用于有踝关节背屈受限,以及距骨向后的附属活动受限的患者。患者一脚踏于治疗床面上,治疗师站在治疗床对侧,用一个松动带绕在治疗师的髋部,另一端从患者胫骨后绕过,治疗师用手稳定患者的中足和距骨,利用绕于患者胫骨后侧的松动带使胫骨产生向前和向外侧的无痛活动。同时要求患者弓步向前,以产生无痛的被动踝背屈效果。治疗师必须采取半蹲的姿势以使治疗带与动态变化的胫骨治疗平面平行。

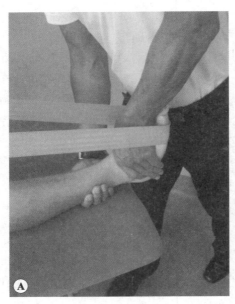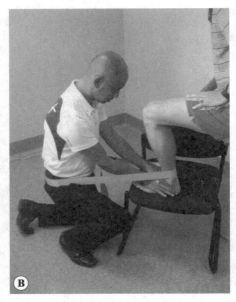

**图 57.4    踝关节的动态关节松技术:Ⓐ非负重,Ⓑ负重**

注释:可以通过患者的双手按于膝关节来实现无痛下的被动加压。

## 足与踝其他关节的被动手法治疗/关节松动技术

### 距下关节侧向活动的非复位手法（图 57.5）

这项技术适用于有距跟关节（距下关节）内翻或外翻受限的患者。患者取患侧卧位,踝/足部关节置于治疗床尾端外。治疗师站位超过患者的足/踝,刚好在距下关节的近端,用示指/拇指按住患者的距骨,利用前臂固定患者的腿于治疗床面上。治疗师另一只手的大鱼际隆起处置于跟骨上,利用手臂和大鱼际的隆起处给予跟骨一个低速的振动力。

注释:在应用侧向活动技术前,先进行跟骨轻微的牵引可能是很有用的。治疗师可以用大腿稳定患者的踝/足在中立位。治疗师再评估手法治疗前后患者后足部的活动度,确定之前的两项技术（踝与距下关节松动术）,哪一项改善后足活动更大。

### 近端胫腓关节的复位手法（图 57.6）

这项技术适用于有踝关节背屈受限,以及近端胫腓关节活动受限的患者。患者取仰卧位,患侧膝关节屈曲。治疗师以迈步或跨步的姿势立于治疗床的侧面。治疗师将他/她的第二掌指关节放在患者腘部并向外拉开软组织,直到掌指关节稳固地置于患者的腓骨头后方。治疗师利用另一只手抓住足踝部,把患者小腿外旋并使膝关节屈曲直到活动受限处。当到达受限处,通过胫骨施加一个复位、低振幅的力。（指导患者脚后跟朝向他/她同侧的臀部。）

注释:尽管这个方法也应用于治疗膝关节疼痛的患者,但如果患者有膝关节疾病,此技术的应用需谨慎。

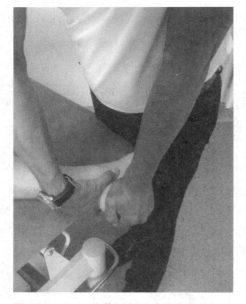

**图 57.5    距下关节侧向活动的非复位手法**

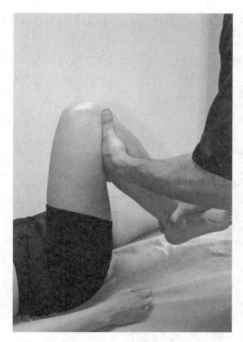

图 57.6　近端胫腓关节的复位手法

## 远端胫腓关节的非复位手法（图 57.7）

这项技术适用于有踝背屈受限，以及远端胫腓关节附属活动受限的患者。患者取仰卧位，患侧踝/足置于治疗床尾端外。治疗师在治疗床尾端，一手抓住并固定远端胫骨，另一手掌根置于外踝处，利用他/她的身体给予腓骨一个低速、前后向的振动力。

注释：如果外踝有压痛，治疗师可利用毛巾或者泡沫垫在外踝，让患者更舒适。治疗师可以利用其

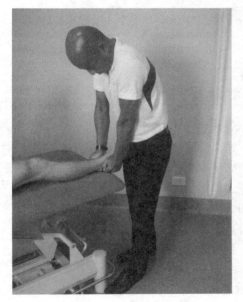

图 57.7　远端胫腓关节的非复位手法

大腿使患者踝关节背屈来进阶该技术。

## 骰骨的复位手法（图 57.8）

这项技术适用于有骰骨综合征和骰骨活动受限的患者。患者取俯卧位，治疗师站在治疗床的尾端，治疗师将拇指尖放在患者足底中间骰骨的跖面。患者膝关节屈曲 90°，踝关节中立位。然后将患者的膝被动伸直，同时踝关节跖屈伴距下关节轻微旋后，治疗师双手拇指朝背外侧方向，对骰骨施加一个复位手法治疗的力量。

注释：伴有外侧踝关节扭伤的患者，在手法治疗时避免把踝关节置于内翻跖屈的终末位是非常重要的。

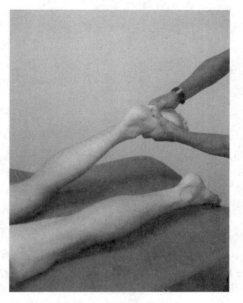

图 57.8　骰骨复位手法

## 第一跖趾关节的非复位及复位手法（图 57.9）

此技术适用于第一跖趾关节伸直活动受限的患者。患者取仰卧位，踝/足置于治疗床尾端外。治疗师立于治疗床尾端。他/她用一只手固定患者的足部和第一跖骨，然后用另一手的示指、中指在足底侧和背面夹住患者的第一趾骨近端。治疗师在长轴牵引方向下使用不同等级的低速振动力。

注释：伴有踇外翻的患者，牵引时可联合使用轻微的内侧活动/内收趾骨，以及外侧活动/外展第一跖骨。根据患者的耐受程度及对非复位手法的反应，治疗师可给予一个复位的手法治疗。

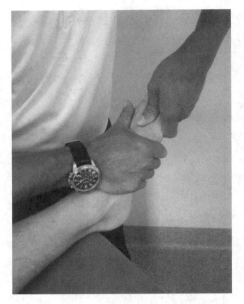

图 57.9 第一跖趾关节非复位及复位手法

## 远端胫腓关节动态松动:"踝扭伤"（图 57.10）

该技术适用于外侧踝关节扭伤和疼痛的、踝关节跖屈内翻受限的患者。患者取仰卧位,患者踝/足置于治疗床尾端外。治疗师立于治疗床尾端,然后用他/她的鱼际隆起处接触患者外踝,并用另一只手固定远端胫骨。治疗师用手掌鱼际作用于外踝,向后推动腓骨,这与胫骨的稳定有关。每一次进行松动时,踝/足将进行被动的背屈和外翻,继而增加了胫腓前韧带的张力。要求患者进行跖屈和

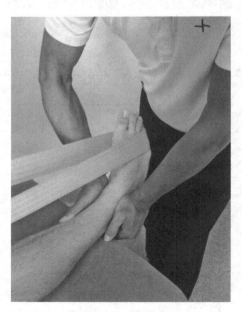

图 57.10 远端胫腓关节动态松动:"踝扭伤"

内翻的同时推动腓骨向后,该过程中患者应该是完全无痛的。

注释:如果外踝有压痛,治疗师可将毛巾或者泡沫垫在患者外踝。可牵拉松动带和/或靠治疗师的徒手用力,在内翻时被动加压。

## 自我松动干预

### 负重下背屈活动的评估（图 57.11）

患者面对墙弓步站立,患足在前。治疗师指导患者向前做弓步,患侧膝关节尝试去碰到墙面。患者第一趾骨与墙面的最大距离为患者膝关节接触墙面的记录。治疗师应确保患者弓步姿势后膝关节能越过踝关节,并且没有利用中足旋前的代偿。

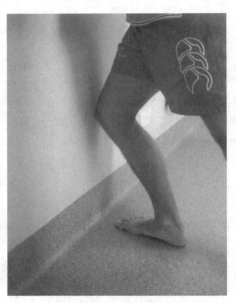

图 57.11 负重下背屈活动的评估

### 踝关节背屈的自我松动（图 57.12）

患者面对墙,双手撑在墙面,被松动的足/踝关节放在后面,如图 57.12 所示。足朝向正前方,指导患者屈膝向前而控制足跟向下和向后,足跟应该保持与地面接触。如果患者说踝关节前侧区域疼痛,他/她可调整足的位置来减少疼痛和增大牵伸。指导患者以振动的方式完成这个运动,做 30 秒,重复 3 次。

### 距下关节侧向活动的自我松动（图 57.13）

患者取坐位,患侧腿交叉至健侧腿上。患者用

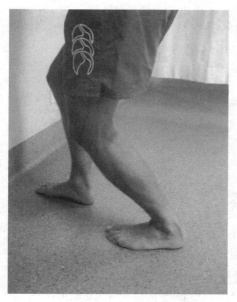

图 57.12　踝关节背屈的自我松动

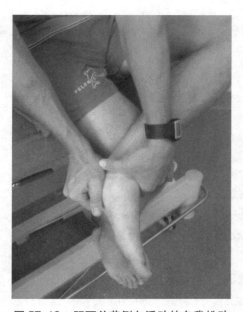

图 57.13　距下关节侧向活动的自我松动

一手稳定距骨,另一手握住跟骨,要求患者向地面方向推跟骨,同时要求患者以振动的方式完成这个运动,做 30 秒,重复 3 次。

（易江 译,江山　闫旺旺 审,

张新涛　王于领 校）

## 参考文献

Adams E, Madden C. 2009. Cuboid subluxation: a case study and review of the literature. Curr Sports Med Rep 8: 300–307.

Bialosky JE, Bishop MD, Price DD, et al. 2009. The mechanisms of manual therapy in the treatment of musculoskeletal pain: a comprehensive model. Man Ther 14(5): 531–538. doi: 10.1016/j.math.2008.09.001.

Boyles R, Flynn T, Whitman J, et al. 2013. Spinal and extremity manipulation: the basic skill set, 2nd edn. Louisville, KY: Evidence in Motion.

Brantingham JW, Bonnefin D, Perle SM, et al. 2012. Manipulative therapy for lower extremity conditions: an update of a literature review. J Manipulat Physiol Ther 35: 128–166.

Chisholm MD, Birmingham TB, Brown J, et al. 2012. Reliability and validity of a weight-bearing measure of ankle dorsiflexion range of motion. Physiother Can 64: 347–355.

Cleland JA, Mintken PE, McDevitt A, et al. 2013. Manual physical therapy and exercise versus supervised home exercise in the management of patients with inversion ankle sprain: a multicenter randomized clinical trial. J Orthop Sports Phys Ther 43: 443–455.

Cleland JA, Abbott JH, Kidd MO, et al. 2009. Manual physical therapy and exercise versus electro-physical agents and exercise in the management of plantar heel pain: a multicenter randomized clinical trial. J Orthop Sports Phys Ther 39: 573–585.

Collins N, Teys P, Vincenzino B. 2004. The initial effects of a Mulligan's Mobilization with Movement technique on dorsiflexion and pain in sub acute ankle sprains. Man Ther 9: 77–82.

Denegar CR, Hertel J, Fonseca J. 2002. The effect of lateral ankle sprain on dorsiflexion range of motion, posterior talar glide, and joint laxity. J Orthop Sports Phys Ther 32: 166–173.

Dimou E, Brantingham J, Wood T. 2004. A randomized controlled trial (with blinded observer) of chiropractic manipulation and Achilles stretching vs. orthotics for the treatment of plantar fasciitis. J Am Chiropr Assoc 41: 32–42.

Du Plessis M, Zipfe B, Brantingham JW. 2011. Manual and manipulative therapy compared to night splint for symptomatic hallux abductor valgus: an exploratory randomised clinical trial. Foot 21: 71–78.

Hengeveld E, Banks K. 2005. Maitland's peripheral manipulation, 4th edn. Edinburgh: Elsevier Butterworth-Heinemann.

Hubbard T, Hertel J. 2008. Anterior positional fault of the fibula after sub-acute lateral ankle sprains. Man Ther 13: 63–67.

Hubbard T, Hertel J, Sherbondy P. 2006. Fibular position in individuals with self-reported chronic ankle instability. J Orthop Sports Phys Ther 36: 3–9.

Jennings J, Davies GJ. 2005. Treatment of cuboid syndrome secondary to lateral ankle sprains: a case series. J Orthop Sports Phys Ther 35: 409–415.

Lin CW, Moseley AM, Haas M, et al. 2008. Manual therapy in addition to physiotherapy does not improve clinical or economic outcomes after ankle fracture. J Rehabil Med 40: 433–439.

Lin CW, Hiller CE, de Bie R. 2010. Evidence-based treatment for ankle injuries: a clinical perspective. J Man Manip Ther 18: 22–28.

Loudon JK, Reiman MP, Sylvain J. 2014. The efficacy of manual joint mobilisation/manipulation in treatment of lateral ankle sprains: a systematic review. Br J Sports Med 48(5): 365–370. doi: 10.1136/bjsports-2013-092763.

McPoil TG, Martin RL, Cornwall MW, et al. 2008. Heel pain-plantar fasciitis: clinical practice guidelines linked to the international classification of function, disability, and health from the orthopaedic section of the American Physical Therapy Association. J Orthop Sports Phys Ther 38: A1–A18.

Mulligan BR. 2010. Manual therapy, NAGS, SNAGS, MWM, etc., 6th edn. Minneapolis, MN: Orthopedic Physical Therapy Products.

Reid A, Brimingham T, Alcock G. 2007. Efficacy of mobilization with movement for patients with limited dorsiflexion after ankle sprain: a crossover trial. Physiother Can 59: 166–172.

Vincenzino B, Branjerdporn M, Teys P, et al. 2006. Initial changes in posterior talar glide and dorsiflexion of the ankle after mobilization with movement in individuals with recurrent ankle sprain. J Orthop Sports Phys Ther 36: 464–471.

Wilson F. 1991. Manual therapy versus traditional exercises in mobilization of the ankle post fracture: a pilot study. NZ J Physiother 19: 11–16.

Young B, Walker MJ, Strunce J, et al. 2004. A combined treatment approach emphasizing impairment-based manual physical therapy for plantar heel pain: a case series. A combined treatment approach emphasizing impairment-based manual physical therapy for plantar heel pain: a case series. J Orthop Sports Phys Ther 34: 725–733.

# 踝足肌腱炎

Ellen Pong

## 概述

踝足肌腱炎往往表现一组极其复杂的病理学。其病因包括引起病理组织改变的全身性疾病,因个体内在生物力学缺陷所导致的使用不当,以及导致过度使用或急性创伤的日常生活习惯和活动。在足部和踝关节内看到的肌腱炎的范围包括炎症性和退行性肌腱损伤,其频率似乎比身体其他任何部位都要高。这些病症可能终结运动员的职业生涯,或者导致一些老年人日常生活中摔倒的危险。需要手术介入的肌腱炎,无论是立刻或是在保守治疗失败的情况下,其比例在踝足关节都是最高的。在脚和脚踝,了解每个肌腱的病理表现和治疗需要的特点是很重要的,这样才能更好地服务于患者群体。

## 跟腱炎

### 背景

跟腱炎是一种在涉及跑步和跳跃的运动中常见的肌腱病(van Sterkenburg & van Dijk 2011)。据估计,长跑运动员患跟腱炎的风险为 52%(van Sterkenburg & van Dijk 2011)。然而,风险并不仅限于运动员。三分之一的跟腱炎患者都有久坐不动的生活方式(van Sterkenburg & van Dijk 2011;Papa 2012)。无论体育活动水平如何,中年人(30~50岁)都是受影响最大的群体(van Sterkenburg & van Dijk 2011;Papa 2012)。躯体退化、急性损伤、重复性劳损、共病、皮质类固醇注射和内在危险因素都与跟腱炎的发展有关(Hart 2011;van Sterkenburg & van Dijk 2011;Papa 2012)。

跟腱炎在文献中以混乱的名字被提出。Van Dijk 等(2011)根据其具体位置、症状、临床信息和组织病理学等信息,提出了一种新的术语;中段跟腱炎;跟腱旁肌腱炎,包括急性和慢性;止点型跟腱炎;跟骨后滑囊炎累及跟腱前下部;以及浅表跟骨滑囊炎是目前首选的术语。此外,也有建议放弃先前的术语,如 Haglund's 病, Haglund's 综合征, Haglund's 畸形和 pump bump 足(calcaneus altus, high-prow heels, knobbly heels, cucumber heel)(van Dijk et al 2011)。

## 解剖学

跟腱是由比目鱼肌和腓肠肌组成的联合腱(van Sterkenburg & van Dijk 2011)。腓肠肌和比目鱼肌形成的腱膜,是这两个肌肉跟腱的起点。腓肠肌起于股内侧和外侧髁,穿过膝关节、距下关节和踝关节,并走行联合肌腱内至跟骨。比目鱼肌起于胫骨近端、腓骨和骨间膜,穿过踝关节和距下关节,并在联合肌腱内止于跟骨(van Sterkenburg & van Dijk 2011)。

跟腱在走行过程会发生中旋转,并在其嵌入近端 2~7cm 处更加明显。腓肠肌纤维旋转到外侧,比目鱼肌纤维旋转到肌腱的内侧。通过腓肠肌和比目鱼肌的跟腱,是踝关节的主要跖肌。在许多解剖学文献中,跟腱嵌入的形状被描述为"椭圆形"。Lohrer 等(2008)从横切面观察了肌腱嵌入的图像,并报告了轻微弯曲或未弯曲的肌腱移行。

## 病理学和病理生物力学

跟腱炎发病机制的基本表征始于对异常生物力学需求的生理活动模式、强度或持续时间的改变(Papa 2012)。通常,内部和外部的因素都会导致跟腱炎的发生。足的错位和内翻导致肌腱异常(van Sterkenburg & van Dijk 2011)。慢性疾病会使肌腱和纤维发生变化。此外,肌腱的弹性性能随着年龄的增长而降低;这需要更多的肌肉工作,导致局部温度升高和继发的肌腱病理性改变(van Sterkenburg & van Dijk 2011)。

不完全的恢复时间导致肌腱在细胞水平上的破坏(van Sterkenburg & van Dijk 2011;Papa 2012);这种不完全的治疗反应可能是由于肌腱的低血管性和/或持续的机械应力造成的(van Sterkenburg & van Dijk 2011;Papa 2012)。病理性髓鞘内的新生血管被认为是导致髓鞘内疼痛的原因,至少是一部分原因,这是由于神经束向内生长引起的(Papa 2012)。然而,Van Sterkenburg 和 vanDijk(2011)等对上文中描述的退行性改变和中段型跟腱炎特有的新生血管形成的病因学作了区分。伴随新血管形成的疼痛的完整病因学尚不清楚。这种病因学的另一个考虑因素是最近发现的神经将包膜状新生血管从旁腱转移到肌腱。这些神经含有高浓度的痛觉物质(谷氨酸、P 物质、降钙素基因相关肽)(van Sterkenburg & van Dijk 2011)。健康的跟腱由旁神经支配,但通常被认为是非神经组织。然而,慢性疼痛的肌腱显示了神经纤维的新内生和新生血管的病理改变(van Sterkenburg & van Dijk 2011)。

## 诊断

跟腱炎的诊断依据是病史和体格检查;然而,在磁共振成像(MRI)和超声检查的辅助下,对肌腱炎的特异性进行了分析(Scott et al 2011;van Sterkenburg & van Dijk 2011;Hutchison et al 2013)。

对于跟腱炎最有效的临床诊断测试是:肌腱触诊时疼痛(敏感性 84%,特异性 73%),同时疼痛的主观定位在肌腱嵌入跟骨以上 2~6cm 处(敏感性 78%,特异性 77%)。然而,跟腱炎的患者可能会表现出疼痛,也可能不会表现出疼痛(van Sterkenburg & van Dijk 2011)。肌腱炎和肌腱旁(周)炎有可能同时发生,肌腱旁炎产生疼痛时肌腱内的变化依然可以保持沉默。通常位于与跟骨内侧嵌入 2~7cm 处的可触及的肿胀,可能无痛或疼痛;这可能是唯一的临床物理发现(图 58.1、图 58.2)。如果肌腱炎未累及到腱旁组织,则踝关节背屈和跖屈将会产生肿胀区域的运动。腱旁组织的局部增厚,若不伴有肌腱炎,则不会随着踝背屈和跖屈而活动(van Sterkenburg & van Dijk 2011)。

在急性炎症期,肌腱在发炎的髓鞘内滑动时,可能会出现疼痛性腱鞘周的捻发音(van Sterkenburg &

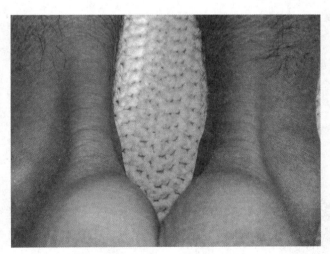

图 58.1 通过双侧肌腱宽度的比较,看起来正常的跟腱炎外观

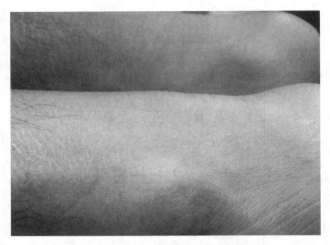

**图 58.2　踝关节背屈时突出的跟腱病理性结节**

van Dijk 2011)。临床医师也可注意局部发热、红斑增多和可触及的肌腱结节。在慢性疾病中,这些症状消失了,但是疼痛会随着踝关节主动跖屈而再现(van Sterkenburg & van Dijk 2011)。

维多利亚体育学院的评估-跟腱问卷(VISA-A)用来确定临床病情的严重程度,并提供指导或治疗,以及监测治疗的效果。目前,VISA-A 被认为是唯一有效的、可靠的和/或测量跟腱状况的疾病评估工具(Lohrer & Nauck 2009)。

## 治疗和预后

对于跟腱病,保守治疗和外科治疗的选择是多样的(van Sterkenburg & van Dijk 2011;Wiegerinck et al 2013)。这两种治疗类型通常都能处理肌腱内的退行性改变(van Sterkenburg & van Dijk 2011)。保守治疗是非嵌入性跟腱病最常见的管理方式(Wiegerinck et al 2013)。尽管保守治疗被推荐为最初的治疗或嵌入性跟腱的治疗,但人们普遍认为外科治疗可能更成功(Wiegerinck et al 2013)。保守治疗和手术治疗的结果在非运动人群和嵌入性肌腱病的人群中都不太可靠(Papa 2012)。

外科手术可以是开放的或微创的,这两种类型都尝试进行肌腱清创或肌腱切断(van Sterkenburg & van Dijk 2011)。还包括松解或清除腱旁组织。虽然肌腱旁炎与肌腱炎并存,但一些外科手术仅处理腱膜周围结构。这方面的例子包括开放性或微创性腱旁组织切除术以及跟腱镜检查,在这种手术中,腱旁组织被释放,跖腱被切断以减轻症状(van Sterkenburg & van Dijk 2011)。术后 6 周至 6 个月恢复较好的预后是良好的。当手术治疗的是肌腱本身而不是腱旁组织时,肌腱开始变弱。从这个过程中恢复

可能需要 3~18 个月才能恢复运动和跑步/跳跃活动(van Sterkenburg & van Dijk 2011)。

大多数跟腱病的保守治疗,像其他腱病一样,在随机对照试验中没有显示出治疗效果的有力证据(Magnussen et al 2009;Scott et al 2011)。体外冲击波治疗、局部皮质类固醇治疗、硬化剂注射、波利多酚、黏多糖多硫醚、富血小板血浆或去蛋白血液透析液以及局部应用硝酸甘油可能是保守治疗跟腱炎的一部分;然而,需要进行进一步的研究以确定其疗效(Magnussen et al 2009;Scott et al 2011)。

冰敷、横向摩擦按摩、超声医学治疗、针灸、Graston® 技术常被物理治疗师和按摩师使用,且被认为是有益的;然而,这些治疗在目前同样缺乏证据基础(Magnussen et al 2009;Scott et al 2011;Papa 2012)。虽然其他治疗形式如自定义矫形器治疗可能是有用的,但要使病人受益,必须有可由矫形器纠正的错位(Scott et al 2011)。空气支架和夜间夹板不能作为治疗跟腱炎的有效手段(Scott et al 2011)。

在医学文献中,保守干预的强有力的支持性证据是重负荷运动,通常是以离心运动的形式(Magnussen et al 2009;Scott et al 2011;Papa 2012)。例如,双侧和单侧离心运动,脚后跟升降或同时进行比目鱼肌和腓肠肌动作。对于双侧脚后跟离心式抬高,患者用未受影响的腿或双腿推入足底(图58.3)。受影响的脚被放置在与未受影响的一侧相同位置的地面上,两个肢体动作缓慢,控制离心运动,将踝关节降低到中立位。如果这个练习是从一

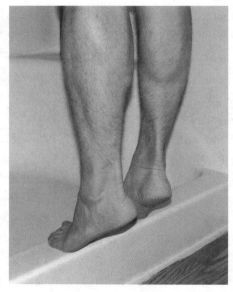

**图 58.3　双侧脚后跟离心抬高。患者使用未受影响的腿或双腿,让患侧完成动作**

个台阶的边缘进行的,那么脚后跟就会上升到一个脚跟下垂的位置,离心运动的部分会继续超过中立位,进入踝关节背侧。单侧脚跟抬起/下降的方式类似,唯一的例外是受影响的下肢独自完成了离心运动部分(Papa 2012)(图58.4)(见第38章或下肢进一步练习。)

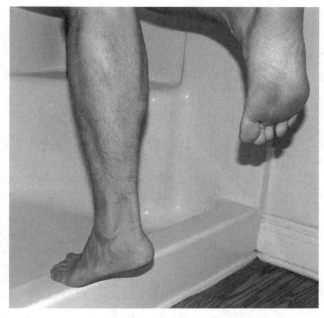

图58.4 当进行单侧抬高时,受影响的下肢单独控制运动的偏心下降部分

慢性跟腱炎恢复的预后,就像身体其他部位的慢性肌腱病一样,在保守治疗下仍然很差(Magnussen et al 2009;Scott et al 2011)。然而,据报道,对急性到亚急性跟腱炎恢复的长期预后表现出更好的结果,有71%~100%的患者能够恢复到他们先前的功能水平,而没有任何后遗症(Papa 2012)。

## 腓侧肌腱炎

### 背景

腓侧肌腱炎是踝关节创伤发生时踝关节外侧疼痛的常见原因,有10例误诊为外侧韧带损伤(Scanlan & Gehl 2002)。腓侧肌腱炎可能是直接或间接的创伤或过度使用的结果。直接创伤产生急性状态,如用锋利的物体切割,而间接伤害的机制,包括过度使用,是多因素的(Palmanovich et al 2012)。解剖位置、血管供应、骨骼发育和力量的大小是产生腓侧肌腱炎的因素(Scanlan & Gehl 2002;Palmanovich et al 2012)。

腓骨长肌和短肌损伤可同时或单独出现。狭窄性腱鞘炎可能发生在腓骨短肌肌腱,与任何在腓骨长肌的损伤(Boya & Pinar 2010)。不伴有腓骨长肌腱撕裂的慢性肌腱炎和狭窄性腱鞘炎的报道相较于非创伤性损伤更为常见。(Simpson & Howard 2009;Palmanovich et al 2012)。在肌肉张力较高处创伤性断裂和撕脱性的拉伤比中肌腱断裂更常见。根据尸体解剖发现,腓骨肌腱撕裂的发生率估计在11%~37%之间(Palmanovich et al 2012)。腓骨肌腱撕裂也与严重的外侧踝关节不稳定有关。腓骨长肌的撕裂通常发生在三个解剖区:外侧踝骨,跟骨的腓骨结节和股骨切口(Palmanovich et al 2012)。最常见的三处撕裂:长肌、短肌和第三腓骨肌。通常同时存在长肌和短肌的撕裂。另一种类型的肌腱病是肌腱半脱位,也称为脱位,即腓骨长短肌在外侧踝上闪过?(Oliva et al 2006)。更少见的是腓骨肌腱在腱鞘内的半脱位(Michels et al 2013)。

### 解剖学

跟骨外侧面的中间三分之一处有一个向下突出的骨质,称为后踝突(后踝隆起)(Palmanovich et al 2012)。据报道在50%~90%的人群中发现,腓骨结节位于这个结构的前部(Hyer et al 2005;Saupe et al 2007;Heller & Robinson 2010;Palmanovich et al 2012)。此结节将腓骨长短肌腱分开,它位于跗骨窦侧缘和距骨后关节突侧缘形成的夹角之下(Palmanovich et al 2012)。腓骨结节的形状分为三组:椭圆形,脊状,不完全发育的形式(Palmanovich et al 2012)。

结节的具体位置可分为四类;然而,这些都是很久以前从一项研究的结果中发现的。I型只有一个腓骨的结节,跟腓韧带位于结节下,Ⅱ型由一个腓骨的结节不完全分为前部和后部,Ⅲ型的特点是两个腓骨结节完全被中间的粗糙区域分开,Ⅳ型是一个空分类,其中腓骨结节完全不存在(Agarwal et al 1984)。

腓骨结节的大小是很重要的,因为这个肥大的结构与腓骨腱病有关(Ochoa & Banerjee 2007;Taki et al 2007;Boya & Pinar 2010;Taneja et al 2013)。腓骨结节平均长度为2~17mm,基部宽度为2~10mm,高度为1~7mm(Saupe et al 2007;Palmanovich et al 2012)。在长方体隧道附近,另一个导致腓骨肌腱炎的重要骨骼特征是籽骨,大约20%的人都有该籽骨。

当这种骨化的籽骨出现时,位于跟骰关节附近。

两根腓骨肌腱都在下支持带下走行,下支持带附着在跟骨滑车突起的上下两侧。腓骨肌的肌肉起源于胫骨外侧髁,腓骨头在长方体沟处转向,然后嵌入第一跖骨和内侧楔形的跖侧肌。腓骨短肌起源于腓骨的中间三分之一,嵌入第五跖骨的底部。两根肌腱都有与上腓支持带近端的肌肉腱连接。

第三腓骨肌是一种独特的肌肉,它只存在于人类中,并在其特定的活动过程中发生变化(Joshi et al 2006;Ellis 2007)。它起源于腓骨前三分之一的远端,即骨间缘,与长趾伸肌的远端融合。第三腓骨肌嵌入第五跖骨底部的背表面,尽管存在变异。第四腓骨肌是一种正常的变异,在13%~25%的患者中可发生,并与慢性疼痛和外侧踝/足肿胀有关(Murlimanju et al 2012)。一些作者认为这可能是由于肌肉的质量效应引起的症状。它可能与软组织肿块相混淆,或者第三个肌腱可能会模仿腓骨肌分裂的外观(Bilgili et al 2014)。它的起源可以包括腓骨远侧部分以及腓骨短肌或腓骨长肌。第四腓骨肌的嵌入位置包括第五趾的趾骨或跖骨、跟骨、长方体骨和踝关节的外侧支持带(Murlimanju et al 2012;Bilgili et al 2014)。腓骨长短肌神经支配是腓浅神经,它们的血液供应都来自腓后动脉和跗骨内侧动脉的分支(Palmanovich et al 2012)。无血管区与腱异常的位置一致,腓骨长肌在外侧踝周围有延伸到腓骨结节的一个无血管区域,以及在长骨周围的另一个无血管区域(Petersen et al 2000;Palmanovich et al 2012)。

## 病理学和病理生物力学

腓骨肌腱由于许多包括急性和慢性的因素,会发生病变。腓骨肌腱炎的发生与腓骨肌的变异、骨软骨瘤、骨折、扁平足、高足弓、先天性腓上支持带缺陷和腓骨浅沟有关(Oliva et al 2006;Lee et al 2013)。

腓骨长肌和腓骨短肌在外侧韧带的作用下提供外侧踝关节的稳定性,特别是在步态的站立中期和足跟离地期(Palmanovich et al 2012)。肌腱结合部撕裂通常发生于腓上支持带下或远端边缘的剧烈收缩(Palmanovich et al 2012)。半脱位是另一种肌腱炎。腓骨长短肌近端有一个共同的肌腱鞘,而每根肌腱远端都在自己的鞘内(Oliva et al 2006)。共同鞘靠近腓骨远端,包含短腓骨短肌,位于长腓骨内侧和前面。腓骨后外侧的腓骨沟包含共同鞘。与腓骨上韧带一起,凹槽可以防止跟腱鞘半脱位。腓骨沟通常5~10mm宽,3mm深。腓上韧带起源于腓骨的后外侧,并嵌入跟骨的外侧。急性半脱位比慢性半脱位少见(Oliva 2006)。

机械上,高弓足被认为是腓肠肌肌腱炎的诱发因素(Redfern & Myerson 2004;Lee et al 2006)。在高弓足的情况下,改变的位置,以及肌腱的矩臂在之前的减少,增加了肌腱在三个位置上的摩擦力;腓长肌腱在外侧踝、腓骨结节和长方体切口处存在高度的病理摩擦风险(Redfern & Myerson 2004;Lee et al 2006)。

另一种机械应力因素引起的肌腱炎的来源是肿大的腓骨结节(Boya & Pinar 2010;Heller & Robinson 2010;Schubert 2013)。在腓长肌腱的前部,肥大的腓骨结节会产生慢性的摩擦,因为它超过了肿大的结节的骨突出。腓骨的正常结构包括:①腓骨下支持带;②将常见的腓骨鞘分为腓骨长肌和短腓骨肌的单独鞘;③作为滑轮或腓骨肌腱的第二个支点(Heller & Robinson 2010;Schubert 2013)。腓骨结节的正常形态的改变可能会影响任何或所有这些功能,从而使肌腱处于受伤的危险中(Schubert 2013)。

## 诊断

腓侧跟腱炎的诊断因其特殊的病症而异。无肌腱半脱位、断裂、纵向撕裂、狭窄性腱鞘炎和半脱位的病变可能各有不同的表现,有可能导致4种肌腱的任何一种或更多的地参与(表58.1)。完整的病史还必须包括伴随疾病的组织,如类风湿性关节炎。检查人员还必须注意病人报告的任何局部类固醇注射或该区域创伤,包括以前的扭伤或骨折(Palmanovich et al 2012)。

腓骨肌腱炎表现为患者报告后外侧踝关节逐渐开始疼痛、肿胀和发热(van Dijk & Kort 1998)。疼痛可能会导致功能衰退(van Dijk & Kort 1998;Palmanovich et al 2012)。这种疼痛可通过被动后足内翻、踝关节外翻、主动后足外翻和踝关节背屈再现(Karageanes 2005;Magee 2008)。体格检查可发现外侧踝后部肿胀。沿着腓骨肌肌腱触诊会有疼痛的发生。疼痛或肌腱破裂可导致明显的力量丧失;然而,即使在看似强大的运动过程中,肌腱的撕裂或破裂也会存在,就像外翻一样。检查人员应注意腓骨长肌肌腱可能出现功能障碍。慢性肌腱炎的虚弱和症状可以表现为腓骨长肌的纵向撕裂。对于保守治疗无效的明显肌腱炎可能是肌腱的部分撕裂(Palmanovich et al 2012)。

**表 58.1 腓骨疼痛和功能障碍的表现**

| 腓侧的病变类型 | 疼痛的表现和功能 |
| --- | --- |
| 腓侧肌腱炎 | 当病人休息一段时间后恢复活动时,疼痛的症状在外侧踝的后面和远端。<br>肿胀和压痛也可能存在 |
| 腓骨肌腱半脱位 | 在侧踝关节处有疼痛的咬痕,有一种虚弱感或疼痛感。<br>脚趾走路时脚踝外侧疼痛。<br>在急性损伤中,疼痛和肿胀出现在脚踝的后外侧。<br>在慢性损伤中,可能存在半脱位,长期伴有外侧踝关节不稳定 |
| 腓骨肌腱撕裂 | 在急性损伤中,位于外侧踝下部和后部的力量、疼痛和肿胀都有所下降。<br>慢性损伤表现为在外侧踝的后部隐隐地疼痛发作。这种情况在疼痛和功能下降时都逐渐恶化 |
| 不规则的腓骨短肌损伤 | 患者可能会报告急性或慢性的虚弱疼痛,同时表现出的姿势的下推部分,有或没有脚踝受伤的历史 |

(改编自 Van Dijk & Kort 1998)

针对腓骨肌腱功能障碍的特殊测试很少,而且这些测试非常相似。对腓骨位置的测试是在病人的位置上进行的,膝盖的位置是 90°。检查人员首先检查脚踝的后外侧区域是否肿胀。然后,要求病人主动背屈和趾屈进行外翻,同时检查人员提供抵抗力量。从外侧踝后肌腱半脱位被认为是一种阳性检测(Magee 2008)。腓骨肌腱进行稳定性试验时患者取坐位,腿悬在桌子边缘,膝屈曲 90°。检查者用一只手握住病人的脚,同时用另一只手轻轻地定位位于外侧踝后方的腓骨肌腱。检查者把脚移到末端距离的倒转位置,然后要求病人克服阻力。如果检查者感到肌腱有明显的断裂或移位,测试被认为是阳性的(Karageanes 2005)。这些测试的可靠性、特异性和敏感性目前还没有建立。

哈里斯足跟视角(Harris heel view)的 X 线摄影或计算机断层摄影(CT)可以显示出腓骨结节(可能是肥大的),以及相关的骨折和腓侧跗骨。最近的报道表明,与传统的 CT 相比,三维彩色体成像提供了更好的诊断结果(Ohashi et al 2015)。据报道,超声诊断腓骨肌腱炎的准确性为 90%~94%,特异性为 85%~90%(Park et al 2010;Vuillemin et al 2012)。MRI 可提示腱鞘炎、腱鞘变性或撕裂,在 T2 加权和 STIR 成像上信号增加的区域,以及同源信号丢失。研究人员一致认为,尽管 MRI 是揭示腓骨肌腱病的有用工具,但它往往是模糊的,只能作为全面体检的辅助手段(Park et al 2010)。

## 治疗和预后

尽管急性腓骨肌腱损伤可能进行保守治疗,但

慢性肌腱损伤对保守治疗的反应较差,通常被认为是手术适应证(Scanlan & Gehl 2002)。保守治疗腓侧腱半脱位,即使是急性期,对于预防复发性半脱位也只有较低的成功率(Roth et al 2010)。假设肌腱保留部分没有撕裂,基于肌腱损伤部分清创后保留的存活肌腱横截面积的分类系统,可用于指导腓侧肌腱撕裂情况下的手术决策(Krause & Brodsky 1998)。Ⅰ级病变需要肌腱修复,其病变面积小于横截面积的 50%,而肌腱固定术适用于Ⅱ级病变,病变面积大于肌腱横截面积的 50%(Krause & Brodsky 1998)。术后治疗方案根据手术类型而定,可包括非负重、支具、关节活动度和 6 周开始的物理治疗(Palmanovich et al 2012)。

在保守治疗中尝试抗感染治疗、休息、活动调整和石膏固定(Palmanovich et al 2012;Tzoanos et al 2012)。运动和手法治疗技术,包括外侧跟骨滑动,被推荐作为综合物理治疗方案的一部分(Hensley & Kavchak 2012)。(详情请参阅第 57 章,了解针对脚踝和脚的手法治疗。)

在腓侧肌腱炎中有如此多的病理类型其中大部分是手术指征,单一的预后陈述是不实际的。病理与手术技术吻合良好,患者依从性好,一般认为术后恢复最大活动度是人们所期盼的,但是好到极好的结果是可以预期的(Krause & Brodsky 1998;Dombek et al 2001;Scanlan & Gehl 2002)。在慢性疾病中保守治疗的预后通常被认为是差的,而在急性疾病中可能是可变的(Roth et al 2010;Hensley & Kavchak 2012;Palmanovich et al 2012;Tzoanos et al 2012)。

# 胫骨前肌腱炎

## 背景

胫骨前肌腱的自发性断裂被认为能被一些人很好地识别（Negrine 2007；Beischer et al 2009）。然而，胫骨前肌腱的腱鞘炎是一种罕见的临床表现（Beischer et al 2009；Waizy et al 2011）。胫骨前肌腱的损伤发生于强迫背外侧肌抵抗外足底（胫骨前腱的离心应力），通常在跑步运动员中，或在老年患者中由于长期过度使用而对退化的肌腱造成最小到正常的压力。退行性肌腱炎在老年、超重的女性中更为普遍，而自发性肌腱断裂在有轻微外伤史的老年男性中更为常见（Negrine 2007；Beischer et al 2009）。

## 解剖学

胫骨前肌有 4 个常见的起始点：胫骨前肌外侧髁和上半部分的三分之二身体的侧面的胫骨，骨间膜的部分，表面深筋膜和区别于趾长伸肌肌腱牵向前的肌间隔（Wheeless 2011）。

在靠近踝关节的脚掌前部-内侧背侧的突出位置的胫骨前肌腱，提供了在内侧楔形骨内侧表面和下表面以及肌肉在第一跖骨底部的嵌入（Wheeless 2011）。

## 病理学和病理生物力学

胫骨前肌腱穿过三条隧道，由伸肌上支持带，下伸肌支持带的斜上、下侧和斜下侧束组成（Lee et al 2006）。在部分撕裂中，撕裂的程度与斜上下肢的大致水平相对应。在完全撕裂的情况下，撕裂的肌腱的近端缩回在上斜肌内侧以下（Lee et al 2006）。

胫前肌腱炎被认为是退化性肌腱炎的典型表现，它具有肉眼可见的增生和正常纤维外观丧失的特点（Beischer et al 2009）。胫骨肌腱上有肿胀，经常发现纵向撕裂。在某些病例中可以观察到软骨变薄，和/或在第一个跗跖骨或内侧舟状关节处的骨赘形成（Beischer et al 2009；Waizy et al 2011）。

胫前肌腱炎与全身性疾病（如糖尿病）、机械性压力（如紧鞋带）、过度使用创伤、强力背屈和被动跖屈有关（Beischer et al 2009；Grundy et al 2010；Hart 2011；Negrine 2007）。

## 诊断

患者通常是老年人，有时超重，并伴有肌腱的轻微创伤史。经常有报告说，夜间会有更严重的内侧足部疼痛（Grundy et al 2010）。在完全断裂的情况下，肌腱上直接触诊有疼痛并可能会出现间隙（Grundy et al 2010）。抗阻背屈或跖屈有疼痛或者力弱可能表明肌腱炎或撕裂。慢性病例中，主动背屈可能比正常少 10°~15°。检查人员可以命令患者进行脚后跟行走（提趾），以显示缺陷和残疾的程度（Jerom e et al 2010）。在完全断裂时，步进式步态表现得很明显，主动背屈存在，当腓肠肌提供帮助时表现为并发外翻（Wheeless 2011）。胫骨前腱断裂经典的三联征包括：①踝关节前部的骨化性肌炎和指纤维骨性假瘤，与肌腱端断裂相对应；②肌腱的正常轮廓丢失；③背屈无力。

其他诊断测试包括超声和 MRI（Lee et al 2006；Jerome et al 2010）。MRI 检查结果将显示肌腱的不连续，肌腱回缩部分的增厚，以及在完全断裂的情况下，肌腱鞘中多余的流动积液。易发生包括部分撕裂在内的各种疾病，其表现为肌腱减弱，周围的流动积液增加（Lee et al 2006；Jerome et al 2010）。

## 治疗和预后

如出现撕裂、局部撕裂和肌腱狭窄，建议保守治疗，可能会成功；但不能完全恢复功能，尤其是慢性完全断裂和老年患者（Jerome et al 2010；Waizy et al 2011）。如果先进行保守治疗，局部撕裂的情况可能表现出良好的功能性结果，而完全断裂则表现出较差的反应。然而，研究表明，保守治疗的患者可能会出现晚期后遗症，如足部下垂、轻度到中度的扁平足畸形和踝关节关节病（Jerome et al 2010）。

保守治疗在文献中没有详细说明；但是，标准的治疗方法似乎类似于下肢其他肌腱的退行性肌腱疾病（Simpson & Howard 2009）。胫前偏心练习由于肌肉在正常活动中的功能使用，可能对负重技术提出挑战。建议使用能在踝关节背侧等和偏心运动中提供弹性阻力的工具（Simpson & Howard 2009）。当高危患者不能接受手术时，踝足矫形器可以在走路时机械地支撑足部，以防止或减少因足下垂而跌倒的风险（Negrine 2007）。其他标准的治疗方法包括：短期固定、保护、相对休息、冰敷、压迫、抬高、药物治疗和康复锻炼（Beischer et al 2009；Simpson & Howard 2009；Grundy et al 2010）。

晚期腱鞘炎和肌腱撕裂的手术选择包括简单的肌腱清创和用缝合锚钉固定（Grundy et al 2010；Waizy et al 2011）。胫骨前肌腱的慢性完全断裂可通过拇长伸肌向内侧楔状体转移而得到增强(Grundy et al 2010;Jerom e et al 2010)。这一过程可能引起大蹈指趾间关节增大和/或患者在无鞋行走时感染(Grundy et al 2010;Waizy et al 2011)。

术后功能恢复的预后据报道非常好。有肌腱狭窄、部分撕裂和完全断裂的低需求生活方式的患者单独保守治疗,可能表现出良好的疗效(Jerome et al 2010)。如果对急性损伤进行及时的手术,治疗将有最佳的结果(Grundy et al 2010;Jerome et al 2010)。

## 胫后肌腱炎

### 背景

胫后肌腱炎是一种常见的、公认的疼痛和行走障碍的来源,被列为成年人获得性肥胖足畸形的主要原因之一(Kulig et al 2009;Simpson & Howard 2009)。与胫后肌腱炎相关的因素包括年龄相关的退化、肾盂性关节炎、高血压、糖尿病、肥胖、外翻性脂肪足,以及不太常见的急性外伤性断裂(Simpson & Howard 2009;Burks 2014)。具体的腱鞘炎包括慢性腱鞘炎、渐进性破裂、腱鞘炎、肌腱脱位和急性断裂(Lhoste-Trouilloud 2012)。

### 解剖学

胫后肌腱是踝关节内侧最大、最靠前的肌腱。胫骨后肌腱肌肉起源于三个位置:胫骨、骨间膜和腓骨(Lhoste-Trouilloud 2012)。它向下延伸到腿部的后腔室,在趾长屈肌和蹈长屈肌之间,远端肌腱向下延伸。远端肌腱终止在踝关节水平近90°内踝改变方向。脚底的止点是复杂的;在舟状骨结节上有多处的止点以及在所有的脚骨上都有主肌腱的嵌入(Lhoste-Trouilloud 2012)。胫骨后跟腱和骨髁韧带为足内侧足弓提供了重要的支撑。它也是一个强有力的足底支撑和旋后肌(Lhoste-Trouilloud 2012)。

### 病理学和病理生物力学

胫后肌和肌腱作为一个整体提供了内侧纵弓的基本稳定(Bek et al 2012;Lhoste-Trouilloud 2012)。为了达到这一目的,它们采用主动的距屈和反转运动来提升内侧纵弓从而锁定跗骨中部的关节并稳定后脚(Bek et al 2012)。当中、后足以这种方式稳定时,腓肠肌和比目鱼肌均被有效激活。然而,当中足

不能在行走的前阶段被锁住时,腓肠肌和比目鱼肌就会对中踝关节施加过大的力。反过来,这会导致内侧弓的塌陷和距下关节的外翻。胫后肌腱炎的强度不足会引起足部重心的后移,并在其内侧结构上产生异常负荷(Bek et al 2012)。

退行性或进行性加重或反复微创导致胫后肌慢性肌腱炎的病理过程。这一过程的不同阶段可能产生刚性结构足畸形和退化性变化(Bek et al 2012)。先前的报告表明,功能障碍是由炎症或腱鞘炎引起的;然而,目前的组织学研究表明,与肌腱炎相关的变化更符合上述退行性过程(Bek et al 2012;Lhoste-Trouilloud 2012)。

### 诊断

文献中描述了胫后肌腱炎的三个阶段,也称为"等级",治疗决定基于这一分类(Kulig et al 2009;Simpson & Howard 2009;Bek et al 2012;Lhoste-Trouilloud 2012)。第一阶段的特点是轻度肿胀,内侧踝关节疼痛和正常,但脚后跟抬高可能产生疼痛,没有畸形。第二阶段为足弓、足部和中足外展的渐进性增肥;然而,距下关节仍然是灵活的。此时肌腱功能不全或断裂,病人不能进行脚后跟抬高。第三阶段包含了第二阶段的所有特征,除了距下关节已经固定(Kulig et al 2009;Simpson & Howard 2009;Bek et al 2012;Lhoste-Trouilloud 2012)。后来加入的第四个阶段,以包括在踝关节榫眼的距骨倾斜的进展,导致外侧胫距变性(Kulig et al 2009)。

一项出色的体格检查将包括许多测试,如单肢抬高、第一跖抬高和"多趾"征。第一跖骨升高试验对胫后肌腱功能障碍的诊断具有良好的敏感性,但特异性未知。患者在站立时进行双足负重测试。测试者握住患侧小腿并外旋,或测试者握住患侧足跟并使其被动内翻,在胫后肌功能障碍的情况下第一趾骨的头会上升或下降,但是当肌腱正常工作时,它仍然在地板上(Churchill & Sferra 1998)。

"多趾"征是诊断胫后肌腱炎的常用测试,据报道敏感性为 65% ~ 80%(Churchill & Sferra 1998;Simpson & Howard 2009)。为了进行这项测试,检查人员将从后面观察病人的脚;测试者将通过观察更多的足部侧面的脚趾,以及足弓的扁平,来显示阳性的测试结果(Churchill & Sferra 1998;Kulig et al 2009;Simpson & Howard 2009)。

其他的身体检查包括:足部过度旋前,胫骨后腱

相对虚弱,当病人被要求踮起脚尖时,脚后跟内翻异常(Churchill & Sferra 1998;Simpson & Howard,2009)。当病人做单腿的脚跟抬起时,会感到不安和疼痛(Churchill & Sferra 1998;Kulig et al 2009;Simpson & Howard 2009)。胫骨后腱的明显破裂表现为无力启动和维持跖屈,单腿脚跟抬起或出现异常的足内翻(Kulig et al 2009)。

超声将显示增厚的支持带和/或肌腱。经典图片由不规则的皮质骨轮廓、肌腱止点的异质性和彩色多普勒超声引起的充血组成(Premkumar et al 2002;Lhoste-Trouilloud 2012)。超声诊断胫后肌腱炎的敏感性和特异性分别为80%和90%;对胫后肌腱旁炎的诊断敏感性和特异性分别为90%和80%(Premkumar et al 2002)。高分辨率彩色多普勒超声在诊断胫后肌腱炎时几乎和MRI一样准确(Premkumar et al 2002)。

## 诊断和预后

文献中没有一致或强有力的证据表明保守治疗方法对胫后肌腱炎的疗效(Bowringa & Chockalingam 2010)。一般的建议是在第1阶段进行相对休息、疼痛药物治疗、物理治疗和步行石膏或踝足矫形器,并在第2阶段向骨科医生推荐。手术修复是第3或第4阶段的规定治疗(Kulig et al 2009;Simpson & Howard 2009)。

胫后肌腱病的早期物理治疗方案,针对肌腱退行性变的假设发病机制,试图通过力学方法支持扁平的足弓,防止肌腱进一步延长和足部畸形(Kulig et al 2009)。强烈建议进行加强胫后肌肌肉肌腱处的运动,尽管存在疼痛的肌腱功能障碍(Simpson & Howard 2009)。赤脚进行闭链抗阻内收运动最有效和选择性地激活了正常足弓的胫后肌(Kulig et al 2009)。腓肠肌和比目鱼肌伸展,以及在耐受性时增加偏心肌腱负荷是康复策略的额外细节(Kulig et al 2009)。

在肌腱炎的晚期,外科手术是首选的治疗方法,包括肌腱转移、截骨术、关节固定术以及它们的各种组合。过度矫正和矫正不足是肌腱转移过程中特有的并发症(Bek et al 2012)。

保守治疗或手术后全功能恢复的预后取决于根据肌腱病理阶段的治疗方案。如果按照上面讨论的阶段治疗建议进行治疗,两种选择的结果都是极好的(Kulig et al 2009;Bek et al 2012)。

# 其他踝足肌腱炎

## 背景

除本章前面讨论的内容之外,尽管足部和踝部的任何肌腱都可能在病理上呈现,足部和踝部的大多数肌腱炎涉及踇长屈肌(FHL)。FHL肌腱的限制运动最常引起跑步者、芭蕾舞者和其他运动员的肌腱炎;然而,这种情况也出现在久坐不动的人群中。FHL肌腱的肌腱炎经常被误诊为足底筋膜炎,这证明了治疗后的顽固性(Michelson & Dunn 2005;Simpson & Howard 2009)。FHL的慢性肌腱炎导致慢性疼痛,早期关节炎,纤维化,运动范围减小,并可能提早结束舞者或运动员的职业生涯(Simpson & Howard 2009)。

## 解剖学

FHL至少起源于4个部位:腓骨体后表面的下部三分之二处,骨间膜的下部,横向与腓骨之间的肌间隔,以及覆盖胫骨后部的筋膜内侧(Magee 2008)。FHL的肌腱几乎占据了肌肉后表面的整个长度。距骨和跟骨上的凹槽包含FHL肌腱。凹槽穿过远端胫骨的后表面,距骨后和跟骨的下表面。肌腱在跖趾关节处的内外侧籽骨之间穿行,然后在拇趾短屈肌两端之间的足底向前延伸,最后止于大脚趾最后趾骨的基部(Magee 2008;Wheeless 2012)。

## 病理学和病理生物力学

FHL趋势运动可以限制在后踝水平和两个籽骨之间的通道(Michelson & Dunn 2005;Simpson & Howard 2009)。这并不总是一种狭窄的腱鞘炎。FHL的肌腱炎也是由距骨后部撞击引起的。然而,在某些情况下,损伤的机制是创伤,可能会也可能不会在慢性退化后加以复合(Michelson & Dunn 2005;Simpson & Howard 2009;Corte-Real et al 2012)。

## 诊断

患者可能描述后踝、足底后跟、足底中部和其他多个部位触诊疼痛(Michelson & Dunn 2005;Simpson & Howard 2009)。简而言之,疼痛可能表现在从后腿到足底和足趾的任何部位。FHL肌肉和肌腱的长度测试显示,当踝关节背屈时,跖屈受限(Michelson & Dunn 2005)。FHL的MRI可以显示滑膜炎、退行性肌腱改变或撕裂(Michelson & Dunn

2005；Corte-Real et al 2012）。

## 治疗和预后

　　保守疗法包括拉伸、短期固定和镇痛的理疗。保守治疗失败后，开放性或者在关节镜下释放拇长屈肌腱手术会取得很好的效果。预后信息有限。大概有 50%~64% 的保守治疗患者能康复。并且手术干预的预后非常好（Michelson & Dunn 2005；Simpson & Howard 2009；Corte-Real et al 2012）。

## 小结

　　脚踝的肌腱病和足部的肌腱炎差异很大，因此经常需要手术来对肌腱断裂破裂和肌腱的严重退化进行干预。在很大程度上，新式和传统的保守疗法都未得到医学文献中疗效报告的理论支持。对此可以采用一般的康复计划，但是效果并不理想。为确诊的症状性肌腱炎制订有效的康复治疗计划不仅要对循证治疗有所认知，而且需要掌握病理解剖学知识以及复杂的临床推理。脚踝和足部的肌腱病导致的肌腱炎差异很大，并且根据损伤机制而变化。保守治疗应当根据病理部位、肌腱病阶段、功能评测、个人的活动状态及整个运动链和共病的问题。循证医学、临床推理和经验都应该单独作为脚踝和足部肌腱病的最佳治疗实践。

**（马明　译，许志生　审，张新涛　王于领　校）**

## 参考文献

Agarwal AK, Jeyasingh P, Gupta SC, et al. 1984. Peroneal tubercle and its variations in the Indian calcanei. Anat Anz 156: 241–244.

Beischer AD, Beamond BM, Jowett AJ, et al. 2009. Distal tendinosis of the tibialis anterior tendon. Foot Ankle Int 30: 1053–1059.

Bek N, Simşek IE, Erel S, et al. 2012. Home-based general versus center-based selective rehabilitation in patients with posterior tibial tendon dysfunction. Acta Orthop Traumatol Turc 46: 286–292.

Bilgili MG, Kaynak G, Botanlıoğlu H, et al. 2014. Peroneus quartus: prevalence and clinical importance. Arch Orthop Trauma Surg 134(4): 481–487. doi: 10.1007/s00402-014-1937-4.

Bowringa B, Chockalingam N. 2010. Conservative treatment of tibialis posterior tendon dysfunction: a review. Foot 20: 18–26.

Boya H, Pinar H. 2010. Stenosing tenosynovitis of the peroneus brevis tendon associated with hypertrophy of the peroneal tubercle. J Foot Ankle Surg 49: 188–190.

Burks J. 2014. When conservative treatment fails for posterior tibial tendon dysfunction. Podiatry Today 27(1): npn. Online. Retrieved from http://www.podiatrytoday.com/when-conservative-treatment-fails-posterior-tibial-tendon-dysfunction.

Churchill RS, Sferra JJ. 1998. Posterior tibial tendon insufficiency. Its diagnosis, management, and treatment. Am J Orthop 27: 339–347.

Corte-Real NM, Moreira RM, Guerra-Pinto F. 2012. Arthroscopic treatment of tenosynovitis of the flexor hallucis longus tendon. Foot Ankle Int 33: 1108–1112.

Dombek MF, Orsini R, Mendicino RW, et al. 2001. Peroneus brevis tendon tears. Clin Podiatr Med Surg 18: 409–427.

Ellis H. 2007. Morphology of peroneus tertius muscle. Clin Anat 20: 230.

Grundy JRB, O'Sullivan RM, Beischer AD. 2010. Operative management of distal tibialis anterior tendinopathy. Foot Ankle Int 31: 212–219.

Hart L. 2011. Corticosteroid and other injections in the management of tendinopathies: a review. Clin J Sport Med 21: 540–541.

Heller E, Robinson D. 2010. Traumatic pathologies of the calcaneal peroneal tubercle. Foot 20: 96–98.

Hensley CP, Kavchak AJ. 2012. Novel use of a manual therapy technique and management of a patient with peroneal tendinopathy: a case report. Man Ther 17: 84–88.

Hutchison AM, Evans R, Bodger O, et al. 2013. What is the best clinical test for Achilles tendinopathy? Foot Ankle Surg 19: 112–117.

Hyer CF, Dawson JM, Philbin TM, et al. 2005. The peroneal tubercle: description, classification, and relevance to peroneus longus tendon pathology. Foot Ankle Int 26: 947–950.

Jerome JTJ, Varghese M, Sankaran B, et al. 2010. Tibialis anterior rupture: a missed diagnosis. Foot Ankle Online J 3: 2.

Joshi SD, Joshi SS, Athavale SA. 2006. Morphology of peroneus tertius muscle. Clin Anat 19: 611–614.

Karageanes SJ. 2005. Principles of manual sports medicine. Baltimore: Lippincott Williams & Wilkins.

Krause JO, Brodsky JW. 1998. Peroneus brevis tendon tears: pathophysiology, surgical reconstruction, and clinical results. Foot Ankle Int 19(5): 271–279.

Kulig K, Reischl SF, Pomrantz AB, et al. 2009. Nonsurgical management of posterior tibial tendon dysfunction with orthoses and resistive exercise: a randomized controlled trial. Phys Ther 89: 26–37.

Lee MH, Chung CB, Cho JH, et al. 2006. Tibialis anterior tendon and extensor retinaculum: imaging in cadavers and patients with tendon tear. AJR Am J Roentgenol 187: W161–W168.

Lee SJ, Jacobson JA, Kim SM, et al. 2013. Ultrasound and MRI of the peroneal tendons and associated pathology. Skeletal Radiol 42: 1191–1200.

Lhoste-Trouilloud A. 2012. The tibialis posterior tendon. J Ultrasound 15: 2–6.

Lohrer H, Nauck T. 2009. Cross-cultural adaptation and validation of the VISA-A questionnaire for German-speaking Achilles tendinopathy patients. BMC Musculoskelet Disord 10: 134.

Lohrer H, Arentz S, Nauck T, et al. 2008. The Achilles tendon insertion is crescent-shaped: an in vitro anatomic investigation. Clin Orthop Relat Res 466: 2230–2237.

Magee DJ. 2008. Orthopedic physical assessment. London: Elsevier Health Sciences.

Magnussen RA, Dunn WR, Thomson AB. 2009. Non-operative treatment of mid-portion Achilles tendinopathy: a systematic review. Clin J Sport Med 19: 54–64.

Michels F, Jambou S, Guillo S, et al. 2013. Endoscopic treatment of intrasheath peroneal tendon subluxation. Case Rep Med 2013: 274685.

Michelson J, Dunn L. 2005. Tenosynovitis of the flexor hallucis longus: a clinical study of the spectrum of presentation and treatment. Foot Ankle Int 26: 291–303.

Murlimanju BV, D'Souza PS, Prabhu LV, et al. 2012. Peroneus quartus, an accessory muscle in human: case report and its clinical importance. Clin Ter 163: 307–309.

Negrine JP. 2007. Tibialis anterior rupture: acute and chronic. Foot Ankle Clinics 12: 569–572.

Ochoa LM, Banerjee R. 2007. Recurrent hypertrophic peroneal tubercle associated with peroneus brevis tendon tear. J Foot Ankle Surg 46: 403–408.

Ohashi K, Sanghvi T, El-Khoury GY, et al. 2015. Diagnostic accuracy of 3D color volume-rendered CT images for peroneal tendon dislocation in patients with acute calcaneal fractures. Acta Radiol 56(2): 190–195.

Oliva F, Ferran N, Maffulli N. 2006. Peroneal retinaculoplasty with anchors for peroneal tendon subluxation. Bull Hosp Jt Dis 63: 113–116.

Palmanovich E, Laver L, Brin YS, et al. 2012. Peroneus longus tear and its relation to the peroneal tubercle: a review of the literature. Muscles Lig Tendons J 1: 153–160.

Papa JA. 2012. Conservative management of Achilles tendinopathy: a case report. J Can Chiropr Assoc 56: 216–224.

Park HJ, Cha SD, Kim HS, et al. 2010. Reliability of MRI findings of peroneal tendinopathy in patients with lateral chronic ankle instability. Clin Orthop Surg 2: 237–243.

Petersen W, Bobka T, Stein V, et al. 2000. Blood supply of the peroneal tendons: injection and immunohistochemical studies of cadaver tendons. Acta Orthop Scand 71: 168–174.

Premkumar A, Perry MB, Dwyer AJ, et al. 2002. Sonography and MR imaging of posterior tibial tendinopathy. AJR Am J Roentgenol 178: 223–232.

Redfern D, Myerson M. 2004. The management of concomitant tears of the peroneus longus and brevis tendons. Foot Ankle Int 25: 695–707.

Roth JA, Taylor WC, Whalen J. 2010. Peroneal tendon subluxation: the other lateral ankle injury. Br J Sports Med 44: 1047–1053.

Sammarco VJ, Sammarco GJ, Henning C, et al. 2009. Surgical repair of acute and chronic tibialis anterior tendon ruptures. J Bone Joint Surg Am 91A: 325.

Saupe N, Mengiardi B, Pfirrmann CW, et al. 2007. Anatomic variants associated with peroneal tendon disorders: MR imaging findings in volunteers with asymptomatic ankles. Radiology 242: 509–517.

Scanlan RL, Gehl RS. 2002. Peroneal tendon injuries. Clin Podiatr Med Surg 19: 419–431.

Schubert R. 2013. MRI of peroneal tendinopathies resulting from trauma or overuse. Br J Radiol 86: 20110750.

Scott A, Huisman E, Khan K. 2011. Conservative treatment of chronic Achilles tendinopathy. CMAJ 183: 1159–1165.

Scott A, Docking S, Vicenzino B, et al. 2013. Sports and exercise-related tendinopathies: a review of selected topical issues by participants of the Second International Scientific Tendinopathy Symposium (ISTS) Vancouver 2012. Br J Sports Med 47: 536–544.

Simpson MR, Howard TM. 2009. Tendinopathies of the foot and ankle. Am Fam Physician 80: 1107–1114.

Taki K, Yamazaki S, Majima T, et al. 2007. Bilateral stenosing tenosynovitis of the peroneus longus tendon associated with hypertrophied peroneal tubercle in a junior soccer player: a case report. Foot Ankle Int 28: 129–132.

Taneja AK, Simeone FJ, Chang CY, et al. 2013. Peroneal tendon abnormalities in subjects with an enlarged peroneal tubercle. Skeletal Radiol 42: 1703–1709.

Tzoanos G, Manidakis N, Tsavalas N, et al. 2012. Non-operative treatment of peroneal split syndrome: a case report. Acta Orthop Belg 78: 804–807.

van Dijk CN, Kort N. 1998. Tendoscopy of the peroneal tendons. Arthroscopy 14: 471–478.

van Dijk CN, van Sterkenburg MN, Wiegerinck JI, et al. 2011. Terminology for Achilles tendon related disorders. Knee Surg Sports Traumatol Arthrosc 19: 835–841.

van Sterkenburg MN, van Dijk CN. 2011. Mid-portion Achilles tendinopathy: why painful? An evidence-based philosophy. Knee Surg Sports Traumatol Arthrosc 19: 1367–1375.

Vuillemin V, Guerini H, Bard H, et al. 2012. Stenosing tenosynovitis. J Ultrasound 15: 20–28.

Waizy H, Goede F, Plaass C, et al. 2011. Tendinopathy of the tibialis anterior tendon: surgical management. Orthopade 40: 630–632.

Wheeless CR. 2011. Tibialis anterior. Wheeless' textbook of orthopaedics. Online. Retrieved from http://www.wheelessonline.com/ortho/tibialis_anterior.

Wheeless CR. 2012. Flexor hallucis longus. Wheeless' textbook of orthopaedics. Online. Retrieved from http://www.wheelessonline.com/ortho/flexor_hallucis_longus.

Wiegerinck JI, Kerkhoffs GM, van Sterkenburg MN, et al. 2013. Treatment for insertional Achilles tendinopathy: a systematic review. Knee Surg Sports Traumatol Arthrosc 21: 1345–1355.

# 第十部分

# 上下躯干的软组织

# 第 59 章

# 肌筋膜扳机点牵涉痛

César Fernández-de-las-Peñas, Hong-You Ge, Lars Arendt-Nielsen, Jan Dommerholt

## 概述

牵涉痛是指在远离痛源处感到的疼痛,作为一个临床诊断已广泛使用中,其相关记录已有一个多世纪。临床中多见颈、肩部疼痛牵涉至上臂、前臂、手等部位的患者,也有腰、髋部疼痛牵涉至大腿、膝、小腿的患者。有时,疼痛也牵涉到对侧(Carli et al 2002)。源自肌肉、关节、韧带、肌腱和内脏这些深部组织的疼痛往往位置较深、发散且难以精确定位(Mense 1994)。实际上,术语"牵涉痛"算是勉强符合这种部分准确定位的疼痛,但牵涉痛又不仅限于疼痛,也可以是其他感觉或感觉异常。牵涉痛症状也可以是无明确诊断的上、下躯干疼痛综合征(Gerwin 1997)。如患者主诉伴功能丧失的弥漫性臂痛和压痛,但由于缺乏客观体征,其肩及三角肌后部至上臂深处的疼痛会被诊断为非特异性臂痛综合征(Macfarlane et al 2000)。Simons 等(1999)描述的源自冈下肌扳机点(trigger points, TrPs)的常见牵涉痛模式就有点类似该患者的临床表现,此外非特异性臂痛综合征也可能源自冈下肌扳机点。另外,患者大腿后部深处至膝和小腿后部的疼痛也极有可能被诊断为坐骨神经痛。梨状肌扳机点也能模拟出类似的症状(Simons et al 1999)。同样,坐骨神经受压症状实际上也可能源自梨状肌扳机点。

另外的临床推理挑战是,当个体的肌肉骨骼疼痛症状可能源自多个肌肉扳机点及关节、内脏牵涉痛的叠加时,建立准确诊断就更加困难了。本章介绍肌筋膜扳机点疼痛模式扩展至上、下躯干综合征的临床和神经生理学基础。

# 肌筋膜扳机点

## 扳机点定义

尽管扳机点有许多不同的定义,但普遍认为它是骨骼肌紧张带内最易受激惹的点,受压、牵伸、超负荷或收缩时均会产生疼痛,并引起远处的牵涉痛(Simons et al 1999)。就临床而言,可将扳机点分为活动扳机点和休眠扳机点。前者指局部的牵涉性痛可再现患者主诉的感觉或运动症状,且患者认为这种疼痛与先前的疼痛并无差异(Simons et al 1999);后者指局部的牵涉性痛无法再现患者熟悉的感觉和症状(Simons et al 1999)。活动扳机点和休眠扳机点的理学检查相似,不同之处在于后者无法再现任何自发症状。此外,活动扳机点较休眠扳机点的范围更大,可引起更大范围的牵涉痛且疼痛更重(Hong et al 1997;Ballyns et al 2011)。外上髁痛者若有活动扳机点,其受累手臂可再现症状(Fernández-Carnero et al 2007),但非受累侧可能会有休眠扳机点,且通常不会引发手臂局部疼痛或牵涉性痛(Fernández-Carnero et al 2008)。同理,Ge 等(2008a)发现肩痛侧冈下肌有活动扳机点的患者,其非症状侧同名肌肉也有休眠扳机点。此外,无论是受累的肌肉还是功能相关肌肉(Simons et al 1999),活动扳机点和休眠扳机点均可导致运动功能障碍,如肌肉无力、抑制、运动激惹加重、肌肉失衡和运动募集改变(Lucas et al 2004)。Lucas 等(2010)证实,休眠扳机点与运动激活模式受损有关,若能消除即可使得受损的运动激活模式正常化。数十年来,越来越多的研究者关注休眠扳机点的病因学与临床的相关性(Ge & Arendt-Nielsen 2011)。

## 肌肉扳机点所致牵涉痛特征

- 牵涉痛持续时间取决于扳机点的活跃程度,短至几秒,长达数小时、数天、数周,但有时也并不确定。
- 牵涉痛常描述为深的、发散的、灼烧样的、紧绷的或压迫性疼痛,这与神经性疼痛或浅表性(皮肤)疼痛完全不同。
- 牵涉痛可向头侧/尾侧或腹侧/背侧扩散,主要取决于扳机点。
- 牵涉痛强度和牵涉区域与扳机点活跃程度(神经系统易激惹性)呈正相关。
- 牵涉痛可伴有其他症状,如麻木、寒冷、僵硬、无

力、疲劳和运动功能障碍,"牵涉的感觉"可能是其更为恰当且准确的描述。
- 钝化活动扳机点可有效缓解牵涉痛。
- 扳机点牵涉痛模式与关节牵涉痛模式类似(Bogduk 2004)。

## 肌筋膜扳机点徒手鉴别

扳机点诊断需要足够的徒手技能、培训和临床实践以提高检查的可靠性(Gerwin et al 1997;Simons et al 1999;Sciotti et al 2001)。以下体征和症状可用于扳机点的诊断:①触诊时骨骼肌中可触摸到紧张带;②紧张带中存在最易受激惹的点;③扳机点快速触诊(或针刺)可触摸到局部抽搐反应;④刺激或触诊最易受激惹的点可引发牵涉痛(Simons et al 1999)。其他诊断体征包括肌肉无力、在缩短或延长位置上收缩痛或惊跳反应。虽然扳机点诊断可靠性的回顾性研究已有结论,但尚需在不同人群中对当前使用的临床诊断标准进行更进一步的高质量研究(Tough et al 2007;Myburgh et al 2008;Lucas et al 2009)。可靠性研究结果的影响因素包括紧张带识别不足、肌肉扳机点检查经验不足、患者或检查者定位错误、触诊技术不当以及施加于触诊点上的力量及持续时间等。据报道,某些肌肉的扳机点检查可能比其他肌肉更为可靠(Gerwin et al 1997;Sciotti et al 2001),读者也可参考其他文献的可靠性报道(Tough et al 2007;Myburgh et al 2008;Fernández-de-las-Peñas et al 2009b;Lucas et al 2009;Bron & Dommerholt 2012)。

临床上,Simons 等(1999)和 Gerwin 等(1997)曾建议扳机点诊断的最低可接受标准是骨骼肌可触摸到的紧张带中应有一个最易受激惹的点,再结合患者是否有扳机点引发的牵涉痛来判断。对经验丰富的检查者而言,这些标准的检查者信度【kappa(κ)系数】良好,在 0.84~0.88 之间(Gerwin et al 1997)。最近的研究发现,可通过磁共振和超声弹性成像技术来观察紧张带和扳机点(Chen et al 2007,2008;Sikdar et al 2008,2009),但还需进一步的研究来优化。研究表明,与正常肌肉相比,紧张带的刚度更高(Chen et al 2007)、振幅减小(Sikdar et al 2009)、收缩峰速度更高且舒张速度不佳(Sikdar et al 2010)。

## 扳机点的神经生理学基础

扳机点引发牵涉痛是中枢敏化的过程,其由外

周伤害感受活性介导,并可通过交感神经活动或改变下行抑制来促进。

## 扳机点是外周敏化的焦点吗?

肌肉疼痛取决于内源性物质(如神经肽或炎性介质)对肌肉伤害感受器的激活。疼痛模型常以不同的致痛物质来引发肌肉组织的局部疼痛及牵涉痛,包括高渗盐水(Arendt-Nielsen & Svensson 2001;Graven-Nielsen 2006)、缓激肽和5-羟色胺(Babenko et al 1999a)、辣椒素(Witting et al 2000)、P物质(Babenko et al 1999b)、谷氨酸(Svensson et al 2003a)、神经生长因子(Svensson et al 2003b)和酸性生理盐水(Sluka et al 2001)。值得注意的是,这些物质注射后报告的牵涉痛模式与扳机点手册中的描述极为相似(Simons et al 1999)。

扳机点压力敏感度低于对照点,则提示扳机点感受伤害的灵敏度增高且外周敏化。事实上,活化的扳机点及其覆盖的皮肤和皮下组织对压力和电刺激通常较潜伏的扳机点更为敏感(Vecchiet et al 1990,1994)。

微透析研究表明,与休眠扳机点或对照的非扳机点相比,肌肉活动扳机点中缓激肽、降钙素基因相关肽、P物质、肿瘤坏死因子-α、白细胞介素-1β、血清素和去甲肾上腺素的浓度显著升高(Shah et al 2005,2008)。最新的动物(兔)试验证实,β-内啡肽、P物质、肿瘤坏死因子-α(TNF-α)、环氧合酶-2(COX-2)、缺氧诱导因子-1α、诱导型一氧化氮合酶和血管内皮生长因子浓度均有所增高(Hsieh et al 2012)。

这些研究证实活动扳机点伤害感受超敏感,且扳机点即为持续外周敏化的焦点。Li等(2009)的扳机点伤害感受(痛觉过敏)和非伤害感受(异常性疼痛)超敏感性研究显示,扳机点使神经末梢对伤害感受和非伤害感受均敏感,但疼痛刺激引起的疼痛反应高于非伤害感受性刺激(Li et al 2009)。此外,Wang等(2010)发现,缺血性压迫主要阻塞较大直径的有髓神经传入纤维从而引起扳机点压痛增高并引发牵涉痛,但在非扳机点范围并不引发疼痛。所有这些研究均支持扳机点痛觉与非痛觉神经末梢敏化。

## 扳机点与中枢敏化机制

当处于敏化状态时,肌肉伤害感受器更容易被激活,并可能对正常无害的或微弱的刺激(如轻微的压力和肌肉运动)做出反应。若存在多个扳机点(空间总和)或扳机点长时间存在(时间总和),将持续阻滞感受伤害传入中枢神经系统敏化脊髓和神经索上结构(Fernández-de-las-Peñas et al 2009a)。根据敏化机制,将出现新感受野并引起牵涉痛(Mense 1994)。

最新研究表明,虽然因果关系和机制尚未明确,但扳机点临床表现(如痛觉过敏和持续的牵涉痛)与中枢敏化现象之间存在生理学联系(Fernández-de-las-Peñas & Dommerholt 2014)。一些研究证实,疼痛牵涉区域与肌肉疼痛的强度及持续时间相关(Graven-Nielsen et al 1997;Laursen et al 1997)。研究表明,肌肉牵涉痛由外周敏化机制维持。Kuan等(2007)报道扳机点脊髓连接在诱导脊髓背角神经元的神经可塑性方面较非扳机点更有效率。影像学研究表明,活动扳机点的痛觉过敏部分在大脑各区处理前即已经脊髓处理;且在初级和次级躯体感觉皮质、顶叶下部、岛叶中部和边缘系统中均可观察到躯体感觉活动增强(Niddam et al 2007,2008;Niddam,2009)。

一些临床研究表明,扳机点相关致敏机制在适当干预下可能是可逆的(Mellick & Mellick 2003;Hsieh et al 2007)。例如,干针可使原发性扳机点钝化并抑制牵涉痛区域内的卫星扳机点(Hsieh et al 2007)。颈部肌肉扳机点注射可迅速缓解头皮或面部的触痛,并可减轻恶心、畏光和偏头痛等相关症状(Carlson et al 1993;Mellick & Mellick 2003)。在偏头痛(Giamberardino et al 2007)、纤维肌痛(Affaitati et al 2011)和颈扭伤(Freeman et al 2009)患者中,麻醉注射活动扳机点可显著降低机械性痛觉过敏、异常性疼痛和牵涉痛。可见,中枢敏化程度可影响患者对扳机点治疗的反应。总之,临床上中枢敏化程度较低的患者通常需要的治疗较少。下行抑制系统改变、交感神经活动和神经病理性激活等多种因素均会影响敏化程度,并大大增加了肌筋膜疼痛综合征可逆的可能性。

## 扳机点和交感神经系统

人们对肌肉扳机点与交感神经系统间的关联越发感兴趣。兔子(Chen et al 1998b)和人体(McNulty et al 1994;Chung et al 2004)研究证据显示,交感神经对调节扳机点自发电活动有贡献。研究显示,交感神经传出放电增加提高肌肉扳机点的自发电活动频率和幅度,交感神经阻滞降低自发电活动的频率和幅度。Ge 等（2006）发现交感神经过度活跃时扳机点疼痛程度和触痛增加，提示交感神经参与了牵涉痛产生机制。随后的研究发现，与对照的非扳机点相比，休眠肌肉扳机点疼痛刺激皮肤血流反应减弱，表明休眠扳机点交感神经血管收缩活动增加（Zhang et al 2009）。

　　肌肉牵涉痛涉及外周和中枢敏化机制（更完整的综述，参见 Arendt-Nielsen et al 2000），交感神经介导涉及周围神经、脊髓和脊髓上的交感神经结构。但交感神经系统和中枢神经系统之间，以及扳机点中交感神经-感觉和交感神经-运动耦合之间的相互作用仍然未知（参见 Arendt-Nielsen & Ge 2009 的综述）。Gerwin 等（2004）提出，终板上 α-和 β-肾上腺素能受体为自主相互作用提供了可能（Maekawa et al 2002）。刺激 α-和 β-肾上腺素能受体可刺激啮齿动物膈神经释放 ACh（乙酰胆碱）（Bowman et al 1988）。

## 扳机点：综合假说

　　详细解释扳机点发病机制的各种假说就有点超出本章范围了，但可以简单回顾下当前的研究情况。扳机点可因多种因素（如肌肉的反复超量使用、急性或持续性超负荷、心理压力或其他关键肌筋膜扳机点）激活。扳机点发病机制尤其关注受伤或超负荷的肌纤维（Chen et al 2000；Gerwin et al 2004；Itoh et al 2004；Treaster et al 2006）。一些作者推测，肌肉创伤、反复低强度肌肉超负荷或强烈的离心收缩均有可能导致恶性循环。肌质网或细胞膜的损伤可导致钙浓度增加，肌动蛋白和肌球蛋白激活，三磷酸腺苷（ATP）相对短缺以及钙泵受损（Simons et al 1999；Gerwin et al 2004）。

　　基于此，Simons 和 Travell 于 1981 年提出了所谓的"能源危机假说"，并在随后的研究中不断完善，最终形成了综合假说（Simons 2004）。该假说认为肌肉持续收缩加强了运动终板连接膜的异常去极化，由敏化机制维持的感觉和自主神经再生弧相关的局部缺氧导致了能源危机（McPartland & Simons 2006）。不过，现在认为并非始于肌质网受损，而是更倾向于原先支持较少的生物力学解释。缺氧导致肌肉组织 pH 值下降，从而激活了酸敏感离子通道和瞬时受体电位微粒子受体，进而导致了多种致敏化学物质的逆向释放（Dommerholt 2011）。Qerama 等（2004）发现，与肌肉的安静区域相比，当有害刺激作用于运动终板区域时，疼痛强度和疼痛特征与肌肉扳机点相似。此外，人类和动物研究发现终板噪声和终板棘波（来自功能失调运动终板区域的 EMG 信号）与肌肉扳机点显著相关（Chen et al 1998a；Hong & Yu 1998；Couppé et al 2001；Simons 2001；Kuan et al 2002；Macgregor et al 2006；Chang et al 2008）。这些研究结果均支持扳机点关联功能失调的运动终板理论（Simons et al 2002）。尽管有证据支持综合假说作为扳机点的病因病机，但该假说仍有缺陷，需要在今后的研究中加以解决，以进一步巩固其理论基础。随着新研究的发表，扳机点的形成假说变得越来越复杂（Gerwin 2005；Dommerholt et al 2006；McPartland & Simons 2006；Bron & Dommerholt 2012）。此外，虽然目前的证据支持功能障碍的运动终板与扳机点显著相关，但有证据表明肌梭也有可能参与了这一复杂过程（Ge et al 2009）。

## 上躯干疼痛综合征扳机点研究

　　临床病史，主被动运动模式检查，疼痛范围与症状性质，以及牵涉痛模式均可辅助临床医生确定哪些肌肉可能与上躯干疼痛综合征有临床相关性。目前尚无可以证实扳机点存在的实验室检查或成像试验，不过新的成像技术还是很有希望的（Sikdar et al 2009）。

　　扳机点触诊始于垂直于肌纤维方向触诊骨骼肌内紧张带。可嘱患者收缩肌肉以便定位纤维。根据患者的临床表现，将肌肉置于放松或稍稍预拉伸的位置来触诊。定位紧张带后，带内超敏感点即可确认为扳机点。检查者以手指轻扫紧张带引发局部抽搐反应（LTR）的，即为紧张带突发不自主收缩。LTR 和牵涉痛大大提高了扳机点诊断的确定性。虽然多数教科书都会以某种标准标记用于教学，但临床医生应警惕先行预设扳机点位置和牵涉痛模式。

　　扳机点触诊包括：①压迫平触，治疗师以手指或拇指施加压力直抵肌肉至骨组织（图 59.1）；②捏夹触诊，以指尖揉捏肌肉（图 59.2）。下一节中，我们将描述引起上躯干疼痛综合征的最常涉及肌肉。

### 颈肩部肌肉

　　颈肩部肌肉（即上斜方肌、胸锁乳突肌、肩胛提肌、菱形肌、上后锯肌、头夹肌和颈夹肌）扳机点相关牵涉痛均可导致臂痛综合征（Skubick et al 1993；Simons et al 1999）。例如，Fernández-de-las-Peñas 等

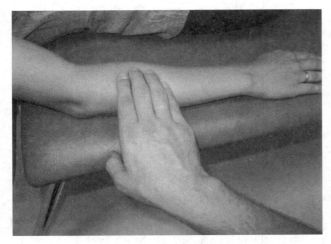

图59.1　腕伸肌肌内紧张带的压迫平触

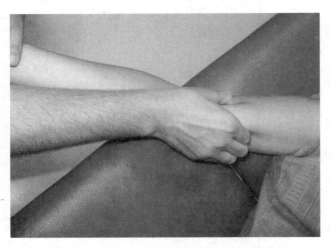

图59.2　肱二头肌肌内紧张带的捏夹触诊

（2007a）证实，上斜方肌、胸锁乳突肌、枕下肌和肩胛提肌扳机点所致牵涉痛就再现了特发性颈痛患者的疼痛模式。这些肌肉的牵涉痛常扩散至头颈部，如慢性上斜肌紧张性头痛（Fernández-de-las-Peñas et al 2007b）或胸锁乳突肌紧张性头痛（Fernández-de-las-Peñas et al 2006）。肩胛提肌和菱形肌扳机点疼痛可牵涉至颈部，并沿肩胛骨椎骨缘和肩后部扩散（Simons 等 1999）。读者请参阅其他文献研究，这些颈肩部肌肉的扳机点也可将疼痛牵涉至头颈部（Simons et al 1999；Gerwin 2005；Fernández-de-las-Peñas et al 2009c）。

## 斜角肌

　　扳机点可位于前斜角肌、中斜角肌或后斜角肌之中。牵涉痛向前至胸部（胸区以上）、肩前区、上肢外侧（桡侧）直至拇指和示指，向后至肩胛内侧缘和肩胛间区域（图 59.3）。Spanos（2005）认为斜

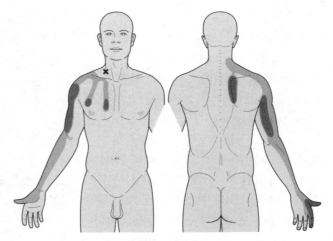

图59.3　斜角肌肌筋膜扳机点引发的牵涉痛

角肌扳机点是肩胛间背痛最容易被忽视的原因之一。机械性颈痛（Muñoz-Muñoz et al 2012）、颈扭伤痛（Fernández-Pérez et al 2012）、非特异性臂痛（Fernández-de-las-Peñas et al 2012）、乳腺癌（Fernández-Lao et al 2010）和纤维肌痛（Alonso Blanco et al 2011）患者斜角肌内均发现有活动扳机点。此外，臂丛神经解剖上位于前斜角肌和中斜角肌之间，因此任一斜角肌扳机点均可导致外周神经卡压（Chen et al 1998a），从而引发不同的臂痛综合征，如腕管综合征（Simons et al 1999）和胸廓出口综合征（Ferguson & Gerwin 2005）。此外，这些肌肉因扳机点紧张带所致短缩也可能与第一肋骨向上的功能障碍相关（Ferguson & Gerwin 2005）。斜角肌扳机点似乎对上躯干疼痛综合征的神经和关节组织都有影响。

## 胸小肌

　　胸小肌将喙突向前和向下拉，使肩部位置延长（Ferguson & Gerwin 2005）。胸小肌内扳机点将疼痛牵涉至胸前部、肩前部（喙突），并常可达臂部及前臂尺侧（图 59.4）。Lawson 等（2011）证实，胸小肌肉活动扳机点可模拟心绞痛症状。另外，臂丛神经解剖学上位于胸小肌之下，因此胸小肌张力增高会卡压臂丛下干（$C_8 \sim T_1$ 神经干），导致尺神经根型颈椎病（Simons 1991；Vemuri et al 2013）。Langley（1997）建议，有臂丛神经刺激症状和其他压迫性神经病变症状的患者应检查胸小肌内是否存在扳机点。Hong 和 Simons（1993）证实，慢性颈扭伤患者胸小肌中有活动扳机点者可再现臂痛症状。

## 冈上肌

　　冈上肌有助于手臂运动时外展手臂与稳定肱骨

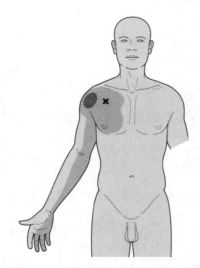

图 59.4　胸小肌肌筋膜扳机点引发的牵涉痛

头。稳定性可防止肱骨头向上平移，并通过施加压力将凸的肱骨头压入凹的关节窝来实现。冈上肌内扳机点引发的牵涉痛深痛感觉在肩及肩周，特别是三角肌中部范围的深痛。但三角肌中部以上的深痛也可能被误认为是三角肌下滑囊炎（Simons et al 1999）。牵涉痛也可扩散至上臂和前臂，有时延伸至外侧髁（图 59.5）。

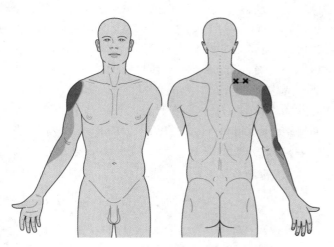

图 59.5　冈上肌肌筋膜扳机点引发的牵涉痛

肩关节撞击（Hidalgo-Lozano et al 2010）、肩痛（Bron et al 2011）和非特异性臂痛（Fernández-de-las-Peñas et al 2012）患者冈上肌中可发现活动扳机点。Jacobson 等（1989）报道过肩关节的反复损伤是冈上肌扳机点的可能促发因素。Chaitow 和 Delany（2008）认为冈上肌扳机点可致肌肉失衡或功能障碍，诱发手臂抬高时肱骨头稳定异常。这种情况可导致冈上肌腱与肩峰的受压（Chaitow & Delany 2008）。根据经验，冈上肌扳机点可致肩峰下疼痛综

合征患者肌肉失衡。

Srbely 等（2008）报道，冈下肌扳机点的治疗可降低冈上肌扳机点的敏感性，这可能是两块肌肉均受肩胛上神经（$C_5$ 神经根）支配的缘故。该研究认同肩胛带肌均可引发肩、臂疼痛症状。

## 冈下肌

冈下肌有助于手臂运动时外旋手臂与稳定肱骨头。Simons 等（1999）认为冈下肌内扳机点可能是肩痛和臂痛最容易被忽略的原因之一。Lucas 等（2004）的研究认为，尽管肌群的激活模式并不一致，但冈下肌休眠扳机点诱发了肌肉的早期激活。

肩前区关节深处疼痛为冈下肌牵涉痛，向下至手臂前外侧（桡侧）、前臂及手指（图 59.6）。冈下肌扳机点可致肩内旋受限（Simons et al 1999）。Bron 等（2007）发现，冈下肌扳机点较肱二头肌或三角肌有更好的检查者间信度（成对一致性 69%～80%）。

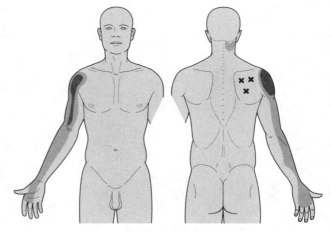

图 59.6　冈下肌肌筋膜扳机点引发的牵涉痛

Qerama 等（2009）证实，症状类似腕管综合征，表现为冈下肌活动扳机点的感觉异常、牵涉痛扩散至手臂与手指的患者中 49% 正中神经电生理检查正常。研究中腕管综合征电生理体征患者轻者与中重度者相比，症状侧手臂冈下肌扳机点发生率明显更高（33% vs 20%）。

Ge 等（2008a）在肩臂疼痛患者的疼痛侧发现冈下肌不止一个活动扳机点，多数扳机点位于肌腹中长纤维区域。撞击肩（Hidalgo-Lozano et al 2010）、肩痛（Bron et al 2011）和非特异性臂痛（Fernández-de-las-Peñas et al 2012）患者中也发现有冈下肌活动扳机点。Ohmori 等（2013）报道，微创肌肉非损伤性开胸术后冈上肌和冈下肌扳机点可致同侧上肢抬高

肩痛。

Hong（1994）提出，冈下肌扳机点可认为是最初的（关键）的三角肌扳机点。Hsieh 等（2007）证实，治疗冈下肌扳机点可使三角肌前部的扳机点钝化并实现完全的功能恢复，其他作者也通过肌电图观察到冈下肌扳机点可抑制三角肌前部功能。冈下肌扳机点是上躯干疼痛综合征患者，尤其是肩胛带疼痛者需要考虑的最重要的扳机点。

## 小圆肌与大圆肌

小圆肌扳机点可引起三角肌后部牵涉痛，类似肩关节后部"疼痛性滑囊炎"（Escobar & Ballesteros 1988）（图 59.7A）。大圆肌扳机点牵涉痛可扩散至三角肌后部和肩关节，偶尔也会扩散至前臂背侧（图 59.7B）。在非特异性肩痛患者中发现有小圆肌和大圆肌活动扳机点（Bron et al 2011）。

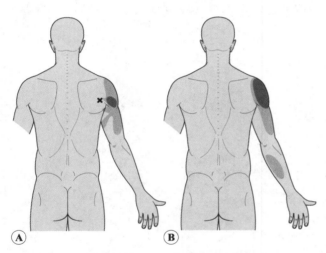

图 59.7　小圆肌Ⓐ和大圆肌Ⓑ肌筋膜扳机点引发的牵涉痛

## 肩胛下肌

肩胛下肌扳机点在静息和运动过程中均可引发剧痛。牵涉痛扩散至肩关节后部和肩胛骨，延伸至手臂后部和腕关节掌侧面（图 59.8）。肩胛下肌肌腱通常止于肱骨小结节，但也可能止于肩关节前部（Cash et al 2009）。此外，肩胛下肌在肩关节上的下切力并不稳定（Ackland & Pandy 2009）。因此，肩胛下肌缩短可能与肩关节回缩的病理有关，例如"冻结肩"（Simons et al 1999；Ferguson & Gerwin 2005）。Jankovic 和 Van Zundert（2006）报道了 5 例冻结肩综合征患者在肩胛下肌扳机点注射治疗后疼痛缓解。作为多数肩关节稳定肌的拮抗肌，肩胛下肌是肩关

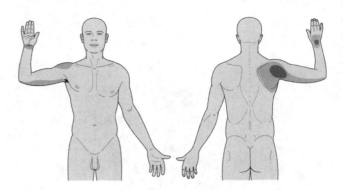

图 59.8　肩胛下肌肌筋膜扳机点引发的牵涉痛

节功能障碍和疼痛综合征中最常见的肌肉之一，其功能障碍助长了其他肌肉组织中扳机点的发展。事实上，已发现高水平游泳运动员的肩痛与肩胛下肌扳机点有关（Hidalgo-Lozano et al 2013）。因此，肩胛下肌扳机点检查中不应忽视，但同时也需要良好的徒手技能。

## 胸大肌

临床上认为胸大肌的缩短与上交叉综合征有关（Janda 1996）。胸大肌扳机点牵涉痛牵涉至胸前部及手臂尺侧（图 59.9）。不同人群胸大肌活动扳机点研究发现，蓝领、白领（Fernández-de-las-Peñas et al 2012）及有纤维肌痛的女性（Alonso-Blanco et al 2011）均可诱发非特异性臂痛。左胸大肌牵涉痛可拟似心绞痛（Simons et al 1999）。此外，心绞痛也可能是胸大肌活动扳机点的促发因子。事实上，已知心绞痛或疑似心绞痛个体的胸大肌常发生疼痛和压痛（Kumarathurai et al 2008）。Rinzler 和 Travell（1948）报道，无心脏病史或心脏疾病证据的冠脉功

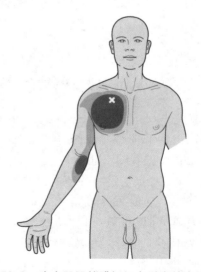

图 59.9　胸大肌肌筋膜扳机点引发的牵涉痛

能不全疼痛患者通常有胸大肌活动扳机点。一些研究发现,乳房切除术后的疼痛也与胸大肌、背阔肌及前锯肌活动扳机点有关(Fernández-Lao et al 2010;Torres Lacomba et al 2010)。心动过速患者中也有右胸大肌活动扳机点的报道(Simons et al 1999)。

## 三角肌

三角肌通常可在其任一肌腹(前部、中部或后部)中形成扳机点。三角肌中束和前束可显著提高肱骨头向上的剪切力(Ackland & Pandy 2009),因此三角肌扳机点可致肩部肌肉失衡(Simons et al 1999)。Ibarra 等(2011)发现三角肌后束休眠扳机点使手臂上抬的拮抗肌相互抑制作用下降。三角肌扳机点可致运动后肌肉放松延迟并不全、精细运动控制紊乱和肩带复合体运动激活失衡。三角肌扳机点通常将烧灼样及深部疼痛牵涉至肌肉所在区域:①三角肌前束扳机点牵涉痛可至前束和中束区域(图 59.10A);②三角肌中束牵涉痛可至中束和后束区域(图 59.10B);③三角肌后束扳机点牵涉痛可至后束区域(图 59.10C)。Hsueh 等(1998)报道,$C_5 \sim C_6$ 椎间盘病变与三角肌活动扳机点有关,提示应评估与支配受累肌肉颈段神经的临床相关性。

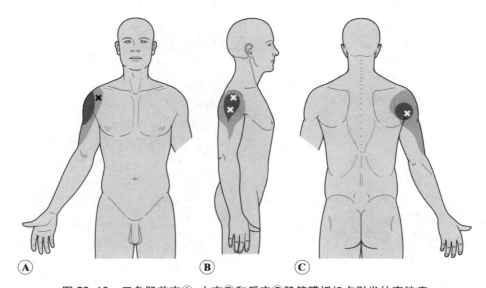

图 59.10  三角肌前束Ⓐ、中束Ⓑ和后束Ⓒ肌筋膜扳机点引发的牵涉痛

## 肱二头肌

肱二头肌扳机点引起的牵涉痛可由肱二头肌扩散至肩前部。肱二头肌腱部牵涉痛可能会误诊为肱二头肌肌腱炎(Simons et al 1999),牵涉痛也可向下延伸至肘前部(图 59.11)。值得注意的是,正中神经解剖学上位于肱二头肌肌腹内侧(Maeda et al 2009)。因此,肱二头肌上扳机点紧张带或异常肌带(Paraskevas et al 2008)引起的张力可致正中神经张力增高。

## 肱三头肌

由于桡神经深入肱三头肌外侧头部(Rezzouk et al 2002),故肱三头肌扳机点可致桡神经受压(Simons et al 1999)。扳机点可位于肱三头肌的任一束:①长头内扳机点疼痛牵涉向上指向肩关节后部,偶有向上斜方肌区域延伸,有的向下延伸至前臂背

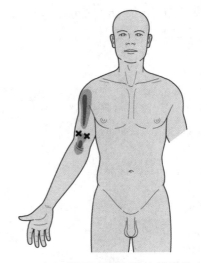

图 59.11  肱二头肌肌筋膜扳机点引发的牵涉痛

侧,但会越过肘部(图 59.12A,右臂);②外侧头内扳机点疼痛牵涉至臂后部,有的牵涉至前臂背侧或第四指和第五指(图 59.12B,右臂);③内侧头内扳机

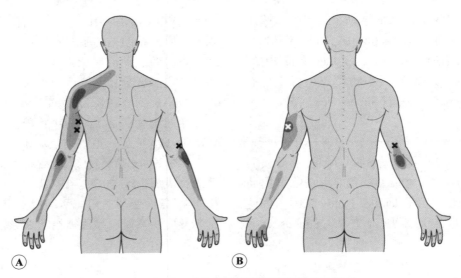

图 59.12    肱三头肌肌筋膜扳机点引发的牵涉痛

点疼痛牵涉至肱骨外上髁和鹰嘴突（图 59.12B，左臂）。Janssens（1991）一项针对狗的研究发现，肱三头肌扳机点的治疗对恢复正常行走及奔跑十分关键。

## 肱桡肌

肱桡肌为前臂中立位屈肘肌，可引发前臂或腕的症状（Simons et al 1999）。最近的个案报告表明，桡神经会受压于肱桡肌肱部起始处（Cherchel et al 2013）。肱桡肌扳机点牵涉痛可扩散至肱骨外上髁、前臂桡侧、腕与拇指的基底部，拇指与示指间的虎口处（图 59.13）。肱桡肌扳机点引起的牵涉痛可类似狭窄性腱鞘炎症状（de Quervain's syndrome）。一些研究发现，肱桡肌较其他肘部肌肉更易激惹，在儿童

（Han et al 2012）和成人（Kao et al 2007）中都可能有休眠扳机点。

Fernández-Carnero 等（2007）发现单侧肱骨外上髁痛患者 50% 有肱桡肌肉活动扳机点，也支持了扳机点在这种疼痛中的作用。此外，肱桡肌缩短也可致桡神经受压（Mekhail et al 1999）。

## 旋后肌

旋后肌对于正常的肘关节功能而言非常重要。众所周知，桡神经经过旋后肌的纤维弓（称为旋后肌腱弓），这也是桡神经受卡压的主要位置（Tatar et al 2009；Tubbs et al 2013）。因此，旋后肌扳机点紧张带导致的张力会阻滞桡神经，尤其是其运动支（骨间后支）（Simons et al 1999；Schneider 2005）。旋后肌内扳机点牵涉痛可至肱骨外上髁、肘部外侧，有时疼痛也会外溢至拇指背侧虎口处（图 59.14）。

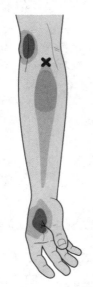

图 59.13    肱桡肌肌筋膜扳机点引发的牵涉痛

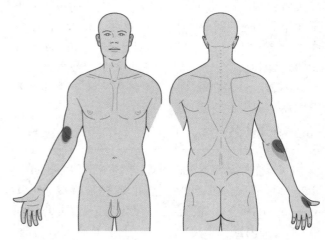

图 59.14    旋后肌肌筋膜扳机点引发的牵涉痛

Simons 等（1999）认为，旋后肌扳机点可拟似外上髁痛患者的症状。Slater 等（2003）证实，旋后肌内注射高渗盐水可拟似外上髁痛患者的感觉和运动表现。随后，Slater 等（2005）也发现，外上髁痛患者旋后肌内注射高渗盐水会加重牵涉痛部位的疼痛及运动障碍。

## 腕/手伸肌

腕伸肌位于前臂桡侧，具有复杂的收缩-拮抗功能，反复劳损和超负荷之下都非常容易受伤。如桡侧腕长伸肌可产生伸腕和桡偏，尺侧腕伸肌可产生伸腕和尺偏（Livingston et al 2001）。Chen 等（2000）发现，钢琴学生弹奏 20 分钟后腕伸肌休眠扳机点压力阈值显著下降。休眠扳机点转变为活动扳机点并致运动功能下降。腕伸肌由桡神经深支（骨间后神经）支配，而桡神经可于桡侧腕短伸肌上外侧处受压（Clavert et al 2009；Cho et al 2013）。

通常，腕伸肌扳机点引起的牵涉痛模式可向上延伸至外上髁并沿肌腹向下延伸至腕/手处的肌肉止点：①桡侧腕长伸肌扳机点疼痛牵涉至外上髁和拇旁手背处（图 59.15A）；②桡侧腕短伸肌扳机点疼痛牵涉至手与腕部的径向和后方（图 59.15B）；③指总伸肌扳机点疼痛牵涉向下至前臂，至肌肉激活的同一指（图 59.15C）；④尺侧腕伸肌扳机点牵涉痛可至腕背部的尺侧缘（图 59.15D）。

Fernández-Carnero 等（2007）发现，这些肌肉活动扳机点（65% 桡侧腕短伸肌、55% 桡侧腕长伸肌和25% 指总伸肌）可再现肱骨外上髁痛患者经历的疼痛模式。有意思的是，单侧肘部疼痛个体的无症状侧同名肌肉中可有休眠扳机点（Fernández-Carnero et al 2008）。值得注意的是，桡侧腕短伸肌是肱骨外上髁痛患者活动扳机点影响最大的肌肉，似乎与肘关节痛的肌腱改变最相关（Ljung et al 1999）。因此，对肱骨外上髁痛患者临床医生应检查腕伸肌。

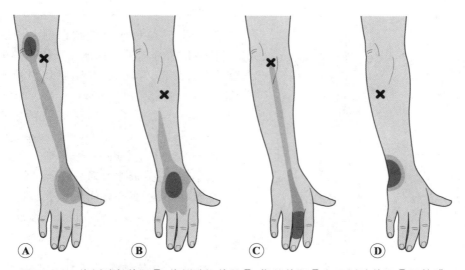

图 59.15　桡侧腕长伸肌Ⓐ、桡侧腕短伸肌Ⓑ、指总伸肌Ⓒ和尺侧腕伸肌Ⓓ肌筋膜扳机点引发的牵涉痛

## 旋前圆肌

旋前圆肌是前臂的主要旋前肌。正中神经从旋前圆肌的两个头之间经过，从而成了神经共同卡压区（Bilecenoglu et al 2005；Demirci et al 2007）。正中神经受压于旋前圆肌称为旋前圆肌综合征（Lee & LaStayo 2004）。扳机点紧张带所致肌张力可能与正中神经受压的相关症状有关（Simons et al 1999）。旋前圆肌扳机点疼痛牵涉向下至前臂和腕掌桡侧区域（图 59.16）。Hains 等（2010）发现旋前圆肌扳机点处加压可有效减轻腕管综合征患者的症状。

## 腕/手屈肌

腕屈肌的肌肉组织与腕伸肌有着相似的复杂的收缩-拮抗功能。如桡侧腕屈肌可产生屈腕和桡偏，尺侧腕屈肌可产生屈腕和尺偏。通常，腕屈肌扳机点所致牵涉痛模式沿肌腹向下至其于腕部的止点：①桡侧腕屈肌扳机点疼痛可牵涉至腕的掌侧（图59.17A）；②掌长肌扳机点疼痛牵涉为手掌侧浅表针刺样疼痛（图 59.17B），当然并非所有受试者都有掌长肌；③尺侧腕屈肌扳机点疼痛可牵涉至手腕掌侧的尺侧缘（图 59.17C）。此外，指浅屈肌和指深屈

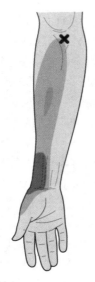

图 59.16　旋前圆肌肌筋膜扳机点引发的牵涉痛

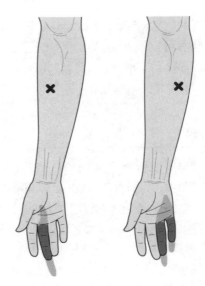

图 59.18　指浅屈肌和指深屈肌肌筋膜
扳机点引发的牵涉痛

## 上躯干的其他肌肉

　　此外,临床医生应意识到大量的肌肉扳机点及其特定牵涉痛模式构成了上躯干疼痛综合征。如肱肌、喙肱肌、背阔肌、前锯肌和锁骨下肌也可将疼痛牵涉至手臂或前臂(Simons et al 1999)。有几项研究描述了源自其他肌肉如旋前方肌(Hwang et al 2005a)或拇长展肌(Hwang et al 2005b)等的疼痛,这些都收录在 Simons 等(1999)的综合著作中。本章中,我们并未涉及拇长屈肌、拇收肌、拇展肌、拇对掌肌、拇指屈肌或骨间肌等手部肌肉,但这些肌肉也可能会涉及手痛综合征(Simons et al 1999)。

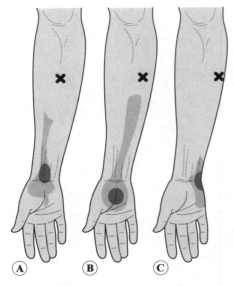

图 59.17　桡侧腕屈肌Ⓐ、掌长肌Ⓑ、尺侧腕屈肌Ⓒ肌筋膜扳机点引发的牵涉痛

肌牵涉痛常难以区分(Simons et al 1999),因为这些肌肉扳机点可将疼痛牵涉至激活的同一指(图59.18)。例如,中指屈肌纤维中的扳机点疼痛可牵涉至中指全长,类似指总伸肌。

　　腕屈肌由正中神经和尺神经支配。由于其解剖学关系,正中神经可能会卡于指深屈肌和指浅屈肌之间,尺神经可能卡于尺侧腕屈肌和指深屈肌之间(Chaitow & Delany 2008;Pappas et al 2010)。尺神经或正中神经区域有疼痛症状的患者,如腕管综合征或尺神经病变的患者,临床医生应予检查并治疗肌肉组织扳机点(Ferguson & Gerwin 2005)。

## 下躯干疼痛综合征扳机点研究

　　下躯干疼痛综合征,尤其是腰痛患者扳机点的临床检查可能较为复杂。牵涉痛模式交叠,且许多肌肉位于深层,所以紧张带触诊和局部抽搐反应的诱发更为困难。虽然许多教科书都采用图谱教学,但临床医生应注意避免过度依赖扳机点位置和牵涉痛模式模型。本节将描述下躯干疼痛综合征最常涉及的肌肉。

### 腰方肌

　　腰方肌是第 12 肋和膈以下结构的主要稳定肌。腰方肌有辅助吸气的作用,但主要与脊柱运动有关:一侧收缩,控制对侧侧弯(离心收缩),也可使脊柱同侧弯曲（骨盆固定）；双侧收缩，辅助脊柱伸展。疼痛可牵涉至髂嵴、大转子、大腿外侧、腹部下部、骶髂关节、下臀（图 59.19），有时可牵涉至腹股沟、阴唇或睾丸。

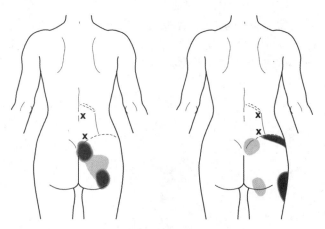

图 59.19　腰方肌肌筋膜扳机点引发的牵涉痛

一些研究证明，腰痛患者腰方肌中存在活动扳机点。Teixera 等（2011）发现，椎板切除术后疼痛综合征的患者群体中，85.7% 患者的腰方肌和臀中肌内存在活动扳机点。Chen 和 Nizar（2011）发现，慢性背痛患者 63.5% 梨状肌和腰背肌中有扳机点，这些患者干针治疗（dry-needling）的效果很好。最近，有研究支持扳机点在非特异性腰痛中的作用，疼痛程度较高和睡眠质量较差与腰方肌、髂腰肌和臀中肌的扳机点有关（Iglesias-Gonzalez et al 2013）。腰方肌中的活动扳机点可能与退变性椎间盘病患者的肌肉萎缩相关（Ploumis et al 2011），或与腰痛患者中的运动控制策略改变相关（Park et al 2013）。

## 腰大肌

腰大肌是腰椎的主要稳定肌之一（Penning 2000）。腰大肌扳机点疼痛可牵涉至腹股沟、大腿上部和腰椎（图 59.20）。腰大肌极其重要，与一些泌尿生殖器结构和腰丛神经有解剖学上的关联（Stepnik et al 2006；Petchprapa et al 2010）。腰大肌卡压股神经可致股四头肌瘫痪（Lefevre et al 2015）。同样，股外侧皮神经从腰大肌外侧缘发出，经髂肌后从骨盆内侧至腹股沟韧带下的髂前上棘处穿出，所以该处特别容易受伤（Craig 2013）。故腰大肌紧张带可致腰丛神经受压。Cummings（2003）描述了髂腰肌扳机点再现膝关节疼痛症状的情况。

腰痛患者功能性任务期间腰大肌激活增加（Arbanas et al 2013）且腰水平肌肉变小（Lee et al 2011）。

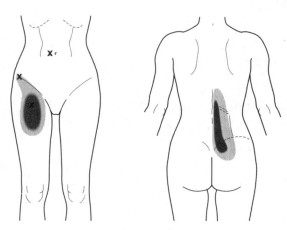

图 59.20　髂腰肌肌筋膜扳机点引发的牵涉痛

腰大肌扳机点也可能与腰痛患者的肌肉活动变化有关。腰大肌扳机点鉴别的一大难题是难以准确触诊，扳机点识别可靠性较低（Hsieh et al 2000）。

## 梨状肌

梨状肌是骶骨和股骨间的主要稳定肌。坐骨神经解剖上位于梨状肌深处，但也有变异的，神经可经肌肉上方或穿过肌肉（Natsis et al 2014）。牵涉痛沿坐骨神经的走行扩散，包括骶髂区和大腿的近 2/3 区域（图 59.21）。由于坐骨神经和梨状肌间的解剖位置关系，梨状肌扳机点可能与神经卡压相关，通常称为梨状肌综合征。梨状肌综合征仍然是一个有争议的坐骨神经痛诊断（Jankovic et al 2013）。非特异性腰痛（Iglesias-González et al 2013）和纤维肌痛综合征（Alonso-Blanco et al 2011）患者中均发现有梨状肌内的活动扳机点。

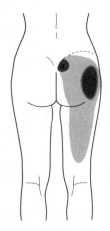

图 59.21　梨状肌肌筋膜扳机点引发的牵涉痛

## 臀中肌

臀中肌是骨盆的主要髋外展肌和侧向稳定肌。

肌力不足可致特伦德伦堡试验（Trendelenburg test）阳性。Burnet 和 Pidcoe（2009）观察到，跑步过程中臀中肌等长力矩较低是预测骨盆额状面下降不良的指标。臀中肌内扳机点疼痛主要牵涉骶髂关节、臀肌和腰骶部（图 59.22）。由于无法将与臀小肌交叠区域的牵涉痛模式相分离，因此臀中肌扳机点可牵涉至髂胫束、大腿后部和小腿后部。

非特异性腰痛（Iglesias-González et al 2013）、腰椎间盘突出症（Samuel et al 2007）和纤维肌痛综合征（Ge et al 2011）患者臀中肌中均发现有活动扳机点。Samuel 等（2007）发现臀中肌肌肉活动扳机点与 $L_5 \sim S_1$ 椎间盘的脱出有关。臀中肌扳机点可能与神经支配相关节段的椎间盘脱出有着固有的关联。此外，最近的一项研究发现，髌股疼痛综合征患者的双侧臀中肌中均有扳机点（Roach et al 2013）。Rainey（2013）报道了臀中肌和臀大肌的扳机点治疗对一例慢性腰痛患者有效。

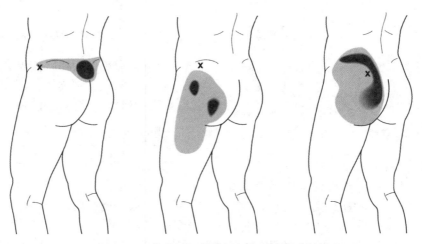

图 59.22　臀中肌肌筋膜扳机点引发的牵涉痛

## 臀小肌

臀小肌位于臀中肌深处，其肌腱和大转子间有黏液囊（Flack et al 2012）。臀小肌辅助臀中肌外展髋关节，是髋关节的横向稳定肌，通过阔筋膜张肌支撑单腿站立（Bewyer & Bewyer 2003）。臀小肌扳机点牵涉痛可由臀小肌牵涉至髂胫束、臀区、大腿后部和小腿后部（图 59.23）。由臀小肌肌筋膜扳机点引发的牵涉痛无法分离。

## 股四头肌

股四头肌由四个头组成：股直肌、股内侧肌、股外侧肌和股中间肌。肌肉通过增厚的股四头肌肌腱移行髌骨底部。髌腱是股四头肌主腱的延续，连接肌肉与胫骨粗隆。

股四头肌主要功能为伸展膝关节。股直肌也可辅助髋关节屈曲，而股外侧肌和股内侧肌则在维持髌骨运动轨迹中起着重要作用。股四头肌扳机点所致牵涉痛可扩散至大腿前部与膝（股直肌，图 59.24A），从髂嵴至大腿外侧（股外侧肌）、小腿中段，以及大腿前内侧至膝内侧（股内侧肌，图 59.24B）。这些肌

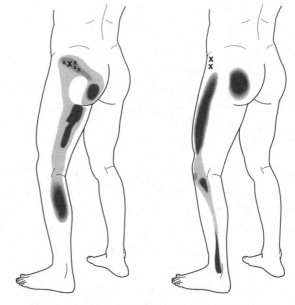

图 59.23　臀小肌肌筋膜扳机点引发的牵涉痛

肉中的任一活动扳机点均可致运动障碍和膝关节区域疼痛。Henry 等（2012）报道，等待膝关节置换术的膝关节骨性关节炎患者股内侧肌和腓肠肌中有扳机点。此外，Huang 等（2013）的动物模型证实，股内

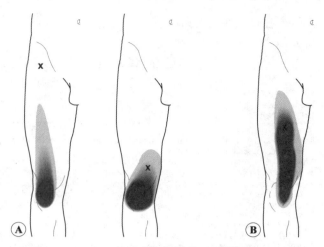

图 59.24 股直肌Ⓐ和股内侧肌Ⓑ肌筋膜扳机点引发的牵涉痛

侧肌活动扳机点可因反复钝性损伤所致。此外，这些肌肉中的活动扳机点可于膝关节术后出现（如前交叉韧带修复术或半月板切除术后的关节镜检查）。

## 大腿内收肌群

大腿内收肌群包括耻骨肌、股薄肌、长收肌、短收肌和大收肌，主要功能为内收、内旋大腿及髋关节伸展时的屈曲。扳机点可位于大腿内收肌群中任一肌肉的肌腹。牵涉痛从股三角延伸至膝（长收肌和短收肌，图 59.25A），从盆底和生殖器牵涉至大腿内侧（大收肌，图 59.25B），并沿大腿内侧线形分布（股薄肌，图 59.25C）。内收肌群扳机点也可将疼痛牵涉至骨盆内区域（Longbottom 2009）。Kim 等（2013）证实，髋屈肌、内收肌和下腹部肌肉扳机点注射治疗慢性前列腺炎、慢性盆腔痛综合征患者的腹

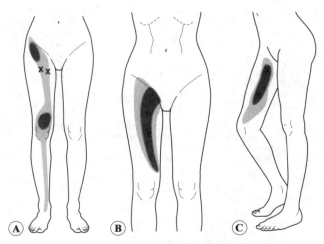

图 59.25 长短收肌Ⓐ、大收肌Ⓑ和股薄肌Ⓒ肌筋膜扳机点引发的牵涉痛

股沟痛效果极好。最后，由于闭孔神经的若干运动和感觉分支并收于内收肌群中，该神经入大腿内收肌管时可能会受压（Craig 2013）。

## 腓肠肌与比目鱼肌

腓肠肌和比目鱼肌移行至跟腱，跟腱附着于跟骨后表面。其主要功能为跖屈及稳定膝（腓肠肌）、踝关节。多数腓肠肌扳机点可牵涉至腿部局部的深处（图 59.26）。腓肠肌内侧头肌腹扳机点多牵涉向足弓，也有牵涉至大腿后下部、膝后及腿与踝的后内侧。比目鱼肌牵涉向跟腱远端、足跟后部和足底。患者接受全膝关节置换术前（Mayoral et al 2013）、置换术后（Henry et al 2012）和膝关节镜检查之后（Rodriguez et al 2005），腓肠肌近端扳机点可引发膝后疼痛。这些扳机点也可导致小腿疼痛（Grieve et al 2013）。事实上，腓肠肌扳机点似乎是肌肉痉挛的重要因素（Ge et al 2008b）。在一小型临床试验中，Prateepavanich 等（1999）证实，与口服奎宁相比，腓肠肌扳机点注射治疗腓肠肌痉挛/小腿抽筋长远的效果更佳。

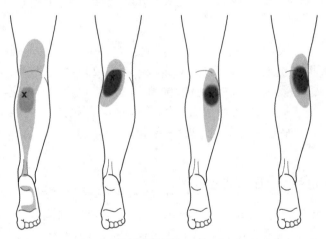

图 59.26 腓肠肌肌筋膜扳机点引发的牵涉痛

常被诊断为足底筋膜炎的足跟足底痛也可能与小腿和足部肌肉组织中的扳机点有关。一些报告证实小腿肌肉扳机点的保守治疗可有效治疗足跟足底痛和足底筋膜炎（Nguyen 2010；Renan-Ordine et al 2011）。虽然尚无确凿证据证明侵入性治疗的有效性（Cotchett et al 2010），但一些报告表明，小腿和足部肌肉针刺和注射治疗扳机点有助于治疗该疾病（Imamura et al 1998；Kushner & Ferguson 2005；Sconfienza et al 2011）。

## 胫骨前肌、趾长伸肌和踇长伸肌

这些肌肉在小腿胫骨和腓骨间的前侧。其共同主要功能是背屈和稳定踝关节,趾长伸肌和踇长伸肌也伸展足趾。踇长、短伸肌将疼痛牵涉至第一跖骨背侧远端,有时牵涉至踇趾尖(图59.27A);胫骨前肌牵涉痛至踝关节前内侧和踇趾上方(图59.27B);趾长伸肌牵涉痛至足和足趾背侧(图59.27C)。

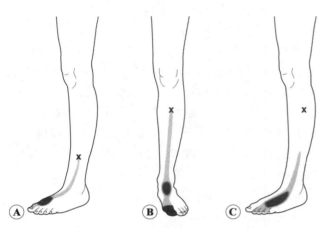

**图59.27** 踇长短伸肌Ⓐ、胫前肌Ⓑ和趾长伸肌Ⓒ肌筋膜扳机点引发的牵涉痛

人们普遍认为,胫骨前肌和足内肌中的活动扳机点会导致足跟痛(Cotchett et al 2011)。此外,Samuel等(2007)发现,腰椎间盘突出症个体相应受影响节段水平与所支配肌肉中的扳机点有关联(例如$L_4 \sim L_5$椎间盘病变和胫骨前肌扳机点有关联)。

## 下躯干的其他肌肉

最后,临床医生应知道,还有许多其他扳机点及牵涉痛模式构成下躯干疼痛综合征。例如,臀大肌、阔筋膜张肌、股二头肌、缝匠肌、胫骨后肌、腓骨长肌和足内肌内扳机点也可牵涉至大腿、膝、腿或足(Simons et al 1999)。

## 小结

总之,许多颈部/上肢和躯干/下肢肌肉存在扳机点和特定牵涉痛模式,可促发或维持上、下躯干疼痛综合征症状。临床医生应检查临床相关的肌肉和扳机点,以更好地鉴别和处理各种上、下躯干疼痛综合征。虽然目前已取得了很大的进展,但进一步阐明扳机点在这些综合征临床演变中的作用还需进一步研究。

(许志生 译,马明 闫旺旺 审,
张新涛 王于领 校)

## 参考文献

Ackland DC, Pandy MG. 2009. Lines of action and stabilizing potential of the shoulder musculature. J Anat 215: 184–197.

Affaitati G, Costantini R, Fabrizio A, et al. 2011. Effects of treatment of peripheral pain generators in fibromyalgia patients. Eur J Pain 15: 61–69.

Alonso-Blanco C, Fernández-de-las-Peñas C, Morales-Cabezas M, et al. 2011. Multiple active myofascial trigger points reproduce the overall spontaneous pain pattern in women with fibromyalgia and are related to widespread mechanical hypersensitivity. Clin J Pain 27: 405–413.

Arbanas J, Pavlovic I, Marijancic V, et al. 2013. MRI features of the psoas major muscle in patients with low back pain. Eur Spine J 22:1965–1971.

Arendt-Nielsen L, Ge HY. 2009. Pathophysiology of referred muscle pain. In: Fernández-de-las-Peñas C, Arendt-Nielsen L, Gerwin RD (eds) Tension type and cervicogenic headache: pathophysiology, diagnosis and treatment. Boston: Jones & Bartlett Publishers, pp 51–59.

Arendt-Nielsen L, Svensson P. 2001. Referred muscle pain: basic and clinical findings. Clin J Pain 17: 11–19.

Arendt-Nielsen L, Laursen RJ, Drewes AM. 2000. Referred pain as an indicator for neural plasticity. Prog Brain Res 129: 343–356.

Babenko V, Graven-Nielsen T, Svensson P, et al. 1999a. Experimental human muscle pain and muscular hyperalgesia induced by combinations of serotonin and bradykinin. Pain 82: 1–8.

Babenko V, Graven-Nielsen T, Svensson P, et al. 1999b. Experimental human muscle pain induced by intra-muscular injections of bradykinin, serotonin, and substance P. Eur J Pain 3: 93–102.

Ballyns JJ, Shah JP, Hammond J, et al. 2011. Objective sonographic measures for characterizing myofascial trigger points associated with cervical pain. J Ultrasound Med 30: 1331–1340.

Bewyer DC, Bewyer KJ. 2003. Rationale for treatment of hip abductor pain syndrome. Iowa Orthop J 23: 57–60.

Bilecenoglu B, Uz A, Karalezli N. 2005. Possible anatomic structures causing entrapment neuropathies of the median nerve: an anatomic study. Acta Orthopaedica Belgica 71: 169–176.

Bogduk N. 2004. The neck and headaches. Neurol Clin North Am 22: 151–171.

Bowman WC, Marshall IG, Gibb AJ, et al. 1988. Feedback control of transmitter release at the neuromuscular junction. Trends Pharmacol Sci 9: 16–20.

Bron C, Dommerholt JD. 2012. Etiology of myofascial trigger points. Curr Pain Headache Rep 16: 439–444.

Bron C, Franssen J, Wensing M, et al. 2007. Inter-rater reliability of palpation of myofascial trigger points in three shoulder muscles. J Manual Manipul Ther 15: 203–215.

Bron C, Dommerholt J, Stegenga B, et al. 2011. High prevalence of shoulder girdle muscles with myofascial trigger points in patients with shoulder pain. BMC Musculoskelet Disord 12: 139.

Burnet EN, Pidcoe PE. 2009. Isometric gluteus medius muscle torque and frontal plane pelvic motion during running. J Sports Sci Med 8: 284–288.

Carli G, Suman AL, Biasi G, et al. 2002. Reactivity to superficial and deep stimuli in patients with chronic musculoskeletal pain. Pain 100: 259–269.

Carlson CR, Okeson JP, Falace DA, et al. 1993. Reduction of pain and EMG activity in the masseter region by trapezius trigger point injection. Pain 55: 397–400.

Cash CJ, MacDonald KJ, Dixon AK, et al. 2009. Variations in the MRI appearance of the insertion of the tendon of subscapularis. Clin Anat 22: 489–494.

Chaitow L, Delany J (eds). 2008. Clinical application of neuromuscular techniques: the upper body, 2nd edn. Shoulder, arm and hand. London: Elsevier, p 445.

Chang CW, Chen YR, Chang KF. 2008. Evidence of neuroaxonal degeneration in myofascial pain syndrome: a study of neuromuscular jitter by axonal micro- stimulation. Eur J Pain 12: 1026–1030.

Chen CK, Nizar AJ. 2011. Myofascial pain syndrome in chronic back pain patients. Korean J Pain 24: 100–104.

Chen D, Fang Y, Li J, et al. 1998a. Anatomical study and clinical observation of thoracic outlet syndrome. Zhonghua Wai Ke Za Zhi 36: 661–663.

Chen JT, Chen SM, Kuan TS, et al. 1998b. Phentolamine effect on the spontaneous electrical activity of active loci in a myofascial trigger spot of rabbit skeletal muscle. Arch Phys Med Rehabil 7: 790–794.

Chen SM, Chen JT, Kuan TS, et al. 2000. Decrease in pressure pain thresholds of latent myofascial trigger points in the middle finger extensors immediately after continuous piano practice. J Musculoskelet Pain 8: 83–92.

Chen Q, Bensamoun S, Basford JR, et al. 2007. Identification and quantification of myofascial taut bands with magnetic resonance elastography. Arch Phys

Med Rehabil 88: 1658–1661.

Chen Q, Basford JR, An KN. 2008. Ability of magnetic resonance elastography to assess taut bands. Clin Biomech 23: 623–629.

Cherchel A, Zirak C, De Mey A. 2013. The humeral origin of the brachioradialis muscle: an unusual site of high radial nerve compression. J Plast Reconstr Aesthet Surg 66: 325–327.

Cho H, Lee HY, Gil YC, et al. 2013. Topographical anatomy of the radial nerve and its muscular branches related to surface landmarks. Clin Anat 26: 862–869.

Chung JW, Ohrbach R, McCall WD Jr. 2004. Effect of increased sympathetic activity on electrical activity from myofascial painful areas. Am J Phys Med Rehabil 83: 842–850.

Clavert P, Lutz JC, Adam P, et al. 2009. Frohse's arcade is not the exclusive compression site of the radial nerve in its tunnel. Orthopaed Traumatol Surg Res 95: 114–118.

Cotchett MP, Landorf KB, Munteanu SE. 2010. Effectiveness of dry needling and injections of myofascial trigger points associated with plantar heel pain: a systematic review. J Foot Ankle Res 3: 18.

Cotchett MP, Landorf KB, Munteanu SE, et al. 2011. Consensus for dry needling for plantar heel pain (plantar fasciitis): a modified Delphi study. Acupunct Med 29: 193–202.

Couppé C, Midttun A, Hilden J, et al. 2001. Spontaneous needle electromyographic activity in myofascial trigger points in the infraspinatus muscle: a blinded assessment. J Musculoskelet Pain 9: 7–16.

Craig A. 2013. Entrapment neuropathies of the lower extremity. PM R 5: S31–S40.

Cummings M. 2003. Referred knee pain treated with electroacupuncture to iliopsoas. Acupunct Med 21: 32–35.

Demirci SM, Alp M, Marur T, et al. 2007. Innervation pattern of the pronator teres muscle. Saudi Med J 28: 838–840.

Dommerholt J. 2011. Dry needling: peripheral and central considerations. J Man Manip Ther 19: 223–227.

Dommerholt J, Bron C, Franssen JLM. 2006. Myofascial trigger points: an evidence-informed review. J Manual Manipul Ther 14: 203–221.

Escobar PL, Ballesteros J. 1988. Teres minor: source of symptoms resembling ulnar neuropathy or C8 radiculopathy. Am J Phys Med Rehabil 67: 120–122.

Ferguson L, Gerwin R. 2005. Shoulder dysfunction and frozen shoulder. In: Ferguson L, Gerwin R (eds) Clinical mastery in the treatment of myofascial pain. Baltimore: Lippincott Williams & Wilkins, pp 91–121.

Fernández-Carnero J, Fernández-de-las-Peñas C, De-la-Llave-Rincón AI, et al. 2007. Prevalence of and referred pain from myofascial trigger points in the forearm muscles in patients with lateral epicondylalgia. Clin J Pain 23: 353–360.

Fernández-Carnero J, Fernández-de-las-Peñas C, De-la-Llave-Rincón AI, et al. 2008. Bilateral myofascial trigger points in the forearm muscles in chronic unilateral lateral epicondylalgia: a blinded controlled study. Clin J Pain 24: 802–807.

Fernández-de-Las-Peñas C, Dommerholt J. 2014. Myofascial trigger points: peripheral or central phenomenon? Curr Rheumatol Rep 16: 395.

Fernández-de-las-Peñas C, Alonso-Blanco C, Cuadrado M, et al. 2006. Myofascial trigger points and their relationship with headache clinical parameters in chronic tension type headache. Headache 46:1264–1272.

Fernández-de-las-Peñas C, Alonso-Blanco C, Miangolarra J. 2007a. Myofascial trigger points in subjects presenting with mechanical neck pain: a blinded, controlled study. Man Ther 12: 29–33.

Fernández-de-las-Peñas C, Ge H, Arendt-Nielsen L, et al. 2007b. Referred pain from trapezius muscle trigger point shares similar characteristics with chronic tension type headache. Eur J Pain 11: 475–482.

Fernández-de-las-Peñas C, Caminero AB, Madeleine P, et al. 2009a. Multiple active myofascial trigger points and pressure pain sensitivity maps in the temporalis muscle are related in chronic tension type headache. Clin J Pain 25: 506–512.

Fernández-de-las-Peñas C, Ge HY, Dommerholt J. 2009b. Manual identification of trigger points in the muscles associated with headache. In: Fernández-de-las-Peñas C, Arendt-Nielsen L, Gerwin RD (eds) Tension type and cervicogenic headache: pathophysiology, diagnosis and treatment. Boston: Jones & Bartlett, pp 183–194.

Fernández-de-las-Peñas C, Simons DG, Gerwin RD. 2009c. Muscle trigger points in tension type headache. In: Fernández de las Peñas C, Arendt-Nielsen L, Gerwin RD (eds) Tension type and cervicogenic headache: pathophysiology, diagnosis and treatment. Boston: Jones & Bartlett, pp 61–76.

Fernández-de-las-Peñas C, Gröbli C, Ortega-Santiago R, et al. 2012. Referred pain from myofascial trigger points in head, neck, shoulder, and arm muscles reproduces pain symptoms in blue-collar (manual) and white-collar (office) workers. Clin J Pain 28: 511–518.

Fernández-Lao C, Cantarero-Villanueva I, Fernández-de-las-Peñas C, et al. 2010. Myofascial trigger points in neck and shoulder muscles and widespread pressure pain hypersensitivity in patients with postmastectomy pain: evidence of peripheral and central sensitization. Clin J Pain 26: 798–806.

Fernández-Pérez AM, Villaverde-Gutiérrez C, Mora-Sánchez A, et al. 2012. Muscle trigger points, pressure pain threshold, and cervical range of motion in patients with high level of disability related to acute whiplash injury. J Orthop Sports Phys Ther 42: 634–641.

Flack NA, Nicholson HD, Woodley SJ. 2012. A review of the anatomy of the hip abductor muscles, gluteus medius, gluteus minimus, and tensor fascia lata. Clin Anat 25: 697–708.

Freeman MD, Nystrom A, Centeno C. 2009. Chronic whiplash and central sensitization; an evaluation of the role of a myofascial trigger points in pain modulation. J Brachial Plex Peripher Nerve Inj 4: 2.

Ge HY, Arendt-Nielsen L. 2011. Latent myofascial trigger points. Curr Pain Head Rep 15: 386–392.

Ge HY, Fernández-de-las-Penas C, Arendt-Nielsen L. 2006. Sympathetic facilitation of hyperalgesia evoked from myofascial tender and trigger points in patients with unilateral shoulder pain. Clin Neurophysiol 117: 1545–1550.

Ge HY, Fernández-de-las-Peñas C, Madeleine P, et al. 2008a. Topographical mapping and mechanical pain sensitivity of myofascial trigger points in the infraspinatus muscle. Eur J Pain 12: 859–865.

Ge HY, Zhang Y, Boudreau S, et al. 2008b. Induction of muscle cramps by nociceptive stimulation of latent myofascial trigger points. Exp Brain Res 187: 623–629.

Ge HY, Serrao M, Andersen OK, et al. 2009. Increased H-reflex response induced by intramuscular electrical stimulation of latent myofascial trigger points. Acupunct Med 27: 150–154.

Ge HY, Wang Y, Fernández-de-las-Peñas C, et al. 2011. Reproduction of overall spontaneous pain pattern by manual stimulation of active myofascial trigger points in fibromyalgia patients. Arthritis Res Ther 13: R48.

Gerwin RD. 1997. Myofascial pain syndromes in the upper extremity. J Hand Ther 10: 130–136.

Gerwin RD. 2005. Headache. In: Ferguson L, Gerwin RD (eds) Clinical mastery in the treatment of myofascial pain. Baltimore: Lippincott Williams & Wilkins, pp 1–24.

Gerwin RD, Shannon S, Hong CZ, et al. 1997. Inter-rater reliability in myofascial trigger point examination. Pain 69: 65–73.

Gerwin RD, Dommerholt D, Shah JP. 2004. An expansion of Simons' integrated hypothesis of trigger point formation. Curr Pain Head Rep 8: 468–475.

Giamberardino M, Tafuri E, Savini A, et al. 2007. Contribution of myofascial trigger points to migraine symptoms. J Pain 8: 869–878.

Graven-Nielsen T. 2006. Fundamentals of muscle pain, referred pain, and deep tissue hyperalgesia. Scand J Rheumatol 122: 1–43.

Graven-Nielsen T, Arendt-Nielsen L, Svensson P, et al. 1997. Quantification of local and referred muscle pain in humans after sequential intra-muscular injections of hypertonic saline. Pain 69: 111–117.

Grieve R, Barnett S, Coghill N, et al. 2013. Myofascial trigger point therapy for triceps surae dysfunction: a case series. Man Ther 18: 519–525.

Hains G, Descarreaux M, Lamy AM, et al. 2010. A randomized controlled (intervention) trial of ischemic compression therapy for chronic carpal tunnel syndrome. J Can Chiropr Assoc 54: 155–163.

Han TI, Hong CZ, Kuo FC, et al. 2012. Mechanical pain sensitivity of deep tissues in children possible development of myofascial trigger points in children. BMC Musculoskelet Disord 13: 13.

Henry R, Cahill CM, Wood G, et al. 2012. Myofascial pain in patients waitlisted for total knee arthroplasty. Pain Res Manag 17: 321–327.

Hidalgo-Lozano A, Fernández-de-las-Peñas C, Alonso-Blanco C, et al. 2010. Muscle trigger points and pressure pain hyperalgesia in the shoulder muscles in patients with unilateral shoulder impingement: a blinded, controlled study. Exp Brain Res 202: 915–925.

Hidalgo-Lozano A, Fernández-de-las-Peñas C, Calderón-Soto C, et al. 2013. Elite swimmers with and without unilateral shoulder pain: mechanical hyperalgesia and active/latent muscle trigger points in neck-shoulder muscles. Scand J Med Sci Sports 23: 66–73.

Hong CZ. 1994. Considerations and recommendations regarding myofascial trigger point injection. J Musculoskelet Pain 2: 29–59.

Hong CZ, Simons DG. 1993. Response to treatment for pectoralis minor myofascial pain syndrome after whiplash. J Musculoskelet Pain 1: 89–131.

Hong CZ, Yu J. 1998. Spontaneous electrical activity of rabbit trigger spot after transection of spinal cord and peripheral nerve. J Musculoskelet Pain 6: 45–58.

Hong CZ, Kuan TS, Chen JT, et al. 1997. Referred pain elicited by palpation and by needling of myofascial trigger points: a comparison. Arch Phys Med Rehabil 78: 957–960.

Hsieh CY, Hong CZ, Adams AH, et al. 2000. Interexaminer reliability of the palpation of trigger points in the trunk and lower limb muscles. Arch Phys Med Rehabil 81: 258–264.

Hsieh YL, Kao MJ, Kuan TS, et al. 2007. Dry needling to a key myofascial trigger point may reduce the irritability of satellite MTrPs. Am J Phys Med Rehabil 86: 397–403.

Hsieh YL, Yang SA, Yang CC, et al. 2012. Dry needling at myofascial trigger spots of rabbit skeletal muscles modulates the biochemicals associated with pain, inflammation, and hypoxia. Evid Based Complement Alternat Med 2012: 342165.

Hsueh TC, Yu S, Kuan TS, et al. 1998. Associations of active myofascial trigger points and cervical disc lesions. J Formosan Med Ass 97: 174–180.

Huang QM, Ye G, Zhao ZY, et al. 2013. Myoelectrical activity and muscle morphology in a rat model of myofascial trigger points induced by blunt trauma to the vastus medialis. Acupunct Med 31: 65–73.

Hwang M, Kang YK, Kim DH. 2005a. Referred pain pattern of the pronator quadratus muscle. Pain 116: 238–242.

Hwang M, Kang YK, Shin JY, et al. 2005b. Referred pain pattern of the abductor pollicis longus muscle. Am J Phys Med Rehabil 84: 593–597.

Ibarra JM, Ge HY, Wang C, et al. 2011. Latent myofascial trigger points are associated with an increased antagonistic muscle activity during agonist muscle contraction. J Pain 12: 1282–1288.

Iglesias-González JJ, Muñoz-García MT, Rodrigues-de-Souza DP, et al. 2013. Myofascial trigger points, pain, disability, and sleep quality in patients with chronic nonspecific low back pain. Pain Med 14: 1964–1970.

Imamura M, Fischer AA, Imamura ST, et al. 1998. Treatment of myofascial pain components in plantar fasciitis speeds up recovery: documentation by algometry. J Musculoskelet Pain 6: 91-110.

Itoh K, Okada K, Kawakita K. 2004. A proposed experimental model of myofascial triggers points in human muscle after slow eccentric exercise. Acupunct Med 22: 2–13.

Jacobson EC, Lockwood MD, Hoefner VC Jr, et al. 1989. Shoulder pain and repetition strain injury to the supraspinatus muscle: etiology and manipulative treatment. J Am Osteopath Assoc 89: 1037–1045.

Janda V. 1996. Upper cross syndrome. In: Liebenson C (ed) Rehabilitation of the spine: a practitioner manual. Baltimore: Williams & Wilkins, pp 97–112.

Jankovic D, Van Zundert A. 2006. The frozen shoulder syndrome. Description of a new technique and five case reports using the subscapular nerve block and subscapularis trigger point infiltration. Acta Anaesthesiol Belgica 57: 137–413.

Jankovic D, Peng P, van Zundert A. 2013. Brief review: piriformis syndrome: etiology, diagnosis, and management. Can J Anaesth 60: 1003–1012.

Janssens LA. 1991. Trigger points in 48 dogs with myofascial pain syndromes. Vet Surg 20: 274–278.

Kao MJ, Han TI, Kuan TS, et al. 2007. Myofascial trigger points in early life. Arch Phys Med Rehabil 88: 251–254.

Kim DS, Jeong TY, Kim YK, et al. 2013. Usefulness of a myofascial trigger point injection for groin pain in patients with chronic prostatitis / chronic pelvic pain syndrome: a pilot study. Arch Phys Med Rehabil 94: 930–936.

Kuan TS, Chen JT, Chen SM, et al. 2002. Effect of botulinum toxin on endplate noise in myofascial trigger spots of rabbit skeletal muscle. Am J Phys Med Rehabil 81: 512–520.

Kuan TS, Hong CZ, Chen JT, et al. 2007. The spinal cord connections of the myofascial trigger spots. Eur J Pain 11: 624–634.

Kumarathurai P, Faroog MK, Christensen HW, et al. 2008. Muscular tenderness in the anterior chest wall in patients with stable angina pectoris is associated with normal myocardial perfusion. J Manipul Physiol Ther 31: 344–347.

Kushner RM, Ferguson LW. 2005. Heel and arch pain. In: Ferguson LW, Gerwin RD (eds) Clinical mastery in the treatment of myofascial pain. Baltimore: Lippincot Williams & Wilkins, pp 391-413.

Langley P. 1997. Scapular instability associated with brachial plexus irritation: a proposed causative relationship with treatment implications. J Hand Ther 10: 35-40.

Laursen RJ, Graven-Nielsen T, Jensen TS, et al. 1997. Quantification of local and referred pain in humans induced by intramuscular electrical stimulation. Eur J Pain 1: 105–113.

Lawson GE, Hung LY, Ko GD, et al. 2011. A case of pseudo-angina pectoris from a pectoralis minor trigger point caused by cross-country skiing. J Chiropr Med 10: 173–178.

Lee MJ, LaStayo DC. 2004. Pronator syndrome and other nerve compressions that mimic carpal tunnel syndrome. J Orthop Sports Phys Ther 34: 601–609.

Lee HI, Song J, Lee HS, et al. 2011. Association between cross-sectional areas of lumbar muscles on magnetic resonance imaging and chronicity of low back pain. Ann Rehabil Med 35: 852–859.

Lefevre N, Bohu Y, Klouche S, et al. 2015. Complete paralysis of the quadriceps secondary to post-traumatic iliopsoas hematoma: a systematic review. Eur J Orthop Surg Traumatol 25: 39–43.

Li LT, Ge HY, Yue SW, et al. 2009. Nociceptive and non-nociceptive hypersensitivity at latent myofascial trigger points. Clin J Pain 25: 132–137.

Livingston BP, Segal RL, Song A, et al. 2001. Functional activation of the extensor carpi radialis muscles in humans. Arch Phys Med Rehabil 82: 1164–1170.

Ljung BO, Lieber RL, Friden J. 1999. Wrist extensor muscle pathology in lateral epicondylitis. J Hand Surg Br 24B: 177–183.

Longbottom J. 2009. The treatment of pelvic pain with acupuncture: Part 1. J Chinese Med 91: 1–15.

Lucas KR, Polus BI, Rich PA. 2004. Latent myofascial trigger points: their effects on muscle activation and movement efficiency. J Bodyw Mov Ther 8: 160–166.

Lucas N, Macaskill P, Irwig L, et al. 2009. Reliability of physical examination for diagnosis of myofascial trigger points: a systematic review of the literature. Clin J Pain 25: 80–89.

Lucas KR, Rich PA, Polus BI. 2010. Muscle activation patterns in the scapular positioning muscles during loaded scapular plane elevation: the effects of latent myofascial trigger points. Clin Biomech 25: 765–770.

Macfarlane GJ, Hunt IM, Silman AJ. 2000. Role of mechanical and psychosocial factors in the onset of forearm pain: prospective population based study. BMJ 321: 676–679.

Macgregor J, Graf von Schweinitz D. 2006. Needle electromyographic activity of myofascial trigger points and control sites in equine cleidobrachialis muscle: an observational study. Acupuncture Medicine 24: 61–70.

Maeda S, Kawai K, Koizumi M, et al. 2009. Morphological study of the communication between the musculo-cutaneous and median nerves. Anat Sci Int 84: 34–40.

Maekawa K, Clark GT, Kuboki T. 2002. Intramuscular hypoperfusion, adrenergic receptors, and chronic muscle pain. J Pain 3: 251–260.

Mayoral O, Salvat I, Martín MT, et al. 2013. Efficacy of myofascial trigger point dry needling in the prevention of pain after total knee arthroplasty: a randomized, double-blinded, placebo-controlled trial. Evid Based Complement Alternat Med 2013: 694941.

McNulty WH, Gevirtz R, Hubbard D, et al. 1994. Needle electromyographic evaluation of trigger point response to a psychological stressor. Psychophysiology 31: 313–316.

McPartland JM, Simons DG. 2006. Myofascial trigger points: translating molecular theory into manual therapy. J Manual Manipul Ther 14: 232–239.

Mekhail AO, Checroun AJ, Ebraheim NA, et al. 1999. Extensile approach to the anterolateral surface of the humerus and the radial nerve. J Shoulder Elbow Surg 8: 112–118.

Mellick GA, Mellick LB. 2003. Regional head and face pain relief following lower cervical intramuscular anesthetic injection. Headache 43: 1109–1111.

Mense S. 1994. Referral of muscle pain. Am Pain Society J 3: 1–9.

Muñoz-Muñoz S, Muñoz-García MT, Alburquerque-Sendín F, et al. 2012. Myofascial trigger points, pain, disability, and sleep quality in individuals with mechanical neck pain. J Manipulative Physiol Ther 35: 608–613.

Myburgh C, Larsen AH, Hartvigsen J. 2008. A systematic, critical review of manual palpation for identifying myofascial triggers points: evidence and clinical significance. Arch Phys Med Rehabilitation 89: 1169–1176.

Natsis K, Totlis T, Konstantinidis GA, et al. 2014. Anatomical variations between the sciatic nerve and the piriformis muscle: a contribution to surgical anatomy in piriformis syndrome. Surg Radiol Anat 36(3): 273–280. doi:10.1007/s00276-013-1180-7.

Nguyen BM. 2010. Trigger point therapy and plantar heel pain: a case report. Foot 20: 158–162.

Niddam DM. 2009. Brain manifestation and modulation of pain from myofascial trigger points. Curr Pain Headache Rep 13: 370–375.

Niddam DM, Chan RC, Lee SH, et al. 2007. Central modulation of pain evoked from myofascial trigger point. Clin J Pain 23: 440–448.

Niddam DM, Chan RC, Lee SH, et al. 2008. Central representation of hyperalgesia from myofascial trigger point. Neuroimage 39: 1299–1306.

Ohmori A, Iranami H, Fujii K, et al. 2013. Myofascial involvement of supra- and infraspinatus muscles contributes to ipsilateral shoulder pain after muscle-sparing thoracotomy and video-assisted thoracic surgery. J Cardiothorac Vasc Anesth 27: 1310–1314.

Pappas N, Baldwin K, Keenan MA. 2010. Efficacy of median nerve recurrent branch neurectomy as an adjunct to ulnar motor nerve neurectomy and wrist arthrodesis at the time of superficialis to profundus transfer in prevention of intrinsic spastic thumb-in-palm deformity. J Hand Surg Am 35: 1310–1316.

Paraskevas G, Natsis K, Ioannidis O, et al. 2008. Accessory muscles in the lower part of the anterior compartment of the arm that may entrap neurovascular elements. Clin Anat 21: 246–251.

Park RJ, Tsao H, Cresswell AG, et al. 2013. Changes in direction-specific activity of psoas major and quadratus lumborum in people with recurring back pain differ between muscle regions and patient groups. J Electromyogr Kinesiol 23: 734–740.

Penning L. 2000. Psoas muscle and lumbar spine stability: a concept uniting existing controversies: critical review and hypothesis. Eur Spine J 9: 577–585.

Petchprapa CN, Rosenberg ZS, Sconfienza LM, et al. 2010. MR imaging of entrapment neuropathies of the lower extremity. Part 1: the pelvis and hip. Radiographics 30: 983–1000.

Ploumis A, Michailidis N, Christodoulou P, et al. 2011. Ipsilateral atrophy of paraspinal and psoas muscle in unilateral back pain patients with monosegmental degenerative disc disease. Br J Radiol 84: 709–713.

Prateepavanich P, Kupniratsaikul V, Charoensak T. 1999. The relationship between myofascial trigger points of gastrocnemius muscle and nocturnal calf cramps. J Med Assoc Thai 82:451–459.

Qerama E, Fuglsang-Frederiksen A, et al. 2004. Evoked pain in motor endplate region of the brachial biceps muscle: an experimental study. Muscle Nerve 29: 393–400.

Qerama E, Kasch H, Fuglsang-Frederiksen A. 2009. Occurrence of myofascial pain in patients with possible carpal tunnel syndrome: a single-blinded study. Eur J Pain 13: 588–591.

Rainey CE. 2013. The use of trigger point dry needling and intramuscular electrical stimulation for a subject with chronic low back pain: a case report. Int J Sports Phys Ther 8: 145–161.

Renan-Ordine R, Alburquerque-Sendín F, de Souza DP, et al. 2011. Effectiveness of myofascial trigger point manual therapy combined with a self-stretching protocol for the management of plantar heel pain: a randomized controlled trial. J Orthop Sports Phys Ther 41: 43–50.

Rezzouk J, Durandeau A, Vital JM, et al. 2002. Long head of the triceps brachii in axillary nerve injury: anatomy and clinical aspects. Rev Chir Orthop Reparatrice Appar Mot 88: 561–564. [Article in French.]

Rinzler SH, Travell J. 1948. Therapy directed at the somatic component of cardiac pain. Am Heart J 35: 248–268.

Roach S, Sorenson E, Headley B, et al. 2013. Prevalence of myofascial trigger points in the hip in patellofemoral pain. Arch Phys Med Rehabil 94: 522–526.

Rodríguez Fernández AL, Bartolomé Martín JL, Martínez Cepa CB, et al. 2005. Dolor miofascial tras la artroscopia de rodilla: estudio de la prevalencia y de los posibles factores de activación. Fisioterapia 27: 201–209. [Article in Spanish.]

Samuel S, Peter A, Ramanathan K. 2007. The association of active trigger points with lumbar disc lesions. J Musculoskelet Pain 15 (2): 11–18.

Schneider M. 2005. Tennis elbow. In: Ferguson L, Gerwin R (eds) Clinical mastery in the treatment of myofascial pain. Baltimore: Lippincott Williams & Wilkins, pp 122–144.

Sciotti VM, Mittak VL, DiMarco L, et al. 2001. Clinical precision of myofascial trigger point location in the trapezius muscle. Pain 93: 259–266.

Sconfienza LM, Lacelli F, Bandirali M, et al. 2011. Long-term survey of three different ultrasound guided percutaneous treatments of plantar fasciitis: results of a randomized controlled trial. Ultraschall Med 32: 99–100. [Abstract.]

Shah JP, Phillips TM, Danoff JV, et al. 2005. An in vitro microanalytical technique for measuring the local biochemical milieu of human skeletal muscle. J Appl Physiol 99: 1977–1984.

Shah JP, Danoff JV, Desai MJ, et al. 2008. Biochemicals associated with pain and inflammation are elevated in sites near to and remote from active myofascial trigger points. Arch Phys Med Rehabil 89: 16–23.

Sikdar S, Shah JP, Gilliams E, et al. 2008. Assessment of myofascial trigger points (TrPs): a new application of ultrasound imaging and vibration sonoelastography. Conf Proc IEEE Eng Med Biol Soc 2008: 5585–5588. doi:10.1109/IEMBS.2008.4650480.

Sikdar S, Shah JP, Gebreab T, et al. 2009. Novel applications of ultrasound technology to visualize and characterize myofascial trigger points and surrounding soft tissue. Arch Phys Med Rehabil 90: 1829–1838.

Sikdar S, Ortiz R, Gebreab T, et al. 2010. Understanding the vascular environment of myofascial trigger points using ultrasonic imaging and computational modeling. Conf Proc IEEE Eng Med Biol Soc 1: 5302–5305.

Simons DG. 1991. Symptomatology and clinical pathophysiology of myofascial pain. Brachial Schmerz 5: S29–S37.

Simons DG. 2001. Do endplate noise and spikes arise from normal motor endplates? Am J Phys Med Rehabil 80: 134–140.

Simons DG. 2004. Review of enigmatic MTrPs as a common cause of enigmatic musculoskeletal pain and dysfunction. J Electromyograph Kinesiol 14: 95–107.

Simons DG Travell JG, Simons LS. 1999. Travell & Simons' Myofascial pain and dysfunction: the trigger point manual. Vol. 1, 2nd edn. Baltimore: Lippincott William & Wilkins, pp 278–307.

Simons DG, Hong CZ, Simons L. 2002. Endplate potentials are common to midfiber myofascial trigger points. Am J Phys Med Rehabil 81: 212–222.

Skubick DL, Clasby R, Donaldson CC, et al. 1993. Carpal tunnel syndrome as an expression of muscular dysfunction in the neck. J Occupational Rehab 3: 31–43.

Slater H, Arendt-Nielsen L, Wright A, et al. 2003. Experimental deep tissue pain in wrist extensors: a model of lateral epicondylalgia. Eur J Pain 7: 277–288.

Slater H, Arendt-Nielsen L, Wright A, et al. 2005. Sensory and motor effects of experimental muscle pain in patients with lateral epicondylalgia and controls with delayed onset muscle soreness. Pain 114: 118–130.

Sluka KA, Kalra A, Moore SA. 2001. Unilateral intramuscular injections of acidic saline produce a bilateral, long-lasting hyperalgesia. Muscle Nerve 24: 37–46.

Spanos T. 2005. Inter-scapular pain: a myofascial composite syndrome. In: Ferguson L, Gerwin R (eds) Clinical mastery in the treatment of myofascial pain. Baltimore: Lippincott Williams & Wilkins, pp 213–226.

Srbely JZ, Dickey JP, Lowerison M, et al. 2008. Stimulation of myofascial trigger points with ultrasound induces segmental anti-nociceptive effects: a randomized controlled study. Pain 139: 260–266.

Stepnik MW, Olby N, Thompson RR, et al. 2006. Femoral neuropathy in a dog with iliopsoas muscle injury. Veterinarian Surg 35: 186–190.

Svensson P, Cairns BE, Wang K, et al. 2003a. Glutamate-evoked pain and mechanical allodynia in the human masseter muscle. Pain 101: 221–227.

Svensson P, Cairns BE, Wang K, et al. 2003b. Injection of nerve growth factor into human masseter muscle evokes long-lasting mechanical allodynia and hyperalgesia. Pain 104: 241–247.

Tatar I, Kocabiyik N, Gayretli O, et al. 2009. The course and branching pattern of the deep branch of the radial nerve in relation to the supinator muscle in fetus elbow. Surg Radiol Anat 31: 591–596.

Teixeira M, Yeng LT, Garcia OG, et al. 2011. Failed back surgery pain syndrome: therapeutic approach descriptive study in 56 patients. Rev Assoc Med Bras 57: 282–287.

Torres-Lacomba M, Mayoral-del-Moral O, Coperias-Zazo JL, et al. 2010. Incidence of myofascial pain syndrome in breast cancer surgery: a prospective study. Clin J Pain 26: 320–325.

Tough EA, Write AR, Richards SS, et al. 2007. Variability of criteria used to diagnose myofascial trigger point pain syndrome: evidence from a review of the literature. Clin J Pain 23: 278–286.

Treaster D, Marras W, Burr D, et al. 2006. Myofascial trigger point development from visual and postural stressors during computer work. J Electromyograph Kinesiol 16: 115–124.

Tubbs RS, Mortazavi MM, Farrington WJ, et al. 2013. Relationships between the posterior interosseous nerve and the supinator muscle: application to peripheral nerve compression syndromes and nerve transfer procedures. J Neurol Surg A Cent Eur Neurosurg 74: 290–293.

Vecchiet L, Giamberardino MA, Dragani L. 1990. Latent myofascial trigger points: changes in muscular and subcutaneous pain thresholds at trigger point and target level. J Man Med 5: 151–154.

Vecchiet L, Giamberardino MA, Bigontina P. 1994. Comparative sensory evaluation of parietal tissues in painful and nonpainful areas in fibromyalgia and myofascial pain syndrome. In: Gebhart GB, Hammond DL, Jensen JS (eds) Proceedings of the 7th World Congress on Pain: progress in pain research and management. Seattle: IASP Press, pp 177–185.

Vemuri C, Wittenberg AM, Caputo FJ, et al. 2013. Early effectiveness of isolated pectoralis minor tenotomy in selected patients with neurogenic thoracic outlet syndrome. J Vasc Surg 57: 1345–1352.

Wang YH, Ding X, Zhang Y, et al. 2010. Ischemic compression block attenuates mechanical hyperalgesia evoked from latent myofascial trigger point. Exp Brain Res 202: 265–267.

Witting N, Svensson P, Gottrup H, et al. 2000. Intramuscular and intra-dermal injection of capsaicin: a comparison of local and referred pain. Pain 84: 407–412.

Zhang Y, Ge HY, Yue SW, et al. 2009. Attenuated skin blood flow response to nociceptive stimulation of latent myofascial trigger points. Arch Phys Med Rehabil 90: 325–332.

# 第 60 章

# 肌筋膜扳机点的手法治疗

César Fernández-de-las-Peñas, Jaime Salom-Moreno, Hong-You Ge,
Jan Dommerholt

## 前言

### 肌筋膜扳机点的干预治疗方式

  在临床实践中,有几种旨在消除肌筋膜扳机点的疗法(trigger points, TrPs)的干预方式:干针疗法(Cummings & White 2001; Dommerholt et al 2006a; Tough et al 2009; Dommerholt & Fernández-de-las-Peñas 2013; Kietrys et al 2013),超声(Gam et al 1998; Majlesi & Unalan 2004; Srbely & Dickey 2007; Srbely et al 2008; Kim et al 2014),热疗(Lee et al 1997),激光疗法(Pöntinen & Airaksinen 1995; Altan et al 2005; Dundar et al 2007; Uemoto et al 2013),电疗(Tanrikut et al 2003),磁疗(Brown et al 2002; Smania et al 2005),体外冲击波治疗(Gleitz & Hornig 2012; Jeon et al 2012)和手法治疗(Simons et al 1999; Lewit 1999)。在这些干预措施中,手法治疗是基本的治疗方法(Dommerholt et al 2006b)。

  本章将重点介绍几种可用于消除肌筋膜扳机点的手法治疗。文献中提到了几种手法治疗方式:按摩(Simons et al 1999),缺血性压迫或扳机点压力释放技术(Hong et al 1993; Simons et al 1999; Fryer & Hodgson 2005; Fernández-de-las-Peñas et al 2006b; Gemmell et al 2008; Dommerholt & McEvoy 2011; Bodes-Pardo et al 2013),肌筋膜诱导技术(Pilat, 2009),冷喷与牵伸(Jaeger & Reeves, 1986; Hong et al 1993; Simons et al 1999),被动牵伸(Hanten et al 2000),肌肉能量技术或等长收缩后放松技术(Lewit1999; Rodríguez-Blanco et al 2006; Oliveira-Campelo et al 2013),神经肌肉治疗方法(Ibáñez-García et al 2009),头部主动回缩-后伸(Hanten et al 1997),拉紧/反向拉紧技术(Dardzinski et al 2000)和脊柱整复手法(Ruiz-Sáez et al 2007; Fernández-de-las-Peñas, 2009; Srbely et al 2013)。

## 肌筋膜扳机点手法治疗的最佳证据

很少有研究调查扳机点的手法治疗方式,因此第一篇关于手法治疗扳机点的系统综述的结论是不确定的(Fernández-de-las-Peñas et al 2005a)。后来的研究表明,缺血性压迫技术可有效降低潜伏(Fryer & Hogson 2005)和活跃扳机点(Fernández-de-las-Peñas et al 2006b)的疼痛敏感性。对上斜方肌扳机点施加缺血性压迫和横向摩擦按摩两种干预,二者在减少自觉疼痛和压力疼痛敏感性方面没有显著差异(Fernández-de-las-Peñas et al 2006b)。后来的系统综述分析了非侵入性治疗对活跃扳机点的有效性,结果表明手法治疗在短期内有效,但中长期随访效果不明确(Rickards 2006)。一项未纳入这些综述的研究发现神经肌肉治疗方法对降低潜伏性扳机点的压力疼痛敏感性也有效(Ibáñez-García et al 2009)。根据其他研究报道,对咬肌潜伏性扳机点进行缺血性压迫治疗(Fernández-de-las-Peñas et al 2004)或等长收缩后放松技术,可以改善活动范围(Rodríguez-Blanco et al 2006;Heredia-Rizo et al 2013)。随后的综述总结了中等强度证据的文章,结论支持缺血性压迫技术对缓解扳机点疼痛有即时效应,但只有有限的证据支持其长期缓解疼痛的效果(Vernon & Schneider 2009)。最近的一项荟萃分析结果表明,与未治疗组和安慰组相比,手法治疗可以改善压痛阈,与其他主动治疗相比,也观察到相似的效果(Gay et al 2013)。

此外,有初步证据表明脊柱操作术后肌肉的敏感性发生变化。Ruiz-Sáez 等(2007)表明发现,针对 $C_3 \sim C_4$ 节段的操作可以引起上斜方肌中潜伏扳机点的压力疼痛敏感性的变化。最近的一项研究表明,脊柱整复手法在短期内会引起健康年轻人肌筋膜组织内压力疼痛阈值的区域性增加(Srbely et al 2013)。然而,尽管一些作者提出了肌筋膜扳机点与关节损伤之间的临床关系(Lewit 1999;Fernández-de-las-Peñas et al 2005b, 2006a;Fernández-de-las-Peñas 2009),但是脊柱操作术对活跃扳机点敏感性的临床作用仍不清楚。

因此,从目前的科学证据中得出临床结论是很困难的,因为大多数研究只研究了单一的治疗方式,而多模型治疗方案通常是由许多临床医生实施。我们需要进行多模型干预的临床研究,其中包括手法治疗肌筋膜扳机点。一些临床研究证明,将肌筋膜扳机点技术纳入多模型手法治疗方案,可以有效治疗足跟痛(Renan-Ordine et al 2011)、肩痛(Bron et al 2011)、踝关节扭伤(Truyols-Domínguez et al 2013)或慢性骨盆疼痛(Anderson et al 2005)。手法治疗的目的是灭活扳机点,可以提高其他物理疗法干预的治疗效果。

## 肌筋膜扳机点的手法治疗

### 按压技术

我们根据施加力量大小、持续时间长短、组织的状态(缩短/延长)和是否诱发疼痛这些差异,从而定义不同的按压技术。在临床实践中,需要根据患者的疼痛敏化机制和组织的易激惹性来确定按压力度、持续时间和肌肉处于缩短还是伸长的位置。

Simons(2002)提出,垂直于肌节方向直接按压肌肉的同时让相关肌肉主动收缩,可以使扳机点处的肌节长度恢复平衡,从而减轻疼痛水平;然而,这一见解尚未经过研究证实(Dommerholt & Shah 2010)。其他研究人员认为,直接按压使疼痛缓解的机制可能是扳机点内反应性充血,或脊髓反射机制降低了肌肉张力(Hou et al 2002)。

缺血性压迫技术是一种施加于扳机点处的按压技术(Simons et al 1999)。操作此技术时,肌肉处于延长位,治疗师徒手按压扳机点,逐渐增加压力,直到患者感觉到疼痛,维持按压力度不变,当患者感觉不适/疼痛减轻约50%~75%时,再次逐渐增加按压力度,直到再次出现不适/疼痛。通常每次重复此操作90秒(Simons et al 1999),重复两到三次(Hains et al 2010)。

Fryer 和 Hodgson(2005)建议增加按压力度,用数字疼痛评定量表测评时评分为 7/10;然而,特别是对于慢性疼痛的患者,这种疼痛程度可能是过度的。Hou 等(2002)提出了另一种按压方式,即操作时施加长时间(90秒)低于疼痛阈值的低压力,或短时间(30秒)高于疼痛阈值(疼痛耐受性)的高压力。在临床实践中,压力水平取决于患者的疼痛敏感性和扳机点的易激惹程度。例如,对于高水平运动员可以选择短时间高压力的按压方式,而对那些被诊断为肌纤维痛症的患者,最好选择长时间低压力的按压方式。

如今,扳机点压力释放技术已经取代缺血性压迫技术,该技术即在扳机点上施加压力,直到治疗师察觉到肌肉阻力(组织屏障)增加(Lewit 1999),然后保持压力不变,直到治疗师感觉到紧张带张力释放,此时增加压力,使患者的肌肉恢复到一开始的张力水平;然后重复上述过程90秒(通常重复两到三次)。对于大多数患者,肌肉张力增加的时候并不痛苦,但在某些情况下,组织阻力的增加可能伴随着一定程度的不适感(Grieve et al 2011)。

另一种对扳机点的按压干预方式是拉紧/反向拉紧技术(Strain/Counterstrain technique)(Jones 1981;D'Ambrogio & Roth 1997)。操作此技术时,治疗师施加压力直至达到患者的疼痛阈值;接着,治疗师将患者相关的身体部位被动地放到特定的位置,在此位置下,治疗师触诊的手指感受到组织张力下降,并且患者主观感受到疼痛水平下降约90%~100%,维持该体位90秒(Jones 1981)。这项技术旨在治疗压痛点(tender point),然而,没有证据表明Jones(1981)所描述的这些压痛点和扳机点的本质是一样的,因此,没有研究来阐述压痛点和扳机点的关系。Dardzinski等(2000)报道,患者在应用包括拉紧/反向拉紧技术和运动在内的治疗方案后,症状可立即改善50%~75%。Rodríguez-Blanco(2006)的研究证明,对患者咬肌中的潜伏扳机点进行拉紧/反向拉紧技术治疗一个阶段以后,患者主动张口范围略有增加。

## 按摩

Simons(2002)探讨了组织按摩对灭活扳机点的应用。Buttagat等(2011)表明,传统的泰式按摩可增加心率变异性,并改善背痛患者与扳机点相关的压力参数。按摩时,可以沿着紧张带按摩(纵向理顺),或横跨紧张带按摩(横向按摩或弹拨)。Hong等(1993)报道,与冷喷/牵伸以及其他徒手疗法相比,深层组织按摩在降低压力疼痛敏感性方面更加有效。Ibáñez-García等(2009)表明,神经肌肉方法可有效降低潜在肌肉扳机点的压力疼痛敏感性。Fernández-de-las-Peñas等(2006b)发现横向按摩与缺血性压迫技术在降低扳机点的压力疼痛敏感性方面一样有效。据FitzGerald等(2012)观察,对间质性膀胱炎/疼痛性膀胱综合征的女性患者而言,扳机点按摩疗法比整体治疗性按摩更有效。

Simons(2002)和Hong等(1993)提出,按摩可以发挥类似于按压技术的延时效果。例如,横向摩擦按摩可以使紧张带横向移动,而纵向理顺可以使紧张带纵向移动。在一些肌肉中,特别是那些临床医生使用钳捏式触诊操作的肌肉,治疗师的手指可以抓住肌肉扳机点两侧的紧张带,进行离心性理顺并将其拉离扳机点(Simons 2002)。最近,Bodes-Pardo等(2013)的研究证明针对胸锁乳突肌中活跃扳机点的按摩疗法可有效减轻颈源性头痛患者的头痛和颈痛强度,提高其颈深屈肌运动性能,提升压痛阈,改善颈椎主动活动范围。

## 牵伸

牵伸方法有几种形式:被动拉伸(在患者没有参与的情况下,治疗师被动拉伸肌肉),主动拉伸(在治疗师没有参与的情况下,患者主动拉伸肌肉),冷喷和牵伸(Hong et al 1993;Simons et al 1999)和等长收缩后放松(Lewit 1999)。Fryer(2000)提出,牵伸的治疗机制可能是"蠕变"(即在牵伸过程中结缔组织的暂时伸长)和由牵伸引起的结缔组织的塑性变化的共同作用。然而,几乎没有证据表明牵伸对扳机点的治疗是有益的。此外,良性活动过度或Ehlers-Danlos综合征患者不应进行任何牵伸类运动,因为牵伸最有可能导致结缔组织和韧带松弛,而对肌肉、紧张带和扳机点没有任何积极影响。

Jaeger和Reeves(1986)在一项低质量研究中发现,冷喷和牵伸可有效降低活跃扳机点的疼痛敏感性并改善症状。Hong等(1993)证明,冷喷和牵伸对压力疼痛敏感性的改善有即时效果,并且与深压按摩结合使用时效果更好。Hou等(2002)发现,与热敷相比,冷喷和牵伸与其他理疗相结合使用更有利于灭活扳机点。Emad等(2012)表明,与单独使用扳机点注射相比,扳机点注射结合牵伸在减轻疼痛方面更有效。然而,应该注意的是,市售的喷雾剂对环境有相当大的影响,包括消耗臭氧破坏臭氧层和全球变暖加剧。

## 动态干预

由于肌筋膜扳机点位于肌肉组织中,因此动态干预是非常重要的,临床医生将徒手治疗技术,如扳机点压力释放或纵向理顺,与受累肌肉的收缩或牵伸结合起来。例如,在扳机点徒手按压时,要求患者进行受累肌肉的小范围主动收缩活动(Gröbli & Dommerholt 1997;Gröbli & Dejung 2003)。我们认为主动肌肉收缩可以缩短受按压的肌节长度(Simons 2002)。这些技术的机制尚不清楚,但可能与筋膜内环层小体(Pacinian)和鲁菲尼(Ruffini)机械感受器的激活有关,这些机械感受器存在于所有类型的致密结缔组织中(Schleip 2003)。鲁菲尼终末(Ruffini ending)对剪切力和侧向拉力特别敏感(Kruger

1987），并且我们认为鲁菲尼小体的激活会降低交感神经系统活动（Van den Berg & Cabri 1999）。在徒手按压或纵向理顺组织时，也可以要求患者在特定范围内主动活动该节段（Gröbli & Dejung 2003）。

## 肌筋膜扳机点手法治疗的临床应用

本节将针对上象限和下象限区域肌肉的牵涉性疼痛介绍不同的徒手治疗方式。特色技术不是唯一的，也并非唯一可行的选择。我们鼓励临床工作者根据既定原则开发探索其他治疗技术。技术的选择将部分取决于扳机点的易激惹性和患者中枢神经系统的敏感性。

### 牵伸并按压肩胛提肌紧张带

牵伸压迫技术将按压压迫（扳机点压力释放或缺血性压迫）与被动或主动牵伸扳机点紧张带相结合。在临床实践中，我们应用这种技术来消除肩胛提肌的扳机点，该扳机点的位置在肩胛提肌和上斜方肌前缘在颈部汇合的地方。操作该技术时，患者处于坐位，躯干靠在椅背上。治疗师使上斜方肌处于放松的位置，以便于触及肩胛提肌扳机点。在该体位下，治疗师操作按压压迫技术。当治疗师感觉到扳机点略微松弛时，患者的颈部被动地或主动地朝向对侧轻轻旋转，以增加紧张带的张力（图60.1）。重复该过程，直到感觉紧张带松弛或牵涉性

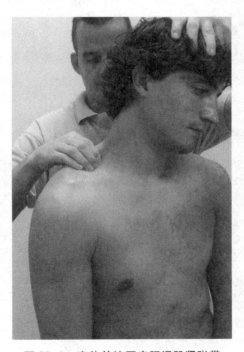

图 60.1　牵伸并按压肩胛提肌紧张带

疼痛消失为止。

### 纵向理顺斜角肌紧张带

前斜角肌或中斜角肌内的扳机点紧张带可以夹住臂丛组织（Chen et al 1998）。此外，斜角肌内扳机点紧张带引起的异常张力可能与第一肋骨向上运动功能障碍有关（Ferguson & Gerwin 2005）。在我们的临床实践中，对前斜角肌和中斜角肌应用纵向理顺技术可以放松扳机点紧张带，并且不增加臂丛内的张力。

前斜角肌易于触诊，位于胸锁乳突肌锁骨分支的后缘下方。中斜角肌位于前斜角肌的深层和侧方，并且位于肩胛提肌深层纤维的前方。

操作纵向理顺技术时，通常使用一个拇指沿颅-尾方向进行（图60.2）。施加的压力取决于患者的反馈或肌肉组织的张力。

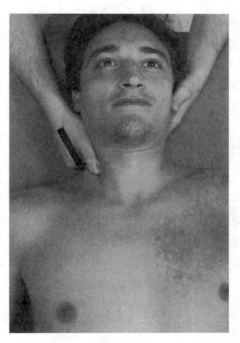

图 60.2　斜角肌紧张带的纵向理顺。黑色箭头显示理顺的方向

### 按压并收缩冈上肌

该技术将徒手按压和被按压肌肉的主动收缩相结合（Gröbli & Dejung 2003）。操作该技术时，患者俯卧位，并且肩关节外展90°。治疗师使上斜方肌处于放松位置，以便于触及肩胛骨的冈上窝。在该体位下，治疗师用两个拇指徒手按压冈上肌扳机点。当治疗师感觉到组织稍微松弛时，要求患者收缩肌

肉维持肩外展 5 秒。治疗师用腿抵住患者的上肢以施加阻力,实现冈上肌的等长收缩(图 60.3)。重复该技术直到牵涉性疼痛消失。

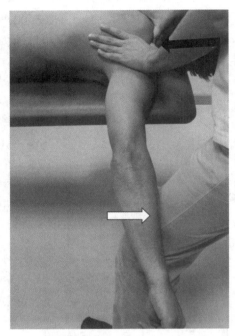

图 60.3    按压并收缩冈上肌。黑色箭头显示治疗师按压的方向,白色箭头显示患者上肢用力的方向(外展)

## 牵伸并理顺冈下肌紧张带

牵伸理顺技术指牵伸拉长肌肉并对其进行沿肌肉长轴的理顺。患者坐位,将手臂跨过胸前部并抓住椅子的对侧扶手来拉伸冈下肌。在冈下肌牵伸体位下,治疗师使用一个拇指沿肌肉长轴进行从内侧(胸椎)到外侧(肩胛冈)方向的理顺手法(图 60.4)。

## 牵伸并纵向理顺冈下肌紧张带

该技术包括沿扳机点紧张带的纵向理顺和按压扳机点。患者俯卧,肩关节外展 90°。治疗师用手指按压冈下肌扳机点,抓住扳机点两侧的紧张带,并朝远离扳机点的方向进行纵向理顺(图 60.5)。

## 牵伸并按压大圆肌紧张带

当患者对侧卧位时,治疗师使用钳捏式触诊可以容易地定位大圆肌。在上肢下方几厘米的腋窝褶皱处,治疗师使用钳捏式触诊,定位大圆肌和肩胛骨的外侧缘。治疗师用一只手按压住大圆肌的扳机点,另一只手托住患者的前臂。治疗师被动地外展

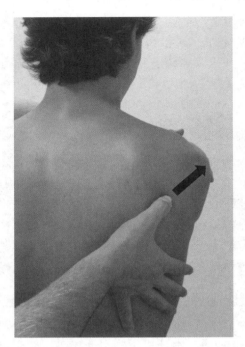

图 60.4    牵伸并理顺冈下肌紧张带。黑色箭头显示理顺手法的方向

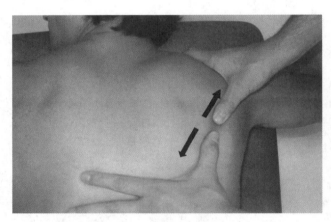

图 60.5    牵伸并纵向理顺冈下肌紧张带。黑色箭头显示,理顺手法的方向应远离扳机点

患者的肩关节,直至感觉到扳机点紧张带出现张力(图 60.6)。当肩关节外展到大约 60°时,我们通常会感觉到张力出现。治疗师应该避免肩胛骨发生任何补偿性运动。有节律地重复该技术,直至感觉到大圆肌紧张带松弛。

## 牵伸并按压肩胛下肌紧张带

患者仰卧,肩部外展 30°~60°之间。治疗师抓住肩胛骨内侧边缘并将肩胛骨向外侧拉。然后朝头端和肩胛冈的方向按压。在该位置下,治疗师动态地外旋外展患者肩关节,直至感觉到肌肉出现张力(图 60.7)。

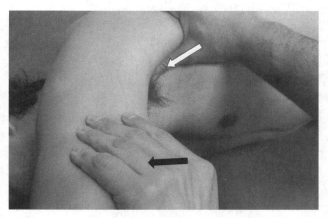

图 60.6　牵伸并按压大圆肌紧张带。黑色箭头显示肩关节外展,白色箭头显示治疗师稳定肩胛骨

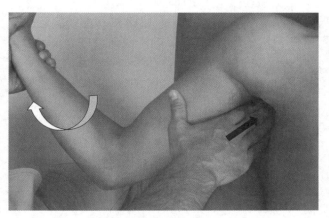

图 60.7　牵伸并按压肩胛下肌紧张带。黑色箭头显示对肩胛下肌的按压,白色箭头显示肩关节外展外旋

## 动态横向理顺三角肌扳机点

　　该技术将横向理顺三角肌与被动旋转肩关节相结合。当患者仰卧并且肩关节处于 90°外展位时,治疗师抓住三角肌的前束或后束。治疗师一手的拇指应放在扳机点紧张带上,另一只手抓住其前臂。患者肘关节伸直,便于旋转肩关节。治疗三角肌前束的扳机点时,治疗师被动内旋其肩关节,同时对三角肌前部进行前-后向理顺(图 60.8)。治疗三角肌后束的扳机点时,治疗师被动外旋其肩关节,同时对肌肉后部进行后-前向的理顺(图 60.9)。

## 动态纵向理顺肱二头肌/肱三头肌紧张带

　　该技术将徒手纵向理顺与患者主动收缩肌肉并完成前臂全范围活动相结合。治疗肱二头肌时,患者仰卧,肩关节平置于床面,肘关节伸直(如果可能

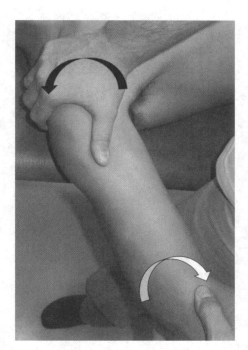

图 60.8　动态横向理顺三角肌前束扳机点。黑色箭头显示对三角肌的前-后向理顺,白色箭头显示肩关节内旋

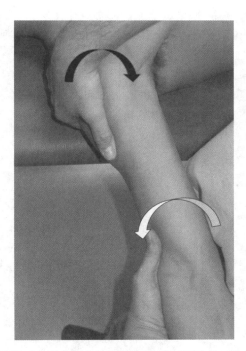

图 60.9　动态横向理顺三角肌后束扳机点。黑色箭头显示对三角肌的后-前向理顺,白色箭头显示肩关节外旋

的话),前臂处于旋后位。治疗师将两拇指放于扳机点紧张带上,沿头端(肩)到尾端(肘)方向施加力量,进行纵向理顺,同时患者收缩肱二头肌,屈曲肘关节(图 60.10)。

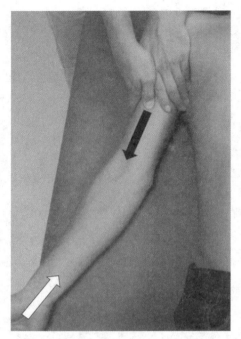

图 60.10　动态纵向理顺肱二头肌紧张带。黑色箭头显示纵向理顺,白色箭头显示肘关节屈曲

治疗肱三头肌时,患者俯卧,肩关节平置于床面,肘关节屈曲(如果可能的话),手处于中立位。治疗师将两拇指放于扳机点紧张带上,沿头端(肩)到尾端(鹰嘴)方向施加力量,进行纵向理顺,同时患者收缩肱三头肌,伸展肘关节(图 60.11)。临床上认为治疗师理顺肌肉应该与患者收缩肌肉同时进行。

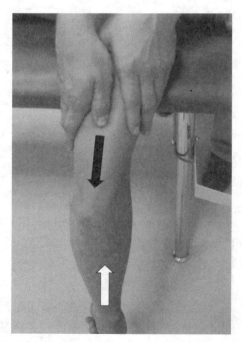

图 60.11　动态纵向理顺肱三头肌紧张带。黑色箭头显示纵向理顺,白色箭头显示肘关节伸直

## 动态纵向理顺手/腕伸肌紧张带

该技术与治疗肱二头肌/肱三头肌的技术相同。患者坐位,肘关节屈曲 90°,前臂旋前,并且手握拳。治疗师将两拇指放于扳机点紧张带上,沿头端(肘关节)到尾端(腕关节)方向施加力量,进行纵向理顺,同时患者收缩手/腕伸肌,伸展腕关节。由于这些肌肉沿着前臂纵向走行,治疗师可以分别处理手/腕伸肌(即桡侧腕长伸肌或腕短伸肌,指总伸肌或尺侧腕伸肌)。

## 横向按摩手/腕屈肌扳机点

该技术是在患者主动全范围活动其前臂或患者不动的情况下进行横向按摩。嘱患者主动收缩手/腕屈肌。患者坐位,肘关节屈曲 90°,前臂旋后位并张开手掌。治疗师在受影响的肌肉扳机点紧张带上施加横向摩擦按摩。患者有两种选择:①收缩手屈肌,做张手和握拳动作(图 60.12);②收缩手屈肌和腕屈肌,握拳并屈曲腕关节(图 60.13)。由于这些肌肉也沿着前臂纵向走行,因此治疗师可以分别对手/腕屈肌(即掌长肌、桡侧腕屈肌、尺侧腕屈肌、指浅屈肌、指深屈肌)进行横向按摩。

## 牵伸并按压拇指肌肉紧张带

任何位于大鱼际处的肌肉都可以形成扳机点。例如,拇内收肌的扳机点可以出现从拇指到桡骨茎突的刺痛和深层痛。拇对掌肌扳机点可以出现拇指掌侧面和腕关节掌侧面的桡侧疼痛。

进行大鱼际肌肉扳机点的牵伸按压技术操作时,治疗师用拇指对扳机点施加压力,同时被动地和有节奏地拉伸肌肉。图 60.14 显示了该技术应用于拇对掌肌扳机点。

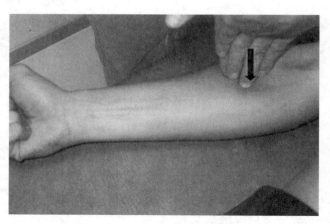

图 60.12　手屈肌扳机点的横向按摩

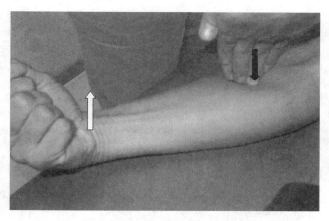

图 60.13 手/腕屈肌扳机点的横向按摩。黑色箭头显示横向摩擦,白色箭头显示腕关节和手指的屈曲活动

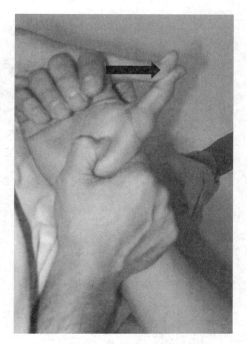

图 60.14 牵伸并按压拇对掌肌

## 横向按摩腰方肌紧张带

这项技术是在患者活动下肢以引起身体侧屈或患者不动的情况下,进行腰方肌横向按摩。患者侧卧,无症状侧在下方,治疗师站在患者前方,将前臂尺侧放于肌肉紧张带上,在扳机点紧张带上施加平滑和缓慢的横向按摩(图 60.15)。如果治疗师想要进行动态干预,则将患者的足部放在桌子外面,患者主动抬起足部到水平位置。这个动作通过诱导躯干的侧弯引起腰椎的等长收缩。

## 腰方肌紧张带等长收缩后放松

当肌肉非常紧,并且直接触诊肌肉对患者来说

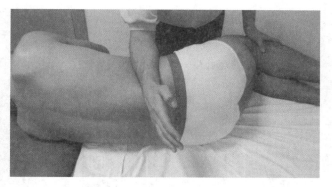

图 60.15 横向按摩腰方肌紧张带

太痛苦时,可以应用该技术。患者侧卧,无症状侧在下,上方腿放于下方腿前方。可以将枕头放置在腰部下方,以增加腰椎的侧向凸起。治疗师用靠近尾端的手稳定髂骨,将靠近头端的手放在患者的胸腔上。将胸腔向远离髂骨的方向牵拉,直到感觉出现张力(图 60.16)。

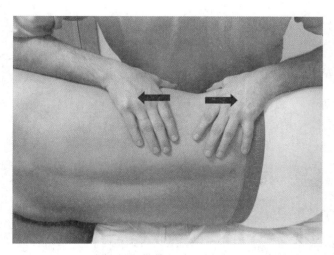

图 60.16 腰方肌紧张带等长收缩后放松。黑色箭头显示远离扳机点的理顺方向

在该位置下,患者抬高腿维持 4~8 秒,从而主动收缩腰方肌,然后再放松。当治疗师感觉到收缩停止并且肌肉变得放松时,缓慢地继续牵伸肌肉。在牵伸开始时,患者可以稍微伸长下肢,主动地参与进来。

## 牵伸并按压腰大肌紧张带

对腰大肌的处理非常重要,因为腰大肌在解剖学上与几种泌尿生殖结构和腰丛相关(Stepnik et al 2006)。牵伸按压技术指在紧张带处于被动或主动牵伸状态时进行扳机点按压。患者仰卧位,膝关节和髋关节屈曲,足部放于桌子上。治疗师用一只手

或双手的指尖按压扳机点（通常位于肌腹内，需要穿过腹肌才能触及）（图 60.17）。当治疗师感觉到紧张带松弛时，要求患者被动地或主动地伸直膝和髋关节，以增加紧张带的张力（图 60.18）。这项技术的目的是让患者在治疗师按压扳机点的同时进行髋关节和膝关节的无痛伸展。

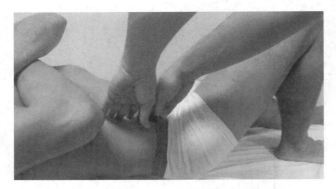

图 60.17　在屈曲位牵伸并按压腰大肌紧张带

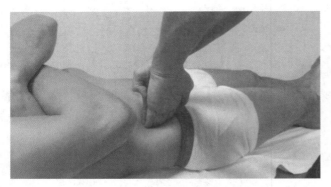

图 60.18　在伸直位牵伸并按压腰大肌紧张带

## 牵伸并纵向理顺/动态纵向理顺臀中肌紧张带

牵伸理顺是指，肌肉紧张带在牵伸位下进行长轴的理顺。患者侧卧，通过上方腿膝关节屈曲和髋关节内收可以牵伸臀中肌。在该伸展位置下，治疗师用前臂尺侧进行从后到前向的长轴理顺（图 60.19）。当患者主动抬高膝关节时，该技术将转变为臀中肌的动态纵向理顺。

## 牵伸并纵向理顺股四头肌紧张带

患者仰卧，通过屈曲膝关节并且伸直髋关节来牵伸股四头肌。在该牵伸体位下，治疗师用拇指、示指的手指或指节从尾端到头端方向进行纵向理顺（图 60.20）。当患者抬起膝关节时，该技术将转变为股四头肌的动态纵向理顺。

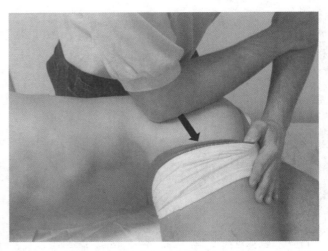

图 60.19　牵伸并纵向理顺/动态纵向理顺臀中肌紧张带。黑色箭头显示理顺的方向

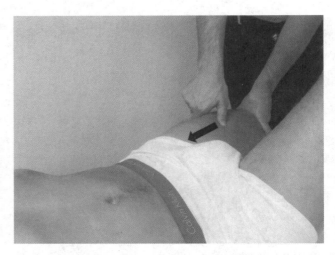

图 60.20　牵伸并纵向理顺股四头肌紧张带。黑色箭头显示理顺的方向

## 牵伸并纵向按摩股内收肌紧张带

该技术的目的是通过应用钳捏式理顺来牵伸肌肉紧张带。患者仰卧或侧卧。一旦治疗师在任一内收肌中找到扳机点，就使用钳捏式触诊紧紧地抓住紧张带。治疗师的手指从两侧抓住扳机点紧张带，并且向远离扳机点方向离心地进行理顺处理。这种技术对大收肌和长收肌特别有效（图 60.21）。

## 牵伸并按压腓肠肌紧张带

牵伸按压技术将按压扳机点与被动或主动牵伸紧张带相结合。患者俯卧位，膝关节屈曲 90°。操作腓肠肌扳机点牵伸按压技术时，使用钳捏式触诊按压腓肠肌扳机点，治疗师可以通过被动踝关节背屈，使肌肉进行被动和节律性牵伸（图 60.22）。重复该过程，直至感觉到紧张带松弛或牵涉性疼痛消失。

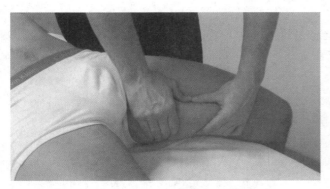

图 60.21　牵伸并纵向按摩股内收肌紧张带

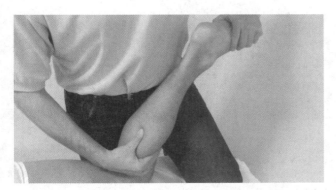

图 60.22　牵伸并按压腓肠肌紧张带

## 小腿前-外侧肌群的按压以及主动收缩

操作该技术时,患者仰卧。治疗师用拇指按压小腿前外侧肌肉(胫骨前肌、趾长伸肌或踇长伸肌)的扳机点。当治疗师感觉到组织略微松弛时,要求患者主动进行踝关节跖屈和背屈活动,以收缩肌肉(图 60.23)。重复该技术直至牵涉性疼痛消失,通常重复 10~12 次之后疼痛消失。

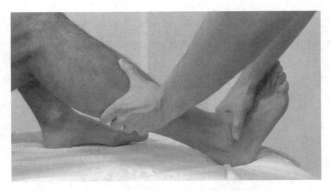

图 60.23　小腿前-外侧肌群的按压以及主动收缩

## 小结

这些手法治疗方式可以用于灭活上象限和下象

限肌肉中的扳机点。目前,学者已经研究了某些手法治疗(即缺血性收缩、神经肌肉治疗方法和肌肉能量技术)的单一应用效果;然而,手法治疗通常只是缓解疼痛的多模型方法中的一部分。一些临床研究已经证明,将扳机点的徒手治疗纳入下肢疼痛综合征(如足跟痛或踝关节扭伤)的各种多模型干预方式是有效的。我们需要开展新的研究来阐明肌筋膜扳机点手法治疗的神经生理机制。此外,我们还应研究将灭活扳机点的手法治疗纳入上象限疼痛综合征患者的多模型干预方式后的治疗效果。

(陈可迪　译,张峰　审,张新涛　王于领　校)

## 参考文献

Altan L, Bingol U, Aykac M, et al. 2005. Investigation of the effect of Ga-As laser therapy on cervical myofascial pain syndrome. Rheumatol Int 25: 23–27.

Anderson RU, Wise D, Sawyer T, et al. 2005. Integration of myofascial trigger point release and paradoxical relaxation training treatment of chronic pelvic pain in men. J Urol 174: 155–160.

Bodes-Pardo G, Pecos-Martín D, Gallego-Izquierdo T, et al. 2013. Manual treatment for cervicogenic headache and active trigger point in the sternocleidomastoid muscle: a pilot randomized clinical trial. J Manipulative Physiol Ther 36: 403–411.

Bron C, de Gast A, Dommerholt J, et al. 2011. Treatment of myofascial trigger points in patients with chronic shoulder pain; a randomized controlled trial. BMC Med 9: 8.

Brown CS, Ling FW, Wan JY, et al. 2002. Efficacy of static magnetic field therapy in chronic pelvic pain: a double-blind pilot study. Am J Obstet Gynecol 187: 1581–1587.

Buttagat V, Eungpinichpong W, Chatchawan U, et al. 2011. The immediate effects of traditional Thai massage on heart rate variability and stress-related parameters in patients with back pain associated with myofascial trigger points. J Bodyw Mov Ther 15: 15–23.

Chen D, Fang Y, Li J, et al. 1998. Anatomical study and clinical observation of thoracic outlet syndrome. Zhonghua Wai Ke Za Zhi 36: 661–663.

Cummings TM, White AR. 2001. Needling therapies in the management of myofascial trigger point pain: a systematic review. Arch Phys Med Rehabil 82: 986–992.

D'Ambrogio KJ, Roth GB. 1997. Positional release therapy. St Louis: Mosby.

Dardzinski JA, Ostrov BE, Hamann LS. 2000. Myofascial pain unresponsive to standard treatment: successful use of a strain and counter-strain technique with physical therapy. J Clin Rheumatol 6: 169–174.

Dommerholt J, McEvoy J. 2011. Myofascial trigger point release approach. In: Wise CH (ed) Orthopaedic manual physical therapy: from art to evidence. Philadelphia: FA Davis.

Dommerholt J, Shah J. 2010. Myofascial pain syndrome. In: Fishman SM, Ballantyne JC, Rathmell JP (eds) Bonica's management of pain. Baltimore: Lippincott, Williams & Williams, pp 450–471.

Dommerholt J, Mayoral-Del-Moral O, Gröbli C. 2006a. Trigger point dry needling. J Man Manipul Ther 14: E70–E87.

Dommerholt J, Bron C, Franssen JLM. 2006b. Myofascial trigger points: an evidence informed review. J Man Manipul Ther 14: 203–221.

Dommerholt J, Fernandez-de-las-Peñas C. 2013. Trigger point dry needling: an evidence and clinical-based approach, 1st edn. London: Churchill Livingstone Elsevier.

Dundar U, Evcik D, Samli F, et al. 2007. The effect of gallium arsenide aluminum laser therapy in the management of cervical myofascial pain syndrome: a double blind, placebo-controlled study. Clin Rheumatol 26: 930–934.

Emad MR, Roshanzamir S, Ghasempoor MZ, et al. 2012. Effectiveness of stretching after trigger point injections. J Musculoskel Res 14: ID 1250002.

Ferguson L, Gerwin R. 2005. Shoulder dysfunction and frozen shoulder. In: Ferguson L, Gerwin R (eds) Clinical mastery in the treatment of myofascial pain. Baltimore: Lippincott Williams & Wilkins, pp 91–121.

Fernández-de-las-Peñas C. 2009. Interaction between trigger points and joint hypo-mobility: a clinical perspective. J Man Manipul Ther 17: 74–77.

Fernández-de-las-Peñas C, Fernández-Carnero J, Galán-del-Río F, et al. 2004. Are myofascial trigger points responsible of restricted range of motion? A clinical study. J Musculoskelet Pain 12 (Suppl 9): 19. [Abstract.]

Fernández-de-las-Peñas C, Sohrbeck-Campo M, Fernández J, et al. 2005a. Manual therapies in the myofascial trigger point treatment: a systematic review. J Bodyw Mov Ther 9: 27–34.

Fernández-de-las-Peñas C, Fernández-Carnero J, Miangolarra-Page JC. 2005b. Musculoskeletal disorders in mechanical neck pain: myofascial trigger points versus cervical joint dysfunctions: a clinical study. J Musculoskelet Pain 13: 27–35.

Fernández-de-las-Peñas C, Alonso-Blanco C, Alguacil-Diego IM, et al. 2006a. Myofascial trigger points and posterior–anterior joint hypomobility in the mid-cervical spine in subjects presenting with mechanical neck pain: a pilot study. J Man Manipul Ther 14: 88–94.

Fernández-de-las-Peñas C, Alonso-Blanco C, Fernández J, et al. 2006b. The immediate effect of ischemic compression technique and transverse friction massage on tenderness of active and latent myofascial triggers points: a pilot study. J Bodyw Mov Ther 10: 3–9.

FitzGerald MP, Payne CK, Lukacz ES, et al. 2012. Randomized multicenter clinical trial of myofascial physical therapy in women with interstitial cystitis / painful bladder syndrome and pelvic floor tenderness. J Urol 187: 2113–2118.

Fryer G. 2000. Muscle energy concepts: a need for change. J Osteopath Med 3: 54–59.

Fryer G, Hodgson L. 2005. The effect of manual pressure release on myofascial trigger points in the upper trapezius muscle. J Bodyw Mov Ther 9: 248–255.

Gam AN, Warming S, Larsen LH, et al. 1998. Treatment of myofascial trigger points with ultrasound combined with massage and exercise: a randomised controlled trial. Pain 77: 73–79.

Gay CW, Alappattu MJ, Coronado RA, et al. 2013. Effect of a single session of muscle-biased therapy on pain sensitivity: a systematic review and meta-analysis of randomized controlled trials. J Pain Res 6: 7–22.

Gemmell H, Miller P, Nordstrom H. 2008. Immediate effect of ischaemic compression and trigger point pressure release on neck pain and upper trapezius trigger points: a randomized controlled trial. Clin Chiropractic 11: 30–36.

Gleitz M, Hornig K. 2012. Trigger points: diagnosis and treatment concepts with special reference to extracorporeal shockwaves. Orthopäde 41: 113–125.

Grieve R, Clark J, Pearson E, et al. 2011. The immediate effect of soleus trigger point pressure release on restricted ankle joint dorsiflexion: a pilot randomised controlled trial. J Bodywork Mov Ther 15: 42–49.

Gröbli C, Dejung B. 2003. Nichtmedikamentöse Therapie myofaszialer Schmerze. Schmerz 17: 475–480.

Gröbli C, Dommerholt J. 1997. Myofasziale Triggerpunkte; Pathologie und Behandlungsmöglichkeiten. Manuelle Med 35: 295–303.

Hains G, Descarreaux M, Hains F. 2010. Chronic shoulder pain of myofascial origin: a randomized clinical trial using ischemic compression therapy. J Manipulative Physiol Ther 33: 362–369.

Hanten WP, Barrett M, Gillespie-Plesko M, et al. 1997. Effects of active head-retraction with retraction / extension and occipital release on the pressure pain threshold of cervical and scapular trigger points. Physiother Theory Pract 13: 285–291.

Hanten WP, Olson SL, Butts NL, et al. 2000. Effectiveness of a home program of ischemic pressure followed by sustained stretch for treatment of myofascial trigger points. Phys Ther 80: 997–1003.

Heredia-Rizo AM, Oliva-Pascual-Vaca A, Rodríguez-Blanco C, et al. 2013. Immediate changes in masticatory mechanosensitivity, mouth opening, and head posture after myofascial techniques in pain-free healthy participants: a randomized controlled trial. J Manipulative Physiol Ther 36: 310–318.

Hong CZ, Chen YC, Pon CH, et al. 1993. Immediate effects of various physical medicine modalities on pain threshold of an active myofascial trigger point. J Musculoskelet Pain 1: 37–53.

Hou CR, Tsai LC, Cheng KF, et al. 2002. Immediate effects of various physical therapeutic modalities on cervical myofascial pain and trigger-point sensitivity. Arch Phys Med Rehabil 83: 1406–1414.

Ibáñez-García J, Alburquerque-Sendín F, Rodríguez-Blanco C, et al. 2009. Changes in masseter muscle trigger points following strain-counter / strain or neuro-muscular technique. J Bodyw Mov Ther 13: 2–10.

Jaeger B, Reeves JL. 1986. Quantification of changes in myofascial trigger point sensitivity with the pressure algometer following passive stretch. Pain 27: 203–210.

Jeon JH, Jung YJ, Lee JY, et al. 2012. The effect of extracorporeal shock wave therapy on myofascial pain syndrome. Ann Rehabil Med 36: 665–674.

Jones LN. 1981. Strain and counter-strain. Newark, OH: American Academy of Osteopathy.

Kietrys DM, Palombaro KM, Azzaretto E, et al. 2013. Effectiveness of dry needling for upper quarter myofascial pain: a systematic review and meta-analysis. J Orthop Sports Phys Ther 43: 620–634.

Kim Y, Yang HR, Lee JW, et al. 2014. Effects of the high-power pain threshold ultrasound technique in the elderly with latent myofascial trigger points: a double-blind randomized study. J Back Musculoskelet Rehabil 27(1): 17–23. doi: 10.3233/BMR-130414.

Kruger L, 1987. Cutaneous sensory system. In: Adelman G (ed) Encyclopedia of neuroscience. Vol. 1. Boston: Birkhäuser, pp 293–294.

Lee JC, Lin DT, Hong CZ. 1997. The effectiveness of simultaneous thermotherapy with ultrasound and electrotherapy with combined AC and DC current on the immediate pain relief of myofascial trigger points. J Musculoskelet Pain 5: 81–90.

Lewit K. 1999. Manipulative therapy in rehabilitation of the locomotor system, 3rd edn. Oxford: Butterworth Heinemann.

Majlesi J, Unalan H, 2004. High-power pain threshold ultrasound technique in the treatment of active myofascial trigger points: a randomized, double-blind, case-control study. Arch Phys Med Rehabil 85: 833–836.

Oliveira-Campelo NM, de Melo CA, Alburquerque-Sendin F, et al. 2013. Short- and medium-term effects of manual therapy on cervical active range of motion and pressure pain sensitivity in latent myofascial pain of the upper trapezius muscle: a randomized controlled trial. J Manipulative Physiol Ther 36: 300–309.

Pilat A. 2009. Myofascial induction approaches for patients with headache. In: Fernández-de-las-Peñas C, Arendt-Nielsen L, Gerwin R (eds) Tension type and cervicogenic headache: pathophysiology, diagnosis and treatment. Boston: Jones & Bartlett, pp 339–367.

Pöntinen PJ, Airaksinen O. 1995. Evaluation of myofascial pain and dysfunction syndromes and their response to low level laser therapy. J Musculoskeletal Pain 3: 149–154.

Renan-Ordine R, Alburquerque-Sendín F, Rodrígues-de-Souza D, et al. 2011. Effectiveness of myofascial trigger point manual therapy combined with a self-stretching protocol for the management of plantar heel pain: a randomized controlled trial. J Orthop Sports Phys Ther 41: 43–50.

Rickards LD. 2006. The effectiveness of non-invasive treatments for active myofascial trigger point pain: a systematic review of the literature. Int J Osteopathic Med 9: 120–136.

Rodríguez-Blanco C, Fernández-de-las-Peñas C, Hernández-Xumet JE, et al. 2006. Changes in active mouth opening following a single treatment of latent myofascial trigger points in the masseter muscle involving post-isometric relaxation or strain / counter-strain. J Bodyw Mov Ther 10: 197–205.

Ruiz-Sáez M, Fernández-de-las-Peñas C, Rodríguez-Blanco C, et al. 2007. Changes in pressure pain sensitivity in latent myofascial trigger points in the upper trapezius muscle following a cervical spine manipulation in pain-free subjects. J Manipul Physiol Ther 30: 578–583.

Schleip R. 2003. Fascial plasticity: a new neurobiological explanation. J Bodyw Mov Ther 7: 11–19.

Simons DG, 2002. Understanding effective treatments of myofascial trigger points. J Bodyw Mov Ther 6: 81–88.

Simons D, Travell J, Simons P. 1999. Travell & Simons' myofascial pain & dysfunction: the trigger point manual: the upper half of body. Baltimore: Williams & Wilkins.

Smania N, Corato E, Fiaschi A, et al. 2005. Repetitive magnetic stimulation: a novel approach for myofascial pain syndrome. J Neurol 252: 307–314.

Srbely JZ, Dickey JP. 2007. Randomized controlled study of the anti-nociceptive effect of ultrasound on trigger point sensitivity: novel applications in myofascial therapy? Clin Rehabil 21: 411–417.

Srbely JZ, Dickey JP, Lowerison M, et al. 2008. Stimulation of myofascial trigger points with ultrasound induces segmental anti-nociceptive effects: a randomized controlled study. Pain 139: 260–266.

Srbely JZ, Vernon H, Lee D, et al. 2013. Immediate effects of spinal manipulative therapy on regional antinociceptive effects in myofascial tissues in healthy young adults. J Manipulative Physiol Ther 36: 333–341.

Stepnik MW, Olby N, Thompson RR, et al. 2006. Femoral neuropathy in a dog with iliopsoas muscle injury. Vet Surg 35: 186–190.

Tanrikut A, Ozaras N, Ali-Kaptan H, et al. 2003. High voltage galvanic stimulation in myofascial pain syndrome. J Musculoskelet Pain 11: 11–15.

Tough EA, White AR, Cummings TM, et al. 2009. Acupuncture and dry needling in the management of myofascial trigger point pain: a systematic review and meta-analysis of randomised controlled trials. Eur J Pain 13: 3–10.

Truyols-Domínguez S, Salom-Moreno J, Abian-Vicent J, et al. 2013. Efficacy of thrust and nonthrust manipulation and exercise with or without the addition of myofascial therapy for the management of acute inversion ankle sprain: a randomized clinical trial. J Orthop Sports Phys Ther 43: 300–309.

Uemoto L, Garcia MA, Gouvêa CV, et al. 2013. Laser therapy and needling in myofascial trigger point deactivation. J Oral Sci 55: 175–181.

Van den Berg F, Cabri J. 1999. Angewandte Physiologie – Das Bindegewebe des Bewegungsapparates verstehen und beeinflussen. Stuttgart, Germany: Georg Thieme Verlag.

Vernon H, Schneider M. 2009. Chiropractic management of myofascial trigger points and myofascial pain syndrome: a systematic review of the literature. J Manipul Physiol Ther 32: 14–24.

# 扳机点干针疗法

Jan Dommerholt，Erik H. Wijtmans

## 扳机点干针疗法概述

对相关扳机点（trigger points，TrPs）进行有创的临床治疗时，医生需要详细了解肌肉的功能解剖及其所处的环境。使用手法触诊来确定扳机点的位置，包括平滑式触诊或钳捏式触诊技术（见第 59 章）。扳机点处的肌肉张力增加（Buchmann et al 2014），在大多数肌肉中可以通过触诊来准确地定位。一旦确定好扳机点的位置，医生需要以三维角度来设想扳机点的位置，并且判断扳机点的深度和其相邻的结构，包括动脉、静脉、神经和内脏器官。对于大多数肌肉来说，针刺不应该用于定位扳机点，因为这个相当随意的操作会钝化扳机点（Dommerholt et al 2006）。大多数肌肉可以通过手法触诊到，但也存在一些例外。例如，位于肩胛骨和胸腔之间的部分肩胛下肌和前锯肌。髂肌位于骨盆内部，使用手法触诊很难接触到髂肌。在这些情况下，医生可以用针来定位以及治疗这些扳机点，分别在肩胛骨内侧缘和髂骨边缘上处理肌肉。基于训练、经验和解剖学知识，用针钝化扳机点需要极好的运动感知觉和感知功能（Noë 2004）。在任何时候，医生必须知道针尖在身体里的位置以及它可能会遇到的结构。建立良好的运动感知觉功能将会使针刺过程更加安全和准确,因为医生可以感受到当针刺入皮肤、皮下结缔组织、筋膜层、肌肉以及最终的紧绷带和扳机点处结构的改变,并且可以准确地鉴别(Mayoral del Moral 2005)。

有创性扳机点疗法可以分为注射疗法和干针疗法。扳机点注射疗法使用皮下注射器;扳机点干针疗法使用固体纤维针。干针疗法可以分为表面干针疗法和深层干针疗法(Dommerholt et al 2006)。一些久远的研究表明干针疗法会带来更多的针后疼痛感(Hong 1994;Kamanli et al 2005),但是在这些研究中,与注射疗法相比,干针疗法使用的是皮下注射器。最近研究发现,将使用固体纤维针进行的干针疗法与注射疗法相比,两种方法之间不存在明显差异(Ga et al 2007),但是干针疗法的作用时间更持久(Ga et al 2007)。本章主要讲述深层干针疗法技术,不包括表面干针疗法或扳机点注射技术特有的内容,但是注射技术并不是完全不同于深层干针疗法。读者可以参考其他书来获取这部分的内容(Dommerholt & Fernández-de-las-Peñas 2013)。本章同样不包括干针疗法作用于其他结构的相关内容,例如韧带、肌腱、肌腱-骨骼接头处、瘢痕组织或筋膜粘连处。在临床工作中,以上任何情况都可使用干针疗法(Lewit 1979)。

根据当地法规,干针疗法可以在医学、针灸疗法学、物理治疗学、脊骨神经医学、动物医学、口腔医学和肌痛疗法的工作范围内使用。每位从业者通过特定的学科观念和管理方法来决定干针疗法技术的使用时间和方式。针灸师可能将干针疗法称作"扳机点针灸疗法",但是这并不意味着干针疗法是任意学科的专有领域(Association of Social Work Boards et al 2006)。虽然通常情况下干针疗法使用的针和针灸疗法相同,但是它不需要传统针灸疗法或中医的任何知识(Baldry 2005;Amaro 2007;White 2009)。现在,可以购买到一些专门为操作干针疗法而设计的针。早在 19 世纪,医生用针来治疗下背部的压痛点,其中包括女士的帽针(Churchill 1821,1828;Elliotson 1827;Osler 1912)。干针疗法是一种由 Travell 和 Simons 等人倡导的扳机点注射技术的扩展,它基于临床观察的结果,即针刺对扳机点的机械刺激可能产生治疗效果(Steinbrocker 1944;Travell & Simons 1992;Simons et al 1999)。

但是,干针疗法并不是完全没有风险(Dommerholt et al 2006;Lee et al 2011;McCutcheon & Yelland 2011;Usman et al 2011)。因为此操作是有创性的,所以存在刺入重要器官和其他身体结构的风险,例如,肺、肠、肾、尿道、神经和动脉,其中也存在通过枕骨大孔刺入脑干的风险。针灸导致气胸的发生率不足 1/10 000,然而并不知道干针导致气胸的发生率。爱尔兰物理治疗师对干针疗法导致不良事件的风险进行的一项前瞻性研究表明,将近 8 000 名接受干针疗法的患者中不良事件的发生率不足 0.04%(Brady et al 2014)。治疗师使用干针疗法时,应始终遵循解剖学原理;操作此项技术需要详细掌握组织结构的解剖学关系(Peuker & Gronemeyer 2001;Yang & Mullan 2011)。另外,为了预防血源性病原体的传播,医生必须遵循协议;为了实现干针疗法的安全操作,医生应保持良好的原则,包括洗手和其他的卫生措施【McEvoy et al 2011;Australian Society of Acupuncture Physiotherapists(ASAP)2013】。

## 干针疗法的科学依据

1980 年发表了第一篇关于干针疗法的前瞻性科学研究,该研究阐述了干针疗法对患有下背痛的工人的治疗效果(Gunn et al 1980)。一项权威的循证医学综述表明,干针疗法对于慢性下背痛的患者来讲,很可能是一项有效的辅助治疗方法,同时认为还需要更高质量的研究支持(Furlan et al 2005)。研究人员对存在于肩关节区肌肉激活模式中潜在扳机点的影响进行研究,将扳机点干针疗法和被动牵伸疗法相结合,研究发现该联合疗法可以恢复正常的肌肉激活模式(Lucas et al 2004)。一项关于干针疗法治疗肩痛的前瞻性、开放性、随机研究中募集了101 位脑血管病后存在肩痛的患者,研究表明,患者接受 4 次干针治疗后,睡眠和接受物理治疗过程中的疼痛明显减轻,并且睡眠更加平稳,疼痛的频率和强度明显降低。与接受常规康复治疗项目的患者相比,他们减少了止痛药物的使用,并且提升了对康复治疗项目的依从性(Dilorenzo et al 2004)。另外一些研究表明,干针疗法对颞下颌关节疼痛有积极的治疗效果(Fernández-Carnero et al 2010;Dlraçoğlu et al 2012;Gonzalez-Perez et al 2012;Itoh et al 2012)。

最近一项关于干针疗法对上四分之一区肌筋膜痛治疗作用的荟萃分析表明,干针疗法是一项有效的治疗方法(Kietrys et al 2013)。其他研究发现,干针疗法改善了疼痛的强度、压痛阈和上肢功能残疾(Disabilities of the Arm,Shoulder and Hand;DASH)测试的评分,并且可作为上斜方肌扳机点的治疗处方（Ziaeifar et al 2014）。Maher 等（2013）认为超声弹性成像技术引导下的干针疗法可以客观地改善患者的姿势和疼痛。超声疗法可以改善肌肉的血液循环和供氧情况（Cagnie et al 2012）。

个案报道中也提出了干针疗法在治疗下列疾病时是有效的：足底筋膜炎（Akhbari et al 2014）、胸壁疼痛（Westrick et al 2012）、膝关节后侧疼痛（Mason et al 2014）、粘连性关节囊炎（Clewley et al 2014）、腘绳肌腱病变（Jayaseelan et al 2014）、肩关节损伤（Osborne & Gatt 2010）、联合其他介入方式治疗颞下颌关节紊乱（González-Iglesias et al 2013）、下背痛（Rainey 2013）和腹股沟疼痛（Paantjens 2013）。患者对针的恐惧感似乎不影响治疗作用（Joseph et al 2013）。

在一项研究中（Hsieh et al 2007），扳机点干针疗法作用于冈下肌时，降低了肩关节的疼痛强度，增加了肩关节的主动和被动内旋活动度，提高了同侧三角肌前束和桡侧腕长伸肌扳机点的压痛阈。在另一项研究中（Tsai et al 2010），扳机点干针疗法作用于桡侧腕长伸肌时，减小了同侧斜方肌上扳机点的兴奋性和整体的疼痛强度，改善了颈椎活动度。一项类似的研究发现（Chou et al 2009），当针作用于桡侧腕长伸肌和指伸肌上的针灸穴位时，可以降低疼痛的强度和斜方肌上扳机点处的终板噪声；作者将此结果和安慰剂针刺组的结果进行对比而得出此结论，安慰剂针刺组是将针插入与皮肤直接接触的橡胶中。受试者可以感受到锋利的针尖，让我们对这是否是一个真正的安慰剂组产生了疑问。Tekin 等（2013）证实了干针疗法的有效作用，但是在这项研究中，安慰剂针刺组实际上是表面干针疗法的一种变化形式。任何针刺方法都有可能产生生理学作用，例如内啡肽的释放、疼痛阈值的改变或预期的积极效果（Pariente et al 2005；Birch 2006；Lund & Lundeberg 2006；Wang et al 2008）。真正的刺入和所谓的假刺入都可以激活与运动感觉处理过程相关的脑区，并且休息时比做其他任务时更有效地使脑区失活。有趣的是，在一项研究中，真刺入和假刺入时大脑中与认知功能相关的区域都被激活，但真刺入会诱发更强烈的反应。作者指出，这些差异可能是针刺刺激到了更深层的皮下受体而引起非典型性刺激，而假针刺时只刺激到皮肤受体（Napadow et al 2009）。同样地，轻触皮肤可以刺激与慢传导无髓鞘C 类传入纤维相连的机械性感受器，进而激活岛叶活动，但不一定是躯体感觉皮质区活动（Olausson et

al 2002）。Kong 等（2006）证实轻度和中度的疼痛刺激比重度疼痛刺激更能有效地激活大脑的特定区域。唯一真正的双盲研究是评价扳机点干针疗法在全膝关节置换术前应用的效果（Mayoral et al 2013），40 位要接受全膝关节置换术的受试者，在阔筋膜张肌、髋关节外展肌、腘绳肌、股四头肌、腓肠肌或腘肌上均存在扳机点，将他们随机分配到接受扳机点干针疗法的介入组或安慰剂针刺组。在每位受试者麻醉后实施干针疗法，很明显，受试者对此过程是不知情的。这项研究表明，膝关节置换术后 1 个月，只接受扳机点干针疗法患者的疼痛强度明显低于安慰剂组（Mayoral et al 2013）。

干针疗法可能会减少扳机点处的终板噪声（Chen et al 2001）和一些伤害性物质的化学浓度，这些致痛物质存在于活化后的扳机点附近（Shah et al 2005, 2008）。最近的一项对兔子的研究表明扳机点干针疗法对化学浓度的影响实际上存在剂量依赖性（Hsieh et al 2012）。短期应用干针疗法可以调控与疼痛和炎症相关的生化因子，例如 P 物质、β-内啡肽和肿瘤坏死因子-α（tumour necrosis factor α，TNF-α）。应用干针疗法后 β-内啡肽和肿瘤坏死因子-α 的含量立刻升高，P 物质的含量反而降低。长期应用干针疗法可以引起环氧化酶-2（cyclo-oxygenase-2，COX-2）、血管内皮生长因子（vascular endothelial growth factor，VEGF）、诱导型一氧化氮合酶（inducible nitric oxide synthase，iNOS）和低氧诱导因子-1α（hypoxia-inducible factor 1α，HIF-1α）浓度的改变。P 物质、COX-2 和 TNF-α 浓度的增加可能与更多的组织损伤相关（Hsieh et al 2012）。如扳机点处所示，HIF-1α 的上调可能与缺氧相关，但也可能与机械性应力相关。需要注意的是，集中应用干针疗法后 HIF-1α、iNOS 和 VEGF 蛋白的表达可能是改善局部血液循环的重要因素。

当对活化的扳机点施加电刺激或加压时，患者表现出中枢处理异常和痛觉过敏的现象（Niddam et al 2007, 2008）；躯体感觉皮质区域和边缘系统的脑活动增加，海马区域的活动被抑制（Niddam et al 2008）。越来越多的证据表明，扳机点可以促进中枢敏化的发展（Fernández-de-las-Peñas et al 2007, 2009；Giamberardino et al 2007；Fernández-Carnero et al 2008）。一些根据动物研究的证据表明，针刺疗法会干预下行疼痛抑制系统（Takeshige et al 1992a, 1992b）。干针疗法很可能对外周和中枢疼痛机制均有影响（Dommerholt 2011；Fernández-de-las-Peñas &

Dommerholt 2014）。在一项以老鼠作为干针疗法模型的试验中，干针带来的组织损伤仅持续了几天时间（Domingo et al 2013）。

## 干针疗法的常规原则

接下来的部分将讲述扳机点干针疗法作用于颈部、肩部、上肢、躯干、髋和腿部肌肉的基本指导原则。值得注意的是，我们必须安全、准确地使用此项技术，这项技术只有通过参加具备教学资质并且临床经验丰富的导师的实践课程才能掌握。阅读这一章节并不能获得在临床工作中使用干针疗法的任何资格。但是，一些一般性的准则应当遵守。建议患者在接受任何干针疗法操作时都处于卧位，因为存在发生血管抑制性晕厥的危险。我们应该明确每一块肌肉的解剖标志，包括肌肉的边缘和任何相关的骨性结构（例如：当针刺冈上肌时，应明确肩胛骨的内、外侧缘和肩胛冈）。一旦确定好扳机点，将会再一次利用解剖标志以确保进行安全针刺。对于是否有必要进行皮肤消毒目前仍然存在争论，不同的国家和地区的指导原则也各不相同。在进行扳机点干针疗法时，推荐在管中用针（White et al 2008）。将管放于皮肤上的扳机点处，针可以快速地刺进皮肤，当管移走时，通过把针拉回皮下组织以及重新定向来将针移入和移出扳机点区域。如果针没有被充分撤回，那么针将停留在原始路径上，并且临床医生不能改变针的方向。针刺的目的是引起所谓的局部抽搐反应，这表明扳机点被真正灭活（Hong 1994）。针刺结束以后，必须进行止血，以防止或减少局部出血，帮助恢复和维持活动范围，并且促进正常功能的恢复。

只有非常有经验的临床医生才能使用干针疗法治疗那些常规服用华法林或抗凝血剂的患者。那些通过手法触诊很难接触到的肌肉，例如腰大肌、髂肌、翼外肌，以及肩胛下肌和前锯肌的部分肌肉纤维，应该避免使用止血法。使用血小板抑制剂通常不是针刺疗法的绝对禁忌证，但是治疗师需要小心谨慎才能达到止血效果。

## 颈肩和上肢肌肉的干针疗法

### 斜角肌

解剖：前、中斜角肌起自第一肋骨；后斜角肌起自第二肋骨。肌肉止于 $C_3 \sim C_8$ 椎体横突。

针刺方法：患者仰卧位或侧卧位，中斜角肌位于颈椎横突的前方，将针插入肌腹（图 61.1）。嘱患者快速吸气，以此定位前斜角肌（Katagiri et al 2003），治疗师可以在胸锁乳突肌锁骨头的外侧触及该肌肉。由于后斜角肌与肺尖极为接近，不对后斜角肌进行针刺。

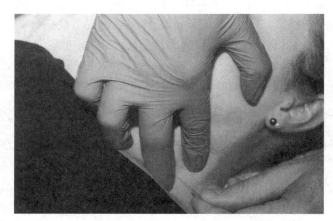

**图 61.1　扳机点干针疗法作用于前斜角肌**

注意事项：应该识别并避免刺入颈静脉。不能朝肺的方向刺入斜角肌，因为引起气胸的风险很高。

### 胸小肌

解剖：胸小肌起自第三、四、五肋的肋软骨附近，止于肩胛骨的喙突。

针刺方法：患者仰卧位，首先确定喙突的位置，将针穿过胸大肌，向上朝着喙突（图 61.2）或者进行钳捏式触诊的拇指方向刺入。

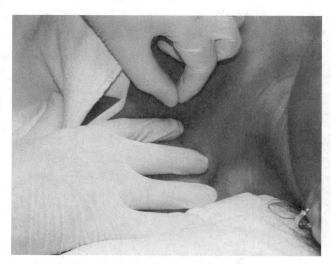

**图 61.2　扳机点干针疗法作用于胸小肌**

注意事项:必须注意避免气胸的发生。上肢的神经血管束位于胸小肌下方、靠近喙突处,同样应避免损伤。

## 胸大肌

解剖:胸大肌有四处独立的起点:第一处起自锁骨,第二处起自胸骨,第三处起自肋骨,第四处是一个腹肌附着物,通过腹外斜肌和腹直肌腱膜与腹肌相连。胸大肌沿肱骨结节间沟的侧方穿行,止于肱骨大结节。

针刺方法:患者仰卧位,当在胸壁上治疗时,针要始终指向肋骨方向,治疗师的示指和中指放于肋间隙避免发生气胸(图61.3)。当针刺胸大肌的其他部分时,要使用钳捏式触诊,针指向手指方向。针刺胸大肌的锁骨部分时,可以使用钳捏式触诊或者向肱骨的方向浅刺。

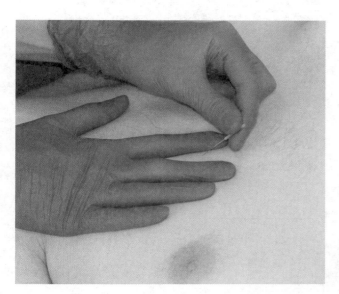

**图 61.3　扳机点干针疗法作用于胸大肌**(Modifed from Dommerholt J,Fernández-de-las-Peñas C 2013)

注意事项:必须触诊到肋骨,以此作为参考,避免引起气胸。

## 冈上肌

解剖:冈上肌起自冈上窝;止于肱骨头大结节的上部。

针刺方法:患者侧卧位,针指向稍后方,朝着肩胛骨上缘和肩胛冈方向进针(图61.4)。

注意事项:如果针朝向冈上窝的前壁刺入,则考虑有引起气胸的危险。

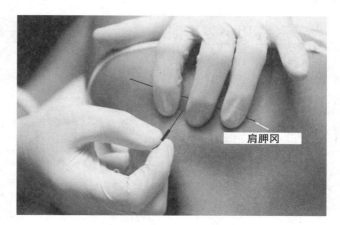

**图 61.4　扳机点干针疗法作用于冈上肌**

## 冈下肌/大圆肌/小圆肌

解剖:这三块肌肉起自肩胛骨后表面不同的位置,均位于肩胛冈下方。大圆肌起自肩胛骨下角、止于肱骨前方的小结节。小圆肌的起点比大圆肌位置更高、更靠外侧,接近肩胛骨的腋窝缘;小圆肌从肱骨后方止于大结节。

针刺方法:患者俯卧位,或者侧卧位下上肢用枕头支撑,在每一针进针之前必须要触诊到体表标志。在进针以前要触诊到肩胛骨的内、外侧缘。治疗冈下肌时,针直接刺进扳机点(图61.5)。在可能的情况下,用拇指和示指抓住大圆肌和小圆肌,针朝着手指或肩胛骨的方向刺入。如果使用钳捏式触诊不能将肌肉握住,此时要注意将针向外侧刺入,方向要与胸腔相切。

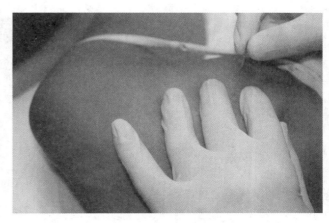

**图 61.5　扳机点干针疗法作用于冈下肌**

注意事项:骨质疏松患者的肩胛骨可能会很薄并且有网孔。医生通过培养良好的对针的运动感知能力,可以感受到针离开肌肉的瞬间。

## 大菱形肌和小菱形肌

解剖:小菱形肌起自 $C_7 \sim T_1$ 的棘突,向外下方走行,平肩胛冈水平止于肩胛骨内侧缘。大菱形肌起自 $T_2 \sim T_5$ 的棘突,从肩胛骨内侧缘走行,止于肩胛骨下角。两块肌肉均与前锯肌相连。

针刺方法:针刺时患者侧卧位或俯卧位。在胸壁上针刺时,治疗师应将针始终指向肋骨方向,将示指和中指放于肋间隙避免引起气胸。为了避免刺入肺部,针要以一个很小的角度指向肋骨(图 61.6)。

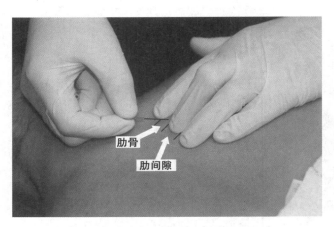

图 61.6　扳机点干针疗法作用于菱形肌

注意事项:针刺菱形肌时有相当高的风险发生气胸。治疗师必须触诊肋骨,并且针应该始终指向肋骨。

## 肩胛下肌

解剖:肩胛下肌位于肩胛骨前面,起自肩胛骨内表面,止于肱骨小结节。

针刺方法 I:治疗更靠内侧的扳机点时,患者侧卧位,需要接受治疗的一侧位于边上。患者的躯干置于肩胛骨呈翼状的位置,这有助于针刺到位于肩胛下肌的扳机点。针指向肩胛骨底面,与胸腔相切(图 61.7)。

针刺方法 II:患者仰卧位,上肢外展大约 90°,肘关节屈曲。医生徒手牵伸肩胛骨并向侧方移位,这提供了更多的机会可以接触到肌肉的外侧部分。用于触诊的手抵住胸腔,靠在肌肉上。针从触诊手指间刺入,指向肩胛骨底面(类似于图 61.8)。

注意事项:当针刺肌肉的外侧部分时,治疗师应该保护肺,用触诊手指抵住胸壁从而准确地定位胸腔的位置。两种针刺方法都必须避免针朝着肋骨方向刺入。

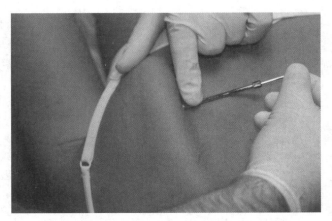

图 61.7　扳机点干针疗法作用于肩胛下肌

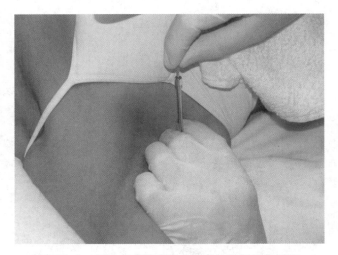

图 61.8　扳机点干针疗法在腋窝处作用于背阔肌

## 背阔肌

解剖:背阔肌起自下方的六个胸椎棘突、胸腰筋膜、髂嵴和下方的三或四个肋骨,止于肱骨结节间沟。

针刺方法:针刺背阔肌时,患者可以仰卧位、俯卧位或侧卧位。在腋窝处针刺背阔肌时,患者仰卧位,上肢外展至肩关节水平,然后使用钳捏式触诊找到背阔肌,将针垂直于皮肤刺入(图 61.8)。在躯干上针刺背阔肌时,与针刺菱形肌的方法类似。如果可能的话,在躯干上针刺时首选钳捏式触诊。

注意事项:进针时都要考虑到胸壁和肺的位置。

## 三角肌

解剖:三角肌起自锁骨外侧三分之一的前缘、肩峰的外侧缘、肩胛冈的下唇和覆盖于冈下肌上的筋膜;止于肱骨上的三角肌粗隆。

针刺方法:患者仰卧位或侧卧位,针穿过皮肤垂直刺入,直接刺进紧绷带(图61.9)。

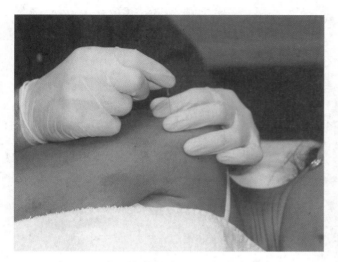

图 61.9　扳机点干针疗法作用于三角肌中束

注意事项:无。

## 肱二头肌

解剖:肱二头肌长头起自关节窝,其肌腱穿过盂肱关节;短头起自喙突,没有穿过盂肱关节。两头均止于桡骨小结节的远端。

针刺方法:患者仰卧位,使用钳捏式触诊法找到并提起肱二头肌,垂直于皮肤刺入,指向医生的手指方向(图61.10)。

注意事项:必须避免刺入位于肱二头肌内侧的神经血管束,包括正中神经、肌皮神经、尺神经和肱动脉。

## 肱肌

解剖:肱肌起自肱骨远端三分之二处,止于尺骨

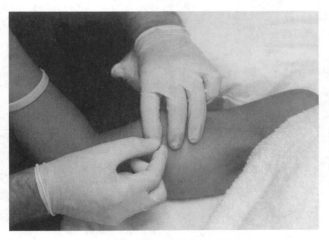

图 61.10　扳机点干针疗法作用于肱二头肌

粗隆的冠突。肱肌延伸进入肘关节囊。

针刺方法:患者仰卧位,肘关节支撑,置于轻度屈曲位放松,使用平滑式触诊触摸肱肌,从上肢外侧刺入,只有这样才能避免伤及神经血管束,针指向内侧(图61.11)。

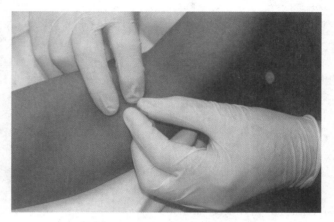

图 61.11　扳机点干针疗法作用于肱肌

注意事项:避免刺入肌肉内侧头处的神经血管束。

## 肱桡肌

解剖:肱桡肌起自肱骨髁上嵴的上三分之二,止于桡骨远端的茎突。

针刺方法:患者仰卧位,使用钳捏式触诊法确定扳机点位置,将针刺入,指向操作者的手指方向(图61.12)。

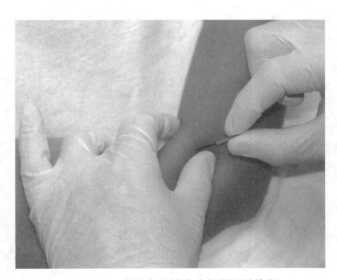

图 61.12　扳机点干针疗法作用于肱桡肌

注意事项:肱桡肌是位于肘关节外侧最表层的肌肉,桡神经在肱桡肌附近穿行,应该避免损伤桡

神经。

## 旋后肌

解剖:旋后肌起自肱骨外上髁、桡侧副韧带、环状韧带和尺骨的旋后肌嵴;止于桡骨粗隆和桡骨干的上三分之一。

针刺方法:患者仰卧位,掌心向上。在前臂的掌侧面使用平滑式手法触诊桡骨,用于确定旋后肌的位置。针刺时指向近端,朝着肱骨方向(图 61.13)。在前臂的背侧也可以刺入旋后肌,但有伤及表层桡神经的风险,它从旋后肌上穿行;或者损伤到骨间后神经,它位于肌肉的两头之间。

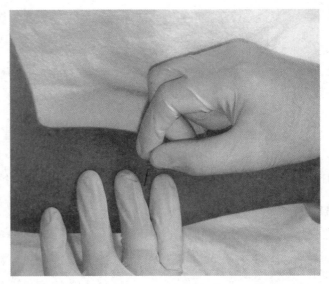

图 61.14　扳机点干针疗法作用于指伸肌

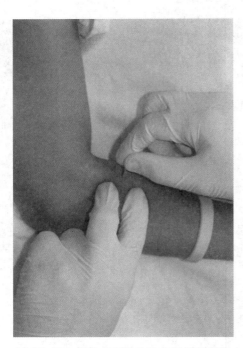

图 61.13　扳机点干针疗法作用于旋后肌

注意事项:从后侧刺入时,有伤及桡神经感觉支和运动支的风险。

## 腕和手的伸肌

解剖:腕关节伸肌(桡侧腕长伸肌和桡侧腕短伸肌)起自肱骨外侧髁上嵴、外上髁、肘关节的桡韧带,并且通过与尺侧腕伸肌和指伸肌组成的一个总腱起自肌间膜;止于第二、三掌骨基底部,第五掌骨基底部的尺侧和各个手指的远节指骨。

针刺方法:针刺桡侧腕长伸肌和桡侧腕短伸肌时使用钳捏式触诊;针刺尺侧腕伸肌和指伸肌时使用平滑式触诊(图 61.14)。

注意事项:桡神经从指伸肌上穿行。

## 躯干肌的干针疗法

### 胸部和腰部的多裂肌

解剖:这些肌肉构成了深层的椎旁肌,并且由纤维束组成,在骶区起自骶骨背侧的下方、髂后上棘和竖脊肌腱性起点的深面;在腰椎部分起自所有腰椎的乳状突;在胸椎部分起自所有胸椎的横突。每一条纤维束向内上方走行至上方棘突的基底部或顶部。在腰椎节段,它们附着于相邻的椎骨;在胸椎节段,它们可以跨过一到三个椎体节段。

针刺方法:患者俯卧位,使用平滑式触诊,在棘突稍外侧确认肌肉的位置。当针刺胸椎时,始终位于所谓的"安全针刺区"是至关重要的,安全针刺区是在棘突每侧旁开大约一指所形成的区域(图 61.15)。针垂直于皮肤向内、下(尾端)方刺入,指向椎板的方向(图 61.16)。

注意事项:在胸段针刺时,要始终位于安全针刺区,避免引起气胸的发生。将针指向整个脊柱的尾端-内侧方向,以避免刺透硬膜外间隙。

### 胸最长肌

解剖:胸最长肌起自骶骨、髂嵴、下胸段的棘突和大多数腰椎处的一个总腱。在腰椎节段,胸最长肌与腰髂肋肌混合在一起。胸最长肌止于所有胸椎横突的尖端,以及第 3 或 4 到第 12 肋的肋角和肋结节之间。一些纤维束止于横突的整个后表面、腰椎的副突和胸腰筋膜的中层。

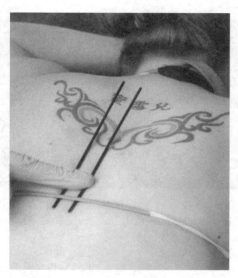

图 61.15　脊柱部位的安全针刺区（Modifed from Dommerholt J,Fernández-de-las-Peñas C 2013）

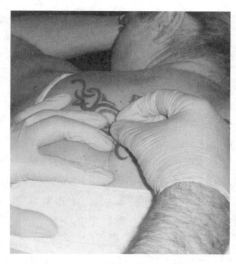

图 61.17　扳机点干针疗法作用于胸最长肌（Modifed from Dommerholt J,Fernández-de-las-Peñas C 2013）

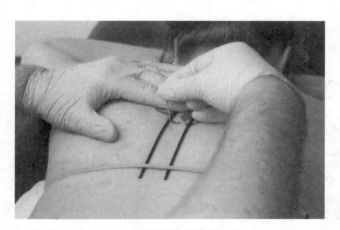

图 61.16　扳机点干针疗法作用于多裂肌（Modifed from Dommerholt J,Fernández-de-las-Peñas C 2013）

针刺方法:患者俯卧位,垂直于肌纤维走行方向使用平滑式触诊确定紧绷带的位置。将针放于扳机点的稍上方,从两指间垂直于皮肤刺入,然后以一个较小的角度朝着扳机点的纵轴方向刺入（图61.17）。

注意事项:维持一个较小的角度,以避免气胸的发生。

## 腰方肌

解剖:腰方肌起自第 12 肋下缘的内半部分和 $L_1 \sim L_4$ 的横突,偶尔还包括 $T_{12}$ 的横突或椎体。它通过腱性纤维止于髂腰韧带和髂嵴内侧唇的相邻部位。偶然会存在第二肌肉层,它向上附着于第 12 肋的内下缘,向下附着于下三或四个腰椎的

横突。

针刺方法:患者侧卧位,患侧在上。治疗师在第 12 肋和髂嵴之间中线的稍后方使用平滑式触诊确定肌肉的位置。如果需要的话,治疗师可以通过在患者身体下方放置一个毛巾卷、上抬患者手臂或者后伸大腿,来增加第 12 肋和髂嵴之间的空间。针必须足够长,可以触及横突的深层。要对皮下组织施加足够的压力,针从两个手指间直接由外向内侧刺入,指向横突方向（图 61.18）。

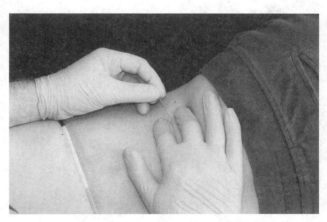

图 61.18　扳机点干针疗法作用于腰方肌（Modifed from Dommerholt J,Fernández-de-las-Peñas C 2013）

注意事项:针刺时应该低于 $L_2$ 节段,以避免损伤肾脏、胸膜和横膈膜。针刺时不要指向头端,以避免损伤胸膜。

## 腹直肌

解剖:腹直肌下方起自耻骨嵴和耻骨结节,并

在耻骨联合上与对侧的肌肉交织在一起；上方止于第5~7肋的肋软骨和剑突。成对的腹直肌被腹白线从中间分开，并且被三或四个左右的横向的腱划分开。

针刺方法：患者仰卧位。针刺上方或下方的扳机点时，使用平滑式触诊明确紧绷带和扳机点的位置，针垂直于皮肤刺入，然后以一个非常小的角度指向肋软骨方向（图61.19），或者耻骨方向（图61.20）。针刺肌腹处的扳机点时，操作者坐于患者的对侧，使用平滑式触诊确定扳机点的位置，治疗师在紧绷带的稍外侧对腹壁加压，并将紧绷带向内侧推，同时将扳机点固定于两个手指之间，从而形成一个"墙"或者一个"隔板"；针垂直于皮肤刺入（目前垂直定向），然后指向内侧，从而始终停留在额状面上（图61.21）。

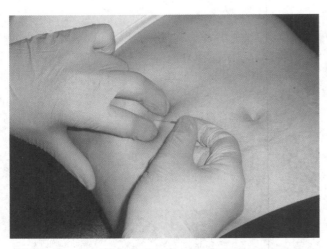

图61.19　扳机点干针疗法作用于腹直肌（在胸腔处）
（Modifed from Dommerholt J, Fernández-de-las-Peñas C 2013）

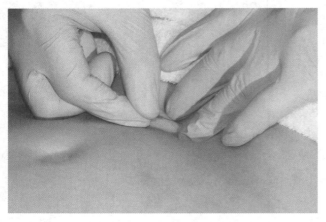

图61.20　扳机点干针疗法作用于腹直肌（在耻骨处）
（Modifed from Dommerholt J, Fernández-de-las-Peñas C 2013）

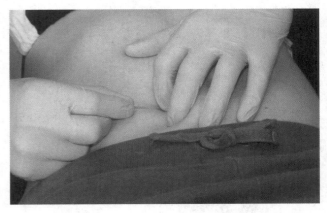

图61.21　扳机点干针疗法作用于腹直肌（隔板法）
（Modifed from Dommerholt J, Fernández-de-las-Peñas C 2013）

注意事项：为了避免进入腹腔，针要始终保持一个小的角度；为了避免进入胸腔，以及由此可能导致气胸的发生，针要始终平行于肋缘方向。

## 腹内外斜肌

解剖：腹外斜肌是腹部外侧肌肉中最表层的肌肉。它起自第5~12肋靠近软骨处的外侧面和下缘的八个指状突起。上五个指状突起与前锯肌交错在一起，下三个与背阔肌交错在一起。外侧纤维束的走行方向几乎是垂直的，纤维束越靠内侧走行方向越倾斜，所有的纤维束向尾端延伸。外侧纤维附着于髂嵴的前半部分，而内侧纤维汇入腹肌腱膜，附着于腹白线。

腹内斜肌位于腹外斜肌的下面，纤维束通常或多或少垂直于腹外斜肌的走行方向。它起自胸腰筋膜的下部、髂嵴的前三分之二和腹股沟韧带的外侧二分之一。外侧纤维的走行方向几乎是垂直的，越靠内侧走行方向越倾斜，所有的纤维束向头端延伸。稍靠外侧的纤维止于下三或四肋的肋软骨。稍靠内侧的纤维通过前方和后方的腹直肌鞘止于白线；最内侧的纤维走行方向更加水平，与腹横肌组成一个总腱，止于耻骨嵴和耻骨肌线。

针刺方法：患者仰卧位，或侧卧位，患侧在上。治疗师使用钳捏式触诊法，抓住腹肌的外侧部分使其离开腹部。治疗师将针从两指之间刺入扳机点，指向始终保持紧握的对侧手的拇指或手指（图61.22）。

注意事项：使用钳捏式触诊可以避免针刺入腹腔。

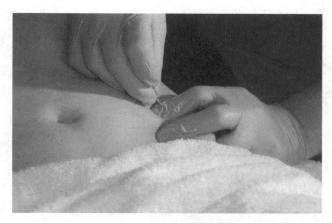

图 61.22　扳机点干针疗法作用于腹斜肌（Modifed from Dommerholt J, Fernández-de-las-Peñas C 2013）

# 髋和下肢肌肉的干针疗法

## 臀大肌

解剖：臀大肌起自髂嵴后侧、骶骨的外侧和尾骨。肌肉斜向外下方走行，止于阔筋膜张肌的髂胫束，和股外侧肌和大收肌之间的臀肌粗隆。

针刺方法：患者俯卧位，在腹部垫一枕头；或者侧卧位，患侧在上。治疗师使用平滑式触诊确定扳机点的位置，将针垂直于肌肉刺入，此时对皮下组织充分加压（图 61.23）。如果扳机点位于肌肉的下部，通常使用钳捏式触诊：把示教带固定于拇指和手指之间，治疗师将针朝着对侧的手指方向刺入。

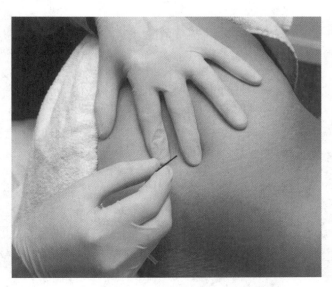

图 61.23　扳机点干针疗法作用于臀大肌

注意事项：为了避免伤及坐骨神经，针刺时要远离神经。穿透的深度也取决于皮下组织的含量。

## 臀中肌

解剖：臀中肌位于臀小肌和阔筋膜张肌之间。它起自髂骨的前四分之三，止于大转子。后方的纤维束斜向外下方走行，越靠前的纤维束走行方向越垂直。

针刺方法：患者俯卧位，或者侧卧位，患侧在上。垂直于肌纤维走行方向使用平滑式触诊确定扳机点的位置（图 61.24）。需要对皮下组织施加强压力。针刺方向由后向前，针通常接触到骨膜。

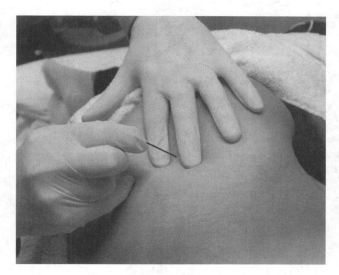

图 61.24　扳机点干针疗法作用于臀中肌

注意事项：为了避免伤及坐骨神经，针刺时要远离神经。穿透的深度也取决于皮下组织的含量。另外，上方臀部的血管和神经的深支位于臀中肌和臀小肌之间，应该避免伤及。

## 臀小肌

解剖：臀小肌位于臀中肌深层。它起自髂骨后侧面（背侧）的前方和下方臀线之间，止于大转子的前面。

针刺方法：患者俯卧位，或侧卧位，患侧在上。治疗师垂直于肌纤维走行方向使用平滑式触诊确定扳机点的位置（图 61.25），需要对皮下组织施加强压力，针刺方向由后向前，针通常接触到骨膜。

注意事项：上方臀部的血管和神经的深支位于臀中肌和臀小肌之间，应该避免伤及。穿透的深度也取决于皮下组织的含量。

## 梨状肌

解剖：梨状肌起自 $S_2 \sim S_4$ 节段处骶骨的前面，经坐骨大孔出骨盆，止于股骨大转子的上缘。

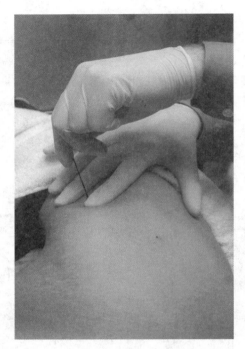

图 61.25　扳机点干针疗法作用于臀小肌

针刺方法:患者俯卧位,或者侧卧位,患侧在上。找到 S$_2$~S$_4$ 节段的体表标志和大转子,治疗师垂直于肌纤维走行方向使用平滑式触诊确定扳机点的位置。针指向梨状肌,经过臀大肌直接刺入梨状肌(图 61.26)。

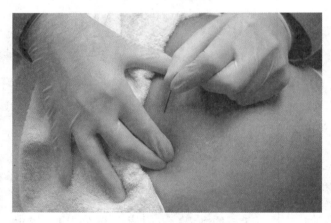

图 61.26　扳机点干针疗法作用于梨状肌

注意事项:坐骨神经位于梨状肌的中三分之一处,针刺时远离坐骨神经,从而避免伤及坐骨神经。如果表明要在坐骨神经上针刺,则要非常缓慢地进针来确定神经的准确位置。穿透的深度也取决于皮下组织的含量。

## 长收肌

解剖:长收肌起自耻骨上支,位于耻骨嵴和耻骨

联合之间;止于股骨中三分之一处的粗线。

针刺方法:患者仰卧位,膝关节屈曲,髋关节屈曲、外旋。使用稳固的钳捏式触诊明确紧绷带和扳机点的位置。垂直于肌肉表面进针,针刺方向为前-后向(图 61.27)。有时,长收肌和短收肌可以一起针刺。

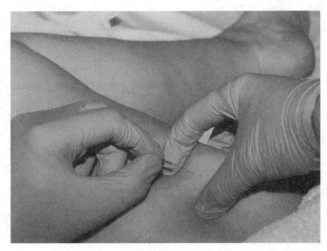

图 61.27　扳机点干针疗法作用于长收肌和短收肌
（Modifed from Dommerholt J, Fernández-de-las-Peñas C 2013)

注意事项:避免伤及股神经、股动脉、股静脉和坐骨神经。

## 短收肌

解剖:短收肌起自耻骨下支的前面,长收肌起点的下方;止于股骨上的耻骨肌线和股骨粗线内侧唇的上半部分。

针刺方法:患者仰卧位,膝关节屈曲,髋关节屈曲、外旋。治疗师使用平滑式触诊或者稳固的钳捏式触诊,在大腿上部、长收肌和耻骨肌之间,确定紧绷带和扳机点的位置。垂直于肌肉表面进针,指向臀纹,针刺方向为前-后向。有时,长收肌和短收肌可以一起针刺(见图 61.27)。

注意事项:避免伤及股神经、股动脉、股静脉和坐骨神经。

## 大收肌

解剖:大收肌是一块大的呈扇形分布的肌肉,有三个不同的纤维走行方向。它起自耻骨下支、坐骨支和坐骨结节的外下方。较短的横向纤维束止于股骨粗线,主要从大转子向粗线走行,位于臀大肌的内侧。斜行的纤维束向外下方走行,通过一种广泛的

腱膜,止于粗线和粗线下方延长线内侧的上部。最内侧的部分,也称坐骨髁部分,纤维走行方向垂直,止于股骨内侧髁的内收肌结节,通过一个纤维扩展物与粗线相连,从结节向上走行至粗线。

针刺方法:患者仰卧位,膝关节屈曲,髋关节屈曲、外旋(图 61.28);或者侧卧位,需要接受治疗的一侧在下,上方腿屈曲至下方腿的前方(图 61.29)。使用平滑式触诊确定好扳机点的位置,垂直于肌肉表面进针,针刺方向为内-外向。

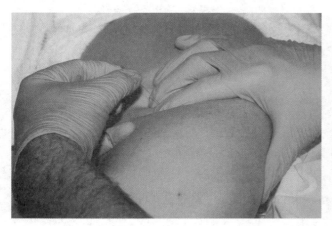

**图 61.28　扳机点干针疗法作用于大收肌(仰卧位)**
(Modifed from Dommerholt J, Fernández-de-las-Peñas C 2013)

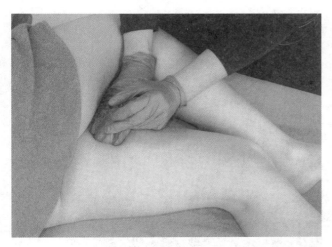

**图 61.29　扳机点干针疗法作用于大收肌(侧卧位)**
(Modifed from Dommerholt J, Fernández-de-las-Peñas C 2013)

注意事项:避免伤及股神经、沿内收肌管走行的股动脉和股静脉,以及坐骨神经。

## 耻骨肌

解剖:耻骨肌是一块平滑的四边形肌肉。它起自耻骨梳(耻骨肌线)和它稍前方的骨表面;止于髂腰肌远端的小转子,纤维束向外下方走行。

针刺方法:患者仰卧位,膝关节屈曲,髋关节屈曲伴轻度外旋。治疗师首先确定好肌肉外侧股动脉的位置,然后将一手指放在此处,在神经血管束的内侧使用平滑式触诊,确定好扳机点的位置。垂直于肌肉表面进针(图 61.30),针刺方向为前-后向。

注意事项:避免伤及股动脉,以及肌肉外侧的股静脉和股神经。避免伤及内侧的闭孔神经,闭孔神经位于肌肉的深层,紧邻长收肌肌腱。

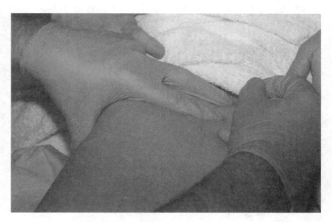

**图 61.30　扳机点干针疗法作用于耻骨肌**(Modifed from Dommerholt J, Fernández-de-las-Peñas C 2013)

## 腰大肌

解剖:腰大肌附着于第 12 胸椎和所有腰椎的椎体、椎间盘,和腰椎横突的前方和下方部分,从骶髂关节前方穿行,与髂肌组成一个总腱,止于股骨后内侧面的小转子。

针刺方法:针刺腰大肌的肌腹部时,患者处于侧卧位。有两种方法。经外侧入路时,腰方肌作为解剖学上的标志,与针刺腰方肌的方法类似,不同的是,要以一个大约 $10° \sim 30°$ 的前角进针,刺入腰大肌(图 61.31)。大多数的平均体重患者可以使用 75mm 的针,但是比较肥胖的患者可能需要使用 90mm 的针。

经后侧入路时,于 $L_3 \sim L_5$ 水平可以触及腰大肌,远低于通常位于 $L_1 \sim L_2$ 水平的肾脏。触诊 $L_3 \sim L_5$ 的脊柱节段和旁边的最长肌。针从腰最长肌的稍外侧,刺进髂肋肌。腰大肌分布于横突前方的椎体旁边。患者侧卧位,平行于治疗床方向进针(图 61.32)。如果针接触到了横突,是因为针的位置太靠内。大多数的平均体重患者可以使用 75mm 的

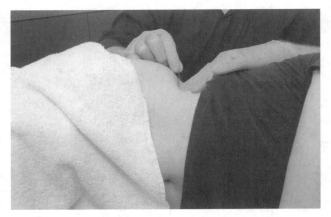

图 61.31    扳机点干针疗法作用于腰大肌(外侧入路)

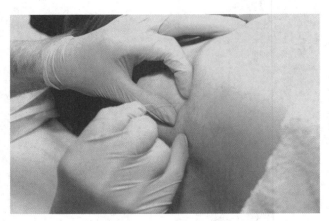

图 61.32    扳机点干针疗法作用于腰大肌(后侧入路)
( Modifed from Dommerholt J, Fernández-de-las-Peñas C 2013)

针,但是比较肥胖的患者可能需要使用 90mm 的针。

注意事项:从 $L_2$ 水平下方进针,避免刺入肾脏,以及更靠近头端的膈膜和胸膜。

### 髂肌

解剖:髂肌起自髂窝的上半部分、髂嵴的内侧唇、骶髂前韧带和骶骨外侧的上表面,填满了外侧骨盆壁。它和腰大肌组成了一个总腱,止于股骨内后侧的小转子,也有一些纤维束从转子下方穿行,止于近端股骨的内侧面。

针刺方法:患者侧卧位,治疗师于髂骨嵴的下方触及髂肌。治疗师将针刺侧手的手指环握于髂嵴附近,"勾住"髂骨,将针从离髂骨大约 5mm 处插入,刺进腹外斜肌。针指向髂骨,并始终贴近髂骨的内表面,从而避免刺入腹腔内容物(图 61.33)。对于大多数患者来说,一个 50~60mm 的固体纤维针已经够用,但是治疗肥胖患者时可能有困难。使用穿刺针或者 50~75mm 的针可以从髂嵴刺入髂肌的深部。

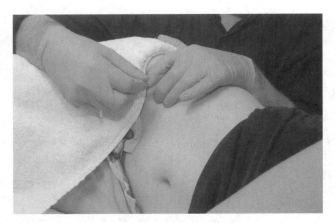

图 61.33    扳机点干针疗法作用于髂肌( Modifed from Dommerholt J, Fernández-de-las-Peñas C 2013)

注意事项:针要指向髂骨的内表面,从而避免刺入腹膜。

## 股四头肌肌群

### 股直肌

解剖:肌肉起自髂前上棘和髋臼的上缘;以一个平滑的厚肌腱止于髌骨基底部,最终通过髌韧带止于胫骨结节。

针刺方法:患者仰卧位,治疗师使用平滑式触诊确定紧绷带的位置,针垂直于肌肉表面直接刺入紧绷带(图 61.34)。

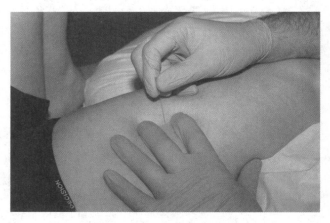

图 61.34    扳机点干针疗法作用于股直肌( Modifed from Dommerholt J, Fernández-de-las-Peñas C 2013)

注意事项:针刺时不要穿透肌肉,从而避免刺入外侧的旋动脉。

### 股外侧肌

解剖:股外侧肌起自一个广泛的腱膜,附着于转子间线的上部、大转子的前缘和下缘、臀肌粗隆的外侧唇,以及粗线外侧唇的上半部分;此腱膜覆盖于肌肉的上四分之三处,并且许多纤维起自它的深面。股外侧肌通过一个平滑的总腱止于髌骨的基底部和外侧缘。它是股四头肌肌群中最大的肌肉。

针刺方法:针刺肌肉前面的扳机点时,患者处于仰卧位(图61.35);针刺肌肉外侧面和髂胫束后侧的扳机点时患者处于侧卧位或者俯卧位(图61.36)。通过平滑式触诊确定紧绷带的位置,针垂直于肌肉表面刺入,直接刺进紧绷带。

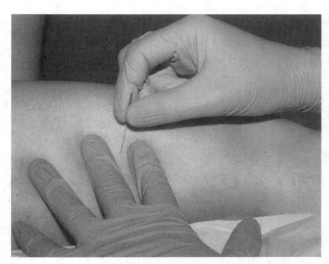

图 61.35　扳机点干针疗法作用于股外侧肌(仰卧位)(Modifed from Dommerholt J, Fernández-de-las-Peñas C 2013)

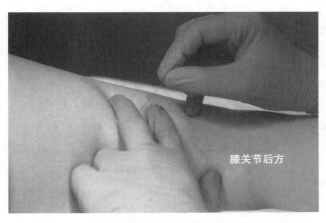

图 61.36　扳机点干针疗法作用于股外侧肌(侧卧位)(Modifed from Dommerholt J, Fernández-de-las-Peñas C 2013)

注意事项:无。

## 股内侧肌

解剖:肌肉起自股骨转子间线的前部和中部,经过耻骨肌线、粗线的内侧唇和股骨内上髁线,所有的纤维汇聚于股四头肌肌腱的内侧部分和髌骨的内侧缘。

针刺方法:患者仰卧位,通过平滑式触诊确定扳机点的位置,针垂直于肌肉表面刺入,直接刺进扳机点(图61.37)。

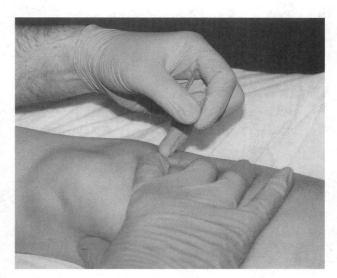

图 61.37　扳机点干针疗法作用于股内侧肌(Modifed from Dommerholt J, Fernández-de-las-Peñas C 2013)

注意事项:无,但是有可能接近隐神经和腘动脉。

## 股二头肌

解剖:股二头肌是由两个头组成的。长头通过与半腱肌一起组成的一个肌腱,起自坐骨结节的上部,以及骶结节韧带的下部。短头起自粗线的外侧唇,但是短头也可能完全不存在。两头在肌肉末端合并,止于腓骨头、胫骨外侧髁和腓侧副韧带。

针刺方法:患者俯卧位,膝关节轻度屈曲,小腿下方垫一个枕头。通过平滑式触诊确定扳机点的位置,针垂直于肌肉表面刺入,直接刺进扳机点(图61.38)。

注意事项:当针刺肌肉的近端部分时,向内侧刺入;当针刺肌肉的远端部分时,向外侧刺入,这样可以避免伤及位于大腿后侧中线的坐骨神经。在神经上方针刺时,用针谨慎地探测此区域,这样可以很容易地确定神经的准确位置。

## 半膜肌

解剖:半膜肌通过与股二头肌、半腱肌共同组成的一个平滑的肌腱,起自坐骨结节的外上方,然后它

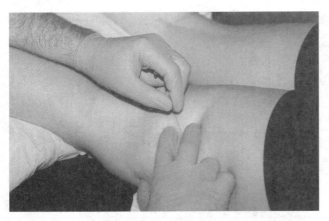

图 61.38　扳机点干针疗法作用于股二头肌（Modifed from Dommerholt J, Fernández-de-las-Peñas C 2013）

经过半腱肌的深部, 止于胫骨内侧髁的结节、胫骨内侧缘、腘肌上的筋膜和股骨外侧髁, 在股骨外侧髁处它构成了大部分的腘斜韧带。

针刺方法: 患者俯卧位, 膝关节轻度屈曲, 小腿下垫一个枕头。通过平滑式触诊确定扳机点的位置, 将针垂直于肌肉表面刺入, 直接刺进扳机点（图61.39）。

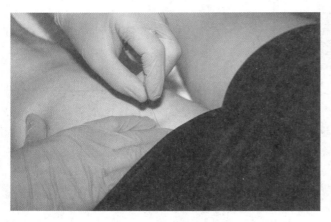

图 61.39　扳机点干针疗法作用于半膜肌（Modifed from Dommerholt J, Fernández-de-las-Peñas C 2013）

注意事项: 将针向内侧刺入, 从而避免伤及坐骨神经。

## 半腱肌

解剖: 半腱肌通过与股二头肌和半膜肌共同组成的一个肌腱, 起自坐骨结节的中下部, 以及和肌肉相连的腱膜。它通过一个覆盖在半膜肌上的长肌腱, 止于胫骨内侧面的上部、缝匠肌止点的后方和股薄肌止点的末端（鹅足）。

针刺方法: 患者俯卧位, 膝关节轻度屈曲, 小腿下垫一个枕头。通过平滑式触诊确定扳机点的位

置, 将针垂直于肌肉表面刺入, 直接刺进扳机点, 与针刺半膜肌的方法类似（见图61.39）。

注意事项: 将针向内侧刺入, 从而避免伤及坐骨神经。

## 胫骨前肌

解剖: 胫骨前肌起自胫骨外侧髁和胫骨外侧面的上三分之二; 止于足底、内侧楔骨的内侧面和第一掌骨基底部的内侧面。

针刺方法: 患者仰卧位, 通过平滑式触诊确定扳机点的位置, 将针垂直于肌肉表面刺入, 指向胫骨稍内侧, 直接刺进扳机点（图61.40）。

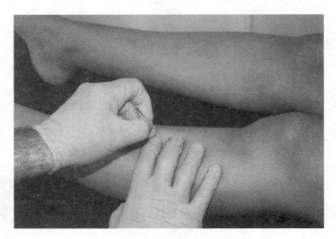

图 61.40　扳机点干针疗法作用于胫骨前肌（Modifed from Dommerholt J, Fernández-de-las-Peñas C 2013）

注意事项: 胫前动脉、胫前静脉和腓深神经构成的神经血管束走行于肌肉外侧的后方, 针刺时指向胫骨内侧, 或者开始时刺入表面, 逐针向深层刺入, 直至刺入扳机点的位置, 可以避免伤及神经血管束。

## 腓肠肌

解剖: 腓肠肌由两个头组成。内侧头和外侧头分别起自各自的腓骨髁, 与膝关节囊相连。肌肉向末端走行, 肌纤维移行为一个腱膜, 汇入比目鱼肌, 形成跟腱, 随后到达跟骨的后表面。

针刺方法: 患者俯卧位, 膝关节轻度屈曲, 小腿下垫一个枕头。对内侧头中央部位的扳机点来说, 通过钳捏式触诊来确定扳机点的位置, 以及固定紧绷带和扳机点。进针时向内侧成角, 指向对面的手指处（图61.41）。对外侧头中央部位的扳机点来说, 更常使用平滑式触诊来确定扳机点的位置, 以及固定紧绷带和扳机点, 垂直于肌肉表面进针, 轻微地

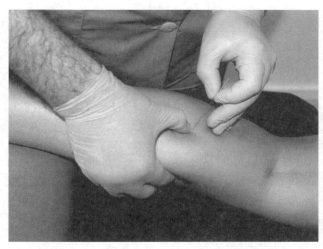

图 61.41　扳机点干针疗法作用于腓肠肌（内侧头）（Modifed from Dommerholt J，Fernández-de-las-Peñas C 2013）

向外侧成角，从后向前刺进扳机点（图 61.42）。

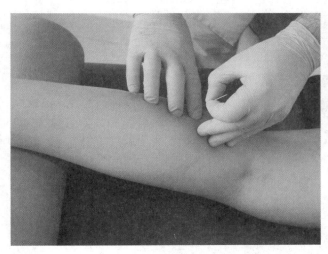

图 61.42　扳机点干针疗法作用于腓肠肌（外侧头）（Modifed from Dommerholt J，Fernández-de-las-Peñas C 2013）

注意事项：针刺腓肠肌内、外侧头的近端部位时，一定要小心不要刺入位于腘窝中线部位的神经血管束，它由胫神经、腘动脉和腘静脉构成。另外，当针刺外侧头时，一定要小心避免刺入股二头肌腱稍内侧的腓神经。神经的分布位置和分支存在许多解剖学上的变异，因此，医生必须利用良好的临床技能和判断力，才能在此区域安全地针刺扳机点。此外，避免刺入膝关节的后方关节囊。最后，当针刺腓肠肌内、外侧头的肌腹部时，要避免刺入位于中线上的神经血管束，针刺内侧头时向内侧针刺，针刺外侧头时向外侧针刺。

## 比目鱼肌

解剖：比目鱼肌起自腓骨头的后表面、腓骨后缘的中三分之一的后表面、比目鱼肌线的后表面、胫骨内侧缘的中三分之一，以及胫、腓骨之间弓形的腱结构。肌肉向远端走行，肌纤维附着于腱膜，汇入腓肠肌，形成跟腱，随后到达跟骨的后面。

针刺方法：针刺近端的扳机点时，患者躺在不受影响的一侧，指向腓骨进针。使用平滑式触诊确定扳机点的位置，针垂直于肌肉表面直接刺入扳机点。针刺远端的内侧或外侧扳机点时，患者俯卧位或侧卧位，用拇指和两个手指捏住整个肌肉，针指向对侧的手指或拇指（图 61.43）。

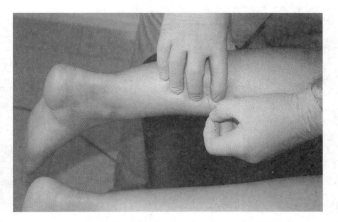

图 61.43　扳机点干针疗法作用于比目鱼肌（Modifed from Dommerholt J，Fernández-de-las-Peñas C 2013）

注意事项：当针刺肌肉的内侧部分时，一定要小心避免刺入胫后神经，避免将针刺入中线部位。

## 趾长屈肌

解剖：肌肉起自胫骨中四分之二的后面、位于比目鱼肌附着点的下方，以及与胫骨后肌共同组成的肌间膜的深层。肌肉向远端走行，四根肌腱止于第二、三、四、五脚趾末端趾骨的基底部。

针刺方法：患者躺在受影响的一侧，膝关节、髋关节屈曲至 90°。通过在胫骨后表面使用平滑式触诊确定扳机点的位置。针垂直于肌肉表面刺入，主要指向外侧，但也指向稍前方（图 61.44），针应该始终靠近胫骨的后面。或者，患者俯卧位下也可治疗该肌肉。

注意事项：将针始终靠近胫骨，避免刺入位于肌肉后方的神经血管束，该神经血管束由胫神经、胫后动脉和胫后静脉组成。

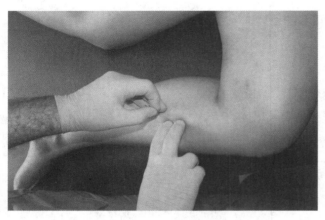

**图 61.44** 扳机点干针疗法作用于趾长屈肌（Modifed from Dommerholt J，Fernández-de-las-Peñas C 2013）

## 腓骨长肌和腓骨短肌（腓骨肌）

解剖：腓骨长肌起自腓骨头、腓骨外侧面的近端三分之二，以及相邻的肌肉隔膜；止于内侧楔骨的末端和外侧面，以及第一跖骨。腓骨短肌起自腓骨外侧面的下三分之二，和相邻的肌肉隔膜；止于第五跖骨基底部的外侧。腓骨短肌被腓骨长肌部分覆盖。

针刺方法：患者躺在未受影响的一侧，髋关节、膝关节屈曲至 90°。使用平滑式触诊确定扳机点的位置，将针从外侧垂直于肌肉表面刺入，指向腓骨，向内侧刺入（图 61.45）。

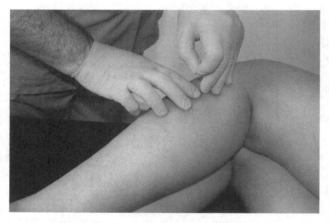

**图 61.45** 扳机点干针疗法作用于腓骨长肌和腓骨短肌（Modifed from Dommerholt J，Fernández-de-las-Peñas C 2013）

注意事项：避免刺入腓总神经，它位于腓骨长肌近端三分之一的深面。通过避免向前进针，而是远离神经进针，可以避免刺入位于腓骨短肌稍前方的腓浅神经。

（张峰　译，陈可迪　闫旺旺　审，<br>张新涛　王于领　校）

## 参考文献

Akhbari B, Salavati M, Ezzati K, et al. 2014. The use of dry needling and myofascial meridians in a case of plantar fasciitis. J Chiropr Med 13: 43–48.

Amaro JA, 2007. When acupuncture becomes 'dry needling'. Acupuncture Today 33: 43. Online. Available: http://www.iama.edu/Articles/Dry Needling.htm.

Association of Social Work Boards, Federation of State Boards of Physical Therapy, et al. 2006. Changes in healthcare professions scope of practice: legislative considerations. Washington, DC: ASWB.

Australian Society of Acupuncture Physiotherapists (ASAP). 2013. Guidelines for safe acupuncture and dry needling practice. Available: http://www.dryneedling.com.au/wp-content/uploads/2013/08/ASAP_Guidelines _2013.pdf.

Baldry PE, 2005. Acupuncture, trigger points and musculoskeletal pain. Edinburgh: Churchill Livingstone.

Birch S, 2006. A review and analysis of placebo treatments, placebo effects, and placebo controls in trials of medical procedures when sham is not inert. J Altern Complement Med 12: 303–310.

Brady S, McEvoy J, Dommerholt J, et al. 2014. Adverse events following trigger point dry needling: a prospective survey of chartered physiotherapists. J Manual Manip Ther 22(3): 134–140. doi: 10.1179/2042618613Y.0000000044.

Buchmann J, Neustadt B, Katharina Buchmann-Barthel K, et al. 2014. Objective measurement of tissue tension in myofascial trigger point areas before and during the administration of anesthesia with complete blocking of neuromuscular transmission. Clin J Pain 30: 191–198.

Cagnie B, Barbe T, De Ridder E, et al. 2012. The influence of dry needling of the trapezius muscle on muscle blood flow and oxygenation. J Manipulative Physiol Ther 35: 685–691.

Chen JT, Chung KC, Hou CR, et al. 2001. Inhibitory effect of dry needling on the spontaneous electrical activity recorded from myofascial trigger spots of rabbit skeletal muscle. Am J Phys Med Rehabil 80: 729–735.

Chou LW, Hsieh YL, Kao MJ, et al. 2009. Remote influences of acupuncture on the pain intensity and the amplitude changes of endplate noise in the myofascial trigger point of the upper trapezius muscle. Arch Phys Med Rehabil 90: 905–912.

Churchill JM. 1821. A treatise on acupuncturation being a description of a surgical operation originally peculiar to the Japanese and Chinese, and by them denominated zin–king, now introduced into European practice, with directions for its performance and cases illustrating its success. London: Simpkins & Marshall.

Churchill JM. 1828. Cases illustrative of the immediate effects of acupuncturation in rheumatism, lumbago, sciatica, anomalous muscular diseases and in dropsy of the cellular tissues, selected from various sources and intended as an appendix to the author's treatise on the subject. London: Simpkins & Marshall.

Clewley D, Flynn TW, Koppenhaver S. 2014. Trigger point dry needling as an adjunct treatment for a patient with adhesive capsulitis of the shoulder. J Orthop Sports Phys Ther 44: 92–101.

Dilorenzo L, Traballesi M, Morelli D, et al. 2004. Hemiparetic shoulder pain syndrome treated with deep dry needling during early rehabilitation: a prospective, open-label, randomized investigation. J Musculoskeletal Pain 12(2): 25–34.

Dıraçoğlu D, Vural M, Karan A, et al. 2012. Effectiveness of dry needling for the treatment of temporomandibular myofascial pain: a double-blind, randomized, placebo controlled study. J Back Musculoskelet Rehabil 25: 285–290.

Domingo A, Mayoral O, Monterde S, et al. 2013. Neuromuscular damage and repair after dry needling in mice. Evid Based Complement Alternat Med 2013: 260806.

Dommerholt J. 2011. Dry needling: peripheral and central considerations. J Manual Manipul Ther 19: 223–237.

Dommerholt J, Fernandez-de-las-Peñas C. 2013. Trigger point dry needling: an evidence and clinical-based approach, 1st edn. London: Churchill Livingstone Elsevier.

Dommerholt J, Mayoral O, Gröbli C. 2006. Trigger point dry needling. J Manual Manipulative Ther 14: E70–E87.

Elliotson J. 1827. The use of the sulphate of copper in chronic diarrhoea together with an essay on acupuncture. Med Chir Trans 13 (Pt 2): 451–467.

Fernández-Carnero J, Fernández-de-las-Peñas C, de-la-Llave-Rincón AI, et al. 2008. Bilateral myofascial trigger points in the forearm muscles in patients with chronic unilateral lateral epicondylalgia: a blinded, controlled study. Clin J Pain 24: 802–807.

Fernández-Carnero J, La Touche R, Ortega-Santiago R, et al. 2010. Short-term effects of dry needling of active myofascial trigger points in the masseter muscle in patients with temporomandibular disorders. J Orofac Pain 24: 106–112.

Fernández-de-las-Peñas C, Dommerholt J. 2014. Myofascial trigger points: peripheral or central phenomenon? Curr Rheumatol Rep 16: 395.

Fernández-de-las-Peñas C, Cuadrado ML, Arendt-Nielsen L, et al. 2007. Myofascial trigger points and sensitization: an updated pain model for tension-type headache. Cephalalgia 27: 383–393.

Fernández-de-las-Peñas C, Galán-del-Rio F, Fernández-Carnero J, et al. 2009. Bilateral widespread mechanical pain sensitivity in women with myofascial temporomandibular disorder: evidence of impairment in central nociceptive processing. J Pain 10: 1170–1178.

Furlan A, Tulder M, Cherkin D, et al. 2005. Acupuncture and dry-needling for low back pain: an updated systematic review within the framework of the Cochrane Collaboration. Spine 30: 944–963.

Ga H, Koh HJ, Choi JH, et al. 2007. Intramuscular and nerve root stimulation vs lidocaine injection to trigger points in myofascial pain syndrome. J Rehabil Med 39: 374–378.

Giamberardino MA, Tafuri E, Savini A, et al. 2007. Contribution of myofascial trigger points to migraine symptoms. J Pain 8: 869–878.

González-Iglesias J, Cleland JA, Neto F, et al. 2013. Mobilization with movement, thoracic spine manipulation, and dry needling for the management of temporomandibular disorder: a prospective case series. Physiother Theory Pract 29: 586–595.

Gonzalez-Perez LM, Infante-Cossio P, Granados-Nuñez M, et al. 2012. Treatment of temporomandibular myofascial pain with deep dry needling. Med Oral Patol Oral Cir Bucal 17: e781–785.

Gunn CC, Milbrandt WE, Little AS, et al. 1980. Dry needling of muscle motor points for chronic low-back pain: a randomized clinical trial with long-term follow-up. Spine 5: 279–291.

Hong CZ. 1994. Lidocaine injection versus dry needling to myofascial trigger point. The importance of the local twitch response. Am J Phys Med Rehabil 73: 256–263.

Hsieh YL, Kao MJ, Kuan TS. 2007. Dry needling to a key myofascial trigger point may reduce the irritability of satellite MTrPs. Am J Phys Med Rehabil 86: 397–403.

Hsieh YL, Yang SA, Yang CC, et al. 2012. Dry needling at myofascial trigger spots of rabbit skeletal muscles modulates the biochemicals associated with pain, inflammation, and hypoxia. Evid Based Complement Alternat Med 2012: 342165.

Itoh K, Asai S, Ohyabu H, Imai K, et al. 2012. Effects of trigger point acupuncture treatment on temporomandibular disorders: a preliminary randomized clinical trial. J Acupunct Meridian Stud 5: 57–62.

Jayaseelan DJ, Moats N, Ricardo CR. 2014. Rehabilitation of proximal hamstring tendinopathy utilizing eccentric training, lumbopelvic stabilization, and trigger point dry needling: 2 case reports. J Orthop Sports Phys Ther 44: 198–205.

Joseph L, Mohd Ali K, Ramli A, et al. 2013. Fear of needles does not influence pain tolerance and sympathetic responses among patients during a therapeutic needling. Pol Ann Med 20: 1–7.

Kamanli A, Kaya A, Ardicoglu O, et al. 2005. Comparison of lidocaine injection, botulinum toxin injection, and dry needling to trigger points in myofascial pain syndrome. Rheumatol Int 25: 604–611.

Katagiri M, Abe T, Yokoba M, et al. 2003. Neck and abdominal muscle activity during a sniff. Respir Med 97: 1027–1035.

Kietrys DM, Palombaro KM, Azzaretto E, et al. 2013. Effectiveness of dry needling for upper quarter myofascial pain: a systematic review and meta-analysis. J Orthop Sports Phys Ther 43: 620–634.

Kong J, White NS, Kwong KK, et al. 2006. Using fMRI to dissociate sensory encoding from cognitive evaluation of heat pain intensity. Hum Brain Mapp 27: 715–721.

Lee JH, Lee H, Jo DJ. 2011. An acute cervical epidural hematoma as a complication of dry needling. Spine 36: E891–E893.

Lewit K. 1979. The needle effect in the relief of myofascial pain. Pain 6: 83–90.

Lucas KR, Polus BI, Rich PA. 2004. Latent myofascial trigger points: their effect on muscle activation and movement efficiency. J Bodyw Mov Ther 8: 160–166.

Lund I, Lundeberg T. 2006. Are minimal, superficial or sham acupuncture procedures acceptable as inert placebo controls? Acupunct Med 24: 13–15.

Maher RM, Hayes DM, Shinohara M. 2013. Quantification of dry needling and posture effects on myofascial trigger points using ultrasound shear-wave elastography. Arch Phys Med Rehabil 94: 2146–2150.

Mason JS, Tansey KA, Westrick RB. 2014. Treatment of subacute posterior knee pain in an adolescent ballet dancer utilizing trigger point dry needling: a case report. Intern J Sports Phys Ther 9: 116–124.

Mayoral del Moral O. 2005. Fisioterapia invasiva del síndrome de dolor miofascial. Fisioterapia 27: 69–75.

Mayoral O, Salvat I, Martín MT, et al. 2013. Efficacy of myofascial trigger point dry needling in the prevention of pain after total knee arthroplasty: a randomized, double-blinded, placebo-controlled trial. Evid Based Complement Alternat Med 2013: 694941.

McCutcheon L, Yelland M. 2011. Iatrogenic pneumothorax: safety concerns when using acupuncture or dry needling in the thoracic region. Phys Ther Rev 16: 126–132.

McEvoy J, Dommerholt J, Rice D, et al. 2011. Guidelines for safe dry needling practice for chartered physiotherapists. Dublin. [Electronic guideline.]

Napadow V, Dhond RP, Kim J, et al. 2009. Brain encoding of acupuncture sensation–coupling on-line rating with fMRI. Neuroimage 47: 1055–1065.

Niddam DM, Chan RC, Lee SH, et al. 2007. Central modulation of pain evoked from myofascial trigger point. Clin J Pain 23: 440–448.

Niddam DM, Chan RC, Lee SH, et al. 2008. Central representation of hyperalgesia from myofascial trigger point. Neuroimage 39: 1299–1306.

Noë A. 2004. Action in perception. Cambridge, MA: MIT Press.

Olausson H, Lamarre Y, Backlund H, et al. 2002. Unmyelinated tactile afferents signal touch and project to insular cortex. Nat Neurosci 5: 900–904.

Osborne NJ, Gatt IT. 2010. Management of shoulder injuries using dry needling in elite volleyball players. Acupunct Med 28: 42–45.

Osler W. 1912. The principles and practice of medicine. New York: Appleton.

Paantjens MA. 2013. Dry needling en adductorenmanipulatie voor de behandeling van een voetballer met adductorgerelateerde liespijn. Nederlands Militair Geneeskundig Tijdschrift 66–61–68: 64–70.

Pariente J, White P, Frackowiak RS, et al. 2005. Expectancy and belief modulate the neuronal substrates of pain treated by acupuncture. Neuroimage 25: 1161–1167.

Peuker E, Gronemeyer D. 2001. Rare but serious complications of acupuncture: traumatic lesions. Acupunct Med 19: 103–108.

Rainey CE. 2013. The use of trigger point dry needling and intramuscular electrical stimulation for a subject with chronic low back pain: a case report. Int J Sports Phys Ther 8: 145–161.

Shah JP, Phillips TM, Danoff JV, et al. 2005. An in-vivo microanalytical technique for measuring the local biochemical milieu of human skeletal muscle. J Appl Physiol 99: 1977–1984.

Shah JP, Danoff JV, Desai MJ, et al. 2008. Biochemicals associated with pain and inflammation are elevated in sites near to and remote from active myofascial trigger points. Arch Phys Med Rehabil 89: 16–23.

Simons DG, Travell JG, Simons L. 1999. Travell and Simons' myofascial pain and dysfunction; the trigger point manual. Baltimore: Williams & Wilkins.

Steinbrocker O. 1944. Therapeutic injections in painful musculoskeletal disorders. JAMA 125: 397–401.

Takeshige C, Kobori M, Hishida F, et al. 1992a. Analgesia inhibitory system involvement in nonacupuncture point-stimulation-produced analgesia. Brain Res Bull 28: 379–391.

Takeshige C, Sato T, Mera T, et al. 1992b. Descending pain inhibitory system involved in acupuncture analgesia. Brain Res Bull 29: 617–634.

Tekin L, Akarsu S, Durmuş O, et al. 2013. The effect of dry needling in the treatment of myofascial pain syndrome: a randomized double-blinded placebo-controlled trial. Clin Rheumatol 32: 309–315.

Travell JG, Simons DG. 1992. Myofascial pain and dysfunction: the trigger point manual. Baltimore: Williams & Wilkins.

Tsai CT, Hsieh LF, Kuan TS, et al. 2010. Remote effects of dry needling on the irritability of the myofascial trigger point in the upper trapezius muscle. Am J Phys Med Rehabil 89: 133–140.

Usman F, Bajwa A, Shujaat A, et al. 2011. Retrosternal abscess after trigger point injections in a pregnant woman: a case report. J Med Case Rep 5: 403.

Wang SM, Kain ZN, White PF. 2008. Acupuncture analgesia: II. Clinical considerations. Anesth Analg 106: 611–621.

Westrick RB, Zylstra E, Issa T, et al. 2012. Evaluation and treatment of musculoskeletal chest wall pain in a military athlete. Intern J Sports Phys Ther 7: 323–332.

White A. 2009. Western medical acupuncture: a definition. Acupunct Med 27: 33–35.

White A, Cummings M, Filshie J. 2008. An introduction to Western medical acupuncture. Edinburgh: Churchill Livingstone.

Yang L, Mullan B. 2011. Reducing needle stick injuries in healthcare occupations: an integrative review of the literature. ISRN Nurs 2011: 315432.

Ziaeifar M, Arab AM, Karimi N, et al. 2014. The effect of dry needling on pain, pressure pain threshold and disability in patients with a myofascial trigger point in the upper trapezius muscle. J Body Movement Ther 18: 298–305.

# 第 62 章

# 肌肉能量技术

Gary Fryer

## 概述

　　肌肉能量技术（muscle energy technique，MET）是一套优化患者主动肌肉收缩的手法体系，通常通过患者对抗操作者所施加的阻力来实现。尽管在1919年就已经有通过抗阻可以增加关节活动范围的文字记载（Swart，1919），但在20世纪50年代，整骨医师 Fred Mitchell Sr 将 MET 形成体系。Fred Mitchell Jr 继续将 MET 不断演化，使 MET 更加系统化并进一步发展出手法操作技术（Mitchell Jr & Mitchell 1995）。许多人都对 MET 方法的完善做出了贡献，并被不同领域的手法治疗临床医生广泛使用。MET 可延长短缩的肌肉、松动活动受限的关节、强化力弱的肌肉并减轻局部水肿和被动性充血

（Mitchell Jr & Mitchell 1995；Goodridge & Kuchera 1997；Chaitow 2013）。

　　MET 常被描述为等长收缩后放松（或"收缩-放松"）技术，特别是在被用于增加肌肉长度或关节活动范围时。重复次数由受累组织决定，通常推荐重复3~5次（Mitchell Jr & Mitchell 1995；Goodridge & Kuchera 1997；Chaitow 2013）。由于技术使用目的和受累组织不同，等长收缩的力量和持续时间各不相同。针对特定的关节功能障碍、肌筋膜扳机点（扳机点）或急性肌筋膜疼痛，应使用轻柔可控的等长收缩；针对有纤维化和短缩的肌肉，则需要更强有力的收缩。本技术还有其他的应用方式，例如使用向心收缩抗阻方式增加肌力和肌肉募集，或对拮抗肌使用交互性抑制技术来促进肌肉放松，但对这些技术的详细描述将不包括在本章中。

　　特别是将技术用于促进肌肉延长时，MET 与诸如本体感觉神经肌肉易化技术等其他形式的等长收缩后放松技术有共性。但由于 MET 是根据治疗脊柱和骨盆关节功能障碍的生物力学发展而来，这些观点在许多 MET 相关内容中都有所展现（Mitchell Jr & Mitchell 1995）。因此，MET 与其他使用等长收缩技术体系存在显著差别。

## 有效性证据

　　与其他手法治疗技术相同，MET 也缺少强有力、高质量的研究来观察其临床有效性（Fryer 2013）。还需要更多的研究观察 MET 对脊柱疼痛和失能患者的效果，但已经有小样本量的随机对照研究为 MET 用于急性、慢性下背痛（LBP）和颈痛提供了低质量的支持。此外，证据表明，治疗后脊柱活动范围和肌肉延展性在短期内增加。

　　除了急性 LBP，研究者还发现当将 MET 用于脊柱和骨盆关节或肌肉功能障碍时，可减轻疼痛和失能。Wilson 等（2003）将19名急性 LPB 患者分配至 MET 组（治疗特定腰椎关节功能障碍）或相匹配的

对照组接受伪治疗(侧卧被动活动);两组患者均进行居家运动。与对照组患者相比,MET 组患者失能评分显著提高,且 MET 组中各患者均表现出更大的改善。Selkow 等(2009)将 MET 用于急性发作的腰椎骨盆疼痛患者,与伪治疗组患者相比,接受 MET 治疗的患者在治疗后 24 小时疼痛严重程度显著下降。

许多研究报道了将 MET 用于腰部和骨盆部肌群后可以改善急性 LPB 的情况。Salvador 等(2005)将 MET 用于脊旁肌、腰方肌、腘绳肌和梨状肌与经皮神经电刺激分别用于 28 名患有急性 LBP 的环卫工人后的治疗效果进行对比。作者报道了 MET 组患者疼痛显著减轻,肌肉延展性增加。同样,Patil 等(2010)将 20 名急性下背痛患者随机分为两组;两组均接受干扰电治疗,但 MET 组同时接受腰方肌牵伸。尽管两组患者疼痛都减轻,但 MET 组患者失能程度显著减轻,脊柱关节活动度增加。

研究表明,MET 对于慢性 LBP 患者也有益处。Rana 等(2009)报道了 LBP 患者在接受了 6 次针对骨盆功能障碍的 MET 或被动松动术后,疼痛和失能状况都获得极大改善,但对照组患者中未出现此现象。Dhinkaran 等(2011)发现与经皮神经电刺激相比,对被诊断为骨盆功能障碍的患者使用 MET 能够更好地改善患者疼痛和失能状况。但这些都是小样本量的研究,并且统计分析过程不甚清晰。

MET 对颈痛也有益处。Gupta 等(2008)在一项针对 38 名非特异性颈痛患者的研究中发现,与 3 周的等长运动相比,MET(被称为等长收缩后放松)能更好地改善疼痛、失能和运动。在一套个案系列中,Murphy 等(2006)报道了肌肉能量技术或颈椎手法对 27 名由于颈髓侵犯导致的颈和/或手臂疼痛的患者能够产生正性治疗效果。不论哪种治疗方法,这些患者都获得了持续颈痛和失能状况的改善,并未出现这些治疗可能产生的常见并发症。

MET(或类似的等长牵伸技术)与单纯被动牵伸相比,能更有效地提高肌肉延展性(Fryer 2013)。MET 还能增加颈部和躯干的活动范围(Schenk et al 1994,1997;Lenehan et al 2003;Fryer & Ruszkowski 2004;Burns & Wells 2006)。然而,这些针对活动度和灵活性的研究仅测试了治疗后即刻或短期的效果,这些研究通常在健康无痛的患者中进行,现有证据将灵活性与活动性的改善与患者正性结局相关联。总而言之,MET 的研究支持例如疼痛、失能和活动受限等临床结局的改善,但这些研究的质量普遍不高,需要更强方法性和大样本量、包含长期治疗效果测量的研究来证实 MET 的临床效应。

## 生理学机制

尽管这些针对 MET 产生治疗效果的机制都是推测,认为 MET 可能产生神经和生物力学效应,但大部分 MET 记录文件中并未对机制进行描述(Fryer & Fossum 2010;Fryer 2013)。习惯上认为 MET 通过高尔基腱器和肌梭反射产生肌肉放松效果(Kuchera & Kuchera 1992;Mitchell Jr & Mitchell 1995),但这个原理并不能解释在使用等长后牵伸技术后肌电活动的增加(Osternig et al 1987,1990)。MET 还被假设能够重置神经性肌肉静息长度,但运动活动在限制被动肌肉牵伸中并不起主要作用,特别是在健康、未受伤的个体中(Magnusson et al 1996a)。

等长收缩后肌群灵活性增加可极大提高个体对牵伸的耐受,而非产生组织的生化改变(Magnusson et al 1996b;Fryer 2013)。通过激活包含在例如中脑导水管周围灰质区和非阿片类药物 5-羟色胺能和去甲肾上腺素能下行抑制通路等中央调节通路中肌肉和关节力学感受器,使痛感减轻(痛觉减退),提高牵伸耐受性(Souvlis et al 2004;Fryer & Fossum 2010)。此外,MET 通过与液体引流相关外周机制产生止痛效果。节律性肌肉收缩增加血流和淋巴流动率(Coates et al 1993;Havas et al 1997)。当诸如负荷和牵伸等机械力作用在结缔组织的成纤维细胞上时,可能将影响成纤维细胞的机械性信号转导过程(Langevin et al 2004),从而改变间质压力并增加跨毛细血管血流(Langevin et al 2005)。这些因素可能在组织对损伤和炎症反应中起到关键作用;MET 可能减少促炎细胞因子的聚集,从而降低外周感受器的敏感性。

除了痛觉减退,MET 可能还能通过神经方向机制来提高疼痛患者的本体感觉和运动控制能力。脊柱疼痛患者对脊柱运动方向和位置的感知能力下降(Leinonen et al 2002;Grip et al 2007;Lee et al 2007),脊旁肌群的运动策略改变(Fryer et al. 2004)。例如,快速脊柱手法可以提高慢性颈痛患者头部重新摆位能力(Rogers 1997;Palmgren et al 2006),改善 LBP 患者运动募集策略(Ferreira et al 2007)。Malmstrom 等(2010)发现,持续单侧颈部肌肉收缩任务能提高头部重新摆位的准确性。尽管这些都是推测,MET 可以通过主动和精确的肌肉募集活动来提高本体感觉、运动控制和运动学习。这个领域需要更多的研究来观察。

## 肌肉能量的整合方法

MET 是一套整体的方法,与整骨疗法原则一致。整骨疗法强调身体的统一性和互联性、结构和功能间的关系,同时也强调肌肉骨骼系统对其他系统和总体健康的影响。MET 方法基于强调身体生物力学整体观的诊断模型,包括筛查和观测整体姿势、运动模式和节段性活动范围(Mitchell Jr & Mitchell 1995)。例如,当患者出现颈痛和手臂痛时,身体可能需要从头到脚进行检查(姿势、静态和动态对称性、主动和被动活动范围),治疗可能直接作用于所有存在问题的区域——下肢、骨盆、腰椎部、胸椎部、胸腔、颈部、头部和上肢。这个概念暗示了一个区域的功能障碍可能导致其他区域的代偿并出现张力,因此若仅治疗出现症状的局部则只能获得短期治疗效果。近年来,研究者报道了手法治疗可以产生远治作用及全身效应;例如,颈椎段治疗可以缓解肩部症状(Aparicio et al 2009),胸椎段治疗可以改善颈痛(Cleland et al 2005;González-Iglesias et al 2009)和肩部疼痛及失能(Boyles et al 2009)。

对胸部的评估和治疗应包括脊柱关节、肋骨和肌肉,特别是对于主诉有颈部和手臂症状的患者。由于(基于其他作者的经验)对胸部治疗后常能减轻颈部和上肢部症状,因此应在处理颈部和上肢部问题前先处理胸部。

MET 可以与其他手法技术联合使用,例如软组织手法、被动关节活动、高速冲压以及诸如功能性技术和放松技术(将软组织摆放在放松位置)等一些轻柔的非直接操作技术。目前对于何种患者应该使用何种技术并未达成共识,主要取决于操作者和患者的喜好。对于最有效的技术组合指引的证据少之甚少。然而,Trampas 等(2010)发现,横向纤维按摩与收缩-放松技术组合可以显著降低扳机点压痛敏感性,这个研究支持 MET 与软组织技术联合治疗肌肉功能障碍时能够获得良好治疗效果的个人经验。

尽管治疗技术的机制还带有推测性质,但选择技术仍应基于其可能的治疗机制。例如,MET 可能用于需要液体引流和提高本体感觉时,高速冲压可能用于关节活动末端感觉较硬时,关节末端关节技术(endrange articulation)可能用在由于特定组织的纤维化改变而产生的关节活动性受限,一些非直接治疗方法可能用于炎症或疼痛出现时。不同技术是否整合应用的思路可能来自触诊的提示,或当所选择的初始治疗方案未达到预期中的治疗效果时,可以考虑联合治疗。

## 肌肉能量技术的应用原则

### 一般原则

这些元素包含在 MET 的应用中,包括活动受限点、收缩力、收缩和等长后牵伸的持续时间以及重复次数等,这些因素可能根据组织或关节、技术目的和组织对治疗反应的不同而不尽相同。总的来说,准确定位单一或多平面关节受限后,在受限处使用轻柔的等长收缩非常重要,或可将 MET 技术用于单关节功能障碍。这些原则还可以使用在易激惹或疼痛的肌筋膜组织,对于短缩、纤维化但无持续压痛的肌肉,牵伸力和收缩强度可以逐渐增加,在所有的案例中,操作者应以效能较高的平衡良好姿势来对等长收缩提供控制和阻力。患者应该始终感觉舒适;即便治疗师对一组较大肌群施加中等强度的牵伸力时,整个过程也不应该出现疼痛。本章将描述 MET 治疗技术;然而,当操作者对肌肉解剖、关节生物力学和 MET 操作原则有清晰认识时,就可将这种技术改良后用在任何关节受限或肌肉短缩的部位了。

### 注意事项和禁忌证

MET 是一项安全的技术,从未在文献报道中出现严重的不良反应。通常使用非常轻度至中度的牵伸或等长收缩,因此 MET 也被认为是一种无严重损伤风险的技术。MET 的注意事项和禁忌证与其他软组织操作技术类似,注意事项包括在处理急性疼痛和骨骼较弱个体时力的使用和权衡考量。当使用在既往有损伤并处于愈合期的组织时,收缩和牵伸力应当与组织愈合和修复阶段相匹配,避免出现进一步组织损伤,促进最优愈合的发生(Lederman 2005)。

出现在颈部高速冲压手法操作后的脑血管意外是罕见的并发症(Di Fabio 1999;Haldeman et al 2001)。尽管 MET 技术并无此种并发症的报道,但治疗颈椎时也应注意。MET 应用在颈部时引起的不良反应极少,而避免一些末端旋转和伸展可进一步避免 MET 可能产生的风险。

所有的技术都应当缓慢应用并实时获得患者的

反馈。若患者感到不舒适,或感受到除了牵拉感以外的不适感,此时操作者应立即停止治疗并再次评估患者。若患者出现例如眩晕、视觉模糊、吞咽困难、构音障碍、声音嘶哑、面部麻木、感觉异常、痉挛或晕厥(跌落发生)等椎基底动脉供血不足征象(Gibbons & Tehan,2006),则应立刻停止操作并再次评估患者。

## 脊柱、胸腔和骨盆操作技术

　　以下技术描述阐释了针对不同脊柱节段、胸腔和骨盆关节活动受限时 MET 的应用。这些技术着眼于特定的身体诊断性发现,并简短描述诊断方法。由于假设临床从业者已经掌握了脊柱和骨盆评估技巧,本章将不对评估过程进行讲述。本章将列举不同部位的技术应用和描述。当读者理解应用原则时,可将这些技术扩展至任何运动受限和任何运动节段受限。

## 肌肉能量技术在脊柱关节中的应用原则

　　与针对大肌群的应用相比,MET 应用于椎间关节时其定位和力的控制均有不同(Mitchell Jr & Mitchell,1995)。这些用于椎间以增加活动范围技术的应用基本原则包括:

　　1. **定位**:使用活动阻力增加最初感觉(障碍"首现"或障碍"边缘")来准确判定受累节段的限制性障碍(Mitchell Jr & Mitchell,1995)。应首先处理主要活动受限平面,之后对次要活动受限和/或平移平面进行"微调"(若有)。患者需保持放松,此时主动肌肉活动不能帮助限制性障碍的处理。

　　2. **收缩与控制**:引导患者用轻柔的力与操作者所施加的阻力主动对抗,远离限制性障碍,对抗力维持 3~5 秒。过大的收缩力将募集较大的、跨多节段的肌肉,从而很难维持准确定位。操作者应当给予患者清晰的指引,让患者维持放松状态以促进放松。

　　3. **放松**:允许患者完全放松数秒。

　　4. **重现障碍**:通常能感受到限制性障碍改变或减少,此时操作者穿过已经松弛的活动范围后至新的障碍处。

　　5. **重复**:这个过程通常重复 2~4 次。

　　6. **重新检查**:用来确定关节活动范围或质量是否有改善。

　　知识框 62.1 列举了 MET 应用时的常见错误。

## 脊柱耦联运动

　　MET 的许多内容强调不同脊柱区域常见耦联运动,并描述了一种针对受限节段不同平面的诊断和治疗方法(Mitchell Jr & Mitchell 1995;Greenman 2003)。传统的 MET 方法基于 Fryette(1954)提出的脊柱耦联运动生物力学原则,1 型"中立"耦联运动为对侧旋转和侧屈的耦联,2 型"非中立"耦联运动为当脊柱处于非中立位(屈曲或伸展)姿势时同侧旋转和耦联运动。一些作者指出临床实践者应评估脊柱在不同位置下(中立、屈曲或伸展)横突的非对称性,并将这些标志的相对位置作为运动受限的参考(Mitchell Jr & Mitchell 1995;Greenman 2003)。

　　这个模型对于描述性诊断非常重要,基于这个模型,三个平面的运动受限将出现三种组合:1 个 1 型(侧屈、旋转向对侧)和 2 个 2 型组合(屈曲或伸展时侧屈、旋转向同侧),以及从静态位置评估中所得出的推论(Gibbons & Tehan 1998;Fryer 2000,2009)。腰部的脊柱耦联运动通常难以预测,不同脊柱节段和个体间变异较大(Gibbons & Tehan 1998;Legaspi & Edmond 2007),极少部分证据支持胸椎耦联运动的一致性,需更多严格的研究来进一步证明(Sizer et al 2007)。最初的 Fryette 模型描述了颈椎($C_2$~$C_7$)仅有 2 型耦联运动。这个概念与近期的研究结论一致(Cook et al 2006;Ishii et al 2006),但其他研究指出,性别、年龄和颈部姿势将影响这些运动的幅度和方向(Edmondston et al 2005;Malmstrom et al 2006)。

　　由于腰椎段和胸椎段耦联运动的不可预测性及颈椎段运动的多变性,作者建议关注由运动测试发现的运动受限,而非依赖于基于耦联运动和静态触诊发现的假设。若脊柱主要运动平面受限,在无操作者干预时将自动出现脊柱耦联。因此,作者推荐了一套实用的方法来强调主要运动受限(在一个或多个平面),并指出即便操作者并未有意强调耦联运动,耦联运动也会出现。

## 应用的变化

之前常将 MET 描述为主要用于增加脊柱节段性关节活动范围的等长收缩技术。作者用 MET 不同的变化来促进液体引流、减轻急性关节情况的疼痛并改善本体感觉和运动控制。

## 急性功能障碍的应用

对于急性、疼痛、活动受限明显的关节,由于患者恐惧并惧怕疼痛,此时,通过多次等长收缩来改善关节活动受限的 MET 技术恐较难执行。另外,尽管针对脊柱关节炎症和渗出的文献甚少(Fryer & Adams 2011),但此时可能还存在脊柱节段的微创伤和关节囊及周围组织的炎症(Fryer 2003,2011)。作者发现在急性情况下,在中立活动范围内使用轻柔的、从右到左交替的等长收缩来对抗实践者阻力的方式非常有效。此时关节远离疼痛的受限点,患者能够放松并不畏惧疼痛体验。从原理上来说,这种反复收缩和放松可以促进跨滑膜液体流动(通过改变压力的方式将液体从渗出的关节中移出),并将关节周围组织中的液体引流。此外,肌肉收缩可刺激肌肉和关节的力学感受器,促进下行性疼痛抑制。当患者恐惧减少、疼痛减轻,可将关节逐渐摆放至受限位置,采用标准的末端 MET 技术。

## 促进本体感觉和控制的应用

对于慢性疼痛的关节或区域,许多患者表现出最佳位置觉和控制的丧失,很难在该区域完全放松时使用被动活动技术。作者建议可以使用 MET 的应用变化来促进本体感觉和运动控制,提升患者由于持续或阵发性疼痛而畏惧收缩肌肉和移动关节的信心。刚开始时,活动受限应当使用传统的 MET 来处理。选择容易管理和控制的平面(通常旋转较恰当),在活动范围的"不同阶段"(如中立、20°和40°时等)使用缓的等长收缩。患者应当放松,保证收缩相和摆位时不产生任何疼痛。

在上述应用成功(或无痛)执行后,可使用轻柔可控的等张(即向心收缩,可出现运动和肌肉缩短)收缩。刚开始时,关节被摆放在活动范围末端(旋转、侧屈、屈曲或伸展平面中的一个主要平面),引导患者向活动受限方向轻轻推操作者所施加的阻力。第一次收缩为等长收缩,不允许出现任何关节活动。之后将关节重新摆放至远离受限末端、朝向中立位

方向约三分之一的位置。引导患者向活动受限方向轻推操作者所施加的阻力,同时在操作者控制下向关节活动受限末端缓慢移动。之后以中立位作为起始位重复这个过程。在患者逐渐能够产生更强的收缩时重复此操作。注意,整个过程应当无痛舒适,持续完成收缩和运动,患者应当放松无恐惧。此技术的目的是在无痛无惧的全范围关节活动中完成逐渐增加强度的抗阻等张收缩。

## 颈椎

颈部的评估应当包括颈部和头部姿势视诊、主动和被动活动、触诊、恰当的骨科测试以及节段性疼痛和功能障碍的检查。节段性检查可能包括压痛的触诊、组织异常和节段性运动。被动侧方平移(模拟侧屈或向侧方弯曲主要活动的一种附属性运动)可确定节段性运动受限。压痛、活动受限和异常末端感觉的触诊将帮助确认节段性侧屈受限。一些作者建议在颈椎被动屈曲和伸展时来评估屈曲和伸展受限对平移受限的影响程度;然而,这些运动还可进行独立评估。除了运动评估,平移可能诱发压痛和与症状关节出现类似疼痛,因此应当避免对有症状节段的激惹。

治疗时,尽管操作者还能向其他方向用力,但操作者很容易控制侧屈肌肉激活的力量。一些作者建议应首先在颈部屈曲或伸展时处理限制性障碍,之后再进行局部侧屈(取决于侧方平移是不是评估过程中这些位置下最主要活动性限制所在),这样运动的顺序比较容易进行局部控制。

### 典型颈椎节段($C_2 \sim C_7$)

尽管 MET 通常被描述为仅用于 2 型多平面限制,根据临床发现,可以将这种方法改良后用于单平面(侧方弯曲、旋转、屈曲或伸展)或多平面限制。通常来说,操作者应在处理上颈段复合体($C_0 \sim C_2$)前先处理典型性颈椎节段。

**处理屈曲、侧屈和旋转受限的步骤(图 62.1,主图)**

1. 患者仰卧位,治疗师站立或坐立于床头侧。
2. 将双手第 1~3 指指尖放在上一个节段(例如,$C_3/C_4$ 功能障碍时放在 $C_3$ 关节突)的关节突左右两侧。
3. 屈曲颈部至功能障碍的节段。使用侧屈/侧向平移直到在该节段第一次出现障碍。随后按需进行微调(即旋转,更多/更少的屈曲或伸展)。
4. 嘱患者将头轻轻推向中线(向远离限制性障

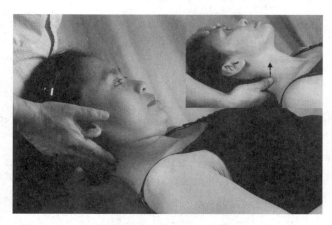

图 62.1　肌肉能量技术在典型性颈椎节段（C₂~C₇）的应用。主照片：针对屈曲、侧屈和旋转。受限的运动障碍存在于一个或多个平面，患者将头向后向中线方向轻推，对抗操作者施加的阻力。插入图：针对屈曲、侧屈和旋转。注意操作者手成钳状握住关节突区域产生节段性伸展（虚线箭头）

碍的方向侧屈），或伸展以对抗治疗师施加的阻力 3~5 秒。

5. 允许患者放松数秒。

6. 此时在侧屈或伸展时穿过在收缩和放松相获得的松弛范围至新的受限点。

7. 重复 2~4 次。

8. 重新检查。

### 处理屈曲、侧屈和旋转受限的步骤（图 62.1，插入图）

1. 患者仰卧位，治疗师站立或坐立于床头侧。

2. 双手的摆位适合产生节段性伸展：

a. 将双手指尖（第 1~3 指）放在上一个节段（例如，C₃/C₄ 功能障碍时放在 C₃ 关节突）的关节突左右两侧。

b. 将一手示指和中指置于一关节突上，该手拇指置于下一节段对侧关节突上。另一手置于患者头部。此种"钳状"握持可以形成局部伸展（在不伸展颈部时）和侧方平移，并形成侧屈的支点。

3. 通过抬起放置在关节突上指尖的方式伸展该节段，直至触到伸展受限点。加入侧屈（使用扶住头部的手产生运动，钳状手的拇指或手指作为支点）和/或侧向平移（使用钳状手产生），直至受限点为止。随后按需进行微调（即旋转，更多/更少的屈曲或伸展）。

4. 嘱患者将头轻轻推向中线（向远离限制性障碍的方向侧屈），或伸展以对抗治疗师施加的阻力 3~5 秒。

5. 允许患者放松数秒。

6. 此时在侧屈或伸展时穿过在收缩和放松相获得的松弛范围至新的受限点。

7. 重复 2~4 次。

8. 重新检查。

## 寰枢（C₁~C₂）节段

C₁~C₂ 节段的主要运动是旋转，尽管有许多作者强调其他平面的运动（Mitchell Jr & Mitchell 1995），但经验表明仅处理旋转就非常有效。检查和治疗时，将颈部置于完全伸展位，将下颈部关节相对"锁住"，从而旋转仅发生在寰枢节段（Ogince et al 2006）。

### 处理屈曲、侧屈和旋转受限的步骤（图 62.2）

1. 患者仰卧位，治疗师站立或坐立于床头侧。

2. 将双手指尖放在上一个节段关节突左右两侧，手掌托住头部。操作者的胸部和腹部亦可用来支撑手部。

3. 患者颈部完全屈曲（直至感受到阻力），"锁住"颈椎中下段。维持屈曲，并将颈部旋转至旋转受限处。随后根据触诊结果进行微调（即旋转、屈曲或伸展）。

4. 嘱患者将头轻轻推向中线（向远离限制性受限的方向侧屈），或伸展以对抗治疗师施加的阻力 3~5 秒。

5. 允许患者放松数秒。

6. 此时在侧屈或伸展时穿过越过在收缩和放松相获得的松弛范围至新的受限点。

7. 重复 2~4 次。

8. 重新检查。

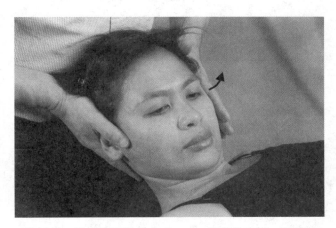

图 62.2　肌肉能量技术在 C₁~C₂ 节段的应用。颈椎屈曲以减少发生在 C₁ 以下节段的旋转，将 C₁ 节段旋转至受限点。引导患者轻轻向中线方向旋转（箭头），对抗操作者所施加的力

## 寰枕(C₀~C₁)节段

C₀~C₁节段的主要运动是屈曲和伸展,但对侧屈和旋转受限的检查和治疗能产生临床益处。技术可以用来处理单一平面(通常为屈曲或伸展)或多平面(对侧侧屈和旋转,伴随屈曲或伸展)。

### 处理单平面屈曲(或伸展)受限的步骤(图62.3,主图)

1. 患者仰卧位,治疗师站立或坐立于床头侧。

2. 将一手置于枕骨下,手指触及接近寰枕关节线附近枕骨下组织,另一手置于患者前额。

3. 在不出现任何颈椎运动时缓和地屈曲(或伸展)头部,直至触及C₀~C₁受限位置。

4. 引导患者通过"向上点头"或"向上看"的方式缓和地伸展(或屈曲)头部,对抗治疗师施加的阻力3~5秒。

5. 允许患者放松数秒。

6. 此时在侧屈或伸展时穿过越过在收缩和放松相获得的松弛范围至新的受限点。

7. 重复2~4次。

8. 重新检查。

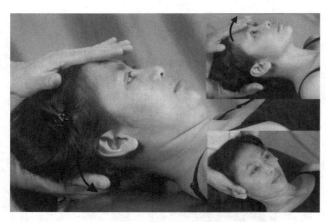

图62.3 肌肉能量技术在C₀~C₁节段的应用。主图:治疗单平面屈曲受限。操作者仔细地将头部移动至受限处,患者缓和地伸展头部(箭头)对抗操作者的阻力。上方插入图:治疗单平面受限,伸展。操作者仔细地将头部移动至受限处,患者缓和地伸展头部(箭头)。下方插入图:多平面受限,强调侧屈。操作者仔细地将头部屈曲(或伸展)至受限处,随后增加侧屈、侧方平移和/或旋转向动作受限处。患者缓和地将头部推离侧屈、屈曲或伸展受限处

### 处理单平面受限:屈曲(或伸展)、侧屈和对侧旋转的步骤(图62.3,下方插入图)

1. 患者仰卧位,治疗师站立或坐立于床头侧。

2. 双手环抱枕骨,手指触及接近寰枕关节线附

近枕骨下组织。

3. 缓和地屈曲(或伸展)头部,直至触及C₀~C₁受限位置。

4. 通过使头部在颈椎上发生缓和侧屈和侧方平移联合动作方式产生侧屈直至受限点。若有需要可以进行对侧旋转微调。

5. 嘱患者将头轻轻推向中线(向远离限制性受限的方向侧屈)对抗治疗师施加的阻力3~5秒。同时可增加屈曲(或伸展)激活力量。

6. 允许患者放松数秒。

7. 此时在侧屈(或伸展)时穿过在收缩和放松相获得的松弛范围至新的受限点。

8. 重复2~4次。

9. 重新检查。

## 胸椎

胸椎的评估应当包括站立位和坐位下胸部姿势的视诊、主动和被动粗大运动、压痛和软组织张力异常触诊、恰当的骨科测试及节段性疼痛和功能障碍的检查。节段性运动评估包括短杠杆(short lever)、后-前向附属运动(患者俯卧位时脊柱"回弹")及可以在坐位下进行的主要平面运动(屈曲、伸展、旋转、侧屈)评估。当进行坐位下运动时,患者应当保持直立,因为瘫坐姿势将限制被动旋转和侧屈。

以下的技术阐释了MET在胸椎节段性运动限制的应用,但这个原则可以改良后用于任何运动限制的组合。尽管本节中只展现了坐位下的操作技术,但MET也可在侧卧、俯卧或仰卧位下使用。

对于中下胸椎段技术,最理想的状态是患者将手臂弯曲后扶在对侧肩部。患者身体向侧方和前-后向滑动有利于侧屈、屈曲和伸展受限的精确定位和微调。对于上胸段(T₁~T₄),患者头部和颈部或双手环绕于患者颈部的姿势通常能够用作杠杆来产生上胸段的局部运动。许多颈部的操作技术也能改良后用于上胸段。

### 屈曲组合限制

#### 处理伴随或不伴随旋转和侧屈的屈曲受限步骤(图62.4,中下胸段;插入图:上胸段)

1. 患者手臂屈曲坐位,操作者站在患者身后。触诊受累节段。

2. 对于中下胸段,接触患者手臂或肘部,轻柔地引导患者将躯干屈曲直至受累节段开始屈曲。对于上胸段,轻柔地屈曲头部和颈部,直到受累节段开

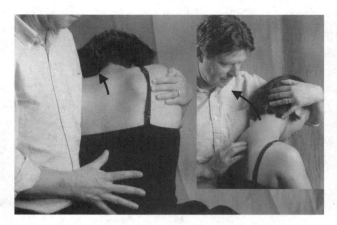

图 62.4　肌肉能量技术在胸椎屈曲受限中的应用。主图:中下胸段区域治疗。操作者谨慎地屈曲躯干至受限处,患者轻柔地伸展(箭头)对抗操作者施加的阻力。插入图:上胸段区域的治疗。操作者谨慎地屈曲患者头部直至运动到触及受限处,患者轻柔地伸展颈部(箭头)对抗操作者施加的阻力

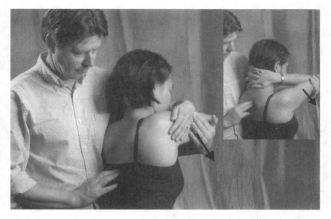

图 62.5　肌肉能量脊柱技术在胸椎伸展受限中的应用。主图:中下胸段区域治疗。操作者谨慎地伸展躯干至受限处,患者轻柔地屈曲(箭头)对抗操作者施加的阻力。插入图:上胸段区域的治疗。操作者谨慎地伸展患者头部直至运动到触及受限处,患者轻柔地屈曲颈部(箭头)对抗操作者施加的阻力

始屈曲。躯干微微向后平移可以用来更精确地定位在受累节段发生屈曲动作。还可通过侧向平移在受限处增加侧屈和旋转。

3. 嘱患者尝试伸直或伸展躯干(中下胸段)或颈部(上胸段),对抗操作者施加的阻力 3~5 秒。

4. 允许患者放松数秒。

5. 此时在屈曲或侧屈时穿过在收缩和放松相获得的松弛范围至新的受限点。

6. 重复 2~4 次。

7. 重新检查。

## 伸展组合限制

### 处理伴随或不伴随旋转和侧屈的伸展受限步骤(图 62.5,中下胸段;插入图:上胸段)

1. 对于中下胸段,患者坐位手臂屈肘在胸前交叉扶于对侧肩部。对于上胸段,患者坐位双手扣于颈后。操作者站在患者身后。触诊受累节段。

2. 用患者的肘部作为杠杆,轻柔地伸展躯干直至受累节段开始伸展。躯干微微向前平移可以用来更精确地定位在受累节段发生伸展动作。可通过头颈部杠杆或少量侧向平移增加侧屈和旋转。

3. 嘱患者将躯干轻轻向前推(屈曲),对抗操作者施加的阻力 3~5 秒。

4. 允许患者放松数秒。

5. 此时在伸展和侧屈时穿过在收缩和放松相获得的松弛范围至新的受限点。

6. 重复 2~4 次。

7. 重新检查。

### 处理伴随或不伴随旋转和侧屈的伸展受限的替换技术(图 62.6,中下胸段;插入图:上胸段)

当患者体型强壮而操作者相对瘦弱时,这个替换操作非常有效;此操作还可用于上胸段区域僵硬屈曲,需要较大的杠杆作用来产生伸展时。

1. 对于中下胸段治疗,患者面向操作者坐于治疗床边缘,手臂屈曲交叉或置于操作者肩上的枕头上。操作者的手臂需环绕患者确保手指与受累节段两侧相接触(图 62.6,主图)。

2. 对于上胸段治疗,患者坐在较低的治疗床或椅子上,双手交叠置于前额处。操作者站在患者面

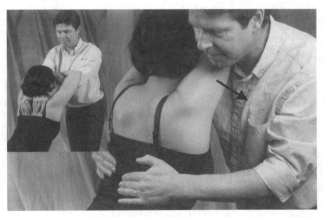

图 62.6　肌肉能量技术在胸椎伸展受限的应用(替换技术)。这项技术适合于体型瘦小的操作者治疗体型较大的患者时。主图:中下胸椎段区域的治疗。操作者通过把受累节段拉向前的方式谨慎地伸展躯干至受限处,患者轻柔地屈曲(箭头)对抗操作者施加的阻力。插入图:上胸段区域的治疗。操作者通过把受累节段拉向前的方式谨慎地伸展上胸段至受限处,患者轻柔地对抗操作者手臂施加的阻力。注意不同手握住每一部位

前,双臂穿过患者前臂确保手指与受累节段两侧相接触(图62.6,插入图)。

3. 操作者轻柔地举起手臂,通过将重量转移向后侧腿部方式将患者移动向前。手指可用作止点来辅助定位。可通过移动站立位置在受限处产生轻微的侧屈和旋转。

4. 嘱患者将头部和躯干轻轻向前推(屈曲),对抗操作者施加的阻力3~5秒。

5. 允许患者放松数秒。

6. 此时在伸展和侧屈时穿过在收缩和放松相获得的松弛范围至新的受限点。

7. 重复2~4次。

8. 重新检查。

## 胸腔

胸腔的评估包括胸腔畸形的视诊、完全吸气时胸腔轮廓和系统性扩张触诊及通过附属运动或轻柔"回弹"技术评估肋骨活动性。一些作者把肋骨功能障碍分为两类:"呼吸"功能障碍,即吸气或呼气运动受限,和"结构性"功能障碍,即肋骨"半脱位"并引起疼痛和活动受限(Mitchell Jr & Mitchell 1998;Greenman 2003)。这些结构性功能障碍的病因学并未完全清楚,但可能与胸肋关节和肋横突关节扭伤有关。临床实践中,MET常可减轻疼痛并提高活动性。除了急性且疼痛的肋骨功能障碍,由于肋骨受限可能是由于胸椎受限引起,因此肋骨功能障碍应该在胸椎功能障碍处理完后再处理。

### 吸气受限

以下技术基于牵伸受限肋骨下方的肋间肌以在吸气相促进更大的肋骨活动。手臂前屈可用来促进上部肋骨的泵柄运动(pump handle motion),手臂外展可以促进中部和下部肋骨的桶柄运动(bucket-handle motion)。这项操作技术还可在患者坐位下或侧卧位下进行。

**处理吸气受限的步骤(图62.7)**

1. 患者仰卧位,操作者站于治疗床一侧。

2. 用大鱼际或小鱼际(较宽的接触面比较舒适;可衬垫一条毛巾)固定受累肋骨下一肋骨的前外侧柄(如第九肋受累,操作于第八肋)。

3. 维持下部肋骨张力同时,通过抬起患者同侧手臂的方式使肋骨抬起(上部肋骨手臂屈曲;中、下部肋骨手臂外展)达到舒适牵伸位。

4. 嘱患者完全吸气并维持,随后将手臂向下推

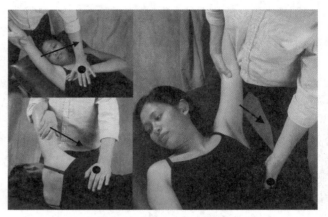

**图62.7　肌肉能量技术在肋骨吸气或呼气受限的应用。**主图:仰卧位中下部肋骨的治疗。操作者固定(圆点)在吸气受限肋骨下一肋骨或呼气受限肋骨上。患者手臂外展提升直至肋骨和肋间肌处可触及张力,相关肌肉受到牵拉。患者向下推手臂(箭头)以对抗操作者施加的阻力。下方插入图:侧卧位中下部肋骨的治疗。上方插入图:仰卧位上部肋骨的治疗

对抗操作者施加的阻力3~5秒。

5. 允许患者放松数秒。

6. 此时穿过在外展和下部肋骨张力的收缩和放松相获得的松弛范围至新的受限点。

7. 重复2~4次。

8. 重新检查。

### 呼气受限

这个技术可作为基于受限肋骨上方(此处上方与吸气受限肋骨中提到的下方相对应)肋间肌牵伸原则的肌筋膜方法,在呼气相促进更大的肋骨运动。操作技术与治疗吸气受限类似(见前文),但在呼气受限时,操作者应固定受累肋骨柄以促进肋骨下降并牵伸其上方肋间肌(见图62.7)。

## 第一肋抬升

此技术可以描述为第一肋抬升,第一肋维持在抬升的位置,同时存在呼气运动受限及明显的软组织过度紧张和压痛(Mitchell Jr & Mitchell 1998;Greenman 2003)。这个功能障碍可能是由于所附着的斜角肌短缩引起的关节向上方半脱位,但此病因学纯属假设。以下技术利用斜角肌的交互性抑制,但通过引导患者在呼气时向下压肋骨可能获得很好效果。还可用患者深吸气、呼气随后放松的方式来替代等长收缩。

**处理第一肋抬升的步骤(图62.8)**

1. 患者坐位,操作者站于患者身后。此技术还

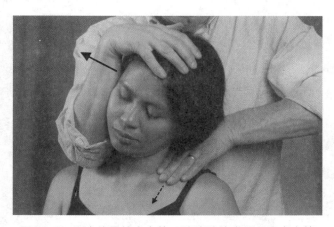

图 62.8　肌肉能量技术在第一肋抬升的应用。注意在第一肋柄后部施加一向尾端、向前的力（虚线箭头），并使患者颈部侧屈以放松肋骨周围软组织。患者用向远离受累肋骨方向（箭头）轻柔的侧屈收缩来对抗操作者施加的阻力

可在患者仰卧、操作者坐于治疗床头侧进行。

2.　穿过斜方肌用拇指接触第一肋骨柄后部，用手指的第一指骨接触肋骨柄上部。在肋骨柄后部施加一向尾端、向前的力，引导其向下。

3.　向患侧侧屈患者颈部直至刚感受到肋骨运动为止。

4.　嘱患者将头部向中线（向远离肋骨方向）方向轻推，对抗操作者施加的阻力 3~5 秒。

5.　允许患者放松数秒。

6.　此时穿过在维持作用在肋骨后部向尾端、向前的力时肋骨下压或侧屈时的收缩和放松相获得的松弛范围至新的受限点。

7.　重复 2~4 次。

8.　重新检查。

## 急性肋骨功能障碍

肌肉能量技术的作者描述了一系列当正常的关节位置受影响时，可能由于"半脱位"引起的"结构性"肋骨功能障碍（Mitchell Jr & Mitchell 1998；Greenman 2003）。作者建议，这背后的机制实际上可能是关节扭伤、渗出和组织炎症。急性肋骨功能障碍可能表现出肋横关节周围疼痛，疼痛在躯干旋转和用力吸气时加剧。肋骨角附近的髂肋肌常呈现组织过度紧张和压痛，肋骨附属运动测试（"回弹"）时出现活动受限。

根据作者的经验，结构性肋骨技术适用于急性有痛性肋骨功能障碍。这些技术可能能够激活下行性疼痛机制通路，改善炎症性关节周围组织的引流（Fryer 2011）。作者常将一些非直接操作技术

（Greenman 2003）与 MET 同时用于关节急性疼痛的治疗。以下步骤改良自"后方脱位"肋骨功能障碍技术（Mitchell Jr & Mitchell 1998；Greenman 2003）（图62.9）：

1.　患者坐位，受累侧上肢屈曲置于对侧肩部。操作者站于患者后方，一手扶住患者肘关节，另一手穿过受累侧髂肋肌触诊肋骨角。

2.　抬起患者肘部，直至触及肋骨角局部出现运动。随后在肋骨角处施加一向内前方、中等程度压力。

3.　嘱患者将肘部轻柔地向外侧推，对抗操作者施加的阻力 3~5 秒。作为替换，方向可能向内下方，方向取决于组织收缩感产生的方向和定位。

4.　允许患者放松数秒。

5.　此时穿过收缩和放松相获得的松弛范围至新的受限或组织张力点。

6.　重复 2~4 次。

7.　重新检查。

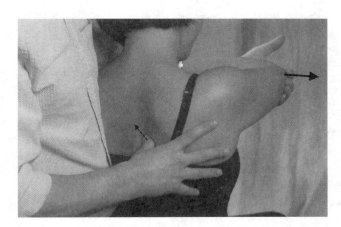

图 62.9　肌肉能量技术在急性有痛性肋骨功能障碍的应用。操作者抬起患者肘部，直至触及肋骨角局部出现运动。在肋骨角处施加一向内前方（虚线箭头）、中等程度的持续压力。患者向外轻推以对抗操作者施加的阻力（箭头）

## 腰椎

腰椎部的评估应当包括患者在站立位和坐位下躯干姿势视诊、主动运动确定活动范围和疼痛、恰当的骨科和神经测试、节段性疼痛检查和功能障碍触诊。节段性运动测试常在患者侧卧位下进行，操作者使用髋关节和下肢屈曲作为屈曲和伸展的杠杆。根据作者的经验，当患者处于"狮身人面（sphinx）"姿势时（即俯卧，上半身压在肘部伸直或伸直的上肢以伸展腰椎），可帮助确认节段性伸展受限。

以下操作技术展示了 MET 在腰椎节段性屈曲和伸展受限时的应用,但这些原则可改良后用于任何活动性受限。尽管此处仅展示了侧卧位下的操作,但 MET 技术可在患者坐位、俯卧或仰卧位下进行。

## 单平面运动限制

尽管大部分关于 MET 都是基于 Fryette 耦联运动模型来描述运动受限组合的,但关节受限可能仅出现在单一平面;根据前述技术应用原则,很容易发展出适合于这些情况的操作技术(图 62.10)。

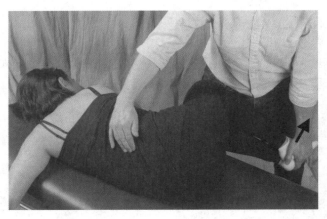

图 62.11  肌肉能量技术在腰椎屈曲联合运动受限的应用。图中所演示为屈曲、左旋和左侧屈节段性受限。通过屈膝和骨盆旋转将患者由俯卧位重新摆位至半西姆斯位。通过髋关节屈曲来定位受累节段,之后通过放低腿部来发生侧屈。患者轻缓地抬起腿部(箭头)对抗操作者施加的阻力

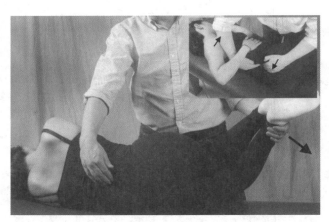

图 62.10  肌肉能量技术在单平面腰椎运动受限的应用。用患者的腿作为杠杆,腰部摆放在屈曲、伸展或侧屈活动受限位置。主图:右侧屈曲受限的治疗。引导患者将腿部轻推向下(箭头)对抗操作者的阻力。插入图:旋转受限的治疗。受限节段摆放在受限位置,指引患者轻轻"扭转"(箭头)

## 屈曲组合受限

以下技术可用于同时存在同侧旋转和侧屈受限的屈曲受限。虽然此动作看似尴尬,但经过练习后对于患者和操作者来说都比较舒适,能够获得屈曲和侧屈良好的控制和定位。这项技术可用来促进受累的关节面关节的最优屈曲(向上和向前滑动)。

**处理屈曲、旋转和侧屈受限的步骤(图 62.11)**

1. 患者俯卧,操作者站立于患者体侧,将患者膝关节屈曲,将患者髋关节移动并旋转至半西姆斯位(semi-Sims position)。

2. 用大腿和骨盆作为杠杆,屈曲和伸展脊柱至受累节段开始屈曲。仔细地放低腿部使受累局部侧屈(操作者用大腿支撑住患者的大腿以避免碰到治疗床边缘,使患者出现任何不适感)。

3. 嘱患者将腿轻轻抬起对抗操作者施加的阻

力 3~5 秒。

4. 允许患者放松数秒。

5. 此时穿过屈曲和侧屈在收缩和放松相获得的松弛范围至新的受限或组织张力点。

6. 重复 2~4 次。

7. 重新检查。

## 伸展组合受限

由于与正常腰椎前凸和此区域震动吸收相反,腰椎的节段性受限被认为有临床意义。以下技术可用于同时存在旋转和侧屈受限的伸展受限。将患者的腿部抬起有时可能有些许尴尬,操作者可将患者腿部靠近身体(但不可出现髋关节和腰椎屈曲),同时将患者通过可调节高度的治疗床或枕头摆在侧屈位。

**处理伸展、旋转和侧屈受限的步骤(图 62.12)**

1. 患者侧卧于未受累的关节面关节一侧,治疗师站于患者前方。

2. 触诊受累节段,通过将靠近治疗床面一侧腿部伸展和将上半身向后滑动的方式将局部伸展。用双手指尖(在患者腰部滑动)将受累节段向前平移使腰椎进一步伸展。

3. 通过将肩部向后移动的方式定位在局部发生旋转。若有可能,患者可扶住治疗床边缘以维持旋转姿势。

4. 通过抬起患者腿部产生骨盆运动后使腰椎侧屈的方式使局部发生侧屈。

5. 嘱患者将腿轻轻下压对抗操作者施加的阻力 3~5 秒。

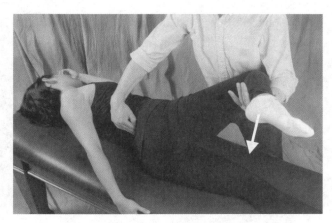

图 62.12　肌肉能量技术在腰椎伸展联合运动受限的应用。通过腿部和上半身的伸展来定位腰椎伸展，通过将腰椎节段向前平移使腰椎进一步伸展；通过将肩部旋转向躯干后侧的方式定位旋转，患者可通过扶住治疗床的方式向后旋转躯干；通过腿部抬起定位侧屈，操作时应仔细，不要失去脊柱伸展。患者将腿部轻轻压向地面（箭头）对抗操作者施加的阻力

6. 允许患者放松数秒。

7. 此时穿过伸展或侧屈在收缩和放松相获得的松弛范围至新的受限或组织张力点。

8. 重复 2~4 次。

9. 重新检查。

## 骨盆带

传统 MET 的作者基于 Mitchell Sr 提出的生物力学骨盆模型描述了一系列骨盆躯体功能障碍，进一步可细分为耻骨、骶髂和髂骶功能障碍（Mitchell Jr & Mitchell 1999；Greenman 2003）。该生物力学模型和相关功能障碍是通过临床观察发展而来，也成为 MET 技术发展的催化剂。然而，这些功能障碍在临床上是否真实存在值得商榷，这些功能障碍也从另一个角度反映了不同个体骶髂关节在解剖上的变异，仅可发生微小运动（Fryer 2000，2011）。此外，大部分用来检测骨盆功能障碍的运动和静态对称诊断性测试的信度和效度也值得商榷。例如，骨盆带的对称性可能受到骨盆肌肉张力的影响（Bendova et al 2007），一些声称强调关节功能障碍的操作技术可能仅通过牵伸或激活肌筋膜组织来提高骨盆带的对称性。

传统的 MET 方法涵盖了耻骨、骶髂和髂骶功能障碍的系统性检测和治疗，以提高骨盆的运动和对称性。着重关注提高由于活动受限产生的功能障碍的活动能力；然而，骶髂关节的过度活动和稳定性缺乏可能会进一步加剧骨盆疼痛（Hossain & Nokes 2005）。因此作者推荐了治疗骨盆区域的三层方法：

①治疗肌筋膜失衡（治疗肌肉长度和力量及失活的扳机点）；②治疗关节功能障碍（当关节呈现活动下降和疼痛，通过触诊的评估来引导关节平面）；③提高骨盆稳定性（骨盆肌肉的肌力和控制）。本章将不对这些软组织及其治疗方法做讲述。

以下的一些技术可以用来纠正明显的骨盆功能障碍（可能也作用在肌筋膜组织），作者已发现其在临床实践中的效果。应当指出，静态骨盆扭转常见，通常与功能障碍和疼痛无关；仅在临床征象表明功能障碍而非非对称时，应当考虑活动受限。

### 无名骨（innominate）髋骨旋前受限

当骨盆扭转为功能障碍的体征（回弹和附属运动测试、疼痛及疼痛诱发测试时出现非对称性运动），患侧出现旋后【髂前上棘下方（ASIS）和内踝在患者仰卧位时与对侧相比较；患者俯卧位时髂后上棘上方（PSIS）的位置】应当考虑无名骨髋骨旋前受限。MET 的作者将这种功能障碍称为"髋骨向后（posterior innominate）"，但作者建议应避免使用已被淘汰的术语诸如"骨头离开原位"等，因为这样的术语可能产生一种不恰当的信念和恐怖，使过度敏感的患者依赖于治疗。

技术的成功使用依赖于骶髂关节活动的仔细定位，这可能刺激关节本体感受器从而产生神经学效应。但对于长期、无痛性僵硬的情况，应使用关节活动末端较强的松动力。这项技术可在侧卧或仰卧位下进行。

#### 处理无名骨旋前受限的步骤（图 62.13）

1. 患者俯卧，操作者站于患者患侧。

2. 用三根手指检测骶髂关节活动（一手指置于

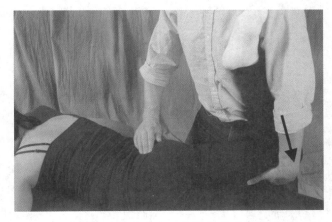

图 62.13　肌肉能量技术在无名骨旋前受限的应用。操作者将患者腿部微微外展随后伸展，直至在骶髂关节局部出现运动（在骶骨开始移动前）。患者将腿部轻轻压向治疗床对抗操作者施加的阻力

PSIS 上,内侧两手指覆于骶骨)。

　　3. 腿部微微外展(利于松弛位),随后伸展腿部直至触诊骶髂关节局部出现运动。将运动定位在骶骨开始移动前的位置。

　　4. 嘱患者将腿部轻轻向后推对抗操作者施加的阻力 3~5 秒。

　　5. 允许患者放松数秒。

　　6. 此时穿过髋关节伸展时在收缩和放松相获得的松弛范围至新的受限或组织张力点。

　　7. 重复 2~4 次。

　　8. 重新检查。

### 无名骨髋骨(innominate)旋后受限

　　当骨盆扭转(静态非对称)确认为功能障碍的征象(例如局部疼痛、疼痛激发测试阳性、回弹和附属运动测试不对称),受累侧出现前旋征象时【髂前上棘下方(ASIS)和内踝在患者仰卧位时与对侧相比较;患者俯卧位时髂后上棘上方(PSIS)的位置】,应考虑无名骨旋后受限。由于无名骨旋后是对单腿站立相重力的重要适应性机制,对骨盆自我锁定机制非常重要,因此这个功能障碍可能具有临床意义(Hungerford et al 2004)。MET 的作者将这种功能障碍称为"无名骨向前(anterior innominate)",但作者建议应避免使用这个术语,原因如前述。技术的成功使用依赖于骶髂关节活动的仔细定位。但对于长期、无痛性僵硬的情况,应使用关节活动末端较强的松动力。这项技术可在仰卧或侧卧位下进行。

**处理无名骨旋前受限的步骤( 图 62.14)**

　　1. 患者非患侧卧,操作者面向患者站立。

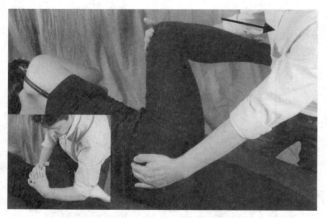

图 62.14 肌肉能量技术在无名骨旋后受限的应用。操作者将患者腿部微微外展随后屈曲,直至在骶髂关节局部出现运动(刚好在骶骨开始移动前)。主图:患者通过将足部和腿部推向后(箭头)的方式将髋关节轻推向后对抗操作者施加的阻力。插入图:双手叠加产生更大的旋后力量作用在关节上

　　2. 用三根手指检测骶髂关节活动(一手指置于 PSIS 上,内侧两手指置于骶骨)。

　　3. 腿部微微外展(利于松弛位),随后屈曲髋部和膝部直至触诊骶髂关节局部出现运动(注意维持髋关节微微外展状态)。在髋关节屈曲和伸展微调过程中注意关节运动,定位在骶骨刚要发生运动的位置。患者的膝关节和足部可以稳定在操作者的髋部或胃部水平。

　　4. 嘱患者将腿部轻轻向后推对抗操作者施加的阻力 3~5 秒。

　　5. 允许患者放松数秒。

　　6. 此时穿过髋关节屈曲时在收缩和放松相获得的松弛范围至新的受限或组织张力点。

　　7. 重复 2~4 次。

　　8. 重新检查。

### 骶髂"间隙(gapping)"技术

　　这个技术可以用来改善运动并促进骶髂关节周围软组织松弛。这个手法与其他使关节真的产生间隙或分离的技术不同,但根据作者的经验,此技术能够产生临床治疗效果,通过激活关节和肌肉力学感受器和下行性疼痛抑制通路,使软组织松弛、疼痛减轻。这个技术利用髋部内旋杠杆来使关节后方产生"间隙"(图 62.15)。

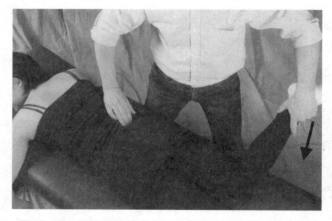

图 62.15 肌肉能量技术在骶髂关节"间隙"技术的应用。操作者触诊骶髂关节区域,内旋髋关节直至局部出现运动(刚好在骶骨开始运动前)。患者向外旋方向(箭头)轻推足部和腿部对抗操作者施加的阻力

## 肌筋膜组织操作技术

　　以下章节将描述 MET 在肌筋膜组织延长和脱敏的应用。由于本章篇幅限制,将仅描述作者认为最有临床意义的肌肉技术。读者可以将这些原则应

用于任何需要治疗的肌肉(见第 59 章对肌筋膜扳机点和相关诊断性发现的描述)。

## 肌肉能量技术在肌筋膜组织的应用原则

MET 可以用于肌肉和软组织,对这些组织进行牵伸和延长,激活肌肉扳机点,促进淋巴引流。MET 应用的主要原则如下所述:

1. **牵伸受累肌肉**:肌肉应当牵伸至其受限点(触诊所感受到的阻力和末端活动范围):

a. 若肌肉存在急性疼痛,使用轻柔牵伸力使其至初始或"第一阻力"点。

b. 若肌肉轻度疼痛或无痛,则使用重度牵拉力使患者感受舒适的牵拉感。

2. **等长收缩**:嘱患者在收缩目标肌肉(远离受阻点)对抗由操作者控制的阻力,维持 3~5 秒:

a. 若肌肉疼痛或肌肉局部有活动性扳机点,用轻收缩力。

b. 针对无痛和有纤维化肌肉,用中等收缩力。

3. **肌肉放松**:在持续牵伸后,患者应当完全放松数秒。可用深吸气或呼气的方式辅助放松。Chaitow(2013)建议,对于慢性短缩的肌肉(接触肌肉的牵伸状态至休息态),牵伸维持时间不应少于 60 秒,但这种长时间的牵伸仅适合于大肌群。对于颈部、肩部和上肢部短缩且纤维化的肌肉,并且牵伸不会激发这些肌肉时,恰当的牵伸维持时间为 10 秒。对于有压痛或易激惹的肌肉,牵伸仅需持续数秒。

4. **重现障碍**:在收缩和放松相可获得松弛范围,通常此时能在不增加力的情况下将肌肉牵伸至新的障碍点。

5. **重复**:这个过程重复 2~4 次,或直到出现长度和组织质地的变化。

6. **重新检查**:确认组织是否发生改变。

为了达到最优定位和效果,许多时候在进行肌肉牵伸时,需要根据每个患者的情况进行微调。鼓励操作者利用小杠杆来进行操作-屈曲、旋转、侧屈和牵引-使用软组织牵伸触诊和患者反馈来使技术定位最大化。

## 上躯干的肌肉

胸部和颈部的许多肌肉都存在缩短和功能障碍,可能对姿势产生不良影响,导致其他结构产生异常应力和张力从而激惹颈部和上肢症状。此外,斜角肌和胸小肌可能卡压穿过其中的神经和血管结构,从而激惹上肢症状(Simons et al 1999)。

## 上斜方肌和肩胛提肌

上斜方肌常见扳机点,是经常被忽视的颈痛和头痛的源头(Simons et al 1999;Fernández-de-las-Peñas et al 2007)。肩胛提肌会产生同侧颈部的疼痛,在进行斜方肌治疗时也会牵伸到此肌肉。这些肌肉可以一同牵伸,但是可以通过颈椎的旋转来选择性牵伸特定纤维。对于何种颈椎旋转角度和方向能够对哪些肌肉纤维进行特异性牵伸有不同观点(Liebenson 2007;Chaitow 2013),因此作者建议,应基于触诊和患者反馈进行微调后方能确认对个体最有效的位置(图 62.16)。

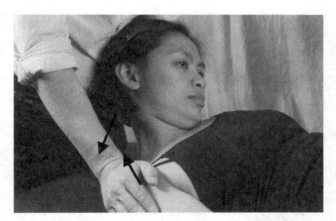

图 62.16　肌肉能量技术在延长上斜方肌和肩胛提肌的应用。压实并稳定住肩关节,颈部屈曲并侧屈远离患侧,根据肌纤维朝向和牵拉感旋转颈部。患者进行伸展并向患侧屈曲(箭头)或上提肩部(箭头)等长收缩的方式对抗操作者施加的阻力

## 斜角肌

斜角肌(前、中和后)在背痛、肩痛和手臂痛中常被忽视。许多肌肉中的扳机点可能与患者的颈源性头痛相关(Simons et al 1999)。牵伸的方法包括下压肩部并侧屈颈部(图 62.17)。对于牵伸斜角肌所需的旋转角度和方向有不同见解(Gerwin 2005;Liebenson 2007;Chaitow 2013),因此作者建议应根据触诊和患者反馈来决定。

## 胸大肌

胸大肌的扳机点通常会将疼痛牵涉至胸部和手臂(Simons et al 1999),这块肌肉短缩可能会产生圆肩和头部前伸姿势,可能产生肩部和颈部出现持续张力。针对胸大肌的治疗应当通过练习来强化,并且使用规律性的居家练习来纠正头前伸姿势。操作

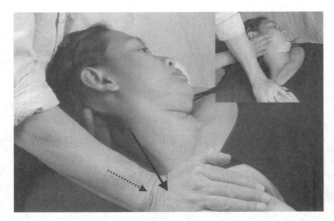

图 62.17    肌肉能量技术在延长斜角肌的应用。主图:通过作用在肩部和锁骨的向下压力(虚线)固定肩部和肋骨上部。作为替换,可将手部和鱼际部置于锁骨中段下方稳定第一和第二肋。颈部微微伸展、侧屈并向患侧对侧旋转。患者通过向患侧侧屈(箭头)方式对抗操作者施加的阻力。插入图:操作者手臂交叉进行操作

者谨慎地固定胸骨上的筋膜并在肱骨长轴施加牵引力可以增强这个技术操作(图 62.18)。

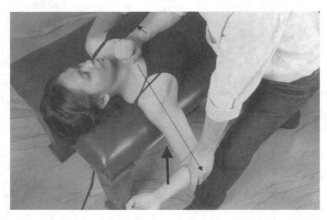

图 62.18    肌肉能量技术在延长胸大肌的应用。注意,操作者前臂固定患者胸廓,施加在肩部的杠杆力是在水平面上进行伸展和牵引的(长虚线箭头)。通过在胸骨上施加轻压和向外的筋膜预张力(短虚线箭头)可帮助减小肩部所需要的杠杆。患者抬起手臂(箭头)对抗操作者施加的阻力。注意操作者施加阻力的手臂伸直,可以通过自身体重施加等长收缩力量

注意:这项技术对于肩关节不稳、既往有肩部损伤或由于疼痛肩关节活动受限的患者不适用。由于外旋杠杆可能造成疼痛和不适,即便是健康的肩关节,因此不应将其作为主要杠杆。

## 胸小肌

胸小肌可能会将疼痛牵涉至三角肌前部或至手臂、手和手指尺侧;它有可能卡压腋动脉和肱动脉产生类似颈椎的放射症状(Simons et al 1999)。和胸

大肌类似,胸小肌短缩也会影响姿势,产生圆肩和头前伸,在这些结构上产生应力。若患者感觉接触面不舒适,可将一条小毛巾折叠后置于患者肩前部垫于操作者手下方(图 62.19)。

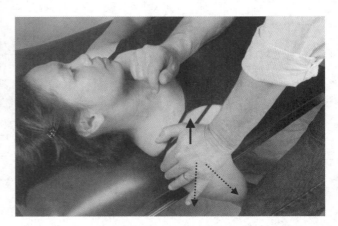

图 62.19    肌肉能量技术在延长胸大肌的应用。操作者前臂固定住胸骨上方组织,在患者肩部前方施加一向后外侧的力(虚线箭头)。若接触面不舒适可以垫一条小毛巾。患者尝试抬起肩关节(箭头)以对抗操作者施加的阻力。注意操作者施加阻力的手臂伸直,可以通过自身体重施加等长收缩力量

## 肩胛下肌

肩胛下肌的扳机点可能产生肩部前方深部疼痛,可能进一步产生类似粘连性关节囊炎的外旋受限(Simons et al 1999)。需要固定住肩胛骨才能对这块肌肉进行有效牵伸,可以在患者仰卧或侧卧位下进行(图 62.20)。

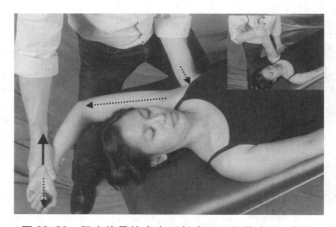

图 62.20    肌肉能量技术在延长肩胛下肌的应用。插入图:患者手臂抬起以让操作者后部接触并固定肩胛骨外侧缘。主图:在肩胛骨外侧缘施加向内侧的挤压力稳定固定肩胛骨(小虚线箭头)来防止肩胛骨上旋。随后肩关节外展外旋,并在手臂和腕部施加轻微牵引力(虚线箭头)。患者手臂上抬等长收缩(箭头)来对抗操作者施加的阻力

注意：肩关节不稳是这个技术的禁忌证。

## 背阔肌

　　背阔肌是一块大而表浅的肌肉，可能产生牵涉痛至肩胛骨下部、手臂和前臂内侧及身体侧面和腰椎部（Simons et al 1999）。此外，背阔肌短缩可能限制全范围手臂抬举，患者尝试完成双侧手臂抬举动作时需要腰椎过度伸展代偿以达到完全抬举姿势（图62.21）。

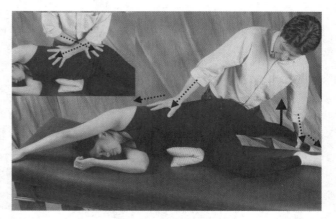

图62.22　肌肉能量技术在延长腰方肌的应用。主图：患者侧卧于非患侧，用一枕头垫在腰部下方来促进腰部侧屈并牵伸上方的腰方肌。上方腿部微微后伸、内收以辅助牵伸，操作者髋部可顶住患者以稳定骨盆防止旋转。一只手用较宽的接触面固定肋骨下部（虚线箭头），另一只手进一步产生髋内收和牵引（虚线箭头）。患者通过抬起腿部（箭头）或拉起髋部方式对抗操作者施加的阻力。插入图：作为替换，一手可置于髂嵴，将可避免牵伸髋内收肌群

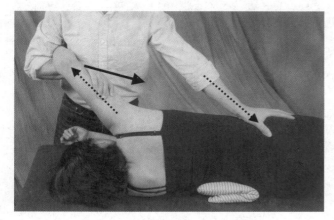

图62.21　肌肉能量技术在延长背阔肌的应用。患者侧卧于非患侧，用一枕头垫在腰部下方来促进腰部侧屈。用一只手固定住患者髂嵴（虚线箭头），另一手在患者前臂下穿过握住上臂来施加外展和牵引力（虚线箭头）。患者手臂产生一个推向下的等长收缩来对抗操作者的阻力（箭头）

## 下躯干的肌肉

　　对下背部或下肢疼痛患者进行体格检查时，应通过触诊评估下半身关键肌的扳机点，并评估肌肉短缩和力量。此外，一些肌肉的短缩可能引起骨盆倾斜和脊柱弯曲，从而可能在这些区域出现静态或动态的失衡。对于背痛和下肢疼痛患者，肌肉扳机点产生的牵涉痛应当与放射痛等牵涉痛相鉴别。

## 腰方肌

　　腰方肌位置较深，是下背痛发生时常被忽视的症状源头。腰方肌的牵涉痛通常出现在髂嵴、骶骨区域和股骨大转子处。作者发现，这些肌肉在慢性LBP中常受累，可能与椎间盘和关节面关节疼痛同时出现。通过腿部施加的牵引力通常能增强牵伸的效果（图62.22）。

## 髋屈肌群

　　髂腰肌、股直肌、耻骨肌和阔筋膜张肌是髋屈肌群中常出现短缩或扳机点的肌肉。髂腰肌、股直肌

和耻骨肌可能出现牵涉痛至大腿和腹股沟前方，阔筋膜张肌的牵涉痛常出现在大腿外侧。此外，髂腰肌可能导致同侧腰部疼痛（Travell & Simons 1992）。当这些肌肉出现短缩时，将限制伸髋，骨盆将前倾，可能将对腰椎进一步产生应力。这些肌肉可以在托马斯测试姿势下治疗，通过伸髋并进行内收、外展或膝关节屈曲的微调定位对不同肌肉进行牵伸（图62.23）。

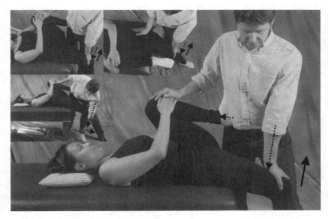

图62.23　肌肉能量技术在延长髋屈肌群的应用。患者可在托马斯测试姿势下获得有效治疗，即患者仰卧时将骨盆置于床沿。患者扶住非治疗侧腿部至完全屈曲，操作者用躯干固定（虚线箭头）以确保骨盆和腰椎的稳定。主图：髂腰肌治疗。在治疗侧腿部施加伸展力（虚线箭头）直至出现阻力或患者感受到中等程度的牵伸力。患者将腿部推向上（箭头）来对抗操作者施加的阻力。左上方插入图：增加外展以牵伸耻骨肌和短缩的内收肌群。右上方插入图：增加内收以牵伸阔筋膜张肌。下方插入图：增加屈膝以牵伸股直肌

## 臀中肌和臀小肌

　　臀中肌和臀小肌是重要的髋外展肌，它们在单腿站立相稳定骨盆。这些肌肉的扳机点可能产生骶髂和髋区（臀中肌）局部疼痛，可能向下牵涉至大腿和腿部（臀小肌）的后或外侧（Travell & Simons 1992）。治疗时，可将肌肉分为后、中和前部。牵伸动作主要为髋内收，通过髋关节屈曲或伸展来将牵伸分别定位至后束和前束。下背痛或骶髂关节疼痛和失稳的患者中，常能找到这些肌肉的扳机点，这些可能成为有害信息输入的次要根源。可以使用不同姿势对这些肌肉进行牵伸和治疗，但这些技术中，作者认为最有效的已在图62.24中演示。

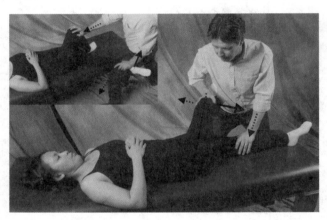

**图62.24　肌肉能量技术在延长臀中肌和臀小肌的应用。**这两块肌肉可以看作一块来治疗，但它们可被分为前、中和后部。前部的治疗与图62.23中所示阔筋膜张肌治疗方式相同。主图：后部需要髋屈曲和内收。操作者的姿势可以进行有效牵伸并仅需很小程度用力即可保持。髋关节屈曲约30°随后微微内收。沿股骨长轴施加轻度挤压力（长虚线箭头）以稳定骨盆。操作者转移重心进一步产生内收（短虚线箭头）来定位并进行有效牵伸。患者通过向中线方向推腿部（箭头）的等长收缩对抗操作者施加的阻力。插入图：用内收治疗左髋中部纤维。操作者将非受累侧髋关节屈曲固定（虚线箭头），为治疗腿部内收创造空间。操作者用腿部将治疗侧腿部推向内收（虚线箭头）。患者将腿部向外展侧轻推（箭头）

## 梨状肌

　　梨状肌是疼痛常见的诱因，扳机点可能牵涉至骶髂区域、向外侧跨过臀部、髋部后方并至大腿后侧近端三分之二处（Travell & Simons 1992）。此外，尽管真性卡压的情况罕见，但梨状肌可能在坐骨神经

大孔边缘对神经血管结构产生卡压综合征。梨状肌在髋关节中立位时为髋外旋肌，但在髋屈曲时变为髋内旋肌。由于髋关节旋转范围有限，使用内旋很难对梨状肌进行有效牵伸，因此在髋屈曲约90°时内收的牵伸方式更为有效（图62.25）。

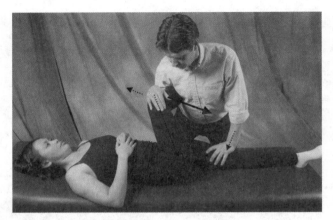

**图62.25　肌肉能量技术在延长梨状肌的应用。**操作者的体位有利于髋关节屈曲时外展动作，可进行有效牵伸并仅需很小程度用力即可保持。髋关节屈曲至约90°随后微微内收。操作者移动至靠近腿部。沿股骨长轴施加一轻度挤压力（长虚线箭头）以稳定骨盆。通过操作者微小的重心转移进一步产生内收及外旋（短虚线箭头）以定位并进行有效牵伸。患者通过将腿部向中线方向（箭头）推的等长收缩对抗操作者施加的阻力

## 致谢

　　作者非常感谢 Rolena Stephenson 作为图片中的模特，感谢 ATSU 摄影师 Kelly Rogers，感谢 Deborah Goggin MA、Scientic Writer、A. T. Still Research Institute、A. T. Still University 对本章的修订。

（王欣　译，周雅媛　闫旺旺　审，<br>张新涛　王于领　校）

## 参考文献

Aparicio ÉQ, Quirante LB, Blanco CR, et al. 2009. Immediate effects of the suboccipital muscle inhibition technique in subjects with short hamstring syndrome. J Manipulative Physiol Ther 32: 262–269.

Bendova P, Ruzicka P, Peterova V, et al. 2007. MRI-based registration of pelvic alignment affected by altered pelvic floor muscle characteristics. Clin Biomech 22: 980–987.

Boyles RE, Ritland BM, Miracle BM, et al. 2009. The short-term effects of thoracic spine thrust manipulation on patients with shoulder impingement syndrome. Man Ther 14: 375–380.

Burns DK, Wells MR. 2006. Gross range of motion in the cervical spine: the effects of osteopathic muscle energy technique in asymptomatic subjects. J Am Osteopath Assoc 106: 137–142.

Chaitow L. 2013. Muscle energy techniques, 4th edn. Edinburgh: Churchill Livingstone.

Cleland JA, Childs JD, McRae M, et al. 2005. Immediate effects of thoracic manipulation in patients with neck pain: a randomized clinical trial. Man Ther 10: 127–135.

Coates G, O'Brodovich H, Goeree G. 1993. Hindlimb and lung lymph flows during prolonged exercise. J Appl Physiol 75: 633–638.

Cook C, Hegedus E, Showalter C, et al. 2006. Coupling behavior of the cervical spine: a systematic review of the literature. J Manipulative Physiol Ther 29: 570–575.

Di Fabio RP. 1999. Manipulation of the cervical spine: risks and benefits. Phys Ther 79: 50–65.

Dhinkaran M, Sareen A, Arora T. 2011. Comparative analysis of muscle energy technique and conventional physiotherapy in treatment of sacroiliac joint dysfunction. Indian J Physiother Occup Ther 5: 127–130.

Edmondston SJ, Henne SE, Loh W, et al. 2005. Influence of cranio-cervical posture on three-dimensional motion of the cervical spine. Man Ther 10: 44–51.

Fernández-de-las-Peñas C, Alonso-Blanco C, Miangolarra JC. 2007. Myofascial trigger points in subjects presenting with mechanical neck pain: a blinded, controlled study. Man Ther 12: 29–33.

Ferreira ML, Ferreira PH, Hodges PW. 2007. Changes in postural activity of the trunk muscles following spinal manipulative therapy. Man Ther 12: 240–248.

Fryer G. 2000. Muscle energy concepts: a need for change. J Osteopathic Med 3: 54–59.

Fryer G. 2003. Intervertebral dysfunction: a discussion of the manipulable spinal lesion. J Osteopathic Med 6: 64–73.

Fryer G. 2009. Research-informed muscle energy concepts and practice. In: Franke H (ed) Muscle energy technique: history – model – research (monograph). Ammersestr: Jolandos, pp 57–62.

Fryer G. 2011. Muscle energy technique: an evidence-informed approach. Int J Osteopathic Med 14: 3–9.

Fryer G. 2013. Muscle energy technique: research and efficacy. In: Chaitow L (ed). Muscle energy techniques, 4th edn. Edinburgh: Churchill Livingstone, pp 42–64.

Fryer G, Adams JH. 2011. Magnetic resonance imaging of subjects with acute unilateral neck pain and restricted motion: a prospective case series. Spine J 11: 171–176.

Fryer G, Fossum C. 2010. Therapeutic mechanisms underlying muscle energy approaches. In: Fernández-de-las-Peñas C, Arendt-Nielsen L, Gerwin RD (eds) Tension-type and cervicogenic headache: pathophysiology, diagnosis, and management. Sudbury, MA: Jones and Bartlett, pp 221–229.

Fryer G, Ruszkowski W. 2004. The influence of contraction duration in muscle energy technique applied to the atlanto-axial joint. J Osteopathic Med 7: 79–84.

Fryer G, Morris T, Gibbons P. 2004. Paraspinal muscles and inter-vertebral dysfunction: part 2. J Manipulative Physiol Ther 27: 348–357.

Fryette HH. 1954. Principles of osteopathic technic. Newark: American Academy of Osteopathy.

Gerwin R. 2005. Headache. In: Ferguson LW, Gerwin R (eds) Clinical mastery in the treatment of myofascial pain. Baltimore: Lippincott Williams & Wilkins, pp 1–29.

Gibbons P, Tehan P. 1998. Muscle energy concepts and coupled motion of the spine. Man Ther 3: 95–101.

Gibbons P, Tehan P. 2006. Manipulation of the spine, thorax and pelvis: an osteopathic perspective, 2nd edn. London: Churchill Livingstone.

González-Iglesias J, Fernández-de-las-Peñas C, Cleland JA, et al. 2009. Inclusion of thoracic spine thrust manipulation into an electro-therapy / thermal program for the management of patients with acute mechanical neck pain: a randomized clinical trial. Man Ther 14: 306–313.

Goodridge JP, Kuchera ML. 1997. Muscle energy treatment techniques for specific areas. In: Ward RC (ed) Foundations for osteopathic medicine. Baltimore: William & Wilkins, pp 697–761.

Greenman PE. 2003. Principles of manual medicine, 3rd edn. Philadelphia: Lippincott William & Wilkins.

Grip H, Sundelin G, Gerdle B, et al. 2007. Variations in the axis of motion during head repositioning: a comparison of subjects with whiplash-associated disorders or non-specific neck pain and healthy controls. Clin Biomech 22: 865–873.

Gupta S, Jaiswal P, Chhabra D. 2008. A comparative study between postisometric relaxation and isometric exercises in non-specific neck pain. J Exerc Sci Physiother 4: 88–94.

Haldeman S, Kohlbeck FJ, McGregor M. 2001. Unpredictability of cerebrovascular ischemia associated with cervical spine manipulation therapy: a review of sixty-four cases after cervical spine manipulation. Spine 27: 49–55.

Havas E, Parviainen T, Vuorela J, et al. 1997. Lymph flow dynamics in exercising human skeletal muscle as detected by scintography. J Physiol 504: 233–239.

Hossain M, Nokes LDM. 2005. A model of dynamic sacro-iliac joint instability from malrecruitment of gluteus maximus and biceps femoris muscles resulting in low back pain. Med Hypotheses 65: 278–281.

Hungerford B, Gilleard W, Lee D. 2004. Altered patterns of pelvic bone motion determined in subjects with posterior pelvic pain using skin markers. Clin Biomech 19: 456–464.

Ishii T, Mukai Y, Hosono N, et al. 2006. Kinematics of the cervical spine in lateral bending: in vivo three-dimensional analysis. Spine 31: 155–160.

Kuchera WA, Kuchera ML. 1992. Osteopathic principles in practice. Kirksville,

MO: Kirksville College of Osteopathic Medicine Press.

Langevin HM, Cornbrooks CJ, Taatjes DJ. 2004. Fibroblasts form a body-wide cellular network. Histochem Cell Biol 122: 7–15.

Langevin HM, Bouffard NA, Badger GJ, et al. 2005. Dynamic fibroblast cytoskeletal response to subcutaneous tissue stretch ex vivo and in vivo. Am J Physiol Cell Physiol 288: C747–756.

Lederman E. 2005. The science and practice of manual therapy, 2nd edn. Edinburgh: Elsevier Churchill Livingstone.

Lee HY, Wang JD, Yao G, et al. 2007. Association between cervicocephalic kinesthetic sensibility and frequency of subclinical neck pain. Man Ther 13: 419–425.

Legaspi O, Edmond SL. 2007. Does the evidence support the existence of lumbar spine coupled motion? A critical review of the literature. J Orthop Sports Phys Ther 37: 169–178.

Leinonen V, Maatta S, Taimela S, et al. 2002. Impaired lumbar movement perception in association with postural stability and motor- and somato-sensory- evoked potentials in lumbar spinal stenosis. Spine 27: 975–983.

Lenehan KL, Fryer G, McLaughlin P. 2003. The effect of muscle energy technique on gross trunk range of motion. J Osteopath Med 6: 13–18.

Liebenson C. 2007. Rehabilitation of the spine: a practitioner's manual, 2nd edn. Baltimore: Lippincott William & Wilkins.

Magnusson M, Simonsen EB, Dyhre-Poulsen P, et al. 1996a. Viscoelastic stress relaxation during static stretch in human skeletal muscle in the absence of EMG activity. Scand J Med Sci Sport 6: 323–328.

Magnusson SP, Simonsen EB, Aagaard P, et al. 1996b. Mechanical and physiological responses to stretching with and without preisometric contraction in human skeletal muscle. Arch Phys Med Rehabil 77: 373–377.

Malmstrom E, Karlberg M, Fransson PA, et al. 2006. Primary and coupled cervical movements. The effect of age, gender, and body mass index: a 3-dimensional movement analysis of a population without symptoms of neck disorders. Spine 31: E44–E50.

Malmstrom EM, Karlberg M, Holmstrom E, et al. 2010. Influence of prolonged unilateral cervical muscle contraction on head repositioning-decreased overshoot after a 5-min static muscle contraction task. Man Ther 15: 229–234.

Mitchell FL Jr, Mitchell PKG. 1995. The muscle energy manual. East Lansing, MI: MET Press.

Mitchell FL Jr, Mitchell PKG. 1998. The muscle energy manual: evaluation and treatment of the thoracic spine lumbar spine and rib cage. East Lansing, MI: MET Press.

Mitchell FL Jr, Mitchell PKG. 1999. The muscle energy manual: evaluation and treatment of the pelvis and sacrum. Vol 3. East Lansing, MI: MET Press.

Murphy DR, Hurwitz EL, Gregory AA. 2006. Manipulation in the presence of cervical spinal cord compression: a case series. J Manipulative Physiol Ther 29: 236–244.

Ogince M, Hall T, Robinson K, et al. 2006. The diagnostic validity of the cervical flexion-rotation test in C1 / 2-related cervicogenic headache. Man Ther 15: 15.

Osternig LR, Robertson R, Troxel RK, et al. 1987. Muscle activation during proprioceptive neuromuscular facilitation (PNF) stretching techniques. Am J Phys Med 66: 298–307.

Osternig LR, Robertson RN, Troxel RK, et al. 1990. Differential responses to proprioceptive neuromuscular facilitation (PNF) stretch techniques. Med Sci Sports Exercise 22: 106–111.

Palmgren PJ, Sandstrom PJ, Lundqvist FJ, et al. 2006. Improvement after chiropractic care in cervicocephalic kinesthetic sensibility and subjective pain intensity in patients with nontraumatic chronic neck pain. J Manipulative Physiol Ther 29: 100–106.

Patil PN, Chandu B, Metgud S, et al. 2010. Effectiveness of muscle energy technique on quadratus lumborum in acute low back pain-randomized controlled trial. Indian J Physiother Occupational Ther 4: 54–58.

Rana K, Bansal N, Savita HK. 2009. Comparative analysis on the efficacy of G.D. Maitland's concept of mobilization and muscle energy technique in treating sacroiliac joint dysfunction. Indian J Physiother Occupational Ther 3: 18–22.

Rogers RG. 1997. The effects of spinal manipulation on cervical kinesthesia in patients with chronic neck pain: a pilot study. J Manipulative Physiol Ther 20: 80–85.

Salvador D, Neto PED, Ferrari FP. 2005. Application of muscle energy technique in garbage collectors with acute mechanical lumbar pain. Fisioterapia Pesquisa 12: 20–27.

Schenk RJ, Adelman K, Rousselle J. 1994. The effects of muscle energy technique on cervical range of motion. J Man Manipulative Ther 2: 149–155.

Schenk RJ, MacDiarmid A, Rousselle J. 1997. The effects of muscle energy technique on lumbar range of motion. J Man Manipulative Ther 5: 179–183.

Selkow NM, Grindstaff TL, Cross KM, et al. 2009. Short-term effect of muscle energy technique on pain in individuals with non-specific lumbopelvic pain: a pilot study. J Man Manipulative Ther 17: E14–E18.

Simons DG, Travell JG, Simons LS. 1999. Myofascial pain and dysfunction: the trigger point manual. Vol 1, 2nd edn. Baltimore: William & Wilkins.

Sizer PS Jr, Brismee JM, Cook C. 2007. Coupling behavior of the thoracic spine: a systematic review of the literature. J Manipulative Physiol Ther 30: 390–399.

Souvlis T, Vicenzino B, Wright A. 2004. Neurophysiological effects of spinal manual therapy. In: Boyling JD, Jull GA (eds) Grieve's modern manual therapy: the vertebral column. Edinburgh: Elsevier Churchill Livingstone, pp 367–380.

Swart J. 1919. Osteopathic strap technic. Kansas City: Joseph Swart.

Trampas A, Kitsios A, Sykaras E, et al. 2010. Clinical massage and modified proprioceptive neuromuscular facilitation stretching in males with latent myofascial trigger points. Phys Ther Sport 11: 91–98.

Travell JG, Simons DG. 1992. Myofascial pain and dysfunction: the trigger point manual. Vol 2. Baltimore: Williams & Wilkins.

Wilson E, Payton O, Donegan-Shoaf L, et al. 2003. Muscle energy technique in patients with acute low back pain: a pilot clinical trial. J Orthop Sports Phys Ther 33: 502–512.

# 第 63 章

# 肌筋膜诱导方法

Andrzej Pilat

## 概述

人体运动包括了筋膜的活动。对筋膜广泛的定义是需要对人体生物力学与病理力学进行分析。但是在筋膜的定义上,业界有着很多不同的诠释(Langevin & Huijing 2009;Kumka & Bonar 2012;Schleip et al 2012b;Swanson 2013)。Kumka 和 Bonar(2012)将筋膜定义为一个受神经支配、连续、功能性的器官,被三维胶原基质所稳定并产生运动。筋膜被描述为机体的动态统一结构(Pilat 2003)。它表现为浸没在机体中的连续纤维,在没有任何中断的情况下形成身体结构。筋膜系统表现为一个复杂的联络架构,它提供了机械刺激信息;这一过程不仅是由于它的分布,而且主要是由于它如何与其他机体结构相互联系的模式,尤其是肌肉。筋膜的纤维结构允许它与内在和外在的身体张力保持一致和相适应。张力路径创造外在的矫正生物力学运动形式,能够改变机体的动力学。系统的密度、分布和感官特性在全身不同,但它的连续性是必不可少的,这使得筋膜作为一个协同的整体,吸收和分布局部刺激到整个系统。这种固有的结构性筋膜系统的协同作用有助于人体重力的相对独立,同时给了它一个适应不断变化的内部和外部需求的强大能力,例如可为身体提供当前环境下所需的能量和营养。尽管筋膜系统在结构上扮演着重要的角色,但它也分配着身体所接收到的刺激:它的传感器网络记录着热、化学、压力、震动和运动冲击,并对它们进行分析、分类和传输到中枢神经系统。然后,中枢神经系统重新引导冲动,向器官发出指令。因此我们可以得出这样的结论:筋膜系统不是一个被动而仅是支撑的结构,也是一个动态、可变的系统(Swanson 2013)。

本章主要讨论涉及肌筋膜诱导疗法应用于上下区域肌肉骨骼疼痛综合征的基本概念。特别注意:

- 筋膜动力学原则
  - 生物力学

- ○ 神经支配
- ○ 冲动（信息）传导
- 上、下区域解剖连续性
- 夹筋膜的形成（formation of fascial entrapment）
- 评估原则
- 基本的治疗原则
- 治疗实例
- 适应证与禁忌证

## 筋膜与其动力学

筋膜由密集的（包括规则的和不规则的）结缔组织，参与不同的结构（如腱膜、肌腱、韧带、关节囊和神经鞘）并在肌肉骨骼系统元素之间形成一个连续的联络网，就像疏松结缔组织，通过机体空间中的介质，创造了所有解剖结构之间的联系（血管、神经和内脏）（Langevin & Huijing 2009；Schleip et al 2012a）。这些连接甚至可以扩展到细胞和细胞内水平（Chiquet et al 2009）。

### 筋膜系统的功能

筋膜系统不仅通过连续的联络组织形成解剖连接，而且还有许多其他功能，包括（Pilat 2003）：

- 悬吊系统
- 支撑
- 功能单位的形成
- 局部刺激的吸收及干扰
  - ○ 机械性的（压力、震动、运动）
  - ○ 化学性的
  - ○ 热的
- 肌肉与内脏的保护与自主性
- 使器官间分隔
- 保持姿势（Langevin 2006）
- 组织营养
- 促进机体内环境稳定
- 参与伤口愈合
- 提示控制传入刺激的传输

### 信息传递过程

一些作者（Gerlach & Lierse 1990）建议完整的机体模式可以命名为"骨-筋膜-肌腱系统"，将肌筋膜归因于与肌肉生物力学的结合功能。这样一个复杂的多任务系统需要有能力去接受、处理及传递与机体运动相关的信息。信息可以通过系统流动，使

用与特定目的相关的三种不同的连接模式（Pilat & Testa 2009）。

### 机械性（解剖性）形式

这些联系存在于不同的解剖层次上，可以分层进行（Wang et al 2009）。在宏观层面上，尸体解剖观察显示了筋膜的连续性（Vleeming & Stoeckart 1997；Myers 2003；Stecco et al 2008；Pilat 2009），所有的肌肉都附着在一个特殊的筋膜上，形成肌动链（Stecco et al 2007；Pilat 2009）。Yaman 等（2013）最近提供了证据表示肌肉外层筋膜力可通过原位肌肉的刺激传递，这证明了在体内肌肉不是机械性独立原则的假设。Carvalhais 等（2013）在另一个体内试验中观察到了背阔肌和臀大肌之间的肌筋膜传导。进一步基于内镜手术的观察，Guimberteau 等（2010）提出，筋膜不仅包围着肌肉结构，而且承托着肌肉质量和脂肪（每个人都具有其个性化的形式），从而生成了三维互连的体内网络宏观和微观结构（Swartz et al 2001；Guimberteau et al 2010）。Guimberteau 等（2005）将筋膜系统描述成一个不间断的网络，被称为"多微空泡胶原动态吸收系统"（MCDAS），尽管表面上看起来是一个"混乱的基质"，但由于交叉力的作用，它仍然保持着它的形式，这种作用赋予了该结构层次化和相互依赖的复杂性，包括空间和时间的关系。筋膜的横向力的传递机制也在微观层面上得到了广泛的研究（Huijing 2009；Purslow 2010；Chi-Zhang & Gao 2012），要特别关注肌肉纤维嵌入到肌间筋膜。通过这些筋膜的连接，肌纤维参与机械性活动，甚至不直接附着于骨（Van der Wal 2009）。

上述的相互作用的力学模型可以由 Ingber（1998）提出的张拉整体模型解释。这个理论提出了一个机体在多个层面上共享紧张关系的系统，它也可以解释为当机体受到机械刺激时，筋膜系统的整体反应（Chicurel et al 1998；Khalsa et al 2000；Ingber 2006）。Ingber（1998，2003，2005，2006）和其他人（Parker & Ingber 2007；Stamenovic et al 2007；Wang et al 2009）的研究提出，机械力从细胞外基质传递的细胞动力学和细胞骨架的活动反应，证明了组织在细胞和亚细胞水平上重构的重要性。这种传递的发生是穿过细胞外基质通过整合蛋白（基质和细胞骨架之间的分子桥梁）进行的，细胞通过整合蛋白"感知"周围环境并根据需要做出反应。机械刺激输入后可在亚细胞水平转移到核膜（Maniotis et al 1997；Hu et al 2003），最终也可以修改基因表达（Chiquet et al 2009）。考虑到人体是层次化设计的，这些发现将在增加的身体的构造顺序中提出类似的原理。肌筋膜系统在细胞水平上的动态运动与成肌细胞的收缩有关（一种含有动态肌动蛋白的成纤维细胞，以平滑肌细胞的方式收缩）（Gabbiani 2007）。

## 功能性形式

筋膜被认为是一个机械感受结构（Langevin 2006；Vaticón 2009；Langevin et al 2011）；然而，神经解剖学研究主要集中在椎间盘、小关节面、肌纤维、肌腱或者韧带，所以少有一些关于筋膜神经支配的信息。我们在这里关注的是功能连接，它主要通过其独特的机械感受器网络之间的疏松结缔组织结构发生，尤其是所谓的间质机械性感受器（Ⅲ型和Ⅳ型自由神经末梢）。每个受体都有两个亚群，即与细胞结构相关的低水平机械敏感性和高水平机械敏感性。最近的研究证实了这种受体的存在：

- Ⅲ型肌肉的传入是在肌筋膜和肌血管外膜，并对各种刺激做出反应，包括压力和牵拉力（机械脉冲应用后导致基质变形）（Lin et al 2009）。
- 胸腰筋膜（TLF）是高度神经支配的组织（Taguchi et al 2009）。
- 具有大量通过 Aδ 和/或 C 纤维的结缔组织的非特异性神经支配（Corey 2011）。
- 筋膜和自主神经系统之间有很强的联系（Haouzi et al 1999）。
- 许多纤维——特别是表浅筋膜——传递酪氨酸羟化酶，一种节后神经交感纤维的酶特性（多巴胺分泌控制）。这一发现可以解释为什么腰痛的患者在心理压力下会增加疼痛的强度（Chou & Shekelle 2010）。
- 神经动作电位与神经末梢的激发、特殊的 C 机械形变和细胞外基质相互作用有关（Chou & Shekelle 2010）。
- 刺激第Ⅲ和第Ⅳ型肌肉传入显示出对躯体和自主神经系统都有重要的反射作用。其中包括有抑制作用的 α 运动神经元、有兴奋作用的 γ 运动神经元和有兴奋作用的交感神经系统（Kaufman et al 2002）。
- 特殊的结缔组织结构与肌肉结构（肌内膜、肌束膜、肌外膜）和其他身体系统有关：循环（动脉、静脉、淋巴）和神经。间质结缔组织的重建具有重要的生物力学、血管运动和神经调节作用。

三维的筋膜网络也参与了疼痛的传递过程。肢体所涉及的疼痛通常是一种间接的疼痛（也就是说，在远离有害刺激物的地方可以感觉到）。这种疼痛并不是总遵循着阶段性疼痛模式（Travell & Bigelow 1946）。中枢兴奋性理论解释了来自深层结构的疼痛机制（Mense 1994），但没有阐明来自颈部、背阔肌、斜方肌和肢体肌肉等表浅筋膜肌的非节段性疼痛模式的存在（Han 2009）。在靠近 TLF 外层的皮下组织中，纤维常出现在靠近血管的位置。许多纤维在血管周围的位置表明它们至少有一部分是血管运动纤维，当这些纤维被激活时，可能会引起缺血性疼痛（Tesarz et al 2011）。在 TLF 各层（表浅、中层和深层筋膜）均有游离的神经末梢；然而，还没有发现帕西尼和帕西尼这类似微粒受体，也没有发现高尔基肌腱感受器。TLF 中痛觉神经末梢刺激引起的微损伤可直接导致背部疼痛（Willard et al 2012）。由于损伤、制动或过度负重造成的组织变形也可能损害本体感受信号，这可能导致通过大型动态范围神经元的活动依赖性敏化来增加疼痛敏感性（Willard et al 2012）。"堰塞-堤坝理论"（barrier-dam theory）认为颈肌、胸部和手臂疼痛起源于外周，表现为周围神经的刺激（Farasyn 2007）。Langevin 等（2009）报道了一组慢性或复发性腰痛患者腰椎区域结缔组织结构异常，提示可能的原因包括运动模式异常和慢性炎症。Han（2009）提出了另一种假设——"结缔组织理论"；考虑到筋膜的扩展解剖和肌动力链接和链的形成，他认为疏松结缔组织中出现的信号机制可能会传播有害刺激，从表面到肌肉和其他深层结构，通过细胞的血管和神经系统。因此，外周疼痛也可能直接起源于结缔组织。

## 化学形式

细胞是生物的基本单位，它们浸没在细胞外基质中，构成了生物的生态系统。结缔组织的细胞外基质是复杂的机械节复杂的传导过程发生的媒介——也就是说，细胞内部的反应是动态的，检测和解释机械信号，并将它们转化为基因表达中的化学改变（Ingber 2006；Ghosh & Ingber 2007；Parker & Ingber 2007；Chiquet 2009）。Ingber（2006）认为传导过程的中介结构包括化学敏感蛋白质和结构分层网络，从器官到细胞水平，Vanacore 等（2009）证实了基底膜中Ⅳ型胶原网络结构，为组织提供了结构完整性，并作为整合蛋白细胞表面受体的配体。这些网络介导细胞黏附、迁移、生长和分化。Shoham 和 Gefen（2012）证明了脂肪细胞（也包括成骨、成软骨和内皮细胞)缺失机械敏感性和机械感受性。这些机制有助于解释与细胞力学变化有关的损伤和疾病。

## 与颈部和上肢筋膜系统连续性有关的解剖学思考

在引言中,我们提到了身体筋膜系统的连续性。这种连续的筋膜连接存在于头部、躯干和上肢之间的机械连接中。在这个区域,肌肉、神经和血管结构与单个节段没有明显的区别。一般来说,从解剖学的解读来说,筋膜比与筋膜有关的组织更不重要;然而,证实这种筋膜结构似乎确保了全身的功能连续性(Pilat 2003;Vanacore et al 2009)。

### 颈部筋膜解剖

筋膜颈部系统形成多个纵向定位的空间(Bienfait 1987;Upledger 1987;Bochenek & Reicher 1997;Pilat 2003),将肌肉、骨骼、脏器、血管和周围神经分开、覆盖、支撑和连接。它们就像一种由管子组成的系统,彼此之间相互连接,所有这些都在不同的层次上相互连接,并且有几种不同的方式(Pilat 2003)(图63.1)。这些筋膜在肌肉之间相互连接,建立了确定方向和运动范围的机械连接(Bochenek & Reic-

her 1997)。这些间隙的润滑是因为大量的脂肪组织或疏松结缔组织的存在,给予筋膜系统更大的运动自由(特别是滑动)(Pilat 2009)。

筋膜系统负责在颅骨、下颌骨、舌骨、胸骨、锁骨、肩胛骨及第1、2肋骨和颈椎之间的动态(主动)力量的传递。它使硬脑膜与胸腔之间的交流形成可能,不仅影响颈椎区域、肩关节、手臂和颞下颌关节的力学,也影响呼吸系统的力学,血管系统中机械性输入与头部之间的传输(Pilat 2009)。

筋膜层之间的精确路径和连接对于每个个体来说都是不同的,这就是为什么很难将其精确的解剖、传递路径以及各要素之间的相互关系进行分类。然而,大多数解剖学家都同意以下筋膜系统的分类和分布(Pilat 2009):

- 表浅筋膜
- 深层筋膜
  - 表浅层
  - 椎体外周层

该系统与肩带形成复杂的连接,与手臂具有连续性。

### 颈部表浅筋膜

这种连续性的第一个结构是浅筋膜,位于皮肤下面,形成一个牢固的连接(Pilat 2009)。它紧紧围绕着颈椎的整个结构(图63.1A,图63.2~图63.3),

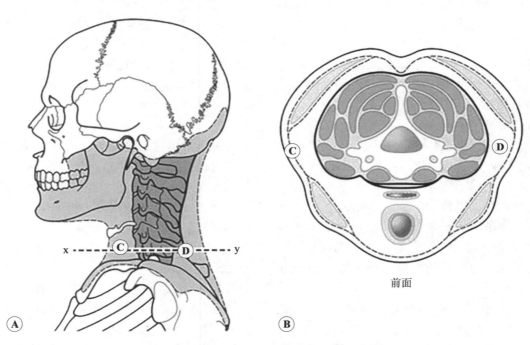

图63.1　Scheme 显示颈椎筋膜系统的连续性及其与肩胛骨区域的联系。Ⓐ矢状面投影。Ⓑ水平面投影。Ⓒ深层颈部筋膜的表浅层,与肩胛-胸区域的曲柄结构和咀嚼系统之间的联系。Ⓓ椎前筋膜形成枕部区域与肩带之间的联系

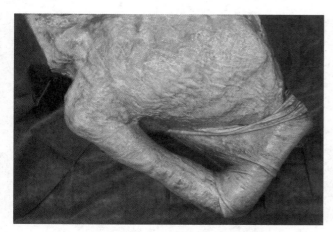

**图 63.2**　尸体解剖显示表浅筋膜在身体前部的连续性，从颈部区域到上臂。注意，皮肤在前臂的水平上形成袖套。在皮肤和浅筋膜之间没有独立的运动

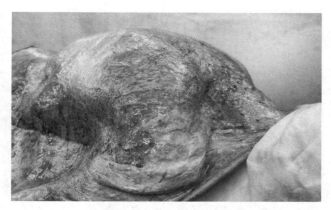

**图 63.3**　尸体解剖显示颈部、肩胛和背部浅筋膜的连续性

在厚度、形态、弹性、抵抗力和脂肪含量上都有变化，包含颈阔肌、皮神经、毛细血管和淋巴管，是一种弹性结构。浅筋膜的动态活动与颈阔肌有关，颈阔肌在颈部前外侧区表面扩张。在上侧面，沿着颈阔肌的浅筋膜包围着下颌骨，并继续延伸到面部肌肉浅筋膜（如下睑肌、下唇肌和上唇肌）；在下部，它延伸到锁骨水平，插入到第二和第三肋骨；在侧面，它继续插入颈阔肌。

## 颈部深层筋膜

颈部深层筋膜位于皮下、浅筋膜和颈阔肌。它是薄薄的一层，像衣领一样包裹着颈部。在上侧，筋膜插入到枕骨外隆突骨膜上、颞下颌骨乳突、外耳道、颧骨下缘和咬肌筋膜。它向后插入到颈椎的棘突以及颈上韧带。

颈部深层筋膜的浅层从后侧插入开始，两侧分成两部分，首先是上斜方肌，然后是胸锁乳突肌（见图 63.1A）。在斜方肌前缘，筋膜扩展成纤维化的薄

层附着在斜角肌的筋膜上。胸锁乳突肌筋膜包膜不对称，薄层较厚，低负荷。它的表层更厚更结实，尤其是在肌腹的上部。在上缘，胸锁乳突肌的颈筋膜形成了几个穿过皮下组织和真皮的纤维性小梁。胸锁乳突肌和上斜方肌包围了颈部区域的边界，建立了几个自由空间，允许进入颈部筋膜系统最深的薄板。此外，在检查两条肌肉的颅骨和锁骨止点时，都显示为一条肌肉，这可能是由于两条肌肉都起于一个胚胎层，或者是它们被同一条脑神经支配（Ⅺ）。最后，与颈部深筋膜浅层有机械连接的其他结构包括下颌骨下腺体及腮腺的纤维化囊。这个跨度形成了一个复杂的结构，与肩带的动力学相结合。

颈部筋膜系统的最深处以椎旁筋膜为代表（见图 63.1B），它包围了除胸锁乳突肌、上斜方肌和舌骨肌以外的所有颈部肌肉。其止点在第三胸椎处，进入胸腰筋膜并继续向下延伸至腰椎区域。在它的横向运动轨迹中，椎旁筋膜与腋下筋膜平行；在前下缘，它继续向前纵韧带和纵隔后缘延伸。它在侧面覆盖三条斜角肌，前面覆盖头长肌和颈长肌。最后，它位于颈椎横突上（Gallaudet 1931；Bochenek & Reicher 1997；Pilat 2009）。

## 上肢筋膜解剖

### 上肢浅层筋膜

在表浅层，颈部和上肢之间的筋膜连续性在解剖学上是清晰的（图 63.4～图 63.5）。肩与上肢脂肪含量很高，尤其是女性。在前臂，这一含量取决于个人的身体素质，尽管越到肢体的末端脂肪含量会越少（图 63.6）。手的背侧和掌侧区域有明显的差

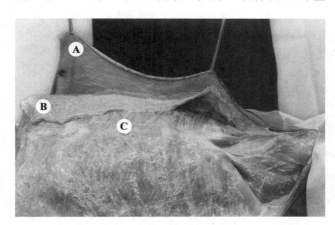

**图 63.4**　尸体解剖显示颈部和胸部表浅筋膜。注意筋膜结构的连续性，以及筋膜相当高的厚度和高脂肪含量是非常重要的。A.皮肤。B.表浅筋膜。C.胸部深筋膜

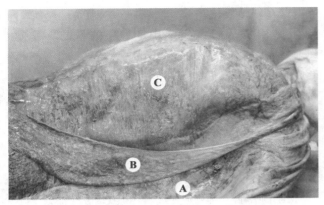

图 63.5　尸体解剖显示肩胛-胸部区域的表浅筋膜。注意筋膜结构的连续性及其相对于胸骨区域的较小的厚度。A.皮肤。B.表浅筋膜。C.背侧区域的深层筋膜

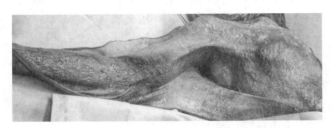

图 63.6　尸体解剖显示前臂的表浅筋膜。它的厚度比手臂要小

异，这与分配到每个表面的不同功能有关。在背侧区域，筋膜是宽松而薄的，它允许在操作时具有更大的灵活性，如手指屈曲动作（图 63.7）。掌侧筋膜更牢固地附着于皮肤上（图 63.8），但是在大鱼际和小鱼际隆起处，浅筋膜再次变得更加松而薄，这有助于在这两个区域进行操作和抓握。浅筋膜有不同的命名：皮下筋膜（Rouviere & Delmas 2005），细胞的皮肤组织（Testut & Latarjet 2007）以及皮下脂肪筋膜组织（Avelar 1989）。分析了手部筋膜的特点，主要与

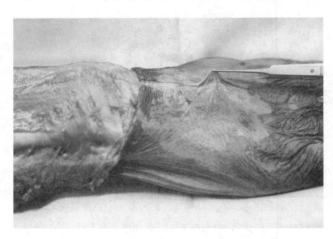

图 63.7　尸体解剖显示手背部的网状筋膜。注意它从深筋膜分离的难度

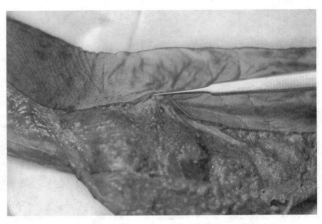

图 63.8　尸体解剖显示手掌侧面的表浅筋膜。注意它与皮肤的黏附程度

整形手术和皮肤愈合过程有关（Congdon et al 1946；Markmann & Barton 1987；Avelar 1989）。然而，尽管浅筋膜是一种主要的解剖结构，但缺乏详尽的解剖学和生物力学研究，使大家很难认识到其在人体运动中的确切作用。

## 上肢深筋膜层

主要的颈部和上肢之间的动态筋膜链是颈部深筋膜（图 63.9），在其下部延伸至上肢的长度（Pilat 2003），形成许多纽带，并朝着脊柱的肩胛骨、肩峰及锁骨处延续。然后与胸大肌、三角肌、斜方肌、冈下肌、小圆肌、大圆肌及背阔肌形成表浅的连接（图 63.10）。中间层及深层（图 63.11~图 63.12）包括胸小肌、冈上肌、肩胛提肌以及菱形肌和肩胛下肌。这形成了一个复杂的结构，与肩带的动力学结合在一起，它可以分为两组：

### 前侧及前外侧

- 胸肌筋膜（图 63.13）在胸腔前形成一层薄膜，它

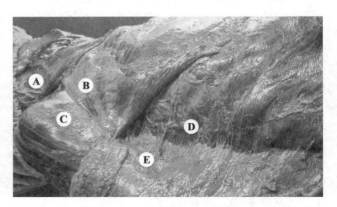

图 63.9　尸体解剖显示前部和侧面的深筋膜。A.颈部深筋膜外层。B.胸部筋膜。C.三角肌筋膜。D.前锯肌筋膜。E.浅筋膜。前四个（A~D）形成一个连续的薄层，通过肌肉隔膜的精细扩张使肌肉量发生膨胀

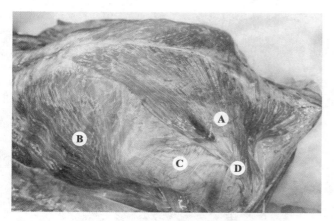

图63.10 尸体解剖显示背部深筋膜的后部。A.斜方肌。B.背阔肌。C.冈下肌筋膜。注意肩胛骨(D)周围附着于脊柱的肌肉的纤维密度很大,以及冈下肌筋膜的密度、厚度和多向维度(C)。

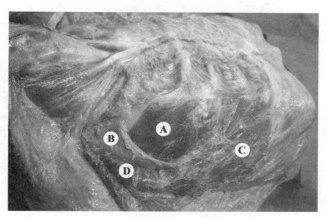

图63.11 尸体解剖显示锁骨胸部筋膜。A.胸小肌筋膜。B.锁骨胸部筋膜。C.前锯肌。D.胸大肌在其胸骨和锁骨附着处被切开,翻转并置于手臂上

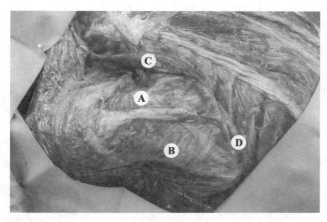

图63.12 尸体解剖显示肩胛区域深层。A.冈上肌。B.冈下肌。C.肩胛提肌。D.菱形肌隐藏在肩胛骨下

的中部被牢牢地固定在胸骨上,并继续覆盖胸大肌的前部,围绕其下部,支撑其内侧面。在胸大肌下它与前腹壁筋膜相连(Pilat 2003;Testut &

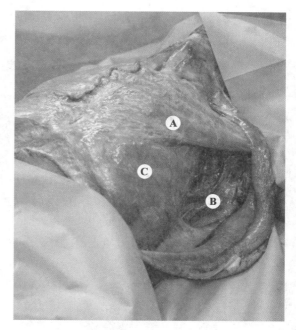

图63.13 尸体解剖显示腋窝全貌。A.胸大肌。B.背阔肌。C.前锯肌

Latarjet 2007)。

- 三角肌筋膜(图63.9)直接向胸肌筋膜的外侧延伸。它包绕着三角肌,并向后延伸,连接到冈下肌。其下部延续与臂丛筋膜相连。
- 锁骨胸筋膜悬浮在中间的平面,开始于锁骨前缘、喙突和喙锁韧带。它包绕着锁骨下肌,延伸到胸骨的前部,并与三角肌筋膜相连。它也从下缘延伸到胸小肌。在深层延伸中,它与肋间肌和肋骨结合。它的下端继续延伸到腋窝,在那里它连接到胸肌筋膜(图 63.11)(Gallaudet 1931;Bochenek & Reicher 1997)。
- 前锯肌筋膜非常薄,完整覆盖肌肉表面(图63.13)。

**后侧与后外侧**

- 斜方肌筋膜(图63.10)与颈部深筋膜的后上方筋膜相连;从肩胛骨开始形成斜方肌筋膜,覆盖了中下缘。
- 冈上肌筋膜(图63.12)覆盖冈上肌,并将其与冈上肌骨性通路一起包裹在骨筋膜室内(Rouviere & Delmas 2005)。
- 冈下肌筋膜(图63.12)是一种非常具有抵抗力的结构,它贯穿其整个长度,从肩胛骨开始,为冈下肌、小圆肌和大圆肌提供支持,并邻近它们的止点处(Rouviere & Delmas 2005)。
- 背阔肌筋膜与大圆肌筋膜相连(图 63.10 ~ 63.13),由腋筋膜的深层向下并加强。
- 肩胛提肌筋膜由一层薄鞘组成(图63.12),它贯

穿肌肉的整个长度。

- 肩胛下肌的筋膜覆盖肩胛下窝的区域,分开肩胛下肌和大锯肌。
- 菱形肌筋膜(图63.12)在其下部更为强壮,与斜方肌和背阔肌相连。
- 腋筋膜(图63.13~图63.14)形成腋窝基底。它的整个表面从胸肌筋膜的下缘延伸到大圆肌和背阔肌的下端。它形成一个方形,从胸小肌的下缘悬垂下来,穿过肩胛骨腋窝边缘,进入肩胛下肌、大圆肌和小圆肌的止点,最后在它的内侧进入肩胛盂,靠近前锯肌(Bochenek & Reicher 1997;Rouviere & Delmas 2005;Testut & Latarjet 2007)。

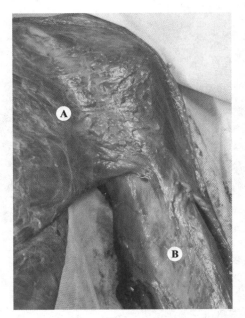

图63.15　尸体解剖显示胸筋膜和臂丛筋膜相互连接的细节。A.胸筋膜。B.臂丛筋膜

臂丛筋膜延伸出两个横向纤维鞘,形成屈肌和伸肌间室(Rouviere & Delmas 2005),主要涉及两条主要的上肢肌肉:肱三头肌和肱二头肌。在手臂的上1/3处,有第三个腔室包裹着喙肱肌。

肱前侧筋膜直接与臂丛筋膜的下端相连(图63.16)。在腹侧面,臂丛与肱前侧筋膜之间有一个非常特别的联系,通过肱二头肌腱膜或纤维束植入肱二头肌(图63.17)。这种扇形结构从肱二头肌的肌腱下部(Testut & Latarjet 2007)延伸到肱前侧筋膜近端。然后止于肱骨内上髁的肌肉(Blemker et al 2005;Chew & Giuffrè 2005)。肌纤维束连接是动力连接的最好例子之一,动力直接从筋膜传递到筋膜,加强了骨-肌腱连接。肢体的后侧是肱三头肌和肱前侧筋膜之间的直接联系。肱三头肌肌腱的一部分牢牢地植入尺骨鹰嘴,另一部分继续附着于肱前侧筋膜。

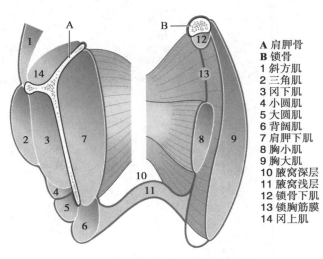

- A 肩胛骨
- B 锁骨
- 1 斜方肌
- 2 三角肌
- 3 冈下肌
- 4 小圆肌
- 5 大圆肌
- 6 背阔肌
- 7 肩胛下肌
- 8 胸小肌
- 9 胸大肌
- 10 腋窝深层
- 11 腋窝浅层
- 12 锁骨下肌
- 13 锁胸筋膜
- 14 冈上肌

图63.14　尸体解剖显示腋窝矢状面

肌筋膜系统非常复杂的分布使颈椎区域的筋膜与上臂筋膜、前臂筋膜和手的结构有效地结合在一起。

- 臂丛筋膜形成一个坚固的层,它像手套一样包裹着手臂的结构。它的上端与胸肌筋膜、三角肌、腋窝和背侧筋膜相连(图63.15),然后与胸腰筋膜相续(Rouviere & Delmas 2005;Testut & Latarjet 2007)——因此形成肩胛带与上肢的动力学连接。Stecco等(2008)在新鲜的尸体标本中发现了这些联系和筋膜的连续性,并得出结论,不能认为它们仅仅是解剖变异。他们还注意到有相当数量的肌肉纤维以某种方式与肌肉内的隔膜相连;横断面观察到这些隔膜与筋膜相连,覆盖着与臂丛筋膜相连的肌肉筋膜。当肌肉收缩时,肌肉内隔膜会被一些束拉紧,并间接加强了臂丛筋膜。Stecco等(2008)进一步提出,这些延伸与植入点加强了臂丛筋膜的解剖设计,并将其置于选择性张力下,这可以增强上臂运动的有效性。

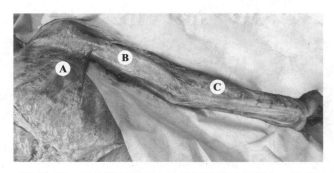

图63.16　尸体解剖显示上肢前侧筋膜连续性。A.胸筋膜。B.臂丛筋膜。C.臂丛前筋膜

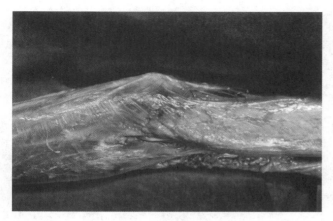

图 63.17 二头肌腱膜。注意臂丛筋膜和臂丛前筋膜之间的连续性

- 掌侧筋膜呈扇形延伸,是前臂筋膜的延续。它是由掌长肌加强的较厚的结构。然后继续向外侧延伸至大鱼际和小鱼际隆起处(图 63.18)。
- 手的背侧筋膜与前臂的背侧筋膜相连。它延伸到伸肌肌腱上,然后横向纤维增厚形成伸肌支持带(图 63.19)。支持带的主要功能,首先是维持伸肌肌腱的精确定位功能,并在收缩时防止其松动。

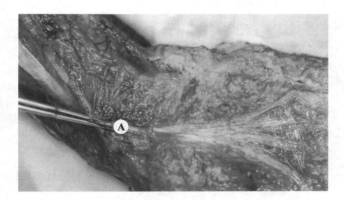

图 63.18 尸体解剖显示掌侧筋膜。注意在皮肤和掌筋膜之间的紧密而牢固的纤维结合,可见纵向和横向纤维的存在。A.掌长肌肌腱

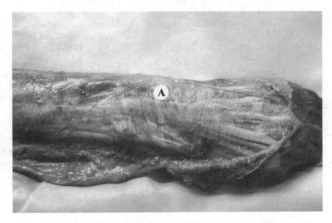

图 63.19 尸体解剖显示手的背侧筋膜。A.伸肌支持带

## 与骨盆和下肢筋膜系统连续性有关的解剖学思考

传统上来说,筋膜的解剖描述与附着在身体特定部位的肌肉形态有关。然而,人类采用了两足站立的姿势和移动方式,这就迫使人们开发了一种补充支持系统,以维持体重和优化日常活动,使能源的使用合理化。因此,对下部筋膜的解剖分析集中在构成这个系统的解剖环节上。举例来说,腰椎并不是唯一能够承受日常负荷的(Crisco et al 1992;Willard et al 2012)。围绕躯干的肌筋膜复合体是保护脊柱的脆弱结构(Bergmark 1989;Cholewicki et al 1997;Schuenke et al 2012;Willard et al 2012)。这个复合体最重要的结构是胸腰筋膜。它的主要功能是参与躯干的屈曲和伸展(Gatton et al 2010),保持直立的身体姿势和两足行走(Gracovetsky 2008;Willard et al 2012)。从解剖学上看,胸腰筋膜是身体最大的腱膜结构,是连接躯干和四肢的动力连接。Wood Jones(1994)认为,下肢筋膜的分布和动力学与它的外骨骼功能有关,而外骨骼功能对保持直立的身体位置有作用。因此,筋膜系统的构架方向取决于其承载功能;例如,臀大肌和阔筋膜张肌主要是植入到深筋膜,而不是骨,以使其机械效率最大化。在下一节中,我们将分析筋膜系统在连续层结构中的连续性,并将其与下部区域的基本功能中的力的传递联系起来。

### 躯干与下肢间浅筋膜及深筋膜的解剖学联系

#### 表浅筋膜(牢固地与皮肤相连)

在后侧,表浅筋膜覆盖胸椎与腰椎区域(见图 63.3),然后延伸到髂嵴(图 63.20~63.22),无间断地沿着整个下肢延伸到足底结构的末端(图 63.23)。在前侧,它继续从颈段穿过胸肌和腹腔区域到腹股沟区(见图 63.2)。在那里,它成为大腿和腿的筋膜,继续到足背(图 63.32,图 63.38~图 63.39)。

#### 深层筋膜(直接位于浅筋膜下)

在后侧,深筋膜沿着与颈段至髂嵴的浅筋膜相同的路径(图 63.21),它成为臀筋膜,并附着于髂嵴、骶骨和尾骨(图 63.24)。在前面,腹部筋膜在髂嵴、腹股沟和耻骨水平处形成阔筋膜(图 63.32~63.33,63.39)。

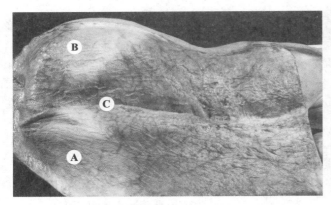

图63.20 尸体解剖显示背部区域。A.皮肤(内侧观)。B.表浅筋膜。C.分区线。注:观察上胸区(血管化强度强)、下胸区(血管化强度弱)、腰椎区(血管化强度强)血管化强度的差异。注意皮肤和浅筋膜区之间的镜像效应

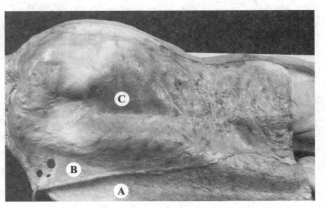

图63.21 尸体解剖显示背部浅筋膜和深筋膜水平。A.皮肤(内侧观)。B.表浅筋膜(内侧观)。C.深筋膜

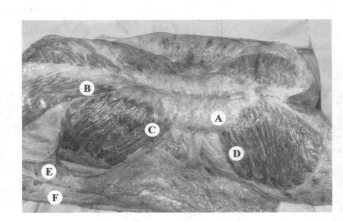

图63.22 胸腰筋膜是一个桥梁结构(尸体解剖影像显示)。A.胸腰筋膜(TLF)。B.斜方肌。C.背阔肌(LD)。D.臀大肌(GM)。E.深筋膜(内侧观)。F.浅筋膜(内侧观)。注意在 TLF 中 LD 和对侧 GM 之间的连续性

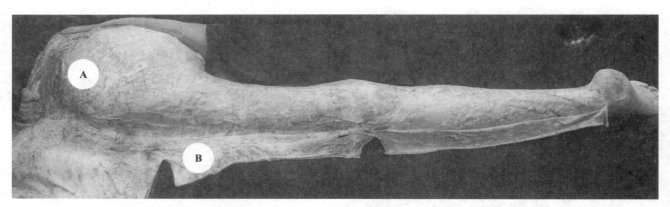

图63.23 尸体解剖显示下肢浅筋膜的连续性(后侧观)。A.表浅筋膜的连续性。B.皮肤(内侧观)

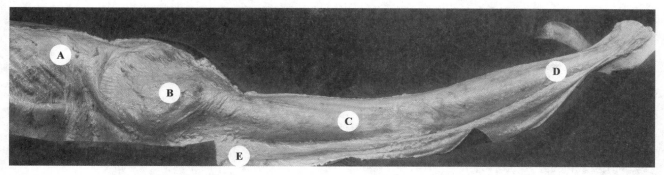

图 63.24　尸体解剖显示下肢深筋膜的连续性(后面观)。A.背部区域。B.臀部区域。C.大腿区域。D.小腿区域。E.皮肤与浅筋膜的结合(内侧观)

在髂嵴和腹股沟以下,胸腰筋膜和腹部筋膜成为多层次的下肢筋膜系统(阔筋膜、腿部筋膜和足部筋膜)。

## 大腿部深层筋膜

阔筋膜围绕着大腿。在后侧,它与臀筋膜相连(图 63.24~63.25)。在前侧,它起源于腹股沟韧带(图 63.32~63.33,63.39);然后沿着大腿植入到髌骨和胫骨(图 63.32,63.39)。在阔筋膜的内侧有一些纤维化组织作为肌筋膜的开始(图 63.33)。在某些地方,这些薄膜和韧带(如髂腰肌筋膜与腹股沟韧带)或肌腱(如阔筋膜张肌筋膜与其腱膜)合并。

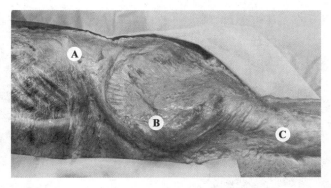

图 63.25　尸体解剖显示下肢上部深筋膜的连续性(近观图)。观察深筋膜组织的纤维外观。A.背部区域。B.臀部区域(臀部筋膜)。C.腿部区域(阔筋膜)

## 小腿部深层筋膜

腿部筋膜围绕着腿部结构,在胫骨与骨膜融合的过程中有很强的植入作用(图 63.39 和图 63.75)。在后部,它与阔筋膜相连(图 63.34)。在前侧,它连接到腓骨、髁及胫骨结节(图 63.39~63.40)。在腿筋膜的内侧、肌间隔膜(前和上)与骨间膜一起形成分隔,决定和控制腿部肌肉的位置(图 63.70)。

## 足部深层筋膜

在它的下端,腿筋膜形成足部筋膜(图 63.34)。背侧覆盖着趾长伸肌肌腱(图 63.39),而足底覆盖着足底浅筋膜(图 63.34)。

# 肌间深筋膜联系

## 胸腰段

在胸腰段,最相关的组织是胸腰筋膜及其连接。如前所述,胸腰筋膜在躯干和四肢肌肉之间起到桥梁作用。在最表层,背阔肌和臀大肌之间的联系最为广泛(图 63.22,图 63.28),表现在运动和躯干稳定的活动中(图 63.29)。最近,Carvalhais 等(2013)在活体实验中证实,改变背阔肌的张力也会改变髋关节的被动变量,从而为臀大肌和背阔肌之间的肌筋膜力的传递提供证据。臀筋膜的深层薄膜与下部的肌肉相连(图 63.26),包括臀中肌、梨状肌、上下孖肌、闭孔外肌和股方肌。骶骨结节和股二头肌肌腱之间有联系,它在股二头肌和胸腰筋膜之间形成了一种深层联系(图 63.27~63.28)。机械性冲动的

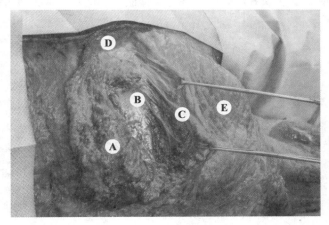

图 63.26　尸体解剖显示臀大肌横切面。A.臀大肌的头部(内侧观)。B.臀筋膜的深层。C.臀大肌的尾端。D.骶骨。E.臀筋膜浅层。注意纤维筋膜连接

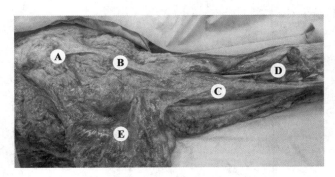

图 63.27 尸体解剖显示大腿与臀部区域后侧面。A.骶结节韧带。B.股二头肌腱长头肌腱。C.股二头肌肌腹。D.坐骨神经。E.臀大肌（内侧观）（Reproduced from Chaitow & Lovegrove Jones 2012.Chronic pelvic pain and dysfunction：practical physical medicine.Elsevierwith permission. Picture from the same author）

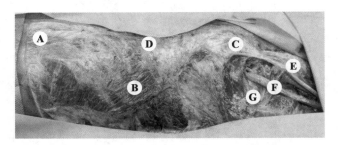

图 63.28 尸体解剖显示背部、骨盆及大腿的后外侧面。A.斜方肌。B.背阔肌。C.骶结节韧带。D.胸腰筋膜。E.股二头肌长头肌腱。F.坐骨神经。G.梨状肌肌腹【Reproduced from Chaitow & Lovegrove Jones（2012）.Chronic pelvic pain and dysfunction：practical physical medicine.Elsevier, with permission.Picture from the same author】

传递与传播不仅发生在胸腰筋膜和背阔肌之间，也发生在斜方肌和上肢之间（图 63.29）。腰三角间筋膜是重要的，这与通过胸腰筋膜有关的筋膜面的力量分布平衡有关（Schuenke et al 2012；Willard et al 2012）（图 63.30）；这是与腰伸肌群（即多裂肌、最长

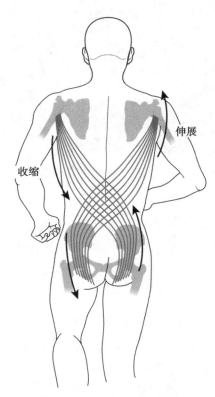

图 63.29 肌筋膜力量通过胸腰筋膜在背阔肌和臀大肌之间的传递

肌和髂肋肌），腹部肌肉（即腹横肌、腹内斜肌和腹外斜肌），后下锯肌、背阔肌和腰方肌相对应的筋膜交叉点。作者建议，这个三角形可以分布侧面的张力，沿着胸腰筋膜的中部或后部以平衡不同的黏弹性结构（Schuenke et al 2012）。

## 大腿

大腿深筋膜形成两个肌间隔（内侧和外侧），在其纵向路径上排列着大的肌肉及股骨血管（图

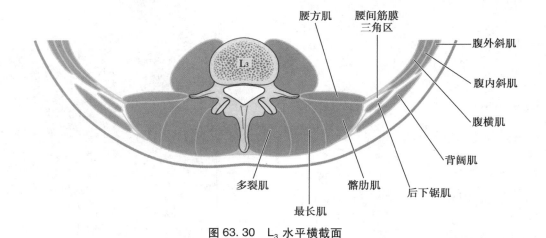

图 63.30 L₃ 水平横截面

63.31）。它起于肉鞘,决定了单条肌肉的位置及其相互关系。在后侧,它包括骶骨结节韧带和股二头肌长头肌腱的连续性,以及坐骨神经的路径(图63.31)。

63.27）。在前侧,腹部筋膜穿过腹股沟韧带覆盖大腿前部(图63.32)。在图63.33中可以看到表浅面的纤维化表现。

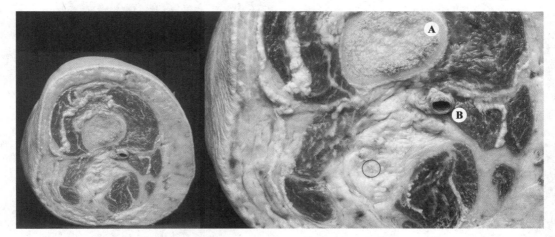

图 63.31　尸体解剖显示大腿上 1/3 横截面。A.股骨。B.深层股动脉。圆圈代表坐骨神经

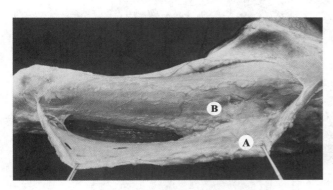

图 63.32　尸体解剖显示大腿前侧面筋膜全貌。A.浅层筋膜(内侧观)。B.深层筋膜(阔筋膜)【Reproduced from Chaitow & Lovegrove Jones(2012).Chronic pelvic pain and dysfunction:practical physical medicine.Elsevier,with permission.Picture from the same author.】

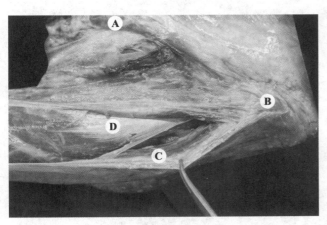

图 63.33　尸体解剖显示大腿深筋膜的切口。注意股四头肌腱膜扩张。A.耻骨。B.髂前上棘。C.深筋膜(阔筋膜)。D.股四头肌【Reproduced from Chaitow & Lovegrove Jones(2012).Chronic pelvic pain and dysfunction:practical physical medicine.Elsevier,with permission.Picture from the same author】

## 腿及足部(图 63.34~63.39)

在腿的后侧可以观察到腓肠肌的纤维腱膜延伸和跟腱的长期牵引,纤维逐渐致密化(图 63.35)。图 63.36 显示了腓肠肌和比目鱼肌之间的筋膜面。在足底筋膜的解剖中(图 63.37),我们看到跟腱和足底筋膜形成一个连续体,两个结构合并在一起。在腿部外侧也可以看到筋膜与骨膜融合的类似现象(图 63.75)。

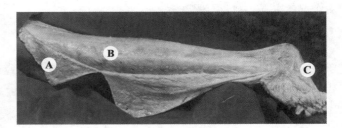

图 63.34　尸体解剖显示小腿深筋膜。A.皮肤在结节处沿着浅筋膜走向。B.深筋膜。C.掌筋膜

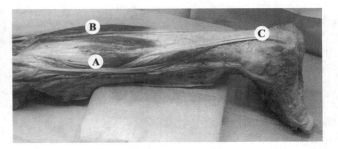

图 63.35　尸体解剖显示小腿后面肌肉。A.内侧腓肠肌。B.外侧腓肠肌。C.跟腱

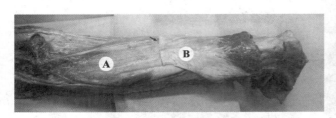

图 63.36 新鲜尸体解剖显示小腿后侧的深处。A.比目鱼肌。B.腓肠肌(内侧观)。箭头:筋膜连接。

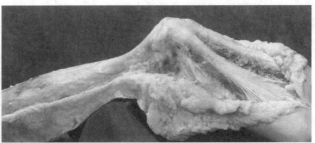

图 63.37 尸体解剖显示掌筋膜。观察掌筋膜与小腿深筋膜之间的连续性

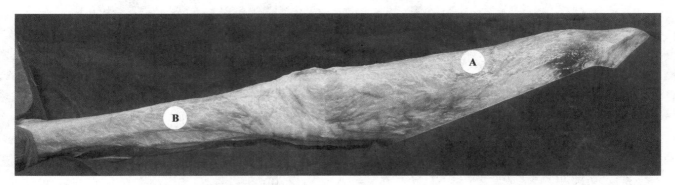

图 63.38 尸体解剖显示下肢前侧面的浅筋膜。A.大腿区域。B.小腿区域

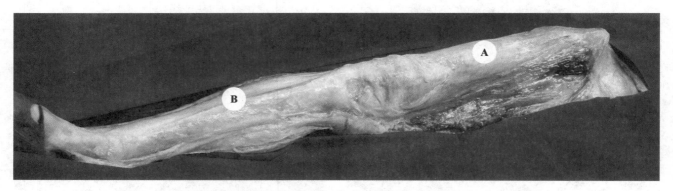

图 63.39 尸体解剖显示下肢前侧面的深筋膜。A.大腿区域(阔筋膜)。B.小腿区域

## 膝关节与腘窝

在膝关节水平,髌骨的纤维稳定结构形成一个多层次多方位的复杂网络(图 63.40)。这个网络主要作用于髌骨在股四头肌腱、髌下韧带和阔筋膜之间的定位;它也有助于控制髌骨外侧运动(图 63.41~63.42)。

在腘窝,筋膜系统起到保护神经和血管通路的作用(图 63.42,图 63.45)。(图 63.45 可见大量疏松结缔组织层,结节数量可观。)

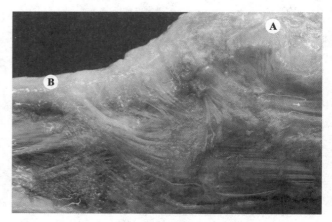

图 63.40 尸体解剖显示膝关节前外侧面全貌。A.髌骨。B.髌腱。注意筋膜纤维在不同层次上分布的差异

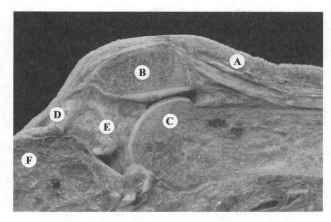

图 63.41　膝关节在矢状面上的横截面。A.股四头肌腱上方的髌上脂肪体。B.髌骨。C.股骨。D.髌韧带。E.髌下脂肪垫。F.胫骨

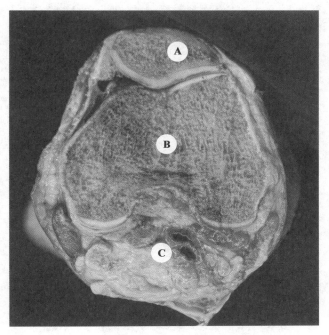

图 63.42　尸体解剖显示髌股关节横截面。A.股骨。B.髌骨。C.股动脉

## 肌筋膜功能障碍综合征治疗的理论

### 肌筋膜功能障碍综合征的形成机制

筋膜系统功能障碍是一种对高度有序的特种运动波的改变,并通过基质不正确的信息传递。如果存在筋膜动力学损伤(即在筋膜内层纤维和筋膜间平面之间的滑动),就可能会使身体功能受到影响(Pilat 2003)。这与不良的液体交换有关;灵活性的降低改变了血液循环,使其变得缓慢而沉重,并导致肢体末端的缺血及肌纤维退化。此外,过度刺激胶原纤维的产生有助于肌筋膜系统纤维化的发生。其结果就是丧失了基质质量,从而形成了夹带区(即多方向的生理运动幅度、速度、阻力及协调性降低的区域)(Pilat 2009)。

这些夹带区(图 63.43~63.44)促进了代偿运动模式的形成。无论什么原因,如果它持续很长一段时间,最终都会导致负荷过大及功能障碍(Pilat 2003)。这些变化主要影响松散的结缔组织结构,影响特殊的结构(致密的规则和不规则的结缔组织),产生过大密度的组织,及重新定向的纤维。这些特殊的结构包括肌腱、韧带和关节囊。短期变化会影响其局部功能,长期变化可能导致整体功能障碍模式。

### 筋膜夹带区

在运动系统中,筋膜夹层形成最容易发生的区域为:

- 筋膜结构之间的结合区域承载着过多的负荷——例如二头肌腱膜(纤维束),肌肉收缩力的传递不仅在肌腱和骨的植入点(见图 63.17),还可以通过内在和外在的结缔组织与肌肉(Huijing

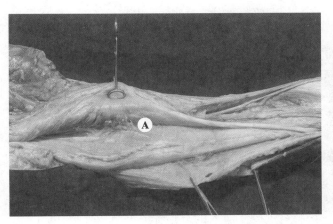

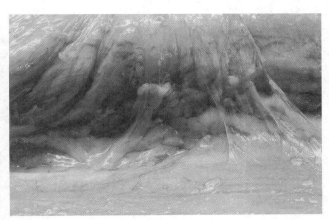

图 63.43　筋膜夹在两个滑动平面之间。A.筋膜夹层的位置

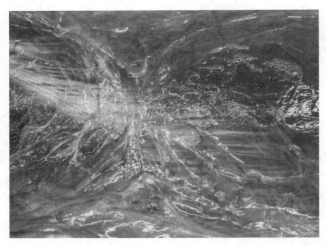

图 63.44　筋膜套入运动平面内（Reproduced from Chaitow & Lovegrove Jones 2012.Chronic pelvic pain and dysfunction practical physical medicine.Elsevier with permission. Picture from the same author）

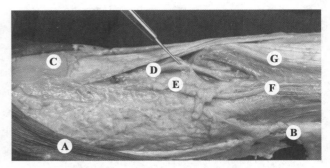

图 63.45　尸体解剖显示腘窝的深层。A.皮肤。B.表浅筋膜。C.深层筋膜。D.坐骨神经。E.疏松结缔组织。F.胫神经。G.肌肉筋膜

et al 1998；Huijing & Baan 2001a，2001b）。二头肌腱膜不仅是一个保护神经血管束的结构，而且还是一个二头肌腱在其下部止点的动态稳定结构（Eames et al 2007）。这是因为二头肌下部止点的牵引力与它的两个上部植入点所受的牵引力相比太大了，所以需要这种强化。在许多结构中都会发现类似的解剖结构，例如股四头肌肌腱在髌骨的植入（见图 63.40～63.41）。

- 摩擦力过大的区域（如肌腱腱鞘受到支持带的压迫）（见图 63.19）——肌腱与支持带之间压力的增加会导致纤维软骨的改变（Benjamin 1995）。
- 筋膜结构植入较多纤维密度大的区域（如肩胛骨）（见图 63.10）——这些区域机械性的运动是运动连接及分布区域。当夹层出现时，可能会导致局部移动的改变和/或一种代偿过程（Pilat 2009）。
- 长期的和/或重复的低活动性区域——例如，作为一种适应不恰当姿势的结果。
- 被创伤或手术所影响的身体阶段。
- 保护神经血管连续体的组织结构——例如，腘窝（图 63.45）。
- 交通支静脉和神经的集结区域（图 63.46）。
- 由于持续的和/或重复的情绪压力从而易于承受过重负荷的区域。

## 肌筋膜诱导技术的神经生理学机制

　　筋膜是一个机械敏感系统。在治疗过程中，临床医务人员牵伸或/和挤压一个特定的身体区域，以

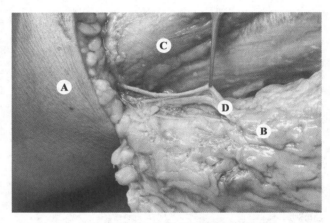

图 63.46　尸体解剖显示肥胖的尸体的前臂脂肪。A.皮肤。B.结节处浅筋膜。C.深筋膜。D.静脉与皮神经。左侧部分先前已被解剖。通常它们都嵌在浅筋膜和脂肪组织中

施加低强度的机械刺激。这种输入产生的变化通过身体系统扩散到分子水平。结果是身体的相互反应，包括生化、代谢和最终的生理反应（Pilat 2014）。这一结果可能会发生在系统结构的任何层次（即微观或宏观），反应可能发生在任何部位，因此身体的反应会涉及所有肌肉骨骼功能单位、器官、内脏或细胞群（Langevin 2006；Vaticón 2009）。

　　筋膜系统释放和重组的三种机制：①压电现象；②间接动态肌成纤维细胞的间质机械感受器的形态；③弹性。

### 压电现象（Piezoelectricity）

　　压电现象是某些警告表现出的一种现象，当施加机械力时，压电现象在其结构内极化，导致诱发电位负载其表面（Pilat 2003）。人体内的晶体是液态晶体（Szent～Gyorgyi 1941；Bouligand 1978），同样，它们对机械性输入的反应是产生 1 分钟的电冲动；这种情况在结缔组织的基质中尤为明显，它会产生

谐波和震荡。信息（冲动）是通过基质电传递的（Oschman 2003）。胶原蛋白是一种半导体（Cope 1975），它能够形成一个完整的电子网络，使所有的筋膜系统组件能够相互联系（Bouligand 1978；O'Connell 2003；Ahn & Grodzinsky 2009；Rivard et al 2010）。因此，系统的基本特性（即弹性、柔韧性、伸展率和阻力）在很大程度上取决于保持连续和正确的信息流的能力。

## 肌成纤维细胞动力学

由于肌肉是一种使身体能够运动的可收缩组织，筋膜也应该被认为是肌肉内的结缔组织，与肌肉纤维一起形成一个功能单元。筋膜系统由一个广泛的机械感受器网络支配，包括在身体的躯体感觉系统，如上所述。据提议（Vaticón 2009），每个机械性冲动有两类接收/传输/解释：

- **外膜敏感性**：这是认识、探索或为信息定量，通过帕西尼和帕西尼小体、高尔基体及 Ruffni 小体、丘索路径传递。
- **原发性敏感性**：这是一种定性和塑性信息，通过非自然途径传播间质感受器（自由的神经末梢）负责这种敏感性，并起到保护和报警系统的作用。它们是多向受体，也可作为伤害感受器。

因此，机械性感受器接收到的机械性冲动（如手动压力或牵引力）在筋膜系统中产生了广泛的反应，可能导致宏观和微观层面的运动。

筋膜系统内的固有运动仍然存在争议。一些作者（Staubesand & Li 1997；Schleip et al 2005，2007）认为这种现象存在，并且与肌成纤维细胞的动力学有关。他们认为肌动蛋白微丝的激活是运动的起源，这一点在大鼠的腰筋膜上得到了证实（Schleip et al 2007）。更多的肌成纤维细胞的动力学研究可证实这一观察。一些关注皮肤愈合过程的研究强烈支持这一推论（Fidzianska & Jablonska 2000；Gabbiani 2003，2007；Satish et al 2008）。Chaudhry 等（2008）阐述了一个变形的三维人体筋膜模型，并报道，当进行手法技术时施加机械力，不能改变致密结缔组织结构的长度（如足底筋膜），但是能够创建对疏松结缔组织的机械性改变（如鼻表浅筋膜）。治疗师应用于病人身体的手法技术可能会刺激筋膜机械感受器，并引起骨骼肌张力的变化。这个动作是可见的，或者只有仔细触诊才能察觉到。

## 黏弹性

黏弹性（黏度和弹性）定义了一种物质的长期性能。施加在具有黏弹性性质的物质上的力会使其变形。随着时间的推移，不需要施加更多的力，变形就会发生。

许多分析人体某些筋膜结构的研究都观察到了筋膜的黏弹性的特性——TLF（Yahia et al 1993），阔筋膜（Wright & Rennels 1964），大鼠皮下筋膜（Iatridis et al 2003）——或实际应用的整体概念（Barnes 1990；Threlkeld 1992；Rolf 1997；Cantu & Grodin 2001；Pilat 2003；Schleip et al 2005，2012b）。Vaticón（2009）表明，局部的介质，如成纤维细胞生长因子（TGF-β1）参与这个过程，Langevin 和 Yandow（2002）提出，金属蛋白酶的作用是调节胶原沉积和降解的平衡在筋膜结构的重组。

黏弹性与细胞外基质的重塑过程、密度变化以及胶原纤维的校正方向有关。Chaudhry 等人（2007）在阔筋膜、足底筋膜和鼻筋膜进行的体外研究证实了组织的黏弹性性质。其中一些观察结果值得注意：

- 在施加恒定牵引力或压力 60 秒后，黏弹性反应开始。
- 为了避免释放反应的中断，建议治疗师不要逐渐增加施加的力；相反，力应该是恒定的。
- 不同筋膜结构对压力的大小要求不同；然而，整个运动的反应时间保持不变。

筋膜系统的三种反应是施加适当的机械冲动，具有足够的力、时间和速度的结果。这些反应类型发生在身体系统的不同层次（微观和/或宏观），也有不同的时间尺度（Langevin 2006；Huijing 2009；Pilat 2009；Vaticón 2009）。其中任何一种机制都有可能影响其他两种机制的行为（Langevin 2006）。根据治疗过程中筋膜系统的反应，各机制可能产生相互作用（Pilat 2003）。因此，由于肌筋膜诱导技术的应用，临床医务人员可以：

- 改善基质中抗体的循环；
- 通过释放组胺来增加限制区域的血流量；
- 改善成纤维细胞力学；
- 改善神经组织的血液供应，增加代谢物进出组织的流量，从而加速愈合过程（Evans 1980；Barnes 1990；Barlow & Willoughby 1992；Hamwee 1999；Pilat 2003）。

## 肌筋膜应用进展的科学证据（Pilat 2014）

与健康受试者相比，越来越多的关于肌筋膜诱导技术在疼痛综合征患者中的临床结果被报道。许多研究已经表明与自主神经系统反应相关的变化，详细如下。

### 病理学相关研究

- Martínez 和 Galán-del-Río（2013）报道了一种评价肌筋膜诱导技术应用于肌肉病变动态超声弹性成像效果的客观方法。
- Leonard 等（2009）报道了 20 例糖尿病足溃疡患者结缔组织，利用手法改善了周围循环并促进了伤口愈合过程。
- 治疗前和治疗后使筋膜激发点敏感性降低的压力疼痛阈值测量结果在不同的紧张肌肉中有明显差异（Robb & Pajaczkowski，2009），包括长收肌（Robb & Pajaczkowski，2009）、斜方肌上束（Fryer & Hodgson 2005）及颈部肌肉（Hou et al 2002）。
- Marshall 等（2009）得出结论，肌筋膜松解有助于减轻慢性疲劳综合征患者肌肉疼痛的严重程度和强度。
- Hicks 等（2009）报道，人体成纤维细胞分泌区分成肌细胞的可溶性介质，且及筋膜松解能够调节肌肉发育。
- Tozzi 等（2012）研究了与肾脏移动相关的非特异性腰痛。使用实时超声，本研究表明骨科筋膜手法可减少疼痛感觉和改善肾脏移动性。
- Useros 和 Hernando（2008）得出结论，肌筋膜诱导技术对脑损伤患者有良好的效果，特别强调自主姿势控制。
- 在单侧空间忽略患者（头部位置离开中线的改变），Vaquero Roderiguez（2013）观察到肌筋膜诱导技术实验组比 Bobath 治疗组的敏感性变量具有更显著的结果。
- Fernández-Lao 等（2011）在乳腺癌幸存者中应用肌筋膜松解技术。作者观察到肌筋膜松解导致唾液流速增加，表明干预具有副交感神经效应。
- Vasquez（2011）报道了肌筋膜诱导技术在治疗游泳运动员肩部关节平衡和疼痛方面的有效性。
- Arguisuelas-Martínez（2010）显示了腰椎和胸腰椎肌筋膜诱导技术手法对竖脊肌激活模式的影响。

- 在一项双盲研究中，Urresti-López（2011）将枕骨下诱导技术应用于 26 名慢性颈痛患者。实验组与对照组相比，可观察到延迟期降低的脑电图（EEG）变化。这一结果表明，包括注意力、肌力激活以及相关状态的认知过程的改善与 P300 波有关。其他脑电图参数的变化不支持血管改变的影响。

### 健康个体的临床研究

- Arroyo-Morales 等（2008a）报道，与虚假的电疗相比，肌筋膜松解技术可以改善身体紧张状态以及促进心率及血压的恢复。
- Arroyo-Morales 等（2008b）报道了全身筋膜治疗的主动恢复方案在高强度运动后被动恢复技术，会降低心电图的振幅及活力。
- Toro Velasco 等（2009）报道，在慢性紧张性头痛患者中，进行一次手法治疗（包括肌筋膜诱导技术），可立即提高慢性张力型头痛患者的心率，降低张力，愤怒状态和头痛感知程度。
- 在一项随机单盲安慰剂对照研究中，Arroyo-Morales 等（2009）报道了肌筋膜诱导技术可能会诱发具有主动活动能力的健康女性在运动训练中从短暂的免疫抑制状态中恢复。
- Henley 等（2008）定量证明了颈部筋膜松解将交感神经平衡从交感神经系统转移到副交感神经系统。
- 在一项研究中，41 名健康男性被随机分配到试验组和对照组，Fernandez-Pérez 等（2008）报道了在使用肌筋膜诱导治疗后健康年轻人的焦虑水平显著降低。此外，与基础数据相比，血压值明显降低。
- Heredia-Rizo 等（2013）研究表明，枕骨下肌抑制技术的应用能立即改善头部姿势。此外，它也立即降低了枕大神经的机械敏感性。
- Fernández-Pére 等（2013）观察到主要的免疫调节发生在颅颈肌筋膜诱导技术应用 20 分钟后，B 淋巴细胞的计数增加。

## 肌筋膜诱导技术的治疗策略

### 与治疗过程有关的一般概念

关于筋膜系统的治疗有很多概念（Barnes 1990；Rolf 1997；Paoletti & Sommerfeld 1998；Cantu & Grodin 2001；Myers 2003；Chaitow & Delany 2002；Pilat

2003；Stecco 2004；Manheim 2008）。如上所述,从与筋膜系统的治疗诱导有关的机械和病理力学现象的基础发现中,建立了一个坚实的理论框架。但是有必要统一和验证临床程序（Remving 2007）。下面的肌筋膜诱导技术和应用是基于作者的临床经验（Pilat 2003,2007,2009,2011,2012）,并以上述的理论框架和研究为支撑。肌筋膜诱导过程可与其他手法治疗计划相结合。

## 肌筋膜诱导治疗的定义

肌筋膜诱导治疗是一种集中于最佳的筋膜系统功能和平衡的治疗方法。该治疗的目的在于局部矫正,恢复整个身体的动力和无疼痛的应用。治疗方案分为两个阶段：①表浅（轻抚）技术；②深层技术。

表浅（局部）技术是针对通过直接触诊可检测到的表浅和/或局部抑制。这些技术由不同的触诊层次组成,从最浅层到最深层。主要目标是纠正皮下抑制（与浅筋膜有关）以及那些直接影响肌肉、肌腱和韧带在皮下感觉的抑制。

深层肌筋膜诱导治疗是一个同时进行评估和治疗的过程,它使用运动和三维的持续压力应用于整个肌筋膜系统,目的是释放受限的组织。

## 临床应用基础

### 评估过程

筋膜功能障碍的评估包括运动系统病理学、与临床推理有关和不同的手法治疗。我们建议采用同样的技术来调查每个治疗区域的运动功能障碍。建议的评估顺序包括：

- **既往史包括患者的回顾性病理**（Pilat 2007）：误用——减少协调和/或稳定性；滥用——创伤；过度使用——重复运动和/或过度负荷,这三种情况会随着时间的推移成为第四个因素,即过度使用,萎缩或减少负荷能力（过度使用本身可能成为一种病理）。
- **静态姿势评估（观察）：**注意力集中在身体的重力性动作。
- **姿势的动态评估：**任何在手法治疗中进行的测试都是有用的。还建议测试者使用整体性功能测试,重点是日常活动的运动质量分析,特别注意任何代偿动作。此外,还应包括具体的功能测试,重点是关注所涉及的结构,例如肌肉（强度,弹性）,包括组织触诊和补充测试。（第 5 章讨论

临床检查方法。）

目前还没有针对性和客观的测试可以将肌筋膜功能障碍从其他肌肉骨骼疾病中分离出来。肌肉纤维和筋膜之间的密切解剖关系使这个问题变得混乱。然而,最近关于高分辨率超声弹性成像技术的研究（Martínez Rodríguez & Galán del Río 2013）预测了这种方法的使用。例如,运动模式的改变和疼痛模式的改变将是有用的指标。可能会在不同的方向和平面上发生受限；它们甚至可能在同一平面上以不同的方向出现受限,在不同的平面上以相同的方向出现受限,或者在不同的平面上以不同的方向出现受限,不需要进行主动的肌肉收缩。可以说病人处于主动顺从状态。

### 临床操作原则（Pilat 2003,2009,2014）

- 所有操作（方案）必须根据治疗功能障碍（病理）和患者的个人需求,包括个性化他们的年龄、身体和情感状况、文化方面和性别。具体的技术选择也取决于治疗师的技能。
- 在生物力学上,肌筋膜系统对压力和牵引力有反应。这是应用肌筋膜诱导治疗时使用的两种机械性方法。
- 运动放松的方向就是促进的方向。临床医务人员应避免向任意方向运动。
- 临床医务人员选择肌筋膜功能障碍所影响的身体区域,可能与疼痛和/或功能障碍（低/超移动性,不协调,缺乏力量等）有关。在以上讨论的初始评估过程中,应该识别该区域。
- 每个受功能障碍影响的身体都需要特定的应用过程（Pilat 2003）。
- 临床医务人员对第一阻力（受限屏障）通过施加三维的、缓慢而渐进的压力或牵引力,使组织拉紧。压力在前 60~90 秒内是恒定的,这是释放第一个阻力（受限屏障）（黏弹性反应）所需的时间。
- 在应用的第一阶段,治疗师很少移动组织。
- 克服第一个阻力（受限屏障）后,治疗师会沿着促进的方向移动,每增加一个阻力（受限屏障）就会暂停。
- 在每一次技术应用中,治疗师必须克服至少 3~6 道连续的障碍（阻力）,最少应用的时间是 3~5 分钟。
- 应用于组织的张力必须是恒定的,但是治疗师施加的压力可能会改变,直到第一个阻力（受限屏障）被克服。当感觉到大量的活动和/或疼痛,压力应该减小。

## 上躯干功能障碍的应用实例

以下技术是与最常见的躯体上部疾病相关的肌筋膜受限方法的例子。它们可能与教科书中讨论的其他治疗方法相结合。虽然我们指出最常应用这些技术的是临床医务人员,但选择取决于临床决策的治疗师。

### 颈椎相关技术（Pilat 2003）

#### 临床考虑

- 头前倾的姿势,会导致枕肌过度伸展以保持视线水平,也会导致舌骨肌持续的紧张。长时间和重复紧张会导致下颌凹陷和向后移动,因此迫使人张开嘴,这时颞肌和咬肌的收缩会使筋膜系统紧绷。这可能会导致颞下颌关节运动受限或变形。
- 舌骨参与吞咽、说话、咀嚼、演奏管乐器等活动。骨固定于椎前筋膜和浅筋膜,因此筋膜功能障碍可能直接影响其正常功能,导致其 14 对肌肉动力学功能紊乱。
- 三条斜角肌使下颈段屈曲,而枕下肌使头部后伸,从而导致突出。斜角肌执行稳定第一肋骨的任务,为颈椎提供一个向下和向前的牵引力。
- 肌肉沿着头部向颈部延伸,一个主要的作用就是保持头部在矢状面上的正确位置。这两组都是功能强大的屈肌,有对抗椎旁和普通伸肌强烈而持久的张力作用。

#### 枕骨下肌诱导（图 63.47）

患者仰卧位,临床医务人员坐在病人头部的椅子上。临床医务人员将双手置于头部下方,然后用第二至第五指尖接触枕下空间,试图将手指垂直放置。将压力方向朝向天花板,治疗师遵循着诱导的原则。最少操作时间为 4 分钟。

#### 舌骨诱导区域（图 63.48）

患者仰卧位,临床医务人员站在一侧。将朝向尾侧的手放在舌骨上方和周围。靠近颅骨一只手的示指和中指末梢应放在下颌骨的柔软部分,正对着下颌。临床医务人员用尾侧手,对尾侧方向进行轻微牵引,而用头侧手对头部进行牵引。应用三维的压力,临床医务人员应遵循诱导的原则。

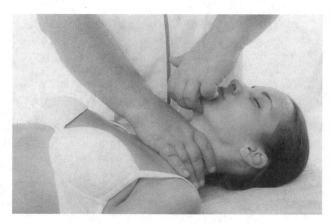

图 63.48    舌骨上区域诱导方法

#### 斜角肌的诱导（图 63.49）

患者仰卧位,临床医务人员坐在患者头部的椅子上。临床医务人员将两个拇指放在锁骨上的间隙,保持这个位置大约 60～90 秒,直到头部转向一侧。然后治疗师从头部转向一侧进行接触,同时用另一只手的拇指继续放松动作。如果上肢有针刺的感觉,手指必须放松对臂丛神经的控制。

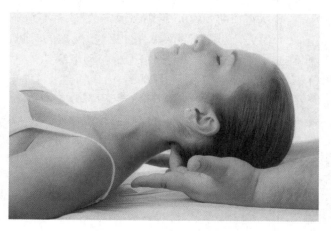

图 63.47    枕骨下肌筋膜诱导方法

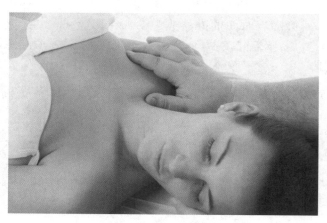

图 63.49    斜角肌筋膜诱导方法

## 椎前筋膜的诱导（图 63.50）

病人在仰卧位时，临床医务人员轻微将其头部转向一侧，然后将手指在胸锁乳突肌的肌腹（穿过三角肌，椎体横突上，位于下颈段）遵循诱导原则。任何时候都不能对器官和/或颈动脉施加压力。

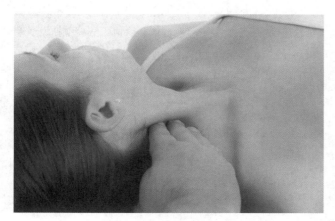

图 63.50　椎前筋膜诱导方法

## 肩带相关技术

### 临床思路（Pilat 2003）

肩带通过胸锁关节连接躯干和手。如果没有这种连接，仅靠肌筋膜结构就能保持动态连续性。斜方肌、冈下肌、冈上肌和三角肌连接到肩胛骨相关的脊柱，是肩关节运动中最重要的肌肉连接。筋膜插入形成纤维连接（见图 63.12）。筋膜夹闭能够改变肩胛区域的张力线分布。肩胛骨运动功能障碍改变了肩胛胸壁关节及肩胛肱骨运动状态，导致功能障碍与肩痛。

### 胸肌与三角肌筋膜的诱导（图 63.51）

患者仰卧位，临床医务人员双手交叉，将头侧手

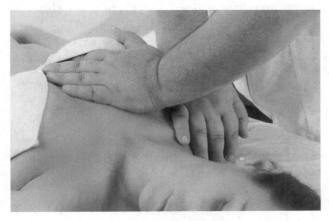

图 63.51　胸肌与三角肌筋膜诱导方法

放在肩前方，尾侧手放在胸骨同侧边缘。应用三维力，临床医务人员遵循着诱导的原则。

### 胸锁肌与胸小肌筋膜的诱导（图 63.52）

病人仰卧位，临床医务人员头侧手握住患者的上臂，用一个柔和的牵引力使患者肩关节外展 90°。尾侧的手，前臂旋前，诱导进入胸大肌和肋骨之间，手指缓慢而直接地朝内侧及头向运动。应用三维力，临床医务人员遵循着诱导的原则。

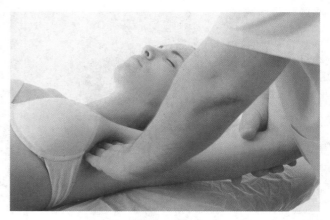

图 63.52　锁胸筋膜与胸小肌筋膜诱导方法

### 上臂的综合诱导（图 63.53）

病人仰卧位，临床医务人员尾侧手置于患者胸骨水平上，用头侧手握住患者上臂，抬高约 120°，应

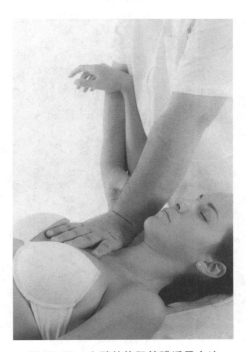

图 63.53　上臂整体肌筋膜诱导方法

用非常柔和的牵引力。应用三维的力,临床医务人员遵循诱导的原则。应该允许上肢运动。

## 肩胛骨的诱导(图 63.54)

病人坐位,治疗师站在他/她的后面。临床医务人员外侧手接触冈上窝,手指放置方向朝向脊柱,不引起病人疼痛。治疗师另一只手放在病人头上,只是为了保持它。应用三维力,临床医务人员遵循诱导的原则。治疗师应注意头部的运动。

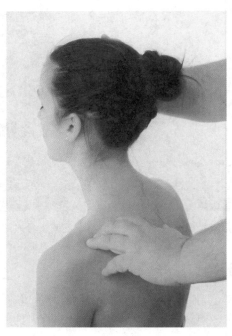

图 63.54    肩胛骨肌筋膜诱导方法

## 斜方肌诱导(图 63.55)

此技术遵循之前描述的相同的原则。治疗师的主手改变姿势,因为手指放置在斜方肌的上缘,并接触上束纤维。治疗期间应特别关注病人,不应该有

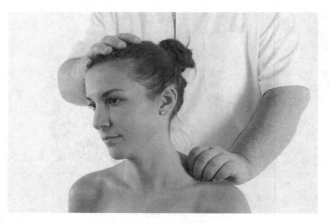

图 63.55    斜方肌筋膜诱导法

疼痛的感觉。

## 臂丛与臂丛前筋膜相关技术

### 临床思路

外上髁或炎网球肘是肘部最常见的疾病;它通常与伸肌肌肉组织产生的过度牵拉有关,许多肌腱固定在上髁。最常参与此病的肌肉是桡侧腕短伸肌。病理是其肌腱过度牵拉。(关于外上髁炎更多的讨论请见第 39 章内容。)然而,Briggs 和 Elliott (1985)通过解剖 139 个上肢证明,只有 29 例患者的肌腱直接固定在上髁。在其他病例中,肌腱固定于桡侧腕长伸肌、指伸肌、旋后肌和桡侧副韧带的筋膜上,形成一个扇形。这个例子显示需要分析和集中治疗广泛的筋膜连接。最后,肱二头肌筋膜与上臂前侧筋膜通过纤维束的纤维连接也很重要(见图 63.17)。

### 上臂及上臂前侧连接的诱导(图 63.56)

病人仰卧位,上臂外展 90°,前臂屈曲,放松置于旋后位。治疗师将外侧手(手掌向下)放在前臂中 1/3 的腹侧。内侧手(掌心向上)放在下面,包围住肘部和前臂近端。双手压住前臂,做一个牵引——上方的手朝尾向,下方的手朝头向。遵循着诱导的原则。

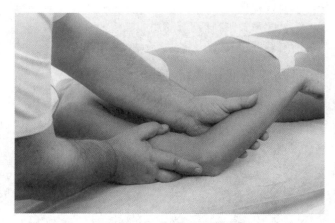

图 63.56    臂丛与臂丛前筋膜连接诱导方法

### 肱二头肌筋膜的诱导(图 63.57)

病人仰卧位,前臂旋后,治疗师放置双手(不交叉),使手指接触肱二头肌筋膜两端。治疗师用双手相对的方向按压。遵循着诱导的原则。

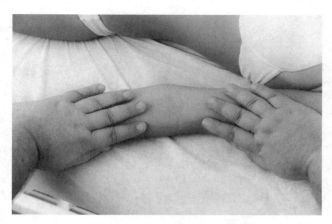

图 63.57　肱二头肌筋膜诱导方法

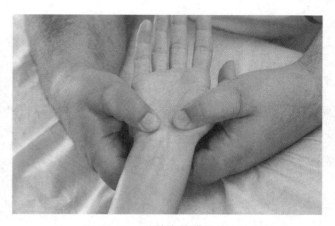

图 63.59　腕管掌筋膜诱导方法

## 伸肌支持带的诱导（图 63.58）

在病人仰卧位和前臂旋前的情况下，治疗师双手交叉，将尾侧手放在支持带区域，头侧手放在前臂远端背侧然后治疗师用双手向肢体方向施加压力，方向包括头侧和尾侧。遵循着诱导的原则。

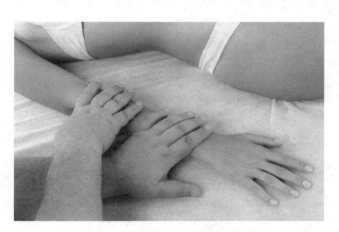

图 63.58　伸肌支持带肌筋膜诱导方法

## 手部筋膜相关技术

### 临床思路

Kalin 和 Hirsch（1987）的研究表明，69 个骨间肌分析中，只有 8 个置入到骨。在其他病例中，它们都置入到筋膜结构。此外，掌筋膜及其掌大肌的连接代表另一个与功能完整性直接相关的筋膜连接。

### 腕管与掌筋膜的诱导（图 63.59）

临床医务人员将拇指放在腕管区域，示指屈曲放在手腕的后部，形成一个夹子。临床医务人员握住病人的手腕，然后进行向远端三维的牵引力，同时稍微使手腕伸展。遵循诱导的原则。应当保持足够的压力，治疗师的手指不能与病人的皮肤产生滑动。同样的方法可用于治疗掌筋膜，需要改变手指的位置。

### 向远端三维的诱导（图 63.60）

临床医务人员使用非惯用手稳定掌骨或近端指骨来治疗。稳定的程度取决于病变的位置，另一只手将病人手指的远端指骨放在拇指、示指和中指之间可进行整体的治疗（同时在所有关节的水平）或定在制定的水平之上进行。接下来会产生促进运动。

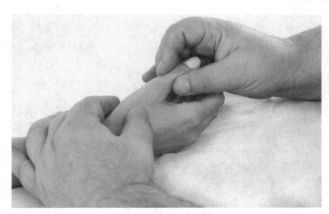

图 63.60　向远端的筋膜诱导法

### 骨间肌诱导（图 63.61）

临床医务人员将拇指放在患者掌指关节的掌侧面，这样他就可以分开病人手指的近端指骨。其他手指固定病人的手。治疗师用拇指施加一个三维的压力。同样的方法可以在改变手部位置后应用在背侧骨间肌。

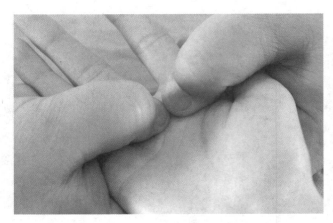

图 63.61 骨间肌筋膜诱导方法

# 下躯干功能障碍应用实例

## 腰椎骨盆区域相关技术

为了保护腰椎脆弱的结构，躯干周围需要肌筋膜复合体的支撑（Bergmark 1989；Cholewicki et al 1997；Willard 2007；Schuenke et al 2012；Willard et al 2012）。最重要的结构之一就是胸腰筋膜，它有助于腰椎稳定性、静态姿势和运动（Willard et al 2012）。筋膜复合体与胸椎、颈椎椎旁肌相连，甚至延伸到颅底。在下端，胸腰筋膜固定在髂嵴上。然后是臀筋膜和阔筋膜复合体，连接到下肢筋膜系统。腰椎区域的临界点是腰间筋膜三角区（LIFT）域（见图 63.30），该区域包括几乎所有肌肉腱膜结构（Schuenke et al 2012）。研究（Stecco 2004；Schleip et al 2012a）已经报告了与筋膜机械化感受器动力学和疼痛感知重要相关的有趣现象。胸腰筋膜的神经支配对当前的背痛概念有重要意义，并为治疗方法开辟了新途径。特别令人感兴趣的是存在含有 P 物质的自由神经末梢，这种神经末梢被认为是伤害性的。这些数据表明胸腰筋膜是背痛的潜在来源。

在前面，筋膜系统在腹斜肌方向分叉，在前面置入白线。筋膜通过腹外斜肌的置入延伸到耻骨。深层横向筋膜与腹横肌相通，并与髂筋膜相连接。在腹股沟部分，它通过连接到下肢筋膜系统置入腹股沟管，并继续到大腿前部（Gallaudet 1931；Bochenek & Reicher 1997）。

## 腰筋膜间三角区域的诱导（见图 63.30）（Pilat 2003，2011）

### 轻抚放松法的应用（图 63.62）

病人侧卧。临床医务人员站在病人的前面，用

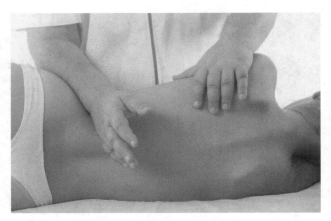

图 63.62 腰椎筋膜间三角区域诱导方法（应用轻抚法）

手固定躯干。尾侧前臂（拇指向上）放在最后一根肋骨和髂骨之间的区域。临床医务人员（在避免前臂与病人皮肤产生滑动的同时）在基础结构上进行前后向的轻抚（即临床医务人员的手臂屈伸运动）。移位的距离大约 10cm。整个动作重复 3 组，每组 15 次。临床医务人员施加朝向台面方向且非常温和的压力，以避免产生疼痛。在两种手法之间，临床医务人员可以将患者的前臂与身体分开，但要缓慢进行。

### 深层诱导的应用（图 63.63）

患者俯卧位，临床医务人员站在骨盆水平，面对患者的头部。临床医务人员将他/她的肘部置于同侧腰椎区域的最后一根肋骨，髂嵴和外侧至椎旁肌肉之间。接下来，治疗师将肘部压向台面。另一只手放在患者紧张组织处，操作朝向头部。这一操作缩短了腰方肌和促进通路。临床医务人员应该利用他/她的体重。这个姿势大约保持 3~5 分钟，并且遵循诱导的原则。

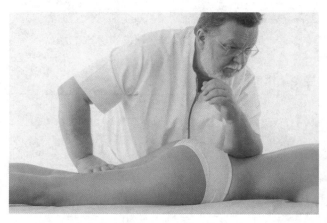

图 63.63 腰椎筋膜间三角区域诱导方法（应用深层诱导）

## 交叉双手诱导腰椎（图 63.64）（Pilat 2003，2011）

病人俯卧，临床医务人员站在病人背部。临

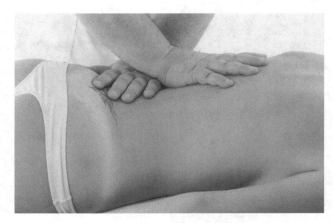

图 63.64　腰椎肌筋膜交叉手诱导方法

床医务人员双手交叉，放在病人背部，然后用轻微的力量压向台面并向颅骨方向。遵循诱导的原则将双手直接放在棘突上（如图中所示），纵向放在一侧，或横向的置于髂嵴上。依据患者的症状选择。

### 髋屈肌区域的诱导（图 63.65）（Pilat 2003）

病人仰卧位，临床医务人员将他/她的头侧手放在髂前上棘上，另一只手放在大腿上 1/3 的前侧。然后，临床医务人员以轻微的力量压向台面，方向朝向头部。这个位置大约保持 3~5 分钟，并遵循诱导的原则。放在髂前上棘上的手保持固定。治疗师应该避免直接对骨施加压力。

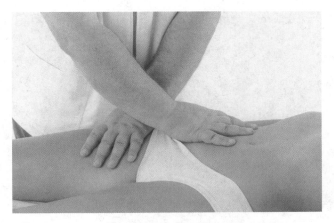

图 63.65　髋屈肌区域肌筋膜诱导方法

## 大腿区域相关技术

### 临床思路

保持站立姿势需要大腿各部分的平衡。任何的不平衡不仅反映在每个腔室对应的肌肉上，而且还反映在膝关节的动力学，特别是髌股关节。建议重新平衡大腿各腔室的重力负荷转移。

### 髂胫束轻抚放松法（图 63.66）（Pilat 2003）

病人仰卧位，大腿屈曲，脚支撑在台面上。临床医务人员用他/她的头侧手稳定病人的膝，然后在髂胫束的后侧缘，从膝关节水平到粗隆区域进行一次轻触。接触可以由一个手指控制完成，用指关节或者肘部（选择取决于感知到的组织阻力）。治疗师应该避免导致过多的疼痛。轻触动作应在每一个阻力点停止 6~7 秒（表现为阻力的突然增加）并保持恒定的力量。在轻抚放松结束前，治疗师不应该分开双手。这个过程重复三次。如果疼痛是由于皮肤摩擦引起的，可以使用少量的水性润滑剂。这个过程在同一个区域重复 3 次。

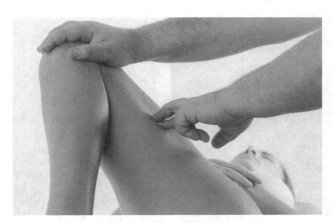

图 63.66　髂胫束轻抚放松方法

### 髂胫束轻抚放松法的应用（图 63.67）（Pilat 2003）

患者俯卧位，临床医务人员用手固定臀筋膜区，

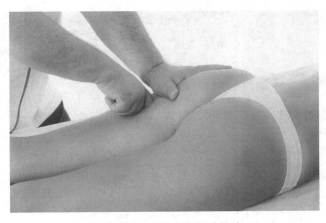

图 63.67　髂胫束轻抚放松法

另一只手进行纵向轻抚。接触可以由一个手指的控制力构成，用指关节或者肘部（选择取决于感知到的组织阻力）。轻抚路径是从坐骨结节到腘窝入口。治疗师应避免按压凹陷区域，以避免引起过度疼痛。在保持恒定的力量的同时，在每一个腔隙部位，轻抚动作应停止 6~7 秒（表现为阻力的突然增加）。这个过程重复 3 次，如果疼痛是由于皮肤摩擦引起的，可以使用少量的水性润滑剂。这个过程沿着同一路线重复 3 次。

## 内收肌路径的轻抚放松法（图 63.68）

病人俯卧位，医生站在病人大腿的位置，大腿屈曲 90°；用尾侧手保持这个姿势，头侧手放在患者大腿后侧。然后，临床医务人员将指尖放在内收肌群灵活性最低的区域，进行与大腿线垂直的轻抚放松手法。治疗师应避免疼痛。15 次的轻抚操作做 3 组，移动幅度在 3~4cm 之间。

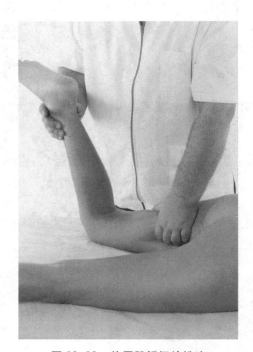

图 63.68　外展肌轻抚放松法

## 膝伸肌筋膜诱导（图 63.69）（Pilat 2003）

病人仰卧位，医生将他/她的手放在股四头肌的肌腹上，这样头侧手刚好在髌骨上面，另一只手在大腿上 1/3 处。然后，临床医务人员以轻微的力量压向台面和朝向头部方向。这个姿势保持大约 3~5 分钟。遵循诱导的原则。

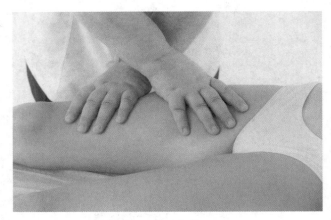

图 63.69　膝伸肌筋膜诱导方法

# 膝关节与小腿区域相关技术

## 临床思路

膝关节使下肢能够以最大的稳定性和有效的灵活性进行活动。腘窝区域的解剖（见图 63.45）可以观察到腘绳肌肌腱与腓肠肌之间相互形成了一个交叉连接。这种联系取决于膝关节是屈曲还是伸直。筋膜结构在其中心部分非常密集和坚韧，但两侧薄而具有弹性，而肌肉的肌腱如上所述。深层保护大血管和重要的小腿神经，形成股管（Bochenek & Reicher 1997）。此部位的减压是治疗的重点。

腿的筋膜系统与它的腔室动力学相联系（图 63.70）。肌筋膜对内室的限制与慢跑和快走有关，尤其是在坚硬的表面上。疼痛常发生在胫骨内

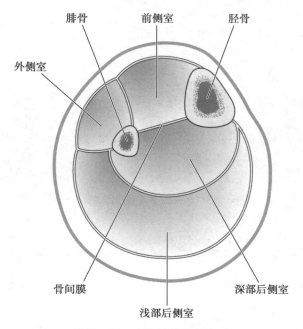

图 63.70　小腿横截面示意图

缘,并累及胫骨后肌。在极端的情况下,这一区域持续和重复的牵引力会导致机械应力,从而导致行走困难、抽筋、夜间疼痛,甚至胫骨骨折(Tucker 1990)。侧腔室的限制更少,通常发生在剧烈运动后几小时。后腔室受过度使用和长时间不活动的影响;由此引起的疼痛会重新出现在足底筋膜上,影响到跟腱复合体的正常功能,甚至可能导致完全断裂。跟腱置入到跟骨,形成一个小环。因此足底筋膜在屈曲时可能会产生一些功能问题;建议肌筋膜受限的治疗以后腔室和足底筋膜为单位(Tucker 1990)。

　　足底筋膜包括足部的外在肌肉和内在肌肉。足底筋膜负责足底的完整性,以及在行走的最后阶段的足部稳定性。在行走和爬楼梯,或在早上走第一步时,筋膜负荷过重。肌筋膜诱导治疗可以提高足弓整个复合体的活动能力和功能。

## 膝复合体的横向诱导(图 63.71)(Pilat 2003)

　　病人仰卧位,医生将一只手放在病人膝关节下方。另一只手放在髌骨上。治疗师朝台面方向施加适当的压力,这个姿势保持 3~5 分钟,遵循诱导原则。预期是髌骨的运动位置的调整。有时会出现轻微的膝关节屈曲,随后出现胫股关节的调整。临床医务人员应跟随着这些变化。

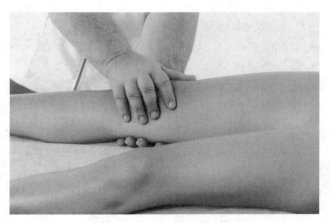

图 63.71　膝复合体横向肌筋膜诱导方法

## 腘窝的诱导(图 63.72)

　　患者俯卧,临床医务人员将双手(不交叉)放在大腿和小腿,不直接接触腘窝。治疗师的双手朝向肢体和腘窝的方向施加压力。遵循诱导的

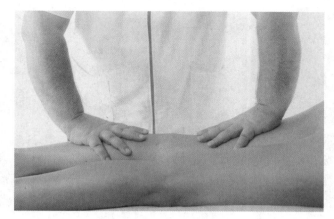

图 63.72　腘窝肌筋膜诱导方法

原则。

## 小腿后侧腔室松解(图 63.73)(Pilat 2003)

　　病人俯卧位,膝屈曲 90°,临床医务人员坐在台面的后面,病人治疗一侧。临床医务人员弯曲所有的手指(不包括拇指),接触小腿中 1/3 腓肠肌之间的间隙。然后,临床医务人员尝试将双手的手指分开(不要在皮肤上滑动),并保持 3~5 分钟的压力。遵循诱导的原则。

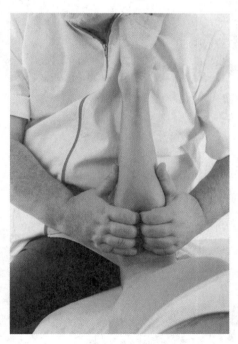

图 63.73　后侧分隔肌筋膜诱导方法

## 小腿侧方腔隙的松解(Pilat 2003)

### 轻抚放松法的应用(图 63.74)

　　病人仰卧位,临床医务人员握住跟骨,用另一只

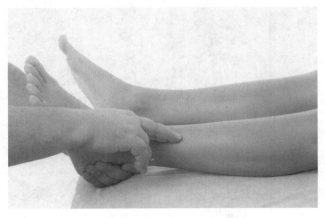

图 63.74　外部分隔区放松（应用轻抚放松法）

手的示指（中指加强）接触胫骨的外缘。手指应直接滑动到筋膜到骨膜的转换线上（图 63.75）。在检测疼痛的同时，在靠近骨膜的深筋膜上进行缓慢而平滑的技术操作。完成三次轻抚放松。

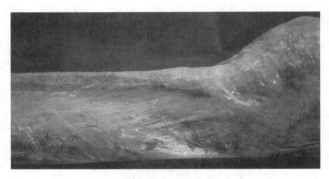

图 63.75　尸体解剖显示小腿外侧面。注意筋膜附着点的纤维化

### 深层诱导的应用（图 63.76）

临床医务人员交叉双手来完成这个操作。头侧手接触膝下，尾侧手位于外踝上方。

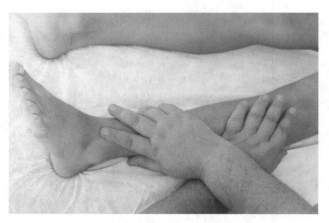

图 63.76　外部分隔区放松（应用深层诱导方法）

## 足底筋膜的诱导（图 63.77）（Pilat 2003）

临床医务人员将病人的脚放在内侧，一只手放在足跟，另一只手放在跖骨区域，与足蹾指水平。拇指应该是纵向的。然后，临床医务人员向足部和纵向施加压力，临床医务人员至少要在 3～5 分钟的时间内对整个三维的促进运动进行关注。在治疗过程中，放置在跖骨上的手必须控制足趾的位置，改变屈曲和伸展的程度，使治疗更加完整。在应用这项技术的过程中，临床医务人员的拇指应该移动到放松的方向，而不是在皮肤上滑动。

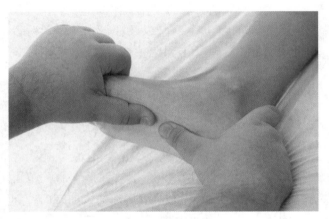

图 63.77　掌筋膜诱导方法

## 禁忌证

肌筋膜诱导治疗的一般禁忌证与许多手法治疗的禁忌证类似。但是，有几项应强调：

- 动脉瘤
- 系统性疾病
- 软组织炎性愈合期
- 急性循环缺陷
- 晚期糖尿病
- 抗凝治疗

## 小结

从解剖学和功能学的视角出发，筋膜的动力学构成了一个统一的系统，可能有助于人体许多系统。肌筋膜诱导技术的应用可能对一些肌肉骨骼系统疾病的治疗有帮助。我们建议在治疗过程中加入肌筋膜诱导技术。有关肌筋膜诱导治疗的科学基础十分广泛。尽管关于肌筋膜诱导技术的证据在过去几年一直在积累，但是现有的临床证据仍然有限。其中一个较难的因素是,将治疗效果量化的同时与其他附带现象分隔开。开发新的评估方法(如超声弹性成像)将有助于应对这一挑战。初步证据表明,慢性疼痛患者使用肌筋膜诱导技术在减轻疼痛和改善功能方面可能有一定价值。因此,未来需要用更多的研究去明确肌筋膜诱导技术的临床价值(Remvig 2007)。

(周雅媛 译,王欣 闫旺旺 审,
张新涛 王于领 校)

## 参考文献

Ahn AC, Grodzinsky AJ. 2009. Relevance of collagen piezoelectricity to 'Wolff's Law'. Med Eng Phys 31: 733–741.

Arguisuelas-Martínez MD. 2010. Effects of lumbar spine manipulation and thoracolumbar myofascial induction technique on the spinae erector activation pattern. Fisioterapia 32: 250–255. [Article in Spanish.]

Arroyo-Morales M, Olea N, Martinez M, et al. 2008a. Effects of myofascial release after high-intensity exercise. J Manipulative Physiol Ther 31: 217–223.

Arroyo-Morales M, Olea N, Martínez M, et al. 2008b. Psychophysiological effects of massage-myofascial release after exercise. J Altern Complement Med 14: 1223–1229.

Arroyo-Morales M, Olea N, Ruíz C, et al. 2009. Massage after exercise – responses of immunologic and endocrine markers: a randomized single-blind placebo-controlled study. J Strength Cond Res 23: 638–644.

Avelar J. 1989. Regional distribution and behavior of the subcutaneous tissue concerning selection and indication for liposuction. Aesthetic Plastic Surgery 13: 155–162.

Barlow Y, Willoughby S. 1992. Pathophysiology of soft tissue repair. Br Med Bulletin 48: 698–711.

Barnes J. 1990. Myofascial release. Paoli: MFR Seminars.

Benjamin M. 1995. Fibrocartilage associated with human tendons and their pulleys. J Anat 187: 625–633.

Bergmark A. 1989. Stability of the lumbar spine: a study in mechanical engineering. Acta Orthop Scand Suppl 230: 1–54.

Bienfait M. 1987. Estudio e tratamento do esqueleto fibroso: fascias e pompages. Sao Paulo: Summus Editorial.

Blemker SS, Pinsky PM, Delp SL. 2005. A 3D model of muscle reveals the causes of nonuniform strains in the biceps brachii. J Biomech 38: 657–665.

Bochenek A, Reicher M. 1997. Anatomia czlowieka. Warszawa: PZWL.

Bouligand Y. 1978. Liquid crystals and their analogs in biological systems. Solid State Phys 14: 259–294.

Briggs CA, Elliott BG. 1985. Lateral epicondylitis. A review of structures associated with tennis elbow. Clin Anatomy 7: 149–153.

Cantu TL, Grodin AJ. 2001. Myofascial manipulation: theory and clinical application. Maryland: Aspen.

Carvalhais VO, Ocarino Jde, Araújo VL, et al. 2013. Myofascial force transmission between the latissimus dorsi and gluteus maximus muscles: an in vivo experiment. J Biomech 46: 1003–1007.

Chaitow L, Delany J. 2002. Clinical application of neuromuscular techniques. The lower body. Vol 2. London: Churchill Livingstone.

Chaitow L, Lovegrove Jones R (eds). 2012. Chronic pelvic pain and dysfunction: practical physical medicine. London: Elsevier Churchill Livingstone.

Chaudhry H, Huang C, Schleip R, et al. 2007. Viscoelastic behavior of human fasciae under extension in manual therapy. Bodywork Mov Ther 11: 159–167.

Chaudhry H, Schleip R, Ji Z, et al. 2008. Three-dimensional mathematical model for deformation of human fasciae in manual therapy. J Am Osteopath Assoc 108: 379–390.

Chew ML, Giuffrè B. 2005. Disorders of the distal biceps brachii tendon. Radiographics 25: 1227–1237.

Chi-Zhang C, Gao Y. 2012. Finite element analysis of mechanics of lateral transmission of force in single muscle fiber. J Biomech 45: 2001–2006.

Chicurel ME, Chen CS, Ingber DE. 1998. Cellular control lies in the balance of forces. Curr Opin Cell Biol 10: 232–239.

Chiquet M. 2009. How do fibroblasts translate mechanical signals into changes in extracellular matrix production? Matrix Biol 22: 73–80.

Chiquet M, Gelman L, Lutz R, et al. 2009. From mechanotransduction to extracellular matrix gene expression in fibroblasts. Biochim Biophys Acta 1793: 911–920.

Cholewicki J, Panjabi MM, Khachatryan A. 1997. Stabilizing function of trunk flexor–extensor muscles around a neutral spine posture. Spine 22: 2207–2212.

Chou R, Shekelle P. 2010. Will this patient develop persistent disabling low back pain? JAMA 303: 1295–1302.

Congdon ED, John Edson J, Yanitelli S. 1946. Gross structure of subcutaneous layer of anterior and lateral trunk in the male. Am J Anat 79: 399–429.

Cope FW. 1975. A review of the applications of solid state physics concepts to biological systems. J Biol Physics 3: 1–41.

Corey SM. 2011. Sensory innervation of the nonspecialized connective tissues in the low back of the rat. Cells Tissues Organs 194: 521–530.

Crisco JJ, Panjabi MM, Yamamoto I, et al. 1992. Euler stability of the human ligamentous lumbar spine. Part II: Experiment. Clin Biomech 7: 27–32.

Eames MH, Bain GI, Fogg QA, et al. 2007. Distal biceps tendon anatomy: a cadaveric study. Am J Bone Joint Surg 89: 1044–1049.

Evans P. 1980. The healing process at cellular level: a review. Physiotherapy 66: 256–259.

Farasyn A. 2007. Referred muscle pain is primarily peripheral in origin: the 'barrier-dam' theory. Med Hypotheses 68: 144–150.

Fernández-Lao C, Cantarero-Villanueva I, Fernández-de-las Peñas C, et al. 2011. Widespread mechanical pain hypersensitivity as a sign of central sensitization after breast cancer surgery. Pain Med 12: 72–78.

Fernández-Pérez AM, Peralta-Ramírez MI, Pilat A, et al. 2008. Effects of myofascial induction techniques on physiologic and psychologic parameters: a randomized controlled trial. J Altern Complem Med 14: 807–811.

Fernández-Pérez AM, Peralta-Ramírez MI, Pilat A, et al. 2013. Can myofascial techniques modify immunological parameters? J Altern Complem Med 19: 24–28.

Fidzianska A, Jablonska S. 2000. Congenital fascial dystrophy: abnormal composition of the fascia. J Am Acad Dermatol 43: 797–802.

Fryer G, Hodgson L. 2005. The effect of manual pressure release on myofascial trigger points in the upper trapezius muscle. J Bodywork Mov Ther 9;4: 248–255.

Gabbiani G. 2003. The myofibroblast in wound healing and fibrocontractive diseases. J Pathol 200: 500–503.

Gabbiani G. 2007. Evolution and clinical implications of the myofibroblast concept. In: Findley TW, Schleip R (eds) Fascia research: basic science and implications for conventional and complementary health care. Munich: Urban and Fischer, pp 56–60.

Gallaudet BB. 1931. A description of the planes of fascia of the human body. New York: Columbia University Press.

Gatton ML, Pearcy MJ, Pettet GJ, et al. 2010. A three-dimensional mathematical model of the thoracolumbar fascia and an estimate of its biomechanical effect. J Biomech 43: 2792–2797.

Gerlach UJ, Lierse W. 1990. Functional construction of the superficial and deep fascia system of the lower limb in man. Acta Anatomica 139: 11–25.

Ghosh K, Ingber DE. 2007. Micromechanical control of cell and tissue development: Implications for tissue engineering. Adv Drug Deliv Rev 59: 1306–1308.

Gracovetsky S. 2008. Is the lumbodorsal fascia necessary? J Bodywork Mov Ther 12: 194–197.

Guimberteau JC, Sentucq-Rigall J, Panconi B, et al. 2005. Introduction to the knowledge of subcutaneous sliding system in humans. Ann Chir Plast Esthet 50: 19–34.

Guimberteau JC, Delage JP, McGrouther DA, et al. 2010. The microvacuolar system: how connective tissue sliding works. J Hand Surg Eur Vol 35: 614–622.

Hamwee J. 1999. Zero balancing: touching the energy of bone. North Atlantic Books: Berkeley

Han DG, 2009. The other mechanism of muscular referred pain: the 'connective tissue' theory. Med Hypotheses 73: 292–295.

Haouzi P, Hill JM, Lewis BK, et al. 1999. Responses of group III and IV muscle afferents to distension of the peripheral vascular bed. J Appl Physiol 87: 545–553.

Henley CE, Ivins D, Mills M, et al. 2008. Osteopathic manipulative treatment and its relationship to autonomic nervous system activity as demonstrated by heart rate variability. Osteopath Med Prim Care 2: 7.

Heredia-Rizo AM, Oliva-Pascual-Vaca A, Rodríguez-Blanco C, et al. 2013. Immediate changes in masticatory mechanosensitivity, mouth opening, and head posture after myofascial techniques in pain-free healthy participants. J Manipulative Physiol Ther 36: 310–318.

Hicks M, Meltzer K, Cao T, et al. 2009. Human fibroblast (HF) model of repetitive motion strain (RMS) and myofascial release. In: Huijing PA, Hollander P, Findley TW, et al. (eds) Fascia research II: basic science and implications for conventional and complementary health care. Munich: Elsevier, p 259.

Hou CR, Tsai LC, Cheng KF, et al. 2002. Immediate effects of various physical therapeutic modalities on cervical myofascial pain and trigger point sensitivity. Arch Phys Med Rehabil 83: 1406–1414.

Hu S, Chen J, Fabry B, et al. 2003. Intracellular stress tomography reveals stress focusing and structural anisotropy in cytoskeleton of living cells. Am J Physiol Cell Physiol 285: C1082–1090.

Huijing PA. 2009. Epimuscular miofascial force transmission: a historical review and implications for new research. J Biomech 42: 9–21.

Huijing PA, Baan GC. 2001a. Extramuscular myofascial force transmission within the rat anterior tibial compartment: proximo-distal differences in muscle force. Acta Physiol Scand 173: 297–311.

Huijing PA, Baan GC. 2001b. Myofascial force transmission causes interaction between adjacent muscles and connective tissue: effects of blunt dissection and compartmental fasciotomy on length force characteristics of rat extensor digitorum longus muscle. Arch Physiol Biochem 109: 97–109.

Huijing PA, Baan GC, Rebel GT, et al. 1998. Non-myotendinous force transmission in rat extensor digitorum longus muscle. J Exp Biol 201: 683–691.

Iatridis JC, Wu J, Yandow JA, et al. 2003. Subcutaneous tissue mechanical behavior is linear and viscoelastic under uniaxial tension. Connect Tissue Res 44: 208–217.

Ingber DE. 1998. The architecture of life. Sci Am 278: 48–57.

Ingber DE. 2003. Mechanobiology and diseases of mechanotransduction. Ann Med 35: 564–577.

Ingber DE. 2005. Tissue adaptation to mechanical forces in healthy, injured and aging tissues. Scand J Med Sci Sports 15: 199–204.

Ingber DE. 2006. Cellular mechanotransduction: putting all the pieces together again. FASEB J 20: 811–827.

Kalin PJ, Hirsch BE. 1987. The origins and function of the interosseous muscles of the foot. J Anat 152: 83–91.

Kaufman MP, Hayes SG, Adreani CM, et al. 2002. Discharge properties of group III and IV muscle afferents. Adv Exp Med Biol 508: 25–32.

Khalsa PS, Zhang C, Sommerfeldt D, et al. 2000. Expression of integri alpha-2beta1 in axons and receptive endings of neurons in rat, hairy skin. Neurosci Lett 293: 13–16.

Kumka M, Bonar B. 2012. Fascia: a morphological description and classification system based on a literature review. J Can Chiropr Assoc 56: 179–191.

Langevin, HM. 2006. Connective tissue: a body-wide signaling network? Med Hypotheses 66: 1074–1077.

Langevin HM, Huijing PA. 2009. Communicating about fascia: history, pitfalls, and recommendations. Int J Ther Massage Bodywork 2: 3–8.

Langevin HM, Yandow JA. 2002. Relationship of acupuncture points and meridians to connective tissue planes. Anat Rec 269: 257–265.

Langevin HM, Stevens-Tuttle D, Fox JR, et al. 2009. Ultrasound evidence of altered lumbar connective tissue structure in human subjects with chronic low back pain. BMC Musculoskeletal Disorders 10: 151.

Langevin HM, Bouffard NA, Fox JR, et al. 2011. Fibroblast cytoskeletal remodeling contributes to connective tissue tension. J Cell Physiol 226: 1166–1175.

Leonard JH, Teng SC, Gan JH, et al. 2009. Physiological effects of connective tissue manipulation on diabetic foot ulcer. In: Huijing PA, Hollander P, Findley TW, et al. (eds) Fascia research II: basic science and implications for conventional and complementary health care. Munich: Elsevier, p 95.

Lin YW, Cheng CM, LeDuc FR, et al. 2009. Understanding sensory nerve mechanotransduction through localized elastomeric matrix control. PLoS One 4: e4293.

Manheim C. 2008. The myofascial release manual. Thorofare, NJ: Slack Inc.

Maniotis A, Chen C, Ingber DE. 1997. Demonstration of mechanical connections between integrins, cytoskeletal filaments, and nucleoplasm that stabilize nuclear structure. Proc Natl Acad Sci USA 94: 849–854.

Markmann B, Barton FE. 1987. Anatomy of the subcutaneous tissue of the trunk and lower extremity. Plastic Reconst Surg 80: 248–254.

Marshall R, Paul L, Mc Fadyen AK. 2009. Evaluating the effectiveness of myofascial release to reduce pain in people with chronic fatigue syndrome (CFS). In: Huijing PA, Hollander P, Findley TW, Schleip R (eds) Fascia research II: basic science and implications for conventional and complementary health care. Munich: Elsevier, p 305.

Martínez Rodríguez R, Galán del Río F. 2013. Mechanistic basis of manual therapy in myofascial injuries. Sonoelastographic evolution control. J Bodywork Mov Ther 17: 221–234.

Mense S. 1994. Referral of muscle pain. J Pain 3: 1–9.

Myers T. 2003. Anatomy trains. Amsterdam: Elsevier.

O'Connell JA. 2003. Bioelectric responsiveness of fascia. Techniques Orthopaed 18: 67–73.

Oschman J. 2003. Energy medicine in therapeutics and human performance. Dover, NH: Nature's Own Research Association.

Paoletti S, Sommerfeld P. 1998. Les fascias: role des tissus dans la mécanique humaine. Paris: Sully.

Parker KK, Ingber DE. 2007. Extracellular matrix, mechanotransduction and structural hierarchies in heart tissue engineering. Philos Trans R Soc Lond B Biol Sci 362: 1267–1279.

Pilat A. 2003. Inducción miofascial. Madrid: McGraw-Hill.

Pilat A. 2007. El lenguaje del dolor (el proceso de interpretación del dolor en fisioterapia). Libro de Ponencias XV Jornadas de Fisioterapia.

Pilat A. 2009. Myofascial induction approaches for headache. In: Fernández-de-las-Peñas C, Arendt-Nielsen L, Gerwin RD (eds) Tension type and cervicogenic headache: pathophysiology, diagnosis and treatment. Boston: Jones & Bartlett.

Pilat A. 2011. Myofascial induction. In: Chaitow L (ed) Practical physical medicine approaches to chronic pelvic pain (CPP) and dysfunction. Edinburgh: Elsevier.

Pilat A. 2012. Myofascial induction approaches. In: Schleip R, Findley T, Chaitow L, et al. (eds) Fascia: the tensional network of the human body. Edinburgh: Elsevier Churchill Livingstone, pp 311–318.

Pilat A. 2014. Myofascial induction therapy (MIT®). In: Chaitow L (ed) Fascial dysfunction: manual therapy approaches. Pencaitland, Scotland: Handspring, Ch 14, pp 179–193.

Pilat A, Testa M. 2009. Tensegridad: el sistema craneosacro como la unidad biodinámica. Libro de Ponencias XIX Jornadas de Fisioterapia 95–111.

Purslow P. 2010. Muscle fascia and force transmission. J Bodywork Mov Ther 14: 411–417.

Remvig L. 2007. Fascia research. Myofascial release: an evidence based treatment concept? In: First International Fascia Research Congress Proceedings. New York: Elsevier Urban & Fischer. Online. Available: http://www.fasciacongress.org/2007/abstract_pdf/Remvig%20(39)%20-%20Myofascial%20Release%20An%20Evidence%20Based%20Treatment%20Concept.pdf. [Poster.]

Rivard M, Laliberté M, Bertrand-Grenier A, et al. 2010. The structural origin of second harmonic generation in fascia. Biomed Opt Express 2: 26–36.

Robb A, Pajaczkowski J. 2009. Prospective investigation on hip adductor strains using myofascial release. In: Huijing PA, Hollander P, Findley TW, Schleip R (eds) Fascia research II: basic science and implications for conventional and complementary health care. Munich: Elsevier, p 96.

Rolf I. 1997. La integración de las estructuras del cuerpo humano. Barcelona: Ediciones Urano.

Rouviere H, Delmas A. 2005. Anatomía humana. Barcelona: Masson.

Satish L, LaFramboise WA, O'Gorman DB, et al. 2008. Identification of differentially expressed genes in fibroblasts derived from patients with Dupuytren's contracture. BMC Med Genomics 1: 1–10.

Schleip R, Duerselen L, Vleeming A, et al. 2012a. Strain hardening of fascia: static stretching of dense fibrous connective tissues can induce a temporary stiffness increase accompanied by enhanced matrix hydration. J Bodywork Mov Ther 16: 94–100.

Schleip R, Jäger H, Klinler W. 2012b. What is 'fascia'? A review of different nomenclatures. J Bodywork Mov Ther 16: 496–502.

Schleip R, Klingler W, Lehmann-Horn F. 2005. Active fascial contractility: fascia may be able to contract in a smooth muscle-like manner and thereby influence musculoskeletal dynamics. Med Hypotheses 65: 273–277.

Schleip R, Klingler W, Lehmann-Horn F. 2007. Fascia is able to contract in a smooth muscle-like manner and thereby influence musculoskeletal mechanics. In: Findley TW, Schleip R (eds) Fascia research: basic science and implications for conventional and complementary health care. Munich: Urban and Fischer, pp 76–77.

Schuenke M, Vleeming A, Van Hoof T, et al. 2012. A description of the lumbar interfascial triangle and its relation with the lateral raphe: anatomical constituents of load transfer through the lateral margin of the thoracolumbar fascia. J Anatomy 221: 568–576.

Shoham N, Gefen A. 2012. Mechanotransduction in adipocytes. J Biomech 45: 1–8.

Stamenovic D, Rosenblatt N, Montoya-Zavala M, et al. 2007. Rheological behavior of living cells is timescale dependent. J Biophys 93: 39–41.

Staubesand J, Li Y. 1997. Begriff und Substrat der Faziensklerose bei chronisch-venöser Insuffizienz. Phlebologie 26: 72–77.

Stecco L. 2004. Fascial manipulation for musculoskeletal pain. Padova: Piccin.

Stecco C, Gagey O, Belloni A, et al. 2007. Anatomy of the deep fascia of the upper limb. Second part: study of innervation. Morphologie 91: 38–43.

Stecco C, Porzionato A, Macchi V, et al. 2008. The expansions of the pectoral girdle muscles onto the brachial fascia: morphological aspects and spatial disposition. Cells Tiss Organs 188: 320–329.

Swanson RL. 2013. Biotensegrity: a unifying theory of biological architecture with applications to osteopathic practice, education, and research. J Am Osteop Assoc 113: 34–52.

Swartz MA, Tschumperlin DJ, Kamm RD, et al. 2001. Mechanical stress is communicated between different cell types to elicit matrix remodeling. Proc Natl Acad Sci USA 98: 6180–6185.

Szent-Gyorgyi A. 1941. The study of energy levels in biochemistry. Nature 148: 157–159.

Taguchi T, Hoheisel U, Mense S. 2009. Dorsal horn neurons having input from low back structures in rats. Pain 138: 119–129.

Tesarz J, Hoheisel U, Wiedenhofer B, et al. 2011. Sensory innervation of the thoracolumbar fascia in rats and humans. Neuroscience 194: 302–308.

Testut L, Latarjet A. 2007. Compendio de anatomía descriptiva. Madrid: Masson.

Threlkeld AJ. 1992. The effects of manual therapy on connective tissues. J Phys Ther 72: 893–902.

Toro Velasco C, Arroyo-Morales M, Fernández-de-las-Peñas C, et al. 2009. Short-term effects of manual therapy on heart rate variability, mood state, and pressure pain sensitivity in patients with chronic tension-type headache: a pilot study. J Manipulative Physiol Ther 32: 527–535.

Tozzi P, Bongiorno D, Vitturini C. 2012. Low back pain and kidney mobility: local osteopathic fascial manipulation decreases pain perception and improves renal mobility. J Bodywork Mov Ther 16: 381–391.

Travell J, Bigelow NH. 1946. Referred somatic pain does not follow a simple 'segmental' pattern. Fed Proc 5: 106.

Tucker C. 1990. The mechanics of sport injuries. Oxford: Blackwell, pp 321–326.

Upledger J. 1987. Craniosacral therapy II. Seattle, WA: Eastland Press.

Urresti-López FJ. 2011. Miodural bridge stimulation via suboccital inhibition technique modifies the electroencephalogram significantly in reaction times producing cognitive changes do not occur in the control group. [DO Thesis for diploma in Osteopathy, SEFO-EOM.]

Useros AI, Hernando A. 2008. Liberación miofascial aplicada en un paciente adulto con daño cerebral. Biociencias 6: 1–7.

Van der Wal JC. 2009. The architecture of connective tissue as parameter for proprioception – an often overlooked functional parameter as to proprioception in the locomotor apparatus. Int J Ther Massage Bodywork 2: 9–23.

Vanacore R, Ham AJ, Voehler M, et al. 2009. Sulfilimine bond identified in collagen IV. Science 325: 1230–1234.

Vaquero Rodríguez A. 2013. Influence of myofascial therapy applied to the cervical region of patients suffering from unilateral spatial neglect and head deviation with respect to the median line. CSIC (ICNR 2012) Converging Clinical and Engineering Research on Neurorehabilitation. Biosystems and Biorobotics. Vol 1. Berlin: Springer, pp 371–374. Online. Available: http://link.springer.com/chapter/10.1007/978-3-642-34546-3_59. doi: 10.1007/978-3-642-34546-3_59.

Vasquez C. 2011. Effectiveness of the myofascial induction technique in the swimmer shoulder with respect to the articular balance and pain (Spanish). Cuestiones Fisioterapia 40: 177–184.

Vaticón D. 2009. Sensibilidad myofascial: el sistema craneosacro como la unidad biodinámica. Libro de Ponencias XIX Jornadas de Fisioterapia 24–30.

Vleeming A, Stoeckart R. 1997. The role of the pelvic girdle in coupling the spine and legs: a clinical–anatomical perspective on pelvic stability. In: Vleeming A (ed) Movement, stability and lumbopelvic pain. London: Elsevier, pp 113–138.

Wang N, Tytell J, Ingber DE. 2009. Mechanotransduction at a distance: mechanically coupling the extracellular matrix with the nucleus. Science 10: 75–81.

Willard FH. 2007. The muscular, ligamentous, and neural structure of the lumbosacrum and its relationship to low back pain. In: Vleeming A, Mooney V, Stoeckart R (eds) Movement, stability and lumbopelvic pain, 2nd edn. Edinburgh: Churchill Livingstone Elsevier, p 5.

Willard FH, Vleeming A, Schuenke MD, et al. 2012. The thoracolumbar fascia: anatomy, function and clinical considerations. J Anat 221: 507–536.

Wood Jones F. 1944. Structure and function as seen in the foot. London: Baillière, Tindall and Cox.

Wright DG, Rennels DC. 1964. A study of the elastic properties of plantar fascia. J Bone Joint Surg Am 46: 482–492.

Yahia LH, Pigeon P, DesRosiers EA. 1993. Viscoelastic properties of the human lumbodorsal fascia. J Biomed Eng 15: 425–429.

Yaman A, Ozturk C, Huijing PA, et al.. 2013. Magnetic resonance imaging assessment of mechanical interactions between human lower leg muscles in vivo. J Biomech Eng 135: 91003.

# 上下躯干的神经动力学

# 第 64 章

# 慢性上肢疼痛的周围神经机制：动力学、炎症和神经生理学

Jane Greening, Andrew Dilley

## 概述

　　慢性上肢疼痛是一个值得关注的社会经济健康问题。英国健康与安全管理局（Health and Safety Executive in the UK）认为，上肢疼痛的发生率和病假日仅次于腰痛（low back pain, LBP）。令临床医务人员和患者感到沮丧的是对慢性上肢疼痛的原因了解太少。临床中，治疗往往不以循证医学为基础，常常集中在诊断分类上，而不是在个体患者的临床表现上。弥漫性重复性损伤（diffusion repetitive strain injury, RSI）是临床上常见的上肢疾病，常被误诊为非特异性手臂疼痛、挥鞭样损伤（whiplash injury）后的慢性手臂疼痛和影响上肢的 1 型复杂性区域疼痛综合征（complex regional pain syndrome type 1, CRPS1）。尽管症状的起因不同，但许多患者的上肢持续疼痛几乎没有组织损伤的体征。患者描述的是经皮疼痛、肢体运动伴有疼痛、深度肌肉疼痛、感觉异常、痛觉过敏（即增加对有毒物质的敏感性）、触摸痛（即增加对非有害性的敏感性）和精细运动协调性的障碍，所有这些都提示了神经病理性的表现。相关研究也显示了挥鞭样损伤患者和 RSI 患者上肢周围神经功能存在细微变化（Chien et al 2008; Greening & Lynn 1998; Greening et al 2003）。然而，神经传导相关研究表明，通常没有明显神经损伤的客观体征（Alpar et al 2002; Harrington et al 1998; Rodriquez et al 2004; Wallis et al 1998）。尽管没有证据表明这种变化是主要原因，但中枢神经系统会改变其中一些症状。

　　在这些患者中，先前对细胞因子水平的研究表明，神经组织的炎症可能会诱发这些症状（Carp et al 2007; Uceyler et al 2007a; Gerdle et al 2008）。动物研究表明，处于炎症中的神经可导致外周和中枢的显著变化，这些变化可能导致这些患者所描述的疼痛症状（Bove et al 2003; Dilley et al 2005; Carp et al 2007; Elliott et al 2008）。也有学者认为，神经张力的增加和神经动力学的改变可能会诱发症状（Quintner 1989; Byng 1997; Lynn et al 2002; Sterling et al 2002; Dilley et al 2005; Greening 2005; Greening et al 2005）。在对周围神经解剖学的概述之后，本章将回顾上肢的研究，这些研究使用超声成像（ultrasound imaging）和磁共振成像（magnetic resonance imaging, MRI）来评估神经运动，并在这些患者中识别可能的神经炎症。我们还将回顾目前可靠的证据，证明在神经炎症后，神经功能、形态学和神经疾病的症状都发生了改变。

## 周围神经的解剖

周围神经被描述为由内"神经核"（neural core）和外结缔组织管或鞘组成（Ushiki & Ide 1990；Walbeehm et al 2004）。内核由神经内膜和神经束膜组成，而外结缔组织鞘由神经外膜组成（图 64.1）。轴突位于周围神经的神经内膜内，排列成束状，被神经束膜包围。轴突与施万细胞密切相关，包括单独（有髓鞘的轴突）或小组（Remak 束中的无髓鞘轴突）。神经内膜的轴突和细胞（即施万细胞、成纤维细胞、巨噬细胞和肥大细胞）加上广泛的神经内膜毛细血管网络由纵向排列的胶原蛋白支撑，这些胶原蛋白形成神经内膜结缔组织。轴突呈波浪状，由这些神经内膜支撑（Haninec 1986）。起伏在光学显微镜下表现为明/暗光学效应，并被称为 Fontana 带。轴突的这种波状排列可能表现为神经延长期间的保留长度，以保护轴突免受高应变水平的影响。

神经束膜是由肌成纤维细胞紧密编织的网络形成的高度特化的结缔组织结构。在人体中，它最多可达 15 个细胞（Thomas et al 1993）并且含有纵向、倾斜和环绕的胶原蛋白纤维，以提供强度（Gamble & Eames 1964；Sunderland 1978）。其虽然不像血脑屏障那样有效，但是神经束膜起到阻隔屏障的作用，有助于维持轴突周围的神经内微环境。神经内膜内的正压力由神经束膜的不可渗透性及其胶原纤维的圆形排列维持（Sunderland 1978；Walbeehm et al 2004）。当神经受到应变时，神经内膜内增加的压力将起到抵抗神经横截面积减小的作用，并有助于维持神经刚度（nerve stiffness）。在神经束膜和神经外膜之间存在运动平面。桥接这些面的是一系列黏弹性连接，随着神经应变的增加，刚度也增加（Tillett et al 2004）。在神经束膜和神经内膜之间倾斜地通过的是经神经束的血管，这可能有助于这种机械连接。

神经外膜形成外鞘，由轴向排列的波状、厚的胶原纤维束构成（Ushiki & Ide 1990）。它提供一定程度的神经延展性，并能抵御外部创伤。神经外周围有疏松的薄结缔组织，即外膜，虽然将外周神经干连接到相邻组织，但仍允许相当大的神经运动。

轴突传导和轴浆运输都是需要血液不间断供应的代谢过程。这是由神经内膜、神经束膜和神经外膜内广泛相互连接的血管系统提供的。外部纵向血管沿着疏松的神经外膜以蜿蜒的路线运行，使神经具有相当大的活动性。这些连接到神经外膜内的固有血管，它们遵循类似的蜿蜒路线。神经外血管依次与神经内血管相连（Lundborg 1988）。

神经干的结缔组织是由神经支配的内部组织。轴突也能形成血管周围神经丛（Hromada 1963）。这些无髓鞘的轴突（Thomas 1963）包含 P 物质和降钙素基因相关肽，它们被归类为 C 纤维轴突（Sauer et al 1999；Zochodne & Ho 1992，1993）。当神经损伤或辣椒素作用于神经鞘时，这些轴突的激活会导致神经充血（即血流量增加）（Zochodne & Ho 1992）。电生理学研究也证明了神经的伤害感受功能（Bove & Light 1995）。

尽管周围神经具有一层厚的神经外膜，神经根浸润在脑脊液内，并有一个薄的软膜覆盖。与周围神经干相比，神经根相对更容易受到机械应力和炎症介质的影响。神经根的远端部分被硬膜套包围，该硬膜套与脊神经的薄神经外膜连续。虽然硬脑膜与椎间孔的连接确保了在肢体运动期间不会将应变

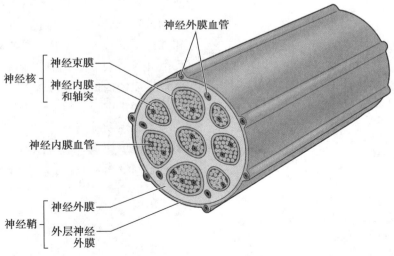

图 64.1　周围神经干横断面

（strain）传递到神经根，但是颈椎的运动会对这些结构造成一定程度的应变。

## 周围神经的力学特征

由于大多数周围神经在中心关节旋转的某个距离处穿过关节，因此它们的路径长度将随关节旋转而改变。因此，周围神经必须移动以适应其路径长度的变化。神经的运动可以是纵向的或横向的，也可以是响应周围软组织变化而发生的。当神经路径缩短时，周围神经就会变得松弛，被称为卸载。在这个缩短的位置上，神经倾向于走一条曲折的路线（Sunderland 1978）。当神经路径延长时，神经会开始拉直，这被称为"过压"（即张力神经）。进一步延长神经路径（超过神经的长度）将导致神经的延伸（即伸展）。这些神经延长的增加通常不会对神经功能产生任何不利影响。伸长的测量指标是应变，它通常表示为神经长度增加的百分比。神经应变的增加最大通常发生在最靠近运动的关节（Dilley et al 2003）。

应力-应变曲线（stress-strain curves）描述了切除的神经承受的压力（图 64.2）。应力的定义是施加的力/负载除以它作用的面积（例如，当施加相同的负载时，直径较大的神经比直径较小的神经承受的压力小）。应力可以作为纵向、压缩、剪切应力或这些力的任何组合应用于神经干（Topp & Boyd 2006）。在切除的神经中，当负荷最初施加到神经时，可以看到显著伸长（即应变增加），纵向应力的增加最小（应力-应变曲线上的趾部区域）（Kwan et al 1992）（见图 64.2）。随着负荷的增加，神经继续

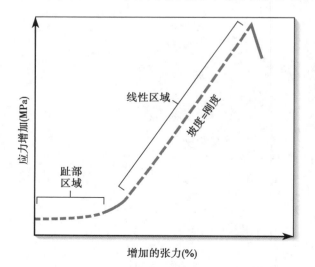

图 64.2　切除周围神经的应力-应变曲线

以稳定的速度延长，纵向应力线性增加，即所谓的应力-应变曲线的线性区域，直到神经机械性疼痛。曲线的坡度与神经的固有刚度（较陡的坡度表示增加的刚度）有关。"趾部"区域被认为是保护轴突免受负荷损伤的区域，可能反映神经连接组织和轴突的初始拉直（Rydevik et al 1990；Kwan et al 1992）。然而，切除神经的应力-应变曲线可能不完全适用于原位神经（nerves in situ）（Walbeehm et al 2004）。

神经内膜内的正压提供了一种机制，以在神经延长期间保护机械上较弱内部神经核的过度负荷（Walbeehm et al 2004）。这种神经内液压（Lundborg 1988）通过胶原蛋白膜的排列和神经束膜的不渗透性维持，使内神经核心充当相对不可压缩的内腔。这种机制可以抵抗延长期间神经外膜直径的减少，并能增加神经的刚度。

神经延长和自由滑动的能力会受到与周围组织粘连的影响，然后肢体运动会导致神经张力的局部增加，并可导致功能丧失、纤维化和疼痛症状（Millesi et al 1990；Mackinnon 2002）。研究已经探讨了在功能受损之前神经可以被牵伸到极限的长度。超过 6% 的应变水平可导致血液供应的变化和影响神经功能（Grewel et al 1996）。由于神经在肢体运动期间必须滑动和牵伸，因此神经的固有机械特性是极其重要的。

## 神经运动的物理测试（physical test）

除了神经功能和神经传导的测试外，临床医务人员还使用物理测试（主动和被动）对神经丛和周围神经干进行应变和压力（触诊）的检查。从前，应用神经应变的测试已经被用于寻找神经系统的机械性变化。然而，最近的研究表明，神经机械敏感性对这些物理测试会产生积极的反应。在上肢，神经运动和神经干触诊的测试特别是在怀疑有神经病变的情况下并且没有明显的神经损伤迹象（例如在 RSI 和挥鞭样损伤后的慢性手臂疼痛）的情况下使用。臂丛神经和正中、尺神经和桡神经的运动试验被认为是对上肢运动施加正应力，这些运动对这些神经干和臂丛造成应变，导致症状再现，并由此引起关节旋转的后续丧失，引起保护性的反应。在挥鞭样损伤后，RSI 或手臂疼痛患者的神经干上施加中度压力也会产生疼痛症状（Greening et al 2005）。

对上肢神经运动测试的阳性反应在神经运动有明显损伤的患者中是可以预期发生的。神经运动的损伤可能是由于神经压迫或神经横切损伤造成的

（Lundborg 1988）。在上肢持续运动的情况下对神经运动的这种限制可能导致局部神经张力的增加，足以影响局部神经血液供应和神经功能。神经应变的增加可能导致神经外膜出血和水肿，使瘢痕形成导致恶性循环和应变进一步增加。严重损伤会导致完全传导阻滞的轴突变性。在上肢中有大量的证据证明周围的神经细胞可能更容易受到"刺激"和"诱捕"的影响。Lundborg（1988）将这些部位描述为神经穿过纤维或纤维骨隧道（例如胸廓口、腕管、肘管），收缩位于狭窄的纤维带或筋膜边缘（例如尺侧腕屈肌下的尺神经、通过旋前肌的正中神经）或通过任何重复收缩的肌肉（例如重复性前臂、手指或手腕运动）。

在尸体研究中，测量了在上肢神经运动测试期间对臂丛神经和周围神经的单条神经根应用额外应变时的敏感性和特异性（Kleinrensink et al 2000）。有趣的是，只有正中神经上肢张力测试（upper limb tension test，ULTT）显示出对于应用于臂丛神经内侧和单独正中神经干的应变是特异的。其他神经运动测试对臂丛神经的所有神经根和所有周围神经干都施加了很大的应变。

## 神经运动的体内测量

在检查患者的神经动力学之前，了解周围神经如何应对肢体运动和正常的应变水平是很重要的。到目前为止，在体内纵向神经运动的模式还没有被很好地理解，大部分的信息都是从尸体中获得的。

尸体研究检查了正中神经、尺神经和桡神经在肩关节、肘关节和腕关节运动中的纵向运动（WiGIS & Murffy 1986；KLein Runsink et al 1995；Wrutt et al 1996，2001，2005）。在体内使用微神经造影记录电极插入神经来进行正中神经的纵向运动的早期观察（McLellan 1976）。这些研究表明，5～10mm 的运动是容易产生的。还声称，获得超过 10% 的正中神经的应变值用于生理范围内的关节运动（Wright et al 1996），这个值可能导致血流减少和神经传导受损（Grewel et al 1996）。

我们使用高频超声成像详细检查了上肢的神经运动。在这些研究中，使用逐帧互相关算法分析超声图像序列，该算法测量图像之间的像素值（Dilley et al 2001，2003）。通过这种技术，我们测量了颈部和上肢运动时的正中神经和尺神经的运动和应变（Dilley et al 2003，2007；Julius et al 2004）。

## 正中神经

### 纵向神经运动

我们在腕部、肩部和肘部运动时获得正中神经的运动值与从尸体上获得的值一致（Wilgis & Murphy 1986；Wright et al 1996）。完全伸展上肢时（即 90° 的肩关节外展、肘关节和腕关节伸展 40°）和颈部侧屈，位置类似于正中神经上肢拉伸测试时阳性（ULTT+）（Kleinrensink et al 2000），前臂神经应变估计只有 2.5% ～ 3%。这与在尸体中测得的 10% 应变非常不同（Wright et al 1996），尽管这可能反映了方法上的差异，但是我们的结果表明，即使肢体伸展，正中神经应变通常处于不太可能产生病理变化的水平。

### 神经顺应性

周围神经能够很好地适应路径长度的较大变化。这意味着对神经功能有害的高应变水平从不会达到。重要的是，超声研究表明正中神经很容易被卸载（Dilley et al 2003，2007）。这种卸载是由于在肩关节和肘关节处均存在高顺应性的局部区域（图 64.3），也就是在没有过压和/或显示刚度较低的情况下，神经会遵循非线性过程。

从颈部和肩部运动时的神经运动数据中，我们获得了通过肩部的顺应性区域的证据。首先，在肩关节外展的前 50° 伴肘关节伸展时，上臂和前臂基本上没有正中神经运动。一旦神经被过压并开始沿着整个长度延伸，神经运动只发生在外展的末端位置（见图 64.3）。第二，在肩内收的对侧颈部侧屈期间（即缩短的神经路径长度），在颈部运动开始时手臂中没有神经运动。相反，当肩关节处于外展 90° 位时（即延长的神经路径长度），在整个对侧颈部侧向屈曲中发生了神经运动。第三，在肩外展到 90°，肘关节从屈曲 90° 伸展到 45° 时，神经在上臂内运动，而不是在前臂内运动。在肩关节外展 90°，肘关节从 45° 开始伸直，肩部开始松弛，神经负荷增加，此时神经则在前臂运动。这种神经运动模式也被认为是由于肘关节屈曲而引起正中神经在臂部广泛屈曲（图 64.4A～E）。所以，即使在肩外展 90° 时，检查肘关节屈曲时的正中神经运动显示在肘部近端存在顺应性区域（见图 64.4A～C）。

由于神经主干作为一种防止过度负荷的机制，其本身也可以独立于外结缔组织鞘（即神经外膜和

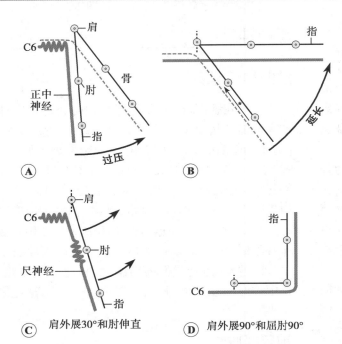

图64.3　肩和肘的神经顺应性。Ⓐ和Ⓑ肩外展时正中神经运动的模式：Ⓐ肩外展 10°～50°。肩外展 10°的正中神经在其近段显示出高顺应性（即松弛）区域。当肩部被外展至 50°时，神经将在其过压时从其近端开始伸直。Ⓑ肩外展 50°～90°。在大约 50°时神经将开始延长（牵伸），直到肩部外展到 90°。在牵伸过程中，神经将向运动的关节延长（由箭头指示）。Ⓒ和Ⓓ肘屈曲时尺神经运动的模式：Ⓒ肩外展 30°和肘伸直。肩外展 30°的尺神经和肘部直线显示肩部和肘部的高顺应性区域。Ⓓ肩外展 90°和肘屈曲 90°。当肩部外展至 90°并且肘屈曲至 90°时，上臂和前臂的运动可忽略不计，神经主要在近端节段和肘部伸直受到影响（A and B from Dilley et al 2003，with permission）

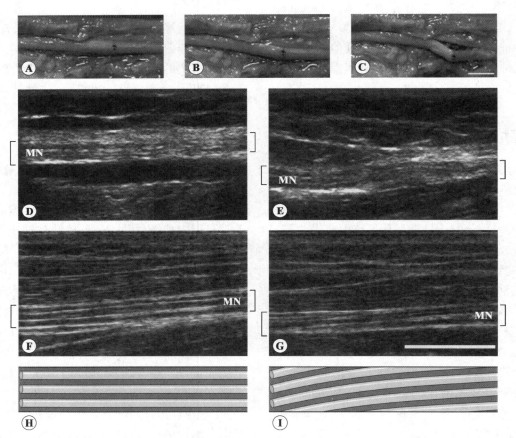

图64.4　肘屈曲和肩外展的正中神经折叠：Ⓐ至Ⓒ图像显示在肩部外展 90°下做肘关节屈曲期间正中神经折叠（刚好靠近肱二头肌腱膜）：Ⓐ肘关节伸展，正中神经牵伸；Ⓑ肘关节屈曲 45°，轻微神经弯曲，正中神经卸载；Ⓒ肘屈曲 90°，正中神经明显折叠。在肩部内收时可以看到类似的模式。请注意，在解剖正中神经期间，周围的血管外膜已被切断。Ⓓ和Ⓔ正中神经在肱二头肌腱膜近端的超声成像：在Ⓓ中，肘部伸展，正中神经呈直线状；在Ⓔ中，肘部屈曲 90°，神经遵循非线性过程。Ⓕ和Ⓖ前臂正中神经的超声成像显示明确定义的束状结构：在Ⓕ中，肢体处于伸展位置（腕部和肘部伸展），并且神经束呈直线状；Ⓖ在屈曲位置，神经束看起来是弯曲的。Ⓗ和Ⓘ代表束状结构，Ⓗ是伸直位，Ⓘ则是屈曲位（F and G from Dilley et al 2003，with permission）。

血管外膜)。在结缔组织鞘的延伸过程中,这些束可能在随后的阶段承受负荷。这形成了一个保护机制,防止轴突过度伸展。当神经卸载时,从正中神经的超声成像可以很容易地观察到束状折叠(见图 64.4F~I)。

## 神经过压

只有当肢体伸展时,正中神经才会被过压,表现得像一个连续的弹簧(即应力-应变曲线的线性区域)(见图 64.2)。在正常的关节生理运动中,正中神经的最大应变不可能超过 4%。因此,正中神经设计得很好,可以应对肢体运动引起的路径长度的变化。任何牵伸都不太可能威胁到神经内血液供应或神经传导。

## 正中神经横向运动

在响应相邻软组织变形的肢体运动期间正中神经会产生横向运动。这不是一个主动的运动;相反,正中神经是被相邻软组织的运动推到一个新的位置。例如,在腕关节处,观察到正中神经在腕关节或手指屈曲期间产生横向滑动(Greening et al 2001)。在此运动过程中,屈肌腱向前移向腕管顶部,导致正中神经横向(侧向)滑动,在某些情况下则是向后滑动(图 64.5A~C)。在这种情况下,横向滑动确保正中神经在肌腱和屈肌支持带之间在腕关节和手指屈曲的位置处不被压缩。

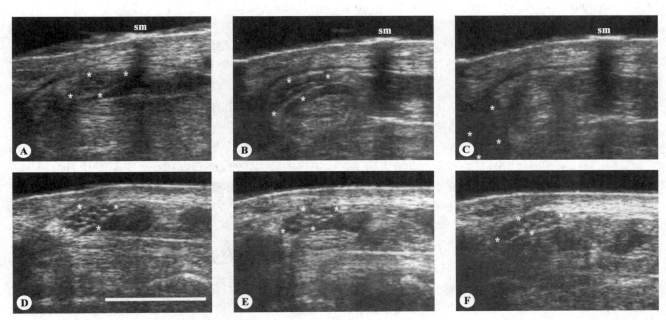

图 64.5　近端腕管处正中神经(星号标出＊)的横断面(横向)超声成像。Ⓐ至Ⓒ是 RSI 的患者非患侧腕关节屈曲期间的超声成像:Ⓐ腕关节伸展 30°,Ⓑ中立位,Ⓒ腕关节屈曲 30°,显示正中神经在腕关节屈曲时偏移侧向和后向。Ⓓ至Ⓔ是 RSI 的患者患侧腕关节屈曲期间的超声成像:Ⓓ腕关节伸展 30°,Ⓔ中立位,Ⓕ腕关节屈曲 30°,显示正中神经产生极少的横向运动。Ⓕ在腕关节屈曲的位置,神经在屈肌支持带和屈肌腱之间保持压缩。注:sm＝皮肤标记

## 尺神经

对纵向尺神经运动的超声研究(Dilley et al 2007)表明,与正中神经相似,尺神经在大多数功能性上肢位置都是卸载的。神经运动观察显示在肩关节和肘关节处有一个高顺应性的相似区域(见图 64.3C,D)。例如,在肩外展伴肘屈曲时,只会使上臂或前臂的尺神经产生微不足道的运动。肘关节的运动也可以导致上臂或前臂尺神经的轻微运动(Dilley et al 2007)。后者的结果令人惊讶,因为肘关节屈曲产生了大约 18mm 的神经路径长度,因为

神经在这个关节的旋转中心大约有 12mm。可是,在肘关节屈曲和肩关节内收时,尺神经似乎折叠在肘关节的近端,这表明在这个关节处有一个高度顺应性的区域。然而,上述研究并没有测量肘屈曲期间肘管神经的横向运动,这可能会使神经靠近旋转中心。此外,横向运动也可以解释观察到小程度的纵向神经运动。

## 患者的神经运动研究

利用超声成像,我们研究了最常见的神经卡压

综合征——腕管综合征（nerve entrapment syndrome-carpal tunnel syndrome，CTS）的正中神经运动，包括在修复中正中神经横断面的患者，以及在扭伤后的RSI和慢性手臂疼痛的患者。除了那些在完全切除后进行神经修复的患者外，所有被检查的患者在应用正中神经ULLT时都有疼痛的症状，而没有应用该试验。

在RSI患者中，疼痛症状遍布上肢，因此人们推测纵向正中神经运动可能在多个部位受到限制。这些部位包括肩部、旋前肌和腕管。然而，超声对纵向神经运动的研究显示，与对照组相比，RSI患者的前臂和腕管没有明显差异（Dilley et al 2008）。我们也没有发现CTS正中神经通过腕管的纵向运动减少（Erel et al 2003），尽管它在临床上被标记为卡压性神经病变（entrapment neuropathy）。同样在手术中，腕管释放后，纵向正中神经运动保持不变（Tuzuner et al 2004）。使用激光多普勒成像，CTS患者在过压神经（即腕关节和肘关节伸展）时，正中神经运动略有减少，但在卸载神经时没有变化（即肘屈曲）（Hough et al 2007）。过压位置的这种小的减小并不意味着正中神经的纵向卡压。

有趣的是，对RSI患者和伴有挥鞭样损伤后手臂症状的患者正中神经运动的研究表明，在深吸气时前臂正中神经的近端纵向运动减少（Greening et al 2005）。然而，这种减少不足以引起神经应变的有害增加；相反，它可能是由于第一肋骨运动的限制引起的。在RSI患者中，颈椎姿势不良和延长可能导致斜角肌缩短（Pascarelli & Hsu 2001），导致第一肋骨抬高。在鞭伤期间，第一肋骨也可能升高（根据临床观察），这可能是由于对斜角肌的过度拉伸以及随后的释放缩短造成的。第一肋骨的抬高会影响斜角三角形中臂丛干的可用空间，可能导致神经源性胸廓出口综合征（neurogenic thoracic outlet syndrome）。

此外，RSI和CTS患者的正中神经在腕管近端横向运动减少，在挥鞭样损伤后臂痛患者中有明显的运动模式改变（Nakamichi & Tachibana 1995；Allmann et al 1997；Greening et al 1999，2001，2005；Lynn et al 2002；Erel et al 2003）（见图64.5D～F）。如前所述，在这个骨纤维隧道中，正中神经横向运动的缺乏会使神经在腕关节和手指运动中受到越来越大的压力和刺激。这可以解释这些患者在功能性手部活动中出现的疼痛症状。

尽管理解纵向和横向神经运动的微小减少不太可能导致纵向神经张力的显著增加是重要的，但症状可能是由于第一肋骨和腕管内的神经病理所致。迄今为止，我们发现的唯一一个减少正中神经纵向滑动的例子是在创伤性神经横断后进行正中神经修复的患者中发现的（Erel et al 2009）。在这些患者中，在修复一侧的掌指关节伸展期间，前臂的正中神经运动比未受伤一侧减少了8%。在修复侧观察到的减少主要是由于10例患者中有3例出现了较大的变化（与未损伤侧相比减少了54%）。特别有意思的是神经滑动的减少和手术前的时间之间的相关性。由于10例患者中有9例在受伤后的1周内接受了手术治疗，延迟手术（天）可能会导致过度的瘢痕形成和神经运动的损伤。

在体内尺神经运动的测量中，如肘管综合征和桡神经在桡骨隧道综合征中，仍有待评估。在我们检查过的患者中，即挥鞭样损伤后的RSI和手臂疼痛，尽管"阳性"结果或正中神经溃疡和/或神经干上的手指压迫（digital pressure），这些患者在纵向神经运动中没有明显变化。很明显，这些患者对神经机械性刺激有痛苦的反应，因此产生了神经机械敏感性。这就提出了一些重要的问题。首先，为什么要在正常生理范围内延长神经，或者在神经干上施加一定的压力，导致疼痛症状——也就是说，神经是如何变得机械性敏感的？第二，这如何影响我们对这些疾病的病因学的理解，并改变治疗和康复？

## 周围神经的炎症

无论是重复性的或明确的伤害均是RSI患者出现症状的基础，并伴随着挥鞭样损伤和CRPS1的手臂疼痛。有趣的是，虽然没有明显的神经损伤迹象，但更轻微的神经损伤如炎症可能是持续症状的原因。

尽管创伤机制不同，但这些患者的症状相似。患者主诉自发性疼痛、肢体运动疼痛、深部肌肉疼痛、感觉异常、痛觉过敏、异位性疼痛和与神经运动协调障碍的弥漫性。重要的是，我们检查过的所有患者都有明显的神经机械性敏感的迹象（即疼痛对神经运动测试的反应以及对受影响的神经干的手指压迫的反应）。由于缺乏足够的证据来限制、改变患者的纵向神经运动，再加上上肢末梢神经固有的生物机械依从性，说明应变增加到病理范围并不是这些症状的明显原因。缺乏明确的神经损伤的临床试验也表明，明显的轴突变性和脱髓鞘是许多患者不太可能引起症状的原因。那么，导致这些患者疼痛的机制是什么呢?

　　慢性上肢疼痛患者的生理机制,包括 RSI、挥鞭样损伤后手臂疼痛和 CRPS1,无疑是复杂的,并且将涉及中枢神经病变。神经病理症状包括神经机械敏感性的临床征象表明症状产生的机制,其范围从中枢神经系统延伸到周围神经系统。RSI 和挥鞭样损伤患者周围神经中 Aβ、Aδ 和 C 纤维感觉和自主神经功能发生变化的证据进一步证实了外周机制(Greening & Lynn 1998;Greening et al 2003;Chien et al 2008)。检查这些患者组的血清显示炎症介质水平升高(Kivioja et al 2001;Huygen et al 2002;Carp et al 2007;Uceyler et al 2007;Gerdle et al 2008)。介质正调节 RSI、CRPS1、挥鞭样损伤后和手臂疼痛,包括细胞因子,如肿瘤坏死因子(tumour necrosis factor,TNF)-α、白介素(interleukin,IL)-1β 和 IL-6。细胞因子是一组由免疫细胞分泌的信号分子,它们可以帮助调节炎症反应。细胞因子水平通常与患者症状相关(Maihofner et al 2005;Carp et al 2007),提示炎症在这些慢性疼痛的病理生理学中的作用。在动物身上进行的生理学研究表明,炎症可以影响周围神经功能(见下文)。结合免疫调节因子水平升高的报告,这些发现表明炎症在慢性疼痛中起着重要作用。

## 炎症的原因

　　周围神经的炎症是由于神经本身的直接伤害、感染或邻近组织的局部炎症引起的。在最后一种情况下,神经是一个无辜的旁观者,在邻近的损伤部位释放的感受器的扩散将破坏或穿过血神经屏障到达神经内膜。周围神经易受间接损伤的病理表现包括肌肉损伤、椎间盘突出和肿瘤靠近神经干生长。重要的是要记住,许多慢性上肢疼痛的患者在临床上并没有表现出明显的神经损伤。因此,与这些情况相关的创伤将是微妙的,足够引起炎症,但没有明显的轴突变性和脱髓鞘。在挥鞭样损伤中,例如神经根和脊髓神经可能受到直接牵引损伤,以及炎症介质对邻近受伤结构的影响。CRPS1通常是损伤或手术后的并发症(Janig & Baron 2003),周围神经也可能受到邻近受伤组织的炎症介质的影响。

　　RSI,前臂肌肉的长时间重复运动被认为足以诱导正中神经的炎症。这种机制的证据已由该疾病的动物模型提供(Clark et al 2003)。在该模型中,训练动物在长达 12 周的时间内执行高重复或低重复,可

忽略的力量任务。这项任务涉及反复接触和抓取食物颗粒。高重复(8 次接触/分钟)和低重复(3 次接触/分钟)任务都足以引起正中神经和前臂肌腱和肌肉的炎症(Barbe et al 2003;Clark et al 2003;Elliott et al 2008)。由于免疫反应激活的巨噬细胞侵入周围组织,因此从第 4 周开始发生炎症。细胞因子(IL-1α,IL-1β,IL-6,IL-10 和 TNF-α)也通过固有细胞在神经内膜中表达(Al-Shatti et al 2005)。

## 炎症和神经的微环境

　　神经内膜微环境的微妙变化是神经症状发展的基础(Sommer et al 1993)。神经内膜毛细血管和神经束膜的内皮壁构成血液-神经屏障。该屏障的作用是维持神经内膜的微环境。它有助于调节分子进入神经内膜并维持对正常轴突传导至关重要的离子环境。虽然不如血脑屏障有效,但循环细胞和蛋白质不能轻易穿过血液屏障(Olsson 1990)。然而,活化的 T 淋巴细胞是例外,这些细胞在毛细血管和神经内膜之间循环(Watkins & Maier 2002)。神经内膜中的许多常驻细胞起免疫细胞的作用,并且当被激活时,可以分泌炎症介质。这些细胞包括成纤维细胞、施万细胞、巨噬细胞、树突细胞和肥大细胞(Watkins & Maier 2002;Moalem & Tracey 2006)。在神经创伤后,钙激活蛋白酶立即引起早期促炎细胞因子如 TNF-α 和 IL-1β 的释放(Uceyler et al 2007b)。这些细胞因子通过驻留免疫细胞分泌在神经内膜中。细胞因子(例如 TNF-α)和生长因子(例如血管内皮生长因子)的释放引发血液屏障的破坏(Creange et al 1997),以允许先前无法穿过此屏障的免疫细胞和蛋白质进入神经内膜。趋化因子,如趋化因子(CC 基序)配体 2(CCL2)将中性粒细胞和巨噬细胞吸引到炎症部位(Toews et al 1998),进一步增强炎症反应。

## 神经炎症动物模型

　　许多动物模型已经发现,该炎症模型导致的与患者中观察到的类似的感觉行为改变。这些模型包括慢性压迫损伤模型(constriction injury model,CCI)(Bennett & Xie 1988),脊神经结扎模型(spinal nerve ligation,SNL)(Kim & Chung 1992)和神经炎模型(Bennett 1999)。使用这些模型的实验室研究表明,炎症可以改变感觉轴突的生理特性。这些研究中的大部分都集中在正在进行的活动(即轴突的自发激活)和轴突机械敏感性(即轴突对直接机械刺

激的反应）的发展，这两种方法都可能是导致产生疼痛症状的外围机制。特别是轴突机械敏感性的发展为疼痛提供了一种机制来应对神经运动试验和直接触诊周围神经干。

CCI 和 SNL 模型都产生明显的机械异常性疼痛和热痛觉过敏（Bennett & Xie 1988；Kim & Chung 1992）以及正在进行的活动（Kajander & Bennett 1992；Tal & Eliav 1996；Chen & Devor 1998；Wu et al 2001，2002；Djouhri et al 2006）和轴突机械敏感性（Chen & Devor 1998；Dilley & Bove 2008b）。在 SNL 模型中，坐骨神经内的完整轴突与正在经历沃勒变性（Wallerian degeneration）过程的受损轴突混合。沃勒变性是受损轴突的退化，涉及巨噬细胞的募集或轴突碎片的清除。活化的巨噬细胞的存在意味着炎症介质的释放，其将诱导一种形式的神经内神经炎。SNL 模型的一个主要发现是未受损的 C 纤维轴突发展为持续的活动并对直接机械刺激做出反应（Wu et al 2001；Dilley & Bove 2008b）。然而，CCI 模型和 SNL 模型由于广泛的沃勒变性导致显著神经病变，因此不能反映与 RSI 相关的细微损伤、挥鞭样损伤或 CRPS1 后的手臂疼痛。

## 神经炎模型

神经炎模型是局部周围神经炎症的动物模型，与许多慢性上肢疼痛患者的临床表现相似。它在没有总体神经病理（gross neuropathology）的情况下产生轻微的神经损伤和炎症，即变性或脱髓鞘（Eliav et

al 1999；Chacur et al 2001；Bove et al 2003；Dilley et al 2005）（图 64.6A）。在这个模型中，免疫刺激物[完全 Freund 剂（杀死细菌的细胞壁）或酵母细胞壁]在坐骨神经或感兴趣的神经周围局部应用。在一段时间内，出现了一种强烈的局部炎症反应，主要发生在神经外膜（Bove et al 2009）（图 64.6B）。在数小时内，活化的巨噬细胞、中性粒细胞和 T 淋巴细胞开始聚集在神经束膜外，它们的数量最终在 4 周达到峰值（Eliav et al 1999；Gazda et al 2001；Bove et al 2003，2009）。令人惊讶的是，免疫细胞不会穿透束膜进入神经内膜（Bove et al 2009），这可能反映了神经束膜的扩散特性。相比之下，据报道，在神经内膜中只有少量的 T 淋巴细胞，可能是从神经内膜血管中进入的（Eliav et al 1999）。在第 1 周内，神经束膜变得水肿，但到 4 周后，它已经变厚并变得巩固（Bove et al 2009）。神经束膜的早期水肿，较不巩固的外观提供了一个短窗口，允许炎症因子通过屏障扩散到神经内膜。诱导神经炎后，动物出现机械性异常性疼痛症状（Eliav et al 1999；Chacur et al 2001；Bove et al 2003），以及热和机械性痛觉过敏和冷异常性疼痛（Eliav et al 1999）。有趣的是，在酵母多糖诱导的模型中，据报道机械异常性疼痛是双侧的，这推断中枢机制由局部周围神经炎症引发（Gazda et al 2001）。因此，单个炎症部位可能在患者中引起对侧症状。

这些在没有轴突变性的情况下局部诱导的炎症的研究导致与患者的神经性疼痛一致的显著神经病

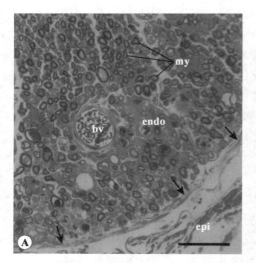
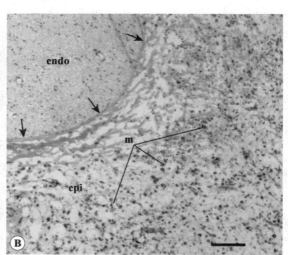

图 64.6　神经炎部位的显微外观：Ⓐ甲苯蓝染色横切面，通过神经炎显示出有髓鞘的轴突的相对正常的外观（如标记为"my"）伴有异常的轴突。请注意，神经束膜（箭头）的水肿、不固结的外观。Ⓑ血细胞计数法和伊红染色横切面免疫反应，对抗神经炎的活化巨噬细胞（ED1+）。上皮内可见大量的巨噬细胞（暗斑，例如标记为"m"）只有最小的数量在神经内。注意神经束膜的水肿，神经束膜的不均匀表现（箭头）。endo＝神经内膜；arrows＝神经束膜；epi＝神经外膜；bv＝血管。比例尺Ⓐ＝50μm 和Ⓑ＝100μm

征。然而,这些感觉变化背后的机制尚不清楚。目前关于神经炎模型的大部分工作都集中在炎症对外周轴突的生理影响上。这些研究表明炎症导致无髓鞘(C)和有髓鞘(A)轴突中正在进行的活动的发展(Eliav et al 2001;Bove et al 2003,Dilley et al 2005)。大多数发展为持续活动的有髓鞘轴突是 Aδ 纤维(Eliav et al,2009),其与 C 纤维轴突一样,在很大程度上是伤害性的。对伤害性感受器中持续活动的观察对应于患者描述的疼痛感,尤其是明显未发作的自发性疼痛的症状。持续活动的这种增加也可能导致中枢驱动的神经性症状。虽然中枢致敏被认为在神经病症状的发展中起着重要作用(Campbell et al

1988;Campbell & Meyer 2006),但中枢致敏依赖于外周轴突持续发射进入中枢神经系统(LaMotte et al 1991;Gracely et al 1992)。研究已经表明,中枢神经病变可以通过阻止来自受激惹的外周神经的轴突发射来逆转(Gracely et al 1992)。

神经炎模型是第一个表明炎症导致其他正常传导的 C 和 A 纤维轴突的模型,是由局限于炎症部位的神经机械敏感性发展而成(Eliav et al 2001;Bove et al 2003;Dilley et al 2005;Dilley & Bove 2008b)。通过直接压力和对发炎神经施加短的牵伸来测试轴突机械敏感性(图 64.7)。小于 5%的牵伸足以引起发炎神经中轴突的炎症(Dilley et al 2005),最敏感

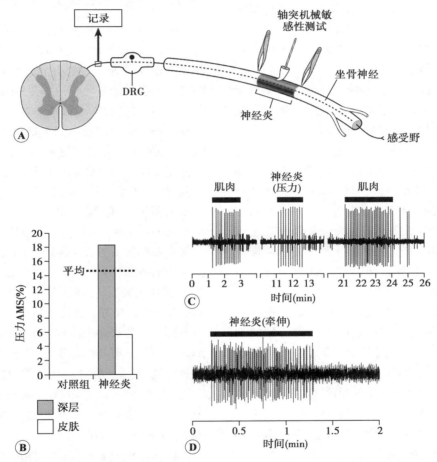

图 64.7　C 纤维轴突中轴突机械敏感性的电生理学记录：Ⓐ实验装置图。坐骨神经干在大腿中部局部发炎(神经炎)。记录由穿过神经炎的 L₅ 背根(记录)内的分离的 C 纤维轴突制成。通过使用硅胶尖端探针的直接压力或通过用镊子牵伸导致神经受到机械性刺激而发炎。注意 L₅ 背根与背根神经节(dorsal root ganglion,DRG)以及脊髓的关系。Ⓑ深层和皮肤浅层 C 纤维轴突在 1 周时对神经炎的压力做出反应的百分比。与未处理的动物中的 0(36 个轴突中的 0 个)相比,在神经炎后(由重力水平线表示)对压力起反应的 C 纤维轴突的平均数量为 14.5%(62 个轴突中的 9 个)。发生轴突机械敏感性的大多数轴突支配深层(44 个轴突中的 8 个)而不是浅层(18 个轴突中的 1 个)结构。Ⓒ来自支配腓肠肌轴突的神经炎的压力的典型反应。响应上方的短水平线表示机械刺激的持续时间。最初对腓肠肌进行机械刺激,以显示轴突具有功能性外周区域(由"肌肉"表示)。然后在测试部位对神经进行机械刺激(用"神经炎"表示)。刺激神经后来自外周的机械反应表明机械刺激不会对轴突的传导产生不利影响。Ⓓ对穿过神经炎部位的典型牵伸反应。响应上方的短水平线表示牵伸的持续时间(B and C from Dilley & Bove 2008b;D form Dilley et al 2005,with permission)

的轴突响应小于 3% 的牵伸。重要的是，这些牵伸值是当手臂完全伸展到与正中神经运动 ULTT 相似的位置时，与正中神经牵伸的人体研究获得的结果一致（Dilley et al 2003）。这个研究结果还表明，在患者中，神经应变的病理性增加不是症状的先决条件，并且在存在神经机械敏感性的情况下，在正常的生理肢体运动期间可能经历手臂的疼痛。

通常，只有周围神经的末端通过机械敏感离子通道的传导引起机械刺激。重要的是要指出，在没有炎症的情况下，机械敏感性和沿着轴突的部分起始的持续活动不会发生。应该注意的是，这些轴突机械敏感性的观察结果与 CCI 模型中报道的原始发现形成对比，其中它是退化轴突的尖端，其变得机械敏感（Tal & Eliav 1996；Chen & Devor 1998）。相反，神经炎模型提供了在没有轴突变性的情况下的炎症环境，其可能与患者相当。

据报道，C 和 Aδ 纤维轴突更容易受到轴突机械敏感性的影响（Bove et al 2003）。这些轴突对炎症影响的易感性增加与这些神经纤维的伤害性特征以及患者描述的疼痛症状一致。有趣的是，机械敏感的轴突主要支配深层结构，如肌肉和关节（Bove et al 2003；Dilley & Bove 2008b）（见图 64.7B）。这些发现与患者描述的"深度疼痛"非常吻合，并且经常在神经运动试验时主诉不适。局部周围神经炎症也可能导致 CRPS1 患者的交感神经变化。在神经炎模型中，通过炎症部位的节后交感神经轴突的持续活动率降低（Bove 2009）。

在神经炎模型中，轴突机械敏感性是一种相对短暂的现象，并且在发生神经炎的 1 周内达到峰值（Dilley & Bove 2008b）。到 2 个月时，轴突机械敏感性已经消退。尽管消除了异常的感觉反应，但巨噬细胞和 T 淋巴细胞在 2 个月时仍然存在于神经外膜中（Bove et al 2009）。很可能在轴突机械敏感性的峰值之后很快巩固神经束膜，防止这些细胞释放的炎性成分进入神经内膜。

从这些实验室研究中可以明显看出，局部炎症可能对轴突生理学有害。已经有人提出，在氨基酸诱导的轴突兴奋性增加似乎驱动中枢机制，导致中枢敏化。局部神经炎还会触发超出炎症部位的外周神经元的生理变化。在神经炎之后，表型变化（即新蛋白的表达）发生在感觉神经元的细胞体中（Dilley et al 2005）。目前尚不清楚这些变化代表什么。它们可能对应有助于持续活动和轴突机械敏感性的离子通道的上调。因此，在其他神经损伤模型中，有报

道称钠通道和机械敏感通道的上调有助于治疗疼痛症状（Black et al 2004；Pertin et al 2005；Duan et al 2007）。在神经炎之后，沿着轴突的长度也产生生理变化。据报道，近端神经炎的 C 纤维轴突的传导速度降低，实际上与轴突机械敏感性恢复的时间相似（Dilley & Bove 2008b）。局部神经炎也被证明可以减少功能性周围神经末梢的数量（Dilley et al 2005）。这与 RSI 患者的发现一致，其中周围神经功能发生改变（Greening & Lynn 1998；Greening et al 2003）。

## 炎症介质的生理作用

很明显，局部神经炎症可以改变外周感觉轴突的特性，诱导持续的活动和轴突机械敏感性，这两者都可能导致患者的疼痛症状。然而，重要的是要了解哪些炎症成分是负责这些生理变化以及导致这种变化的神经机制。

在神经炎后神经内膜中缺乏大量活化的巨噬细胞，T 细胞和中性粒细胞表明生理效应可能是由于在炎症反应期间产生的可扩散的炎症介质。在神经炎模型中，诱导后数小时内在炎症部位报告升高水平的细胞因子有 IL-1、IL-6 和 TNF-α（Gazda et al 2001；Eliav et al 2009）。这些细胞因子由聚集在神经束膜外部的炎性细胞和驻留细胞（例如施万细胞和成纤维细胞）分泌。除了协调免疫反应外，细胞因子也起着重要的生理作用。神经生长因子（nerve growth factor，NGF）以其支持外周神经元发育的作用而闻名，在炎症期间也被上调（McMahon et al 2005），并且具有与细胞因子相似的生理作用。给予小剂量细胞因子 IL-1β、IL-6 和 TNF-α 引起动物的痛觉过敏和异常性疼痛（Cunha et al 1992；Sorkin & Doom 2000；Schafers et al 2003a，2003b；Zelenka et al 2005；Eliav et al 2009）。

TNF-α 对坐骨神经的急性神经周围暴露也增加了 C 纤维轴突的持续活性（Sorkin et al 1997；Leem & Bove 2002）。类似的报道 IL-1β 在直接暴露后诱导有髓鞘轴突中的持续活性（Ozaktay et al 2006），并且 IL-1β 和 IL-6 均敏化热激活（Obreja et al 2002，2005）和钠通道（Liu et al 2006）。细胞因子 IL-1β 和 IL-6 都与轴突机械敏感性和持续活动的发展有关（Eliav et al 2009）。NGF 的使用导致动物的痛觉过敏（Lewin et al 1993）。它还诱导了持续的活动（Kitamura et al 2005），并且在其直接暴露于感觉神

经元之后使外周终端敏感（Rueff & Mendell 1996）。从该数据可以看出，接近外周神经的细胞因子和 NGF 水平升高可导致感觉轴突的生理功能的变化，这可能导致患者的疼痛症状。

趋化因子是一组具有与细胞因子相似性质的炎症介质。与细胞因子一起，趋化因子也能够与免疫系统和神经系统相互作用。特别感兴趣的是趋化因子 CCL2，其在神经损伤后会上调（White et al 2005）。CCL2 的施用迅速诱导动物的机械性异常性疼痛（Tanaka et al 2004）。其急性暴露也直接激发神经元（Oh et al 2001；Sun et al 2006）并使瞬时受体电位香草酸 1 通道（transient receptor potential vanilloid 1，TRPV1）敏感（Jung et al 2008）。TRPV1 是一种在伤害性轴突上广泛表达的通道，对辣椒素和机械刺激敏感。它被认为在神经性疼痛的发展中起着重要作用。

这些炎症介质与周围神经元相互作用的机制尚不清楚。在神经损伤后，位于感觉神经元上的细胞因子和趋化因子受体被上调（Schafers et al 2003a；Bhangoo et al 2007）。在那里，细胞因子和趋化因子可以与它们在神经元上的受体相互作用以改变轴突功能。细胞因子、趋化因子和 NGF 也可以改变与轴突兴奋性增加相关的离子通道的敏感性和表达（例如 TRPV1 和钠通道）（Tanaka et al 1998；Gould et al 2000；Zhang et al 2005；Zhu & Oxford 2007；Jung et al 2008）。

## 轴浆运输中断

轴突外周末端的机械敏感离子通道不断被新合成的离子通道取代。新的离子通道成分在背根神经节的细胞体内合成，并通过快速轴浆运输传递到终端（Koschorke et al 1994）。炎症介质可以破坏轴浆运输（Amano et al 2001；Armstrong et al 2004）。这与在急性神经干受压后没有轴突的沃勒变性的轴浆运输的破坏是一致的（Kitao et al 1997）。已经表明，坐骨神经中轴浆运输的破坏可导致轴突机械敏感性在破坏部位发展（Dilley & Bove 2008a）。因此，假设在患者中，局部神经炎症可能破坏感觉轴突中的轴浆运输，从而导致机械敏感离子通道成分在发炎部位的积累和插入（Dilley & Bove 2008a）（图 64.8）。在一些传导轴突中缺乏功能性外周终端也可能是由于神经炎的轴突运输中断（Dilley et al 2005）。因此，轴浆运输中断可能对神经元的健康产生广泛影响。轴突运输的变化在数天内发展，因此

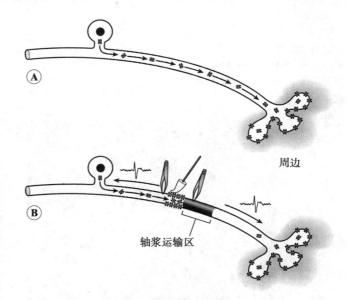

图 64.8　氨基酸诱导的轴浆运输破坏作为轴突机械敏感性发展的机制：Ⓐ机械敏感性所需的成分从感觉轴突的细胞体转移到外周以插入末端。Ⓑ炎症诱导的轴浆运输破坏导致轴向阻断位点附近的机械敏感组分的积累和插入。在注入部位（通过压力或牵伸）对轴膜的机械刺激将导致动作电位的产生（由箭头表示）

代表了可导致轴突生理学改变的慢性途径。这种慢性机制与炎症介质对外周感觉轴突的急性作用形成对比。因此，在患者中，外周机制可能涉及多种途径，最终导致疼痛症状。

## 神经鞘神经

神经鞘神经还提供解释神经机械敏感性的潜在机制的可能，因为神经鞘神经轴突对神经干的机械刺激做出反应（Bove & Light 1995）。然而，神经鞘神经的神经支配稀疏，未经治疗（对照组）动物的坐骨神经机械刺激未能找到这些轴突（Eliav et al 2001；Bove et al 2003；Dilley et al 2005；Dilley & Bove 2008a）。因此，神经鞘神经的敏感性不太可能是症状产生的主要原因。

## 神经炎症的成像

MRI 已被用作周围神经炎症的指标（Filler et al 1993，1996，2004；Koltzenburg & Bendszus 2004）。作为炎症过程的一部分，神经组织中的水含量增加，这导致神经在 T2 加权 MRI 上出现高信号（Filler et al 1996；Koltzenburg & Bendszus 2004）。例如，在 CTS 中，正中神经在 T2 加权 MRI 上的腕管中显得异常明亮，这一变化暗示该区域的局部神经（Cudlip et al

2002）。我们发现这两位 RSI 患者的腕管和前臂远端神经的正中神经和尺神经的信号强度增加，CRPS1 患者经过肘管的尺神经信号强度也会增加（图 64.9）。在成像之前，所有的三位患者都对神经运动测试，以及在高张力部位对神经干的触诊时都有疼痛反应。这些研究结果与药物诱导的神经机械敏感性理论以及这些患者所经历的疼痛症状的潜在外周机制非常吻合。

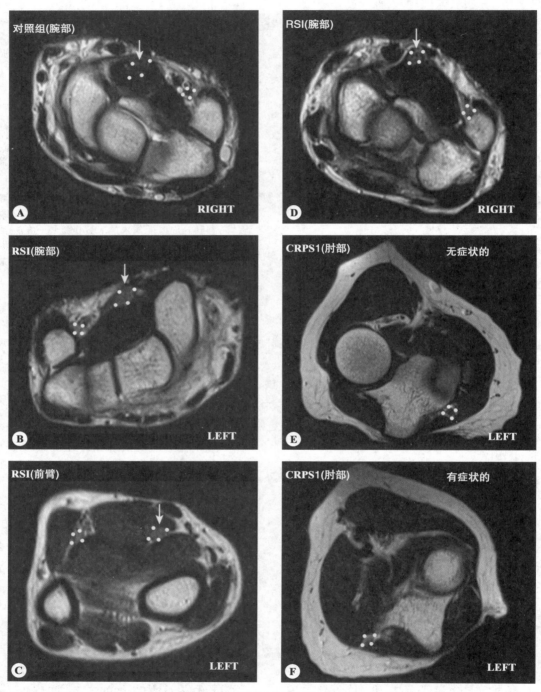

图 64.9　弥漫性 RSI 和 CRPS1 患者腕部和肘部的 MRI 扫描。Ⓐ至Ⓓ正中神经和尺神经的 T2 加权图像：Ⓐ对照组研究对象的腕管，Ⓑ腕管，Ⓒ弥漫性 RSI 患者症状侧的前臂远端，Ⓓ第二位弥漫性 RSI 患者的症状侧的腕管。注意患者图像中的正中神经和尺神经的明亮外观，这表明炎症。Ⓔ至Ⓕ是 CRPS1 的患者，Ⓔ无症状的，Ⓕ有症状侧的尺神经的 T2 加权图像。注意与无症状侧相比，有症状性神经上尺神经的明亮外观。白点代表正中神经和尺神经边界。箭头表示正中神经

## 小结

周围神经能很好地顺应生理范围内的肢体运动。我们对纵向神经滑动改变的唯一证据是在一小部分患者中进行了正中神经修复。RSI、挥鞭样损伤和CRPS1患者的炎症介质水平升高，这表明炎症的作用。RSI和CRPS1的外周神经炎症MRI也有一些临床证据。在这些患者组和其他患者中，例如非特异性背痛和纤维肌痛，轴突在暴露于炎症介质后可能变得机械性敏感。使用局部神经炎症模型的动物研究清楚地证明了神经机械敏感性。这表明外周神经病机制导致疼痛症状和对神经运动试验的痛苦反应。

临床上证明神经机械敏感性的测试（即神经运动测试和手指触诊）为临床医务人员提供了早期集中治疗以减轻神经病症状的理由。治疗策略应包括可降低神经元兴奋性的药物（例如普瑞巴林、阿米替林、卡马西平和利多卡因）。症状产生可能涉及复杂的机制，这意味着简单的镇痛药和非甾体抗炎药可能无效。未来的治疗可能包括炎症介质受体拮抗剂和中和抗体，以减少炎症反应的影响。重要的是，在这些慢性疼痛患者中重建正常的无痛运动模式。有许多物理治疗和认知治疗策略可能有助于实现这一目标。然而，用于"动员"周围神经系统的技术在CTS中无效（O'Connor et al 2009），因此不可能对这些慢性疼痛患者有任何益处。事实上，如果神经松动运动（nerve mobilization exercise）导致进一步的有害输入，则可能是有害的。声称不会增加神经应变的滑动技术（sliding technique）可以减少神经内水肿甚至影响神经生理（Coppieters & Butler 2008）。然而，迄今为止，没有科学证据表明滑动技术改善轴突微环境或改变轴突生理学，或者这些技术改善患者的结果超过了其他治疗策略。

（廖麟荣 译，黄俊民 闫旺旺 审，

张新涛 王于领 校）

## 参考文献

Al-Shatti T, Barr AE, Safadi FF, et al. 2005. Increase in inflammatory cytokines in median nerves in a rat model of repetitive motion injury. J Neuroimmunol 167(1–2): 13–22.

Allmann KH, Horch R, Uhl M, et al. 1997. MR imaging of the carpal tunnel. Eur J Radiol 25(2): 141–145.

Alpar EK, Onuoha G, Killampalli VV, et al. 2002. Management of chronic pain in whiplash injury. J Bone Joint Surg 84(6): 807–811.

Amano R, Hiruma H, Nishida S, et al. 2001. Inhibitory effect of histamine on axonal transport in cultured mouse dorsal root ganglion neurons. Neurosci Res 41(2): 201–206.

Armstrong BD, Hu Z, Abad C, et al. 2004. Induction of neuropeptide gene expression and blockade of retrograde transport in facial motor neurons following local peripheral nerve inflammation in severe combined immunodeficiency and BALB/C mice. Neuroscience 129(1): 93–99.

Barbe MF, Barr AE, Gorzelany I, et al. 2003. Chronic repetitive reaching and grasping results in decreased motor performance and widespread tissue responses in a rat model of MSD. J Orthop Res 21(1): 167–176.

Bennett GJ. 1999. Does a neuroimmune interaction contribute to the genesis of painful peripheral neuropathies? Proc Natl Acad Sci USA 96(14): 7737–7738.

Bennett GJ, Xie YK. 1988. A peripheral mononeuropathy in rat that produces disorders of pain sensation like those seen in man. Pain 33(1): 87–107.

Bhangoo S, Ren D, Miller RJ, et al. 2007. Delayed functional expression of neuronal chemokine receptors following focal nerve demyelination in the rat: a mechanism for the development of chronic sensitization of peripheral nociceptors. Mol Pain 3: 38.

Black JA, Liu S, Tanaka M, et al. 2004. Changes in the expression of tetrodotoxin-sensitive sodium channels within dorsal root ganglia neurons in inflammatory pain. Pain 108(3): 237–247.

Bove GM. 2009. Focal nerve inflammation induces neuronal signs consistent with symptoms of early complex regional pain syndromes. Exp Neurol 219(1): 223–227.

Bove GM, Light AR. 1995. Unmyelinated nociceptors of rat paraspinal tissues. J Neurophysiol 73(5): 1752–1762.

Bove GM, Ransil BJ, Lin HC, et al. 2003. Inflammation induces ectopic mechanical sensitivity in axons of nociceptors innervating deep tissues. J Neurophysiol 90(3): 1949–1955.

Bove GM, Weissner W, Barbe MF. 2009. Long lasting recruitment of immune cells and altered epi-perineurial thickness in focal nerve inflammation induced by complete Freund's adjuvant. J Neuroimmunol 213(1–2): 26–30.

Byng J. 1997. Overuse syndromes of the upper limb and the upper limb tension test: a comparison between patients, asymptomatic keyboard workers and asymptomatic non-keyboard workers. Man Ther 2(3): 157–164.

Campbell JN, Meyer RA. 2006. Mechanisms of neuropathic pain. Neuron 52(1): 77–92.

Campbell JN, Raja SN, Meyer RA, et al. 1988. Myelinated afferents signal the hyperalgesia associated with nerve injury. Pain 32: 89–94.

Carp SJ, Barbe MF, Winter KA, et al. 2007. Inflammatory biomarkers increase with severity of upper-extremity overuse disorders. Clin Sci 112(5): 305–314.

Chacur M, Milligan ED, Gazda LS, et al. 2001. A new model of sciatic inflammatory neuritis (SIN): induction of unilateral and bilateral mechanical allodynia following acute unilateral peri-sciatic immune activation in rats. Pain 94(3): 231–244.

Chen Y, Devor M. 1998. Ectopic mechanosensitivity in injured sensory axons arises from the site of spontaneous electrogenesis. Eur J Pain 2(2): 165–178.

Chien A, Eliav E, Sterling M. 2008. Whiplash (grade II) and cervical radiculopathy share a similar sensory presentation: an investigation using quantitative sensory testing. Clin J Pain 24(7): 595–603.

Clark BD, Barr AE, Safadi FF, et al. 2003. Median nerve trauma in a rat model of work-related musculoskeletal disorder. J Neurotrauma 20(7): 681–695.

Coppieters MW, Butler DS. 2008. Do 'sliders' slide and 'tensioners' tension? An analysis of neurodynamic techniques and considerations regarding their application. Man Ther 13(3): 213–221.

Creange A, Barlovatz-Meimon G, Gherardi RK. 1997. Cytokines and peripheral nerve disorders. Eur Cytokine Netw 8(2), 145–151.

Cudlip SA, Howe FA, Griffiths JR, et al. 2002. Magnetic resonance neurography of peripheral nerve following experimental crush injury, and correlation with functional deficit. J Neurosurg 96(4): 755–759.

Cunha FQ, Poole S, Lorenzetti BB, et al. 1992. The pivotal role of tumour necrosis factor alpha in the development of inflammatory hyperalgesia. Br J Pharmacol 107(3): 660–664.

Dilley A, Bove GM. 2008a. Disruption of axoplasmic transport induces mechanical sensitivity in intact rat C-fibre nociceptor axons. J Physiol 586(2): 593–604.

Dilley A, Bove GM. 2008b. Resolution of inflammation-induced axonal mechanical sensitivity and conduction slowing in C-fiber nociceptors. J Pain 9(2): 185–192.

Dilley A, Greening J, Lynn B, et al. 2001. The use of cross-correlation analysis between high-frequency ultrasound images to measure longitudinal median nerve movement. Ultrasound Med Biol 27(9): 1211–1218.

Dilley A, Lynn B, Greening J, et al. 2003. Quantitative in vivo studies of median nerve sliding in response to wrist, elbow, shoulder and neck movements. Clin Biomech 18(10): 899–907.

Dilley A, Lynn B, Pang SJ. 2005. Pressure and stretch mechanosensitivity of peripheral nerve fibres following local inflammation of the nerve trunk. Pain 117(3): 462–472.

Dilley A, Summerhayes C, Lynn B. 2007. An in vivo investigation of ulnar nerve sliding during upper limb movements. Clin Biomech 22(7): 774–779.

Dilley A, Odeyinde S, Greening J, et al. 2008. Longitudinal sliding of the median nerve in patients with non-specific arm pain. Man Ther 13(6): 536–543.

Djouhri L, Koutsikou S, Fang X, et al. 2006. Spontaneous pain, both neuropathic and inflammatory, is related to frequency of spontaneous firing in intact C-fiber nociceptors. J Neurosci 26(4): 1281–1292.

Duan B, Wu LJ, Yu YQ, et al. 2007. Upregulation of acid-sensing ion channel ASIC1a in spinal dorsal horn neurons contributes to inflammatory pain hypersensitivity. J Neurosci 27(41): 11139–11148.

Eliav E, Herzberg U, Ruda MA, et al. 1999. Neuropathic pain from an experimental neuritis of the rat sciatic nerve. Pain 83(2): 169–182.

Eliav E, Benoliel R, Tal M. 2001. Inflammation with no axonal damage of the rat saphenous nerve trunk induces ectopic discharge and mechanosensitivity in myelinated axons. Neurosci Lett 311(1): 49–52.

Eliav E, Benoliel R, Herzberg U, et al. 2009. The role of IL-6 and IL-1beta in painful perineural inflammatory neuritis. Brain Behav Immun 23(4): 474–484.

Elliott MB, Barr AE, Kietrys DM, et al. 2008. Peripheral neuritis and increased spinal cord neurochemicals are induced in a model of repetitive motion injury with low force and repetition exposure. Brain Res 1218(2): 103–113.

Erel E, Dilley A, Greening J, et al. 2003. Longitudinal sliding of the median nerve in patients with carpal tunnel syndrome. J Hand Surg 28(5): 439–443.

Erel E, Dilley A, Turner S, et al. 2009. Sonographic measurements of longitudinal median nerve sliding in patients following nerve repair. Muscle Nerve 41(3): 350–354.

Filler AG, Howe FA, Hayes CE, et al. 1993. Magnetic resonance neurography. Lancet 341(8846): 659–661.

Filler AG, Kliot M, Howe FA, et al. 1996. Application of magnetic resonance neurography in the evaluation of patients with peripheral nerve pathology. J Neurosurg 85(2): 299–309.

Filler AG, Maravilla KR, Tsuruda JS. 2004. MR neurography and muscle MR imaging for image diagnosis of disorders affecting the peripheral nerves and musculature. Neurol Clin 22(3): 643–647.

Gamble HJ, Eames RA. 1964. An electron microscope study of the connective tissues of human peripheral nerve. J Anat 98 655–663.

Gazda LS, Milligan ED, Hansen MK, et al. 2001. Sciatic inflammatory neuritis (SIN): behavioral allodynia is paralleled by peri-sciatic proinflammatory cytokine and superoxide production. J Peripher Nerv Syst 6(3): 111–129.

Gerdle B, Lemming D, Kristiansen J, et al. 2008. Biochemical alterations in the trapezius muscle of patients with chronic whiplash associated disorders (WAD): a microdialysis study. Eur J Pain 12(1): 82–93.

Gould HJ III, Gould TN, England JD, et al. 2000. A possible role for nerve growth factor in the augmentation of sodium channels in models of chronic pain. Brain Res 854(1–2): 19–29.

Gracely RH, Lynch SA, Bennett GJ. 1992. Painful neuropathy: altered central processing maintained dynamically by peripheral input. Pain 51(2): 175–194.

Greening J, 2005. How inflammation and minor nerve injury contribute to pain in nerve root and peripheral neuropathies. In: Boyling J, Jull G (eds) Grieve's modern manual therapy. The vertebral column. London: Churchill Livingstone, pp 205–215.

Greening J, Lynn B. 1998. Vibration sense in the upper limb in patients with repetitive strain injury and a group of at-risk office workers. Int Arch Occup Environ Health 71(1): 29–34.

Greening J, Smart S, Leary R, et al. 1999. Reduced movement of median nerve in carpal tunnel during wrist flexion in patients with non-specific arm pain. Lancet 354(9174): 217–218.

Greening J, Lynn B, Leary R, et al. 2001. The use of ultrasound imaging to demonstrate reduced movement of the median nerve during wrist flexion in patients with non-specific arm pain. J Hand Surg 26(5): 401–406.

Greening J, Lynn B, Leary R. 2003. Sensory and autonomic function in the hands of patients with non-specific arm pain (NSAP) and asymptomatic office workers. Pain 104(1–2): 275–281.

Greening J, Dilley A, Lynn B. 2005. In vivo study of nerve movement and mechano-sensitivity of the median nerve in whiplash and non-specific arm pain patients. Pain 115(3): 248–253.

Grewel R, Jiangming X, Sotereanos DG, et al. 1996. Biomechanical properties of peripheral nerve. Hand Clin 12(2): 195–204.

Haninec P. 1986. Undulating course of nerve fibres and bands of Fontana in peripheral nerves of the rat. Anat Embryol (Berl) 174(3): 407–411.

Harrington JM, Carter JT, Birrell L, et al. 1998. Surveillance case definitions for work related upper limb pain syndromes. J Occup Environ Med 55(4): 264–271.

Hough AD, Moore AP, Jones MP. 2007. Reduced longitudinal excursion of the median nerve in carpal tunnel syndrome. Arch Phys Med Rehabil 88(5): 569–576.

Hromada J. 1963. On the nerve supply of the connective tissue of some peripheral nervous tissue system components. Acta Anat (Basel) 55: 343–351.

Huygen FJ, De Bruijn AG, De Bruin MT, et al. 2002. Evidence for local inflammation in complex regional pain syndrome type 1. Mediators Inflamm 11(1): 47–51.

Janig W, Baron R. 2003. Complex regional pain syndrome: mystery explained? Lancet Neurol 2(11): 687–697.

Julius A, Lees R, Dilley A, et al. 2004. Shoulder posture and median nerve sliding. BMC Musculoskelet Disord 5: 23.

Jung H, Toth PT, White FA, et al. 2008. Monocyte chemoattractant protein-1 functions as a neuromodulator in dorsal root ganglia neurons. J Neurochem 104(1): 254–263.

Kajander KC, Bennett GJ. 1992. Onset of a painful peripheral neuropathy in rat: a partial and differential deafferentation and spontaneous discharge in A beta and A delta primary afferent neurons. J Neurophysiol 68(3): 734–744.

Kim SH, Chung JM. 1992. An experimental model for peripheral neuropathy produced by segmental spinal nerve ligation in the rat. Pain 50(3): 355–363.

Kitamura N, Konno A, Kuwahara T, et al. 2005. Nerve growth factor-induced hyperexcitability of rat sensory neuron in culture. Biomed Res 26(3): 123–130.

Kitao A, Hirata H, Morita A, et al. 1997. Transient damage to the axonal transport system without Wallerian degeneration by acute nerve compression. Exp Neurol 147(2): 248–255.

Kivioja J, Rinaldi L, Ozenci V, et al. 2001. Chemokines and their receptors in whiplash injury: elevated RANTES and CCR-5. J Clin Immunol 21(4): 272–277.

Kleinrensink GJ, Stoeckart R, Vleeming A, et al. 1995. Peripheral nerve tension due to joint motion. A comparison between embalmed and unembalmed human bodies. Clin Biomech 10(5): 235–239.

Kleinrensink GJ, Stoeckart R, Mulder PG, et al. 2000. Upper limb tension tests as tools in the diagnosis of nerve and plexus lesions. Anatomical and biomechanical aspects. Clin Biomech 15(1): 9–14.

Koltzenburg M, Bendszus M. 2004. Imaging of peripheral nerve lesions. Curr Opin Neurol 17(5): 621–626.

Koschorke GM, Meyer RA, Campbell JN. 1994. Cellular components necessary for mechanoelectrical transduction are conveyed to primary afferent terminals by fast axonal transport. Brain Res 641(1): 99–104.

Kwan MK, Wall EJ, Massie J, et al. 1992. Strain, stress and stretch of peripheral nerve. Rabbit experiments in vitro and in vivo. Acta Orthop Scand 63(3): 267–272.

LaMotte RH, Shain CN, Simone DA, et al. 1991. Neurogenic hyperalgesia: psychophysical studies of underlying mechanisms. J Neurophysiol 66(1): 190–211.

Leem JG, Bove GM. 2002. Mid-axonal tumor necrosis factor-alpha induces ectopic activity in a subset of slowly conducting cutaneous and deep afferent neurons. J Pain 3(1): 45–49.

Lewin GR, Ritter AM, Mendell LM. 1993. Nerve growth factor-induced hyperalgesia in the neonatal and adult rat. J Neurosci 13(5): 2136–2148.

Liu L, Yang TM, Liedtke W, et al. 2006. Chronic IL-1β signaling potentiates voltage-dependent sodium currents in trigeminal nociceptive neurons. J Neurophysiol 95(3): 1478–1490.

Lundborg G. 1988. Nerve injuries and repair. Edinburgh: Churchill Livingstone.

Lynn B, Greening J, Leary R. 2002. Sensory and autonomic function and ultrasound nerve imaging in RSI patients and keyboard workers (No. CRR 417/2002). London: Health and Safety Executive.

Mackinnon SE. 2002. Pathophysiology of nerve compression. Hand Clin 18(2): 231–241.

Maihofner C, Handwerker HO, Neundorfer B, et al. 2005. Mechanical hyperalgesia in complex regional pain syndrome: a role for TNF-alpha? Neurology 65(2): 311–313.

McLellan DL, Swash M. 1976. Longitudinal sliding of the median nerve during movements of the upper limb. J Neurol Neurosurg Psychiatry 39 566–570.

McMahon SB, Cafferty WB, Marchand F. 2005. Immune and glial cell factors as pain mediators and modulators. Exp Neurol 192(2): 444–462.

Millesi H, Zoch G, Rath T. 1990. The gliding apparatus of peripheral nerve and its clinical significance. Ann Hand Upper Limb Surg 9(2): 87–97.

Moalem G, Tracey DJ. 2006. Immune and inflammatory mechanisms in neuropathic pain. Brain Res Rev 51(2): 240–264.

Nakamichi K, Tachibana S. 1995. Restricted motion of the median nerve in carpal tunnel syndrome. J Hand Surg 20(4): 460–464.

O'Connor D, Marshall SC, Massy-Westropp N. 2009. Non-surgical treatment (other than steroid injection) for carpal tunnel syndrome. Cochrane Database Syst Rev (1): CD003219.

Obreja O, Rathee PK, Lips KS, et al. 2002. IL-1 beta potentiates heat-activated currents in rat sensory neurons: involvement of IL-1RI, tyrosine kinase, and protein kinase C. FASEB J 16(12): 1497–1503.

Obreja O, Biasio W, Andratsch M, et al. 2005. Fast modulation of heat-activated ionic current by proinflammatory interleukin 6 in rat sensory neurons. Brain 128(7): 1634–1641.

Oh SB, Tran PB, Gillard SE, et al. 2001. Chemokines and glycoprotein 120 produce pain hypersensitivity by directly exciting primary nociceptive neurons. J Neurosci 21(14): 5027–5035.

Olsson Y. 1990. Microenvironment of the peripheral nervous system under normal and pathological conditions. Crit Rev Neurobiol 5(3): 265–309.

Ozaktay AC, Kallakuri S, Takebayashi T, et al. 2006. Effects of interleukin-1 beta, interleukin-6, and tumor necrosis factor on sensitivity of dorsal root ganglion and peripheral receptive fields in rats. Eur Spine J 15(10): 1529–1537.

Pascarelli EF, Hsu YP. 2001. Understanding work-related upper extremity disorders: clinical findings in 485 computer users, musicians, and others. J Occup Rehabil 11(1): 1–21.

Pertin M, Ji RR, Berta T, et al. 2005. Upregulation of the voltage-gated sodium channel beta2 subunit in neuropathic pain models: characterization of expression in injured and non-injured primary sensory neurons. J Neurosci 25(47): 10970–10980.

Quintner JL. 1989. A study of upper limb pain and paraesthesiae following neck injury in motor vehicle accidents: assessment of the brachial plexus tension test of Elvey. Br J Rheumatol 28(6): 528–533.

Rodriquez AA, Barr KP, Burns SP. 2004. Whiplash: pathophysiology, diagnosis, treatment, and prognosis. Muscle Nerve 29(6): 768–781.

Rueff A, Mendell LM. 1996. Nerve growth factor NT-5 induce increased thermal sensitivity of cutaneous nociceptors in vitro. J Neurophysiol 76(5): 3593–3596.

Rydevik BL, Kwan MK, Myers RR, et al. 1990. An in vitro mechanical and histological study of acute stretching on rabbit tibial nerve. J Orthop Res 8(5): 694–701.

Sauer SK, Bove GM, Averbeck B, et al. 1999. Rat peripheral nerve components release calcitonin gene-related peptide and prostaglandin E-2 in response to noxious stimuli: Evidence that nervi nervorum are nociceptors. Neuroscience 92(1): 319–325.

Schafers M, Sorkin LS, Geis C, et al. 2003a. Spinal nerve ligation induces transient upregulation of tumor necrosis factor receptors 1 and 2 in injured and adjacent uninjured dorsal root ganglia in the rat. Neurosci Lett 347(3): 179–182.

Schafers M, Sorkin LS, Sommer, C. 2003b. Intramuscular injection of tumor necrosis factor-alpha induces muscle hyperalgesia in rats. Pain 104(3): 579–588.

Sommer C, Galbraith JA, Heckman HM, et al. 1993. Pathology of experimental compression neuropathy producing hyperesthesia. J Neuropathol Exp Neurol 52(3): 223–233.

Sorkin LS, Doom CM. 2000. Epineurial application of TNF elicits an acute mechanical hyperalgesia in the awake rat. J Peripher Nerv Syst 5(2): 96–100.

Sorkin LS, Xiao WH, Wagner R, et al. 1997. Tumour necrosis factor-alpha induces ectopic activity in nociceptive primary afferent fibres. Neuroscience 81(1): 255–262.

Sterling M, Treleaven J, Jull G. 2002. Responses to a clinical test of mechanical provocation of nerve tissue in whiplash associated disorder. Man Ther 7(2): 89–94.

Sun JH, Yang B, Donnelly DF, et al. 2006. MCP-1 enhances excitability of nociceptive neurons in chronically compressed dorsal root ganglia. J Neurophysiol 96(5): 2189–2199.

Sunderland S. 1978. Nerve and nerve injuries. Edinburgh: Churchill Livingstone.

Tal M, Eliav E. 1996. Abnormal discharge originates at the site of nerve injury in experimental constriction neuropathy (CCI) in the rat. Pain 64(3): 511–518.

Tanaka M, Cummins TR, Ishikawa K, et al. 1998. SNS Na$^+$ channel expression increases in dorsal root ganglion neurons in the carrageenan inflammatory pain model. Neuroreport 9(6): 967–972.

Tanaka T, Minami M, Nakagawa T, et al. 2004. Enhanced production of monocyte chemoattractant protein-1 in the dorsal root ganglia in a rat model of neuropathic pain: possible involvement in the development of neuropathic pain. Neurosci Res 48(4): 463–469.

Thomas PK. 1963. The connective tissue of peripheral nerve: a electron microscope study. J Anat 97(1): 35–44.

Thomas PK, Berthold CH, Ochoa J, et al. 1993. Microscopic anatomy of the peripheral nervous system. In: Dyck PJ, Thomas PK (eds) Peripheral neuropathy. Philadelphia: Saunders, pp 28–73.

Tillett RL, Afoke A, Hall SM, et al. 2004. Investigating mechanical behaviour at a core-sheath interface in peripheral nerve. J Peripher Nerv Syst 9(4): 255–262.

Toews AD, Barrett C, Morell P. 1998. Monocyte chemoattractant protein 1 is responsible for macrophage recruitment following injury to sciatic nerve. J Neurosci Res 53(2): 260–267.

Topp KS, Boyd BS. 2006. Structure and biomechanics of peripheral nerves: nerve responses to physical stresses and implications for physical therapist practice. Phys Ther 86(1): 92–109.

Tuzuner S, Ozkaynak S, Acikbas C, et al. 2004. Median nerve excursion during endoscopic carpal tunnel release. Neurosurgery 54(5): 1155–1160.

Uceyler N, Eberle T, Rolke R, et al. 2007a. Differential expression patterns of cytokines in complex regional pain syndrome. Pain 132(1–2): 195–205.

Uceyler N, Tscharke A, Sommer C. 2007b. Early cytokine expression in mouse sciatic nerve after chronic constriction nerve injury depends on calpain. Brain Behav Immun 21(5): 553–560.

Ushiki T, Ide C. 1990. Three-dimensional organization of the collagen fibrils in the rat sciatic nerve as revealed by transmission- and scanning electron microscopy. Cell Tissue Res 260(1): 175–184.

Walbeehm ET, Afoke A, de Wit T, et al. 2004. Mechanical functioning of peripheral nerves: linkage with the 'mushrooming' effect. Cell Tissue Res 316(1): 115–121.

Wallis BJ, Lord SM, Barnsley L, et al. 1998. The psychological profiles of patients with whiplash-associated headache. Cephalalgia 18(2): 101–105.

Watkins LR, Maier SF. 2002. Beyond neurons: evidence that immune and glial cells contribute to pathological pain states. Physiol Rev 82(4): 981–1011.

White FA, Sun J, Waters SM et al. 2005. Excitatory monocyte chemoattractant protein-1 signaling is up-regulated in sensory neurons after chronic compression of the dorsal root ganglion. Proc Natl Acad Sci USA 102(39): 14092–14097.

Wilgis EF, Murphy R. 1986. The significance of longitudinal excursion in peripheral nerves. Hand Clin 2 761–766.

Wright TW, Glowczewskie F, Wheeler D, et al. 1996. Excursion and strain of the median nerve. J Bone Joint Surg 78 1897–1903.

Wright TW, Glowczewskie F Jr , Cowin D, et al. 2001. Ulnar nerve excursion and strain at the elbow and wrist associated with upper extremity motion. J Hand Surg 26(4): 655–662.

Wright TW, Glowczewskie F Jr, Cowin D, et al. 2005. Radial nerve excursion and strain at the elbow and wrist associated with upper-extremity motion. J Hand Surg 30(5): 990–996.

Wu G, Ringkamp M, Hartke TV, et al. 2001. Early onset of spontaneous activity in uninjured C-fiber nociceptors after injury to neighboring nerve fibers. J Neurosci 21(8): RC140.

Wu G, Ringkamp M, Murinson BB, et al. 2002. Degeneration of myelinated efferent fibers induces spontaneous activity in uninjured C-fiber afferents. J Neurosci 22(17): 7746–7753.

Zelenka M, Schafers M, Sommer C. 2005. Intraneural injection of interleukin-1beta and tumor necrosis factor-alpha into rat sciatic nerve at physiological doses induces signs of neuropathic pain. Pain 116(3): 257–263.

Zhang N, Inan S, Cowan A, et al. 2005. A proinflammatory chemokine, CCL3, sensitizes the heat- and capsaicin-gated ion channel TRPV1. Proc Natl Acad Sci USA 102(12): 4536–4541.

Zhu W, Oxford GS. 2007. Phosphoinositide-3-kinase and mitogen activated protein kinase signaling pathways mediate acute NGF sensitization of TRPV1. Mol Cell Neurosci 34(4): 689–700.

Zochodne DW, Ho LT. 1992. Hyperemia of injured peripheral nerve: sensitivity to CGRP antagonism. Brain Res 598(1–2): 59–66.

Zochodne DW, Ho LT. 1993. Evidence that capsaicin hyperaemia of rat sciatic vasa nervorum is local, opiate-sensitive and involves mast cells. J Physiol 468: 325–333.

# 第 65 章

# 上下躯干的临床神经动力学

Emilio J. Puentedura，Paul E. Mintken，Adriaan Louw

## 临床神经动力学概述

就运动、位置和活动对神经肌肉骨骼疾病体征和症状的影响，手法治疗有其选择性的检查和评估（Maitland 1986）。这使得临床医务人员可以根据运动问题来制订工作假设，在进行特定治疗期间和之后，可经由仔细的重新评估来确认或拒绝该假设。因此，对影响神经肌肉骨骼系统的运动问题，手法治疗便是一个检查、评估和治疗的有用方法。然而，有个关键的假设便是存在着相对输入-输出的疼痛反应，或者换句话说，根据基于疼痛机制的分类，肌肉骨骼疼痛可以被分类为伤害性疼痛或非中枢致敏疼痛的周围神经病变（Smart et al 2012a，2012b，2012c）。更重要的是，目前手法治疗能确定临床情况可能是哪种特定疼痛机制所造成的，以便可以进行恰当的直接处理（关于疼痛机制的更多细节见第6章）。

将人体分解成为各种结构包括架构（骨架）、连接（关节和支撑韧带）、发动机（肌肉和肌腱）和电线

（神经系统），这对分析运动部位的力学基础是有帮助的。因为每根神经肌肉骨骼系统的结构部分，在整体健康和功能中均担任着重要且相互依赖的角色。

有人可能会争辩说，在20世纪60~70年代有许多手法治疗系统更强调连接（关节）的健康和功能，因而"手法治疗"成了"被动关节松动术（passive joint mobilization）"和"关节复位术（joint manipulation）"的同义词（Butler 1991）。尽管人们对神经肌肉骨骼系统各组成部分的相互依赖关系有了深刻的认识，但对神经系统的生理健康和运动的关注相对比较少，但这在 Gregory Grieve、Alf Breig、Geoffrey Maitland、Robert Elvey 和 David Butler 等人的相关书籍出版后有了巨大变化，他们共同的作品为手法治疗开辟了一个新的前沿——假设整个神经系统是一个机械性的器官，可能会有"不良的张力"或活动能力受损，因此可以用各种运动治疗来处理。

在20世纪70年代末和80年代初，当松动神经系统的概念在物理治疗专业群体扎根时，受到了一些重大的怀疑（Di Fabio 2001）。这个概念最初的重点是神经系统内的机械性"僵硬（stiffness）"，当时认为这种僵硬只需要积极的牵伸便可以。尽管一部分患者以"牵伸"和松动来治疗这种"不良的神经张力（adverse neural tension）"是有效的，但许多手法治疗师很快就发现有些患者在这些干预后显著变差，因此很快就放弃了使用这些神经松动技术。

## 术语

当测试神经系统的正常运动范围和伸展能力时，由它们的结构所产生的异常生理和机械反应则被定义为"不良的神经张力"（Butler 1991）。因此，"神经张力测试"便被用来检查神经系统的物理性（机械性）的能力（Butler 2000）。但使用"张力（tension）"这个术语有很大的局限性，因为它没有考虑

到其他方面的神经系统功能，像运动、压力、黏弹性和生理学（Shacklock 1995a，1995b，2005a，2005b）。而有个更合适的术语是"神经动力学测试（neurodynamic test）"（Shacklock，2005b），它是医生与医技人员都可接受的一个术语。

"神经动力学"是指肌肉骨骼系统内神经系统的力学和生理学，以及这些系统间如何相互关联（Shacklock 1995b）。因而，其可以考量运动相关的神经生理学变化，以及假定在身体和精神活动期间发生在中枢神经系统（central nervous system，CNS）内神经方面的动力学等因素。这个定义的关键原则是神经系统能够运动和被牵伸，并且神经系统对于运动和张力具有"正常的"反应（以及"异常的"）。Butler 和 Shacklock 都主张向"神经动力学"这一术语转变，而不是"神经张力"，因为"神经动力学"不太强调"牵伸"和"张力"，而是更强调整个神经系统，也就是系统内所含有的组织以及可以改变它们功能的机制。另外，还包括一些其他机制像神经内血流（Ogata & Naito 1986）、神经炎症（Zochodne & Hho 1991）、机械敏感性（Calvin et al 1982；Nordin et al 1984）和肌肉反应（Hall et al 1996；Van der Heide et al 2001）。

神经动力学障碍早该被概念化成为特定身体功能障碍的一种（不管它是神经、肌肉或骨骼的问题），这种障碍意味着会影响身体的神经系统正常功能。这些障碍可由神经肌肉骨骼系统中任何部位的机械性、化学性和/或敏感性的改变而引起。因此，在神经动力学中，神经组织可能具有张力问题（机械性），或者是高敏感性的问题（病理生理学），或者可能是两者皆有（Shacklock 1995a）。神经系统内的主要机械性障碍可能是滑动减少（神经滑动功能障碍），或者是相关组织的卡压问题对神经系统产生机械性干扰，而不是长度或者"张力"的问题。因此，现在是我们接受"神经动力学"这个术语的时候了。

## 操作治疗的定义

为了更进一步促进理解本章的内容，在此提供一些操作的定义。

### 临床神经动力学（clinical neurodynamics）

临床神经动力学被定义为：对神经系统的机械性和生理学所做的检查、评估和治疗，因为它们彼此相关且与肌肉骨骼功能相整合（Shacklock 1995b）。

### 神经动力学测试（neurodynamic test）

按照临床神经动力学所使用的测试程序可以定义为，是身体根据要测试出神经系统中产生机械性力学和生理体征的姿势所做出的一系列动作（Shacklock 1995b）。神经动力学的测试目的在于挑战或测试神经系统中某部位的机械性力学和/或生理学。例如，正中神经动力学测试的机械性力学部分，便是正中神经相对于周围组织如下颈椎间盘、斜角肌、肱二头肌和腕管的滑动与移动能力；在生理部分可能包括正中神经内的血流、正中神经轴突内的离子通道活动、正中神经各部位内的炎症，以及正中神经、上臂、前臂的运动在中枢神经系统内的代表性变化。

### 神经源性疼痛（neurogenic pain）

神经源性疼痛是由周边或中枢神经系统的原发病灶、功能障碍或短暂性扰动所引发和/或引起的疼痛（Merskey & Bogduk 1994）。

### 致敏动作（sensitizing movements）

这是在标准神经动力学测试中所使用的动作中，会增加对神经结构力量的动作（Butler 2000；Shacklock 2005a）。致敏动作不应与鉴别动作混淆，致敏动作通常用在超出标准神经动力学测试效果下的神经系统负载或移动（即增强测试）。然而，它们也对肌肉骨骼结构有负载和移动，因此在确认神经动力学问题的存在方面便不如鉴别动作那样有帮助。

### 鉴别动作（differentiating movements）

鉴别动作是强调或独立于神经系统的，是对质疑区域的神经结构产生运动，而不是对同一区域内的肌肉骨骼产生运动（Butler 2000；Shacklock 2005a）。这些鉴别动作强调在神经系统而不影响其他结构，因此有助于确立神经动力学问题的存在，比如腕管疼痛患者的鉴别动作便是增加颈部同侧的侧屈（本章后面会有更多的例子）。

### 滑动术（sliders）

滑动术这个神经动力学的操作方式可以让神经结构在其邻近组织内产生一个滑动的动作（Butler 2000；Shacklock 2005a）。滑动术包括对近端神经系统施加动作或压力，同时在远端释放动作或压力，也可以反向来执行。滑动术有更大范围的运动，除了可提供从疼痛区的分离方式外，也应提供多组织、非疼痛的，且能降低疼痛的新颖的信号传导到中枢神经系统（Butler 2000）。研究也显示，滑动术实际上比单纯牵伸神经能产生更大的偏移（Coppieters & Butler 2008）。

### 张力术（tensioners）

张力术这个神经动力学的操作方式可以让神经结构的张力增加（不是牵伸），可以改善神经黏弹性和生理功能（例如帮助神经组织更好地处理增加的张力）（Butler 2000；Shacklock 2005a）。张力术与滑动术相反，它是同时对近端和远端的神经系统给予动作或压力，然后释放。因此，对僵硬和较长期的身体功能障碍，张力术可能具有更好的疗效（Butler 2000）。

## 上下躯干疼痛的神经生理学

最初，手法治疗师是对神经动力学的机械性力学方面较感兴趣（Elvey 1986；Breig 1978；Butler 1991）。然而这却是一种对神经系统极为"机械论"的观点（Butler 2000）。大多数教科书描述与正常神经力学有关的各种位置、姿势或运动和后续的异常机械性力学（病理机械性力学），最后采取以运动为主的治疗来恢复正常神经的运动（Butler 2000；Shacklock 2005a）。对于以上这些知识现在都没有争议之处。然而，随着知识的暴增，我们对神经疼痛与相关神经生理改变的了解，以及在大脑内神经运动（和疼痛）的处理程序还需要进一步调查和讨论。

影响周围神经的病理通常会造成感觉异常的疼痛和/或是神经干的疼痛（Asbury & Fields 1984）。感觉异常的疼痛（比如轻微触碰引起的疼痛）通常是灼痛或刺痛的表现，这是因为过度兴奋的传入神经纤维受到损伤，变成了异常冲动发生部位（abnormal impulse-generating sites，AIGS）因而产生异常冲动（Asbury & Field1984；Woolf & Mannion 1999）。AIGSs 可能是机械性或化学性刺激后的自发性结果，因此感觉异常疼痛可能呈现出非常奇怪的模式——从疼痛刺激反应到没有明显的刺激而自发性的疼痛。

相反地，神经干的疼痛通常是深层疼痛的表现，这是因为神经组织内的伤害感受器受到机械性或化学性刺激而敏感化所导致（Asbury & Field 1984；Kallakuri et al 1998；Ozaktay et al 1998）。神经干疼痛通常具有相当直接的刺激-反应关系（Asbury & Fields 1984）。

这两种类型的疼痛可以通过各种化学性或机械性刺激诱发，并可能导致异常性疼痛或痛觉过敏。异常性疼痛通常是从无痛刺激中引起的疼痛感觉，而痛觉过敏则是对疼痛刺激产生夸大的反应（Asbury & Fields 1984；Woolf & Mannion 1999；Nee & Butler 2006）。

## 神经敏感性

为了理解神经的敏感性，需要了解离子通道相关的知识。尽管基于动物研究，对离子通道调节的复杂性仍没有得到正确的理解，但是科学家和临床医务人员已使用有关离子通道信息来改善患者的治疗（Barry 1991；Butler 2000；Louw & Puentedura 2013）。离子通道基本上是蛋白质聚集在一起的开口——允许离子流入/流出神经膜（Devor 2006）。它们基于遗传编码在背根神经节（dorsal root ganglion，DRG）中合成，并且沿着轴突分布，可允许离子流入/流出神经使神经膜极化和/或去极化。离子通道并未沿着轴突膜均匀分布，某些区域已知具有较高浓度的离子通道——例如 DRG、轴突丘、郎飞结（nodes of Ranvier）和已经失去髓磷脂的轴突区域（Devor et al 1993；Devor 1999，2006）。除了复杂性之外，还有无数种类的离子通道，似乎包括对运动、压力、血流量、循环肾上腺素（肾上腺素）浓度等有反应的通道（图 65.1）。从生存的角度来看，这似乎是神经系统对各种刺激变得"敏感"的一种手段。然而，发现轴突膜中的离子通道数量与类型，也处于不断变化的状态（Devor et al 1993；Devor 2006）。研究指出，某些离子通道的半衰期可能短至 2 天（Barry 1991），离开神经膜的离子通道不一定会被相同类型的通道所

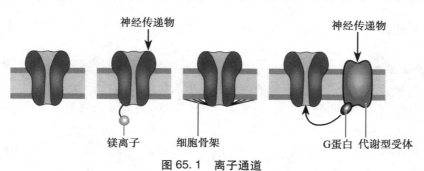

图 65.1　离子通道

替代。此外,离子通道会因直接受到生物体自身察觉环境的影响的原因而沉积(Barry 1991)。例如,在去除髓磷脂的实验中发现,透过动物的周围温度变化,该区域会产生较高浓度的"冷感"通道;处于压力环境中的动物会产生较高浓度的肾上腺素敏感通道;关节运动受限的动物会提升运动敏感的离子通道(Devor et al 1993;Devor & Seltzer 1999;Devor 2006)。如果在一个区域内具有较高浓度的类似离子通道,神经将有增加去极化并引起动作电位的可能性。实际上,神经可能发展成 AIGS,然后神经系统会对各种类型的刺激变得敏感,例如温度、运动、压力、焦虑、精神压力和免疫系统等(图 65.2)。因此,神经系统可以被视为一个精心设计的警报系统来保护生物体,任何时候离子通道的数量和类型可能就是大脑计算生存所需的合理表现(Butler & Moseley 2003;Louw & Puentedura 2013)。

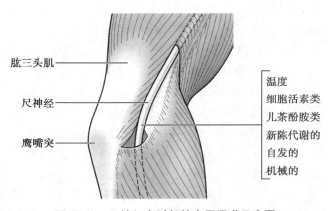

图 65.2　尺神经在肘部的离子通道示意图

肱三头肌

尺神经

鹰嘴突

温度
细胞活素类
儿茶酚胺类
新陈代谢的
自发的
机械的

## 神经动力学测试下的中枢神经系统运作

"中枢敏感性"是许多临床医务人员比较熟悉的术语,被定义为一种情况,也就是说在该条件下周边神经的有害刺激输入到中枢神经系统时,会导致兴奋性增加而对正常刺激的输入产生扩大增强(Woolf 2007)。反复的疼痛刺激,像有些容易被激发的 AIGSs,会造成大范围感受区域的神经元有低阈值,导致对正常的刺激产生去极化反应(Woolf 2007)。这已经被证实了,受损的神经组织可以改变其化学组成并且重新组织中枢神经系统的突触接触位,使得无害的刺激传递给正常接受有害刺激输入的细胞(Woolf 2007)。因此,由于抑制作用降低和反应性增加的组合,使中枢神经系统变得"过度兴奋"(Mannion & Woolf 2000;Woolf 2000;Woolf & Salter 2000)。这如同调高系统的音量,使无害的刺

激开始产生疼痛的感觉,而有害的刺激也会导致过度的疼痛反应。Woolf 将此过程描述为中枢神经系统软件和硬件的变化,来说服临床医务人员证明这些工具是可以相互影响的(Woolf 2000)。

## 上下躯干的临床神经生物力学

神经生物机械性力学是研究神经系统正常和病理的运动范围,但我们所知道的都是基于大部分动物和尸体等有限的研究。毫无疑问,这是一个需要更进一步研究的领域,研究人员在这方面表现出的兴趣肯定有助于扩大我们的知识。关于该主题的进一步信息,读者可参考其他文献(Kleinrensink et al 2000;Wright et al 2001;Dilley et al 2001,2003,2007,2008;Erel et al 2003;Julius et al 2004;Ellis et al 2008;Coppieters et al 2009;Boyd et al 2012;Boyd & Dilley 2014)。

要理解神经生物机械性力学的关键是神经系统为连续性组织干线的一个概念。该系统透过其连续的结缔组织形式而有机械性的连续,通过传导的脉冲而有电的连续,通过共同的神经传递物质而有化学性的连续。神经系统机械性的连续与神经动力学的研究可能是最有关联的,因为它意味着运动的传递(滑动/移动)以及沿着系统或在系统内部张力(牵伸)的发展。例如,腕和肘关节的伸展会让正中神经在其神经通路内展延并向远侧移动,并且做对侧颈椎侧屈会在近侧方向增加拉力。这在用纸或针标记在神经根的解剖研究中已被证明,当肩在下压、外展时的外旋,颈神经根会被拉出到椎孔外。

神经动力学的另一个关键概念是机械性交接界面。该界面被定义为神经系统相邻的组织或物质可在系统内独立移动(Butler 1991)。机械性交接界面是了解神经动力学的核心,因为这是出现运动/力量传输发展问题的最可能部分。机械性力学交接界面可以是坚硬的骨骼(例如肘管处的尺神经)、韧带(例如前臂中的 Struther 韧带)、关节(例如关节突关节)或肌肉(例如前臂的旋后肌)。正常的机械性交接界面,有最佳的运动和功能并且无症状;或者也可能有病理性的,像是发生了某些事情来限制神经系统在交接界面处的运动或者是压迫到神经组织。例如骨赘、大面积的瘀伤或肿胀,都可能占据机械性交接界面的空间,导致运动范围受限、神经系统与交接界面的独立。许多研究证实,如果交接界面受伤或受损,可能会对邻近的神经组织造成影响。比如肘

管（Coppieters et al 2004）、腕管（Erel et al 2003）、椎间孔和椎管（Chang et al 2006）和梨状肌（Kuncewicz et al 2006）。如果发生这种情况，神经系统的运动范围可能受到损害，并且可能导致发生神经动力学定义中的异常机械性反应。

神经系统在整个解剖路径中是卷曲的，它可以被迫牵伸、滑动（纵向或横向）、弯曲和被压缩。这里将牵伸定义为神经相对于起始长度的延长。然而，由于神经不是固体结构，因此牵伸将造成内部压缩导致神经组织/液体的位移（图 65.3）。神经在牵伸和压缩下的生理效应包括神经内血流、传导和轴浆运输的改变。研究证实，如果周围神经持续 30 分钟执行 8% 的牵伸会导致血流量减少 50%；1 小时 8.8% 的牵伸会导致血流减少 70%；而 30 分钟 15% 的牵伸将导致血流 80%~100% 阻塞（Ogata & Naito 1986；Driscoll et al 2002）。Wall 等（1992）也证实周围神经 1 小时 6% 的牵伸/应变会导致动作电位降低 70%，并且 1 小时 12% 的牵伸/应变将会造成传导完全阻滞。有趣的是，在其他研究中，Millesi（1986）和 Zoech 等（1991）的报道指出，从完全的腕和肘关节屈曲到完全的腕和肘关节伸直，正中神经必须适应增长 20% 的神经床。Beith 等（1995）也提供了有关于坐骨神经/胫神经的相似数据。而 Breig 及其同事的研究（Breig 1960，1978；Breig & Marions 1963；Breig & El-Nadi 1966；Breiget et al 1966；Breig & Troup 1979）已经证明颈椎屈曲会产生硬膜和脊髓的张力，导致脊髓马尾朝头部方向的运动，最终限制了坐骨神经的可用移动性。显然，在周围神经内必须有一些机械性和生理性的适应，来适应这种长度的显著变化以及对抗长时间的牵伸或应变。还有一个受压迫作用的研究也发现，轻微的 20~30mmHg 将导致静脉血流量下降，80mmHg 导致神经内血流完全阻塞（Ogata & Naito 1986）。压缩也被证实会改变轴突运输（Dahlin & Thambert 1993；Dahlin et al 1993）和动作电位的传导（Fern & Harrison 1994a，1994b）。

神经能相对于它们相邻的组织移动，而这种运动被描述为"滑动"或"偏移"（excursion）（McLellan & Swash 1976；Wilgis & Murphy 1986）。偏移可发生在纵向和横向。这种滑动或偏移被认为是神经功能的一个重要概念，因为它可以消除神经系统内的张力并分配力量。与牵伸不同的是（会发展成张力），神经系统可以纵向和/或横向移动，且沿着固定点之间的最短路线来分配，因此它可以平衡整个神经系统的张力。

当关节移动时，关节凸侧的神经床伸长（神经容器长度增加）和关节凹侧的神经床缩短（神经容器长度缩短）。当神经床伸长时，神经移向正在移动的关节，这被称为收敛。当神经床缩短时，神经从正在移动的关节移开，这被称为发散。Dilley 等（2003）使用即时超声检查肘关节伸直对正中神经的影响，发现在上臂中段的正中神经向远侧肘部偏移幅度为 10.4mm、在前臂中段远部分朝肘部的近侧偏移幅度为 3.0mm。在维持肘关节伸直时来伸展腕关节，记录到上臂中段的正中神经向远侧肘部偏移 1.8mm，而前臂中段远侧部分向远端手腕偏移 4.2mm；也可认为有一定程度的偏移会发生在手靠近腕的部分。

研究证明，神经动力学测试中肢体运动的起始位置和顺序会影响神经的偏移程度。在引用同一研究时，Dilley 等（2003）在肘完全伸展下摆在肩关节外展 45° 或 90° 的两种不同起始位置，进行腕关节从中立位到 45° 的伸展，来检查远侧上臂和前臂中段的正中神经。他们发现，当肩部处于较松弛的位置（45° 外展）时，会出现更大的正中神经偏移。在肩外展 45° 时，远端上臂向远端偏移 2.4mm，前臂中段向远端偏移 4.7mm；在肩外展 90° 时，远端上臂向远端偏移 1.8mm，前臂中段向远端偏移 4.2mm。运动顺序也被证实会影响症状在神经动力学测试中的分布（Shacklock，1989；Zorn et al 1996），这些作者报告指出，更有可能产生一种局限于更先移动或移动更强烈的区域反应。Tsai（1995）进行了一项尸体研究，在尺神经动力学测试期间以三种不同顺序来测量肘部尺神经中的应变：先近端到远端、远端到近端和肘部。若肘部的尺神经以肘关节为第一顺序，将会比其他两个顺序产生更大的 20% 应变。因此，可以认为，首先被移动的部位会出现较大的神经张力，也就是神经动力学测试或治疗技术的第一部分。

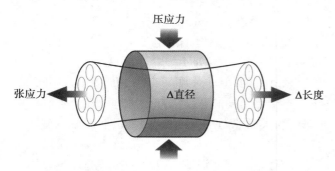

图 65.3　牵拉神经会导致神经内压增加

## 神经动力学测试

Butler(1991)提出了一个神经动力学评估的基础测试系统。这是一个临床直觉的系统,易于操作并且可满足临床上的需求。它基于已有的测试和已经讨论过的神经动力学基本原理,在大多数临床情况下,根据合理的诊断以及患者颈部和手臂症状的临床表现,而对这些测试进行改进或改变。Nee 和 Butler(2006)将阳性反应的神经动力学测试描述为一种症状再现的测试,可通过身体部位移动远离症状部位而改变,也可在左右两侧的测试反应或者跟无症状个体的正常反应比较下发现差异。然而,阳性测试无法确认受伤的特定区域,它仅能提示在神经组织干线上某处有增加的机械敏感性(Nee & Butler 2006)。

建议所有神经动力学测试都要在被动测试前先进行主动测试。这使得治疗师可以测量患者的移动能力和意愿,并且提供在被动测试的运动范围期间可能遇到的相似测量。它也可以减少患者对测试的恐惧和测试期间可能引发症状的焦虑。最后,如果发现主动动作极为敏感,则可以做出不要进行被动测试的合理决定,以避免症状恶化。

关于神经动力学测试的一些重要处理问题包括:

- 只有当你有临床理论基础时才能执行此操作。
- 在病理学测试之前建立临床推理假说,可以在检查、预防措施和症状来源时发现特定的功能障碍。

- 向患者解释你准备做什么以及你希望他们做什么。为了让患者有舒适的感觉,在测试时身体任何部位有任何反应的反馈都是很重要的。
- 先对疼痛较轻的一侧或非疼痛一侧进行测试。如果两侧差异不大,先在左侧执行测试以确保一致性。
- 每次起始位置应保持一致,并应标记/记录与正常操作相关的任何变化(使用枕头等)。
- 在增加每个测试步骤时,注意症状反应的面积和性质(反应的类型)。
- 观察测试过程中的避痛姿势和其他代偿运动(例如颈椎运动或斜方肌活动)。
- 测试两侧之间的对称性。
- 向患者解释你的发现。
- 在记录实际测量值之前,适当地重复测试多次。

## 上躯干的神经动力学检查

上躯干的神经动力学检查包括 4 种上肢神经动力学测试(upper limb neurodynamic test,ULNT),并且是从 Elvey 的原始测试(Elvey 1986)演变而来,主要关注神经通路和致敏动作。现在将详细描述这 4 种测试:它们是 ULNT1(正中神经),ULNT2(正中神经),ULNT2(桡神经)和 ULNT3(尺神经)(表 65.1)。数字指的是致敏动作,其中 1 是肩部外展、2 是肩带下压、3 是肘屈曲(Butler 2000)。由于正中神经比上肢其他神经较常受伤,因此已经发展成两种测试方法,主要的是分别评估肩胛带下压和盂肱关节上举的测试(Butler 2000)。另外,ULNT2 常用于盂肱外展受限的患者。

表 65.1　四种不同上肢神经动力学测试的主要步骤、运动、致敏动作与鉴别动作

| | ULNT1 正中神经 | ULNT2 正中神经 | ULNT2 桡神经 | ULNT3 尺神经 |
|---|---|---|---|---|
| 测试神经 | 正中神经,前骨间($C_5$,$C_6$,$C_7$) | 正中神经,前骨间($C_5$,$C_6$,$C_7$) | 桡神经 | 尺神经,$C_8$ 与 $T_1$ 神经根 |
| 肩 | 固定不上抬与外展(90°~110°) | 下压与外展(10°) | 下压与外展(10°) | 下压与外展(10°~90°),手至耳旁 |
| 肘 | 后伸 | 后伸 | 后伸 | 屈曲 |
| 前臂 | 旋后 | 旋后 | 旋前 | 旋前 |
| 腕 | 后伸 | 后伸 | 屈曲与尺侧偏 | 后伸与桡侧偏 |
| 手指与拇指 | 后伸 | 后伸 | 屈曲 | 后伸 |
| 肩部旋转 | 外旋 | 外旋 | 内旋 | 外旋 |
| 颈椎(致敏) | 对侧屈曲 | 对侧屈曲 | 对侧屈曲 | 对侧屈曲 |
| 颈椎(鉴别) | 同侧屈曲 | 同侧屈曲 | 同侧屈曲 | 同侧屈曲 |

## ULNT1（正中神经）主动测试

如果患者描述一种会引发症状的姿势或动作，请让他/她演示出来并观察整个动作所涉及的机械性力学。如果可以，请执行快速的结构鉴别。例如，如果患者摆出肘部疼痛症状的位置，则请他们保持这个肘部位置，然后移动他们的颈部来查看是否会改变肘部症状。

主动评估正中神经动力学测试（ULNT1）的简单方案描述如下（Butler 2000）：请患者肩关节外展与外旋、肘部弯曲90°、手腕弯曲（图65.4A）；然后再请患者伸直肘部和手腕，最后侧弯头部远离患侧

（图65.4B）。与对侧比较，注意发生在肩胛带的症状反应。若是神经系统有敏感的地方，肩胛带通常会升高（Butler 2000）。

## ULNT1（正中神经）被动测试

以前的文章（Butler 1991，2000，Shacklock 2005a）已提供了ULNT1测试的详细描述。关键点在于患者仰卧、双手放在身旁，肩靠近检查床边缘，如果可以并不需要枕头，身体躺直。治疗师面向患者头部站，内侧脚在前面，内侧髋部靠近床边。治疗师内侧手以指节或握拳的方式，按压在患者肩部上的床面（图65.5A），但在患者肩部上方不要有向下

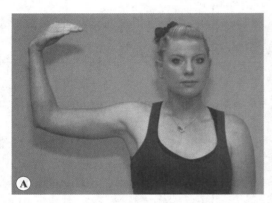
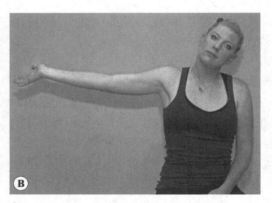

图65.4　主动ULNT1正中神经。请患者肩部外展与外旋、手肘屈曲90°与手腕屈曲Ⓐ，再请患者伸直手肘之后，接着手腕后伸与颈椎对侧侧弯Ⓑ

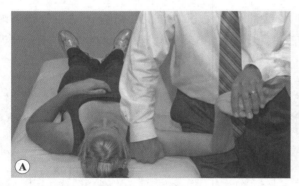
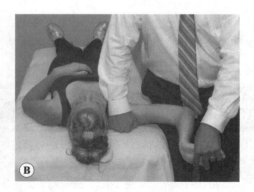
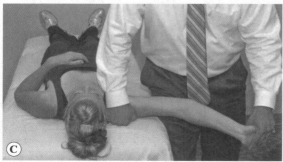

图65.5　被动ULNT1-正中神经。肩部外展时要避免肩胛带上举Ⓐ，再后伸手腕与手指、前臂旋后，之后再肩部外旋Ⓑ，最后，在患者忍受范围内后伸手肘Ⓒ。可增加颈椎对侧侧弯（致敏动作）或同侧侧弯（鉴别动作）

或尾部加压。重点是在测试过程中保持肩部位置，防止肩部抬高，而不是被动地下压肩胛带。另一方面，治疗师握住患者手并用拇指顶成后伸位置，可以对正中神经的运动分支施加张力，治疗师手指环绕在患者手指掌指关节的远端。患者肘部弯曲90°并靠在治疗师内侧大腿上（图 65.5B）。

依次进行的运动是盂肱关节外展至 90°~110°，如果可以的话则在额状面上做；接着手腕和手指后伸以及前臂旋后。然后，将盂肱关节外旋到可动的范围内，如果患者的盂肱关节非常松动则通常停止在 90°。测试的下一个步骤是肘部伸直，这可适度达成，但注意不要引起任何肩部运动，特别是内收，将会松弛正在做的神经动力学测试（图 65.5C）。在完成每个添加的动作之后，询问患者任何和所有可能被引发的相关症状。注意测试患侧与健侧的反应差异，并可能包括检查者在可动范围或感觉反应内所感受到的阻抗不对称性。测试的最后步骤是以颈椎运动来鉴别结构，选择适当的鉴别结构运动会基于症状（如果有的话）的位置而定，如果症状发生在远端（例如，前臂和腕部疼痛）且需要被鉴别时，会以颈部移动到对侧的侧屈，并且以远端症状有任何的变化来视为一个阳性的结构鉴别。如果颈椎对侧屈曲症状增加且同侧屈曲减少症状，这就是一个阳性的结构鉴别，并且将形成一个阳性的神经动力学测试；如果是发生在近端（例如颈部和/或肩部疼痛）且需要被鉴别时，会从手腕在后伸位置屈曲来松弛张力，并且再次后伸，近端症状的任何变化将视为阳性的结构鉴别。

在年轻无症状的受试者有注意到一个常被提出与观察的反应模式（Kenneally 1985），"牵伸""拉扯""疼痛""刺痛"和"麻木"是较常被提到的感觉，即使在测试前并没有症状的受试者也是。Kenneally和 Rubenach（1988）总结了 400 名无症状受试者对ULNT1 的反应如下：

- 在肘窝（99% 的志愿者）中会有深层牵伸感或疼痛的感觉，从前臂的前侧和桡侧面往下延伸至手的桡侧。
- 拇指和前三个手指有明显的刺痛感觉。
- 在肩部前侧有牵伸的感觉（有小部分百分比）。
- 90% 的受试者做颈椎侧弯远离受试侧时会增加被诱发的反应。
- 70% 的受试者颈椎侧弯向受试侧时会降低测试的反应。

## ULNT1 适应证

治疗师通过详细的主观评估、客观的检查和评估后，假设上肢存在神经源性疼痛，或正中神经通路和相关感受区域有障碍的来源时；或者，患者疼痛被诱发的位置或动作明确与测试相似（例如，在绳上吊挂洗涤衣物）或与测试中某部分（例如前臂旋前和旋后）相似时，会在临床中考虑使用 ULNT1。

## ULNT2（正中神经）主动测试

某些个案，外展肩部也许是不可能或不合适的，这也是 ULNT2 非常有用的地方，因为它将肩胛带下压作为致敏动作。对于主动测试，患者可以自然地将他们的手臂悬挂在身边并观察拇指（图 65.6A）。治疗师让患者拇指指向远处，后伸手腕，然后将手掌面向地面（图 65.6B）。如果有必要，患者也可以用另一手压下肩胛带，将颈椎从测试侧侧屈到对侧并与另一侧比较反应。

## ULNT2（正中神经）被动测试

有关 ULNT2 测试的详细描述可以在其他文章中找到（Butler 1991，2000；Shacklock 2005a）。操作的关键点是患者斜躺仰卧，让肩胛带刚好靠近治疗床边缘，以便与治疗师的大腿接触。治疗师站在患者肩部附近，用大腿小心地下压肩胛带。治疗师右手托住患者的左肘，左手控制患者左手腕和手，再外展患者手臂约 10°（图 65.7A）。测试的第二个步骤是肘部后伸，然后是整个手臂外旋（图 65.7B）。接下来，增加手腕和手指的后伸部分，以及各个作者（Butler 2000；Shacklock 2005a）（图 65.7C）建议的一些特定握法。在整个测试中，随着每个步骤的添加，都会询问患者是否有被诱发出任何和所有的相关症状。如有必要，可以增加盂肱关节的外展。在大多数的个案中并没有因增加外展而诱发足够的症状，并且可以透过颈椎侧弯来达到结构鉴别判断；另外，对于阳性的结构鉴别，也就是治疗师通过增加或减少症状远侧的测试步骤，寻找被改变的诱发症状。如果症状报告是远侧（例如在前臂和/或腕部），且伴随颈椎运动而症状改变（即对侧弯曲而症状增加；同侧弯曲症状减轻），则将表示为阳性的结构鉴别。

## ULNT2（桡神经）主动测试

有很多方法可以让患者进行 ULNT2（桡神经）

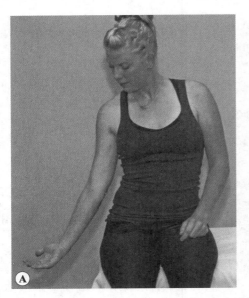
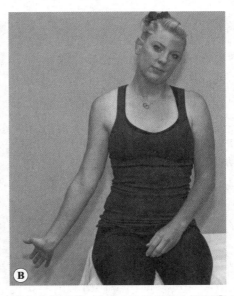

图 65.6    主动 ULNT2-正中神经。手臂置于身旁,请患者拇指打开Ⓐ,后伸手腕且手掌向地面Ⓑ,可以增加对侧侧弯、肩部下压与外展的动作

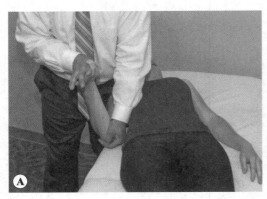
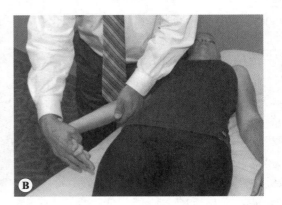
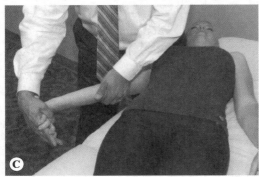

图 65.7    被动 ULNT2-正中神经。用髋部协助将患者肩胛带下压、内侧手托住患者手肘、外侧手托住手与手腕Ⓐ。再伸直手肘且整个上肢外旋,最后,整个前臂旋后、手指与手腕后伸Ⓑ,在症状忍受范围内缓慢外展上肢Ⓒ。可增加颈椎对侧侧弯(致敏动作)或同侧侧弯(鉴别动作)

主动测试。最常见的方法是让患者将手臂放在身边,手腕屈曲,看着手掌,然后再内旋手臂,以便他/她可以在肩部上方的后面看到手掌(图 65.8A)。如果需要,患者可以在下压并外展肩关节的同时,向对侧做颈部侧弯(图 65.8B)。若在执行主动测试期间引发症状,则不必要执行被动测试。

## ULNT2(桡神经)被动测试

这个测试的详细描述可以在其他文章中找到(Butler 1991,2000;Shacklock 2005a)。该测试的关键点与 ULNT2(正中神经)非常类似,患者斜躺仰卧、肩部位于治疗床边缘,以便与治疗师的大腿接

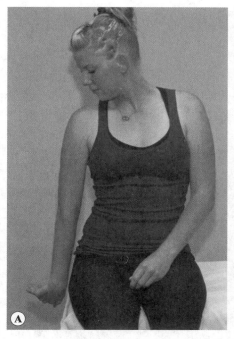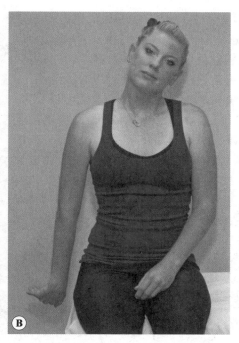

图 65.8　**主动 ULNT2-桡神经**。手放置在身旁,请患者屈曲手腕,注视手掌并内旋整个上肢,以致他/她会在肩部后方看到手掌Ⓐ。可以增加肩部下压与外展,以及对侧颈椎侧弯Ⓑ

触。治疗师站在患者肩部附近,用大腿小心地下压肩胛带,治疗师右手托住患者的左肘,左手控制患者左侧手腕和手,外展患者手臂约 10°（图 65.9A）。测试的第二个步骤是手肘后伸,然后是整个手臂内旋（图 65.9B）。接下来,增加手腕和手指的屈曲,并且还可以适度增加手腕尺侧偏移和拇指屈曲（图 65.9C）。与所有的神经动力学检测一样,随着每个步骤的添加,都会询问患者是否有被引发出任何和

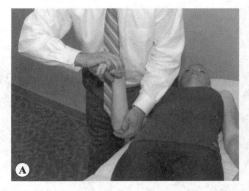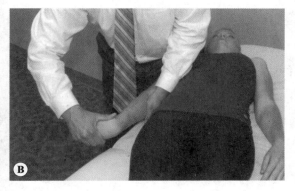

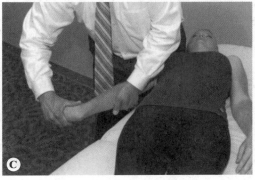

图 65.9　**被动 ULNT2-桡神经**。用髋部导引患者肩胛带下压,内侧手托住患者手肘、外侧手抓住腕部与手部Ⓐ。然后伸直手肘、屈曲手腕与手指,腕部尺侧偏移与内旋整个手臂Ⓑ。最后,在症状忍受范围内,缓慢外展肩部Ⓒ。可增加颈椎对侧侧弯（致敏动作）或同侧侧弯（鉴别动作）

所有的相关症状。如果需要,可以增加盂肱关节外展,但与 ULNT2(正中神经)一样,在大多数的个案中并没有因增加外展而诱发足够的症状,并且可以通过颈椎侧弯来达到结构鉴别判断。

Yaxley 和 Jull(1991)研究了 50 位无症状、18～30 岁的受试者,对 ULNT2(桡神经)测试最常见的反应。他们发现在前臂近端的桡侧面(所有反应的84%)有强烈疼痛的牵伸感觉;通常伴随在上臂外侧面(32%)、肱二头肌(14%)或者手的背面(12%)有牵伸疼痛感。这个症状反应的区域会使肘部的桡神经成为疼痛源的候选者(Butler 2000)。

## ULNT3(尺神经)主动测试

可以通过要求患者看着手并举起,就像托着饮料盘(在手腕后伸部分)一样(图 65.10A)来执行主动的 ULNT3(尺神经)。进一步通过患者不再注视、增加手肘屈曲、下压肩胛带与增加前臂内旋的逐步动作,来增加牵伸负荷量(图 65.10B)。颈椎后缩也被认为是另一个有意义的致敏动作(Butler 2000)。如果患者有很好的运动范围,尤其是年轻、柔软度灵活的患者,治疗师可以让他们尝试"戴面罩"的摆位。

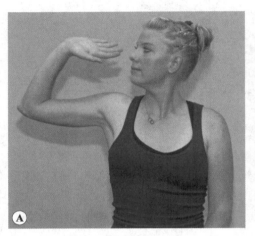
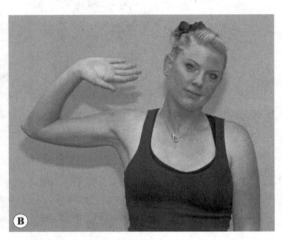

**图 65.10　主动 ULNT3-尺神经**。请患者注视着手并维持向上,好像托着饮料盘子(腕部后伸,如图Ⓐ所示)。增加手肘屈曲与颈椎对侧侧弯来增加测试神经Ⓑ

## ULNT3(尺神经)被动测试

与 ULNT1(正中神经)一样,患者仰卧、双臂放在身旁,肩部靠近检查床的边缘,尽可能不要枕头,身体躺直。治疗师内侧脚在前地站着,内侧髋靠近床沿并面向患者的头部。治疗师内侧手以半握拳或握拳方式,按压在患者肩部上方的床面上,同时在患者肩部上方给予一个向下朝尾端的力,使肩部下压;治疗师另一只手握住患者的手,手掌相对,肘部开始弯曲(图 65.11A)。当手肘弯曲时,手腕和手指后伸

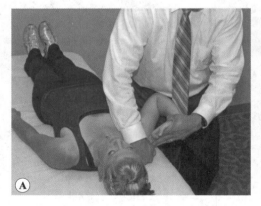
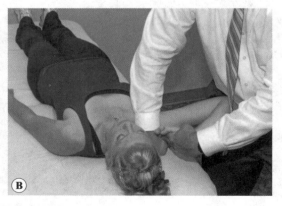

**图 65.11　被动 ULNT3-尺神经**。面向患者,并卡住肩部避免肩胛带上抬。屈曲手肘并固定在治疗师髋部,腕部与手指伸直后再完全旋前、尺侧偏移与肩部外旋Ⓐ。在忍受范围内做额状面的肩外展Ⓑ。可增加颈椎对侧侧弯(致敏动作)或同侧侧弯(鉴别动作)

（可能有一些桡侧偏移）。然后前臂旋前、肩部外旋和外展（图 65.11B）。这可通过患者肘部尖端靠在腹股沟附近，由治疗师跨步的方式来做到。最后的步骤是颈椎对侧弯曲或肩胛带下压，这个取决于被诱发的症状和结构鉴别。Flanagan（1993）研究报告提出该测试由远端到近端顺序的正常值，发现 82% 的受试者在小鱼际隆起和内侧两个手指有反应，64% 的人提到在同一区域内有针刺感觉。

ULNT3（尺神经）测试通常从近端操作到远端，肩胛带下压和肩外展，随后是肩部外旋，然后是肘屈曲，最后是手腕和手指后伸与前臂旋前。但 Butler（2000）提出为了使基本测试系统标准化，认为临床医务人员应该让所有的测试都从肩胛带开始。

## 下躯干的神经动力学检查

下躯干测试包括身体驼背测试（slump test）和多种变化形式的直腿抬高测试（straight leg raise test, SLR）。如同在上躯干的神经动力学检查一样，它们是通过关注其主要的神经通路与主要的致敏动作而得到的。现在将详细描述三个具体的测试：直腿抬高测试、身体驼背测试和侧卧身体驼背测试。

### 直腿抬高主动测试

如果患者描述引发症状的姿势或动作，治疗师应让他/她展示并观察所涉及的机械性力学。在这种情况下，患者可能会提到在下肢前踢时会有大腿后侧的症状，如果可能的话，尽快做结构鉴别。例如，患者演示大腿后部有疼痛症状的位置，尽可能要求患者保持这个大腿位置，然后移动颈部来查看是否会改变大腿症状。

主动评估 SLR 测试的简单方案是让患者步行或摆动腿；或者，可以让患者仰卧，并且在保持膝关节伸直的同时主动抬高下肢。

### 直腿抬高被动测试

在其他书籍内文中有详细的 SLR 测试说明（Butler 2000；Shacklock 2005a）。操作的关键点包括患者仰卧位、双手置于身旁，测试侧紧靠检查床边缘，尽可能不要枕头，并且身体躺直。治疗师应面对患者，一只手放在踝关节下方，另一只手放在髌骨上方（图 65.12A）。应注意要避免压迫到踝关节周围的浅层神经。保持膝关节伸展，治疗师应在垂直平面上屈曲髋关节（避免髋部外展或内收）（图 65.12B）。根据临床推理，患者腿部应该在短时间内有感觉或运动的反应（Butler 2000）。临床医务人员通常可能会忽视测试的最后步骤（结构鉴别），如果远端症状已经发生（例如小腿或脚跟）则要做鉴别，可要求患者屈曲或请助手被动屈曲颈椎（图 65.12C），如果远端症状有任何的变化都会被视为阳性的结构鉴别；如果颈椎屈曲增加这些症状并且颈椎后伸会减少这些症状时，则这将视为阳性的结构鉴别，并且可能导致成为阳性的神经动力学测试。如果近端症状已经发生（例如臀部或大腿后部）则要做鉴别，重复性背屈踝关节，若是近端症状有任何的变化都会被视为阳性的结构鉴别。

其他经常使用的致敏动作包括髋关节内收和/或髋关节内旋（当坐骨神经离开坐骨孔时被认为会拉长坐骨神经）、踝背伸（这被认为是拉长胫骨和足底神经）和踝关节跖屈内翻（这被认为是拉长腓浅神

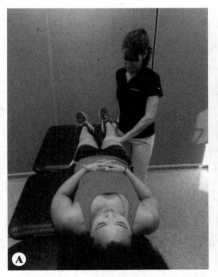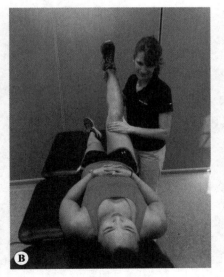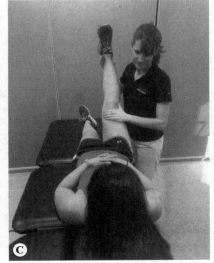

**图 65.12　被动直腿抬高。** 面向患者，内侧手在踝关节下方，外侧手在膝关节上方Ⓐ。在症状忍受范围内，缓慢抬起下肢屈曲髋关节，不要在额状面移动（避免髋外展或内收）Ⓑ。可增加颈椎屈曲（致敏动作）Ⓒ；或者是颈椎后伸（鉴别动作）

经）。然而，仅有少数证据表明这些致敏动作会对它们所针对的周围神经产生更大的张力或压力。

经常报道和观察到的反应模式包括大腿后部、后膝和小腿后部症状（Slater et al 1994）。这些反应表示可能有神经机械敏感性，将导致腘绳肌的保护性肌肉收缩。Weppler 和 Magnusson（2010）认为所观察到的腘绳肌牵伸后组织柔韧性的变化，可能不是由被牵伸的肌肉机械性力学功能所致，而是由个体对牵伸或疼痛感觉的变化所致。

### 直腿抬高测试适应证

治疗师会在进行详细的主观评估、客观检查和评估之后，假设下肢存在神经源性疼痛，或者障碍的

来源位于坐骨神经通路上和其支配的领域时；或者，患者可能已经指示有与测试相似的诱痛动作或位置时（例如踢足球），会考虑在临床中使用 SLR 测试。

### 身体驼背 slump 测试

在其他书籍中已有详细的身体驼背 slump 测试说明（Butler 1991，2000；Shacklock 2005a）。它有时被认为是坐姿时的 SLR 测试，因此可以增加头部、颈部和躯干运动，使神经组织承受负荷后再输入至中枢神经系统。这个测试应该根据治疗师的指示执行主动的测试步骤，如果需要，可以执行一些被动的步骤。

操作的关键点包括患者应该先坐直、大腿有好的支撑、踝关节不交叉（图 65.13A）。手放背后但并

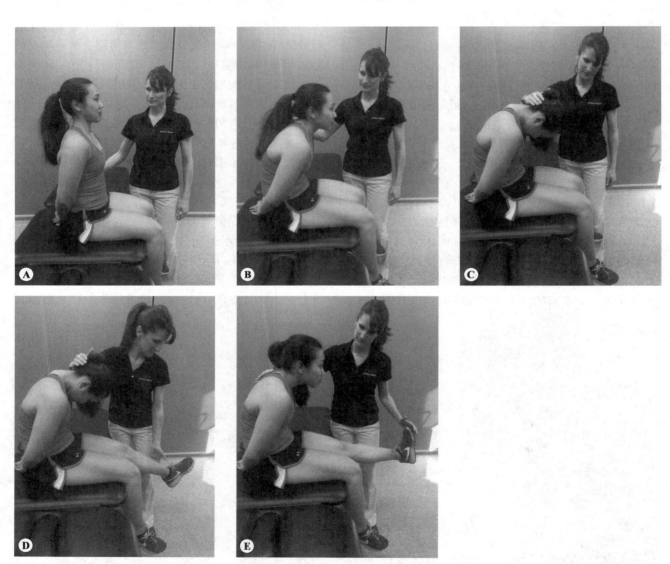

图 65.13　**身体驼背测试**。患者坐直、大腿被支撑着、踝关节不要交叉、双手舒适地放置在背后Ⓐ。要求患者维持向前看时驼背或"中背部下垂"Ⓑ并注意症状的反应；其次，要求患者屈曲颈椎Ⓒ并注意症状的反应；再要求患者伸直膝关节（先较少或非疼痛的一侧）并再次评估症状的反应Ⓓ。最后的步骤是缓解颈椎屈曲Ⓔ并注意任何的症状变化。在整个运动操作过程中，治疗师仅需要给予轻度的接触即可

不是绝对必要的,这有助于执行测试的一致性。然后要求患者维持向前看时身体驼背或"在中背部下垂"(图 65.13B)。这是测试的第一个步骤,在没有颈椎运动的情况下进行并评估症状的反应(如果有的话)。第二部分是颈部屈曲,请患者尽可能在他/她的范围内移动(图 65.13C)。整个过程治疗师不需要给予过度压迫力量。如果有任何的反应都要评估,先要求患者伸直膝关节(先以较少或非疼痛的一侧)后,再次评估症状的反应(图 65.13D)。大多数个案的患者会提到颈椎屈曲时,在 $T_8 \sim T_9$ 中央的区域会有症状发生,由于大腿后部的症状,使得他们无法完全伸直膝关节;而在颈椎后伸时会缓解膝部症状(图 65.13E)(Butler 1991)。

身体驼背测试可以通过增加足部和踝关节背屈、髋关节屈曲以及另一条腿在伸直的情况下进行测试而变得敏感。运动顺序也可依照临床推理所需而有变化。

## 侧躺身体驼背测试

侧躺身体驼背测试可被视为俯卧式膝关节弯曲测试(prone knee bend,PKB)的延伸。在 PKB 测试中,患者俯卧靠近治疗床边缘,并被要求主动屈曲膝关节而不要屈曲髋关节。有些研究报告提到在上腰椎间盘突出症会有阳性的 PKB(Asquier et al 1996;Kreitz et al 1996);然而,该测试受限于无法区分结构性症状反应。通过将患者置于侧躺,在执行 PKB 测试时便可借由脊柱屈曲来产生额外的负荷。

请患者抱住他/她躺在一侧的膝关节,并鼓励患者用前额触碰膝来提醒颈部屈曲(图 65.14A)。治疗师站在患者身后,屈曲上方的膝关节,使患者踝关节可以停放在治疗师髋部,一只手可放在膝关节下方来支撑患者腿部。治疗师另一只手稳定骨盆,并将髋关节后伸至诱发症状的位置(图 65.14B)。如果该位置可以维持,治疗师可以通过头部和颈部活动(颈部伸展)的改变来评估症状反应(图 65.14C)。

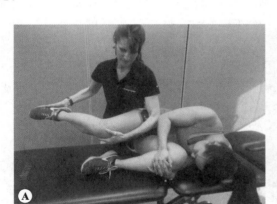

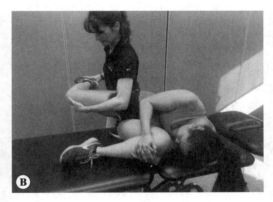

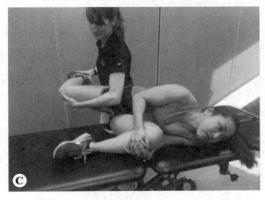

图 65.14　**侧躺身体驼背测试**。请患者侧躺、测试侧在上方,并搂抱下方的膝关节且尽可能试着用前额去触碰膝。治疗师内侧手抓握测试膝的下方,外侧手抓握在踝关节与足部的下方Ⓐ。治疗师用髋部顶住患者臀部,在症状忍受的范围内,维持膝关节屈曲时缓慢地增加髋部后伸Ⓑ。最后的步骤是缓解颈椎屈曲Ⓒ并注意治疗师的阻力感与患者提到的症状变化

## 神经动力学在上下躯干的临床应用

一个需谨记在心的重要观点是能有无痛的姿势和运动是健康的神经系统机制。神经组织有机械性损伤(病理学机制)(例如神经卡压)的情况下,在日常生活的活动期间可能会引起症状,例如梳理头发或弯曲触碰地面。在评估中使用神经动力学测试的目的是通过移动神经组织来机械性地刺激神经系统,以便获得机械应力对它们移动性和敏感性的影响。借由这些测试的治疗目的便是改善它们的机械性和生理功能(Shacklock 2005a)。

机械敏感性是使神经在运动中引起疼痛的主要机制。如果神经不是机械敏感的,那么它不会对施加在上的机械力产生反应(引起疼痛)。机械敏感性可以被定义为当机械力施加在神经系统时,该部位的脉冲可以被轻易激活。正常神经是可以机械敏感的(给予足够的力量),因此会对施加的力量做出反应(Lindquist et al 1973)。因此,在判断颈椎和上肢的神经组织是否有问题时,需要谨记这一点。对上肢神经动力学测试的反应是正常或异常,然后才是相关或不相关(Shacklock 2005a)。正常的神经动力学测试反应将被认为是在正常位置下的(与规范性数据相关),正常质量的症状和上下肢有正常活动范围的情况。异常的神经动力学测试反应则将被认为是,与正常症状不同的位置上出现的,以及症状的质量不同和/或肢体的运动范围小于未受影响的一侧的情况。在大多数情况下,患者的症状可能会复发。第二个需要考虑的临床问题是测试反应是相关还是不相关。在这种情况下,相关性意味着测试反应与患者目前的问题有因果关系;而不相关的发现将是测试反应与患者目前问题没有因果关系。很多时候,可以通过询问患者来证明:"对你来说这症状像不像?"

在神经动力学测试中引起的症状可以推断为神经源性的(临床意义上的阳性测试):

- 如果结构鉴别支持神经元;
- 如果在已知正常反应下左右两侧存在差异;
- 如果测试再现患者的症状或相关症状;
- 如果有其他数据支持,如病史、症状部位、影像学检查等。

"如果"的数量越多,临床检测的相关情况越强。临床上,可由神经动力学检查得到的信息是症状反应、所遭遇的阻碍与症状反应的变化,以及当测试的每个步骤被添加或减去时所遭遇的阻碍。这些信息连同患者病史、主观和客观等检查,可提供临床医务人员有证据去假设判断病理神经动力学的部位,然后在进行任何治疗后重新评估该诊断。重点是要了解,治疗不必是神经系统的移动技术,当临床医务人员决定移动或治疗机械式交接界面时,或者可能决定该问题本质上就不是周围神经源性的,而是在患者教育/自信/讨论的"中枢调控增强"下可能选择的治疗。同样要记住的重点是,对神经动力学试验的敏感性可能来自原发性(组织为主)和继发性(中枢神经系统为主)过程(参考)的组合。

## 治疗

在一项随机对照试验中,Tal-Akabi 和 Rushton(2000)在对腕管综合征(carpal tunnel syndrome,CTS)患者比较神经松动、关节松动与不治疗的差异中发现,在减少疼痛和最终需要进行手术方面,这两种干预比没有治疗更有效。与上述研究相反,Heebner 和 Roddey(2008)提到,在常规治疗中加入神经松动并不能改善 CTS 患者的预后。上躯干的神经松动也被视为多模式治疗方法的一部分,成功用于神经根型颈椎病患者(Coppieters et al 2003a,2003b;Cleland et al 2005;Costello 2008;Young et al 2009)、外侧上髁疼痛(Vicenzino 1996,1999,1999a)和肘管综合征(Coppieters et al 2004)。

对上肢神经病理的处置应着重于减少机械敏感性,以及恢复神经组织及其机械式接触界面的正常运动(De-la-Llave-Rincón et al 2011)。重新评估应持续进行,包括患者反馈的临床评估。我们认为患者教育至关重要,应该包括对神经动力学、疼痛神经生物学和神经系统连续性的简要讨论。另外,如果对症状存在中枢敏感成分,则应该要标记这个问题,因为患者可能具有任何的感知或对动作的恐惧。这些信息可减少与他们痛苦经历相关的威胁值。(关于患者教育的更多信息,请参阅第 6 章。)

接下来,我们发现了一个治疗任何非神经组织损伤的有用方法,在神经组织上放置一个"容器"可减少任何的机械力量,使用的干预可能包括关节松动/操整、伸展、软组织处理和运动治疗。这些干预的详细讨论超出了本章的范围,并且在现有教科书的其他章节中已进行介绍。如果使用上述的任何干预,则应该采用诱激性的神经动力学检测,来重新评估确定是否发生变化。如果有,那么当天应该停止治疗,或者可以在治疗中添加特定的神经动力学介入（主动或被动）。

我们喜欢将神经动力学干预进一步分解为两种方法——"滑动术"和"张力术"，每种方法都有其自身的适应证和临床实用性（Nee & Butler 2006；Coppieters & Butler 2008）。通过滑动或移动技术，至少两个关节的组合运动会以这样的方式交替，即一个运动延长神经床而另一个运动缩短神经床，这将导致神经以最小的张力通过很大程度的纵向偏移而移动。这些技术应该是非诱发性的，对于患者而言这比张力术更能忍受。例如，大量文献支持使用颈部侧滑动作（图 65.15）来改变颈部和/或手臂症状（Vicenzino et al 1998，1999a，1999b；Cowell & Phillips 2002；Coppieters et al 2003b；Cleland et al 2005；Costello 2008；Young et al 2009），因为这种干预已被证实能立即减少患侧外上髁疼痛（Vicenzino et al 1996）和颈臂部疼痛（Elvey 1986；Cowell & Phillips 2002；Coppieters et al 2003b）。这可以通过或不通过将手臂摆在 ULNT 的位置来完成。

Elvey（1986）提出对肩颈部疼痛患者在减轻疼痛与失能方面，滑动技术比没有干预的更有效，特别是比针对肩部和胸部脊柱的手法治疗更有效地减轻这些患者的疼痛。此外，Rozmaryn 等（1998）在一项非随机对照试验中报告，将神经滑动技术加入 CTS 患者的保守治疗可减少 29.8% 的手术需求。有一个正中神经被动滑动松动术的例子，是将患者的手臂摆在肩外展 90°～110°、肩外旋 90° 的位置，肘弯曲至 90°，并且手腕和手指后伸以及前臂旋后（图 65.16A）。接着，为了被动地"滑动"正中神经，随着手肘被伸直时，可以缓解手腕的后伸（远侧滑动）；或者当手肘被伸直时，颈椎可以主动侧弯到同侧（近侧滑块）（图 65.16B）。这也可以作为患者在家进行的主动技术（图 65.17A～B）。同样，越来越多的初步证据表明，下肢神经动力学滑动干预会使大腿后

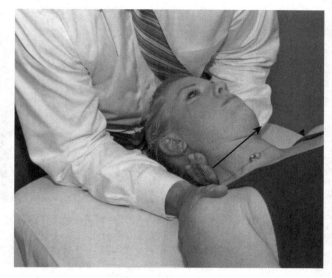

图 65.15　颈椎侧滑技术（Elvey 1986）。由对侧手来执行侧滑的动作，动作（箭头方向）为单纯的横移、远移患侧，治疗师的另一只手用来稳定患侧的肩胛骨（有点下压），而患者上臂摆在 ULNT 的位置上（Vicenzino et al 1999）

部柔软度有短期的增加（Castellote-Caballero et al 2013）。

使用张力术，可通过移动一个或多个关节来获得神经床的伸长，因而神经内的"张力"会被提高（Coppieters & Butler 2008）。这些技术本质上会对神经组织产生更大压力，因此要谨慎使用，因为可能会刺激对机械敏感的患者。它们不是静态牵伸，通常在阻抗区有轻度的来回振荡，这些技术通常用于有神经组织延长能力受损而出现症状的患者。因此，是以恢复神经组织的生理能力到能够容忍运动为目标。张力增加到有轻度的牵伸感，或者在非易激性患者的情况下，可在振荡结束时有轻度的症状即可。任何主动或被动神经动力学测试都可操作成"张力术"。Kornberg 和 Lew（1989）对 28 名有 I 级腘绳肌损伤的澳大利亚橄榄球运动员进行了一项比

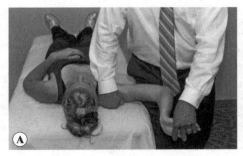
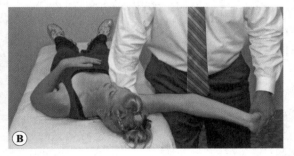

图 65.16　利用 ULNT1（正中神经）做正中神经被动滑动术。患者摆在正要诱发症状前的被动 ULNT1（正中神经）测试位置Ⓐ，接着为了要滑动正中神经，当治疗师伸直手肘时，颈椎主动侧弯到同侧Ⓑ，这些动作顺序可以相反

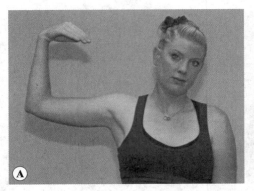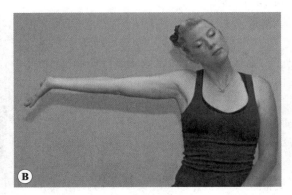

**图 65.17　利用 ULNT1（正中神经）做正中神经主动滑动术。** 将患者的手臂摆在肩外展 90°～110°、肩外旋 90° 的位置，肘弯曲至 90°，并且手腕和手指后伸以及前臂旋后Ⓐ。接着，为了要滑动正中神经，当患者主动伸直肘关节与腕关节时，颈椎主动侧弯到同侧Ⓑ

较研究。16 位按照传统方法治疗，另外 12 位除了传统治疗外还增加身体驼背牵伸（张力术）。结果证明，接受身体驼背牵伸的球员较快恢复全部的功能。

　　按照患者的易刺激性与对干预的反应（正面或负面），来决定操作回合次数与动作次数。我们发现，开始从一到三个回合的十次振荡是有用的，然后重新以 ULNT 评估来确定干预是否有任何效果。最后，针对非神经结构的技术可以与神经动力学干预相结合，例如颈部侧滑技术时，可将手臂保持在 ULNT 位置上（Vicenzino et al 1998，1999b；Cowell & Phillips 2002；Coppieters et al 2003b；Cleland et al 2005；Young et al 2009）。

## 小结

　　临床医务人员应牢记神经动力学的基本原则，也就是神经系统是一种连续的通道，当它借由机械性接触界面穿行时，会随着滑动、滑行、弯曲和伸展。在这个曲折的行程中，任何地方的内在或外在损伤都会引起症状。临床医务人员能借由直接影响神经系统的空间、运动和血液供应，做出有意义的干预，还能产生有益的神经效果。神经动力学干预（被动或主动）应包括平滑、控制、柔和、大振幅的运动。持续性伸展很少被使用。最后，我们提醒读者，神经动力学干预只是整个以患者为中心的众多治疗方法中的一小部分。

（黄俊民　译，廖麟荣　闫旺旺　审，<br>张新涛　王于领　校）

## 参考文献

Asbury AK, Fields HL. 1984. Pain due to peripheral nerve damage: an hypothesis. Neurology 34: 1587–1590.

Asquier C, Troussier B, Chirossel JP, et al. 1996. Femoral neuralgia due to degenerative spinal disease: a retrospective clinical and radio-anatomical study of one hundred cases. Rev Rhum Engl Ed 63: 278–284.

Barry SR. 1991. Clinical implications of basic neuroscience research. I: Protein kinases, ionic channels, and genes. Arch Phys Med Rehabil 72: 998–1008.

Beith ID, Robins EJ, Richards P. 1995. An assessment of the adaptive mechanisms within and surrounding the peripheral nervous system, during changes in nerve bed length resulting from underlying joint movement. In: Shacklock MO (ed) Moving in on pain. Melbourne, Australia: Butterworth-Heinemann, pp 194–203.

Boyd BS, Dilley A. 2014. Altered tibial nerve biomechanics in patients with diabetes mellitus. Muscle Nerve 50(2): 216–223. doi:10.1002/mus.24155.

Boyd BS, Gray AT, Dilley A, et al. 2012. The pattern of tibial nerve excursion with active ankle dorsiflexion is different in older people with diabetes mellitus. Clin Biomech 27: 967–971.

Breig A. 1960. Biomechanics of the central nervous system. Stockholm: Almqvist and Wiksell.

Breig A. 1978. Adverse mechanical tension in the central nervous system. Stockholm: Almqvist and Wiksell.

Breig A, El-Nadi AF. 1966. Biomechanics of the cervical spinal cord. Relief of contact pressure on and overstretching of the spinal cord. Acta Radiol Diagn (Stockh) 4: 602–624.

Breig A, Marions O. 1963. Biomechanics of the lumbosacral nerve roots. Acta Radiol Diagn (Stockh) 1: 1141–1160.

Breig A, Troup J. 1979. Biomechanical considerations in the straight leg raising test. Spine 4: 242–250.

Breig A, Turnbull I, Hassler O. 1966. Effects of mechanical stresses on the spinal cord in cervical spondylosis: a study on fresh cadaver material. J Neurosurg 25: 45–56.

Butler DS. 1991. Mobilisation of the nervous system. Melbourne: Churchill Livingstone.

Butler DS. 2000. The sensitive nervous system. Adelaide: NOI Publications.

Butler DS, Moseley GL. 2003. Explain pain. Adelaide: NOI Publications.

Calvin WH, Devor M, Howe JF. 1982. Can neuralgias arise from minor demyelination? Spontaneous firing, mechanosensitivity, and after discharge from conducting axons. Exp Neurol 75: 755–763.

Castellote-Caballero Y, Valenza MC, Martin-Martin L, et al. 2013. Effects of a neurodynamic sliding technique on hamstring flexibility in healthy male soccer players: a pilot study. Phys Ther Sport 14: 156–162.

Chang SB, Lee SH, Ahn Y, et al. 2006. Risk factor for unsatisfactory outcome after lumbar foraminal and far lateral microdecompression. Spine 31: 1163–1167.

Cleland JA, Whitman JM, Fritz JM, et al. 2005. Manual physical therapy, cervical traction, and strengthening exercises in patients with cervical radiculopathy: a case series. J Orthop Sports Phys Ther 35: 802–811.

Coppieters MW, Butler DS. 2008. Do 'sliders' slide and 'tensioners' tension? An analysis of neurodynamic techniques and considerations regarding their application. Man Ther 13: 213–221.

Coppieters MW, Stappaerts KH, Wouters LL, et al. 2003a. Aberrant protective force generation during neural provocation testing and the effect of treatment in patients with neurogenic cervicobrachial pain. J Manipul Physiol Ther 26: 99–106.

Coppieters MW, Stappaerts KH, Wouters LL, et al. 2003b. The immediate effects of a cervical lateral glide treatment technique in patients with neurogenic cervicobrachial pain. J Orthop Sports Phys Ther 33: 369–378.

Coppieters MW, Bartholomeeusen KE, Stappaerts KH. 2004. Incorporating nerve-gliding techniques in the conservative treatment of cubital tunnel syndrome. J Manipul Physiol Ther 27: 560–568.

Coppieters MW, Hough AD, Dilley A. 2009. Different nerve-gliding exercises induce different magnitudes of median nerve longitudinal excursion: an in vivo study using dynamic ultrasound imaging. J Orthop Sports Phys Ther 39: 164–171.

Costello M. 2008. Treatment of a patient with cervical radiculopathy using thoracic spine thrust manipulation, soft tissue mobilization, and exercise. J Manual Manipul Ther 16: 129–135.

Cowell IM, Phillips DR. 2002. Effectiveness of manipulative physiotherapy for the treatment of a neurogenic cervicobrachial pain syndrome: a single case study experimental design. Man Ther 7: 31–38.

Dahlin LB, Thambert C. 1993. Acute nerve compression at low pressures has a conditioning lesion effect on rat sciatic nerves. Acta Orthop Scand 64: 479–481.

Dahlin LB, Archer DR, McLean WG. 1993. Axonal transport and morphological changes following nerve compression. An experimental study in the rabbit vagus nerve. J Hand Surg 18: 106–110.

De-la-Llave-Rincón AI, Puentedura EJ, Fernández-de-las-Penas C. 2011. Clinical presentation and manual therapy for upper quadrant musculoskeletal conditions. J Man Manipul Ther 19: 201–211.

Devor M. 1999. Unexplained peculiarities of the dorsal root ganglion. Pain Su 6: S27–S35.

Devor M. 2006. Sodium channels and mechanisms of neuropathic pain. J Pain 7: S3–S12.

Devor M, Govrin-Lippmann R, Angelides K. 1993. Na+ channel immuno-localization in peripheral mammalian axons and changes following nerve injury and neuroma formation. J Neurosci 13: 1976–1992.

Devor M, Seltzer Z. 1999. Pathophysiology of damaged nerves in relation to chronic pain. In: Wall PD, Melzack R (eds) Textbook of pain. Edinburgh: Churchill Livingstone, pp 129–164.

Di Fabio R. 2001. Neural mobilization: the impossible. J Orthop Sports Phys Ther 31: 224–225.

Dilley A, Greening J, Lynn B, et al. 2001. The use of cross-correlation analysis between high-frequency ultrasound images to measure longitudinal median nerve movement. Ultrasound Med Biol 27: 1211–1218.

Dilley A, Lynn B, Greening J, et al. 2003. Quantitative in vivo studies of median nerve sliding in response to wrist, elbow, shoulder and neck movements. Clin Biomech 18: 899–907.

Dilley A, Summerhayes C, Lynn B. 2007. An in vivo investigation of ulnar nerve sliding during upper limb movements. Clin Biomech 22: 774–779.

Dilley A, Odeyinde S, Greening J, et al. 2008. Longitudinal sliding of the median nerve in patients with non-specific arm pain. Man Ther 13: 536–543.

Driscoll PJ, Glasby MA, Lawson GM. 2002. An in vivo study of peripheral nerves in continuity: biomechanical and physiological responses to elongation. J Orthop Res 20: 370–375.

Ellis R, Hing W, Dilley A, et al. 2008. Reliability of measuring sciatic and tibial nerve movement with diagnostic ultrasound during a neural mobilisation technique. Ultrasound Med Biol 34: 1209–1216.

Elvey RL. 1986. Treatment of arm pain associated with abnormal brachial plexus tension. Aust J Physiother 32: 225–230.

Erel E, Dilley A, Greening J, et al. 2003. Longitudinal sliding of the median nerve in patients with carpal tunnel syndrome. J Hand Surg Br 28: 439–443.

Fern R, Harrison PJ. 1994a. The contribution of ischaemia and deformation to the conduction block generated by compression of the cat sciatic nerve. Exp Physiol 79: 583–592.

Fern R, Harrison PJ. 1994b. The relationship between ischaemic conduction failure and conduction velocity in cat myelinated axons. Exp Physiol 79: 571–581.

Flanagan M. 1993. Normative responses to the ulnar nerve bias tension test. Adelaide: University of South Australia.

Hall T, Zusman M, Elvey R. 1996. Manually detected impediments in the straight leg raise test. Clinical solutions. In: Proceedings of the Ninth Biennial Conference of the Manipulative Physiotherapists' Association of Australia, 22–25 November 1995, Gold Coast, Queensland. St Kilda: MPAA.

Heebner ML, Roddey TS. 2008. The effects of neural mobilization in addition to standard care in persons with carpal tunnel syndrome from a community hospital. J Hand Ther 21: 229–240.

Julius A, Lees R, Dilley A, et al. 2004. Shoulder posture and median nerve sliding. BMC Musculoskelet Disord 5: 23.

Kallakuri S, Cavanaugh JM, Blagoev DC. 1998. An immunohistochemical study of innervation of lumbar spinal dura and longitudinal ligaments. Spine 23: 403–411.

Kenneally M. 1985. The upper limb tension test. In: Proceedings, Fourth Biennial Conference, Manipulative Therapists Association of Australia. Brisbane: Manipulative Therapists Association of Australia.

Kenneally M, Rubenach H. 1988. The upper limb tension test: the SLR of the arm. In: Grant R (ed) Physical therapy of the cervical and thoracic spine. New York: Churchill Livingstone, p 10.

Kleinrensink GJ, Stoeckart R, Mulder PG, et al. 2000. Upper limb tension tests as tools in the diagnosis of nerve and plexus lesions: anatomical and biomechanical aspects. Clin Biomech 15: 9–14.

Kornberg C, Lew P. 1989. The effect of stretching neural structures on grade one hamstring injuries. J Orthop Sports Phys Ther 10: 481–487.

Kreitz BG, Cote P, Yong-Hing K. 1996. Crossed femoral stretching test: a case report. Spine 21: 1584–1586.

Kuncewicz E, Gajewska E, Sobieska M, et al. 2006. Piriformis muscle syndrome. Ann Acad Med Stetin 52: 99–101.

Lindquist C, Nilsson BY, Skoglund CR. 1973. Observations on the mechanical sensitivity of sympathetic and other types of small-diameter nerve fibers. Brain Res 49: 432–435.

Louw A, Puentedura EJ. 2013. Therapeutic neuroscience education: teaching patients about pain: a guide for clinicians. Minneapolis: OPTP.

Maitland GD. 1986. Vertebral manipulation, 5th edn. Ontario: Butterworth.

Mannion RJ, Woolf CJ. 2000. Pain mechanisms and management: a central perspective. Clin J Pain 16: S144–S156.

McLellan DL, Swash M. 1976. Longitudinal sliding of the median nerve during movements of the upper limb. J Neurol Neurosurg Psychiatry 39: 566–570.

Merskey H, Bogduk N. 1994. Classification of chronic pain. Seattle, WA: IASP Press.

Millesi H. 1986. The nerve gap: theory and clinical practice. Hand Clin 2: 651–663.

Nee RJ, Butler DS. 2006. Management of peripheral neuropathic pain: integrating neurobiology, neurodynamics, and clinical evidence. Phys Ther Sport 7: 36–49.

Nordin M, Nystrom B, Wallin U, et al. 1984. Ectopic sensory discharges and paresthesiae in patients with disorders of peripheral nerves, dorsal roots and dorsal columns. Pain 20: 231–245.

Ogata K, Naito M. 1986. Blood flow of peripheral nerve: effects of dissection, stretching and compression. J Hand Surg Br 11B: 10–14.

Ozaktay AC, Kallakuri S, Cavanaugh JM. 1998. Phospholipase A2 sensitivity of the dorsal root and dorsal root ganglion. Spine 23: 1297–1306.

Rozmaryn LM, Dovelle S, Rothman ER, et al. 1998. Nerve and tendon gliding exercises and the conservative management of carpal tunnel syndrome. J Hand Ther 11: 171–179.

Shacklock MO. 1989. The plantarflexion / inversion straight leg raise test. An investigation into the effect of cervical flexion and order of component movements on the symptom response. Adelaide: University of South Australia.

Shacklock MO. 1995a. Clinical application of neurodynamics. In: Shacklock MO (ed) Moving in on pain. Melbourne, Australia: Butterworth-Heinemann, pp 123–131.

Shacklock MO. 1995b. Neurodynamics. Physiotherapy 81: 9–16.

Shacklock MO. 2005a. Clinical neurodynamics: a new system of musculoskeletal treatment. Sydney: Elsevier Butterworth-Heinemann.

Shacklock M. 2005b. Improving application of neurodynamic (neural tension) testing and treatments: a message to researchers and clinicians. Man Ther 10: 175–179.

Slater H, Butler DS, Shacklock MO. 1994. The dynamic nervous system: examination and assessment using tension tests. In: Boyling JD, Palastanga N (eds) Grieve's modern manual therapy, 2nd edn. Edinburgh: Churchill Livingstone.

Smart KM, Blake C, Staines A, et al. 2012a. Mechanisms-based classifications of musculoskeletal pain: symptoms and signs of central sensitisation in patients with low back (+ / - leg) pain. Man Ther 17: 336–344.

Smart KM, Blake C, Staines A, et al. 2012b. Mechanisms-based classifications of musculoskeletal pain: symptoms and signs of peripheral neuropathic pain in patients with low back (+ / - leg) pain. Man Ther 17: 345–351.

Smart KM, Blake C, Staines A, et al. 2012c. Mechanisms-based classifications of musculoskeletal pain: symptoms and signs of nociceptive pain in patients with low back (+ / - leg) pain. Man Ther 17: 352–357.

Tal-Akabi A, Rushton A. 2000. An investigation to compare the effectiveness of carpal bone mobilisation and neurodynamic mobilisation as methods of treatment for carpal tunnel syndrome. Man Ther 5: 214–222.

Tsai YY. 1995. Tension change in the ulnar nerve by different order of upper limb tension test. Chicago: Northwestern University. [MSc thesis.]

Van der Heide B, Allison GT, Zusman M. 2001. Pain and muscular responses to a neural tissue provocation test in the upper limb. Man Ther 6: 154–162.

Vicenzino B, Collins D, Wright A. 1996. The initial effects of a cervical spine manipulative physiotherapy treatment on the pain and dysfunction of lateral epicondylalgia. Pain 68: 69–74.

Vicenzino B, Collins D, Benson H, et al. 1998. An investigation of the interrelationship between manipulative therapy-induced hypoalgesia and sympathoexcitation. J Manipul Physiol Ther 21: 448–453.

Vicenzino B, Cartwright T, Collins D. 1999a. An investigation of stress and pain perception during manual therapy in asymptomatic subjects. Eur J Pain 3: 13–18.

Vicenzino B, Neal R, Collins D, et al. 1999b. The displacement, velocity and frequency profile of the frontal plane motion produced by the cervical lateral glide treatment technique. Clin Biomech 14: 515–521.

Wall EJ, Massie JB, Kwan MK, et al. 1992. Experimental stretch neuropathy. J Bone Joint Surg 74B: 126–129.

Weppler CH, Magnusson SP. 2010. Increasing muscle extensibility: a matter of increasing length or modifying sensation? Phys Ther 90: 438–449.

Wilgis EF, Murphy R. 1986. The significance of longitudinal excursion in peripheral nerves. Hand Clin 2: 761–766.

Woolf CJ. 2000. Pain. Neurobiol Dis 7: 504–510.

Woolf CJ. 2007. Central sensitization: uncovering the relation between pain and plasticity. Anesthesiology 106: 864–867.

Woolf CJ, Mannion RJ. 1999. Neuropathic pain: aetiology, symptoms, mechanisms, and management. Lancet 353: 1959–1964.

Woolf CJ, Salter MW. 2000. Neuronal plasticity: increasing the gain in pain. Science 288: 1765–1769.

Wright TW, Glowczewskie F Jr, Cowin D, et al. 2001. Ulnar nerve excursion and strain at the elbow and wrist associated with upper extremity motion. J Hand Sur Am 26: 655–662.

Yaxley G, Jull G. 1991. A modified upper limb tension test: an investigation of responses in normal subjects. Aust J Physiother 37: 143–152.

Young IA, Michener LA, Cleland JA, et al. 2009. Manual therapy, exercise, and traction for patients with cervical radiculopathy: a randomized clinical trial. Phys Ther 89: 632–642.

Zochodne DW, Ho LT. 1991. Stimulation-induced peripheral nerve hyperemia: mediation by fibers innervating vasa nervorum? Brain Res 546: 113–118.

Zoech G, Reihsner R, Beer R, et al. 1991. Stress and strain in peripheral nerves. Neuro-orthopedics 10: 73–82.

Zorn P, Shacklock MO, Trott P, et al. 1996. The effect of sequencing the movements of the upper limb with tension test on the area of symptom reproduction. Clinical solutions. In: Proceedings of the Ninth Biennial Conference of the Manipulative Physiotherapists' Association of Australia, 22–25 November 1995, Gold Coast, Queensland. St Kilda: MPAA, pp 166–167.

86检